LEHRBUCH
DER
KINDERHEILKUNDE

LEHRBUCH
DER
KINDERHEILKUNDE

VON

R. DEGKWITZ · E. GLANZMANN · FR. GOEBEL
J. JOCHIMS · K. KLINKE · FR. KLOSE
E. ROMINGER · B. DE RUDDER

VIERTE UND FÜNFTE NEUBEARBEITETE AUFLAGE

HERAUSGEGEBEN VON

E. ROMINGER
KIEL

MIT 267 ƵUM TEIL FARBIGEN ABBILDUNGEN

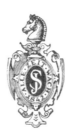

Springer-Verlag Berlin Heidelberg GmbH 1950

COPYRIGHT 1950 BY SPRINGER-VERLAG BERLIN HEIDELBERG

URSPRÜNGLICH ERSCHIENEN BEI SPRINGER-VERLAG OHG. IN BERLIN, GÖTTINGEN AND
HEIDELBERG 1950.

ISBN 978-3-662-27009-7   ISBN 978-3-662-28487-2 (eBook)
DOI 10.1007/978-3-662-28487-2

Geleitwort zur vierten und fünften Auflage.

Erst 4$^1/_2$ Jahre nach Kriegsende ist die Herausgabe der vorliegenden 4. und 5. Auflage unseres Lehrbuchs möglich, die sich als dringend notwendig erwiesen hat. Nach einem Zeitraum von 7 Jahren seit der 2. Auflage im Jahre 1942 mußte diese Neuauflage völlig neu bearbeitet werden. Auf Wunsch der Mitarbeiter der früheren Auflagen und des Verlages zeichne ich als der verantwortliche Herausgeber.

Die ungeordneten Verhältnisse der Nachkriegszeit haben es leider mit sich gebracht, daß drei unserer alten Mitarbeiter diesmal nicht in der Lage waren, ihre Abschnitte der früheren Auflagen selbst zu bearbeiten. Ich hoffe, daß in den folgenden Auflagen diese verdienten Mitarbeiter wieder in unser Herausgeber-Kollegium eintreten werden. Ich habe mich bemüht, drei neue Mitarbeiter zu gewinnen, die den Herausgeberstab in bester Weise ergänzen und bereichern.

Der Grundplan des Buches, den Medizinstudierenden und den praktischen Arzt in knapper Form mit der Klinik der Kinderkrankheiten, ihrer Behandlung und Verhütung unter Heranziehung der wichtigsten Ergebnisse der experimentellen Forschung bekannt zu machen, wurde auch in dieser neuen Auflage beibehalten. Ebenso wurde die Stoffeinteilung bis auf wenige Zusammenfassungen und Ergänzungen aus den früheren Auflagen übernommen, einmal, weil sie sich für das Studium der Kinderheilkunde bewährt hat, dann aber auch, um den Freunden des Buches die Lektüre der neuen Bearbeitung zu erleichtern.

Vielleicht ist es nicht unzweckmäßig, auf die großen Schwierigkeiten hinzuweisen, die auch heute noch eine lehrbuchmäßige Darstellung der gesamten Kinderheilkunde unter Berücksichtigung der neuen Forschungsergebnisse verursacht hat, weil die jahrelange Absperrung der wissenschaftlichen Forschung vom Ausland dazu geführt hat, daß bei uns noch immer manche Kenntnislücken des internationalen Fachschrifttums bestehen.

Meine Aufgabe als Herausgeber habe ich nicht so aufgefaßt, daß ich die einzelnen Abschnitte der Mitarbeiter völlig miteinander in Einklang zu bringen hätte, als vielmehr so, daß ich lediglich Widersprüche oder Überschneidungen nach Möglichkeit ausmerzen sollte. Dies um so mehr, als jeder von uns als Kliniker, Hochschullehrer und Forscher tätig ist und es ihm somit völlig freistehen soll, das von ihm bearbeitete Gebiet nach eigenem Gutdünken breiter oder kürzer darzustellen. Inwieweit mir die schwierige Aufgabe als Herausgeber eines Neunmännerbuches gelungen ist, mag der Leser entscheiden.

Der Springer-Verlag hat es trotz aller heute noch bestehenden technischen Schwierigkeiten ermöglicht, diese Auflage mit einem sorgfältig ausgewählten Bildmaterial auszustatten. Für das weitgehende Entgegenkommen auch bei der Unterbringung der etwas längeren Einzelabschnitte spreche ich dem Verlag hiermit unseren Dank aus.

E. Rominger.

Inhaltsverzeichnis.

Wachstum und Entwicklung.
Ärztliche Betreuung des gesunden Kindes.

Von

J. Jochims.

Mit 5 Abbildungen.

Das „Größerwerden" und das „Heranreifen" verleihen dem Kinde jene besondere Eigenart gegenüber dem „Erwachsenen", die den Beschauer immer wieder fesselt und den Arzt vor besondere Aufgaben stellt. Des Kindes Wachstum und Entwicklung in all den Wechselwirkungen der leib-seelischen Gestaltwerdung läßt sich in nüchternen Zahlen niemals voll erfassen, wenn man sich nicht einen offenen Blick bewahrt hat für das Wachsen und Werden in der Natur. — Für den Arzt ist es geradezu eine Voraussetzung seines Erfolges in der Kinderpraxis, daß er vertraut ist mit allen Phasen des Entwicklungsganges gesunder Kinder. Nur dann kann er bei der Untersuchung und Behandlung des Kindes dessen körperlichen Zustand und dessen Verhaltensweise richtig deuten, Störungen in der Entwicklung frühzeitig erkennen und geistig Krankhaftes sicher beurteilen — was nicht nur für die Behandlung des Kindes selbst, sondern manchmal auch für die zukünftige Lebensgestaltung der betroffenen Familie entscheidend sein kann. Nur, wenn der Arzt auch die seelischen Besonderheiten jeder kindlichen Altersstufe kennt, ist er imstande, in der Erziehung des Kindes Berater zu sein und die heute noch so häufigen Erziehungsfehler, die zu leichten und schweren körperlichen und seelischen Störungen führen können, abzustellen. Der in den Besonderheiten des heranwachsenden Organismus bewanderte Arzt wird in der ärztlichen Diagnose und Prognose viele Fehler vermeiden, die dem Unkundigen unterlaufen, weil manche Krankheiten entsprechend dem Entwicklungszustand des kleinen Kranken eine andere Erscheinungsform zeigen und eine andere Bedeutung haben als im Erwachsenenalter. Nur der mit diesen Besonderheiten des gesunden wachsenden Organismus ebenso wie mit den Eigentümlichkeiten der Pathologie dieser Altersstufe vertraute Arzt ist schließlich in der Lage, die ihm heute zufallenden jugendärztlichen Aufgaben, nämlich die gesundheitliche Sicherung des Weges zur Reife, voll zu erfüllen.

A. Die verschiedenen Altersstufen der Kindheit.

Dem praktischen Bedarf entsprechend unterscheidet man die Kinder nach folgenden Altersstufen:

Das Säuglingsalter. Es umfaßt die ersten 12 Lebensmonate. Innerhalb dieses kurzen, aber pflegerisch und ärztlich so besonderen Lebensabschnittes machen wir zweckmäßig drei Unterteilungen:

1. Das Neugeborene. So bezeichnet man das Kind während der Übergangszeit, in der sich die Loslösung des Kindes vom Mutterleib und zugleich die Anpassung an die neuen Anforderungen eines „selbständigen" Lebens vollzieht.

Viele Autoren heben als „Neugeborenenperiode im engeren Sinne" die ersten
10—14 Lebenstage hervor, die äußerlich gekennzeichnet sind durch die Abstoßung des Nabelstrangrestes und die Verheilung der Nabelwunde, weiterhin
durch den anfänglichen Gewichtsverlust und seinen Ausgleich und durch die
in den meisten Fällen eintretende Gelbsucht. Bei näherem Zusehen gehen die
Besonderheiten dieser ersten Lebenszeit viel tiefer und dauern länger. Es
sei hier nur erinnert an die Meisterung aller Anstrengungen und Gefährdungen beim Geborenwerden, an die zuweilen sichtbarlich auf das Kind
übergreifenden hormonalen Schwanger-
schaftsreaktionen, z. B. Brustdrüsenschwellung (Hexenmilch), den allmählichen Schwund der von der Mutter
übernommenen Antikörper, ferner an

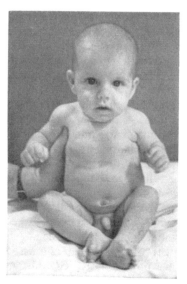

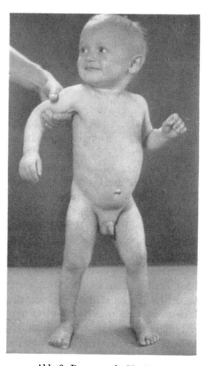

Abb. 1. Der normale Säugling. 3 Monate alt: Hält den
Kopf aufrecht, Gesicht zeigt bereits Ausdruck, sitzt
mit Unterstützung. (Kieler Univ.-Kinderklinik.) (K)

Abb. 2. Der normale Säugling.
9 Monate alt: Steht mit wenig Unterstützung.
(Kieler Univ.-Kinderklinik.) (K)

die notwendige Umstellung in der Tätigkeit wichtiger Organe, z. B. der Atmung,
des Kreislaufs und des Blutes, der Ernährung, der Wärmeregulierung, der Ausscheidung der Stoffwechselschlacken, ferner die Beanspruchung der Haut, die
ersten Auseinandersetzungen mit Bakterien usw. Selbstverständlich sind diese
Umstellungen nicht alle gleichzeitig und auch nicht bei allen Kindern im
gleichen Tempo fertig. Man hat aus eben diesen und auch aus statistischen
Gründen die Neugeborenenzeit im weiteren Sinne auf die ersten 4 Lebenswochen ausgedehnt.

  2. Das Trimenonkind. Mit dieser Bezeichnung heben wir den übrigen Zeitraum der ersten 3 Lebensmonate heraus. Das geschieht aus klinischen Gründen,
nämlich um eigens zu betonen, daß die Aufzucht eines Kindes im ersten Vierteljahr ganz besonderer Sorgfalt bedarf: im Vordergrund stehen die Ernährungsschwierigkeiten; gegen artfremde Nahrung sind diese jungen Kinder besonders
empfindlich. Daneben besteht eine hohe Infektgefährdung, weil die eigenen
Abwehrkräfte noch recht gering sind und die hauptsächlich diaplacentar überkommenen mütterlichen Abwehrstoffe nunmehr verlorengehen.

3. *Der ältere Säugling,* der das Alter von drei Monaten überschritten hat, zeigt eine von Woche zu Woche bessere Anpassung an die Umwelt, auch an die artfremde Nahrung und auch schon eine allmählich größer werdende Widerstandsfähigkeit gegenüber Infekten, also eine zunehmende relative Immunität. Die Lebensäußerungen werden zusehends aktivere, ein Bedürfnis nach Licht, Luft und Bewegung macht sich geltend. Neue Gefährdungen ergeben sich daraus, daß diese Kinder alles, was sie erreichen können, in den Mund stecken. Als besondere Bedrohung stellt sich hauptsächlich in dieser Altersstufe — neuerdings sogar schon früher — die Rachitis mit ihren Folgen und Komplikationen ein.

Das **Kleinkindesalter.** Es schließt sich mit einem allmählichen Übergang an das Säuglingsalter an, beginnt mit dem Erlernen des selbständigen Stehens und Gehens, also etwa mit dem vollendeten 1. Lebensjahr und reicht bis zum 6. Lebensjahr. Vielfach bezeichnet man die 1- und 2jährigen Kinder auch als *Kriechkinder.* Die Kleinkinder sind bedeutend weniger nahrungsempfindlich und zeigen auch schon eine größere Immunität. Allerdings gerät das Kind nun, wo es sich schon fortbewegen kann, in erhöhte Infektionsgefahr: „Es läuft dem Infekt entgegen." Die Rachitisgefährdung nimmt nun immer mehr ab. Da besonders beim Kriechkind der Verstand noch nicht der fortgeschrittenen Statik entsprechend entwickelt ist, kommen diese Kinder auch in erhöhte Unfallgefahr (Verbrennungen, Vergiftungen usw.)!

Das **Schulalter.** Mit der Schulfähigkeit, die normalerweise mit 6 Jahren erreicht ist, tritt das Kind in einen wichtigen neuen Lebensabschnitt ein. Innerhalb des Schulalters kann man unterscheiden: das zunächst noch vorwiegend triebhafte *junge Schulkind* (Grundschulalter 6—10 Jahre) und das schon überlegter handelnde *ältere Schulkind.* Die obere Grenze dieser Altersstufe wird noch innerhalb der letzten schulpflichtigen Jahre erreicht. Sie ergibt sich durch die beginnende Reifung, liegt also für die beiden Geschlechter verschieden.

Das **Reifungsalter.** Die für den jungen Menschen so bedeutungsvolle Periode der Reifung setzt bei den Mädchen ungefähr im Alter von 11 oder 12 Jahren ein, bei den Knaben rund 1 Jahr später. Die untere physiologische Grenze liegt für Mädchen bei 9 Jahren, die obere für beide Geschlechter bei 18 Jahren. Zunächst kommen die Kinder in ein *Übergangsalter* (Pubertät), das mit einem auffälligen Wachstumsschub und einschneidenden körperlichen und seelischen Umwälzungen einsetzt. Nach einigen Jahren, mit dem Eintritt der eigentlichen Geschlechtsreife (erste Ovulation oder Spermatogenese) folgt, nach Überwindung einer kurzen Krisenzeit, das *Jugendlichenalter* (Adoleszenz), in dem das Wachstum allmählich zum Abschluß kommt und auf seelischem Gebiet die Selbstfindung und -gestaltung, kurzum die Entwicklung zu einer eigenen Persönlichkeit erfolgt.

B. Wachstum und Entwicklung in den verschiedenen Altersstufen.

I. Wachstum.

Unter Wachstum versteht man im landläufigen Sinne die Gesamtheit aller gesetzmäßig verlaufenden Vorgänge der natürlichen Zunahme an Gewicht und Größe des Körpers oder seiner Teile einschließlich des damit verbundenen fortschreitenden Umbaus seiner Formverhältnisse.

Die Wachstumsvorgänge sind bei näherem Zusehen sehr viel verwickelter, als es zunächst scheinen möchte. In diesem kurzen Abriß brauchen wir uns nicht mit dem Wachstum einzelner Zellen oder Zellgruppen zu befassen; auch

die für die Biologie des Wachstums hochwichtigen Beobachtungen über das
Wachstum isolierter, gezüchteter Gewebe liegen außerhalb des Rahmens unserer
Betrachtungen. Wir beschäftigen uns vielmehr hier nur mit dem gesetzmäßigen
Wachstum des Gesamtkörpers beim Kinde. Dabei handelt es sich nicht um
einfache Massenzunahmen. Eng mit dem Wachstum vergesellschaftet ist näm-
lich eine fortschreitende Differenzierung des Organismus, die ihrerseits das
Wachstum abbremst und so das uferlose Immerweiterwachsen verhindert.
Hieran ist maßgeblich beteiligt die hormonale Steuerung. Sie erfolgt unter dem
führenden Einfluß des Wachstumshormons des Hypophysenvorderlappens. In
einem im einzelnen noch nicht genau erforschten, fein abgestuften Antagonis-
mus arbeitet dieser zusammen mit den wachstumsfördernden Inkretorganen
Schilddrüse, vielleicht auch Thymus, der wachstumshemmenden Keimdrüse
und der Nebennierenrinde, deren Hormone anscheinend in beiden Richtungen
wirken können. Näheres siehe Abschnitt innere Sekretion (S. 545). Auf die
physiologisch-chemische Seite des Wachstums kann hier nicht weiter eingegangen werden. Im folgenden soll uns in erster Linie der formale Ablauf des
Wachstums beschäftigen.

1. Gesetzmäßigkeiten im Ablauf des Wachstums.

Verfolgt man das Wachstum der einzelnen Kinder, so sieht man, daß es
recht unterschiedlich verläuft. Erst wenn man die Daten vieler Kinder zu
Durchschnittswerten vereinigt, kommen allgemeinere Gesetzmäßigkeiten zum
Vorschein. Alle Versuche nun, den so ermittelten Ablauf des menschlichen
Wachstums in allen Dimensionen und über die gesamte Wachstumsperiode in
eine mathematische Formel zu bannen, sind bisher gescheitert. Hinzu kommt,
daß einige Organsysteme einen gesonderten Wachstumsrhythmus haben, z. B.
die Geschlechtsorgane, die während der eigentlichen Kindheit kaum, von der
Pubertät an dann aber sehr rasch wachsen, oder umgekehrt die Lymphorgane,
die bis in die mittleren Kinderjahre rasch zunehmen und sich dann allmählich
zurückbilden. Vergegenwärtigt man sich weiter, daß der Körper keineswegs
nur aus Zellen aufgebaut ist, sondern daß gerade für die üblichen Wachstums-
maße, wie Länge, Körperumfang und Gewicht, die Zellprodukte (z. B. Knochen)
und die Ersatzstoffe (z. B. Fett, Wasser) von entscheidender Bedeutung sind,
so wird verständlich, daß wir bei Messungen des Gesamtwachstums nur Sum-
menwerte ganz ungleichartigen Einzelwachstums erhalten. Diese Zahlen haben
aber trotzdem einen großen praktischen Wert, und wir können an Hand der
ermittelten Zahlen gewisse Gesetzmäßigkeiten über den Ablauf des Wachstums
erkennen und angeben:

Die *Wachstumsintensität,* das ist der prozentuale Zuwachs an Länge und
Gewicht in der Zeiteinheit, *ist bei weitem am größten zu Beginn der Fetalzeit,
sinkt dann,* in einer parabelähnlichen Kurve, *rasch und stetig immer mehr ab*
(Einschränkung siehe unten). Diese dynamische Betrachtung vom gesamten
Ablauf des Wachstums, angefangen mit dem Augenblick der Befruchtung,
vermittelt uns vor allem einen Einblick in die ungeheure Wachstumsleistung
der allerersten Lebenszeit.

*Der Zuwachs erfolgt nicht völlig gleichmäßig, sondern ist charakterisiert durch
Perioden der Beschleunigung und Verlangsamung.* Die Kinder wachsen mit
anderen Worten schubweise und bleiben dazwischen im Wachstum stehen
oder wachsen doch so langsam, daß wir es kaum meßbar nachweisen können.
Das kann man sowohl am Kurvenverlauf von Gewicht und Länge der Kinder
feststellen, als auch am Wachstum einzelner Teile, so z. B. am Zahndurchbruch,

am Längenwachstum der Arm- und Beinknochen, ferner an der Verkleinerung der großen Fontanelle.

Besonders bemerkenswert ist der „Pubertätsschuß" im Längenwachstum, ein Wesensmerkmal allein des menschlichen Wachstums, während bei allen übrigen Säugern[1] der Zuwachs allmählich bis zum Nullpunkt sinkt. Dieser Einfluß der geschlechtlichen Reifung auf das menschliche Wachstum ist von großer Bedeutung. Er bestimmt letzten Endes ebenso die Unterschiede im Wachstum der beiden Geschlechter — die Mädchen wachsen infolge der früheren Reifung zunächst schneller, dann werden sie von den Knaben überholt — wie er weitgehend die verschiedenen Wuchsformen der Rassen bedingt.

Die Perioden raschen allgemeinen Wachstums setzen regelmäßig mit einer *Steigerung des Längenwachstums ein,* dem das vermehrte Massenwachstum, kenntlich an der Gewichtszunahme und häufig auch das entsprechende Wachstum in die Breite erst geraume Zeit nachfolgen. Das *Längenwachstum kann also unabhängig vom Gewichtswachstum erfolgen.* Gesunde Kinder werden zuweilen rasch beträchtlich größer und nehmen dabei kaum zu. Das muß man sich vor Augen halten bei der Beurteilung, ob eine krankhafte Abmagerung vorliegt (Unterernährung!, schleichende Krankheit!) oder ob es sich nur einfach um normale „Streckung" handelt. Während akuter Krankheiten, z. B. beim Typhus, kann ebenfalls ein rasches Längenwachstum einsetzen.

Auch äußere Einflüsse machen sich geltend. So ist im Frühjahr und Beginn des Sommers das Längenwachstum gesteigert, wobei das Gewicht oft stehen bleibt. Erst im Spätherbst folgt dann die entsprechende Zunahme an Gewicht und Ausdehnung in die Breite nach. Es versteht sich von selbst, daß das zu wissen für den Kinderarzt wichtig ist, namentlich für jede Beurteilung der Erfolge in der Erholungsfürsorge. Der Laie pflegt den Erfolg einer Erholungskur einfach nach den dabei erzielten Gewichtszunahmen des Kindes zu werten, was unter Umständen irreführt. Wieweit diese jahreszeitlichen Einflüsse mit einem Wechsel an Lichtreizen zusammenhängen, ist noch nicht endgültig entschieden.

Ernährung und Vitamine. Im allgemeinen wird das Längenwachstum viel weniger als das Gewichtswachstum durch Ernährungseinflüsse verändert. Man kann jedoch schon im Säuglingsalter bei chronischen Ernährungsstörungen von längerer Dauer eine deutliche Beeinträchtigung des Längenwachstums feststellen. Aber auch ältere Kinder erleiden solche Störungen, wie die Hungersnöte der beiden Weltkriege und der Gegenwart erkennen lassen: nicht allein ihre Magerkeit fällt auf, sondern darüber hinaus ein erheblicher Rückstand in der Längenentwicklung. — Mangel an genügender Vitaminzufuhr führt ebenfalls Wachstumsstörungen herbei. Das gilt nicht nur für das D-Vitamin (s. bei Rachitis), sondern unter extremen Bedingungen auch für alle anderen Vitamine, wie wir besonders aus Tierversuchen wissen. — Ob man andererseits durch ein Luxusangebot an Nahrung das Längenwachstum abnorm zu fördern vermag, ist noch nicht entschieden.

Hormone. Aus der Pathologie der Entwicklung geht hervor, daß ein Hormonübergewicht oder -mangel das Wachstum über die angeborenen Wachstumsgrenzen hinaus steigern oder hemmen kann — wir kennen Riesenwuchs und Zwergwuchs dieser Art. Andererseits ist es durchaus fraglich, ob und wieweit man bei normalen Kindern, die sich im Hormongleichgewicht befinden, durch Zufuhr von Hormonen das Wachstum beeinflussen kann.

Körperarbeit. Körperliche Arbeit und Leibesübungen fördern das Breitenwachstum durch Formveränderungen im Skelet und Beeinflussung der Weichteile,

---

[1] Über die Wachstumskurven der Anthropoiden sind wir allerdings nur ungenügend unterrichtet.

bewirken also z. B. eine Vergrößerung des Brustumfanges und Gewichtszunahme. Ob dabei außerdem auch eine gewisse Hemmung des Längenwachstums zustande kommt, ist noch umstritten. Soviel aber steht fest, daß schwerstarbeitende Kinder in ihrem Wachstum geschädigt werden; Ruhepausen in der
Arbeit sind daher bei Kindern noch dringender als bei Erwachsenen erforderlich.
Man nimmt an, daß die Zwischenwirbelscheiben nur in den Ruhzeiten auszuwachsen vermögen.

*Rasse und Erbanlage. Für die endgültig erreichte Körpergröße ist in allererster
Linie die ererbte Gesamtkonstitution maßgebend,* während das Wachstum durch
die oben genannten äußeren Einwirkungen nur insoweit zu beeinflussen ist,
als es die ererbte Reaktionsbreite zuläßt. Die Größenunterschiede zwischen
den Angehörigen kleinwüchsiger und hochwüchsiger
Rassen sind in den ersten Kinderjahren noch verhältnismäßig gering. In größerem Ausmaße treten sie
erst hervor während des Pubertätswachstums. Im
allgemeinen kann man sagen, daß die erreichte Endhöhe um so größer wird, je später die geschlechtliche Reife eintritt.

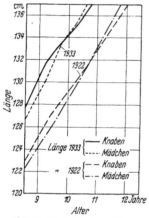

Abb. 3. Vergleich der Körperlänge von Schulkindern einander
entsprechender Altersstufen im
Jahre 1922 und im Jahre 1933
nach KOCH.

Wachstumsbeschleunigung der heutigen Jugend.
Neuerdings wurde an den Kindern fast aller Kulturnationen eine höchst auffällige Wachstumsbeschleunigung beobachtet. Der Ablauf des Körperwachstums
erfolgt in der heutigen Jugend rascher als in
früheren Generationen. An sich gehen solche Beobachtungen schon Jahrzehnte, ja Jahrhunderte zurück (Zunahme der Durchschnittsgröße bei der
Musterung der Rekruten). Doch ist die überstürzte
Beschleunigung des Wachstums und der Entwicklung
eine Eigentümlichkeit des letzten Vierteljahrhunderts.
Gewisse Terminvorverlegungen im Erreichen der
durchschnittlichen Längen- und Gewichtswerte und im Eintritt der Zahnungen
lassen sich schon im frühen Kindesalter ermitteln; zur Hauptsache aber spielt
sich die Änderung der Wachstumsdynamik bei den Schulkindern, vor allem
den 9—14jährigen ab. Sie eilen den Gleichaltrigen aus den Jahrgängen vor
1914 der Länge nach um 1—2 Jahre voraus (s. auch Abb. 3), zahlenmäßig
betragen die Unterschiede 8—12 cm und mehr. Entsprechende Größenzunahmen haben auch der Brust- und Kopfumfang und die Schuhgröße der
Kinder und Jugendlichen erfahren. Das Endergebnis des Längenwachstums
wird ebenfalls beeinflußt, es übertrifft das frühere um 2 bis 9,6 cm. Noch
bedeutungsvoller ist es, daß auch die Entwicklung der geschlechtlichen Reife bei
Jungen und Mädchen heute um rund 1½ Jahre früher beginnt und abschließt.
Im Zusammenhang damit entsteht auch eine seelische und geistige Frühreife.
Daraus ergeben sich auch für die ärztliche Praxis wichtige Probleme: z. B.
die Frage, ob man die körperlichen und seelischen Anforderungen an solche
Frühentwickelten höher schrauben darf, indem man ihr augenblickliches konstitutionelles Zustandsbild, das zweifellos trügen kann, zugrunde legt. Ihnen
fehlen entsprechende Lebenserfahrungen und die damit verbundene Ausbildung von Hemmungen, außerdem läuft die Beschleunigung des Wachstums
und die der Entwicklung nicht immer harmonisch ab. Deshalb mögen Vorsicht
und sorgfältige individuelle Prüfung den Arzt bei solchen Beratungen leiten. —
Ob, wie es den Anschein hat, all diese Vorgänge der Wachstumsbeschleunigung
nunmehr zum Stillstand kommen, kann erst die Zukunft lehren.

Aber es finden sich nicht nur gegenüber früher solche Wachstumsbeschleunigungen, sondern (mit Ausnahme von Amerika) in ganz ähnlicher Weise innerhalb der jetzigen Generation selbst, nämlich bei den Stadtkindern gegenüber den Landkindern. Ferner unterscheiden sich wieder innerhalb der Stadt die Kinder nach sozialen Schichten: Kinder wohlhabender Eltern zeigen eine deutliche Wachstumsbeschleunigung gegenüber dem Mittelstand und diese wieder gegenüber der armen Bevölkerung. Die Ursachen all dieser auffälligen und keineswegs ganz unbedenklichen Tatsachen sind noch nicht endgültig geklärt. Der Accelerationsfaktor wird in der menschlichen Umwelt gesucht. Teils mag es sich um mannigfache Einflüsse einer gepflegteren Lebensweise handeln, die durch die moderne Zivilisation bedingt sind. Sie können als äußere Entwicklungsreize angesprochen werden, für die aber nur ganz bestimmte Kinder besonders empfänglich sind, nämlich solche mit einer sensiblen vegetativen Konstitution. In der Großstadt soll eine Häufung solcher lebhaften, besonders reizempfindsamen Volksteile die Regel sein.

2. Der Gestaltwandel im Verlaufe der Kindheit.

Von Anfang an geschieht das Wachstum der einzelnen Körperteile in ungleichem Tempo. Dadurch treten *fortwährend Verschiebungen der Körperproportionen* ein, so daß das körperliche Erscheinungsbild hinsichtlich seiner Formverhältnisse tiefgreifenden Veränderungen unterworfen ist. Am auffälligsten sind die Proportionsverschiebungen von Kopf und Gliedmaßen: Beim Neugeborenen finden wir eine Übergröße des Kopfes, dagegen Unterlänge der Arme und noch stärkere Unterlänge der Beine. Die weitere Entwicklung verläuft dann in dem Sinne, daß der Anteil des Kopfes an der Gesamthöhe ständig abnimmt, der Anteil der Beine dagegen immer größer wird, wie Abb. 4 anschaulich darstellt. Von der gesamten Körperlänge macht demnach beim Neugeborenen die Kopfhöhe rund $1/4$ aus, bei einem gesund-hochwüchsigen Erwachsenen dagegen nur $1/8$ seiner Gesamthöhe. Andererseits stellt die relative Rumpflänge während des ganzen Wachstums eine Formkonstante dar (30% der Gesamtstatur). Proportionsmessungen kann man auch für die klinische Diagnostik verwenden, z. B. die relative Sitzhöhe und die relative Symphysenhöhe, um dadurch die altersgemäßen Wuchsformen und ihre Abweichungen zu charakterisieren.

Auch der Kopf selbst hat beim jungen Säugling eigene Verhältnisse; an einen großen Hirnschädel schließt sich ein noch wenig entwickelter, kleiner Gesichtsschädel an. Der Kopfumfang ist beim Neugeborenen größer als der Brustumfang; dieses Verhältnis wird erst gegen Ende des 1. Lebensjahres gleich und kehrt sich später um. In den ersten Lebensjahren fällt ferner die Kürze des Halses auf; sie bewirkt eigene Raumverhältnisse im Rachenraum: der Kehlkopf steht nämlich so hoch, daß der Kehldeckel fast in den hinteren Nasenraum hereinragt. Das hat Vorteile beim Saugen, erhöht aber auch die Disposition zu Lungenerkrankungen. Die Rippen haben beim Säugling noch nicht den späteren bauchwärts geneigten Verlauf, sondern stehen im Sinne der Einatmungsstellung gehoben; sie nötigen dadurch den Säugling, die Atembewegungen vorwiegend mit dem Zwerchfell auszuführen. Die Abb. 4 zeigt weiterhin die Verschiebung der Körpermitte mit dem Alter: infolge der Kürze der Beine liegt sie beim Neugeborenen oberhalb des Nabels; sie trifft bei Zweijährigen den Nabel, liegt dann beim Erwachsenen in Symphysenhöhe.

Bemerkenswert ist ferner der Wandel in der Dicke des Unterhautfettpolsters. Beim Säugling gilt ein reichliches Fettpolster, das zur Ausbildung der bekannten queren Fettwülstchen an den Ärmchen und Beinchen führt, als durchaus normal. Im Verlauf des Kriechalters verschwinden dann diese Wülste und bald auch die rundlichen Körperformen zugunsten eines schlankeren Körperbaus.

Der fortwährende Gestaltwandel der Kinder geht im einzelnen nicht ganz gleichmäßig vor sich. Dadurch, daß, wie oben ausgeführt, das Wachstum in Schüben verläuft und diese Schübe häufig zuerst das Längenwachstum und dann erst das Breiten- und Massenwachstum vorantreiben, wechseln bei den meisten Kindern Perioden der Streckung, besser gesagt, Schlankheit und solche einer relativen Fülle miteinander ab. Über den Gestaltwandel in der Pubertät siehe auch S. 16.

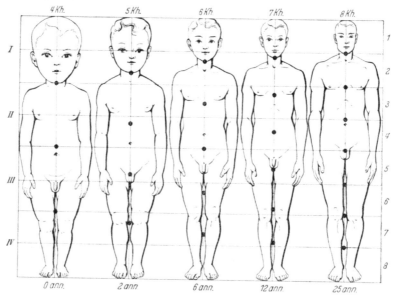

Abb. 4. Wachstumsproportionen nach STRATZ.

3. Durchschnittswerte des Wachstums.

Wachstum und Entwicklung des Menschen lassen vielerlei Varianten zu. Wir können zwar Durchschnittswerte als Richtzeichen angeben, mit denen der Arzt die Eigenarten des einzelnen Kindes vergleichen mag. Zur Abgrenzung von Gesundheit und Krankheit benötigen wir aber ein Urteil darüber, welche Abweichungen vom Durchschnitt noch im Bereich des „Normalen" liegen und welche dagegen als pathologisch angesprochen werden sollen, z. B. Magersucht, Gigantismus. Aber diese Grenzen kennen wir bisher nur ungenügend. Zweifellos gibt es oberhalb und unterhalb der mittleren Norm, die wir mangels besserer Daten im folgenden angeben, noch breite Zonen, die durch individuelle Unterschiede entstehen und zu voller Lebenstauglichkeit führen. Überdies beziehen sich die Durchschnittswerte auf Kinder bestimmter Völker- und Landschaften. Es gibt daher mehrere, länderweise verschiedene Wachstumstabellen.

Länge und Gewicht. Geburtsmaße. Die durchschnittliche Länge des normalen Neugeborenen beträgt 50 cm, sein Gewicht 3200—3500 g. Kinder, welche bei der Geburt weniger als 49 cm lang sind und unter 2500 g wiegen, sind pflegerisch besonders gefährdet; unabhängig davon, ob sie ausgetragen sein mögen, werden sie aus praktischen Gründen als „Frühgeburt" behandelt (s. dort).

Diese Geburtsmaße werden beeinflußt von a) Geschlecht: Knaben sind im allgemeinen schwerer als Mädchen, b) Geburtsnummer: je höher diese ist, um so länger und schwerer sind durchschnittlich die Kinder. c) Geburtsmonat: Kinder, die im Winter geboren werden, sind im allgemeinen schwerer und kürzer als zur Sommerszeit geborene. d) Größe und Rasse der Eltern: Sie wirken sich in geringem Maße gleichsinnig auf die Kinder aus. e) Soziale Lage: Ist sie günstig, so sind die Geburtsmaße im allgemeinen größer. f) Körperliche Arbeit: Starke körperliche Beanspruchung der Mutter ergibt niedrigere Geburtsmaße. g) Krankheiten der Mutter: Riesenkinder können z. B. bei beginnendem mütterlichen Diabetes entstehen.

Das Längenwachstum. Im Verlauf des 1. Lebensjahres steigt die Körperlänge von 50 auf 75 cm an, anfangs in raschem, später in langsamerem Tempo. In den folgenden Lebensjahren wird das Längenwachstum allmählich geringer: im zweiten Lebensjahr beträgt es 10 cm, im dritten 8 cm, in den nächsten Lebensjahren abnehmend von 8 bis auf 4 cm, im einzelnen wechselnd, je nachdem, ob gerade Zeiten der Streckung durchgemacht werden. Mit Beginn des Reifungsalters setzt dann erneut eine Zeit des größeren Längenwachstums ein, das ist bei Mädchen ungefähr im Alter von 11 oder 12—14 Jahren, bei Knaben im Alter von 12 oder 13—15 Jahren. Dann hört das Längenwachstum allmählich auf, während das Breiten- und Massenwachstum zunächst noch weiter geht.

Das Längenwachstum der Mädchen bleibt im allgemeinen während der Kindheit etwas hinter dem der Knaben zurück, es überschreitet dieses infolge des früheren Einsetzens der Geschlechtsreife ungefähr zwischen dem 12. und 15. Jahr, um dann endgültig hinter dem des Jünglings zurückzustehen. Bei den Mädchen ist das Längenwachstum im allgemeinen im 16. oder 17., beim Jungen erst im 18. oder 19. Lebensjahr beendet.

Das Gewichtswachstum. Die physiologische Gewichtsabnahme in den ersten 3—4 Lebenstagen schwankt zwischen 250 und 400 g, sie gleicht sich beim gesunden Brustkind in etwa 2—3, spätestens 4 Wochen wieder aus. In den ersten Monaten nimmt das Kind wöchentlich im Durchschnitt um 180—200 g zu, dann wird die wöchentliche Gewichtszunahme allmählich geringer. Während des gesamten 1. Lebensjahres nimmt der Knabe im Durchschnitt 6,4 kg zu, das Mädchen etwas weniger. Von da ab werden die jährlichen Gewichtszunahmen immer kleiner und erreichen um das 6. Lebensjahr einen vorübergehenden Tiefstand von 1,8 kg je Jahr. Bis zur beginnenden Reife beträgt die jährliche Gewichtszunahme nun wieder etwas mehr, etwa 2—2,5 kg, um dann zu dem raschen Gewichtszuwachs während der Pubertät anzusteigen. Wiederum wie bei der Längenzunahme zeigen die *Mädchen* früher als die Knaben, nämlich *schon zwischen 12 und 14 Jahren ein stärkeres Massenwachstum, das dann von den Knaben zwischen 14 und 16 Jahren eingeholt und überholt wird.* Folgende *Regeln* sind *für die Praxis* zur Beurteilung eines regelmäßigen Massenwachstum wichtig: Im allgemeinen verdoppelt das gesunde Kind sein Geburtsgewicht im Laufe des 5. Monats und verdreifacht es bis zum Ende des ersten Lebensjahres. Säuglinge mit besonders niedrigem Geburtsgewicht können ihr Gewicht schon zwischen dem 4. und 6. Monat verdreifachen. Um annähernd das „Sollgewicht" eines Säuglings zu berechnen, multipliziert man den Lebensmonat im ersten Halbjahr mit 600, später mit 500 und fügt die Summe dem Geburtsgewicht zu (von letzterem mag man 300 g für den initialen Gewichtsverlust abrechnen). Einzelheiten über die Durchschnittszahlen für Länge und Gewicht ergibt Tabelle 1. Das Gewicht hängt in erster Linie von der Körperlänge und erst in zweiter Linie vom Alter ab. Das Lebensalter übt nämlich nur

Tabelle 1. *Größe, Gewicht und Brustumfang der Kinder und Jugendlichen.*
(Nach E. SCHLESINGER 1933.)

Knaben			Länge	Mädchen		
Alter	Brustumfang cm	Gewicht kg	cm	Gewicht kg	Brustumfang cm	Alter
			49	3,2	33	Geburt
Geburt	33	3,4	*50*			
			51	3,3		
		3,5	*52*	3,4	34	1 Monat
1 Monat	34	3,6	*53*	3,6		
		3,8	*54*	3,8	35	1½ Monate
1½ Monate	35	4,0	*55*	4,0		
		4,2	*56*	4,2	36	2 „
2 „	36	4,4	*57*	4,4		
		4,6	*58*	4,6	37	
3 „	37	4,8	*59*	4,8		3 „
	38	5,1	*60*	5,1	38	
		5,4	*61*	5,3		
	39	5,7	*62*	5,6	39	4 „
4 „		6,0	*63*	5,8		
	40	6,3	*64*	6,0		
		6,5	*65*	6,3	40	5 „
5 „	41	6,7	*66*	6,5		
		7,0	*67*	6,8	41	6 „
6 „	42	7,3	*68*	7,0		
		7,5	*69*	7,2	42	7 „
7 „	43	7,8	*70*	7,6		8 „
8 „	44	8,2	*71*	8,0	43	9 „
9 „		8,6	*72*	8,4		10 „
10 „	45	9,0	*73*	8,8	44	11 „
11 „	46	9,4	*74*	9,2		1 Jahr
1 Jahr	47	9,8	*75*	9,5	45	1 Jahr 1 Monat
1 Jahr 1 Monat		10,1	*76*	9,8		1 „ 2 Monate
1 „ 2 Monate		10,3	*77*	10,0	46	1 „ 3 „
1 „ 3 „	48	10,5	*78*	10,2		1 „ 4 „
1 „ 4 „		10,7	*79*	10,4		1 „ 5 „
1 „ 5 „		10,9	*80*	10,6	47	1 „ 6 „
1 „ 6 „	49	11,1	*81*	10,8		1 „ 7 „
1 „ 7 „		11,3	*82*	11,0		1 „ 9 „
1 „ 9 „		11,6	*83*	11,2		1 „ 10 „
1 „ 10 „		11,8	*84*	11,5	48	2 Jahre
2 Jahre	50	12,0	*85*	11,8		2 „ 2 „
2 „ 2 „		12,3	*86*	12,1		2 „ 4 „
2 „ 4 „		12,6	*87*	12,3		2 „ 5 „
2 „ 5 „		12,8	*88*	12,5		2 „ 6 „
2 „ 6 „		13,0	*89*	12,8	49	2 „ 8 „
2 „ 8 „		13,3	*90*	13,1		2 „ 10 „
2 „ 10 „		13,6	*91*	13,3		2 „ 11 „
2 „ 11 „		13,9	*92*	13,6		3 „
3 „	51	14,1	*93*	13,9		3 „ 2 „
3 „ 2 „		14,4	*94*	14,2	50	3 „ 4 „
3 „ 4 „		14,7	*95*	14,5		3 „ 5 „
3 „ 5 „		15,0	*96*	14,7		3 „ 6 „
3 „ 6 „		15,3	*97*	15,0		3 „ 8 „
3 „ 8 „		15,6	*98*	15,3		3 „ 10 „
3 „ 10 „	52	15,9	*99*	15,5	51	3 „ 11 „
3 „ 11 „		16,2	*100*	15,8		4 „
4 „		16,5	*101*	16,1		4 „ 2 „
4 „ 2 „		16,8	*102*	16,4		4 „ 4 „
4 „ 4 „	53	17,1	*103*	16,7	52	4 „ 6 „
4 „ 6 „		17,5	*104*	17,0		4 „ 8 „
4 „ 8 „		17,8	*105*	17,3		4 „ 10 „

Tabelle 1. (Fortsetzung.)

Knaben				Mädchen		
Alter	Brust-umfang cm	Gewicht kg	Länge cm	Gewicht kg	Brust-umfang cm	Alter
4 Jahre 10 Monate		18,1	106	17,6		5 Jahre
5 „	54	18,4	107	17,9	53	5 „ 2 Monate
5 „ 2 „		18,7	108	18,2		5 „ 4 „
5 „ 4 „		19,0	109	18,5		5 „ 6 „
5 „ 6 „		19,3	110	18,8		5 „ 9 „
5 „ 8 „		19,6	111	19,1	54	6 „
5 „ 10 „	55	19,9	112	19,5		6 „ 3 „
6 „		20,2	113	19,9		6 „ 5 „
6 „ 3 „		20,5	114	20,3		6 „ 8 „
6 „ 5 „		20,8	115	20,5	55	6 „ 10 „
6 „ 8 „	56	21,2	116	20,9		7 „
6 „ 10 „		21,6	117	21,4		7 „ 3 „
7 „		22,0	118	21,8		7 „ 5 „
7 „ 3 „		22,5	119	22,3	56	7 „ 8 „
7 „ 5 „	57	23,0	120	22,7		7 „ 10
7 „ 8 „		23,5	121	23,2		8 „
7 „ 10 „		24,0	122	23,7	57	8 „ 3 „
8 „	58	24,4	123	24,1		8 „ 5 „
8 „ 3 „		24,9	124	24,6		8 „ 8 „
8 „ 5 „		25.4	125	25,1	58	8 „ 10 „
8 „ 8 „	59	25,9	126	25,6		9 „
8 „ 10 „		26,4	127	26,2		9 „ 3 „
9 „		26,8	128	26,8	59	9 „ 5 „
9 „ 3 „	60	27,3	129	27,3		9 „ 8 „
9 „ 6 „		27,8	130	27,8	60	9 „ 10 „
9 „ 9 „	61	28,4	131	28,4		10 „
10 „		29,0	132	29,0	61	10 „ 2 „
10 „ 3 „	62	29,5	133	29,5		10 „ 4 „
10 „ 5 „		30,0	134	30,0	62	10 „ 6 „
10 „ 8 „	63	30,7	135	30,7		10 „ 8 „
10 „ 10 „		31,4	136	31,4	63	10 „ 10 „
11 „	64	32,0	137	32,0		11 „
11 „ 3 „		32,7	138	32,7	64	11 „ 2 „
11 „ 5 „	65	33,4	139	33,4		11 „ 4 „
11 „ 8 „		34,1	140	34,2	65	11 „ 6 „
11 „ 10 „	66	34,8	141	35,0		11 „ 8 „
12 „	67	35,5	142	35,7	66	11 „ 10 „
12 „ 2 „		36,3	143	36,5	67	12 „
12 „ 4 „	68	37,1	144	37,3		12 „ 1 Monat
12 „ 6 „		37,8	145	38,1	68	12 „ 3 Monate
12 „ 8 „	69	38,5	146	38,9		12 „ 4 „
12 „ 10 „		39,3	147	39,7	69	12 „ 6 „
13 „	70	40,0	148	40,5		12 „ 8 „
13 „ 2 „		40,8	149	41,3	70	12 „ 10 „
13 „ 4 „	71	41,6	150	42,0		13 „
13 „ 6 „		42,4	151	42,9	71	13 „ 3 „
13 „ 8 „	72	43,2	152	43,8		13 „ 5 „
13 „ 10 „		44,1	153	44,7	72	13 „ 8 „
14 „	73	45,0	154	45,6		13 „ 10 „
14 „ 2 „		45,9	155	46,5	73	14 „
14 „ 4 „	74	46,8	156	47,6		14 „ 4 „
14 „ 6 „		47,7	157	48,8	74	14 „ 8 „
14 „ 8 „	75	48,6	158	50,0		15 „
14 „ 10 „	76	49,5	159	51,5	75	15 „ 6 „
15 „		50,5	160	53,0	76	16 „
15 „ 3 „	77	51,5	161	54,5	77	16 „ 9 „
15 „ 6 „	78	52,5	162	56,0	78	17 „ 6 „
15 „ 9 „		53,5	163			

Tabelle 1. (Fortsetzung.)

Knaben				Mädchen		
Alter	Brust-umfang cm	Gewicht kg	Länge cm	Gewicht kg	Brust-umfang cm	Alter
16 Jahre	79	54,5	*164*			
16 ,, 4 Monate	80	55,3	*165*			
16 ,, 8 ,,		56,1	*166*			
17 ,,	81	57,0	*167*			
17 ,, 6 ,,	82	58,0	*168*			
18 ,,	83	59,0	*169*			

Gebrauchsanweisung. Längenmessung ohne Schuhe; Wägung im Hemd oder Sportkleid; Messung des Brustumfanges bei ruhiger Atmung in Höhe der Brustwarzen oder oberhalb der entwickelten Brustdrüsen. Zur Beurteilung des Wachstums und der Entwicklung stellt man den Vergleich mit den Durchschnittswerten der Tabelle folgendermaßen an: das tatsächliche Gewicht und der Brustumfang wird nicht mit dem Alter in Beziehung gesetzt, sondern es ist das Gewicht auf die Länge und der Brustumfang auf das Gewicht zu beziehen.

Zum Feststellen der Solllänge sucht man in der Tabelle das Lebensalter des Jungen oder Mädchens auf und liest in der gleichen Zeile ab, wie lang das Kind in diesem Alter sein sollte. Man fällt also für die Praxis als Körpermaßformel folgendes Urteil: Für sein Alter ist das Kind soundsoviel zu groß oder zu klein; für seine Größe ist es soundsoviel zu schwer oder zu leicht.

Beispiel. Ein 6jähriger Knabe mißt 118 cm, ist 20 kg schwer und mißt um die Brust 54,5 cm; er ist für sein Alter groß, 5 cm größer als der Durchschnitt; für seine Länge ist er 2 kg zu leicht und für sein Gewicht 1 cm zu schmal. Es wird notiert: ♂, 6 Jahre, 118 cm (+5), 20 kg (—2,0), 54,5 cm (—1). Er ist aufgeschossen, etwas mager, schlank. Ein anderer 6jähriger Junge ist 113 cm groß, 22 kg schwer und mißt um die Brust 56,5 cm; er ist seinem Alter entsprechend groß, reichlich schwer, breit, gedrungen gebaut.

bei erheblicheren Längenvarianten seinen Einfluß aus in dem Sinne, daß Kinder gleicher Länge um so schwerer sind, je älter sie sind. Dies wiederum hängt mit der schon erwähnten unterschiedlichen Breitenentwicklung zusammen. Das Skelet zeigt im allgemeinen bei den in der Länge zurückgebliebenen Kindern eine stärkere, bei den im Längenwachstum vorausgeeilten Kindern eine geringere Breitenentwicklung als bei den ganz normal wachsenden Kindern. Praktische Bedeutung kann diese Feststellung während des Pubertätswachstums

Tabelle 2. *Größter horizontaler Kopfumfang (Stirnhöhe) in Durchschnittswerten.*

Alter	Kopf-umfang cm	Alter	Kopf-umfang cm
Neugeborener	34	5 Jahre	50
1/4 Jahr	41	9 ,,	52
1/2 ,,	43	14 ,,	54
1 ,,	46	20 ,,	56

erlangen. Dann sind unter Umständen Korrelationstabellen von Nutzen. Um die praktisch wichtige Frage nach dem Ernährungszustand der Kinder mit einer übersichtlichen Zahl beantworten zu können, hat man versucht, durch Errechnung verschiedener *Indices* aus Gewicht und Länge eine Norm der Fülle für alle Altersklassen zu finden. Jedoch hat sich gezeigt, daß die bisherigen Indices zur objektiven Beurteilung von Ernährungsschäden nicht verwendbar sind. Auch die sonstigen anthropometrischen Indices haben bisher keine praktische Bedeutung erlangt.

Wachstumsmerkmale am Skelet. Für den *Kopfumfang* sind die Durchschnittswerte in Tabelle 2 zusammengestellt. Auch hier fällt die starke Zunahme während des 1. Lebensjahres auf. Knaben haben schon zur Zeit der Geburt einen allerdings nur einige Millimeter größeren Schädelumfang als Mädchen, ein Unterschied, der sich bis zum Ende des Wachstums auf etwa 3 cm vergrößern kann.

Fontanelle. Von den 6 konstanten Fontanellen, die der Anatom unterscheidet, hat für den Kinderarzt nur die *große Fontanelle* oder Stirnfontanelle, die zwischen den Scheitelbeinen und den beiden Hälften der Stirnbeinschuppe am Schnittpunkt der Sagittal- und der Kranznaht liegt, Bedeutung. Sie ist „offen", d. h. nur membranös geschlossen und mißt bei Neugeborenen etwa 2,5 cm der Länge nach (Flächenmaß durchschnittlich 3,8 cm²) und wird infolge des fortschreitenden knöchernen Verschlusses von Monat zu Monat meßbar

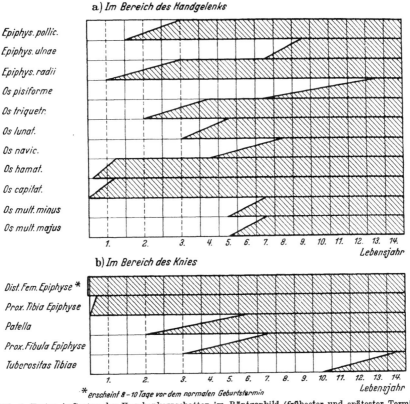

Abb. 5. Erstes Auftreten der Knochenkernschatten im Röntgenbild (frühester und spätester Termin) (in Anlehnung an ELLIS und an GÖTT).

kleiner. Unter normalen Verhältnissen ist sie gegen Ende des 2. Lebensjahres, am häufigsten im 18. Monat, völlig geschlossen, manchmal auch schon nach 12 Monaten. Vorzeitiger Verschluß läßt den Arzt z. B. an Mikrocephalus denken, verspäteter an Rachitis oder Hydrocephalus.

Zahnentwicklung. Die Verkalkung des Milchgebisses beginnt schon im 4. Fetalmonat; man kann sie auch im Röntgenbild verfolgen. Von den bleibenden Zähnen setzt die Verkalkung des 1. Molaren auch schon vor der Geburt ein. *Der Durchbruch der Milchzähne (erste Dentition)* beginnt im 6.—8. Lebensmonat, gewöhnlich paarweise mit den mittleren unteren Schneidezähnen. Es folgen im Laufe des nächsten Vierteljahres die vier oberen und die restlichen beiden unteren äußeren Schneidezähne. Zwischen dem 12. und 15. Monat erscheinen erst die oberen, dann die unteren vorderen Molaren. Die Eckzähne, erst die oberen, dann die unteren, brechen bis zum Ende des 2. Lebensjahres durch. Bald anschließend erscheinen die hinteren Molaren, und ungefähr mit Beginn des 3. Lebensjahres ist das Milchgebiß mit seinen 20 Zähnen vollendet.

Viele Säuglinge und Kleinkinder haben während des Zahndurchbruchs leichte Beschwerden (s. S. 613). Das *bleibende Gebiß* von 32 Zähnen bricht vom 6. bis 7. Jahr ab durch *(zweite Dentition)*, mit dem Erscheinen der vorderen Molaren (3 Backenzähne). Die Milchzähne fallen dann ungefähr in der Reihenfolge, in der sie durchgebrochen waren, aus und werden jeweils im Verlauf von rund 6 Monaten durch die Dauerzähne ersetzt. Im 7. Jahr kommen die mittleren, im 7.—9. Jahr die seitlichen Schneidezähne durch, im 10. die ersten Prämolaren. Zwischen dem 11. und 12. Jahr die Eckzähne und das 2. Prämolarenpaar, während die letzten Mahlzahnpaare, die „Weisheitszähne" erst zwischen dem 17. und 20. Lebensjahr, manchmal noch später erscheinen.

Knochenkerne. Die Tatsache, daß die verschiedenen Ossifikationszentren in bestimmten Lebensaltern röntgenologisch sichtbar werden, sowie ihre Größe und Form gesetzmäßig ändern, ermöglicht uns eine recht genaue Beurteilung des Knochenwachstums („Skeletalter"). Dies hat hohe klinisch-praktische Bedeutung für die Feststellung vorzeitigen oder verspäteten Wachstums, z. B. bei innersekretorischen Störungen, auch als Reifezeichen für das Neugeborene (distale Femurepiphyse!). Ferner können wir dadurch in der Pubertät früh- und spätreifende Kinder genauer unterscheiden. Für die Praxis beschränkt man die Röntgenuntersuchung bei jungen Kindern auf die Handgelenkgegend, bei älteren auf die des Knies. Die in Abb. 5 angegebenen Werte gesunder Kinder lassen mehr oder weniger große Variationsbreiten erkennen; diese sind teils geschlechtsbedingt: Bei den Mädchen tritt die Ossifikation durchschnittlich früher ein als bei den Jungen, und zwar im Säuglingsalter um Wochen, in den folgenden Lebensjahren um Monate, während der Pubertät im Bereich des Knies um $^1/_2$—2 Jahre. Verspätet erscheinen die Knochenkerne vor allem bei Hypothyreosen, ferner während der floriden Rachitis, beschleunigt treten sie auf z. B. nach Abheilung einer Rachitis oder einer Knochenlues, ferner bei chronischer Polyarthritis.

II. Entwicklung der Leistungen.

Mit den bisher geschilderten anatomischen Wachstumsvorgängen geht nun eine bewundernswürdige Entwicklung der vielseitigen körperlichen und statischen und geistigen Leistungen der Kinder einher. Anfangs handelt es sich vor allem um die Erwerbung der neuromuskulären Funktionen, wie Sitzen, Stehen, Gehen, sowie um die Entwicklung der Tätigkeit der Sinnesorgane. Als Anhalt möge das folgende Entwicklungsprogramm dienen, das angibt, was im allgemeinen vom Durchschnitt der Kinder in einem bestimmten Alter erreicht wird.

1. Auftreten der statischen, seelischen und geistigen Funktionen.

1. Lebensmonat. Die bei der Geburt noch mangelhafte Entwicklung des Großhirns und einer Reihe von Nervenbahnen bestimmen das charakteristische Verhalten des Neugeborenen: es hat ein großes Ruhebedürfnis und nur erzwungene Beziehung zur Umwelt. Die Bewegungen sind noch unkoordiniert, ziellos und in ihrem Ausmaß unbeherrscht. Instinktive subcorticale, reflektorisch auslösbare Bewegungskomplexe, z. B. die Suchreflexe, die den Kopf und den Mund in die geeignete Stellung zum Saugen bringen, das Saugen, Schlucken, Niesen, Gähnen. Die Augen hält der Neugeborene mehr oder weniger geschlossen. Die Pupillen sind auffallend eng, aber lichtempfindlich. Schmerz- und Tastempfindungen sind nachweisbar. Vorhanden ist der Geschmackssinn, die Berührungs- und Temperaturempfindlichkeit.

2. Monat. Schon etwas aktivere Beziehungen zur Umwelt. Mienenspiel. Teils schon koordinierte Augenbewegungen, teils aber noch physiologisches Schielen. Das Kind beginnt, mit den Händen Gegenstände zu umklammern. Es zeigen sich die ersten noch unbeholfenen mimischen Ausdrucksbewegungen; Lallen. Etwa am Ende des 2. Monats beginnt das Kind, seinen Kopf von der Unterlage zu heben.

3. Monat. Beginn einer gewissen Blickfixation. Die Bewegungen der Gliedmaßen werden etwas mehr koordiniert; sie erscheinen von einer gewissen, auf sie gerichteten Aufmerksamkeit hervorgebracht. Das Kind wiederholt die Bewegung mehrmals in gleicher Weise und übt sie so ein. Schon der Neugeborene ist hörfähig, aber erst jetzt erfolgt eine Reaktion auf Gehörseindrücke (Einstellen des Kopfes nach der Schallrichtung). Das Kind läßt ein Bedürfnis nach Sinneseindrücken erkennen, es lauscht und schaut aktiv, im Gegensatz zum Neugeborenen, bei dem ein Überwältigtwerden durch den Reiz vorherrscht. Beginn von Erinnerungsbildern: bekannte Gesichter (Mutter, Pflegerin), Milchflasche werden erkannt und z. B. lächelnd begrüßt.

4. Monat. Nach Ablauf des „dummen Vierteljahres" machen die Reaktionen auf Sinneseindrücke und das Interesse daran rasche Fortschritte. Beginn zielbewußter Greifbewegungen. Beim Aufsetzen des Kindes kann es seinen Kopf frei halten.

5. Monat. Das Kind macht die ersten Versuche, sich aufzusetzen; das Sitzen mit Unterstützung ist schon möglich. Wachsende Aufmerksamkeit für die Umgebung. Zunehmende Ausdrucksfähigkeit für Lust- und Unlustgefühle.

6. Monat. Vermehrte Sprechlust, vorerst noch Lallen. Die Fortschritte sind abhängig vom Tempo der geistigen Entwicklung und dem Bestreben der Umgebung, dem Kind einige Worte beizubringen; das gelingt leichter bei Mädchen als bei Knaben. Freies Sitzen, wenn man das Kind in Sitzstellung gebracht hat. Selbsttätige verständnisreichere Zuwendung zur Umwelt. Personen oder Gegenstände im Zimmer werden staunend beobachtet, auch die eigenen Händchen. Anstemmen der Beine beim Versuch, das Kind aufzustellen. Beginn der „Erziehbarkeit", z. B. gelingt es, dem Kinde beizubringen, daß es die Entleerung von Harn und Kot nicht mehr immer unwillkürlich geschehen läßt.

3. Vierteljahr. Zunehmende Bewegungsfähigkeit. Etwa vom 7.—8. Monat ab kann sich das Kind aus der Rückenlage selbst aufrichten, vom 8.—9. Monat ab auch mit Unterstützung stehen. Nebenher erlernt es das Krabbeln mit den Händen in Bauchlage. Fortschreitende Sprechversuche mit Bilden von Silben. Vom dargebotenen Spielzeug beginnt das Kind nun, das ihm der Form nach Genehme auszuwählen.

4. Vierteljahr. Das Kind spricht einzelne deutliche Silben, Mama, Papa. Das Sprachverständnis wächst. Die Greifbewegungen werden koordinierter. Selbständige Rutsch- und Kriechbewegungen, um einen gewünschten Gegenstand zu erreichen. Bald versteht das Kleine, mit Hilfe irgendwelcher Stützen aufzustehen, was schwieriger als das Stehen ist, und tut gegen Ende des 1. Lebensjahres die ersten Schritte am Geländer der Boxe entlang, auch ohne Festhalten, wenn auch noch recht täppisch. Die ersten Anzeichen der Intelligenz können schon jetzt sichtbar werden, indem das Kind ein Mittel zu einem Zweck verwendet, z. B. eine Greifbeziehung vom Kind zum Zwieback durch ein Band schafft.

Im *2. Lebensjahr* macht das Kind rasch weitere Fortschritte im Stehen und Gehen, erobert sich so seine nächste Umgebung und erweitert dadurch seinen

Horizont. Es bereichert seinen Sprachschatz, fragt nach den Namen von
Gegenständen (Namenseroberung), beginnt am Ende des Jahres kleine Sätze
zu bilden; das Kind spricht von sich in der dritten Person. Es lebt zunächst
noch rein instinktiv, immerhin zeigt jetzt frühzeitige Erziehung die ersten
Erfolge: Auf Aufforderung führt das Kind gewisse Handlungen aus und unterläßt andere. Die Entleerung von Harn und Kot geschieht im allgemeinen nicht
mehr unwillkürlich.

Im *3. Lebensjahr* entfaltet sich der Verstand lebhafter, ein unaufhörliches,
oft unverständig beantwortetes Fragen setzt ein. Die Tiefe des kindlichen
Seelenlebens fängt an, sich zu offenbaren. In diesem Alter ereignen sich die
ersten ,,Trotzszenen", die in keiner normalen Kinderentwicklung völlig fehlen.

Im *4. Jahre* haben wir den Beginn des kausalen Denkens (Warumfrage).
Im Spiele der *3—6jährigen* offenbart sich die Unbekümmertheit des kindlichen
Wesens, bei dem reale Wirklichkeit und Phantasiewelt nebeneinander bestehen.
Frei und ungebunden entfaltet sich das Kind, am natürlichsten unter der Obhut
des Elternhauses. Sein Leben geschieht zwar noch mit einer gewissen Unmittel-
barkeit, aber es tut nun manches Verbotene nicht mehr, obschon es dazu getrieben wird; anfänglich geschieht das infolge von Hemmungen, später, mit
dem Fortschritt der geistigen Entwicklung, aus bewußtem Streben.

Auch im Kleinkindesalter ist die normale Entwicklung großen individuellen
Schwankungen unterworfen. Nicht ganz selten kommt z. B. eine verzögerte
Sprachentwicklung vor; kann man organische Krankheiten (z. B. Schwer-
hörigkeit) und Schwachsinn ausschließen, so ist sie prognostisch verhältnismäßig
günstig zu beurteilen. In derartigen Fällen ist es besonders wichtig, daß der
Arzt es versteht, sich ein Urteil über die gesamte Entwicklung eines solchen
Kindes zu bilden.

Schulalter (s. auch S. 21). Mit Beginn des Schulzwanges treten ganz neue
Anforderungen an das Kind heran, die zuweilen vorübergehende Störungen
im Entwicklungsgang bewirken. Das Kind wird zum ,,Schüler", obwohl das
Kindsein unter der Schülermaske erhalten bleibt. Das triebhafte Bewegungs-
bedürfnis kann nicht mehr voll befriedigt werden, und das Konzentrations-
vermögen ist anfangs noch unentwickelt. Die kindliche Unbefangenheit in den
Körperbewegungen weicht vorübergehend gewissen Hemmungen, so daß der
Schulanfänger dann nicht selten ungeschickt und eckig erscheint. — Schon
im Grundschulalter machen sich geschlechtliche Unterschiede in der seelischen
Struktur bemerkbar, besonders in der Art des Spielens (von den Knaben werden
Reigen- und Singspiele häufig schon abgelehnt; in ihrem Spiel machen sich
schon Vorstufen des Kampfspiels bemerkbar). Bei den *10—12jährigen* erreicht
das Kindsein einen gewissen Höhepunkt der Entwicklung. Sie weilen noch
völlig in der Einheit der Kindeswelt und kennen noch nicht die Anfechtungen
der Reifungszeit. Im Ausdruck, in der Haltung und in den Körperbewegungen
im weitesten Sinne weisen sie noch einen hohen Grad von Ausgeglichenheit
und Natürlichkeit auf.

Reifungsalter. Unter hormonalem Einfluß beginnen im Übergangsalter,
bei den Mädchen also früher als bei den Knaben, mit der Vorbereitung zur
geschlechtlichen Reifung durchgreifende Umwandlungen im gesamten Organismus. Zu Beginn dieses Lebensabschnittes setzt die schon oben erwähnte
erhebliche Steigerung des Längenwachstums ein, hinter dem das Breitenwachstum noch zurückbleibt. Die Kräftigung der Muskulatur hält nicht Schritt.
Dadurch wächst die Gefahr der Haltungsschäden, z. B. der Lordose und der
Skoliose, besonders bei den Mädeln. Zu gleicher Zeit verfällt die bis dahin

ausgeglichene kindliche Motorik: alle natürlichen Bewegungen im Gehen und Laufen, alle Formen der Arbeitsbewegungen zeigen eine zunehmende Ungeschicklichkeit. Die Haltung wird unbeherrscht, die Mimik ungebärdig. In diesen Jahren wandelt sich die bisher kindliche Gestalt zur charakteristischen männlichen oder weiblichen um: Die sekundären Geschlechtsmerkmale treten hervor. Die Entwicklung des weiblichen Busens setzt ziemlich früh ein; schon vor dem eigentlichen Reifungsalter wird durch die wachsende Milchdrüse der Warzenhof so emporgewölbt, daß die Brustwarze in der gemeinschaftlichen Wölbung aufgeht und verstreicht (Brustknospe). Durch stärkere Fettbildung in der Umgebung wird die Knospe nun emporgehoben, so daß die Gestalt der Brust einem abgeflachten Hügel gleicht, dem die Knospe als stärker gewölbte Kuppe aufsitzt (Knospenbrust), zum Unterschied von der endgültig reifen Brust, in deren größere Wölbung auch der Warzenhof mit einbezogen ist. Auch beim Jungen kommt es oft zur vorübergehenden Entwicklung einer Knospenbrust. Das Hervorkommen der Schambehaarung gehört ebenfalls zu den frühen Zeichen der Pubertät, während die Achselhaare zu sehr wechselnden Zeiten, erst etwa mit Beginn der Adoleszenz erscheinen; beim Jungen dann auch der Bart. Infolge starken Wachstums des Kehlkopfes tritt beim Jungen um das 14.—15. Jahr der Stimmbruch auf, der eine tiefere Klangfarbe bedingt; auch die Stimme der Mädchen ändert sich merklich. Die stärkere Hüftrundung verleiht dem Mädchen zunehmend weibliche Formen, jedoch kann man auch bei den Jungen vorübergehend eine gewisse Gürtelfettsucht finden. Das Zusammenspiel der innersekretorischen Drüsen verliert zeitweise seine Harmonie, kenntlich z. B. an der Pubertätsstruma, und an dem manchmal akromegaloiden Aussehen der Knaben: ihr Gesicht sieht eine Zeitlang merkwürdig derbknochig aus, die Hände und Füße auffallend groß. Die spezifischen Geschlechtsdrüsen (Ovarien, Hoden) und dementsprechend auch die übrigen Geschlechtsorgane reifen. Die Zeichen der eingetretenen Funktionsbereitschaft der Geschlechtsorgane setzen nach neueren Zusammenstellungen ziemlich unabhängig von Rasse und Klima ein, während gröbere Ernährungsmängel, besonders Fehlen von vollwertigem Eiweiß und Fett, verzögernd wirken können. Wegen der merkwürdigen Vorverlagerung dieser Termine in den letzten Jahrzehnten sei auf S. 6 verwiesen. Unter normalen Umständen ereignet sich die erste Menstruation durchschnittlich im 13.—15. Jahr (cyclische Beschwerden in der Gegend des Uterus können einige Monate vorausgehen), die erste Ejaculation etwa im 15.—16. Jahr. Das Vorangehen der Mädchen in der Geschlechtsentwicklung äußert sich auch im Geistigen, so daß die Mädchen eine Zeitlang die Jungen in ihren Leistungen übertreffen. Tiefgreifende Veränderungen des Gemüts und des Gebarens treten ebenfalls schon mit dem Wachstumsschub auf. Es macht sich eine unbestimmte Erregbarkeit des Nervensystems, eine Unruhe und Stimmungslabilität bemerkbar. Die kindlich naive, instinktive Sicherheit schwindet, und die Bindungen an die Autorität der Erwachsenen lösen sich. Dabei haben besonders die Jungen die Neigung, sich abzusondern. Das geschlechtliche Triebleben erwacht; es äußert sich in einem noch zielunsicheren Drängen und Sehnen. Die geschlechtsspezifische seelische Differenzierung und Einstellung tritt immer mehr hervor. Beim Jungen wird mit dem Ausdruck „Flegeljahre" nur ein kleiner Teil des Seelischen erfaßt; er betont mehr die äußeren Formen, die mangelnde Harmonie der Bewegungen und die fehlende Dosierbarkeit der äußeren Kraft. Als besonderer Grundzug des „Backfisches" sei die Schwärmerei erwähnt und eine gewisse Albernheit, die aber auch den Jungen nicht fehlt. In dieser Übergangsperiode beziehen viele Jungen und Mädchen förmlich eine Kampfstellung gegen die Welt der

Erwachsenen. In ihrer inneren Zerrissenheit und Zerfahrenheit fürchten sie für ihre Geltung und suchen durch Kraftprotzentum, Maßlosigkeit und Ungezügeltheit ihre Unsicherheit zu verdecken. Solche triebhaften Durchbrüche führen zu einem Schwanken zwischen den Grenzzuständen eines Übermaßes an Wollen und müder Resignation. Die Unausgeglichenheit ist der Grund, weshalb diese Heranwachsenden in ihrem Ehrgefühl empfindlich und leicht gekränkt sind. Zuweilen sind sie, besonders die Mädchen, eine Zeitlang gedrückt, mißmutig und verzagt, lassen in ihren Leistungen nach, sind zu Widersprüchen und Zänkereien geneigt; das pflegt sich dann mit dem Eintritt der eigentlichen Geschlechtsreife zu bessern.

Die raschen und erheblichen körperlichen und seelischen Veränderungen der Reifungszeit können den Ausgangspunkt bilden für bestimmte körperliche Störungen und seelische Konflikte, die wir aber nicht von dem einseitigen Standpunkt der Psychoanalyse aus deuten, so sehr sie uns auch das Verständnis solcher Vorgänge erleichtert hat. Besonders groß auch ist in diesen Jahren die Wirkung günstiger, aber auch ungünstiger äußerer Einflüsse auf die weitere seelische Entwicklung.

2. Vereinzelung und Gemeinschaft.

Am störungsfreisten gedeihen im allgemeinen die Kinder, wenn sie in der Familie in einer Geschwisterschar groß werden, die sich im Alter „wie die Orgelpfeifen" folgen. *Kinder sollen mit Kindern spielen* und haben das Bedürfnis dazu. Sie erziehen sich dann untereinander. Ihr Spiel paßt sich von selbst ihrem Begriffsvermögen an und stellt keine geistigen Anforderungen, die ihnen noch nicht gemäß sind. Handelt es sich um ein Einzelkind — oder um einen Nachkömmling —, so ist es dringend nötig, für den Einsamen schon im Kleinkindesalter irgendwie Spielgefährten zu gewinnen. Hier kann ein vernünftig geleiteter Kindergarten segensreich wirken. Einem sozialen Außenseitertum des Einzelkindes soll man auf diese Weise rechtzeitig vorbeugen. Mit Beginn der Schulpflicht gerät dann das Kind in eine festere Gemeinschaft, in der es sich behaupten muß. Darüber hinaus finden sich die jungen Schulkinder in einer zunächst losen Gesellung zusammen, der das Verbindende des Gemeinschaftsgefühls noch fehlt. In dem Bestreben, an den gemeinsamen Spielen teilzuhaben, beobachtet man die ersten Ansätze sozialer Verhaltensweisen. Kinder, die frühzeitig dazu neigen, sich abzusondern, muß man zuweilen mit einem gewissen Zwang an den Verkehr mit Altersgenossen gewöhnen, sonst werden sie später gar zu leicht Eigenbrötler. Beim älteren Schulkind wächst der Sinn für die gemeinschaftliche Bindung; aus der zufälligen Gesellung wird eine dauerhafte Form des Zusammenseins, die von innerlicher Gemeinschaft aber noch weit entfernt ist. — Ein tiefergehendes Gemeinschaftsgefühl entsteht mit dem Einsetzen der geschlechtlichen Reifung. Man beginnt, zu den Erscheinungen des Lebens Stellung zu nehmen und sucht dazu den Kreis der Gleichaltrigen auf, der unter der ausgesprochenen Führung einzelner steht. Wichtig ist hier die Hinlenkung auf ein gemeinsames, ideales Ziel. Diese Gemeinschaft gibt der Jugend in einem gewissen Kampf gegen die Welt der Erwachsenen die notwendige Möglichkeit, ihren Freiheitsdrang zu entwickeln und ihr triebhaftes Handeln anzuregen. Solche Gemeinschaft gibt es allerdings in diesem Alter fast nur unter Gleichgeschlechtigen; Freundschaft zwischen Jungen und Mädeln ist dagegen selten. Anderseits empfinden viele Kinder dieses Alters zeitweise ein ausgesprochenes Bedürfnis nach Einsamkeit, dem man ebenfalls Rechnung tragen soll.

3. Besondere Methoden zur Prüfung der Entwicklung.

Während gröbere Abweichungen der Entwicklung von der Norm für den Geübten bei Kenntnis der oben beschriebenen Entwicklungsdaten durch einfache Beobachtung feststellbar sind, werden für schwierigere Fälle genauere Prüfungen des Kindes mit Hilfe besonderer Tests notwendig. Am bekanntesten sind: 1. *Die Intelligenztests nach* BINET-BOBERTAG. Mit Hilfe bestimmter Aufgaben, die man dem Kind vorlegt, prüft man auf die durchschnittliche altersgemäße geistige Leistungsfähigkeit — unter Voraussetzung der in den Kulturländern gebotenen durchschnittlichen Schulbildung. Die Ausarbeitung dieser Testmethode geschah ursprünglich für die Erfassung des Schwachsinns gegenüber der Norm, mit dem Ziel, die minderbegabten Kinder in Hilfsschulklassen zu schicken. 2. Umfassender sind die *Entwicklungstests von* BÜHLER *und* HETZER, die einen gewissen, zweifellos wertvollen Einblick in die eigentliche Persönlichkeit des Kindes ermöglichen. Man kann sich damit ein Bild vom psychologischen Gesamthabitus des Kindes schon im frühesten Alter verschaffen: Für die Altersstufen von 1 Monat bis zu 9 Jahren haben die Autoren je 10—12 Aufgaben in einer Staffelserie von Entwicklungstests zusammengestellt, die natürlichen Lebensbedingungen entsprechen. Die einzelnen Aufgaben sind so gewählt, daß alle wichtigen Grundrichtungen menschlichen Verhaltens am Prüfling sichtbar werden.

Als Grundrichtungen gelten: a) Sinnesreizbarkeit (Sinnesreaktionen, Nahrungsreaktion, Dingauffassung), b) Körperbewegungen (Hinzubewegen und Greifen, Hindernisüberwindung, Körperbeherrschung), c) die Stufen des Kontaktes mit Menschen und der Sprachbeherrschung; d) Gedächtnis und Nachahmung als Faktoren der Lernfähigkeit; e) Betätigung am Material (Materialbearbeitung, Beharrlichkeit in deren Durchführung); f) geistige Produktivität (Werkzeug benutzen, Sinn und Gestaltzusammenhänge auffassen). Jedem Kinde werden außer den für sein Alter angegebenen Tests auch noch die Testaufgaben der beiden vorangehenden und der beiden nachfolgenden Altersstufen vorgelegt, damit es Rückstände auf einem Gebiet durch einen Vorsprung auf einem anderen ausgleichen kann. Durch rechnerische Auswertung kann — in ähnlicher Weise wie bei den BINET-Tests — das Entwicklungsalter des Kindes bestimmt werden; das Verhältnis von Entwicklungsalter zu Lebensalter ergibt dann — etwas schematisch — den Entwicklungsquotienten. Darüber hinaus läßt sich nun das Ergebnis auch qualitativ auswerten, durch Aussagen darüber, auf welchem Gebiet bei dem Kinde eine Abweichung vorliegt und inwiefern es bei einzelnen Prüfaufgaben versagte, bei anderen Erstaunliches leistete, wieweit die Umwelt die Leistungen des Kindes im guten oder schlechten Sinne beeinflußt hat. Gerade diese Fragen sind für die praktische Verwertbarkeit der Tests bedeutsam.

Die Entwicklungstests erfassen als Abweichungen von der Norm nach der negativen Seite hauptsächlich infantile, schwachsinnige und umweltgeschädigte Kinder, nach der positiven Seite frühreife, speziell begabte und umweltgeförderte Kinder. So kann man diese Tests mit Erfolg heranziehen für die Entscheidung, ob sich ein junges Kind zur Adoption eignet; sie können ferner Ansatzpunkte für notwendige erzieherische Maßnahmen aufzeigen, die man ohne sie übersehen würde; schließlich hat man sie auch für die Erbforschung an den Kindern schwachsinniger Eltern herangezogen. Zweifellos kann man gegen alle derartigen Tests theoretische Bedenken erheben. Trotzdem können sie in der Praxis gute Dienste leisten, wenn man sich dessen bewußt bleibt, daß sie keineswegs ein absolutes Urteil erlauben. Zur exakten Diagnose bestimmter Psychopathien und Schwachsinnszustände ist allerdings stets eine länger dauernde Beobachtung in einer Anstalt nötig.

C. Die körperliche und geistige Leistungsfähigkeit des Kindes in den verschiedenen Altersstufen.

Jeder Stufe, welche das gesunde Kind im Verlauf seiner körperlich-seelischen Entwicklung vom Neugeborenen bis zum Erwachsenen erklimmt, entspricht eine zugehörige körperliche und seelisch-geistige Leistungsfähigkeit. Sie ergibt sich aus dem jeweiligen Reifegrad des Organismus oder der maßgebenden Organe, so vor allem des Nervensystems; sie hängt damit in erster Linie von den endogen bedingten Fortschritten des Wachstums und der Entwicklung, daneben aber auch von den Entwicklungsreizen ab, welche die Außenwelt dem Kinde zukommen läßt. Jedes Entwicklungsstadium hat seinen eigenen Wert. *Reifes Menschentum bildet sich nur dann, wenn jede Entwicklungsphase zum Ausreifen kommt.* Deshalb darf man in der Entwicklung nichts vorwegnehmen wollen; vielmehr soll man seine Anforderungen auf die körperlichen und geistigen Besonderheiten der jeweiligen Entwicklungsstufe abstimmen.

Beim *Säugling* machen die Erwachsenen nicht selten den Fehler, daß sie die Entwicklung des Kindes künstlich zu beschleunigen versuchen. Im 1. Lebensjahr soll die körperliche Betreuung im Vordergrund stehen, während die geistige und seelische erst in zweiter Linie zu berücksichtigen sind. Gewiß bedeutet der anregende seelische Einfluß der Mutter auf das Kind eine natürliche und nahezu unerläßliche Förderung seines Gedeihens, aber er darf nicht übertrieben werden. Besonders für geistig rege und nervöse Säuglinge kann ein Übermaß an Anregungen zu Störungen führen. Dem älteren Säugling soll zwar Gelegenheit gegeben werden, von seinem Sehvermögen Gebrauch zu machen, er soll deshalb so gelagert werden, daß er mehr als die Wände des Bettes sehen kann. Es ist aber im allgemeinen nicht richtig, seine Aufmerksamkeit durch gesuchte und immer neue Reize anzuregen. Auch in der statischen Entwicklung vermeide man jegliches Vorwegnehmen. Tägliche Gewährung der Freiheit zur altersgemäßen Muskelbetätigung (s. S. 28) ist schon für den Säugling ein wertvoller Entwicklungsreiz, aber vorzeitiges Ermuntern zum Sitzen, Stehen, Gehen, noch ehe die Stützgewebe das leisten können, führt zu deren Überlastung und zu Verbiegungen des Rückens und der Beine. Andererseits braucht man das Kind nicht zurückzuhalten, wenn es sich z. B. bestrebt, zu krabbeln und zu kriechen.

Beim *Kleinkind* besteht vor allem die Gefahr der geistigen Überbürdung. Wollte man z. B. all die Fragen, die das Kleinkind und auch noch das Schulkind an den Erwachsenen richtet, eingehend beantworten, so würde man das Gehirn mit einem Wissen belasten, das erst für spätere geistige Entwicklungsstufen geeignet ist. Eben darum sollen die Kinder möglichst viele Stunden des Tages unter sich bleiben oder alleine für sich spielen, während ein ständiger enger Verkehr mit Erwachsenen frühreife Kinder erzieht, die zu ihrem Nachteil die geistige Entwicklungsstufe des Spielalters sozusagen überschlagen und, da sie später nur durchschnittliche Leistungen aufweisen, dann große Enttäuschungen bereiten. Man beachte das *hohe Bewegungsbedürfnis* dieses Alters. Das Spiel soll nach Möglichkeit im Freien erfolgen. Der (Sand-) Spielplatz sollte möglichst nahe an der Wohnung sein, da lange Wege das Kind vorzeitig ermüden. Dort soll das Kind nach Wunsch herumtollen und sich so wild und ausgelassen bewegen, wie es mag. Dagegen ist es eine schlechte Sitte, Kleinkinder spazieren zu führen; sie ermüden dabei rasch; mindestens müssen die von dem Kind verlangten häufigen kleinen Pausen gewährt werden.

Das *hohe Schlafbedürfnis* erfordert andererseits lange Ruhe- und Schlafzeiten. Außer einer 11—12stündigen Nachtruhe ist für das Kleinkind eine 1—2stündige Mittagsruhe ein Bedürfnis. Man lege die 2—4jährigen mittags für 2 Stunden ins Bett, die 5—6jährigen lasse man für 1 Stunde ruhen, aber nur angezogen (Onaniegefahr). Auch für manches sensible jüngere Schulkind ist solche Mittagsruhe noch förderlich.

Am Ende des Kleinkindesalters muß die wichtige Frage der *Schulfähigkeit* entschieden werden. Schulreife ist die Fähigkeit, sich in Gemeinschaft Gleichaltriger durch planmäßige Arbeit traditionelle Kulturgüter anzueignen. Maßgebend ist die körperliche und geistige Entwicklungsreife, daneben auch die körperliche und geistige Eignung des Kindes. Die gesetzlichen Normen für den Beginn der Schulpflicht sind aus der Erfahrung abgeleitet, daß die Kinder mit 6 Jahren im Durchschnitt die entsprechende Entwicklungsreife erlangt haben. In diesem Alter braucht das Kind bereits eine geordnete Beschäftigung, die ihm zu Hause nicht immer mehr leicht zu bieten ist; erfahrungsgemäß ist als zweckmäßigste Beschäftigung für ein normal entwickeltes Kind dieses Alters der Schulunterricht anzusprechen.

Für die Entscheidung, ob ein Kind schulfähig sein wird, berücksichtigen wir in erster Linie den Grad der geistigen Entwicklung. Manche Fälle von Schwachsinn, besonders solche leichteren Grades, die z. B. der Säuglings- und Kleinkinderfürsorge entgangen sind, werden erst jetzt oder erst in der ersten Schulzeit durch die Beobachtung des Lehrers erkannt. Im Zweifelsfalle ist es zu empfehlen, das Kind „versuchsweise" einzuschulen. Nach einer gewissen Beobachtungszeit wird sich dann zeigen, ob das Kind noch nachträglich zurückgestellt werden muß. Im ganzen gesehen, dürfte das mögliche Trauma einer nachträglichen Zurückstellung geringer sein, als das einer fehlerhaften ungeprüften Zurückstellung an sich geeigneter Kinder. Ob ein Kind „zart" oder „robust" ist, ist weniger wichtig; natürlich sollen auch die körperlichen Belastungen, die das Kind jetzt auf sich nehmen muß, berücksichtigt werden: Die Wahrscheinlichkeit, Infektionskrankheiten zu erwerben, wird größer; die freiheitliche Lebensweise wird eingeengt; das Kind wird zum ersten Male mit Pflichten belastet; es muß still sitzen, muß seine Müdigkeit überwinden lernen; der Schulweg verlangt, daß das Kind bei jedem Wetter die Straße betritt usw. Für den Schularzt kann es zu Konflikten mit den Eltern kommen, wenn die Eltern ein Kind, das er für schulunfähig hält, trotzdem einschulen lassen wollen. Der umgekehrte Fall, daß die Eltern entgegen dem schulärztlichen Urteil die Zurückstellung wünschen, ist heute seltener.

Wenn die Kinder in der Schule versagen, so kommen die Eltern, oft auf Veranlassung des Lehrers, zum Arzt, um feststellen zu lassen, ob nicht etwa eine Krankheit das Zurückbleiben verschulde. Bei einem Teil solcher Kinder trifft das zu: Hilusdrüsentuberkulose, chronische Nasenrachenkatarrhe usw., die dann erst zur Ausheilung gebracht werden müssen. In anderen Fällen handelt es sich einfach um mangelhaft begabte oder auch um spätreifende Kinder. Hier empfiehlt es sich im allgemeinen, nichts zu erzwingen, sondern die Weiterentwicklung dieser Kinder der Zeit zu überlassen. Versucht man, durch Nachhilfeunterricht oder durch Schläge Mehrleistungen herauszuholen, so bekommt man nach irgendeiner Richtung hin einen Mißerfolg. (Herausentwicklung schlechter Charaktereigenschaften oder körperliche Störungen.) Dagegen brauchen Kinder, die nur wegen charakterlicher Unzulänglichkeiten in der Schule versagen, eine straffe Erziehung. Über die Schulschwierigkeiten nervöser Kinder siehe den nächsten Abschnitt.

In jeder *Freizeit* von Schulkindern, die Entspannung und Erholung bringen soll, pflege man die dem Alter angemessene Kindlichkeit. Abzulehnen sind die Bestrebungen, als Ausgleich für die Sitzarbeit besondere Haltungsübungen einzuführen. Die dem Kinde natürliche Haltung ist die Bewegung. Im *frühen Schulalter* werden Nachahmungsübungen, Bewegungsschulung, später Laufspiele gepflegt; körperlichen Dauerbeanspruchungen, sei es auch in spielerischer Form, sind die Kinder noch nicht gewachsen. Die Geschicklichkeit des Kindes ist anzuspornen. Körperliche Arbeit soll noch ganz zurücktreten. Im *späteren Schulalter* genügt das zwecklose Tummeln nicht mehr, um die notwendigen körperlichen Entwicklungsreize zu geben. Die durchweg gute körperliche Gesamtverfassung der 10—12jährigen bietet die günstigsten Vorbedingungen für das Leistungsturnen. Das Interesse am Messen der Leistung wächst offensichtlich. Damit, und zwar mit steigendem Alter, setzt aber auch das Überhören der triebhaften Warnungssignale des Körpers ein. Hier muß die Sporthygiene beginnen. Altersgemäß sind Partei- und Raufspiele, Geschicklichkeits- und Ballspiele, Geländespiele, Hindernisturnen; es ist die geeignete Zeit für den Beginn des pflichtmäßigen Schwimmens. Für die körperliche Ertüchtigung dieser Altersklasse ist es nicht leicht, die Beanspruchung so zu wählen, daß die Jüngsten nicht über Gebühr angestrengt werden, die Älteren hingegen das Maß der entwicklungsfördernden Anstrengung erreichen. Schon aus diesem Grunde ist es nötig, die Kinder nach Jahrgängen zu trennen. Auch wegen der seelischen Entwicklung ist dies zu erstreben, vor allem, um zu erreichen, daß die Kinder noch möglichst lange kindlich bleiben.

Mit dem Wachstumsschub der *beginnenden Reifung (Übergangsalter)* gelangen die Kinder in eine sehr sorgsam zu beachtende *sensible Periode,* in welcher der heranwachsende Mensch gegenüber Umwelteinflüssen, seien sie körperlicher oder geistig-seelischer Art, ganz besonders empfindlich ist. Da auch die Schule in diesem Alter auf geistigem Gebiet hohe Anforderungen stellt, die Kinder andererseits nicht mehr wie früher den starken Drang nach körperlicher Betätigung haben, sehen viele von ihnen körperlich wenig kräftig und blaß aus. *Die großen Veränderungen in der körperlichen und seelischen Entwicklung beanspruchen die Aufbaukräfte weit mehr als in früheren Stadien.* Die Unausgeglichenheit der Körperproportionen und der Bewegungen kommt erschwerend hinzu. Die Leistungsfähigkeit des Herzens, dessen Muskulatur dem allgemeinen Wachstum nicht Schritt hält, ist bei diesen langaufschießenden Jungen und Mädchen zeitweise nur gering zu veranschlagen; meist wird sie jedenfalls überschätzt. Hinzu kommt, daß der Blutdruck in dieser Zeit seinen Anstieg zur Erwachsenennorm erfährt und damit schon in der Ruhe eine kräftigere Tätigkeit des Herzens erforderlich macht. Besonders nachteilig wirken sich auf die regelrechte Herzentwicklung übertriebene Sportleistungen mit dem Fahrrad oder auf Skiern aus!

Reizmangel durch untätige Lebensweise ist nun auf der anderen Seite in dieser Lebenszeit ungünstig. Aber mehr denn je muß man sich bei der körperlichen Erziehung mit den Ursachen der Labilität körperlichen und seelischen Verhaltens auseinandersetzen, um den Weg zu finden, der sowohl ängstliche Rücksicht als auch übermäßige Anforderung vermeidet. Die planmäßig angewandte Körperschule gewinnt an Bedeutung. Langes Stillstehen ist zu vermeiden, weil es eine erhebliche Anstrengung bedeutet und weil die Stützgewebe (Bänder des Fußes! Wirbelsäule!) noch nicht fest genug sind. Neben den Kampfspielen ist das Geräteturnen unter dem Gesichtspunkt des Hindernisturnens wegen seines charakterbildenden Wertes nicht zu entbehren. Vom leichtathletischen Wettkampf stehen Kurzstreckenlauf, Waldlauf und Geländelauf mit häufigen Unterbrechungen im Vordergrund; zu eigentlichen Dauerleistungen ist vor allem das Herz noch nicht fähig. Überhaupt hat sich das Einlegen rechtzeitiger Ruhepausen zwischen den Anstrengungen gerade in diesem Alter als besonders nötig erwiesen. Man denke auch stets daran, daß die Heranwachsenden noch ein hohes Schlafbedürfnis haben. Mit Recht fordert man auch für sie noch 9—10 Stunden ungestörten Schlafes, und zwar Nacht für Nacht. Kürzere Schlafenszeit muß eine seltene Ausnahme darstellen!

Der *körperlich Schwächlichen* soll sich der Arzt gerade im Reifungsalter besonders annehmen. Eine wahllose Befreiung von allen körperlichen Anstrengungen ist keineswegs am Platze, da gerade bei solchen Kindern der Reizmangel fehlender Körpertätigkeit Wachstum und Entwicklung schädigt. Gegebenenfalls wird man solche Kinder für einige Zeit zu Sonderkursen zusammenschließen; wichtig ist das vor allem für die konstitutionell Abweichenden, bei denen die Beanspruchung durch Leibesübungen in besonderer Weise dosiert werden muß, z. B. für Astheniker, für die gewebsschwachen Rundwüchsigen und für Psychopathen.

Die *14jährigen*, welche die Schule verlassen, bedürfen sorgsamster Betreuung. Besonders die Jungen befinden sich noch in einer körperlich und seelisch außerordentlich empfindlichen Phase. Die Entscheidung zu einem Beruf, die nun gänzlich veränderten Lebensbedingungen und die straffe Einspannung in einen neuen Pflichtenkreis bedeuten eine erhebliche Belastung, die häufig zu einem erstaunlichen Rückgang in der Leistungsfähigkeit führt. Erst ganz allmählich wird diese Umstellung überwunden, und die anfänglich kümmerlichen Leistungen der „Lehrlinge“, die sie selbst und ihre Erzieher enttäuschen, werden besser. Es ist deshalb erstrebenswert, den Eintritt in das eigentliche Berufsleben über diese kritische Zeit hinaus zu verschieben.

D. Einige für den Arzt wichtige Grundsätze zur Pflege des gesunden Kindes.

Zunächst seien einige *allgemeine Grundsätze* für eine gute und erfolgverbürgende Kinderaufzucht erörtert. Es braucht wohl kaum betont zu werden, daß wir zur Pflege des jungen Säuglings eine besondere *Sauberkeit* fordern. Wegen seiner noch ungenügenden Abwehrleistungen gegen Krankheitskeime wollen wir ihm diese möglichst fern halten. Deshalb lassen wir Kranke (auch „Erkältete“!) an diese empfindlichen Kleinen nicht heran, verlangen aber darüber hinaus auch vom Gesunden, daß er sich die Hände wäscht, bevor er den jungen Säugling berührt, ferner, daß alle Gegenstände, die mit dem jungen Kind in Berührung kommen, wie Trinkflasche und Sauger, Kleidung, Wäsche, Spielzeug und die Möbel des Kinderzimmers peinlich sauber und nach Möglichkeit waschbar oder abwaschbar sind. Im besonderen Maße gilt das unter den erhöhten Gefahren, wie sie im Krankenhaus, einem Säuglingsheim oder überhaupt in Seuchenzeiten gegeben sind. Diese Vorschriften haben in der gesunden Familie natürliche Grenzen. Gegen Ende des Säuglingsalters lockern sie sich von selbst. Wenn gelegentlich überängstliche Mütter in ihrer „Bacillenfurcht“ am liebsten alles, was mit dem Kind in Berührung kommt, sterilisieren möchten, können sie dadurch ihrem Kinde sogar schaden. Abgesehen davon, daß der junge Körper im natürlichen Leben allmählich die Auseinandersetzung mit Mikroben erlernen muß, kann solche „Überhygiene“ die unbefangene Lebensfreude des Kleinkindes schmälern und zu nervösen Störungen oder Verzärtelung des Kindes führen: In ihrer Angst, ihr Kind könne sich da oder dort durch Unreinlichkeit eine Krankheit holen, stört die gar zu besorgte Mutter sein unbefangenes Spiel in Sand und Erde. Demgegenüber legen wir mehr Wert darauf, dem Kinde seine Natürlichkeit zu erhalten. Selbstverständlich wird man dabei bemüht sein, ihm einen gesundheitlich einwandfreien Spielplatz zu schaffen. Im übrigen kann man von diesem Alter ab unterscheiden zwischen „Gesundheitsreinlichkeit“ und „Schicklichkeitsreinlichkeit“, letztere ist mehr eine Angelegenheit der Appetitlichkeit und Ästhetik. Für erstere genügt, sobald sich das Kind nicht mehr mit seinen Entleerungen beschmutzt, in gesunder Umgebung als Ganzreinigung 1—2mal wöchentlich ein warmes Bad (oder Dusche) mit kühler Übergießung oder eine Ganzwaschung, wobei Seife nur an sichtlich unsauberen Stellen vonnöten ist.

Nicht minder wichtig für ein gesundes Heranwachsen der Kinder ist die Gewährung der nötigen *Bewegungsfreiheit* und eines *reichlichen Luft- und Licht-genusses* (vgl. S. 26) während der ganzen Kindheit, angefangen schon beim jungen Säugling bis hinein in die schwierigen Pubertätsjahre.

Des Kindes Seele bedarf zu seinem Gedeihen *einer frohen Umwelt*. Die Eltern und auch der Arzt sollten sich Kindern gegenüber stets so verhalten, daß die Sonne der lebensfrohen Kinderwelt über allem Tun und Treiben des Kindes in gesunden wie auch in kranken Tagen leuchten kann.

Regelmäßige Lebensweise. Es ist eine alte Erfahrung, daß *die* Kinder am besten gedeihen und sich am wohlsten fühlen, deren Leben sozusagen nach der Uhr abläuft. Die Zeiten für den Schlaf, das Spiel, die Mahlzeiten sollen von Anfang an nach festen, durch die Gewohnheit geheiligten Gesetzen ein für allemal festgelegt sein. Kleine Kinder bedürfen noch keiner Abwechslung in ihrem Tageslauf, auf die Erwachsene mehr oder weniger bedacht sind. Schon während der ersten Lebenswochen strebt man danach, das Kind an bestimmte Trinkzeiten (s. S. 376) zu gewöhnen, was spätestens im Alter von 4—6 Wochen erreicht ist. Man kann es auch ruhig wecken, wenn es verschläft, damit es nicht aus der Ordnung kommt. Ist es nachts unruhig, ist das noch nicht ohne weiteres ein Grund zum Füttern, denn die Nahrung soll nicht als Beruhigungs-mittel verwandt werden! Auch die täglichen Pflegemaßnahmen, wie Trocken-legen, ins Freie bringen, Baden, geschehen am besten immer zur gleichen Tages-zeit. Die für den Haushalt bequemste Badezeit ist meistens morgens vor der 2. Mahlzeit. In der kalten Jahreszeit wird man die Badezeit besser auf später legen, damit man das Kind nicht frisch gebadet an die frische Luft bringen muß; in den Wintermonaten behält man sich die einzig lichtreiche Zeit von 11—13 Uhr für den Aufenthalt im Freien vor.

Auf die unbedingte Notwendigkeit fester und genügender *Schlafzeiten* wurde schon oben hingewiesen. Der Schlaf des Kindes sollte allen, die mit der Pflege und Erziehung des Kindes zu tun haben, unantastbar sein! Das tägliche Schlafbedürfnis beträgt beim jungen Säugling etwa 20 Stunden, vom 6.—12. Monat 16 Stunden, und zwar 12 Stunden während der Nacht und 4 Stunden im Laufe des Tages. Das Kleinkind braucht noch 12 Stunden Nacht-schlaf und 1—2 Stunden Schlaf untertags, das junge Schulkind benötigt 11 Stunden, das ältere Schulkind 10 Stunden, und auch während der Reifungs-zeit sorge man regelmäßig für 9—10 Schlafstunden. Vor dem Schlafengehen vermeide man Aufregungen, lasse vielmehr den Tag ruhig ausklingen. *Schlaf-störungen im Säuglingsalter* sind meistens durch Pflegefehler bedingt, z. B. durch unregelmäßige Lebensweise, Bekleidungsfehler, ungenügende oder zu schwere Bettdecke, schmutzige Windeln, kalte Füße, zu hohe oder zu niedrige Temperatur des Schlafraumes, zu viel Licht, schlechte Luft, behinderte Nasen-atmung, Hunger, Durst, Magenverstimmung als Folge von Fütterungsfehlern; selbstverständlich muß man auch an Störungen durch Schmerzen oder Jucken und Zahnungsbeschwerden denken. Der Tageslauf des *Kleinkindes* beginnt morgens schon ziemlich früh. Im Sommer werden die Kleinen etwa um 7 Uhr, im Winter gegen $7^1/_2$ Uhr aufstehen. Ist das Frühstück in Behaglichkeit ver-zehrt, so beginnt die Spielzeit. Gegen 9 oder $9^1/_2$ Uhr kann eine kleine Zwischen-mahlzeit von Obst od. dgl. gegeben werden. Das Mittagessen wird am besten zwischen $12^1/_2$ und 13 Uhr nach einer mindestens 3stündigen Nahrungspause gereicht. Es folgt der Mittagsschlaf, danach eine kurze Vespermahlzeit vor dem Nachmittagsspiel. Gegen 18^1/$_2$ Uhr gibt es Abendessen. Dann geschieht die meist dringend nötige Reinigung, und um 19 oder 19^1/$_2$ Uhr soll das Kind schlafen.

Für des *Schulkindes* Tageslauf ist es wichtig, daß es morgens zeitig genug aufsteht, um das 1. Frühstück in aller Ruhe zu sich zu nehmen; durch Vermeiden jeglicher morgendlichen Unrast verschafft man dem Kinde, abgesehen von der nötigen Ernährungsgrundlage, auch seelisch einen ruhigen und sicheren Start für die anstrengenden Schulstunden. Das 2. Frühstück in der Schule soll das Kind so frühzeitig verspeisen, daß noch eine mindestens 3stündige Nahrungspause bis zum Mittagessen übrigbleibt. Ist das Kind vom Unterricht sehr ermüdet, so legt es sich zweckmäßig vor dem Mittagessen ein Viertelstündchen zum Ausruhen nieder. Nachmittags muß dafür gesorgt werden, daß die Kinder ihren Bedarf an körperlicher Bewegung und frischer Luft bekommen. Im Winter schickt man die Kinder am besten gleich nach dem Essen hinaus, damit sie die warmen und hellen Tagesstunden möglichst ausnutzen.

Appetit. Hält man sich an die festgelegten Nahrungszeiten und Pausen und gibt man den Kindern nichts zwischendurch (höchstens an heißen Tagen gelegentlich ein durststillendes Getränk), so wird das gesunde Kind zu den Mahlzeiten das gewünschte Hungergefühl sowie die richtigen Vorbedingungen für einen regelrechten Ablauf der Verdauungsvorgänge mitbringen. Voraussetzung für den Erfolg ist natürlich, daß Art und Menge der Nahrung dem Alter des Kindes gemäß sind, und daß die Speisenverteilung über den Tag vernünftig geregelt ist. Es ist wünschenswert, ein Kind nur so viel essen zu lassen, als es mit Appetit vermag. Unaufmerksame, nervöse Kinder essen noch am besten, wenn sie ohne die störende Anwesenheit anderer Erwachsener nur unter der Aufsicht der Mutter oder der Pflegeperson sind; bei Einzelkindern wirkt oft das Essen in Gemeinschaft mit anderen Kindern appetitfördernd (s. auch Kapitel Erziehung). Man bedenke stets, daß ein plötzlicher Appetitmangel den Beginn einer Krankheit ankündigen kann!

Besondere Pflegemaßnahmen.

Die Unterbringung des Kindes soll nach Möglichkeit in einem eigenen *Kinderzimmer* erfolgen; die günstigste Lage wäre nach Süden oder Südosten. Im Zimmer des Säuglings oder Kleinkindes sollte der Fußboden frei von Fugen sein; er kann mit einem handlichen und waschbaren Teppich bedeckt werden. Die ganze Einrichtung dieses Zimmers sei abgestellt auf Zweckmäßigkeit, sie sei einfach, leicht zu säubern und enthalte keine Staubfänger.

Hautpflege des Säuglings. Die gesunde Haut des kräftigen Säuglings bedarf keiner Mittel wie Puder und Salben. Das Einfetten der gesunden Haut ist auch in den sich berührenden Falten überflüssig; es macht die Haut weich und verletzlich. Nur Kinder mit besonders zarter Haut werden nach dem Bade an den empfindlichen Stellen (besonders Hautfalten, Gesäß, Rücken) hauchdünn eingepudert. Mit Stuhl beschmutzte Hautstellen werden bei solchen Kindern nicht mit Wasser, sondern mit Öl gereinigt. Das tägliche Bad soll nicht länger ausgedehnt werden, als es zur gründlichen Reinigung und zum Abwaschen der Seife nötig ist (2—3 Minuten). Beim Abtrocknen müssen besonders die Hautfalten beachtet werden; der behaarte Kopf und das Gesicht werden nicht täglich geseift, aber ausgiebig mit Wasser abgewaschen. Ohren und Nase werden am besten mit gedrehten Watteröllchen gereinigt.

Bettung. Man kann den Neugeborenen zunächst in einen Korb betten und ihn nach einigen Wochen in ein Kinderbett legen. Oder man legt den Säugling schon gleich in ein fahrbares Kinderbettchen, das von einer Person allein an

jeden gewünschten Platz gebracht werden kann. Das Bettgestell soll aus
glatten und runden Teilen bestehen, mit Wänden, die hoch genug sind, um
Schutz zu bieten gegen das Herausfallen. Sie bestehen am besten aus einzelnen
Sprossen, damit das Kind später Ausguck halten kann. Die Matratze soll
ziemlich hart sein und völlig eben. Ein Kopfkissen halten wir eigentlich für
unnötig; gegen ein ganz flaches, dessen Füllung leicht auswechselbar ist, läßt
sich aber nichts einwenden. Zum Zudecken empfehlen wir eine Wolldecke.
Ältere Säuglinge und junge Kleinkinder pflegt man, wenn sie gar zu unruhig
werden, mit besonderen *Haltegürteln* am Bettchen anzubinden, damit sie nicht
herausfallen können. Bei fehlerhafter Anwendung dieser Gürtel kann das
Kind aber in die Gefahr der Erdrosselung kommen! Deshalb sind folgende
Anweisungen zu beachten: 1. Die Haltebänder dürfen nicht zu hoch angebracht
werden, vielmehr so, daß die Möglichkeit einer Schlingenbildung und des
Hängenbleibens in dieser ausgeschaltet wird. 2. Falsch ist das Befestigen nur
an einer Seite, da in diesem Falle das Kind trotzdem aus dem Bettchen fallen
kann, andererseits beim Herumwälzen sich der eine festgesteckte Gurt um den
Hals des Kindes legen und zum Drosseltode führen kann. 3. Die Befestigungs-
bänder müssen verstellbar sein, d. h., wenn das Kind allein gelassen wird,
müssen die Bänder verkürzt werden, um so eine Schlingenbildung unmöglich
zu machen. Der Gürtel muß dem Kinde so angelegt werden, daß es nicht aus
ihm herausschlüpfen kann.

Kleidung. Schon für den Säugling gilt der Grundsatz, daß die Kleidung
das Kind möglichst wenig in der freien Bewegung seiner Gliedmaßen behindern
soll. — Damit das Harnwasser verdunsten kann, soll das beim Säugling nicht
ganz zu entbehrende Gummituch niemals ganz um den Bauch herumgelegt
werden, sondern nur als Unterlage dienen, sonst liegt das Kind oft wie in einem
Dunstumschlag und wird bald wund. — In den späteren Jahren sei die Kinder-
kleidung möglichst einfach und bequem, der Spielweise des Kindes angepaßt.
Wieviel das Kind anziehen muß, richtet sich nach Wind und Wetter sowie nach
der Bewegungsart des Kindes. Ein Kind, das sich beim Spiel lebhaft bewegt,
soll auch bei kaltem Wetter nur so warm angezogen sein, daß es nicht in Schweiß
gerät. Bei größeren Jungen und Mädchen begehen auch heute noch manche
Eltern den Fehler, daß sie — teils aus einem falsch verstandenen Streben nach
Abhärtung — die Kinder in der kalten Jahreszeit übermäßig leicht anziehen
oder es gestatten, daß große Hautflächen dauernd der kalten Außenluft unmittelbar ausgesetzt werden.

Der **Aufenthalt im Freien,** d. h. in frischer Luft, ist schon für den jungen
Säugling wichtig. Der Zeitpunkt, zu dem man ein Kind zum ersten Male an
die frische Luft bringt, hängt naturgemäß ab von Wetter und Jahreszeit sowie
vom Körperzustand des Kindes. Mit sehr schwächlichen Säuglingen muß man
besonders vorsichtig sein. Im warmen Sommer kann schon der gesunde Neugeborene nach den ersten 10 Lebenstagen ins Freie; im Winter wird man etwa
4—6 Wochen damit warten. Kälte von einigen Graden unter Null ist selbst
für Säuglinge kein Hinderungsgrund für den Aufenthalt im Freien, wenn
sie nur warm bekleidet, richtig zugedeckt und mit Wärmflaschen versorgt
sind. Regenluft schadet auch an kühlen Tagen nicht. Trockener, staubiger
Wind aber ist besonders in der Großstadt ungünstig, weil der aufgewirbelte
Straßenstaub stets Krankheitskeime enthält. Steht ein sonniger Balkon zur
Verfügung, so benutze man diesen für den Freiluftaufenthalt des Säuglings;
man braucht dann das Kind in den ersten Monaten gar nicht auszufahren.
Ein weiterer Ausweg, einem Kind besonders im Winter auch bei windigem
Wetter frische Luft zu verschaffen, besteht darin, daß man das Kind gut

eingepackt in eine Entfernung von 1—2 m von einem geöffneten Fenster stellt. Die Türen des Zimmers müssen dann selbstverständlich geschlossen sein, damit das Kind nicht in Zugluft steht. In der Mittagshitze des Sommers andererseits gehört das Kind nicht in die Sonne, sondern zum Schutze vor den übermäßigen Sonnenstrahlen und der Hitze in eine kühl gehaltene Stube. Die Kleinkinder kann man schon dreister Luft und Licht aussetzen; im allgemeinen herrscht in Laienkreisen immer noch viel zu viel Besorgnis vor dem Wetter und seinen schädlichen Einflüssen auf das Kind (Erkältungsgefahr!). Es ist nun in erster Linie eine Frage der Erziehung und Gewöhnung, ob sich ein Kind schon bei jedem leichten Wind erkältet oder ob es auch ungünstige Witterungsverhältnisse gut verträgt. Auch empfindliche Kinder können nämlich durch vernünftige Abhärtung an frische Luft, Kälte und sogar Nässe allmählich gewöhnt werden.

Das Wesen der **Abhärtung** gegen „Erkältungen" besteht im Erlernen der Fähigkeit, Klimaeinwirkungen, wie Veränderungen des Feuchtigkeitsgehalts, der Luftbewegung und der Außentemperatur, rasch ausgleichen zu können. Das geschieht im wesentlichen durch das Capillarsystem der Haut und der Schleimhäute der oberen Atemwege, von dessen guter Funktion ein zweckmäßiges Reagieren auf die genannten Umwelteinflüsse abhängt. Zum „Erlernen" dieser Funktion müssen diese Blutgefäße ein regelrechtes Training erfahren, damit sie auf äußere Reize rasch und richtig zu antworten vermögen. Eng dazugehörig ist richtiges Atmen und eine normale Leistung des Herzens und des Gesamtkreislaufs. Ähnlich wie bei der Übung einzelner Muskelgruppen durch systematisch von kleinen Anforderungen an steigende Leistung eine Stärkung einmal des Muskelumfanges, ein andermal der Kontraktionsgeschwindigkeit erzielt werden kann, so müssen auch die Haut und deren Blutgefäße durch systematisch einsetzende Kälte- und Wärmereize langsam steigend geübt werden.

Deshalb gewöhne man die Kinder daran, bei jedem Wetter ins Freie zu gehen. Bei empfindlichen, nervösen Kindern muß man allerdings anfänglich mit der Anwendung von Kältereizen zurückhaltend sein. Die schonendste Form des Kältereizes ist das *Luftbad,* bei dem sich das Kind vollkommen nackt oder nur mit einem Lufthöschen bekleidet, herumtummelt. Das kann nach entsprechender Gewöhnung in jeder Jahreszeit und fast bei jedem einigermaßen guten Wetter geschehen. Wichtig ist nur, daß der Körper gut durchwärmt war und daß er hinterher wiederum gut durchwärmt wird. Herumstehen in kühler Luft mit unbekleidetem Körper führt zu Schädigungen insbesondere des Nervensystems, aber auch der Nieren und der Atmungsorgane. Nur lebhafte Bewegung ist im Luftbad angezeigt, ebenso zeitliche Begrenzung dieser Übung und Sorge, daß der Körper hinterher wieder ausreichend warm bekleidet werde. Während des Luftbades dürfen die Füße nicht mit dem kalten Boden in unmittelbare Berührung kommen. Ist das Kind schwächlich, beginnt man das Luftbad vorsichtig im temperierten Zimmer.

Das *Wasser* ist als Mittel zum Erzielen der Abhärtung für Kinder weniger geeignet. Vor allem sei davor gewarnt, in übertriebener Weise kaltes Wasser zu verwenden. Insbesondere wird das nervöse, magere Kind mit schlecht durchbluteter Haut wesentlich besser durch Luftbäder oder höchstens durch die Anwendung zimmerwarmen Wassers dahin gebracht, wohin wir es haben wollen. Genau so wie beim Luftbad muß nach Wasseranwendung für ausreichendes Wiedererwärmen durch Bekleidung und Bewegung gesorgt werden. Man beginnt am besten damit, die Kinder morgens im Bett mit einem in zimmerwarmes Wasser getauchten feuchten Frottierhandtuch kräftig zu reiben und läßt sie sich dann in der Bettwärme wieder erwärmen.

Das *Sonnenbad,* das wir ganz bewußt vom Luftbad unterscheiden müssen, dient weniger der Abhärtung. Sein hoher **Wert** liegt auf anderem Gebiet. Auch das Sonnenbad muß maßvoll angewendet werden. Das Auftreten eines Sonnenbrandes bedeutet nicht nur eine Schädigung der Haut als solcher, sondern darüber hinaus eine oft schwere Schädigung des gesamten Körpers. Statt der gewünschten Erfrischung sind dann am nächsten Tage Mattigkeit, oft Übelkeit, Erbrechen und Schlaflosigkeit die Folgen. Es kann daher nicht genug davor gewarnt werden, daß unsere Jugend in der verständlichen Sehnsucht nach Licht und Sonne und zur Erlangung von Sonnenbräune sich stundenlang ohne geeigneten Schutz der Sonnenbestrahlung aussetzt.

Der Trieb zur **Körperbewegung,** die notwendige Voraussetzung für die Ausbildung einer normalen Muskulatur, ist vom ersten Lebenstage an sichtbar; er soll durch Decken und Wickeltücher nicht zu sehr beengt werden. Etwa vom 3. Monat an kommt durch das Greifen nach Gegenständen, das Anstemmen der Füße gegen die Hand der Mutter und dergleichen ein Bewegungsspiel zwischen Mutter und Säugling zustande. Alle Bewegungen machen sichtliche Freude und die Mutter „übt" bei jedem Wickeln; sie gibt damit dem Kinde gleichzeitig ein Luftbad. Solche natürlichen Übungen sind zu einem ausgearbeiteten „Säuglingsgymnastik"-System (NEUMANN-NEURODE) entwickelt worden. Eine systematische Gymnastik ist vor allem für träge, schwer bewegliche Kinder ratsam. Für die aktiveren genügt schon einfach das angedeutete natürlich spielerische „Turnen". Vom 3. Lebensmonat an, wenn das Kind seinen Kopf heben kann, legt man es regelmäßig vor der Mahlzeit auf den Bauch, zunächst etwa für 3 Min., später länger; das muß unter Aufsicht geschehen, um zu sehen, ob das Kind die Nase frei behält. Wird das Kind kräftiger, so kann es sich dabei auf die Arme stützen. Diese „Seehundstellung" kräftigt die Muskeln des Rückens und der Arme. — Eine weitere einfache Übung: man faßt den Säugling an den Händchen und richtet ihn aus seiner Rückenlage in eine sitzende Stellung auf. Bald kommen auch die normalen Kriechbewegungen als brauchbare Übung hinzu. — Gelegentlich verweigert das Kind das Turnen; dann soll man damit aufhören, bis die Lust wiederkehrt. Solche Unlust zeigt meist eine Krankheit oder doch eine Leistungsschwäche an. Das Kleinkind im Kriechalter, dessen Übungsbedürfnis schon weiter geht, bringt man am besten in ein Laufgitter. Dessen Boden soll mit einem waschbaren Tuch bedeckt sein. Hier übt sich das Kind die Koordination der Bewegungen in geradezu systematischer Weise selbst ein. Die 3—5jährigen brauchen, soweit sie einen Spielplatz zur Verfügung haben, keinerlei systematische Gymnastik. Fehlt ein solcher natürlicher Auslauf, so kann man schon in diesem Alter mit gutem Erfolg *Spielturnen* einrichten; dafür eignen sich a) Laufspiele (Übung von Herz und Lunge), Laufen wie das Auto oder Springen wie die Pferde, Rangieren der Eisenbahn als Gruppenspiele; b) Muskelkräftigungsübungen, z. B. Kriechspiele; Laufen wie der Hund, wie die Ente, Kriechen wie das Krokodil, Hüpfen wie der Frosch.

Turnen und Sport vom Schulalter an ist S. 21 und S. 43 behandelt. In diesem Alter kann man eine mindestens 2stündige tägliche körperliche Arbeit als das für die Körperentwicklung günstigste Maß ansehen, allerdings unter der Voraussetzung geistiger Entlastung. Hiervon soll 1 Stunde täglich systematische Schulung, mindestens 1 Stunde tägliches Spiel im Freien sein.

Einige *Spielgeräte* seien hier besprochen: Der Roller bringt eine gute organische Übung, die sowohl Kreislauf wie Atmung wie auch die Beinarbeit kräftig anregt. Er bewirkt allerdings eine einseitige Belastung, weil die Kinder erfahrungsgemäß immer das gleiche Bein zum Abstoßen benutzen. Dabei kann es gelegentlich zu einer funktionalen einseitigen Wirbelsäulenverbiegung kommen, die im allgemeinen ausgleichbar ist, aber bei Rachitis und Neigung zu Skoliose auch gelegentlich manifest werden kann. Günstig für die vielfach vernachlässigten Muskeln der oberen Körperhälfte könnte der sog. *Holländer* erscheinen, da er die Ruderbewegung nachahmt. Jedoch sind die Bewegungsabläufe zu schnell, um dem Rhythmus des jugendlichen Körpers zu entsprechen. Inzwischen ist eine schon zweckmäßigere Neukonstruktion des Gerätes entwickelt worden: Der zu bewegende Hebelarm ist durch einen Gurt mit Handgriff ersetzt, so daß ein weites ruhiges Ausschwingen des Körpers erreicht wird.

Die eigentlichen *Spiele* der Kinder sollen so gewählt werden, daß sie keine großen geistigen Anforderungen stellen. Diese Bedingung erfüllen am besten die Bewegungs- und Liederspiele, deren Durchführbarkeit an das gemeinschaftliche Spielen mehrerer Kinder geknüpft ist. Daneben müssen die Kinder auch daran gewöhnt werden, sich ganz allein zu beschäftigen. Vor allem aber *brauchen* die Kinder noch besondere Arten von *Beschäftigungen*. Es soll die *Beobachtung* geübt werden, und zwar schon im frühen Alter. Das kann durch Beschäftigung der Kinder mit Arbeiten eingeleitet werden, bei denen für die Lösung einfacher Aufgaben eine sorgfältige Beobachtung einer Vorlage oder eines Modells notwendig vorausgesetzt wird (z. B. Bausteine einer Vorlage entsprechend aufbauen). Als zweites müssen die Kinder schon von den ersten Jahren an bei der Betätigung zur *Ausdauer* angehalten werden. Die Ausdauer bei der Beschäftigung mit einem Objekt ist die wichtigste Grundlage für die Leistungsfähigkeit eines Menschen im späteren Leben, und für das Kind wird dadurch außerdem verhütet, daß ein allzu rascher Wechsel der Beschäftigung eine übermäßige Erregung verursacht. Kinder, die nicht in den ersten 6 Jahren Ausdauer erworben haben, kommen in den Schuljahren meist in Schwierigkeiten, weil ihnen nun erst beim Schulunterricht diese wichtige Eigenschaft beigebracht werden muß. Man sorge auch beim Schulkind dafür, daß es seine Aufgaben mit Konzentration und Ausdauer erledigt, damit es dann reichlich Muße zum freien Spiel gewinnt.

Die Pflege kann wirksam mithelfen bei der **Verhütung von Erkrankungen und körperlichen Schädigungen.** Abgesehen sei hier von den pflegerischen Maßnahmen zur Rachitisprophylaxe, die an anderer Stelle behandelt werden. Größte Bedeutung für die Herabsetzung der Säuglingssterblichkeit kommt dem *Vermeiden von Ansteckungen junger Kinder mit allen „Erkältungskrankheiten"* zu. Ein Schnupfen, der für einen Erwachsenen nur eine Unbequemlichkeit bedeuten mag, birgt für einen jungen Säugling unter Umständen Lebensgefahr! Darum halte man „Erkältete", soweit sie nicht notwendig den Säugling versorgen müssen, von diesen jungen Kindern unbedingt fern! Hier ist ärztliche Belehrung oft dringend nötig! Ist die Mutter oder die Pflegeperson selbst erkrankt und kann sie nicht durch jemand anders in der Pflege vertreten werden, so muß sie, um ihr Kind nicht anzustecken, besondere Vorsichtsmaßnahmen treffen (s. S. 610).

Die sog. *Kinderkrankheiten* halte man von Säuglingen und Kleinkindern soweit als möglich fern. Dies bewußte Hinausschieben der Infektion bis in die Schulzeit fordern wir deswegen, weil die meisten Infektionskrankheiten für die jüngeren Kinder lebensgefährlich sind, während die Schulkinder dadurch sehr viel weniger ernstlich gefährdet werden. Man halte deshalb junge Kinder auch fern von Geschwistern erkrankter Kinder; auch vermeide man, daß das Kind auf unbeaufsichtigte öffentliche Spielplätze kommt, wenn Masern oder Keuchhusten umgehen. Vielfach übersehen wird die Gefahr der Ansteckung mit *Tuberkulose.* Auch hier wirkt sich wegen der Altersdisposition die Infektion in den ersten Lebensjahren besonders gefährlich aus. Deshalb sollten junge

Kinder von allen Tuberkuloseverdächtigen unter allen Umständen ferngehalten werden, sie dürfen wegen der Gefahr der Schmierinfektion auch nicht in ihrer Nähe spielen. Um auch der Gefahr der bovinen Infektion zu begegnen, gebe man den jungen Kindern nur eine einwandfreie, am besten gekochte Milch. Man gewöhne ganz allgemein die Kinder schon frühzeitig an körperliche Sauberkeit im Umgang mit anderen und erziehe sie so dazu, sich selbst vor vermeidbaren Übertragungen zu schützen.

Schon die Kleinkinder müssen ferner über die nötigsten *Selbstschutzmaßnahmen gegen Unfälle* rechtzeitig aufgeklärt werden. Dazu gehört außer der Erziehung zur Vorsicht vor Verbrennungen, Verbrühungen, dem Umgang mit gefährlichen Instrumenten des Haushalts auch die Warnung vor der Vergiftungsgefahr durch Genuß unbekannter Drogen und Chemikalien. Besonders wichtig ist die Betreuung und Belehrung in den Gefahren des Straßenverkehrs; schon dem älteren Kleinkind muß man heute die Grundbegriffe der Verkehrsordnung beibringen!

Sexuelle Hygiene. Nicht selten tritt an den Arzt die Frage heran, wieweit man die Jugend, besonders die Mädchen, über die mit der Reifung eintretenden Vorgänge am eigenen Körper unterrichten solle. Eine gewisse Aufklärung über das Bevorstehen des ersten Unwohlseins erfolgt unvermeidlich durch die Mitschülerinnen; damit muß man sich abfinden. Den Hausarzt lasse man aus dem Spiel. Vielmehr sollen diejenigen Mütter, die von ihren Töchtern darüber befragt werden, diesen eine möglichst wahrheitsgemäße und offene, wenn auch nicht sehr tiefgehende Belehrung geben. Tritt dann das Ereignis ein, so werden auch diejenigen Mädchen, die sich bisher ihren Müttern verschlossen hatten, belehrt. Jede Mutter sollte ausdrücklich der Tochter sagen, daß die Kenntnis dieser Vorgänge unter Frauen kein Geheimnis sei und daß sie daher ihren Mitschülerinnen ruhig weiter erzählen solle, was die Mutter ihr gesagt habe. Damit erreicht man, daß nunmehr richtige Anschauungen über das Wesen des Menstruationsvorganges und die dabei zu beachtende Lebensführung den Kindern bekannt werden und außerdem, daß denjenigen Müttern, denen eine Unterhaltung mit ihrer Tochter über derartige Dinge peinlich ist, die Aufgabe der Aufklärung abgenommen wird. Ist das Allgemeinbefinden während dieser Tage sehr beeinträchtigt, so lasse man die Kinder im Bett. Aber bei aller Rücksichtnahme dringe man darauf, daß sie sich tapfer benehmen und sich daran gewöhnen, trotz des Unwohlseins in die Schule zu gehen.

Schwieriger ist die Frage der geschlechtlichen Aufklärung. Wünschenswert ist, daß diese durch die Eltern erfolgt, und zwar frühzeitig: Die Kenntnis der biologischen Tatsachen mögen sie ihren Kindern schon in den ersten Schuljahren nebenbei vermitteln und etwas ausführlicher darauf im 10.—12. Lebensjahr eingehen. Spätestens mit eintretender Reifung sollte die Jugend auf die Gefahren der Geschlechtskrankheiten hingewiesen werden. Eltern, die nicht selbst mit ihren Kindern über derartige Dinge sprechen können, mögen ihnen eine für die Jugend passende Aufklärungsschrift geben. Allein schon dadurch, daß die Eltern ihren Kindern eine solche Schrift selbst überreichen, kann in manchen Fällen das in dieser Hinsicht gefährdete Vertrauensverhältnis zwischen Eltern und Kindern gestärkt werden. — Im übrigen ist es erfahrungsgemäß so, daß in unsere Jugend in einem bestimmten Alter von außen her, meist durch die Mitschüler, eine gewisse geschlechtliche Aufklärung hineingetragen wird. Für manche Kinder bedeutet eine Aussprache mit einer erfahrenen Persönlichkeit eine Erleichterung. Jedoch gehört viel Takt und Wissen über das Seelenleben der Jugend dazu, um die entsprechenden Antworten zu finden. Gute Ratschläge hierzu gibt das Büchlein von G. Ockel.

Erzieherisch wird das sexuelle Gebiet entscheidend beeinflußt durch Körperpflege und Leibesübungen, durch vernünftige Gestaltung der Freizeit, durch Erziehung und Abhärtung dem Unangenehmen gegenüber, zur Geringschätzung körperlicher Lustempfindung, durch Erziehung zum Mut, zum Willen auf das Überragende hin und zur Selbstbezwingung, sowie durch das Hinlenken auf alle höheren Wertgebiete unserer Kultur.

Schrifttum.

Behm: Klin. Wschr. **27**, 13 (1949). — Bennholdt-Thomsen: Erg. inn. Med. **62**, 1153 (1942). — Birk: Vermeidbare Kinderkrankheiten. Stuttgart 1936. — Brock: Biologische Daten für den Kinderarzt, Bd. I. Berlin: Springer 1932. Hier auch weitere Literatur. — Bühler u. Hetzer: Kleinkindertests. Leipzig 1932. — Chemistry and Physiology of Growth, Princeton University Bicentennial Conferences (Am.) I/2. 1946.

Czerny: Der Arzt als Erzieher des Kindes, 8. Aufl. Leipzig 1934. — Sammlung klinischer Vorlesungen über Kinderheilkunde. Leipzig 1942.

Davenport, Ch.: Contrib. Embryol. (Am.) **27**, 271 (1938).

Ederer: Mschr. Kinderhk. **83**, 323 (1940). — Ellis: Child Health and Development. London 1947.

Hamburger: Wien. klin. Wschr. **1942**, 521. — Hetzer, H.: Psychologische Begutachtung von Grundschülern. Entwicklungstests für 7—9jährige. Leipzig 1939. — Hördemann-Joppich: Die Gesundheitsführung der Jugend. München 1939. — Hofmeier, K.: Körperliche und geistige Erziehung der Kinder und Jugendlichen. Stuttgart 1939.

Koch, E. W.: Über die Veränderung menschlichen Wachstums im ersten Drittel des 20. Jahrhunderts. Leipzig 1935.

Möckelmann: Die körperliche Erziehung in den Entwicklungsstufen als Grundlage der Jugendführung, 2. Aufl. Berlin: Weidmann 1938. — Müller, E.: Briefe an eine Mutter, 6. Aufl. Stuttgart 1934.

Ockel, G.: Sag du es deinem Kinde. Berlin: Falken-Verlag 1934.

Peiper: Mschr. Kinderhk. **91**, 187 (1942). — Pfaundler, v.: In Pfaundler-Schlossmanns Handbuch der Kinderheilkunde, 4. Aufl., Bd. 1.

Schlesinger: Z. Kinderhk. **55**, 389 (1933).

Tramer: Kinderpsychiatrie. Basel 1945.

Zeller, W.: Aufgaben und Methoden des Jugendarztes. Leipzig 1936. — Handbuch der jugendärztlichen Arbeitsmethoden, Bd. I. 1938.

Über die Erziehung gesunder Kinder.

Von

R. Degkwitz.

Unter Erziehung wird die Gesamtheit der geistigen und körperlichen Maßnahmen verstanden, mit denen Kinder darauf vorbereitet werden, sich selbständig ihrer Umwelt anzupassen und bei der Lösung dieser Aufgabe nicht nur ihr eigenes Streben, sondern auch die von der Allgemeinheit an sie gestellten Forderungen zu befriedigen.

Solche erzieherischen Maßnahmen müssen gleich nach der Geburt begonnen und bis zu dem Zeitpunkt fortgesetzt werden, an dem sich Geist und Körper voll entfalten und zu einer Persönlichkeit entwickelt haben, die ihren Weg selbst zu wählen und einzuhalten imstande ist.

Von den Erziehungsmaßnahmen, die der Erweiterung der Erfahrung, der Entwicklung des rationalen Denkens und des Intellektes dienen und im wesentlichen in die Schule gehören, soll im folgenden nicht die Rede sein. Es soll vielmehr von der Hauptaufgabe der Erziehung, die im wesentlichen den Eltern vorbehalten bleibt, gesprochen werden. Sie bezieht sich auf die Entwicklung und Ausrichtung der charakterlichen Anlage. Von der Lösung dieser Aufgabe hängt nicht nur das ungestörte körperliche und geistige Gedeihen der Kinder, sondern ihr späterer menschlicher und sittlicher Wert ab. Persönliche Eigenschaften und Fähigkeiten erhalten ja ihren Wert nicht durch den Grad ihres Umfanges und ihrer Stärke, sondern durch die Art ihrer Anwendung. Ein Mensch ist nicht um so besser erzogen und um so wertvoller, je mehr sein Fühlen, Denken, Wissen und Wollen ausgebildet sind, sondern je mehr er imstande ist, sein Denken, Wollen und Handeln von der blinden Herrschaft seiner Triebe und Affekte zu lösen, den für Unerziehbare und Unerzogene charakteristischen Egozentrismus zu überwinden und sein Gesamtverhalten Gesetzen zu unterstellen, die ihn und seine Fähigkeiten in die Allgemeinheit einordnen.

Infolgedessen ist es die erzieherische Hauptaufgabe der Eltern, ihre Kinder zu einer geistigen Haltung vorzubereiten, die neben einer beherrschten Achtung ihrer eigenen Persönlichkeit in einer achtungsvollen Anerkennung der Art und Interessen anderer Persönlichkeiten und in einem Gefühl der brüderlichen Verpflichtung ihnen gegenüber besteht. Auf diesen Maximen, der Achtung des Einzelmenschen als des Ebenbildes Gottes und der brüderlichen Verpflichtung des einzelnen anderen Menschen und der Gemeinschaft gegenüber, gründet die Kultur des Abendlandes. Sie bilden die unerläßliche Grundlage für besondere, an die soziale Stellung, das Geschlecht oder an Zeitforderungen gebundene erzieherische Aufgaben.

Erzieherische Maßnahmen können verständlicherweise nur dann wirksam sein, wenn sie der geistig-seelischen Struktur des zu Erziehenden angepaßt sind. Da der menschliche Geist ebenso wie der Körper etwas Gewordenes ist und ein Glied einer langen Entwicklungsreihe darstellt, gilt für ihn ebenso wie für jenen das Gesetz, daß sich die Geschichte seiner Entwicklung innerhalb der Tierreihe, im Individualleben wiederholt. Während aber die meisten körperlichen Grundfunktionen im Zeitpunkt der Geburt schon ausgebildet sind und die Wiederholung ihrer Phylogenese in die ersten Embryonalmonate fällt, sind bei der Geburt von den Funktionen des Geistes als des jüngeren Bruders des Körpers erst die allerprimitivsten, phylogenetisch ältesten ausgebildet. In der Folge durchlaufen dann die Kinder geistige Entwicklungsstufen, die denen menschenähnlicher Säugetiere (Menschenaffen) der aus der Urgeschichte der Menschheit bekannten und denen gegenwärtiger primitiver, in ihrer Entwicklung zurückgebliebener Menschenrassen ähnlich sind, bis sie auf Grund ihrer Anlage und deren Entfaltung durch erzieherische Maßnahmen — niemals ohne diese — in die geistige Haltung ihrer Umwelt hineinwachsen.

Das kindliche Auffassungsvermögen, die Erziehungsaufgaben und die Wege zu ihrer Erfüllung müssen infolgedessen in den einzelnen Entwicklungsphasen der kindlichen Persönlichkeit verschieden sein. Diese Situation zu übersehen und die Eltern zu beraten, die immer wieder geneigt sind, ihre eigene Mentalität in ihre Kinder zu projizieren, ist die Aufgabe des Hausarztes. Für Laien und Ärzte muß es eine Selbstverständlichkeit werden, daß sich die Eltern über Erziehungsmaßnahmen für ihre Kinder ebenso ärztlich beraten lassen, wie sie das für die Ernährung zu tun gelernt haben, und der Arzt muß wissen, daß bei einem Erkrankungsfall neben der Diagnose der körperlichen Erkrankung und seinen diätetischen und medikamentösen Verordnungen eine Diagnose der kindlichen Persönlichkeit und ihres erzieherischen Milieus, und darauf gründende Verordnungen über bestimmte erzieherische Maßnahmen unentbehrlich sind.

Um dieser Aufgabe gerecht zu werden, muß der Arzt über die Struktur der menschlichen Persönlichkeit und die Phasen der Persönlichkeitsentwicklung unterrichtet sein, die von den einzelnen Altersklassen erreicht werden. Es soll daher im folgenden ein kurzer Abriß von der Struktur der menschlichen Persönlichkeit und ihrem Aufbau gegeben werden, wie er sich im Verlauf der Kindheit vollzieht. Es werden dabei mehrere „Schichten der Persönlichkeit" unterschieden.

Die *unterste* und phylogenetisch älteste *Persönlichkeitsschicht stellt der „Körper"* dar. Darunter wird die Art und Beschaffenheit der Körpergewebe, ihre Beanspruchbarkeit und Regenerationsfähigkeit, ihre Resistenz gegen Umweltschäden, die Art ihrer Funktionsabläufe, kurz alles das verstanden, was im „Biotonus", dem Grad der körperlichen Leistungsfähigkeit, zum Ausdruck kommt.

Über der körperlichen Schicht liegen als die untersten, phylogenetisch ältesten Stufen oder Vorstufen des Geistes die schon bei der Geburt ausgebildeten, den Blutkreislauf, die Atmung, die Magen-Darm- und Körperbewegungen, die Körpertemperatur u. a. lenkenden *Reflexmechanismen* und die wenigen menschlichen *Instinktfunktionen* wie der Saug- und Schluckreflex, Lidschluß bei plötzlichem Lichteinfall, das Schreien zur Alarmierung der Mutter u. a. Daß diese Funktionen, was das Stoffgemisch und seine Struktur anbelangt, grundsätzlich schon an die gleichen Gewebe gebunden sind, wie die phylogenetisch jüngeren, höheren und höchsten seelischen Funktionen, zeigt ihre Verwandtschaft mit ihnen. Sie sind schon vor jenen voll ausgebildet, und ihre Funktionen vollziehen sich auch nach der Entwicklung der höheren und höchsten seelischen Schichten subcortical, d. h. ohne Beteiligung des Bewußtseins und des Willens. Dem entspricht, daß sie von peripheren Zentren dirigiert werden, die im vegetativen Nervensystem, im Rückenmark und in den ihm funktionell verwandten Stammganglien gelegen sind.

Über der untersten Schicht des Geistes, funktionell ebenso wie sie noch eng an körperliche Vorgänge und Qualitäten gebunden, im Gegensatz zu ihr aber bewußt von den höchsten geistigen Schichten aus beeinflußbar, liegen *die Triebe*. Unter Trieb werden dabei die vor jedem Bewußtsein vorhandenen, den Bedürfnisse des Gesamtorganismus zum Ausdruck bringenden und zu ihrer Befriedigung drängenden Strebungen verstanden, deren Befriedigung Lust und deren Unbefriedigtsein Unlust verursacht. Triebe sind die Ur- und Vorform des Wollens, so wie der Instinkt die Ur- und Vorform des Wissens ist. Von den Trieben seien der Selbsterhaltungstrieb, der Nahrungstrieb, der Geschlechtstrieb, der Annäherungs- und der Fluchttrieb genannt. Die Stärke der Triebe bestimmt der Tonus der unter ihnen liegenden nervösen und körperlichen Schicht.

Über den Trieben und über der körperlich-nervösen Sphäre liegen *die Affekte*. Von ihnen hängt die Grundhaltung des einzelnen Menschen ab, die der Ausdruck für die Art der Funktionsabläufe in allen Persönlichkeitsschichten ist (heiter-erregt, melancholisch-gehemmt, ausgeglichen). Die Affekte bestimmen auch den Ablauf von Gemütserregungen (oberflächlich, kurzdauernd — tief, lang dauernd), sowie deren Ausdrucksformen.

In der Schicht der Triebe und Affekte herrschen Begierden und Leidenschaften, Angst und Mut, Hoffnung und Verzweiflung, Haß und Liebe, die blind nach ihrer Befriedigung verlangen. Von der Verlaufsform und dem „Charakter" der Triebe und Affekte, dem *„Temperament"*, beziehen alle Vorgänge in den höchsten und niedrigsten Persönlichkeitsschichten ihre Stärke und Prägung. Hinter jeder, auch der höchsten seelischen Funktion stehen der Körper und die an ihn gebundenen Triebe und Affekte. Ihre Wirkung strahlt sowohl nach oben in die über ihnen liegenden seelischen Schichten aus als in die untersten körperlichen, wo sie die Art der körperlichen Ausdrucksform und den „Rhythmus" der Persönlichkeit zum Ausdruck bringen. Das Temperament des Menschen stellt eine seiner zuverlässigsten Persönlichkeitskonstanten dar, während andere seelische Funktionen veränderlicher sind.

Von der dritten und höchsten, über der Affektsphäre gelegenen Persönlichkeitsschicht, der eigentlich geistigen Schicht, gehen Intelligenzleistungen, bewußtes Wollen und sittliches Streben hervor. Uns interessieren hier vor allem die charakterlichen Funktionen. Unter Charakter wird dabei das bewußte Streben verstanden, die Vielheit der aus der körperlichen Schicht, aus den Trieben und Affekten und der höchsten seelischen Sphäre stammenden Impulse zielbewußt im Sinne selbstgewählter und sich selbst auferlegter Richtlinien auszurichten und sie zu diesem Zweck je nach ihrer Art und Intensität zu unterdrücken, zu dämpfen, zu betonen, zu sublimieren und zu kombinieren. Von dem Umfang, in dem sich seine charakterlichen Funktionen gegenüber anderen Impulsen durchsetzen, und von der Richtung, die der „Charakter" der Gesamtpersönlichkeit verleiht, hängt der menschliche und soziale Wert des Einzelmenschen ab.

An jeder psychischen Reaktion haben Körper, Triebe, Affekte, Intellekt und Charakter teil, weil es sich ja stets um Reaktionen der Gesamtpersönlichkeit handelt. Es wird aber je nach der Einzelsituation und der Anlage des einzelnen eine die triebhafte, affektive, intellektuelle oder charakterliche Seite im Vordergrund stehen. *Das Verhalten von Kindern*, bei denen die höchsten seelischen Funktionen noch nicht entsprechend ausgereift und noch nicht lang genug durch Übung gefestigt sind, wird infolgedessen *vorwiegend von Trieben und Affekten bestimmt*. Je nach der Einzelsituation und der Anlage des einzelnen wird auch bei reifen Erwachsenen die affektive, die intellektuelle oder die charakterliche Seite im Vordergrund stehen. Triebe und Affekte bestimmen aber bei ihm nicht mehr ausschließlich das Verhalten der Gesamtpersönlichkeit, sie werden vielmehr von den seelischen höheren Funktionen beherrscht und ihre Rolle insofern völlig abgeändert, als sie nicht mehr dominieren, sondern zu Werkzeugen und Triebkräften der Gesamtpersönlichkeit umgewandelt werden, die ihren Reaktionen Intensität und Farbe verleihen. Die Richtung, in der reife Menschen ihre triebhaften, affektiven und intellektuellen Impulse verwenden, kann sich im Verlauf ihres Lebens auf Grund von Erlebnissen ändern. „Ein Charakter bildet sich im Strom der Welt." Für einen reifen und normal veranlagten Menschen ist aber dabei charakteristisch, daß die von ihm gewählten Zielsetzungen die Maßstäbe und ethischen Gesetze seiner Umwelt nicht verletzen und ihm eine Erhaltung in ihr gestatten.

Im folgenden soll nun geschildert werden, wie sich die menschliche Persönlichkeit im Verlauf der Kindheit entfaltet und *wie sich* infolgedessen *die Welt im Geiste eines Säuglings, eines Kleinkindes und eines Schulkindes malt*. Die Kenntnis der einzelnen geistigen Entwicklungsphasen und Weltbilder ist von hoher praktischer Bedeutung, weil, wie schon gesagt, eine Persönlichkeit nur innerhalb der Grenzen ihrer geistigen Fähigkeiten und ihres eigenen Weltbildes beeinflußt werden kann. Das zu übersehen und naiverweise anzunehmen, daß ihre Kinder ebenso fühlen, denken und wollen, wie sie selbst, ist einer der häufigsten Fehler ungeeigneter Erzieher.

Im Gegensatz zu niederen Tieren, die mit einer ganzen Reihe ausgebildeter Fähigkeiten zur Welt kommen, ist der menschliche Neugeborene ein völlig hilfloses, passives Wesen. Dem entspricht, daß sich weite Gebiete seines Zentralnervensystems im Zeitpunkt der Geburt noch im embryonalen Zustand befinden. Das Rückenmark und die Partien des Hirnstammes, die ihm funktionell nahestehen, sind zwar bis auf die Markscheidenbildung der Pyramidenbahnen fertig ausgebildet und ermöglichen, zusammen mit dem verlängerten Mark und dem vegetativen Nervensystem, den Blutkreislauf, die Nahrungsaufnahme, die Verdauung, die Muskelbewegungen und die wenigen fertigen Instinktmechanismen (Saugen,

Schreien, Lidschluß bei plötzlichem Lichteinfall usw.). In dem Rindengebiet befinden sich aber noch viele nervöse Elemente in embryonalem Zustand. Es sind wohl schon alle Zellen vorhanden — eine Vermehrung von ihnen findet nicht statt —, die späteren Ganglienzellen unterscheiden sich aber zum Teil noch nicht von denen, die später lediglich Stützfunktionen ausüben. Bei manchen Ganglienzellen fehlen noch die Neuriten, die Elemente der Leitungsbahn, und wo sie vorhanden sind, ist die Markscheidenbildung, die Isolierungsschicht der einzelnen Bahnen, noch nicht ausgebildet.

Dem entspricht, daß der Säugling im ersten und zweiten Lebensmonat noch nichts besitzt, was mit unserem Bewußtsein verglichen werden kann. Er ist ein *rein passives Wesen* und reagiert auf Umweltreize außer auf Wärme und Nahrung lediglich mit Schreck- und Schockreaktionen und gibt seinen Unlustgefühlen durch Schreien und Zappeln Ausdruck. Erst im 3. Lebensmonat fängt er an, Umweltreize häufiger mit Lustreaktionen zu beantworten und sie nicht mehr rein negativ zu erleiden, sondern spezifisch zu erfassen und zu erwidern. Schon früh wird die menschliche Stimme erkannt, was sich vielfach in einem Lächeln ausdrückt.

Im vierten und fünften Monat werden drohende und freundliche Gebärden und Stimmen als solche erkannt. Von der Umwelt wird noch wenig wahrgenommen, aber *der eigene Körper als Spielzeug* und Betätigungsfeld *entdeckt*. *Für die Beschäftigung* mit ihm oder mit Spielzeugen ist *charakteristisch*, daß der Säugling jede neue Entdeckung, d. h. *jede neue Körperbewegung immer und immer wiederholt*, Körperteile oder Spielzeuge betastet, drückt, schüttelt und in den Mund steckt. Er spielt aus Lust an der Körperbetätigung und lernt durch dieses Spiel, seinen Körper zu verwenden und zu beherrschen. Ein sinnvolles, dem Spielzeug angepaßtes Betätigen kennt er bis zum Ende des ersten Lebensjahres nicht.

Im zweiten Lebenshalbjahr *wandelt sich die rein rezeptive Haltung des Säuglings in eine ausgesprochen aktivistische um.* Er sucht sich jetzt alles zu verschaffen, was in seiner Reichweite gelegen ist, lernt fremde Personen als solche zu erkennen und versucht, mit Gebärden und Lallauten mit seiner Umgebung Beziehungen aufzunehmen und ihre Aufmerksamkeit auf sich zu lenken. Mit Ende des ersten Lebensjahres werden *die ersten Anfänge des Denkens und Wollens* sichtbar. Der Säugling macht die Erfahrung, daß er sich Gegenstände, die außerhalb seiner Reichweite gelegen sind, durch „Werkzeuge" verschaffen kann, indem er zur Verlängerung seiner Reichweite Gegenstände in die Hand nimmt und mit ihnen das gesuchte Spielzeug an sich heranholt. Er lernt auch, daß man einen außerhalb der Reichweite gelegenen Gegenstand, an dem eine Schnur befestigt ist, zu sich heranholen kann, wenn es gelingt, die Schnur zu erfassen. Dies sind primitive Intelligenzleistungen, wie sie auch von Menschenaffen vollbracht werden. Hält man ihm mehrere Spielzeuge zu gleicher Zeit vor, so greift er nicht mehr einfach nach dem ersten besten, sondern nach einem bestimmten, und er beginnt, mit Lallauten nicht nur seiner Stimmung Ausdruck zu geben, sondern Gegenstände mit bestimmten Lauten zu bezeichnen.

Die erzieherische Aufgabe während des Säuglingsalters besteht nun darin, das körperliche Gedeihen sicherzustellen und den Säugling zu lehren, daß es zum Lebensalltag gehört, Unlustgefühle ohne Affektausbrüche zu ertragen. Diese Aufgabe wird am sichersten dadurch gelöst, daß man dem Säugling ein starres *Pflege- und Ernährungsschema* auferlegt, von dem nur in Krankheitsfällen und auf ärztlichen Rat abgegangen wird. Der Säugling muß in regelmäßigen Zeitabständen gesäubert, trocken gelegt und gefüttert, in der Zwischenzeit aber in Ruhe gelassen werden. Das gilt nicht nur für die ersten Lebensmonate, sondern für die ganze Säuglingszeit, und auch dann, wenn der Säugling zeitenweise in ein Laufgitter gebracht wird. *Seine Rolle soll eine rein passive sein.* Er ißt nicht, sondern wird gefüttert, er schläft auch nicht, sondern er wird schlafen gelegt.

Was und wieviel der Säugling zu sich nimmt und an welchen Zeitpunkten er gefüttert und zur Ruhe gelegt wird, bestimmt die Pflegerin und vereitelt jeden Versuch des Säuglings, gegen diese Ordnung zu verstoßen, im Entstehen.

Entsprechend der Einfachheit der Situation gibt es nur *zwei Konflikts-möglichkeiten* zwischen dem Säugling und seinem Erzieher: *über die Dauer der Ruhepausen und über die Ernährung.* Konflikte der ersten Art sind erzieherisch leichter zu lösen als Ernährungsschwierigkeiten. Wenn die Fütterungszeit herannaht, wenn ihn eine Windel drückt oder ihm eine eingenäßte Windel Unbehagen verursacht, alarmiert der Säugling je nach seinem Temperament mehr oder weniger heftig seine Umgebung. Das darf kein Anlaß sein, die Ruhepause abzukürzen oder zu unterbrechen, und vor allem dann nicht, wenn die Art des Schreiens nicht nur Kummer und Hilflosigkeit, sondern Zorn verrät. Bei einer Ausnahme soll auf das Geschrei des Säuglings Rücksicht genommen und die Ruhepause unterbrochen werden, nämlich wenn der Säugling sich meldet, um seinen Stuhl abzusetzen, wobei er auch hier an bestimmte Zeiten gewöhnt werden muß. Wird umgekehrt verfahren und der Säugling, sobald er schreit, aus dem Bett genommen, trocken gelegt, gefüttert und umhergetragen, werden sein Schreien und seine Temperamentausbrüche die Ursache dafür, daß Unlustgefühle in Lustgefühle verwandelt werden, so wird er diese Entdeckung ebenso, wie jede andere Neuentdeckung, stereotyp immer und immer wiederholen. Es ist das die Geschichte von der Mutter, die anfänglich nachts 2—3mal und bald 8—10mal ihren schreienden Säugling trösten muß. Er erleidet dabei nicht nur einen sofortigen Schaden: seine verminderte Ruhezeit, sondern auch einen dauernden, der darin besteht, daß der Reflex Unlustgefühl — Temperamentausbruch nachdrücklich gebahnt wird und diese Bahnung in dem noch völlig unbeschriebenen Hirn viel schwerer auszulöschen ist, als spätere seelische Erlebnisse. Bleibt der Erzieher trotz der Temperamentausbrüche des Säuglings bei seinem Pflegeschema, so hören diese bald auf, und der Säugling lernt von vornherein, was jedes soziale Wesen lernen muß: Unlustgefühle zu ertragen, ohne andere damit zu belästigen. *Gibt man seinen Temperamentausbrüchen nach, so werden sie nicht seltener, sondern häufiger,* und außerdem treten sie sehr bald nicht nur bei der beschriebenen Gelegenheit, sondern bei jeder anderen auf, und man züchtet die jedem Kinderarzt bekannten Säuglingstypen, die blindwütig bei jeder Gelegenheit mit zornrotem Kopf, zornigem Geschrei und wilden Gesten reagieren, wenn ihre Erwartungen nicht sofort erfüllt und ihre Unlustgefühle nicht sofort in Lustgefühle verwandelt werden. Besteht dieser Zustand nicht allzu lange Zeit und handelt es sich um ein normal veranlagtes Kind, so ist er durch eine Verpflanzung in ein besseres erzieherisches Milieu verblüffend rasch heilbar. Die Heilung hat allerdings nur dann Bestand, wenn sich die bisherigen Erzieher in der Zwischenzeit von ihrem Hausarzt haben überzeugen lassen, wie schweren Schaden sie ihrem Kind zufügen, wenn sie in egozentrischer Weise ihr eigenes Zärtlichkeitsbedürfnis befriedigen, ihr Kind als Spielzeug behandeln und ihm aus solchen egoistischen Gründen in allem nachgeben, anstatt es zu erziehen.

Erzieherische Schwierigkeiten wegen der Ernährung sind gelegentlich schwerer zu überwinden als die eben geschilderten. Da dem Säugling alles Neue schreckhaft ist, lehnt er oft neue Milchmischungen, Gemüse überhaupt oder bestimmte Gemüsesorten ab und *weigert sich zu schlucken oder erbricht* während der Fütterung oder nach ihr. Wesentlich ist auch hier, daß der Widerstand gleich zu Beginn gebrochen und dem Säugling nicht gestattet wird, seine Unlustgefühle auf die genannte Weise in Lustgefühle zu verwandeln. Es droht sonst, wie das weiter oben beschrieben wurde, die Erscheinung, daß die Widerstandszone erweitert und nicht nur eine bestimmte Nahrung, sondern jede verweigert oder erbrochen wird. Appetitlosigkeit und Erbrechen können ganz normalen Säuglingen anerzogen werden, wenn man sie oft genug die Erfahrung machen läßt, daß sie es in der Hand haben, den mit Unlust verbundenen Widerwillen gegen eine bestimmte Nahrung durch Erbrechen oder durch ihre Ablehnung in Lustgefühle umzuwandeln. Der blinde Trieb nach Lustgewinn führt — und das ist bei dem instinktarmen menschlichen Säugling nicht verwunderlich — gelegentlich zur Selbstvernichtung. Daß solche Störungen sehr häufig auf erzieherische Fehler, auf den Verbrauch der Autorität der Erzieher zurückzuführen sind, die dem Säugling allzu oft gestattet haben, seine Wünsche gegen ihren Willen durchzusetzen, erhellt daraus, daß sie durch eine Verpflanzung des Kindes in ein neues erzieherisches Milieu prompt geheilt werden. Wenn ein Säugling ohne ersichtlichen Grund (Durchfall, Fieber) während der Fütterung bricht, dann ist das Erbrochene wieder zu verfüttern; wenn das Erbrechen einige Zeit nach der Fütterung auftritt, soll ihm die gleiche Nahrung erneut gegeben werden. Hierbei soll man dem Unwillen mit drohenden Gebärden und Worten begegnen, die er vom 4. und 5. Monat ab in der Bedeutung sehr wohl versteht.

Da es gegen *die Weigerung zu schlucken* weniger gute Hilfsmittel gibt, ist der Nachdruck auf die Prophylaxe zu legen. Wird der Säugling während seiner Ruhepause wirklich allein gelassen und wird der ihm Lust verschaffende Kontakt mit seinem Erzieher jedesmal mit kurzem Trockenlegen und einer Mahlzeit eingeleitet, so übertönt dieses Lustgefühl meist eventuellen Widerstand gegen die Nahrungsaufnahme. Führt der erste Fütterungsversuch bei einem Nahrungswechsel zu einem Konflikt, so sucht man seine Fortsetzung dadurch zu verhüten, daß man z. B. die neue Milchmischung oder das Gemüse der alten gewöhnten zusetzt und den Übergang schrittweise gestaltet. Kommt es trotzdem zur Nahrungsverweigerung, so muß der Säugling aus der Flasche gefüttert, der Sauger weiter als gewöhnlich aufgeschnitten und die Nahrung in den Mund gegossen werden, so daß der Säugling schlucken muß. Oft genügt eine mehrmalige Fütterung durch eine andere gewandte Pflegerin (man läßt die Kinder ein paarmal in einer Säuglingsabteilung in Gegenwart der Mütter füttern), und wenn das nicht genügt, muß ein länger dauernder Pflegerinnenwechsel vorgenommen werden.

Nach der Beendigung des Säuglingsalters und mit dem Beginn der Nestflucht tritt der Mensch in eine Entwicklungsperiode ein, die an entscheidenden geistigen Fortschritten und ihrem Reichtum an neuen Erfahrungen und seelischen Erlebnissen mit keiner anderen verglichen werden kann.

Mit der Erlernung des Laufens erweitert sich die kindliche Welt anscheinend ins Unendliche. Ihre Erforschung und die dadurch gewonnene Fülle der Erfahrungen üben das Gedächtnis, erwecken Erwartungen und schaffen *das erste Bewußtsein von Raum und Zeit.* Viel weiter aber als seine Muskeln und in Dimensionen, die jenen unerreichbar sind, trägt en erwachenden Menschen der menschliche Geist und die *menschliche Geistesgemeinschaft,* zu der er durch die Sprache Zutritt erlangt. Während die Stimme im ersten Lebensquartal lediglich den Unlustgefühlen Ausdruck gab und die Umgebung alarmierte, im zweiten Quartal schon verschiedene Stimmungslagen auszudrücken imstande war, und während des zweiten Lebenshalbjahres dazu diente, die Aufmerksamkeit seiner Umgebung auf den Säugling zu lenken, wird sie am Ende des Säuglingsalters zum Sinnträger, und der Säugling macht *einen entscheidenden Schritt zu seiner Menschwerdung,* wenn er beginnt, bestimmte Gegenstände und Personen mit bestimmten Lauten zu bezeichnen und den Sinn an ihn gerichteter Worte zu verstehen. Im Kleinkindesalter setzt sich diese Entwicklung in dem Sinne fort, daß durch die Vermittlung des Erwachsenen, durch Frage und Antwort, zuerst die sichtbare, zunächstliegende Umwelt entdeckt, dann aber von abwesenden, vergangenen, gegenwärtigen und zukünftigen Dingen gesprochen wird. Auf diese Weise, indem es darüber spricht, wird das Kind sich seiner eigenen Erinnerungen, Vorstellungen und Gefühle bewußt und entdeckt so die Existenz einer äußeren, gegenständlichen und einer inneren, geistigen Welt, erkennt die Beziehungen zwischen beiden und gelangt so zur Erkenntnis von sachlichen Zusammenhängen und zu den ersten Ansätzen logischen Denkens.

Nicht minder bedeutsam als die Entdeckung seiner inneren und äußeren Welt ist die *Entwicklung des bewußten Willens*. Während der Säugling zu Beginn des zweiten Lebenshalbjahres, nachdem sich die Wandlung von seiner rezeptiven Haltung zur aktivistischen vollzogen hat, nach allem wahllos greift, was in seine Reichweite gelangt, beginnt er gegen Ende dieser Periode zu wählen, wenn man ihm verschiedene Spielzeuge vorhält. Lassen sich darin auch die ersten Ansätze von Willen erblicken, so handelt es sich doch noch nicht um eine wirkliche, von äußeren Umständen unabhängige, aus der Persönlichkeit selbst geborene subjektive Richtungssetzung, weil ja der Säugling zur Wahl gezwungen wird. Erst das Kleinkind beginnt sich subjektiv Ziele zu setzen, d. h. wirklich zu wollen, und von dieser neuen Fähigkeit in wachsendem Maße Gebrauch zu machen. Seine Willensrichtung wird zunächst dadurch bestimmt, daß es sich zu tun vornimmt, was ihm erfahrungsgemäß am meisten Lust verschafft. Im Laufe der Zeit werden aber daneben die Suggestionen, die ihm von seinem Erzieher als „gut" oder „schlecht", als „artig" oder „unartig", als „du sollst" oder „du sollst nicht" gegeben werden, zu Richtlinien seines Willens. Wenn auf Artigsein Lustgewinn und auf Unartigsein Unlustgefühle folgen, weil sich seine Erzieher, je nach seinem Betragen, feindlich oder freundlich verhalten, so macht sich auf die Dauer doch die Wirkung der von den Erwachsenen gegebenen Suggestionen so stark geltend, daß sich das Kind ihnen auch entgegen seinen eigenen Neigungen zu folgen gezwungen fühlt.

Zu Beginn dieser Zeit, wenn sich das Gebot der Erzieher und der eigene, mit ausgesprochenen Lustgefühlen empfundene Wille widerstreben, gerät das Kind in mehr oder weniger schwere innere Konflikte, in das *Trotzalter*, in dem offene Rebellion gegen den Willen seiner Erzieher und rücksichtslose Durchsetzung seines eigenen Willens mit einer freudigen Unterordnung abwechseln. Diese Übergangzeit ist voll von großer innerer Labilität und mit starken Affektspannungen geladen. Führt schon im Säuglingsalter die Nichterfüllung einer auf Gewohnheit beruhenden Erwartung zu Temperamentausbrüchen, so ist das erst recht der Fall, wenn der junge eigene Wille und der seiner Erzieher kollidieren, eigene Pläne und Absichten nicht verstanden werden und nicht verwirklicht werden können. Affekt und Unsicherheit führen dann gelegentlich zu einer völlig verkrampften Haltung der Kinder, die dann aus Trotz ganz bewußt nicht artig, sondern unartig sein wollen und mit Vorliebe das tun, was verboten ist. Im Laufe des Kleinkindesalters findet das Kind schließlich eine Gleichgewichtslage zwischen seinen eigenen Wünschen und Plänen und den Forderungen seiner Erzieher, deren Berechtigung es anerkennt und nach denen zu leben es sich vornimmt, selbst wenn das im Moment mit Unlustgefühlen verknüpft ist.

Aus diesen Kämpfen und dem Zwiespalt zwischen dem „Du sollst" der Erzieher und den eigenen subjektiven Zielen und Plänen wird aus der primitiven egozentrischen Haltung das Ichbewußtsein und Du-Erlebnis geboren und aufeinander abgestimmt. Die Entwicklung dieses Prozesses ist aus sprachlichen Äußerungen wie „Mein und Dein", „Ich will", „Ich möchte", bis zu klaren Formulierungen über die Differenzen zwischen den Forderungen der großen Leute und den Wünschen und Zielen des Ichs gut zu verfolgen.

Das *Gefühlsleben* erfährt während des Kleinkindesalters eine beträchtliche Ausweitung und Vertiefung. Zu Beginn des Lebens kommt es lediglich zu Affektäußerungen, wenn die Befriedigung eines Triebes Lust- und unbefriedigte Triebe oder Schreckreaktionen Unlustgefühle auslösen. Im zweiten Lebenshalbjahr geben sie schon der allgemeinen Stimmung des Säuglings und besonderen Stimmungslagen in differenzierter Weise Ausdruck. Es fehlen aber noch Gefühle für bestimmte Personen als solche, die deren Anwesenheit und Funktionen als Pfleger, Fütterer und Lustbringer überdauern. Den Säugling bindet noch nichts an seine Mutter, was den Namen Zuneigung oder Liebe verdient. Solche Bindungen entstehen erst im Kleinkindesalter. Die Beziehungen des Kleinkindes zu seiner belebten und unbelebten Umwelt sind rein gefühlsmäßige und lediglich von Liebe und Haß regiert. Sachliche, rationale Beziehungen zu Menschen und Dingen liegen noch weit jenseits seines geistigen Horizontes. Infolgedessen beherrschen seine Beziehungen zu seiner Umwelt nicht Sinn und Gesetz, sondern Willkür und schwankende subjektive Gefühle. Der Weg zu seiner Persönlichkeit und die Möglichkeit, sie zu beeinflussen, gehen daher auch nicht über seinen Verstand, sondern über seine Gefühlssphäre.

Was nun das *Weltbild des Kleinkindes* anbelangt, d. h. seine Auffassung von den Zusammenhängen zwischen den Ereignissen in seiner Umwelt, so ist hervorzuheben, daß es sein Bild vom Wesen der Welt und den Ereignissen in ihr nicht aus seinen Wahrnehmungen der Außenwelt, sondern aus dem Bewußtsein seines eigenen Fühlens, Denkens und Wollens gewinnt. Sein Weltbild ist ein rein ego- und anthropomorphes. Das Kind projiziert sein eigenes Fühlen, Denken und Wollen in die Welt, und was in der Welt geschieht, gleichgültig, ob in der belebten oder unbelebten, geschieht seiner Meinung nach aus den gleichen Motiven wie seine eigenen Handlungen. Der fallende Stein, das rollende Rad, der wehende Wind, der blühende Baum, fällt, rollt, weht und blüht seiner Meinung nach aus den gleichen Gefühlen und Motiven, aus denen es selbst handelt. Das Kleinkind ist in seiner Individualentwicklung bis zu der Entwicklungsphase des menschlichen Geistes gelangt, wie die Menschheit der Vorzeit und die primitiven Menschenrassen der Gegenwart, deren Weltbild ebenfalls rein anthropomorph ist und von denen die Ereignisse in der belebten und unbelebten Welt auf das Walten menschenähnlicher, von menschlichen Gefühlen und Leidenschaften erfüllter Götter und Dämonen zurückgeführt werden.

Eine *besondere*, in der Regel nachteilige *seelische Verfassung* entwickelt sich bei Kleinkindern, die als *Einzelkinder* zu leben gezwungen sind. Manche Eltern, durch den Wissensdurst ihrer Kinder und ihren eigenen Stolz verführt, „kluge" Kinder zu haben, behandeln sie wie „*kleine Erwachsene*" und versuchen, sie durch einen Appell an ihren Intellekt, dadurch, daß sie ihnen *rational begründen, warum Gehorsam geleistet und bestimmte Regeln befolgt werden müssen*, zum Gehorsam zu veranlassen, obwohl diese Art zu denken natürlicherweise noch jenseits des geistigen Horizontes von Kleinkindern gelegen ist. Dieser Fehler wird zwangsläufig überall da begangen, wo ein Kind nur mit Erwachsenen zusammenlebt, weil die es auch mit dem besten Willen nicht fertigbringen — wenn es ihnen überhaupt gelingt —, den ganzen Tag über ihre Erwachsenen-Mentalität abzulegen und sich auf ihr Kind einzustellen. Eltern sind für ihre Kinder nicht die richtige „Gesellschaft". Kinder, die nur mit Erwachsenen leben, sind nicht in ihrem Element und trotz des Übermaßes an Liebe, das sie umgibt, und der Mühe, die für sie aufgewandt wird, unzufrieden. Die ihnen so anerzogene *intellektuelle Frühreife und Altklugheit* sind unnatürlich und entstehen auf Kosten natürlicher, altersgemäßer Funktionen.

Bei Einzelkindern treten neben den eben geschilderten Schäden seelische Mangelerscheinungen auf, weil ihnen eines der notwendigsten Erziehungsmittel vorenthalten wird: nämlich *die Erziehung von Kindern durch Kinder*, auf die jenseits des Säuglingsalters nicht verzichtet werden kann. Die erzieherische Mitwirkung von anderen Kindern ist jenseits des Säuglingsalters deswegen unerläßlich, weil ohne sie eine psychische Fähigkeit unentwickelt bleibt, die für das spätere Leben unentbehrlich ist: *die Fähigkeit*, die Unlustgefühle zu bezwingen und die *Opfer auf sich zu nehmen, die das Gemeinschaftsleben mit sich bringt*. Das lernen Kinder nur von Kindern. Die Gemeinschaft mit Kindern bringt es mit sich, daß alltäglich viele Male Unterdrückung und Schmerzen und alle Arten von Hemmungen und Unrecht hingenommen, aber die dabei empfundenen Unlustgefühle bezwungen werden müssen, weil das Gemeinschaftsleben auf der anderen Seite so viele und so starke Lustgefühle hervorruft, daß die Kinder trotz vieler Unlustgefühle nicht auf die Gemeinschaft verzichten wollen. Das Verlockendste dabei ist die Lust, von der das Kind schon frühzeitig kostet und kosten soll, weil sie später eine der stärksten Triebkräfte im Leben darstellt: die Lust, sich als Persönlichkeit in einer Gemeinschaft durchzusetzen. Das Zusammenleben mit anderen Kindern bildet aber nicht nur von vornherein soziale Fähigkeiten aus, es hebt auch ganz automatisch die Gemeinschaft der Kinder mit ihren Erziehern auf eine höhere Ebene und gibt ihnen ihre besondere, autoritäre Stellung. Ausschließlich unter Erwachsenen lebende Einzelkinder genießen dagegen von vornherein die Vorteile der Gemeinschaft, ohne zu lernen, die dafür unerläßlichen Opfer zu bringen und wachsen so in einem Alter, wo es „Hänschen noch lernt", als asoziale Wesen auf und haben später, wenn es „Hans nimmermehr lernt", Schwierigkeiten, sich zurechtzufinden. Ihnen fällt es infolgedessen auch viel schwerer, das Opfer zu bringen, das für die Gemeinschaft Kind/Erzieher gebracht werden muß: dem Erzieher zu gehorchen.

Zu Beginn und während der größeren Hälfte des zweiten Lebensjahres wird man erzieherisch wie im Säuglingsalter verfahren, an einem strengen Zeit- und Pflegeschema festhalten und lediglich die Zeiten verlängern, während deren mit den Kindern gespielt, spazierengefahren oder -gegangen und ihnen Gelegenheit gegeben wird, ihre Lauf- und Sprachkünste zu erproben und ihren Wissensdurst zu stillen. Die Zeiten, während deren das Kind im Laufgitter oder im Zimmer sich selbst überlassen bleibt, sollen aber immer noch länger sein als sein Zusammensein mit Erwachsenen, die in der Regel während der ganzen Kindheit den Bewegungs- und Wissensdrang der Kinder eher dämpfen als fördern sollen. Vom Beginn des zweiten Lebensjahres ab müssen die Kinder dazu angehalten werden, sich zu melden, wenn sie Urin oder Kot absetzen müssen; im Verlauf des zweiten und dritten Lebensjahres muß das auch bei Nacht gelingen. Zum Spielen in der Gruppe ist das Kleinkind während des zweiten Lebensjahres noch nicht fähig. Es spielt nur mit einem Partner und am liebsten mit einem älteren, der am Ausgang dieses Jahres am besten schon ein älteres Kind ist. Dreijährige sollen mit Älteren und Vier- bis Sechsjährige mit Gleichaltrigen und Älteren in der Gruppe spielen.

Während nun der Säugling einfach durch Zwang und Nichtbeachtung seiner Unlustgefühle gelehrt wurde, was er zu tun oder zu unterlassen hatte, ist diese Erziehungstechnik wohl noch in der ersten Hälfte des zweiten Lebensjahres, aber nicht länger durchführbar, weil sich ja das Kleinkind allmählich zu einer selbständig handelnden und wollenden Persönlichkeit entwickelt.

Auf Grund unserer Schilderungen des normalen Kleinkindes und des Einzelkindes lassen sich nun die *Erziehungsziele im Kleinkindesalter* folgendermaßen formulieren: Der Nestflüchtling, der seinen Erziehern und anderen Menschen schon als selbständig handelnde und wollende Persönlichkeit entgegentritt, ist in das Gemeinschaftsleben einzuführen und zu veranlassen, dabei gewisse einfache Gebote — Grundvoraussetzungen für sein persönliches Gedeihen und sein Leben in der Gemeinschaft — als Richtlinien für sein Verhalten anzuerkennen und sich zu bemühen, danach zu handeln. Um dieses Ziel zu erreichen, muß man die Kinder frühzeitig *mit anderen Kindern zusammenbringen* und sie durch einen *Appell an die Gefühle, die sie an ihre Erzieher binden, veranlassen,* den ihnen gegebenen *Geboten Folge zu leisten. Die Erziehungstechnik besteht darin.* dem Kind zu suggerieren, was es soll und was es nicht soll, und ihm, wenn es gehorsam und artig ist, Liebe zu zeigen, es zu loben oder zu belohnen, und wenn es ungehorsam ist und unartig, die Liebe und den von ihm geliebten Kontakt mit seinen Erziehern und Spielgenossen zu entziehen. Das Kleinkind ist von vornherein sehr geneigt, solche Suggestionen anzunehmen, weil sie von geliebten Personen ausgehen. Die Suggestionen gewinnen noch weiterhin dadurch an Kraft, daß es den Kindern Lustgefühle verschafft, sich der Leitung eines Älteren zu unterstellen, und diese beiden endogenen Momente werden in ihren Wirkungen noch ungemein verstärkt, wenn den Kindern von vornherein und regelmäßig ihr Gehorsam weitere Lust- und Ungehorsam ausgesprochene Unlustgefühle einbringt. Der Nachdruck liegt dabei auf „von vornherein" und „regelmäßig". Es liegt in ihrem Wesen, daß die Wirkung von Suggestionen abgeschwächt wird, wenn sie nicht kategorisch gegeben, sondern ihre Notwendigkeit und ihre Ziele rational begründet werden. Es ist also nicht nur überflüssig, den Kindern über das „Du sollst" und „Du sollst nicht" hinaus Erklärungen abzugeben — solche Erklärungen schwächen vielmehr die Wirkung der elterlichen Gebote ab. Außerdem ist das Kleinkind seiner ganzen geistigen Struktur nach noch gar nicht imstande, solche Zusammenhänge rational zu erfassen. *Erzieherische Maßnahmen, die es zum handelnden Subjekt machen,* Aufträge für sein Spiel mit anderen Kindern oder innerhalb der Familie, kleine Pflichten, die es tagtäglich erfüllen muß, um seinen Tatendrang zu befriedigen und seine Ausdauer zu erproben, helfen dem Kleinkind, den erzieherischen Ansprüchen zu genügen und bereiten es auf die nächste Entwicklungsphase vor, in der es Beziehungen zur Arbeit und zur Pflicht gewinnen soll.

Kommt es zu *Konflikten mit dem Kinde,* ist es ungehorsam aus Lässigkeit, weil es den Suggestionen gleichgültig gegenübersteht, oder aus Unvermögen, weil es seiner Triebe und Affekte nicht Herr wird, oder aus bewußtem Ungehorsam, weil es in eine Trotzstellung geraten ist, oder in der Hoffnung, daß sein Ungehorsam unentdeckt bleibt, so sind Erklärungen und Diskussionen mit dem Kinde noch schädlicher als wenn man einem willigen Kind erklärt, warum es gehorchen soll. Schläge sind durchaus nicht das wirksamste und zumeist ein entbehrliches Mittel. In solchen Situationen hat prinzipiell eine *Trennung zwischen Erzieher und Kind* stattzufinden, im schlimmsten Fall in der Form einer zeitweisen Verpflanzung in ein geeigneteres erzieherisches Milieu. In den üblichen Fällen wird das Kind von seinen Spielgenossen getrennt und von seinen Erziehern kurz ermahnt, die Unzulässigkeit seines Tuns klar herausgestellt und je nach der Schwere der Tat die Beziehungen zu ihm für Stunden, ganze Vormittage oder Nachmittage, und, bei älteren Kindern und schweren Vergehen, auch tagelang abgebrochen. Das Kind wird übersehen, von seinen Spielgefährten getrennt, es wird nicht mit ihm gesprochen und ihm sein Spielzeug entzogen, bis es Reue zeigt. Erst dann wird es mit einer nochmaligen Ermahnung wieder in die Gemeinschaft der Familie aufgenommen. Junge Kinder, rückfällig auf frischer Untat ertappt, werden ins Bett gelegt und das Zimmer verdunkelt und sie längere Zeit dort gelassen. Es gibt kaum ein Kind, auf das diese Methode keinen heilenden Einfluß hätte, wenn sie einigermaßen geschickt gehandhabt wird. Es müssen nur — und dagegen wird von vielen Erziehern bei jeder Art von Bestrafungen gesündigt — *die Zwischenzeiten zwischen der Strafe und der Wiederaufnahme der herzlichen Beziehungen* zwischen Kind und Erzieher lang genug sein. Wenn Säuglinge und Kleinkinder von sog. energischen und strengen

Erziehern eben noch gescholten oder geschlagen und wenige Minuten später schon wieder abgeküßt werden, dann versteht das Kind die Situation einfach nicht. Strafe und Belohnung verfließen zu einem ihm unverständlichen Ereignis, das infolge seiner Verschwommenheit und Unverständlichkeit auch keinen Eindruck hinterläßt. Reden und immer wieder reden, ermahnen, strafen und gleich darauf wieder gut sein, ruft Trotzreaktionen hervor, weil solche Erzieher jede Autorität verlieren. Daß als erster Schritt zur Lösung von erzieherischen Schwierigkeiten bei Einzelkindern, noch mehr aber zu ihrer Verhütung, eine möglichst frühzeitige Verpflanzung in einen *Kindergarten* angeraten werden muß, bedarf nach den bisherigen Ausführungen wohl keines weiteren Hinweises.

Auf diese Weise muß das Kleinkind in seiner kleinen Welt schon die Grundvoraussetzungen für das Gemeinschaftsleben zu beachten lernen und ist, erzieherisch richtig angefaßt, dazu auch fähig. Es lernt unter der Wirkung der Beeinflussung durch seine Erzieher die Begriffe „Mein und Dein" kennen, die Achtung anderer Persönlichkeiten und die Notwendigkeit anständigen Verhaltens, d. h. Triebe und Affekte im Interesse der Gemeinschaft oder im Hinblick auf die Autorität des Erziehers und seiner Gebote zu unterdrücken. Diese Haltung muß allmählich eine freiwillige werden, die aus einem inneren Drang heraus entsteht, mit dem Guten zu wetteifern, das Böse, insbesondere aber die Lüge, zu verabscheuen.

Die nächste Entwicklungsperiode, *das Schulalter*, ist dadurch gekennzeichnet, daß sich in ihr die rein egozentrische und anthropomorphe Haltung des Kleinkindes in eine objektive umwandelt, und am Ende dieses Zeitabschnittes und mit Beginn der Pubertät wieder eine Wandlung zum Subjektiven erfolgt. *Das anthropomorphe Weltbild des Kleinkindes beginnt* etwa mit dem sechsten Lebensjahr *zu verfallen.* Das Kind beginnt eine Ahnung zu bekommen, daß die Erwachsenen die Welt mit anderen Augen betrachten als es selbst und daß zwischen den Ereignissen in der Welt andere Beziehungen bestehen, als es sich bisher vorgestellt hatte. Die Aufgabe seines bisherigen, in sich völlig geschlossenen Weltbildes bringt das Gefühl der Unsicherheit, aber auch einen unbändigen Wissensdrang mit sich, der dem des jungen Kleinkindes vergleichbar ist, das mit glühendem Eifer aufbrach, um seine Welt zu entdecken. Das Gefühl der Unsicherheit veranlaßt das junge Schulkind, den Erwachsenen als Führer zu suchen, und es bemüht sich, das neue geistige Handwerkszeug, das ihm die Schule liefert, in der Hoffnung gebrauchen zu lernen, daß es ihm den Weg zu der Welt der Erwachsenen öffnet. So *ändert sich* allmählich seine *Haltung* in dem Sinne, *daß es die Zusammenhänge zwischen den Ereignissen der Welt* nicht mehr durch Einsichten in sein eigenes Ich zu deuten, sondern *durch folgerichtige Schlüsse zu erkennen versucht, die auf Beobachtung der Vorgänge beruhen.* Die Kinder wollen jetzt wissen, wie ein Spielzeug zusammengesetzt ist, wie die Wirkung einer Maschine zustande kommt, auf welchen Ursachen Naturerscheinungen und auf welchen Motiven die Handlungen von Menschen beruhen. Es beginnt infolgedessen seine Umwelt zu beobachten, seine Beobachtungen zu abstrahieren, aus Abstraktionen Schlüsse zu ziehen und wächst so in die Haltung zur Wirklichkeit hinein, die der Erwachsene einnimmt.

Diese Wandlung zum objektiven Denken kann natürlich nicht ohne Wirkung auf sein *Willensleben* sein. Das Kleinkind war noch ein Tyrann, für dessen Willensrichtung, wie bei allen Tyrannen, rein subjektive Gefühle ausschlaggebend waren, bis es allmählich lernte, seinen Willen nach den Suggestionen auszurichten, die ihm von den Erwachsenen gegeben wurden. *Die Willensrichtung* des Schulkindes jedoch wird entsprechend der Wandlung seines Weltbildes allmählich nicht mehr subjektiv, sondern *durch Einsichten und Erkenntnisse bestimmt.*

Zu Beginn des Schulalters wird ein Reifungsprozeß sichtbar, der den Charakter des Spielens ändert, das *Kind den Unterschied zwischen Spiel und Arbeit erkennen* läßt und in ihm das *Gefühl der Verpflichtung* weckt, eine *Arbeit leisten* und etwas schaffen *zu müssen*. Während der Säugling aus reiner Lust an der körperlichen Betätigung spielte und in dem Spiel des jungen Kleinkindes schon Ansätze auftauchten, aus Spielzeugen oder geeignetem Material, wenn auch noch aus reiner Lust am Funktionellen, irgendwelche Gebilde herzustellen, wenn später solchen willkürlich gestalteten Gebilden nachträglich ein Sinn zugesprochen wurde („das soll dieses oder jenes sein"), und noch später bestimmte Gegenstände bewußt erst nach dem Prinzip der Ähnlichkeit und weiterhin nach der wirklichen Struktur des Vorbildes dargestellt werden, so entsteht in dem Kinde *der Drang, sich* in dieser Weise *manuell zu betätigen*, und aus dem Drang *das Gefühl, dazu verpflichtet zu sein*. So stark ist der Einfluß, den die geschaffenen Werke auf ihre Schöpfer ausüben, daß die Kinder Neues schaffen wollen, selbst wenn es Mühe und momentane Unlustgefühle zu überwinden gilt und daß sie darüber das mühelose, planlose Spielen vergessen. Dieses *Gefühl der Verpflichtung zur Arbeit*, das sich zuerst lediglich auf manuelle Arbeit erstreckt, dehnt sich im Laufe der Zeit auch auf die von der Schule geforderten intellektuellen Aufgaben aus.

Den beschriebenen Änderungen im Denken, Wollen und Handeln ist die Hinwendung zum Objektiven, seine Anerkennung und die Selbsteinordnung in die Wirklichkeit gemeinsam. Im gleichen Sinne ändert sich auch das *soziale Verhalten des Kindes*. Während das Kleinkind noch ganz naiv von seiner Umgebung Liebe erwartete und keine anderen Beziehungen zwischen sich und anderen außer Liebe und Haß kannte, während es also nur von seinem Ich wußte, wird dem Schulkind im Verlauf dieses Entwicklungsabschnittes *das Wir* und *der Drang zur Gemeinschaftsbildung* (Klasse, Straße, Sport, Jugendorganisationen) immer bewußter. Dabei ist es nicht nur die Hoffnung auf Lustgewinn, die zur Gemeinschaft drängt, sondern darüber hinaus das Gefühl der Verpflichtung den „anderen" gegenüber. Die Gruppenbildungen und die Beziehungen der Kinder zueinander sind zu Beginn des Schulalters noch sehr lockere. Infolgedessen werden als Gruppenspiele solche mit festen, vorgeschriebenen Spielregeln bevorzugt, von denen die Gruppe besonders gut zusammengehalten wird und bei denen die Spielregeln lediglich das Mittel für den Lustgewinn durch das Spiel darstellen. Das ändert sich, und zwar ebenfalls im Sinne der Zuwendung zum Objektiven, im späteren Schulalter. Da werden Spiele mit lockeren, dem Einzelnen möglichst viel Spielraum lassenden Regeln bevorzugt und *das Spiel nicht mehr ausschließlich wegen des Vergnügens an der körperlichen Betätigung, sondern aus Lust daran gespielt, die Spielregeln* in den verschiedensten Situationen und trotz größter äußerer und innerer Schwierigkeiten *einzuhalten*. Das ältere Schulkind erkennt schon bei dem eminent charakterbildenden Sport und Spiel in der Gruppe nicht nur die Notwendigkeit bestimmter Verhaltungsregeln, sondern lernt auch die Befriedigung kennen, an ihnen gegenüber schwierigsten Umweltbedingungen und gegenüber seiner eigenen Schwäche festgehalten und vor sich selbst die Probe bestanden zu haben. Und es lernt solche Menschen achten, die „Charakter" genug haben, unter ähnlichen Umständen Gleiches zu tun. So kommen zu den intellektuellen Funktionen, die seine Willensrichtung und sein inneres Streben bestimmen, noch affektive, phylogenetisch ältere und stetigere hinzu.

Gegen Ende des Schulalters und während der Pubertät *schlägt die der Welt und ihren Objekten völlig zugewandte Haltung des Schulkindes in den extremsten Sujektivismus*, die kindliche Aufgeschlossenheit in betonte Weltabkehr und die Heiterkeit dieser Jahre oft in eine düstere Verstimmung *um*. Dem jungen Menschen erscheint an der Grenze der Kindheit und des Jugendalters Vergangenheit und Zukunft als fragwürdig, und er versucht daher, durch eine Verinnerlichung seines Lebens und die Hinwendung zum eigenen Ich eine neue Stellung zu sich selbst, zu seinen Mitmenschen und den großen, die Menschheit bewegenden letzten Fragen zu gewinnen. *In der Vorpubertät*, bei Jungens zwischen dem 12. und 13. Lebensjahr, bei Mädchen etwas früher, zeigt das Verhalten der beiden Geschlechter, deren Entwicklungslinie von der Pubertät ab völlig getrennt verläuft, schon deutlichere Unterschiede, als sie bisher zu beobachten waren. Diese Zeit geht *für Jungens* — ihre *Flegeljahre* — mit einer so starken Steigerung des Lebensgefühls und der Lebensäußerungen in den körperlichen und seelischen Bereichen einher, daß es wegen der unbezähmbaren Lust an körperlichen Abenteuern und Mut- und Kraftproben, aber auch wegen der für seine Kameraden und Erzieher schwer erträglichen Steigerung seines Selbstbewußtseins und seines Hanges zum Sensationellen immer wieder zu *Konflikten* kommt. Diese Konflikte sind der äußere Anlaß für die Abkehr von der Welt, die ihn und die er nicht mehr versteht. Bei *Mädchen* bleibt diese Steigerung des Lebensgefühls aus, anstatt dessen treten öfter eine kürzer dauernde *körperliche Depression und Gefühle der Beeinträchtigung* und Vernachlässigung durch ihre Umgebung ein, die zur Abkehr von ihr und zur Wendung zu sich selbst führen. Diese körperliche Schwächeperiode endet mit dem Auftreten der Menstruation, nicht aber die geistige Krise, die durch sie hervorgerufen wurde.

Die körperliche Geschlechtsreife geht bei beiden Geschlechtern der seelischen voraus, und der Zeitpunkt, an dem die Gesamtpersönlichkeit sich den Organveränderungen und ihren Folgen angepaßt hat und dazu imstande ist, einen geeigneten Partner zu finden und die Rolle eines vollwertigen Partners zu spielen, liegt weit jenseits der Kindheit. Zu ihr gehört aber noch das Erscheinen der *Sexualität und der Erotik* und die seelischen Vorgänge, die das Ringen um eine neue Stellung zu sich und der Welt einleiten. Knaben erleben das Kommen der Geschlechtsreife meist an dem Erwachen des Triebes und leiden darunter, weil er noch nicht normal befriedigt werden kann. Die Versuchung, ihn durch Onanie zu befriedigen, ist sehr groß, und viele erliegen ihr, obwohl sie dabei eine klare Einsicht dieser Triebbefriedigung und ein ausgesprochenes Schuldbewußtsein haben. Bei Mädchen tritt dieser körperliche Drang nicht so sehr in Erscheinung. Es können bei Mädchen im Gegensatz zu Knaben Erscheinungen auftreten, die als Ersatz für die natürliche Befriedigung dienen und ablenkend wirken. Es ist dies die Zeit der Schwärmereien, der enthusiastischen Freundschaften und der schwärmerischen Verehrung von Personen, die gleichen Geschlechts sein können, oder wegen ihres Alters oder ihrer äußeren Stellung in Wirklichkeit für einen Geschlechtspartner überhaupt nicht in Frage zu kommen brauchen. Die gleiche schwärmerische Hingabe kann aber auch Ideen diesseitigen oder jenseitigen, religiösen Charakters, der Natur oder der Kunst entgegengebracht werden. Die mangelhafte Reife der Gesamtpersönlichkeit führt zu solchen ,,unspezifischen", noch nicht auf einen spezifischen Partner konzentrierten Reaktionen. *Die gleiche Erscheinung ist bei Jungens* neben ihrem rein körperlichen Triebverlangen und trotz seiner eventuellen vorzeitigen, unnatürlichen Befriedigung *zu beobachten*. Daß solche ,,*Sublimierungen*" der *Sexualität* bei reifen Persönlichkeiten die mächtigste Triebkraft für historische Leistungen und Opfer dargestellt haben, soll kurz erwähnt werden.

Es soll nun noch eine *seelische Veränderung* besprochen werden, die schon *zu Beginn der neuen Wendung zum Subjektivismus* auftritt und auf deren Erscheinen schon durch die während der Schulzeit angewandten Erziehungsmethoden Rücksicht genommen werden muß, weil sie für das weitere Verhältnis zwischen den Eltern und ihren heranwachsenden Kindern von größter Bedeutung ist. Ihrem Wesen nach handelt es sich bei der *durch die Pubertät hervorgerufenen neuen geistigen Entwicklungsphase um eine Vertrauenskrise*, die mit Zweifeln an der Berechtigung der autoritären Stellung der Eltern und der autoritären Erziehung überhaupt beginnt und sich zu einem Zweifel an der Gültigkeit des gesamten übermittelten Weltbildes ausweitet. Ist die ganze Krise mit starken Affekten geladen, so gilt das vor allem für die Ablehnung des autoritären Erziehungsprinzips an sich, die von Gefühlen bitterster Enttäuschung und leidenschaftlicher Abkehr begleitet sein kann, wenn die Kinder gewahr werden, daß die ihnen als moralische Notwendigkeiten bezeichneten Maximen von ihren Erziehern selbst nicht eingehalten werden. Zu einer ähnlichen Reaktion führt die Erkenntnis, daß die religiösen Dogmen nicht rein rational zu begründen sind und die religiösen Gebote von den meisten Menschen nicht oder nur mangelhaft befolgt werden.

Das Erziehungsziel im Schulalter ist nun, die zu dem kommenden Kampf ums Dasein unentbehrlichen körperlichen Fähigkeiten und das körperliche Einsatzvermögen zu üben und zu stählen, die Kinder autoritär und durch das eigene Beispiel zum Gehorsam gegenüber den zur Aufrechterhaltung des Gemeinschaftslebens und der allgemeinen menschlichen Beziehungen notwendigen sittlichen Gesetzen zu veranlassen und ihnen deren Notwendigkeit zu begründen. Bei der Verwirklichung dieses Zieles ist der Übergangsperiode vom Kleinkindes- zum frühen Schulalter Rechnung zu tragen, vor allem aber an die kommende Krise am Ende des Schulalters zu denken und mit Rücksicht darauf das autoritäre *Verhältnis Eltern/Kinder* allmählich *zu einem kameradschaftlichen zu gestalten*.

Das Schulalter ist die Zeit, wo *das Spiel der körperlichen Ertüchtigung und der Entwicklung körperlichen Schneids dient* und der zur Charakterbildung ungewöhnlich wichtige *Sport in der Gruppe* betrieben werden muß. Ausgesprochen falsch ist es, Kinder zu körperlichen Höchstleistungen anzuspornen. Als höchstes sportliches Ziel muß den Kindern erst einmal bezeichnet werden, die Spielregeln am besten einzuhalten und „*das Spiel um des Spieles willen*" — ohne Rücksicht auf äußeren Sieg oder Niederlage — *zu spielen*. Ebenso wie im Kleinkindesalter entfaltet das Gemeinschaftsleben erzieherische Einflüsse, die von der Familie nicht ersetzt werden können. Kinder, die eine gewisse Scheu vor der Wirklichkeit des Lebens verraten, Muttersöhne und schwierige Eigenbrötler beiderlei Geschlechts, vor allem aber wieder Kinder ohne Geschwister, müssen dieser Art erzieherischer Einflüsse besonders unterworfen werden. Freilich ist *das Gemeinschaftsleben kein Allheilmittel und nicht Selbstzweck*, keine Zuflucht vor der Aufgabe, die Entwicklung einer Persönlichkeit mit eigenem Fühlen, Denken und Wollen zu erstreben und kein Mittel, sondern das Milieu für den Aufbau eines persönlichen Wirkungskreises. Daher müssen alle Kinder, vor allem aber zur Oberflächlichkeit neigende, der eigenen Initiative entbehrende und in ihrer Haltung allzu extrovertierte und in der Gemeinschaft allzu laute gelehrt werden, allein zu sein, allein zu spielen und sich in Muße mit sich selbst zu beschäftigen. *Das Gefühl der Schwäche kann sowohl zur Flucht in die Einsamkeit als in die Gemeinschaft führen* und muß je nach der Fluchtrichtung durch entgegengerichtete Erziehungsmaßnahmen überwunden werden.

Was nun das Verhältnis zwischen Kindern und Eltern anbelangt, so ist auch noch nach Ablauf der Übergangszeit zwischen Kleinkindes- und Schulalter vom Schulkind autoritär Gehorsam zu verlangen. Der wird um so leichter geleistet, je mehr die Eltern den heranwachsenden Kindern nachträglich klar machen, warum er verlangt werden mußte. Wenn das Schulkind auch allmählich in die geistige Haltung des Erwachsenen hineinwächst, der die Welt rational erfaßt und dessen Erkenntnisweg von außen nach innen und nicht mehr als Deutung von innen nach außen geht, so ist diese phylogenetisch jüngste Funktion des menschlichen Geistes doch noch nicht so gefestigt, daß sie sich gegen

phylogenetisch ältere, z. B. lebhaftere Affekte, durchsetzen könnte. Wo diese mitbeteiligt sind, fällt der erwachsene Durchschnittsmensch, und noch viel leichter
natürlich das Schulkind, in die Haltung des Primitiven zurück und ist Vernunfts-
gründen unzugänglich und zu einer objektiven Stellungnahme unfähig. *Der
Gehorsam von Schulkindern kann also nicht ausschließlich von ihrer Einsicht
abhängig gemacht werden*, und das um so weniger, als Gehorsam zu verlangen
ja nichts anderes bedeutet, als die Fähigkeiten zu beanspruchen und dadurch
zu stärken, die später, wenn nicht mehr von anderen auferlegten, sondern
selbstgewählten Richtlinien gehorcht werden soll, „charakterliche Funktionen"
genannt werden. Nur wer in seiner Jugend anderen zu gehorchen gelernt
hat, wird als Erwachsener sich selbst gehorchen und Charakterfestigkeit,
Selbstbeherrschung und Opferfähigkeit zeigen können.

In dem Maße aber, in dem sich *die rein autoritäre Stellung der Eltern in
eine mehr kameradschaftliche umwandelt*, werden Härten vermieden und erreicht, daß gern Gehorsam geleistet wird. Diese Wandlung der elterlichen
Stellung ist vor allem wegen der mit der Pubertät kommenden Vertrauenskrise notwendig. Je autoritärer die Eltern auftreten und je strengere sittliche
Forderungen sie erheben, um so strenger und kritischer wird dann von ihren
Kindern geprüft, ob sie selbst allen diesen Anforderungen genügten, und, wenn
das nicht der Fall ist, löst diese Erkenntnis Erbitterung und Entfremdung aus.
Vom 12. und 13. Lebensjahre ab kann schon *das Goethesche Erziehungsprinzip*
angewandt werden, daß man den zu Erziehenden so behandelt, als ob er schon
das Entwicklungsstadium erreicht hätte, zu dem man ihn hinaufführen will.
Das Vertrauen, das dieser Haltung zugrunde liegt, *wird besonders dankbar
während der Zeit empfunden*, wo die jungen Menschen an allem, auch an sich
selbst zweifelnd, um eine neue Stellung zur Welt ringen. Von der menschlichen
Seite her sollen in dieser Zeit auch die *religiösen Fragen* behandelt werden,
mit denen sich die Kinder um diese Zeit besonders beschäftigen und die ihnen bisher meist von der rein dogmatischen Seite dargestellt wurden. *Die geschlechtliche
Aufklärung* wird unserer Meinung nach am besten so vorgenommen, daß man den
Kindern entsprechende Bücher zu lesen gibt, weil nur wenige Eltern innerlich frei
genug sind, um ihren eigenen Kindern ausreichende Erklärungen geben zu können.

In Konfliktsfällen muß im Prinzip ebenso verfahren werden wie bisher.
Bei schwerem Ungehorsam und offener Aufsässigkeit muß eine *Trennung
zwischen Eltern und Kindern* eintreten, die in diesem Alter in einer *Verpflanzung
in ein Internat* besteht. Eine zeitweise Internatserziehung ist für Einzelkinder
und lebensscheue Eigenbrötler das beste Erziehungsmittel. Bei geringfügigen
Konflikten wird das Kind einen oder mehrere Tage aus der Familiengemeinschaft
ausgeschlossen, der Verkehr mit Kameraden, die Freizeit und das Taschengeld
gesperrt, an ihr Ehrgefühl appelliert und ihnen die moralische Seite ihres Ver-
gehens vorgehalten. Nie darf versucht werden, *Konflikte durch Überredung
beizulegen*. Sie müssen autoritär gelöst werden, und solche Lösungen erweisen
sich in der Folge als erzieherisch fruchtbar, wenn *bei aller Strenge und Schärfe*
der Auseinandersetzung *die Selbstachtung* und *das Selbstbewußtsein* der Kinder
nicht geschädigt und die Strafe nicht mit den Gesten des Zornes, sondern mit
der Ruhe eines wohlwollenden Freundes verhängt wird.

Auf diese Weise sollen die Kinder *zur Freiheit und zur Bindung erzogen*
und für das Leben vorbereitet werden. Zur Freiheit von der Herrschaft ihrer
blindwaltenden Triebe und Affekte, zur Freiheit des Denkens und zur Freiheit,
nach ihrem Gewissen zu handeln — und *zur Bindung an die Gemeinschaft*,
in deren Dienst sie ihre Fähigkeiten freiwillig und mit dem Gefühl, dazu verpflichtet zu sein, stellen sollen.

Krankheitsbereitschaft, Krankheitsgefährdung und Lebensbedrohung im Kindesalter.

Von

B. de Rudder.

Mit 7 Abbildungen.

Alltägliche Beobachtung am Kranken stellt den Arzt immer wieder vor einige *Urphänomene des Krankheitsgeschehens,* die zunächst in ihrer Formulierung fast selbstverständlich, ja trivial klingen, die indes beim Versuch ihrer Aufklärung oder Deutung sehr rasch in die ganze Problematik der Wissenschaft vom Leben führen. Immer wieder wird der Arzt auf die ungeheure Variabilität alles Organischen geführt. Sie begegnet ihm in erster Linie in dem Erlebnis des *verschiedenartigen Reagierens verschiedener Menschen unter gleichen äußeren Umständen:* der eine erkrankt schwer, ein zweiter leicht, ein dritter überhaupt nicht. Dies ärztliche Alltagserlebnis zwang schon die älteste Heilkunde zu der Vorstellung, daß solch unterschiedliches Reagieren auf gleiche Schäden nur im Innern des Körpers verankert sein könne, in gewissem Sinne auf einen ihm innewohnenden Wesenskern, auf ein Mosaik, eine „Zusammenstellung" innerer Eigenschaften, kurz und wörtlich auf eine bestimmte „*Konstitution*" des Organismus rückführbar sein müsse. Um die Erkennung und Aufklärung ihres Wesens geht das Bemühen. Wenn in dieses Streben die moderne biologische Forschung über *Erbe und Umwelt* Eingang fand, wie gleich noch zu besprechen sein wird, so begegnet sich auch dies unmittelbar mit weiteren ärztlichen Erlebnissen: daß die Variabilität gewisser, auch krankhafter Erscheinungen unter Blutsverwandten abnimmt, nicht selten sogar in gewisse Verlaufsähnlichkeiten des Krankheitsgeschehens übergeht, daß also Erbeinflüsse auch unmittelbar in das Erkranken hereinspielen; daß andererseits nicht selten ein örtlich und zeitlich gehäuftes gleichartiges Verhalten, speziell Erkranken zahlreicher, ja vieler Menschen allein auf eine gemeinsame äußere Krankheitsursache, also einen Umwelteinfluß zurückgeführt werden müsse.

Von diesen Begriffen wie Konstitution, Vererbung, Umwelt, Variabilität und manchen sich davon ableitenden Begriffsbildungen wird also zu sprechen sein, wenn Krankheit und Tod als allgemeine Phänomene betrachtet werden sollen. Wie immer, wenn mit Begriffen gearbeitet wird, gilt auch hier: primum est definire.

A. Krankheitsbereitschaft und Krankheitsgefährdung.

I. Grundbegriffe und Definitionen.

1. Konstitution, Konstitutionsanomalie, Konstitutionskrankheit.

Das heute schon vom Laien gebrauchte Wort Konstitution oder Körperverfassung bezeichnet nach übereinstimmender Auffassung aller auch neuer Autoren, die sich mit dem Begriff eingehend auseinandergesetzt haben

(FRIEDRICH KRAUS, V. PFAUNDLER, RÖSSLE u. a.), etwas sehr Komplexes, das Gesamtindividuum Betreffendes. Unter Umgehung aller speziellen und dann oft zeitbedingten medizinischen oder biologischen Kenntnisse und Erkenntnisse wäre dies komplexe etwa folgendermaßen auszudrücken:

Unter *Konstitution* verstehen wir die Gesamtheit all jener Eigenschaften eines Organismus, die

> körperlich oder seelisch,
> in Bau oder Arbeitsweise,
> als Zustand oder Vorgang

zum Ausdruck kommen

> in Lebensleistung oder Belastbarkeit,
> in Widerstandskraft oder Krankheitsabwehr.

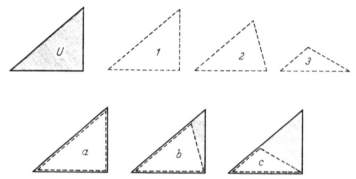

Abb. 1. Bildmäßige Darstellung der Kongruenz bzw. Inkongruenz zwischen Umwelt einerseits, normaler Konstitution, Konstitutionsanomalie und Konstitutionskrankheit anderseits. Die artgemäßen Umweltanforderungen sind nach ihrer Größe geordnet von links nach rechts ansteigend zu einem Dreieck *U* geordnet gedacht. Die analog geordneten, potentiellen Lebensleistungen eines gesunden Organismus (Dreieck *1*) sind diesen Anforderungen „kongruent", „responsiv", beide Dreiecke decken sich (Zustand *a*). Bei Konstitutionsanomalie (Dreieck *2*) ist die Responsivität etwas verringert, den besonders hoch gestellten Anforderungen der Umwelt nicht mehr ganz gewachsen, es besteht leichte Inkongruenz mit der Umwelt (Zustand *b*). Im Falle der Konstitutionskrankheit (Dreieck *3*) ist die Responsivität unter starker Inkongruenz mit der Umwelt eine nur noch kleinen Anforderungen gewachsene (Zustand *c*).

Von hier aus gelangen wir ohne weiteres zu einem Verständnis für zwei weitere, oft gebrauchte Begriffe, den der *Konstitutionsanomalie* und den der *Konstitutionskrankheit*. Es gehört zu den organismischen Grundleistungen, daß ein Individuum sich mit seiner „artgemäßen Umwelt" im Zustand eines dynamisch zu denkenden Gleichgewichtes, einer festgesetzten Anpassung, einer Art immerwährenden Reagierens und Balancierens befindet. Diese in dauerndem Antworten bestehenden Lebensleistungen müssen den Erfordernissen der eigenen Erhaltung entsprechen; dann nur verhält sich der Organismus „gesund", „biologisch normal", „responsiv" (GROTE). *Bringt eine Konstitution im obigen Sinne den Organismus in die Gefahr irresponsiven Verhaltens, so ist sie als anomal zu bezeichnen.* Wir sprechen dann von einer *Konstitutionsanomalie*. Noch ist die Erhaltungswahrscheinlichkeit nicht merklich beeinträchtigt, solange keine Belastungen ungewöhnlicher Art erfolgen. Belastungen aber, die der biologisch normale Organismus noch ohne weiteres erträgt, denen gegenüber er also noch durchaus responsiv bleibt, bewirken beim Vorliegen einer Konstitutionsanomalie indes schon das Überschreiten einer Grenze. Es erhellt, daß die Grenze in der Praxis keineswegs eine scharfe ist, weitgehend von dem abhängt, was man noch als artgemäße Umwelt anerkennt. Es mag schon hier angemerkt sein, daß das Leben des modernen zivilisierten Menschen viele Belastungen genommen, aber auch viele ganz neue, auch belastende Lebensbedingungen geschaffen hat.

In gleichem Sinne unscharf, aber im Prinzip eben doch vorhanden, ist die *Grenze zwischen Anomalie und Krankheit.* „Den Zustand eines Lebewesens, das an den Grenzen seiner Anpassungsfähigkeit lebt, bezeichnen wir als *krank.* Wird es durch innere oder äußere Ursachen über die Grenzen seiner Anpassungsfähigkeit hinausgedrängt, so tritt der Tod ein." Diese heute recht allgemein gebrauchte Krankheitsdefinition von F. LENZ, der wir uns noch mehrfach bedienen werden, besagt für die hier gegebene Fragestellung: Wir bezeichnen eine Körper*verfassung* als krankhaft, wir sprechen somit von einer *Konstitutionskrankheit,* wenn sie für den Organismus bereits in artgemäßer Umwelt, d. h. bei völlig alltäglichen, „mittleren" Belastungen eine merkliche Einschränkung seiner Anpassungsfähigkeit, also eine Gefahr und damit eine *Verringerung seiner Erhaltungswahrscheinlichkeit* bedeutet. Die Abb. 1 versucht eine bildliche Darstellung dieser Verhältnisse.

Nach der wichtigen begrifflichen Klärung dieser viel gebrauchten Bezeichnungsweisen ergibt sich als nächstes die *Frage nach den konstitutionsbestimmenden Faktoren.* Da es sich bei allem Konstitutionellen um den Ausdruck einer organismischen Gesamtleistung handelt, sind diese Faktoren identisch mit jenen den Organismus in Bau und Funktion überhaupt formenden Kräften.

2. Erbwelt und Umwelt als Former der Konstitution.

Was „Leben" *ist,* liegt jenseits unserer Erkenntnis, wahrscheinlich sogar jenseits unseres Erkenntnisvermögens. Wissenschaftlich zugänglich sind Äußerungen und Vorgänge an Organismen. Auf dieser Ebene des Erkennens wissen wir heute, daß jeder Organismus vom Augenblick seiner Zeugung bis zum Tode unter jenen beiden Einflüssen steht, die das individuelle Leben entscheidend beherrschen: der *Erbwelt* als limitierendem Zügler, der *Umwelt* oder *Peristase* als modifizierendem Präger.

Die *Erbwelt* besitzt in *jeder* Zelle ihr morphologisches Substrat in gewissen stark färbbaren Eiweißmolekülen, den *Erbeinheiten, Genen.* Diese bilden zu (beim Menschen 24 Paaren = 48) Kernschleifen oder *Chromosomen* angereiht in ihrer Gesamtheit den Erbanlagenbestand, morphologisch den *Chromosomensatz,* oft auch das *Genom,* wirkungsmäßig *Geno-* oder *Idiotypus* genannt. Man vergegenwärtige sich stets die Grundtatsache, daß in jedem Chromosomenpaar sich „homologe" Gene gegenüberstehen, von denen jeweils das eine väterlichen, das andere mütterlichen Ursprungs ist. Es grenzt wohl an Fragen definitorischer Übereinkunft dessen, was man biologisch als „Vererbung" benennen will, ob mit dem Genom die Erbwelt als erschöpft und demzufolge das Zellplasma bereits als „Umwelt des Genoms" anzusprechen ist, die ihre (arteigene) prägende Wirkung auf die Realisationen des Genoms entfaltet, oder ob man für grundlegende Entwicklungs- und Lebensvorgänge auch *Teile* des Zellplasmas (dann *Cytoidioplasma* oder *Plasmon* genannt) mit als vererbungsregelnd anspricht, wie namhafte Genetiker vertreten.

Mit Rücksicht auf Mißverständnisse mit Laien mag man endlich beachten, daß der *umgangssprachliche* und übrigens auch juristische *Begriff* „*vererben*" (d. h. übertragen) vom *biologischen* sich *grundsätzlich* unterscheidet. Die medizinische Verwendung des Wortes „*hereditär*" deckt sich im Deutschen mit dem biologischen, im Französischen mit dem umgangssprachlichen Begriff *vererben.* Zum Unterschied von hereditär bezeichnet *kongenital* alles, was bei der *Zeugung* vorhanden, also auch außererbliches, *konnatal* alles im Augenblick der *Geburt* Vorhandene. Die drei Begriffe grundverschiedener Art werden nicht selten mißverständlich gebraucht.

Als *Umwelt* im biologischen Sinne bezeichnen wir die *gesamte Umgebungswirkwelt eines Organismus,* d. h. die Summe all jener Faktoren oder jenen Ausschnitt aus seiner Umgebung, der auf ihn wirkt oder ausdrücklich — im funktionalen Nullwertsinne — nicht wirkt. Die umweltbedingten Züge am Organismus werden allgemein als *peristatisch* oder *paratypisch* bezeichnet.

Das — wie man es treffend genannt hat — „Fibelschema" Erbwelt-Umwelt darf nicht zu der Meinung verleiten, als seien die beiden Einflüsse scharf zu scheiden. Zunächst besteht sozusagen eine *Verzahnung* in dem Sinne, daß einmal der Erbeinfluß, ein andermal der Umwelteinfluß stärker zur Auswirkung kommt, ohne daß wir das im Einzelfalle am Erscheinungsbild, am *Phänotypus* stets ermitteln können. Man muß sich für manche ärztliche Gedankengänge zudem aber noch klar sein, daß eine solche etwa generelle Abgrenzung von Erbwelt und Umwelt auch theoretisch unmöglich ist.

Idio-Para-Transfert. Interessant und in diesem Sinne von prinzipieller Bedeutung ist nämlich das Vorkommen zahlreicher Lebenssituationen, wo Erbwelt sozusagen unmittelbar zu Umwelt wird oder letztere von der Erbwelt entscheidend mitgeschaffen wird, also sozusagen eine Verflechtung beider eintritt (,,Idio-Para-Transfert"). Die *Eihäute*, als Teil des Fet jedenfalls von diesem weitgehend nach erblichen Gegebenheiten gebildet, werden zu einem sehr wesentlichen Teil der intrauterinen Umwelt des Fet. — Das *Rhesusblutmerkmal,* der Rh-Faktor ist eine streng den Erbgesetzen unterliegende Eigenschaft des Individuums. Wächst ein solches Rh-Positives in einer Rh-negativen Mutter heran, so kann ersteres in letzterer Antikörper gegen den Rh-Faktor erzeugen, die nunmehr von der Mutter, also vom Fet aus gesehen aus dessen ,,Umwelt" auf ihn übergehen und diesen schwer schädigen, ja töten können (vgl. S. 70). — Eigenschaften des *Charakters* und der *Berufsbegabung* sind unbestreitbar erblich mitbedingt. Charakter und Berufswahl entscheiden aber weitgehend über die entsprechend selbstgewählte psychische oder soziale und berufliche Umwelt (schon des Kindes oder Jugendlichen) und damit über Art und Ausmaß vieler seelischer, beruflicher, domestikaler Umweltfolgen und Umweltschadensmöglichkeiten (Traumen mechanischer, chemischer, psychischer Art), die wieder auf den Organismus zurückwirken.

Aus dieser innigen Verzahnung, ja Verflechtung idio- und paratypischer Wirkfelder entsteht jene unermeßliche Mannigfaltigkeit in Bau und Leistung, die wir am Erscheinungsbild eines Organismus, am Phänotypus oder Phänom antreffen, damit also auch an der als Konstitution bezeichneten Eigenart des Individuums. So betonen denn auch alle neueren Definitionen des Konstitutionsbegriffes den idio- *und* paratypischen Anteil.

Etwa die Definition von FRIEDRICH KRAUS: ,,Eine dem Individuum ererbte oder erworben eigentümliche, ebensowohl funktionell wie morphologisch analysierbare, so gut aus dem Verhalten bestimmter einzelner Funktionen, wie aus der Summe körperlicher und seelischer Zustands- und Leistungseigenschaften sich ableitende Beschaffenheit, besonders in Hinsicht auf Beanspruchbarkeit, Widerstandskraft (Krankheitsbereitschaft), Verjüngungsfähigkeit und Lebenszähigkeit des Organismus."

Diese *doppelte Wurzel alles Konstitutionellen* ist besonders hervorzuheben gegenüber früheren, heute zumeist verlassenen Versuchen, Konstitution mit Erbbedingtheit gleichzusetzen, Versuche, die dem Konstitutionsbegriff jede Brauchbarkeit am Krankenbett entzogen hätten.

Es ist infolgedessen auch begrifflich nicht korrekt, wenn die Bezeichnung konstitutionell so gebraucht wird, als wenn sie gleichbedeutend mit erbbedingt wäre, wie es im Gebiet von Krankheitsbezeichnungen noch oft geschieht (,,Konstitutionelle Anämie" u. dgl.). Wohl sind alle Erbkrankheiten definitionsgemäß Konstitutionskrankheiten, aber Konstitutionskrankheiten sind keineswegs ohne weiteres Erbkrankheiten.

Bekanntlich ändern chronische Vergiftungen (Morphium, Arsen, Blei, Buchweizen u. dgl.) Lebensleistung und Widerstandskraft eines Organismus, führen also zu Konstitutionskrankheiten, ohne daß diese Erbkrankheiten sind.

Daß Erbfaktoren *in praxi* hohen *Anteil* an Konstitutionellem haben, wird davon nicht berührt. Es erklärt sich sehr einfach dadurch, daß erbliche Abwandlungen eines Organismus oft von besonderer Dauer im Leben, nicht selten geradezu lebenslänglich wirksam sind und gelegentlich starke Resistenz gegen abändernde Umwelteinflüsse zeigen.

3. Diathese, Disposition.

Die Neigung oder Bereitschaft eines Organismus, in bestimmter Weise zu reagieren, wird von der antiken Medizin bis heute mit dem Wort *Diathese* bezeichnet, für das seit mindestens Jahrhunderten auch gleichbedeutend der Ausdruck *Disposition* gebraucht wird.

Bereits bei HIPPOKRATES und ARISTOTELES findet sich das Wort διάθεσις in diesem Sinne. Schon damals ist also die vulgärsprachliche Bedeutung von διατίδεσθαι auseinanderlegen, Dinge im Raum ordnen, gewandelt. Das bedeutungsverwandte *disponere* — an verschiedenen Orten aufstellen, verteilen, behält zwar im klassischen Latein diesen Sinn (bei uns noch erhalten etwa in Ausdrücken wie „einen Aufsatz disponieren" oder auf zeitliches übertragen „über einen Tag disponieren"), wird aber im Französischen und als Lehnwort im Englischen und Deutschen seit langem etwa identisch mit Anlage, Neigung, Bereitschaft verwendet. Im medizinischen Gebrauch gilt somit διάθεσις = Disposition = *Bereitschaft*.

Dem Begriff Diathese liegt im heutigen Sprachgebrauch die schlichte ärztliche Beobachtung zugrunde, daß es Menschen (Kinder) gibt, die mehr als der Durchschnitt, mehr als art- und altersgemäß physiologisch ist, eine Bereitschaft zu gewissen Gesundheitsstörungen aufweisen, vor allem in der Form, daß sonst schadlos ertragene Lebensbedingungen bereits krankhafte Zustände erzeugen, ja daß zuweilen die sorgfältige Fernhaltung gewisser Schäden das Auftreten solcher Zustände nicht mit aller Sicherheit vermeiden läßt.

Diathese und *Disposition* bilden also Bezeichnungsweisen für jenen *Ausschnitt aus der Konstitution,* der sich auf eine *bestimmte* Art der Reaktionsweise, z. B. auf Bereitschaft zu bestimmtem Erkranken bezieht. Diathese oder Disposition würde also eine Konstitutionsanomalie in dem S. 48 ausgeführten Sinne sein. Dabei wird von Diathese besonders dann gesprochen, wenn sich diese, zunächst latente Erkrankungsbereitschaft *vorwiegend funktionell* kundgibt, „manifestiert".

Doch wird letzteres nicht streng eingehalten: wir werden S. 58 einen Formenkreis der sog. exsudativen Diathese kennenlernen, der zum Unterschied von ihren sonstigen Formenkreisen als *Hyperplasie lymphatischer Organe,* also morphologisch gekennzeichnet ist; oder unter den Blutungsbereitschaften = hämorrhagischen Diathesen erscheint die durch *Thrombopenie* ausgezeichnete und an ihr kenntliche WERLHOFsche Krankheit.

Daß unter den Diathesen auch erbliche Bereitschaften sich finden, kann nicht überraschen (vgl. dazu das S. 50 über die praktische Bedeutung der Erbwelt für die Konstitution Gesagte). Es steht nichts im Wege, solche etwa als „Erbdiathesen" besonders zu kennzeichnen. Jedoch besteht nicht der mindeste Grund, die Wortbedeutung Diathese auf Erbliches einzuschränken.

Ganz abgesehen davon, daß solche nachträgliche Begriffsänderungen in der Medizin leicht zu Mißverständnissen und Aneinandervorbeireden oder zum unnatürlichen Zertrennen altgewohnter Syndrome (z. B. des WERLHOFschen) führen, muß man sich klar sein, daß die *Frage der Erblichkeit* am alten Diathesenbegriff etwas *Sekundäres* bedeutet. Wenn für viele seit langem bekannte und mit dem Wort Diathese belegte Bereitschaften die spätere Untersuchung eine Erblichkeit feststellen konnte, so berechtigt nichts, die Erblichkeit nun mit einem Male prinzipiell dem Begriff zu unterstellen.

Es mag endlich angemerkt sein, daß eine Diathese ebensowenig wie eine Disposition eine „Krankheit" *darstellt*, sie bezeichnet lediglich die *Bereitschaft* zu solcher. Demzufolge ist es nicht ganz korrekt, von *Symptomen* einer Diathese zu sprechen, sondern von *Manifestationen*, Kundgebungen: eine Diathese manifestiert sich, gibt sich kund in gewissen aus ihr erwachsenden und die Diathese damit oft erst kenntlich machenden Krankheitserscheinungen. Symptome einer Diathese wären nur dann gegeben, wenn die Bereitschaft als solche aus gewissen morphologischen Kennzeichen oder funktionellen Verhaltensweisen („Teste") eindeutig erkennbar wäre.

4. Variabilität.

Eingangs wurde von jenem Urphänomen ärztlicher Beobachtungstatsachen gesprochen, das man als Variabilität bezeichnet. Gewisse dabei auftretende Grundregeln sollen dem Arzt bewußt sein, da sie ihm immer wieder bei der

Frage des „Anomalen" und „Abnormen" begegnen, von denen soeben auch
bei der Erörterung des Konstitutionsbegriffes die Rede war. Fast alles, was
wir an Organismen zählend oder messend als „Merkmal" feststellen — Größe,
Gewicht, chemische Zusammensetzung oder Leistung des Körpers oder eines
seiner Teile oder Organe — zeigt das Phänomen der „*Streuung um einen Mittelwert*", sobald wir die Messung nur an vielen, beliebig zusammengestellten
Individuen (an einem *Kollektiv*, einer „*Population*") durchführen. Diese Streuung ist Ausdruck dafür, daß die gemessene Größe von vielen (in der Regel
Erb- *und* Umwelt-) Faktoren abhängt, die sich nach Regeln des Zufalls beim
einen Individuum oder zu einem bestimmten Zeitpunkt mehr, beim anderen

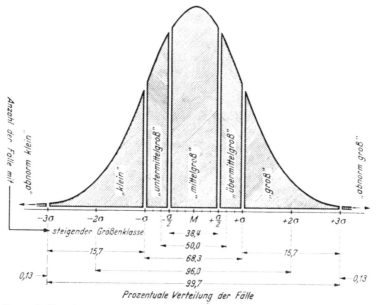

Abb. 2. GAUSSsche Verteilung in Form der Glockenkurve (Fehlerkurve) mit Eintragung der üblichen Be-
nennungsweisen für die verschiedenen Streuungsbereiche. Unten sind die zwischen diesen verschiedenen
„σ-Bereichen" liegenden Prozentanteile aller Fälle angegeben.

weniger häufen. Hinsichtlich aller Einzelheiten des Zustandekommens dieser
wechselnden Kombinationen aus 1, 2, 3 ...n Elementen muß auf die Darstellung in erbbiologischen Lehrbüchern oder in Leitfäden der Statistik verwiesen werden. Für das allgemeine Verständnis ist nur das grundsätzliche
hier anzudeuten. Die Art dieser Streuung um den Mittelwert nähert sich nämlich stets und mit zunehmender Zahl der merkmalbeeinflussenden Faktoren
immer mehr jener grundsätzlichen Funktion, die der geniale Göttinger Mathe-
matiker CARL FRIEDRICH GAUSS (1777—1855) im Jahre 1823 aufstellte. Die
kurvenmäßige Darstellung dieser „GAUSSschen *Fehlerfunktion*"[1] hat die bekannte Form der „*Glockenkurve*" (s. Abb. 2). Seit der Engländer GALTON
(1880) ihre Gültigkeit bei biologischen Messungen dargetan, wonach sie auch
„GALTON-*Kurve*" heißt, hat sie in ungezählte medizinische Probleme Eingang
gefunden, so daß der Arzt wenigstens mit einigen ihrer wesentlichen Eigenschaften vertraut sein soll, zumal er an ihr auch präzise Abgrenzungen vieler
Benennungen und Bezeichnungsweisen im Interesse klarer Verständigung vornehmen kann.

---

[1] Der Name rührt daher, daß auch alle Zufallsfehler etwa in Meßtechnik oder bei irgendwelchen Vorgängen dieser Funktion gehorchen.

Ordnet man irgendeine Meßgröße nach Größenklassen nebeneinander auf einer Abszissenachse und trägt man als Ordinaten die „Anzahl der Fälle", d. h. die Häufigkeiten auf, mit der jede Größenklasse bei der Messung angetroffen wird, so werden die entstehenden Rechtecke mit großer Annäherung von einer GAUSSschen Kurve umschlossen, die in der Abb. 2 allein gezeichnet ist. Ermittelt man aus allen Meßwerten den arithmetischen Mittelwert

$$M = \frac{\text{Summe aller Meßwerte}}{\text{Anzahl der Messungen}},$$

so „streuen" die Einzelmessungen um diesen Mittelwert zwar zwischen zwei *Extrem*werten, diese bilden aber als oft recht zufällige „Außenwerte" kein verläßliches Maß für die „mittlere Abweichung vom Mittelwert". Man hat sich geeinigt, als zuverlässiges „Schwankungsmaß" oder Maß für die „Streuung" den Wert

$$\sigma = \sqrt{\frac{\text{Summe aller Abweichungsquadrate vom Mittelwert}}{\text{Anzahl der Messungen}}}$$

anzugeben. Dieses Maß steht zu der Gesamtkurve in einer festen und eindeutigen Beziehung: die Kurve hat nämlich für die Abszissenwerte $\pm\,\sigma$ ihre Krümmungswendepunkte. Der Wert σ gilt nun ganz allgemein als Maßstab für die sinnvolle *Unterteilung und Benennung der gemessenen Klassen*. In der Abb. 2 sind solche grundsätzliche Namengebungen eingesetzt, die im Einzelfall sinngemäß sprachlich abgewandelt werden können (hoch-niedrig; dick-mager; schwer-leicht u. ä.; für abnorme Werte treten dann Bezeichnungen wie Riese-Zwerg; Fettsucht-Magersucht u. dgl.). Bei derart einheitlichem Vorgehen wird Vergleich und Verständigung aufgefundener Ergebnisse oft erleichtert. In der Abb. 2 ist außerdem die prozentuale Größe verschiedener σ-Bereiche innerhalb der Gesamtpopulation (des Kollektivs) angegeben.

II. Formen und Verformungen der Konstitution.

Weder die theoretische Seite des Konstitutionsproblems noch die Erörterung aller die Konstitution formenden Einflüsse ist Aufgabe dieser Darstellung. Ein in gewisser Hinsicht zentrales ärztliches Interesse am Konstitutionsproblem besitzt jedoch die Frage, ob und inwieweit die äußere *Erscheinungsform des Körpers* Schlüsse auf dessen Verhalten gegenüber und in Krankheit (Anfälligkeit und Hinfälligkeit) zuläßt.

1. Morphologische, vorwiegend genetische Besonderheiten der Konstitution.

Die soeben angedeutete Fragestellung verdichtete sich seit Ärztegenerationen auf ein Suchen nach *Entsprechungen zwischen Körperhabitus und Krankheitsbesonderheiten*. Unter *Habitus* verstehen wir die Gesamtheit der für die äußere Körperform bestimmenden konstitutionellen Eigenarten des Organismus. Ein Zusammenhang dieser Art fand sich in breiterem Ausmaß bisher nur bei der durch KRETSCHMER für den Erwachsenen nachgewiesenen hohen Korrelation zwischen gewissen Charakterzügen und ihren ins Pathologische gehenden psychotischen Erkrankungen einerseits und gewissen Körperbautypen andererseits. Die dabei von KRETSCHMER verwendeten Typenbezeichnungen sind heute sehr bekannt, so daß sie hier nur angedeutet zu werden brauchen. Der *leptosome Typ* hat schmale, hagere Gesamtstatur, schmales Gesicht mit betontem Gehirnschädel, zarten Knochenbau. Der *pyknische Typ* bildet in gewissem Sinne den Gegentyp mit starker Breitenentwicklung, Neigung zu Fettansatz und rundlichen Formen. Der *athletisch-muskulöse Typ* zeigt kräftigen Knochenbau und starke Muskelentwicklung, große Schulterbreite.

Diese bei eineiigen Zwillingen ausgesprochene Konkordanz aufweisenden, also wesentlich erbbedingten Körperbautypen scheinen sich definitiv erst nach der Pubertät auszuprägen. Im Kindesalter treffen wir zwar die Formenzüge durchaus an, jedoch zumeist noch nicht mit ihren psychischen Korrelaten. Während der Kindheit selbst erfolgt ferner nicht selten ein Wechsel, und insbesondere bringen die *Entwicklungsjahre* oft einen völligen *Wandel des Habitus*. So kommt es, daß der Typenforschung und den damit in Zusammenhang stehenden Problemen für das *Kindesalter* bislang keine nennenswerte Bedeutung zukommt. Viel beachtet ist hier lediglich der

Habitus asthenicus (Stiller), der ziemlich allgemein als ins Pathologische gehende, ebenfalls stark erbbedingte Steigerung des leptosomen Habitus gilt. Er ist gekennzeichnet durch schmalen, flachen Thorax mit steilgestellten Rippen, schlaffem Bandapparat und kärglich entwickelter Muskulatur, Neigung zu Ptose innerer Organe.

Die viel genannte Costa fluctuans ist häufig, aber keineswegs kennzeichnend; die diesem Habitus anfänglich zugeschriebene hohe Erkrankungsneigung zu Phthise zwar wohl vorhanden, aber in ihrem Ausmaß wahrscheinlich überbewertet durch die bei Phthise eintretende Kachexie, die dem „*Habitus phthisicus*" viel Ähnlichkeit mit dem Stillerschen Habitus verleiht und entsprechende fälschliche Zuordnung erleichtert.

Es führt zu weit, die habitus- und damit konstitutionsformenden Einflüsse allgemein zu behandeln, soweit von ihnen bisher keine speziellen Änderungen der übrigen Krankheitsanfälligkeit oder Krankheitshinfälligkeit bekannt sind. Hierher würden viele Abschnitte der speziellen Pathologie gehören, etwa die vielfältigen Entstehungsweisen von Zwergwuchs; die aus geänderter „Blutdrüsenformel" entspringenden Wachstumsanomalien (Myxödem, Kretinismus, hypophysärer Zwergwuchs, Eunuchoidismus, „Infantilismus" u. dgl.); endlich viele genetisch komplexe Störungen, die jenem lebenszentralen Kreis angehören, auf dessen Umfang Blutdrüsen — Zwischenhirn — vegetatives Nervensystem — Tiefenperson liegen (Zwischenhirnfettsucht oder -magersucht, Syndrom der Pubertas praecox, Cushing - Syndrom u. dgl.). Diese vorwiegend oder ausschließlich als Krankheitsbilder selbst interessierenden Wachstumsanomalien werden in verschiedenen speziellen Abschnitten des Lehrbuches behandelt.

Andere Forschungen zum praktischen Konstitutionsproblem bemühen sich um Fragen des *Zusammentreffens gewisser körperlicher Einzelsymptome oder Organveränderungen mit bestimmten Erkrankungsneigungen.*

Status thymico-lymphaticus. Ausgangspunkt für die Aufstellung des Begriffes bildete die Feststellung des Anatomen Paltauf, daß bei ganz plötzlich Verstorbenen, bei denen sehr oft eine befriedigende Todesursache nicht auffindbar war, sich ein gegenüber dem bei sonstigen Obduktionen gewohnten *ungewöhnlich großer Thymus* finde. Mit diesem „*Status thymicus*" verbanden sich sehr oft ungewöhnlich stark ausgeprägte lymphatische Gewebe an Tonsillen, Zungenfollikeln, inneren Lymphdrüsen, ein „*Status lymphaticus*" also. Unter der stillschweigend unterstellten Voraussetzung, daß die Thymen an anderen Krankheiten Verstorbener die „normalen", d. h. die im Leben vorhanden gewesenen waren, mußte der Gedanke naheliegen, daß der große Thymus mit dem plötzlichen Tod „aus unbekannter Ursache" in Verbindung stehe, daß ein Status thymicus oder vielleicht ein Status thymico-lymphaticus zu solch plötzlicher „*Mors thymica*" disponiere. Daß freilich auch an Selbstmördern gleiche Befunde erhoben wurden, interpretierte man zunächst dahin, daß ein solcher Status sogar zu Selbstmord disponiere! Die Erfahrungen des 1. Weltkrieges, wo ungezählte aus voller Gesundheit plötzlich Gefallene und zudem

Jugendliche ungewöhnlich große Thymen bei der Obduktion zeigten, waren nur noch sehr gezwungen mit der Annahme zu vereinen, daß ein Status thymicus zum Tod im Feld erhöht disponiere. Seit den sorgfältigen Untersuchungen HAMMARS (Upsala) an über 1000 Menschenthymen, unter denen 199 von Personen stammten, die durch schwere mechanische Traumen in Sekunden getötet worden waren, wissen wir inzwischen, daß der *Thymus aller Altersstufen schon bei einem nur wenige Stunden währenden Kranksein,* ganz besonders aber nach den üblicherweise zum Tode führenden Erkrankungen *rapide atrophiert,* daß infolgedessen die Norm der Thymusgröße ganz erheblich über der bislang auf Grund üblicher Obduktionen geglaubten liege. Die von HAMMAR erhobenen Thymusgewichte bei solchen an mechanischen Traumen in allerkürzester Zeit Verunglückten sind, soweit sie das Kindesalter betreffen, in der Tabelle 1 zusammengestellt. Die Lehre vom Status thymicus bisherigen Gepräges wurde damit erschüttert.

Echte Thymushyperplasie, d. h. eine der neue Norm über- steigende Parenchymmenge des Thymus, fand sich bei nach- weisbar innersekretorischen Stö- rungen (besonders bei BASE- DOWscher Krankheit); lediglich 5 Fälle blieben in dem riesigen Material HAMMARS übrig, in denen sich eine echte Thymus- hyperplasie bei einem ganz plötz- lich erfolgten Tod ohne sonstige krankhafte Veränderung fand.

Tabelle 1. *Thymusnormalgewichte in Gramm von der Geburt bis zum 15. Lebensjahr.* (Nach HAMMAR.)

Alter	Minimum	Mittel	Maximum
Neugeborener	7,3	15,2	25,5
1. Monat bis 2 Jahre .	8,0	22,5	31,0
2—3 Jahre	13,8	22,4	35,5
4 Jahre	18,6	24,7	32,9
5 Jahre	18,0	30,8	48,0
6 Jahre	15,6	24,5	29,0
7—8 Jahre	17,5	30,9	48,0
9—10 Jahre . . .	13,0	30,1	43,0
11 Jahre	19,5	28,5	43,3
12—13 Jahre	19,0	28,0	34,0
14—15 Jahre	20,0	31,9	42,1

Das sonst alleinige Vorkommen von Thymushyperplasie im Verein mit morphologisch faßbaren innersekretorischen Störungen legt den Gedanken nahe, daß auch bei diesen 5 Fällen eine nur bislang morphologisch nicht faßbare *allgemeine innersekretorische Störung* bestand, die Thymushyperplasie dann aber auch in diesen Fällen keine circumscripte Konstitutionsanomalie darstellte.

Wenn im Zusammenhang mit der Lehre vom Status thymicus auf das zwischen Thymusnerven und Herznerven (besonders zum Ganglion cardiacum Wrisbergi) bestehende Nervengeflecht hingewiesen wird, so muß man sich klar sein, daß damit ein nur noch funktionell und nicht mehr morphologisch definierter „Status thymicus *novus*" aufgestellt würde, der vom bisherigen wesensverschieden erst einer ganz neuen Begründung bedürfte und für den sich vorerst keine sonstigen Befunde ergeben haben.

Mit der genannten „Mors thymica" wurde früher die „*Mors subita infantum*" geradezu identifiziert. Man trifft dieses Vorkommnis als „Sekundentod" in Herzsynkope ganz besonders bei Säuglingen und Kleinkindern, entweder ohne jede greifbare Ursache — ein bislang gesund erschienenes Kind wird plötzlich tot im Bett gefunden — oder die reflexartig auslösende Ursache steht in gar keinem Verhältnis zum Eintritt des Todes (Narkosebeginn, Hauteinstich zum Zweck, aber noch *vor* einer Injektion, Racheninspektion, Bad, Packung, Nah- rungsaufnahme u. dgl.). Die Stunden der zweiten Nachthälfte scheinen be- vorzugt, Ekzemkinder in dieser Hinsicht mehr als andere gefährdet („*Ekzem- tod*"). Der ausgesprochene *Frühjahrsgipfel* dieser Ereignisse macht es sehr wahrscheinlich, daß es sich bei dieser Form des plötzlichen Todes um das Mani- festwerden einer bislang latenten und unbeachtet gebliebenen Spasmophilie (im Sinne der vorwiegend an die Rachitis gebundenen Stoffwechselstörung) handelt, bei der ein Tod in Herzsynkope („*Herztetanie*") seit langem bekannt ist.

Status lymphaticus (Lymphatismus). Die Lehre von dieser Konstitutions-anomalie wird von den neuen vorstehend erörterten Feststellungen zum Status thymicus nicht betroffen. Klinisch gibt sich der Lymphatismus durch Hyperplasie im Bereich des WALDEYERschen Rachenringes, der Zungen-, Rachen-, Bindehaut- und Darmfollikel, sowie Hyperplasie zahlreicher Lymphdrüsen zu erkennen, wobei jene am Hals oft sekundär als Folge der beim Status lymphaticus häufigen Rachenninfekte vergrößert sind, die im Mesenterium hingegen sehr oft gelegentlich von Laparotomien auffallen und dann nicht selten fälschlich ohne histologische Prüfung als ,,tuberkulös'' oder ,,skrofulös'' gedeutet werden. Bei Obduktionen findet sich wohl auch oft eine lymphatische Hyperplasie in Milz, Leber, Darm usw. Wie erwähnt neigen Lymphatiker zu katarrhalischen Infekten des Rachens und der oberen Luftwege, wobei es oft zu heftigen Allgemeinreaktionen mit hohem Fieber kommt, die nicht unbedingt als ungünstig, sondern im Gegenteil ebensogut im Sinne kräftiger Abwehrbereitschaft gedeutet werden können. Zu letzterer Vorstellung veranlaßt die Beobachtung, daß es sich vielfach keineswegs um sonst kränkliche, sondern blühende Kinder handelt und daß aktive Tuberkulosen, vor allem sogar Phthisen bei Lymphatikern einen günstigeren Verlauf als sonst zu nehmen pflegen (s. bei Tuberkulose).

Der Lymphatismus scheint in Kindheit und Jugendlichenalter besonders ausgeprägt, nach Wachstumsabschluß hingegen ziemlich bald abzuklingen. Er besitzt im übrigen ein überzufälliges Zusammentreffen, eine hohe ,,Syntropie'', mit pigmentarmer *Komplexion*[1] (blaue Iris, blondes Haar, helle, rosige, pigmentarme Haut). Da letztere wieder als eines der Kriterien nordischer Rasse bekannt ist, erscheint der Lymphatismus mehr als Wesenszug eines bestimmten Menschentyps, denn als ausgesprochene Anomalie. Allerdings gehört er seinerseits in den Formenkreis der exsudativen Diathese (s. S. 58). wo er den einzigen morphologisch charakterisierten Zeichenkreis bildet und nach einer Rückbildung im späteren Leben vielleicht durch einen anderen ersetzt wird.

Status degenerativus. Es gibt eine fast unerschöpfliche Zahl kleiner, gegenüber dem Durchschnittsmenschen abnorm erscheinenden Abweichungen in gewissen Bildungen der äußeren Körperform.

Hierher zählen etwa: Hoher ,,Spitzbogengaumen'', Zahnstellungsanomalien, Prognathie (Konvergenz der Schneidezähne *beider* Kiefer nach vorne), Progenie s. Makrognathie (vorstehender Unterkiefer), angewachsene Ohrläppchen, Ohrmuschelverbildungen (z. B. Tuberculum Darwini an der Helix), Ohranhänge (Kiemengangreste, komplette oder inkomplette Kiemengangmündungen vor dem Tragus oder im Rand der Helix), Lingua plicata (dissecata oder scrotalis), Schädelasymmetrien (soweit nicht rein exogen durch Lagerung entstanden), noch in der Jugend persistierender Epicanthus, überzählige Haarwirbel; die von der Gegend des Mastoids zu der des Acromions sich spannende Hautfalte des Pterygium colli, Pectus carinatum (Kielbrust, Hühnerbrust), Trichter- oder Schusterbrust, angeborener einseitiger Schulterblatthochstand (SPRENGELsche Deformität), flügelförmig abstehende ,,Scapula allata'', die an der Medialkante konkav eingezogene Scapula scaphoidea; überzählige Brustwarzen (Hyperthelie); Stellungs- und Längendeformitäten der Finger, Kleinfingerkrümmung, Syndaktylien; Rectusdiastase, fehlender Descensus testiculorum, Fußdeformitäten u. v. a.

---

[1] Die meist gleichsinnige Färbung von Haar, Haut und Iris wird als Komplexion bezeichnet.

Fast sämtliche dieser früher oft als „*Degenerationszeichen*" benannten Bildungen sind *erblich* und damit familiär. Sie entstehen *nicht* etwa *vorwiegend* als Folgen frühembryonaler peristatischer Schädigung (s. Blastophthorie und Embryophthorie beim Mongolismusproblem S. 69), wie das früher vielfach angenommen. Ihr vereinzeltes Vorkommen an einem Individuum besagt also nicht das mindeste in ärztlicher Hinsicht. Erst wenn sie in derartiger Häufung zusammentreffen, daß sie sich als anomale Bildungen geradezu aufdrängen und wenigstens für den geschulten Blick des Arztes geradezu das Gesamtbild des Körpers beherrschen, kann und darf man von Status degenerativus sprechen.

Als *Degeneration, Entartung* verstehen wir die Häufung ungewöhnlicher und in ihrer Gesamtheit dann Leistungsfähigkeit und Erhaltungswahrscheinlichkeit mindernder genetischer Mutationen bei Individuen, Familien, Stämmen, Rassen, Bevölkerungen.

Die Berechtigung vom Status degenerativus in (und *nur* in) diesem Häufungsfall zu sprechen, ergibt sich aus dem Schluß, daß dort, wo viele morphologische Abwegigkeiten der genannten Art zusammentreffen, auch funktionelle und damit nicht ohne weiteres bei einfacher Untersuchung sich darbietende erbliche Abwegigkeiten, nicht zuletzt auf seelischem Gebiet sich häufen werden, die in ihrer Gesamtheit dann degenerative Züge am Individuum in dem eben definierten Sinne zur Folge haben. Wie denn auch die Beobachtung ergibt, daß solche Häufungen bei Individuen mit Intelligenzdefekten oder ethischen Abwegigkeiten vorkommen.

Status dysraphicus (BREMER). Die zuweilen vorkommende, überzufällige Kombination von Fehlbildungen wie Sternumanomalien, Kyphoskoliosen, Differenzen der Mammagröße, Hohlfuß, Heterochromie der Iris zusammen mit Sensibilitätsstörungen, trophischen Störungen der Hände findet sich bei nahen Blutsverwandten von Syringomyeliekranken gehäuft. Inwieweit die als Einzelsymptom häufige Spina bifida occulta, deren behaupteter ätiologischer Zusammenhang mit Enuresis mit Recht heute abgelehnt wird, hierher gerechnet werden kann, wie es vielfach geschieht, bedürfte noch der Klärung; Spina bifida aperta kann allerdings beim Status dysraphicus vorkommen. Der Zustand wurde auf embryonale Störungen im Schluß des Neuralrohres zurückgeführt und rechnet noch zu den Konstitutionsanomalien.

Von den letztgenannten Zuständen bestehen fließende Übergänge zu dem großen Gebiet erblicher Mißbildungen, wie sie in den Abschnitten über Erkrankungen einzelner Organsysteme behandelt werden, sowie zu jenem erblicher „multipler Abartungen" (s. S. 66).

Von weiteren, teilweise ebenfalls morphologisch gekennzeichneten, ja sogar den Habitus verändernden Eingriffen ausgesprochen peristatischen Ursprunges wird bei Erörterung letztgenannter Einflüsse noch zu sprechen sein, da mit ihnen gewisse Änderungen des Verhaltens gegenüber weiterer Krankheit verbunden sind.

2. Diathesen.

Über den vorwiegend für funktionelle Konstitutionsanomalien gebrauchten Diathesen*begriff* und den ihm zugrunde liegenden Altbesitz ärztlichen Beobachtungsgutes wurde S. 50ff. schon alles Wesentliche gesagt.

Für das Kindesalter hat ganz besondere Bedeutung ein zunächst verwirrend groß erscheinender Block besonderer Dispositionen, für den die eigentlich jeweils nur Teile benennenden Namen im Laufe der letztvergangenen reichlich einundhalb Jahrhunderte wechselten:

inflammatorische, entzündliche, exsudative Diathese, kindlicher Arthritismus (TH. WHITE 1784, VIRCHOW 1854, A. CZERNY seit 1901, COMBY 1900). Diesen Namen liegt die altgeläufige Beobachtung zugrunde, daß es Menschen gibt, welche in ungewöhnlichem Maße zu gewissen vorwiegend entzündlichen Reaktionen neigen.

So erklärt es sich auch, daß die gesamte Diathesenlehre gerade an diesem Beispiel ihre logische Begründung und ihren biologischen Ausbau fand, wobei die starke Beteiligung des Kindesalters an den Manifestationen dieser Diathese zu einer besonders entscheidenden Anteilnahme der Kinderheilkunde an diesen Diskussionen und Untersuchungen führte. Über den sprachlich zunächst ungewohnt erscheinenden Namen Arthritismus vgl. unten.

Das im einzelnen höchst wechselvolle Bild einer Diathese läßt sich in eine Anzahl *Zeichenkreise* zerlegen, die sich durch gemeinsame Züge des Erscheinungsbildes ergeben. Ihre innere Zusammengehörigkeit bekunden sie trotz ihrer äußeren Buntheit durch ihr überzufälliges Zusammentreffen am Einzelindividuum und in Familien, sowie durch eine Art gegenseitigen Vertretens und Ablösens im Laufe eines Lebens.

In diesem Sinne lassen sich zunächst die 5 vorwiegend das Kindesalter betreffenden Zeichenkreise unterscheiden (v. PFAUNDLER 1911):

1. Hauterscheinungen besonders in Form hartnäckiger, rezidivierender seborrhoischer Dermatitis, krustöser Ekzeme oder Neurodermitis an behaartem Kopf, Gesicht, Hautfalten und Gelenkbeugen.

2. Neigung zu Schleimhautkatarrhen, zu Pharyngitiden, follikulären und retronasalen Anginen, Laryngitiden, diffusen Bronchitiden, Conjunctivitiden, Blepharitiden, Otitiden.

3. Status lymphaticus in dem S. 56 bereits erörterten morphologischen Sinne, aber auch als „*lymphatische Diathese*" hier im Sinne einer erhöhten Neigung zu Exsudationen des Lymphsystems.

4. *Vasoneurotische*, auch *vegetative Diathese:* Neuropathische und vasoneurotische Züge mit vegetativer Übererregbarkeit, also vor allem die große Gruppe von Erscheinungen des Vasomotorismus (Neigung zu Schweißen, Farbwechsel, Ohnmachten bis zum „vasomotorischen Epileptoid", „orthostatische Albuminurie", meist nächtlichem, nur Stunden während dem „Pseudocroup", Spasmen an Eingeweiden in Form der Nabelkolik).

5. Dystrophieneigung im Säuglingsalter; „Heterodystrophie", d. h. Nichtgedeihen bei ordnungsgemäßer „unnatürlicher" Ernährung; Neigung zu Milchnährschaden mit „grauer Obstipation", ja erschwertes Gedeihen sogar bei ordnungsgemäßer Brusternährung.

Für das Verständnis der Gesamtdiathese sind dann wenigstens in Kürze jene beiden Zeichenkreise anzufügen, deren Abgrenzung ganz unabhängig aus Beobachtungen am Erwachsenen sich ergab. Manche dieser Erscheinungsformen greifen übrigens in das (vor allem ältere) Kindesalter über und sind schon deshalb hier zu nennen. Kriterium ihrer Zugehörigkeit zu dem hier erörterten Diathesenblock bildet auch hier wieder ihre Syntropie beim Einzelindividuum (oft erst im Lebensablauf) und in Familien.

6. *Arthritismus* (COMBY, J. BAUER), *Bradytrophie* (BOUCHARD). Neigung zu Gicht, Fettsucht, Diabetes, Steinleiden, Rheumatismus, denen seit je Leiden aus dem unter 7. genannten Zeichenkreis, wie Bronchialasthma und Migräne sowie chronische Ekzeme aus dem 1. Zeichenkreis zugezählt werden, was gerade die Einheit des Diathesenblockes erneut belegt.

Von der Einbeziehung der Gicht, französ. *arthrite* leitet sich die Bezeichnung „Arthritismus" COMBYS her (also nicht von Arthritis). Adjektivisch wäre daher arthritistisch entsprechend arthritique = gichtisch besser als das übliche arthritisch.

7. *Allergische Diathese* (KÄMMERER). Als allergisch werden heute ausschließlich Zustände bezeichnet, die auf eine *Antigen-Antikörperreaktion* im Organismus
zurückzuführen sind, wie Bronchialasthma, Heufieber, Heuschnupfen, Heuasthma, Darmasthma (Colitis membranacea s. mucosa), allergische Ekzeme
und urticarielle Eruptionen der Haut. Es mag hier daran erinnert sein, daß
auch für das kindliche „konstitutionelle" Ekzem gewisse Antigenbeziehungen
und das Vorkommen von Antikörpern nachgewiesen sind (Eiklarreaktionen
MOROs) und daß gerade bei diesen Ekzemen der Wechsel des Zeichenkreises
im Laufe des individuellen Lebens besonders eindrucksvoll zu beobachten ist
(Ekzemkinder werden vielfach Asthmatiker oder zeigen gerade ein Alternieren
beider Manifestationsformen). Die klinische Seite dieser Krankheitsbilder ist
in den weiteren Einzelabschnitten dieses Lehrbuches behandelt. Hier sei nur
noch hervorgehoben, daß diese wie auch andere Manifestationen des großen
Diathesenblockes zwar auch rein äußerlich entstehen können (z. B. die Urti-
cariaeruptionen bei Serumkrankheit); der Diathetiker unterscheidet sich jedoch
als eine Art Sonderrasse durch die *Leichtigkeit, mit der ein Antigenkontakt zur
Antikörperbildung und damit zur spezifischen Sensibilisierung, aber dann auch
zur Anfallsauslösung führt* (die Aufnahme von „Antigensplittern" eventuell
sogar auf sonst ungewohntem Wege durch Resorption von Haut, Darm, Lunge
[Inhalation], intrauteriner, diaplacentarer Antigenübergang u. ä. können genügen, in letzterem Falle somit angeborene Allergien = Idiosynkrasien entstehen). Kombiniert sich die allergische Diathese mit dem neuropathischen
Zeichenkreis, so kann wiederholte Auslösung der Antigen-Antikörperreaktion
zur Bahnung bedingter Reflexe bis zur rein psychogenen Anfallsauslösung
führen, wie sie die moderne Allergielehre sehr wohl kennt.

Kriterien der exsudativen Diathese gibt es mit Ausnahme jenes morphologisch
definierten Zeichenkreises des Status lymphaticus (s. S. 56) trotz ungezählter
dahingehender Untersuchungen bis heute nicht, sofern man darunter anatomisch
oder stoffwechselchemisch nachweisbare Besonderheiten am Körper des Trägers
versteht. Erst Manifestationen melden die Existenz der Diathese an. Dabei
fällt auf und ist zu beachten: die Hartnäckigkeit und Rezidivneigung, zuweilen
auch der Bildwechsel im Laufe des Lebens, endlich der Zwiespalt zwischen
Auftreten der Manifestationen und den sie mutmaßlich auslösenden minimalen
Schadeneinwirkungen (Eczema intertrigo trotz sorgfältigster Pflege, Erkältung aus banalsten äußeren Anlässen u. dgl.).

Familiarität, Erblichkeit. Der Wechsel im Zeichenkreis während des Einzel-
lebens wurde bereits mehrfach erwähnt, wozu sich beim Diathesenträger eine
Neigung zur „Blockbildung", d. h. eine überzufällige Anhäufung mehrerer Teil-
bereitschaften gesellt. Ein gleicher Gestaltwandel findet sich sehr ausgesprochen
zwischen Familienmitgliedern und in Generationen einer Sippe trotz ausgesprochener, wenn auch unregelmäßiger Dominanz im Erbgang der Gesamtdiathese. Der Genetiker spricht hier von *Heterophänie.* Sehr oft zeigen sich
dabei familiäre Züge in Gestalt kleiner Besonderheiten der Ausprägung. Erst
bei Erbgleichheit, d. h. bei Eineiern verschwindet der Gestaltwandel weitgehend
und macht einer starken Konkordanz Platz. Unter nichtblutsverwandten
Diathesenträgern andererseits verteilen sich die einzelnen Zeichenkreise völlig
nach den Gesetzen des Zufalls. Unter Würdigung dieser gesamten Tatbestände und der Ergebnisse moderner Erbforschung kommt man hinsichtlich
der Erblichkeitsverhältnisse zu folgender Vorstellung: der normale Ablauf gewisser physiologischer Reizbeantwortungen (Entzündung, Antikörperbildung
u. dgl.) wird durch ein als Verstärker wirkendes besonderes Gen, das Dia-
thesengen entscheidend beeinflußt. „Ob die Verstärkerwirkung sich auf viele

oder nur auf vereinzelte Reaktionen erstreckt, auf welche und in welchem Ausmaß, hängt teilweise von der Umwelt, vorwiegend aber wohl von der sonstigen Gesamtkonstellation in der Erbmasse[1] ab" (v. PFAUNDLER 1940).

Hämorrhagische Diathese. Man bezeichnet damit eine vorübergehende oder durch längere Zeit während, eventuell lebenslängliche Bereitschaft zu Blutungen in Haut, Schleimhäuten, Gelenken oder inneren Organen, wobei diese Bereitschaft *in einer allgemeinen Körperverfassung, nicht in lokalen Gewebsänderungen* besteht. Zur hämorrhagischen Diathese zählen die verschiedensten Krankheitsformen rein genetischer, kombinierter und rein peristatischer Ätiologie. Ohne erstrebte Vollständigkeit wären hier zu nennen: *Hämophilie* und die (noch wenig aufgeklärten) *Pseudohämophilien*, die *Thrombopathie* und *Thrombasthenie*. Die Blutungsbereitschaft bei (erblicher oder exogen bedingter) isolierter Thrombopenie (,,WERLHOFsche *Krankheit*") sowie bei (in heutigem Sinne) ausgesprochenen *Blutkrankheiten* (Anämien, Leukämien, Aleukie, Panmyelophthise, myeloische Insuffizienz); die Blutungsübel *nach Infektionskrankheiten* oder ganz unklarer Genese (Purpura fulminans, septische und toxische Schäden auf Blut und Gefäße); die stark allergisch mitbedingte SCHÖNLEIN-HENOCH-*Gruppe (Purpura abdominalis und rheumatica)*; endlich die vorwiegend exogenen Formen des *Morbus haemorrhagicus neonatorum* (Hypoprothrombinämie) oder des *Skorbuts*. Klinische Einzelheiten zu diesen Bildern vgl. die entsprechenden Abschnitte der Blut-, Infektions- und Neugeborenenerkrankungen bzw. der Avitaminosen.

Bindegewebsdiathese. Mit dieser Bezeichnung belegte man die Tatsache, daß eine Reihe von Störungen durch eine ungewöhnliche Schlaffheit, Schwäche und Dehnbarkeit von bindegewebig aufgebauten, schließenden oder tragenden Körpereinrichtungen entsteht (Eingeweidebrüche, Knickfuß und Plattfuß, Überstreckbarkeit von Gelenken mit Bänderschlaffheit, Ptose innerer Organe), wobei solche Störungen sich an Individuen und in Familien häufen.

Bezüglich *Phosphatiddiathese* vgl. S. 68.

Erblich verankert sind aber nicht nur Krankheitsdispositionen (Diathesen), sondern auch umgekehrt *Leistungen des Organismus,* die man als *Resistenz* bezeichnet. Solche können gattungsmäßig eine Festigkeit gegen Keime bedingen, die für andere Gattungen Infektionserreger sind (*Genusresistenz,* weniger zweckmäßig ,,natürliche Resistenz", sehr mißverständlich auch ,,natürliche Immunität" oder gar ,,angeborene Immunität" genannt), sie können aber auch *familiäre Resistenz* (z. B. gegen Pocken) bedingen (sehr selten). Auf endogene, an das arteigentümliche Entwicklungsgeschehen gebundene Altersdispositionen und auf ebenfalls endogen verankerte Geschlechtsdispositionen wird später (S. 86) noch zurückzukommen sein.

3. Erbkrankheiten, multiple Abartungen, Mißbildungen[2].

Unter den Konstitutionskrankheiten in dem S. 49 erörterten Sinne hebt sich eine ätiologisch scharf umschriebene Gruppe heraus, die Erbkrankheiten. Da sie sich nicht selten schon angeboren oder in frühen Lebensabschnitten zeigen, haben sie besonders kinderärztliches Interesse.

---

[1] ,,Modifikationsgene" vgl. dazu S. 64.

[2] Es kann weder Aufgabe noch Ziel dieses Abschnittes sein, einen Leitfaden der Erbpathologie oder auch nur ein Verzeichnis beobachteter Erbkrankheiten zu bieten. Auch müssen gewisse einfachste Tatsachen der allgemeinen Biologie, sowie Grundvorstellungen und Erkenntnisse der Erblehre hier vorausgesetzt werden. Ziel dieses Abschnittes ist es lediglich, dem Arzt jene allgemeinen Begriffe zu vermitteln, die ihm ein Verständnis seiner Beobachtungen an Kranken und eine Einordnung derselben in seine sonstigen Vorstellungen vom Krankheitsgeschehen erleichtern.

Wesen einer Erbkrankheit. Erfahrung bei der Zucht von Pflanzen und Tieren ergab, daß nicht ganz selten bei einem Individuum ein neues, bislang nicht beobachtetes Merkmal in Bau oder Funktion seines Körpers auftritt, das sich bei Abkömmlingen des Individuums wiederholt, also erblich ist. Jeder Träger eines solchen Merkmals ist also Träger einer Änderung im Gefüge seines Genoms. Jede solche Änderung im Gefüge des Genoms bezeichnet man als *Mutation.* Sehr oft senkt das neue Merkmal die Erhaltungswahrscheinlichkeit des Trägers; es erweist sich damit als „*krankhaft*" in dem S. 49 definierten Sinne. Man spricht dann von einer Erbkrankheit und ihrer Bedingtheit durch eine pathologische Mutation. Die prinzipielle Gleichartigkeit des Erbgeschehens bei allen Lebewesen rechtfertigt die Übertragung solcher Erfahrungen auf den Menschen, wobei es allgemeinbiologisch sehr interessant ist, daß sogar manche spezielle Erbkrankheiten in übereinstimmender Weise bei Mensch und Tier vorkommen (z. B. Chondrodystrophie).

Wesen einer Mutation. Die genannten Änderungen im Genomgefüge können vielfacher Art sein. Es kann sich die Zahl der im Genom enthaltenen Chromosomen ändern *(Genommutation),* es können Chromosomenstücke vertauscht werden oder verlorengehen *(Chromosomenmutation),* es kann endlich ein einzelnes Gen sich verändern *(Genmutation).* Letzteres Vorkommnis scheint bei den menschlichen Erbkrankheiten das geläufige, so daß im folgenden unter Mutation speziell die Genmutation gemeint ist. Genmutationen können *spontan,* d. h. ohne erkennbare äußere Ursache auftreten. Sie sind aber auch *experimentell erzeugbar* durch Bestrahlung der Keimzellen mit Wellen- oder Corpuscularstrahlen (z. B. Röntgen-, Radium-, Höhenstrahlung einschließlich der von diesen im Körper ausgelösten sekundären Streustrahlen). Die Zahl der dabei auftretenden Mutationen ergab sich direkt proportional zu der Strahlendosis, gleichgültig ob diese Dosis in einmaliger oder verzettelter Gabe erfolgt. Eine Genmutation wird daher aufgefaßt als Folge eines Treffers, den ein Strahlenteilchen am oder im Atom eines Genmoleküls (Eiweiß) erzielt, d. h. die Genmutationen unterliegen den Gesetzen des Zufalls, der Trefferwahrscheinlichkeit. Diese Tatsache ist nicht ohne praktische Bedeutung bei der anwachsenden Verwendung von Strahlen in der Medizin. Genmutationen werden heute allgemein als *kleinste chemische Änderungen im Gen-Eiweißmolekül* betrachtet (Umgruppierung einer Atomlage, vielleicht sogar nur Atomanregung im Sinne der Atomphysik). Chemische Mutationen (durch Senfgas und eine Reihe weiterer Stoffe, besonders auch durch cancerogene Substanzen) sind neuestens nachgewiesen.

Wirkung einer pathologischen Genmutation. Eine Genmutation führt zu einer ganz bestimmten Änderung (Störung) im Ablauf des Zellgeschehens, etwa indem in der Kette der normalerweise ablaufenden Fermentreaktionen des Stoffwechsels ein Glied ausfällt oder abnorm geleitet wird. So kommt es zu Änderung (Störung) im Bau, im Stoffwechsel, in der Differenzierung der Zelle und aller ihrer Abkömmlinge. Diese Fehlleitung kann je nach Art der Mutation früher oder später in der Individualentwicklung einsetzen, bzw. zu erkennbaren Folgen führen. Auf diese Weise treten Störungen in Bau, Tätigkeit oder chemischer Zusammensetzung eines Gewebes, eines Organs auf, es können abnorme Zellprodukte (Stoffwechselzwischenprodukte) abgelagert werden, die Teilungsfähigkeit der Zelle kann leiden u. dgl. Damit tritt — ausgelöst durch ein mutiertes Gen — zu einem bestimmten Zeitpunkt der Individualentwicklung „Krankheit" ein.

Erblichkeit einer Genmutation. Da die Keimzellen aller Generationsfolgen voneinander abstammen, wird eine so geartete Änderung im Genbestand eines Individuums automatisch auf neugebildete Keimzellen nach den bei der Zellteilung geltenden Regeln weitergegeben. Damit wird die Änderung erblich. Auf die Frage einer Mutation von Somazellen und das damit in Verbindung gebrachte Geschwulstproblem kann hier nicht eingegangen werden. Die überwiegende Mehrzahl experimenteller (und wohl auch spontaner) Mutationen erweist sich als *recessiv erblich,* d. h. die Änderung tritt im Phänomen nur dann in Erscheinung, wenn ein gleichartig mutiertes Gen von beiden Eltern her zu einem Individuum zusammentrifft. Das hat zur Folge, daß eine neuentstandene Mutation, die zunächst als etwas Einmaliges innerhalb einer Bevölkerung auftritt, nicht durch Zufall (oder als eine sogleich „krankhafte Anlage") in Kürze wieder ausgemerzt wird, sie wird vielmehr zunächst verdeckt als bloßes Erbgut bewahrt und weitergegeben; sie *reichert sich damit in der Bevölkerung an.* Erst nach mehreren, oft vielen Generationen besteht einige Wahrscheinlichkeit, daß die neue Mutation bei der geschlechtlichen Fortpflanzung auf ihresgleichen trifft, um jetzt in einem homozygoten Träger phänotypisch in Erscheinung zu treten und damit sich zu selektionistischer Bewährung zu stellen (v. WETTSTEIN).

Erbkrankheiten und Familiarität. Es bedarf kaum der Erwähnung, daß gewisse „klassische" Erbkrankheiten durch ihr gehäuftes Auftreten in Familien schon früh die Aufmerksamkeit auf sich lenkten. In der eindruckvollsten Form begegnet dies als gleichartiges Erkranken der Abkömmlinge eines Kranken durch mehrere Generationen, wie wir es bei den einfach dominant erblichen Krankheiten finden, bei denen schon das Vorhandensein einer einzigen, von nur einem Elter stammenden Krankheitsanlage zur Entstehung der Krankheit genügt. In manchen solchen Fällen scheint sogar ein mit jeder folgenden Generation früheres Einsetzen der Krankheit *(Anteposition)* zu erfolgen.

Einfach dominant verhalten sich die THOMSENsche *Myotonie,* die *Kugelzellenanämie* (mit und ohne Ikterus), manche Fälle von *Chondrodystrophie,* mehr als Anomalien, denn als Krankheit erscheinende *Pigmentbesonderheiten* (circumscripter Albinismus und Melanismus u. ä.).

Der Laie neigt zu einer Umkehrung der genannten Feststellung, indem er *Familiarität* eines Vorkommnisses mit *Erblichkeit* gleichsetzt. Daß diese *Umkehrung unzulässig* ist, erhellt aus der einfachen Alltagsbeobachtung, daß Familienmitglieder vielfach auch gleichen exogenen Schäden ausgesetzt sind, die zu Familiarität eines bestimmten Erkrankens führen.

Geläufige Beispiele für letzteres liefern Nährschäden einschließlich der Avitaminosen, Nahrungsmittel- und andere Vergiftungen, kontagiöse Infektionen. Aber auch intrauterine Schäden können die Familiarität einer Erkrankung innerhalb einer Geschwisterreihe bedingen, etwa die Rh-Antikörper bei den Erythroblastosen (s. S. 70).

Familiarität von intermediären Erbanlagen (scheinbare Dominanz). Es gibt erbliche Abartungen, die nach ihrer Bedeutung für den Träger teils als harmlose Varianten, teils als Anomalien, manche auch als leichte Krankheiten (Mißbildungen) erscheinen. Sie sind in der Gesamtbevölkerung selten. Untersucht man die unmittelbaren Vorfahren ihrer Träger, so finden sich die Besonderheiten bei diesen ebenfalls, so daß man sich berechtigt glaubt, ihnen einen dominanten Erbgang zuzuschreiben.

Hierher gehören z. B. die für ihre Träger völlig belanglosen Segmentationsanomalien der Blutleukocyten (die Bisegmentation von PELGER-HUET, und die UNDRITZsche Hochsegmentierung), aber auch manch kleine Finger- oder Zehenmißbildungen, manche Hasenscharten.

Einige Sippenbeobachtungen machen es wahrscheinlich, daß die Träger solcher Erbanlagen nur deshalb gesund oder fast gesund erscheinen, weil sie *Heterozygoten* sind. Treten indes zufällig (oder in Verwandtenehe) Homozygoten auf, so weisen diese schwerste, zum Teil kaum lebensfähige Mißbildungen des Gesamtkörpers auf (bei der PELGER-HUETschen Leukocytenanomalie bisher erst beim Tier bekannt). Der Erbcharakter der Anomalie ist also eigentlich ein *intermediärer,* da die Homozygoten ein anderes Phaen aufweisen. Das bisher erst vereinzelt beobachtete, in Wirklichkeit aber wegen der geringen Auffälligkeit der Heterozygoten vielleicht nicht so sehr seltene Vorkommnis ist jedenfalls von Interesse.

Erbkrankheiten und scheinbare Nichtfamiliarität. Überraschender als das eben genannte familiäre Vorkommen einer Erbkrankheit ist eine oft zu beobachtende anscheinend fehlende Familiarität. Sie kann Anlaß sein, den erblichen Charakter einer Krankheit zu verkennen und außer acht zu lassen. Dieses Fehlen einer Familiarität kann sehr verschiedene Gründe haben. Zu denken ist vor allem an:

1. *ungenügende erbbiologische Kenntnis über eine Sippe.* Geringe Zahl der Familienmitglieder, außereheliche Abkunft, wenig auffallende oder erst in hohem Alter sich manifestierende Leiden, Tod von Familienmitgliedern vor Erreichung des Fortpflanzungsalters u. dgl. m.; verringerte Fortpflanzungschance und -fähigkeit von Trägern schwerer Erbleiden, die zu erhöhter Ausmerzung der Leiden führen.

2. *Neuauftreten einer* dominanten oder recessiv-geschlechtsgebundenen (und in letzterem Falle nur bei männlichen Trägern manifestationsfähigen) *Mutation,* deren Vorkommen nicht so selten ist, wie zuweilen angenommen.

Schon die Erfahrungen an Säugetieren „beweisen die große Mutationsfähigkeit des Genoms", und „wir haben keine Ursache, für den Menschen eine besondere Festigkeit der Gene anzunehmen"; „Mutationen sind auch bei Säugetieren und beim Menschen häufig" (P. HERTWIG).

Bei dem enormen Anwachsen eines Kontaktes von Menschen mit mutationsauslösenden Strahlungen ist aber auch an *strahleninduzierte Mutationen* zu denken (vgl. dazu auch S. 61).

Aus der experimentell gesicherten direkten Proportionalität der Mutationsrate und der Strahlendosis ergibt sich für die Praxis, daß es *für die Zahl der in einer Bevölkerung* auf diese Weise *induzierten Mutationen gleichgültig ist, ob etwa 1 Mensch 100 Röntgendurchleuchtungen oder ob 100 Menschen je 1 Durchleuchtung* durchmachen; die Trefferwahrscheinlichkeit ist in beiden Fällen gleich groß! Eine Röntgendurchleuchtung führt dem Körper 1—2 r je Minute, eine Aufnahme $^1/_2$ r zu, wobei die Trefferchance natürlich unterschiedlich, je nachdem die Keimdrüsen (z. B. bei Bauch- und Beckendiagnostik) direkt im Strahlenfeld liegen oder nur von Streustrahlung getroffen werden. Immerhin ist zu beachten, daß im Tierversuch bereits bei 20—40 r Hemmungen des normalen Teilungsrhythmus der Spermiocyten, bei 200 r neben gehäuften Mißbildungen sogar allgemeine Keimzellenschädigung mit Keimvernichtung, Reduktion der Wüchsigkeit und der Fertilität der Nachkommen nachweisbar ist, Wirkungen, die *von der Mutationsfrage* zu trennen und erst bei höherer Strahlendosis zu erwarten sind. Ganz abgesehen von diesen weiteren Schäden ist mit erhöhter Mutationsrate ganz besonders zu rechnen bei Personal in Strahlenabteilungen oder in gewissen technischen Laboratorien, Industrie und Bergwerksanlagen zur Gewinnung radioaktiver Substanzen u. ä. Die an der Kitteltasche von Radiumschwestern gemessene Jahresdosis an Strahlung betrug 240 r. Die Nachuntersuchung von *Kindern früherer Röntgenassistentinnen* (NAUJOKS) ergab eine Rate leichter bis schwerer Fehler der Körperbildung, die an der obersten Grenze des noch als Norm zu bezeichnenden Vorkommens lag (9 auf 125).

3. Vorliegen *einfacher Recessivität* bei seltenen Erbkrankheiten. Bei einfach recessivem Erbgang bedarf es zur Manifestation eines Leidens der Homozygotie, d. h. des Zusammentreffens zweier gleichartiger Mutationen, von denen die eine aus der väterlichen, die andere aus der mütterlichen Keimzelle stammt. Ist eine Erbkrankheit (also auch die ihr zugrunde liegende Mutation) in einer Bevölkerung selten, so wird der Zufall nur selten zwei Keimzellen mit der gleichen Mutation zusammenführen. Das Leiden tritt dann in Einzelfällen auf, deren Erblichkeit gar nicht kenntlich wird. Die Wahrscheinlichkeit dieses Zusammentreffens wächst aber erheblich in *Verwandtenehen.* In diesen kommt es dann in einer Geschwisterreihe plötzlich zu Häufung des Leidens. Erst eine *Häufung in Verwandtenehen hat die Erblichkeit vieler Krankheitsbilder* erwiesen. Untersuchungen dieser Art wurden so von besonderem erbbiologischen Interesse.

Die erbbiologische Wirkung von Verwandtenheirat besteht — das sei hier angemerkt — ja gerade darin, daß die Homozygotie recessiver Anlagen (krankhafter *und* wertvoller!) wahrscheinlicher wird und damit die Anlagen phänisch manifest werden.

4. Vorliegen einer *Homozygotie intermediärer Anlagen mit scheinbarer Dominanz* (S. 62), einer *Manifestationsschwankung von Genen* (s. S. 64) einschließlich der *Heterophänie* (s. S. 64), auch einer *Polymerie* (s. S. 65).

Ein seltener Glückszufall, vielleicht auch jene zielsichere Intuition des echten Forschers ließen GREGOR MENDEL (1822—1884) seine klassischen Vererbungsexperimente gerade an solchen Eigenschaften solcher Pflanzen vornehmen, für die klare und eindeutige Erbverhältnisse herrschen. Nur so war es möglich, zum „MENDELschen Gesetz" über Dominanz, Recessivität und intermediäre Vererbung zu gelangen, die mit ihren klaren Verhältniszahlen

von ihrer Gültigkeit bis heute nichts eingebüßt haben, wohl aber viele Abwandlungen im Einzelfall erfuhren. Als dann 1900 gleichzeitig und unabhängig
von C. CORRENS, H. DE VRIESS, E. v. TSCHERMAK die Chromosomen als Träger
der Vererbung und in der Folge ihre Einzelbestandteile, die Gene entdeckt
wurden und sich die jetzt erst wiederentdeckten MENDELschen Gesetze geradezu
theoretisch aus der Chromosomenlehre ableiten ließen, entwickelte sich zunächst
etwa folgende Vorstellung: es gibt so viele Gene, als es erblich veränderliche
Eigenschaften des Körpers gibt, wobei zwischen je einem Gen und der von ihm
gesteuerten Körpereigenschaft eine ein-eindeutige Beziehung herrscht; d. h.
jedem Gen schien eine erbliche Eigenschaft, jeder erblichen Eigenschaft *aber
auch umgekehrt* ein Gen eindeutig zugeordnet. In diesem Falle spricht man
heute von *Monomerie (Monogenie)* in ihrer reinsten Form.

Die Genetik war damit zunächst von der Vorstellung beherrscht, daß das
Genom (die Summe aller Gene) eigentlich *eine Art Kleinstmosaik* des späteren
fertigen Organismus darstelle, das alle zukünftigen Eigenschaften des letzteren
bereits „im Keim" enthalte. Diese Vorstellung fand eine gewisse Stütze in
jenen Erbkrankheiten, die durch ihre Eigenart in erster Linie die Aufmerksamkeit der Forschung auf sich lenkten und ihrerseits die Kenntnis der einfachsten
Erbgesetze MENDELs geradezu populär machten.

Es sind das jene monosymptomatischen Erbkrankheiten mit klarem Erbgang (einfache
Dominanz und einfache Recessivität, später bekanntwerdend auch die geschlechtsgebundene Recessivität, z. B. bei Hämophilie, Rotgrünblindheit).

Manifestationsschwankung von Genen. Demgegenüber wissen wir heute,
daß Gene, insbesondere auch pathologisch mutierte Gene in Wirklichkeit
nur Zügler für die Individualentwicklung darstellen, welche bestimmte morphologische und funktionelle Abläufe innerhalb gewisser Grenzen festlegen. Ob
und wieweit diese ihre Wirksamkeit am Phänotypus tatsächlich in Erscheinung
tritt, kann vielfach von Umweltfaktoren einerseits, vom „Restgenom" andererseits abhängen (wenn wir mit C. und O. VOGT als *Restgenom* die sämtlichen
Gene nach Abzug des speziell betrachteten Gens bezeichnen). Umwelt oder
Restgenom können also darüber entscheiden

a) ob ein Merkmal überhaupt zum „*Durchschlag*" *(Penetranz)* kommt oder
unterdrückt wird;

b) inwieweit ein Merkmal *quantitativ* manifestiert wird, so daß „*Ausdruck*"
(Expressivität) des Merkmals sich ändert;

c) ob ein Merkmal *qualitative* Besonderheiten seiner *Ausbildung* (sog. *Spezifität)* zeigt.

Heterophänie. Soweit es sich bei diesen Manifestationsschwankungen um
Wirkungen des Restgenoms handelt, ist nachgewiesen, daß Zahl und Anordnung von „*Nebengenen*" modifizierend in den drei genannten Richtungen auf
das studierte „*Hauptgen*" einwirken, dem man daher diese Nebengene als
„*Modifikationsgene*" gegenüberstellt. Der Vorgang selbst wird als *Heterophänie*
bezeichnet.

Er scheint weniger merkwürdig, wenn man sich vergegenwärtigt, daß eben das Wirken
jedes Gens durch seine Gen-Umwelt mitbestimmt wird, zu der ja das Restgenom zählt,
ganz so, wie das Gesamtgenom durch die Umwelt des Cytoplasmas, die Gesamtzelle durch
ihre „Zellumwelt" usf. alles überhaupt Lebende wiederum durch seine individuelle,
soziale, ökologische Umwelt mitgeschaffen wird.

Heterophänie spielt eine bedeutsame Rolle *bei den Übergängen zwischen
Norm und Krankheit;* sie begegnete beispielsweise bei dem wechselvollen Er-
scheinungsbild der *exsudativen Diathese* (s. S. 59), sie spielt eine Rolle bei
Dispositionen, z. B. bei der *Tuberkulose*an- und -hinfälligkeit (s. bei Tuberkulose).

Familienähnlichkeit von Erbkrankheiten. Da das Restgenom innerhalb einer Sippe größere Ähnlichkeit als unter beliebig herausgegriffenen, nichtverwandten Individuen einer Gesamtbevölkerung aufweist, kann durch Heterophänie jene oft zu beobachtende *Ähnlichkeit in der feineren Ausprägung einer Erbkrankheit bei Blutsverwandten* zustande kommen (soweit nicht Heterogenie [S. 66] vorliegt).

Diese geht beispielsweise bei den Erbkrankheiten des Nervensystems soweit, daß oftmals nahezu jede Familie ihre Verlaufsbesonderheiten aufweist und erst das Vernachlässigen dieser die Aufstellung eines Krankheitsbildes als nosologische Einheit ermöglicht.

Der Anlässe, die zu einer Manifestationsschwankung bis zur Unterdrückung eines an sich dominanten Gens führen können, sind also sehr viele. Sie erfordern in manchem Einzelfall der menschlichen Erbpathologie umfangreiche Untersuchungen oder bedingen noch bestehende Unklarheiten. Doch sei nochmals betont, daß die Tatsachen als solche in der experimentellen Genetik eingehend studiert und belegt sind.

Für die eben gestreifte phänische Verschiedenheit in der Ausbildung einer Erbkrankheit beim Einzelindividuum gibt es aber noch andere Anlässe.

Polymerie (Polygenie). In der geschilderten Heterophänie liegt sozusagen ein Übergangsfall zwischen der S. 64 genannten, hier als Hauptgen noch vertretenen Monomerie und einem weiteren komplexen Erbgeschehen vor: daß nämlich erst das *Zusammenwirken mehrerer, unter sich gleichberechtigter Gene* ein Merkmal bedingen. In diesem Falle spricht man von *Polymerie (Polygenie)*.

Sie spielt eine große Rolle bei der Erbbedingtheit normaler Eigenschaften, dagegen geringe bei Erbkrankheiten; diese sind vorwiegend monomer (monogen) bedingt.

Polyphänie und polysymptomatische Erbkrankheiten. Viel häufiger in der Erbpathologie erwies sich eine Art Umkehrung zur Polymerie in der Zuordnung von Gen und Merkmal. Oft bedingt nämlich ein mutiertes Gen das Auftreten *mehrerer Merkmale* (Krankheitssymptome); man spricht dann von *Polyphänie*. Die verschiedenen Merkmale können nach Lage im Körper, in Organen oder Geweben so völlig getrennt sein, daß zunächst sogar ein erbbiologischer, ja sogar ein pathogenetischer Zusammenhang überhaupt ganz verdeckt werden kann.

Die *tuberöse Sklerose* bietet Veränderungen in Gehirn *und* Haut. Die *Kugelzellenanämie* ist oft mit Turmschädel verbunden.

Zuweilen erweist sich die Polyphänie bei weiterem Studium der feineren Krankheitsgenese lediglich als *gegenseitige Abhängigkeit der einzelnen Symptome,* bzw. als Folge einer einfachen übergeordneten Ursache. Als solche können chemische Mißbildungen (also wohl Fermentausfälle in einem sonst anders ablaufenden Stoffwechselprozeß, s. auch S. 67), Störungen in einem Keimblatt, aber auch polytope mechanische Folgen eines Einzelschadens vorliegen.

Dafür einige Beispiele aus der kindlichen Erbpathologie: Bei der PFAUNDLER-HURLERschen Krankheit *(Dysostosis multiplex, Gargoylismus)* finden sich feinstkörnige Hornhauttrübung, Idiotie, gelegentlich Leber- und Milzvergrößerung neben Knochenveränderungen mit Zwergwuchs, von denen mindestens die knochenfernen, vielleicht sogar alle Symptome sich als Folge einer erblichen Phosphatidspeicherung in bestimmten Zellen ergaben (s. dazu S. 68). — Bei der WESTPHAL-STRÜMPELLschen Pseudosklerose kommt es zu Lebercirrhose und als Folge des gestörten Leberstoffwechsels zu Degenerationen des Linsenkerns im Gehirn mit ihren neurologischen Folgen. — Der *Anodontiekomplex* (nach v. KNORRE) zeigt Unterzahl der Zähne, Haardefekte, mangelhafte Schweißbildung, Ozaena. Die Vielzahl der Symptome hat die Lokalisation im Ektoderm gemeinsam. — Das VON DER HOEVE-*Syndrom* mit blauen (dünnen) Skleren, periostaler Knochenbildung, Otosklerose stellt offenbar eine mesodermale Störung dar. — Beim Status *Bonnevie-Ullrich* findet sich ein im einzelnen wechselvolles Zusammentreffen von Hirnnervenlähmungen, Ohrmuschel-, Mamillen- und Pectoralisdefekten, Bildungsdefekten an Armen, Händen, Füßen, lymphangiektatischen Ödemen an Hand- und Fußrücken. Sehr wahrscheinlich handelt es sich dabei um die Folgen einer erblichen erhöhten Liquorbildung während des Fetallebens, die zum Auftreten eines Liquorbläschens im Nacken führt; dieses wandert dann unter der dünnen Epidermis, um an den verschiedensten Stellen (Augenbecher, Achselhöhlen, Extremitätenenden) hängen zu bleiben und die Entwicklung mechanisch zu stören (bei Mäusen des BAGG-LITTLE-Stammes von BONNEVIE geklärt).

„Multiple Abartungen". Vorkommnisse von Polyphänie erscheinen dem beobachtenden Arzt jeweils zunächst, d. h. solange die gemeinsame Ursache ihres polysymptomatischen Bildes nicht aufgeklärt, ja vielleicht ihre erbliche Natur überhaupt noch nicht festgestellt ist, als *multiple Abartungen*, d. h. als ein überzufälliges, kausal noch unverständliches Zusammentreffen mehrerer Fehl- oder Mißbildungen oder auch Organerkrankungen. Viele sind unter dieser Bezeichnung beschrieben und gehen als solche oft noch lange in der Literatur. Ihre zunehmende Aufklärung, d. h. die Rückführung der vielgestaltigen Bausteine des Mosaiks auf eine gemeinsame Ursache, läßt den Begriff der multiplen Abartung als einen *vorläufigen* erscheinen. *Er benennt einfach einen phänischen Tatbestand, der sich oft als genisch bedingt erweist.* Daß der Begriff übrigens nicht auf Erbkrankheiten beschränkt ist, zeigt das Beispiel des Mongolismus (s. S. 69), in dem eine bestenfalls kongenitale (aber nichterbliche), vielleicht sogar frühfetal-erworbene multiple Abartung vorliegt.

Heterogenie. Scheinbare Widersprüche gegen ursprüngliche Erbvorstellungen ergaben sich in der ersten Zeit erbpathologischer Forschung dann aus dem Umstand, daß ein und dasselbe Krankheitsbild in einer Sippe dominanten, in einer anderen recessiven Erbgang aufwies. Die Tatsache fand eine Aufklärung, die biologisch überrascht: es kann ein und dieselbe (als Phän für den Arzt völlig gleich erscheinende) Erbkrankheit einmal von *einem* Gen, ein andermal von einem *anderen* Gen, also von ganz verschiedenen Stellen des Genoms aus bestimmt werden. Diese *Heterogenie* (adjektiv: heterogen oder besser heterogenisch) erklärt es dann ohne weiteres, daß solche äußerlich gleiche, genisch aber verschiedene Erbkrankheiten verschiedenen Erbgang aufweisen. Vielleicht zeigen sie bei weiterem Studium feinere symptomatische Unterschiede und erweisen sich damit doch noch als auch verschiedene Krankheits*bilder.* Andeutungen in dieser Richtung liegen vor.

Man mag sich hier daran erinnern, daß zwar die Medizin heute vielfach bestrebt ist, Krankheiten nach *ätiologischer Definition* zu benennen (z. B. die Infektionskrankheiten, die Vergiftungen, die „klassischen" Erbkrankheiten, die Avitaminosen), daß daneben aber Namensgruppen auf der ganz anderen Ebene gleichen „Bildes", also eigentlich *Syndrombezeichnungen* nicht nur bleiben, sondern auch ärztlich wegen gemeinsamer Züge in Diagnostik *und* Therapie weiter berechtigt sind (z. B. die verschiedenen Herzklappenfehler, die Nierenkrankheiten u. a.).

Heterogenie ist nachgewiesen bei Spalthand, Chondrodystrophie, sie ist wahrscheinlich bei vielen Erbleiden.

Die Tabelle 2 versucht, die bisher genannten erbbiologischen Bezeichnungen, deren Unterscheidung wegen mancher Klangähnlichkeit dem Nichtfachmann zuweilen schwer fällt, nochmals übersichtlich zusammenzustellen. Dabei sei erneut vermerkt, daß es sich hier keineswegs mehr um Hypothesen handelt, sondern daß *diese Vorkommnisse in der experimentellen Genetik genauestens begründet* und ihre Existenz beim Menschen in vielen Fällen studiert ist.

Mißbildungen. Die in vorstehendem schon gelegentlich gebrauchte Bezeichnung bedarf noch der begrifflichen Erläuterung. Auch hier handelt es sich, ähnlich dem Begriff der „multiplen Abartung", lediglich um die *Bezeichnung eines phänischen Tatbestandes*, nämlich die Benennung lokalisierter Abwandlungen im Bau von Körperteilen, Organen, Geweben. Je nach ihrer Bedeutung für den Träger können sie alle Grade von der harmlosen Varietät über die Anomalie bis zur Krankheit aufweisen.

Die S. 56 genannten ,,Degenerationszeichen'' sind für den Träger zumeist *belanglose Varietäten*. Eine Hasenscharte, ein zu kurzer Finger, ein Radiusdefekt erscheinen höchstens als eine *Anomalie*. Eine Spaltbildung der Wirbelsäule mit Myelocele, ein Hydrocephalus oder Anencephalus und ungezählte ,,schwere'' Mißbildungen haben den Charakter einer *Krankheit*.

Über die *Genese* sagt die Bezeichnung Mißbildung nicht das mindeste aus. Sehr viele Mißbildungen erweisen sich allerdings bei genauerem Studium als *erbbedingt*; ebenso sicher aber ist es, daß rein *exogene* Mißbildungen als Folge intrauteriner Schäden vorkommen.

Dazu vgl. einerseits das S. 62 über die intermediären Erbanlagen Gesagte, andererseits die S. 70 genannten amniotischen Abschnürungen.

Tabelle 2. *Die gebräuchlichsten Begriffe über die Gen-Bedingtheit von Merkmalen.*

Bezeichnung	Gen — Bild — Merkmal	Wesen	Vorkommnis
Monomerie (Monogenie)	○ ⟶ □	ein-eindeutige Zuordnung von Gen und Merkmal	monosymptomatische Erbkrankheiten ,,klassischen'' Erbganges
Polymerie (Polygenie)	○ ○ ○ ⟶ □	mehrere gleichgeordnete Gene bedingen ein Merkmal	bei normalen Erbeigenschaften häufig, selten bei Erbkrankheiten
Heterophänie	○ ↑ ∘ ∘ ○ ⟶ □	Wirksamkeit eines Hauptgens durch Nebengene (Modifikationsgene) abgewandelt; Merkmal dadurch variierend	vor allem bei komplexen Krankheitsan- und -hinfälligkeiten, Dispositionen (Tbc.), Erbdiathesen
Polyphänie (Pleiotropie)	○ ⟶ □ ◇ △	ein Gen bedingt mehrere Merkmale	polysymptomatische Erbkrankheiten
Heterogenie	○ *oder* △ ⟶ □	das gleiche Merkmal einmal von einem, ein andermal von einem anderen Gen bedingt	Erbkrankheiten mit wechselndem Erbgang (dominant, recessiv)

Auch der Begriff der ,,*chemischen Mißbildung*'' (GARROD jun.), des ,,kongenitalen Defektes im Chemismus des Körpers'' (CZERNY 1909) wurde bereits im Zusammenhang mit Fragen nach der Natur der exsudativen Diathese in sehr treffender Übertragung geprägt. Er erhält sehr präzise Gestalt für Krankheitsbilder, deren eigentliches Wesen im Unvermögen des Körpers zur Durchführung einer einzigen (winzigen) fermentativen Stoffwechselleistung beruht, z. B. bei der Alkaptonurie, der Phenylbrenztraubensäure-Idiotie, bei den Speicherkrankheiten vom Typus *Gaucher, Niemann-Pick, Gierke* oder der *Tay-Sachs-Vogt-Spielmeier-Kufs*-Gruppe (mit Anschluß der *Pfaundler-Hurler*schen Krankheit).

Anknüpfend an das über multiple Abartungen und über chemische Mißbildungen Gesagte seien hier zwei schon im Kindesalter auffallende Erbkrankheiten etwas eingehender behandelt, die in den weiteren Abschnitten des Lehrbuches nicht zur Darstellung kommen.

Es handelt sich um die beiden klinisch ähnlichen, wenn auch meist ohne weiteres unterscheidbaren Krankheitsbilder: die *Dysostosis Morquio* (MORQUIOsche *Krankheit*) und die *Dysostosis Pfaundler-Hurler* (*Dysostosis multiplex, Gargoylismus*), die man als

5*

familiär-dysostotischen Zwergwuchs zusammenfaßt und den pathogenetisch wechselvollen weiteren Zwergwuchsformen anreiht.

Als *Zwerge* definiert man zweckmäßig „abnorm kleine" Menschen, d. h. (nach dem S. 53 Gesagten) Menschen, deren Körpergröße die um die 3fache Streuung verminderte Durchschnittsgröße nicht erreicht, als *Zwergwuchs* daher Krankheitsbilder, welche in der Regel zu solcher Mindergröße führen (Kleinwuchs sinngemäß, wie S. 53 erörtert).

Die genannten Krankheitsbilder sind *rezessiv erblich* mit typischer *Häufung in Verwandtenehen.* Die Kinder werden in der Regel *normal geboren,* gedeihen fast durchweg *in den ersten Lebensjahren normal,* um etwa ab 5.—7. Lebensjahr in ihrer Körpergröße mehr und mehr zurückzubleiben und dann eben nur Zwergwuchs, in leichten Fällen Kleinwuchs zu erreichen.

Zum *Unterschied vom hypophysären Zwergwuchs* mit ähnlicher Anamnese werden diese Menschen jedoch geschlechtsreif, vielleicht mit Ausnahme seltenster Verlaufsformen der PFAUNDLER-HURLERschen Krankheit.

Als Ursache dieser Wachstumsverlangsamung finden sich *röntgenologisch nachweisbare multiple Störungen* von wechselndem Schweregrad in der *Epiphysenstruktur* vieler Knochen: fehlende oder kleine, verspätet auftretende, unregelmäßig geformte, ausgefranste, verwaschen gezeichnete Knochenkerne, besonders auch in der Handwurzel, erheblich, manchmal schwerst deformierte Epiphysenenden. Diese Anomalien führten zu vielen anderen Namengebungen in der Literatur.

Die *Metaphysen* sind plump, aber mit zarter Spongiosazeichnung, die *Wirbelkörper* oft abgeflacht (Platyspondylie), deformiert, die *Rippen* ruderblattartig verbreitert. Der nicht selten infolge der Wirbelsäulenanomalien wie auf einem zu kurzen Hals sitzende Schädel erscheint deformiert, plump, oft als Sattel- und Kurzschädel.

Bei der *Dysostosis Morquio* erschöpft sich das Bild in diesen Knochensymptomen, die Kinder entwickeln sich geistig normal. Das Multiple der Abartung beschränkt sich hier immerhin auf den Stützapparat.

Bei der *Dysostosis Pfaundler-Hurler* treten *Veränderungen an anderen Organen* hinzu, sehr oft mächtige Milz- und Lebervergrößerung, meist auch eine feinsttropfige gleichmäßige Trübung beider Corneae, die im Spaltlampenbild pathognomonisch ist; dazu gesellt sich in der Regel, aber nicht immer, Idiotie. (In letzterem Fall wegen der Kombination mit plumpem Schädel, Zwergwuchs und Epiphysenstörungen in den Handwurzeln meist *Fehldiagnose Myxödem!*)

Für die letztgenannte Symptomengruppe ist als Ursache eine *Phosphatideinlagerung* erwiesen, die an Milz und Leber derjenigen bei der NIEMANN-PICKschen Speicherkrankheit *ähnelt,* im Gehirn bis ins histologische Einzelheiten derjenigen bei der TAY-SACHSschen amaurotischen Idiotie *gleicht.* Eigentümlicherweise kommen zuweilen *Abortivformen* der PFAUNDLER-HURLERschen *Krankheit* vor, die bis in kleinste Züge mit denen bei amaurotischer Idiotie übereinstimmen, was interessante erbbiologische Probleme aufgeworfen hat.

Pathophysiologisch handelt es sich bei der PFAUNDLER-HURLERschen Krankheit ganz wie bei der TAY-SACHSschen Idiotie oder der NIEMANN-PICKschen Splenohepatomegalie primär um eine durch Mutation entstandene Störung im Phosphatidstoffwechsel, eine *Phosphatiddiathese,* die durch Speicherung in einer Gruppe innerer Organe das wechselvolle Bildmosaik multipler Abartungen hervorruft, von denen auch noch mannigfache Mikromanifestationen klinisch vorkommen, die dann ebenfalls familiären Charakter aufweisen.

4. Umweltliche Gefährdung und Konstitutionsformung.

Umweltwirkung beginnt „pränatal" mit jener Umwelt, welche die später ein Individuum zeugenden Keimzellen im elterlichen Organismus hatten *(Keimzellenumwelt).* Mit erfolgter Befruchtung formt die mütterliche, intrauterine

Umwelt durch 9 Monate am Kyem[1] *(Kyemumwelt)*. Mit Austritt aus dem mütterlichen Organismus und Beendigung der Geburt (Abnabelung) hebt neue Umweltwirkung an, die mit allen ihren Wechselfällen durch das gesamte Leben dauert *(postnatale Umwelt)*. Jede dieser 3 Umwelten wirkt an der Konstitution, jede hat ihre Gefahrenmomente, die akut zur Auswirkung kommen, aber auch einen in seinem Reagieren gewandelten Organismus hinterlassen können. Die Abänderung des Reagierens braucht keineswegs eine ungünstige zu sein. Zu Umweltwirkungen mit Gewinncharakter gehören auch, was hier schon vorweggenommen sei, spezifische Immunitäten.

a) **Keimzellenumwelt.** Die Frage einer Keimzellenschädigung wurde S. 63 schon bei Besprechung von Strahlenschäden gestreift, die abgesehen von Mutationsauslösung die Keimzellen auch allgemein zu schädigen vermögen, was sich z. B. in Reduktion der Wüchsigkeit der daraus entstehenden Früchte äußern kann. Eine bedeutende Rolle spielte die Frage des Keimzellenschadens bei chronischen, die Eltern treffenden Giftwirkungen, besonders von Alkohol, Morphium und Nicotin.

Ihre Klärung beim Menschen scheitert an dem Umstand, daß Trinker und Morphinisten vielfach bereits erbbiologisch nicht als „gesund" betrachtet werden können; dazu kommt, daß Süchtige oft sozial abgleiten und damit schon auf diesem Wege eine erhöhte Gefährdung der Kinder erfolgt. Aber auch in zahlreichen Tierversuchen zu dem Problem gelang bisher kein einwandfreier Beweis der Deszendenzschädigung alkoholisierter Eltern (P. Hertwig). Für die früher viel diskutierte Frage einer *Keimzellenschädigung durch elterliche Lues* hat die neuere Forschung keine Anhaltspunkte ergeben, sie wäre auch nach unseren heutigen Kenntnissen über die Lues schwerlich begründbar.

Das Mongolismusproblem. Auf etwa 6000—7000 Geburten trifft ein Fall jenes angeborenen Zustandes, den man wegen der dabei nahezu regelmäßig anzutreffenden Schrägstellung der Augenlidachsen als Mongolismus (mongoloide Idiotie) bezeichnet.

Er stellt sich als eigentümliche, völlig überzufällige Anhäufung meist kleiner körperlicher Anomalien in Verbindung mit hochgradiger geistiger Konzentrationsschwäche dar; letztere führt zu verlangsamter geistiger Entwicklung mit Imbezillität bis Idiotie als Endzustand. Die Betroffenen gleichen sich äußerlich wie Geschwister.

Über Zustandekommen dieser „multiplen Abartung" sind folgende Tatsachen gesichert:

Für das Auftreten von Mongolismus ist das Vateralter belanglos, dagegen besteht ein ausgesprochener Einfluß des Mutteralters. Zwar findet sich Mongolismus gelegentlich schon bei Kindern junger Mütter, seine *Häufigkeit steigt aber mit steigendem Mutteralter* stark an und erreicht im 5. Lebensjahrzehnt der Mutter, also um die Zeit des Erlöschens der Generationsfähigkeit das Maximum. So trifft man Mongolismus häufig (aber keineswegs regelmäßig) am Ende oder gegen Ende einer großen Geschwisterreihe, allerdings fast durchweg als Einzelfall. Eine Häufung in Verwandtenehen besteht nicht. Wiederholt sind diskordante zweieiige Zwillinge, ganz vereinzelt allerdings auch *konkordante eineiige Zwillinge* mit Mongolismus beobachtet, woraus zuweilen *fälschlich auf Erblichkeit geschlossen* wurde.

Die Tatsachen finden eine zwanglose Deutung in folgenden Auffassungen: sämtliche 300—400 im Leben der Frau zur Reifung gelangenden Eizellen sind bekanntlich bereits bei der Geburt bis auf die Reifeteilungen fertig. Es besteht also während des individuellen Lebens der Frau proportional zu dessen Dauer mannigfache Möglichkeit zu Schädigung. Gelangt eine derart cytoplasmatisch

---

[1] τὸ *κύημα* = die Frucht im Mutterleibe; davon abgeleitet das Kyem (Plur. die Kyeme) als Dachbegriff für befruchtete Eizelle—Morula—Grastula—Embryo (letzteres von der Ausbildung der 3 Keimblätter ab) — Fet (von der Ausbildung der Placenta ab) (A. W. Meyer Carnegie Institut, Pfaundler).

geschädigte, „*dysplasmatische*" Eizelle zur Befruchtung, so kommt es zu einer zwangsläufigen Entwicklungsschädigung von gleichbleibendem Typus, zum Mongolismus.

In guter Übereinstimmung mit dieser Vorstellung sind neueste Beobachtungen eines über 50fachen Anstieges der Mongolismusrate (12 Fälle auf 1430 Geburten) bei früheren weiblichen Häftlingen von Konzentrationslagern (Klebanow). Man wird sich hier der Feststellungen Stiewes erinnern, daß schwerster Hunger, aber vor allem auch schwerste seelische Belastung zu hochgradigen morphologischen Schädigungen der Ovarien führt.

In diesem Falle handelte es sich um Folge von Keimzellschädigung. Eine zweite Theorie nimmt an, daß es sich beim Mongolismus um die Folge einer Eieinbettung an ungünstiger, z. B. endometritisch geschädigter Schleimhautstelle handelt. Damit erfolgt *Schädigung in den ersten Entwicklungsstadien* des Eies. In diesem Falle wäre von *Embryophthorie* zu sprechen, so daß der Mongolismus den erst nachfolgend zu besprechenden Kyemschäden zuzurechnen wäre. Man beachte, daß in jeder der beiden Annahmen eine *Konkordanz eineiiger Zwillinge* entstehen *muß*, ohne daß diese dann auf Erblichkeit deutet.

b) **Intrauterine Umwelt (Kyemumwelt).** Der Möglichkeit einer frühembryonalen Schädigung *(Embryophthorie)* wurde beim Mongolismusproblem soeben gedacht.

Amniotische Abschnürungen. Zu den Kyemschädigungen gehören dann die echten amniotischen Abschnürungen. Zwar hat diese früher beliebte Diagnose bei konnatalem Fehlen von Extremitäten oder deren Teilen eine starke Einschränkung erfahren. Zahlreiche Defektbildungen dieser Art wurden als *echte Mißbildungen* im Sinne keimplasmatisch bedingter Entwicklungsstörung erkannt. Es verblieb damit nur ein Rest von durch Eihautenge oder Amnionstränge mechanisch bedingten Entwicklungshemmungen oder Gliedverstümmelungen, deren Diagnose nur durch entsprechenden Eihautbefund bei der Geburt oder durch den Nachweis von nur mechanisch erklärbaren Narbenbildungen möglich ist. Daß bei solchen Vorkommnissen immerhin noch ein Idio-Para-Transfert mitspielen kann, wurde S. 50 schon angedeutet.

Fetale Erythroblastosen. In gleichem Zusammenhang ist hier auch nochmals jener *konnatalen Hemmungen der Hämopoese* zu gedenken, die durch intrauterinen Übergang von Blutfaktoren-Antikörpern aus der Mutter entstehen, sofern zwischen Mutter und Kind eine Diskrepanz vorwiegend im *Rhesusfaktor* besteht. Das wechselvolle klinische Bild dieser Störung — Hydrops congenitus, Neugeborenenanämie mit und ohne Icterus gravis sowie mit und ohne Erythroblastose, Kernikterus (d. h. Bilirubinadsorption in den Zellen der Stammganglien) mit nachfolgendem Cerebralschaden — mag zum Teil durch den wechselnden Zeitpunkt und das Ausmaß des Antikörperüberganges seine Erklärung finden. Nach der Verteilung des Rhesusfaktors in der Bevölkerung (etwa 85% Rh und 15% rh) errechnet sich jedoch für 9,36% aller Kinder eine zu erwartende Rh-Gendifferenz zwischen Mutter und Kind. Trotzdem kommt es nur in etwa 5% *dieser* Kinder zu Erkranken. Es müssen also hier zusätzlich individuelle, konstitutionelle Umstände mitwirken, die wir im einzelnen heute noch nicht kennen. Trotzdem ist die Rh-Gendifferenz für mehr menschliche Todesfälle verantwortlich, als irgendeine andere, ja vielleicht als alle sonstigen Gendifferenzen zusammengenommen (Nachtsheim).

Rubeolen-Embryopathie und Toxoplasmose sind zwei erst seit wenigen Jahren bekannt gewordene Formen von Embryophthorie. Mütterliche Rubeolen während der ersten 2 (3) Graviditätsmonate oder intrauterine Infektion mit dem Toxoplasma gondii (ein zu den Coccidien gezähltes Protozoon, das bei der Mutter keine Erscheinungen zu machen braucht), können zu schweren Schädigungen des Embryos bzw. Fetes führen.

Angeborener Star, Glaukom, Buphthalmus, Mikrophthalmie, Herz-, Gallengang-, Nieren- und andere Mißbildungen sind neben manch weiterem bei der Rubeolenembryopathie beobachtet. Bei Toxoplasmose sind Chorioretinitis und cerebrale Verkalkungen besonders typisch, daneben kommen Mikrophthalmus, persistierende Pupillarmembran neben schweren cerebralen Schäden (Mikro- oder Hydrocephalie) u. a. vor.

Beide Schädigungen phänokopieren also weitgehend Mißbildungen, die auch als *erbliche* vorkommen, was allgemeinbiologisch von größtem Interesse ist.

Intrauterin erworbene (passive) Immunität. Es gibt auch intrauterine Konstitutionsänderungen in positivem Sinne. So hat sich die geläufige Immunität Neugeborener und junger Säuglinge gegen Masern als echte peristatische Wirkung, als Folge diaplacentaren Antikörperüberganges von der gemaserten Mutter (und *nur* von solcher) auf den Fet, somit als konnatale, passive und damit zeitlich beschränkte Immunisierung erwiesen.

Ihr Vorhandensein kann *praktisch nutzbar* gemacht werden: Nichtisolierung von Masern, ja bewußte Ansteckung mit Masern in der geschützten Zeit kann zu aktiver, unterschwelliger Immunisierung gegen Masern wahrscheinlich auf Lebensdauer, mindestens auf Jahre führen. Aber auch für den Immunbiologen ist das Vorkommnis *theoretisch interessant* wegen des sonst nie vorkommenden Bestandes einer passiven Immunität durch Monate, die auf einen Unterschied zwischen familiären und nur arteigenen Antikörpern hinweist.

Synkainogenese. Hier ist endlich jener „*Entwicklungsfälschungen*" (Synkainogenese) zu gedenken, welche uns in der Physiologie und Pathologie des Neugeborenen begegnen (s. auch dort): Polyglobulie und Hyperchromämie, die nach Aufhören der placentaren Sauerstoffdrosselung mit der Geburt zum Abbau frei werden und so zum physiologischen *Neugeborenenikterus* führen; für die erste Lebenszeit erfolgende Auslöschung einer *Hypothyreose* durch mütterliches Schilddrüsenhormon; Veränderungen, die durch die mütterlichen Sexualhormone entstehen (*Neugeborenen-Makromastie* bis zur Sekretion von „Hexenmilch", Epitheldesquamation und Fluor der Scheide, Genitalblutungen). In diesen ganzen Geschehnissen treten uns zeitlich begrenzte Wirkungen entgegen, mit denen der Organismus seine extrauterine Lebenszeit beginnt. Sie haben durchaus konstitutionsändernden Charakter, indem sie Dispositionen zu weiteren Krankheiten schaffen, z. B. Trinkschwierigkeiten bei ikterischen Neugeborenen, Infektionsgefahr zu Mastitis.

c) Postnatale Umwelt. Mit dem Augenblick der Geburt ändert sich die gesamte Umwelt des jungen Organismus. Nicht nur, daß eine geänderte Aufnahme und Abgabe von zum Teil neuen Stoffen zu Ernährung und Atmung notwendig wird, daß ein völlig neues Klima einen anderen Energiehaushalt in Wärmeregulierung und Temperaturkonstanthaltung bedingt, auch die mitmenschliche Umwelt tritt mit Sinneseindrücken, aber auch neuen Gefahren an den Organismus heran. Eine Schilderung all dieser gefährdenden, aber auch konstitutionswandelnden Umweltfolgen würde eine Gesamtdarstellung menschlicher Physiologie und Pathologie, aber auch Soziologie und Sozialpathologie notwendig machen. Statt dessen seien nur einige wenige Einwirkungen hier angeführt, die speziell dem Kinderarzt als gut umschriebene Einflußbereiche immer wieder begegnen und seine Aufmerksamkeit auf sich lenken. Hierzu zählen in erster Linie

Infektionsgefährdung und Umkonstituierung durch Immunität. Die Chance eines Kontaktes mit einem spezifischen Krankheitserreger ist weitgehend umweltabhängig, und zwar nach sehr verschiedener Richtung (vgl. dazu auch die Einleitung zum Abschnitt Infektionskrankheiten).

Viele Infektionserreger, aber auch viele Zwischenträger von Infektionskrankheiten haben zu ihrer Entwicklung bestimmte Temperatur- und Feuchtigkeitsbereiche zur Voraussetzung, die nur regionär, etwa in den Tropen und Subtropen gegeben sind. In diesem Sinne spricht man von „*Tropenkrankheiten*".

Viele Infektionserreger werden durch Verschmutzung von Nahrungsmitteln und Trinkwasser oder durch Körperungeziefer übertragen. Das gilt für die Erreger der Typhus-
Paratyphus-Ruhr-Enteritisgruppe oder für Fleckfieber. Da die Voraussetzungen für eine
so geartete Infektionsübertragung um so größer sind, je geringer die Hygienisierung des
Lebens, hat man sie als „*Seuchen der Unkultur*" zusammengefaßt.

Viele Infektionserreger endlich werden von Mensch zu Mensch übertragen, und zwar
auf dem am schwersten zu unterbindenden Weg der Tröpfcheninfektion oftmals durch
als solche unkenntliche Keimstreuer. Masern, Keuchhusten, Diphtherie, Scharlach, epidemische Genickstarre, Tuberkulose werden so verbreitet. *Die Ansteckungsgefahr wächst
also mit der Kontaktgröße von Menschen überhaupt.* Hohe Kontaktgröße ist aber eine Eigenart aller städtischen Zivilisationen. In diesem Sinne hat man diese Gruppe von Infektionskrankheiten als „*Zivilisationsseuchen*" zusammengefaßt, zumal die Ansteckungsgefahr
durch zivilisatorische Einrichtungen nicht wesentlich verringert werden kann.

Sobald in einer Bevölkerung günstige Verhältnisse für die Weitergabe einer
Infektion herrschen, wird die Krankheit in der Bevölkerung „*endemisch*".
Da aber fast alle diese Krankheiten eine ziemlich dauerhafte Immunität hinterlassen, sind die höheren Altersstufen durch Überstehen der Krankheit im allgemeinen schon weitgehend geschützt, „durchimmunisiert". *Immunität bedeutet aber einen sehr entscheidenden Wandel in der Konstitution.* Nur die durch
den Geborenennachschub laufend gelieferten Kinder stellen dann das Gros
der Empfänglichen. Durch diese *Präzession der Durchseuchung* werden stets
endemische Krankheiten vorwiegend zu „*Kinderkrankheiten de facto*", die sie
de jure gar nicht sind.

Durch derartiges Seuchengeschehen wird aber das *äußere Bild einer Krankheit*, das sich dem Arzt darbietet, *zwangsläufig verändert*, was verschiedentlich
falsche kausale Deutungen beim Vergleich des Krankheitsablaufes in verschiedenen Bevölkerungen veranlaßt hat:

1. Die *Infektion kann von frühen Altersstufen anders beantwortet werden,
als von höheren Altersstufen.* Erscheinungsbild, Art und Schwere von Komplikationen, Lebensgefährdung können damit anders sein (vgl. dazu auch das über
endogene Altersdisposition Gesagte).

2. Bei chronischen Infektionskrankheiten können die *Frühstadien anders
verlaufen als die Spätstadien* (Tuberkulose, Lepra); gleiche Altersstufen verschiedener Bevölkerungen können damit sehr verschiedene Krankheitsbilder
darbieten, je nachdem ob auf die eine vorwiegend Frühstadien, auf die andere
vorwiegend Spätstadien treffen.

3. In einer seit vielen Generationen endemisch mit einer Krankheit durch-
seuchten Bevölkerung erfolgt durch erhöhte Ausmerzung konstitutionell besonders Hinfälliger eine *Selektion bezüglich des Gesamtverhaltens* gegenüber dieser
Infektion. Mehr und mehr wächst eine Bevölkerung heran, die sich widerstands-
fähiger erweist als eine nicht durchseuchte. Manche *angeblichen Rassenunter-
schiede* im Krankheitsablauf finden so ihre Aufklärung.

Bioklimatische Umkonstituierung. „Der Ausdruck *Klima* bezeichnet in
seinem allgemeinsten Sinne alle Veränderungen in der Atmosphäre, die unsere
Organe merklich affizieren" (A. v. Humboldt). An jedem Ort herrschen zunächst eine Fülle atmosphärischer Vorgänge im Sinne von tages- und jahres-
rhythmischen Änderungen, Wetterwechsel (Wetterfronten, Föhn, horizontale
Luftschichtungen), elektromagnetische Änderungen usw. Diese „*Meteorismen*"
liefern in ihrer Gesamtheit das *Klima i.e.S.*, als eine durch geo- und orographische Lage eines Ortes sich ausprägende Gegebenheit von mehr stationärem
Charakter.

Während viele Meteorismen von kurzer Dauer verschiedenartigste Belastungen des vegetativen Nervensystems, damit bei vorgegebener Disposition
des Körpers *Krankheitsauslösungen* hervorrufen (Manifestwerden einer

Spasmophilie, einer Angina, einer Infektionskrankheit), verändern die Meteorismen von langsamen Ablauf (Jahreszeit) und vor allem das Klima gewisse Reaktionsfähigkeiten des Körpers, sie schaffen oder beseitigen *Dispositionen*.

Jahreszeitliche Einflüsse auf die Konstitution. Der im Laufe eines Kalenderjahres rhythmisch erfolgende Klimawechsel vollzieht im Körper Änderungen, die sich in Krankheitsbereitschaften ausdrücken, aber auch an physiologischen Körpervorgängen (Wachstum, Mineralhaushalt, vegetativer Erregbarkeit) zum Ausdruck kommen. Eine zentrale Bedeutung kommt hier dem als *Dornostrahlung* bezeichneten kurzwelligen Ultraviolett (dem „*Ultraviolett B*" zwischen 320—285 mμ Wellenlänge) zu, das im Tiefland im Winter fehlt, im „*biologischen Frühling*" (etwa ab Februar) jährlich als neuer Reiz wiederkehrt und Wachstumsantrieb, Rachitisausheilung mit Neigung zu Spasmophilie, gesteigerte vegetative Erregbarkeit, Ekzem- und Ekzemtodhäufung, Zunahme von Tuberkulosemanifestationen, von Serumkrankheit zur Folge hat.

Aber *keineswegs alle jahreszeitlichen Krankheitshäufungen sind konstitutionsbedingt*. Auch äußere Schäden, Infektionswahrscheinlichkeiten, Lebensgewohnheiten können zu solchen Häufungen führen. Bekannt sind die sommerlichen Hitzeschäden beim Säugling mit „*Sommersterblichkeit*", die sommerliche Zunahme von *Darminfektionen* durch erhöhten Genuß infizierter Nahrungsmittel (Obst), Flußbaden, Fliegenvorkommen, das *Heufieber* und *Heuasthma* in Zeiten der Grasblüte u. dgl.

Geographische und orographische Konstitutionsänderungen. Auffallend, aber noch wenig erforscht sind Änderungen in der Krankheitsbereitschaft, die mit der orographischen und geographischen Lage, vor allem auch mit der geographischen Breite eines Ortes zusammenhängen.

Hierher gehört etwa das Fehlen von Asthma im Hochgebirge, andererseits seine regionäre Häufigkeit im Tiefland, aber auch kleinklimatische Abhängigkeiten (Wohnlage am Hang oder im Talgrund u. dgl.). Hierher gehört weiter die Häufigkeitsabnahme und Verschiebung des Erkrankungsalters nach der frühen Kindheit (die *geographische Präzession*) bei Scharlach, Diphtherie, Poliomyelitis mit zunehmender Annäherung an die Äquatorialzone, und zwar trotz Vorkommens der spezifischen Erreger. Hierher gehören endlich die schon oben genannten indirekten umkonstituierenden Einflüsse durch endemische Seuchen, deren Erregervorkommen ihrerseits klimaabhängig, deren Überstehen aber spezifische Immunität hinterläßt.

Entwicklungsbeschleunigung (Acceleration) der Jugend. In den drei letztvergangenen Jahrzehnten zeigte sich bei der heranwachsenden Jugend ein *rascherer Entwicklungsablauf* mit Vorverlegung aller für diesen charakteristischen Termine (Zahndurchbruch, Einsetzen der Reifezeichen), mit *Größenzunahme*, die — schon beim 1jährigen Kind nachweisbar — durch die ganze Kindheit anhält und sogar zu einer Zunahme der erreichten *Endgröße* führte. Die Geschlechtsreife wird damit im Mittel etwa 2 Jahre früher als einst erreicht. Entsprechend dieser Umkonstituierung hat sich auch eine Verschiebung des mittleren Erkrankungsalters von Krankheiten mit Prädilektionsalter (Chorea minor) nachweisen lassen. Die schon früher festgestellte Stufung des Entwicklungstempos nach dem häuslichen Milieu (die „*Proteroplasie*" der Stadtkinder und hier wieder der Kinder Gutsituierter) blieb dabei im Prinzip erhalten: am stärksten betroffen sind von der Acceleration die *erhöht vegetativ Ansprechbaren*, die in der Stadtbevölkerung infolge Selektion beim Abwandern nach der Stadt und in dieser wieder unter den Gutsituierten (den „Erfolgreichen" im Leben) einen höheren Anteil haben. Es handelt sich hier insgesamt wohl um eine Folge der Zivilisation, die mit ihrer *Erhöhung an sympatikotonen Reizen* den Entwicklungsablauf aufpeitscht. In engem Zusammenhang damit steht wahrscheinlich die Zunahme gewisser hormonaler, allergischer (auch neuroallergischer) Erkrankungen in allen Altersstufen. Die Frage hat manche praktische Bedeutung in pädagogischer, soziologischer und juristischer Hinsicht

(Einschulungsalter, Unterrichtspensum, seelische Gefährdung, Verantwortlichkeit, Geschäftsfähigkeit, Heiratsalter Jugendlicher).

Parallergie. Die Umwelteinflüsse können noch in anderer Weise eine Konstitutionsänderung erreichen, indem das Überstehen einer Infektionskrankheit und das mit ihr verknüpfte allergische, d. h. Antigen-Antikörpergeschehen zu einer *Änderung im Verhalten gegenüber einer zweiten Krankheit* führt. Man hat das als *Parallergie* bezeichnet.

Sie begegnet sehr geläufig in der Form der *„Schrittmacherkrankheiten"*: Masern, Pertussis, auch die banale Grippe senken die Abwehrkraft des Organismus gegen Pneumokokken — daher die häufigen „sekundären" Pneumonien — oder gegen Tuberkulose — daher die immer wieder zu beobachtenden Aktivierungen bis zum Erliegen an Meningitis tuberculosa.

B. Lebensbedrohung im Kindesalter (Kindersterblichkeit).

Es liegt, wie eingangs erörtert, im Wesen einer Krankheit, den befallenen Organismus in seiner Anpassungsfähigkeit einzuengen; überschreitet dieses ein gewisses Maß, so tritt der Tod ein. Für alle Lebensbedrohung wiederholt sich also die im Vorstehenden geschilderten inneren und äußeren Krankheitsgründe. Umgekehrt muß aber eine Untersuchung des Ausmaßes der Lebensbedrohung unter wechselnden äußeren und inneren Bedingungen wertvolle Einblicke in weitere Gesetzmäßigkeiten des Krankheitsgeschehens liefern. Viele solche Untersuchungen werden dadurch begünstigt, daß Geburten und Todesfälle als juristisches, bevölkerungspolitisches und gesundheitliches Problem in allen zivilisierten Ländern seit langem sehr exakt bevölkerungsstatistisch registriert werden.

I. Ausmaß und allgemeine Gesetzmäßigkeiten der Kindersterblichkeit.

Individuenzahl, Altersaufbau, Geschlechterverteilung einer (staatlich oder kommunal) begrenzten Bevölkerung werden in allen zivilisierten Ländern durch Volkszählungen von Zeit zu Zeit ermittelt. Für die zwischenliegenden Zeitintervalle lassen sich die geltenden Zahlen und Verhältnisse durch die sehr zuverlässige standesamtliche Statistik „fortschreiben", indem alle Zugänge durch Geburt und Abgänge durch Tod weitergezählt werden. Aus solchen Grundlagen ergeben sich dann Ziffern für die in einer Bevölkerung herrschende Sterblichkeit in den verschiedenen Lebensaltern, somit auch für das hier speziell interessierende Kindesalter. In Tabelle 3 sind einige Zahlen für Deutschland zusammengestellt. Dabei wurden möglichst anschauliche Meßgrößen verwendet und Jahre einer Friedenszeit zugrunde gelegt, in der das wirklich *Biologische* nicht nennenswert durch rein äußere Eingriffe und Einflüsse verdeckt wird.

Bezüglich vieler statistischer Einzelheiten über rohe und bereinigte Sterbeziffern, Sterbewahrscheinlichkeit, Lebenswahrscheinlichkeit, mittlere Lebenserwartung usw. muß auf spezielle Darstellungen (z. B. bei BURGDÖRFER, für das Kindesalter auch bei DE RUDDER in BROCK 3. Band) verwiesen werden.

Aus der Tabelle 3 ergeben sich eine Anzahl bedeutungsvoller Tatsachen über Größe und zeitlichen Verlauf der Kindersterblichkeit, denen ärztliches und biologisches Interesse zukommt:

1. Die Sterblichkeit während der Kindheit setzt im Säuglingsalter mit einem hohen Maximum ein, um mit jedem Altersjahr rasch abzusinken und um die Zeit der Präpubertät ein Minimum zu erreichen.

Diese allerorts sich zeigende Gesetzmäßigkeit rechtfertigt schon durch die Größe des Unterschiedes eine Sonderstellung der Sterblichkeit des 1. Lebensjahres, der *„Säuglingssterblichkeit"*. Dabei mag man bereits hier beachten, daß dieses Sterblichkeitsmaximum eine Altersstufe betrifft, die gegenüber der weiteren Kindheit in pflegerischer Hinsicht ganz besonders betreut wird, äußere Schäden also in erhöhtem Maße von ihr ferngehalten werden. Sowohl praktische wie theoretische Gründe verlangen also weitere Klärung der Gründe dieser frühkindlichen Erhöhung der Lebensbedrohung (s. S. 77) und des Alterseinflusses auf die Sterblichkeit überhaupt (S. 83).

Tabelle 3. *Ausmaß der Kindersterblichkeit in Deutschland in verschiedenen Altersabschnitten und zu verschiedenen Zeiten.*

Alter in a Jahren	„Sterbetafel" Von je 1000 in die Altersstufe a Eintretenden starben innerhalb des Altersjahres a			„Absterbeordnung" Von je 1000 Lebendgeborenen überlebten das Altersjahr a			Prozentualer Sterblichkeitsrückgang 1932—1934 gegen	
	1871/80	1901/10	1932/34	1871/80	1901/10	1932/34	1871/80	1901/10
Knaben								
0	252,73	202,34	85,35	1000	1000	1000	66,2	57,2
1	64,92	39,88	9,26	747	798	915	85,7	76,7
2	33,19	14,92	4,50	699	766	906	86,5	69,8
3	23,09	9,47	3,44	676	754	902	85,2	63,7
4	17,05	6,91	2,74	660	747	899	84,0	60,5
5	13,04	5,28	2,32	649	742	896	82,2	55,9
10	4,66	2,44	1,33	621	728	888	71,5	45,4
15	3,87	2,77	1,57	609	720	882	59,5	43,4
Mädchen								
0	217,40	170,48	68,39	1000	1000	1000	68,5	60,0
1	63,64	38,47	8,23	783	830	932	87,0	78,6
2	32,58	14,63	3,98	733	798	924	87,8	72,8
3	22,53	9,25	2,88	709	786	920	87,3	68,9
4	16,87	6,84	2,47	693	779	918	85,4	63,8
5	12,87	5,31	2,15	681	773	915	83,3	59,5
10	4,76	2,56	1,14	652	758	908	75,6	55,5
15	4,22	3,02	1,30	639	749	903	69,1	56,8

2. Die Sterblichkeit aller kindlichen Altersstufen weist in den letzten Generationen einen gewaltigen Rückgang auf, so daß die für das Lebendgeborene bestehende „mittlere Lebenserwartung" außerordentlich gestiegen ist. Letztere ist in Tabelle 4 nochmals gesondert dargestellt.

Als „mittlere Lebenserwartung" (mittlere Lebensdauer) bezeichnet man jene Lebenszeit, die ein Lebendgeborenes *im Mittel* erreichen würde, wenn die zur Zeit seiner Geburt in der Bevölkerung herrschenden Absterbeverhältnisse während seines ganzen Lebens unverändert fortbestanden hätten. Über ihre sehr exakt mögliche Bestimmung vgl. spezielle Darstellungen.

Tabelle 4. *Die „mittlere Lebenserwartung" (mittlere Lebensdauer in Jahren) für das Lebendgeborene betrug:*

in den Jahren	für Knaben	für Mädchen	im Durchschnitt beider Geschlechter
1871—1880	35,58	38,45	36,97
1901—1910	44,82	48,33	46,52
1932—1934	59,86	62,95	61,26

Gründe dieses zeitlichen Sterblichkeitsrückganges oder dieses Anstieges der Lebenserwartung werden großes ärztliches Interesse besitzen; denn es steht zu erwarten, daß ärztliches Können und ärztliches Handeln an diesen Erscheinungen nennenswert beteiligt waren (s. S. 78).

3. Knaben weisen gegenüber Mädchen gesetzmäßig in allen sich entsprechenden Altersstufen und zu allen Zeiten eine höhere Sterblichkeit (geringere Lebenserwartung) *auf.* Auch der zeitliche Sterblichkeits*rückgang* liegt bei Knaben *prozentual* stets etwas niedriger als bei Mädchen, die Knabensterblichkeit erweist sich also etwas weniger beeinflußbar.

Es ist anzunehmen, daß sich hinter dieser Erscheinung ein allgemeinbiologisch interessantes Problem verbirgt, zumal die Aufzuchts- und Lebensbedingungen für beide Geschlechter im Kindesalter kaum nennenswerte Unterschiede aufweisen, der Sterblichkeitsunterschied also in inneren Körperbedingungen, in einer „Geschlechtskonstitution" begründet sein muß (vgl. S. 85).

4. Das Absinken der Sterblichkeit vom Säuglings- bis zum Präpubertätsalter verläuft in beiden Geschlechtern mit auffallender Gleichförmigkeit, d. h. ohne sprungweise Änderungen in fallender Kurve.

Dieser Umstand spricht wieder dafür, daß die beim Kind mit steigendem Alter fallende Sterblichkeit stark von *inneren* Umständen beeinflußt ist, die mit dem kontinuierlichen Ablauf jeder organismischen Entwicklung zusammenhängt. Jene in der Praxis gebräuchliche *Unterteilung des Kindesalters* in einzelne „Abschnitte" — *Säuglingsalter, Kleinkindalter* (Vorschulalter), *Schulalter* u. ä. — erweist sich also *nicht biologisch begründet,* sondern sie entspringt rein praktischen Bedürfnissen. Wie die Gesamtentwicklung kontinuierlich abläuft, so erfolgt auch ein völlig gleitender Übergang aus einer benannten Altersstufe in die andere.

II. Die Kindersterblichkeit in einzelnen Lebensabschnitten.

Es wurde soeben darauf hingewiesen, daß Unterteilungen des Kindesalters eigentlich biologisch nicht begründet sind. Solche Unterteilungen erfolgen aus rein praktischen Gründen, wobei zu betonen bleibt, daß alle Übergänge fließend, d. h. ohne Einschnitte oder Sprünge erfolgen.

1. Die Säuglingssterblichkeit (Erstjahrssterblichkeit).

Begriff, Messung, Ausmaß. Bei der statistisch üblichen Aufteilung des Lebenslaufes in Altersjahre fiel seit je die hohe Sterblichkeitsquote des ersten Lebensjahres auf (deren Höhe im späteren Leben erst zwischen dem 60. und 80. Lebensjahr wieder erreicht wird; vgl. dazu auch Tabelle 3 [S. 75] und Abb. 6 [S. 84]). Dieser Umstand lenkte seit Bestehen einer Sterblichkeitsstatistik die Aufmerksamkeit ganz besonders auf diesen Altersabschnitt, für den nun auch eine besondere Benennung international üblich wurde, die aus der in dieser Lebenszeit vorwiegenden Art der Nahrungsaufnahme abgeleitet wurde: Das *Säuglingsalter* währt statistisch *vom ersten Atemzug* (Lebendgeburt!) *bis zum vollendeten ersten Lebensjahr.* Dementsprechend wird die in dieser Zeitspanne des Lebens herrschende Sterblichkeitsquote als Säuglingssterblichkeit bezeichnet.

Da es in der Praxis ganz undurchführbar wäre, sämtliche innerhalb einer Zeitspanne und in einem Lebensraum zur Welt kommenden Lebendgeborenen während ihres ersten Lebensjahres einzeln zu verfolgen und daran die Abgänge durch Tod auszuzählen, ermittelt man die Säuglingssterblichkeit für eine Zeitspanne und einen Lebensraum nach internationaler Vereinbarung und in vollständiger Analogie zur Bestimmung jeder anderen Altersklassensterblichkeit als *Verhältniszahl der während des ersten Lebensjahres Gestorbenen zu den in gleicher Zeitspanne und im gleichen Lebensraum in das erste Lebensjahr eintretenden,* d. h. *zu den Lebendgeburten.* Daraus ergibt sich folgende

Definition: Die Säuglingssterblichkeit gibt an die Zahl der vor Vollendung des ersten Lebensjahres Gestorbenen bezogen auf die Zahl der in gleicher Zeitspanne und gleichem Lebensraum erfolgten Lebendgeburten.

In der Regel wird diese Ziffer je Kalenderjahr und je 100 oder 1000 Lebendgeburten angegeben. In Zeiten annähernd gleichbleibender oder sich nur langsam ändernder Geburten- oder Sterbeziffer ist dieses Verfahren sehr exakt. In Zeiten plötzlicher erheblicher Änderungen einer dieser Ziffern treten bei dieser Zählweise gewisse Ungenauigkeiten auf. Dann nämlich werden z. B. die noch aus einem geburtenreichen Jahr anfallenden Sterbefälle bereits bezogen auf die inzwischen stark gesunkene Geburtenziffer. In solchen Fällen gibt es besondere *Korrekturverfahren,* deren Schilderung hier zu weit führte. — *Bei Vergleich von Säuglingssterbeziffern verschiedener Länder überzeuge man sich aber auch stets, ob ihnen gleiche Definitionen (Zählweisen) zugrunde liegen:*

Will man für besondere Zwecke die Säuglingssterblichkeit für kürzere Zeitspannen (etwa Monate) angeben, so pflegt man diese Zahl so zu ermitteln, daß man den Lebendgeborenen eines Kalenderjahres die 12fache Zahl der in dem betrachteten Monat erfolgten Säuglingstodesfälle gegenüberstellt (wobei diese letzteren auf 30tägigen Einheitsmonat korrigiert sein sollen). Man gewinnt so Zahlen der *monatlichen Säuglingssterblichkeit*, die ohne weiteres mit den jährlichen vergleichbar sind; sie geben nämlich die Höhe der Säuglingssterblichkeit in der üblichen Zählweise an, die erreicht worden wäre, wenn die in dem Monat herrschende Sterblichkeit während des ganzen Kalenderjahres unverändert fortbestanden haben würde.

Die nachfolgenden Zahlen sollen zunächst eine Anschauung für die absolute Höhe und die Variabilität der Säuglingssterblichkeitsquote geben.

Die Säuglingssterblichkeit beträgt, betrug oder würde betragen in Prozent:

Bei Naturvölkern mit ihrer gerühmten „natürlichen" Lebensweise . . . . . . bis 40
Im Deutschen Reich um 1870 . . . . etwa 25
  ,,   ,,   ,, 1900 . . . . ,, 20
  ,,   ,,   ,, 1910 . . . . ,, 17
  ,,   ,,   ,, 1920. . . . . ,, 15
  ,,   ,,   ,, 1930 8,5
  ,,   ,,   ,, 1938 und 1939 6,0
Erreichbares Minimum in einer *Gesamt*bevölkerung schätzungsweise . . . . 3—4
Tatsächlich erreichtes Minimum (1936 in weißer Bevölkerung Neuseelands) . . . 3,1
In bestem Milieu (in europäischen Fürstenhäusern) um 1900 2,6
In bestem Milieu (in bestsituierten Familien Schwedens) um 1920 1,4
In deutschen Westzonen 1947 schätzungsweise . . . . 12—15

Die bevölkerungspolitische und sozialhygienische Bedeutung der Säuglingssterblichkeit erscheint *erst in voller Größe*, wenn man sich vergegenwärtigt, daß im Vorkriegs-Deutschland die Zahl der jährlichen Lebendgeburten ungefähr 1 Million betrug, von der die genannten Prozentsätze durch Tod im ersten Lebensjahr ausfallen.

Die vorstehend nur zur Orientierung aufgeführten Zahlen zeigen, daß die *Säuglingssterblichkeit außerordentlichen zeitlichen und örtlichen Schwankungen* unterliegt, die zum mindesten sehr entscheidend durch *äußere Umstände* bedingt sind.

Ursachen der Säuglingssterblichkeit. Über kaum ein Gebiet der sozialen Medizin liegt eine solche Fülle von Untersuchungen aus den verschiedensten Ländern und Zeiten vor. Um diese zu sichten, muß man sich klar sein, daß die Frage nach der Ursache eines Todesfalles ganz verschiedene Antworten zuläßt je nach dem Gesichtspunkt, der dieser Frage zugrunde liegt.

Der Pathologe wird auf Grund der Sektion eine andere Antwort geben als der behandelnde Arzt auf Grund des erlebten Krankheitsablaufes; der Sozialhygieniker wird wieder andere Gesichtspunkte in den Vordergrund stellen.

Für den Ursachenkomplex, der die Höhe der Säuglingssterblichkeit entscheidend bestimmt, sind somit verschiedene Schichten zu scheiden:

1. Die pathologisch-anatomische Ursachenschicht. Unter den an sich zahllosen an der Leiche feststellbaren Befunden überwiegen heutigentags zahlenmäßig einige Ursachengruppen so sehr, daß sie das Gros der Säuglingstodesfälle ausmachen, nämlich:

a) Mißbildungen, Geburtstraumen, angeborene Unreife.

b) Ernährungsstörungen in weitestem Sinne, d. h. Durchfalls- und Ansatzstörungen.

c) Bronchopneumonien.

2. Die pathogenetische Ursachenschicht. Betrachtet man die Säuglingstodesfälle unter ärztlich-biologischem Abwägen von Lebensabläufen, so kehren einige der vorgenannten Ursachen wieder (z. B. Mißbildungen, Geburtstraumen, angeborene Unreife), weitere erscheinen in völlig anderem Lichte als Folgen oft verwickelter Ursachenkomplexe.

Eine Bronchopneumonie kann etwa Folge eines grippalen Infektes oder eines Keuchhustens gewesen sein, der vielleicht vermeidbar gewesen wäre; ein Infekt kann zu einer

„parenteralen" Dyspepsie geführt haben, wobei letztere vielleicht ein fehlernährtes, vielleicht nur ein vorzeitig abgestilltes Kind betraf und mutmaßlich bei anderer Ernährung ausgeblieben wäre; eine Abstillungsdyspepsie kann Gewichtsverluste bedingt haben, die zu einer auch nach Aufhören der Durchfälle irreparablen Atrophie führten.

Auf solcher Ebene der Ursachensuche wird man sich einiger Tatbestände über Ausmaß und Änderung der Säuglingssterblichkeit sowie über eine biologische Eigenart des Säuglingsdaseins zu erinnern haben.

a) Die Säuglingssterblichkeit schwankt *je nach den äußeren Umständen* bis zum fast 30fachen ihres Minimalwertes.

b) Die Säuglingssterblichkeit weist in allen zivilisierten Staaten *während der letztvergangenen 7—8 Dezennien* eine gewaltige *Verminderung* bis mindestens auf den 4. Teil ihres früheren Wertes auf. Es zeigte sich dabei, daß dieser Rückgang vorwiegend durch weitgehendes Zurücktreten „vermeidbarer Todesursachen" bedingt war.

c) Gesundheit und Wohlbefinden eines Säuglings ist erheblich *passiv* abhängig von Betreuung und Pflege durch andere Menschen.

So wird es verständlich, daß für Zustandekommen und Höhe der in einer Bevölkerung oder einer Bevölkerungsgruppe herrschenden Säuglingssterblichkeit das dort im Mittel herrschende Ausmaß jener Vielzahl äußerer Lebensumstände entscheidend ist, die man als *Hygienisierung des Säuglingsdaseins* oder als *Pflegequalität* zusammenfassen kann.

Ärztliche Erfahrung lehrte die Vermeidbarkeit gewisser immer wiederkehrender Gefahren für das Säuglingsalter, die in Ernährungs- und Pflegegewohnheiten liegen.

Hier wäre der gesamten Bestrebungen der Säuglingsfürsorge zu gedenken (vgl. den Abschnitt Fürsorge), also, um nur Wesentlichstes zu nennen, der Stillpropaganda, der Erprobung optimaler künstlicher Nahrungen, der Infektionsverhütung (Nabelwunde, „banale" Infekte, klassische Infektionskrankheiten), der Rachitisverhütung und Freiluftabhärtung bis zu den Einrichtungen der halboffenen und geschlossenen Fürsorge für Kinder, deren häusliches Milieu die Vermeidung solcher Gefahren erfahrungsgemäß nicht oder unvollkommen gestattet.

Unter den seit etwa 30 Jahren vermeidbar gewordenen Gefahren, die zahlenmäßig in früheren Jahrzehnten die Säuglingssterblichkeit mancher Jahre enorm erhöhten, sind noch besonders jene *sommerlichen Hitzeschäden* zu nennen, die an heißen Tagen zumal in heißen oder schlechtlüftbaren Dachwohnungen und Küchen jene damals überdies noch viel zu warm in enganliegende Windeln und Steckkissen gewickelten Säuglinge gefährdeten. Die Kinder gingen ganz akut unter Hyperthermie, Kreislaufkollaps und Durchfällen an „*Sommerdiarrhöen*", „*Sommerintoxikationen*", „*Cholera nostras*" zugrunde. So kam es statistisch in heißen Jahren zur „*Sommersterblichkeit*" *des Säuglingsalters*, deren Gipfel die 8—10fache Höhe des sonstigen Jahresdurchschnittes erreichen konnte.

Gegenüber solchen äußeren Momenten treten innere, in der kindlichen *Konstitution* verankerte Umstände beim Zustandekommen der Säuglingssterblichkeit stärker zurück oder werden zum mindesten durch Wirkungsintensität der äußeren Faktoren leicht verdeckt.

Daß solche Momente nicht ganz ausscheiden, erkennt man an der hohen Sterblichkeit „lebensschwach" Geborener (s. auch S. 80 und 345), die sich den Anforderungen des extrauterinen Daseins nicht gewachsen zeigen. Die Beobachtung solcher Kinder läßt andererseits gerade jenen schwer definierbaren Komplex in Erscheinung treten, den man mit *Vitalität* als einer Art Umkehrbild der Lebensschwäche bezeichnet. Nicht selten zeigen Kinder mit hochgradigen Unreifezeichen gegen manche Erwartung eine erstaunliche Bewährung in den ersten Lebensanforderungen. Gleiches ergaben Familienbeobachtungen, wo trotz Ungunst äußerer Verhältnisse eine Serie von 10 und mehr Kindern lückenlos großgezogen wird, während in anderen Familien oft mit besten Aufzuchtsbedingungen gelegentlich eine große Anzahl Kinder in früher Lebenszeit stirbt. Hier liegen noch wenig studierte, wahrscheinlich erbbiologisch fundierte Unterschiede zugrunde.

3. Die soziologische Ursachenschicht. Inwieweit die Erkenntnisse einer Vermeidbarkeit äußerer Schadensmomente des Säuglingsalters in einer Bevölkerung oder einem Bevölkerungsausschnitt praktisch zur Anwendung kommen, hängt zunächst weitgehend von zwei Ursachenkomplexen ab:

a) Lebensstandard und *Zivilisationshöhe* entscheiden als im einzelnen sehr verwickelt zusammengesetzte Wirkungsfaktoren so weitgehend über die Höhe der Säuglingssterblichkeit, daß man letztere geradezu als *Maßstab* für erstere ansehen kann.

Fürsorgeeinrichtungen der angedeuteten Art, aber auch alle Besonderheiten in der häuslichen Pflege des einzelnen Säuglings erfordern zusätzliche Geldmittel, die nur dort hinreichend zur Verfügung stehen, wo wirtschaftliche Leistungsfähigkeit einer Gesamtheit und jedes Einzelnen nicht schon weitgehend und entscheidend durch Sorgen für die primitivsten Anforderungen des Alltags belastet wird. So erweist sich die Säuglingssterblichkeit *abhängig* vom *Jahreseinkommen* einer Familie, vom verfügbaren *Wohnraum*, somit vom *sozialen Milieu* und vielen damit korrelierenden Umständen. In engster Verbindung mit solchen steht Ausmaß und Güte ärztlicher und hospitaler Versorgung im Krankheitsfall, aber auch Ethos und Ausbildungshöhe aller Personenkreise des Gesundheitswesens, Aufnahmebereitschaft für gesundheitliche Aufklärung in Vortrag, Unterweisung, Vorführung und Aufgabebereitschaft für als unzweckmäßig erkannte Pflegegewohnheiten.

b) Mit den letzteren, schon auf psychischem Gebiet liegenden Faktoren erfolgt ein fließender Übergang zum Einfluß des *Aufzuchtwillens*, und zwar nicht des seitens der Pflegepersonen zur Schau getragenen, sondern des wirklichen, in einer mehr oder minder großen Pflegebereitschaft und Pflegesorgfalt sich ausdrückenden.

Er hängt etwa ab von der Bewertung des Menschenlebens und Erdendaseins überhaupt, also von *weltanschaulichen* und *religiösen* Einstellungen („der Herr hats gegeben, der Herr hats genommen"). Sie hängt ab von der *Einstellung zum Kind* und seinem *weiteren Dasein* (derjenigen zu *einem* Kind oder *wenigen* Kindern, „die es mal gut haben sollen", oder zu *vielen* Kindern, „die sich schon durchschlagen werden, wie wir uns auch durchgeschlagen"), von der Bewertung einer *Knaben*geburt gegenüber einer Mädchengeburt („Stammhalter", Arbeitskraft, Wehrhaftigkeit), vom *Willen zum Kind* überhaupt (ungewollte uneheliche Schwängerung). Nicht zuletzt hängt der Aufzuchtwille auch ab von der Lebensaussicht oder Absorption des Denkens und Handelns durch Alltagssorgen.

So entsteht bei sorgfältiger Abwägung der Umstände eine zahlenmäßig belegbare Abhängigkeit der Höhe der Säuglingssterblichkeit von einem Ursachenkomplex, der selbst ein inniges Geflecht sozialer, sozialpsychologischer und individualpsychologischer Momente darstellt. Man hat oft zum Teil irrtümlich, zum Teil bewußt solche Einzelmomente in den Vordergrund zu stellen und „statistisch zu beweisen" versucht.

Dabei ist grundsätzlich zu bedenken, daß statistische, d. h. zahlenmäßige Ermittlungen über einen *ursächlichen* Zusammenhang überhaupt *niemals* etwas auszusagen vermögen. Die ursächliche *Deutung* eines statistischen Tatbestandes bleibt stets Sache jenes Taktgefühls, das sich ohne Voreingenommenheit an ärztlichen und allgemeinmenschlichen Erfahrungen orientiert.

Man vergegenwärtige sich für Deutungen der nachgewiesenen *erhöhten Säuglingssterblichkeit unter Flaschenkindern, hohen Geburtennummern, Unehelichen, Landkindern, Katholiken* etwa folgende komplexe Korrelationen:

Lange *Stillung* geht mit hohem Aufzuchtwillen und damit erhöhter Pflegesorgfalt weitgehend parallel. — Hohe *Geburtenziffer* in Familien trifft häufig mit ungünstiger Wirtschaftslage der Eltern, damit auch mit ungünstigen Wohnungsverhältnissen zusammen. Sie ist in ländlicher Bevölkerung häufiger als in städtischer. — *Landbevölkerung* unterscheidet sich von Stadtbevölkerung nicht nur hinsichtlich der Wohnverhältnisse, der sozialen Schichtung, der Pflegegewohnheiten, sondern auch hinsichtlich ärztlicher Versorgung, Aufklärungsmaß und Aufklärungserfolg, aber auch hinsichtlich der Festigkeit religiöser Anschauungen. — Verschiedene *Konfessionen* können in einer Bevölkerung Berufsunterschiede, damit Unterschiede der sozialen Schichtung und der Wirtschaftslage aufweisen. Sie können aber auch Unterschiede in der Bewertung des Todes oder im Wunsch nach Lebendgeburt (mit Nottaufe) zeigen. Letzteres kann eine erhöhte Zuzählung in der Geburt sterbender Kinder zu den *Lebend*geburten begünstigen, die im anderen Falle als *Tot*geburten gezählt worden wären, nun aber die Säuglingssterblichkeit erhöhen.

Weitere interessante Einblicke in das Zustandekommen der Säuglingssterblichkeit gewinnt man durch nochmalige Aufteilung der Säuglingstodesfälle nach Lebensalter und Todesarten.

Die Neugeborenensterblichkeit (vormals nicht sehr zweckmäßig als *Frühsterblichkeit* bezeichnet): Seit dem starken Zurücktreten der Säuglingstodesfälle an „vermeidbaren Todesursachen" fiel auf, daß *die Sterblichkeit innerhalb der ersten Lebenstage den allgemeinen Rückgang keineswegs mitmachte*, sondern *teils unverändert hoch* blieb, *teils sogar* erstaunlicherweise entgegen dem sonstigen Sterblichkeitsabfall *anstieg.*

Bedauerlicherweise erfolgt die Zählung dieses Anteiles der Säuglingssterblichkeit bis heute nicht einheitlich. Teils wird als Neugeborenensterblichkeit die auf 100 Lebendgeburten treffende Anzahl Todesfälle in den ersten 7, teils in den ersten 10 (zuweilen sogar 14) Tagen angegeben, was Vergleiche sehr erschwert.

In Zeiten und Bevölkerungen mit niedriger Erstjahrssterblichkeit zeigt sich letztere fast zur Hälfte durch die Neugeborenensterblichkeit belastet.

Dieses Ergebnis ist von grundsätzlicher Bedeutung für alle Bestrebungen einer weiteren Senkung der Säuglingssterblichkeit.

An der Neugeborenensterblichkeit erweisen sich drei Ursachengruppen ganz besonders stark beteiligt, die wieder gewisse zeitliche Unterschiede aufweisen.

1. Schwere *Geburtstraumen,* deren Tod zumeist innerhalb der ersten drei Lebenstage erfolgt, so daß diese *„trihemerale Sterblichkeit"* eine überragende Höhe aufweist (s. Abb. 3, Feld 5).

2. Lebensunfähige *Mißbildungen.*

3. *Unreife* und *lebensschwache Kinder,* die sich ganz besonders unter dem Terminbegriff der „Frühgeburt" finden und bis zu 50% der Neugeborenensterblichkeit ausmachen.

Man erkennt ohne weiteres, warum diese Todesursachengruppen den allgemeinen Rückgang der Säuglingssterblichkeit nicht mitmachten. Ihre zukünftige Senkung stellt weniger ein kinderärztliches Problem dar, sondern mehr eine *geburtshilfliche, schwangerenfürsorgerische* und auch *eugenische Aufgabe.* Die mancherorts festgestellte leichte Zunahme der Neugeborenensterblichkeit scheint nach letzten Untersuchungen mit einer Verschiebung der vorwiegenden Geburtlichkeit in Bevölkerungskreise mit vermindertem Aufzuchtswillen zusammenzuhängen.

2. Die perinatale Sterblichkeit.

Die Neugeborenensterblichkeit als Teil der Säuglingssterblichkeit erweist sich mit einem ihr zeitlich vorausgehenden Absterbevorgang verknüpft, und zwar in formaler wie in biologischer Hinsicht.

1. Der Begriff der Neugeborenensterblichkeit enthält den *Begriff der Lebendgeburt.* Eine Frucht zählt mit dem ersten Atemzug als Lebendgeburt. Die Grenze ist definitionsgemäß zwar scharf, schließt aber doch in der Praxis die Möglichkeit nicht aus, daß Zweifel über einen erfolgten Atemzug auftreten können.

Damit tritt zwischen Totgeburt und Lebendgeburt ein wenn auch schmaler Unsicherheitsbereich, der in praxi eine gewisse *Entscheidungswillkür* zuläßt. Hier kann dann aus anderen Motiven heraus, z. B. wegen wünschenswerter Nottaufe eine überzufällige Zuzählung Totgeborener zu Lebendgeborenen erfolgen, was die Rate der Neugeborenen- *und* Säuglingssterblichkeit zwangsläufig belastet, wie oben schon gestreift.

2. Unter den Todesfällen im Neugeborenenalter, aber auch unter den Totgeburten befinden sich zunächst jene unmittelbar durch das Trauma der Geburt

verursachten. Man kann diese als „*Geburtstod*" im wörtlichen Sinne oder als *metabasische Todesfälle* bezeichnen (metabasis = Übergang). Ob hier das Leben noch bis zum ersten Atemzug, also bis zur Zählung als Lebendgeburt sich hinzieht oder vor diesem erlischt, hängt von vielen zufälligen Begleitumständen ab. Damit wird die Grenzziehung zwischen Totgeburt und Lebendgeburt auch eine biologisch unberechtigte. Gleiches gilt aber auch für eine Gruppe „*ametabasischer Todesfälle*", in denen ein intrauterin einsetzender Schaden,

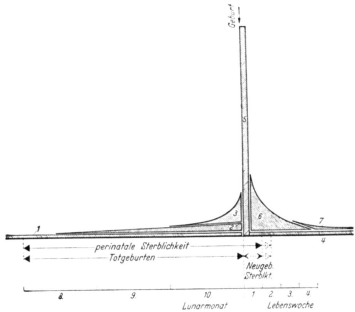

Abb. 3. Aufbau der perinatalen Sterblichkeit aus ihren ätiologisch verschiedenen Anteilen (schematisiert nach v. PFAUNDLER). Zu unterscheiden: ametabasisches, d. h. geburtsunabhängiges und metabasisches, d. h. geburtsbedingtes Sterben (Metabasis-Übergang). Perinatale Sterblichkeit = Gesamtzahl der Todesfälle zwischen 8. (lunaren) Schwangerschaftsmonat und Ende der Neugeburtsperiode (7., in manchen Zählungen 10. Lebenstag). Sie zerfällt in a) Totgeburten = in lebensfähiger Größe (von 35 cm Mindestkörperlänge), aber tot geborene Früchte. Anteile: *Feld 1:* pränatales, über die ganze intrauterine Lebenszeit sich erstreckendes, „ametabasisches Sockelsterben" gemischter Ursache (Letalfaktoren, ungünstige intrauterine Umwelt, Traumen, mütterliche Krankheiten). *Feld 2:* ametabasische Totgeburten = „Totgeburten i.e.S.", d. h. Ausstoßung vorwiegend aus internistischen Gründen vor Geburtsbeginn abgestorbene Früchte. Betroffen vorwiegend Unreife und Frühgeburten mit geringer bis fehlender Knabenübersterblichkeit, also annähernd gleichstarkem Betroffensein beider Geschlechter. *Feld 3:* metabasische Totgeburten = „Geburtstode", d. h. vorwiegend aus mechanisch-obstetrikalen Ursachen in der Geburt abgestorbene Früchte. Betroffen vorwiegend Reife mit hoher Knabenübersterblichkeit. b) Neugeborenensterblichkeit = Lebendgeburten mit Tod bis zum 7. (10.) Lebenstag (etwas mißverständlich auch „Frühsterblichkeit" benannt) und stets der „Gesamtsäuglingssterblichkeit" zugezählt. Anteile: *Feld 4:* Fortsetzung von Feld 1 in das extrauterine Leben: postnatales Neugeborenen-Sockelsterben, ametabasisch. Gegenüber der hohen Neugeborenensterblichkeit aus weiteren Gründen ganz zurücktretend. *Feld 5:* trihemerales, d. h. in den ersten 3 Lebenstagen erfolgendes Neugeborenensterben, vorwiegend metabasisch. *Feld 6:* kombinierte, d. h. aus meta- und ametabasischen Gründen erfolgende Todesfälle, die bis zum 7. (10.) Lebenstag noch dem Neugeborenensterben zugerechnet werden. Mit Ende der Neugeborenenzeit (7. [10.] Lebenstag) rechnet Feld 4 und 6 zur „Nachsterblichkeit", d. h. zur Säuglingssterblichkeit nach der Neugeburtsperiode. Zu dieser tritt hinzu: *Feld 7:* Todesfälle vorwiegend aus ametabasischen Gründen, die im extrauterinen Leben neu hinzutreten (Abstillung, extrauterine Infektionen, Pflegeschäden u. dgl.).

z. B. eine diaplacentare Infektion, zuweilen zum Absterben im Mutterleib und damit zur Geburt einer toten Frucht führt („*Totgeburt*" im wörtlichen Sinne), zuweilen aber auch erst ein Absterben kurz nach erfolgter Lebendgeburt nach sich zieht.

Unter solchen Umständen erscheint es zweckmäßig, die nur aus verwaltungs- und bevölkerungsstatistischen Gründen bislang getrennte *Neugeborenensterblichkeit und die Totgeburtlichkeit biologisch zusammen zu betrachten* und von dieser Vereinigung als „*perinataler Sterblichkeit*" zu sprechen (PFAUNDLER).

Ihre Aufteilung nach verschiedenen Ursachenkomplexen hat keineswegs nur theoretisches Interesse, sondern bildet die Grundlage für alle Überlegungen über weitere vorbeugende und helfende Eingriffsmöglichkeiten zum Zwecke einer Rettung derart gefährdeten Lebens. In Abb. 3 ist eine erste solche Aufteilung graphisch veranschaulicht und Einzelheiten in der Legende erläutert.

Sehr eindeutige *Abhängigkeit der perinatalen Sterblichkeit* zeigte sich *von der Tragdauer* (HOSEMANN): Die perinatale Sterblichkeit hat bei der normalen Schwangerschaftsdauer von 280 Tagen ihr Minimum; sie steigt mit kürzerer und längerer Tragzeit längs einer Parabel an, die (extrapoliert) bei einer Tragzeit von 28 Wochen einerseits (Fehlgeburtsgrenze!), von 52 Wochen andererseits jeweils 100% erreicht.

Es bleibt hier noch die Abgrenzung der Totgeburt, d. h. der Geburt einer zwar lebens*fähigen,* aber toten Frucht von der Fehlgeburt (Partus immaturus). Die Lebensfähigkeit ist erfahrungsgemäß durchschnittlich von der 28. Schwangerschaftswoche zuzugestehen. Da dieser Termin im Einzelfall unsicher bleibt, ein Kind dieser Tragdauer aber im Mittel 35 cm lang ist, hat man allgemein die leicht nachprüfbare Länge als definitorische Grenze zwischen Totgeburt und Fehlgeburt angesetzt. *Man definiert eine Totgeburt als Ausstoßung einer toten Frucht von mindestens 35 cm Scheitel-Fersen-Länge.*

3. Kindersterblichkeit jenseits des Säuglingsalters.

Schon in der 2. Hälfte des Säuglingsalters sinkt die Lebensbedrohung ganz erheblich ab, was sich im weiteren Verlauf des Lebens fortsetzt, um in der Zeit der Präpubertät ein Minimum zu erreichen. Auf die alterskonstitutionelle Seite dieses Verlaufes wird S. 83 noch eingegangen. Aber auch der Rückgang der Sterblichkeit in den letzten 80 Jahren ist in den sämtlichen Altersstufen jenseits des Säuglingsalters prozentual fast gleich (vgl. Tabelle 3, S. 75). Ein Hauptkontingent als tödlich endende Krankheiten stellen in diesen Altersstufen neben der vor allem postgrippalen *Bronchopneumonie* aber erfahrungsgemäß jetzt die „klassischen" *Infektionskrankheiten,* die sog. „Kinderkrankheiten", von denen einige ihrerseits wieder als Schrittmacher für die Bronchopneumonie bekannt sind. Diese *Bedeutung der Infektionskrankheiten für diese Altersstufe* hat vorwiegend *drei Gründe:*

eine in den ersten Lebensmonaten zum Teil vorhandene *passive Immunität von der Mutter her ist abgeklungen,* der Organismus damit voll empfänglich;

nach der Säuglingszeit beginnt die kindliche Beziehung zur Außenwelt sich rasch völlig umzugestalten, das *Kind wird sozial,* d. h. es kommt nunmehr immer häufiger mit weiteren Menschen außerhalb der engeren Familie in Kontakt (Spielplatz, Kindergarten, Schule), wodurch die *Infektionswahrscheinlichkeit steigt;*

im Kleinkindalter besteht nicht nur die genannte hohe Empfänglichkeit, sondern auch eine *konstitutionell erhöhte Gefährdung im Erkrankungsfall* (s. S.83).

Wenn trotz dieser unverändert fortbestehenden Grundsituation, ja der Infektionsbegünstigung mit zunehmender Verstädterung (s. S. 72) eine so erhebliche *Verringerung der Lebensbedrohung in den letzten Jahrzehnten* gelang, so hat das mancherlei Gründe, insbesondere:

starke Abnahme der Infektionsgefährdung durch die *Hygienisierung des städtischen Lebens* (Wasser-, Milch-, Nahrungsmittelhygiene mit weitgehender Zurückdrängung von Typhus, Ruhr u. ä.),

erfolgreiche *Tuberkulosebekämpfung* mit Hinausschieben des mittleren Infektionstermins,

verringerte Pneumoniegefährdung durch Rachitisprophylaxe, aber auch durch bessere *Pneumoniebehandlungsmethoden* (Sulfonamide, Freiluft),

frühzeitige Behandlung, eventuell Hospitalisierung, z. B. besonders bei Diphtherie,

innerer Gestaltwandel (Pathomorphose) einiger früher sehr viel schwerer verlaufender Seuchen (Diphtherie, Scharlach).

C. Alters- und Geschlechtskonstitution.

Alter und Geschlecht gelten schon im bürgerlichen Leben als besonders kennzeichnende Kriterien eines Individuums. Es gibt aber auch ungezählte Belege

dafür, daß Lebensleistung, Widerstandskraft, Krankheitsabwehr in verschiedenen Lebensaltern, sowie bei den beiden Geschlechtern verschieden sind, daß also das, was eingangs als *Konstitution* bezeichnet wurde, *im Laufe des Lebens sich ändert oder in beiden Geschlechtern verschieden ist.* Wie noch im einzelnen zu zeigen sein wird, liefert speziell das Studium der Sterblichkeitsverhältnisse alters- und geschlechtskonstitutionelle Besonderheiten von allgemeinbiologischem Interesse, ihre Erörterung kann daher erst erfolgen, nachdem im vorstehenden gewisse Wesenszüge der Kindersterblichkeit dargestellt wurden.

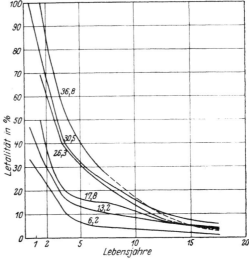

Abb. 4. Steigende Altersklassenletalität (Ordinaten) mit zunehmend jüngerem Alter und bei verschieden hoher Gesamtletalität (Zahlen an den Kurven) für Diphtherie. (Nach DE RUDDER.)

Einschaltend muß aber zur Frage der Konstitution der kindlichen Altersstufen daran erinnert werden, daß allein schon die Tatsache der Existenz einer „*Kinderheilkunde*" den Beweis liefert für die Wirksamkeit lebensalterlicher Faktoren im Krankheitsgeschehen, die immer wieder dartun, daß Kinder nicht einfach „kleine Menschen" sind.

Besonders unverfälscht tritt eine Alterskonstitution ohne Zweifel dann zutage, wenn *eine und dieselbe Krankheit wesentliche lebensalterliche Unterschiede im Ablauf zeigt.*

Zu erinnern wäre hier etwa an den septischen Zustand des *Status bacillaris* im Neugeborenenalter ohne äußere Krankheitserscheinungen; an das verschiedene Symptombild der *Staphylokokkeninfektion der Haut (Pemphigoid-Impetigo contagiosa),* der *C*-Avitaminose (MÖLLER-BARLOWsche *Krankheit — Skorbut des Erwachsenen*), der *Hypophysentumoren (Riesenwuchs-Akromegalie).*

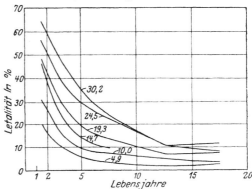

Abb. 5. Das Gleiche wie Abb. 4 für Scharlach.

Wir kennen aber insbesondere eine Anzahl *Krankheiten, deren lebensgefährdender Ablauf sehr stark vom Lebensalter des Kranken abhängt:* Durchfallserkrankungen, Pneumonien, Masern, Keuchhusten, Diphtherie, Scharlach verlaufen *um so schwerer, je jünger das betroffene Kind ist.*

Für die meldepflichtigen Krankheiten Diphtherie und Scharlach läßt sich diese Eigenart zahlenmäßig ganz besonders eindrucksvoll belegen. In Abb. 4 und 5 ist die Letalität[1]

---

[1] Beachte: *Morbidität* (Erkrankungsziffer) bezeichnet die Zahl von Krankheitsfällen unter einer bestimmten Zahl Lebender überhaupt. *Mortalität* (Sterblichkeit) bezeichnet die Zahl von Sterbefällen in einer bestimmten Zahl Lebender. *Letalität* (Tödlichkeit) bezeichnet die Zahl von Sterbefällen unter einer bestimmten Zahl *Kranker* (Letalität „einer Krankheit"; Letalität [nicht Mortalität] nach operativen Eingriffen). Für Letalität war früher auch die Bezeichnung „*Mortalitätsprozent*" gebräuchlich.

beider Krankheiten in verschiedenen Lebensaltern dargestellt, und zwar in jeweils einer Kurvenschar bei wechselnder Epidemieschwere (wobei am Material Großberlins Jahre ausgewählt wurden, deren Gesamtletalität ungefähr um Vielfache von 5% verschieden war. Die an den Kurven vermerkten Zahlen geben diese Gesamtletalität an).

Da die Krankheiten der letztgenannten Gruppe im Kindesalter besonders geläufig sind, wird die *tatsächliche Kindersterblichkeit von dieser Gruppe entscheidend beeinflußt.* Der starke Anstieg der Mortalität mit zunehmend jüngerem Alter, wie er aus Tabelle 3 sich ergibt, wird also sehr erheblich durch diese wechselnde Altersklassenletalität und somit alterskonstitutionell bedingt sein.

Es seien hier nur andeutungsweise einige weitere Tatsachen zum Thema der *Alterskonstitution* erwähnt: das nahezu völlige Fehlen mancher nach der Pubertät geläufiger Krankheiten im Kindesalter (Ulcus ventriculi, Basedowsche Krankheit); das Bestehen von Prädilektionsaltern für Vorkommen oder Beginn zahlreicher aus inneren Gründen entstehender Leiden (verschiedene Pneumonieformen, FEERsche Krankheit, Coeliakie, Chorea minor, Pyknolepsie, genuine Epilepsie), wobei sich sogar als Beweis für die endogene Abhängigkeit nachweisen ließ, daß ein *Prädilektionsalter* mit der S. 73 genannten Entwicklungsbeschleunigung *gleichsinnig verschoben* wird (Chorea minor). Endlich kennen wir von äußerlich bedingten umkonstituierenden Einflüssen die konstitionsändernde Wirkung von Infektionen mit Auslösung einer spezifischen Immunität.

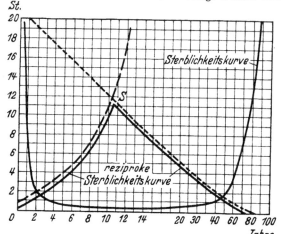

Abb. 6. Die U-förmige Kurve gibt den Gesamtverlauf der Altersklassenmortalität in jeder Bevölkerung wieder („sog. HALLEYsches Gesetz"). Die ausgezogene Λ-förmige Kurve stellt deren Reziproke dar als Ausdruck des jeweils realisierten Angepaßtseins des Organismus an die Erfordernisse des Lebens. Deren Deutung vgl. Text. (Nach PFAUNDLER.)

Als *Begründung* für die aus rein endogenen Änderungen erfolgenden Wandlungen der *Alterskonstitution* muß all jener Tatsachen gedacht werden, die das Kind biologisch vom Erwachsenen überhaupt unterscheiden; ihre Erörterung würde den Rahmen dieses Abschnittes übersteigen.

Man denke an das gesteigerte *Wachstumspotential* mit dem dazu nötigen erhöhten Stoffumsatz, veränderten Kreislauf und *Sympathicotonus,* das im Kindesalter sich wandelnde qualitative und quantitative weiße *Blutbild,* an das Altern von Geweben mit strukturellen Eiweißänderungen und die Ausbildung *paraplasmatischer Strukturen,* an die veränderte „*Blutdrüsenformel",* zeitweisem *innersekretorischen Neueinbau* (Nebennierenrinde, Keimdrüsen) oder *Ausfall* (Thymus) und vieles andere.

Eine sehr geistvolle allgemeinbiologische Interpretation des Gesamtverlaufes der Altersklassenmortalität, die nach ihrem ersten Maximum im Säuglingsalter und ihrem dann folgenden Minimum in der Präpubertät erst langsam, dann immer rascher bis zu ihrem zweiten Höhepunkt im Greisenalter wieder ansteigt, hat PFAUNDLER gegeben.

Tod ist Ausdruck eines Überschreitens der Anpassungsfähigkeit des Organismus, die von letzterem fortgesetzt in jeder Lebenslage als eine *dynamisch* zu verstehende Leistung gefordert wird. In jeder Altersklasse wird also die ihr zugeordnete Sterblichkeit sozusagen die Umkehrung der in dieser Altersklasse bestehenden Anpassungsfähigkeit widerspiegeln. Die in den verschiedenen Lebensaltern vorhandene Größe der Anpassungsfähigkeit muß sich also annähernd aus dem lebensalterlichen Sterblichkeitsverlauf ergeben, sie muß als gegenläufige Umkehrung (Reziproke) dieser Sterblichkeitskurve verlaufen

In Abb. 6 ist die in ihrem Ablauf für jede Bevölkerung prinzipiell gleiche U-förmige Kurve der Altersklassensterblichkeit die (irrtümlich so genannte) „HALLEYsche Kurve" dargestellt. Aus ihr läßt sich dann eine gegenläufige $\wedge$-förmige Kurve der Anpassungsgröße als „*reziproke Sterblichkeitskurve*" errechnen (die Produkte je zweier korrespondierender Ordinaten beider Kurven ergeben den konstanten Wert 1). Diese Kurve der Anpassungsgröße setzt sich somit aus einem steigenden und einem fallenden Schenkel zusammen, für die sich folgende Deutungen geben lassen: Zu Beginn der Entwicklung ist die Anpassungsmöglichkeit als potentielle Leistungsmöglichkeit am größten. Das zeigen unter anderem die Erfahrungen der Entwicklungsmechanik: die ersten Teilungszellen nach der Befruchtung können noch einen ganzen Organismus liefern, die Zellen der ersten Keimblätter noch verschiedenste Organe, die differenzierten Organzellen nur noch ihresgleichen. Mit steigendem Alter und damit immer weiterer Differenzierung sinkt diese potentielle Leistungsmöglichkeit immer weiter ab, in der Abb. 6 durch die von links oben nach rechts unten fallende Kurve. Von diesen Möglichkeiten ist aber in den ersten Phasen des Lebens nur ein kleiner, mit zunehmendem Alter ansteigender Teil verwirklicht (in Abb. 6 die von links unten steigende gestrichelte Kurve), bis um die Zeit der Präpubertät das *Maximum der Anpassung realisiert* ist. Von da ab muß diese realisierte Anpassungsfähigkeit dem Absinken der potentiellen folgen und im hohen Alter auf Null sinken.

Die Altersklassenmortalität erscheint damit ganz allgemein als Ausdruck oder Folge der in den verschiedenen Lebensaltern verschieden realisierten Anpassungsfähigkeit. Die oft genannte „Zartheit" oder „Schwäche" des Kindes erweist sich so als eine noch unvollständig realisierte Anpassungsfähigkeit.

Es ist übrigens durchaus nicht nötig und nicht wahrscheinlich, daß diese altersdispositionelle Regel *Pfaundlers* für *alle* Schäden gilt; es genügt eben ihre Gültigkeit für viele oben aufgezählte, häufige und schwere kindliche Erkrankungen, um zu der sog. HALLEYschen Kurve zu führen.

Eine Ausnahme von der Regel scheinen interessanterweise die meisten Darminfektionen der Salmonellagruppe zu machen (vielleicht hier wieder mit Ausnahme des Bact. enteritidis Breslau).

Dieser *innere Wandel der Alterskonstitution*, hier speziell der Altersdiposition für den Verlauf vieler Todeskrankheiten ist *praktisch von Bedeutung* für die Auswirkung von äußerlich bedingter Verschiebung des mittleren Erkrankungsalters, z. B. bei der milieubedingten Durchseuchungspräzession (s. S. 72). Als Folge der Entwicklungsacceleration wäre übrigens auch eine Verschiebung des Sterblichkeitsminimums im Laufe der letztvergangenen Jahrzehnte zu erwarten, worüber Untersuchungen bisher fehlen.

Die beiden *Geschlechter* zeigen bereits im Kindesalter recht erhebliche und dabei konstante Unterschiede im Erkranken und Sterben, nämlich eine weitgehend verbreitete *Knabenübersterblichkeit*.

Diese und ihre geringere Beeinflußbarkeit ergab sich in allen kindlichen Altersstufen bereits aus Tabelle 3, S. 75. Auch innerhalb der perinatalen Sterblichkeit sind deutliche Geschlechtsunterschiede festzustellen (s. S. 81 in der Legende zu Abb. 3). Eine Knabenübersterblichkeit zeigt sich aber auch bei Nabeltetanus oder angeborener Lues, also bei Krankheiten, die man für gewöhnlich als Folgen rein *äußerer* Gefährdung anzusprechen geneigt ist, ja es werden sogar mehr luische Knaben als Mädchen geboren.

Solche Feststellungen sind weder durch unterschiedlichen Bau der Geschlechtsorgane noch durch unterschiedliche äußere Gefährdung der beiden Geschlechter zu erklären, welch letztere im Erwachsenenleben noch gewisse Geschlechtsdifferenzen verständlich machen können. Die ganze Frage wirft somit ein sehr interessantes, verwickeltes Konstitutionsproblem auf, dessen zunehmende Aufhellung erst in letzter Zeit gelang (PFAUNDLER).

Um die Erscheinung messend verfolgen zu können, errechnet man in der Regel das *Geschlechtsverhältnis*, die sex ratio, auch Knaben- bzw. Männerziffer genannt als *Zahl der auf jeweils 100 erkrankte (gestorbene) Mädchen erkrankende (sterbende) Knaben.*

Dabei sind einige *Fehler* zu vermeiden, deren Nichtbeachtung manch voreilige und irrtümliche Deutung veranlaßte: Die sich unmittelbar ergebenden „rohen" Ziffern müssen auf das in Wirklichkeit unter den Lebenden der betrachteten Altersklasse herrschende

Geschlechtsverhältnis umgerechnet, „*bereinigt*" werden. — Die *Materialgröße* muß den statistischen Fehler berücksichtigen und muß mindestens 500 Fälle, für manche Fragen tausende Fälle betragen. — Die Fälle müssen annähernd gleicher *Altersstufe* angehören, d. h. es dürfen nicht größere Altersspannen vereinigt werden. — Befunde über verschiedenes Verhalten der Geschlechter gegenüber *einem* Krankheitsgeschehen sind nur dann gesondert zu deuten, wenn sie sich nicht in die sonstige Erfahrung auf diesem Erscheinungsgebiet einordnen.

Sehr umfangreiche und zuverlässige standesamtliche Statistiken liegen über das Geschlechtsverhältnis von Todesfällen aus vielen Ländern und über oft viele Dezennien vor. Damit ließen sich nicht nur die genannten Fehler vermeiden, sondern es ließen sich gewisse allgemeine Gesetzmäßigkeiten herausschälen, die eine biologische Deutung forderten.

Bei solchen Untersuchungen sind Geschlechtsverhältniszahlen von 120—140 und noch darüber keine Seltenheit. Sie zeigen den Umfang des Problems in praktischer Hinsicht; denn wenn unter gleichen Umständen 140 Knaben auf 100 Mädchen sterben, führt das zu einem geradezu soziologisch bedeutungsvollen Eingriff in den Aufbau einer Bevölkerung, dessen Wirkung erheblich über rein theoretische Gesichtspunkte hinausgeht. Gleiches zeigen auch die Zahlen der Tabelle 3, S. 75, wenn man korrespondierende Ziffern beider Geschlechter vergleicht.

Für das Geschlechtsverhältnis ergaben sich zunächst rein empirisch folgende *vier* PFAUNDLER*sche Regeln:*

1. Universalitätsregel. Die *Knabenübersterblichkeit* erweist sich kaum an bestimmte Krankheiten oder Krankheitsgruppen gebunden, sondern ist eine *weitverbreitete Erscheinung*, die gegenüber grundverschiedenen Anforderungen und Schäden zu beobachten ist.

Als Beispiele wurden Nabeltetanus und konnatale Lues schon genannt, die Mehrzahl der geläufigen Infektionskrankheiten (s. auch unter 4.) zeigen gleiche Erscheinung; ebenso aber die echten, d. h. traumatisch bedingten Geburtstode (s. Legende zu Abb. 3), gewisse jahreszeitliche Gefährdungen, Erkrankungen einzelner Organsysteme u. a. Jene Fälle, in denen diese Regel nicht gilt, erweisen sich geradezu als Ausnahmen vom allgemeinen Verhalten.

Dieser Umstand läßt vermuten, daß für das Zustandekommen solcher Unterschiede an ein Versagen allgemein im Körper verankerter Abwehreinrichtungen gedacht werden muß.

2. Reziprozitätsgesetz. Die *Knabenübersterblichkeit zeigt gegenläufiges Verhalten zur Gesamtmortalität,* d. h. wenn letztere hoch ist oder steigt, ist das Geschlechtsverhältnis niedrig oder sinkt und umgekehrt.

Diese schon 1870 von M. V. MAYR ermittelte Erscheinung erwies sich in der Folge *gesondert gültig* bei *räumlichen,* bei *zeitlichen* und bei *soziologischen* Unterschieden der Sterblichkeitsverhältnisse.

In Ländern mit hoher Erstjahrssterblichkeit (12—23%) ist das Geschlechtsverhältnis unter den Gestorbenen niedrig (etwa 104—116), umgekehrt in solchen mit niedriger Erstjahrssterblichkeit (4—12%) ist das Geschlechtsverhältnis hoch (etwa 120—135). — In England sank im Laufe der letzten hundert Jahre die Erstjahrssterblichkeit von Werten um 15% auf solche um 7% ab; das Geschlechtsverhältnis unter den gestorbenen Säuglingen stieg gegenläufig von Werten um 121 auf solche um 130 und darüber an. In Deutschland stieg das Geschlechtsverhältnis mit dem in Tabelle 3 gezeigten Rückgang der Erstjahrssterblichkeit von 124 auf 137 an. — Illegitim Geborene mit höherer Erstjahrssterblichkeit (vgl. S. 79) weisen fast durchweg ein niedrigeres Geschlechtsverhältnis auf als legitim Geborene.

3. Aggressionsregel. Wenn einer Altersstufe eine *plötzliche Gefährdung* erwächst, so *steigt die Knabenübersterblichkeit* an.

In der Neugeburtsperiode erreicht das Geschlechtsverhältnis Werte von 130—140. Dieser Anstieg ist bedingt durch die Todesfälle infolge *Geburts*einwirkungen, deren Geschlechtsverhältnis über 140 liegt, während es unter den ametabasischen Todesursachen dieser Periode niedrig bleibt (s. auch S. 81). Noch Ende des Erstjahres sinkt das Geschlechtsverhältnis der Gesamttodesfälle auf 106.

4. Regressionsregel. Bei durch *längere Zeit fortwirkenden Schäden sinkt die Knabenübersterblichkeit ab*, sie kann mit steigender Altersklasse sogar *in eine Mädchenübersterblichkeit* (Geschlechtsverhältnis 100) *umschlagen.*

Besonders eindrucksvoll zeigt sich das bei endemischen Infektionskrankheiten, aber auch anderen Erkrankungsgruppen im Laufe der Kindheit, wo meist um das 6.—8. Lebensjahr der Wendepunkt 100 liegt, wie folgende Beispiele zeigen:

Deutung des Zustandekommens der Geschlechtsverhältnisunterschiede. Für die Tatsache der Knabenübersterblichkeit wurde zunächst die Existenz *recessiv geschlechtsgebundener Letal- und Subletalfaktoren* als hypothetische Erklärungsmöglichkeit angenommen (F. Lenz).

Geschlechtsverhältnis in Deutschland (1922—1931)	1. Lebensjahr	2.—5. Lebensjahr	6.—15. Lebensjahr
Diphtherietodesfälle .	137	118	97
Maserntodesfälle . . .	118	108	92
Tod an Miliartuberkulose	135	96	78
Tod an Krankheiten des Verdauungsapparates	131	107	90

Solche den Träger „nicht oder nur bedingt lebensfähig" machende Erbfaktoren würden wegen ihrer Recessivität nur beim männlichen Geschlecht mit seinem einzelnen Geschlechtschromosom zur Auswirkung kommen; beim weiblichen Geschlecht mit seinem zweiten Geschlechtschromosom würde der in diesem lokalisierte, allele „gesunde" Partner den kranken Faktor überdecken, seine phänotypische Äußerung damit unterdrückt werden.

Es ist sehr wahrscheinlich, daß solche Letal- und Subletalfaktoren bei der besonders hohen Knabenübersterblichkeit in den ersten Monaten des *intrauterinen* Lebens eine Rolle spielen. Für die Erklärung der Knabenübersterblichkeit im *extrauterinen* Leben und der dabei festgestellten Tatsachen reicht ihre Annahme jedoch nicht aus, ganz abgesehen davon, daß hier auch theoretische Bedenken bestehen (Pfaundler).

In der experimentellen Genetik zeigt sich nämlich, daß die Träger von Letal- oder Subletalfaktoren in der Regel auch phänotypisch kenntlich werden, was für den männlichen Menschen nicht zutrifft. Außerdem wäre eine unterschiedliche Verbreitung solcher Faktoren innerhalb verschiedener Rassen zu erwarten, während die Knabenübersterblichkeit keine Rassenabhängigkeit zeigt.

Eine durch Pfaundler gegebene Deutung, die allen vorgenannten Tatbeständen gerecht wird, geht davon aus, daß *jede Krankheitsresistenz, jede Abwehrleistung des Körpers durch viele Einzelleistungen des Körpers* zustande kommt, die endogen oder exogen entfacht weitgehend unabhängig voneinander sein können.

Endogene Abwehrleistungen könnten z. B. auf verschiedenste Gene verteilt sein, deren Gesamtauswirkung dann eine polymere Leistung des Organismus darstellte (zur Polymerie vgl. S. 65); das männliche Geschlecht könnte wegen des bei ihm fehlenden oder anders konstituierten zweiten Geschlechtschromosoms dann um ein Weniges ungünstiger stehen als das weibliche. Es könnte aber auch die ja sämtliche Körperzellen treffende Chromosomendifferenz der Geschlechter ganz allgemein Ursache eines *sexuellen Divergismus* sein, indem geschlechtsdifferente chemische Reaktionsabläufe einen kleinen Unterschied in der Realisierbarkeit allgemeiner Abwehrleistungen bedingen würden. Über solche Einzelheiten ist bis heute nichts bekannt, sie sind aber für die Grundvorstellung zunächst belanglos.

Eine Vielzahl von Faktoren pflegt sich aber stets auf Einzelindividuen einer Population nach den Gesetzen des Zufalls, also *binomial* zu verteilen (s. S. 52), wobei dem männlichen Geschlecht dann eine um Weniges gegenüber dem weiblichen verschobene Verteilung zukommen würde. Aus dieser Annahme lassen sich die genannten Regeln des Geschlechtsverhältnisses ohne weiteres ableiten.

Auf einem Feld denke man sich eine hinreichend große Zahl (etwa je 10000) Knaben und Mädchen *geordnet nach* ihrem (für einen Spezialfall jeweils interessierenden) *Resistenzgrad* in Reihen hintereinander aufgestellt, und zwar so, daß der Resistenzgrad von den Linksstehenden nach den Rechtsstehenden zunimmt. Der Resistenzgrad würde dabei gemessen an einer gerade noch ertragenen Schadensgröße A_1 bis A_{23}, die je nach Lage des Einzelfalles eine Schadensintensität oder eine Schadensdauer ausdrücken kann. Jedes Geschlecht würde dann eine Fläche füllen, die nach vorn von der Abszissenachse, nach hinten von einer GAUSSschen *Verteilungskurve* begrenzt wäre, wie in Abb. 7 dargestellt. Da die *Mädchen* im ganzen eine etwas höhere Resistenz aufweisen als die Knaben, ist ihre Kurve ein weniges — um den Differenzbetrag Δ — in Richtung steigender Resistenz, also *nach rechts verschoben*. *Universalitätsregel.* Sie wäre damit ohne weiteres verständlich: für jede Einzelsituation, d. h. jeden speziell betrachteten Schaden gilt eben zumeist diese Verteilungsgrundform, sie wird dabei nur jeweils zahlenmäßig eine andere sein können. — *Reziprozitätsregel.* Ein Schaden vom Ausmaß A_9 bringt alle Individuen, die auf der Fläche links von A_9 stehen,

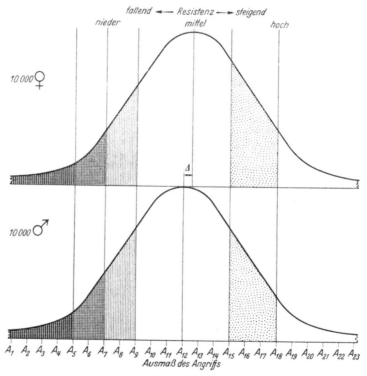

Abb. 7. Schema zu der im Text erläuterten Deutung der PFAUNDLERschen Regeln des
Geschlechtsverhältnisses. (Nach PFAUNDLER.)

zu Erkrankung. Die bis A_9 abgeschnittenen (senkrecht schraffierten) Flächen ergeben rechnerisch ein Verhältnis von 100:117,9, d. h. Geschlechtsverhältnis = 117,9. — Zu einer anderen Zeit (oder in anderer Bevölkerungsgruppe) wirke nur ein Schaden von der Größe A_7. Wiederum erkranken alle links von A_7 stehenden Individuen. Die zugehörigen (senkrecht und waagerecht schraffierten) Flächen verhalten sich nun aber wie 100:123,2, d. h. Geschlechtsverhältnis = 123,2. Mit sinkender Schadensgröße (also mit sinkender Gesamtmorbidität) steigt das Geschlechtsverhältnis. — *Aggressionsregel.* Ein Schaden von jetzt zeitlichem Ausmaß A_5 breche plötzlich in die Bevölkerung ein. Es sterben alle Individuen links von A_5, was ein Flächenverhältnis 100:129,2 ergibt. Würde der Schaden dann fortdauern etwa bis A_7, so sterben nunmehr die Individuen zwischen A_5 und A_7, deren Flächenverhältnis 100:120 wäre; bei weiterer Fortdauer des Schadens bis A_9 sterben weiterhin die Individuen zwischen A_7 und A_9, deren Flächenverhältnis nur mehr 100:113,7 beträgt. Der neueinbrechende Schaden liefert also die höchste Knabenübersterblichkeit 129,2, die bei seinem Fortbestand auf 113,7 absinkt. — *Regressionsregel.* Ein Schaden (z. B. eine Infektion) träfe im Säuglingsalter alle Individuen bis A_5, was einem Flächenverhältnis von 100:129 entspräche. Der Schaden erreiche in der Kleinkindheit alle Individuen bis A_{15}. Es erkranken nunmehr die zwischen A_5 und A_{15} liegenden Individuen, deren Verhältnis 100:103 wäre. Im weiteren Verlauf der Kindheit werden noch die Individuen zwischen A_{15} und A_{18} befallen. Ihr Verhältnis (punktierte Flächen) errechnet sich als 100:88. Der

Geschlechtsverhältniswert sinkt also mit steigendem Alter von 129 über 103 auf 88, d. h. es ergibt sich eine Altersregression des Geschlechtsverhältnisses in der erwarteten Weise.

Die geschilderte Deutungsmöglichkeit hat prinzipielles Interesse. Mit ihr erweisen sich nämlich zahlreiche empirisch feststellbare Geschlechtsverhältnisse des Erkrankens oder Sterbens gar nicht zahlenmäßig als reale Eigentümlichkeiten des menschlichen Organismus, wie solche aus Einzelerhebungen oft vermutet worden waren, sondern diese Verhältnisse sind nur die Folge einer Schadensgröße oder einer Schädigungsdauer. Letztere *verändern* durch Immunisierung oder selektiven Tod *das betrachtete Menschenkollektiv in seiner Zusammensetzung einfach arithmetisch*, so daß einer Beobachtung zu späterer Zeit, in anderer Altersstufe oder an anderem Ort nunmehr ein derart verändertes Kollektiv zugrunde liegt, das dann auch ein entsprechend verändertes Geschlechtsverhältnis liefern muß. Zahlenverhältnissen dieser Art liegen also gar keine biologischen Besonderheiten des Menschen zugrunde, es sind *irreale Geschlechtswendigkeiten. Als biologisch real ist bis heute lediglich jene ganz allgemeine relative Resistenzschwäche des männlichen Geschlechtes erkennbar.* Bezüglich manch einzelner Probleme zu dem ganzen, noch im Fluß befindlichen Fragenkreis muß auf die Spezialliteratur verwiesen werden. Das gilt auch bezüglich erster Versuche, um noch *reale* Geschlechtsdispositionen herauszuschälen, die unabhängig von den geschilderten in gewissen Erkrankungsformen ohne Zweifel bestehen, dann aber vorerst Aufgabe spezieller Pathologie sind. Hier waren nur jene Grundanschauungen darzustellen, deren Kenntnis wesentliche allgemeine Beobachtungstatsachen heute bereits verständlich macht.

Schrifttum.

BURGDÖRFER, F.: Aufbau und Bewegung der Bevölkerung. Leipzig 1935.

HAMMAR: Die Menschenthymus, 2 Bände. München 1929. — HANSEN: Allergie. Leipzig 1943. — HERTWIG, P. siehe bei JUST. HOSEMANN H.: Klin. Wschr. **1948**, 118.

JUST: Handbuch der Erbbiologie des Menschen, Bd. 1. Berlin: Springer 1940.

PFAUNDLER, M. v.: Biologische Allgemeinprobleme der Medizin. Konstitution, Diathese, Disposition, herausgeg. von B. DE RUDDER. Berlin-Heidelberg: Springer 1947.

DE RUDDER: Erg. inn. Med. **37**, 360f. (1927). — In BROCKS Biologische Daten für den Kinderarzt, Bd. 3. Berlin: Springer 1939.

VERSCHUER, V.: Erbpathologie, 3. Aufl. Dresden-Leipzig 1945.

Gesundheitsfürsorge für das Kindesalter.

Von

F. Klose.

Die Gesundheitsfürsorge erstreckt sich nach REDEKER ganz allgemein auf den ständig sich neu gestaltenden Volkskörper und befaßt sich mit der Bekämpfung von Volkskrankheiten sowie mit allen Maßnahmen für gesundheitlich besonders gefährdete Altersklassen. Sie hat demnach das Ziel, mit ihren Maßnahmen und Einrichtungen, die sich den jeweils auftretenden, zeitlich und örtlich wechselnden Fürsorgebedürfnissen der betreffenden Bevölkerungsgruppe anzupassen haben, vorzugsweise Aufgaben der Vorsorge, Vorbeugung und Verhütung zu erfüllen, ohne jedoch dabei, besonders für wirtschaftlich hilfsbedürftige Kreise, auf klinisch-therapeutische Eingriffe ganz zu verzichten. So stehen im Vordergrund der Gesundheitsfürsorgearbeit nicht nur Vermittlung von Schutz und Hilfe für den gefährdeten oder erkrankten Fürsorgebedürftigen, sondern ebenso auch Schutz für seine Umgebung bzw. für die Allgemeinheit, die durch ihn gesundheitlich und wirtschaftlich bedroht ist. Zur Erreichung dieses Zieles bedient sich das System der Gesundheitsfürsorgearbeit dreier Phasen (ROTT):

I. Phase: die Feststellung der Gefährdeten und Erkrankten mittels einer sorgfältigen Medizinalstatistik (Auslese),

II. Phase: die Erfassung durch periodische, planmäßige, gesundheitliche Durchmusterung von gefährdeten Altersklassen und Bevölkerungsgruppen, durch die gesetzliche Meldepflicht, z. B. von Infektionskrankheiten (Tuberkulose, Geschlechtskrankheiten, epidemischer Kinderlähmung u. a.), sowie von Krüppelleiden, durch krankheitsverhütende Beratung und Sorge für die Heilbehandlung (Fürsorgeleistung),

III. Phase: die Nachprüfung der Wirksamkeit der abgeschlossenen Heilbehandlung durch die Organe der nachgehenden Fürsorge vor allem der Gesundheitsämter (Aufsicht).

Ausgangspunkt für jede Form der Gesundheitsfürsorge kann nur die gesundheitliche Familienfürsorge sein.

Die Durchführung der Gesundheitsfürsorge liegt heute in den Händen

1. des Staates als Gesetzgeber und Quelle der Verwaltungsmaßnahmen,

2. der Gemeinden und der Gemeindeverbände als rechtsfähige Verwaltungen mit örtlicher Begrenzung,

3. der sozialen Versicherungsträger als öffentlich rechtlicher Körperschaften,

4. der privaten und kirchlichen Wohlfahrtsorganisationen als Vereine des bürgerlichen Rechtes.

Das Kernstück einer allgemeinen Gesundheitsfürsorge ist eine planmäßige Gesundheitsfürsorge für das Kindesalter, die nach § 3 des Gesetzes über die Vereinheitlichung des Gesundheitswesens vom 3. 7. 34 zu den Pflichtaufgaben der Gesundheitsämter gehört.

Gerade die Jahre nach beiden Weltkriegen haben es besonders sinnfällig gezeigt, welchen starken Anteil die Jugend als Teil der Gesamtbevölkerung an den Umweltschäden, d. h. an den durch die Schwankungen des Wirtschaftslebens bedingten Veränderungen der Lebenshaltung und ihrer Folgen hat mit der Erweiterung, daß Störungen derselben von der noch besser anpassungsfähigen Jugend bis zu einem gewissen Grade leichter überwunden werden als von den älteren Jahrgängen. Andererseits können solche Störungen aber auch bei genügend langer Dauer und besonderer Intensität Schädigungen hervorrufen, die sich nicht mehr ausgleichen lassen und da sie die Jugend treffen, auch die gesamte Lebensaussicht eines Volkes ungünstig beeinflussen. So wird Jugendschutz zugleich Volksschutz!

In ihren Anfängen reicht die Kinderfürsorge bis in das Altertum zurück. So finden sich Ansätze dazu in der Geschichte der ersten christlichen Gemeinden und des Judentums, aber auch in Babylon, Ägypten, Griechenland und Rom. Allerdings erstreckte sich diese Fürsorge zunächst nur auf verwaiste, schwächliche und kranke Kinder, auf die sich auch noch im Mittelalter die vorwiegend von Klöstern und Orden, später dann auch von Städten, Zünften und Gilden unterhaltenen sozialhygienischen Fürsorgeeinrichtungen wie Waisenhäuser beschränkten. Aus den romanischen Ländern, namentlich aus Italien stammte die unter der Bezeichnung der „Drehlade" bekannte Einrichtung der Findelhäuser.

Als Ausgangspunkt für die neuzeitliche Gesundheitsfürsorge des Kindesalters, insbesondere der Säuglingsschutzbestrebungen, ist wohl die etwa um die Jahrhundertwende einsetzende Erkenntnis anzusehen, daß Bevölkerungsstillstand der Übergang zur Bevölkerungsabnahme ist und daß ein Bevölkerungsrückgang sich nur entweder durch Vermehrung der Geburten oder, wenn freilich auch nur vorübergehend, durch Einschränkung der Sterblichkeit wirksam bekämpfen läßt. Da die Vermehrung der Geburten nur durch eine tiefgreifende Einwirkung auf weltanschauliche Ansichten weiter Bevölkerungsschichten zu erreichen ist, wandte man sich zunächst der einfacher durchzuführenden Bekämpfung der um die Jahrhundertwende noch sehr hohen Säuglingssterblichkeit zu. Von den europäischen Staaten sah sich Frankreich durch den starken Rückgang der Geburten und damit der Bevölkerung am ernstesten in seiner staatlichen Existenz bedroht, und so wurde bereits 1892 in Paris von BUDIN im Anschluß an seine Entbindungsanstalt die erste Säuglingsberatungsstelle eingerichtet. Ihm folgte 1893 DUFOUR in Fécamp mit der Einrichtung einer weiteren Beratungsstelle, der er gleichzeitig eine Milchküche, „Goutte de lait" genannt, angliederte. In Deutschland erhoben etwa zu der gleichen Zeit TAUBE, DIETRICH u. a., sowie die Vorkämpfer der heutigen modernen Kinderheilkunde BIEDERT, BAGINSKY, HEUBNER, CZERNY, SCHLOSSMANN, FINKELSTEIN ihre mahnenden Stimmen, und sie gaben um 1900 den Anstoß zu einer gedeihlichen Zusammenarbeit von Behörden und gemeinnützigen Organisationen auf dem Gebiet der allgemeinen Säuglingsfürsorge. 1905 errichtete TUGENDREICH in Berlin die erste deutsche Säuglingsfürsorgestelle, der in rascher Folge viele weitere folgten, besonders nachdem im Jahre 1908 als zentrale Organisationsstelle unter LANGSTEINS Leitung das Kaiserin-Auguste-Viktoria-Haus zur Bekämpfung der Säuglingssterblichkeit in Charlottenburg eröffnet worden war. Dabei war man sich schon sehr früh darüber klar, daß Mutter und Kind nicht nur bereits vor der Geburt, sondern auch nach der Geburt eine Einheit bilden, die ohne Nachteile für jedes von beiden nicht auseinandergerissen werden kann, so daß eine Fürsorge für das Kind allein ohne einen wirksamen Mutterschutz Stückwerk bleiben muß und daß die Lebensaussichten des Säuglings wesentlich, wenn nicht ausschlaggebend, von der Güte der vorausgehenden Mutterfürsorge beeinflußt werden. Mutterschutz und Schwangerenfürsorge gehen darum fließend in die Säuglingsfürsorge über.

Stehen im Säuglingsalter die Fragen der körperlichen Aufzucht im Vordergrund und tritt demgemäß die *soziale Not des Säuglings* in unzweckmäßiger Ernährung und in mangelhafter Körperpflege als Umweltschaden in Erscheinung, so wird *die soziale Not des Kleinkindes* außer durch unzweckmäßige Ernährung und mangelhafte Körperpflege vorwiegend ausgelöst durch das Mißverhältnis zwischen der körperlichen und geistigen Entwicklung, da die Fähigkeit des selbständigen Kriechens und Gehens stetig zunimmt, ohne daß damit die Entwicklung des Verstandes und der Vernunft Schritt hält. Daraus entspringen besondere Gefahren für das Kleinkind, das einer dauernden, für die Mutter um so zeitraubenderen Aufsicht bedarf, als das im Säuglingsalter große Schlafbedürfnis im Kleinkindesalter nicht unerheblich nachläßt. Daneben wächst aber auch von Tag zu Tag durch das Fortschreiten der geistigen Entwicklung des Kleinkindes die Möglichkeit und die Pflicht zur Erziehung.

Diese soziale Not des Kleinkindes mußte sich aber um so stärker offenbaren, je mehr die zunehmende Industrialisierung und die wirtschaftliche Not eine stetig wachsende Zahl von Müttern zwang, außerhalb des Hauses einen Erwerb anzunehmen. So gehen die Anfänge einer Kleinkinderfürsorge auf die von Oberlin im Jahre 1779 vorgenommene Gründung der ersten Kleinkinderbewahranstalten für Kinder von erwerbstätigen Müttern zurück. Die damit erreichte Behütung und Bewahrung wurde sehr bald unter dem Einfluß der von Pestalozzi in seinem Volksbuch „Lienhard und Gertrud" erhobenen Forderung durch die Erziehung ergänzt. Auch in England und Frankreich vollzog man sehr bald in größerem Maßstabe die Errichtung derartiger Bewahrungsanstalten. In Deutschland erhielt diese Bewegung eine neue starke Förderung durch die bahnbrechende Arbeit von Fröbel, der neben der Bewahrung und Erziehung eine zielbewußte Körper- und Geistesbildung in den Kindergärten einführte.' Aber erst im Beginn der sozialhygienischen Ära des 20. Jahrhunderts verlangten Hugo Neumann, Klara Richter und Tugendreich, sowie Gottstein die Ausdehnung gesundheitsfürsorgerischer Betreuung auch auf das Kleinkindesalter in Form der offenen Fürsorge durch Ausbau der Säuglingsfürsorgestellen zu Säuglings- und Kleinkinderfürsorgestellen.

Die Gesundheitsfürsorge für das Kleinkind mündet in die Gesundheitsfürsorge für das Schulalter ein, die sich mit den aus der *allgemeinen und besonderen gesundheitlichen Not der Bevölkerungsgruppe vom 6. bis zum 18. Lebensjahr entstehenden Schäden* zu befassen hat, die sich nach Gastpar aus folgenden Ursachen ergeben:

1. Die körperliche Regsamkeit und Beweglichkeit der heranwachsenden Jugend eilt ihrer geistigen Entwicklung wesentlich voraus, so daß im allgemeinen der Jugend eine folgerichtige Beurteilung irgendwelcher Handlungen abgeht, woraus sich eine besondere Bedrohung derselben durch eigene und fremde Handlungen, mithin eine besonders starke Gefährdung durch Unglücksfälle aller Art ergibt.

2. Bis zu dem Reifezustand in körperlicher und geistiger Entwicklung verläuft die physiologische Entwicklung des jugendlichen Körpers und Geistes durch bedeutsame Abschnitte, in denen besondere Inanspruchnahme mit scheinbarer oder tatsächlicher Erholung sich abwechseln und die sich gegenüber Umwelteinflüssen nicht gleichartig verhalten, so daß daraus besondere gesundheitliche Notstände bestimmter Altersgruppen entstehen können.

3. Die Disposition zu bestimmten, der Jugend eigentümlichen Erkrankungen führt einerseits durch ihr Überstehen zu einem sich allmählich dadurch ausbildenden Infektionsschutz, andererseits aber auch zu besonderen körperlichen und geistigen Krankheits- und Schwächezuständen.

4. Das Mißverhältnis zwischen Leistungsfähigkeit und geforderter Leistung in körperlicher und geistiger Hinsicht führt bei ihrer falschen Beurteilung leicht zu bestimmten Schäden für den in der Entwicklung begriffenen jugendlichen Organismus.

Im Vordergrund der Entwicklung der Schulgesundheitspflege stand zunächst die Schulhygiene, d. h. die Hygiene des Schulhauses und die Hygiene des Unterrichtes, auf deren Notwendigkeit bereits 1780 Johann Peter Frank in seinem trefflichen Handbuch „System einer vollständigen medizinischen Polizei" mit dem Leitspruch

> „Schont ihrer Faser noch,
> Schont ihres Geistes Kräfte,
> Verschwendet nicht im Kind
> des künftigen Mannes Säfte"

hingewiesen hatte. Erst allmählich brach sich die von Virchow, Baginsky, Cohn erhobene Forderung Bahn, die Schulgesundheitspflege durch eine schulärztliche Betreuung auf die Schulkinderfürsorge auszudehnen mit dem weiteren Ziel der Verhütung und Beseitigung von gesundheitlichen Schäden. Bahnbrechend ging dabei Wiesbaden voran durch Einrichtung eines schulärztlichen Dienstes auf Grund einer von Cuntz 1897 aufgestellten mustergültigen Dienstanweisung, die durch die preußische Regierung den Gemeinden zur Nachahmung empfohlen wurde. Es schlossen sich alsbald eine Anzahl von größeren Gemeinden auch in anderen Bundesstaaten und die freien Hansestädte an. 1904 stellte

Mannheim den ersten hauptamtlichen Schularzt in Deutschland an. Die Erkenntnis der durch den ersten Weltkrieg unter der Schuljugend verursachten schweren gesundheitlichen Schäden brachte dann eine sprunghafte Weiterentwicklung, wobei sich immer mehr das hauptamtliche Schularztsystem durchsetzte. Heute umfaßt die planmäßige schulärztliche Tätigkeit nicht nur die Volksschulen, sondern auch die Fortbildungsschulen, die höheren Lehranstalten und die Fachschulen.

Der unglückliche Ausgang des zweiten Weltkrieges hat die Gesundheitsfürsorge für das Kindesalter wieder in den Brennpunkt der sozialhygienischen Arbeit gestellt. Die unvorstellbar große wirtschaftliche Not weiter Bevölkerungsschichten, vor allem der Millionen von Flüchtlingen und Umgesiedelten, das dadurch verursachte Anwachsen der Umweltschäden, die jahrelange Unterernährung haben die in jahrzehntelanger Arbeit erzielten Erfolge der planmäßigen Gesundheitsfürsorge in Deutschland in den Grundfesten erschüttert, stellenweise völlig vernichtet, so daß es größter Anstrengungen bedarf, um den gesundheitlichen und sittlichen Verfall der heranwachsenden Jugend aufzuhalten. Das wird aber nur gelingen, wenn die bewährten sozialhygienischen Arbeitsmethoden, die Schutz- und Fürsorgeeinrichtungen für das Kindesalter wirksam erhalten und ausgebaut werden.

Gesetzliche Schutzbestimmungen für Mutter und Kind.

Nach Artikel 119 der *Reichsverfassung* hat die Mutterschaft Anspruch auf den Schutz und die Fürsorge des Staates. Im Mutterschutz enthalten ist aber die Sorge für das Ungeborene, und darin liegt seine große Bedeutung für die Gesundheitsfürsorge des Kindes. Artikel 120 verankert, daß die Erziehung des Nachwuchses zur leiblichen, seelischen und gesellschaftlichen Tüchtigkeit oberste Pflicht und natürliches Recht der Eltern ist, über deren Betätigung die staatliche Gemeinschaft wacht. Auch den unehelichen Kindern sind gemäß Artikel 121 die gleichen Bedingungen für ihre leibliche, seelische und gesellschaftliche Entwicklung zu schaffen wie den ehelichen Kindern.

In der Rechtsstellung des Kindes geht das *Bürgerliche Gesetzbuch* davon aus, daß das Kind mit der Geburt rechtsfähig wird und daß es allmählich immer selbständiger seine Rechte wahrnehmen kann. Bis zur Volljährigkeit steht das *eheliche* Kind unter elterlicher Gewalt. Vater und Mutter haben das Recht und zugleich die Pflicht, das Kind zu erziehen, es zu beaufsichtigen und seinen Aufenthalt zu bestimmen. Der Vater darf geeignete Zuchtmittel gegen das Kind anwenden; er kann die Herausgabe des Kindes verlangen von jedem, der es ihm vorenthält.

Das *uneheliche* Kind erhält den Namen der Mutter und hat zu ihr und ihren Verwandten die Rechtsstellung eines ehelichen Kindes. Die Mutter hat zwar die Personensorge für das Kind, nicht aber die elterliche Gewalt. Das Kind steht unter Vormundschaft des Jugendamtes, es kann aber auch ein Einzelvormund, eventuell auch die Mutter als Vormund bestellt werden. Der Erzeuger des unehelichen Kindes ist verpflichtet, es bis zum 16. Lebensjahr entsprechend dem Stande der Mutter zu unterhalten. Dieser Unterhalt umfaßt die Sorge für körperliche und geistige Pflege, für Erziehung, Schulunterricht und Berufsausbildung. Die *Adoption*, d. h. die Annahme an Kindes Statt, begründet zwischen dem Annehmenden und Angenommenen ein Rechtsverhältnis, das den Rechten und Pflichten zwischen Eltern und ehelichen Kindern entspricht.

Für die kinderärztliche Praxis ist weiter von Interesse, wem gegenüber der Arzt *die Aufklärung über die Krankheit* vorzunehmen hat und von wem *die erforderliche Erlaubnis zur Operation einzuholen* ist, wenn der Patient minderjährig ist. Nach der ständigen Rechtsprechung des Reichsgerichtes wird man davon auszugehen haben, daß die Aufklärung über die Bedeutung, Notwendigkeit und Erfolgsaussichten der Operation gegenüber derjenigen Person vorzunehmen ist, deren Einwilligung für die Ausführung des Eingriffes nötig ist. Die Einwilligung steht im konkreten Fall demjenigen zu, der die elterliche Gewalt ausübt. Zu Lebzeiten der Eltern und bei ungeschiedener Ehe sind dies die Eltern mit der Maßgabe, daß die Meinung des Vaters vorgeht und daß bei Verhinderung des Vaters, z. B. wegen vorübergehender Abwesenheit, die Mutter an seine Stelle tritt. Sind beide Elternteile verhindert, so bedarf es der Bestellung eines Pflegers durch das Vormundschaftsgericht, falls dieses nicht etwa selbst die

Genehmigung erteilt. Bei Wegfall beider Eltern steht dem bestellten Vormund das Einwilligungsrecht zu, nach rechtskräftiger Scheidung der Ehe dem Elternteil, dem das Recht der Personensorge vom Vormundschaftsgericht übertragen worden ist. Bei Adoptivkindern ist die Erteilung der Einwilligung Sache des Annehmenden, bei *Unehelichen des Vormundes* (Jugendamt). Bei Halsstarrigkeit des Vaters kann das Vormundschaftsgericht auf Grund des § 1666 BGB einschreiten und die zur Abwendung der Gefahr erforderlichen Maßregeln treffen.

In Auswirkung von Artikel 122 der Reichsverfassung, der vorsieht, daß die Jugend gegen Ausbeutung, sowie gegen sittliche, geistige und körperliche Verwahrlosung zu schützen ist, ist das *Reichsgesetz für Jugendwohlfahrt* vom 9. 7. 22 erlassen worden, in dem festgestellt wird, daß „jedes deutsche Kind ein Recht auf Erziehung zur leiblichen, seelischen und gesellschaftlichen Tüchtigkeit hat“ und daß „Minderjährigen im Falle der Hilfsbedürftigkeit der notwendige Lebensbedarf einschließlich der Erziehung und Erwerbsbefähigung und die erforderliche Pflege in Krankheitsfällen zu gewähren ist“ (Öffentliche Jugendhilfe).

Organe der öffentlichen Jugendhilfe sind die Jugendwohlfahrtsbehörden (Jugendämter, Landesjugendamt, Reichsjugendamt). Die wichtigste Aufgabe der Jugendämter ist neben ihrer Mitwirkung bei dem Vormundschaftswesen, der Fürsorgeerziehung, der Schutzaufsicht, der Jugendgerichtshilfe der Schutz der Pflegekinder, die alle ebenso der Aufsicht der Jugendämter unterstehen wie sämtliche bei der Mutter befindlichen unehelichen Kinder und zu deren Aufnahme eine Erlaubnis des Jugendamtes notwendig ist. Außerdem sind die Jugendämter verantwortlich für den Mutterschutz vor und nach der Geburt, für die Wohlfahrt der Säuglinge, Kleinkinder, Schulkinder und der schulentlassenen Jugend. Äußerst segensreich hat sich die Bestimmung ausgewirkt, daß „mit der Geburt eines unehelichen Kindes das Jugendamt des Geburtsortes die Vormundschaft erlangt“ und daß auf Antrag des Jugendamtes oder einer unehelichen Mutter auch schon für ihre Leibesfrucht ein Pfleger bestimmt werden kann, der nach der Geburt der Vormund sein wird. Ein Minderjähriger kann unter Schutzaufsicht gestellt werden, wenn sie zur Verhütung seiner körperlichen, geistigen oder sittlichen Verwahrlosung geboten erscheint, und er kann weiter unter ärztlicher Mitwirkung der Fürsorgeerziehung überwiesen werden, wenn Schutzaufsicht und andere fürsorgerische Einwirkungen zur Abwendung einer Verwahrlosung nicht ausreichen. An sich sind alle diese Maßnahmen auch möglich auf Grund des § 1666 BGB, der vorsieht, daß das Vormundschaftsgericht bei Eltern, welche das Recht der Sorge für die Person ihres Kindes mißbrauchen, das Kind vernachlässigen oder sich eines ehrlosen oder unsittlichen Verhaltens schuldig machen und dadurch das geistige oder leibliche Wohl gefährden, von sich aus die erforderlichen Maßregeln (z. B. Durchführung einer Operation oder einer Heilstättenkur, Unterbringung in einer Erziehungsanstalt) anordnen kann.

Die Reichsverordnung über die Fürsorgepflicht vom 13. 2. 24 und das Gesetz vom 8. 6. 26 in Verbindung mit den Reichsgrundsätzen über Voraussetzung, Art und Maß der öffentlichen Fürsorge vom 4. 12. 24 in der Fassung vom 8. 6. 26 und 29. 3. 28 treffen die Regelung der öffentlichen Fürsorge. Danach muß jeder hilfsbedürftige Deutsche *vorläufig* von demjenigen Bezirksfürsorgeverband unterstützt werden, in dessen Bezirk er sich bei Eintritt der Hilfsbedürftigkeit befindet, während *endgültig* verpflichtet derjenige Bezirksfürsorgeverband ist, in dessen Bezirk der Hilfsbedürftige bei Eintritt der Hilfsbedürftigkeit den gewöhnlichen Aufenthalt hat; ist ein solcher nicht vorhanden oder zu ermitteln, so ist derjenige Landesfürsorgeverband endgültig verpflichtet, dem der vorläufig verpflichtete Bezirksfürsorgeverband angehört. Wird ein uneheliches Kind innerhalb von 6 Monaten nach der Geburt hilfsbedürftig, so ist derjenige Bezirksfürsorgeverband endgültig verpflichtet, in dessen Bezirk die Mutter im 10. Monat vor der Geburt zuletzt ihren gewöhnlichen Aufenthalt gehabt hat, oder in Ermangelung eines solchen der Landesfürsorgeverband, in dessen Bezirk sie sich in diesem Monat zuletzt aufgehalten hat. Das gleiche gilt für die uneheliche Mutter hinsichtlich der innerhalb von 6 Monaten nach der Geburt des Kindes notwendig werdenden Fürsorgemaßnahmen.

Die Fürsorge hat dem Hilfsbedürftigen den notwendigen Lebensbedaf zu gewähren, der gemäß § 6 umfaßt:
a) den Lebensunterhalt, insbesondere Unterkunft, Nahrung, Kleidung und Pflege; b) Krankenhilfe, ärztliche Behandlung sowie Hilfe zur Wiederherstellung der Arbeitsfähigkeit, c) Hilfe für Schwangere und Wöchnerinnen, außerdem d) bei Minderjährigen Erziehung und Erwerbsbefähigung, e) bei Blinden, Taubstummen und Krüppeln Erwerbsbefähigung. Dabei ist vorgesehen, daß die Fürsorge bei Minderjährigen auch vorbeugend eingreifen kann, um Störungen der körperlichen, geistigen und sittlichen Entwicklung sowie um drohende Hilfsbedürftigkeit zu verhüten. Für Versicherte und deren Angehörige wird die Krankenhilfe (ärztliche Behandlung), Wochenhilfe und Familienhilfe durch die *Reichsversicherungsordnung* (2. Buch) sichergestellt.

In großzügiger Weise ist durch *die Verordnung über Tuberkulosehilfe* vom 8. 9. 42 die Bekämpfung der Tuberkulose in der *nicht versicherten* Bevölkerung geregelt. Die Leistungen der Tuberkulosehilfe, deren Träger die Landesfürsorgeverbände sind, bestehen in der Gewährung von Heilbehandlung, Absonderung, Pflege und wirtschaftlicher Fürsorge, so daß heute praktisch eine notwendige Heilbehandlung aller Formen der kindlichen Tuberkulose an der Kostenfrage nicht mehr scheitern kann. Durch *das Gesetz über die Vereinheitlichung des Gesundheitswesens* vom 3. 7. 34 ist die Gesundheitsfürsorge für Mutter und Kind, einschließlich der Schulgesundheitspflege mit der Schulkinderfürsorge als Pflichtaufgabe den Gesundheitsämtern übertragen worden.

Ein wirksamer Mutterschutz verlangt einen energischen Kampf gegen *die Abtreibung bzw. die Unterbrechung der Schwangerschaft*, die nach §§ 218 ff. des Strafgesetzbuches unter Strafe gestellt ist, es sei denn, daß eine ernste Gefahr für das Leben und die Gesundheit einer Schwangeren bei dem Fortbestehen der Schwangerschaft vorliegt, worüber eine aus drei Ärzten bestehende Kommission als Gutachterstelle zu entscheiden hat.

Das Gesetz zum Schutz der erwerbstätigen Mutter (Mutterschutzgesetz) vom 17. 5. 42, das für alle weiblichen Gefolgschaftmitglieder gilt, die in Betrieben und Verwaltungen jeder Art beschäftigt sind, faßt die bisher erlassenen Schutzbestimmungen zusammen.

Allerdings sind die darin festgelegten erhöhten Leistungen an Wochengeld und Stillgeld durch Verordnung der Britischen Militärregierung vom 9. 5. 46 auf die in §§ 195a und 205a RVO. vorgesehene Höhe herabgesetzt worden. Im einzelnen ist festgelegt: Während der Schwangerschaft und bis zum Ablauf von 4 Monaten nach der Niederkunft dürfen Frauen nur mit ihrem Einverständnis entlassen werden. Werdende Mütter dürfen mit Arbeiten, die Leben oder Gesundheit von Mutter oder Kind gefährden, nicht beschäftigt werden. Ein Verdienstausfall darf dadurch nicht eintreten. In den letzten 6 Wochen vor der Niederkunft sind werdende Mütter auf Verlangen von jeder Arbeit zu befreien. Mehrarbeit, Nacht- und Feiertagsarbeit ist für werdende und stillende Mütter unzulässig. Wöchnerinnen dürfen bis zum Ablauf von 6 Wochen nach der Niederkunft nicht beschäftigt werden, für stillende Mütter verlängert sich die Frist auf 8 Wochen, für stillende Mütter nach Frühgeburten auf 12 Wochen. Stillenden Müttern ist auf Verlangen die zum Stillen erforderliche Zeit neben den üblichen Ruhepausen freizugeben, ohne daß ein Lohnausfall eintritt. Die Stillpausen sollen zweimal 45 oder einmal 90 Min. betragen.

Neben Wochengeld (während der letzten 4 Wochen vor und während der ersten 6 Wochen nach der Niederkunft) und Stillgeld (bis zum Ablauf der 12. Woche nach der Niederkunft) werden versicherten Frauen die sonstigen Leistungen der Krankenversicherung (Hebammenhilfe, Arznei und kleinere Heilmittel, ärztliche Behandlung, einmaliger Entbindungskostenbeitrag von 10 DM) als Wochenhilfe, Familienangehörigen von Versicherten als Familienhilfe gewährt, während nicht versicherte hilfsbedürftige Schwangere und Wöchnerinnen die gleichen Leistungen auf Grund der Fürsorgepflichtverordnung als Wochenfürsorge empfangen.

Hingewiesen sei noch auf den *Anspruch auf zusätzliche Lebensmittelzuteilung* für werdende und stillende Mütter während der Schwangerschaft und Wöchnerinnen für die ersten 6 Wochen nach der Entbindung.

Das Reichsgesetz zur Bekämpfung der Geschlechtskrankheiten vom 18. 2. 27
enthält die Verpflichtung zur ärztlichen Behandlung der Geschlechtskrankheiten, für deren Durchführung bei Kindern die Eltern, Vormünder und sonstige Erziehungsberechtigte verpflichtet sind und die gegebenenfalls durch
Zwangsmaßnahmen sicherzustellen ist. Außerdem sind im Gesetz Bestimmungen zum Schutz des gesunden Kindes vor Ansteckungen durch eine ge-
schlechtskranke Amme, zum Schutz der gesunden Amme vor Ansteckung
durch ein fremdes syphilitisches oder sonst geschlechtskrankes Kind und zum
Schutz der Pflegeeltern vor Ansteckung durch ein geschlechtskrankes Kind
vorgesehen.

Für die Bekämpfung der akuten Infektionskrankheiten des Kindesalters
kommen die entsprechenden reichsgesetzlichen und landesrechtlichen Bestimmungen in Frage, die eine wirksame Ergänzung durch die Anweisung zur Verhütung der Verbreitung übertragbarer Krankheiten durch die Schulen (Pr.
Min.Erl. vom 22. 9. 27), in die auch Krätze und Verlausung aufgenommen sind
und durch die die Schulschließung und der Ausschluß vom Schulunterricht
geregelt wird, und den Runderlaß zur Verhütung der Einschleppung übertragbarer Krankheiten in Kinderheime vom 30. 6. 39 gefunden haben.

Da ein Reichskrüppelgesetz bisher nicht erlassen ist, ist für die Krüppelfürsorge **das Preußische Gesetz betreffend die öffentliche Krüppelfürsorge** vom
6. 5. 20 maßgebend, in dem eine Meldepflicht aller Krüppel und jugendlichen
Personen unter 18 Jahren mit Anzeichen drohender Verkrüppelung für Ärzte,
Hebammen, Krankenpflegepersonen, Lehrpersonen sowie sonstige Fürsorge-
organe an das Jugendamt vorgeschrieben ist. Im Mittelpunkt der Krüppelfürsorge steht die von jedem Stadt- und Landkreis einzurichtende Krüppel-
fürsorgestelle, die vor allem eine vorbeugende Fürsorge betreiben und die zu
treffenden Maßnahmen für eine Entkrüppelung und Berufsausübung festsetzen
soll. Für anstaltsbedürftige Krüppel haben die Landesfürsorgeverbände geeignete Anstalten bereitzustellen.

Das Gesetz über die Kinderarbeit, über die Arbeitszeit der Jugendlichen
(Jugendschutzgesetz) vom 30. 4. 38 verbietet die Erwerbstätigkeit von Kindern
grundsätzlich, es sei denn, daß Schädigungen der Kinder ausgeschlossen sind.
Vor Erteilung einer Genehmigung hat das Jugendamt unter Hinzuziehung des
Gesundheitsamtes Stellung zu nehmen, ob der Gesundheitszustand des Kindes
die Beschäftigung zuläßt. Es wird weiter die Art der Beschäftigung von Jugendlichen und deren zeitliche Ausdehnung geregelt, so daß eine Überlastung ausgeschlossen und eine angemessene Urlaubszeit sichergestellt wird.

Durchführung der Mütter-, Säuglings-, Kleinkinder- und Schulkinderfür-
sorge. Da das Kind sich rücksichtslos auf Kosten der Mutter entwickelt, so
stellen Schwangerschaft, Geburt und Wochenbett die höchsten Ansprüche
an den weiblichen Organismus. Es ist deshalb verständlich, daß, je ungünstiger
die Umweltbedingungen für eine Mutter sind, um so tiefgreifender die gesundheitlichen Schäden für Mutter und Kind sein müssen. Das trifft naturgemäß
ganz besonders für die uneheliche Mutter und ihr Kind zu. Ein wirksamer
Mutterschutz muß darum die Aufgabe erfüllen, jeder Mutter vor und nach
der Entbindung eine angemessene Zeit der Ruhe und Schonung sowie eine
Geburt unter hygienisch einwandfreien Verhältnissen sicherzustellen. Pflicht
des Staates ist es, für die Bereitstellung und für eine über Stadt und Land
gleichmäßige Verteilung von geburtshilflich gut ausgebildeten Ärzten und
Hebammen, sowie für einwandfreie klinische Entbindungsmöglichkeiten Sorge
zu tragen. Etwa seit 1915 hat man begonnen, *Schwangerenberatungsstellen*
besonders in den größeren Städten einzurichten, die, wenn irgend möglich,

fachärztlich geleitet und einer Entbindungsanstalt oder einer Säuglingsfürsorgestelle angegliedert sein sollten. In ihnen wird unentgeltlich durch Arzt, Fürsorgerin und Hebamme Rat erteilt in gesundheitlichen, rechtlichen und wirtschaftlichen Angelegenheiten, und zwar handelt es sich dabei

1. um die Feststellung der Schwangerschaft überhaupt, der Lage der Frucht,
des Zustandes der Gebärwege, sowie um die Bestimmung des voraussichtlichen
Geburtstermins und um die Erteilung von Ratschlägen für die Vermeidung
einer Fehlgeburt,

2. um die Untersuchung der werdenden Mutter auf ihren allgemeinen
Gesundheitszustand unter besonderer Berücksichtigung des Vorliegens einer
behandlungsbedürftigen Tuberkulose oder Syphilis, wobei auf die Blutuntersuchung nach Wassermann nicht verzichtet werden darf,

3. um die Prüfung der wirtschaftlichen und rechtlichen Lage der Mutter
einschließlich der Art ihrer Tätigkeit auf die Möglichkeit einer Schädigung der
Frucht und soweit notwendig um die Zuweisung von Zusatzspeisung oder
Gewährung von Lebensmitteln, sowie von wirtschaftlichen Unterstützungen,

4. um Prüfung der häuslichen Verhältnisse auf die Sicherstellung einer
ungestörten, hygienisch einwandfreien Entbindung, sei es durch Ausleihen
von *Wanderwochenkörben*, sei es durch die Verfügungstellung einer *Hauspflegerin*
als Ersatz für die an der Versorgung des Haushaltes verhinderten Wöchnerin oder
durch Vermittlung einer *Anstaltsentbindung*.

Die im Gesetz zur Vereinheitlichung des Gesundheitswesens vom 3. 7. 34 vorgesehene
Mithilfe der Hebammen in der Fürsorge für die Schwangeren kann besonders auf dem Lande
außerordentlich wertvoll sein, wenn die Hebammen ihren Beruf richtig auffassen.

Während des Aufenthalts in der Entbindungsanstalt hat der zumeist von karitativen
Vereinen betriebene Fürsorgedienst im Krankenhaus, besonders bei unehelichen Müttern
dafür Sorge zu tragen, daß Mutter und Kind nach ihrer Entlassung ein Dach über dem
Kopf und den nötigen Unterhalt haben. Hier kommt eventuell die Unterbringung in einem
Mütter- oder Wöchnerinnenheim in Frage, wo die uneheliche Mutter nicht nur den häufig
dringend notwendigen menschlich-seelischen Rückhalt findet, sondern wo sich auch in
freundlicher Umgebung und sorgsamer Aufsicht und Anleitung die mütterlichen
Beziehungen zu dem Kind entfalten können, bis die Mutter einen Arbeitsplatz und das
Kind eine einwandfreie Pflegestelle gefunden haben. Erholungsbedürftige Mütter sind in
Müttererholungs- und Genesungsheimen unterzubringen.

Die *Säuglingsfürsorge* steht im Mittelpunkt der Bekämpfung der Säuglingssterblichkeit. Ihre Grundpfeiler sind als Maßnahmen der offenen Fürsorge,
die grundsätzlich den Fürsorgebedürftigen in der Familie beläßt, *Säuglingsfürsorgestellen,* die in genügender Anzahl und in günstiger Lage für die zu ver-
sorgenden Wohnbezirke eingerichtet werden müssen, regelmäßige Sprechstunden
abhalten, in denen nach ärztlicher Untersuchung der Kinder eine unentgeltliche
Beratung der Mütter und Pflegemütter über eine Körper, Kleidung, Bett, Wohnung und Wartung umfassende, hygienisch richtige Pflege, über eine sachgemäße
Ernährung unter Förderung des Selbststillens, über eine zielbewußte Erziehung,
sowie eine Prophylaxe gegen Avitamimosen (Ausgabe von Lebertran, Vigantolöl, Cebionzucker) erfolgt. Dabei ist die Mitarbeit von in der Säuglingspflege
ausgebildeten *Gesundheitsfürsorgerinnen* nicht zu entbehren, die durch nachgehende Fürsorge sich von der Befolgung der erteilten Ratschläge, sowie von
den häuslichen Verhältnissen überzeugen sollen. Mit den *Tuberkulose-, Krüppel-
und Geschlechtskrankenfürsorgestellen* muß eine enge Zusammenarbeit hergestellt
werden. Des weiteren wird die Arbeit der Säuglingsfürsorgestelle vertieft
durch die Einrichtung einer *Milchküche* zur Abgabe der von dem Fürsorgearzt
verordneten Milchmischungen und einer *Frauenmilchsammelstelle*, wie sie zuerst
1919 von KLOSE in Wittenberge und fast gleichzeitig von KAYSER in Magde-
burg ins Leben gerufen wurde. Durch Verteilung von Merkblättern (das

Hitzemerkblatt, das Merkblatt für die Ernährung und Pflege des Säuglings, das Flugblatt zum Schutze des Säuglings, das Merkblatt zur Verhütung der Tuberkulose, das Merkblatt zum Schutz gegen Erkältungskrankheiten, das Merkblatt für Schwangere und Wöchnerinnen, das Milchmerkblatt), die Veranstaltung von Mütterabenden mit belehrenden Vorträgen wird die aufklärende Arbeit wirksam unterstützt. Abhängig bleibt aber der Erfolg der Säuglingsfürsorge von der frühzeitigen und vollständigen Erfassung der Säuglinge, die durch die Meldung jeder Geburt von dem Standesamt an das Gesundheitsamt und die darauffolgenden Hausbesuche der Gesundheitsfürsorgerinnen gewährleistet wird. Die halboffene Fürsorge dient der Versorgung der Säuglinge von erwerbstätigen Müttern in halbtägiger Pflege durch *Krippen* und durch in Fabrikbetrieben eingerichtete *Stillstuben* und *Stillkrippen*.

Bei der geschlossenen Fürsorge treten im Gegensatz zu der offenen und halbgeschlossenen Fürsorge die medizinisch-therapeutischen Gesichtspunkte gegenüber den sozialen ausschlaggebend in den Vordergrund durch die Unterbringung von gefährdeten, insbesondere früh geborenen und schwächlichen, sowie kranken Säuglingen in *Säuglingsheimen, Säuglings- und Kinderkrankenhäusern* in den Vordergrund.

Die *Kleinkinderfürsorge,* welche das Kind vom 2.—6. Lebensjahr erfassen soll, erstreckt sich auf die richtige Ernährung und zweckmäßige Pflege sowie auf den Schutz vor Infektionskrankheiten (Diphtherie-, Scharlachschutzimpfung) einschließlich Tuberkulose, auf die Bekämpfung der Rachitis und ihrer Folgen (Haltungs-, Fußfehler), auf die Verhütung von Gebißschäden (Zahncaries). Die *Kleinkinderfürsorgestellen* sind in der Regel mit den Säuglingsfürsorgestellen verbunden, um den Müttern, die mehrere Kinder vorzustellen haben, Doppelwege nach Möglichkeit zu ersparen. Freilich ist das Problem der restlosen Erfassung des Kleinkindes noch nicht gelöst, da eine große Anzahl von Müttern den gesundheitlichen Problemen des Kleinkindes völlig verständnislos gegenüberstehen. Auch die Kleinkinderfürsorge muß mit den anderen Zweigen der Gesundheitsfürsorge eng zusammenarbeiten.

Als halboffene Fürsorgeeinrichtungen für das Kleinkind kommen die überwiegend früher von freien, insbesondere von kirchlichen Vereinigungen unterhaltenen *Kindergärten* in Frage, deren Besuch in erster Linie den Kindern von erwerbstätigen Müttern, d. h. fürsorgebedürftigen und gesundheitlich gefährdeten vorbehalten bleiben sollte, da das gesunde Kleinkind grundsätzlich in die Familie gehört. HOFFAS Forderung auf größte Beachtung der Hygiene und auf ärztliche Überwachung der Kindergärten ist unbedingt zuzustimmen.

Die geschlossene Kleinkinderfürsorge erfolgt einmal durch die Unterbringung von kranken Kleinkindern in *Kinderkrankenhäusern* oder in *Kinderabteilungen* allgemeiner Krankenhäuser, in *Krüppelheilanstalten* und in *Tuberkuloseheilstätten*, wobei aber durch Anstellung von Kindergärtnerinnen der Tatsache Rechnung getragen werden sollte, daß chronisch kranke Kleinkinder nicht nur behandelt, sondern auch beschäftigt und erzogen werden müssen. Was andererseits die Unterbringung gesunder, meist unehelicher Kinder in *Dauerheimen,* wie *Waisenhäusern, Kinderheimen* anbetrifft, so muß diese als Notlösung betrachtet werden, da diese Kinder in solchen Anstalten erfahrungsgemäß in ihrer geistigen Entwicklung stärker zurückbleiben und auch einer schwereren gesundheitlichen Gefährdung ausgesetzt sind als in gut überwachten Familienpflegestellen.

Auf die seit Beendigung des 1. Weltkrieges sich entwickelnde *Erholungsfürsorge* für das Kleinkind wird am Schluß des folgenden Abschnittes eingegangen werden.

Die allgemeine Schulpflicht mit ihrem Zwang eines regelmäßigen Schulbesuches bedeutet für das Kind durch die Beschränkung der freien Bewegung, durch die intensive Inanspruchnahme infolge des Unterrichts und durch die vermehrte Gelegenheit zur Verbreitung von Infektionskrankheiten eine erhebliche gesundheitliche Gefährdung, der zu begegnen die Pflicht des Staates ist, um so mehr, als während der Schulzeit eine einzigartige, nie wiederkehrende Gelegenheit gegeben ist, den ganzen Nachwuchs durch eine gesundheitliche Überwachung und Betreuung zu erfassen unter der Voraussetzung allerdings, daß ein *planmäßiger schulärztlicher Dienst* mit den notwendigen geschulten Hilfsorganen und Einrichtungen zur Verfügung steht. Neben der hygienisch einwandfreien Gestaltung und Ausstattung der Schulräume und sanitären Anlagen sind das Kernstück des schulärztlichen Dienstes, der *hauptamtlich* oder *nebenamtlich* ausgeübt wird, die tunlichst in Gegenwart des Klassenlehrers vorzunehmenden *Reihenuntersuchungen* der Schulanfänger, zwecks *Zurückstellung der Schulunreifen* und ihrer Überweisung an *Schulkindergärten* (Vorbereitungsklassen), des vierten Jahrganges bei dem Übergang zur mittleren und höheren Schule und der Schulabgänger unter gleichzeitiger Berufsberatung, sowie die alljährlich abzuhaltenden *Klassenbegehungen* mit den jährlichen Wägungen und Messungen sowie *Durchmusterungen* und Einsicht in die Schulversäumnislisten. Dabei sind die fürsorgebedürftigen, d. h. durch Krankheitszustände, Krankheitsbereitschaften oder Umwelteinflüsse gefährdeten Kinder als *Überwachungsschüler* auszusondern, die je nach Bedarf an besonderen Terminen zur eingehenderen diagnostischen Untersuchung zu laden sind. Die Zahl der Überwachungsschüler beträgt durchschnittlich 10—15%.

Für den Gang der Reihenuntersuchung hat sich folgendes Verfahren bewährt: Nach Entkleidung Feststellung der Körpergröße und des Körpergewichts, äußere Inspektion des Körpers, Besichtigung der Kopfform, der Bindehaut und der Hornhaut des Auges, Einblick in die Mundhöhle und Rachengegend, zugleich Prüfung des Gebisses im Hinblick auf Stellungsanomalien und Defekte, Prüfung der Durchgängigkeit der Nase, Einblick in den äußeren Gehörgang unter Benutzung eines Ohrenspiegels, äußere Halsbesichtigung mit Abtasten auf das Vorhandensein von Halsdrüsenschwellungen, Feststellung der Form des Brustkorbes, von Wirbelsäulenverkrümmung, von Nabel-, Leistenbrüchen, Prüfung der Gelenke und des Spannungszustandes der Muskulatur, Feststellung des gesamten Kräfte- und Ernährungszustandes, Farbe der Haut und Schleimhäute, anschließend die Untersuchung der Lungen und des Herzens perkutorisch und auskultatorisch, sowie die vorläufige Seh- und Hörprüfung und eine Urinuntersuchung.

Der Wert der Indices der Körperfülle, die Längen-Gewichtsverhältnis in einer Zahl ausdrücken, ist sehr umstritten. Am bekanntesten sind der ROHRERsche und KAUPsche Index, die nur einen gewissen Wert für Gruppenuntersuchungen haben, um allgemeine und wissenschaftliche Fragen zu klären. Zur Beurteilung des Allgemein- und Ernährungszustandes bei den jährlichen Durchmusterungen eignet sich das sog. Mannheimer Inspektionsverfahren nach STEPHANI, nach dem der Allgemeinzustand A und der Ernährungszustand E mit den Werten gut = I, mittel = II, schlecht = III angegeben werden, wobei bedeutet:

A I frisches Aussehen, Haut sieht gesund aus,
A II geringe Blässe, aber Haut und Schleimhäute sehen gesund aus,
A III Blässe, Schleimhäute sehen ebenfalls blaß aus,
E I gutes Fettpolster, es sind keine Rippenkonturen sichtbar,
E II die Rippenkonturen unterhalb der Brustwarzen sind sichtbar,
E III die Rippenkonturen sind auch oberhalb der Brustwarzen am Ansatz der Rippen am Brustbein sichtbar.

Die Gesamtbeurteilung ergibt sich aus der Kombination nach folgendem Schema:

$$
\begin{array}{lll}
\text{I} = & \text{E I} & \text{A I} \\
& \text{E I} & \text{A II} \\
& \text{E II} & \text{A I} \\
\text{II} = & \text{E II} & \text{A II} \\
& \text{E III} & \text{A I} \\
& \text{E I} & \text{A III} \\
\text{III} = & \text{E III} & \text{A II} \\
& \text{E II} & \text{A III}
\end{array}
$$

Außerdem sind *regelmäßige schulärztliche Sprechstunden* möglichst im Beisein von Eltern und Lehrpersonen abzuhalten, in denen die Wiederzulassung zum Schulunterricht nach einer Infektionskrankheit, die Zurückstellung und Befreiung vom Schulbesuch bzw. von einzelnen Fächern, die Befreiung vom Turn- und Schwimmunterricht, die Sonderbeschulung in Hilfs- oder Förderschulen, in Schwerhörigen-, Sehschwachen-, Sprachheilklassen, die Zuweisung zu orthopädischen Sonderturnkursen, zu Maßnahmen der Ernährungsfürsorge (Milchfrühstück, Mittagsspeisung), der Erholungs- und Heilfürsorge entschieden werden sollen. In Fällen, in denen eine ärztliche Behandlungsbedürftigkeit vorliegt, werden die Eltern schriftlich benachrichtigt und die Befolgung der Ratschläge durch *die nachgehende Fürsorge der Gesundheitsfürsorgerinnen* (Schulschwestern) überwacht.

Zweckmäßig wird der Schularzt auch mit der Tuberkulose-, Krüppel- und Psychopathenfürsorge eng zusammenarbeiten. Der außerordentliche Umfang von Zahnschäden unter der heranwachsenden Jugend hat zur Einführung der durch hauptamtlich oder nebenamtlich bestellte Zahnärzte wahrgenommenen systematischen Schulzahnpflege geführt mit dem Ziel, durch Belehrung über die richtige Zahnpflege und durch Zahnbehandlung nach planmäßiger zahnärztlicher Durchmusterung, eine vollständige Sanierung des Gebisses der Schulkinder zu erreichen, wobei durch eine möglichst frühzeitige Beseitigung kleinster Zahnschäden die Erhaltung einer funktionstüchtigen Zahnpulpa gewährleistet und die Ausbildung von Granulomen und spätere Entstehung von Fokaltoxikosen verhindert werden sollte.

Auch während der Ausbildung in den Berufs- und *Fortbildungsschulen* sowie in den *höheren Lehranstalten* soll die schulärztliche Überwachung fortgesetzt werden. Dabei wird in den Berufsschulen der Frage der Berufsüberlastung bzw. der Berufsschäden, in den höheren Schulen der Verhütung von Folgen der geistigen Übermüdung und Überanstrengung, in beiden Lehrsystemen der sexuellen Belehrung und Überwachung besondere Aufmerksamkeit geschenkt werden müssen.

Als Maßnahmen der halboffenen Fürsorge haben die *Schulkinderhorte oder Kindertagesheime* in der heutigen Zeit mit der infolge der wirtschaftlichen Not vermehrten Erwerbsarbeit alleinstehender Mütter, der drückendsten Wohnungsnot in Stadt und Land für die Bekämpfung der daraus sich für das Schulkind ergebenden Notstände einer gesundheitlichen und sittlichen Verwahrlosung eine besondere Bedeutung erlangt, um den Kindern außerhalb der Schulzeit und in den Ferien eine gesunde und behagliche Unterkunft, eine liebevolle Aufsicht und Erziehung, eine richtige Anleitung zu Arbeit und Spiel, sowie eine Aufbesserung der Ernährung und Körperpflege zu vermitteln. Auch *Spielnachmittage* und *kleine Wanderungen* unter Leitung von Helfern und Helferinnen aus Jugendbünden haben sich als Einrichtung der vorbeugenden gesundheitlichen Fürsorge für das Schulkind bewährt.

Für kranke Schulkinder kommt in der heutigen Zeit der katastrophalen Wohnungsnot im vermehrten Umfang als früher die Unterbringung in *Krankenhäusern* und *Tuberkuloseheilstätten* in Frage, wofür aber leider Betten in ausreichender Zahl auf fachlich kinderärztlichen Abteilungen zur Zeit nicht zur Verfügung stehen. Zur Aufnahme der Kinder, welche wegen ihrer Krankheitszustände in der häuslichen Gemeinschaft ohne ernste Gefährdung der Aufzucht von Geschwistern und Altersgefährten nicht versorgt werden können, *dienen Krüppelheilanstalten, Erziehungsanstalten für schwer erziehbare, psychopathische oder schwachsinnige Kinder, Blinden-Taubstummenanstalten und Anstalten für unheilbare idiotische und epileptische Kinder.*

Eine große Bedeutung hat für das Kindesalter die *Erholungsfürsorge* erlangt, worunter nach Hoffa die Gesamtheit der Maßnahmen zu verstehen ist, welche von öffentlichen Behörden oder von Organisationen der freien Wohlfahrtspflege zur Beseitigung von Krankheitsfolgen, zum Ausgleich konstitutioneller Minderwertigkeit und angeborener oder erworbener Krankheitsbereitschaften getroffen werden. Man unterscheidet *örtliche Erholungsfürsorgemaßnahmen* (Luftbadekuren, örtliche Solbadekuren, Wald- bzw. Tageserholungsstätten, Waldschulen) und *Aussendungskuren* in Einzelpflege auf dem Lande oder in geschlossene Heime im Tiefland, im Mittelgebirge, im Hochgebirge, in Solbäder, an die See, wobei zur Erzielung eines ausreichenden Kurerfolges für den Aufenthalt in den Heimen eine Dauer von mindestens 6 Wochen vorzusehen ist. Die Auswahl und die Verteilung der Kinder auf die einzelnen Erholungsfürsorgeeinrichtungen muß nach ärztlichen Gesichtspunkten mit strenger Indikationsstellung erfolgen, und zwar sind als erholungsbedürftig anzusehen:

1. Alle vorwiegend durch die Umwelt geschädigten Kinder. In erster Linie unterernährte Kinder, die infolge unzureichender Ernährung abgemagert oder in ihrem Entwicklungszustand ungünstig beeinflußt sind, fehlernährte Kinder, Kinder mit sonstigen Pflegeschwächen, insbesondere Kinder, die infolge mangelhafter Hautfunktion den Anschein der Blutarmut erwecken, leichte Ermüdungserscheinungen aufweisen, an Appetitmangel leiden, die häufig auch Stoffwechselstörungen und Katarrhe der Luftwege zeigen.

2. Chronisch kranke, rekonvaleszente sowie konstitutionell minderwertige Kinder: Mit Stoffwechselstörungen, Bindegewebsschwäche, Spätrachitis, exsudativer Diathese, chronischen Katarrhen der Luftwege, Asthma, Neuropathie, Herzleiden, Rekonvaleszenten nach diesen oder anderen erschöpfenden Krankheiten.

3. Tuberkulös gefährdete und tuberkulös infizierte Kinder, insofern keine Anzeichen einer aktiven tuberkulösen Erkrankung vorliegen.

Selbstverständlich muß die Leitung der einzelnen Fürsorgebetriebe in den Händen von für diese Aufgabe besonders geschulten Kräften liegen, die bei allem Verständnis für die gesundheitlichen Belange auch die Fähigkeit einer erzieherschen Einwirkung besitzen.

Um die für die einzelnen Arten der Erholungsfürsorge geltenden gesundheitlichen Indikationen würdigen zu können, ist eine Kenntnis der besonderen Eigentümlichkeiten der einzelnen Erholungsfürsorgemaßnahmen, wie sie treffend von Hoffa dargestellt wurden, erforderlich:

Örtliche Luftbadekuren. Meist als Halbtagskuren überall durchführbar, wo eine Grünfläche mit Schatten zur Verfügung steht, daher besonders geeignet für Kleinkinder. Notwendig ist die Verbindung mit einer Speisung, Verabreichung von Milch und Weißbrot.

Örtliche Solbadekuren sind gedacht als Ersatz für Kuren in Solbädern. Unter Leitung einer Gemeindeschwester oder Fürsorgerin zusammengefaßte Kindergruppen erhalten 2—3mal wöchentlich ein Bad in 2—3% Sole, im Anschluß daran 1—2stündige Liegekur eventuell zu Hause. Auch hier ist zweckmäßig die Verabreichung von Zusatznahrung. Unbedingt verboten ist die Benutzung *eines* Bades durch mehrere Kinder wegen der Gefahr der Übertragung von Gonorrhoe.

Tages-Walderholungsstätten, Ganztagsferienkolonien können nicht zu weit entfernt an der Peripherie der Stadt in Landhäusern, Gartenwirtschaften, falls gewisse hygienische Mindestanforderungen, sowie eine richtige Verteilung von Sonne und Schatten auf dem Spielplatz gewährleistet ist, eingerichtet werden. Zu vermeiden sind Belästigung durch Rauch und schädliche Gase, die Nähe von belebten Fahrstraßen und von stehenden Gewässern (Mückenplage). Erforderlich sind Wirtschafts- und Aufenthaltsräume für Kinder bei Regen und in den Ruhestunden. Zu achten ist auf eine allmähliche Gewöhnung der Kinder an die Einwirkung der Luft sowie des hellen Tageslichtes, insbesondere der Sonne, Beginn des Luftbades mit 10—15 Min. und Verlängerung täglich um 5—10 Min., am besten ist der Wechsel von Sonne und Schatten, wie er sich bei der spielenden Jugend fast von selbst ergibt. Für die Luftbadekleidung gilt der Grundsatz: ,,Je weniger, um so besser". Kleinere Knaben und Mädchen tragen hellfarbene Badehöschen von durchlässigem Stoff, größere Mädchen ärmellose, den Hals freilassende Kittelschürzen in Hemdhosenschnitt. Bei kühlem oder feuchtem Wetter sollen die Kinder nach dem Luftbad etwas wärmere Kleidung (Trainingsanzug) anziehen.

Waldschulen, angeregt 1901 von Baginski, zuerst 1904 von Neufert und Bedix in Charlottenburg durchgeführt für tuberkulös infizierte, aber nicht manifest kranke, tuberkulös gefährdete, unterernährte, ferner nach erschöpfenden Krankheiten rekonvaleszente

Kinder, die für mehrere Monate eine Erholung brauchen. Neben der Erholung sollen durch einen individualisierenden Unterricht die Kinder in ihrem Wissen so gefördert werden, daß sie ein bestimmtes Lehrgut erreichen wie ihre Kameraden in der Normalschule. Tageslauf: Morgens nach dem Eintreffen 8 Uhr Frühstück (Suppe oder Milch und Butterbrot), dann 2 Stunden Unterricht möglichst im Freien mit Pausen von 5—10 Min. nach jeder $1/_2$ Stunde, um 10 Uhr zweites Frühstück, dann folgt wieder Unterricht bis 12 Uhr für die eine Hälfte der Klassen, während die andere Hälfte spielt, um 1 Uhr Mittagbrot, danach 2 Stunden Liegekur, am Nachmittag Spielen, Arbeiten im Schulgarten, Bastelunterricht, um 16 Uhr Vesperbrot, um 17—18 Uhr Rückkehr nach Hause. Für genügende Körperpflege (auch Zähneputzen) durch Gymnastik und Bäder (Brausebad) ist Sorge zu tragen. Die Schule braucht nicht unbedingt im Walde zu liegen, sie muß aber durch Schutz von Bäumen vor Staub gesichert sein.

Ausschlaggebend für den Erfolg aller örtlichen Erholungsfürsorgemaßnahmen ist neben der sachverständigen Leitung eine *an Nährwert ausreichende, abwechslungsreiche Ernährung.*

Aussendungskuren. Die Aussendung von Kindern in Einzelfamilien auf dem Lande ist zweifellos billiger als Heimkuren und erfüllt bei richtiger Organisation den gleichen Zweck, ja sie übertrifft die Entsendung in Erholungsheime durch die Möglichkeit einer monatelangen Ausdehnung des Aufenthaltes und der Durchführung einer die körperliche Entwicklung fördernden Arbeitstherapie durch Mithilfe im ländlichen Haushalt, sowie durch die Förderung wertvoller ethischer Momente: Vertiefung der Beziehungen zwischen Stadt und Land, Mobilisierung der gegenseitigen Hilfsbereitschaft, Gewöhnung der Stadtkinder an die einfache und gesunde Lebensweise der ländlichen Bevölkerung. Für die ländliche Familienpflege kommen unter strengstem Ausschluß von kranken Kindern, Neuropathen, Psychopathen und Bettnässern nicht zu junge Schulkinder zwischen 9—14 Jahren, am besten des letzten Jahrganges der Volksschulen, vor allem einfach unterernährte oder mit industrieller Heimarbeit überlastete Kinder, sowie Kinder mit schlechten Wohnungen, muskelschwache Kinder in der Streckungsperiode (Berufsunreife) in Betracht. Die für den Erfolg unbedingt notwendige individuelle Auslese der Kinder wird nach unseren Erfahrungen am besten gewährleistet, wenn die sachverständigen Organe des Aussendekreises (Fürsorgerin, Schularzt) die Pflegestellen durch persönliche Besichtigung vor der Aussendung kennenlernen und wenn während der Belegung eine nochmalige Überprüfung vorgenommen wird, wobei das Hauptaugenmerk auf die hygienisch einwandfreie Unterbringung, auf eine ausreichende Verpflegung und auf eine den Körperkräften des Kindes angemessene Beschäftigung durch häusliche Hilfeleistungen zu legen ist. Vielfach haben auch Kinder, die in Familienpflege auf dem Lande zur Berufsertüchtigung waren, Freude am ländlichen Leben gewonnen und entschließen sich, dauernd auf dem Lande Arbeit zu nehmen.

Die Aussendung in Erholungsheime verlangt pflegerisch und erzieherisch gut geleitete, nach ihren Aufgaben differenzierte Heime, sie schafft neben der Verwendung der natürlichen Heilfaktoren: Luft, Licht, Sonne, Bewegung und Ruhe bei ausreichender Ernährung durch Benutzung eines Klimawechsels: Mittelgebirge (400—700 m), Höhenlage (700—800 m), Seeklima oder eines Heilbades (Sole, kohlensaure Bäder) die Möglichkeit einer Anregung der Heilungsvorgänge, der Belebung des Stoffwechsels und der Förderung des Wohlbefindens, des Appetits und des Schlafes.

Das Klima des Mittelgebirges zeichnet sich durch besondere Frische und Reinheit der Luft, bedingt durch die hier vielfach vorhandenen ausgedehnten Waldungen, aus. Die Luftströmungen sind meistens schon erheblich stärker als im Tiefland, so daß das Mittelgebirge zwar anregend, aber nicht stürmisch erregend auf den Gesamtorganismus und speziell auf das Nervensystem wirkt.

Das Höhenklima ist ausgezeichnet durch verringerten Luftdruck, hohe Strahlungsintensität besonders in Ultraviolett, aber durch niedrige Lufttemperatur, geringe Feuchtigkeit, Keim-Staubarmut, oft kräftige Winde. Die verringerte Sauerstoffspannung löst eine Vermehrung der roten Blutzellen und ihres Farbstoffgehaltes, sowie der Gesamtblutmenge und eine Zunahme des Sauerstoffbindungsvermögens der Blutkatalasen, des Glutathions, der Muskelmasse des Herzens, der Atemtiefe aus. Das Höhenklima eignet sich demnach für die meisten Formen von Blutarmut, für die exsudative Diathese, für chronische Katarrhe der oberen Luftwege, für Asthma und für alle Formen der Tuberkulose.

Das Seeklima zeigt geringere tägliche wie jährliche Temperaturschwankungen, viel Regen und Wind, aber wenig Staub, bei klarem Wetter und starker Strahleneinwirkung. Es eignet sich für Kinder mit konstitutionellen Anomalien, mit chronischen Katarrhen der oberen Luftwege, mit gewissen Formen von Asthma und Tuberkulose.

Für die Aussendung in *Solbadekurorte* kommen in Frage: Kinder mit chronischen Nasen- und Rachenerkrankungen, mit Folgezuständen von Rachitis und Rippenfellentzündungen, mit chronischen Gelenkerkrankungen, mit Drüsenschwellungen und Skrofulose. Das Solbad in Verbindung mit der Einatmung der salzhaltigen Luft an den Gradierwerken fördert die Durchblutung der Haut und Schleimhaut und dadurch eine Abhärtung und Erhöhung der Widerstandskraft gegen die kleineren Infekte des Nasen-Rachenraumes und der oberen Luftwege.

Endlich sei an dieser Stelle noch als Maßnahme der Ernährungsfürsorge der *Schulspeisungen* gedacht, die in Deutschland in Form des Milchfrühstückes (Verabreichung von $^1/_4$ Liter Vollmilch und eines Brötchens) und des Mittagessens (Verabreichung eines etwa 400—600 Calorien enthaltenden Eintopfes) durchgeführt wurden und die nach dem Waffenstillstand im Herbst 1945 dank der großzügigen Hilfe von amerikanischen, britischen, schweizerischen, schwedischen und dänischen Wohlfahrtsorganisationen in großem Umfang wieder aufgenommen werden konnten.

Es ist leider eine immer wieder festzustellende Tatsache, daß Zeiten wirtschaftlichen Niederganges und der dadurch zwangsläufig zunehmenden Umweltschäden alle Gesundheitsfürsorgebestrebungen auf eine harte Belastungsprobe stellen. Da aber gesunde Kinder eine unumgängliche Voraussetzung für das Gedeihen und die Wohlfahrt eines Volkes bilden, so ist es Pflicht der Allgemeinheit und des Staates, die wirklich wertvollen und unentbehrlichen Gesundheitsfürsorgeeinrichtungen für das Kindesalter zu erhalten, um dadurch ausschlaggebend an der Herbeiführung besserer Zeiten mitzuwirken.

Schrifttum.

GOTTSTEIN-SCHLOSSMANN-TELEKY: Handbuch der sozialen Hygiene und Gesundheitsfürsorge. Berlin: Springer 1926. — GOTTSTEIN-TUGENDREICH: Sozialärztliches Praktikum. Berlin: Springer 1925. — GROTJAHN: Soziale Pathologie. Berlin: August Hirschwald 1912.
JÖTTEN u. WEBER: Lehrbuch der Gesundheitsfürsorge. Berlin: Reimer Hobbing 1932.
LUSTIG: Der Arzt als öffentlicher Gesundheitsbeamter. Berlin: S. Karger 1926.
MÖLLERS: Gesundheitswesen und Wohlfahrtspflege im deutschen Reiche. Berlin-Wien: Urban & Schwarzenberg 1923. — MOSSE u. TUGENDREICH: Krankheit und soziale Lage. München: I. F. Lehmann 1913.
PAECH: Über die ärztlichen Aufklärungspflichten und die Notwendigkeit der Einwilligung bei Operationen. Kinderärztl. Prax. 12 (1941).
ROTT: Gesundheitsfürsorge im Kindesalter. Handbuch der Kinderheilkunde, 4. Aufl. Bd. I, herausgeg. von M. v. PFAUNDLER und A. SCHLOSSMANN. Berlin: F. C. W. Vogel 1931.
SCHREIBER: Das Reich des Kindes. Deutsche Buchgemeinschaft GmbH. Berlin.
ZELLER: Handbuch der jugendärztlichen Arbeitsmethoden. Leipzig: Johann Ambrosius Barth 1938.

Die Untersuchung des kranken Kindes.

Von

E. Rominger.

Mit 5 Abbildungen.

I. Die besonderen Schwierigkeiten der ärztlichen Untersuchung des kranken Kindes.

Von jeher gilt die ärztliche Untersuchung kranker Kinder als besonders schwierig. Schon der Säugling jenseits des ersten Lebensvierteljahres gerät, namentlich, wenn er bisher nur von der Mutter gewartet und gepflegt wurde, beim Anblick der ihm fremden Person des Arztes in Angst, schreit und zappelt und ist ohne Unterstützung durch die Mutter oder eine Pflegerin nicht zu untersuchen. Das Kleinkind läßt sich dagegen zwar meist nach einigen freundlichen Worten oder auf Zuspruch der Mutter zunächst das Beklopfen und Betasten des Arztes gefallen, gebärdet sich aber teils aus Furcht vor all dem Neuen und Unbekannten, was mit ihm geschieht, teils aus Angst, von der Mutter getrennt zu werden, so widerspenstig, daß der Unerfahrene mit seiner Untersuchung nicht weiter kommt. Selbst bei Schulkindern ist es nicht immer leicht, die notwendigen Prüfungen und Ermittlungen vorzunehmen. Hier ist weniger Unverstand, als Mißtrauen, unter Umständen auch verletztes Schamgefühl die Ursache eines hartnäckigen Widerstandes. Neben der Widersetzlichkeit erschwert das Unvermögen des jungen Kindes, eigene Beschwerden vorzubringen, die Aufgabe der ärztlichen Untersuchung außerordentlich. Die Kleinkinder, die der Sprache schon mächtig sind, können zwar ihren Klagen oft in sehr treffender Weise Ausdruck verleihen, ihre Angaben erweisen sich aber als unzuverlässig und irreführend, so daß ihnen kein allzu großer Wert zukommt. Aber nicht nur von seiten des Kindes entstehen Schwierigkeiten bei der ärztlichen Untersuchung, sondern auch von seiten der Erwachsenen der Umgebung. Bei ernsten Erkrankungen verlieren die Eltern oft den Kopf und bringen die einzelnen Krankheitserscheinungen durcheinander, oder sie übertreiben gewisse Vorkommnisse, die sie besonders ängstigen, während sie andere verschweigen. Bei chronischen Erkrankungen ist es oft schwierig, genaue Angaben von den Angehörigen zu bekommen, einmal, weil sie nicht die nötige Sachkenntnis besitzen, dann, weil sie ihrerseits schon eine ganz bestimmte vorgefaßte Meinung über die Natur der Krankheit des Kindes gewissermaßen verteidigen.

Am häufigsten stößt man auf Krankheitsfurcht der Erwachsenen, namentlich der Mutter, die von dieser oder jener Krankheit gehört oder gelesen hat und die Sorge nicht los wird, daß ihr Kind an einer dieser Krankheiten leide. Schwierigkeiten endlich gehen von denjenigen Eltern aus, die in falscher Zärtlichkeit ihr Kind vor allem Unangenehmen des täglichen Lebens bewahren wollen und auf diese Weise ein von Tag zu Tag schlimmer werdendes, abnormes psychisches Verhalten bei ihrem Kind hervorrufen, das wie eine Krankheit aussieht, in Wirklichkeit aber das Ergebnis der Fehlerziehung ist. In Anwesenheit solcher Eltern ein krankes oder gesundes Kind zu untersuchen, gehört zu den schwierigsten Aufgaben des Arztes.

Trotz alledem ist es nach einiger Anleitung und Erfahrung möglich, auch ein junges widersetzliches Kind sorgfältig ärztlich zu untersuchen. Erleichtert wird die Aufgabe einmal durch die große Suggestibilität des Kindes, die der Erfahrene in geschickter Weise ausnützen wird. Gegenüber dem Erwachsenen ist die Übersichtlichkeit der Lebensbedingungen und des ganzen bisherigen kurzen Lebens ein großer Vorteil bei der Aufnahme der Vorgeschichte. Der Kinderarzt ist häufig in der Lage, neben den bisher vorgekommenen Krankheiten des Kindes auch die der Eltern und sogar der Großeltern, die mit dem erkrankten Kind zu ihm kommen, von ihnen selbst in Erfahrung zu bringen. Die Erblichkeit spielt häufiger bei Krankheiten des Kindes eine Rolle als beim Erwachsenen. Zahlreiche familiär erbliche Leiden mit dominantem oder recessivem Erbgang, wie z. B. degenerative Erkrankungen des Nervensystems, des Skelets, der Blutbildung und des Stoffwechsels treten zuerst beim Säugling und dem jungen Kleinkind in Erscheinung. Bei manchen anderen Krankheiten ist nur die Krankheitsdisposition vererbt, die dann unter bestimmten äußeren Veranlassungen zur eigentlichen Krankheitsmanifestation führt. Hierher gehört z. B. die allergische und die nervöse Disposition.

Angeborene Mißbildungen spielen naturgemäß in der frühen Lebensperiode, die der Kinderarzt zu beurteilen hat, eine bedeutend größere Rolle als bei erwachsenen Kranken, zumal manche dieser schweren Veränderungen gar nicht lange mit dem Leben vereinbar sind. Der Kinderarzt muß deshalb mit diesen vielgestaltigen ernsten, manchmal auch weniger bedeutsamen Mißbildungen vertraut sein, um Rat erteilen und Hilfe leisten zu können.

Schwieriger als beim erwachsenen Kranken ist die Aufnahme der Krankheitsvorgeschichte, weil wir meist auf die Angaben der Umgebung angewiesen sind, leichter, weil die Kinder, soweit sie nicht schon von überängstlichen Eltern beeinflußt sind, keine Neigung zeigen, ihre Beschwerden zu übertreiben. Ein gesund veranlagtes und vernünftig erzogenes Kind will in jedem Fall möglichst nicht als krank angesehen werden, sondern will ebenso gesund sein wie seine Geschwister und Alterskameraden. Das ist bekanntlich bei Erwachsenen, die sich dem Arzt vorstellen oder zu ihm gebracht werden, meist anders!

II. Aufnahme der Krankheitsvorgeschichte.

Die Krankheitsvorgeschichte eines Kindes aufzunehmen setzt eine genaue Kenntnis der anatomischen und physiologischen Besonderheiten der verschiedenen Entwicklungsstufen des Kindesalters voraus. Es wird häufig ein Kind gar nicht zum Arzt gebracht, weil es krank ist, sondern weil die Eltern zu wissen wünschen, ob es sich in normaler Weise entwickelt hat oder weil sie glauben, krankhafte Zeichen wahrgenommen zu haben, die, wie sich dann herausstellt, in der Entwicklung bedingte Abweichungen vom bisherigen Verhalten sind. Im übrigen handelt es sich bei kranken Kindern weniger häufig um *Krankheitszeichen* besonderer Art, verglichen mit dem erwachsenen Kranken, als vielmehr um *Kranke* besonderer Art, eben nur noch nicht voll entwickelte, erst heranreifende Individuen. Die Bedeutung der einzelnen Krankheitszeichen ist bei Kindern fast durchweg eine andere als bei Erwachsenen. Schon eine einfache Nasopharyngitis, ein „Schnupfen" oder ein durchfälliger Stuhl oder Appetitlosigkeit ist in der Anamnese eines künstlich ernährten jungen Säuglings von Bedeutung, während dieselben Erscheinungen beim älteren Schulkind oder beim Erwachsenen meist völlig belanglos sind. Es kommt also mit anderen Worten bei der pädiatrischen Anamnese auf Kleinigkeiten an. Man kann voraussagen, daß der in diesen Erhebungen großzügig vorgehende

Arzt mit großer Wahrscheinlichkeit zu keinen brauchbaren diagnostischen Ergebnissen kommen wird. Diese Feststellung macht der erfahrene Kinderarzt oft bei Konsilien mit ärztlichen Kollegen anderer Disziplinen, namentlich aber mit Anfängern auf dem Gebiet der Kinderheilkunde. Wer sich also mit Kinderkrankheiten zu beschäftigen beginnt, muß sich daran gewöhnen, gerade bei der Aufnahme der Krankheitsvorgeschichte bis ins kleinste vorzudringen.

Man mache sich zur Regel, die Vorgeschichte nicht in Gegenwart des erkrankten Kindes oder dessen Geschwister aufzunehmen. Der Grund hierzu liegt auf der Hand. Die Kinder hören hierbei nicht nur Dinge, die ihnen besser unbekannt bleiben und den Erfolg der Behandlung in Frage stellen können, sondern es ist auch fast unmöglich, die volle Aufmerksamkeit der Mutter für die vielen Fragen, die an sie gestellt werden müssen, dann rege zu halten, wenn ihr Kind, das sich dabei langweilt, unruhig ist. Zweckmäßigerweise beginnt man mit der Erörterung der jetzigen Erkrankung, weil die Eltern kein Verständnis dafür haben, daß der Arzt sich nicht sofort für das sie augenblicklich am stärksten Bewegende interessiert. Es erleichtert die diagnostische Überlegung, wenn erst die allgemeinen Symptome, also das allgemeine Verhalten, Spielunlust, Mattigkeit, Fieber, Schlafstörung usw. von der Mutter ausführlich geschildert werden und hieran anschließend erst die besonderen Symptome, z. B. von seiten des Zentralnervensystems, der Atmungsorgane, der Verdauungsorgane usw. Im zweiten Teil der Krankheitsvorgeschichte, in dem die früheren Krankheiten des Kindes erörtert werden, kann man sich auf bestimmte Fragen beschränken. Die Erhebungen über die früheren Krankheiten sollten mit dem Neugeborenenalter beginnen, da dies die gefährdetste Zeit des ganzen Lebens ist und aus ihr manche Schäden der anderen Altersstufen stammen. Selbstverständlich müssen sorgfältig die bisher durchgemachten Infektionskrankheiten aufgezeichnet werden, auch dann, wenn sie anscheinend nicht unmittelbar mit dem jetzigen Leiden in Zusammenhang stehen. Außer den früheren Krankheiten muß man sich den Ablauf der Kuhpockenvaccination und gegebenenfalls anderer Schutzimpfungen (Diphtherie-, Typhus-, Keuchhusten-, Tetanusimpfungen) schildern lassen. Hierauf folgen Fragen nach der bisherigen körperlichen und geistigen Entwicklung, also nach dem Zeitpunkt des Kopfhebens, des Durchbruchs der ersten Zähne, des Laufenlernens, des Sprechens der ersten Worte usw. Ausführlich muß bei Säuglingen die Art der Ernährung erörtert werden, wie lange das Kind an der Brust ernährt wurde, wann mit der Zwiemilchernährung begonnen wurde, in welcher Weise die künstliche Ernährung durchgeführt wurde mit einer genauen Angabe von Menge, Zusätzen und einer Schilderung der Art der Zubereitung der Nahrung. Manche Mütter können über die Ernährung des Säuglings auf Gramm genaue Auskunft geben, sind aber nicht in der Lage, bei Kleinkindern oder Schulkindern annähernd anzugeben, was diese Kinder essen. In solchen Fällen wird man am besten in den folgenden Tagen den Tagesspeisezettel aufschreiben lassen.

Neben der Ernährung sind auch Fragen nach pflegerischen Dingen, die oft vergessen werden, von recht großer Bedeutung. Hierher gehört nicht nur eine Schilderung der Unterbringung des Kindes, sondern auch der Kleidung, seines Aufenthaltes an frischer Luft und Sonne und seiner körperlichen Übung und seiner Schlafdauer. Bei der Erhebung der Vorgeschichte wird häufig ein zu geringes Gewicht auf Einzelheiten in der Einrichtung des Tageslaufes des Kindes gelegt. Dies ist besonders wichtig bei den mannigfachen sog. ,,Schulkrankheiten'', die oft weniger durch Schädigung durch den eigentlichen Schulbetrieb als durch ein planloses, unhygienisches Verhalten außerhalb der Schule verursacht sind. Manche dieser ,,nervösen'' und ,,blutarmen'' Kinder sind sofort gesund und leistungsfähig, wenn sie zum Einhalten von regelmäßigen Eß-, Schlaf-, Erholungs- und Arbeitszeiten gezwungen werden. Vernachlässigt werden häufig Fragen nach der näheren Umwelt des Kindes. Manche Krankheitssymptome lassen sich aber bei eingehender Befragung als „Milieuschäden" aufklären. Daß hierbei auch die ökonomischen und sozialen Verhältnisse der Eltern zur Sprache kommen müssen, ist selbstverständlich. Eine vollständige Vorgeschichte verlangt auch Angaben über das psychische Verhalten des Kindes, sein Wesen, sein Temperament, seine Intelligenz, seine Lernfähigkeit usw. Dabei gibt sich Gelegenheit, in Erfahrung zu bringen, ob sich besondere Erziehungsschwierigkeiten gezeigt haben. In manchen Fällen wird man aus Kindergarten- und Schularbeiten wertvolle Hinweise gewinnen können.

Im Anschluß an diese Erhebungen sind Angaben über den Gesundheitszustand der Mutter während der Gravidität wichtig. Zum Beispiel hat sich die Erkrankung der Schwangeren an Rubeolen und Toxoplasmose, und zwar schon früh in der Gravidität, als Ursache für eine schwere Schädigung des Embryos nachweisen lassen (s. Infektionskrankheiten). Man muß heutzutage auch alle Hinweissymptome auf an sich nicht krankhafte Erbfaktoren, die unter bestimmten Bedingungen zur Entstehung schwerer, ja tödlicher Erkrankungen des Kindes führen können (Rh.-Faktoren bei der Entstehung der fetalen Erythroblastose), berücksichtigen. Abgesehen von den exquisit erblichen degenerativen Krankheiten ist, wie oben schon erwähnt wurde, die Feststellung auch einer Krankheitsdisposition, vornehmlich der nervösen und allergischen Diathese der Eltern und aller anderen Familienmitglieder, in der Aszendenz für die Krankheitsvorgeschichte eines erkrankten Kindes besonders wichtig.

Nur der Vollständigkeit wegen sei kurz darauf hingewiesen, daß der Gesundheitszustand der mit dem Kind in näherem Umgang stehenden Erwachsenen und Kinder, namentlich im Hinblick auf die Übertragung von Infektionskrankheiten (akute Infektionskrankheiten! Tuberkulose!) selbstverständlich sorgfältig erörtert werden muß.

III. Die Ausführung einer planmäßigen Untersuchung.

Die ärztliche Untersuchung des Kindes selbst weicht wegen der geschilderten Besonderheiten wesentlich von der des erwachsenen Kranken ab. Zunächst gilt es, Scheu und Widerstand des Kindes zu überwinden unter Zuhilfenahme von freundlichem Zuspruch, einem Scherz, Vorzeigen eines Bilderbuches oder eines Spielzeugs. Sehr ängstliche Kinder wird man dabei anfänglich ruhig auf dem Arm oder dem Schoß der Mutter sitzen lassen. In jedem Fall muß man darauf bestehen, daß jüngere Kinder zur Untersuchung am besten von der Mutter oder von der Pflegerin gleich völlig entkleidet werden, da nur so eine gründliche Untersuchung möglich ist, während man sich bei älteren Kindern vorläufig mit einer Entblößung des Oberkörpers begnügen kann. Auch wenn dies geschehen ist, wird man sich zunächst noch auf die Inspektion beschränken und versuchen, die Unterhaltung bzw. das spielende Eingehen auf das Kind fortzusetzen.

Bei einer gründlichen Untersuchung in der Sprechstunde kann durch Vorarbeit von Mutter und Pflegerin eine wertvolle, zeitsparende Hilfe geleistet werden. Hierher gehören die Wägung, die Messung der Körperlänge, das Auffangen von Harn und die Temperaturmessung. Allerdings ist schon bei der letzteren Vorsicht am Platze. Kinder, die sich nicht ohne Widerstand messen lassen, soll man nicht vor der eigentlichen Untersuchung mißtrauisch und widersetzlich machen. Ein gleiches gilt für die Entnahme einer Blutprobe und die

Röntgenaufnahme vor der eigentlichen ärztlichen Untersuchung. Die Mutter, die zum erstenmal mit ihrem Kind zum Arzt kommt, will auch alle derartigen unangenehmen Prüfungen, wenn möglich, ihrem Kind ersparen und läßt sie erst durchführen, wenn der Arzt sie im Laufe seiner Untersuchung für nötig erklärt hat.

Beinahe ebenso wichtig wie die genannten Vorbereitungen zur Untersuchung ist die Bereithaltung aller notwendigen Untersuchungsutensilien, z. B. einer Lupe und eines Glasspatels für die Haut, eines Rachenspatels, Ohrspiegels usw., damit durch das Heranholen dieser Instrumente das Kind nicht jedesmal wieder erneut in Aufregung versetzt wird. Allerdings ist es empfehlenswert, alle dem Kind gefährlich erscheinenden Instrumente verdeckt bereit zu halten und sie erst kurz vor ihrer Anwendung dem Kind zu zeigen unter Erklärung ihrer Harmlosigkeit.

Zur Ausführung der eigentlichen Untersuchung empfiehlt es sich, die Säuglinge auf einen von allen Seiten zugänglichen fahrbaren, gut gepolsterten Untersuchungstisch zu legen; ältere Kinder läßt man auf einen verstellbaren Drehstuhl sitzen. Auf einem solchen Drehbock kann man das Kind rasch und leicht zu allen notwendigen Prüfungen in die beste Lage bringen. Schon während aller dieser Vorbereitungen und Annäherungsversuche wird man durch unauffällige Beobachtung aus dem Gesichtsausdruck, den Bewegungen, dem Benehmen u. a. m. des Kindes, also durch reine Inspektion, wichtige Feststellungen machen können. Durch die gleichzeitige Unterhaltung mit dem Kind gewinnt man auch wichtige Anhaltspunkte über den Klang der Stimme, die freie oder erschwerte Atmung, den Husten u. a. m.

Nunmehr beginnt man mit der Palpation, gewöhnlich am Kopf, betastet die Lymphdrüsen und geht dann dazu über, die Lungen und das Herz zu perkutieren und zu auskultieren. Von großer Wichtigkeit für brauchbare Perkussionsergebnisse ist die gute Unterstützung in der Haltung des Kindes durch die Mutter oder Pflegerin. Der Körper soll möglichst symmetrisch gehalten werden. Die Pflegerin faßt die Hände des Kindes und hält sie mit Daumen und ausgespreizten übrigen Fingern an den Kopf, so daß Brust und Rücken von allen Seiten für den perkutierenden Finger oder das Stethoskop zugänglich sind. Kleine Kinder können auch auf dem Arm der Mutter so hingesetzt werden, daß sie den Rücken und nachher die Brust dem Arzt zuwenden. Es muß daran erinnert werden, daß man nur mit leisester Perkussion genügend zuverlässige Schalldifferenzen heraus perkutieren kann. Für die Auskultation nimmt man am besten ein Schlauchstethoskop, welches es erlaubt, rasch vergleichend an den verschiedenen Stellen zu auskultieren. Hat sich das Kind die Untersuchung von Herz und Lunge gefallen lassen, so wird man nunmehr die Inspektion der Hals-Rachenorgane anschließen, vielleicht unter dem Vorwand, daß man die Zähne sehen wolle. Es empfiehlt sich dabei, mit einem kurzen gebogenen Zungenspatel die Zunge in der Mitte herunter zu drücken, um das unangenehme Würgen zu vermeiden. Einen Hals-Rachenabstrich wird man nicht sofort vornehmen, sondern ihn auf den Schluß der Untersuchung verschieben. Durch ein Lob über braves Verhalten bringt man das Kind meist ohne Schwierigkeiten dazu, sich nun auch noch weiteren Untersuchungen zu unterwerfen. Die älteren Kinder werden nun weiter ausgekleidet und auf ein Ruhebett gelegt zur Untersuchung der Abdominalorgane, der Genitalien und der Reflexe. In der Rückenlage werden dann noch etwa notwendig werdende besondere Untersuchungen wie Blutdruckmessung, Augenspiegeln u. a. m. vorgenommen. Im Anschluß an diese Untersuchung im Liegen wird dann zweckmäßigerweise die Entnahme einiger Blutstropfen zur Prüfung des Blutes am

Ohr im Sitzen ausgeführt und schließlich die Röntgendurchleuchtung und -aufnahme angeschlossen. Alle komplizierteren unangenehmen oder gar schmerzhafteren Untersuchungen wird man nur dann, wenn sie dringlich sind, bei diesem ersten Sprechstundenbesuch vornehmen; im anderen Fall wird man sie auf ein andermal verschieben, um die Zutraulichkeit des Kindes nicht ein für allemal zu verscherzen.

Erfolgt die ärztliche Untersuchung zuerst am Krankenbett, so wird man naturgemäß im Anschluß an eine annähernde Unterhaltung mit dem Kind das erkrankte Organ zuerst untersuchen. Je ernster krank das Kind ist, desto weniger wird man ihm an Untersuchungen hintereinander zumuten dürfen.

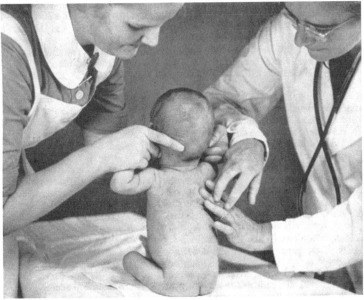

Abb. 1. Haltung des jungen Kindes während der Untersuchung der Brustorgane.
(Kieler Univ.-Kinderklinik.) (K)

Ein Wort noch zur Untersuchung völlig widersetzlicher, neuropathischer und, was oft dasselbe ist, fehlerzogener Kinder. Die Widerspenstigkeit solcher Kinder ist oft mit einem Schlage verschwunden, wenn es gelingt, die Eltern zu überreden, ohne besondere Formalitäten das Untersuchungszimmer zu verlassen. Wenn dann das Kind vergebens versucht hat, die Eltern zurückzurufen und es sich den Fremden, Arzt und Schwester, ausgeliefert sieht, so gibt es meist ohne weiteres seinen Widerstand auf. Überhaupt ist es zweckmäßig, alle kleinen Eingriffe, wie Blutentnahme usw., die schlimmer aussehen, als sie schmerzhaft sind, in Abwesenheit der Mutter auszuführen, weil sonst die Mutter ihr Kind bemitleidet, bis es in Tränen ausbricht und zu einem vernünftigen Verhalten nicht zu bewegen ist. In keinem Fall darf man, insofern man als Arzt gelten will, der mit Kindern umzugehen versteht, durch rohe Kraftanwendung, Anschreien oder gar Schläge das Kind, und wenn es noch so eigensinnig ist, zur ärztlichen Untersuchung zwingen. Handelt es sich um ein ernster krankes oder gar schwerkrankes Kind, dem man einen unangenehmen Eingriff zumuten muß, so soll man sich schon wegen der Schädigung durch eine zu starke Aufregung lieber zu einer harmlosen Kurznarkose (wir bevorzugen die Lachgasnarkose) entschließen.

Die wichtigsten besonderen Hand- und Kunstgriffe bei der Untersuchung der einzelnen Organe und Organsysteme sollen im folgenden kurz beschrieben werden.

Nervensystem. Die Prüfung der Haut- und Sehnenreflexe, des Bewegungs- und Empfindungsvermögens erfordert beim jungen Kind große Geduld und Geschicklichkeit. Man läßt dem Säugling am besten dabei die Flasche reichen und versucht, die Kleinkinder durch ein vorgehaltenes Spielzeug oder einen glänzenden Gegenstand von der Untersuchung abzulenken. Zur vollständigen Untersuchung der Reflexe gehört beim Neugeborenen die Prüfung des Flucht- und Umklammerungsreflexes, beim Säugling und beim Kleinkind bis zu etwa 1½ Jahren des CHVOSTEKschen Facialisphänomens und des Peroneusphänomens. Das BABINSKIsche Zehenphänomen ist über den 6. Lebensmonat hinaus schon normalerweise noch auslösbar und besitzt deshalb während des ersten Lebensjahres keine besondere diagnostische Bedeutung. Um Lähmungen zu erkennen, bedient man sich bei jungen Kindern eines kurzen Schmerzstiches mit einer Nadel und beobachtet die Fluchtbewegung. In unklaren Fällen kann man sich auch dadurch helfen, daß man die frei beweglichen Extremitäten, z.B. durch eine Binde, an den Körper fixiert, um so das Kind zu zwingen, mit der vermutlich gelähmten Extremität Bewegungen auszuführen. Zur Diagnose erhöhten *Hirndrucks* ist im Säuglingsalter die Spannung der Fontanelle ein wichtiges Hilfsmittel, beim Kleinkind kann die Schädelperkussion nach KOEPPE gegebenenfalls auch zur Seitendiagnose von *Hirntumoren* herangezogen werden. Neuerdings wird man diese Untersuchung stets durch die Lumbalpunktion, gegebenenfalls auch durch die Encephalographie oder Ventrikulographie ergänzen.

Von großer Bedeutung ist naturgemäß die Prüfung der Intelligenzentwicklung. Zur Feststellung der intellektuellen Leistungsfähigkeit des Kindes eignet sich die BINET-SIMON-BOBERTAGsche Prüfungsmethode. Mit dieser Methode ist es möglich, die Intelligenzaltersstufe und den Intelligenzrückstand gegenüber den Alterskameraden zu ermitteln. Es geschieht das durch Prüfung mit verschieden schweren Aufgaben, die man dem Kind stellt. Hieraus kann man sich aber lediglich ein Bild über die „allgemeine Intelligenz" machen. Die von BÜHLER und HETZER ausgearbeitete Testmethode verfolgt dagegen das Ziel, das Gesamtverhalten der Kinder in einer bestimmten modifizierten Situation, vergleichend mit dem eines normalen Kindes, für jede Alters- und Entwicklungsstufe festzustellen. Der in der Methode geübte Untersucher kann in vielen Fällen auf Grund einer einmaligen eingehenden, mit Geduld und Einfühlungsvermögen vorgenommenen Untersuchung die Schwachsinnszustände schon im frühen Kindesalter erkennen.

Die Prüfung der elektrischen Erregbarkeit der Nerven ist auch im Kindesalter von großer diagnostischer Bedeutung. Auf der einen Seite wird sie herangezogen bei Formen der Übererregbarkeit der Nerven, z. B. der Spasmophilie oder der latenten Tetanie, auf der anderen Seite zur Feststellung degenerativer Nervenprozesse, wie z. B. bei der Poliomyelitis oder der spinalen Muskeldystrophie. Zur Messung der elektrischen Nervenerregbarkeit bedient man sich folgender Methode: Die indifferente, etwa 30—40 cm² große, gut durchfeuchtete Plattenelektrode (normalerweise die Anode) legt man auf Brust oder Bauch auf; die differente Reizelektrode (Kathode) von etwa 3 cm² kreisförmiger Fläche wird über den zu prüfenden Nerven gesetzt. Man beginnt mit unterschwelligen galvanischen Stromimpulsen, verstärkt kontinuierlich bis zum Auftreten einer schwachen Zuckung und liest dann am Galvanometer die Stromstärke in Milliampere ab. Mittels der K.Ö.Z. (Kathodenöffnungszuckung) mißt man je nach Lokalisation der Störung, am Kopf: Nervus facialis unterhalb des Jochbogens (methodisch anzuwenden bei der Prüfung allgemeiner Übererregbarkeit, z.B. Spasmophilie); an den oberen Extremitäten: Nervus musculocutaneus in der Achselhöhle, Nervus medianus und Nervus ulnaris in der Ellenbeuge; an den unteren Extremitäten: Nervus femoralis am lateralen Rand der Fossa ovalis, Nervus fibularis direkt unterhalb des Fibularköpfchens, Nervus tibialis in der Kniekehle. Die zuletzt genannten Nerven spielen eine große Rolle bei der Diagnostik der Poliomyelitis. Zu spezifischeren Prüfungen kann man auch noch die Reizzeit-Spannungskurve mit Rheobase- und Chronaxiemessung herangezogen werden.

Zur Prüfung der *allgemeinen nervösen Erregbarkeit* des Kindes eignet sich die von VERA-GUTH beschriebene Methode zur Messung des galvanischen Hautreflexes. Sie wurde von GIROLSTEIN an Hand von Untersuchungen ein- und zweieiiger Zwillinge für das Kindesalter ausgearbeitet. Hierbei erwies sich der galvanische Hautreflex als geeignet zur Erkennung bestimmter Reaktionstypen. In der Prüfungsanordnung wird mittels eines empfindlichen Spiegelgalvanometers unter Benutzung der WHEATSTONEschen Brücke bei äußeren Reizen (z. B. starkem Geräusch) die Hautwiderstandsänderung photokymographisch aufgenommen und der Kurvenverlauf zu diagnostischen Zwecken verwendet.

Die Lumbalpunktion ist beim jungen Kind im allgemeinen leichter auszuführen als beim Erwachsenen. Die höchsten Punkte beider Darmbeinkämme werden durch eine gedachte Linie miteinander verbunden, die dann etwa den 4. Lendenwirbel schneidet, wenn das Kind auf der Seite mit stark gekrümmtem Rücken und an den Leib angezogenen

Beinen daliegt. Man sticht im Lendenwirbelzwischenraum dieser Linie nach vorheriger Desinfektion beim jungen Kind etwa 2—3 cm tief ein und merkt dann am Nachlassen des Gewebswiderstandes leicht, wenn man in den Wirbelkanal eingedrungen ist. Man zieht dann den Mandrin heraus, um ihn, wenn noch kein Liquor abfließt, wieder vorsichtig in die Nadel einzuschieben, um nochmals weiter mit der Nadel vorzudringen. Der Unerfahrene sticht gewöhnlich zu tief ein und verletzt dann den Venenplexus an der vorderen Wirbel-kanalwand. Der dann blutvermischte Liquor ist zu den meisten Untersuchungen unbrauchbar. Liegt die Nadel richtig, dann tropft der Liquor ab und man entnimmt für die verschiedenen chemischen oder mikroskopischen und serologischen Untersuchungen 10—20 cm³ in bereitgehaltenen, sterilen Reagensgläsern. Durch Verbindung der Kanüle mit einem Steigrohr wird am liegenden Kind der Lumbaldruck gemessen.

Für den in der Methode Geübten ist die Zisternenpunktion, der sog. Suboccipitalstich, ebenso leicht auszuführen, wie die Lumbalpunktion. Man sticht hierbei eine kurz abge-schliffene, etwa 6 cm lange Lumbalpunktionskanüle am oberen Rand des Processus spinosus des Epistropheus durch das Ligamentum nuchae ein, gleitet mit der Nadel ganz langsam am Atlasbogen entlang zum Foramen occipitale magnum und gelangt durch die Membrana atlanto-occipitalis in die Cisterna cerebelli. Der Vorteil dieser Liquorgewinnung zu diagnostischen Zwecken ist einmal der, daß man bei meningitischen Prozessen näher dem entzündlichen Herd Liquor gewinnt und zweitens der, daß die Nachbeschwerden wesentlich geringer sind als bei der Lumbalpunktion oder völlig fehlen. Unter besonderen Verhältnissen kann man beim Säugling auch leicht die Ventrikelpunktion ausführen, besonders bei erweitertem Ventrikelsystem (Hydrocephalus). Man sticht 1—2 cm seitlich von der Mittellinie in die große Fontanelle senkrecht ein und gewinnt entweder schon nach oberflächlichem Eindringen Liquor oder aber nach Vorschieben der Nadel in eine Tiefe von 4—5 cm. Eine Luftfüllung der Hirnkammern zur röntgenographischen Darstellung, die sog. Encephalographie und Ventrikulographie nach BINGEL und DANDY, stellt für den heute für den Neurochirurgen und den in diesen Methoden ausgebildeten Kinderarzt keine sehr schwierige oder besonders gefährliche Untersuchungsmethode mehr dar. Wir bevorzugen in Übereinstimmung mit der Mehrzahl der Neurochirurgen und Kinderärzte bei der Encephalographie die suboccipitale Füllungsmethode in Lachgasnarkose. Befindet man sich mit der Punktionsnadel sicher in der Zisterne, dann bereitet es keine Schwierigkeiten, 5—10 cm³-weise den Liquor abzuziehen und die Flüssigkeit langsam und vorsichtig durch einzublasende Luft zu ersetzen. Im Falle einer Verquellung der Zisterne läßt sich kein Liquor absaugen und die Luftfüllung muß unterbleiben. Bei sofort einsetzendem regelrechten Abtropfen der Hirnflüssigkeit aus der in der Zisterne liegenden Nadel kann man mit vorsichtigem Ersatz der Flüssigkeit durch 5 und 10 cm³ Luft beginnen und erzielt bei einiger Erfahrung meist schon mit 30—40 cm³ Luft für die Diagnosenstellung völlig ausreichende Kontrastbilder. Zwischenfälle werden zweifellos durch unzweckmäßiges Vorgehen, lumbale Füllung und schließlich durch den Abzug sehr großer Flüssigkeitsmengen, besonders bei ausgedehntem Hydrocephalus, hervorgerufen. Auch beim Hydrocephalus ist die Entfernung der gesamten Flüssigkeitsmenge für die Diagnosenstellung keineswegs erforderlich. Nach der Lufteinblasung sind Schädelaufnahmen in verschiedenen Projektionen und in besonderen Fällen Spezialaufnahmen, z. B. bei senkrecht nach unten hängendem Kopf, empfehlenswert.

Die *Ventrikulographie* ist bei noch offener oder infolge eines Hydrocephalus klaffender Fontanelle einfach durch Einstich in die Seitenventrikel auszuführen. Bei geschlossener Fontanelle müssen kreisrunde Bohrlöcher nach neurochirurgischen Methoden (SCHÖN-BAUER) angelegt werden. Für denjenigen, der sich mit den beiden Methoden vertraut machen will, sei auf folgende Monographien hingewiesen: DYES, O.: Die Hirnkammerformen bei Hirntumoren. Leipzig: Georg Thieme 1937; SORGO, W.: Einführung in die Kontrastmitteldiagnostik cerebraler Erkrankungen. Wien: Franz Deuticke 1941; CAFFEY, JOHN: Pediatric-Ray-Diagnosis. Chicago 1945.

Eine neue Möglichkeit zur Erkennung von Störungen im Bereich der Großhirnhemisphären bietet die Methode der Ableitung von Hirnaktionsströmen mittels des *Elektro-Encephalographen nach* KORNMÜLLER. Es muß sich noch erweisen, in welchem Umfange diese vielseitige Methode zur Diagnose wichtiger Erkrankungen, z.B. Hirntumoren, Formen der Epilepsie und die verschiedenen Mißbildungen, in der Pädiatrie wertvolle Hilfe leisten kann (KORNMÜLLER, Einführung in die klinische Elektroencephalographie. München: J. F. Lehmann 1944.

Atmungsorgane. Bekanntlich bringen Kleinkinder, ja auch junge Schulkinder den Auswurf nicht heraus, sondern verschlucken ihn. Man kann deshalb versuchen, durch eine Magenspülung (Eingießen von 50 cm³ sterilem Wasser) früh morgens nüchtern verschlucktes Sputum zu gewinnen und zur Untersuchung verarbeiten. Die dabei herausgezüchteten Keime stammen aber natürlich zum Teil aus der Mundhöhle und dem Magen (Speiseverunreinigung!). Einwandfreier ist folgendes Vorgehen: Man drückt mit einem Spatel den Zungengrund herunter, ruft durch Berührung der hinteren Rachenwand einen kurzen Hustenstoß hervor und fängt das dabei herausgeschleuderte Sputumflöckchen mit einem Watteträger auf.

Zu einer Probepunktion der Pleurahöhle läßt man die Pflegerin das Kind mit der gesunden Seite gut gestützt an sich halten, während die kranke Seite dem Arzt zugewandt wird. Der Arm dieser Seite wird von der Pflegerin hochgehoben und zugleich mit dem Kopf festgehalten. Man benutzt zur Probepunktion eine 5—10 cm³ fassende Rekordspritze mit weiter Kanüle (dickflockiger Eiter!), die man vorher mit etwas physiologischer Kochsalzlösung aufgefüllt hat, um die Entstehung eines kleinen Pneumothorax zu vermeiden. Bei Säuglingen ist diese Vorsichtsmaßnahme dringend empfehlenswert. Zum Abpunktieren von größeren Ergüssen eignet sich die Rotandaspritze.

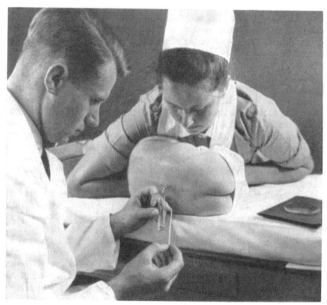

Abb. 2. Lagerung des Kindes zur Lumbalpunktion. (Kieler Univ.-Kinderklinik.) (K)

Kreislauforgane. Die Messung des Blutdrucks erfolgt mit dem Alter entsprechenden Gummimanschetten mit den üblichen Apparaten, am besten in liegender Stellung. Die elektrokardiographische Untersuchung kann schon beim Säugling unter Assistenz einer Pflegerin meist mit Erfolg ausgeführt werden, während einwandfreie Sphygmogramme in diesem frühen Lebensalter nur mit dem Frankschen Spiegelsphygmographen gewonnen werden können.

Häufiger als beim Erwachsenen muß beim jungen Kind auch die Punktion des Herzbeutels vorgenommen werden, die am besten durch Einstich im 5.—6. Intercostalraum lateral von der Mamillarlinie im Bereich der absoluten Dämpfung vorgenommen wird. Nicht zu empfehlen ist beim Kind der Einstich dicht am Brustbeinrand oder vom Rücken her durch die Lunge hindurch. Schnelles Einstechen wie bei den anderen Punktionen ist unbedingt zu vermeiden.

Verdauungs- und Unterleibsorgane. Zu diagnostischen Zwecken wird im frühen Kindesalter seltener als beim Erwachsenen eine Magensondierung vorgenommen. Man verwendet hierzu bei ganz jungen Säuglingen Nélaton-Katheter, Stärke Nr. 10, bei älteren Kindern Stärke Nr. 12—14, die gut angefeuchtet durch die Nase eingeführt werden können. Man merke sich, daß der Abstand vom Alveolarfortsatz bis zum Mageneingang beim Neugeborenen etwa 17 cm, im 1. Lebensjahre etwa 20 cm, im 2. etwa 25 cm und im 4. Lebensjahr 30 cm beträgt.

Einfach und rasch auszuführen ist beim Kleinkind die rectale bimanuelle Untersuchung, die allerdings bei schwierigeren Diagnosen nur nach vorherigem Abführen brauchbare Tastergebnisse liefert.

Die Recto-romanoskopie ist im Kindesalter zur Erkennung höher sitzender Erkrankungen, z. B. der Polyposis oder der Geschwüre mit eigens für das Kindesalter konstruierten Rectoskopen durchführbar. Es empfiehlt sich, die einfache digitale Austastung und die Einstellung des unteren Teiles des Rectums mit einem kleinen Speculum zur Feststellung von Rhagaden, Fissuren, Hämorrhoiden u. a. häufig heranzuziehen.

Die Punktion der Bauchhöhle nimmt man am besten in der RICHTER-MONROEschen Linie links in liegender Stellung vor (Nabel-Darmbeinstachel). Ein Einstich in der Mittellinie ist, da man beim Kind nie sicher sein kann, ob es die Blase genügend entleert hat, nur nach vorheriger Katheterisierung zulässig. Zur Anlegung eines künstlichen Pneumoabdomens führt man Luft, die einen Wattefilter passiert hat, durch eine wie bei der Probepunktion eingeführte Kanüle mittels eines Doppelgebläses ein, und zwar am besten in Beckenhochlage. Das Aufrichten des Kindes soll ganz allmählich erfolgen. Nach der Röntgenuntersuchung läßt man die Luft durch eine erneut eingeführte Kanüle wieder entweichen.

Harnorgane. Um Harn zu gewinnen, ist es vielfach üblich, bei jungen Kindern zwischen den Beinen dicht vor der Harnröhrenmündung ein ERLENMEYER-Kölbchen aus

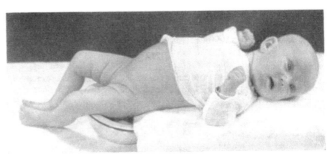

Abb. 3. Harngewinnung beim weiblichen Säugling.
(Kieler Univ.-Kinderklinik.) (K)

festem Jenaer Glas zu befestigen. Es empfiehlt sich, den ganzen Unterkörper der Kinder mit Windeln zu fixieren, um zu verhüten, daß das vorgelegte Gläschen durch Strampeln abgeschoben wird. Wir selbst kleben nicht mehr Kölbchen oder Reagensgläser an, sondern gewinnen in folgender Weise Harn bei Säuglingen: Bei weiblichen Säuglingen gelingt es in einfacher Weise durch Unterschieben einer kleinen Bettschüssel nach Hochlagerung des Rückenendes durch ein Polster, ohne die Kinder durch vorgeklebte Kölbchen zu beunruhigen, den Harn fast quantitativ aufzufangen. Bei Jungens bindet man ein kleines Harnkölbchen mit Hals, das an jeder Seite eine Durchbohrung aufweist, vor.

Das Katheterisieren ist bei Mädchen schon im Säuglingsalter mit Hilfe eines dünnen Metallkatheters außerordentlich leicht und einfach durchzuführen, desgleichen auch die Cystoskopie mit eigens dazu konstruierten kleinen Cystoskopen. Bei Knaben ist dagegen das Katheterisieren wegen der leicht verletzlichen, verhältnismäßig langen und gewundenen Harnröhre, auch mit halbweichen Spezialsonden, recht schwierig. Die Cystoskopie gelingt bei ihnen zuverlässig erst vom 6. Lebensjahr ab. Die röntgenologische Darstellung hat sich in der Kinderheilkunde gut eingeführt. Schon bei Säuglingen kann man, namentlich unter Zuhilfenahme der Tomographie, fast stets eine gute Übersicht über Nierenbecken und Ureteren gewinnen. Ohne Tomographie gelingt die Darstellung bei Säuglingen nur selten. Als Kontrastmittel verwenden wir das reizlose, jodhaltige Per-Abrodil (Bayer) oder Joduron (Cilag, Schaffhusen). Die Mittel werden in die

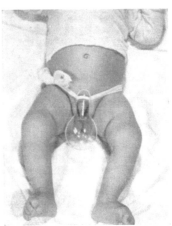

Abb. 4. Harngewinnung beim männlichen Säugling. (Kieler Univ.-Kinderklinik.)(K)

Venen injiziert. Eine Prüfung auf Überempfindlichkeit, und zwar auch dann, wenn frühere Injektionen einwandfrei vertragen wurden, ist empfehlenswert. Die Dosierung z. B. von Per-Abrodil ist folgende: Säuglinge 2—3 cm³, Kinder von 1—3 Jahren 8 cm³, Kinder von 3—12 Jahren 10 cm³, Kinder von 12—15 Jahren 15 cm³, ab 16. Jahr Erwachsenendosis = 1 Ampulle zu 20 cm³. Brauchbare Röntgenaufnahmen erhält man nur nach vorbereitender Abführkur. Wegen der schnellen Ausscheidung der Mittel empfiehlt es sich, wenigstens eine der Aufnahmen nach vorheriger leichter Ureterenkompression (z. B. Aufbinden eines Ballons auf den Unterbauch sofort nach der Einspritzung) vorzunehmen.

Die Blutentnahme[1] zur Hämoglobinbestimmung und Zellzählung erfolgt wie beim Erwachsenen durch Einstich mit der FRANCKEschen Nadel, bei älteren Kindern in das

---

[1] Zur Verhütung einer Übertragung von Virusinfektionen (Serumhepatitis u. a.) werden neuerdings folgende Sterilisationsmaßnahmen empfohlen: Spritzen und Kanülen mit Wasser säubern, anschließend 10 min lang in eine 5%ige Carbollösung legen, dann auskochen. Statt der FRANCKschen Nadel Impffedern, die bei 160° sterilisiert werden oder Impflanzetten, die ausgeglüht werden können, benutzen.

Ohrläppchen, beim Säugling in die Hacke nach vorheriger Reinigung der Haut mit Äther oder Alkohol. Für die Blutsenkungsprobe und alle chemischen, serologischen und bakteriologischen Blutuntersuchungen ist eine Venenpunktion erforderlich, die beim Säugling nur selten an der typischen Stelle in der Ellbogenbeuge gelingt, weil das Fettpolster die V. mediana cubiti unsichtbar macht. An deren Stelle können die Temporalvenen, die meistens gut sichtbar sind und nach Abrasieren der Haare deutlich hervortreten, mit einer dünnen Nadel angestochen werden. Auch am Fuße oder Handrücken sind häufig geeignete Venen aufzufinden. Die Punktion setzt eine große Übung und Geschicklichkeit voraus, und der Ungeübte wird häufig gezwungen sein, durch einfaches Schröpfen nach zwei kurzen Einschnitten Blut zu gewinnen. Einer Blutentnahme aus der ziemlich leicht erreichbaren V. jugularis externa ist wegen der Gefahr einer Luftembolie zu widerraten und ist jedenfalls nur in Analgesie bei herabhängendem Kopf gefahrlos ausführbar.

Die Blutentnahme aus dem Sinus longitudinalis superior ist im Säuglingsalter bei noch offener Fontanelle nicht besonders schwierig; es muß aber darauf hingewiesen werden, daß

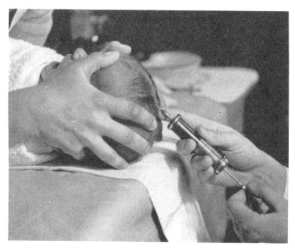

Abb. 5. Punktion des Sinus longitudinalis beim Säugling.
(Kieler Univ.-Kinderklinik.) (K)

diese Methode nicht ganz ungefährlich ist. Tödliche Blutungen sind vorgekommen. Nach Zurseitekämmen der Haare und Abreiben der Kopfhaut mit Alkohol bzw. Äther sticht man eine dünne Kanüle (Sinuspunktionsnadel mit Sicherungsknopf!), die auf eine dünne Rekordspritze aufgesetzt ist, in sagittaler Richtung möglichst flach durch die Kopfhaut dicht im hinteren Winkel der großen Fontanelle in den Sinus hinein und zieht langsam das Blut in die Spritze auf, manche Kinderärzte stechen die Sinuspunktionsnadel im hinteren Winkel der Fontanelle schräg nach hinten in den Sinus ein. Hierbei muß eine Pflegerin den Kopf des Kindes auf flacher Unterlage mit an die Seite des Kopfes flach angelegten Händen und auf die Stirn aufgesetzten Daumen gut fixieren.

Die **Knochenmarkspunktion** hat sich zur Ergänzung der Blutausstrichuntersuchungen bei allen ernsteren Bluterkrankungen des Kindes als unbedingt wichtig erwiesen. Bei Säuglingen und Kleinkindern bis zu 3 Jahren empfiehlt es sich, das Tibiamark zu punktieren, bei Kindern jenseits des 3. Lebensjahres geht man wie beim Erwachsenen vor, d. h. man punktiert das Sternalmark. Nach entsprechender Hautdesinfektion und unter Lokalanästhesie mit 2%iger Novocainlösung (1—2 cm³) oder in Lachgasnarkose dringt man mit einer scharf geschliffenen Spezialkanüle (Stärke 2 mm) mit Arretiervorrichtung unter leicht bohrenden Drehbewegungen in den Markraum vor und aspiriert einen kleinen Markkegel mit einer aufgesetzten, trockenen sterilen Rekordspritze. Der kleine Markkegel wird dann auf einem Objektträger ausgestrichen und gefärbt. Ein guter Atlas des normalen und pathologischen Knochenmarkes ist der von ALBERT ALDER, Berlin-Wien: Urban & Schwarzenberg 1939 (andere Monographien sind die von K. ROHR: Stuttgart: Georg Thieme 1944 und von H. SCHULTEN, Stuttgart: Georg Thieme 1944).

Diese Knochenmarkspunktionen haben sich auch bestens zur Vornahme bakteriologischer Blut-Markuntersuchungen, z. B. bei Verdacht auf Typhus abdominalis, bewährt.

Zur bakteriologischen Blutuntersuchung eignen sich im Kindesalter am besten die Venülen, die auch schon mit Kulturmedien gefüllt in den Handel gebracht werden. Wenn man vor dem Einstechen der Venülennadel in die Vene hinter der Nadel das Glasansatzstück anfeilt, dann kann man, wenn die Venüle mit genügend Blut gefüllt ist, unter Liegenlassen der eingeführten Venülennadel das Glasstück abbrechen und noch Blut in beliebiger Menge zu anderen Untersuchungen entnehmen.

Auge-Ohr-Nase. Die Untersuchung des Augenhintergrundes ist bei unvernünftigen Kindern eine wahre Gedulds- und Geschicklichkeitsprobe. Auch hier bemüht man sich, den Säugling durch das Reichen der Flasche ruhig zu halten und von der eigentlichen Untersuchung abzulenken. Bei Kleinkindern umgekehrt versucht man, das Interesse für den Spiegel und das Licht wach zu halten. Die Pupille muß, um ein übersichtliches Bild zu gewinnen, mit einem Tropfen Homatropinlösung erweitert werden. Man verwendet im Kindesalter mit Vorteil einen elektrischen Augenspiegel.

Besondere Übung muß sich der Kinderarzt in der Ohrspiegeluntersuchung erwerben, weil sie eine der häufigsten von den schwierigeren Instrumentaluntersuchungen im Kindesalter darstellt. Einen großen technischen Fortschritt stellen die modernen elektrischen Otoskope mit Lupe dar, mit deren Hilfe es verhältnismäßig leicht gelingt, auch beim jungen Säugling ein gutes Bild des Trommelfells zu bekommen. Säuglinge werden zu dieser Untersuchung am besten in Rückenlage auf einem Tisch von einer Pflegerin festgehalten. Ältere Kinder untersucht man besser aufrecht sitzend auf dem Schoß der Mutter. Die Rhinoskopie wird mit einem kleinen Speculum oder mit ein paar rechtwinkelig gebogenen Haarnadeln beim Säugling ausgeführt. Die Untersuchung des Pharynx gelingt auch schon beim kleinen Kind unter Zuhilfenahme eines kleinen elektrisch beleuchteten Kehlkopfspiegels. Sie wird häufig ergänzt durch die Palpation mit dem eingeführten Zeigefinger, der mit einem Gummifingerling geschützt ist (Mundsperrer einlegen!).

Die Untersuchung des Larynx liefert ohne Narkose nur bei solchen Kindern brauchbare diagnostische Kehlkopfspiegelbilder, welche die Untersuchung selbst zu unterstützen vermögen. Wenn der Verdacht vorliegt, daß ein Fremdkörper in den Larynx eingedrungen ist, dann ist die Vornahme der Schwebelaryngoskopie durch einen Spezialisten angezeigt.

Bei den *Röntgenuntersuchungen* ist es heute durch die modernen Hochleistungsapparaturen möglich, so kurzfristige Aufnahmen zu machen, daß Beruhigungsmittel überflüssig sind und Fehlaufnahmen, selbst bei sehr unruhigen Kindern, zu den Ausnahmen gehören sollten. Auch die eine hohe Intensität verlangenden Aufnahmen mit einer Streustrahlenblende, die durch ihren verbesserten Kontrast, z. B. bei Aufnahmen der Bauchorgane, erheblichen Vorteil bieten, lassen sich heute bei Kindern ohne Bewegungsunschärfe herstellen. Natürlich muß man Geduld und Überredungskunst anwenden. Besondere Aufhängevorrichtungen für Säuglinge haben sich bei Aufnahmen wegen der kurzzeitigen Fixierung durch das Haltepersonal bei entsprechenden Schutzmaßnahmen als überflüssig erwiesen; sie sind aber zur Vornahme von Durchleuchtungen, bei denen die Gefährdung des Haltepersonals eine größere Rolle spielt, empfehlenswert. Säuglinge nimmt man am besten im Liegen auf, während es gelingt, Kleinkinder im Sitzen an einem für Kindergröße passenden Stativ genügend zu fixieren, um einwandfreie Bilder zu erhalten. Wir selbst haben vor den Augen des Kindes einen kleinen Schaukasten mit beweglichem Spielzeug angebracht. Kurz vor der Aufnahme werden die kleinen Figuren in dem Schaukasten beleuchtet und durch einen Motor in Drehung versetzt. Den nun bei den Kindern folgenden Augenblick des Aufmerkens benutzen wir für die Aufnahme.

Auch für *Röntgentherapie* der Kinder ist eine moderne Apparatur unerläßlich, die Hochspannungs- und besten Strahlenschutz sowie kurze Bestrahlungszeit gewährleistet. In den meisten Fällen handelt es sich um Oberflächentherapie mit den Filtern von 1—4 mm Al und einer Härte von etwa 150 kV.

Tiefentherapie kommt bei Kindern vor allem bei Tumoren, Tonsillenhypertrophie und Hypophysenbestrahlung in Frage. Man benötigt dazu Filter von 0,5 mm Cu + 1 mm Al und eine Härte von etwa 180 kV.

Die heutigen Röntgeneinrichtungen mit ihrem weitgehenden Hochspannungs- und Strahlenschutz ermöglichen es, bei demselben Kinde mehrere Röntgenaufnahmen herzustellen, ohne daß man eine Schädigung befürchten muß, um so weniger, als heute bei einer Lungenaufnahme nur noch etwa 0,005 r auf die Haut fallen, während die Erythemdosis durchschnittlich zwischen 300 und 500 r liegt. Bei Durchleuchtungen ist die Aufnahme von Strahlen naturgemäß eine größere, und es sind deshalb alle Durchleuchtungszeiten bei Kindern so kurz wie möglich zu bemessen. In jedem Fall muß die Halteperson, namentlich wenn es sich häufiger um ein und dieselbe handelt, sorgfältig durch Bleigummischürze und Röntgenhandschuhe geschützt werden.

Schrifttum.

ALDER, A.: Atlas des normalen und pathologischen Knochenmarks. Berlin-Wien: Urban & Schwarzenberg 1939.

GIROLSTEIN, G.: Der galvanische Hautreflex bei ein- und zweieiigen Zwillingen in seiner Bedeutung für die erbbiologische und typologische Konstitutionsforschung. Inaug.-Diss. Münster 1941.

KORNMÜLLER: Einführung in die klinische Elektroencephalographie. München: J. F. Lehmann 1944.

ROHR, K.: Das menschliche Knochenmark. Leipzig: Georg Thieme 1944.

SCHULTEN, H.: Sternalpunktion als diagnostische Methode. Leipzig: Georg Thieme 1944.

VERAGUTH, O.: Das psychogalvanische Reflexphänomen. Berlin 1909.

Akute Infektionskrankheiten des Kindesalters.

Von

R. Degkwitz.

Mit 12 Abbildungen.

Infektionskrankheiten, die wegen besonderer Eigenschaften ihrer Erreger oder einer spezifischen Altersdisposition des Menschen nur im Kindesalter auftreten, gibt es nicht. Ob der mittlere Erkrankungstermin für eine Infektionskrankheit in einem bestimmten Beobachtungsgebiet in das Kindes- oder Erwachsenenalter fällt, hängt im wesentlichen von dem Charakter der Umwelt ab.

Ist eine bestimmte Art von Krankheitserregern dauernd in einem Beobachtungsgebiet vorhanden, so muß sich ein Einzelindividuum um so sicherer mit ihnen infizieren, je länger es lebt. Für den Durchschnitt der Bevölkerung ergibt sich ein mittleres Erkrankungsalter, das der in dem betreffenden Gebiet durchschnittlich vorhandenen Keimmenge, ihrem Infektionsvermögen und der Beschaffenheit der Umwelt entspricht. Ist die Keimmenge groß und ihre Kontagiosität hoch und fördert der Charakter der Umwelt den Kontakt zwischen Mensch und Keim, so wird die Krankheit endemisch und der mittlere Ersterkrankungstermin fällt in das Kindesalter. Hinterläßt die erste Infektion eine Immunität, so muß der Anteil der Immunen innerhalb der verschiedenen Altersklassen mit steigendem Alter wachsen und die endemische Krankheit ausschließlich oder vorwiegend zur Kinderkrankheit werden.

Charakterisiert man die Umwelt nach der Höhe ihres „Zivilisationsgrades", d. h. der Wohnungsdichte, der allgemeinen Beschaffenheit der Wohnräume, der Zahl und Vollkommenheit der Verkehrsmittel — also der Größe des individuellen Lebensraumes —, der körperlichen Sauberkeit der Bevölkerung, ihrer Gebrauchsgegenstände und Wohnräume, den hygienischen Anforderungen für die Beschaffenheit von Trinkwasser und Lebensmitteln und der Sorgfalt, mit der Abfälle (menschliche Dejekte, Nahrungsmittelreste) aus dem allgemeinen Lebensraum entfernt werden, so erkennt man, daß *die Häufigkeit der verschiedenen Infektionskrankheiten* und *der mittlere Erkrankungstermin je nach der Zivilisationshöhe* in altersgemäß gleichartig zusammengesetzten Bevölkerungsgruppen *ganz verschieden* sind.

Welche Krankheiten in einem bestimmten Beobachtungsgebiet *endemisch* werden, *hängt* neben gewissen klimatischen Faktoren im wesentlichen *von* seiner *Zivilisationshöhe ab.* Geht man von der Tatsache aus, daß eine gewisse Wohnungsdichte nur von einem bestimmten Zivilisationsgrade ab möglich ist und ein unerläßliches Minimum von Verkehrsmitteln verlangt und diese wiederum trotz des engen Zusammenlebens den Lebensraum des einzelnen erweitern und eine starke Durchmischung der Bevölkerung herbeiführen, daß dagegen die Wohnungsdichte im unzivilisierten Milieu gering, der Lebensraum des einzelnen klein und sein Zusammentreffen mit anderen Menschen auf wenige Individuen beschränkt ist, so kann a priori gesagt werden, daß sich in einer unzivilisierten Umwelt keine Krankheitserreger halten können, die obligatorisch Parasiten des Menschen sind.

Kann sich ein Krankheitserreger außerhalb des menschlichen Organismus nicht längere Zeit auf unbelebten Substraten oder lebenden Zwischenwirten lebens- und infektionstüchtig erhalten und ist infolgedessen für die Übertragung der Krankheit ein Kontakt zwischen Mensch und Mensch notwendig, so muß er bald aussterben, wenn er in eine unzivilisierte Umwelt gerät und seine Erstreaktion mit Empfänglichen eine Immunität hinterläßt. Die Wahrscheinlichkeit, daß in einem solchen Milieu immer wieder rechtzeitig empfängliche und infektiöse Menschen zusammentreffen oder nach einer eventuellen Durchseuchung aller Empfänglichen die von dem Geburtennachschub gelieferten Kinder immer wieder infiziert werden, bevor der Krankheitserreger auf den immun gewordenen Rekonvaleszenten abstirbt, ist so gering, daß solche Keime im unzivilisierten Milieu nicht endemisch werden und nicht ausschließlich oder vorwiegend als Erreger von Kinderkrankheiten auftreten können. Das gilt für *Masern, Röteln, Pocken, Windpocken, Keuchhusten, Scharlach, Diphtherie, Poliomyelitis acuta* u. a. Werden Krankheiten dieser Art zufällig in ein *unzivilisiertes Milieu verschleppt,* unter dessen Bevölkerung sich keine oder nur wenige Immune befinden, so treten sie *epidemisch* auf, befallen Menschen jeden Lebensalters und erlöschen nach kurzer Zeit wieder.

Kann sich dagegen ein Krankheitserreger außerhalb des menschlichen Organismus auf toten Substraten oder lebenden Zwischenwirten vermehren oder zum mindesten längere Zeit infektionstüchtig erhalten, so daß die *Krankheitsübertragung* nicht von Mensch zu Mensch geschehen muß, sondern schon *durch den Kontakt mit der Umwelt* eintreten kann, so sind die Voraussetzungen ohne weiteres gegeben, daß er in einem unzivilisierten Milieu endemisch wird (Malaria, Gelbfieber, Flecktyphus, Pest, Cholera, Typhus, Ruhr). An sich ist es durchaus denkbar, daß ein einzelner in einem solchen Milieu lebt und trotz seiner Empfänglichkeit nicht erkrankt. Ihm ist ja bekannt, aus welcher Richtung Gefahr droht, welche Zwischenwirte (bei Malaria, Gelbfieber, Flecktyphus, Pest) und welche toten Substrate (Wasser, Lebensmittel bei Cholera, Typhus, Ruhr) infektiös sind oder sein können. Gegen diese bekannten Gefahren kann sich der einzelne schützen, wenn auch die individuelle Prophylaxe häufig und eine kollektive unter den in solchen Verhältnissen lebenden primitiven Menschen in der Regel so gründlich versagt, daß die genannten Krankheiten zu Kinderkrankheiten werden. Neben den genannten drohen dem einzelnen aber auch Gefahren durch menschliche Infektionsquellen, nicht so sehr von Erkrankten als von *unerkennbaren Keimstreuern,* die als Dauerausscheider nach einer überstandenen Krankheit, aber auch ohne klinisch krank gewesen zu sein, virulente Keime streuen. Zwischen zivilisierten Menschen selbst, die in einem solchen Milieu leben, ist diese Gefahr gering. Wenn es bei Krankheiten dieser Art zum Keimträgertum kommt, so sind die *Krankheitserreger* in der Regel *im Urin oder Stuhl* enthalten, und eine Infektion ist nur möglich, wenn diese Dejekte auf andere Menschen übertragen werden. Ein Krankheitsempfänglicher kann daher ohne Gefahr mit einem Cholera-, Typhus- oder Ruhrkranken sprechen, ja ihn sogar pflegen und Dauerausscheider in seiner Umgebung haben, wenn in der richtigen Weise mit Stuhl und Urin umgegangen und eine entsprechende körperliche Hygiene gebraucht wird. Ist dies der Fall, so kann eine Krankheitsübertragung nur durch engen körperlichen Kontakt erfolgen.

In zivilisierten Ländern und ihren Zivilisationszentren, den Städten, ist die Umwelt vom Menschen so gestaltet worden, daß sich Keime der oben genannten Art (Malaria-, Gelbfieber-, Flecktyphus-, Pest-, Cholera-, Typhus-, Ruhrerreger) in ihr nicht mehr dauernd halten können. Durch die Vernichtung der Zwischenwirt-Brutstätten, die Gestaltung der Wohnräume und die kollektive

Standardisierung der Trinkwasser-, Lebensmittel- und Abfälleversorgung sind die Existenzbedingungen dieser Krankheitserreger so verschlechtert und der Kontakt zwischen ihnen und den Menschen so erschwert worden, daß sie nicht mehr endemisch werden können. Werden sie in ein zivilisiertes Milieu verschleppt, so hemmen der Charakter der Umwelt, die persönliche Sauberkeit, die Hygiene der Wohnungen und Gebrauchsgegenstände, die Ableitung keimhaltiger Dejekte aus dem allgemeinen Lebensraum, die Lebensmittelkontrolle, die staatliche Trinkwasserversorgung, die vom Staate verlangten Absperrungsmaßnahmen um den Erkrankten herum und die Kompliziertheit des Infektionsmodus ihre Verbreitung. Sie können *nur noch kleine Epidemien,* aber *nie mehr Endemien hervorrufen.*

Während nun der einzelne und die Gesamtheit *mit steigender Zivilisation vor den Krankheiten immer sicherer* werden, die im *unzivilisierten Milieu endemisch* sind, wächst im gleichen Maße die Wahrscheinlichkeit, andere Infektionskrankheiten zu erwerben. *Masern, Röteln, Pocken, Windpocken,* der *Keuchhusten,* die *Diphtherie,* der *Scharlach,* die *Poliomyelitis* u. a., die in wenig zivilisiertem Milieu nur gelegentlich epidemisch auftreten, sind in zivilisierten Ländern *endemisch* und zu *unvermeidbaren Attributen* der Zivilisation, zu Zivilisationsseuchen geworden. Die vor allem in den Städten besonders starke Durchmischung der Menschen bietet diesen, nur auf Menschen vermehrungsfähigen Keimen die Möglichkeit, immer wieder rechtzeitig einen Empfänglichen zu infizieren, bevor sie auf rekonvaleszenten und immunen Menschen absterben. Dieser Umstand würde aber an sich nicht genügen, die genannten Krankheiten zu unvermeidlichen Zivilisationsseuchen zu machen, wie das am Beispiel der Lues gezeigt werden kann, die keine beträchtliche Durchseuchung einer zivilisierten Bevölkerung herbeizuführen vermag. *Zu der Eignung der Umwelt* kommt hinzu, daß der *Infektionsmodus* bei den Zivilisationsseuchen ein außerordentlich einfacher ist. Zur Übertragung von Mensch zu Mensch ist kein enger körperlicher Kontakt notwendig. Die Erreger sind im Naso-Pharynx enthalten und werden beim Husten, Sprechen und Niesen meterweit vom Infektiösen verstreut. Während ein Krankheitsempfänglicher bei entsprechender Vorsicht ohne Gefahr mit einem Ruhr-, Typhus- oder Cholerakranken sprechen, ja ihn pflegen kann, ist das bei den Zivilisationsseuchen unmöglich. Eine Begegnung kann zur Infektion genügen. Zu der Eignung der Umwelt und dem einfachen Infektionsmodus kommt noch ein drittes wesentliches Moment hinzu. Während bei der in unzivilisierten Ländern endemischen Krankheitsgruppe die Infektionsquellen (Zwischenwirt, Wasser, Lebensmittel, Abfälle) bekannt sind, die Gefahr der Infektion von Mensch zu Mensch wegen des komplizierten Infektionsmodus gering und die Zahl der Keimträger niedrig ist, wird *bei den Zivilisationsseuchen jeder Kranke eine Zeitlang,* entweder vor der Erkrankung, wenn er noch nicht als krank erkennbar ist (Masern, Keuchhusten, Pocken, Windpocken) oder nach ihr (Diphtherie, Scharlach u. a.), zum Keimträger. Bei manchen Zivilisationsseuchen kommt es in einem relativ hohen Prozentsatz zum Keimträgertum ohne vorhergegangene, klinisch erkennbare Erkrankung. Daß die Infektionserfolge solcher Keimstreuer um so größer sein müssen, je höher die Wohnungsdichte und je besser die Durchmischung der Bevölkerung sind, und daß der mittlere Erkrankungstermin der Empfänglichen der Wohnungsdichte parallel gehen muß, liegt auf der Hand. Infolgedessen ist das durchschnittliche Erkrankungsalter in der Stadt niedriger als auf dem flachen Lande und in den Städten innerhalb der Proletarierviertel am niedrigsten. Verständlich ist auch, warum jeder Versuch, die Verbreitung der Zivilisationsseuchen durch Isolierung der Erkrankten und durch Desinfektionsmaßnahmen in ihrer nächsten

Umgebung zu verhindern, nutzlos bleiben muß. Während die Infektionsquellen bei den aus den zivilisierten Ländern verschwundenen Krankheiten im
allgemeinen bekannt und Keimträger relativ selten sind und die von ihnen bedingte Gefahr infolge des komplizierten Infektionsmodus zwischen zivilisierten
Menschen nicht allzu groß ist, sind die Hauptinfektionsquellen der Zivilisationsseuchen die gesunden Keimträger, die vor oder nach ihrer Krankheit innerhalb
der Bevölkerung mit dem denkbar einfachsten Infektionsmodus Keime verstreuen, für den Laien, häufig aber auch für den Arzt unerkennbar und damit
unangreifbar. *Wer sich in zivilisierten Ländern unter Menschen begibt, wird
zwangsläufig mit den Keimen der Zivilisationsseuchen infiziert und das um so
früher, je höher die Wohnungsdichte und je besser die Verkehrsmittel in seiner
unmittelbaren Umgebung sind und je häufiger er infolgedessen mit anderen Menschen zusammentrifft.*

Dem scheint zu widersprechen, daß wohl alle Stadtbewohner an bestimmten,
als unvermeidbar bezeichneten Infektionskrankheiten erkranken (Masern,
Keuchhusten, Windpocken), an anderen aber nur ein Bruchteil der Bevölkerung (Tuberkulose, Diphtherie, Scharlach, Poliomyelitis anterior). *Zwischen
den beiden Krankheitsgruppen* besteht in der Tat insofern ein *Unterschied,* als
die Erreger der ersten praktisch absolut pathogene Keime sind, bei denen auf
die Erstinfektion in der Regel eine Erkrankung folgt, während das aus noch
unbekannten Gründen bei der zweiten nur ausnahmsweise der Fall ist. *Gemeinsam* ist aber den *beiden Krankheitsgruppen,* daß eine Infektion, gleichgültig,
ob ihr eine Erkrankung folgt oder nicht, zur Immunität führt. Die Erreger
der Scharlach-, Diphtherie- usw. Gruppe können entsprechend ihrer Natur
als fakultativ pathogene Keime schwere Erkrankungen oder leichteste, klinisch
gerade noch faßbare und unter diesen Umständen meist völlig unspezifisch
aussehende, aber auch absolut unterschwellig verlaufende Reaktionen hervorrufen. Den klinischen Krankheitsbildern, den Abortivfällen und den unterschwelligen Reaktionen ist aber gemeinsam, daß sie den Organismus immuni-
sieren. Ob für eine praktisch ausreichende Immunität allerdings ein einziger
„stummer Infekt" ausreicht oder ob dazu mehrere notwendig sind, ist unbekannt. Daß aber die Durchseuchung und Immunisierung gleichartig zusammengesetzter Populationen unter gleichen Umweltsbedingungen durch die
beiden Gruppen von Zivilisationsseuchen die gleichen sind, *daß praktisch jeder
zivilisierte Mensch nicht nur von den Erregern der Masern-, Keuchhusten-, Wind-
pockengruppe, sondern auch von Scharlach-, Diphtherie- und ähnlichen Erregern
infiziert und immunisiert wird* und daß nur der äußere Ablauf dieser Reaktionen innerhalb der beiden Krankheitsgruppen differiert und bei der einen
obligat und bei der anderen fakultativ oberschwellig verläuft, *zeigt sich daran,
daß* nicht nur in beiden Gruppen *die Altersverteilung* der klinisch greifbaren und
als spezifisch erkennbaren *Erkrankungen die gleiche ist* und von den gleichen
Faktoren abhängt, sondern daß *dies auch für die Altersverteilung der Immunen
der Fall ist.*

Das Blut von Menschen, die gegen die genannten Zivilisationsseuchen
immun sind, enthält meist Immunstoffe, deren Existenz, Konzentration
und Altersverteilung durch die Übertragung und den Schutzversuch an empfänglichen Menschen (Masern-, Scharlach-, Keuchhusten-, Poliomyelitispro-
phylaxe mit Rekonvaleszenten- oder Erwachsenenserum) oder durch andere
immunbiologische Reaktionen (Pirquet-, Dick-, Schicktest) nachweisbar sind.
Zu den klassischen Zivilisationsseuchen gehört auch die Tuberkulose, deren
fakultativ pathogene Erreger durch Tröpfcheninfektion von Keimstreuern
verbreitet werden, die für den Laien meist unerkennbar sind. Infektion,

Umstimmung und die in diesem Falle nur relative Immunität sind an der Tuberkulinüberempfindlichkeit des betreffenden Menschen nachweisbar. Am bequemsten geschieht das bei Kindern mit der Pirquetschen Reaktion, die eine Abwandlung der ursprünglichen, Kochschen Methode darstellt. Gleichgültig, ob es sich nun um eine akut oder chronisch verlaufende Zivilisationsseuche handelt, ob Durchseuchung und Immunisierung einer Bevölkerungsgruppe klinisch, durch die Erfassung der als spezifisch erkennbaren Krankheiten oder immunbiologisch, durch den Nachweis von Blutantikörpern oder mit Immuntesten festgestellt werden, unter gleichen Umweltsbedingungen, z. B. in der gleichen Großstadt, verläuft die Alterskurve der Masern-, Keuchhusten-, Windpocken-, Scharlach-, Diphtherie- und der initialen Tuberkuloseerkrankungen und die Kurve der Altersverteilung der gegen diese Krankheiten immunen Menschen im Prinzip völlig gleich. Mit dem Beginn der Nestflucht, gegen Ende des ersten Lebensjahres, macht sich die Durchseuchung bemerkbar, um je nach der Wohnungsdichte schon im Kleinkindes- oder im frühen oder späteren Schulalter vollendet zu werden. Mit dem Abschluß des Kindesalters sind städtische Bevölkerungen, von wenigen Ausnahmen abgesehen, mit den genannten Zivilisationsseuchen durchseucht. Der Anteil der Blutantikörper Führenden oder positive Immunitätsreste Darbietenden und die Zahl der Erkrankenden verhalten sich in den verschiedenen Altersgruppen vom Ende des ersten Lebensjahres ab umgekehrt proportional. Die Tatsache, daß an diesem Zeitpunkt weder gegen die Erreger der Masern-, Keuchhusten-, Windpocken-, noch gegen die der Diphtherie- und Scharlachgruppe Antikörper aufzufinden sind, daß dies aber in der Stadt am Ende der Kindheit bei beiden Gruppen der Fall ist und die Scharlach- und Diphtherieantikörper bei geringerer Wohnungsdichte ebenso seltener werden wie die gegen Masern, Keuchhusten und Windpocken, gilt als Hauptbeweis dafür, daß die Durchseuchung und Immunisierung gegen Diphtherie und Scharlach ebenso wie gegen Masern, Keuchhusten, Windpocken eine allgemeine ist, obwohl an den ersteren nur ein Bruchteil der Menschen erkrankt. Da beim Menschen ebenso wie bei anderen Säugetieren die Blutantikörper der Mutter diaplacentar und mit der Milch auf ihr Kind übertragen werden können, ist der menschliche Säugling in den ersten 3—4 Lebensmonaten vor den Zivilisationsseuchen geschützt, deren Immunität auf Blutantikörpern beruht und gegen die seine Mutter immun ist.

Da kein Stadtbewohner der Infektion mit den Keimen der Zivilisationsseuchen entgeht, bleibt nichts anderes übrig, als dem unvermeidbaren Ereignis seine Gefahren zu nehmen. In idealster Weise kann diese Frage so gelöst werden, daß man zu einem wählbaren Zeitpunkt durch eine Schutzimpfung eine aktive Immunität in Gang bringt, die vor der genuinen Erkrankung schützt, wie das mit der Pockenschutzimpfung geschehen ist und durch die aktive Diphtherieschutzimpfung geschehen soll. Für die anderen Erkrankungen bestehen zur Zeit solche Möglichkeiten nicht. Für sie geben uns aber die gleichen Faktoren, von denen sie zu unvermeidlichen Zivilisationsseuchen gemacht werden, ein Mittel in die Hand, ihre Gefahren zu verringern oder ganz auszuschalten. An den akuten Infektionskrankheiten sterben vorwiegend Kinder der ersten 3 Lebensjahre, die Letalität ist beim Ausgang des Kleinkindesalters und im Schulalter sehr gering. Es würde daher zunächst genügen, für die Mehrzahl oder zum mindesten für besonders bedrohte Kinder den *Krankheitstermin ins Schulalter zu verschieben.* Da die Immunität gegen die klassischen Infektionskrankheiten des Kindesalters zum Teil durch humorale Antikörper bedingt ist, *können infektionsbedrohte Kinder mit dem Blutserum von Rekonvaleszenten vor der Infektion und Infizierte vor den Folgen der Infektion geschützt* und es kann auf diesem Wege versucht werden, das genannte Ziel zu erreichen. Eine weitere Möglichkeit dafür ergibt sich aus dem Umstand, daß die Erreger der Zivilisationsseuchen praktisch ubiquitär sind und von ihnen nicht nur Empfängliche, sondern auch Immune immer wieder infiziert werden. Infolgedessen enthält *das Blut der städtischen Erwachsenen*bevölkerung, vor allem das von Frauen und von solchen Personen, die viel mit Kindern zusammenkommen, *wegen der immer wieder erfolgenden Superinfektionen* so große Mengen von *Immunkörpern*, daß sie für den Schutz infektionsbedrohter Säuglinge innerhalb der Familie oder zum mindesten zu einer Abschwächung des Krankheitsverlaufes gebraucht werden können. Der beträchtliche und für eine Prophylaxe oder Abschwächung der drohenden Erkrankung meist ausreichende Antikörpergehalt des Erwachsenenblutes ist nicht allein auf die eventuell vor Jahrzehnten überstandene spezifische Erkrankung, sondern auf die „Ubiquität" der Erreger und die daraus folgenden immer wiederkehrenden Superinfektionen zurückzuführen. Ohne diese würde der Blutantikörpertiter des erwachsenen Menschen aller Voraussicht nach so lange Zeit nach der Erkrankung ebenso niedrig sein, wie das bei anderen Säugetieren der Fall ist, die vor ähnlich langer Zeit immunisiert wurden.

Außer durch spezifische Maßnahmen kann die Gefährlichkeit der akuten kindlichen Infektionskrankheiten, zum mindesten der zu Pneumonieerkrankungen disponierenden Masern, Keuchhusten und Grippe auch durch „unspezifische" verringert werden. Da diese Krankheiten die Kinder der Armenbevölkerung meist schon im Säuglings- und Kleinkindesalter, also während der Rachitiszeit befallen, die Rachitis unter solchen Kindern besonders häufig ist und schwer verläuft und eine *Kombination* der genannten Krankheiten mit der *Rachitis* in hohem Maße zu *Pneumonie* und *Pneumonietod disponiert*, können durch eine planmäßige Rachitisprophylaxe viele Kinder am Leben erhalten werden.

I. Masern (Morbilli).

Unter Masern wird eine akute Infektionskrankheit verstanden, an der in zivilisierten Ländern jeder Mensch erkrankt, die durch ein spezifisches Virus hervorgerufen wird und bei der in außerordentlich regelmäßigen Zeitabständen nach der Ansteckung Fieber, katarrhalische Erscheinungen und ein nach Gestalt und Verteilung charakteristischer, großfleckiger Ausschlag auf Haut und Schleimhäuten auftreten.

Die Masern sind erst im 17. Jahrhundert durch SYDENHAM von den anderen exanthematischen Erkrankungen als Krankheit sui generis abgesondert worden. Zweifelsohne waren sie aber im vorderasiatischen und europäischen Kulturkreis schon lange vor dieser Zeit verbreitet.

Vom Beginn bis zum Ende seiner Infektiosität beherbergt der Masernkranke **Masernerreger** in den Sekreten seiner oberen Schleimhäute. Im Blut sind sie 24 Stunden vor bis 48 Stunden nach Exanthembeginn enthalten und haften vor allem an den Leukocyten. Ob sie mit Urin und Kot ausgeschieden werden, ist ungewiß. Da Blut, Nasen-, Rachen- und Bronchialsekrete ihr Ansteckungsvermögen bewahren, wenn sie bakteriendichte Filter passiert haben und die Filtrate mit den üblichen bakteriologischen Methoden geprüft steril bleiben, muß der *Masernerreger* zu der *Klasse der* sog. *Vira* gerechnet werden. Vira sind dadurch gekennzeichnet, daß sie wegen ihrer Kleinheit Filter passieren, von denen Bakterien und Bacillen zurückgehalten werden, auf gewöhnlichen toten Nährböden nicht zur Vermehrung gebracht werden können und im Hell- und Dunkelfeld unsichtbar bleiben (Pocken-, Varicellen-, Wut-, Gelbfieber-, Maul- und Klauenseuche-Erreger). Die Züchtung des Erregers ist in

Mischkulturen mit langsam wachsenden Bakterien und auf der Allantois des befruchteten Hühnereies geglückt. Während der Maserninkubation findet man im lymphatischen System sowohl der Bauch- und Brusthöhle, als des Nasopharynx mehrkernige Riesenzellen, die offensichtlich das Virus enthalten und eine Reaktion des lymphatischen Gewebes auf die Virusinvasion darstellen.

Außerhalb des menschlichen Körpers ist das *Masernvirus sehr wenig widerstandsfähig*. Infolgedessen kommen Krankheitsübertragungen durch Gebrauchsgegenstände nicht vor, und die *Ansteckung* geschieht praktisch stets von *Mensch zu Mensch*. Masernzimmer brauchen am Ende der Erkrankung nicht desinfiziert zu werden. Die Krankheit kann durch den besuchenden Arzt auch nicht von einer Krankenstation auf die andere und noch viel weniger von einem Haus ins andere gebracht werden, während diese Möglichkeiten bei den Pocken und dem Scharlach durchaus gegeben sind. Gesunde Keimträger, die, wie bei der Diphtherie, dem Typhus, Paratyphus oder der Ruhr nach der Krankheit oder ohne subjektiv krank gewesen zu sein, virulente Erreger beherbergen und verstreuen, gibt es bei Masern nicht. Wenn infolgedessen ein Mensch an Masern erkrankt, so muß er an einem Zeitpunkt, der sich bei der großen Regelmäßigkeit, mit der die klinischen Symptome nach der Infektion auftreten, mit sehr hoher Wahrscheinlichkeit errechnen läßt, mit einem ansteckenden Masernkranken zusammengetroffen sein. Die *Ansteckung* geschieht wegen des Gehaltes der oberen Schleimhautsekrete an Masernerregern fast ausschließlich auf dem Wege der *Tröpfcheninfektion*.

Da praktisch jeder ungemaserte Mensch vom 6.—8. Lebensmonat ab bei der ersten Infektionsgelegenheit an Masern erkrankt und vom Masernerreger Entfernungen überbrückt werden, die sicheren Schutz vor Bacillen und Bakterien gewähren, deren Verbreitung ebenfalls durch Tröpfcheninfektion geschieht ($1\frac{1}{2}$ m), wird für das Masernvirus ebenso wie für andere Vira eine höhere Schwebefähigkeit in der Luft postuliert und diese Eigenschaft auf ihre Kleinheit zurückgeführt. Es sind Fälle von Krankheitsübertragungen durch Ventilschächte und durch offene Türen zwischen Krankheitszimmern, ohne das Verkehr stattfand, beschrieben worden. Die hohe Kontagiosität des Masernvirus und anderer Vira kann darauf, aber auch auf eine höhere Empfänglichkeit (Disposition) des Menschen für pathogene Vira als für bakterielle und bacilläre Krankheitserreger oder auf beide Momente zurückgeführt werden, so daß schon wenige, zufällig über die äußerste Reichweite von größeren Hustentropfen hinausgelangende Keime eine spezifische Erkrankung verursachen können. Die **Empfänglichkeit** *des ungemaserten Menschen* für das Masernvirus ist vom 6. bis 8. Lebensmonat ab *eine absolute* und *vom Alter unabhängige*.

Von den gebräuchlichen Laboratoriumstieren erkranken nach massiven Infekten mit Sicherheit nur Affen. Ihre Empfänglichkeit für das Virus ist aber nicht annähernd so allgemein wie beim Menschen und die Zahl der Resistenten groß. Die Krankheitsbilder sind meist uncharakteristisch.

Inkubation. Der Maserninfektion folgt eine 9—10—11 Tage lange symptomlose Inkubation, während der jedes Krankheitsgefühl fehlt und an deren Ende als einziges objektiv faßbares, pathologisches Symptom eine leichte Leukopenie mit einer relativen und absoluten Lymphopenie eintritt. Der Masernkandidat ist während dieser Zeit nicht infektiös.

Symptome. Am 10.—11. Tage nach der Ansteckung tritt eine Nasopharyngitis und daneben gelegentlich eine Angina auf, die von subfebrilen oder leicht fieberhaften Temperaturen begleitet sind. Nach 12—24 Stunden folgen Conjunctividen und Bronchitiden wechselnder Schwere mit Temperaturen zwischen 38 und 39°, die mit leichten Remissionen 3—4 Tage lang in dieser Höhe bestehen bleiben. Diese fieberhafte katarrhalische Periode wird als Prodromi oder *Prodromalstadium* bezeichnet. Beim klassischen Fall entsteht durch die laufende Nase, den verschwollenen Naseneingang, die allgemeine Gedunsenheit, die Rötung und Schwellung der Conjunctiven, das Tränen der Augen, die eingetrockneten Conjunctivalsekrete an den Wimpern und die ausgesprochene Lichtscheu das typische *Maserngesicht*, an dem der Charakter der Krankheit schon vor dem Erscheinen des Ausschlags deutlich erkennbar ist. Zu diesem typischen Bild kommen dann noch andere charakteristische Erscheinungen: das häufige Husten und Niesen der Masernkranken und ihre weinerliche Verstimmung. Während dieser Zeit findet man in den Tonsillen, den Schleimhäuten des Mundes, des Nasopharynx und der tieferen Atmungswege, den Schleimhäuten des Darmes und in den Lymphfollikeln Riesenzellen mit 50—100 zentral angehäuften Kernen, die eine spezifische histologische Reaktion des Maserninfektes darstellen.

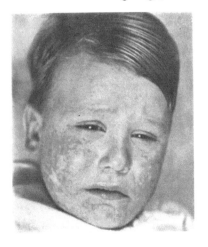

Abb. 1. Maserngesicht.
(Kieler Univ.-Kinderklinik.) (K)

Der *Husten* ist zu Beginn trocken, kurz und rauh. Auskultatorisch sind nur trockene Rasselgeräusche hörbar. Die *Bronchialsekrete* sind spärlich und zäh. Reichlicher ist das *Sekret der Nasenschleimhäute*, das anfangs serös ist und in der Exanthemzeit eitrig wird. Die *Entzündung der Conjunctiven* betrifft vor allem die Conjunctiva palpebrarum, während die des Bulbus weniger befallen ist. Die Mundschleimhaut ist häufig diffus gerötet und die Zunge belegt. Die beim *Säugling* im Prodromalstadium nicht seltenen *Durchfälle* und *Cystitiden* lassen an eine entzündliche primäre und spezifische Beteiligung der unteren Schleimhäute denken, obwohl es sich natürlich auch um sekundäre, unspezifische Erscheinungen handeln kann, wie sie auch bei anderen parenteralen Infekten beobachtet werden. Das *subjektive Krankheitsgefühl* geht in der Regel der Schwere der Schleimhautentzündungen parallel.

Die katarrhalischen Erscheinungen des Prodromalstadiums sind oft nicht so ausgesprochen, daß sie bei der Häufigkeit von Nasopharyngitiden und Bronchitiden im Kindesalter ohne weiteres den Verdacht auf eine spezifische Infektion aufkommen lassen. Ihre Spezifität ist vor dem Erscheinen des Exanthems nur bei den Fällen mit aller Sicherheit zu erkennen, die KOPLIKsche *Flecken* aufweisen. Etwa bei 60—80% aller Masernkranken erscheinen vom 1. oder 2. Tage der Prodromi ab auf der Wangenschleimhaut, vor allem gegenüber den Backenzähnen, bald spärlich, bald in größerer Zahl bläulich-weiße, wie Kalkspritzer aussehende, meist nicht ganz Stecknadelkopfgröße erreichende Flecke, die *für Masern pathognomonisch* sind und bei keiner anderen Krankheit beobachtet werden. Solche KOPLIKschen Flecke, die aus verfetteten Epithelien und Zelldetritus bestehen, sind nicht nur auf der Wangen-, sondern gelegentlich auch auf der Conjunctiva-, Vulva-, Vaginal- und Rectalschleimhaut beobachtet worden. Gegen Verwechslung mit Speiseresten, Soor oder anderen Dingen schützt ihre Unabwischbarkeit. Von stomatitischen Veränderungen (Aphthen) unterscheiden sie sich durch ihre geringere Größe und ihren ausschließlichen Sitz an der Wangenschleimhaut.

Mit dem Beginn der prodromalen Nasopharyngitis, auch wenn die Temperaturen noch nicht deutlich fieberhaft sind, *wird der Kranke ansteckend*. Der Gipfelpunkt des Ansteckungsvermögens liegt an dem Übergang zwischen Inkubation und Prodromalstadium. Nicht nur, weil da in der Regel noch jedes Krankheitsgefühl fehlt, die katarrhalischen Erscheinungen nicht als spezifisch und gefährlich erkennbar sind und die Infektionserfolge eines solchen sich frei bewegenden Keimstreuers wesentlich größer sein müssen als zu dem Zeitpunkt, wo ihn sein Krankheitsgefühl bettlägerig macht und das sichtbare Exanthem sein Ansteckungsvermögen plakatiert — ceteris paribus ist ein Kind an diesem Zeitpunkt im Krankensaal auf größere Entfernung hin infektiös und die Verbreitung der Krankheit viel schwerer zu verhindern als nach dem Erscheinen des Exanthems.

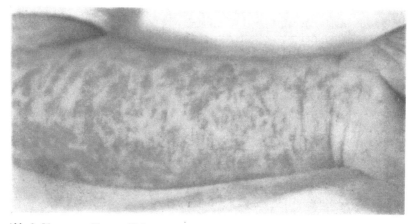

Abb. 2. Masernausschlag am Unterarm, zum Teil konfluiert. (Kieler Univ.-Kinderklinik.) (K)

Mit großer Regelmäßigkeit erscheint am 14. oder 15. Tage nach der Infektion, also am 4.—5. Fiebertag, meist nach einer besonders deutlichen Remission, unter einem erneuten, die früheren Temperaturen übertreffenden Fieberanstieg (bis zu 40° und mehr) der *Masernausschlag* auf Haut und Schleimhäuten. Masernflecke auf den Schleimhäuten werden *Enantheme* genannt. Sie gehen dem Exanthem um 12—20 Stunden voraus.

Bei einem Teil der Fälle werden ebenso wie bei anderen exanthematischen Erkrankungen Tage oder Stunden vor dem spezifischen Ausschlag flüchtige, in ihrer Gestalt wechselnde *Vorexantheme* beobachtet.

Unter einer deutlichen Steigerung des Krankheitsgefühls schießen mit dem erneuten Temperaturanstieg zunächst hinter dem Ohr, am Hals und an den Wangen stecknadelkopfgroße, blaßrote, um Follikelmündungen gelegene runde Efflorescenzen auf, die sich zunächst nicht über die Haut erheben, aber in den folgenden Stunden wachsen und zusammenfließen und dadurch die für den Masernausschlag charakteristischen, großen, zackigen und unregelmäßig gebildeten, dunkelroten, im Gegensatz zum Scharlachausschlag ins Violette spielenden Flecken bilden. Solche voll ausgebildeten Masernflecke erheben sich dann über das Niveau der gesunden Haut und lassen bei tangentialer Betrachtung in ihrer Mitte 1—2 Knötchen (Follikel- oder Talgdrüsen) erkennen. Zwischen den einzelnen Masernflecken liegen stets größere oder kleinere Bezirke normaler blasser Haut, so daß ein *ausgesprochen geflecktes Aussehen des Kranken* zustande kommt.

In den ersten 24 Stunden verdichtet sich der Ausschlag vor allem im Gesicht, am Hals, an den Wangen und den Schultern, wobei sowohl die ersten Flecke größer werden und zusammenfließen als neue aufschießen. *An den Stellen, an denen der Ausschlag zuerst erscheint, erreicht er auch seine höchste Intensität.* Am 2. Exanthemtage breiten sich die Flecken auf Brust, Bauch und Extremitäten aus, wobei sie am Rumpf dichter als an den Extremitäten und an den Unterschenkeln und Unterarmen am dünnsten stehen. Diese *Verteilung des Exanthems* ist für Masern *ebenso charakteristisch wie Farbe, Gestalt und Größe der Einzelflecken.* Zwischen dem 2. und 3. Tage ist das Exanthem in voller Blüte. Dann beginnt es in der gleichen Reihenfolge wie es kam, abzublassen, indem die frischroten Flecke, die anfänglich auf Druck völlig verschwinden, einen Stich ins Bräunliche bekommen, in der gedrückten Haut erkennbar bleiben und nach dem Verschwinden der natürlichen Röte bräunliche Pigmentierungen hinterlassen, die gelegentlich wochenlang bestehen bleiben. *Erscheinen, Blüte und Verschwinden des Masernexanthems dauern im Durchschnitt 4—5 Tage.* Danach setzt eine kleieförmige *Abschuppung* der Haut vor allem an Kopf und Rumpf ein, die nach Tagen oder Wochen vollendet ist. Handteller und Fußsohlen zeigen dabei im Gegensatz zum Scharlach keine Schuppung.

12—20 Stunden vor Exanthembeginn treten auf der Schleimhaut der Wangen, des weichen Gaumens, der Uvula und der Tonsillen zackige, unregelmäßig gestaltete, das normale Schleimhautniveau überragende Flecke der gleichen Art auf wie an der Haut. Dieses *Masernenanthem* ist eine *ebenso regelmäßige* und *obligatorische Erscheinung wie das Exanthem.* Die KOPLIKschen Flecke können bei normalen Masern fehlen, das Enanthem niemals.

Von dem geschilderten klassischen *Masernexanthem* gibt es eine Reihe von *Abweichungen.* Am Kopf und Rumpf häufiger als an den Extremitäten kommt es gelegentlich zum Zusammenfließen einer größeren Anzahl von Masernflecken und zu flächenhaften Rötungen, die als Inseln auf der gefleckten Haut liegen *(konfluierende Masern).* Durch den Masernerreger und seine Gifte wird die Durchlässigkeit der Hautgefäße erhöht, wie das schon aus der Pigmentation der Masernflecke und der Neigung Masernkranker zu Hautblutungen bei leichter venöser Stauung hervorgeht. In manchen Fällen wird diese Durchlässigkeit so groß, daß es schon in der Blütezeit des Exanthems zu starken Blutaustritten und zur Bildung „*hämorrhagischer Masern*" kommt. Diese Blutungsneigung ist nicht wie bei anderen Infektionskrankheiten (den Pocken z. B.) als „signum mali ominis" zu betrachten. Dichte und Intensität des Exanthems sind lokal beeinflußbar. Beide werden durch alle Faktoren erhöht, durch die die Durchblutung der Haut gesteigert wird (heiße Bäder, spezifische und unspezifische Entzündungen, Traumen). Liegt die Zirkulation aus irgendeinem Grunde darnieder, so entstehen blasse und spärliche Exantheme. Da die Kombination von Masern und Kreislaufstörung eine höhere Letalität hat als Masern bei ungeschädigten Kindern, wird vom Laienpublikum wie in vielen anderen Fällen *Ursache und Wirkung verwechselt* und der unter diesen Umständen häufig ungünstige Ausgang auf „*nach innen geschlagene Masern*" zurückgeführt.

Dem Abblassen des Exanthems geht die *Entfieberung* parallel, die meist lytisch verläuft. Zu den 3—4 Tagen Prodromalfieber kommen bei unkomplizierten Masern ebenso viele Fiebertage der Exanthemzeit, so daß *normale Masernkinder 7—8 Tage lang fiebern.*

Das *Krankheitsgefühl,* das sich mit dem Erscheinen des Exanthems stark steigert und bei jüngeren Kindern gar nicht so selten zu apathischen, an der Grenze des Bewußtseins liegenden Zuständen führt, verschwindet, sobald sich das Exanthem zurückzubilden beginnt und die Entfieberung einsetzt. Bei

unkomplizierten Erkrankungen tritt dieser Umschwung „über Nacht" ein.
Sein Ausbleiben ist häufig ein zuverlässigeres Anzeichen für eine kommende
Komplikation als die Temperaturkurve.

Die *katarrhalischen Erscheinungen* der Prodromi steigern sich mit dem Erscheinen und der Ausbreitung des Exanthems. Der trockene Husten wird
heftiger, die Nachtruhe empfindlich gestört, der bronchitische Befund ausgesprochener. Bei Säuglingen und jungen Kleinkindern führt die Bronchitis
häufig zu einer ganz beträchtlichen Dyspnoe.

Im *Urin* besteht häufig eine Albuminurie, in der Blütezeit des Exanthems
regelmäßig eine positive Diazoreaktion und bei rückläufigem Exanthem eine
Urobilinurie, die in ihrer Stärke der Pigmentierung parallel geht. Am *Kreislauf system* sind Sondererscheinungen nicht feststellbar. Die *Stühle* sind bei
Säuglingen und jungen Kleinkindern ebenso wie bei anderen spezifischen und
unspezifischen Allgemeininfektionen häufig durchfällig. Die *Drüsen* um die
obere Körperapertur herum, in deren Quellgebieten sich die katarrhalischen
Erscheinungen abspielen, schwellen erwartungsgemäß häufig an, aber nicht
in annähernd dem gleichen Maße, wie das von Scharlach-, Rubeolen- oder
tuberkulösen Drüsen zu beobachten ist. Die *Milz* ist in der Regel nicht vergrößert. Die schon Ende der Inkubation beginnende, in den Prodromi verstärkte und auf dem Höhepunkt des Exanthems ihren Gipfel erreichende
Leukopenie mit der relativen und absoluten Lymphopenie, geht mit der Entfieberung zurück und ist von einer Hyperleukocytose gefolgt. Regelmäßig
wird auch bei unkomplizierten Masernfällen das *Nervensystem* in Mitleidenschaft
gezogen. Die während der Prodromi zu beobachtende weinerliche Verstimmung
und die bei jungen Kindern während des Erscheinens des Exanthems auftretenden, an der Grenze des Bewußtseins gelegenen apathischen Zustände,
sind charakteristische Begleiterscheinungen klassischer Masern.

Das *Ansteckungsvermögen* des Masernkranken ist auf der Höhe des Exanthems, wenn man es mit bacillären und bakteriellen Erkrankungen vergleicht,
die ebenfalls durch Tröpfcheninfektion verbreitet werden, noch groß, aber schon
deutlich geringer als zu Beginn der Erkrankung. Am 3. und 4. Exanthemtage
fällt die Infektiosität stark ab und ist am 5. und 6. Tage nach Exanthembeginn
erloschen. *Der Masernkranke ist also im Durchschnitt 8—10 Tage lang ansteckend.*

Unkomplizierte Masern bei normal konstituierten Kindern verlaufen
außerordentlich gleichartig. Nicht nur, daß der Beginn der Prodromi und das
Erscheinen des Exanthems mit sehr geringen Streuungen auf die gleichen
Termine nach der Infektion fallen, auch die Schwere der Erkrankung, das
Maß des subjektiven Krankheitsgefühls, der objektive Befund an den Schleimhäuten, Fieberverlauf und -höhe sind einander außerordentlich ähnlich, und
der gesamte Symptomenkomplex ist viel eintöniger als bei irgendeiner anderen
Kinderkrankheit. *Abnorm leichte* und auch im Symptombild von dem klassischen Krankheitsbild abweichende Masern sieht man dagegen relativ häufig
bei Säuglingen zwischen dem 3.—6. Lebensmonat. Dieser Einfluß des Alters
kann zunächst, nichts vorausnehmend, folgendermaßen erklärt werden: Erfahrungsgemäß erkranken Säuglinge in den ersten 3 Monaten überhaupt nicht
an Masern, wenn ihre Mütter die Krankheit überstanden haben und immun
sind. Die mütterliche Immunität geht diaplacentar und mit der Milch auf den
Säugling über, wird aber nach dem 3. Lebensmonat unsicher, und es treten
dann während der Zeit ihres allmählichen Verschwindens abgeschwächte und
abgewandelte Masern auf: Masern ohne Prodromi, mit Exanthem und Enanthem
am 1. Fiebertage, Masern ohne katarrhalische Erkrankungen der Schleimhäute
und Masern mit abortiven Exanthemen. Wahrscheinlich ist das Gros der

angeblich nicht Durchmaserten in Städten während dieser Lebensmonate an atypischen Masern erkrankt. *Veränderungen des klassischen unkomplizierten Krankheitsverlaufes nach der malignen Seite* kommen bei normal Konstituierten zweifelsohne zur Beobachtung, obwohl es im Einzelfall sehr schwer zu entscheiden ist, ob tatsächlich lediglich die Reaktion Masernvirus-Mensch das maligne Krankheitsbild produziert oder ob nicht doch eine Komplikation, ein dritter Faktor, den Sonderverlauf bestimmt. Masern können schon im Prodromalstadium toxisch sein, am häufigsten wird das aber in der Exanthemzeit beobachtet. Charakteristische Symptome sind abnorm hohe Temperaturen (41° und mehr), Schädigungen des Kreislaufs, Lähmung der Vasomotoren, Vergiftung des Zentralnervensystems (Delirien, Bewußtlosigkeit) und abnorm blasse und livide Exantheme. Gelegentlich tritt eine Neigung zu Haut- und Schleimhautblutungen in Erscheinung und in anderen Fällen diffuse Durchfälle. Ob die gelegentlich schon in der Prodromalperiode auftretende Toxität, die in der Regel von einer Capillarbronchitis begleitet ist, eine reine Masernwirkung oder von vornherein komplizierte Masern darstellt, ist solange nicht mit Sicherheit zu entscheiden, als der Erreger nicht einwandfrei kultiviert werden kann und ein brauchbares Versuchstier aufgefunden ist.

Immunität. Die Masern hinterlassen ebenso wie die Pocken und andere Reaktionskrankheiten (s. Erklärung dieses Begriffes S. 128) mit ganz seltenen Ausnahmen eine lebenslange Immunität. Diese Beziehung zwischen Mensch und Masernerreger ist ebenso regelmäßig wie die generelle Empfänglichkeit für das Virus und die zwangsläufige Erkrankung in zivilisierten Ländern. Anamnestische Angaben über mehrfache Masernerkrankungen sind zunächst als äußerst seltene Ausnahmen mit dem gleichen Mißtrauen aufzunehmen wie die Ableugnung einer Durchmaserung von Erwachsenen oder Halberwachsenen, die in Städten aufgewachsen sind.

Bei den Versuchen, die Reaktionen zwischen Mensch und Masernerreger zu analysieren, die zu dem oben beschriebenen Symptomenkomplex führen, d. h. beim Studium der *Masernpathogenese* und *-immunbiologie* ist verständlicherweise vor allem nach der Bedeutung der langen Inkubation und den Entstehungsmechanismen des Exanthems gefragt worden.

Einer natürlichen Maserninfektion folgt eine 10—11tägige symptomlose Inkubation, während der das infizierte Individuum nicht ansteckend ist. Nach einer künstlichen Infektion mit unnatürlich großen Erregermengen (infektiöse Bronchial-, Nasen- und Rachensekrete oder Blut) ändert sich daran nichts, wenn die *oberen Schleimhäute* als Eintrittspforten verwandt werden, die offensichtlich als die *viae naturales bei Spontaninfekten* anzusehen sind. Solchen massivsten Infekten folgen in der Regel normale Masern und nicht etwa besonders schwere. Werden aber die oberen Schleimhäute umgangen und große Mengen infektiösen Materials in oder unter die Haut oder intramuskulär injiziert, so treten selbst bei massivsten Dosen kurz nach der Injektion weder lokale noch allgemeine Reaktionen auf, und auch beim Erscheinen des Exanthems sind an der Injektionsstelle Lokalreaktionen nicht erkennbar. In diesen letzten Eigenschaften unterscheiden sich die Masern von den Pocken- und Windpockenerregern, die an den Impfstellen spezifische Lokalreaktionen (Pusteln) hervorrufen.

Zur Erklärung für die primäre Ungiftigkeit von Masernerregern, selbst wenn man sie parenteral in großen Mengen injiziert und das Auftreten des Exanthems nach der langen symptomfreien Inkubation, ist von PIRQUET auf die Mechanismen hingewiesen worden, die durch parenterale Injektionen *primär ungiftigen, artfremden Serums* in Gang gebracht werden. Bestimmte artfremde

Eiweißarten — und als artfremdes Eiweiß können auch ganz allgemein Krankheitserreger betrachtet werden — sind aus chemischen oder physikalischen Gründen außerstande, mit dem Organismus zu reagieren und sind daher ungiftig. Da aber jedes unter Umgehung der Darmwand in den Organismus gelangende Eiweiß, das nicht individual-, blut- oder zelleigen ist, zum mindesten als Fremdkörper wirken muß, weil der Organismus durch vielfache Sicherung gegen das Eindringen art- oder individualfremden Eiweißes in seinem inneren Verband geschützt ist, setzt er spezifische Abwehrmaßnahmen zur Entfernung des injizierten toten Eiweißes oder der eingedrungenen Krankheitserreger in Gang. Er beginnt Stoffe (Antikörper) zu bilden, die in spezifischer Weise mit dem artfremden Eiweiß reagieren, es chemisch oder physikalisch verändern und, wie man es auch nennen könnte, abbauen oder verdauen. Zu dieser Antikörperbildung braucht er eine gewisse Zeit (Inkubationszeit). Die Produkte der nun einsetzenden Antigen-Antikörperreaktion sind giftig. Wenn genügend Antikörper gebildet sind und eine krankmachende Konzentration der Antigen-Antikörperreaktionsprodukte erreicht ist, beginnt nach einer Ansteckung mit primär ungiftigen Krankheitserregern, wie dem Masern- oder Pockenvirus, das Prodromalstadium und nach einer Seruminjektion die Serumkrankheit. Die Dauer der Inkubation hängt also bei Krankheiten dieser Art (Masern, Pocken, Windpocken) nicht von dem Wachstumstempo der Erreger, sondern von der Geschwindigkeit ab, mit der vom Organismus spezifische Antikörper gebildet werden. Krankheiten dieser Art sind als ,,*Reaktionskrankheiten*" bezeichnet worden.

Die etwa gleich lange Inkubation nach der parenteralen Injektion nicht vermehrungsfähiger Antigene (Seruminjektion) und die Tatsache, daß sofort oder kurze Zeit nach der Injektion Krankheitserscheinungen auftreten, wenn ein Organismus schon einen spezifischen Antikörper gegen ein bestimmtes Antigen enthält und ihm dieses Antigen parenteral injiziert wird, beweisen die Richtigkeit dieser Auffassung. Das sinnfälligste Beispiel für diese Beziehungen zwischen Inkubationszeit und Antikörpergehalt des Organismus ist die Erscheinung des anaphylaktischen Schocks, der Sekunden oder Minuten nach einer Injektion primär ungiftiger Eiweiße auftritt, wenn das betreffende Individuum vor einer gewissen Zeit schon einmal mit dem gleichen Antigen injiziert wurde und Antikörper gebildet hat (aktive Anaphylaxie) oder wenn ihm vor der Antigenapplikation von einem antikörperhaltigen Tier fertige, gegen das Eiweiß gerichtete Antikörper einverleibt wurden (passive Anaphylaxie).

Hat ein Mensch eine Reaktionskrankheit überstanden (Masern, Pocken, Windpocken) und enthalten seine Körpersäfte spezifische Antikörper (Immunstoffe), so verlaufen die Dinge bei einer Superinfektion so, wie das beim anaphylaktischen Schock geschildert wurde. Der fertige Antikörper reagiert sofort mit dem Antigen (den Krankheitserregern) und baut sein Eiweiß in Minutenfrist ab. Da die bei Spontaninfektionen in Frage kommenden Eiweißerregermengen minimale sind, reichen die in solcher Antigen-Antikörperreaktion entstehenden giftigen Produkte nicht aus, um subjektiv oder objektiv feststellbare krankhafte Erscheinungen auszulösen. *Die Reaktion verläuft unterschwellig, der betreffende Mensch ist ,,immun"*. Was also in der Versuchsanordnung des anaphylaktischen Schocks zu Krankheit und Tod führte, funktioniert unter natürlichen Bedingungen als ein zweckmäßiger Immunitätsmechanismus. Man kann übrigens auch im klassischen anaphylaktischen Experiment die Antikörper-Antigenreaktion unterschwellig verlaufen lassen, wenn man entsprechend niedrige Antigenmengen verwendet. Der Arzt muß davon in besonderen Fällen vor der Serumanwendung Gebrauch machen (s. die Besredkasche Reaktion S. 187).

Pirquet hat am Beispiel der Pockenschutzimpfung gezeigt, welche Reaktionen auftreten, wenn ein Immuner mit einem vermehrungsfähigen Antigen reinfiziert wird. Beim hochimmunen Vaccinierten tritt nach einer Revaccination überhaupt keine Reaktion auf. Der kinetische Teil des Immunitätsmechanismus (die fertigen Antikörper) funktioniert so gut, daß sofort alle Erreger abgebaut werden und eine so geringe Giftmenge bei der Reaktion entsteht, daß keine oberschwelligen Reaktionen auftreten. Ist die Immunität nicht mehr hochwertig und keine fertigen Antikörper vorhanden, so treten trotzdem nach verkürzten Inkubationszeiten leichtere Impferscheinungen auf als beim Erstvaccinierten. Diese Erscheinungen sind auf die Funktion des potentiellen Teils des Immunitätsmechanismus zurückzuführen, die Eigenschaft des Immunen, rascher Antikörper zu bilden als der Erstvaccinierte. Es tritt infolgedessen eine Antigen-Antikörperreaktion zu einer Zeit auf, während der sich die Erreger noch nicht im gleichen Umfang vermehrt haben wie bei Erstvaccinierten, und infolgedessen entstehen mildere Impfreaktionen. PIRQUET hat die *Reaktionen des Immunen*, die von denen des Erstinfizierten abweichen, *allergische* genannt.

Komplikationen. Der oben geschilderte klassische Masernverlauf wird oft durch Komplikationen gestört, für deren Entstehung im Masernerreger, im erkrankten Individuum und in seiner Umwelt gelegene disponierende Momente aufgezeigt werden können. Die häufigsten und gefährlichsten sind Erkrankungen des Respirationstractus und seiner Adnexe (Mittelohr). Es handelt sich dabei um echte Komplikationen in dem Sinne, daß neue Faktoren in das Wechselspiel Masernerreger-Mensch eintreten und nicht etwa vom Masernerreger selbst oder dem erkrankten Menschen Sonderreaktionen produziert werden, wie das bei der Beschreibung besonders leichter und schwerer Masern weiter vorn geschildert wurde. Das geht am augenscheinlichsten aus der Tatsache hervor, daß Komplikationen im Verlauf der Masern am häufigsten jenseits der Exanthemblüte, also zu einem Zeitpunkt auftreten, wo der Kranke nicht mehr ansteckend ist. Nur in besonderen Fällen, vor allem bei schweren Rachitikern, kann man Komplikationen von seiten des Respirationstractus schon in der Prodromalzeit beobachten.

Bronchitiden, Bronchopneumonien und Mittelohrentzündungen sind die häufigsten Masernkomplikationen. Ihre Erreger sind Pneumokokken, Influenzabacillen, Streptokokken, Staphylokokken usw., kurz das ganze Heer der die oberen Schleimhäute bevölkernden Keime. *In der Regel* handelt es sich um *Mischinfektionen,* die besonders schwer verlaufen, wenn an ihnen hämolytische Streptokokken beteiligt sind. *In der Mehrzahl* der Fälle ist *der Maserntod ein Tod an Bronchiolitis oder Pneumonie.*

Bleibt der Temperaturabfall und die rasche Besserung des subjektiven Befindens nach dem Überschreiten des Exanthemhöhepunktes aus, so kann mit hoher Sicherheit eine Komplikation vorausgesagt werden. Das klinische Bild der im Verlauf der Masern auftretenden Bronchitiden, Bronchopneumonien, Mittelohrentzündungen, Pleuritiden und gelegentlichen lobären Pneumonien weicht von den (s. Abschnitt KLINKE) geschilderten Bildern nicht ab. Eigentümlich ist ihnen aber eine *auffallend schlechte Heilungstendenz* und die Neigung zu bösartigen Verlaufsformen, über die weiter unten eingehender gesprochen werden wird.

Zunächst ist noch auf einige, für die Masern charakteristische oder zum mindesten bei ihnen besonders häufige Komplikationen hinzuweisen. Schon in der Prodromalperiode ist eine Miterkrankung der Kehlkopfschleimhäute an der heiseren Stimme und der Rauheit des Hustens zu erkennen. Manchmal steigern sich diese Erscheinungen, so daß es zur völligen Stimmlosigkeit, zu regelrechtem *Crouphusten, zur inspiratorischen Dyspnoe* und zur echten *Larynxstenose* kommt. Häufiger als dieser schon in der Prodromalperiode auftretende *primäre* ist der *sekundäre Maserncroup,* der auf der Höhe des Exanthems, aber auch noch 3—4 Tage später auftreten kann. Die zu Croup und Stenose führende Laryngitis kann eine morbillöse, eine unspezifische, aber auch eine diphtherische sein. Der ungünstigste Fall ist der letztere, weil die *Kombination von Masern mit*

Diphtherie eine hohe Letalität aufweist. In der Praxis ist daher jeder primäre oder sekundäre Maserncroup als ein diphtherischer zu behandeln und ohne Verzug Antitoxin, und zwar in wesentlich höheren Mengen, zu applizieren als bei gewöhnlichen Diphtheriestenosen. Operative Eingriffe (Tracheotomie, Intubation) sind wegen der schon oben erwähnten schlechten Heilungstendenz möglichst hinauszuschieben, und man sollte versuchen, mit der Wirkung der Serum- und Dampfbettbehandlung des Croups auszukommen (s. dazu S. 185).

Öfter als bei anderen Infektionskrankheiten kommt es während und nach den Masern zu aphthösen und ulcerösen *Stomatitiden*, zu *Furunkulosen* und *ulcerösen Prozessen der Haut* mit einer auffallenden *Neigung zu Nekrosen*, die sich gelegentlich zu dem als *Noma* bekannten Symptomenkomplex steigern. Von der Wangen- oder Vulvaschleimhaut ausgehend kommt es zur Entwicklung eines feuchten, mit mächtiger Ödembildung einhergehenden, rasch fortschreitenden, mißfarbigen, putriden Gewebszerfall, also einer Gangrän, die wir Noma nennen und die in der Regel tödlich endet.

Weniger gefährlich als die Kombination von Masern und Diphtherie ist das Hinzutreten anderer akuter Infektionskrankheiten. Am bedenklichsten sind die *Kombinationen Masern-Keuchhusten* und *Masern-Grippe*, weil sich in diesen Fällen die Neigung zu bronchiolitischen oder bronchopneumonischen Komplikationen verdoppelt. Durch die Kombination *Masern-Scharlach* wird die Diagnose erschwert, wenn beide Exantheme gleichzeitig auftreten, die Prognose aber nicht wesentlich verschlechtert. Harmlos sind Kombinationen wie Masern-Varicellen und Masern-Röteln.

Ganz anders verlaufen aber die Dinge, wenn sich *Masern mit einer floriden Thoraxrachitis oder einer Tuberkulose kombiniert*. Im 1. Fall kommt zu dem schon weiter vorn erwähnten Moment der schlechten Heilungstendenz entzündlicher Prozesse noch ein mechanisches dazu, das die Disposition für Pneumonien vermehrt: Der weiche, kräftigen in- und exspiratorischen Muskelkontraktionen nachgebende und damit eine genügende Lüftung der Lunge und eine ausreichende Expektoration verhindernde rachitische Thorax. Die zweite Kombination ist deswegen besonders gefährlich, weil die während und nach der Masernerkrankung allgemein verringerte Abwehrkraft gegen belebte Krankheitserreger (schlechte Heilungstendenz) bis zu einem völligen Zusammenbruch *(Anergie)* der Abwehrmechanismen gegenüber Tuberkelbacillen absinkt. Die *Masern* wurden mit Recht immer wieder als *Schrittmacher der Tuberkulose* bezeichnet. Sie verschlimmern tuberkulöse Erkrankungen und lassen ruhende tuberkulöse Infekte wieder aufflammen. Auf Masernjahre folgen Zeiten gehäufter tuberkulöser Erkrankungen.

Diese Beziehungen zwischen Masern und Tuberkulose erscheinen verständlich, seitdem bekannt ist, daß die *Überempfindlichkeit des Tuberkulösen gegen Tuberkulin* (Tuberkelbacillen-Leibessubstanz), mit der PIRQUETschen Hautreaktion oder einem anderen Verfahren geprüft, während der Masernerkrankung und gelegentlich Wochen bis Monate nach ihr *verschwindet*, wie das sonst nur bei Keuchhusten, schwer kachektischen Zuständen, bei Miliartuberkulose oder phthisischen Endzuständen beobachtet wird. Erblickt man in der Allergie gegen Tuberkulin eine zweckmäßige Reaktion, wie das weiter oben S. 119 u. 130 dargelegt wurde, so ist die ihrem Verschwinden folgende Ausbreitung tuberkulöser Prozesse verständlich. Da nicht bei jedem Masernfall vollkommene Anergie auftritt und das Verschwinden der Allergie also keinem „Alles-oder nichts-Gesetz" gehorcht, tritt nicht in jedem Falle eine Aktivierung der Tuberkulose ein. Sie ist aber doch so häufig, daß *in der Praxis eine erschwerte Rekonvaleszenz* oder irgendwelche *unklaren Krankheitserscheinungen*

nach Masern zunächst trotz des Fehlens einer Tuberkulinüberempfindlichkeit als *Symptom eines aktivierten tuberkulösen Prozesses* aufgefaßt werden
müssen. Ebenso wie gegen das primär ungiftige Tuberkulin tritt eine Verringerung der Allergie gegenüber anderen primär ungiftigen Eiweißarten
während und nach der Erkrankung auf (gegen Serumeiweiß, Vaccine- und
Varicellenerreger).

Die Widerstandslosigkeit von Masernkranken gegen Diphtherieinfektionen,
die zusammen mit der schlechten Heilungstendenz der Masernpneumonie, der
Neigung zu Stomatitiden, Furunkulosen, Nekrosen und der Aktivierung tuberkulöser Prozesse als Ausdruck einer allgemeinen Anergie aufgefaßt werden muß
und als ,,*Status morbillosus*" und, wenn sie, wie das meist der Fall ist, die
Krankheit überdauert, als ,,*Status postmorbillosus*" bezeichnet wird, kann nicht
in der gleichen Weise erklärt werden wie die Anergie gegenüber Tuberkelbacillen.
Das Allergen (Antitoxin) gegen das primär toxische Diphtherietoxin verschwindet nicht, wie das von der Tuberkulinallergie beschrieben wurde, und die
Haut noch nicht mit Diphtherie infizierter Menschen bleibt gegen das Toxin
empfindlich und zu einer entzündlichen Gegenreaktion fähig. Aller Wahrscheinlichkeit nach sind es daher spezifische Zelleistungen, die durch die Reaktion
zwischen Masernvirus und dem Organismus geschädigt werden und zu einem
Versagen der Immunität gegen primär und sekundär giftige Antigene führen. In
sinnfälliger Weise geht dem Status morbillosus schon in der Prodromalzeit eine
Verringerung produktiv entzündlicher Prozesse voraus: Nässende Ekzeme
trocknen ein, der Eiterfluß infizierter Wunden versiegt, bei Nephritiden verschwinden die Formelemente aus dem Urin, der Liquor eitriger Meningitiden
wird klar usw.

*Durch den Status morbillosus und den Status postmorbillosus gewinnen die
Masern erst ihre nationalökonomische Bedeutung und ihren Einfluß auf die Gesamtmortalität des Kindesalters.* Die Opfer des Masernvirus allein, die Zahl der
an toxischen Masern Sterbenden spielt demgegenüber gar keine Rolle. Erkrankt
aber der Mensch im Säuglings- oder frühen Kleinkindesalter an Masern, zu
einem Zeitpunkt, wo er infolge bestimmter anatomischer Eigentümlichkeiten
seines Respirationstraktes an sich leichter eine Pneumonie bekommt als in
späteren Jahren, so führt diese Altersdisposition für Pneumonien zusammen
mit der Masernanergie schon zu einer wesentlichen Vermehrung pneumoni-
scher Komplikationen gegenüber späteren Lebensaltern und gegenüber anderen,
den Respirationstrakt befallenden Erkrankungen (z. B. grippale Infekte).
Kommt aber zu der Altersdisposition und dem Status morbillosus noch ein
dritter Faktor hinzu, beeinträchtigt eine Thoraxrachitis das altersgemäß geringere Vermögen zu einer Vergrößerung des durchschnittlichen Inspirations-
volumens und damit zu der Möglichkeit einer raschen Expektoration entzündlicher Sekrete, so häufen sich die Pneumonien und die Letalität steigt außerordentlich an. PFAUNDLER hat berechnet, daß rachitische Masernkranke viermal
häufiger Pneumonien bekommen als gleichaltrige nichtrachitische Masernkinder und, einmal pneumoniekrank, wieder viermal häufiger an ihrer Pneumonie sterben als gleichaltrige nicht rachitische Masernpneumoniker. Die
Faustregel, daß der Gefahr, an Masern zu sterben entronnen ist, wer erst im
Schulalter erkrankt, muß im wesentlichen auf den Umstand zurückgeführt
werden, daß dann die Rachitiszeit vorbei ist. Die *Letalitätshöhen* im Schul- und
Vorschulalter verhalten sich ceteris paribus (gleiche Zeiten und gleiches Milieu)
etwa wie 1:10. Das Verschwinden schwerer und mittelschwerer Rachitisformen würde von einem ganz wesentlichen Einfluß auf die Zahl der Masern-
todesopfer sein.

Mit der für den Arzt sehr naheliegenden Frage, ob es möglich ist, die Masern-erkrankung für den einzelnen oder das Gros der Kinder zu verhüten oder auf spätere, ungefährlichere Termine zu verschieben, stehen wir vor dem Problem der *Masernendemiologie*, deren Gesetze in der Einleitung und der Schilderung typischer Zivilisationsseuchen aufgezeigt wurden.

Epidemiologie. Kämen frische Masernfälle in eine dicht wohnende und in ihrer Gesamt-heit empfängliche Bevölkerungsgruppe und würde als prophylaktische Maßnahme sofort jeder über die Wohnräume oder -häuser hinausgehende Verkehr unterbunden, so könnte das Entstehen einer Epidemie mit Sicherheit vermieden werden. Es müßte sogar gelingen, durch eine solche 30tägige Weltquarantäne das Masernvirus auszurotten. Die zu Beginn Infizierten würden spätestens nach 9—11 Tagen infitiös werden und die Empfänglichen innerhalb ihrer Familien infizieren. Diese würden dann wiederum zwischen dem 18. und 20. Quarantänetag ansteckend, aber die Erreger müßten auf ihnen spätestens am 27. bis 28. Tage zugrunde gehen und das Virus generell absterben, weil dann keine Empfänglichen mehr da wären, auf die es überspringen und sein Leben fristen könnte.

In großen Städten gibt es das ganze Jahr über Masern. Es kommt aber auch in ihnen ebenso wie in kleinen Städten und auf dem flachen Lande, wohin das Virus meist aus den Großstädten eingeschleppt wird, nach gewissen Abständen zu einem *explosionsartigen Aufflammen der Endemie*, und zwar dann, wenn der Prozentsatz der Ungemaserten eine gewisse Höhe überschritten hat. Da sich infolge der durchschnittlich hohen Wohnungsdichte in Großstädten dieses Aufflammen der Endemie öfters wiederholt als in kleinen Städten und auf dem flachen Lande, ist das *mittlere Erkrankungsalter als Funktion der Woh-nungsdichte* auch in ihnen niedriger als in kleinen Städten und liegt in diesen wiederum unter dem des flachen Landes. Innerhalb der großen Städte selbst ist wieder das mittlere Erkrankungsalter der Kinder am niedrigsten, die am dichtesten wohnen, d. h. der Proletarierkinder.

Diagnose. Im Prodromalstadium ist die Diagnose der *Masern* nur dann mit absoluter Sicherheit zu stellen, wenn Koplıksche Flecken vorhanden sind. Bei 10—20% der Kinder, vor allem im Säuglingsalter, ist das aber nicht der Fall. Dann lassen sich aus dem Symptomenkomplex Fieber, Rhinitis, Conjunctivitis, rauher Husten und der auffallenden weinerlichen Verstimmung nur Wahrscheinlichkeitsdiagnosen stellen, die aber an Zuverlässigkeit den ersteren kaum nachstehen, wenn sich Beziehungen zu Masernfällen nachweisen lassen. Die Regelmäßigkeit, mit der das Prodromalfieber nach der Infektion beginnt, gestattet dann mit einer an Sicherheit grenzenden Wahrscheinlichkeit die Diagnose. Die zeitlichen Beziehungen zwischen dem Kontakt mit Masern-kranken oder -verdächtigen verlieren aber an Gewicht, wenn dem geschilderten Symptomenkomplex eine andere Krankheit (Varicellen, Scharlach, Serum-krankheit, Pneumonie usw.) kurz vorausgegangen ist. Je nach der Leistungs-fähigkeit des Organismus, neben den genannten Reaktionen gleichzeitig Anti-körper gegen das Masernantigen in so großem Umfang produzieren zu können, daß die Antigen-Antikörperreaktion zu einer toxischen Dosis von Abbau-produkten führt, kommt es dann zu längeren Zeitintervallen zwischen Infekt und Krankheitsbeginn als in der Norm. Unter solchen Umständen kann der Beginn des Prodromalfiebers vom 9. bis auf den 17.—20. Tag nach der Infek-tion verschoben werden.

Zeitfaktoren (Dauer des vorhergegangenen Fiebers, Kontakttag mit Masern-kranken oder -verdächtigen) sind auch beim Exanthembeginn, auf seiner Höhe und nach seinem Abblassen ganz wesentliche Hilfsmittel für die Erkennung der Krankheit. *Als Regel hat aber zu gelten, daß mit der Charakterisierung eines Exanthems als morbilliform, scarlatiniform oder urticariell und der Feststellung seiner Verteilung auf dem Körper keine Krankheitsdiagnosen gestellt werden können* und sollen, weil bei ganz verschiedenen Zuständen völlig gleiche Exantheme auftreten können. Eine Serumkrankheit kann mit morbilliformen, scarlatiniformen und urticariellen Exanthemen einhergehen, der Scharlach Blasenausschläge produzieren und eitrige Meningitiden, septische Erkrankungen oder Arzneimittel zum Erscheinen morbilliformer Exantheme führen. Krankheitsdiagnosen können nur zusammen mit dem Exanthem und anderen klinischen und anamnestischen Daten gestellt werden. Die Bedeutung des Zeitfaktors wurde für die Diagnose der Masern schon genannt. Gleich wichtig sind die diffusen Schleimhautkatarrhe, das großfleckige Enanthem am ersten Exanthemtag, das bei Serum- und Arzneiexanthemen stets fehlt und nur noch bei Rubeolen vorkommt und absolut beweisend wiederum die KOPLIKschen Flecken, die allerdings am 1. Exanthemtag häufig und am 2. meist wieder verschwunden sind.

Wird die oben angeführte Regel eingehalten, so sind die immer wiederkehrenden *Verwechslungen zwischen Scharlach und Masern* mit Sicherheit zu vermeiden, selbst wenn das Masernexanthem weitgehend konfluiert und scarlatiniform wird. Die obligate Angina und das typische Enanthem bei Scharlach, die diffusen Schleimhautkatarrhe und das großfleckige Enanthem bei Masern. Dauer und Charakter des vorexanthematischen Fiebers und das Allgemeinbild während dieser Zeit sind so verschieden, daß gelegentliche Ähnlichkeiten der Exantheme nicht über die völlige Verschiedenheit der beiden Zustände täuschen sollten. Übrigens sind auch bei ungewöhnlich stark konfluierenden Masern stets einige Stellen mit großen typischen Masernflecken zu finden. *Schwieriger* sind schon *Masern und Rubeolen zu unterscheiden*, eine Aufgabe, die auch in neuester Zeit einer Reihe von bekannten Kinderärzten nicht jedesmal mit Sicherheit gelungen ist. Bei Röteln sind die katarrhalischen Erscheinungen und das Fieber in der Regel geringer als bei Masern, die Prodromi fehlen häufig, es treten meist deutliche *Schwellungen* der Cervical- und der über dem Processus mastoideus gelegenen *Lymphdrüsen* auf, und im Blut erscheinen während einer Leukopenie wie bei Masern reichlich *Plasmazellen*. KOPLIKsche Flecke fehlen stets. Auch ein *Erythema exsudativum multiforme kann Masern sehr ähnlich sein*. Die fehlenden Prodromi, die subfebrilen Temperaturen und die minimalen Schleimhauterkrankungen klären aber die Situation. Bei Serum- und Arzneiexanthemen, von denen vor allem die letzteren gelegentlich mit starker Conjunctivitis einhergehen können, fehlen stets die Enantheme. Morbilliforme Ausschläge bei Sepsis, Meningitis purulenta und Flecktyphus sind in der Regel wegen der vom Masernbild völlig abweichenden Allgemein- und Lokalsymptome mit Sicherheit als unspezifische erkennbar.

Therapie. Eine spezifische Therapie der Masern gibt es nicht. Vom Beginn der Erkrankung an hat der Arzt als wichtigste Maßnahme durchzusetzen, daß eine zielbewußte *Pneumonieprophylaxe* getrieben wird. Zu diesem Zweck ist vor allem bei Säuglingen und Kleinkindern gegen das übliche Verdunkeln der Krankenzimmer einzuschreiten, das zu einem für Pneumoniedisponierte gefährlichen Hindämmern verführt. Die Fenster sind weit zu öffnen und für einen häufigen Lagewechsel im Bett und die Möglichkeit zu sorgen, daß die Kinder zeitweise auf dem Arm umhergetragen werden. Wenn der Verdacht besteht, daß sich eine Bronchopneumonie oder eine Otitis media entwickelt, müssen Sulfonamide gegeben werden. Zu Beginn gibt man 0,5—0,7 g je 1 kg Körpergewicht und als Gesamttagesdosen während der ersten 3—4 Tage 0,1—0,5 g je 1 kg Körpergewicht. 36 Stunden nach der Entfieberung wird die Medikation abgesetzt. Werden Sulfonamide nicht per os vertragen, oder sind die Kinder zu jung, so müssen die entsprechenden Mengen intramuskulär injiziert werden.

Von Penicillin soll man etwa 150000—240000 Einheiten, auf 6—8 Dosen verteilt, innerhalb 24 Stunden bis zur Entfieberung geben. Die Augen sind durch
mehrmalige tägliche Spülungen mit 2—4%igem Borwasser, besser mit Kamillentee, von Sekret zu befreien. Bei Croup- und Stenoseerscheinungen muß man
die Kinder nach einer Injektion von mindestens 10000 Di-Antitoxineinheiten
umgehend ins Dampfbett bringen, das sich in jedem Privathaushalt mit einigen
Bettlaken und einer Spiritusflamme oder einem elektrischen Kocher improvisieren läßt. 2—3mal täglich eine Stunde Dampfbett ist auch das wirksamste
und harmloseste Mittel in Fällen von besonders quälendem Husten. Daneben
hat sich die Injektion von Kalkpräparaten als sehr wirksam erwiesen. Im Notfall müssen Kodeinpräparate (Dicodid) verabreicht werden. Ein kurzes heißes
Bad behebt bei starkem subjektiven Krankheitsgefühl und spärlichem, langsam
kommenden Exanthem die subjektive und objektive Situation. Der Neigung
zur Stomatitis kann durch eine schonende Mundpflege, durch Spülen und Gurgeln mit indifferenten Flüssigkeiten zu begegnen versucht werden (Wasserstoffsuperoxyd). Die gefährlichste und mörderischste Masernerscheinung aber,
die Anergie gegenüber Tuberkelbacillen und dem Heer der Eitererreger, kann
man nach Beginn der Erkrankung weder verhüten noch rückgängig machen.
Nach der Entfieberung soll das Kind auch bei komplikationslosem Verlauf
6—8 Tage im Bett und weitere 4 Tage auf dem Liegestuhl und am besten im
Freien gehalten werden.

Mortalität und Prophylaxe. Der Einfluß der Masern auf die Gesamtmortalität des Kindesalters kommt in den amtlichen Listen über die Todesursache
nicht voll zum Ausdruck, weil das Gros der an Masernpneumonie Verstorbenen
einfach in der Pneumonierubrik erscheint und die Zahl der Tuberkulosetodesfälle die Beteiligung der Kombination Masern-Tuberkulose nicht erkennen läßt.
Es sind daher nur Schätzungen über die wirkliche Beteiligung der Masern an der
Gesamtsterblichkeit möglich. Ein anschauliches Bild und einen Vergleich mit
anderen Infektionskrankheiten gibt ein Bericht Bernards an das Hygiene-
komitee des Völkerbundes, nach dem in Europa mit Ausschluß Rußlands und
des Balkans von 1900—1910:

an Masern. 700167
„ Keuchhusten 661743
„ Scharlach 470235
„ Diphtherie 589250

Menschen gestorben sind. Von diesen Krankheiten zeigen Scharlach und Diphtherie zu verschiedenen Zeiten starke Unterschiede in ihrer Häufigkeit und
Schwere, während das bei Masern und Keuchhusten nicht in ähnlicher Weise
der Fall ist; ihre Sterblichkeit ist aber in den letzten Jahrzehnten infolge des
Verschwindens schwerer Rachitisfälle geringer geworden.

Bei der weiten Verbreitung der Tuberkulose und ihrer Neigung zur Progression im Säuglings- und Kleinkindesalter spielt die *Kombination Masern-
Tuberkulose für die Masernmortalität und -letalität* und damit für die Gesamtmortalität dieser Lebensjahre eine fühlbare Rolle. Da das mittlere Erkrankungsalter von der Wohnungsdichte abhängt, der gleiche Faktor für den mittleren
Infektionstermin mit Tuberkelbacillen von überragender Bedeutung ist und
sich unter den am dichtesten Wohnenden und infolgedessen besonders früh
Infizierten, ebenfalls wegen des Charakters der Umwelt (Wohnräume, wirtschaftliche Lage), die Rachitis häuft und agraviert, werden die *Bedeutung des
sozialen Momentes für die Masernletalität und -mortalität* und die bekannten
Zahlen verständlich, daß in 10jähriger Beobachtung in Wien die Masernletalität
im ärmsten Stadtteil 15- und in Hamburg 20mal höher war als im reichsten.

Daß im Einzelfall eine schon vorher bestehende Erkrankung des tieferen Respirationstraktes oder eine Kombination von Masern mit einer anderen zur Pneumonie disponierenden Krankheit *die Prognose* verschlechtern muß, leuchtet ein. Auf die besondere Bösartigkeit diphtherischer Komplikation wurde schon hingewiesen. Als *allgemeine Regel* gilt aber, daß die Prognose der Masern *neben* dem *Lebensalter* vor allem davon abhängt, *ob* sie mit einer *Thoraxrachitis* oder einer *Tuberkulose* kombiniert auftreten. An dem poliklinischen Material der Großstädte beträgt die Masernletalität 3—5% und mehr.

Eine wirksame Bekämpfung der Masernletalität und -mortalität ist nur durch prophylaktische Maßnahmen zu erreichen. Daß eine *Expositionsprophylaxe weder kollektiv noch individuell* vor Masern schützen kann, ergibt sich aus dem völlig unspezifisch aussehenden Krankheitsbeginn, der Flüchtigkeit des Virus, dem einfachen Infektionsmodus und der absoluten Empfänglichkeit des Menschen für Masern. Wenn der Laie die Krankheit mit Exanthemausbruch erkennt oder der Arzt sie während des Prodromalstadiums an den KOPLIKschen Flecken diagnostiziert, sind die Ungemaserten in der Umgebung solcher Menschen schon fast ausnahmslos infiziert. Erscheint ein Kind durch eine drohende Masernerkrankung gefährdet, so kann dann noch eine Isolierung versucht werden, sie wird aber in der Regel zu spät kommen. Auch Kollektivmaßnahmen nach dem Erscheinen der ersten Fälle, wie die Schließung von Schulen und Kindergärten, von denen aus zweifelsohne die Masern in die Familien eingeschleppt und unter den jüngsten, am meisten gefährdeten Kindern in der Familie verbreitet werden, müssen gerade für Proletariersäuglinge und -kinder, die das Gros der Masernopfer stellen, wirkungslos bleiben, denn von einer gewissen Dichte des Wohnens ab verbreitet sich die Krankheit auch bei Schulschluß unaufhaltsam in den übervölkerten Quartieren.

Eine *wirkungsvolle prophylaktische Maßnahme* zur Verringerung der Masernmortalität und -letalität würde die Verhütung schwerer und mittelschwerer Rachitisfälle bedeuten. Daß dieses Ziel nicht nur individuell, sondern auch kollektiv erreichbar ist, wird im Rachitiskapitel S. 521 dargelegt. Damit würde die Kombination Masern-Rachitis mit ihrer besonders hohen Pneumonieletalität verschwinden, gegen die Masernanergie aber natürlich nichts geschehen sein. Das ist nur mit einer spezifischen Prophylaxe möglich, und zwar so, daß die Krankheit individuell oder kollektiv entweder auf spätere, weniger gefährdete Lebensjahre verschoben oder dauernd verhütet wird.

Daß die Kinder masernimmuner Mütter während der ersten 3—4 Lebensmonate vor der Krankheit geschützt sind und zwischen dem 4. und 6. Lebensmonat häufig mit atypischen Masern zu erkranken beginnen, wurde weiter oben hervorgehoben. Diese Beobachtung ließ schon daran denken, daß im Blut von Masernimmunen Antikörper enthalten sein müssen (humorale Immunität), die ebenso wie andere, von denen das direkt nachgewiesen werden konnte, diaplacentar oder mit der Milch von der Mutter auf das Kind übertragen werden. Nach der allgemeinen Auffassung sollte das aber nicht der Fall sein. Weil es bei pockenimmunen Menschen und Tieren nicht regelmäßig gelungen war, mit den üblichen immunbiologischen Methoden humorale Antikörper nachzuweisen, wurde die Pockenimmunität und per analogiam die der anderen typischen Reaktionskrankheiten und der Masern, auf sessile, celluläre, im Zellverband verbleibende Antikörper zurückgeführt, obwohl der in beiden Fällen stattfindende Übergang der Immunität von der Mutter auf das Kind bei dieser Auffassung völlig unverständlich blieb.

Diese Frage, ob die Masernimmunität auf humorale Antikörper zurückzuführen ist, wurde von Degkwitz entschieden, der *im Blut von Masernrekonvaleszenten Stoffe* nachwies, die *Masernempfängliche vor dem Haften massivster Infektionen und Infizierte vor dem Ausbruch der Erkrankung zu schützen vermögen.* Auf diesem Befunde wurde dann von ihm eine spezifische Masernprophylaxe aufgebaut, mit der individuell und in kleinen Kollektiven die Erkrankung in spätere Lebensalter verschoben, zu einer ungefährlichen Abortiverkrankung abgeschwächt oder lebenslang verhütet werden kann.

Die Konzentration der Schutzstoffe ist am 7.—9. Tage nach der Entfieberung unkomplizierter Masern am größten und sinkt dann langsam ab. Im Gegensatz zu den Erfahrungen mit anderen humoralen Antikörpern wird sie aber nicht Null, denn *das Blut Erwachsener, die in ihrer Jugend Masern durchgemacht haben, besitzt die gleichen Eigenschaften wie das Rekonvaleszentenblut,* wenn sein Gehalt an Schutzstoffen auch niedriger ist und infolgedessen größere Blutmengen verwandt werden müssen als dort, um die gleichen Wirkungen zu erzielen. Die Immunkörperkonzentration ist im Rekonvaleszentenblut aber meist nur 5—7mal höher als in dem Erwachsener.

Die Konzentration der Antikörper im Blut von erwachsenen Menschen, die vor Jahrzehnten durchmasert wurden, ist viel höher, als sie bei Tieren beobachtet wurde, die vor ähnlich langen Zeiten gegen irgendein Antigen immunisiert wurden und einen hohen Bluttiter bekommen hatten. Diese Erscheinung ist zweifelsohne *auf die im Milieu der Zivilisation häufig wiederkehrenden Superinfektionen zurückzuführen,* da das Blut auf Masernstationen tätiger Ärzte und Schwestern gehaltreicher ist als das von Erwachsenen, die in weniger engem Kontakt mit Masernkranken leben. Die immunitätserhaltende Rolle der Superinfektionen geht auch aus einer anderen Beobachtung hervor: In Ländern, deren Gesamtbevölkerung gegen Pocken geimpft ist und in denen infolgedessen keine Pockenerkrankungen vorkommen, verschafft eine Pockenschutzimpfung nur einen befristeten, 5—10jährigen Schutz, so daß Revaccinationen vorgenommen werden müssen. Vaccinierte, in deren Umgebung Pockenerkrankungen vorkommen, bleiben lebenslang immun. Die „Revaccinationen" werden automatisch durch die Kranken und vor allem durch die Keimstreuer besorgt, die ebenso wie bei den Masern zu Krankheitsbeginn unerkennbare Erreger streuen und die Pocken zur gleichen unvermeidlichen Zivilisationsseuche machen wie die Masern. *Der gleiche Faktor also, der die Krankheitserreger zu einem unvermeidlichen Übel macht, verschafft uns eine Waffe gegen sie, die, zielbewußt angewandt, der Masernmortalität und -letalität fühlbar Abbruch tun kann.*

Für die Masernprophylaxe wird sowohl Rekonvaleszenten- als Erwachsenenblut verwandt. Rekonvaleszentenblut, das verständlicherweise vor allem in Krankenhäusern erhältlich ist, wird in der Regel zu Rekonvaleszentenserum verarbeitet. Dabei werden die Sera mehrerer Rekonvaleszenten gemischt, um einen durchschnittlichen Titer zu bekommen und 2,5—3 cm³ als eine Schutzdosis bezeichnet. In Kinderkrankenhäusern, Säuglingsheimen und Krippen, in denen ein reger Verkehr und Wechsel junger Kinder stattfindet, ist es unvermeidbar, daß Kinder in der symptomlosen Inkubation aufgenommen werden und, wenn ihre Prodromi beginnen, eine Anzahl Kinder anstecken, bevor die Situation erkannt werden kann. Um in solchen Fällen die Infizierten vor dem Ausbruch der Krankheit zu bewahren und eine Hausepidemie zu verhindern, wird in Kinderanstalten Rekonvaleszentenserum bereitgestellt und, wenn sie als Serumsammelstellen eingerichtet sind, wie das vielerorts im In- und Ausland der Fall ist, auch Serum nach außen an Ärzte abgegeben. *Der praktische Arzt, der Individualprophylaxe treibt, muß in der Regel Erwachsenenblut verwenden.* Dazu wird älteren Geschwistern des bedrohten oder infizierten Kindes oder den Eltern (am besten der Mutter) 20—30 cm³ Blut aus der Armvene entnommen und rasch, ehe es gerinnt, in die Glutaealmuskulatur injiziert. Auf Blutgruppen braucht dabei keine Rücksicht genommen zu werden.

Der *Erfolg der Rekonvaleszenten- und Erwachsenenblutanwendung hängt* erwartungsgemäß *von Zeit- und Mengenfaktoren ab.* Es muß in jedem Falle ermittelt werden, ob überhaupt schon mit einer Infektion zu rechnen ist und wie weit diese zurückliegt. Praktisch werden die Dinge so verlaufen, daß der Arzt zu einem Masernkranken gerufen wird, in dessen Umgebung gefährdete Kinder leben. Bei der hohen Kontagiosität der Masern und der Regelmäßigkeit der Zeitintervalle, mit der die Prodromi nach der Infektion beginnen, 4—5 Tage dauern und das Exanthem am 14. Tage nach der Infektion erscheint, ist je nach dem Stande der Krankheit bei der Infektionsquelle der *Zeitpunkt der Infektion der Empfänglichen* leicht zu *ermitteln.* Wird die Diagnose schon in der Prodromalzeit gestellt, so gilt der Empfängliche seit ebenso vielen Tagen als infiziert, wie der Kranke fiebert. Beginnt das Exanthem gerade, so ist anzunehmen, daß sich der Empfängliche am 4. Inkubationstage befindet. 48 Stunden nach Exanthembeginn ist der Masernkandidat am 6. Inkubationstage. Dieser *6. Inkubationstag stellt den letzten Termin dar, an dem ein Maserninfizierter noch vor dem Ausbruch der Krankheit geschützt werden kann.* Wird *Rekonvaleszentenmischserum* verwandt, so sind Masernbedrohten *vor der Infektion und bis zum 4. Inkubationstage eine, am 5. und 6. Tage der Inkubation zwei Schutzeinheiten* intramuskulär zu injizieren. Für das *Erwachsenenblut,* dessen Antikörpertiter schwankt, können solche Dosierungsangaben nicht gemacht werden. Am besten wird so verfahren, daß man bis zum 6. Inkubationstage *möglichst viel, mindestens 20 cm³ und, wo es möglich ist, 30 cm³* intraglutaeal injiziert, im letzten Fall allerdings an 2 Injektionsstellen. Mütterliches Blut ist väterlichem vorzuziehen, weil sein Gehalt an Masernschutzstoffen wegen des häufigeren Kontaktes mit Kindern im Durchschnitt höher ist und Frauen den kleinen Eingriff mit wesentlich geringerer Beeinträchtigung ihres nervösen Gleichgewichtes vertragen als das angeblich „stärkere" Geschlecht. Blutentnahme aus der Armvene des Spenders und Injektion müssen rasch geschehen, damit das Blut in der Spritze nicht gerinnt. Ein Risiko irgendwelcher Art trägt dabei weder der Arzt noch der Patient unter der Voraussetzung, daß Blutentnahme und Injektion rite und steril vorgenommen werden und das Blut von einem gesunden Menschen stammt. Blutgruppen spielen, wie schon erwähnt, keine Rolle. Neuerdings wird aus Retroplacentarblut gesunder, gebärender Frauen Mischserum hergestellt, das im Handel zu haben ist. Es wirkt wie Erwachsenenserum; eine Dosis von 20 cm³ entspricht etwa einer Rekonvaleszentenserum-Schutzdosis. Extrakte aus dem Placentaeiweiß selbst haben sich nicht bewährt. Am 7. Inkubationstage gelingt der Schutz auch bei der Verwendung von Rekonvaleszentenserum nur in einem Drittel der Fälle. Später schützen selbst 10—20 Schutzdosen Rekonvaleszentenserum nicht mehr.

Wenn die errechnete Inkubationszeit den Tatsachen entspricht, ist der *Erfolg* bei der Verwendung ausreichender Mengen Rekonvaleszentenserums *sicher.* Bei der Schilderung einer individuellen Masernprophylaxe in der Familie wurde weiter oben die Annahme gemacht, daß die jüngeren, schutzbedürftigen Kinder sich an den älteren erkrankten Geschwistern infiziert hätten. Mißerfolge müssen natürlich eintreten, wenn diese Voraussetzung nicht zutrifft und wenn sich beide, die älteren lediglich früher als die jüngeren Kinder, an der gleichen Infektionsquelle infiziert haben. Dann werden die jüngeren Kinder kurz vor dem Fieberbeginn zwischen dem 7. und 9. Inkubationstage erfolglos injiziert.

Diese Zusammenhänge sind den Eltern bei der Vornahme der Prophylaxe
bekanntzugeben.

Bei der Verwendung arteigenen Serums ist von vornherein zu erwarten,
daß der verliehene Schutz länger dauern wird, als bei einer Serumprophylaxe
mit artfremdem Serum, der nach 12—14 Tagen erlischt, weil das artfremde
Serum als stärkerer Reiz auf den Organismus wirkt und rascher wieder aus ihm
entfernt wird. Darüber hinaus aber hängt die *Dauer des* mit Rekonvaleszentenserum oder Erwachsenenblut verliehenen *Masernschutzes* von dem Stande der
Inkubation bei dem Geschützten ab. Wird vor der Infektion injiziert, so ist
mit einem 3—4wöchentlichen Schutz zu rechnen. Je später aber in der Inkubation gespritzt wird, um so länger hält der Schutz an. Es hat sich nachweisen
lassen, daß in dem Blut von Ungemaserten, die 6 Tage nach ihrer Infektion
erfolgreich mit Rekonvaleszentenserum geschützt wurden, Masernschutzstoffe
in solchen Mengen auftreten, daß nun mit diesem Blut andere Infizierte vor
dem Ausbruch der Krankheit geschützt werden konnten. Während es sich bei
einer Seruminjektion vor der Infektion um eine rein passive Immunisierung
handelt, sind schon Reaktionen zwischen dem Virus und dem Organismus
aufgetreten, die ihn zu einer selbständigen Produktion von Antikörpern veranlassen, also zum Entstehen einer *aktiven Immunität führen, wenn das Schutz-
serum erst nach der Infektion verabreicht wird.* Daß diese aktive Immunität um
so deutlicher in Erscheinung treten muß, je später in der Inkubation gespritzt
wird, je länger also der Kontakt Erreger-Organismus dauert und je mehr infolgedessen Erreger in die Reaktion eintreten, leuchtet ein. Verständlich ist auch
nach dem, was weiter oben über die Rolle der Superinfektionen gesagt wurde,
daß eine solche *Masernprophylaxe am 5. oder 6. Inkubationstage,* bei der eine
selbständige Antikörperproduktion in Gang gekommen ist, *einen lebensläng-
lichen Schutz gibt, wenn Wochen oder Monate nach ihr und am besten mehrmalige
Superinfektionen erfolgen.* Ohne sie sind am 5. oder 6. Inkubationstage ge-
schützte Kinder nach 4—6 Monaten zum Teil wieder masernfähig.

Diese Art der aktiven Immunisierung nach Schutzseruminjektionen am 5.
oder 6. Tage verläuft stets ohne irgendwelche Lokal- und meistens ohne Allgemeinsymptome. In manchen Fällen allerdings sind zwischen dem 14. und
21. Tage nach der Infektion leichte Temperaturerhöhungen auf 37,6—37,8°
als Zeichen dafür erkennbar, daß in dem betreffenden Organismus ein besonderer Prozeß abläuft. Infektiös werden solche Kinder nicht.

Von diesen unterschwellig verlaufenden aktiven Masern-Immunisierungen
bis zu klassischen Masern können alle Übergänge produziert werden, je nachdem man Antikörpermengen injiziert, die knapp oder weit unter der absolut
schützenden Dosis gelegen sind. Nach solchen unzureichenden Schutzdosen,
gleichgültig ob sie in den ersten 4 Tagen oder am 5. und 6. Inkubationstage injiziert
werden, beobachtet man von einem fieberlosen 24stündigen Durchfall bei Säuglingen, einer Nachmittagstemperatur bis 38°, einigen Masernflecken hinter den
Ohren und im Gesicht mit einem leichten 24—36stündigen Fieber und voll ausgebildeten Exanthemen, die ohne Prodromi und mit einer 24stündigen Temperaturerhöhung auftreten, bis zu klassischen Masern alle Übergänge. Die Spezifität solcher Reaktionen ist häufig an ihrer Infektiosität erkennbar, die meist
dann auftritt, wenn es zu leicht fieberhaften Allgemeinreaktionen oder zu „Fern-
symptomen" wie einem Säuglingsdurchfall kommt, obwohl Exantheme, Enantheme und Kopliksche Flecken völlig fehlen können. *Für diese oberschwelligen
Impfmasern (Morbilloide) ist charakteristisch,* daß sie fast *ohne subjektives
Krankheitsgefühl* verlaufen, daß die *Miterkrankungen der Schleimhäute fehlen*
oder minimal sind, selbst wenn die Exantheme deutlich auftreten, daß die

Inkubationszeiten verlängert sind, gelegentlich auf 18—21 Tage statt 9 Tagen und daß die *Anergie gegenüber Tuberkelbacillen und anderen Krankheitserregern ausbleibt*. Es ist leicht einzusehen, daß solche oberschwelligen Reaktionen zu einer dauerhafteren aktiven Masernimmunität führen müssen als die nach Seruminjektionen am 5. und 6. Inkubationstage unterschwellig entstehenden Immunitätszustände. *Der Masernschutz nach solchen Morbilloiden ist in zivilisierten Ländern ein lebenslänglicher*. Ob eine derartige Immunität in einem Milieu, wo die natürlichen Superinfektionen durch Keimträger oder Kranke fehlen, ebenso wie nach der Pockenschutzimpfung, nur eine befristete Zeit dauert, ist unbekannt, aber sehr wahrscheinlich.

In Anstalten, wo man mit eingeschleppten Masern auf einmal und endgültig fertig werden will, sind solche Morbilloide mit ihren langen und unbestimmten Inkubationszeiten und ihren verkappten, schwer erkennbaren, aber infektiösen Reaktionsabläufen unerwünscht. Mit ausreichenden Mengen Rekonvaleszentenmischserum können sie aber mit hoher Sicherheit vermieden werden, da man ja in Anstalten den Stand der Inkubation bei den zu Schützenden viel zuverlässiger ermitteln kann als in der Familie. *Für die Geschützten selbst sind selbstverständlich Morbilloide, die einen lebenslangen Schutz verschaffen, ohne die Gefahren der Masernkomplikationen und -anergie mit sich zu bringen, die erwünschtesten Impfreaktionen.* Bei der Familienprophylaxe, wo der Arzt in der Regel Erwachsenenblut oder das im Handel befindliche Retroplacentarblut verwendet, ist daher eine Abschwächung der Erkrankung und die Produktion von Morbilloiden als das Ziel der Prophylaxe zu bezeichnen und anzustreben. Im Durchschnitt gelingt eine völlige Verhütung der Erkrankung mit Erwachsenenblut bei etwa 40% der Fälle. Von dem Rest sind die Mehrzahl ungefährliche Morbilloide und eine relativ kleine Anzahl Masern, bei denen eine Abschwächung nicht erkennbar ist.

Bei der Einfachheit und Billigkeit des Verfahrens sollte bis zum 2. Lebensjahre viel mehr Gebrauch von der spezifischen Prophylaxe gemacht werden als das bisher geschieht. *Bei Rachitikern, Tuberkuloseinfizierten, an anderen Krankheiten Leidenden oder gerade von ihnen Genesenen ist aber eine Verschiebung, Verhütung oder starke Abschwächung der Erkrankung* mit ausreichenden Mengen Rekonvaleszentenserum oder Erwachsenenblut *unbedingt geboten*. Je mehr die freie Ärzteschaft Individualprophylaxe gegen die Masern in der Familie treibt und sich an der Kollektivprophylaxe der Rachitis beteiligt, um so rascher werden die Masern ihre nationalökonomische Bedeutung und ihren Einfluß auf die Gesamtmortalität des Kindesalters verlieren.

II. Röteln (Rubeola).

Als Röteln bezeichnet man eine akute, harmlose Infektionskrankheit, die mit einem masernähnlichen Ausschlag, einem typischen Blutbild, charakteristischen Schwellungen der Lymphdrüsen, leichten Katarrhen und kurzdauernden, mäßigen Temperatursteigerungen einhergeht.

Die Röteln sind erst etwa seit einem halben Jahrhundert als Krankheit „sui generis" anerkannt. Da gar nicht so selten dem lokalen Aufflammen der Masernendemie Röteln vorausgehen oder folgen, Gestalt und Verteilung der Exanthemflecken einander ähnlich sind und bei den anderen Hauptvertretern der akuten exanthematischen Erkrankungen, dem Scharlach und den Pocken, außerordentliche Schwankungen in der Schwere der Krankheitsbilder beobachtet werden, sind die Röteln so lange Zeit für leichte Masern gehalten worden.

Der **Erreger** ist unbekannt; er scheint mit dem Masernerreger die Hinfälligkeit außerhalb des erkrankten menschlichen Organismus gemeinsam zu haben.

Es ist nicht bekannt, ob er ebenfalls zur Klasse der Vira gehört. Die Infektion scheint ebenso wie bei den Morbillen praktisch nur von Mensch zu Mensch zu erfolgen. Ob der Erreger so kontagiös ist wie das Masernvirus, ist nicht bekannt, weil die **Disposition** der Erkrankung nicht groß ist. Bei Anstaltsepidemien pflegt etwa die Hälfte der Kinder zu erkranken. Bei einer so leichten Erkrankung wie den Röteln, die meist nur dem Namen nach als Krankheit verlaufen, kann aber nicht von der Hand gewiesen werden, daß der Erreger eine ebenso hohe Kontagiosität besitzt wie das Masernvirus und alle infiziert werden, die Reaktion Erreger-Organismus aber bei der Hälfte der Infizierten unterschwellig verläuft. Die Tatsache, daß vorwiegend Kinder zwischen dem 2. und dem 10. Lebensjahre erkranken und Erwachsene resistent sind, läßt durchaus an diese Möglichkeit denken.

Die **Inkubation** ist in der Regel länger als bei den Masern und ihre Dauer nicht annähernd so regelmäßig wie dort. Sie schwankt zwischen 14 und 21 Tagen. Meist erscheint das Exanthem ohne *Prodromi*. Wo sie auftreten, bestehen sie in einer leichtesten Nasopharyngitis und Conjunctivitis, mäßigem Fieber, geringem Krankheitsgefühl und einer Schwellung der cervicalen und occipitalen, aber auch anderer peripherer Lymphdrüsen, die in dieser Verbreitung und Intensität bei Masern nicht vorkommen. In Rubeolenzeiten kann daran meist schon vor dem Erscheinen des Exanthems die Spezifität der Reaktion erkannt werden. Kopliksche Flecken kommen nie vor. Rubeolen- sind ebenso wie Masernkranke schon während der Prodromi infektiös.

Das Exanthem beginnt wie bei den Masern hinter dem Ohr und im Gesicht, entwickelt sich hier am dichtesten und wird distalwärts schütterer. Es verbreitet sich vom Gesicht rasch, in einem Tage, über den ganzen Körper und blaßt in der gleichen Reihenfolge wieder ab. Die Flecke bleiben kaum länger als 24 Stunden bestehen, und der Ausschlag ist meist am dritten Tage abgeblaßt. Häufig kommt er in deutlichen Schüben, so daß die Flecken am Kopf schon im Verschwinden begriffen sind, wenn die Extremitäten gerade befallen werden.

Die Flecken selbst sind in der Regel nicht so zackig und unregelmäßig wie bei Masern, kleiner, blasser, nicht so dicht und weniger über der Haut erhaben. Es gibt aber auch Rötelnausschläge, die einem blühenden Masernexanthem an Intensität, Größe, Gestalt und Farbe der Flecken nichts nachgeben. In anderen Fällen ist das Exanthem so geringfügig, daß es nicht bemerkt wird. Konfluieren *die Rötelnflecke,* so entstehen keine scharlachähnlichen, roten Flächen wie bei Masern, sondern am häufigsten im Gesicht eine *Marmorierung* der Haut. Ebenso wie bei den Masern erscheinen vor dem Hautexanthem Rötelnflecke auf den Schleimhäuten des harten und weichen Gaumens und der Wangen **(Enanthem).**

Am Exanthemtage steigt die *Temperatur,* die manchmal schon während der Prodromi leicht febrile Werte erreichte, gelegentlich von 38,5 auf 39°, um spätestens nach 24—36 Stunden wieder abzusinken. Es werden aber auch Röteln beobachtet, bei denen nicht einmal subfebrile Temperaturen erreicht werden. Ein subjektives *Krankheitsgefühl* fehlt, abgesehen von den Fällen, wo die katarrhalischen Erscheinungen stärker sind. Solche Ausnahmen sind aber bei Erwachsenen häufiger als bei Kindern.

Regelmäßiger und charakteristischer als die Exanthembilder sind die Veränderungen im *Blut* und an den *Lymphdrüsen.* Während und kurze Zeit nach dem Exanthem besteht eine *Leukopenie,* die im Gegensatz zu der bei Masern auftretenden durch eine Verminderung der Granulocyten zustande kommt. Die eosinophilen Zellen verschwinden, die Lymphocyten sind absolut und relativ durch das Erscheinen der für Röteln charakteristischen, großen, jungen Lymphocyten mit tiefblauem, stark vacuolisierten ¡Protoplasma und randständigem, radspeichenförmigen Kern *(Plasmazellen)* vermehrt. Ihr Anteil an den Gesamtlymphocyten kann bis zu 25% und mehr ansteigen. Meist schon vor dem Exanthem, gleichgültig ob Prodromi auftreten oder nicht, schwellen die auf dem Warzenfortsatz und vor und hinter dem Musculus sternocleido-mastoideus gelegenen *Lymphdrüsen* und werden auf Druck schmerzhaft. Vor der Verwechslung mit Drüsenschwellungen anderer Ätiologie schützt neben anderen Momenten die Bevorzugung der Nackendrüsen, die bei Scarlatina I und II und der Tuberkulose fast stets frei bleiben.

Komplikationen kommen bei Röteln nicht vor. **Therapie** und **Prophylaxe** sind unnötig. Die Krankheit hinterläßt eine Immunität. Auf die **Differentialdiagnose** gegenüber Masern wurde schon oben eingegangen. Das Fehlen der katarrhalischen Erscheinungen, des subjektiven Krankheitsgefühls und der KOPLIKschen Flecken zusammen mit den Nackendrüsenschwellungen klären in der Regel schon rein klinisch die Situation, so daß die verschieden langen Inkubationszeiten und die Differenzen im Blutbild meist gar nicht herangezogen zu werden brauchen. Gelegentlich sind allerdings Rubeolenexantheme so intensiv und so deutlich morbilliform, daß differentialdiagnostische Erwägungen gar nicht angestellt und ohne weiteres Masern diagnostiziert werden. Von solchen Fällen hört man dann die Anamnese einer zweimaligen Masernerkrankung. Die verschiedene Verteilung und Gestalt der Exanthemflecken, die charakteristische Angina und das typische Enanthem bei Scharlach sollten ernstliche Differentialschwierigkeiten mit dieser Krankheit gar nicht aufkommen lassen.

Embryopathia rubeolosa[1]. Es ist in neuerer Zeit beobachtet worden, daß schwangere Frauen, die frühzeitig in der Schwangerschaft Röteln bekommen, Kinder mit mißgebildeten Augen, mit Herzmißbildungen und Gehirnschädigungen gebären. Die Schädigungen sind um so häufiger und um so schwerer, je früher die Mutter in der Schwangerschaft erkrankt. Erkrankt die Mutter in den ersten 4 Schwangerschaftsmonaten, so sind schwere angeborene Schäden der Kinder mit so großer Sicherheit zu erwarten, daß von vielen Seiten eine Unterbrechung solcher Schwangerschaften empfohlen wird. Eine Erkrankung der Mutter in der zweiten Schwangerschaftshälfte bringt immer noch hohe Gefahren für das zu erwartende Kind mit sich.

III. Ringelröteln (Erythema infectiosum).

Unter Erythema infectiosum wird eine akute Infektionskrankheit verstanden, bei der ein polymorpher, ring-, kranz- oder guirlandenförmiger, manchmal von kurzdauerndem Fieber begleiteter Ausschlag auftritt, der Gesicht, Schultern und die Streckseiten der Extremitäten bevorzugt und der Krankheit den deutschen Namen Ringelröteln verschafft hat.

Der **Erreger** und die Art seiner Verbreitung sind unbekannt. Es werden vorwiegend Spiel- und Schulkinder befallen. Die **Disposition** für die Krankheit ist aber auch unter diesen Altersklassen gering, denn es erkranken in kleinen, gut übersehbaren Gruppen trotz ausreichender Infektionsgelegenheit höchstens ein Drittel der Kinder. Es besteht aber hier die gleiche Möglichkeit wie bei den Rubeolen, daß die Erreger hochkontagiös sind, alle infiziert werden, aber nur ein Bruchteil oberschwellig reagiert und krank wird. Die **Inkubationszeit** wird auf 7—14 Tage geschätzt.

---

[1] CLAOYTN-JONES:Lancet **252**, 56 (1947). — FRANCESCHETTI, BAMATTER u. BOURQUIN: Helvet. paed. Acta **2**, 339 (1947). — GREGG: Trans. ophthalm. Soc. Australia **3**, 35 (1941). — SWAN: Lancet **254**, 344 (1948).

Prodromi fehlen. Die Krankheit beginnt in der Regel mit einem *Ausschlag* im Gesicht. Es tritt auf den Wangen, nach unten von der Nasolabialfalte, nach oben vom unteren Orbitalrand begrenzt, besonders deutlich auf der oberen Nase und unter den Augen, aber die Lippen und die Nasenflügel freilassend, eine erysipelartige, über die Haut erhabene, durch einen scharfen Rand abgegrenzte, eine *schmetterlingsähnliche Figur* bildende Rötung und Schwellung auf, deren helles Rot nach 24—36 Stunden in düstere, ins Violette und schließlich ins Bräunliche spielende Farbtöne umschlägt. Bei manchen Fällen besteht kurz vor oder beim Auftreten des Exanthems Fieber. Nach dem Gesicht werden die Schultern, die Streckseiten der Extremitäten und die Glutaealgegend befallen. Brust, Bauch und Rücken bleiben meist, Handteller und Fußsohlen stets frei. Es entstehen zuerst kleine hellrote Flecke, die wachsen und mit anderen zu markstückgroßen, über die Haut erhabenen Exanthemflecken zusammenfließen. Das Abblassen setzt bei einem Teil der Efflorescenzen vom Zentrum aus unter der Bildung violetter oder bräunlicher Farbtöne ein, während die Fleckenränder noch hochrot sind; ein anderer Teil verschwindet in toto, und es entstehen auf diese Weise *ringelförmige, guirlanden- oder landkartenähnliche Zeichnungen* auf der Haut. Wenn die letzten Fleckenränder verblaßt sind, bleibt eine typische *Cutis marmorata* zurück. Entstehen und Verschwinden des Ausschlags dauern 6—10 Tage.

Prophylaxe und Therapie der Krankheit sind unnötig, Komplikationen werden nicht beobachtet.

Das Erythema infectiosum kann gelegentlich **differentialdiagnostische Schwierigkeiten** mit atypischen Masern, mit Röteln, abortiven Scharlachausschlägen und anderen exanthematischen Reaktionssyndromen machen. Das Fehlen der Prodromi, des Fiebers, der katarrhalischen Erscheinungen, des subjektiven Krankheitsgefühls und das Freibleiben des Rumpfes sprechen auch bei stark masernähnlichem Exanthem gegen *Spiel- und Schulkindermasern.* Im 3.—6. Lebensmonat ist die geringe Ansteckungsfähigkeit und das Ausbleiben der Hautzeichnungen gegen *Abortivmasern* zu verwenden. Dieses Moment und das Ausbleiben der Drüsenschwellungen gestatten die Abtrennung von *Röteln* und das Fehlen von Scharlachangina und -enanthem die Differentialdiagnose gegenüber *Scharlach*, an den das blasse Munddreieck und das intensive Rot des Gesichtsausschlages auf den ersten Blick gar nicht so selten denken lassen. Die *multiformen, exsudativen Erytheme*, die im Verlauf akuter oder chronischer Infektionskrankheiten, aber auch bei Überempfindlichkeitsreaktionen gegen unbelebte Antigene auftreten und ebenfalls die Extremitätenstreckseiten bevorzugen, befallen vor allem Hand- und Fußrücken, die beim Erythema infectiosum meist frei bleiben.

Nach den Masern, den Röteln und dem Erythema infectiosum, die mit Sicherheit als spezifische Erkrankungen voneinander abgegrenzt werden können, sind noch andere, mit groß- oder kleinfleckigen Exanthemen einhergehende Symptomenkomplexe als Krankheiten sui generis beschrieben worden (*4. Krankheit, Exanthema subitum* und andere). Aller Wahrscheinlichkeit nach handelt es sich um atypische Masern-, Röteln-, Erythema infectiosum-, Scharlach-, Grippe- oder allergische Exantheme.

IV. Pocken (Variola).

Unter Pocken wird eine akute Infektionskrankheit verstanden, die durch ein spezifisches Virus hervorgerufen wird und bei der nach einer 11- bis 13tägigen Inkubation und einem unspezifisch aussehenden 3tägigen fieberhaften

Prodromalstadium, während eines typischen Temperaturabfalls, ein nach Beschaffenheit und Verteilung charakteristischer, papulo-vesiculöser Ausschlag auf Haut und Schleimhäuten auftritt.

Die Pocken sind neben der Tuberkulose eine der ältesten Seuchen des Menschengeschlechtes. Als erste einwandfrei beschriebene Pockenepidemie gilt die im Jahre 570 nach Chr. unter dem abessinischen Belagerungsheer vor Mekka beobachtete. Im 6. Jahrhundert sind die Pocken anscheinend auch an der europäischen Mittelmeerküste aufgetreten, aber erst im 16. Jahrhundert nach Deutschland gelangt. Nach Amerika wurden sie 1517 eingeschleppt. Im fernen Osten scheinen sie von jeher heimisch gewesen zu sein.

Ebenso wie das von den Masern beschrieben wurde, beherbergt der Kranke das **Pockenvirus** zu Beginn seiner Ansteckungsfähigkeit in den Sekreten seiner oberen Schleimhäute. Aller Wahrscheinlichkeit nach ist das schon vor Beginn des Prodromalfiebers, am Ende der Inkubation der Fall. Die Verbreitung geschieht wie bei den Masern durch *Tröpfcheninfektion*. Ebenso wie dort tritt der Krankheitserreger nur kurze Zeit vor und nach Exanthembeginn im Blute auf. Darüber hinaus ist er aber in den flüssigen und festen Bestandteilen der Haut- und Schleimhautpusteln enthalten und kann in solchen eingetrockneten Substraten jahrelang außerhalb des menschlichen Organismus seine Lebens- und Infektionstüchtigkeit bewahren. Neben der direkten Tröpfcheninfektion werden also indirekte Übertragungen durch *Kontakt* mit Gebrauchsgegenständen eine gewisse Rolle spielen. *Der Pockenkranke* ist bis zur Abstoßung der eingetrockneten Pusteln, also etwa *5—6 Wochen lang, als infektiös* zu betrachten, während das bei Masernkranken nur 8—10 Tage lang der Fall ist.

Im Gegensatz zum Masernvirus ist die Gegenwart von *Pocken- und Vaccineerregern leicht nachweisbar*, weil sie für eine Reihe von Tieren (Rind, Schaf, Meerschwein, Kaninchen) pathogen sind und an der Inokulationsstelle spezifische Reaktionen hervorrufen. Werden lebende Pocken- oder Vaccineerreger *in die Haut* empfänglicher Menschen inokuliert, so entstehen an den Impfstellen charakteristische, *septdurchzogene, mehrkammerige, gedellte Bläschen*, die von *entzündlichen Höfen* umgeben sind und eine *klare, seröse, später durch Leukocyteneinwanderung getrübte Flüssigkeit enthalten*. Sicherer als durch das makro- und mikroskopische Bild der Hautpusteln ist das *Virus* durch eine spezifische *Reaktion* in der *Kaninchencornea* nachweisbar, die darüber hinaus eine Differentialdiagnose zwischen Pocken und Windpocken gestattet. Wird pocken- und vaccinehaltiges Material in flache, gröbere Hornhautverletzungen vermeidende Schnitte eingetragen, so treten schon nach 48—72 Stunden *makroskopisch* oder bei Lupenvergrößerung sichtbare *weiße Pünktchen* oder *Knötchen* auf, in denen an frischen, unfixierten Präparaten *mikroskopisch* hellglänzende runde, ovale oder sichelförmige Gebilde in der Nähe der Epithelkerne nachweisbar sind (GUARNIERIsche *Körperchen*). In fixierten Präparaten färben sich diese Gebilde lebhaft mit Kernfarben und sind von einem hellen Protoplasmahof umgeben. Ihre Größe schwankt zwischen gerade sichtbaren Teilchen und einem halben Kernvolumen. Wenn die Art eines Exanthems, seine Verbreitung und das allgemeine klinische Bild keine einwandfreie Diagnose gestatten, so kann das durch die Verimpfung von Blaseninhalt oder Nasen-Rachensekreten mit Sicherheit durch den Ausfall der beschriebenen Reaktion geschehen. GUARNIERIsche Körperchen werden nur von Pockenerregern produziert. Sie stellen nicht das Virus selbst dar, das durch bakteriendichte Filter passiert und unsichtbar ist, sondern Reaktionsprodukte zwischen ihm und der Zelle. Werden in der beschriebenen Weise mit Pockenvirus *beimpfte Kaninchenhornhäute* nach 36—48 Stunden *in Sublimatalkohol* gebracht, so heben sich schon *makroskopisch erkennbar die Infektionsherde* durch ihre weiße opake *Verfärbung* deutlich von der ungeschädigten Cornea ab. Mit dieser einfachen Methode von PAUL gelingt auch die *Differentialdiagnose zwischen Pocken und Windpocken* innerhalb der angegebenen Zeit mit Sicherheit, da mit Windpockenmaterial beimpfte Hornhautschnitte an diesem Zeitpunkt schon wieder abgeheilt sind. In Kaninchenhoden vermehrt sich das Virus so gut, daß sonst nicht nachweisbare Virusmengen durch Injektion in dieses Organ und mehrere Hodenpassagen nachgewiesen werden können. Das Virus ist in vitro in Gewebskulturen und auf der Allantois des befruchteten Hühnereies gezüchtet worden. Morphologisch hat es PASCHEN im Jahre 1906 durch eine Anfärbung sichtbar gemacht.

Pocken- und Masernvirus gleichen sich darin, daß sie größere Entfernungen überbrücken können als Bacillen und Bakterien, daß sie durch Tröpfcheninfektion verbreitet werden und für nichtimmune Menschen jedes Lebensalters

absolut pathogen sind. Ebenso wie bei allen anderen Zivilisationsseuchen, den
Masern, dem Scharlach, den Windpocken, der Diphtherie, der Tuberkulose
und dem Keuchhusten dienen die oberen Respirationsschleimhäute als Eintrittspforte der Krankheitserreger.

Symptome. Der Infektion folgt eine 11—13tägige symptomlose **Inkubation,**
an deren Ende der Infizierte ansteckend wird. Plötzlich und so deutlich, daß
dieser Zeitpunkt meist genau im Gedächtnis bleibt, beginnen dann die Prodromi
mit einem steilen und hohen Temperaturanstieg (40° und höher), mehr oder
weniger ausgeprägten Schüttelfrösten und einem starken Krankheits- und
Schwächegefühl. Es entwickelt sich eine leichte Pharyngitis, in manchen Fällen
eine Rhinitis, gelegentlich daneben eine Conjunctivitis. Das *charakteristische
Symptom* dieser Krankheitsperiode ist aber ein auffallend *starker,* in der Lendengegend bis zum Kreuzbein lokalisierter *Kreuzschmerz,* der in dieser Stärke und
Regelmäßigkeit bei keiner anderen Infektionskrankheit beobachtet wird. Dieses
Krankheitsstadium, dessen Spezifität ebenso wie die der Masernprodromi nicht
ohne weiteres erkennbar ist, dauert mit großer Regelmäßigkeit 3, selten 2 oder
4 Tage. Es wird ebenso wie dort *Prodromal- oder Initialstadium* genannt.
Häufiger als bei den Masernprodromi treten *Vorexantheme* auf, die morbilliform, roseolenähnlich oder *petechial* sein können. Die ersteren verschwinden
rasch wieder, während der letzte Typ, der meist im Oberschenkel- oder Armdreieck *lokalisiert* ist, bis weit in die nächste Krankheitsperiode hinein sichtbar
bleibt und *für Pockenprodromi pathognomonisch* ist.

Als der einzigen bei uns vorkommenden exanthematischen Infektionskrankheit tritt bei den Pocken das *Exanthem während eines 2—3tägigen Temperaturabfalls* auf, der bis zur Entfieberung gehen kann. Bei sehr schweren oder schon
während der Prodromalzeit komplizierten Fällen kann diese Erscheinung allerdings nur angedeutet sein.

Am Ende des dritten Prodromaltages schießen auf den Schleimhäuten des
Mundes und Nasenrachenraumes und auf der Haut des Gesichtes *stecknadelkopfgroße, blaßrote, leicht erhabene Flecken* auf, denen nach Stundenfrist ein
gleichartiger Ausschlag auf Brust und Rücken und während der folgenden
24 Stunden an den Extremitäten folgt. Das **Enanthem** ist am dichtesten am
weichen Gaumen. Später erscheint es auf den Schleimhäuten des Larynx, der
Trachea, der Zunge, des Ösophagus, der Vulva, der Vagina, der Urethra und
des Rectums. Die *Flecken auf der Haut wachsen* und verwandeln sich in etwa
5 Tagen zunächst unter Zunahme ihrer entzündlichen Rötung *zu Knötchen
mit konischen Spitzen,* aus denen sich *perlmutterähnliche Bläschen* und schließlich *die charakteristischen gedellten, mehrkammerigen, erbsengroßen Pockenblasen*
entwickeln. Das Exanthem ist ebenso wie bei den Masern im Gesicht am dichtesten und wird distalwärts spärlicher. Die Schleimhautflecke entwickeln sich
wie die der Haut bis zu weißlichgrauen Bläschen. In diesem Stadium wird jedoch
ihre Entwicklung unterbrochen, weil sie ihre dünnen Epitheldecken verlieren,
infolgedessen Erosionen entstehen und die volle Ausbildung von Pockenblasen
ausbleibt. An Handtellern und Fußsohlen überragen die Bläschen wegen der
Dicke und Unnachgiebigkeit der Epidermis das Hautniveau nicht oder nur sehr
wenig und sind als opake graue Flecke sichtbar.

Die Bläschenbildung auf der Haut, vor allem aber ihr Zerfall und die Geschwürsbildung auf den Schleimhäuten gehen mit mehr oder weniger starken
subjektiven lokalen Beschwerden einher: Brennen, vermehrter Speichelfluß,
Schluckbeschwerden, Schmerzen bei der Nahrungsaufnahme, Heiserkeit. *Je
weiter sich aber Exanthem und Enanthem ausbreiten, um so mehr verschwinden
die Allgemeinerscheinungen* wie das Fieber, das Kopfweh, der Kreuzschmerz

und das starke initiale Schwächegefühl. Am 5.—6. Tage nach Exanthembeginn ist die Eruptionsperiode beendet.

Am 8.—9. Krankheitstage beginnt sich der Bläscheninhalt in der gleichen Reihenfolge, in der die Pocken erschienen, durch Leukocyteneinwanderung zu trüben *(Suppurationsperiode)*. Damit setzt die *zweite Fieberperiode* ein. Die Pocken verlieren vielfach wegen ihrer pralleren Füllung die Dellung und umgeben sich mit einer entzündlichen Röte und Schwellung, die an den Stellen des Körpers, wo die Bläschen sehr dicht stehen, zu starken ödematösen Durchtränkungen führen. Diese *Vereiterung der Pocken und ihre Folgen* geben Anlaß zu einer Reihe von *Lokal- und Allgemeinreaktionen, von denen das weitere Krankheitsbild im wesentlichen bestimmt wird.* Besonders charakteristisch für echte Pocken ist, daß sowohl in der Eruptions- als in der Suppurationsperiode die verschiedenen Effloreszenzen stets das gleiche Entwicklungsstadium zeigen und nicht, wie bei den Windpocken und der Variolois, gedellte Pockenbläschen mit klarem Inhalt neben vereiterten oder gar frische Eruptionen neben eintrocknenden Bläschen stehen.

Besonders starke Schmerzen verursacht das *entzündliche Ödem*, wo Pocken in dichter Aussaat in Geweben liegen, die straff an ihren Unterlagen befestigt sind (Finger, Zehen, Handteller, Fußsohlen, Kopfschwarte). Aber auch das Gesichtsödem, das zu starken Verunstaltungen führt, verursacht durch Verlegung der Nasenatmung, durch Lippenschwellungen, die das Sprechen und einen physiologischen Mundschluß behindern und durch starke Lidödeme ganz beträchtliche Beschwerden, die sich noch steigern, wenn die Bläschen infolge zu starker Füllung oder mechanischer Insulte platzen. Subjektiv beschwerlicher und objektiv gefährlicher ist die *Suppuration der Schleimhautpocken*. Das entzündliche Ödem kann nicht nur im Rachen zu starken Schluckbeschwerden und im Larynx zu Aphonie und Stenose führen, an beiden Stellen entstehen durch Superinfektion der zerfallenden Pocken gar nicht so selten tiefgreifende Geschwüre und Abscesse, die im Kehlkopf zu Zerstörungen des knorpeligen Gerüstes und zu akuten Glottisödemen führen. Die Zunge schwillt manchmal so stark an, daß Sprechen und Nahrungsaufnahme unmöglich werden. Die Vereiterung von *Rectum- und Urethrapocken* führt zu schmerzhaften Entleerungen und häufig zu Verhaltungen, bei *Vaginalpocken* zu beträchtlichem Ausfluß.

Die Intensität der Allgemeinerscheinungen während der Suppurationsperiode geht bei unkomplizierten Pocken der Dichte des Exanthems parallel. Mit dem Beginn der Bläschentrübung steigt die Temperatur allmählich auf 39—40° und mehr an, während die durch die entzündlichen Ödeme hervorgerufenen Schmerzen, wahrscheinlich aber auch spezifische *Vergiftungszustände des Zentralnervensystems* Schlaflosigkeit, beträchtliche Unruhe und relativ häufig Delirien hervorrufen.

Nach dem 3—4tägigen Suppurationsstadium, also am 11.—12. Krankheitstag, beginnen die Pocken in der gleichen Reihenfolge einzutrocknen, in der sie erschienen und vereiterten *(stadium exsiccationis)*. Die Sekrete der eröffneten Bläschen werden dick und klebrig, die uneröffneten trocknen ein. Mit den entzündlichen Ödemen schwinden die oben geschilderten Lokalbeschwerden, und die Allgemeinerscheinungen, das Fieber und die Erregungszustände gehen zurück. *Am 14.—15. Krankheitstage* erfolgt bei *unkomplizierten Pocken* die *endgültige Entfieberung.* Bis aber die eingetrockneten Sekrete und Borken abgestoßen und die Narben überhäutet sind, vergehen noch 10—12 Tage. Zuletzt geschieht das an den Handtellern und Fußsohlen, wo sie innerhalb der verhornten Epidermis liegen. Je nachdem die Pocken bis in den Papillarkörper hineingereicht und dort Einschmelzungsvorgänge hervorgerufen haben oder nicht, entsteht nach der Abstoßung der Pockenborke ein pigmentierter Fleck, der nach einiger Zeit restlos verschwindet, während *lebenslang eine weiße Narbe* dort zurückbleibt, *wo es zu eitrigen Einschmelzungsvorgängen des Papillarkörpers* gekommen ist.

Bis zur vollen Genesung von unkomplizierten, echten Pocken vergehen 4—6 Wochen.

Während bei den Masern die unkomplizierte Erkrankung bei normal Konstituierten an verschiedenen Orten und Zeiten außerordentlich gleichartig ist, toxische Masern relativ selten sind und besonders leichte, meistens während des allmählichen Schwindens der von der Mutter überkommenen passiven Immunität auftreten, kommen *bei den Pocken öfters* von dem geschilderten klassischen Krankheitsbild *abweichende Reaktionen* zur Beobachtung. Die Virulenz des Pockenvirus ist, wie das die hohe Letalität der Krankheit in der jüngeren und älteren Vergangenheit und die neuerdings in England, Holland und der Schweiz auftretenden, *Alastrim* genannten, milden Pocken zeigen, viel größeren Schwankungen unterworfen als die des Masernerregers. Als besonders schwere Pockenform sind die *Variola confluens* und *Variola haemorrhagica* bekannt.

Unter *Variola confluens* werden Pocken mit einer so dichten Aussaat von Bläschen verstanden, daß sie sich gegenseitig in ihrer Entwicklung hemmen, zusammenfließen und bei der Suppuration zur Bildung eines besonders mächtigen entzündlichen Ödems und großer zusammenhängender Eiterblasen führen. Den ungewöhnlich schweren Lokalerscheinungen gehen entsprechend größere subjektive Beschwerden, stärkere Allgemeinreaktionen und eine wesentlich höhere Disposition zu gefährlichen Komplikationen parallel, von denen die hohe Letalität der Variola confluens bestimmt wird.

Noch maligner sind *hämorrhagische Pocken*, die in der Regel tödlich enden und, je nachdem die Blutungen in der Eruptionsperiode oder Suppurationsperiode auftreten, *Purpura variolosa* oder *Variola pustulosa haemorrhagica* genannt werden. Die erstere Form führt in wenigen Tagen zum Tode, während der Verlauf bei der zweiten protrahierter ist. Bei der Purpura variolosa tritt das Exanthem nach verkürzten Inkubationszeiten nicht als mehr oder weniger dicht stehender fleckiger Ausschlag, sondern als kontinuierliche scharlachartige Rötung auf, in die hinein bald Hautblutungen aller Art erfolgen. Gleichzeitig pflegen starke Blutungen auf den Schleimhäuten des Mundes, der Nase und des Respirations- und Intestinaltraktes aufzutreten. Urin und Stuhl werden bluthaltig, in Nasopharynx und Rachen kommt es zu fetidem Zerfall der Blutgerinnsel, und die Kranken sterben an Herzschwäche, bevor überhaupt eine Ausbildung von Pockenbläschen möglich ist. Bei der häufigeren Variola pustulosa haemorrhagica treten die Blutungen erst im Suppurationsstadium auf und erfolgen zum Teil in die Bläschen hinein *(schwarze Blattern)*, zum Teil in die Schleimhäute unter den gleichen klinischen Erscheinungen wie bei der Purpura variolosa.

Besonders leichte Pocken können aus endogenen (allergische Reaktion) und exogenen Gründen (Variation des Virus) auftreten. Für die erste, **Variolois** genannte Pockenform der Geimpften ist charakteristisch, daß *die Leukocyteneinwanderung in die Pockenbläschen durchweg in geringerem Maße stattfindet als bei Variola vera, die Suppuration nicht zu tiefgreifenden, den Papillarkörper in Mitleidenschaft ziehenden Eiterungen führt und infolgedessen die starken Lokal- und Allgemeinerscheinungen ausbleiben.* In der Regel *fällt* deshalb auch das *zweite Fieberstadium aus*, und die Krankheit erschöpft sich nach einer normalen Inkubation in einem normalen Eruptionsfieber, das einen in seiner Verteilung,

Dichte und seinem Entwicklungstempo atypischen Ausschlag auf Haut und Schleimhäuten begleitet. Der während der Eruption ebenso wie bei der Variola vera eintretende Temperaturabfall bedeutet die endgültige Entfieberung. Bei der Variolois beobachtet man, was bei echten Pocken nie vorkommt, daß Pocken der verschiedenen Entwicklungsstadien, rote Flecken, Papeln und eintrocknende Bläschen nebeneinander liegen.

Von der oberschwelligen und als spezifisch erkennbaren Variolois bis zu Pocken ohne Exanthem und leichtesten Fieberreaktionen ohne sonstige Erscheinungen, deren Spezifität durch ihr spezifisches Ansteckungsvermögen erkennbar ist, gibt es ebenso wie bei den Morbilloiden sämtliche Übergänge. Übrigens treten varioloisähnliche Krankheitsbilder gelegentlich auch während normaler Epidemien bei nicht Geimpften auf, wobei allerdings unklar bleibt, ob es sich um besonders Konstitutionierte oder um Menschen handelt, die echte Abortivpocken durchgemacht haben.

Häufig sind aber auch Pockenepidemien beobachtet worden, bei denen das Gros der Fälle einen abnorm leichten Verlauf zeigte, so daß eine Virulenzänderung des Virus angenommen werden muß. In den letzten Jahren ist in Holland, England und der Schweiz eine Pockenform aufgetreten (Alastrim), die schon vorher in Afrika und Mittelamerika bekannt war und bei der, ebenso wie bei der Variolois, das Suppurationsfieber ausbleibt und die Letalität außerordentlich gering ist.

Epi- und Endemiologie, Pathogenese und Immunitätsmechanismen sind bei Pocken und Masern im Prinzip gleich.

Da das Pockenvirus außerhalb des menschlichen Organismus lebensfähig bleibt, kompliziert sich der bei den Masern wegen der Hinfälligkeit des Erregers allein in Betracht kommende und besonders durchsichtige Verbreitungsmodus der Tröpfcheninfektion von Mensch zu Mensch insofern, als auch Infektionen durch Gebrauchsgegenstände und gesunde Zwischenträger möglich sind, an deren Kleidern oder Händen das Virus haftet. Zimmer und Gebrauchsgegenstände von Pockenkranken müssen infolgedessen desinfiziert werden. Die Tatsache aber, daß der Pocken- ebenso wie der Masernkranke ansteckungsfähig ist, bevor er bettlägerig und als spezifisch krank erkennbar wird, und der Umstand, daß die Übertragung des Erregers ebenfalls durch Tröpfcheninfektion geschieht, würden genügen, die Pocken zu einer unvermeidlichen Zivilisationsseuche zu machen, wie das alle anderen Krankheiten sind, deren Erreger von unbekannten Keimstreuern durch Tröpfcheninfektion verbreitet werden.

Die Pocken hinterlassen ebenso wie die Masern eine lebenslängliche **Immunität**.

Komplikationen. Zu den weiter vorn beschriebenen, durch die Bildung der Pocken und ihre Vereiterung entstehenden Lokalreaktionen auf Haut und Schleimhäuten, den subjektiven Beschwerden durch die entzündlichen Ödeme und den Folgen der Einschmelzungsvorgänge treten häufig Komplikationen hinzu, von denen die Mehrzahl auf eine sekundäre Infektion der durch das Platzen der Pockenblasen eröffneten Haut- und Schleimhautdecken mit Eiterkokken zurückzuführen ist. So kommt es von den Hautpocken aus zu *phlegmonösen oder gangränösen Prozessen, Muskelabscessen* und zur *Sepsis* mit ihren bekannten Wirkungen auf Endo-, Peri- und Myokard, den Gefäßapparat und die Nieren. Von den Schleimhautpocken im Rachen und Larynx können tiefgreifende nekrotische Prozesse ausgehen, die, wie schon weiter vorn gesagt, im Kehlkopf gar nicht selten zur *Knorpelnekrose* führen. Das entzündliche Nasen-Rachenödem führt während der Suppurationsperiode häufig zu einer unspezifischen, eitrigen *Otitis media*. Die *Milz* ist manchmal vergrößert, die

Funktionen des Magen-Darmtraktes meist nicht gestört. Die *Läsionen* des zentralen und peripheren *Nervensystems* sind in der Regel *spezifische*, obwohl natürlich im Rahmen einer Sepsis eitrige Meningitiden oder Gehirnabscesse entstehen können. Die während der Eruptions- und Suppurationsperiode gar nicht seltenen Delirien sind wohl auf toxische Schädigungen, die bei der Variola vera viel häufiger als bei anderen exanthematischen Erkrankungen auftretenden Lähmungen aber auf lokale Einflüsse des Virus selbst zurückzuführen (encephalitische Halbseitenlähmungen und myelitische Lähmung der unteren Extremitäten, aber auch der Sphincteren).

Die schon im Prodromalstadium auftretende und aller Wahrscheinlichkeit nach spezifische Bronchitis kann ebenso wie bei den Morbillen zur unspezifischen *Bronchopneumonie*, zu *Pleuritiden* und *Lungenabscessen* führen. Im *Blute* sinken die Leukocyten während der Prodromalzeit ab, steigen im Eruptionsstadium wieder an und erreichen während der Suppurationsperiode hohe Werte, wobei eine Linksverschiebung der neutrophilen Granulocyten eintritt.

Diagnose. Je nach der Krankheitsperiode und der Frage, ob es sich um einen Geimpften oder Ungeimpften handelt, bietet die Diagnose der Pocken verschiedene Schwierigkeiten. Am wichtigsten ist es natürlich, die Krankheit schon im Prodromalstadium und vor dem Erscheinen des Exanthems zu erkennen. Der abrupte Fieberanstieg, das starke Krankheitsgefühl und die Kreuzschmerzen machen Masernprodromi unwahrscheinlich, an die wegen der Bronchitis, Nasopharyngitis und der gelegentlichen Conjunctivitis gedacht werden könnte. *Pathognomonisch* für echte Pocken sind während dieser Zeit die *hämorrhagischen Vorexantheme im Schenkel- oder Oberarmdreieck*, die aber nur bei einem geringen Prozentsatz der Fälle erscheinen. Am Ende der Prodromalperiode und bei dem Beginn der Eruption ist der *Temperaturabfall mit kommendem Exanthem und Enanthem*, der bei keiner anderen exanthematischen Erkrankung beobachtet wird, ein zuverlässiger Hinweis auf den Charakter der vorliegenden Erkrankung. Dem Hautausschlag gehen sehr häufig Pocken auf dem weichen Gaumen voraus, die zusammen mit den geschilderten Symptomen bei Exanthembeginn die Diagnose sichern. Der scharlachähnliche Ausschlag bei der Purpura variolosa kann neben dem abweichenden Rachenbefund durch den negativen Löschversuch (s. dazu S. 202) vom echten Scharlach abgetrennt werden.

Ist das Exanthem erschienen und sind die Pockenbläschen gebildet, so sind bei der Variola vera die diagnostischen Schwierigkeiten vorbei, und *bei der Variolois* der Geimpften ist die Frage zu *entscheiden, ob es sich um Pocken oder Windpocken* handelt. Durch die S. 143 geschilderte PAULsche Methode kann die Differentialdiagnose mit Sicherheit gestellt werden. Von vornherein macht aber der Temperaturabfall mit kommendem Exanthem Windpocken unwahrscheinlich, weil bei ihnen das Gegenteil der Fall ist. Windpocken und Variolois können sich aber so sehr gleichen, daß ohne den biologischen Versuch nicht auszukommen ist, der neben dem PAULschen auch durch Überempfindlichkeitsreaktionen angestellt werden kann (KNÖPFELMACHER und TICCLE).

Therapie. Eine spezifische Behandlung der Pocken gibt es nicht. Die Vaccination nach dem Ausbruch der Krankheit hat ebenso versagt wie die Rekonvaleszentenserum-Behandlung. Die rein symptomatischen Maßnahmen müssen zunächst vor allem darauf gerichtet sein, durch Reinhaltung der Haut und Schleimhäute *Superinfektionen* der eröffneten Pocken und durch entsprechende Lagerung (Wasserkissen) und Pflege, *Beschädigungen der ödematös geschwollenen und durchtränkten Körperpartien zu vermeiden*. Neben einer sorgsamen *Mundpflege* soll von älteren Kindern mit milden Adstringentien (essigsaure Tonerde) oder mit Wasserstoffsuperoxyd gegurgelt werden. Gegen den *Juckreiz* der Haut sind Glycerin- oder Kaliumpermanganatpinselungen (10%) zu empfehlen. Im Eintrocknungsstadium muß die *Lösung der Borken* durch häufige Bäder beschleunigt werden. Bei jungen Kindern ist das Abkratzen der Borken durch das Anlegen von Papp- oder Celluloidmanschetten zu verhindern. Sulfonamide und Penicillin sind gegen das Pockenvirus unwirksam. Es ist aber anzuraten, mit dem Erscheinen der Pockenblasen Sulfonamide oder Penicillin zu geben, um die Streptokokkeninvasion und ihre Komplikationen zu verhüten.

Prognose. Die Prognose der beiden Formen hämorrhagischer Pocken ist infaust, die der Variola vera starken Schwankungen unterworfen. Sie hängt vom Alter, dem genuis epidemicus und der Konstitution der Erkrankten ab. *Für Säuglinge und junge Kleinkinder* ist die *Variola vera fast immer tödlich* und für Schulkinder immer noch außerordentlich gefährlich. Bei den deutschen Pockenfällen der Jahre 1871—74 betrug die *Letalität* bei Kindern bis zu 10 Jahren 58%, bei den Fällen der Jahre 1906—1908 unter ungeimpften Erwachsenen 38,4% und bei dem Aufflammen der japanischen Endemie im Jahre 1909 im Durchschnitt 45,8%. Diesen Zahlen stehen die der jetzigen europäischen Pocken (Alastrim) in der Schweiz, Holland und England gegenüber, wo die Letalität der Jahre 1921—26 beispielsweise in den deutsch-schweizerischen Kantonen 0,27% betrug. Eklatant ist der *Einfluß einer vorhergegangenen Impfung auf den Krankheitsverlauf.* Während wie oben gesagt bei den deutschen Pockenfällen 1906—1908 die Letalität der Ungeimpften 38,4% betrug, war sie bei einmal Geimpften 10,7% und bei Revaccinierten 6,48%. Der japanischen Durchschnittsletalität Ungeimpfter von 45,8% entsprach eine Sterblichkeit von 7,2% bei Geimpften.

Auch die heutige Medizin steht der Pockenerkrankung machtlos gegenüber, und die bekannten Berechnungen KIRCHNERs, daß Deutschland mit seinen damals 64 Millionen Menschen jährlich etwa 160000 an Pocken verlieren müßte, wenn man die Beteiligung der Pocken an der Gesamtsterblichkeit (10—12%) aus der Vergangenheit zugrunde legt, bestehen durchaus zu Recht. Daß aber de facto nur jährlich 30—40 Menschen an Blattern zugrunde gehen, illustriert den Nutzen der JENNERschen *Pockenschutzimpfung* und der staatlichen Impforganisation, gegen die bisher keine irgendwie stichhaltigen Argumente vorgebracht wurden.

V. Pocken-Schutzimpfung (Vaccination).

Unter Pockenschutzimpfung wird eine willkürliche, in der Regel dermale Infektion mit Pockenvirus verstanden, das durch Tierpassage verändert und in einen für den Menschen ungefährlichen Keim umgewandelt worden ist, aber seine immunisierenden Eigenschaften gegen echte Pocken bewahrt hat.

Die hohe Zahl der Pockenopfer, die Fruchtlosigkeit aller Versuche, die Ausbreitung der Krankheit mit solchen Mitteln zu verhüten, die sich anderen Seuchen gegenüber als wirksam erwiesen hatten, und die Aussichtslosigkeit, als einzelner einer Krankheit zu entgehen, deren Letalität unter gewissen Umständen 40—50% betrug, mußte zwangsläufig die allgemeine Aufmerksamkeit auf dieses Problem lenken und den menschlichen Erfindungsgeist anspornen. Wegen des Allgemeininteresses an dieser Frage sind wohl auch *die entscheidenden, zu den beiden Pockenschutzmethoden führenden Beobachtungen an mehreren Orten unabhängig voneinander gemacht worden.* Als Entdecker und Erfinder der Methoden sind dann die in die Geschichte eingegangen, die sie dem breiteren ärztlichen und Laienpublikum bekannt gemacht haben. Das gilt für das erste Verfahren, die *Variolation*, die von dem griechischen Arzte Timoni und der Frau des englischen Gesandten in Konstantinopel Lady Worthley Montagu 1721, und für die *Vaccination*, die 1796 durch Jenner der Öffentlichkeit bekannt gemacht wurde.

Die an den verschiedenen Stellen der Erde und wahrscheinlich schon seit uralten Zeiten gebrauchte *Variolation* (China, Afrika, Kaukasien), wurde von Timoni in einer wissenschaftlichen Veröffentlichung beschrieben und auf Empfehlung der Lady Worthley Montagu in England und dann in West- und Mitteleuropa eingeführt. *Unter* **Variolation** *wird eine Einimpfung von echtem Pockenvirus aus frischen oder eingetrockneten Menschenpocken in die Haut verstanden, die, von seltenen Ausnahmen abgesehen, nur zur Bildung von Blattern an der Impfstelle, zu einem aus wenigen Bläschen bestehenden Pockenausschlag in der Umgebung der Impfstellen und zu entsprechend leichten Allgemeinerscheinungen führt, die vor echten Pocken schützen.* Warum die Umgehung der natürlichen Eintrittspforte des Virus, der oberen Schleimhäute, ein völlig abgewandeltes und abgemildertes Krankheitsbild hervorruft, ist unbekannt.

Die *Variolation* wurde in Europa *mit einem Enthusiasmus aufgenommen,* wie kein anderes ärztliches Verfahren vor oder nach ihr. Weil die Methode bald in die Hände von Nichtärzten geriet und dadurch eine Reihe von Unzuträglichkeiten entstand, aber auch wegen der in ihr selbst liegenden Mängel, war dieser Enthusiasmus nicht von Bestand. Man lief Gefahr, bei der Variolation mit Lues oder Erysipel infiziert zu werden, und außerdem bestand *die Möglichkeit, daß die Variolation mißglückte* und anstatt einer harmlosen Impferkrankung tödliche Pocken übertragen wurden, wie das ab und zu beobachtet wurde. Schwerwiegender war aber der *Nachteil,* daß leicht- oder subjektiv überhaupt *nichtkranke Variolierte hochinfektiös* waren, andere Menschen mit echten tödlichen Pocken infizierten und so zur Verbreitung der Krankheit wesentlich beitrugen. Aus diesem Grunde wurde die Variolation an manchen Orten von Staats wegen verboten, aber unter dem Druck maligne verlaufender Krankheitshäufungen immer wieder zu ihr zurückgekehrt. In Deutschland ist sie trotz der Empfehlung durch *Goethe* und *Friedrich den Großen* nie populär geworden. Ihre Zeit war aber endgültig vorbei, als Jenner im Jahre 1796 die in England, Deutschland und sicher auch an anderen Stellen von Viehzüchtern gemachte Beobachtung wissenschaftlich bestätigte und der ärztlichen Welt mitteilte, daß eine willkürliche oder spontane Infektion des Menschen mit Kuhpocken vor der echten Pockenerkrankung schützt. Es war beobachtet worden, daß Pockenrekonvaleszenten beim Melken Kühe infizieren können, daß in diesem Falle am Euter ein Bläschenausschlag entsteht, der den menschlichen Pockenblasen außerordentlich ähnlich sieht, daß dieser Bläschenausschlag von Tier zu Tier übertragbar ist und gelegentlich ganze Herden durchseucht werden, daß solche Kuhpocken wieder auf Menschen übergehen können, daß dann ebenso wie beim Rind nur lokale Pusteln auftreten und daß solche mit Kuhpocken infiziert gewesene Menschen scheinbar gegen Menschenpocken gefeit sind. Bevor Jenner daran ging, diesen Volksglauben experimentell auf seine Stichhaltigkeit zu prüfen, waren schon von Laien Versuche mit positiven Ergebnissen angestellt worden (Pächter Jesty in Westminster, Lehrer Plett bei Kiel). Jenner war der erste Arzt, der mit wissenschaftlichen Methoden nachwies, daß der alte Volksglaube auf richtigen Beobachtungen beruhte. Er entdeckte bei seinen Untersuchungen über die *Vaccination* außerdem, daß *Menschenpocken,* wenn sie *aufs Tier übertragen* und dann auf den *Menschen zurückgeimpft* werden, eine *Wesensveränderung in dem Sinne erlitten* haben, daß sie nun auch bei praktisch unendlich vielen Verimpfungen von Mensch zu Mensch *nicht wieder in ihre Bösartigkeit zurückfallen*, sondern ihren harmlosen Charakter bewahren. Dieser Umstand vor allem verlieh der Vaccination ihre große Bedeutung und gestattete ihre generelle Anwendung. *Bei der Variolation war dagegen das Virus zwar wegen der Art seines Eindringens* in den Organismus *für den Impfling selbst harmlos, für empfängliche Menschen* in seiner Umgebung aber *hoch virulent.* Die *durch eine Tierpassage* hervorgerufene, *bleibende Wesensänderung des Pockenvirus* ist es, von der die Ausrottung der Krankheit ermöglicht wurde, wie sie heute in den Ländern mit Impfzwang gelungen ist.

Für die Gewinnung größerer Mengen von Impfstoff, wie sie für die Durchimpfung breiter Bevölkerungsschichten benötigt werden, reicht die von JENNER inaugurierte und bis in das 6. und 7. Jahrzehnt des 19. Jahrhunderts gebrauchte Methode der Weiterverimpfung von Mensch zu Mensch nicht aus. Außerdem brachte sie die Gefahr einer unfreiwilligen Übertragung von Lues, Tuberkulose usw. mit sich. Da es noch nicht gelungen ist, das Kuhpockenvirus in ausreichenden Mengen und in gleichbleibender Virulenz auf künstlichen Nährböden zu züchten, während sein Verhalten im tierischen Organismus eingehend erforscht ist, wird es allgemein in der Haut empfänglicher Tiere zur Vermehrung gebracht (Rind, Kaninchen). Dabei muß ein Virusstamm nach einer bestimmten Anzahl von Tierpassagen wieder durch den menschlichen Organismus geschickt werden, damit seine Virulenz erhalten bleibt. Tierpassage allein führt ebenso wie die dauernde Abimpfung von Mensch zu Mensch schließlich zu einer Degeneration des Virus. Da bei dieser Art der Viruszüchtung und -gewinnung verständlicherweise das Vaccinevirus und die auf der Haut des Impftieres lebenden und unter Umständen menschenpathogenen Keime zunächst nicht voneinander getrennt werden können, muß das nach der Gewinnung des Pustelmaterials geschehen. Die *Lymphe* wird dazu mit *Glycerin* versetzt, das pathogene Bacillen und Bakterien eher schädigt als das Virus und sie nach 4—6wöchentlicher Lagerung abtötet, ohne den Wert des Impfstoffes zu verringern. Die Lymphe wird trotzdem als Impfstoff für Menschen erst dann freigegeben, wenn durch bakteriologische Untersuchungen sichergestellt ist, daß sie weder Tetanuskeime noch Streptokokken enthält und daß ihr Gehalt an apathogenen Keimen ein bestimmtes Minimum nicht überschreitet. Außerdem muß die Sektion des Impftieres seine Freiheit von Tuberkulose und anderen Krankheiten bestätigt haben, bevor der von ihm gewonnene Impfstoff für Menschen gebraucht werden darf. Durch die Züchtung von Vaccinevirus im Hoden oder Gehirn von Kaninchen kann eine von vornherein bacillen- und bakterienfreie Lymphe gewonnen werden. Diese Verfahren haben sich aber praktisch nicht durchsetzen können, weil dabei unvorteilhafte Veränderungen im Charakter der Dermovaccine auftreten.

Nach JENNERS Veröffentlichungen wurde die Vaccination rasch in Europa eingeführt. Man hegte die Hoffnung, mit ihr nicht nur die Zahl der Pockenopfer ganz wesentlich zu verringern, sondern die Krankheit überhaupt auszurotten. *In Bayern, als dem ersten deutschen Staat*, wurde schon 1807 ein *Impfgesetz* erlassen, das den Impfzwang für jedes Kind aussprach. Auf den Enthusiasmus zu Beginn des 19. Jahrhunderts folgten aber in seinem 2. und 3. Dezennium so bedenkliche *Rückschläge*, daß der praktische Wert der Vaccination in Frage gestellt schien. Die erste *Enttäuschung* war die, *daß* entgegen JENNERS Meinung eine *Kuhpockenimpfung nicht lebenslang vor Pocken schützt.* Als zu Beginn des Jahrhunderts Geimpfte im 2. und 3. Jahrzehnt an Variolois zu erkranken begannen, wurde diese Krankheitsform zunächst als eine Krankheit sui generis aufgefaßt, bis man sich von ihrer Wesensgleichheit mit echten Pocken überzeugen mußte. Für die Wiederimpfung, die nach dem Erkennen der Situation verlangt wurde, boten sich aber zunächst auch in den Ländern mit Impfzwang keine gesetzlichen Handhaben, obwohl *die Revaccination* in den Armeen der deutschen Staaten *die Möglichkeit, den Erstimpfschutz wieder aufzufrischen und eine langdauernde Immunität hervorzurufen, einwandfrei erwiesen hatte.*

Eine weitere, praktisch und prinzipiell noch schwerere Enttäuschung trat nach dem 2. und 3. Dezennium des 19. Jahrhunderts insofern ein, als *auch Erstimpflinge relativ kurze Zeit nach der Vaccination zu erkranken* begannen.

Daß die dauernde Überimpfung der Vaccine von Mensch zu Mensch zur Degeneration und Einbuße ihrer immunisierenden Fähigkeit führte, war damals
noch nicht bekannt. *Wegen der Unterlassung der Wiederimpfung und der Minderwertigkeit des Impfstoffes wuchs der Anteil der Pockenempfänglichen* in der Bevölkerung wieder so stark an, daß es in den Jahren 1870—1872 zu einem *Aufflammen der europäischen Pandemie kam,* die durch den deutsch-französischen
Krieg wesentlich gefördert wurde. Obwohl aber damals keine, nach den
heutigen Begriffen, vollwertigen Impfstoffe verwandt wurden, illustriert doch
der Verlauf der Pandemie in Ländern mit und ohne Impfzwang, im gut durchgeimpften und revaccinierten deutschen Heer, der schlecht geschützten deutschen Zivilbevölkerung und der ebenfalls mangelhaft vaccinierten und revaccinierten französischen Armee die Vorteile eines Impfschutzes. In Ländern mit
einem Impfzwang für Kinder, wie Bayern, England und Schweden, starben von
100000 Einwohnern 104,5, 102,4, 93,6. In Preußen, Österreich und Belgien, wo
entweder kein Impfzwang bestand oder die Impfvorschriften lax durchgeführt
wurden: 262,37, 314,72 und 416,8. In Städten mit Impfzwang wie München
und London war die Sterblichkeit auf 100000 Einwohner: 88,98 und 242,2;
in schlecht durchgeimpften Städten wie Berlin, Wien und Paris 632,56, 526,89
und 521. In Berlin, wo seit 1865 nur 65% der Lebendgeborenen geimpft worden
waren, fielen 23% der Todesfälle auf das 2.—5. Lebensjahr; im Großherzogtum
Hessen mit seinem Impfzwang nur 3%. In der deutschen Feldarmee erkrankten
4835 = 61,34 auf 10000 Mann, von denen 287 = 3,53% starben. Zur gleichen
Zeit war die Sterblichkeit unter 10000 Einwohnern in München 8,9, in Dresden
32,66, in Berlin 63,26, in Hamburg 107,2. Daß in der deutschen Armee überhaupt Pockenerkrankungen vorkamen, ist darauf zurückzuführen, daß in der
sächsischen und hessischen Armee Militärimpfungen erst seit 1868/69 eingeführt
waren und daß vielfach die jungen Ersatzmannschaften nicht überall durch-
geimpft werden konnten. Die Verluste des schlecht durchgeimpften französischen Heeres wurden von zwei amtlichen französischen Stellen mit 6000 bis
23400 Mann angegeben. Unter der 170000 Mann betragenden französischen
Besatzung von Paris traten 11500 Krankheits- und 1600 Todesfälle = 94,1 auf
10000 Mann auf. Ein wie großer Fortschritt seit dem deutsch-französischen
Krieg durch die Herstellung wirksamer Impfstoffe und eine planmäßige
Impfung und Wiederimpfung der Bevölkerung erreicht ist, zeigt die Tatsache, daß die Pockenverluste der deutschen Millionenarmee im Weltkrieg,
von der große Teile jahrelang in pockendurchseuchten Gegenden lagen, bei
weitem nicht an die des kleinen deutschen Heeres während der Jahre 1870/71
heranreichten.

Die Erfahrung der Jahre 1870—72 veranlaßte das *Deutsche Reich als ersten
Staat,* eine *planmäßige Impfung* und *Wiederimpfung* aller Kinder *auf dem Wege
der Gesetzgebung anzuordnen (Reichsimpfgesetz vom 8. 4. 1874).* Das Impfgesetz
verlangt, daß alle Kinder bis zum Schluß des Kalenderjahres, welches auf ihr
Geburtsjahr folgt, zum ersten und im 12. Lebensjahr zum zweiten Mal geimpft
werden müssen, wenn nicht der Gesundheitszustand im Einzelfall den Eingriff
verbietet.

Erstimpfung. Das *beste Alter für die Erstimpfung* ist der 6.—12. Lebensmonat, die *beste Jahreszeit der Frühling.* Als frühester Termin gilt der 3. Lebensmonat. Brustkinder können ohne Gefahr am frühesten Termin geimpft werden.
Je jünger der Erstimpfling ist, um so geringer sind in der Regel die Impfreaktionen.

Die Impfung wird so vorgenommen, daß nach einer Reinigung der Impfstelle mit Alkohol oder Äther am rechten Oberarm (bei Wiederimpfung **am**

linken) *2 seichte,* nicht blutende, *nur die Epidermis durchtrennende,* etwa $1/2$ cm lange und mindestens 2 cm voneinander entfernte *Impfschnitte* angelegt und mit einer kleinen Menge Lymphe beschickt werden.

Während der ersten 3 Tage sind an den Impfpforten nur traumatische Rötungen zu beobachten. Erst *am 4. Tage* treten spezifische vaccinale Symptome in Erscheinung. Es entstehen *an den Impfstellen Knötchen und Papeln,* die sich am 5. Tage vergrößern, sich mit einem schmalen hyperämischen Saum, *der Aula,* umgeben und Spitzen mit einer abgeflachten Kuppe bekommen. *Am 6. und 7. Tage* reift die Pocke und stellt dann ein linsengroßes, *zentral gedelltes, perlfarbiges, gekammertes und mit einer klaren Flüssigkeit gefülltes Bläschen* dar, das makroskopisch und mikroskopisch einer echten Pocke gleicht. Die Entzündungsreaktion um das Bläschen herum verbreitet sich vom 7. Tage ab. Es bildet sich um die Aula ein mächtiges, in die Unterhaut hineinragendes Infiltrat *(Areola, Area).* Dieses Infiltrat nimmt an Umfang und Intensität noch bis zum 11. und 12. Tage zu. Stehen die Impfschnitte sehr nahe beieinander oder ist die Reaktion eine besonders starke, so fließen die Areae zusammen, und es entsteht am Oberarm ein hochrotes, schmerzhaftes Infiltrat, dessen relativ scharfe Begrenzung häufig den Gedanken an ein Erysipel aufkommen läßt. Die *regionären Lymphdrüsen* in der Axilla zeigen mehr oder weniger deutliche entzündliche Schwellungen, die gelegentlich sehr schmerzhaft sein können. Nach ihrer Reifung, die am 7. Tage eintritt, beginnt die *Suppuration der Pocken* und erreicht *am 10.—11. Tage* ihr Maximum. Zu diesem Zeitpunkt ist der *vaccinale Lokalprozeß auf seinem Höhepunkt.*

Den lokalen gehen *Allgemeinerscheinungen* in Gestalt von Fieber, Unruhe und Appetitlosigkeit parallel. Das Fieber beginnt 7—8 Tage nach der Impfung, wenn die Areabildung einsetzt und erreicht in den folgenden 2—3 Tagen 38—39°, manchmal aber auch 40° und mehr. Je ausgesprochener die Areabildung ist, um so stärker pflegen die Allgemeinerscheinungen zu sein. Nach dem 11. bis 12. Tage beginnt das Stadium der Exsikkation, und die Allgemeinerscheinungen werden ebenso rückläufig wie bei den echten Pocken. Das Sekret der eröffneten Bläschen wird klebrig, die uneröffneten trocknen von der Mitte her ein, und es entstehen gelbliche Borken, die nach 2—3 Wochen spontan abfallen und eine lebenslängliche Narbe hinterlassen.

Der *Symptomenkomplex der Erstvaccination* ist *außerordentlich eintönig;* die angegebenen Zeitintervalle zwischen den einzelnen Abschnitten sind nur geringen Schwankungen (24—36stündige) unterworfen. Bei schwer *anämischen* oder aus irgendeinem anderen Grunde *kachektischen Kindern* bleiben häufig die Areabildung und infolgedessen die Allgemeinerscheinungen aus, während die Bläschen zu einer ungewöhnlichen Größe anwachsen. Andere Anomalien sind eine Verschiebung der Pockenbildung um 8—10 Tage bei einem sonst normalen Verlauf *(schlafende Keime)* oder die Entstehung von *Nebenpocken* in der Umgebung der Impfstelle (durch den Lymphstrom verschleppte Keime), die bei großer Dichte und Nähe mit den Hauptpocken zu einer zusammenhängenden Pustelplatte zusammenfließen und sich durch das Aufschießen immer neuer Nebenpocken beträchtlich vergrößern *(Vaccina serpens).* Bei Erstimpfungen und als ganz seltene Ausnahmen bei Revaccinierten werden 9—14 Tage nach der Impfung gelegentlich *Exantheme* beobachtet, die *morbilli-* oder *scarlatiniformer* oder *urticarieller Natur* sein können. Die geschilderten Abweichungen von dem Normalverlauf der Erstvaccination sind nicht als Komplikationen, sondern als zu ihr gehörige Reaktionen zu betrachten, wenn sie auch selten das außerordentlich eintönige Symptomenbild nach der Erstimpfung durchbrechen.

Wesentlich bunter sind die Erscheinungen bei *Revaccinierten*, weil da nicht
wie bei den Erstimpflingen eine gleichartige Empfänglichkeit für das Virus,
sondern eine mit der Individualität des betreffenden Menschen wechselnde
Immunität vorliegt, von deren Höhe das Ausmaß der allergischen Reaktion
abhängt. Je höher diese Immunität ist, um so rascher wird das Virus in der
Antigen-Antikörperreaktion abgebaut und um so kürzer und leichter sind die
Impfreaktionen.

Revaccination. Kurz nach der Erstimpfung kann eine Revaccination ohne
irgendwelche klinischen Zeichen verlaufen. Die inokulierten Erreger werden abgebaut, bevor sie sich vermehren können, und die dabei entstehende Giftmenge
ist dann so klein, daß es gar nicht zu Entzündungserscheinungen kommt. Aber
auch die sog. *Frühreaktionen*, bei denen an der Impfstelle nach 1—2 Tagen
eine Schwellung und gelegentlich kleine Knötchen auftreten, die nach 5—6 Tagen schon wieder völlig verschwunden sind und keine Narben hinterlassen,
sind noch der Ausdruck einer hohen Immunität. Solche Früherscheinungen
treten nach Revaccinationen im 12. Lebensjahr bei etwa 20% der Impflinge
auf. Ist die Immunität weniger ausgeprägt, so erscheint nach 3—5 Tagen ein
kleines Bläschen, das nach einer überstürzten Weiterentwicklung am 8.—9. Tage
schon eingetrocknet und mit einer trockenen Borke bedeckt zu sein pflegt.
Um solche *rudimentären Bläschen* herum sieht man häufig starke Areae, deren
Schwere in keinem Verhältnis zu der mäßigen Bläschenreaktion steht. Solche
verfrühten und überstürzten Reaktionen zeigen bei der Revaccination mehr als
die Hälfte der Kinder. Der geschilderte Impfverlauf ist wohl so zu verstehen,
daß im Moment der Revaccination keine ausreichenden Antikörpermengen
vorhanden sind, um das inokulierte Virus sofort abzutöten, daß aber als Immu-
nitätsrest die Fähigkeit zurückgeblieben war, rascher Antikörper bilden zu
können als Nichtgeimpfte und daß diese rasche Antikörperbildung den abge-
kürzten Vaccinationsverlauf herbeiführt. Kinder mit einem solchen Reaktions-
typ sind praktisch noch absolut sicher vor Pockenerkrankungen. Nur *etwa
20% der Revaccinierten* erweisen sich bei der Impfung mit den heutigen Impf-
stoffen als *nicht mehr allergisch* und wieder voll krankheitsempfänglich, wenn
man eine Beschleunigung des Vaccinationsverlaufes um 24—36 Stunden nicht
auf Immunitätsreste zurückführen will.

Als *erfolgreich* ist nach dem deutschen Impfgesetz eine *Impfung* anzusehen,
*wenn sich nach einer Erstimpfung wenigstens an einer der zwei Impfstellen eine
normale Pustel entwickelt hat. Bei der Revaccination zeigt*, die Verwendung einer
wirksamen Lymphe vorausgesetzt, *schon der Nachweis einer Borke* als Rest
einer Frühreaktion, *daß der Impfling mit dem Virus erneut abreagiert hat und
erfolgreich geimpft worden ist.* Bei einer erfolglosen Erstimpfung muß spätestens
nach Jahresfrist erneut geimpft werden. Gegen das Vaccinevirus primär un-
empfindliche Individuen sind außerordentlich selten.

Eine *Behandlung der Impfreaktionen* ist nicht notwendig. *Fehlerhaft* sind
luftdichte oder *Salbenverbände*, die eine rasche Eintrocknung der Sekrete verhindern. Am einfachsten wird die Impfstelle durch einen genügend langen,
sauberen Hemdärmel vor Verunreinigungen und dem Kratzen mit unsauberen
Fingernägeln geschützt. *Beim Säugling* ist vom Tage der Impfung ab bis zum
Eintrocknen der Borken das *Baden* am besten zu *unterlassen.* Das *Impffieber*
bedarf keiner Behandlung, bei ungewöhnlicher Höhe und neuropathischen
Kindern genügen kühle Packungen.

Die Pockenschutzimpfung bringt gewisse Gefahren mit sich. Eine davon
liegt darin, daß durch die Vaccination eine Hautwunde gesetzt wird. Sekundäre Infektionen mit Eiterkokken, lokale eitrige Prozesse, daran anschließend

eitrige Einschmelzungen der Axillardrüsen, Früherysipele gleich nach der Impfung oder später durch Kratzinfekte bei eingetrockneten Pusteln, ja selbst eine Sepsis sind von dieser Wunde ausgehend jederzeit möglich. Sicher ist aber, daß solche *Wundinfektionen nicht durch das Vaccinevirus an sich gefördert* oder verschlimmert werden und daß *die Eröffnung der Hautdecken durch die Impfschnitte* und ihre Beimpfung mit Vaccinevirus bei einer verständnisvollen Behandlung der Impfstelle *nicht mehr Gefahr mit sich bringt* als andere, vor allem bei Kindern außerordentlich häufige, *oberflächliche Hautverletzungen.* In beiden Fällen sind es nicht die kleinen Wunden an sich, sondern der Grad von Sauberkeit und Verständnis, von denen die Größe des Impfrisikos abhängt. In neuester Zeit wird versucht, die Vaccination durch *intracutane Injektionen* des Impfstoffes vorzunehmen, um eine Eröffnung der Hautdecken, wie sie durch die Impfschnitte geschieht, und ihre Gefahren zu vermeiden. Ein Urteil über die praktische Brauchbarkeit dieser Methode kann noch nicht abgegeben werden.

Zweifelsohne bedeutet die *Vaccination eine große Gefahr für einen Impfling,* dessen *Hautdecken* infolge *intertriginöser, ekzematöser, impetiginöser und anderer Hauterkrankungen* eröffnet und dessen *leicht zugängliche Schleimhäute* (Mund, Auge, Genitalien) *entzündlich er-krankt* sind. Bei der Vac-

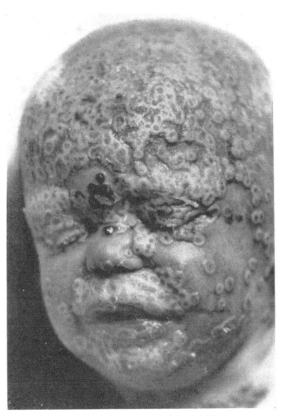

Abb. 3. Generalisierte Vaccine bei Gesichtsekzem. (Kieler Univ.-Kinderklinik.) (K)

cinepustel handelt es sich um die gleichen tiefgreifenden, zur Einschmelzung des Papillarkörpers führenden und dauernde Narben hinterlassenden Prozesse wie bei den echten Pockenpusteln. Der Unterschied zwischen Kuhpocken- und echtem Pockenvirus liegt nicht darin, daß die Vaccine leichtere oder oberflächlichere Pocken produziert, bei denen die Suppuration und ihre Folgen ausbleiben. Bei der durch die Tierpassage hervorgerufenen *Mutation des Pockenerregers ist ledig-lich seine Fähigkeit zugrunde* gegangen, *vom Blut aus in die Haut einzuwandern und dort multiple Reaktionsherde zu setzen.* Wenn aber das Vaccinevirus zeitig nach der Impfung, zu einer Zeit, wo noch keine Immunität besteht, durch kratzende Finger oder beim Baden in multiple kleine Hautwunden oder in große offene Hautdefekte eingetragen wird, so können sehr viele Pusteln oder ein *Eczema vaccinale* und in beiden Fällen schwere, unter Umständen sogar tödliche Krankheitsbilder entstehen. *Die gleiche Gefahr* wie dem Impfling selbst *droht nichtgeimpften Hautkranken,* Geschwistern im Säuglingsalter oder unzureichend immunen Personen in seiner Umgebung. Deren Ansteckung kann kurz nach der Impfung oder auch erst auf der Höhe der vaccinalen Reaktion nach Eröffnen der Impfbläschen erfolgen. *Das Impfgesetz verbietet infolgedessen die Impfung von hautkranken Kindern und von Kindern mit hautkranken Angehörigen.*

Während des letzten Jahrzehnts sind *im Anschluß an die Impfung* und meist *auf der Höhe der vaccinalen Reaktionen Entzündungen des Zentralnervensystems, Encephalitiden und Myeloencephalitiden* häufiger beschrieben worden. Es handelt sich aber bei diesen Zwischenfällen auch jetzt noch um *äußerst seltene Ereignisse.* In England kamen während der Jahre 1924—1927 auf 1 200 000 Pockenimpfungen 73 Encephalitiden, *in Deutschland* in der letzten Zeit auf mehr *als 100 000 Vaccinationen im Durchschnitt 1 Fall.* Gleichzeitig mit den Encephalitiden post vaccinationem hat sich aber auch die Zahl der nach Masern, Windpocken und Mumps schon früher beobachteten Gehirnentzündungen vermehrt, so daß die Frage erhoben werden mußte, ob das Vaccinevirus selbst die Encephalitis verursacht oder ob durch die Vaccination ein im Organismus des Impflings vorhandenes Agens aktiviert wird. Andere Möglichkeiten, daß etwa ein Encephalitiserreger in die Lymphe hineingelangt ist oder daß es sich um ein zufälliges Zusammentreffen zwischen Impfung und Hirnentzündung handelt, scheiden aus, weil Impfungen mit Lymphe verschiedenster Herkunft von Encephalitiden gefolgt sein können und Encephalitisfälle sporadisch, ohne andere Erkrankungen in der näheren und weiteren Umgebung auftreten. Für die *Aktivierung eines Encephalitiserregers durch die Vaccination* konnten bisher keine Beweise beigebracht werden. Daß der Vaccineerreger selbst die Encephalitis hervorruft, wäre nach den älteren Anschauungen als völlig ausgeschlossen erschienen, da bis vor einiger Zeit die Vaccinereaktion als ein rein lokaler Prozeß und das Wesen der Mutation des Pockenerregers durch die Tierpassage als Verlust seines Invasionsvermögens aufgefaßt wurde. *Es steht jetzt aber fest, daß der Vaccineerreger auch bei normal verlaufenden Impfungen* zwischen dem 3. und 10. Tage nach der Vaccination im Blute kreist. Im Liquor konnte er bei normalen Fällen nicht aufgefunden werden. Da das aber in einigen Fällen von Vaccinations-Encephalitiden der Fall war, wird eine konstitutionelle Minderwertigkeit der Blut-Liquorschranke oder des Zentralnervensystems als Ursache für die encephalitischen Erkrankungen angenommen. *Vaccinations-Encephalitiden* werden ganz *vorwiegend bei älteren Erstimpflingen* und als seltene Ausnahmen nach Revaccinationen beobachtet. Da aber die Letalität der Krankheit 30—58% beträgt, ist *der Impfzwang für solche Kinder gelockert worden, die eine entzündliche Erkrankung des Zentralnervensystems überstanden haben und noch an Resten leiden oder bei deren Angehörigen dies der Fall ist.* Wenn sich Erkrankungen des Zentralnervensystems in einem Bezirke häufen, sollen die Impftermine verschoben werden. Das Risiko der Pockenschutzimpfung ist bei einem sinngemäßen Verhalten des Impfarztes, der temporär oder dauernd ungeeignete Kinder von der Impfung ausschließt und bei einem vernünftigen Schutze der Impfwunden vor Superinfektionen ein so minimales, und ihre Vorteile, die Sicherung des einzelnen und der Gesamtheit vor Pocken sind so gewaltige, daß sich derjenige unsozial verhält, der das Risiko der Impfung nicht auf sich nehmen will.

VI. Windpocken (Varicellae).

Unter Varicellen wird eine akute Infektionskrankheit verstanden, die durch ein spezifisches Virus hervorgerufen wird und bei der nach einer 14—18tägigen

Inkubation ein papulo-vesiculöser, pockenähnlicher Ausschlag auf Haut und Schleimhäuten auftritt.

Nachdem die Windpocken als Krankheit sui generis schon im 16. Jahrhundert von den Pocken abgetrennt worden waren, ist in neuerer und neuester Zeit versucht worden, eine Wesensgleichheit zwischen Variola, Variolois und Varicellae zu konstruieren. Die drei Krankheitsbilder sollen lediglich auf Differenzen in der Virulenz des gleichen Erregers beruhen. Es ist aber nicht gelungen, stichhaltige Argumente gegen die unbestrittene Tatsache vorzubringen, daß nämlich Pocken- und Varicellenerkrankungen beim gleichen Individuum aufeinander folgen können, eine Tatsache, die dieser Hypothese glatt widerspricht. Dagegen erscheint es zur Zeit als sehr wahrscheinlich, daß es sich beim Herpes zoster und den Varicellen um Symptomenkomplexe handelt, die durch den gleichen Erreger hervorgerufen werden.

Der **Varicellenerreger** ist unbekannt. Er geht außerhalb des menschlichen Organismus in kurzer Zeit zugrunde, so daß für seine Verbreitung praktisch nur die Übertragung von Mensch zu Mensch, und zwar auf dem Wege der Tröpfcheninfektion in Frage kommt. Die **Disposition** für die Erkrankung ist eine allgemeine und die Kontagiosität des Erregers außerordentlich groß. Von ihm werden noch größere Entfernungen überbrückt als vom Masern- und Pockenerreger. Die Ausbreitung von Windpocken in Krankenanstalten zu unterbinden, bedarf ganz besonderer Maßnahmen. Wegen dieser hohen Kontagiosität, den pockenähnlichen Reaktionen auf Haut und Schleimhäuten und der wie bei Masern und Pocken (Variolation) auftretenden Abkürzung der Inkubationszeit, wenn die Infektion nicht per vias naturales, sondern durch die Haut erfolgt, ist neben anderen Befunden anzunehmen, daß der Varicellenerreger zur Klasse der Vira gehört und daß die oberen Schleimhäute seine natürliche Eintrittspforte bilden. Mit dem Inhalt frischer Pusteln gelingt eine Überimpfung von Mensch zu Mensch, die Übertragung auf Tiere ist noch nicht geglückt.

Symptome. Nach einer **Inkubation** von 14—18, im Ausnahmefall 20 bis 21 Tagen, erscheinen Exanthem und Enanthem ohne Prodromi. Tage oder Stunden vor dem Exanthemausbruch werden aber die Kinder, wie das aus einwandfreien Beobachtungen hervorgeht, schon ansteckend. Da dem Exanthem wie bei allen exanthematischen Infektionskrankheiten ein Enanthem vorausgeht und die Erreger durch die Eröffnung der Schleimhautbläschen in die Sekrete des Naso-Pharynx gelangen, ist die Infektiosität vor dem Erscheinen des Exanthems erklärlich.

Ohne die für den Masern- und Pockenausschlag charakteristische Verteilung, wahllos, aber mit einer gewissen Vorliebe für den Rumpf und für hyperämisierte Hautstellen, erscheinen als Beginn des *Exanthems* einige roseolaähnliche Flecke, die sich in Stundenfrist zu Knötchen und Papeln und aus diesen wiederum zu kleinen, mit einer klaren Flüssigkeit gefüllten und häufig von einem geröteten Rand umgebenen Bläschen umwandeln. Ein Teil von ihnen ist ursprünglich gedellt, ihr Inhalt trübt sich in den nächsten 24 Stunden, trocknet nach weiteren 1—2 Tagen ein, und die Bläschen bedecken sich nach diesem, den echten Pocken gleichenden Entwicklungsgang mit einer gelblich braunen Borke, die nach 2—3 Wochen abfällt und selten eine dauernde Narbe hinterläßt. Histologisch ist gegenüber echten Pocken, außer dem oberflächlichen Sitz der Windpocke, kein wesentlicher Unterschied feststellbar. Narben entstehen nur dann, wenn die Bläschen superinfiziert werden und die Eiterung bis in den Papillarkörper hinabreicht. Für den Varicellenausschlag ist es nun charakteristisch, daß die Entwicklung von roseolaähnlichen Flecken über Papeln zu Bläschen, die suppurieren und sich mit Borke bedecken, bei einer ganzen Reihe von Efflorescenzen in ganz verschiedenen Entwicklungsstadien unterbrochen wird. Bei den einen endet sie im makulösen, bei anderen im papulösen und bei einer dritten Gruppe im vesiculösen Stadium vor oder nach der Leukocyteneinwanderung. Die Zahl der Bläschen überhaupt beträgt im Durchschnitt zwischen 20—100, im Ausnahmefall können aber wie bei den echten Pocken 500—800 und mehr auftreten. *Zu den Eigentümlichkeiten des Varicellenausschlages, daß einzelne Efflorescenzen in verschiedenen Entwicklungsstadien stecken bleiben, kommt noch ein anderes Charakteristikum hinzu, daß nämlich der Ausschlag 4—5 Tage lang in*

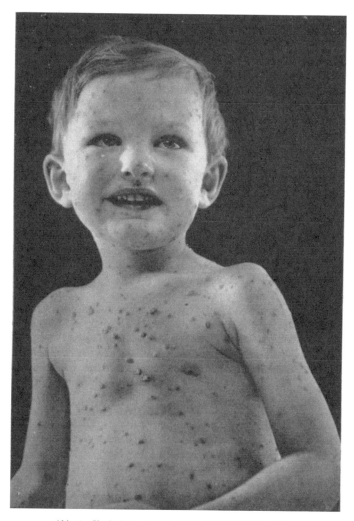

Abb. 4.   Varicellen.   (Kieler Univ.-Kinderklinik.)   (P)

Schüben erscheint, deren Efflorescenzen wiederum in verschiedenen Entwicklungsstadien stehen bleiben, so daß auf der Höhe des Exanthems ein außerordentlich buntes Bild entsteht.

Außer einem mäßigen Jucken, das von neuropathischen Kindern natürlich besonders stark empfunden wird, machen die Hauterscheinungen keine Beschwerden.

Dem Exanthem geht ein **Enanthem** voraus oder parallel, das auch in Schüben auftritt. Ebenso wie bei den Pocken werden die Bläschendecken sehr rasch maceriert, so daß auf dem am häufigsten befallenen weichen Gaumen, aber auch auf den Schleimhäuten der Wangen, Lippen, Zunge und Tonsillen meist nur der gerötete Grund oberflächlicher Erosionen zu sehen ist. Varicellenbläschen am Rande der *Stimmbänder* können zu Ödemen und Larynxstenosen führen, auf der weiblichen Genitalschleimhaut werden sie häufig superinfiziert und können zu schweren Komplikationen Anlaß geben. Urethrale und rectale Windpocken führen gelegentlich ebenso wie echte Pocken zu Spasmen und Verhaltungen.

Etwa ein Viertel der Varicellenerkrankungen verläuft ohne Fieber. Meist treten aber Temperaturanstiege auf, die den Exanthemschüben zeitlich parallel gehen. Das Temperaturmaximum (es werden gelegentlich 39—40° erreicht) kann beim ersten, aber auch erst beim letzten Schub auftreten. Kreislauf, Intestinal- und Respirationstrakt zeigen in der Regel keine Störungen.

Vor und während des Varicellenausschlages erscheint in einzelnen Fällen ein flüchtiges *Vorexanthem*, das meist kleinfleckig, scarlatiniform ist, aber auch morbilliform oder urticariell sein kann und *Rash* genannt wird. Es handelt sich wahrscheinlich um eine toxische Reaktion, die vor dem Erscheinen des Varicellenexanthems häufig zu Verwechslungen mit Scharlach führt und, wenn sie neben den Varicellenbläschen auftritt, zunächst als das Symptom eines Wundscharlachs durch die Superinfektion eröffneter Bläschen betrachtet werden muß, bis der negative Auslöschversuch (s. S. 202) diese Möglichkeit ausschaltet. Als seltene Ausnahme werden *konfluierende* oder *hämorrhagische* Windpocken beobachtet, ohne daß diese Reaktionsarten die Prognose irgendwie beeinflussen.

Die *Epi-* und *Endemiologie* sind, da der absolut pathogene Varicellenerreger von unerkennbaren Keimstreuern durch Tröpfcheninfektion verbreitet wird, die gleichen wie bei Masern und Pocken. Das gilt auch für die *Pathogenese* und die Art und Dauer der *Immunität*.

Komplikationen entstehen durch Superinfektion der Bläschen mit Eiterkokken, die zu Furunkeln, Phlegmonen und zur Sepsis führen können. Relativ häufig werden an weiblichen Genitalien sitzende Varicellen superinfiziert und geben Anlaß zu beträchtlichen Lokalreaktionen.

Mehrfach wurde die Häufung *gangränöser Varicellen* beobachtet, ohne daß sicherzustellen war, ob es sich um ein besonders virulentes Virus oder um echte Komplikationen handelte. Nach Windpocken beobachtet man nicht allzu selten *hämorrhagische Nephritiden* oder *Encephalitiden* mit mehr oder weniger starken meningealen Reizerscheinungen. Diese Encephalitiden nach Varicellen haben eine wesentlich bessere Prognose als die Vaccine-Encephalitiden. Abgesehen von diesen Komplikationen, die nach Varicellen nicht häufiger auftreten als nach anderen Infektionskrankheiten, sind es in der Regel besonders hinfällige Kinder, denen Varicellen gefährlich werden. Die **Prognose** der Windpocken ist, von seltenen Ausnahmen abgesehen, absolut günstig. Werden Varicellen mit Masern oder Lues kombiniert, so verlaufen sie schwerer und verraten mehr Neigung zu eitrigen Komplikationen. In manchen Fällen verschlimmern sich tuberkulöse Erkrankungen, wenn Varicellen hinzutreten.

Einer **Behandlung** bedarf der Windpockenkranke nicht. Hemmungsloses Kratzen neuropathischer Kinder muß durch Anlegen von Armmanschetten verhindert und der Juckreiz durch Glycerin oder Thymolpinselungen (1%) gemildert werden. Da Varicellen in Kinderkrankenhäusern kachektischen und atrophischen Säuglingen gefährlich werden können, ist versucht worden, durch eine aktive oder passive Schutzimpfung Varicellen-Prophylaxe zu treiben. Durch eine Überimpfung des Inhaltes frischer Varicellenbläschen nach dem Muster der Variolation wird versucht, eine aktive Immunität in Gang zu bringen.

Die Erfolge sind ungleichmäßig und die praktische Brauchbarkeit der Methode gering. Aber auch mit Rekonvaleszentenserum ist eine sichere Prophylaxe nicht durchführbar.

Die **Diagnose** der Windpocken kann bei leichten und sehr schweren Fällen große Schwierigkeiten machen, während das Bild eines typischen Varicellenausschlags mit seinen in den verschiedensten Entwicklungsstadien befindlichen Efflorescenzen kaum zu verkennen ist. Luische Ausschläge, Roseolen, septische Exantheme und eine kommende Impetigo können abortiven oder eben erscheinenden Varicellen ähnlich sehen. Die Existenz anderer luischer Zeichen — die Lues manifestiert sich äußerst selten nur mit einem Symptom — wird aber im ersten, die Schwere der Allgemeinerscheinungen im zweiten, die lebhaftere Sekretion und Borkenbildung im letzten Fall die Situation ohne weiteres klären. Schwieriger kann die Abgrenzung gegen den *Lichen urticatus*, die Juckblattern, sein, wobei das gruppenweise Auftreten der Efflorescenzen, der bevorzugte Sitz an den *Streckseiten der Extremitäten*, das *Freibleiben der Schleimhäute* und des behaarten Kopfes neben dem starken Juckreiz gegen Varicellen sprechen. Eine Verwechslung mit Variola vera und ihrem Exanthem, das sich durch seine gesetzmäßige Verteilung und die gleichartige Entwicklung der Einzeleffflorescenzen grundlegend von Varicellen unterscheidet, ist kaum möglich. Von rein klinischen Gesichtspunkten aus kann aber eine Differentialdiagnose zwischen Varicellen und Variolois oder Alastrim unmöglich sein, obwohl die Art der Lokalisation (pockenähnlich bei Variola und Alastrim) und das Auftreten von Prodromis gegen Varicellen sprechen. Sicherheit verschaffen aber in solchen Fällen lediglich die biologischen Reaktionen (s. S. 143).

VII. Keuchhusten (Pertussis).

Unter Keuchhusten wird ein infektiöser, von einem spezifischen Erreger hervorgerufener Krampfhusten verstanden, in dessen Verlauf durch den bewußten Willen anfänglich nicht beeinflußbare Anfälle auftreten, die zu Glottiskrämpfen mit einem typischen, hörbaren Inspirium führen und mit dem Herauswürgen zähen, fadenziehenden Schleims, häufig unter gleichzeitigem Erbrechen enden.

Sicher als Keuchhusten erkennbare Epidemien sind erst im 16. Jahrhundert beschrieben worden. Damit ist aber nicht gesagt, daß die Krankheit erst um diese Zeit aufgetreten ist, denn mit dem Adjektiv „convulsiva" versehene Hustenerkrankungen sind schon in viel älteren medizinischen Schriften erwähnt.

Der von BORDET-GENGOU beschriebene Bacillus, ein ovoides unbewegliches, nur in den Polen färbbares gramnegatives Stäbchen, ist der Erreger des Keuchhustens. Er wird mit der entsprechenden Technik bei jedem Keuchhusten aufgefunden, am sichersten in den Larynxsekreten.

Es gibt verschiedene Typen des Keuchhustenbacillus, insofern, als die einen Toxin bilden und die anderen nicht. Im Blute von Keuchhustenrekonvaleszenten treten spezifische Antikörper, Agglutinationen, Komplement bildende Stoffe und angeblich auch Antitoxine auf.

Der Keuchhustenerreger dringt im Gegensatz zum Masern-, Pocken- und Vaccinevirus nicht in die Blutbahn ein, sondern befällt nur die Schleimhäute der Bronchien, der Trachea und des Kehlkopfes. Er wächst auf Nährböden, die frisches defibriniertes Blut enthalten. Außerhalb des menschlichen Organismus ist der Keim wenig lebensfähig, so daß seine Verbreitung praktisch nur von Mensch zu Mensch und, da er nur in den Sekreten der oberen Schleimhäute enthalten ist, *durch Tröpfcheninfektion* erfolgt. Die **Disposition** des Menschen für die Erkrankung ist eine generelle und vom Alter unabhängige. Der *Pertussiserreger* ist praktisch zu den für den Menschen absolut *pathogenen* Keimen zu rechnen.

Symptome. Nach einer symptomlosen **Inkubation** von 7—14 Tagen beginnt ebenso wie bei den Masern und Pocken ein unspezifisch aussehendes **Prodromalstadium** mit fieberlosen oder leicht febrilen katarrhalischen Erscheinungen der oberen Schleimhäute. Mäßige *Nasopharyngitiden, Laryngitiden und Bronchitiden* mit mehr oder weniger starkem Hustenreiz, gelegentlich auch Conjunctivitiden ziehen sich 10—12 Tage hin. Dem Husten fehlen in der ersten Woche die Charakteristika des Keuchhustens. Erst gegen Ende der Prodromalzeit beginnt er anfallsweise und mit deutlicher werdendem Krampfcharakter aufzutreten. *Nichts, außer vielleicht der Häufung der Hustenanfälle während der Nacht, verrät zu Beginn der Prodromalzeit die Spezifität der katarrhalischen Erscheinungen.* Die Kinder sind aber gerade während dieser Zeit hochinfektiös. Die Sekrete der entzündeten Schleimhäute und die von den Kranken versprühten Hustentröpfchen enthalten in diesem Vorstadium mehr BORDET-GENGOU-Bacillen als während des zweiten Abschnittes der Krankheit, dem **Stadium convulsivum,** das der Prodromalzeit folgt und mit dem ersten typischen Keuchhustenanfall beginnt, der auch von Laien an den *Hustenparoxysmen* und dem darauf *folgenden hörbaren Inspirium* leicht erkannt wird.

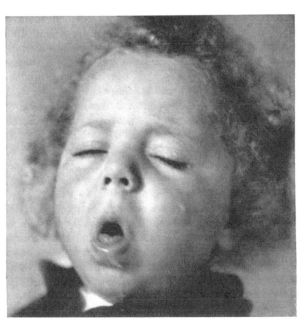

Abb. 5. Im Keuchhustenanfall. (Frankfurter Univ.-Kinderklinik.) (P)

Ohne äußeren Anlaß und aus tiefem Schlaf beginnt der Kranke plötzlich nach einer oder mehreren tiefen Inspirationen mit krampfartigen Hustenstößen, deren Zahl sich rasch steigert, während die Inspirationspausen immer kürzer werden oder überhaupt ausbleiben. *Auf der Höhe des Paroxysmus* tritt infolge eines Spasmus der Glottis, der Bronchial- oder quergestreiften Atmungsmuskulatur *Apnoe ein, das Kind wird cyanotisch* und bietet bei schweren Anfällen *mit seiner bläulichen, hervorgestreckten Zunge, dem starren Blick, den blutunterlaufenen Skleren, dick angestauten Halsvenen und dem nach vorn geneigten Kopf einen beängstigenden Anblick.* Im letzten — häufig hat man das Gefühl im allerletzten — Moment, löst sich der Spasmus, und es folgt ein langgezogenes, lautes, gewaltsames Inspirium *(Reprise).* Dann können nochmals ein milder oder in schwereren Fällen ein oder mehrere gleich starke Paroxysmen einsetzen, bis das ermattete Kind den Anfall durch das Herauswürgen zähen fadenziehenden Schleims, häufig unter gleichzeitigem Erbrechen, beendet. Es folgen nun tiefe Inspirationen und je nach der Schwere des Anfalles Schweißausbrüche und Zustände von Erschöpfung, Stupor und Bewußtlosigkeit.

Das **Stadium convulsivum** *dauert etwa 3—6 Wochen.* Zahl und Schwere der Anfälle steigen etwa bis zur 2. Woche an, so daß bei schweren Verlaufsformen

30—40 und mehr Anfälle während 24 Stunden auftreten. 10—20 Anfälle innerhalb eines Tages können als Durchschnittszahlen betrachtet werden, ihre Zahl
kann aber von Tag zu Tag stark wechseln. Es ist hervorzuheben, daß *nicht
allein die Zahl*, sondern *vor allem die Schwere der Anfälle einen Keuchhusten
leicht oder schwer* macht, wenn er im allgemeinen auch subjektiv um so schwerer
empfunden wird, je häufiger der Krampfhusten auftritt. In manchen Fällen
liegt die Zahl der Anfälle unter der durchschnittlichen, ihre Schwere ist aber
derartig, daß sie die Kinder völlig erschöpfen und zu gefährlichen Zwischenfällen Anlaß geben. Obwohl Häufigkeit und Schwere der Anfälle im Wach-
zustand ganz offensichtlich von äußeren Faktoren abhängen, Aufregungs-
zustände sie verschlimmern und vermehren, Ablenkung sie seltener werden
läßt und der Anfall eines Kindes in der Familie häufig alle seine Geschwister
und im Krankenhaus die meisten Saalinsassen zum Keuchen bringt, *obwohl
also im Stadium convulsivum die nervöse Komponente des Keuchhustens schon
deutlich sichtbar wird, sind die Anfälle während der Nacht aus dem Schlafe
heraus meist häufiger und schwerer als bei Tage.* Auf der Höhe des Keuchhustens,
also in der 2.—4. Woche des Stadium convulsivum, bekommen die Kinder
einen *charakteristischen Habitus,* der auf den Katarrh der oberen Schleimhäute
und die starke venöse Stauung während der Hustenparoxysmen zurückzuführen ist. Das *Gesicht ist gedunsen*, die *Augenlider geschwollen*, die *Lippen
leicht cyanotisch,* die *Skleren* zeigen häufig *subconjunctivale Blutungen*, die
Augen sind abnorm feucht und glänzend, und der *Gesichtsausdruck* ist der von
Übermüdung und *Reizbarkeit*.

Allmählich verringert sich die Schwere der Anfälle, während zunächst ihre
Zahl gleichbleibt und an manchen Tagen sogar ansteigen kann. Atemstillstand,
Cyanose, die lauten Reprisen und das Erbrechen schwinden, der Schleim wird
weniger glasig und fadenziehend, der Husten hat zunächst noch krampfartigen
Charakter, bis schließlich auch dieser verschwindet und eine gewöhnlich viel
ausgesprochenere Bronchitis als beim Pertussisbeginn und im Stadium convulsivum zurückbleibt. Die Zeit, während der die typischen Anfälle allmählich
verschwinden, wird **Stadium decrementi** genannt. Es dauert bei typischem
Keuchhusten 2—4 Wochen.

Bei einem Stadium catarrhale (Prodromalstadium) von 12—14 Tagen, einem
Stadium convulsivum von 3—6 und einem Stadium decrementi von 2—4 Wochen würde die mittlere Dauer eines gewöhnlichen unkomplizierten Keuchhustens also etwa 9 Wochen betragen. Mit entsprechenden Streuungen nach
oben und unten wird sie meist mit 8—12 Wochen angegeben. *Das Ansteckungsvermögen beginnt mit dem Prodromalstadium, also etwa 2 Wochen vor dem ersten
typischen Anfall und erlischt 5—7 Wochen danach.* Beim Keuchhustenausgang,
im Stadium decrementi, wenn manche Kinder noch ganz typisch husten, sind
sie also nicht mehr ansteckend. Vorsichtshalber wird man Keuchhustenkinder
8—9 Wochen lang nicht mit Keuchhustenempfänglichen zusammenbringen.

Durch die Katarrhe der oberen Schleimhäute, die Heftigkeit der Hustenparoxysmen und die starke venöse Stauung im Gebiete der Vena cava superior
während der Anfälle, kommt es auch beim landläufigen, unkomplizierten Keuchhusten zu einer ganzen Reihe lokaler und allgemeiner Symptome. Am *Zungenbändchen* entsteht manchmal, vor allem wenn die unteren Schneidezähne schon
durchgebrochen sind, aber auch beim zahnlosen Säugling ein Geschwür mit
einem weißlich speckigen Belag und zackigen Rand. Es entsteht durch Verletzungen und Superinfektionen infolge der Reibung an den Zähnen oder
dem harten Unterkiefer der zahnlosen Säuglinge während der krampfartigen
Hustenstöße. Auf der Höhe der Krankheit entwickelt sich häufig, vor allem bei

Säuglingen, eine *Lungenblähung* mit Tiefstand des Zwerchfells, Überlagerung der Herzdämpfung durch die geblähte Lunge, überlautem Klopfschall, stark gewölbtem Thorax und bei ausgesprochenen Fällen eine *Dilatation des rechten Ventrikels.* Auskultatorisch ist außer verschärftem Atmen und einzelnen, gelegentlich feuchtblasigen Rasselgeräuschen nichts zu hören. Das Röntgenbild zeigt eine Aufhellung der Lungenfelder und bei einem Teil der Fälle vom Hilus nach unten verlaufende Stränge, die als verdickte, entzündlich infiltrierte Bronchien angesprochen werden. An dem dilatierten Herzen sind die Töne rein, der zweite Pulmonalton manchmal verstärkt, der Puls während des Anfalls stark beschleunigt und oft klein, in der anfallslosen Zeit in der Regel voll und kräftig. Intestinal- und Urogenitaltrakt zeigen keine Veränderungen, das Erbrechen am Ende der Anfälle ist aller Wahrscheinlichkeit nach mechanisch bedingt.

Im *Gebiet der oberen Hohlvene* kommt es häufig *infolge der venösen Rückstauungen* während des Anfalles zu *Gefäßrissen* und *Blutungen in die Schleimhäute, die Haut, aber auch in das Gehirn.* Am häufigsten sind *Conjunctivalblutungen* und Nasenbluten, gelegentlich ist der Auswurf infolge der Schleimhautblutungen in den tieferen Luftwegen stark bluthaltig. Hautblutungen im Gesicht sind seltener. Im Anschluß an Anfälle mit lang andauernder Apnoe

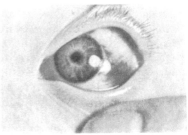

Abb. 6. Conjunctivalblutung bei Keuchhusten. (Kieler Univ.-Kinderklinik.) (K)

und schwerer Kohlensäurevergiftung kommt es zu *lang andauernder Bewußtlosigkeit und allgemeinen Krämpfen,* wie sie auch bei anderen CO_2-Vergiftungen und Großhirnreizungen auftreten. Solche Krämpfe können ohne irgendwelche Folgen mit dem Verschwinden der schweren Anfälle aufhören. In anderen Fällen *folgen den Krämpfen cerebrale Lähmungen,* häufig vom Typ der *Halbseitenlähmungen.* Daneben werden *Lähmungen von Gehirnnerven, bulbäre Symptome, Monoplegien, alternierende Lähmungen, Kleinhirnerscheinungen und Sensibilitätsstörungen* beobachtet. Ein Teil dieser Symptome ist auf venöse Blutungen als Folge der Stauung, der größere Anteil auf Veränderungen der Meningen und der Gehirnsubstanz zurückzuführen. Es kann sich dabei um echte Komplikationen, um eitrige Meningitiden, Encephalitiden usw. handeln oder um spezifische toxische Schädigungen, die durch primäre oder sekundäre Gifte des Keuchhustenerregers selbst hervorgerufen werden. Es finden sich dann ebenso wie bei anderen Infektionskrankheiten kleine Blutungen, kleinzellige Infiltrate und Ödeme am Gehirn und den Meningen. In der Gehirnsubstanz findet man neben entzündlichen vielfach nekrobiotische Veränderungen. Schädigungen des Rückenmarks und der peripheren Nerven sind selten. Das *Blutbild* zeigt eine *charakteristische* und *diagnostisch wichtige Veränderung.* Es tritt eine *Hyperleukocytose ein, die im wesentlichen von Lymphocyten bestritten wird* (30000—40000 weiße Blutkörperchen und mehr). Bei älteren Kindern ist diese Lymphocytose schon zu Beginn des Stadium convulsivum vorhanden. Bei Säuglingen soll ab und zu nicht nur die Hyperleukocytose, sondern sogar eine relative Lymphocytose fehlen. *Fieber* gehört nicht zum Stadium convulsivum einer unkomplizierten Pertussis. Der *gestörte Schlaf* und die *Nahrungsverluste durch das Erbrechen,* zusammen mit der Angst der Kinder vor den Anfällen, führen bei einem schwer verlaufenden Keuchhusten neben dem starken subjektiven Krankheitsgefühl zu Erschöpfungszuständen und auch bei leichten Fällen zur Einbuße an Körpergewicht.

Der Keuchhusten des Säuglings trägt Sonderzüge. Die Reprise fehlt im ersten Lebenshalbjahr meist, oft auch das Erbrechen. Wo es häufig ist, kommt zu den geschilderten Gefahren und Beschwerden des Keuchhustens noch eine, für den Säugling spezifische, hinzu: er gerät in einen Durstzustand, der bei dem hohen Flüssigkeitsbedürfnis dieses Lebensalters leichter entsteht als bei älteren Kindern und viel schlechter vertragen wird. Das Abgleiten in eine Ernährungsstörung, deren erste Folge eine verringerte Immunität gegen jede Art von Keimen zu sein pflegt, kann dem Krankheitsverlauf eine ungünstige Wendung geben. Schwere Anfälle führen bei Säuglingen häufiger als bei älteren Kindern zu Zuständen von langer Apnoe und zu Krämpfen.

Die *Schwere des Krankheitsverlaufes* ist aber *auch bei gleichaltrigen* und im gleichen Milieu lebenden Kindern während der gleichen Zeit *außerordentlich verschieden. Bei keiner anderen Infektionskrankheit spielt die Persönlichkeit des Erkrankten,* der Grad seiner nervösen Erregbarkeit und seines psychischen Gleichgewichtes, *eine so ausschlaggebende Rolle wie bei der Pertussis.* Während das eine Kind Hustenanfälle bekommt, von denen nur die Minderzahl mit Reprisen einhergeht, andere von typischen Hustenattacken belästigt, aber nicht sonderlich gequält werden, hinterlassen die Anfälle bei anderen Kindern, bei denen sie sich zu Paroxysmen im wahren Sinne des Wortes steigern, das Gefühl von völliger Vernichtung und in der Hustenpause das der dumpfen Angst vor dem nächsten Anfall. Ganz besonders schwere Verlaufsformen werden zweifelsohne durch die Persönlichkeit der Kranken bedingt, bei denen in der Regel eine nervöse Labilität schon vor Beginn der Krankheit bestand, nach ihr weiterbesteht und während ihrer Dauer an den deutlichen Erfolgen rein suggestiver Maßnahmen erkennbar ist. Bei den abortiven Formen des Keuchhustens, die bei älteren Kindern und Erwachsenen beobachtet werden, und denen sogar der anfallsweise auftretende Husten und sein krampfartiger Charakter fehlen kann, von Reprisen, Dyspnoe usw. ganz zu schweigen, scheint ein allergischer Zustand des Kranken (vorher überstandene Abortivformen mit unzureichender Immunität) eine größere Rolle zu spielen als nervöse Einflüsse. *Bei neuropathischen und psychopathischen Kindern,* aber auch bei normal konstituierten, die in einer erzieherisch ungünstigen Umgebung leben, verläuft der Keuchhusten nicht nur während des Stadium convulsivum besonders schwer, *auch in und nach dem Stadium decrementi sind Sonderreaktionen* bei ihnen zu beobachten. Entweder können solche Kinder mit dem Keuchhusten nicht fertig werden, oder sie werden Wochen und Monate nach der Beendigung der Krankheit rückfällig und bekommen einen 2. und 3. Keuchhusten, wenn ihre oberen Schleimhäute erneut aus irgendeinem Grunde entzündlich erkranken. Ob es sich nun um einen eingefahrenen Reflex handelt, der automatisch abläuft, auch wenn die Schleimhäute unspezifisch gereizt werden, oder um eine im Unterbewußtsein fixierte Zweckhandlung, ist im Einzelfall nicht immer zu entscheiden. Manchmal sind freilich die *Motive für die Persistenz der Anfälle* so durchsichtig und ihr Verschwinden durch einfaches Übersehen ein so eklatantes, daß an der Ätiologie dieser Anfälle kein Zweifel bestehen kann. Selbstverständlich ist diese Form des Keuchhustens nicht ansteckend. *Die Art, wie ein Kind seine Pertussis übersteht, gibt einen guten Anhaltspunkt für die Beurteilung seiner Persönlichkeit.* Bei kindlichen Anamnesen sollte das nicht vergessen werden.

Immunität. Der Keuchhusten hinterläßt eine Immunität, die, von wenigen Ausnahmen abgesehen, lebenslang anhält. An dieser Immunität sind humorale Antikörper beteiligt, denn nichtimmune Kinder können vor dem Haften einer Keuchhusteninfektion und dem Ausbruch der Erkrankung mit *Keuchhusten-*

rekonvaleszentenserum kurz vor oder nach der Infektion ebenso vor Keuchhusten bewahrt werden wie Masernempfängliche mit Masernrekonvaleszentenserum vor Masern. Während der ersten 3—4 Lebensmonate genießt der Säugling durch eine von der immunen Mutter diaplacentar überkommene Immunität einen *gewissen Schutz, auf den man sich aber praktisch nicht verlassen kann!*

Über die **Pathogenese** des Keuchhustens und über den Mechanismus des Einzelanfalles ist nichts bekannt. Das leichte Fieber während der Prodromalzeit und die im Zentralnervensystem gefundenen Läsionen weisen auf eine *Allgemeinerkrankung* und, da BORDET-GENGOU-Bacillen jenseits des Respirationstraktes nicht gefunden wurden, auf von ihnen ausgehende *toxische Schäden* hin, wenn man diesen Bacillus als Keuchhustenerreger akzeptiert. BORDET-GENGOU-*Toxine*, d. h. von den lebenden Bacillen sezernierte und primär toxische Produkte, die vom Zentralnervensystem aus den Anfall auslösen können, sind bisher *nicht nachgewiesen worden.* BORDET-GENGOU-Bacillen-Eiweißprodukte sind toxisch wie jedes bakterielle Eiweiß, der Grad ihrer Toxität ist aber sehr gering. Ob diese Endotoxine zentral oder lokal nervöse Elemente spezifisch schädigen und die unmittelbare Ursache für die Anfälle sind, ist unbekannt. Es ist auch möglich, daß die peripheren Nerven durch die Entzündung unspezifisch geschädigt oder erregt werden und die Spezifität der Anfälle durch eine besondere Beschaffenheit des Keuchhustensputums hervorgerufen wird. Der Hustenanfall beginnt mit dem Gefühl einer im Kehlkopf sitzenden Inspirationsbehinderung, also wahrscheinlich als spastischer Glottiskrampf, der sekundär auf die Atmungsmuskulatur überspringt, dort aber klonisch verläuft und unter Steigerung seiner Rhythmen den Höhepunkt erreicht, wie das auch bei anderen klonischen Krämpfen der Fall ist. Gleichzeitig steigert sich der Glottisspasmus zum Verschluß. Es ist aber auch möglich, daß der Reiz von der glatten Bronchialmuskulatur ausgeht und von da erst auf die Kehlkopf- und Atmungsmuskulatur übergeht oder von der quergestreiften Atmungsmuskulatur (Zwerchfell) auf die glatte überspringt.

Das Stadium convulsivum ist die Zeit der **Keuchhustenkomplikationen**. Am häufigsten wird der Respirationstrakt befallen. Es handelt sich am meisten um *Bronchitiden* schwerer Art oder um *Bronchopneumonien*, seltener um *Capillarbronchitiden.* Sie werden nicht vom Keuchhustenerreger hervorgerufen, sondern ebenso wie die Masernkomplikationen durch das Heer der im oberen Respirationstrakt heimischen Keime (Pneumo-, Strepto-, Staphylokokken, Influenza-, Friedländerbacillen). Ebenso wie dort handelt es sich meist um *Mischinfekte.* Die bronchopneumonischen Herde liegen als kleine und kleinste Infiltrate zwischen lufthaltigem Gewebe, so daß der *Eintritt einer solchen Komplikation zunächst weniger am physikalischen Lokalbefund* als an dem Ansteigen des Fiebers, der Dyspnoe und der *Verschlechterung des Allgemeinbefindens* erkannt werden kann. Bei schweren und schwersten Bronchpneumonien verschwinden häufig die Reprisen und der krampfartige Charakter des Hustens, das Sputum verliert schon bei stärkeren Bronchitiden sein glasiges Aussehen und wird infolge seines stärkeren Leukocytengehaltes trüb und weniger zäh. Bronchitis und Pneumonien zeigen sowohl während der schwere Anfälle als auch nach ihnen eine auffallend *schlechte Heilungstendenz.* In manchen Fällen mag das *durch den Krampfhusten gesetzte mechanische Trauma* die Heilung erschweren und bei Disponierten zur dauernden *Schädigung der Bronchialwände* und zur *Bronchiektasenbildung* führen, die wiederum die Heilungsaussichten verschlechtern. Außerdem ist aber für die schlechte Heilungstendenz zweifelsohne eine gewisse *Anergie* verantwortlich zu machen, die bei Masern eine große Rolle spielt und auch beim Keuchhusten, wenn auch in weniger ausgesprochenem

Maße, vorhanden ist. Während und nach der Pertussis erlischt bei einer gewissen Anzahl von Kindern die *Tuberkulinüberempfindlichkeit*. Den Masern steht der *Keuchhusten* als *Schrittmacher* für die *kindliche Tuberkulose* zur Seite. Nach Keuchhustenzeiten häufen sich tuberkulöse Erkrankungen, ruhende Infekte werden aktiviert und aktive verschlimmert. Dem *mechanischen Trauma* durch den Krampfhusten ist *neben der Anergie* ein wesentlicher Anteil bei dieser Rolle der Pertussis zuzusprechen, wenn man die Ruhigstellung erkrankter Lungen durch die Kollapstherapie als zweckmäßig anerkennt. Lang hinziehende Bronchopneumonien, vor allem bei älteren Kindern, sind als tuberkulöse zu verdächtigen. Ebenso wie bei den Masern sind eine erschwerte Rekonvaleszenz, unklare Fiebererscheinungen, Gewichtsabnahme usw. kurz nach dem Krankheitsende, auch bei negativer Tuberkulinreaktion und fehlendem Lungenbefund (Drüsentuberkulose) bis zum Beweis des Gegenteils als Manifestationen einer aktivierten Tuberkulose aufzufassen. Aber nicht nur die Kombination Pertussis-Tuberkulose führt zu den gleichen Folgen wie Tuberkulose-Masern, auch das Zusammentreffen von *Keuchhusten und Rachitis* hat den gleichen Effekt wie dort. Ebenso wie das bei der Schilderung der Masernkomplikationen hervorgehoben wurde, disponiert eine Thoraxrachitis schwereren Grades zur Bronchopneumonie und zum Pneumonietod. Daß die *Kombination von Keuchhusten und Tetanie* zu einem hochgefährlichen Zustand für den Patienten führen muß, bedarf kaum eines Hinweises. Mit den sekundären Infektionen der oberen Schleimhäute, die am häufigsten zu Bronchitis und Bronchopneumonien, bei jüngeren Kindern von einer Nasopharyngitis aus aber auch zur *Otitis media* führen, der Dispositionssteigerung für Bronchopneumonie durch die Thoraxrachitis und der Aktivierung tuberkulöser Prozesse infolge des mechanischen Traumas und der Pertussisanergie, sind die hauptsächlichsten, die Letalität und Mortalität der Pertussis bestimmenden Komplikationen genannt. Daß die Kombination des Keuchhustens mit anderen zur Pneumonie disponierenden Erkrankungen wie Masern und Grippe besonders häufig zu Pneumonien und zu schweren Verlaufsformen führt, liegt auf der Hand. Ebenso gefährlich, wenn auch nicht so verhängnisvoll wie bei den Masern, ist eine *Kombination mit einer Larynxdiphtherie,* während ebenso wie dort das *Zusammentreffen mit Scharlach* den normalen Krankheitsverlauf weniger gefährdet. Neben dem Respirationstrakt wird am häufigsten das *Nervensystem* in Mitleidenschaft gezogen. Diese Symptomenkomplexe wurden weiter vorn (S. 163) besprochen, weil es sich bei einem Teil der Fälle sicher lediglich um Folgen der Keuchhustenerkrankung selbst handelt und bei den anderen nicht entschieden werden kann, ob echte Komplikationen vorliegen.

Da der Keuchhustenerreger von unerkennbaren Keimstreuern durch Tröpfcheninfektion verbreitet wird und praktisch zu den absolut pathogenen Keimen zählt, gelten für die Masern- und Keuchhusten-**Epi- und Endemiologie** im Prinzip die gleichen Gesetze. Die Pertussis gehört ebenso wie die Masern, Pocken und Windpocken zu den unvermeidlichen Zivilisationsseuchen, an denen jeder Nichtimmune erkrankt. Ebenso wie dort bekommt man die Krankheit um so sicherer, je höher zivilisiert das Milieu und um so früher, je größer die Wohnungsdichte ist. Daß ein Aufflammen der Keuchhustenendemie, wenn die Zahl der Empfänglichen über einen gewissen Prozentsatz gestiegen ist, weniger explosionsartig verläuft und längere Zeit in Anspruch nimmt als bei Masern, liegt an der längeren Dauer der Inkubation, des katarrhalischen Vorstadiums und der Krankheit selbst.

Diagnose. Hört man von Hustenanfällen mit Reprisen, die man durch Herunterdrücken des Zungengrundes mit einem Spatel, durch Berühren der hinteren Rachenwand oder durch äußeren Druck auf den Kehlkopf auslösen kann, wenn sie während der Untersuchung nicht spontan auftreten, so macht die Diagnose der Pertussis keine Schwierigkeiten. Das gedunsene *Keuchhustengesicht* zusammen mit den *conjunctivalen Blutungen* gestattet zuweilen die Diagnose „auf den ersten Blick". Am Ende des Stadium catarrhale weisen das Anfallsartige des Hustens, sein leicht *krampfartiger Charakter* und vor allem seine Häufung in der Nacht auf eine Pertussis und das kommende Stadium convulsivum hin. Bei leichten Formen ohne ausgesprochene Reprisen ist daneben der Nachweis einer *Lymphocytose* bei älteren Kindern ein wertvolles diagnostisches Hilfsmittel, das bei dem atypischen Keuchhusten junger Säuglinge weniger zuverlässig ist. Die Antwort auf die Frage, ob überhaupt und wann ein verdächtiges Kind mit Keuchhustenkranken zusammen gewesen ist, kann bei der praktisch absoluten Pathogenität des Erregers, seiner Hinfälligkeit außerhalb des menschlichen Organismus und dem allein in Betracht kommenden direkten Übertragungsmodus von Infektiösen auf die Empfänglichen von der größten diagnostischen Bedeutung sein. Ein *Zungenbandgeschwür* ist weder obligatorisch noch pathognomonisch für Keuchhusten. Beim Säugling sind krampfartige, anfallsweise auftretende Hustenerkrankungen nicht selten. Bei besonders Konstitutionierten kann eine gewöhnliche Bronchitis krampfartigen Husten hervorrufen. Tuberkulöse *Schwellungen und Entzündungen der Hilusdrüsen* führen häufig zu einer länger dauernden, anfallsartig auftretenden Hustenerkrankung mit Cyanose und repriseähnlichen, tiefen Inspirationen am Ende der Anfälle. Wenn ein Kontakt mit Keuchhustenkranken ausgeschlossen oder auch nur unwahrscheinlich ist, müssen *Tuberkulinreaktionen und Röntgenbild* die Diagnose sichern. Manchmal ist die Möglichkeit eines Pertussisinfektes nicht von der Hand zu weisen, und es wird die Diagnose Pertussis gestellt, bis die lange Dauer der Krankheit differentialdiagnostische Bedenken aufsteigen läßt. Aspirierte *Fremdkörper* und echte oder *Pseudocroups* sind wegen der Dyspnoe zwischen den Anfällen ohne weiteres von der Pertussis zu unterscheiden und die *Laryngospasmen der Tetaniker* an ihrem Auftreten ohne vorhergehenden Husten zu erkennen.

Die **Prognose** des Keuchhustens hängt allgemein gesehen im wesentlichen vom *Alter* ab. Für eine seiner häufigsten und gefährlichsten Komplikationen, die Bronchopneumonie, besteht an sich eine Altersdisposition im *Säuglings- und Kleinkindes*alter, die durch das von dem Krampfhusten gesetzte mechanische Trauma und die Keuchhustenanergie gefördert und darüber hinaus außerordentlich gesteigert wird, wenn zu diesen Faktoren noch eine Thoraxrachitis hinzukommt. Für den Keuchhusten gilt auch, was für die Masern gesagt wurde, daß der Gefahr an ihm zu sterben, praktisch entronnen ist, wer erst nach der Rachitiszeit und im Schulalter erkrankt. Ein weiterer, die Pertussisprognose allgemein beeinflussender Faktor ist die *Jahreszeit*. Krankheitshäufungen während der schlechten Jahreszeit führen häufiger zu Komplikationen im Respirationstrakt als im Sommer. Schließlich ist noch das *Geschlecht* auf die allgemeine Prognose von Einfluß, denn seltsamerweise sterben an Keuchhusten mehr Mädchen als Knaben. Im Einzelfall ist die Frage, ob sich die *Pertussis mit einer tuberkulösen Erkrankung* oder Infektion *kombiniert* von großer Bedeutung. Auch dabei spielt das Alter eine Rolle, weil tuberkulöse Infekte bei jungen Kindern eine größere Neigung haben, aktiv zu werden und tuberkulöse Erkrankungen sich leichter ausbreiten als im Schulalter. Beim *Säuglingskeuchhusten* ist neben der Rachitis und Tuberkulose das bisherige *Ernährungsregime* und der davon abhängige Immunitätszustand von wesentlicher Bedeutung für die Prognose. Für Säuglinge, die lange Zeit falsch ernährt

und dystrophisch geworden sind, ist eine Pertussis meist tödlich. Die nervösen
Läsionen spielen für die Prognose, Letalität und Mortalität der Pertussis eine
wesentlich geringere Rolle als die Komplikationen des Respirationstraktes. Auf
diese ist es zurückzuführen, daß der *Keuchhusten zur Zeit unter den akuten Infektionskrankheiten des Kindesalters die meisten Opfer fordert* und einen deutlichen
Einfluß auf die allgemeine Mortalität im Kindesalter ausübt. Seine **Letalität**
schwankt je nach dem Alter zwischen 1—25%. Als mittlerer Wert wäre eine
Letalität von 6—8% einzusetzen.

Eine sichere spezifische Therapie des Keuchhustens gibt es noch nicht.
Weder tierische antitoxische Seren, die mit Toxin bildenden Keuchhusten-
erregern hergestellt werden, noch konzentrierte menschliche Rekonvaleszentenseren erzielen sichere therapeutische Erfolge. Da die nervöse und psychische
Konstitution des Kranken auf die Dauer des Keuchhustens und die Zahl und
Schwere der Anfälle von großem Einfluß ist, müssen Angaben über die Heilwirkungen spezifischer und unspezifischer Mittel mit der größten Zurückhaltung aufgenommen werden, nicht, weil der Keuchhusten unbeeinflußbar
wäre, sondern deswegen, weil in vielen Fällen ganz „eklatante Erfolge" eines
Mittels nicht auf seine Beschaffenheit, sondern auf die Art seiner Verabreichung,
auf Suggestivmaßnahmen oder Umwelteinflüsse zurückzuführen sind, die der
betreffende Untersucher nicht für wichtig hält oder übersieht, deren Fehlen
das Medikament aber in den Händen eines Nachprüfers unwirksam macht.
*Das Ziel der Keuchhustentherapie ist ein zweifaches: die Schwere der Anfälle zu
mildern und das Entstehen einer Bronchopneumonie zu verhüten.* Das erste versucht man durch Verabreichung von Narkoticis und Antispasmodicis zu erreichen. Am besten beginnt man mit milden Mitteln und versucht erst bei
einem Mißerfolg stärker wirkende. [Bromoform (ad vtr. nigr.) 3—4mal täglich
so viel Tropfen wie das Kind Jahre zählt plus 2—4 Tropfen; Calcium bromatum
1—1,5 g pro die für Säuglinge, 3—4—5 g für ältere Kinder; Dicodid 2—20 mg
je Tag je nach Alter; Luminal beim Säugling 0,02—0,05 g, Kleinkind 0,05 bis
0,1 g, Schulkind 0,1—0,3 g. Das Luminal wird abends verabreicht und am
3. Abend pausiert. Bei schweren Anfällen wird noch morgens die Hälfte der
Abenddosis gegeben.] Bei Spasmophilie ist unter dem Schutz starker Narkotica
eine energische antirachitische Behandlung einzuleiten. Wesentlich wirksamer
als Medikamente sind aber die Freilufttherapie des Keuchhustens und erzieherische Maßnahmen. *Keuchhustenkinder* dürfen nicht im Zimmer, noch weniger
im Bett gehalten werden. Sie *sind* von vornherein *unter entsprechender Überwachung ins Freie zu bringen.* Säuglinge und Kleinkinder spazieren zu fahren,
tagsüber im Freien oder wenigstens am offenen Fenster schlafen zu lassen, ist
als prophylaktische Maßnahme gegen die drohenden Komplikationen im Respirationstrakt notwendig. Während des Keuchhustens auftretende Bronchopneumonien werden auf die gleiche Art, wie beschrieben ist, behandelt. Die
Freiluftbehandlung ist neben ihrer Bedeutung für die *Pneumonieprophylaxe*
eine *zweckmäßige psychotherapeutische* Maßnahme, da sie *ablenkt* und verhütet,
daß sich die Aufmerksamkeit der Kinder auf ihre Anfälle fixiert. Von solchen
psychotherapeutischen Hilfsmitteln, Ablenkung, Belohnung, *wenn der Husten
unterdrückt* und Strafe, wenn dem Hustenreiz ohne *Gegenwehr nachgegeben
wird,* ist schon im Stadium convulsivum, vor allem aber im Stadium decrementi
Gebrauch zu machen. Das muß vor allem dann geschehen, wenn faßbare
Motive für Anfälle sichtbar werden, der Husten nicht aufhört oder die Kinder
rückfällig werden. Für diese Zeit ist der *Ortswechsel* das probate Mittel, als das
es vielfach angepriesen wird, vorausgesetzt, daß man es so handhabt, daß es
die Entfernung eines neuropathischen Kindes aus einem neuropathischen

Milieu bedeutet. Daß unter diesen Umständen für den Ortswechsel keine Reise, sondern lediglich eine Trennung von seinen bisherigen Erziehern genügt, liegt auf der Hand, ebenso, daß seine Wirksamkeit im Stadium convulsivum geringer sein wird. Unter anderen Umständen muß der *Ortswechsel* freilich eine *Verpflanzung in ein anderes Klima* bedeuten, und zwar dann, *wenn* es sich um die Ausheilung *hartnäckiger Bronchitiden,* aktivierter Tuberkulosen oder *bronchiektatischer* Erkrankungen handelt.

Eine individuelle und kollektive **Expositionsprophylaxe** ist gegen Keuchhusten ebensowenig möglich wie gegen Masern. Dagegen ist es möglich, empfängliche, nicht infizierte Kinder mit einem sehr hohen Grad von Sicherheit durch Vaccinationen vor der Erkrankung zu schützen. Das ist möglich, wenn Vaccinen verwandt werden, die mit frisch gezüchteten, Toxin produzierenden BORDET-GENGOU-Bacillen hergestellt sind, wenn man sicher nicht infizierte Kinder vacciniert und wenn man wesentlich höhere Bacillenmengen verabreicht, als das bisher geschah.

Es müssen auf 3—4 Wochen verteilt mit 3—4 intramuskulären Injektionen etwa 100 Milliarden abgetötete Bacillen gegeben werden. Über die Zuverlässigkeit der damit verbundenen Immunität ist nichts Sicheres bekannt. Am besten wird nach einer Vaccination, wie sie oben beschrieben wurde, jedes Jahr eine kleinere Bacillenmenge mit einer einzigen Injektion gegeben, um die Immunität am Leben zu behalten.

Vaccination in der Inkubationszeit kann den Ausbruch der Erkrankung nicht verhüten.

Es besteht aber eine Möglichkeit, nach dem Muster der Masernschutzimpfung mit Rekonvaleszentenserum — am besten mit konzentrierten Rekonvaleszentenseren — den Ausbruch der Erkrankung zu verhüten oder wesentlich abzuschwächen. Diese Aussicht besteht aber nur, wenn das Rekonvaleszentenserum in den allerersten Tagen der Inkubation gegeben wird, z. B. wenn ein empfängliches Kind bekanntermaßen 1 oder 2 Tage mit einem ansteckenden erkrankten Kinde zusammen war. Ist dagegen die Situation die, daß in einer Familie 1 Kind zum erstenmal typisch hustet, so ist anzunehmen, daß es schon vor 8—14 Tagen seine Geschwister infiziert hat, weil es schon im Stadium catarrhale hoch infektiös war. Wenn an diesem Zeitpunkt die infizierten und sich in der Inkubationszeit befindenden Geschwister gespritzt werden, besteht keine Aussicht, die Erkrankung zu verhüten.

VIII. Diphtherie.

Unter Diphtherie wird eine durch den LÖFFLERschen Bacillus hervorgerufene Infektionskrankheit verstanden, bei der sich die am häufigsten befallenen Schleimhäute der Nase, des Rachens oder des Larynx mit festhaftenden, fibrinreichen, weißlichen Belägen bedecken und das von den Diphtheriebacillen produzierte Toxin charakteristische Schädigungen des peripheren Nervensystems, der Vasomotoren, der Nebennieren und des Herzmuskels hervorruft.

Schon im Altertum sind Erkrankungen beschrieben worden, die diphtherischer Natur gewesen sein müssen. Ihr Name wechselte, je nachdem es sich um Rachen- oder Kehlkopfdiphtherien handelte. Erst im 19. Jahrhundert (1826) wurde von BRETTONNEAU die Wesensgleichheit der Rachen- und Kehlkopferkrankungen erkannt. Von ihm stammt der Name der Krankheit διφθέρα = Haut. Für die Diphtherie ist es charakteristisch, daß in der Vergangenheit nach langen, manchmal 8—10 Jahrzehnte währenden Pausen Diphtherie-epidemien auftraten und zwischen ihnen die Krankheit so selten war, daß sie fast in Vergessenheit geriet. Wenige Jahre vor der großen europäischen Pandemie, in der zweiten Hälfte des 19. Jahrhunderts, war die Krankheit erfahrenen Klinikern wie KUSSMAUL völlig unbekannt.

Der von KLEBS zuerst beschriebene und von LÖFFLER (1884) als **Diphtherie-erreger** identifizierte Bacillus ist ein leicht gebogenes, an den Enden verdicktes, unbewegliches, grampositives Stäbchen. In *Abstrichen* von diphtherischen Membranen (am besten mit Methylenblau gefärbt) liegen die Stäbchen in Nestern *palisadenförmig nebeneinander*. *In Kulturen* zeigen sie an den Enden dunkle Punkte, *Polkörperchen,* die keine Dauerformen sind und durch besondere Färbungen (NEISSER) gut dargestellt werden können. Der LÖFFLER-Bacillus wächst auf festen und flüssigen Nährböden und produziert dabei ein **Toxin,** das, von den Bacillen getrennt, *beim klassischen Versuchstier,* dem Meer-*schweinchen, alle Symptome an dem peripheren Nervensystem, dem Herzmuskel, dem Gefäßapparat und den Nebennieren hervorzurufen imstande ist, die während und nach der menschlichen Spontanerkrankung und nach künstlichen Infektionen des Meerschweinchens mit lebenden Diphtheriebacillen auftreten.* Außerhalb des menschlichen Organismus ist der Diphtheriebacillus wenig widerstandsfähig. Es ist beobachtet worden, daß er in Milch und, vor Licht und Austrocknung geschützt, auch auf anderen Substraten eine Zeitlang lebens- und ansteckungs-fähig bleibt. An Kleidern, Haaren, Wäsche und Gebrauchsgegenständen stirbt er aber so rasch ab, daß die Diphtherie auf diesem Wege *nicht* von dem be-suchenden Arzt von einem Haus ins andere oder in Krankenanstalten von einer Station auf die andere *getragen werden kann.* Praktisch kommt fast aus-schließlich eine *Tröpfcheninfektion* von Mensch zu Mensch für die Ausbreitung der Krankheit in Frage.

Die **Disposition** für die Erkrankung ist in normalen Zeiten gering. Trotz ausgiebiger Infektionsgelegenheit erkrankt um eine Infektionsquelle herum immer nur ein verschwindend kleiner Teil der empfänglichen Menschen. Zur Zeit ist es selten, daß in einer Familie Geschwisterkinder einander anstecken. Während der letzten großen europäischen Pandemie dagegen sind nicht nur häufig alle Kinder einer Familie erkrankt, sondern auch gestorben. Unter der älteren Generation ist der Ruf der Diphtherie als Kindermörderin auf Grund dieser Erfahrungen heute noch nicht verklungen. Warum die Disposition für die Erkrankung zu gewissen Zeiten wächst und gewaltige Krankheitshäufungen auftreten, ist nicht bekannt.

Zwischen einer Infektion mit Diphtheriebacillen und dem Krankheitsbeginn liegt eine symptomlose **Inkubation** von 3—5 Tagen.

Bei der häufigsten Diphtherieform, der **Rachendiphtherie,** verlaufen die Lokalerscheinungen so, daß zunächst eine Rötung und Schwellung der Ton-sillen auftritt. Dann erscheinen kleine weiße Stippchen, wie bei einer Angina lacunaris, die aber im Verlauf von Stunden oder über Nacht zu zusammen-hängenden Belägen zusammenfließen. Ihre Ausdehnung variiert. Sie können lediglich die Tonsillen überziehen, aber auch *in einer für die Diphtherie patho-gnomonischen Weise* darüber hinaus auf die *hinteren und vorderen Gaumenbögen, die Uvula und die hintere Rachenwand* übergehen. Die Beläge können aber auch nur einen Teil der Tonsillen bedecken oder auch nur als Stippchen auftreten und schließlich sogar unsichtbar bleiben, so daß die Diphtherieerkrankung unter dem Bilde einer diffusen Rötung des Rachens verläuft. Diphtherische Anginen verbreiten einen *spezifischen, etwas süßlichen Geruch,* der bei schweren Diphtherien gar nicht unbemerkt bleiben kann, aber auch in leichten und mittleren Fällen vorhanden ist und dem Geruchsempfindlichen als wertvolles Diagnostikum dient.

Für *diphtherische Anginen,* selbst wenn die Beläge über die Tonsillen hinaus-gehen, ist *charakteristisch,* daß zu Beginn *die subjektiven Beschwerden beim Schlucken und Sprechen sehr gering* sind und sogar so gering sein können, daß

sie von den Patienten nicht spontan angegeben und die subjektiven Allgemeinbeschwerden ganz in den Vordergrund gestellt werden. Das *subjektive Krankheitsgefühl* in der Form von Kopfweh, Abgeschlagenheit und Mattigkeitsgefühl,
Appetitlosigkeit ist dagegen schon zu Beginn *deutlich ausgesprochen*. Jüngere
Kinder veranlaßt es häufig wegen der mangelnden Halsbeschwerden, die Krankheit in ganz andere Körpergegenden zu projizieren, mit Vorliebe in den Bauch,
aber auch in ein Knie- oder Hüftgelenk, das irgendein leichtes Trauma erlitten
hat und noch schmerzt oder vor kurzer Zeit noch geschmerzt hat. *Kranken
Kindern muß man daher auf jeden Fall den Rachen inspizieren, selbst wenn sie
Schmerzen an ganz anderen Körperstellen angeben,* damit schwere und eventuell
unreparierbare Fehldiagnosen vermieden werden.

Fieber ist beim Diphtheriebeginn häufig vorhanden, aber *nicht obligatorisch*.
Im Gegenteil, das *Mißverhältnis zwischen Lokalbefund und Fieberhöhe* ist oft ein
diagnostischer Anhaltspunkt dafür, daß es sich um eine diphtherische Erkrankung handelt. Die Lymphdrüsen am Hals, in deren Quellgebiet der Krankheitsherd liegt, bei einer Rachendiphtherie also die Submaxillar- und Jugulardrüsen,
schwellen an und werden leicht druckempfindlich. An der Schnelligkeit und dem
Umfang, in dem das geschieht, kann schon bei Krankheitsbeginn die Bösartigkeit einer Diphtherie erkannt werden.

Bleibt eine beginnende Rachendiphtherie unbehandelt, so geht der Lokalprozeß über die Tonsillen hinaus, und die Allgemeinerscheinungen verschlimmern sich. Die Beläge werden dicker, und an ihren Rändern werden Ausläufer
sichtbar, die von den Tonsillen auf die Gaumenbögen oder von diesen auf die
Uvula und die hintere Rachenwand übergreifen. Die entzündliche Schwellung
der Tonsillen wird größer, der Pharynxeingang schwillt zu, es treten Schluckbeschwerden auf, die Sprache wird gaumig, die Drüsenschwellungen am Hals
verstärken sich, das Fieber kann ansteigen, aber auch abfallen. Im Urin treten
Eiweiß und Formelemente auf. In dieser Art, mit mäßig umfangreichen Belägen
und ohne die Tendenz zur Ausbreitung, kann sich der Krankheitsprozeß 8 bis
10 Tage hinziehen, ehe Rückbildungserscheinungen auftreten. In der Vor-
serumzeit ist häufig beobachtet worden, daß Heilungsvorgänge durch Rückfälle, erneute Ausbreitung der Beläge und Erschwerung der Allgemeinsymptome unterbrochen wurden und daß sich die Krankheit 2—3 Wochen hinzog.
Der *Beginn der Heilung kündigt sich durch das Auftreten einer Demarkationslinie* zwischen Belag und gesunder Schleimhaut an, dem eine Besserung des
Allgemeinbefindens, eine Abschwellung der Tonsillen und der Lymphdrüsen
am Hals und schließlich die Abstoßung der Beläge folgen. Unter der Wirkung
des BEHRINGschen Serums vollzieht sich die geschilderte Entwicklung bei der
landläufigen, benignen Rachendiphtherie in der gleichen Weise, nur daß die
Zeiten der Ausbreitung und der Heilung kürzer sind.

Der geschilderte Symptomenkomplex der *mittelschweren Rachendiphtherie* ist
die *häufigste Form* der Diphtherieerkrankung. Sie tritt *vorwiegend im Klein-
kindes- und Schulalter* auf, während die *Diphtherie des Säuglings* am häufigsten
eine **Nasendiphtherie** ist. Klinisch verläuft sie unter dem Bild eines *blutigserösen Schnupfens* mit reichlicher Sekretion. Die Blutbeimengung in dem
Sekret ist eine mäßige, so daß es nur zu einer rosafarbenen Verfärbung kommt.
In der Regel sind die Naseneingänge entzündlich gerötet, exkoriiert und mit
Borken bedeckt. Nasendiphtherien können sich wochenlang hinziehen. Ob in
solchen Fällen der Entzündungsprozeß ein rein diphtherischer ist, steht dahin.
Die diphtherischen Membranen können die gesamte umfangreiche Oberfläche
der inneren Nase überziehen und einen wesentlich größeren Krankheitsherd
bilden, als das bei der gewöhnlichen Rachendiphtherie der Fall ist. Auf solche

ungewöhnlich umfangreichen Bacilleneinbruchstellen sind die manchmal auffallende Stärke der Sekretion und die Schwere der Allgemeinerscheinungen
und der Fernsymptome bei Nasendiphtherien zurückzuführen.

Eine dritte, besonders beim Kleinkind, aber auch schon im Säuglingsalter
auftretende Diphtherieform ist die **Kehlkopfdiphtherie.** Sie bestimmte vor allem
die Letalitätshöhe der letzten großen europäischen Pandemie und trat damals
auch häufig bei älteren Kindern und Erwachsenen auf. Seitdem ist sie in diesen
Lebensaltern selten. Nur bei einem sehr kleinen Teil der Fälle verlaufen die
Dinge so, daß eine Rachendiphtherie in den Larynx hinabsteigt — *schwere
progrediente Rachendiphtherien haben viel eher die Tendenz, in den Nasenrachenraum zu ascendieren als in den Kehlkopf hinabzusteigen. — Meist beginnt die
Larynxdiphtherie klinisch primär als solche* mit Allgemeinerscheinungen und
Heiserkeit, die sich in Stundenfrist zur völligen *Aphonie* steigern kann. Ob
freilich die Schleimhaut des Larynx wirklich die primäre Einbruchstelle der
Bacillen darstellt oder ob der Primärherd an unsichtbaren Stellen der Nase oder
des Rachens sitzt, steht dahin. Gelegentlich geht der Larynxdiphtherie ein
spezifisch aussehender Schnupfen um einige Tage voraus. Bei größeren Kindern,
deren Kehlkopf gespiegelt werden kann, sieht man zu Beginn entzündliche
Rötungen und Schwellungen an den Schleimhäuten und den Taschen der
Stimmbänder, der Epiglottis und dem Aryknorpel. Die Schwellung der Schleimhäute produziert einen Reizhusten, der als rauher, bellender *Crouphusten* beginnt und schließlich völlig tonlos werden kann. Mit dem Fortschreiten der
Heiserkeit treten *Atembeschwerden* ein, die nachts stärker sind als unter Tag
und sich in wachem Zustand und bei Aufregungen steigern. Bleibt die Krankheit nicht in diesem Stadium stehen, bedecken sich die entzündeten Schleimhäute auch noch mit Membranen, die das Lumen des Inspirationsrohres weiter
verengen, so werden Zeichen von Atemnot sichtbar. Die *Inspiration wird hörbar
und stridorös,* und der Kranke beginnt, die Atemluft mit verstärktem Kraft-
aufwand durch seine verengten Atmungswege einzuziehen. Er nimmt seine
auxiliäre Atmungsmuskulatur zu Hilfe und atmet in verlangsamtem Tempo
mit zurückgelegtem Kopf und ängstlichem Gesichtsausdruck. Dabei zeigen
sich sehr bald *inspiratorische Einziehungen* an den Rippenbögen, den Schlüssel-
beingruben und dem Jugulum, die darauf zurückzuführen sind, daß der Kranke
seinen Thorax in maximale Inspirationsstellung bringt, während durch den
verengten Larynx nicht genügend Luft einströmen kann, so daß zwischen den
Pleurae costalis und pulmonalis ein so hoher Unterdruck entsteht, daß die
Rippen und nachgiebigere Stellen dem von außen wirkenden atmosphärischen
Druck nachgeben. Bei stark erschwerter Inspiration wird das untere Sternum-
ende manchmal bis in die Nähe der Wirbelsäule eingezogen. Im wachen und
ruhigen Zustande können den Kindern in diesem Stadium noch alle Zeichen
der *Cyanose* fehlen. Ihre Ängstlichkeit und ihre Weigerung, Nahrung aufzunehmen, zeigen aber, daß sie nur mit Aufwand aller ihrer Energie und Aufmerksamkeit Zustände des *Lufthungers* und der *Erstickungsangst* vermeiden können,
die prompt auftreten, wenn sich das Kind erregt oder stark husten muß. Wenn
die Kinder schlafen wollen und sich mit dem tiefer werdenden Schlaf der gewöhnliche Atmungsmechanismus einstellt, treten *Erstickungsanfälle* auf, von
denen die Kinder immer wieder aus dem Schlafe gerissen werden. In diesem
stärker dyspnoischen Stadium, das sich über Nacht oder auch in Stundenfrist
entwickeln kann, sind auf den Aryknorpel und den Taschenbändern typische
weiße Membranen zu sehen. In schwereren Fällen ist die gesamte hintere Epi-
glottiswand mit einer Membran überzogen, die über Taschen und Stimmbänder
hinweg in die Trachea hineinreicht. Werden die Schwellungen der Schleimhäute

stärker und die Membranen dicker, so können die Kinder auch mit den größten Anstrengungen ihren Sauerstoffbedarf nicht mehr decken. Sie werden cyanotisch und geraten in einen *Dauerzustand von Lufthunger,* der sie außerordentlich matt, aber trotzdem unruhig und ängstlich macht, der sie aus dem Bett hinaus auf den Arm und von da wieder ins Bett drängen läßt und der sich im Anschluß an eine Hustenattacke, eine Aufregung infolge einer Untersuchung oder beim Verschlucken zu schweren Erstickungsanfällen steigert. Die Atmung wird, wenn die Dinge soweit gediehen sind, wieder rascher, aber oberflächlicher, und die Kinder werden durch die immer wiederkehrenden Erstickungsanfälle matter und schließlich apathisch, um in einem letzten Anfall den *Erstickungstod* zu erleiden. Aber auch wenn der Prozeß rückläufig wird, bevor derartig hohe Grade der Stenosierung des Kehlkopflumens eintreten, wenn sich die Membranen zu lösen beginnen und ausgehustet werden, können *im Anschluß an eine Hustenattacke schwerste und,* wenn ein gelöstes größeres Membranstück das Lumen verlegt und nicht rasch entfernt werden kann, *tödliche Erstickungsanfälle auftreten.*

Bei Säuglingen und schwer geschädigten kachektischen Individuen jeden Lebensalters, häufig auch während des Status morbillosus, hat die Kehlkopfdiphtherie die Neigung, als **Bronchialdiphtherie** in den Bronchialbaum hinabzusteigen. Die Membranbildung kann sich bis in seine feinsten Verästelungen erstrecken. Die Atmung wird dabei außerordentlich frequent und oberflächlich, die Kinder werden bleich und cyanotisch, und der Erstickungstod ist von einer gewissen Ausbreitung der Membranen ab unvermeidlich. Bei dem heftigen Kampf der Kranken um Luft und dem beträchtlichen, durch die Entzündung der Trachea und der Bronchien ausgelösten Reizhusten, werden häufig membranöse Ausgießungen größerer und kleinerer Bronchien, manchmal sogar der Trachea und des ganzen Bronchialbaumes ausgehustet, ohne daß es nun zu einer sichtbaren Erleichterung der Atmung käme. Schreitet die Ausbreitung der Diphtheriemembranen nicht so weit vor, daß die Kinder aus mechanischen Gründen den Erstickungstod erleiden, so *erreicht sie ihr Schicksal* meist durch die regelmäßig eintretende *komplizierende Pneumonie.*

Neben dem Kehlkopfcroup war in der Vergangenheit und ist in der Gegenwart die früher als Angina maligna, heute als **Diphtheria gravissima,** maligna septica oder besser toxica bezeichnete Krankheitsform am meisten gefürchtet. Die Übergänge von Rachendiphtherien leichteren und schwereren Grades zur Diphtheria gravissima sind fließende. Daß bei dieser schwersten und meist tödlichen Verlaufsform ein dritter Faktor neben den Diphtheriebacillen eine Rolle spielt, daß es sich um eine von vornherein *durch ,,septische Keime" komplizierte Diphtherie* handelt, ist mehrfach behauptet aber *nie erwiesen* worden. Abgesehen von dem typischen Lokalbefund an den Schleimhäuten, der beim Tier überhaupt nicht zu produzieren ist, lassen sich beim Meerschweinchen, aber *auch bei Menschen,* die infolge von Verwechslungen mit reinem Diphtherietoxin vergiftet worden waren, *mit hohen Toxindosen die gleichen schweren lokalen Erscheinungen an den Injektionsstellen und Fernreaktionen in einem so kurzen zeitlichen Abstand voneinander produzieren, wie es für die Diphtheria gravissima charakteristisch ist. Nach untertödlichen oder knapp tödlichen Toxindosen verlängern* sich beim Menschen ebenso wie beim Meerschweinchen *die Zeitabstände zwischen Lokal- und Fernreaktionen* in der gleichen Weise, *wie das bei schwereren, aber nicht foudroyant verlaufenden menschlichen Spontandiphtherien der Fall ist.* Die Annahme einer septischen Komplikation ist also für die Erklärung der Malignität einer Diphtherieerkrankung nicht notwendig.

Für die *Diphtheria gravissima* ist charakteristisch, daß sie häufiger sozusagen *von vornherein maligne Züge* trägt, als daß eine leicht beginnende Rachendiphtherie erst nach einigen Tagen „toxisch" wird. Schon aus der Beschreibung der alten Epidemien geht hervor, daß es neben verschleppten, nicht abheilenden, rekurrierenden und schließlich nach Wochen tödlichen Rachendiphtherien eine Verlaufsform gibt, die schon in den ersten 24 Stunden schwerste Lokal- und Allgemeinreaktionen hervorruft. Über Nacht kann sich aus einer harmlos aussehenden, diffusen Rötung des Rachens oder einem Angina lacunaris-ähnlichen Halsbefund der Symptomenkomplex der Diphtheria gravissima mit seiner infausten Prognose entwickeln. Die Geschwindigkeit, mit der sich

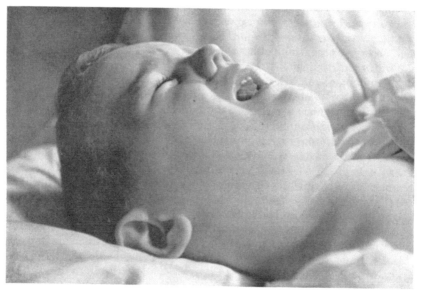

Abb. 7. Diphtheria gravissima. (Frankfurter Univ.-Kinderklinik.) (P)

die Bacillen an der Einbruchstelle ausbreiten und den lokalen Erscheinungen Fern- und Allgemeinsymptome folgen, ist eines der obligatorischen Zeichen der Diphtheria gravissima. Der Lokalbefund trägt meist Sonderzüge, kann aber im Ausnahmefall dem einer mittelschweren Rachendiphtherie gleichen. Meist zeichnen sich die *Beläge* durch ihre *ungewöhnliche Ausdehnung, ihre Verfärbung ins Bräunliche* und einen *fötiden Geruch* aus. Die Beläge können sich auf die gesamte Schleimhaut des Rachens, des weichen und harten Gaumens und bis auf die Höhe der Backenzähne erstrecken. Die bräunliche Verfärbung, die auf *Schleimhautblutungen und die fötide Zersetzung der Koagula* zurückzuführen ist, kann bei rapid verlaufenden Fällen fehlen, wenn nämlich die Patienten zugrundegehen, bevor die für die Diphtheria gravissima charakteristische Blutungsneigung aufgetreten ist. In solchen Fällen ist dann der rein diphtherische Geruch der Membranen in intensivster Weise wahrzunehmen. Schleimhaut-, vor allem aber Hautblutungen machen in der Regel die Prognose einer ausgedehnten Rachendiphtherie infaust. Neben dem Umfang der Beläge und der Blutungsneigung ist am Lokalherd weiterhin charakteristisch, daß der diphtherische Prozeß eine Tendenz zum Aufsteigen in die Nasenhöhle, fast nie aber zum Absteigen in den Larynx hat. Der Stärke der Lokalreaktionen entspricht die *Mitbeteiligung der zugehörigen Lymphdrüsen* und der umgebenden Gewebe.

Nicht nur in unmittelbarer Nähe der entzündlichen Nasen- und Rachenschleimhäute selbst, sondern auch am Hals und manchmal bis auf den Thorax und das Gesicht reichend, bildet sich ein *mächtiges, teigiges Ödem*. Die Drüsen am Kieferwinkel sind stark angeschwollen, und diese Drüsentumoren zusammen mit dem Ödem rufen eine Verdickung des Halses hervor, die an die fetten Hälse alter Männer erinnert und von den Franzosen mit dem Hinweis auf altrömische Büsten „juge consulaire" bezeichnet worden ist. Mit ihrer durch die *Schwellung der Tonsillen und der Nasen- und Rachenschleimhäute, die mächtige Membranbildung und das kollaterale Ödem erschwerten Atmung,* ihrem *zurückgebeugten Kopf,* dem *matten Blick,* der *totenähnlichen* Blässe und ihren *aus Nase und Mund fließenden,* einen *fürchterlichen Geruch verbreitenden Sekreten* bieten *die Kranken einen hoffnungslosen Anblick.* Das beschriebene Krankheitsbild kann innerhalb 12—36 Stunden entstehen. Meist braucht es allerdings 2—3 Tage zu seiner vollen Entwicklung. Dem Charakter des Lokalbefundes entspricht die Schwere der Fernreaktionen. Das Krankheitsgefühl ist ein außerordentlich schweres. Fieber besteht bei älteren Kindern in der Regel nicht. In manchen Fällen treten nach 24 Stunden sogar *Untertemperaturen* auf. Im Harn findet man reichlich Eiweiß, Leukocyten, Cylinder und spärlich rote Blutkörperchen. Je nach der Schwere des Falles treten in den folgenden 24—48 Stunden Zeichen von Blutungsneigung und Kreislaufschwäche auf. Die Extremitäten fühlen sich auffallend kühl an, der Puls wird weich, beschleunigt oder verlangsamt, unregelmäßig (Extrasystolen), das *Herz beginnt zu dilatieren,* seine Töne sind gespalten und leise, die *Leber vergrößert* sich. Die Kinder bekommen die *für schwer Kreislaufgestörte charakteristische Angst und Unruhe.* Sie *erbrechen* und bekommen *Bauchschmerzen,* die auf eine akute Leberschwellung oder auf Embolien der Bauchgefäße zurückgeführt werden. Die Extremitäten fühlen sich kalt an, der Puls wird unfühlbar klein, der Blutdruck sinkt auf niedrigste Werte, das Herz dilatiert weiterhin stark nach allen Seiten, und die Schlagfolge zeigt deutlichen Galopprhythmus. In der Regel gehen elektrokardiographisch faßbare Schäden des Myokards oder des Reizleitungssystems den klinischen Befunden voraus. Noch in der ersten, manchmal auch erst am Ende der zweiten Woche tritt dann der Tod, meist ganz plötzlich, im Anschluß an eine kleine Aufregung oder Anstrengung ein.

Seltener als die Schleimhäute der Nase, des Rachens und des Larynx werden die anderer Organsysteme befallen. Bei jüngeren Kindern folgt auf diphtherische Erkrankungen des Nasen- oder Rachenraumes manchmal eine *Otitis media,* von der schwer zu entscheiden ist, ob sie primär durch die Wirkung des Diphtheriebacillus oder durch das Virulentwerden unspezifischer Eitererreger infolge der Verlegung der Tuben und der darauf folgenden Sekretstauung zustande kommt. Ab und zu werden die Schleimhäute der Lippen und der Zunge befallen, die des Zahnfleisches anscheinend nie. Häufiger sind *Diphtherien der Conjunctiven,* die primär, aber auch sekundär im Verlauf von Nasen- oder Rachendiphtherien auftreten können. Sie sind meist einseitig, führen zu einer starken Entzündung und Schwellung der Conjunctivae palpebrarum und bulbi, zur Bildung zarter Membranen, zur Produktion eines blutigserösen Sekretes und eines mächtigen Ödems der Augenlider. Schwere Verlaufsformen können zur Mitbeteiligung der Cornea und zur Erblindung führen. Etwas seltener als die Conjunctiven wird die *Vulva* befallen. Es entstehen dabei mit Membranen bedeckte, pfennig- bis markstückgroße mißfarbene Geschwüre, in anderen Fällen umfangreiche Membranbildungen mit mächtiger Schwellung und Ödembildung der Labien und Leistendrüsen und schwere Allgemeinerscheinungen. Gelegentlich beobachtet man auch Präputialdiphtherien. Manchmal befällt der Diphtheriebacillus auch *Hautwunden*. In die unverletzte Haut kann er nicht eindringen. Meist handelt es sich um vernachlässigte Wunden, in denen neben Diphtheriebacillen eine ganze Reihe von Eitererregern gefunden werden. Ob nun der Diphtheriebacillus in solchen Wunden pathogen wirkt oder lediglich als Saprophyt anwesend ist und ob bei der vielbesprochenen *Nabeldiphtherie des Neugeborenen* seine Gegenwart die Gefahr der Wundinfektion erhöht oder ob er sich lediglich in den Wundsekreten leicht vermehrt, ohne an der Infektion als solcher aktiv beteiligt zu sein, steht dahin. In anderen Fällen dagegen, auf intertriginösen Hautstellen oder auf der macerierten Haut der Lippen und Wangen im Verlauf von Nasen- und Conjunctivaldiphtherien, finden sich Membranen, die vorwiegend Diphtheriebacillen enthalten und auf spezifische Behandlung sofort zurückgehen.

Bei der landläufigen, benignen Rachendiphtherie sind häufig, bei schweren Verlaufsformen regelmäßig, bis zur Abheilung des Lokalherdes Fernsymptome an den Nieren nachweisbar. Man findet *im Urin reichlich Eiweiß, hyaline und epitheliale Zylinder* und vereinzelte *Erythrocyten*. Diesem *nephrotischen Befund* entsprechen degenerative Veränderungen der Nierenepithelien und das Intaktbleiben des Gefäßapparates. Der Grad der Nierenschädigung geht über die gewöhnliche febrile Nephrose hinaus und ist auf eine spezifische Toxinwirkung zurückzuführen. Schwerere Nierenbefunde sind bei leichten Diphtherien selten, bei schweren die Regel. Prognostische Schlüsse lassen sich aber aus ihnen nicht ziehen. Kreislaufstörungen, wie sie bei der Diphtheria gravissima auftreten und zum **Diphtheriefrühtod** führen, sind bei mittelschweren Rachendiphtherien und bei Larynxstenosen vor der Abheilung des Lokalprozesses nicht zu beobachten, obwohl im letzten Fall der Herzmuskel einer enormen Beanspruchung unterliegt. Gelegentlich verursacht auch eine mittelschwere, rasch abheilende Rachendiphtherie schwere und manchmal sogar tödliche Kreislaufstörungen. Was sie aber von den Kreislaufstörungen der Diphtheria gravissima unterscheidet, ist das langsamere Tempo, mit dem sie sich entwickeln, der wesentlich spätere Termin ihres Auftretens und die geringe Beteiligung der Vasomotoren. Sie führen zum **Diphtheriespättod** an einer Myodegeneratio cordis, der erst nach 4—6 Wochen und noch später nach dem Abheilen des diphtherischen Krankheitsherdes eintritt und gar nicht selten als Mors subita ohne warnende Vorzeichen in Erscheinung tritt. Von Schädigungen des Kreislaufsystems ist auffallenderweise selbst bei schweren Larynxstenosen wenig zu sehen. Der beste Beweis dafür ist die Fähigkeit solcher Kinder, sich auch aus den schwersten Erstickungszuständen wieder zu erholen. Diese unverwüstliche Kraft ungeschädigter kindlicher Herzen muß der Arzt kennen, damit er die Versuche, an einer Larynxstenose „erstickte" Kinder wieder zum Leben zurückzubringen, nicht vorzeitig aufgibt und auch bei völlig schlaffen, pulslosen, totenbleichen Kindern noch unermüdlich versucht, operativ und mit künstlicher Atmung Hilfe zu bringen.

Neben den postdiphtherischen Schädigungen des Kreislaufes kommen nach schwereren Initialerkrankungen häufig Störungen von seiten des peripheren Nervensystems, ausgedehnte **Lähmungen,** zur Beobachtung. Sie treten in unmittelbarer Nähe des Krankheitsherdes, aber auch in weiteren Entfernungen von ihm und in der Regel erst nach seiner Abheilung auf. Die motorischen Funktionen sind stets am schwersten getroffen. Es handelt sich um *schlaffe Paresen oder Lähmungen,* die auf eine spezifische Neuritis zurückzuführen sind. Parästhesien und Sensibilitätsstörungen treten bei jungen Kindern völlig in den Hintergrund und sind nur bei älteren gelegentlich feststellbar. *Der früheste Termin der Neuritis* ist das Ende der 2. Woche, meist beginnt sie aber erst in der dritten. Sie kann aber auch erst 4—6 Wochen nach Krankheitsbeginn einsetzen und in anderen Fällen in der 3. Woche beginnen und sich bis zur 10. und 12. hinziehen. Als häufigste und für die Diphtherie *pathognomonische Lähmung tritt eine Gaumensegellähmung* auf. Die Sprache wird näselnd, und in schweren Fällen fließen flüssige Speisen beim Schlucken aus der Nase, weil der Nasenabschluß infolge einer Parese oder Lähmung des Gaumensegels nicht gelingt. Bei der Racheninspektion sieht man das Gaumensegel schlaff herunterhängen, beim Stimmgeben oder nach Berührung mit dem Spatel hebt es sich nicht oder nur unvollständig. Neben dem Gaumensegel sind die vom Nervus abducens und oculomotorius versorgten Augen- und Irismuskeln am häufigsten betroffen. Es kommt vor allem bei Schulkindern zu einer *typischen*, rasch auftretenden *Akkommodationslähmung* mit der Unfähigkeit, die Schulaufgaben, vor allem das Lesen, zu erledigen. Sehr häufig verschwinden die Patellarsehnenreflexe mit oder ohne gleichzeitige Gaumensegel- oder Augenmuskelstörungen. Ihrem Verschwinden können Paresen, aber auch völlige Lähmungen der unteren Extremitäten folgen, die auf die gesamte quergestreifte Muskulatur übergehen können. Der Tod tritt ein, wenn das Zwerchfell völlig gelähmt ist. Der *Diphtheriespättod* kann also sowohl ein Herz- als ein Lähmungstod sein. Als isolierte *Lähmung* ist die *der Nackenmuskulatur für die postdiphtherische Neuritis pathognomonisch.* Man sieht häufig, daß die Lähmungen in dem einen Muskelgebiet zurückgehen, während sie in anderen neu auftreten. Erfolgt der Tod nicht durch Zwerchfellähmung, so tritt stets völlige Heilung ein. Blasen- und Mastdarmfunktionen bleiben stets intakt. Man findet bei dieser Lähmung, ebenso wie bei Neuritiden anderer Ätiologie, manchmal Eiweiß und Zellen im Liquor vermehrt. Im Blute treten keine für Diphtherie typischen Veränderungen auf, und der Verdauungstrakt bleibt intakt.

Pathogenese. Was die Pathogenese der Diphtherie anbelangt, so steht ohne irgendeinen Zweifel fest, daß im Toxin das wirkliche krankmachende Agens zu erblicken ist. Von den gebräuchlichen Versuchstieren erkrankt keines spontan an Diphtherie. Künstliche Infektionen der Schleimhäute rufen unter bestimmten Bedingungen Membranbildung (Conjunctiva und Scheide des jungen Meerschweinchens) hervor. Zu einer Vermehrung der Bacillen und einer Erkrankung kommt es bei den Versuchstieren nur nach subcutanen Infektionen. Werden *die Tiere mit bacillenfreiem Toxin vergiftet,* so entstehen *bei kleinen Toxinmengen nur lokale Entzündungsreaktionen an den Injektionsstellen, bei höheren danebem noch Fernreaktionen an den oben genannten Organsystemen. Je höher die verwandten Dosen sind, um so früher treten diese Fernreaktionen ein. Nach der Verabreichung einer hohen Anzahl tödlicher Dosen sterben die Tiere* unter den Zeichen einer Vasomotorenlähmung bei rasch sinkenden Blutdruck und einem Versagen der Herzkraft *nach 24—48 Stunden.* Unter einer tödlichen Dosis wird die Toxinmenge verstanden, die Meerschweinchen von 250 g Gewicht nach 4 Tagen tötet. Bei den mit hohen, aber auch bei den mit gerade tödlichen Dosen vergifteten Tieren beobachtet man charakteristische Blutungen in der Nebennierenrinde, die auch bei etwa der Hälfte der menschlichen Diphtherieleichen beobachtet werden. *Knapp untertödliche Dosen führen nach 4—6 Wochen zu schlaffen peripheren Lähmungen oder zur Myodegeneratio cordis oder zu beiden* und ebenfalls zu Veränderungen in der Nebennierenrinde. *Weit unter der tödlichen Dosis gelegene Toxinmengen rufen lediglich lokale Infiltrationen hervor,* die eine Neigung zu Nekrosen verraten. An welcher Stelle das Toxin angreift und die oben beschriebene, zum Diphtheriefrühtod führende Kreislaufschwäche herbeiführt, kann nicht mit Sicherheit gesagt werden. Bei ganz foudroyant verlaufenden Fällen ist außer Blutungen und einer auffallenden Zerreißlichkeit des Herzmuskels kein greifbarer Befund an dem dilatierten Herzen zu erheben. Bei Todesfällen in der 2. Woche findet man *fettige Degenerationen der Muskelfasern* und interstitielle Entzündungserscheinungen. Handelt es sich um einen Diphtheriespättod, so findet man das klassische Bild der *Myodegeneratio cordis*. Es ist die Frage erhoben worden, ob diese Veränderungen am Herzmuskel auf eine direkte Toxinwirkung zurückgeführt oder als Folgen einer primären Vergiftung seiner nervösen Elemente angesehen werden müssen. Im letzteren Fall wird angenommen, daß eine Vasomotorenlähmung zu einer unzureichenden Durchblutung des Herzmuskels und auf diesem Wege zu seiner Degeneration führt. Nach einer anderen Version sollen infolge einer Läsion des Vagus trophische Störungen eintreten. Ob es sich bei der Vasomotorenlähmung um eine periphere oder zentrale handelt, ist strittig. Die Tatsache, daß auch bei der menschlichen Spontandiphtherie und bei der Vergiftung des Menschen mit reinem Toxin in 30—50% der Fälle schwere Veränderungen an den Nebennierenrinden auftreten, wird als Argument für den peripheren Charakter der Lähmung angeführt. Für den Ausfall der Nebennierenrindenfunktion sprechen klinische und physiologisch-chemische Symptome, die an das Bild einer akuten Addisonschen Erkrankung erinnern: die Adynamie, die Blässe, der niedrige Blutdruck, die Neigung zu Untertemperaturen, die Hypochlorämie, die Erhöhung des Blut-Rest-N und -Harnstoffes und eine gelegentliche Hypoglykämie.

Mit einer gewissen Wahrscheinlichkeit kann angenommen werden, daß sowohl der Herzmuskel als auch die Vasomotoren und die Nebennieren direkt und primär vom Toxin geschädigt werden können und daß die klinischen Bilder im Einzelfall davon abhängen, welches Funktionsgebiet am schwersten betroffen oder freigeblieben ist. In manchen Fällen handelt es sich neben der Myokard- oder Vasomotorenschädigung um *Läsionen des Reizleitungssystems*. Der Symptomenkomplex des *Herzblockes* wird relativ häufig durch diphtherische Schädigungen hervorgerufen. Histologisch bieten die postdiphtherischen Lähmungen das Bild toxischer Neuritiden. Ob es sich um rein periphere oder neuromyelitische Schäden handelt, ist nicht sicher bekannt.

Komplikationen. Bei den bisher geschilderten Symptomenkomplexen, gleichgültig ob sie Früh- oder Spätsymptome sind, handelt es sich um echte diphtherische Reaktionen. Als echte Komplikationen treten Bronchopneumonien vor allem bei Larynx-, Trachea- und Bronchialdiphtherien, aber beim Säugling auch nach spezifischen Erkrankungen des Nasenrachenraumes auf. Bronchopneumonien häufen sich vor allem nach Tracheotomien bei Säuglingen, wenn durch die Ausschaltung der die Atemluft entkeimenden Nasen- und Rachenschleimhäute der Abstand zwischen dem unteren Respirationstrakt und der keimhaltigen Außenwelt stark verringert wird.

Immunität. Diphtherische Erkrankungen hinterlassen eine *Immunität*, die aber bei weitem nicht so zuverlässig ist, wie Immunitätszustände nach Viruskrankheiten. Es kommt bis zur Höhe von 7% zu Wiedererkrankungen, von denen die meisten nach einem längeren Zeitabschnitt nach der Ersterkrankung auftreten. Im Blute von Diphtheriekonvaleszenten tritt ein Antikörper gegen das Toxin, ein spezifisches *Antitoxin* auf, das empfängliche Individuen sowohl vor Infektionen mit lebenden Diphtheriebacillen als auch vor Toxinvergiftungen schützt. Eine bestimmte Menge Antitoxin entgiftet im Organismus eines empfänglichen Tieres nur einen bestimmten Maximalbetrag Toxin. Wird dieses Maximum überschritten, so treten Vergiftungserscheinungen wie bei unvorbehandelten Tieren auf. Das Antitoxin verbraucht sich also in der Reaktion mit dem Toxin und wirkt nicht wie ein Ferment. Die entgiftende Reaktion zwischen Toxin und Antitoxin tritt auch im Reagensglas ein. Gibt man zu einer bekannten Toxinmenge so viel Antitoxin, daß es gerade entgiftet wird, so braucht man die 2- oder x-fache Menge von Antitoxin, wenn die 2- oder x-fache Menge des gleichen Toxins entgiftet werden soll *(Gesetz der Multipla)*. Eine Antitoxinmenge, die das Meerschweinchen gerade vor 100 tödlichen Toxindosen schützt, wird eine *Antitoxineinheit* genannt. Toxin und Antitoxin reagieren miteinander nach dem Muster von Säuren und Basen, die sich quantitativ in der Reaktion verbrauchen und ein Salz bilden, das weder Säure- noch Basen-, sondern andere Eigenschaften, die eines Neutralsalzes besitzt. Bei einer aktiven, spontan erworbenen Immunität kann eigentlich der Antitoxintiter des Blutes nicht ohne weiteres, wie bei einer passiven Immunisierung, als Ausdruck für die Höhe der vorliegenden Immunität betrachtet werden. *Eine aktive Immunität setzt sich aus einem kinetischen* und einem *potentiellen Faktor zusammen.* Neben dem *Blutantitoxin,* das den *kinetischen Anteil* der Immunität darstellt, besitzt der Immune noch die Fähigkeit, rascher als der Empfängliche Immunkörper zu bilden und ins Blut zu werfen *(potentielle Immunität).* Wenn es nun aber auch denkbar ist, daß der kinetische Anteil gering und der potentielle sehr stark ausgebildet sein kann, so daß Infektionen wegen des geringen Antitoxintiters wohl haften können, wegen der abnorm raschen und reichlichen Antitoxinbildung aber so rasch abgedrosselt werden, daß sie unterschwellig verlaufen und die Bestimmung der Antitoxinkonzentration allein ein falsches Bild von der Höhe der Immunität geben könnte, wird ein gewisser Blutantitoxintiter in der Praxis als Indicator für das Bestehen einer ausreichenden Immunität verwandt (s. w. u.).

Im Organismus können Toxin und Antitoxin nur in den Körpersäften und nicht in den Zellen miteinander *reagieren.* Dieser Schluß ergibt sich aus den im folgenden beschriebenen Experimenten, mit denen die Grenzen der Antitoxintherapie bei der menschlichen Spontandiphtherie aufgezeigt werden. Injiziert man Meerschweinchen *Toxin in die Blutbahn,* so *verschwindet* es schon *nach Minutenfrist* aus ihr. Seine Verwandtschaft zu den Geweben ist offensichtlich eine so große, daß es umgehend aus dem Blut gerissen und an sie gebunden wird. Antitoxin dagegen verschwindet nur allmählich aus der Blutbahn, sei es, daß seine Affinität zu den Körperzellen geringer ist oder, was wahrscheinlicher ist, daß es schwerer aus der Blutbahn hinausdiffundieren kann als das Toxin. Injiziert man einem Tier zuerst Antitoxin, so ist es praktisch vor jeder entsprechenden nachfolgenden Toxinmenge zu schützen, da das Gesetz der Multipla unter diesen Umständen annähernd gilt (Versuchsanordnung I). Wird aber der Versuch so angestellt, daß man erst Toxin und nach Minuten- oder Stundenfrist, wenn das Toxin aus dem Blut verschwunden ist, Antitoxin injiziert, so benötigt man, um einige tödliche Dosen zu entgiften, nach $1/2$ Stunde schon das 10fache der neutralisierenden Antitoxinmenge. Nach einer Stunde ist auch bei der Verwendung einer vieltausendfach neutralisierenden Antitoxinmenge keine Entgiftung mehr zu erreichen und der Tod nicht mehr aufzuhalten (Versuchsanordnung II). Wenn also (erste Versuchsanordnung) das Antitoxin im Blute anwesend ist, bevor das Toxin in die Blutbahn eintritt, findet eine Reaktion zwischen beiden und eine Entgiftung statt. Sie bleibt aber aus, wenn das Toxin aus der Blutbahn verschwunden ist und dann erst Antitoxin gegeben wird. Werden Toxin und Antitoxin in Mengen, die sich in vitro gerade neutralisieren, gleichzeitig, aber an getrennten Stellen ins Blut injiziert, so gilt wieder annähernd das Gesetz der Multipla, und das Tier ist praktisch vor jeder Toxindosis zu schützen. Ist aber die Bindung Toxin → Zelle einmal eingetreten und eine tödliche Dosis fixiert worden, so ist das Tier mit Antitoxin nicht mehr zu retten (Versuchsanordnung II). *Antitoxin heilt also nicht. Es kann*

lediglich, als Block in der Blutbahn liegend, die Bindung Toxin → Zelle verhindern.
Die *Schlüsse* aus diesen Experimenten *für die Antitoxinanwendung* bei der
menschlichen Spontandiphtherie liegen auf der Hand: *wird Antitoxin erst dann
verabreicht, wenn eine tödliche Dosis schon vor Stundenfrist* oder länger an lebenswichtige Gewebe *gebunden* wurde, wie das für die als Diphtheria gravissima
imponierenden Fälle angenommen werden muß, so ist eine „heilende" *Anti-
toxinwirkung* nicht mehr zu erwarten, und die Menschen sterben unrettbar.
Das Serum hat in solchen Fällen nicht versagt, denn es wird ja von ihm etwas
verlangt, was es seinem Wesen nach gar nicht leisten kann. Versagt haben in
solchen Fällen 1. entweder die Erzieher, die das Kind nicht schon beim allerersten Krankheitsbeginn zum Arzt brachten oder 2. der Arzt, der auch nur
um eine Stunde zu spät den schützenden Antitoxinblock im Blut anlegte oder
3. der Organismus des Kindes, von dem der Wachstumstendenz der Diphtheriebacillen zu wenig Widerstand entgegengesetzt wurde oder bei dem als Indivi-
dualvariante eine abnorm hohe Verwandtschaft seiner lebenswichtigen Gewebe
zum Diphtherietoxin bestand. Daß es *bei einem Diphtherieverdacht falsch ist,
das Ergebnis der bakteriologischen Untersuchung abzuwarten* und verfehlt, eine
als solche erkannte leichte Diphtherie erst spritzen zu wollen, wenn sich Verschlechterungen einstellen und *daß unsere Antitoxintherapie sensu strictori keine
Therapie, sondern eine Prophylaxe ist, die lediglich verhindert, daß weiterer
Schaden geschieht, die aber keinen schon angerichteten Schaden heilen kann —
muß* Allgemeingut der Ärzteschaft sein.

Mit dem Abheilen des Lokalherdes verliert der Diphtherierekonvaleszent
in der Regel noch nicht sein *Ansteckungsvermögen.* Ein hoher Prozentsatz
beherbergt noch wochen-, ja monatelang virulente Diphtheriebacillen im Nasopharynx. Neben solchen, die nach der Erkrankung zu *Dauerausscheidern*
geworden sind, gibt es aber noch andere Typen, *Keimträger,* die ohne ober-
schwellige, subjektiv empfundene Erkrankung Diphtheriebacillen auf ihren
oberen Schleimhäuten beherbergen. In der Umgebung von Diphtheriekranken
kann der Prozentsatz solcher *Keimträger* bis zu 12% anwachsen. Ihr Anteil
an der Gesamtbevölkerung wird in diphtheriearmen Zeiten auf Grund von
Massenuntersuchungen an gesunden Schulkindern und Erwachsenen in Großstädten auf 0,5—5% geschätzt. Macht man aber keinen Quer-, sondern einen
Längsschnitt, beobachtet man mit anderen Worten das Verhalten einer bestimmten Population während eines längeren Zeitraumes, so zeigt sich, daß,
von wenigen Ausnahmen abgesehen, alle Menschen zeitenweise zu Diphtherie-
bacillenträgern werden. Da also der *Diphtheriebacillus* wie der Masern-,
Pocken-, Varicellen- und Keuchhustenerreger *durch Tröpfcheninfektion* verbreitet wird und die *Keimstreuer* in beiden Fällen *unerkennbar* sind, muß seine
Verbreitung und die *En- und Epidemiologie der Diphtherie* den gleichen Gesetzen unterliegen, wie die der genannten Zivilisationsseuchen (s. S. 118, 1. Abs.
und folgende). Bei der Diphtherie folgt zwar *nicht auf jeden ersten Infekt
zwangsläufig eine Erkrankung, wohl aber eine Umstimmung des Organismus.
Die unterschwellig verlaufenden Infekte führen* ebenso wie die klassischen Erkrankungen *zu einer Immunität.* Ob schon der erste stumme Infekt zur Ausbildung einer haltbaren Immunität genügt oder ob das erst nach mehreren
Infekten der Fall ist, steht dahin. Ebenso wie sich nun bei der Tuberkulose
der stattgehabte Infekt, die Resistenzerhöhung und die Altersverteilung der
Infizierten und Resistenten durch einen immunbiologischen Test feststellen
lassen (Tuberkulinüberempfindlichkeit), kann bei der Diphtherie das Bestehen
einer Immunität, die Altersverteilung der Immunen und damit die Häufigkeit
und Altersverteilung der Infekte und ihre Beziehungen zu Umwelteinflüssen

ermittelt werden. Mit solchen Tests (SCHICK-Test bei der Diphtherie, DICK-Test beim Scharlach) hat sich nachweisen lassen, daß der Durchseuchungsmodus, das mittlere Infektionsalter und die Altersverteilung der Immunen bei Masern, Pocken, Varicellen, Keuchhusten, Tuberkulose, Scharlach und Diphtherie die gleichen sind und von den gleichen Umweltsfaktoren abhängen.

Soll festgestellt werden, ob ein Mensch diphtherieimmun ist oder nicht, so ist zu prüfen, ob sein Blut Antitoxin enthält (kinetische Immunität) oder ob er schneller als empfängliche Menschen Antitoxin zu bilden vermag (potentielle Immunität). Der Antitoxingehalt des Blutes kann direkt bestimmt werden, indem man bekannte Serum- und Giftmengen mischt und im Tierversuch prüft, bei welchem Mischungsverhältnis eine Entgiftung auftritt. SCHICK prüft den Immunitätszustand in der Weise, daß er eine bekannte Menge Diphtherietoxin intracutan injiziert und feststellt, ob eine Entzündungsreaktion eintritt oder nicht. Er fand, daß nach der intracutanen Injektion von $1/50$ tödlicher Meerschweinchendosis Entzündungen an der Injektionsstelle ausbleiben, wenn das Serum des betreffenden Menschen mindestens 0,03 normal ist, d. h. wenn 1 cm³ seines Serums 30 tödliche Meerschweinchendosen entgiftete. Ein Mensch von 13 kg Gewicht, 1 kg Blut und 500 cm³ Serum hat dann so viel Antitoxin in seiner Blutbahn, daß er 15000 tödliche Meerschweinchendosen entgiften kann. Ist kein Antitoxin im Serum enthalten oder der Titer niedriger als 0,03 normal, so entsteht an der Injektionsstelle eine scharf begrenzte Rötung und Infiltration von 15—25 mm Durchmesser, deren Intensität während weiterer 24—48 Stunden zunimmt und in der Regel unter Pigmentierung abblaßt. Die Ablesung findet frühestens nach 48 Stunden, spätestens nach 5 Tagen statt. Da der Mensch mit ansteigendem Alter gegen die in der Bakterienbouillon enthaltenen unspezifischen Stoffe überempfindlich wird, muß jenseits des 5. Lebensjahres neben der intracutanen Injektion von Toxin eine Parallelinjektion mit einer gleichen Probe gekochten Giftes gemacht werden. Erst durch den Vergleich der beiden Lokalreaktionen ist dann erkennbar, ob und in welchem Umfang eine Pseudoreaktion vorliegt. Die Erfahrung hat gezeigt, daß Menschen mit einem negativen SCHICK-Test immun gegen Spontanerkrankungen sind. Daß dies aber auch bei einem niedrigeren Antitoxintiter der Fall sein kann, wenn der potentielle Teil der Immunität, das Vermögen, rasch Antitoxin neu bilden zu können, gut entwickelt ist, wurde weiter oben hervorgehoben. Da zur Überwindung eines diphtherischen Spontaninfektes nicht nur eine Neutralisation des Toxins, sondern auch antibakterielle, gegen die Aggressivität der Bacillen selbst gerichtete Kräfte notwendig sind, ist verständlich, daß ein Mensch mit einem unter gewöhnlichen Umständen ausreichenden Blutantitoxinter erkrankt, wenn seine antibakterielle Abwehr schlecht ausgebildet ist. Versagt dieser Teil der Immunität, so wird ihm aber in der Regel sein Blutantitoxin und sein Vermögen, rasch Antitoxin bilden zu können, vor lebensbedrohenden „Fernreaktionen" bewahren.

Mit dem SCHICK-Test wurde in Massenuntersuchungen gezeigt, daß Neugeborene und Säuglinge bis zum 6. Monat fast regelmäßig SCHICK-negativ und immun sind. Ihr Antitoxin stammt ebenso wie die Immunkörper gegen Masern in diesem Alter von der immunen Mutter und wird diaplacentar und mit der Milch übertragen. *Am Ende des ersten Lebensjahres ist der Prozentsatz der Immunen am niedrigsten* und steigt während des Kleinkind- und Schulalters um so rascher an, je höher die Wohnungsdichte ist. *Mit Schulausgang ist die überwiegende Mehrzahl der städtischen Bevölkerung immun.* Die mit den Immuntesten (Tuberkulin, Diphtherietoxin) erfaßbaren und die an der Altersverteilung der oberschwelligen Reaktionen sichtbaren Durchseuchungskurven verlaufen in Großstädten bei Tuberkulose, Masern, Diphtherie, Keuchhusten und Windpocken parallel.

Diagnose. Bei der fundamentalen Wichtigkeit der möglichst frühzeitigen Antitoxinanwendung ist die Diagnose der Diphtherie mit den einfachsten, keinen Zeitverlust bedingenden Methoden zu stellen. Der kulturelle Nachweis von Diphtheriebacillen darf wegen der vom Staat verlangten Isolierungs- und Desinfektionsmaßnahmen um den Erkrankten herum und zur Kontrolle der klinischen Diagnose nicht unterlassen werden. Für den Entschluß zur Vornahme der Serumtherapie kommt er aber bei diphtherieähnlichen, mit Membranbildung einhergehenden Lokalbefunden gar nicht in Betracht. Ein wesentliches Hilfsmittel für die sofortige Diagnose ist dagegen der *mikroskopische*

Nachweis von Diphtheriebacillen in Abstrichpräparaten von verdächtigen Membranen (Methylenblaufärbung). Am besten wird dazu am Rande der Beläge abgestrichen. Von dem Mißlingen des Bacillennachweises darf aber das therapeutische Handeln nicht abhängig gemacht werden, wenn andere Momente für Diphtherie sprechen. Vom einfachen *Schnupfen* unterscheidet sich der *diphtherische* des Säuglings durch sein reichliches blutig-seröses Sekret. Bei jungen Säuglingen ist er gelegentlich vom *luischen Schnupfen* abzugrenzen. Da sich eine Lues nur selten mit einem einzigen Symptom manifestiert, ist der Nachweis anderer luischer Zeichen und die in der Regel geringe Sekretion der luischen Rhinitis differentialdiagnostisch zu verwenden. Bei älteren Kindern kann die *Rhinitis Skrofulöser* diagnostische Schwierigkeiten machen. Ist die Sekretion nicht allzu stark, fehlen ihr Blutbeimengungen und weisen Drüsenschwellungen und Phlyktänen auf den Symptomenkomplex der Skrofulose hin, so wird auch hier die Diagnose Diphtherie bei einem mißglückten Bacillennachweis im Ausstrichpräparat unwahrscheinlich. Einseitig blutig-seröse oder blutig-eitrige Sekretion aus der Nase muß den Verdacht auf einen Fremdkörper wecken. Eine *diphtherische Angina* mit ihren zusammenhängenden weißen, spezifisch riechenden, über die Tonsillen hinaus auf die Uvula und die Gaumenbögen übergreifenden Membranen ist gar nicht zu verkennen. Ganz zu Beginn kann eine Rachendiphtherie allerdings klinisch von einer *Angina follicularis* oder *Angina lacunaris* nicht zu unterscheiden sein. Bei beiden Anginaformen treten weiße Stippchen auf, die sich von den diphtherischen dadurch unterscheiden, daß ihnen die Neigung zur Ausbreitung fehlt. Neben dem bei unspezifischen Anginen in der Regel hohen Fieber und den deutlichen Halsbeschwerden muß der Zeitfaktor, die folgenden 5—6 Stunden, die Entscheidung bringen, wenn der Abstrichbefund negativ ist. Solche Anginen sind nach 5—6 Stunden nochmals in Augenschein zu nehmen, und bei deutlicher Vergrößerung der „Stippchen" ist Antitoxin zu verabreichen. Die Beläge einer Angina lacunaris sind leicht abwischbar und haften an Wattebäuschen. Sie haben außerdem eine gelblichere Farbe und einen ganz anderen Geruch als diphtherische und lassen sich wegen ihrer Fibrinarmut zwischen Objektträgern leicht verschmieren. Bei ungewöhnlich ausgebreiteten, unspezifisch aussehenden Belägen sind diese Momente neben dem Fehlen der Diphtheriebacillen gegen das Vorliegen einer Diphtherie zu verwenden. *Aphthöse Anginen* können wegen ihrer rundlichen Geschwüre und eine *Scharlachangina* wegen des dazugehörigen, über die Tonsillen auf die Schleimhäute des harten und weichen Gaumens hinausgehenden Enanthems kaum mit diphtherischen verwechselt werden. Im letzten Fall spricht vor allem das Mißverhältnis zwischen Rachenbefund und Temperaturhöhe für Diphtherie, denn eine ausgesprochene Scharlachangina mit deutlichen Belägen macht in der Regel hohes Fieber. Das gilt auch für *nekrotische Scharlachanginen mit mißfarbigen Belägen*, während eine Diphtheria gravissima mit einem ähnlichen Lokalbefund normale oder Untertemperaturen zeigt. Die Differentialdiagnose zwischen Diphtherie und *Angina Plaut-Vincent* kann manchmal nur mikroskopisch mit dem Nachweis von Spirochäten und dem Bacillus fusiformis für den einen und Diphtheriebacillen für den anderen Fall gestellt werden. Geruchsempfindliche Personen leitet allerdings der ganz verschiedene Geruch der beiden Anginen auf die richtige Spur. *Luische Plaques der Tonsillen* und des Gaumens mit ihrer weißlichen Verfärbung und ihrem wallartigen Rand können nur bei oberflächlicher Betrachtung mit den dicken, fibrinreichen Diphtheriebelägen verwechselt werden. Von größter Wichtigkeit ist es, *Larynxdiphtherien* möglichst frühzeitig zu erkennen, um durch rechtzeitige Antitoxingaben ein Fortschreiten der entzündlichen Schwellungen, eine weitere Verdickung und Ausbreitung der Membranen und damit auch chirurgische Eingriffe zu vermeiden. Am häufigsten entstehen differential-diagnostische Schwierigkeiten zwischen dem diphtherischen und dem sog. *Pseudocroup.* Der Pseudocroup tritt meist nachts auf und kann in Stundenfrist zu lautem bellenden Husten und schweren Stenoseerscheinungen führen. Heiserkeit beträchtlichen Grades beobachtet man dabei nicht. Die Atemnot bessert sich gegen Morgen und verschwindet den Tag über fast völlig, um in manchen Fällen in der zweiten Nacht wiederzukehren. Beim echten Diphtherie-croup ist in der Regel die Stimme deutlich heiser, und die Atemnot bessert sich mit dem Fortschreiten der Nacht und am anderen Tag nicht, sondern wird schlimmer. Mit diesen beiden Differenzen und einer dritten, daß die Atemnot beim diphtherischen Croup extrem selten so rasch entsteht wie beim Pseudocroup, ist die Diagnose zu sichern. Daß ein fehlender Rachenbefund nicht gegen Kehlkopfdiphtherie spricht, wurde weiter oben hervorgehoben. Bei *Crouperscheinungen im Verlauf von Masern* ist eine Differentialdiagnose gar nicht zu versuchen und sofort Antitoxin zu verabreichen. Bei *Grippecroup* sprechen die katarrhalischen Zeichen ober- und unterhalb des Larynx gegen Diphtherie. *Senkungsabscesse* bei Wirbelcaries, *retropharyngeale Eiteransammlungen und Fremdkörper* können rasch auftretende Stenosen verursachen. Es fehlt aber in der Regel eine entsprechend starke Heiserkeit, die für diphtherische Stenosen obligatorisch ist. *Tuberkulöse Drüsentumoren* können im Säuglingsalter beträchtliche Atemnot hervorrufen. Abgesehen davon, daß auch in diesem Falle die Heiserkeit fehlt und die Atemnot sich ganz langsam ausbildet, ist die Dyspnoe entsprechend dem tieferen Sitz des Hindernisses eine exspiratorische, bei der hochsitzenden Larynxstenose aber eine inspiratorische. Für *Conjunctivaldiphtherie* und gegen Gonorrhoe spricht das dünne sanguinolente Sekret. Den endgültigen Entscheid gibt das Ausstrichpräparat. Dasselbe gilt auch für die Diagnose der *Wunddiphtherie.*

Über die **Letalitäts-** und **Mortalitätshöhe** der Diphtherie lassen sich allgemeingültige Zahlen nicht angeben. Während der letzten großen europäischen Pandemie betrug die Letalität 20% und mehr und nach ihr, in der Serumzeit, etwa 10%. Lokal ist sie gelegentlich niedriger, in der letzten Zeit aber auch wesentlich höher gewesen. Das soziale Moment ist für den Verlauf von Diphtherien von geringerer Bedeutung als etwa bei Masern und Keuchhusten. Von allgemeinen Gesichtspunkten aus ist *dem Alter der größte Einfluß auf die* **Prognose** von diphtherischen Erkrankungen zuzusprechen. Das Gros der Diphtherietodesfälle stellen Kinder der ersten 3 Lebensjahre. Allerdings häufen sich während dieser Zeit Larynxdiphtherien, deren Prognose an sich in jedem Lebensalter ernster ist als die von Rachendiphtherien und die dazu beim Säugling die Neigung zum Hinabsteigen in die Trachea und in den Bronchialbaum verraten. Wegen der Gefahr des Deszendierens ist auch die *Prognose der Nasendiphtherie* beim Säugling, zumal wenn es sich um ein ernährungsgeschädigtes Kind handelt, mit Vorsicht zu stellen. Die Prognose der *Diphtheria gravissima ist infaust*, die der *Kombination von Diphtherie mit Masern* ernst. Diphtherie und Scharlach verschlimmern sich gegenseitig nicht wesentlich.

Therapie. Das Hauptstück der Therapie ist das Antitoxin. Diphtherie-Verdächtigen sind ohne Zeitverlust ausreichend *Antitoxin*mengen so zu injizieren, daß sie baldmöglichst an den Ort gelangen, wo sie allein wirken können, nämlich in die Blutbahn. Das ideale Injektionsverfahren ist also das intravenöse und ein völlig unzweckmäßiges das subcutane. In der Mehrzahl der Fälle genügt es aber, intramuskulär zu injizieren. Bei Larynxdiphtherien und der Diphtheria gravissima soll stets versucht werden, intravenös zu spritzen, um auch die halbe oder ganze Stunde auszunutzen, die zur restlosen Resorption einer großen Serummenge benötigt wird. Wenn auch bei der Diphtheria gravissima das schwere Krankheitsbild vermuten läßt, daß schon eine oder mehrere tödliche Giftdosen gebunden sind und auf Grund der Tierversuche eine Antitoxinanwendung aussichtslos erscheint, muß es doch in großen Mengen gegeben werden, um auch die letzte Chance auszunutzen. Das Antitoxin muß deswegen hoch dosiert werden, weil man wieder auf Grund von Tierversuchen annehmen kann, daß die Bindung des Toxins an die Zellen eine Zeitlang reversibel ist und bei dem Wettstreit der chemischen oder physikalischen Affinitäten Antitoxin $\rightleftarrows$ Toxin $\rightleftarrows$ Zellen das Massenwirkungsgesetz gilt. Um auch diese Chance auszunutzen und das noch locker gebundene Toxin möglichst restlos von den Zellen loszureißen, sind bei der Diphtheria gravissima und bei verschleppten Diphtherien höhere Antitoxindosen zu verabreichen als zu Krankheitsbeginn. Wo große Antitoxinmengen notwendig sind, müssen sie in konzentriertester Form in einem möglichst kleinen Serumvolumen verabreicht werden. Prinzipiell sind die sog. konzentrierten Sera zu gebrauchen, aus denen alle Eiweißkörper, die keine Antitoxinträger sind, ausgefällt werden und die in 1 cm³ 1000—2000 A.E. enthalten. Eine A.E. = 1 Antitoxin-Einheit neutralisiert gerade 100 tödliche Meerschweinchen Dosen.

Dem ganzen Wesen der Antitoxintherapie nach ist immer zu versuchen, den Sicherheits-Antitoxinblock im Blut möglichst widerstandsfähig zu machen und eher 1000 A.E. zu viel als zu wenig zu geben. Als Anhaltspunkt für eine mittlere Dosierung mögen die folgenden Antitoxinmengen dienen, die erhöht werden müssen, wenn nicht am 1. oder 2., sondern am 3. oder 4. Krankheitstage oder noch später behandelt wird, wenn bei Rachendiphtherien die Membranbildung über das Übliche hinausgeht und deutliche Drüsenschwellungen auftreten. Die Dosierung in den ersten Lebensjahren ist relativ höher als später, weil die Prognose zu dieser Zeit an sich schlechter ist und infolgedessen ein höherer Sicherheitsfaktor benötigt wird:

Säuglings-Nasen-Diphtherie	3000—4000 A.E.	intramuskulär
Säuglings-Larynx-Diphtherie . . .	Minimum 10000 A.E.	intravenös
Kleinkinder-Larynx-Diphtherie . .	„ 10000 A.E.	„
Kleinkinder-Rachen-Diphtherie . .	5000—6000 A.E.	intramuskulär
Schulkinder-Rachen-Diphtherie . .	5000—6000 A.E.	„
Diphtheria gravissima	20000—30000 A.E.	intravenös

Daß es eine das Wesen der Antitoxintherapie völlig verkennende Denkweise wäre, zuerst eine kleine Antitoxindosis mit der Absicht zu geben, sie zu wiederholen, sofern der Prozeß progressiv wird, sei noch einmal erwähnt. Weiterhin ist hervorzuheben, daß es dem Wesen und den Grenzen der Antitoxintherapie entspricht, wenn der diphtherische Prozeß trotz Seruminjektion noch eine Zeitlang fortschreitet. Das vor der Antitoxinanwendung an die Zellen gebundene Gift ruft entzündliche Reaktionen hervor, die durch das Antitoxin nicht mehr verhindert werden können. Wenn sich also die Beläge noch 10—12 Stunden lang vergrößern und die Atemnot bei einer Larynxdiphtherie noch wächst, kann von keinem Versagen der Serumtherapie gesprochen werden. Nach 12—24 Stunden zeigt sich aber bei richtiger Dosierung die Demarkationslinie am Rand der Beläge. In weiteren 12—24 Stunden erweichen die Membranen, sie werden dünner, ziehen sich von ihren Rändern zurück, werden ausgehustet, und die entzündliche Schwellung der Schleimhäute verschwindet. Der Umschwung im Allgemeinbefinden tritt meist schon 12—20 Stunden nach der Seruminjektion ein. Bei der Nasendiphtherie des Säuglings und der Rachendiphtherie des Klein- und Schulkindes sind neben der selbstverständlichen Bettruhe und der Antitoxininjektion weitere therapeutische Maßnahmen nicht notwendig.

Einer besonderen Behandlung neben der spezifischen Serum-Therapie bedürfen die Diphtheria gravissima und die Larynxdiphtherie. Bei der *Diphtheria gravissima* ist jede körperliche Bewegung, ja das Aufsitzen im Bett bei der Entleerung von Stuhl und Urin und jede Aufregung des Kranken zu vermeiden. Gleichzeitig mit der Antitoxininjektion ist eine große intravenöse Transfusion arteigenen Blutes anzuraten. Von Kreislaufmitteln kann Sympatol versucht werden, obwohl es fast ebensowenig wirksam ist wie alle anderen Kreislauf- und Herzmittel.

Larynxdiphtherien sind sofort nach der Seruminjektion in einen Raum zu bringen, der mit Wasserdampf gesättigt ist. Dieser „Raum" kann ein Dampfbett sein, das sich im Privathaus leicht improvisieren läßt, wenn man Leinentücher zeltartig über das Bett hängt und in seiner Nähe Wasser verkocht, dessen Dampf unter dem Zelt aufgefangen wird. In Krankenanstalten gebraucht man Dampfräume oder auch Dampfbetten, in die mit einem Bronchitiskessel Wasserdampf hineingeleitet wird. Wenn die Verbringung ins Dampfbett nicht ausreicht, um eine bedrohliche Atemnot zu lindern, müssen organische Kalkpräparate intramuskulär oder intravenös injiziert, im Notfall daneben Narkotica gegeben (Calcium bromatum, Codeinpräparate [Dicodid], Narkophin, je nach dem Alter 0,01—0,005 g) und Sauerstoffzufuhr versucht werden. Suggestivbehandlung, Beruhigung und Ablenkung der Kinder durch gelegentliches Herumtragen hilft wesentlich mit, sie über die kritischen Stunden hinwegzubringen. Erreichen Atemnot und Unruhe beträchtliche Grade, bestehen starke Einziehungen und führen Hustenanfälle zu Zuständen von Erstickungsangst, Lufthunger und Cyanose, muß chirurgisch vorgegangen werden. In Kinderkrankenhäusern ist die Methode der Wahl die *Intubation,* von der die ältere Tracheotomie weitgehend verdrängt worden ist. Die Tracheotomie wird in den Anstalten meist nur noch sekundär in den seltenen Fällen verwandt, wo die Tube nicht zum Ziele führt. Das Prinzip der Intubation besteht darin, daß nach dem Verfahren von O'DWYER ein starres, der Form des Kehlkopfes angepaßtes Rohr (Tube) eingeführt wird, das die Membranen und die geschwollenen Schleimhäute komprimiert und einen für die Atmung ausreichenden Durchgang durch den entzündeten Larynx und die obere Trachea sicherstellt. Bei tiefer hinabreichenden Membranen muß die Intubation versagen. Das ist aber auch bei der Tracheotomie der Fall. Unter *Tracheotomie* versteht man die Eröffnung der Trachea ober- oder unterhalb des Isthmus der Schilddrüse und die Einführung eines starren Rohres in die Trachea, das die Schnittwunde offen hält und für die Zufuhr von Luft unterhalb des stenosierten Larynx sorgt. (Über die Technik der beiden Methoden und ihre Nachbehandlung siehe die chirurgischen und pädiatrischen Handbücher.) Die *Vorteile der Intubation* sind, daß sie unblutig ist, ohne Narkose und ohne geübte Assistenz vorgenommen werden kann, sofort schwerste Stenosen zu überwinden imstande ist und daß auf die Intubation ceteris paribus weniger Pneumonien folgen als auf die Tracheotomie. *Die Nachteile der Intubation sind,* daß die Tube ausgehustet werden kann und das Kind dann sofort wieder in die ursprüngliche Atemnot zurückfällt. Sie kann also im Privathaus nur dann vorgenommen werden, wenn das Kind unter ärztlicher Begleitung in eine Anstalt verbracht wird, wo geübtes Ärzte- und Pflegepersonal vorhanden ist. Ein weiterer Nachteil der Intubation ist, daß während der Einführung der Tube Membranen so zusammengeschoben werden können, daß der Larynx völlig unwegsam wird und eine akuteste Erstickungsgefahr auftritt. In Anstalten muß daher neben dem Intubations- stets das Tracheotomiebesteck bereit liegen. In Privathäusern kann aber dieses Risiko bei schweren Stenosen wegen der Seltenheit solcher

Zwischenfälle getragen werden, vor allem dann, wenn keine Assistenz für eine Tracheotomie vorhanden ist und die Schwere des Zustandes sofortiges Handeln erfordert. *Die Nachteile der Tracheotomie sind,* daß blutig vorgegangen wird, Narkose angewendet werden muß, geschulte Assistenz notwendig ist und die Disposition für Pneumonien außerordentlich erhöht wird. Ihr *Vorteil* ist, daß die Stenose, sofern sie nur im Larynx sitzt, mit aller Sicherheit endgültig behoben ist und Rückfälle, wie bei der Intubation, durch ein Aushusten der Tube nicht möglich sind.

Beim Menschen und beim Meerschweinchen treten auch nach der Injektion knapp untertödlicher Dosen *reinen Toxins* typische postdiphtherische Lähmungen auf. Es ist also nicht notwendig, für das Auftreten solcher Lähmungen nach menschlichen Spontanerkrankungen die Existenz latenter, diphtherischer Krankheitsherde zu postulieren, von denen aus nach dem Abheilen des Hauptherdes noch Toxin in den Organismus und das Nervensystem gelangt. Da die Voraussetzungen nicht zutreffen, gilt auch die Schlußfolgerung nicht, daß man das Fortschreiten postdiphtherischer Lähmung durch Antitoxingaben verhüten oder sie heilen kann. Die lange Inkubation der Lähmungen muß vielleicht wie beim Tetanus darauf zurückgeführt werden, daß das Toxin die Nervenscheiden entlang wandert, vom Antitoxin nicht erreicht werden kann und erst nach einiger Zeit peripheres oder zentrales Nervengewebe schädigt. Es ist aber auch denkbar, daß die zu Beginn der Erkrankung gesetzten Toxinschäden, ebenso wie das bei der spät auftretenden Myodegeneratio cordis der Fall sein muß, zunächst unterschwellig bleiben und erst dann sichtbar werden, wenn die Gewebsveränderungen eine bestimmte Höhe erreicht haben. Die Lähmungen werden vielfach symptomatisch mit Strychnin (Strychn. nitricum 0,0002 bis 0,001 g pro die) oder Arsen (Sol. Fowleri) behandelt, obwohl sie auch ohne Arzneimittel stets zurückgehen. Die nach jeder über das Mittelmaß hinausgehenden diphtherischen Erkrankung drohenden, aber auch nach harmlos aussehenden Rachendiphtherien gelegentlich auftretenden *postdiphtherischen Herzschädigungen* verlangen eine sorgfältige Beobachtung der Rekonvaleszenten, auch wenn Herz und Kreislauf zu Krankheitsbeginn nicht geschädigt erscheinen. Auch leichte Diphtherien sind 12—14 Tage im Bett zu halten und 4—6 Wochen lang ihr Allgemeinbefinden, das Verhalten des Pulses und des Herzens zu kontrollieren. Körperliche Abgeschlagenheit, das Ansteigen der Pulsschläge nach geringen körperlichen Anstrengungen und leichte Irregularitäten müssen zur äußersten Vorsicht mahnen. Wo schon zu Beginn schwerere Herzschädigungen sichtbar waren, muß monatelang Bettruhe eingehalten werden, in der schönen Jahreszeit im Freien. Durch Diphtherietoxin geschädigte Herzmuskeln brauchen gelegentlich Jahre bis zur völligen Erholung.

Da das Diphtherieantitoxin entweder an Eiweißkörper gebunden oder selbst ein Eiweißkörper ist und für die Serumbehandlung artfremdes Serum (vom Pferd) verwandt wird, versucht sich der Organismus des artfremden Eiweißes zu entledigen, wie das im Masernkapitel beschrieben wurde. Er bildet spezifische Antikörper gegen Pferdeeiweiß, und es entstehen bei der Antigen-Antikörperreaktion giftige Produkte, die zu einer **Serumkrankheit** führen, wenn ihre Konzentration groß genug ist. Solche oberschwelligen Antigen-Antikörperreaktionen sind aber nicht obligatorisch. *Serumkrankheiten treten ceteris paribus um so seltener und leichter auf, je jünger die Kinder sind und je kleinere Serummengen verwandt* wurden. Mit der Verwendung hochwertiger Seren (1000 bis 2000 A.E. im Kubikzentimeter) läßt sich ihre Zahl und Schwere ganz deutlich vermindern. Den Eltern ist aber zu eröffnen, daß die Serumanwendung und ihre Vorteile eventuell mit einer Serumkrankheit erkauft werden müssen. Daß

aber die geringen Nebenwirkungen der Serumbehandlung gegenüber den hohen
Gefahren einer diphtherischen Erkrankung völlig in den Hintergrund treten, ist
ausdrücklich hervorzuheben. Die Argumente der sog. Serumgegner, ihre Be-
hauptungen von der Unwirksamkeit des Serums und seiner Gefährlichkeit zu
diskutieren, kann naturwissenschaftlich gebildeten Ärzten nicht zugemutet
werden, da die Diphtherietherapie innerhalb ihrer oben beschriebenen Grenzen
zu unseren am besten begründeten Heilverfahren gehört.

Die Forderung, Diphtherierekonvaleszenten 14 Tage im Bett zu halten, ist
auch wegen der drohenden Serumkrankheit notwendig. Von einem leichten
Nachmittagsfieber bis zu 2—3tägigen schweren Fieberzuständen ohne Exanthem, mit einigen Exanthemspuren oder mit ausgebreiteten polymorphen, urticariellen, morbilliformen oder scarlatiniformen Exanthemen gibt es alle Übergänge. Serumkrankheiten treten am häufigsten zwischen dem 9.—12. Tag
nach der Seruminjektion auf. Für die *Serumexantheme* ist charakteristisch,
daß sie *keine Enantheme* machen, sehr flüchtig sind und keine Spuren auf der
Haut hinterlassen. Urticarielle Exantheme können mit einem außerordentlichen *Juckreiz* einhergehen. Seltener sind generelle Ödeme oder lokale im
Gesicht, am Scrotum, in den paraartikulären Geweben und an der Glottis.
Glottisödeme, die bei Erwachsenen zu schwersten Erstickungszuständen führen
können, sind bei Kindern sehr selten. Wie die Dinge verlaufen, wenn ein mit
artfremdem Serum injizierter Mensch schon Antikörper gegen das betreffende
Serumeiweiß enthält, ist im Masernabschnitt geschildert worden. Es besteht
dann die Gefahr, daß *anaphylaktische Reaktionen* während oder kurz nach der
Injektion auftreten. Diese Gefahr erhöht sich bei intravenösen Injektionen.
Der Mensch ist nicht so empfindlich gegen anaphylaktische Gifte wie manche
Tierarten. Immerhin muß, *wenn die Anamnese eine Vorbehandlung mit der
gleichen Serumart aufdeckt oder keine sicheren Angaben über diesen Punkt zu
erhalten sind*, eine **Desensibilisierung** vorgenommen werden. Man gibt am besten
intramuskulär 1—2 Tropfen des Serums, wartet 10—15 Min. und kann dann
unbesorgt den Rest des Serums injizieren. Durch diese Vorinjektion nach
BESREDKA tritt eine *unterschwellig bleibende Antigen-Antikörperreaktion auf*, die
sozusagen eine negative Phase hervorruft und *das betreffende Individuum
ananaphylaktisch macht*. Man verhütet auf diese Weise nur sofortige Reaktionen,
aber nicht Serumkrankheiten, die bei Reinjizierten früher und häufiger auftreten als bei Erstgespritzten. Bei der Einhaltung der beschriebenen Vorsichts-
maßregeln ist *der Gebrauch von Rinder- und Schafserum bei Reinfektionen überflüssig*. Die letzteren Sera sind für einen gar nicht zu vernachlässigenden Prozentsatz von Menschen in Deutschland primär giftig (angeborene oder enteral
erworbene Überempfindlichkeit), während das für Pferdeserum extrem selten
der Fall ist. In anderen Ländern liegen aber anscheinend die Dinge umgekehrt.

Aktive und passive Diphtherie-Schutzimpfung. Eine bestimmte Konzentration von Antitoxin im Blut schützt den Menschen vor den Folgen spontaner
und künstlicher Infektionen mit Diphtheriebacillen. BEHRING hatte gehofft,
durch eine einmalige Injektion von antitoxinhaltigem Pferdeserum Menschen
lebenslang vor der Krankheit zu bewahren und auf diesem Wege die Diphtherie
auszurotten. Damals war noch nicht bekannt, daß der Schutz durch artfremde
Sera nur 12—16 Tage dauert, weil sich der Organismus nach dieser Zeit des
artfremden Serums und damit des Antitoxins entledigt. Massenversuche mit
dem SCHICK-Test haben gezeigt, daß solche Menschen vor diphtherischen Erkrankungen sicher sind, deren Serum 0,03 normal ist, d. h. so viel Antitoxin
enthält, daß *1 cm³ Serum 30 tödliche Dosen für 250 g Meerschweinchen neutrali-*
siert. Eine passive Immunisierung mit 500—1000 A.E. schützt demnach mit

Sicherheit vor Diphtherie. Mit solchen Dosen, die in $^1/_2$—1 cm³ konzentriertem Pferdeserum enthalten sind, können infizierte Kinder und Empfängliche vor dem Ausbruch der Erkrankung in der Umgebung frischer Diphtheriefälle 1 bis 2 Wochen vor Infektionen geschützt werden. Da aber, wie das oben dargelegt wurde, die Zahl der Bacillenträger in städtischen Bevölkerungen hoch und die Infektion mit Diphtheriebacillen auf die Dauer unvermeidbar ist, kann bei der kurzen Dauer des mit artfremdem Serum verliehenen Schutzes an eine Ausrottung der Krankheit nach dem Muster der Pocken, wie das Behring vorschwebte, nicht gedacht werden. Das wäre nur möglich, wenn der Organismus wie bei der Pockenschutzimpfung aktiv zur Bildung von Antikörpern angeregt und durch eine Impferkrankung eine Immunität erwerben würde, die ebenso wie dort vor der genuinen Erkrankung schützt. Der Weg dazu wurde von Behring geebnet. Er beobachtete, daß Toxin-Antitoxingemische, in denen das Toxin nicht ganz oder gerade entgiftet ist und die von Mensch und Tier reaktionslos vertragen werden, hohe immunisierende Eigenschaften entfalten und als Impfstoffe verwendet werden können. Im Organismus tritt offensichtlich wieder eine langsame Lösung der Toxin-Antitoxinverbindung und eine Fixierung des Toxins an Gewebszellen ein, die zur spontanen Antitoxinbildung und einer aktiven Immunität führen. An Stelle der von Behring und seinen Nachfolgern gebrauchten Toxin-Antitoxingemische können auch durch Formol entgiftete, reine Toxine (Anatoxin) verwandt werden. Beide Arten *Impfstoffe sind völlig ungefährlich* und die *Impfreaktionen* bei jüngeren und nicht mit Tuberkulose infizierten Kindern *minimal. Nach drei Injektionen* im Abstand von *8—14 Tagen* tritt in *einigen* 90% *der Fälle* Antitoxin *bis* zu einer Konzentration von 0,03 normal und mehr *im Blute auf.* In neuester Zeit werden Impfstoffe verwandt, bei denen mit Formol entgiftete Toxine an Aluminium-Hydroxyd adsorbiert sind. Mit diesem Impfstoff soll eine einmalige Injektion zur Immunisierung ausreichen. Es erscheint aber angezeigt, zweimal, und zwar im Abstand von 6 Wochen, zu impfen. Dem Wesen einer aktiven Immunität entsprechend verfügt dann der Geimpfte über eine kinetische (sein Blut-Anti-Toxintiter) und eine potentielle Immunität (das Vermögen, rascher Antikörper bilden zu können als der nicht Vorbehandelte). Eine solche aktive Schutzimpfung kann nicht bei akuter Gefährdung verwandt werden, weil es Wochen bis zur vollen Ausbildung der Immunität dauert und die Spanne zwischen Infektion und Erkrankung nur wenige Tage beträgt. Bei akuter Gefahr muß, wie das oben beschrieben wurde, antitoxinhaltiges Pferdeserum verwandt werden. Eine aktive Diphtherie-Schutzimpfung muß ebenso wie die Vaccination gegen die Pocken in diphtheriefreien Zeiten vorgenommen werden. *Umfangreiche Erfahrungen, vor allem in den angelsächsischen Ländern, haben gezeigt, daß auf diese Art gegen Diphtherie Schutzgeimpfte nur in Ausnahmefällen und dann ebenso wie nach der Pockenschutzimpfung nur leicht erkranken.* Bei der Häufigkeit der Bacillenträger und der von ihnen immer wieder gesetzten Superinfektionen ist zu erwarten, daß die durch die Diphtherie-Schutzimpfung gesetzte Grundimmunität, ebenso wie die durch Morbilloide erworbene, im Laufe der Zeit immer stärker wird und lebenslang bestehen bleibt.

IX. Scharlach (Scarlatina).

Unter Scharlach wird eine akute Infektionskrankheit verstanden, die mit Fieber, Angina und einem Enanthem beginnt, das meist von einem kleinfleckigen, häufig flüchtigen oder wenig ausgedehnten Exanthem begleitet ist und in deren Verlauf neben einer großlamellösen Schuppung an Handtellern und Fußsohlen nach einem längeren oder kürzeren symptomfreien Intervall ein zweites, vielgestaltiges Kranksein auftritt.

Aller Wahrscheinlichkeit nach ist der Scharlach schon im Altertum vorgekommen, wenn er in den Schriften dieser Zeit auch noch nicht als Krankheit sui generis erkannt und von anderen exanthematischen Erkrankungen abgetrennt wurde. Bei gewissen, von HIPPO-KRATES, GALEN und anderen Schriftstellern beschriebenen Krankheitsbildern kann es sich kaum um etwas anderes als Scharlach gehandelt haben. Als selbständige Krankheit wurde die Scarlatina zuerst von SYDENHAM beschrieben. Aus diesen Schriften geht schon in deutlicher Weise hervor, was heute noch für den Scharlach gilt und was ihm seinen Namen „Proteus" unter den Infektionskrankheiten eingetragen hat: seine außerordentliche Verschiedenheit in der Schwere und der Art des Krankheitsverlaufes. In seiner ersten Beschreibung vom Jahre 1661 hielt SYDENHAM den Scharlach für eine sog. Krankheit, in deren Verlauf man höchstens an der „ärztlichen Kunst" sterben könne, während er ihn einige Jahre später mehr als die Pest fürchtete.

Ätiologie. Auf Grund der Arbeiten des amerikanischen Ehepaares DICK sind hämolytisches Toxin produzierende Streptokokken als Erreger der Scharlacherkrankung erkannt worden.

Seit LÖFFLER zum erstenmal im Rachen und Blut von Scharlachkranken Streptokokken nachwies, hat man immer wieder versucht, die Scarlatina als Folge einer Streptokokkeninfektion hinzustellen. Es werden in der Tat, wenn mit ausreichender Technik und häufig genug untersucht wird, während der ersten Krankheitswoche fast *in 100% der Fälle hämolytische Streptokokken im Nasopharynx*

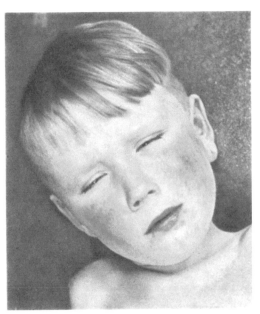

Abb. 8. Scharlachgesicht mit der charakteristischen perioralen Blässe. (Kieler Univ.-Kinderklinik.) (K)

aufgefunden. Allerdings sollen ganz foudroyant verlaufende Fälle streptokokkenfrei sein. Ob aber diese immer wieder zitierten älteren Befunde auf einer einwandfreien Methodik beruhen, steht dahin. Wenn nun auch aus ihrem regelmäßigen Vorkommen auf die Erregernatur der hämolytischen Streptokokken geschlossen wurde, so mußten die betreffenden Autoren doch außerdem irgendwelche *biologischen Sondereigenschaften für die angeblichen Scharlachstreptokokken* postulieren und nachzuweisen versuchen, die anderen Streptokokken fehlen, weil bei der Scarlatina von allen anderen bekannten Streptokokkenerkrankungen abweichende Erscheinungen auftreten. *Der Scharlach hinterläßt eine Immunität*, Streptokokkenerkrankungen aber nicht, sie disponieren sogar in manchen Fällen zu Wiedererkrankungen. Es ist keine andere Streptokokkenerkrankung bekannt, bei der so charakteristische großlamellöse Schuppungen an Handtellern und Fußsohlen, mit so großer Regelmäßigkeit nach einem symptomlosen Intervall ein zweites Kranksein und so lange nach Krankheitsbeginn die für Scharlach pathognomonischen Drüsenschwellungen und Nephritiden auftreten. Auf verschiedenen Wegen ist versucht worden, durch Agglutinationen, Komplementbindungen, Bestimmungen des opsonischen Index, Feststellungen von besonderem kulturellen Verhalten usw., eine

biologische Sonderstellung der Scharlachstreptokokken zu erweisen, ohne daß es
auf diesem Wege gelungen wäre, zwingende Befunde für die Sondernatur der
beim Scharlach vorkommenden Streptokokken zu erheben. Das ist angeblich den
Eheleuten Dick geglückt, die dem *scharlacherzeugenden, hämolytischen Streptococcus
als biologische Sondereigenschaft die Fähigkeit* zuschrieben, ein *spezifisches
Toxin* zu sezernieren, das den *Scharlachausschlag* und die *toxischen Erscheinungen* während der Erkrankung hervorrufen soll. Als Beweis für diese Anschauungen wird angeführt, daß die Erzeugung von Scharlacherkrankungen
beim Menschen mit Scharlach-Streptokokken-Reinkulturen gelungen sei, daß
bakterienfreie Filtrate der gleichen Scharlachstreptokokkenart keine Infektion
zu setzen vermögen, daß sie aber ein wirksames Toxin enthalten, das, parenteral

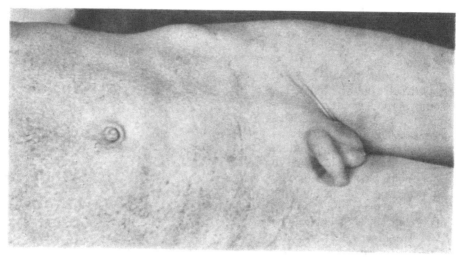

Abb. 9. Scharlachausschlag am Körper aus kleinsten, dicht beieinander stehenden roten Tüpfelchen bestehend
mit subikterisch verfärbter Haut. (Kieler Univ.-Kinderklinik.) (K)

injiziert, die spezifischen Hauterscheinungen hervorruft. Der Immune soll
gegen dieses Gift unempfindlich sein, das in der Haut Empfänglicher, ebenso
wie Diphtherietoxin, spezifische Entzündungen hervorrufen soll. Die Schar-
lachimmunität soll sich nur gegen dieses Gift, aber nicht gegen die rein bakteriellen Wirkungen der Streptokokken richten. Die allgemein anerkannte therapeutische Wirkung des Rekonvaleszentenserums wird auf seinen Gehalt an
„Antitoxin" zurückgeführt, das auch in vitro das „Toxin" zu entgiften imstande
ist. Die Scharlachnachkrankheiten und Komplikationen wurden dagegen als
Folge der bacillären Aggressivität des hämolytischen Streptococcus aufgefaßt.
Schließlich wurde noch beim Pferd durch Injektionen mit keimfreien Filtraten
von Scharlachstreptokokkenkulturen ein antitoxisches Serum erzeugt, mit dem
das Streptokokkentoxin in vitro neutralisiert werden kann und das in den
ersten Tagen toxischer Scharlacherkrankungen unbestritten therapeutische
Eigenschaften entfaltet. Daneben hat es noch eine andere Eigenschaft mit
dem Rekonvaleszentenserum gemeinsam: es löscht ebenso wie dieses das Exanthem im Umkreis von 5—10 cm aus, wenn man es in die von einem Scharlachausschlag befallene Haut injiziert. So sicher die Dicksche Auffassung von der
Scharlachgenese auch begründet ist, so bleibt doch eine Reihe von Unklarheiten.
    Die *Streptokokken der verschiedensten Herkunft, bei Erysipelen, Phlegmonen,
puerperalen und septischen Allgemeinerkrankungen bilden das gleiche „Toxin"*

wie Scharlachstreptokokken. Mit den bisherigen Methoden hat sich eine
Sonderstellung des Scharlachtoxins gegenüber den anderen Streptokokkentoxinen nicht erweisen lassen. Streptokokkentoxine der verschiedensten Herkunft werden durch Scharlachrekonvaleszentenserum in der gleichen Weise
neutralisiert. *Eine Infektion mit Toxin produzierenden Streptokokken* und
eine darauffolgende Erkrankung — das kann mit aller Sicherheit gesagt
werden — *führt nicht zwangsläufig zu einer Scharlacherkrankung,* so wie eine
zur Erkrankung führende Infektion mit toxinbildenden Diphtheriebacillen
stets das Bild der diphtherischen Vergiftung produziert, gleichgültig, ob
der Diphtheriebacillus die Schleimhäute des oberen Respirationstraktes oder
eine Wunde befällt. Junge Kinder bekommen durch toxinbildende Streptokokken verschiedene Erkrankungen (Erysipel, Phlegmonen, Anginen, Otitiden), ohne „scharlachkrank" zu werden, um nach nicht allzulanger Zeit
einen klassischen Scharlach zu bekommen. Da sich außerdem die Haut-
empfindlichkeit gegen das DICKsche Toxin bei einem und demselben Menschen
im Laufe der Zeit so oft ändert, wie das von keiner anderen Immunität bekannt
ist, kann die These, daß eine krankmachende Infektion mit hämolytischen,
toxinbildenden Streptokokken zu einer Scharlacherkrankung führt, nicht angenommen werden. Nach einem Infekt mit Streptokokken, die samt und
sonders Toxinbildner sind, entsteht von den verschiedenen möglichen Krankheitsbildern das Syndrom Scharlach nur unter bestimmten Umständen, die
endogener oder exogener Natur sein können. Worin diese Hilfsumstände
bestehen, ist zur Zeit noch unbekannt.

Der **Scharlacherreger** ist außerhalb des menschlichen Organismus außerordentlich widerstandsfähig. Wenn man auch die Angabe, daß er sich jahrelang an Gebrauchsgegenständen virulent erhalten kann, mit Skepsis aufnehmen
muß, so erscheint doch der alte ärztliche Gebrauch voll gerechtfertigt, daß man
seine Scharlachpatienten erst nach allen anderen besucht. Da der Erreger im
Nasopharynx enthalten ist, wird die Übertragung der Krankheit auf dem
Wege der *Tröpfcheninfektion* vor sich gehen. Daneben werden aber, ebenso wie
bei den Pocken, Übertragungen durch Gegenstände und gesunde Zwischenträger eine gewisse Rolle spielen. In einigen Fällen sind Krankheitshäufungen
durch infizierte Milch und andere Lebensmittel beobachtet worden. Die **Disposition** für die „klassische Scharlacherkrankung" liegt etwa in der Größen-
ordnung der diphtherischen Krankheitsbereitschaft. Beide Erreger sind nicht
absolut, sondern nur unter bestimmten, noch nicht überblickbaren Bedingungen
pathogen. Bei gleicher Infektionsgelegenheit erkranken Schul- und Spielkinder
häufiger als Säuglinge und Erwachsene. Säuglinge zeigen auch noch in der
zweiten Hälfte des ersten Lebensjahres *eine hohe Resistenz gegenüber dem Scharlacherreger.* Die soziale Lage spielt für die Disposition zum Scharlach ebenso
wie bei anderen, durch Tröpfcheninfektion hervorgerufenen Krankheiten insofern eine Rolle, als das *mittlere Krankheitsalter um so niedriger liegt, je höher die
Wohnungsdichte ist.* Die individuelle Bereitschaft für eine Scharlacherkrankung
ist verblüffenden Schwankungen unterworfen. Es ist schon mehrfach beobachtet worden, daß Ärzte erst nach langjähriger, tagtäglicher Tätigkeit auf
Scharlachstationen erkrankten.

Für die **Inkubation** des Scharlachs werden Zeiten zwischen 1—24 Tagen
angegeben. Bei einem Keim, der nicht absolut pathogen und Umwelteinflüssen
gegenüber sehr resistent ist, erscheinen lange Inkubationszeiten insofern verständlich, als er sich auf den Schleimhäuten längere Zeit halten und so den
Zeitpunkt abwarten kann, an dem die Bedingungen zur Entstehung einer Erkrankung gegeben sind. 24 Stunden und kürzer kann die Inkubation sein,

wenn der Scharlacherreger anstatt durch die Schleimhäute des Nasopharynx durch eine Wunde in den Organismus eindringt. Einer Scharlachinfektion per vias naturales folgt *im Durchschnitt eine 3—5tägige Inkubation.*

Der Verlauf einer Erkrankung, die als „Proteus" unter den Infektionskrankheiten bezeichnet worden ist, kann nicht mit der Schilderung eines Typkrankheitsbildes dargestellt und auf seine Abweichungen im Sinne eines leichteren oder schwereren Verlaufes hingewiesen werden. Aus didaktischen, aber auch aus ärztlich therapeutischen und prophylaktischen Gründen sollen im

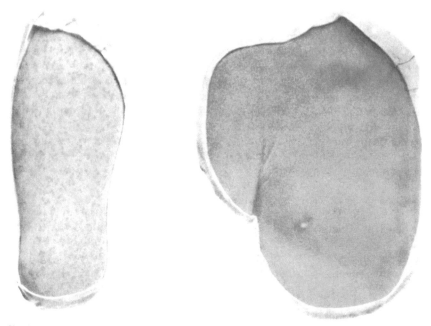

Abb. 10. Vergleich von Masern- und Scharlachausschlag im Stadium floritionis. (Kieler Univ.-Kinderklinik.) (K)
Masernausschlag von weitem gesehen, aus einzel-   Scharlach bietet gleichmäßige Rötung durch Konfluieren
nen Effloreszenzen bestehend, grobfleckig, nicht   der einzelnen Tüpfelchen.
konfluierend.

folgenden *drei Verlaufsformen des Scharlachbeginnes* beschrieben werden; *der schwere Scharlach in seiner toxischen und septischen Form, der mittelschwere, klassische* und *der Scharlach ohne Exanthem.* Als Scharlach ohne Exanthem werden die Fälle bezeichnet, bei denen kein Hautausschlag auftritt oder das Exanthem so flüchtig, geringfügig oder uncharakteristisch ist, daß es übersehen wird. Die Zahl dieser Art Scharlachfälle ist wesentlich größer als die der klassischen.

Ist aber auch der *Scharlachverlauf* hinsichtlich seiner Schwere und der Art seiner Symptomenbilder außerordentlich verschieden, *eine Gesetzmäßigkeit* läßt er insofern erkennen, als er *in der Regel in zwei Phasen* verläuft. Nach den Einzelschilderungen des Scharlachbeginnes folgt daher eine gemeinsame Besprechung der Symptomenbilder, die *im 2. Akt der Scharlacherkrankung* nach einem symptomlosen Intervall auftreten, außerordentlich vielgestaltig sind und sowohl dem klassischen, als auch dem schweren und dem exanthemlosen Beginn folgen können.

Ein **klassischer Scharlach** beginnt plötzlich mit Fieber, Kopfweh und Erbrechen. Diese Trias ist im Schulalter und bei Kindern, die sonst nicht zum

Erbrechen neigen, ein deutlicher diagnostischer Fingerzeig für die Art der kommenden Erkrankung. Der Temperaturanstieg ist steil, manchmal mit Schüttelfrost verbunden und erreicht 40° und mehr. Die Zahl der Pulsschläge ist charakteristischerweise höher, als der Fieberhöhe entspricht. Pulszahlen über 200 in der Minute sind keine Seltenheit, zu gleicher Zeit fällt der Blutdruck. Das subjektive Krankheitsgefühl ist ein schweres und steigert sich bei neuropathischen Kindern gelegentlich schon bei mittelschweren Scharlachfällen zu Erregungszuständen oder zur Apathie.

Am 1. Fiebertage besteht eine Angina. Der Rachen ist stark gerötet, und die Tonsillen sind geschwollen. Die Röte, die zu dieser Zeit schon von den Tonsillen auf die Gaumenbögen übergegangen ist und sich etwa in der Uvulahöhe noch scharf gegen die gesunde Schleimhaut des weichen Gaumens absetzt, wird am besten als eine düstere, flammende Röte bezeichnet. Auf der Schleimhaut des weichen Gaumens sieht man stecknadelkopfgroße rote Flecken und Streifen, Enanthemflecken, die in den nächsten 24 Stunden zu einem **flammenden Enanthem** konfluieren, das die Gaumenbögen, die Uvula, die hintere Rachenwand und den gesamten weichen Gaumen überzieht und sich gegen den harten Gaumen scharf absetzt. Die Zunge ist dick belegt; die Drüsen am Kieferwinkel sind geschwollen und empfindlich.

In vereinzelten Fällen gleichzeitig, meist aber 12—24 Stunden nach dem Fieber- und Enanthembeginn, erscheint das **Exanthem**. Es besteht aus feinsten, höchstens stecknadelkopfgroßen, erst blaß-, bei voller Entwicklung leuchtend „scharlachroten" Einzelflecken. Sie schießen in der Mehrzahl der Fälle zuerst am Hals, an der Brust und auf dem Rücken und erst im Laufe des 2. Exanthemtages an den Extremitäten auf. Das Gesicht bleibt frei und ist lediglich fieberhaft gerötet. Auffallend ist dabei die *Blässe des Munddreiecks* (Nase-Oberlippe-Kinn), die mit der purpurnen Hautröte des Körpers seltsam kontrastiert. Zu Beginn erheben sich die Scharlachflecken nicht über das Niveau der gesunden Haut, die zwischen ihnen zunächst sichtbar bleibt. Wenn aber durch das Aufschießen immer neuer Efflorescenzen ein dichtes Exanthem entsteht und die Flecken konfluieren, die gesunde Haut nicht mehr zwischen ihnen erkennbar ist und das Bild einer gleichmäßigen Rötung entsteht, erscheint das Exanthem über dem ursprünglichen Hautniveau erhaben. Im dichtesten Scharlachausschlag sind aber die Einzelflecken innerhalb der Rötung stets erkennbar und besonders gut zu demonstrieren, wenn man die Haut durch Druck anämisiert und das Wiedereinschießen des Blutes beobachtet, das zuerst in die Flecken erfolgt. Die Haut ist auf der Höhe des Exanthems in toto entzündlich infiltriert und zeigt, wenn man sie durch Druck etwas anämisiert, einen gelblichen Ton, der auf eine Erhöhung des Bilirubinspiegels im Blut zurückzuführen ist. An den Streckseiten der Extremitäten kommt es im Verlauf des Scharlachausschlages zu einer deutlichen *Follikelschwellung,* die der Haut eine samtartige Beschaffenheit verleiht. Das Exanthem erreicht in 2—3 Tagen seinen Höhepunkt und ist im *Oberschenkeldreieck* und an solchen Stellen besonders dicht und leuchtend, die aus irgendeinem Grunde hyperämisiert werden. Bei besonders intensiven Exanthemen, die zu einer ungewöhnlichen entzündlichen Durchtränkung der Haut führen, wandeln sich manchmal die ursprünglichen Scharlachflecken am Rumpf und an den Unterschenkeln in kleine Bläschen mit hellem, alkalisch reagierenden Inhalt um *(Miliaria scarlatinosa).* Das Scharlachgift schädigt die Gefäßwände, so daß es manchmal spontan, bei venöser Stauung aber in der Regel *zu Blutaustritten aus den Capillaren* kommt (nach Anlegen einer Stauungsbinde, RUMPEL-LEEDEsches Phänomen). Der Scharlachausschlag geht häufig mit einem mehr oder weniger starken *Juckreiz* einher.

3—4 Tage nach Exanthembeginn setzt die rückläufige Entwicklung ein, und der Ausschlag blaßt in einigen Tagen in der gleichen Reihenfolge ab, in der er erschien.

Während der Entwicklung des Exanthems schreiten auch die spezifischen Prozesse im Rachen weiter fort. *Enanthem und Angina* erreichen ihren Höhepunkt, während sich der ursprüngliche dicke, gelbliche Belag der Zunge ganz oder teilweise abgestoßen hat. Nach seinem Verschwinden sieht man vor allem am Vorderteil der Zunge ihre geschwollenen und entzündlich geröteten Papillen das Niveau der Epitheldecken deutlich überragen. Gestalt und Verfärbung der infolge der Papillitis auch im ganzen leicht geschwollenen Zunge hat ihr den Namen *Himbeerzunge* eingetragen. Larynx- und Bronchialschleimhäute bleiben während der Erkrankung meist frei. Bei Mädchen beobachtet man auf den äußeren Genitalschleimhäuten ein Enanthem und daran anschließend einen desquamativen Katarrh.

Fieber und die Störung des Allgemeinbefindens gehen nicht so sehr der Intensität des Exanthems wie *der Schwere der Angina parallel.* Ausgedehnte Beläge und tiefergreifende Entzündungsprozesse können zu Krankheitsbildern führen, die Übergänge zum schweren, septischen Scharlach darstellen. Meist verläuft das Fieber als Kontinua und beginnt mit dem Anfang der 2. Woche parallel dem Rückgang der Halserscheinungen abzufallen. $1^1/_2$, spätestens 2 Wochen nach Fieberbeginn hat die Temperatur wieder ihre Norm erreicht, Enanthem und Exanthem sind abgeblaßt, und die Zunge ist wieder überhäutet.

Nach dem Abklingen der Initialerscheinungen tritt die für Scharlach **pathognomonische Abschuppung der Haut** auf. Sie erfolgt am ganzen Körper, und zwar sowohl an den Stellen, die exanthematisch erkrankt waren als auch an solchen, die davon frei geblieben sind. Am Körper und an den Extremitäten lösen sich, soweit die Haut weich und zart ist, kleine, kleienförmige Schuppen ab, wie das auch bei anderen exanthematischen Erkrankungen (Masern, Rubeolen) beobachtet wird. *Pathognomonisch* für Scharlach ist aber die *großlamellöse Schuppung derber Hautpartien, die an Handtellern und Fußsohlen* am deutlichsten zu sehen ist und bei keiner anderen Krankheit in ähnlicher Weise vorkommt. Auch wenn sie in diskreter Weise auftritt und nur an Fingern und Zehen sichtbar wird, gestattet sie mit an Sicherheit grenzender Wahrscheinlichkeit die Feststellung, daß ein Scharlach vorausgegangen und der betreffende Mensch noch als infektiös zu betrachten ist. Im allgemeinen geht die Intensität der Schuppung der des Exanthems parallel. In manchen Fällen sieht man aber auch nach flüchtigen, schwachen Exanthemen deutliche, ja starke Schuppungen an Handtellern und Fußsohlen.

Eine *großlamellöse Schuppung nach einer vorausgegangenen Angina sichert post festum deren spezifischen Charakter,* selbst wenn seinerzeit vergebens nach einem Exanthem gesucht wurde. Am Ende der zweiten Krankheitswoche ist die Schuppung meist schon deutlich zu sehen. Sie ist in der Mehrzahl der Fälle in der 4., manchmal aber auch erst in der 6. Woche nach Krankheitsbeginn beendet. Bei Mädchen tritt häufig während der Schuppung ein *Fluor* auf, der als Folge des Enanthems und als Äquivalent der Schuppung zu betrachten ist.

Ganz anders als der geschilderte klassische Scharlach beginnt und verläuft der schwere. Auf Grund seiner klinischen Bilder, aber auch aus didaktischen Gründen wird er in einen toxischen und einen septischen Scharlach geschieden. Am stürmischsten beginnt von beiden der **toxische Scharlach,** der auch Scarlatina *fulminans* genannt worden ist. Er führt manchmal in Stundenfrist zu einem schweren Krankheitsbild, das durch sehr hohe Temperatur, eine mit

Bewußtseinsverlusten und Krämpfen einhergehende Vergiftung des Zentralnervensystems und eine Lähmung der Vasomotoren gekennzeichnet ist. *Von der Schwere der Vasomotorenvergiftung hängt das Schicksal der Kranken ab.* Manchmal sterben sie schon an Kreislaufschwäche, bevor sich typische Scharlachsymptome ausbilden können. Angina und Enanthem und ebenso das Exanthem treten jedoch in Erscheinung, falls der Kranke die ersten 36 Stunden überlebt. Die Ausschläge sind aber wegen der Kreislaufschwäche meist spärlich und unansehnlich. In manchen Fällen treten zu den Vergiftungserscheinungen noch *Haut- und Schleimhautblutungen* als signum mali ominis hinzu und bei der Mehrzahl der toxischen Scharlachfälle *heftige Durchfälle.* Bei den schwersten, foudroyant verlaufenden, in 24—36 Stunden zum Tode führenden Fällen stehen die Kreislaufschwäche, der kaum fühlbare Puls, der niedere Blutdruck, die kühlen Extremitäten, Cyanose und Dyspnoe und die diese Symptome begleitende tiefe Bewußtlosigkeit so im Vordergrund, daß fast zwangsläufig *an eine akute Vergiftung anstatt an eine Infektionskrankheit gedacht wird.* Solche ungewöhnlich rasch zum Ende führenden Fälle sind aber selten. Beim toxischen Scharlach tritt der Tod meist am 3.—4. Krankheitstage ein, wenn der Vergiftungszustand nicht rechtzeitig mit der spezifischen Serumtherapie behoben wird. Bei den toxischen Fällen, die den 3. und 4. Krankheitstag überleben, entwickeln sich typische Haut- und Schleimhautausschläge und eine Angina, die nicht besonders schwer ist. Manchmal trägt das Exanthem insofern Sonderzüge, als *die Scharlachflecken größer* (linsen- bis pfenniggroß) *und mehr über der Haut erhaben sind* als beim klassischen Exanthem.

Der **septische Scharlach** beginnt mit einer Angina necrotica, von der aus per continuitatem oder durch einen Einbruch von Streptokokken ins Blut lokalisierte oder allgemeine pyämisch-septische Symptomenkomplexe entstehen. *Der Streptococcus haemolyticus beherrscht das Bild des septischen Scharlachs.* Manchmal zeigt die Angina schon in den ersten Krankheitstagen ihren Sondercharakter, meist wird sie erst am 3. oder 4. Krankheitstage maligne. Tonsillen, Gaumenbögen, Uvula und hintere Rachenwand bedecken sich dann mit *mißfarbigen Belägen,* von denen die in die Tiefe gehenden nekrotischen Prozesse zunächst verborgen werden. Die starke Reaktion um den Herd herum, die *Schwellung des gesamten lymphatischen Rachenringes,* die häufig zur Störung des Schluckaktes und nicht selten zur Behinderung der Atmung führt und die *frühzeitigen, stark schmerzhaften Drüsenschwellungen am Kieferwinkel* deuten aber schon auf die Bösartigkeit der Angina hin. Die maligne Streptokokkenangina verrät ebenso wie die schwerste Form der diphtherischen Angina eine deutliche Neigung, in den Nasenrachenraum zu ascendieren. Ebenso wie dort kommt es zur Verlegung der Nasenatmung, zu *Blutungen* in und unter die Beläge und zur Bildung von *Coagulis, die putrid zersetzt werden.* Von dem infizierten Nasenrachenraum aus setzt sich die Entzündung häufig ins Mittelohr, in die Nebenhöhlen und seltener in die Tränennasengänge und die Tränendrüsen fort. Die Neigung zur Deszension in den Larynx ist gering. Häufig sind aber Peritonsillarabscesse, Vereiterungen der Drüsen am Kieferwinkel und Einschmelzungen der Drüsen an der hinteren Rachenwand, die zu Retropharyngeal-Abscessen führen. Manchmal steigt die Entzündung in den retropharyngealen und peritrachealen Geweben ins Mediastinum oder gar in die Peritonealhöhle hinab. Noch bunter werden die Bilder, wenn die Streptokokken von einer septischen Thrombose einer Rachenvene aus ins Blut einbrechen und *Bakterieämien oder Metastasen* in den verschiedensten Gewebsgebieten hervorrufen. Besonders häufig werden dann seröse Häute, die Synovialmembranen der Gelenke und das Peri- und Endokard, befallen. Daneben kommen aber auch multiple Abscesse in der

Lunge und dem Myokard zur Beobachtung. Die Angina necrotica kommt häufig als Lokalerkrankung zum Stehen und hinterläßt dann lediglich Folge-zustände der Gewebseinschmelzungen, Defekte am weichen Gaumen, an der Uvula und den Gaumenbögen. Das *Allgemeinbefinden* ist aber auch bei einer Lokalisierung des nekrotischen Prozesses *aufs schwerste gestört* und das Fieber sehr hoch. Wo es zu nekrotischen Einschmelzungen größerer Gewebsmengen und zu wiederholten Streptokokkeneinbrüchen ins Blut mit oder ohne Meta-stasierungen kommt, entsteht das *Krankheitsbild einer schweren Sepsis.*

Leichte Scharlachfälle, die ohne Exanthem, lediglich unter dem Bilde einer Angina verlaufen, sind viel *häufiger als die klassischen Krankheitsbilder.* Es wurde schon weiter vorn gesagt, daß hier unter Scharlach ohne Exanthem die Krankheitsbilder verstanden werden, bei denen kein Ausschlag bemerkt wird, weil er entweder sehr spärlich, flüchtig oder uncharakteristisch ist. Es gibt aber zweifelsohne auch Scharlacherkrankungen, die de facto ohne Ausschlag ver-laufen. *Das Exanthem,* das der Krankheit ihren Namen gegeben hat, ist *kein obligatorisches Symptom des Scharlachbeginnes, obligatorisch sind aber Angina und Enanthem,* wenn man von dem relativ seltenen Wundscharlach absieht, bei dem häufig die Angina, nie aber das Enanthem fehlt. Die ohne oder mit einem sehr flüchtigen Hautausschlag auftretende Scharlachangina ist an dem typischen Begleitenanthem erkennbar, an der düsteren, flammenden Röte, die am ersten Tag von den Tonsillen auf die Gaumenbögen übergreift, in Uvulahöhe gegen die normale Schleimhaut mit einem scharfen Rand abgesetzt ist und in deren Nähe am weichen Gaumen Scharlachflecken erkennbar sind, die in der Folge zu einem typischen Enanthem zusammenfließen. Die Angina kann mit sehr hohem Fieber, einem deutlich gestörten Allgemeinbefinden, aber auch mit leichten Allgemeinerscheinungen einhergehen. In der Regel erscheint 3—4 Tage nach Krankheitsbeginn auch die Scharlachzunge. 12—14 Tage nach Krank-heitsbeginn wird der spezifische Charakter der Angina durch die beginnende *großlamellöse Schuppung* an Handtellern, Fußsohlen, Fingern und Zehen über jeden Zweifel hinaus offenbar, wenn in der Tat kein Exanthem bestanden hatte oder wenn es wegen seiner Flüchtigkeit übersehen worden war.

Die in der 2. Woche nach Krankheitsbeginn einsetzende großlamellöse *Schuppung ist allen Scharlachformen,* den septischen, toxischen, klassischen und exanthemlosen *gemeinsam.* Sie stellt außerdem eine Zäsur im Verlauf der Scharlacherkrankung selbst dar, denn wenn sie deutlich in Erscheinung tritt, ist in der Regel das erste Kranksein vorbei, und der Patient befindet sich entweder im symptomlosen Intervall oder im 2. Akt der Erkrankung. Bevor dessen Symptombilder beschrieben werden, muß noch auf die im ersten Akt auftretenden Ausstrahlungen des Krankheitsprozesses in andere Organgebiete außer der Haut, den Schleimhäuten und dem lymphatischen Rachenring ein-gegangen und müssen die Komplikationen des Scharlach I dargestellt werden.

Scharlachurin enthält vom 2.—3. Krankheitstage ab fast regelmäßig ver-mehrtes Urobilinogen. Sein Gehalt an Eiweiß und vereinzelten Cylindern ent-spricht dem gewöhnlicher febriler Nephrosen und hat mit der Scharlachnephritis nichts zu tun. Die *Miterkrankung der Leber,* die aus dem vermehrten Urobilinogen-gehalt des Urins und aus dem erhöhten Bilirubinspiegel im Blut hervorgeht, äußert sich auch in einer Schwellung und Druckempfindlichkeit des Organs. Der Über-tritt von Urobilinogen ins Blut und der erhöhte Gehalt des Harns an Urobilinogen deuten auf eine Parenchymschädigung der Leber. Ein anderer Grund für die Urobilinogenurie ist der zu Scharlachbeginn sehr *starke Zerfall von Erythrocyten,* der an der Hyperbilirubinämie und dem Ikterus beteiligt ist. *Während die Zahl der roten Blutkörperchen sinkt, steigt die der weißen an.* Ihre Vermehrung wird im wesentlichen von den neutrophilen Leukocyten bestritten. Die eosinophilen Zellen sind prozentual um das 4—5fache vermehrt. Diese *gleichzeitige Vermehrung von neutrophilen und eosinophilen Zellen* wird bei keiner anderen Infektionskrankheit beobachtet. Daneben gibt es noch ein anderes, für den Scharlach charakteristisches Symptom im Blut: die neutrophilen Leukocyten — und nur diese — enthalten spiralige Einschlüsse, die durch Boraxmethylenblaufärbung nachweisbar sind (DOEHLE-Körperchen). Bei einem geringen Bruchteil der Scharlachkranken tritt während der ersten Krankheitstage oder im weiteren Verlauf eine positive Wa.R. im Blut auf. Von seiten des Respirations- und Darmtraktes treten keine Störungen in Erscheinung.

Die beim septischen Scharlach mit seiner Angina necrotica auftretenden und durch hämolytische Streptokokken hervorgerufenen Krankheitsbilder: die peritonsillären und retropharyngealen Abscesse und die Drüsenabscesse am Hals, die Senkungsabscesse, die Bakteriämien, die septischen Metastasen und die Peri-, Myo- und Endokarditiden wurden schon weiter oben aufgezählt, und es wurde hervorgehoben, daß es von der in den Nasenrachenraum aufsteigenden Angina aus häufig zu einer *Erkrankung des Mittelohres* kommt. Während nun beim klassischen Scharlach tiefer greifende und zur Einschmelzung von Geweben führende Prozesse am Halse selten sind und die septische Komponente völlig fehlt, ist bei ihm und auch bei dem ohne Exanthem auftretenden Scharlach *eine Otitis media eine häufige Komplikation des ersten Krankseins. Die Scharlachotitis trägt Sonderzüge* gegenüber Mittelohrentzündungen bei anderen Infektionskrankheiten. Sie führt rascher und häufiger zu eitrigen Erkrankungen der Schleimhaut, zur Perforation des Trommelfells und zur Erkrankung des Warzenfortsatzes. Bei ihr treten auch die gefährlichsten Komplikationen häufiger auf als bei anderen Otitiden: Ein Übergreifen der Entzündung auf den Sinus transversus, eine eitrige Meningitis und die eitrige Einschmelzung der Gehörknöchelchen mit nachfolgender Ertaubung. Aber auch ohne diese schwersten Folgen ist eine Scharlachotitis ein bedenklicher Zwischenfall, weil die Eiterung häufig besonders lange dauert und gar nicht selten zu einer dauernden Beeinträchtigung der Hörfähigkeit führt. Eine harmlose, beim klassischen Scharlach und den toxischen Fällen, die den stürmischen Beginn überdauern, relativ häufige, beim exanthemlosen Verlauf seltenere Erscheinung ist die Synovitis scarlatinosa *(Scharlachrheumatoid)*. Unter Bevorzugung der Hand-, Sprung- und Fußgelenke, seltener an den großen Gelenken der Extremitäten und der Wirbelsäule, treten vereinzelt oder symmetrisch Rötungen, Schwellungen und Schmerzhaftigkeit auf, die im Einzelgelenk in wenigen Tagen spontan zurückgehen. In manchen Fällen zieht sich das Rheumatoid 8 bis 14 Tage hin, wobei ein Gelenk nach dem anderen befallen wird. Der Gelenkerguß ist steril und hat mit den beim septischen Scharlach auftretenden Metastasen nichts zu tun. Dem Scharlachrheumatoid fehlt die für die Polyarthritis acuta charakteristische Neigung zu Rückfällen und Herzkomplikationen. Die für den Scharlachbeginn typische *Diskrepanz zwischen Fieberhöhe und Pulszahl deutet auf eine besondere Verwandtschaft der Scharlachnoxe zum Kreislaufsystem,* deren Folgen aber meistens erst im 2. Akt der Scharlacherkrankung deutlicher in Erscheinung treten.

Bleibt der Krankheitsbeginn unkompliziert, so treten mit großer Regelmäßigkeit **nach einem fieberlosen Intervall,** in der 3. oder 4. Woche nach Krankheitsbeginn, am häufigsten gegen Ende der 3., **Symptome des zweiten Krankseins** auf. Für sie sind die Plötzlichkeit ihres Erscheinens und ihre Neigung zur Wiederkehr charakteristisch. Manchmal beträgt das symptomfreie Intervall auch 4—5 Wochen, so daß Arzt und Patient die Krankheit schon für beendet

halten, bis sie eine Nephritis oder ein plötzlicher Temperaturanstieg über das
Fortbestehen des Kampfes zwischen Erreger und Organismus aufklärt. Das
*häufigste Symptom des Scharlach II ist die Entzündung der Lymphdrüsen am
Kieferwinkel,* die meist von Fieber begleitet ist und gar nicht selten zur eitrigen
Einschmelzung führt. Diese *Lymphadenitis* ist in der Regel eine *primäre* und
nicht auf entzündliche Erscheinungen in dem Quellgebiet der Drüsen zurückzuführen. In manchen Fällen beschränkt sie sich nicht auf die am Kieferwinkel
gelegenen Drüsen, sondern ergreift auch die am vorderen Rand des Sternocleidomastoideus gelegenen, seltener die tiefen Halsdrüsen, die nuchalen und
die retropharyngealen. Die geschwollenen Organe sind schmerzhaft, die Fieberhöhe meist dem Umfang der Schwellung entsprechend, das Allgemeinbefinden
in der Regel nicht allzusehr gestört. Kommt es nicht zur Einschmelzung, so
gehen Schwellung und Fieber in 4—5 Tagen, in Ausnahmefällen erst am Ende
der zweiten Woche zurück. Abweichungen von dem häufigsten Bilde werden
insofern beobachtet, als die Lymphadenitis ohne Fieber verläuft oder mit hohem,
septischem Fieber als nekrotisierende Entzündung oder als trockener Brand
in Erscheinung tritt, der große Teile des Halsbindegewebes ergreift *(Angina
Ludovici).* Manchmal besteht während des zweiten Krankseins hohes Fieber,
ohne daß irgendein Organbefund zu erheben wäre. Für solche Fälle hat die
Annahme eine hohe Wahrscheinlichkeit für sich, daß an Körperstellen, die dem
tastenden Finger nicht zugänglich sind, Drüsenentzündungen bestehen. Nach
der Lymphadenitis ist eine *Angina ein häufiges Symptom des Scharlach II.*
Von ihr aus kommt es dann wiederum gar nicht selten zu einer Erkrankung
des Mittelohres mit den oben geschilderten Eigentümlichkeiten der *Scharlachotitis* und ihren Folgen. Die Angina selbst kann unspezifisch aussehen, aber auch
mit einem typischen Scharlachenanthem einhergehen. Sie kann sehr leicht,
aber auch sehr schwer verlaufen und ähnlich wie das vom septischen Scharlach
geschildert wurde, zu Einschmelzungsprozessen, peritonsillären Abscessen und
sekundären Vereiterungen der Drüsen am Kieferwinkel führen. Manchmal
wiederholt sich im zweiten Scharlachakt der Krankheitsbeginn insofern, als nicht
nur eine Angina mit einem spezifischen Enanthem, sondern, wie beim klassischen Scharlachbeginn, Angina, Enanthem und Exanthem auftreten.

Nach der Angina necrotica ist die *Nephritis* die gefürchtetste Manifestation
des Scharlach. Nach einem toxischen, klassischen oder exanthemlosen Beginn
ist die Nephritis in der Regel eine *diffuse Glomerulonephritis,* während beim septischen Scharlach mehr interstitielle Nephritiden oder herdförmige Glomerulo-
nephritiden zur Beobachtung kommen. Die Häufigkeit der Scharlachnephritis
schwankt zu verschiedenen Zeiten und an verschiedenen Orten zwischen 2—20
und mehr Prozent. Sie tritt *am häufigsten in der dritten Krankheitswoche,*
manchmal aber auch erst in der 5. oder 6. auf. Die Eiweiß- und Cylinder-
ausscheidungen in den ersten Krankheitstagen haben keine Beziehungen zur
Scharlachnephritis. Die Entstehung dieser, jedem Scharlachkranken drohenden
„Komplikation", kann weder durch diätetische Mittel im Sinne einer Nierenschonkost, noch durch Bettruhe und ebensowenig durch die Verwendung spezifischer Mittel (Serum) im ersten oder zweiten Akt des Scharlachs verhütet
werden. Offensichtlich besteht eine *familiare Disposition* in dem Sinne, daß
Kinder aus Familien mit gehäuften Nierenerkrankungen in einem höheren
Prozentsatz eine Scharlachnephritis bekommen als andere Kinder. Dem Erscheinen der Nephritis gehen häufig ein abnorm rascher Anstieg des Körpergewichtes, eine Verstimmung der bis dahin gesund und frisch erscheinenden
Kinder und eine Erhöhung des Blutdruckes voraus. Mit dem Erscheinen der
Nephritis steigert sich das körperliche Unbehagen zu Kopfweh, Fieber und

völliger Appetitlosigkeit. Der in verminderter Menge abgesetzte Urin enthält reichlich rote Blutkörperchen, Cylinder und Eiweiß. *Von den Nierenfunktionen kann sowohl die Wasser- und Kochsalzausscheidung als auch die der Stickstoffschlacken oder beide gestört sein.* Je nach der Schwere der Funktionsstörung entstehen *azotämische Vergiftungen* verschiedenen Grades, beginnend mit Kopfweh und Schlaflosigkeit bis zu Somnolenz, Bewußtseinsverlust mit großer Atmung und schweren Krampfzuständen. Die Zurückhaltung von Wasser und Kochsalz führt nicht nur zu mächtigen *Unterhautödemen* und zur *Höhlenwassersucht,* sondern beim Kind besonders leicht ohne andere Ödemzeichen zum *Hirnödem* und zu Hirndrucksymptomen, zur Pulsverlangsamung, Reflexsteigerung und, von einer bestimmten Druckhöhe ab, zur Lähmung und zum Bewußtseinsverlust. Der in der Regel prompte Erfolg einer ausgiebigen Lumbalpunktion enthüllt dann die Ursachen des urämischen Zustandes. Sinkt die Ausscheidung auf abnorm niedrige Werte oder besteht gar eine Nierensperre, so kommt es zur azotämischen Vergiftung und über kurz oder lang zu Erbrechen, Durchfällen, Bradykardien, zur Dyspnoe, Somnolenz und schließlich zu schweren Krämpfen, in denen die Kinder sterben. Zu diesen Gefahren der Nephritis kommen noch andere. Bestehen längere Zeit eine Oligurie und erhöhter Blutdruck, so kommt es manchmal, offensichtlich im Verein mit einer toxischen Schädigung des Herzmuskels, zu einer raschen Dilatation des Herzens und zu schweren Insuffizienzerscheinungen. Solche schweren Krankheitsbilder sind aber selten. *In der überwiegenden Mehrzahl der Fälle verläuft die Nephritis* ohne urämische Zeichen und *heilt, ohne Dauerschäden zu hinterlassen, in wenigen Wochen* ab. Seltener zieht sich die Entzündung nach leichtem, etwas häufiger bei schwerem Beginn, remittierend Monate und Jahre hin. Aber auch dann tritt in der Regel noch vor der Pubertät Heilung ein. Der Ausgang einer klassischen Scharlachnephritis in eine Schrumpfniere stellt eine Seltenheit dar. Neben der klassischen Nephritis gibt es erwartungsgemäß alle Übergänge zu flüchtigen, mit 12stündigen Eiweißausscheidungen einhergehenden Nierenreizungen. Die besonderen Beziehungen zwischen dem *Kreislauf und der scarlatinösen Noxe,* die schon zu Krankheitsbeginn in der auffallenden Diskrepanz zwischen Fieberhöhe und Pulszahl zum Ausdruck kamen, führen im zweiten Akt der Scharlacherkrankung zu einer Reihe von Symptomen, die meist an eine organische Erkrankung des Myo-, Endo- oder Perikards denken lassen, in der Mehrzahl aber harmloser und vorübergehender Natur sind und nach einigen Wochen wieder verschwinden. Die Arrhythmien, Bradykardien, systolischen und perikarditisähnlichen Geräusche stehen häufig insofern in einem Zusammenhang mit der Körpergewichtskurve, als sie in deren Minimum am deutlichsten sind und mit dem wieder ansteigenden Körpergewicht abnehmen. Da auf dem Sektionstisch vielfach bei klinisch festgestellten „perikarditischen und endokarditischen Geräuschen" positive Befunde nicht zu erheben waren, werden die Störungen von manchen Autoren als muskuläre angesehen, von anderen auf eine Vasomotorenschädigung und eine dadurch hervorgerufene Diskrepanz zwischen Füllung und Weite des Gefäßsystems zurückgeführt. Nach septischen, mit Bakterieämien einhergehenden Scharlacherkrankungen sind erwartungsgemäß echte myo-, peri- und endokarditische Prozesse häufig.

Komplikationen. Wird ein *Scharlach durch eine Diphtherie* oder eine Diphtherie durch einen Scharlach *kompliziert,* so verschlechtert sich die Prognose nicht wesentlich. Da beide Erreger die Bildung einer Angina hervorrufen, die mit Belagbildung einhergeht, entstehen verständlicherweise auch *diagnostische Schwierigkeiten.* Auch hier darf der Entschluß zur antidiphtherischen Therapie nicht von dem Ausfall der bakteriologischen Untersuchung, sondern er muß von den klinischen Symptomen und dem Ausstrichpräparat abhängig gemacht werden. Zusammenhängende, weiße, auf die Uvula und die Gaumenbögen übergehende Beläge sprechen neben dem spezifischen Geruch für Diphtherie, während die über die Tonsillen hinausgehenden schweren Scharlachbeläge breiig, häufig mißfarben und übelriechend sind. Allerdings kann die diphtherische Angina, wenn gleichzeitig Streptokokkenbeläge bestehen, viel von ihrem typischen Aussehen verlieren. In solchen Fällen spricht eine rasche Ausbreitungstendenz der Beläge, wenn keine Nekrosen auftreten, für Diphtherie. Wenn auch theoretisch ein Diphtheriebacillenträger eine Scharlachangina bekommen kann und seine Diphtheriebacillen die Rolle eines harmlosen Saprophyten spielen können, so ist bei ausgedehnten Belägen der Nachweis von Diphtheriebacillen im Ausstrichpräparat praktisch eine Indikation für die spezifische Serumtherapie. Als *sicheres Zeichen* für das Vorliegen einer *Scharlach-Diphtheriekombination* gilt das Auftreten einer *Laryngitis*, weil der Scharlacherreger selbst nur in extrem seltenen Fällen die Larynxschleimhaut befällt. *Die Kombination von Masern und Scharlach* hat keine so ungünstige Prognose, wie man das auf Grund des Status morbillosus eigentlich erwarten sollte und wie das für die Kombination Masern-Diphtherie gilt. Entstehen die beiden Exantheme zu gleicher Zeit, so sind die Flecke wegen der größeren entzündlichen Durchtränkung der Haut stärker über das Hautniveau erhaben und manchmal urticariaähnlich. Der dem Bläschenausschlag manchmal vorausgehende *Varicellenrash* bietet häufig *Anlaß zu Verwechslungen* mit einer *Scharlacherkrankung*, wenn man den Fehler macht, allein auf Grund des Exanthembildes eine Diagnose zu stellen, ohne Mund und Rachen zu inspizieren und ohne die Frage nach dem Vorhandensein und der Art des Enanthems zu entscheiden. Vereinzelte Varicellenflecken auf der Schleimhaut, eventuell mit Epitheldefekten anstatt einer Angina mit flammendem Enanthem, klären die Situation. Varicellen und Scharlach stehen aber noch in anderer Beziehung. Durch die von den Varicellenbläschen auf der Haut oder Schleimhaut gesetzten Epitheldefekte dringt der Scharlacherreger häufig in den Organismus ein. Ist bei einem solchen **Wundscharlach** der Eintrittsort die Haut, so fehlt häufig die Angina. Das Enanthem ist schwächer als bei dem gewöhnlichen Infektionsmodus und das Exanthem um die Eintrittspforte herum am dichtesten. Es kommt dabei in der Regel zur Vereiterung des Varicellenbläschens, das als Eintrittspforte diente und häufig auch zur Suppuration der anderen Bläschen. Zum Wundscharlach kann es aber auch von jeder anderen Haut- oder Schleimhautwunde (Puerperalscharlach, Scharlach nach Verbrennungen) aus kommen.

Der schwere, der klassische und der exanthemlose Scharlach hinterlassen eine **Immunität** gegen Wiedererkrankungen in der schweren und klassischen Verlaufsform, die nicht so zuverlässig ist, wie die Immunitätszustände nach Viruskrankheiten, bei der es aber weniger häufig als nach der Diphtherie zu Wiedererkrankungen kommt. Die Tatsachen, daß der Scharlach in den Städten ebenso wie andere, durch fakultativ pathogene Keime (Diphtheriebacillen u. a.) hervorgerufene Zivilisationsseuchen ganz überwiegend eine Erkrankung der Kinder ist, daß der mittlere Erkrankungstermin der Wohnungsdichte parallel geht und Erkrankungen in jedem Lebensalter auftreten, wenn der Scharlach in abgelegene Gebiete und lange scharlachfrei gewesene Bevölkerungsgruppen eingeschleppt wird, sprechen eindrucksvoll dafür, daß im Milieu der Zivilisation *die Empfänglichkeit der Kinder auf das Fehlen und die Resistenz des Erwachsenen auf das Vorhandensein einer Immunität zurückzuführen ist.* Ob freilich das Überstehen eines Scharlachs eine allgemeine Immunität hinterläßt oder ob die erste Erkrankung nur vor wiederholten Allgemeinreaktionen bewahrt, erscheint zweifelhaft, wenn man an die Häufigkeit von Anginen denkt, die auf Scharlachstationen unter neueintretenden Ärzten und Schwestern mit positiven Scharlachanamnesen auftreten. Nach der DICKschen Auffassung vom Wesen des Scharlachs handelt es sich dabei um die bakterielle Wirkung der Streptokokken, gegen die keine Immunität eintritt, während eine „Scharlacherkrankung" deswegen ausbleibt, weil ein klassischer Scharlach eine Immunität gegen das Toxin hinterläßt.

Die Infektiosität eines Scharlachkranken ist nicht beendet, wenn die Schuppung vorbei ist. Diese beiden Erscheinungen stehen in keinem Zusammenhang. Da der Scharlachkranke 3—4—6 Wochen nach Krankheitsbeginn, manchmal aber auch noch länger, ansteckend sein kann, die Zahl der Scharlachfälle mit flüchtigem, uncharakteristischen, unbemerkten oder fehlendem Exanthem größer ist als die der klassischen und der Scharlacherreger in den Sekreten des Nasopharynx enthalten ist, erscheint die gleiche Altersverteilung der klinisch erfaßbaren Diphtherie-, Masern- und Scharlachfälle verständlich. Der von dem Ehepaar DICK zur Erkennung Scharlachempfänglicher und -immuner empfohlene Test — eine intracutane Injektion sterilen Streptokokkengiftes, die beim Empfänglichen eine Entzündung hervorrufen soll, beim Immunen aber nicht — ist für endemiologische Forschungen infolge der Unsicherheit über die Frage der Scharlachätiologie nicht annähernd so brauchbar, wie der SCHICK-Test zur Erkennung der Diphtherieempfänglichkeit. Die Pseudoreaktionen und die Ausnahmen von der Regel, daß der Test zu Scharlachbeginn positiv und in der Rekonvaleszenz negativ sein soll, sind zahlreich und die Schwierigkeiten für eine Standardisierung der Giftmenge groß. Die bisherigen Untersuchungen mit dem DICK-*Test* zeigen im großen und ganzen eine ähnliche Altersverteilung der angeblich Empfänglichen und Immunen, wie das bei den anderen genannten Krankheiten der Fall ist. Dem entspricht, daß im *Blutserum Erwachsener, gleichgültig, ob sie einen klinisch erfaßten Scharlach überstanden haben oder nicht, Immunstoffe* enthalten sind, von denen in den ersten Tagen die Vergiftungserscheinungen toxischer Scharlachfälle aufgehoben werden. In die Scharlachhaut injiziert, löschen sie das Exanthem im Umkreis von einigen Zentimetern aus. Das Serum von Säuglingen und jungen Kleinkindern besitzt dagegen diese Eigenschaften in der Regel nicht. Auch dabei tritt das *gleiche Verhalten der Antikörperverteilung* auf die verschiedenen Lebensalter *wie bei Masern, der Diphtherie und anderen Zivilisationsseuchen zutage.*

Ein plötzlicher Krankheitsbeginn mit Kopfweh, Fieber, Erbrechen und einer Angina mit einer düsterroten, gerade auf den weichen Gaumen übergehenden Röte legt die **Diagnose** *Scharlach* sehr nahe. 24 Stunden nach Krankheitsbeginn, wenn ein mehr oder weniger ausgebreitetes kleinfleckiges, Gesicht und Munddreieck freilassendes Exanthem und eine Angina vorhanden sind und ein düsterrotes Enanthem den ganzen weichen Gaumen überzieht, kommt kaum eine andere Krankheit in Frage als Scharlach. Besteht neben der Angina ein typisches Enanthem, ist aber beim ersten Anblick scheinbar kein Exanthem vorhanden, so muß vor allem in den Schenkelbeugen und im Oberschenkeldreieck gesucht werden, ob nicht Spuren eines kleinfleckigen Exanthems aufzufinden sind. Angaben, daß in der näheren Umgebung Scharlachfälle vorgekommen sind, geben natürlich einem Scharlachverdacht einen entsprechenden Hintergrund. In zweifelhaften Fällen, mit oder ohne spärliche oder schwer definierbare Exantheme, ist neben der Umweltsanamnese vor allem zu versuchen, Klarheit darüber zu gewinnen, ob das Enanthem scarlatiniformer Natur ist. Auf dieses Symptom ist mehr Rücksicht zu nehmen als auf uncharakteristische Exantheme, weil die kindliche Haut häufig bei allen möglichen spezifischen und unspezifischen Infekten mitreagiert, das typische, düsterrote, flammende Enanthem aber äußerst selten nicht-scarlatinöse Anginen begleitet. Bei *Wundscharlach* fehlt die Angina meist, ein Enanthem ist aber stets vorhanden, wenn auch nicht in so intensiver Form wie nach dem gewöhnlichen Infektionsmodus. Besteht ein Varicellenexanthem und gleichzeitig ein scarlatiniformer Ausschlag, so kommt ein Varicellenrash nicht mehr in Frage, sondern bei der häufigen Kombination von Varicellen und Scharlach mit hoher Wahrscheinlichkeit ein Wundscharlach. Die *Himbeerzunge* und die *Urobilinogenreaktion des Urins* treten erst am 3.—4. Krankheitstage auf und sind *für die Frühdiagnose nicht zu verwenden*. Isoliert man jede verdächtige Angina, wie das bei einer Krankheit mit dem unberechenbaren Verlauf des Scharlachs notwendig ist, damit man je nach dem Erscheinen oder Ausbleiben der genannten *Zweitsymptome* seinen Verdacht stützen oder fallen lassen kann, so sind Himbeerzunge und Harnurobilinogen diagnostisch von hohem Wert. Das gilt auch von einem anderen Zweitsymptom, der für Scharlach sprechenden Eosinophilie bei gleichzeitiger Hyperleukocytose und dem Befund der DOEHLESCHEN Einschlußkörperchen im Protoplasma der neutrophilen Leukocyten. Das Fehlen der DOEHLE-Körperchen spricht gegen Scharlach, während ihr Nachweis nicht unter allen Umständen ein Scharlachsymptom ist, weil sie auch bei anderen Infektionskrankheiten gelegentlich vorkommen. Ein positives RUMPEL-LEEDEsches Phänomen (Hautblutungen nach Anlegen einer Stauungsbinde am Arm) ist aus den gleichen Gründen nicht beweisend für Scharlach. Das *Auslöschphänomen* (Abblassen des Scharlachexanthems im Umkreis von einigen Zentimetern nach der intracutanen Injektion von Scharlachrekonvaleszentenserum, Erwachsenenserum oder Antistreptokokkenserum vom Tier) ist theoretisch außerordentlich interessant, aber *als Diagnostikum praktisch selten verwendbar*, weil bei spärlichen und flüchtigen Exanthemen geeignete Injektionsorte schwer zu finden sind oder die Exantheme zu rasch abblassen. Bei ausgebreiteten Exanthemen besteht kein Bedürfnis für diese Methode. *Vor Verwechslungen* mit Überempfindlichkeitsexanthemen, bei denen in der Regel Enantheme fehlen, *schützt sich, wer nie lediglich auf Grund des Exanthembildes und ohne Inspektion des Rachens Diagnosen stellt*. Die foudroyant verlaufenden, toxischen Fälle können ad exitum kommen, bevor Enanthem und Exanthem auftreten, so daß die Vergiftung völlig im Vordergrund steht und an eine Infektionskrankheit gar nicht gedacht wird. Solche Fälle können daher gar nicht zu diagnostizieren sein, wenn sie sporadisch auftreten. In Scharlachzeiten muß aber bei solchen Zuständen an toxischen Scharlach gedacht und sofort die spezifische Therapie eingeleitet werden. Besteht die Vergiftung allerdings 36—48 Stunden, so muß eine Angina mit einem typischen Enanthem und Exanthem nachweisbar sein, wenn es sich um einen toxischen Scharlachfall handelt. Was nun die *Diagnose der Symptome beim Scharlach II* und ihre Identifizierung als Scharlachzeichen anbelangt, so ist der *Nachweis einer gleichzeitigen großlamellösen, deutlichen oder diskreten Schuppung an Fingern, Zehen, Handtellern und Fußsohlen das wichtigste diagnostische Hilfsmittel*. Wenn aber natürlich ein Kind im Verlaufe des Scharlach II zufällig auch eine andere Krankheit erwerben kann — die während des zweiten Scharlachaktes am häufigsten auftretenden Symptome wie Angina, Otitis media, Lymphadenitis und Nephritis werden mit an Sicherheit grenzender Wahrscheinlichkeit durch den Nachweis einer großlamellösen Schuppung als Scharlachzeichen identifiziert. Diese Regel ist aber nicht umkehrbar, denn die Schuppung kann beendet sein, bevor die genannten Zeichen auftreten. Das gilt vor allem für die Spätnephritis. Eine rasch auftretende, schmerzhafte, beiderseitige Schwellung der Drüsen am Kieferwinkel, ohne daß in ihrem

Quellgebiet Entzündungserscheinungen nachweisbar sind, spricht auch ohne Schuppung mit so hoher Wahrscheinlichkeit für Scharlach, daß ebenso wie bei jeder hämorrhagischen Nephritis im Schulalter anamnestisch nach einer vorausgegangenen Schuppung oder nach Scharlacherkrankungen in der Umgebung zu forschen ist. Das muß nicht nur im Interesse der Klassifizierung dieser Symptome, sondern vor allem deswegen geschehen, weil solche Kinder als ansteckend zu betrachten sind.

Prognose. Es gilt als alte ärztliche Regel, beim Scharlachbeginn, gleichgültig ob er leicht oder schwer ist, mit der Prognose zurückzuhalten. Auf einen leichtesten, klinisch kaum erkennbaren und sogar unterschwelligen ersten Akt kann ein zweiter mit schwersten Erscheinungen folgen und auf einen stürmischen Beginn eine symptomarme oder -freie Nachperiode. Allerdings beobachtet man nach einem typischen septischen Beginn häufig entsprechend schwere lokale oder metastatische Streptokokkenreaktionen. *Kleinkinder sind im allgemeinen, ebenso wie bei anderen Infektionskrankheiten, mehr gefährdet als Kinder des Schulalters.* Pastöse Individuen sind widerstandsloser gegen die Streptokokken als normal konstitutionierte. Die **Letalität des Scharlachs** schwankt in Mitteleuropa zwischen 2—20%. Im nahen Osten ist die Krankheit wesentlich bösartiger und die mittlere Sterblichkeit beträchtlich höher.

Therapie. Während des ersten Aktes eines klassischen und leichten, exanthemlosen Scharlachs sind neben Bettruhe, mehrmaligem täglichen Mundspülen und Gurgeln mit 2—3% Wasserstoffsuperoxyd oder 0,3—0,5% Essigsauretonerdelösung und außer Halswickeln, wenn die Drüsen empfindlich sind, keine weiteren *therapeutischen Maßnahmen* notwendig. Aspirin oder salicylsaures Natrium ist in mäßigen Mengen bei schmerzhaften *Scharlachrheumatoiden* angezeigt, bei unkompliziertem Verlauf als Antipyretica überflüssig. Treten *Ohrenschmerzen* auf, so läßt man schwitzen und wendet lokale Wärme an (Wärmelampe). Bei anhaltendem Schmerz und Fieber muß die Paracentese vorgenommen und bei Empfindlichkeit oder Schwellung am Warzenfortsatz ein Spezialarzt zu Rate gezogen werden.

Im Falle rasch wachsender und empfindlicher *Drüsen* werden Eiskrawatten oder häufig gewechselte Prießnitzumschläge verwandt. Wenn sich die Drüsen nicht bald zurückbilden oder erweichen, appliziert man Hitze, am Tag mit Heizlampen, nachts mit Breiumschlägen, von denen die Wärme gut gehalten wird. Beim *trockenen Brand des Halsbindegewebes* im Verlauf einer malignen Lymphadenitis kann mit Röntgenstrahlen versucht werden, eine Einschmelzung herbeizuführen. Halsdrüsen-, peritonsilläre und retropharyngeale *Abscesse* werden in der üblichen Weise geöffnet. Bei der *Angina necrotica* sollen Salvarsaninjektionen (0,1—0,3 g) die Aggressivität der Eitererreger hemmen. Um Streptokokkeninvasionen in die Körpergewebe und ihre Folgen zu verhüten — maligne Streptokokkenanginen, Tonsillarabscesse, Bakteriämien, Metastasierung, Otitis media und ihre Komplikationen — ist es angezeigt, nach Krankheitsbeginn bis zur Entfieberung in 3stündlichem Abstand 10—15 000 Penicillineinheiten[1] zu verabreichen oder, wo das nicht möglich ist, Sulfopyramidine in Tagesdosen von 0,1—0,3 g je 1 kg Körpergewicht bis zur Entfieberung zu geben. In der gleichen Weise kann vorgegangen werden, wenn sich Symptome des Scharlach II zeigen. Vor Streptokokkentoxinen schützen diese Medikamente ebenso wenig wie gegen die Nephritis. Bei einer Erkrankung, in deren Verlaufe stets eine

---

[1] Aus neueren Untersuchungen scheint hervorzugehen, daß das Penicillin, wenn es von Beginn der Erkrankung an und in genügend hoher Dosierung angewandt wird, die Zahl der Komplikationen vermindert und die Dauer der Isolierung im Krankenhaus verkürzt. (P. GAUTIER, J. GUINAND-DONIOL et F. THÉLIN: Helvet. paed. Acta, **1948**, 404).

Nephritis droht, ist von jeher der *Diät* besondere Aufmerksamkeit gewidmet worden. Man wollte durch eiweiß- und kochsalzarme Kost die Nieren von vornherein schonen und damit die Nephritis verhüten. Mit einer solchen wochenlangen, eintönigen Kost sind aber die Nephritiden nicht seltener geworden, sondern man hat lediglich eine unnötige Körpergewichtsabnahme der Kinder herbeigeführt. Viel wichtiger ist, daß der *Scharlachkranke vor dem Ende der 4. Woche das Bett nicht verläßt* und auch erst dann langsam über den Lehnstuhl auf die Beine gebracht wird. Aus sachlichen und auch aus psychologischen Gründen ist vor allem im Privathaus an diesem Vorgehen strikt festzuhalten, damit dem Arzt nicht eine eventuelle Nephritis wegen einer angeblich allzu liberalen Auffassung der Situation zur Last gelegt wird. *Auf die Möglichkeit einer Nierenerkrankung bis in die 5. oder 6. Krankheitswoche sind die Eltern von vornherein vorzubereiten.* Treten Eiweiß, rote Blutkörperchen und Cylinder im Urin auf, so müssen die Flüssigkeits- und Eiweißmengen und das Kochsalz eingeschränkt werden. Mit einer vorwiegend vegetabilischen Nahrung, am einfachsten mit Reis in den verschiedensten Formen als Grundkost, gibt man 1—2 g Eiweiß je Kilogramm Körpergewicht je Tag in $^3/_4$ Liter Gesamtflüssigkeit *ohne Kochsalz*, wobei man frische Vegetabilien mit ihrem Vollgewicht als Flüssigkeit einsetzt. Fleischgerichte sind zunächst ganz zu streichen und Milch nur zur Verschönung von Tee oder Malzkaffee zu verabreichen. Sinkt die Urinausscheidung, die täglich zu kontrollieren ist, bedrohlich unter die Flüssigkeitseinfuhr, so werden *Zuckertage* eingelegt und 300—400 g Zucker, teils als Sirup, teils in der Form des wenig süßenden Traubenzuckers in 500—700 cm³ dünnem Kaffee oder Tee mit etwas Schlagsahne aus möglichst dickem (molken- und eiweißarmen) Rahm verabreicht. Diese Zuckerkost kann 2 Tage lang gegeben werden, am 3. schiebt man wieder einen Reistag ein und arrangiert wieder 1—2 Zuckertage, wenn die Ausscheidung nicht steigt. Zieht sich die Nephritis längere Zeit hin, so muß von *Schwitzprozeduren* und der Ableitung auf den Darm (Milchzucker, Paraffin) Gebrauch gemacht werden. Als *letztes Mittel* erst sollen bei drohender Nierensperre *Pharmaca* wie Harnstoff oder Diuretin versucht werden, und auch nur dann, wenn der morphologische Urinbefund nicht auf eine heftige Entzündung der Nieren deutet.

Präurämischen und *urämischen Zeichen* begegnet man mit dreisten *Aderlässen* (200—300 cm³ im Schulalter), die am raschesten und schonendsten durch eine Sectio arteriae radialis mit nachfolgendem einfachen Druckverband vorgenommen werden. Bei schweren Krämpfen ist neben dem Aderlaß eine ausgiebige *Lumbalpunktion* vorzunehmen und nach beiden Eingriffen reichlich dünner Tee zu verabreichen. Als letzter Rettungsversuch bei hartnäckigen Anurien kommt ein „*Wasserstoß*" mit einer hohen Belastung des Organs durch Wasser oder eine *Dekapsulierung* in Frage. Solange rote Blutkörperchen und Cylinder im Urin bei Bettruhe nachweisbar sind, ist an Aufstehen nicht zu denken. Die Umstellung aus der Bettruhe erfolgt auch nach dem Verschwinden von Eiweiß und Formelementen langsam (in einigen Wochen) und über eine Periode des Lehnstuhlaufenthaltes. Manchmal treten auch bei vorsichtigster Überleitung noch wochenlang, nachdem die Formelemente bei Bettruhe verschwunden waren, nach geringen körperlichen Anstrengungen mäßige Eiweißausscheidungen auf. Sie sind bedeutungslos und verschwinden im Laufe der Zeit, wenn sie nicht von nennenswerten Erythrocyten- und Cylinderbefunden begleitet sind.

Neben der symptomatischen Therapie gibt es seit den Untersuchungen von Huber und Blumenthal, Reiss und Jungmann eine *spezifische Scharlachtherapie*. In den ersten Tagen des toxischen Scharlachs wurden intravenös

40—80—100 cm³ *Scharlachrekonvaleszentenserum* oder auch das Blut gesunder
Erwachsener injiziert, gleichgültig, ob sie anamnestisch eine Scharlacherkrankung durchgemacht hatten oder nicht. Die Sera wurden durch Erwärmung
oder durch Lagerung inaktiviert. Die Erfolge der Rekonvaleszentenserum-
therapie sind verblüffend und absolut überzeugend. Zur rechten Zeit, in den
ersten zwei Krankheitstagen bei toxischen Fällen angewandt, hebt das Serum
die Vergiftung des Zentralnervensystems und der Vasomotoren auf, die Kranken
entfiebern lytisch oder kritisch und sind zunächst gerettet. Mit den *Antistrepto-
kokkenseren vom Pferd* ist bei dieser Indikation und bei Verabreichung ausreichender Mengen (20—40 cm³ konzentriertes Serum) das gleiche zu erreichen.
Ein auf diese Weise vom sicheren Tod erretteter Scharlachkranker kann aber
in der Folge an einer Streptokokkeninfektion oder einer Nephritis zugrunde
gehen. *Rekonvaleszenten-, Erwachsenen- und Pferdeserum sind nur gegen die
toxische Komponente des Scharlach gerichtet* und beeinflussen die bakteriellen
Infektionen während des ersten Aktes nicht. Sie sind ebenso außerstande, die
Symptome des Scharlach II zu verhüten, ihre Zahl zu beschränken oder ihre
Schwere zu vermindern. Aus diesen Gründen erscheint die Anwendung der
genannten Sera beim septischen, klassischen oder leichten Scharlachbeginn
als nutzlos.

Prophylaxe. Bei der hohen Zahl der unerkannten und unerkennbaren
Scharlachkeimträger ist es im Prinzip ebenso unmöglich, eine kollektive oder
individuelle *Expositionsprophylaxe* zu betreiben, wie bei den Masern, der Per-
tussis oder der Diphtherie. Da aber der Scharlacherreger nicht zu den absolut
pathogenen Keimen gehört, bei weitem nicht jeder Infektion eine Erkrankung
folgt, der Scharlach eine besonders unberechenbare Erkrankung ist und eine
Reinfektion noch Tage oder Wochen nach einem erfolglosen Erstinfekt zur
Krankheit führen kann, wenn sich inzwischen die Disposition des empfänglichen
Menschen geändert hat, besteht sowohl eine gute Aussicht als eine absolute
Notwendigkeit für den Versuch, durch sofortige Isolierung eines Erkrankten
empfängliche Personen in seiner Umgebung vor der Krankheit zu schützen.
Wenn Kinder wegen ihres Alters (Spielkinder) oder ihrer Konstitution (pastöse
Kinder, gehäufte Nierenkrankheiten in der Familie) besonders gefährdet
erscheinen oder wenn der Kontakt zwischen Infektiösen und Empfänglichen
besonders eng war, kann und soll eine *spezifische Scharlachprophylaxe* vorgenommen werden, die *nach* dem *Muster der Masernprophylaxe* von DEGKWITZ
vorgeschlagen wurde. 5—6 cm³ Rekonvaleszentenserum bei Kindern bis zu
8 Jahren und 10 cm³ bei 9—14jährigen werden möglichst frühzeitig injiziert
und schützen mit hoher Wahrscheinlichkeit vor der Erkrankung. Ebenso wie
bei den Morbillen kann im Privathaus an Stelle des Rekonvaleszentenserums
20—25 cm³ Elternblut verwandt werden. Eine so sichere Berechnung der
Inkubationszeit wie bei den Masern ist hier nicht möglich, so daß nur die Anweisung für eine sofortige Seruminjektion nach der Klärung der Situation
gegeben werden kann. Andererseits ist aber eine spezifische Prophylaxe auch
dort indiziert, wo der erste Akt der Krankheit nicht erkannt wurde, der Arzt
wegen Krankheitserscheinungen während des zweiten gerufen wird und schon
ein 1—2wöchentlicher Kontakt zwischen Infektionsquelle und Scharlachemp-
fänglichen bestanden hat. Der Schluß, daß eine Empfänglichkeit der bis dahin
in der Umgebung des Kranken lebenden Kinder nicht vorliegen kann, weil
sie trotz 1—2wöchentlichen Kontaktes nicht erkrankt sind, wäre bei dem auch
in dieser Beziehung unberechenbaren Scharlach verfehlt. Wird die Infektionsquelle verstopft, das erkrankte Kind ins Krankenhaus gebracht und die Umgebung gründlich desinfiziert, so kann anstatt des Rekonvaleszentenserums

oder Erwachsenenblutes für die zu Hause bleibenden Kinder *Antistreptokokkenserum vom Pferd* verwandt werden. Ist das infektiöse Kind nicht von den Empfänglichen zu trennen, so ist das Pferdeserum nutzlos und die Injektion von Menschenserum oder -blut notwendig, weil der Serumschutz mit Pferdeserum nur 12—14 Tage anhält, ein Scharlachkranker aber 4—6 Wochen ansteckend bleibt. Ausreichende Mengen Menschenserum schützen auch bei engem Kontakt 4—6 Wochen lang.

An der Scharlachprophylaxe können und müssen sich aber auch die Krankenanstalten beteiligen. Immer wieder verursachen aus Krankenanstalten entlassene und klinisch gesunde Scharlachrekonvaleszenten unter ihren Geschwistern oder Gespielen *Heimkehrfälle*. Ob es sich dabei um ein echtes Keimträgertum oder an Körper, Haar oder Kleidern aus den Scharlachabteilungen verschleppte Erreger handelt, ist ungewiß. Mit der Frage, ob die heimkehrenden Kinder *im Nasopharynx hämolytische Streptokokken* beherbergen oder nicht, *steht die Häufigkeit der Heimkehrfälle nicht im Zusammenhang*. Erfahrungsgemäß sind Scharlachrekonvaleszenten mit laufenden *Ohren*, noch viel stärker aber solche mit entzündlichen Prozessen im Nasopharynx, wesentlich länger infektiös als normale Heimkehrer. Da solche Katarrhe während der schlechten Jahreszeit besonders häufig sind, erscheint es verständlich, daß sich Heimkehrfälle während dieser Monate häufen. Neben einer besonders sorgfältigen Desinfizierung der Körperoberfläche in den Anstalten sollten Krankenhaus und Privatärzte dafür sorgen, daß aus Scharlachstationen entlassene Rekonvaleszenten vor ihrer Rückkehr in die Familie 4—6 Tage an einen dritten Ort und möglichst viel ins Freie verbracht und ausgelüftet werden.

Eine aktive Scharlachprophylaxe mit dem DICKschen Streptokokkentoxin oder mit abgetöteten hämolytischen Streptokokken kann für die Allgemeinheit nicht empfohlen werden

X. Epidemische Kinderlähmung (Poliomyelitis acuta anterior).

Unter epidemischer Kinderlähmung wird eine akute Infektionskrankheit verstanden, die von einem neurotropen Virus hervorgerufen wird, das in weite Gebiete des Zentralnervensystems eindringt, aber in der Regel nur motorische Zentren und unter ihnen am häufigsten die in den cervicalen und lumbalen Rückenmarksanschwellungen gelegenen Vorderhörner schädigt und vorübergehende oder bleibende schlaffe Lähmungen hervorruft.

Die spinale Kinderlähmung ist erst in der Neuzeit als Krankheit sui generis von HEINE (1840) beschrieben und von STRÜMPELL als Infektionskrankheit erkannt worden. Da die darauffolgende und das Krankheitsbild vervollständigende Beschreibung von dem schwedischen Arzt MEDIN (1887) stammt, wird die Krankheit in Deutschland vielfach als HEINE-MEDINsche Krankheit bezeichnet.

Ätiologie. Der Erreger der spinalen Kinderlähmung ist ein Virus. Es ist unter Sauerstoffabschluß in Nährböden züchtbar, die mit frischen Organstücken beschickt sind. Außerhalb des menschlichen Organismus zeigt der Erreger eine hohe Widerstandskraft gegen Umwelteinflüsse. Er hält sich im Staub, an Gebrauchsgegenständen und Lebensmitteln mehrere Wochen lang lebensfähig und besitzt eine hohe Widerstandskraft gegen mildere Desinfizientien (Glycerin, 1—2% Wasserstoffsuperoxydlösungen). Im Wasser und in der Milch bleibt er wochenlang infektionstüchtig. Das klassische Versuchstier ist der Affe, der zwar nicht spontan, aber bei intracerebraler und neuraler Infektion mit hoher Regelmäßigkeit und unter den gleichen Symptomen wie der Mensch erkrankt. Bei der menschlichen Spontanerkrankung ist das Virus in den Sekreten des Nasopharynx, der Trachea und in den Darmentleerungen enthalten. Das gleiche gilt für intracerebral infizierte Affen. Die Infektion des Menschen geschieht aller Wahrscheinlichkeit nach durch *Tröpfcheninfektion.* In welchem Umfang infizierte Lebensmittel oder Gebrauchsgegenstände an der Krankheitsverbreitung teilnehmen, ist unbekannt. Daß sie aber daran beteiligt sind und die Infektion nicht nur direkt von Mensch zu Mensch stattfindet, steht außer Zweifel. Die **Disposition** für die Erkrankung ist gering. Auch bei den sog. Epidemien erkranken in zivilisierten Ländern kaum mehr als 10—20 unter 10000 Lebenden. Vorausgegangene spezifische oder unspezifische Erkrankungen (Masern, Varicellen, Ruhr, Otitis media, Bronchitis), große körperliche Anstrengungen oder Durchnässungen erhöhen die Disposition zur Erkrankung.

Die Angaben über die **Inkubation** der spinalen Kinderlähmung schwanken entsprechend dem Charakter des Erregers als eines fakultativ pathogenen Keimes und seiner Widerstandsfähigkeit gegen Umwelteinflüsse beträchtlich. Es werden Zeiten zwischen 3 und 10 Tagen angegeben.

Der **Krankheitsverlauf** gliedert sich ebenso wie bei den Masern, den Pocken und dem Keuchhusten deutlich in zwei Perioden: in ein *Prodromalstadium* und ein Hauptstadium, die hier am besten als *präparalytisches und paralytisches Stadium* bezeichnet werden. Ebenso wie bei den genannten Krankheiten macht das *Prodromalstadium* bei der Kinderlähmung einen *unspezifischen Eindruck.*

Die **Prodromi** beginnen häufig mit Fieber, das meist keine hohen Grade erreicht. In der überwiegenden Mehrzahl der Fälle treten mit dem *Fieber zusammen Entzündungserscheinungen im Respirationstrakt auf:* eine Angina catarrhalis oder eine Nasopharyngitis, seltener eine Bronchitis. Nur in Ausnahmefällen bestehen fieberhafte Durchfälle, die wiederum selten von Erbrechen begleitet sind. Das Bewußtsein ist stets ungestört. Starke Schweiße sind kein obligatorisches Symptom während einer fieberhaften Prodromalperiode, und auch im Blut ist weder qualitativ noch quantitativ ein typischer Befund zu erheben. Hyperleukocytosen und Leukopenien kommen etwa gleich häufig vor. Anders liegen die Dinge bei den *Schmerzen, die häufig im präparalytischen Stadium* auftreten. Auch bei schweren Prodromis handelt es sich dabei *nicht um Spontanschmerzen,* sondern um eine *Berührungsempfindlichkeit,* die ein Teil der *allgemeinen sensiblen und sensorischen Übererregbarkeit* der Erkrankten ist und mit ihrem gesteigerten Hirndruck zusammenhängt, der bei fieberhaften Prodromis regelmäßig besteht. Daneben wird oft während schwerer, aber auch leichter Prodromalerscheinungen *bei passiven Bewegungen* Schmerz empfunden, der wahrscheinlich ein Wurzelschmerz ist und auf eine Miterkrankung oder eine kollaterale Schwellung der betreffenden hinteren Wurzeln zurückgeführt werden muß. Dieses Symptom findet man am häufigsten an den unteren Extremitäten, die ja auch am häufigsten gelähmt werden. Deutliche oder diskrete Zeichen einer allgemeinen sensiblen oder sensorischen Überempfindlichkeit sind häufiger als solche lokale Schmerzen. Bei leichten und leichtesten Prodromis, wo eine deutliche allgemeine Überempfindlichkeit in der Regel und der Schmerz bei passiven Bewegungen häufig fehlen, sind manchmal die *Nervenstränge,* in deren Gebiet später Lähmungen auftreten, *druckempfindlich.* Während das Fieber, die Entzündungen im Respirationstrakt und der Blutbefund keinerlei charakteristische Zeichen tragen, ist eine *allgemeine oder lokale Schmerzempfindlichkeit* der oben geschilderten Art, obgleich sie in ihrer Intensität ganz beträchtlich schwanken kann, schon *ein verläßlicheres,* auf eine spezifische Erkrankung deutendes *Symptom.* In „Epidemiezeiten" ist es praktisch zusammen mit dem noch zu beschreibenden positiven Lumbalbefund, den wir in keinem Falle eines klinisch überhaupt faßbaren präparalytischen Stadiums vermißt haben, pathognomonisch für die spinale Kinderlähmung. *In jedem*

Falle febriler und subfebriler Prodromi ist der Lumbaldruck erhöht, und als Zeichen, daß es sich um einen entzündlichen Hydrocephalus handelt, sind Liquoreiweiß und -zellen vermehrt. Druck-, Eiweiß- und Zellenvermehrung halten sich jedoch meistens in mäßigen Grenzen. In der Regel ist der Liquor klar und nur in Ausnahmefällen durch starke Zellvermehrung getrübt. Der Liquorzucker ist normal oder vermehrt, die Kolloidreaktionen uncharakteristisch. Die Zellenvermehrung wird ganz zu Beginn von granulierten Leukocyten, später vorwiegend von Lymphocyten und mononucleären Zellen bestritten.

Die aus den Liquorbefunden hervorgehende *Beteiligung der Meningen* an dem Krankheitsprozeß ist *auch dann nachweisbar, wenn klinisch* greifbare

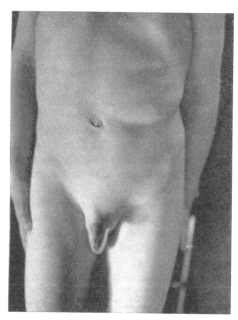

Abb. 11. Zwerchfellähmung bei Poliomyelitis.
(Kieler Univ.-Kinderklinik.) (K)

meningitische *Symptome fehlen.* Die weiter oben beschriebene sensible und sensorische Übererregbarkeit steigert sich allerdings in manchen Fällen schwerer Prodromi zu einem typischen meningitischen Bild mit Nackensteifigkeit, positivem Kernig, gesteigerten Tiefenreflexen usw. Ein fieberhaftes Prodromalstadium mit den geschilderten, ihrer Intensität nach außerordentlich wechselnden Symptomen kann 3—4 Tage, aber auch nur 24 Stunden dauern. Gar nicht so selten ist ein *präparalytisches Stadium klinisch überhaupt nicht nachweisbar,* und die Krankheit beginnt sofort mit Lähmungen.

Stadium paralyticum. Mit oder ohne Prodromalstadium erscheinen Paresen, die sich rasch zu Lähmungen steigern. *Für die bei der Poliomyelitis acuta anterior auftretenden Lähmungen ist charakteristisch:* 1. daß sie rasch innerhalb 24—36 Stunden ihr Maximum erreichen; 2. daß sie schlaffe Lähmungen sind; 3. am häufigsten Bein- und Rumpfmuskeln, seltener die Arme befallen und 4. nur in Ausnahmefällen symmetrisch sind; 5. sehr selten eine ganze Extremität, sondern nur einzelne Muskelgruppen ergreifen (bevorzugt Peroneus und Quadriceps); 6. nie dem Versorgungsgebiet eines peripheren Nerven entsprechen; 7. nicht von bleibenden Sensibilitäts- und Blasen-Mastdarmstörungen begleitet sind und 8. bald nach ihrem Ausbreitungsmaximum eine deutliche Tendenz zur Rückbildung zeigen. Wenn aber in der Mehrzahl der Fälle auch die M. peronei, tibiales, quadriceps und glutaei befallen werden — der Sartorius bleibt fast stets frei — und der Häufigkeit nach die Rumpf- und Armmuskeln folgen (vor allem der M. deltoideus), so kommen daneben gar nicht so selten auch *Erkrankungen des Cervicalmarkes* mit bulbären Symptomen, Zwerchfelllähmungen, Lähmungen der gesamten Atmungsmuskulatur, aber auch *Paresen und Lähmungen von motorischen Hirnnerven* zur Beobachtung (am häufigsten des Facialis). Die *Krankheit* kann auch nach einem Prodromalstadium oder ohne dieses *unter dem Bilde einer Encephalitis* mit oder ohne motorische Symptome, aber auch unter dem Bilde einer *Myelitis transversa* verlaufen. Bei den rasch aufsteigenden Landryschen *Paralysen* dürfte es sich in der Mehrzahl der Fälle um foudroyante Poliomyelitiden handeln. Neben den schwersten, zum Tode führenden Lähmungserscheinungen gibt es als Parallele zu den Intensitätsunterschieden des Prodromalstadiums und entsprechend dem Charakter des Virus als eines fakultativ pathogenen Keimes, leichte Paresen, die fieberfrei kommen und gehen und neben schwer oder eine Zeitlang nicht auslösbaren zugehörigen Tiefenreflexen, lediglich an einer leichten Bewegungs- und Funktionsbeeinträchtigung des betreffenden Gliedes zu erkennen sind.

Die Poliomyelitis acuta anterior hinterläßt eine **Immunität.** Mehrfache Erkrankungen, von Rückfällen abgesehen, sind beim Menschen äußerst selten beobachtet worden. Auch der künstlich infizierte Affe ist gegen Zweitinfektion resistent. Für die **Pathogenese** der Krankheit darf angenommen werden, daß der Erreger beim Menschen natürlicherweise durch Tröpfcheninfektion in den Nasopharynx gelangt und von diesem Primärherd aus durch die Lymphgefäße von Nerven ins Zentralnervensystem. Beim Affen allerdings, der nie spontan erkrankt, versagt eine Infektion auf diesem Wege meist, und der sicherste Infektionsmodus ist der intracerebrale oder -neurale. Bei dem letzteren Vorgehen müssen die Erreger intraneural oder in den die peripheren Nerven begleitenden Lymphbahnen *zentralwärts wandern,* weil beim Affen sowohl als beim Menschen das Virus im Prodromalstadium und auf der Höhe der Krankheit fast nie in der Blutbahn nachweisbar ist. Es muß daher bei den Spontaninfektionen des Menschen angenommen werden, daß die Erreger vom Primärherd im Nasopharynx aus entlang den Nerven ins Zentralnervensystem gelangen. Über die Verbreitungswege des Virus innerhalb des Zentralnervensystems herrscht noch keine volle Klarheit. Neben der Verbreitung durch den Liquor scheint der Erreger entlang den Nervenbahnen zu wandern. Er *befällt,* wie das aus dem Lumbalbefund hervorgeht, *neben dem Nervengewebe* selbst stets *auch die weichen Hirnhäute.* Obwohl das Virus nach der Spontaninfektion des Menschen mit hoher Wahrscheinlichkeit zuerst ins Gehirn gelangt, werden doch ebenso wie bei der intracerebralen Affeninfektion am häufigsten die Rückenmarksvorderhörner befallen und von wenigen Ausnahmen abgesehen, schlaffe Lähmungen der Bein-, Rumpf- und Armmuskulatur produziert. Die Erreger dringen dabei aber nicht nur in die graue Substanz, sondern in die graue und weiße Substanz des gesamten Zentralnervensystems ein. Aus irgendwelchen, bisher noch nicht überblickbaren Gründen werden die Rückenmarksvorderhörner lediglich schwerer geschädigt als andere nervöse Gewebe. Histologisch handelt es sich um eine Entzündung des mesodermalen Gewebes, die sekundär zu Degenerationserscheinungen und dem Schwund von Ganglienzellen durch Neuronophagie führt.

Die der akuten Erkrankung folgende *Immunität führt zur Ausschwemmung virulicider Stoffe* in die Blutbahn. *Die Rekonvaleszentensera* von Mensch und Affe töten Virussuspensionen ab, *während das Blutserum empfänglicher* Individuen diese *Eigenschaften nicht besitzt.* Injiziert man Affen mit ausreichenden Mengen Rekonvaleszentenserum, so führen nachfolgende Infektionen nicht zur Erkrankung. *Spritzt man erkrankten Menschen während des fieberhaften, präparalytischen Stadiums ausreichende Mengen menschlichen Rekonvaleszentenserums, so soll das Auftreten von Lähmungen verhütet werden.* Virulicide *Immunkörper* sind aber nicht nur im Blute von Poliomyelitisrekonvaleszenten, sondern *in Stadtbevölkerungen* auch im Blute *der Mehrzahl der erwachsenen Individuen* enthalten, ebenso wie das von den Antikörpern gegen Masern, Diphtherie und Keuchhusten berichtet wurde. Was nun die **Epi- und Endemiologie** der Poliomyelitis anbelangt, so ist die *Altersverteilung* der Krankheitsfälle die gleiche bei den genannten Infektionskrankheiten und von den gleichen Faktoren abhängig: in den Städten ist die Krankheit eine ausgeprägte Kinder- und vorwiegend Kleinkinderkrankheit, während das mittlere Erkrankungsalter in ländlichen Gegenden ebenso wie bei Masern, Diphtherie, Keuchhusten usw. höher liegt und häufiger Erwachsene erkranken. Die Altersverteilung der Poliomyelitisfälle auf Stadt und Land in Schweden, wo es mehrfach zu besorgniserregenden Krankheitshäufungen kam, zeigt mit aller Sicherheit die *Abhängigkeit des mittleren Erkrankungsalters von der Wohndichte. Die Poliomyelitis acuta anterior verhält sich also*, was die Altersverteilung der Krankheitsfälle und die der Immunstoffe im Blut anbelangt, *wie eine durch Tröpfcheninfektion von unerkennbaren Keimstreuern verbreitete Krankheit, die eine Immunität hinterläßt.* Über jeden Zweifel hinaus wurde auch bei der Poliomyelitis acuta die *Existenz gesunder,* klinisch nicht erkrankter *Keimträger* und bei Rekonvaleszenten eine monatelang anhaltende Infektiosität ihrer Nasenrachensekrete erwiesen. Bei dieser *Einreihung* der spinalen Kinderlähmung in *die Klasse der endemischen unvermeidlichen Zivilisationsseuchen* bleibt allerdings ungeklärt, warum die Krankheitshäufungen vorwiegend in den Sommermonaten auftreten. Für den ursprünglich naheliegenden Gedanken, daß Insekten bei diesen sommerlichen Häufungen eine Rolle spielen, haben sich aber keinerlei Anhaltspunkte auffinden lassen.

Diagnose. Bei sporadischen Fällen wird in der Regel im Prodromalstadium die Diagnose nicht zu stellen sein, weil eine Lumbalpunktion nicht bei jedem Kind mit unspezifisch aussehendem Fieber und diskretesten Zeichen einer allgemeinen sensiblen und sensorischen Übererregbarkeit oder bei lokalisierten Schmerzen vorgenommen werden kann. *Zu Zeiten von Krankheitshäufungen ist aber nach Schmerzen der oben geschilderten Art* (allgemeine Berührungsempfindlichkeit, Schmerzen bei passiver Bewegung der Extremitäten, Druckschmerz im Verlauf von Nervensträngen) zu suchen und bei *jedem verdächtigen Fall die diagnostisch entscheidende Lumbalpunktion anzustellen.*

Therapie. Es ist übereinstimmend darüber berichtet worden, daß entgegen früheren Erwartungen, Rekonvaleszenten- und Erwachsenenseren im präparalytischen Stadium gegeben, das Erscheinen der Lähmungen nicht verhüten können. Auch konzentrierte Rekonvaleszentenseren (Globulinpräparate), die eine hohe Konzentration von Antikörpern enthalten müssen, sind wirkungslos.

Die Behandlung ist eine rein symptomatische. Es herrscht aber noch keine Übereinstimmung darüber, ob man die Patienten zu Beginn der Lähmungen, wie bisher, ruhig liegen lassen soll, oder ob man von Anfang an mit heißen Kompressen und Bädern eine „aktive" Therapie treiben soll. Die letztere ist sicher ungefährlich. Ob sie wirklich bessere Resultate erzielt, ist noch nicht gewiß. Es muß vor allem durch richtige Bettung und durch Bettbügel (Peroneuslähmung!) dafür gesorgt werden, daß keine Kontrakturen entstehen. In beiden Fällen, sowohl bei der aktiven als konservativen Therapie wird nach 14 Tagen bis 3 Wochen nach Lähmungsbeginn vorsichtig mit passiven Bewegungen und Massagen begonnen und, wenn die Muskeln genügend entspannt und gekräftigt sind, mit aktiven Übungen fortgefahren. Werden diese mit Beharrlichkeit und Sachkenntnis durchgeführt — bis zu 2—3 Jahren nach Lähmungsbeginn — so lassen sich immer, wenn es auch nicht in jedem Fall zu einer völligen Wiederherstellung der Muskelfunktion kommt, so gute Resultate erreichen, daß die Erkrankten berufsfähig werden.

Prophylaxe. Wenn nun auch bei den sog. „Epidemien", die de facto das Aufflackern einer Endemie darstellen, nicht mehr als 20—40 unter 10 000 Kindern erkranken und Erkrankungen mehrerer Kinder in einer Familie relativ selten sind, so wird man im Angesicht der unabsehbaren, eventuell zu lebenslangen

Verkrüppelungen führenden Folgen einer Poliomyelitis acuta auf eine *Prophylaxe* nicht verzichten wollen. Eine sichere spezifische Prophylaxe gibt es noch nicht. Das gilt sowohl für die bisherigen Vaccinationsversuche mit virushaltigem Material als auch für die genuinen oder konzentrierten Rekonvaleszentenseren. Es kann eine unspezifische Prophylaxe in der Form von Mundspülungen und Gurgeln mit leichtem Desinfiziens empfohlen werden. Ebenso wichtig erscheint, bedrohte Kinder vor allzu großen körperlichen Anstrengungen, Erkältungskrankheiten oder spezifischen Infektionskrankheiten des Kinderalters zu bewahren. Über „Differentialdiagnostik" und „Neurologische Einzelheiten" siehe S. 806 und 809.

XI. Mumps (Parotitis epidemica).

Unter Mumps wird eine akute Infektionskrankheit verstanden, die durch ein spezifisches Virus hervorgerufen wird und bei Kindern, von seltenen Lokalisationen im Zentralnervensystem und dem Pankreas abgesehen, zu einer Parotitis führt, bei der das Allgemeinbefinden wenig gestört ist.

Der Mumps war schon im Altertum bekannt und ist vielfach in älterer und neuerer Zeit in lokalen Epidemien aufgetreten.

Das **Virus** der Parotitis epidemica ist während der Krankheit im Mundspeichel enthalten. Es kann mit Erfolg auf Katzen übertragen und durch seine Injektion in die Ohrspeicheldrüsen oder die Hoden dieser Tiere können der menschlichen Spontanerkrankung klinisch und histologisch gleichende Symptomenbilder produziert werden. Beim erkrankten Menschen ist das Virus nicht nur im Speichel und in den erkrankten Ohrspeicheldrüsen, sondern auch im Blute enthalten, wie das durch den Übertragungsversuch auf das Tier nachgewiesen wurde und auf Grund der gelegentlichen Miterkrankung nicht zum Intestinaltrakt gehöriger Organe zu erwarten war. Die Ansteckung erfolgt vorwiegend durch *Tröpfcheninfektion* von Mensch zu Mensch. Das Virus scheint außerhalb des menschlichen Organismus nicht sehr widerstandsfähig zu sein, da Mumpserkrankungen in Krankenhäusern leicht zu lokalisieren sind und eine Verschleppung durch Gebrauchsgegenstände von einer Abteilung auf die andere nicht beobachtet wird. In den letzten Tagen der Inkubation scheinen die *Mumpsinfizierten ansteckend* zu werden. Am 9. Tage nach Krankheitsbeginn ist das Virus im Speichel meist nicht mehr nachweisbar. Ob es echte Keimträger gibt und in wie hohem Maße sie an der Krankheitsverbreitung beteiligt sind, ist unbekannt. Die **Disposition** für die Krankheit ist nicht so hoch wie bei den klassischen Viruskrankheiten des Menschen (Pocken, Windpocken, Masern), aber wesentlich höher als für die Poliomyelitis acuta anterior. Unter der städtischen Bevölkerung befällt der Mumps fast ausschließlich Kinder und ebenso wie andere, durch Tröpfcheninfektion verbreitete und eine Immunität hinterlassende Krankheiten, vorwiegend Spiel- und junge Schulkinder. Unter Stadtmenschen sind Erkrankungen nach der Pubertät selten, auf dem Lande häufiger. Die Resistenz der Erwachsenen ist zweifelsohne auf eine **echte Immunität** zurückzuführen, da Wiedererkrankungen an Mumps nicht beobachtet werden.

Die **Inkubation** der Erkrankung schwankt zwischen 18—21 Tagen. Der Drüsenschwellung selbst geht ein 1—2tägiges *Prodromalstadium* voraus, während dessen die Kinder verstimmt und appetitlos sind, manchmal mäßig fiebern und über unangenehme Sensationen im Ohr klagen. Mit dem *Auftreten der Parotitis* kommt es häufig zu febrilen oder subfebrilen Temperaturen, die 2—3 Tage anhalten. Die Drüsenschwellung beginnt meist einseitig. Zu Beginn ist die entzündliche Schwellung besser mit dem Auge als mit dem tastenden Finger festzustellen. Die geschwollene Drüse ist auf Druck nicht schmerzhaft und die Haut über ihr nicht gerötet. Die lokalen und Allgemeinerscheinungen können so gering sein, daß die Umgebung der Kinder eher auf die Krankheit aufmerksam wird als der Patient selbst. *Die an dem aufsteigenden Kieferast vor und unter dem Ohr sitzende, teigige, umfangreiche und trotzdem gar nicht oder wenig schmerzhafte Schwellung, die in charakteristischer Weise das Ohrläppchen nach außen drängt,* ist so typisch, daß sie kaum mit etwas anderem verwechselt werden kann und eine Diagnose auf den ersten Blick gestattet. Vor und nach der Schwellung tritt *um die Mündung des Parotisganges* der erkrankten Seite (Ductus stenonianus) *eine entzündliche Rötung auf.* Manchmal besteht daneben eine leichte Stomatitis oder Angina. Die Drüsenschwellung erreicht nach 2 bis 3 Tagen ihr Maximum und geht dann nach weiteren 3—4 Tagen restlos zurück. Meist schließt sich der Erkrankung der einen Drüse die der anderen an, wobei der Krankheitsprozeß an dem zweiterkrankten Organ in der Regel rascher abläuft. Manchmal beginnt die Parotitis auch mit einer beiderseitigen Drüsenschwellung, und gelegentlich kommt es gleichzeitig oder anschließend an die Entzündung der Ohrspeicheldrüse zur *Erkrankung*

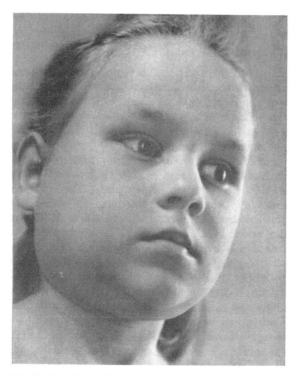

Abb. 12. Parotitis epidemica. (Kieler Univ.-Kinderklinik.) (P)

der Submaxillar- und Sublingualdrüsen. Nur in Ausnahmefällen machen die Drüsenschwellungen wesentliche Lokalbeschwerden und *Ohrenschmerzen, die durch Druck auf den Gehörgang* zustande kommen, oder Beschwerden bei der Nahrungsaufnahme, indem der Entzündungsprozeß das Öffnen des Mundes und den Kauakt erschwert. Bei starken Lokalreaktionen ist gelegentlich ein Milztumor zu fühlen, das Fieber relativ hoch (bis 39°) und die Störung des Allgemeinbefindens schwererer Art.

Prognose. Solange aber das Virus nur in der Speicheldrüse Entzündungserscheinungen hervorruft, ist die Prognose der Parotitis eine absolut gute, die *Letalität* sehr niedrig und der Krankheitsverlauf ein leichter und harmloser.

Zu schwereren Krankheitsbildern, zu Dauerschäden und im Ausnahmefall gar zu Todesfällen kommt es, wenn sich das *Mumpsvirus in anderen Organen* als den Mundspeicheldrüsen *lokalisiert.* Solche Erkrankungen anderer Organe sind keine „Komplikationen", sondern lediglich die Folgen einer besonderen Lokalisation des Virus. Am bekanntesten ist die 8—10 Tage nach Krankheitsbeginn mit Schmerzen, Fieber und schweren Allgemeinstörungen auftretende

Orchitis, die jenseits der Pubertät bei 20—25% der Mumpskranken beobachtet wird und etwa in der Hälfte der Fälle zur Atrophie des befallenen Organes führt. Bei geschlechtsreifen Frauen tritt, allerdings seltener als die Orchitis bei Männern, eine *Oophoritis* auf. Daneben sind auch Schwellungen der großen Labien und der Mammae beobachtet worden. Bei Kindern sind solche Lokalisationsformen extrem selten. Häufiger kommen aber *Erkrankungen des Zentralnervensystems,* der nervösen Substanz selbst und seiner weichen Häute (Encephalitis, Meningo-Encephalitis, Meningitis) vor. 5—8 Tage nach Krankheitsbeginn, manchmal auch vor der Parotitis, treten unter Fieberanstieg *meningeale Symptome* von einer diskreten, sensiblen und sensorischen Überempfindlichkeit bis zu deutlichen meningitischen Krankheitsbildern auf. Die *Lumbalpunktion ergibt erhöhten Druck* und eine *mäßige Eiweiß- und Zellvermehrung* als Zeichen der Entzündung. Die Zellen sind meist Lymphocyten, der Zucker ist normal oder vermehrt. Während die Prognose der Mumps-Meningo-Encephalitiden an sich in der Regel günstig ist (Näheres s. S. 824), treten sehr selten zur Ertaubung führende *Acusticus- und Labyrintherkrankungen* in ihrer Folge auf. Eine *Lokalisation des Virus im Pankreas,* die ebenfalls 5—8 Tage nach Krankheitsbeginn mit Fieber, Leibweh und Erbrechen und manchmal mit Fettdiarrhoen in Erscheinung tritt, ist bei Kindern nicht selten. In der Regel heilt sie ohne Folgen ab, in Ausnahmefällen sind aber diabetische Erkrankungen, ja Todesfälle als Folgezustände solcher spezifischer Pankreatitiden beschrieben worden.

„*Mumpsepidemien*" ziehen sich wegen der langen Inkubationszeit der Erkrankung und der geringen Infektiosität des Virus lange hin. Es ist nicht sicher bekannt, ob das Virus die nicht klinisch Erkrankten unterschwellig durchseucht und immunisiert und ob das Serum der resistenten Erwachsenen ebenso wie bei der Diphtherie, den Masern, dem Scharlach und dem Keuchhusten Immunstoffe enthält. Aller Wahrscheinlichkeit nach liegen die Dinge aber bei Mumps so wie bei den genannten klassischen Kinderkrankheiten. *Mumps-Rekonvaleszentenserum* schützt ebenso wie bei den genannten Krankheiten vor der Infektion.

Therapie. Im allgemeinen werden bei der Parotitis epidemica außer einer lokalen Behandlung der entzündeten Ohrspeicheldrüsen mit Wärme (Kataplasmen, Wärmekissen) und Bettruhe im Falle von Fieber keine anderen *therapeutischen Maßnahmen* benötigt. Häufen sich aber in einem Beobachtungsgebiet Komplikationen, so ist eine *Rekonvaleszentenserum-Therapie* oder noch besser *-Prophylaxe* zu versuchen.

XII. Meningokokkenerkrankungen.

Unter Meningokokkenerkrankungen werden Folgezustände von Infektionen mit dem *Diplococcus* WEICHSELBAUM verstanden, die als leichte Schleimhautkatarrhe, aber auch als schwere Lokal- (Meningitis epidemica) oder Allgemeinreaktionen (Meningokokkensepsis) auftreten können.

Krankheitsbilder, die ihrer Schilderung nach Meningitiden und ihrer Häufung wegen Meningokokken-Meningitiden gewesen sein müssen, da nur diese Form der Hirnhautentzündung epidemisch auftritt, sind schon im Altertum beschrieben worden. Zu Beginn des vorigen Jahrhunderts (1805) wurde die Meningokokken-Meningitis anläßlich einer Epidemie in Genf zum ersten Male eingehender beschrieben und ihre klinischen Sonderzüge gegenüber anderen Hirnhautentzündungen hervorgehoben. Seitdem sind bis zum Weltkrieg verschiedene Epidemien beschrieben worden, so Ende der achtziger Jahre im Rheinland, 1904—05 in Schlesien und im Weltkrieg unter den farbigen Hilfsvölkern der Alliierten.

Seit WEICHSELBAUM (1887) bei 6 sporadischen Meningitisfällen einen gram-negativen, intracellulär gelagerten Diplococcus entdeckte, der morphologisch und kulturell gut charakterisiert werden kann, wurde sichergestellt, daß gehäuft auftretende Meningitiden in der Regel durch diesen WEICHSELBAUMschen *Diplococcus* hervorgerufen werden, der auch den Namen *Meningococcus intracellularis* trägt. Der WEICHSELBAUMsche Coccus ist Umwelteinflüssen gegenüber sehr wenig widerstandsfähig. Bei Zimmertemperatur stirbt er sehr bald ab und erliegt leicht den Einflüssen der Austrocknung, der Belichtung und der Wirkung milder Desinfizientien. Kann infektiöses Material erst *nach länger dauerndem Transport* (Einschickung in Untersuchungsämter) auf Nährböden verimpft werden, so *sterben die Meningokokken* häufig schon *unterwegs* ab. Von den gebräuchlichen Laboratoriumstieren erkrankt keins spontan, und es können auch durch massivste parenterale Infektionen keine für Meningokokken typischen Krankheitsbilder bei ihnen produziert werden. Beim *erkrankten Menschen* ist der Diplococcus Weichselbaum in der Regel *im Nasopharynx enthalten*. Bei seiner Hinfälligkeit außerhalb des menschlichen Organismus erfolgen Infektionen ausschließlich von Mensch zu Mensch und auf dem Wege der *Tröpfcheninfektion*. Die **Disposition** für schwere Meningokokkenerkrankungen ist gering und liegt deutlich unter der für Scharlach und Diphtherie. Einflüsse des Alters, des sozialen Milieus und der Jahreszeit sind deutlich zu erkennen. Es erkranken vorwiegend Säuglinge und Kleinkinder in übervölkerten Wohnungen und während der schlechten Jahreszeit. Die meisten der bisher beobachteten Epidemien spielten sich in einem Milieu mit einer besonders hohen Wohndichte ab.

Die **Inkubationszeit** schwerer Meningokokkenerkrankungen (Meningitis, Sepsis) wird mit 2—3 Tagen angegeben. Wie lange sie de facto dauert und ob sie bei leichten und schweren Erkrankungen gleich lang ist, kann nicht mit Sicherheit angegeben werden.

Zum Verständnis der Meningokokkenerkrankungen und der Rolle des sozialen Milieus muß auf die **endemiologischen Verhältnisse** eingegangen werden. *Meningokokken sind unter gesunden Menschen*, die in keinerlei Kontakt mit klinisch erkennbaren Erkrankungsfällen stehen, *weit verbreitet*. Je nach der Zuverlässigkeit der Untersuchungsmethoden und dem Charakter des betreffenden Milieus, wurde die Zahl der gesunden Keimträger mit 1—2—5% angegeben. Wenn man sich klarmacht, daß solche Untersuchungsergebnisse lediglich einen Querschnitt durch die Bevölkerung darstellen, daß bei der Hinfälligkeit des WEICHSELBAUMschen Diplococcus und der Schwierigkeit seiner Isolierung aus Keimgemischen die höheren Zahlen die wahrscheinlicheren sind und daß im Laufe eines Jahres der durchschnittliche Prozentsatz an Meningokokkenträgern von immer neuen Individuen gestellt wird, weil das Keimträgertum des einzelnen nur eine gewisse Zeit dauert und dann neue Menschen zu Keimträgern werden, muß man den *Meningococcus intracellularis*, ebenso wie den Diphtherie- und den Tuberkelbacillus, zu den in zivilisiertem Milieu *praktisch ubiquitären* Keimen rechnen. *In der näheren Umgebung von Meningokokkenkranken* sind von zuverlässigen Untersuchern *Keimträgerzahlen zwischen 55—65%* angegeben worden. Unter gut überblickbaren Bevölkerungsgruppen (Soldaten) ließen sich deutliche Beziehungen zwischen der Wohnungsdichte, der Zahl der Keimträger und der Krankheitshäufigkeit erkennen. Bei abnorm dichter Belegung steigen die normalen Trägerzahlen (3—5%) auf 20—25% an. Von einem gewissen kritischen Werte ab, jenseits von 30—35% Keimträgern, treten schwere Meningokokkenerkrankungen auf.

Neben den schweren Krankheitsbildern kommt es aber unter solchen Umständen zur Häufung **katarrhalischer Erkrankungen** auf den oberen und unteren Schleimhäuten des Respirationstraktes: Rhinitiden, Nasopharyngitiden mit oder ohne Beteiligung des Mittelohres und bronchopneumonischen Affektionen. Der Meningococcus ist dabei der Urheber der Entzündung und nicht etwa erst sekundär anderen Infekten aufgepfropft, denn er ist gelegentlich bei chronischen Rhinitiden und Otitiden in Reinkulturen nachweisbar und kann seine Aggressivität dadurch erweisen, daß aus solchen harmlosen Lokalerkrankungen plötzlich eine Meningokokken-Meningitis oder -Sepsis entsteht. Bei der Schwierigkeit des kulturellen Nachweises von Meningokokken aus den Keimgemischen des Nasopharynx und seiner Hinfälligkeit, wenn infektiöses Material nicht an Ort und Stelle auf geeignete Nährböden verimpft werden kann, sondern in Untersuchungsämter verschickt werden muß, ist die *Häufigkeit solcher spezifischen sporadischen, vor allem aber in der Umgebung schwer Erkrankter häufigen Meningokokkenkatarrhe wenig bekannt.* Da es aber diese Fälle sind, von denen die Krankheit verbreitet wird, sobald der klinisch schwer Erkrankte durch seine Bettlägerigkeit als Keimträger ausgeschaltet wird, ist in der Umgebung Schwerkranker vor allem nach solchen katarrhalisch erkrankten Geschwistern zu forschen, die Krippen, Kindergärten und Schulen besuchen, wenn man die Weiterverbreitung der Krankheit eindämmen und der Meldepflicht für Genickstarre einen Sinn geben will.

Durch Meningokokken hervorgerufene akute und chronische Rhinitiden, Pharyngitiden, Otitiden und Bronchitiden sind vielfach beschrieben worden. Irgendein klinisches Charakteristikum für die Erkennung der Spezifität dieser Erkrankungen kann nicht angegeben werden. Die Bakteriologie hat für den Nachweis der Spezifität das letzte Wort zu sprechen. Die Bedeutung der leichten Erkrankungen liegt darin, daß man katarrhalische Erkrankungen in der engeren und weiteren Umgebung einer Meningokokken-Meningitis als spezifisch verdächtigt und die Betreffenden isoliert, bis die Unspezifität des Prozesses durch ein Kulturverfahren sichergestellt wird, das den physiologischen Eigentümlichkeiten des WEICHSELBAUMschen Meningococcus Rechnung trägt. Ob das Überstehen eines Meningokokkenkatarrhs eine Immunität hinterläßt, ist unbekannt, aber unwahrscheinlich.

Meningokokken-Meningitis und -Sepsis. Seltener, aber klinisch besser bekannt als die uncharakteristisch aussehenden Meningokokkenkatarrhe sind die schweren Krankheitsbilder der Meningokokken-Meningitis und -Sepsis. Mit an Sicherheit grenzender Wahrscheinlichkeit kommt es auch dabei zunächst zu einem *Primärherd auf den Schleimhäuten* des Respirationstraktes und von da zur Weiterverbreitung der Keime auf dem Blut- oder Lymphwege. Die Nasopharyngitiden spielen auch hier eine größere Rolle als bronchitische und bronchopneumonische Erkrankungen, in deren Folge mehrfach Meningokokken-Bakteriämien und Hirnhautentzündungen beobachtet wurden. Fraglich ist, ob die Meningokokken-Meningitis stets die Folge einer Bakteriämie ist und eine Metastase darstellt oder ob die Infektion vom Nasopharynx aus auf den Lymphwegen unter Umgehung der Blutbahn stattfindet. Wahrscheinlich kommen beide Entstehungsarten in Frage, wobei aber die Infektion der weichen Hirnhaut auf dem Blutwege die häufigere zu sein scheint, wie das aus den fast regelmäßigen Befunden an den Plexus chorioidei hervorgeht. Eine echte Meningokokkensepsis kann ohne Beteiligung der Hirnhäute auftreten und zum Tode führen. Der WATERHOUSE-FRIDRICHSENsche Symptomenkomplex, der durch den akuten Ausfall der Nebennierenrindenfunktionen hervorgerufen wird und durch plötzlichen Krankheitsbeginn mit Cyanose, Dyspnoe, Adynamie,

Blutdrucksenkung, sehr hohes Fieber, manchmal mit Durchfällen und Erbrechen, meist mit petechialen und flächenhaften Blutungen, charakterisiert ist, tritt gelegentlich als Folge einer Meningokokkensepsis auf.

Die *Meningokokken-Meningitis* bietet sehr variable Bilder. Sie kann akut beginnen und unter stürmischen Erscheinungen zum Tode führen, nach akutem Beginn einen chronischen Verlauf zeigen, subakut beginnen und leicht, manchmal intermittierend verlaufen und schließlich von Anfang bis zur Heilung so milde sein, daß sie als zufälliger Nebenbefund erhoben wird.

Den ganz akut beginnenden Fällen fehlt ein *katarrhalisches Vorstadium,* das bei weniger akuten Formen und bei subakutem Beginn in der Regel nachweisbar ist. Die akutesten Formen beginnen mit Schüttelfrost, Erbrechen und hohem Fieber. *Die Genickstarre,* die der Krankheit ihren Namen gegeben hat, *kann bei Säuglingen und jungen Kleinkindern häufig* sowohl bei akutem als bei subakutem Beginn *fehlen.* Führt die Infektion der Meningen nicht, wie das bei der akutesten Form der Fall ist, frühzeitig zu Krämpfen und zum Bewußtseinsverlust, so deuten lediglich Fieber und eine sensible und sensorische Überempfindlichkeit auf eine meningeale Infektion. Der Puls steht hoch und ist weich, im Blute findet man eine starke Hyperleukocytose und jenseits des 3. bis 4. Lebensjahres häufig einen *Herpes labialis.* Der *Liquor* ist schon zu Beginn meist eitrig und steht unter erhöhtem Druck. Die Meningokokken sind in der Regel nicht so zahlreich wie die Keime bei anderen eitrigen Meningitiden, meist aber als intracellulär gelagerte gramnegative Diplokokken nachweisbar.

Die subakut beginnenden und verlaufenden und die nach mehrwöchentlichen freien Intervallen remittierenden Meningitiden können bei Säuglingen und Kleinkindern, aber auch im Schulalter, Krankheitsbilder produzieren, bei denen der wenig Erfahrene an alles andere als an eine Meningokokken-Meningitis denkt (s. auch S. 802ff.).

Bei den schweren Meningitisformen zeigen häufig *Haut-, Gelenk-* und manchmal auch *Herzerscheinungen,* daß die Entzündung der weichen Hirnhäute lediglich das Symptom einer *Meningokokkensepsis* ist und eine Metastase neben anderen darstellt. Bei älteren Kindern tritt gelegentlich ein mächtiger *Herpes* auf, der das ganze Gesicht überzieht, manchmal bis auf den Rumpf reicht und in seinen Bläschen Meningokokken enthält. Morbilliforme, roseolaähnliche und petechiale *Ausschläge,* deren Flecke gelegentlich so dicht wie bei klassischen Exanthemkrankheiten sein können, sind bei der Meningokokkensepsis häufig. Die *Lokalisation der Exanthemflecke an Handtellern und Fußsohlen* führt im östlichen Europa manchmal zu differentialdiagnostischen Schwierigkeiten mit Flecktyphus. Dem Exanthem folgt häufig nach 2—3 Wochen eine kleienförmige Abschuppung. Außer den Exanthemen sind multiple, mit dicken eitrigen Exsudaten einhergehende *Gelenkschwellungen* nicht selten, während in vivo *Erkrankungen des Endo- und Perikards* nur in Ausnahmefällen festgestellt werden. In den Fällen, wo eine Meningitis fehlt und die Diagnose nicht auf einem positiven Meningokokkenbefund im Liquor aufgebaut werden kann, ist sie durch den kulturellen Nachweis von Meningokokken im Nasopharynx, in den Gelenkexsudaten, im strömenden Blut oder in den Herpesbläschen sicherzustellen.

Therapie. Seit der Sulfonamid-Ära sind Meningokokkenerkrankung, Meningokokkensepsis, sowohl als reine Meningokokken-Meningitiden zu 100% heilbar, wenn nicht allzu spät mit der Therapie begonnen wird. Auch Säuglinge können vom 1. Lebensmonat an mit Sicherheit gerettet werden. Am wirksamsten haben sich erwiesen Albucid (Acetylsulfanilamid) und Eubasin (ein Aminobenzolsulfonamido-Pyridin). Es werden je nach Schwere des Falles 0,2—0,5 g je 1 kg Körpergewicht verabreicht.

Mit Penicillin sind gleich gute Resultate zu erreichen. Die Verwendung von Meningokokkenseren hat sich als überflüssig erwiesen.

XIII. Grippe-Erkrankungen.

Mit der Bezeichnung Grippe werden nur symptomatisch, aber nicht ätiologisch gleiche Krankheitsbilder zusammengefaßt. Als Grippe bezeichnet man allgemein ansteckende Schleimhautkatarrhe, die mit Vorliebe den Respirationstrakt befallen. Sie häufen sich in der schlechten Jahreszeit und rufen bei Säuglingen und Kleinkindern oft über die Schleimhautprozesse hinausgehende Allgemeinerkrankungen, im späteren Alter dagegen vorwiegend Lokalreaktionen hervor. Von Zeit zu Zeit treten grippale Erkrankungen unabhängig von der Jahreszeit epidemisch auf, ergreifen Menschen jeden Lebensalters, rufen dann auch bei älteren Menschen häufig Allgemeinerkrankungen hervor und sind im Durchschnitt für Erwachsene gefährlicher als für Kinder. Die banale, endemische, im Winter mehr oder weniger stark aufflammende Grippe und die epidemisch auftretende stellen trotz mancher klinischen Ähnlichkeiten ihrem Wesen nach ganz verschiedene Krankheiten dar.

Die Hekatomben von Säuglingen und jungen Kleinkindern, die jahraus-jahrein von der banalen Grippe dahingerafft werden, gehen nicht unter so dramatischen Umständen verloren, wie das von den Opfern der ersten sicheren paneuropäischen Seuchenzüge im 15. und 16. Jahrhundert geschildert wurde und wie man es bei der letzten Epidemie 1918 erleben konnte. Die *endemische Grippe flammt jedes Jahr während der schlechten Jahreszeit* mehr oder weniger intensiv *auf,* ohne daß Zusammenhänge zwischen den einzelnen Herden sichtbar werden, während die *epidemische,* wie das aus ihrem Auftreten im Sommer 1918 hervorgeht, *von der Jahreszeit unabhängig* ist und entlang den Verkehrswegen als Seuchenzug auftritt.

Die Frage der Grippeätiologie ist weitgehend gelöst worden. Die endemische Grippe — die Erkältung — wird durch ein Virus hervorgerufen. Offensichtlich gehört aber zu diesem Virus eine spezifische Disposition, damit es zur Erkrankung kommt.

Auch die epidemische Grippe, Influenza genannt, wird offenbar durch ein spezifisches Virus, oder besser gesagt, eine spezifische Virusgruppe hervorgerufen, von der das Virus A am weitesten verbreitet ist, während Virus B seltener zur Beobachtung kommt.

Das Influenzavirus ist für Schweine, Frettchen und weiße Mäuse virulent. Aus welchem Grunde das Virus plötzlich — wie in den Jahren 1898—1890, 1918—1919 virulent wurde und anstatt leichter und mittelschwerer Erkrankungen so verhängnisvolle Epidemien hervorrief, während der schätzungsweise 21 Millionen Menschen starben, ist unbekannt. Von manchen Autoren wird die Meinung vertreten, daß die Komplikation des Influenzavirus mit dem Pfeifferschen Bacillus für die Schwere der Epidemie verantwortlich ist.

Die Infektion erfolgt aller Wahrscheinlichkeit nach bei beiden Grippeformen auf dem Wege der *Tröpfcheninfektion.* In dicht belegten Quartieren, Krippen, Säuglingsheimen und Krankenhäusern spielen aber Kontaktinfektionen eine nicht zu vernachlässigende Rolle.

Eine besondere **Disposition** ist sowohl für den Erwerb der endemischen als der epidemischen Grippe von Bedeutung. Im ersten Falle sind auch die Ursachen für die Disponierung zum Teil sichtbar, während darüber im zweiten nichts bekannt ist. Die *Disposition für banale grippale Infekte* wird ganz wesentlich *vom Alter* und von der *Ernährungsart bestimmt.* Artfremde

Ernährung des Säuglings und eine unzweckmäßige Diät und Pflege beim jungen Kleinkind sind als Hauptursache für ihre „Anfälligkeit" und ihre Eigentümlichkeit zu betrachten, katarrhalische Infekte mit ausgedehnten Lokal- und Allgemeinreaktionen zu beantworten. Das Brustkind dagegen und das richtig gehaltene und genährte Kleinkind reagieren mit Infekten unterschwellig ab oder lokalisieren sie viel leichter. Im Schulalter disponieren hypertrophische Tonsillen und Adenoide für grippale Infekte. Der winterliche Schnupfen oder die Pharyngitis steigen aber nur selten und nur bei besonders Disponierten in die Trachea und in den Bronchialbaum hinab und verursachen nur im Ausnahmefall Allgemeinreaktionen. Daß die banale Grippe aber ansteckend ist, lehrt die alltägliche Erfahrung in Säuglings- und Kleinkinderanstalten. Trotzdem ist es sehr unwahrscheinlich, daß im Prinzip zum Erwerb einer Säuglingsgrippe stets eine Superinfektion mit virulenten Fremdkeimen gehört. Es ist eine alte Erfahrung, daß ein Ernährungsschaden oder irgendeine andere Noxe im Säuglingsalter zu einer Senkung der normalen antibakteriellen Resistenz seiner Schleimhäute, zu einem irregulären Wachstum seiner normalen Schleimhautbewohner und zum Entstehen autochthoner Katarrhe führen. Es ist weiterhin bekannt, daß an sich wenig virulente Keime durch rasche Passagen von Wirt zu Wirt eine Steigerung ihrer Virulenz und ihres Infektionsvermögens erfahren. Von diesen beiden Gesichtspunkten aus (Ansammlung geschädigter Individuen, enger Kontakt zwischen ihnen) erscheint die *„Unspezifität" der banalen Grippe,* die Buntheit der aufgefundenen Krankheitserreger und ihr Charakter als hoch kontagiöse Infektionskrankheit in Kinderanstalten z. B., verständlich. Bei der banalen Grippe werden Influenza-, Friedländerbacillen, Micrococcus catarrhalis, Pneumokokken, Streptokokken, Staphylokokken und andere als „Erreger" gefunden.

Die **Inkubation der banalen Grippe** beträgt 2—3 Tage. In der Regel beginnt die **Krankheit** mit einer Nasopharyngitis, leichterem oder hohem Fieber und einer deutlichen Verstimmung der Kinder. Außer einer diffusen Schwellung und Rötung der Nasen- und Rachenschleimhäute, Niesen, einem trockenen Reizhusten und einer Rötung und Schwellung der Tonsillen bei älteren Kindern ist zunächst kein weiterer Befund zu erheben. Im Säuglingsalter breitet sich die Entzündung, abgesehen von den leichtesten Fällen, wie man sie vor allem unter Brustkindern beobachtet, häufig in den nächsten Tagen auf die Schleimhäute der Trachea, des Bronchialbaumes oder des Mittelohres aus, um leichtere oder schwerere Symptombilder hervorzurufen. *Typisch* ist für solche grippalen Infekte *die Unscheinbarkeit des Lokalbefundes* bei gelegentlich sehr *schweren Allgemeinerscheinungen.* Zu schwereren Allgemeinerscheinungen führen die Katarrhe der Respirationsschleimhäute vor allem dann, wenn *Durchfälle und Gewichtsstürze* hinzukommen und die daraus entstehenden Schädigungen nun wieder sekundär den Ablauf des originären Infektes ungünstig beeinflussen. *Die Initialerkrankung kann dann völlig in den Hintergrund treten und die Grippe unter dem Bilde einer akuten Durchfallserkrankung verlaufen.* Ebenso wie weiter oben hervorgehoben wurde, daß prinzipiell zum Erwerb einer Säuglingsgrippe keine Infektion mit Fremdkeimen gehört, sondern daß eine alimentäre oder irgendeine andere Schädigung zu einer Veränderung der normalen Schleimhautresistenz, diese zu einer abnormen Wucherung an sich normaler Schleimhautbewohner und diese wiederum zum Angriff auf die Schleimhaut und zu ihrer Entzündung führen können, so braucht auch hier die Ursache für die sekundär auftretenden Durchfälle nicht in einer Infektion der Darmschleimhäute mit den ursprünglich im Respirationstrakt sitzenden Keimen gesucht zu werden. Der durch den Schleimhautinfekt des Respirationstraktes gesetzte Schaden oder die gleiche Noxe, die diesen Schleimhautprozeß hervorrief, kann die Normalresistenz der Darmschleimhaut senken und als Folge davon ein abnormes Verhalten der Darmflora, eine ungewöhnlich starke oder ungewöhnlich lokalisierte Gärung oder Fäulnis im Darm und damit Durchfälle herbeiführen. Ebenso wie im Darm kann der ursprüngliche Katarrh des Respirationstraktes ein abnormes Bakterienwachstum und eine *Entzündung im Urogenitaltrakt* hervorrufen, ohne daß auch hier Keime von dem einen Schleimhautgebiet auf das andere verschleppt werden müßten. Aus den gleichen Ursachen wie im Respirations- und Intestinaltrakt kann dann ein autochthoner Katarrh entstehen, der von den Urethralkeimen seinen Ausgang nimmt und ebenso, wie das von den Durchfallserkrankungen beschrieben wurde, kann die so entstandene Cystopyelitis völlig in den Vordergrund treten und das Krankheitsbild der „Grippe" beherrschen. Da es nicht die gleichen Keime sind, die nacheinander die verschiedenen Schleimhautgebiete befallen, so muß man sich die Fernwirkung von einem Schleimhautgebiet auf das andere als eine bakteriotoxische vorstellen oder an eine allgemeine Schwächung des Organismus infolge der verringerten Nahrungs- und Flüssigkeitsaufnahme denken, zu der beim Säugling meist eine Nasopharyngitis Veranlassung gibt. Außerordentlich häufig geht die Entzündung im Nasopharynx auf die Schleimhäute des Mittelohrs über und kann dort als Schleimhautkatarrh wieder abklingen oder zu eitrigen Einschmelzungen, zum Übergreifen auf den Warzenfortsatz und zu allen Folgen einer *Otitis media* führen.

Bleiben schwere Erscheinungen der beschriebenen Art aus und verläuft die Krankheit als lokaler Katarrh, so wird das ursprünglich dünne Nasensekret dicker und eitriger, die hintere Rachenwand bleibt gerötet und geschwollen und ist mit Schleimfetzen bedeckt, die aus der Nasenhöhle herabhängen. Dabei besteht häufig ein ausgesprochener Foetor ex ore. Der anfänglich trockene Bronchialkatarrh wird feuchter, der Husten lockerer und weniger beschwerlich. Nach 3—5 Tagen sind die katarrhalischen Erscheinungen meist verschwunden. Manchmal können sie sich aber auch 1$\frac{1}{2}$—2 Wochen hinziehen. Gar nicht so selten kommt der Prozeß nicht zur Ruhe. Es bleiben zwar Allgemeinerkrankungen und Gewichtsabnahme aus, die Kinder nehmen aber nicht recht zu, sind verstimmt und haben ab und zu oder auch andauernd febrile oder subfebrile Temperaturen. Die meist vorhandene Mundatmung, eine etwas nasale Stimme, Nackendrüsenschwellungen und gelegentlich aus dem Nasenraum in den Rachen herabhängende Schleimfetzen zeigen, daß in dem nicht sichtbaren Teil der Nase ein Entzündungsprozeß zurückgeblieben ist. Von einer solchen *Angina retronasalis* aus kann es bei Schädigungen irgendwelcher Art immer wieder zu „grippalen", auf den Respirationsschleimhäuten lokalisierten oder auch auf andere Schleimhautgebiete überspringenden Erkrankungen kommen.

Bei einem Teil der Fälle kann der grippale Infekt nicht auf den Schleimhäuten lokalisiert werden. Es kommt entweder gleich zu Beginn oder, nachdem Darm, Blase oder Nierenbecken ergriffen wurden und die daraus entstehenden Schäden die Resistenz des Organismus weiter gesenkt haben, sekundär zur *Bronchopneumonie* (S. 650ff.) oder gar zum Einbruch von Keimen in die Blutbahn und zur *Sepsis*.

Die von der **epidemisch auftretenden Grippe** mit ihrem spezifischen Erreger *bei Säuglingen und Kleinkindern* hervorgerufenen Krankheitsbilder unterscheiden sich nicht wesentlich von den geschilderten Symptomenkomplexen der banalen Grippe. Auch bei der epidemischen Grippe kann der primäre Katarrh der Respirationsschleimhäute Reaktionen im Darm und im Urogenitaltrakt auslösen und diesen sekundär ausgelösten Allgemeinerscheinungen gegenüber völlig in den Hintergrund treten. Allerdings muß jetzt an eine Verschleppung des spezifischen Erregers von einem Schleimhautgebiet auf das andere gedacht werden.

Als *Sonderzüge der epidemischen Grippe* wären die häufigere *Beteiligung der Conjunctiven,* die schwerere, manchmal scharlachähnliche *Angina* mit Enanthem, mit oder ohne Beläge und die Beteiligung des *Larynx* und der *Trachea* hervorzuheben. Die banale Grippe macht sehr selten, die epidemische relativ häufig croupähnliche Erscheinungen. Eine andere Eigenschaft der epidemischen Grippe, die der banalen fehlt, ist die Häufigkeit von *Exanthemen.* Sie können scarlatiniformer, aber auch morbilliformer Natur sein. Im ersten Fall entstehen beträchtliche differentialdiagnostische Schwierigkeiten, weil zu Krankheitsbeginn die katarrhalische Komponente fehlen kann. Ob die epidemische Grippe unter gleich konstitutionierten Säuglingen und Kleinkindern mehr Bronchopneumonien hervorruft als die banale, ist schwer zu entscheiden. Daß sie aber für diese Altersklasse weniger gefährlich ist als für Erwachsene, erscheint gewiß. Die Pneumonien zeigen insofern eine Sondereigenschaft, als sie auffallend häufig *Bronchiektasen* hinterlassen.

Während die banale winterliche Grippe *bei älteren Kindern* nur selten über die Schleimhaut des Respirationstraktes hinausgreift und selten schwerere Störungen des Allgemeinbefindens mit Fieberreaktionen hervorruft, verläuft *die epidemische Grippe* bei ihnen häufig als Allgemeinerkrankung, *wie die banale beim Säugling.* Bei Säuglingen und jungen Kleinkindern ist es die besondere, durch das Alter gegebene Disposition, die irgendeinen banalen Keim zu schweren Allgemeinreaktionen und zur Auslösung sekundärer Störungen in anderen Gewebsgebieten befähigt. Im späteren Alter ist dagegen die besondere Beschaffenheit des spezifischen Grippeerregers dafür verantwortlich zu machen.

Die **Inkubation der epidemischen Grippe** beträgt 1—3 Tage. Die **Krankheit** beginnt plötzlich. In den meisten Fällen ist der Lokalbefund sehr gering, das Fieber hoch, und die Allgemeinreaktionen, die Störung des subjektiven Befindens sind groß. Es besteht häufig heftiges Kopfweh, meist ein quälender Reizhusten, in manchen Fällen kommt es zu Erbrechen. Außer einer *diffusen Rötung und Schwellung der Tonsillen,* einem mittel- bis kleinfleckigen Enanthem, mit oder ohne *Conjunctivitis und Rhinitis ist zu Beginn meist kein Befund* zu erheben. Schwere Grippen beginnen häufig mit Angina, Enanthem und einem kleinfleckigen Exanthem. Nach einem 24—48stündigen Fieber, das manchmal auffallend lange noch im ungünstigen Sinne auf das Wohlbefinden und die Stimmung der Kinder nachwirkt, kann der akute Teil der Erkrankung vorbei sein. Meist besteht aber noch eine Zeitlang eine Angina und Nasopharyngitis, die ebenso wie beim Säugling häufig in eine subakute Entzündung der Rachenmandeln mit länger bestehenden febrilen und subfebrilen Temperaturen ausgeht. In manchen Fällen *deszendiert* die Entzündung und führt zu *Laryngitiden, Bronchitiden oder Pneumonien.* Beim *Grippe-Croup* weisen die katarrhalische Komponente ober- und unterhalb des Larynx, die bei der Larynxdiphtherie fehlt, die Rhinitis, die häufige Conjunctivitis und die feuchten Geräusche der stets gleichzeitig vorhandenen Tracheitis auf seine nichtdiphtherische Natur hin. In Zweifelsfällen ist Diphtherieheilserum zu injizieren. Ein Grippe-Croup kann zu ebenso schweren Stenosen führen wie ein diphtherischer und eine Intubation oder Tracheotomie notwendig machen. Auch wo die Laryngitis keine Heiserkeit oder Crouperscheinungen hervorruft, besteht in der Regel ein quälender *Reizhusten.* Beim Schulkind, das sein Sputum nicht mehr ohne weiteres verschluckt, findet man ebenso wie beim Erwachsenen *eitrige und eitrig-hämorrhagische Tracheal- und Bronchialsputa.* Die *Lobärpneumonien* zeigen die für die epidemische Grippe des Erwachsenen charakteristischen hämorrhagischen Infiltrate, das schubweise Fortkriechen der Pneumonie, das atypische remittierende Fieber, die allmähliche, langsame und selten kritische Lösung und die Häufigkeit pleuraler Komplikationen. Aber auch für das *Schulkind* gilt noch, was vom Säugling und Kleinkind gesagt wurde, daß es *die epidemische Grippe besser übersteht als der Erwachsene* und daß daher dessen schwere pulmonale Formen seltener beobachtet werden. Auch in diesem Alter hinterlassen die Pneumonien häufig *Bronchiektasien*.

In manchen Fällen treten nach der primären Nasopharyngitis *Intestinalerscheinungen:* Erbrechen, Durchfälle und eine deutliche Druckempfindlichkeit des Bauches in den Vordergrund. Der bei tödlichen Fällen erhobene *Lokalbefund im Darm* (hämorrhagische Entzündungen der Schleimhäute, Entzündungs- und Nekroseherde in den Solitärfollikeln und den PEYERschen Plaques) zeigt, daß es sich dabei nicht wie bei der banalen Säuglingsgrippe um ein abnormes Verhalten darmeigener Bakterien, sondern um eine *Infektion mit einem pathogenen, virulenten Fremdkeim* handelt. Die *Urogenitalschleimhäute* zeigen ebenfalls hämorrhagische Katarrhe. Ebenso wie bei der banalen Säuglingsgrippe wird dann meist eine Colicystitis festgestellt. Während nun dort ein autochthon entstandener Katarrh angenommen werden mußte, weil zweifelsohne auch nichtinfektiöse Schäden beim Säugling zur Cystitis führen, wird man die hämorrhagischen Schleimhautentzündungen der epidemischen Grippe, die im Respirations-, Intestinal- und Urogenitaltrakt beobachtet werden, als eine Invasion dieser Schleimhäute mit dem spezifischen Grippeerreger auffassen müssen. *Die Keime, die man auf diesen entzündeten Schleimhäuten, in den broncho-pneumonischen Herden und im Empyemeiter findet, sind sekundäre und unspezifische:* Streptokokken, Pneumokokken, Influenzabacillen, Mikrococcus catarrhalis und im Urogenitaltrakt der Colibacillus. (Über die *Grippeencephalitis* s. S. 824.)

Bei den schweren, vor allem aber bei den pulmonalen Formen der epidemischen Grippe beobachtet man häufig Zustände einer außerordentlichen *Kreislaufschwäche,* akute Dilatationen des Herzens, schlechten Puls und Bradykardien, die durchaus den Eindruck einer akuten toxischen Schädigung des Myokards oder der Vasomotoren oder beider hervorrufen. Auf eine ausgesprochene toxische Wirkung des Erregers deuten auch die häufigen *Leukopenien* und das *vacuolisierte,* geschädigte *Protoplasma der Leukocyten.*

Die überwiegende Mehrzahl der epidemischen Grippefälle läuft in wenigen Tagen ab. Wo es ohne Beteiligung der Lungen zu länger dauernden febrilen oder subfebrilen Zuständen kommt, ist vor allem an eine *Angina retronasalis* und nach Pneumonien an *Bronchiektasenbildung* zu denken. Da aber die epidemische Grippe gar nicht selten eine vorher positive Tuberkulinreaktion zum Verschwinden bringt, muß bei *Grippenachkrankheiten* auch die *Aktivierung einer Tuberkulose* in Betracht gezogen werden.

Die **Diagnose** der epidemischen Grippe mit ihrem plötzlichen Beginn und ihrer katarrhalischen Komponente ist zu Epidemiezeiten leicht. Der Schleimhautkatarrh hilft auch die scharlachähnlichen Anginen mit oder ohne scarlatiniformen Exantheme zu klassifizieren. Im Zweifelsfall sprechen eine Leukopenie und das Fehlen von eosinophilen Zellen für Grippe. Manchmal muß die Natur des Ausschlages durch den Auslöschversuch festgestellt werden. Auf die Unterschiede zwischen grippalen und diphtherischen Croups wurde weiter oben hingewiesen.

Die **Therapie** der banalen und epidemischen Grippe ist beim Säugling neben den im Kapitel über die Erkrankungen des Respirationstraktes beschriebenen

Maßnahmen vor allem eine diätetische (s. dazu das Kapitel über Ernährung und Ernährungsstörungen). Die im oberen Respirationstrakt lokalisierte epidemische Grippe älterer Kinder bedarf nur in Ausnahmefällen einer medikamentösen Behandlung, z. B. wenn der Reizhusten die Nachtruhe ungebührlich stört. Wo eine starke Angina vorhanden ist, läßt man mit einem milden Desinfizienz gurgeln. Während der Fieberattacke, und je nach ihrer Schwere 3—5 Tage nach ihr, muß Bettruhe eingehalten werden. Medikamente, von denen auch nur mit einer bescheidenen Wahrscheinlichkeit behauptet werden könnte, daß sie nach Fieberbeginn den Krankheitsverlauf beeinflussen und Komplikationen verhüten, sind nicht bekannt. Das gilt von den enteral und parenteral verabreichten Chininpräparaten, der unspezifischen Reiztherapie und angepriesenen Mitteln.

Prophylaxe. In Epidemiezeiten ist der Kontakt von Säuglingen und Kleinkindern mit fremden Erwachsenen und Kindern zu verhindern. Kurz vor und mit dem Temperaturanstieg scheinen Schwitzpackungen bei gleichzeitiger Verabreichung von 0,5—1 g Aspirin den Verlauf der Erkrankung günstig zu beeinflussen. Spezifische Therapeutica und Prophylactica gibt es nicht.

XIV. Ruhr (Dysenterie).

Unter Ruhr wird eine infektiöse Dickdarmerkrankung verstanden, die in Mitteleuropa durch Erreger aus der von Shiga-Kruse-Flexner-Sonne entdeckten Bacillengruppe hervorgerufen wird und zu blutig-schleimigen oder schleimigen Durchfällen führt.

Das klinische Bild der Ruhr und ihr Charakter als Infektionskrankheit waren schon im Altertum bekannt. Sie war von jeher da zu finden, wo Menschen abnorm dicht wohnten. Neben der Cholera und dem Typhus war sie eine der bekanntesten Kriegsseuchen und hat auch im Weltkrieg noch eine gewisse Rolle gespielt. In der Gegenwart ist sie in Gefangenen-, Kinder- und Irrenanstalten ein häufiger Gast.

Ätiologie. Die Ruhrerreger gehören einer Gruppe gramnegativer, plumper Stäbchen an, die von ähnlichen Keimen und untereinander kulturell und durch Immunitätsreaktionen differenziert werden können. Unter den Ruhrerregern ist der Shiga-Kruse-*Bacillus* dadurch ausgezeichnet, daß er in vitro, ähnlich den Diphtheriebacillen, ein echtes *Toxin sezerniert,* während die Flexner-Gruppe, die von Kruse als A—H bezeichneten Keime und der Kruse-Sonnesche E-Stamm diese Eigenschaft nicht besitzen. Aus dem Verhalten der verschiedenen Keime in vitro können keine Schlüsse auf die Schwere der von ihnen hervorgerufenen Krankheitsbilder gezogen werden. Atoxische Ruhrbacillen können ebensogut wie toxische, tödliche Ruhrerkrankungen hervorrufen. Außerhalb des menschlichen Organismus sind die Ruhrerreger wenig widerstandsfähig und erliegen bald den Einflüssen der Austrocknung und des Lichtes. Wenn auch Ruhrepidemien durch Wasser und Milch beschrieben worden sind, so stellen sie doch wegen der Hinfälligkeit des Erregers Ausnahmen dar. In der Regel erfolgt die *Übertragung von Mensch zu Mensch*. Die Ruhrerreger sind bei Erkrankten in den Faeces und da vor allem in den Schleimflocken enthalten. Eine *Ansteckung ist also nur durch engen Kontakt zwischen Menschen möglich,* die sich aus äußeren (Krieg) oder aus inneren Gründen (Kinder, Verwahrloste, Irre) nicht sauber halten und ihre Hände mit Kot beschmutzen und damit andere Menschen infizieren. Der *kulturelle Nachweis* der Ruhrerreger im Stuhl ist *schwierig.* Auch bei sicheren Ruhrfällen sind bakteriologische Befunde nur dann regelmäßig zu erheben, wenn zu Beginn der Erkrankung von frisch abgesetzten Stühlen auf Endo- oder Blutagarplatten überimpft wird. Zu diesem Zwecke wird ein Schleimflöckchen mehrmals gewaschen und auf die Nährböden ausgestrichen. Müssen die Stühle zur bakteriologischen Untersuchung verschickt werden, so überwuchern die Stuhlkeime, vor allem die Colibacillen, die Ruhrerreger. Kann von einem frischen Stuhl nicht sofort abgeimpft werden, so ist er bis zu diesem Moment besser auf Eis zu halten, um eine Vermehrung der Stuhlbakterien und die Produktion von Säure zu verhüten, gegen die Ruhrerreger besonders empfindlich sind.

Die **Disposition** für die Ruhrerkrankung ist eine relativ hohe. Von jungen Kindern erkrankt bei gleicher Infektionsgelegenheit beinahe die Hälfte.

Die **Inkubationszeit** beträgt etwa 3—5 Tage.

Krankheitsbilder. Die Krankheit kann plötzlich unter dem Bilde einer Allgemeinerkrankung mit Fieber, Kopfweh, Erbrechen und Durchfällen, bei schweren Fällen daneben mit Krämpfen oder Bewußtlosigkeit oder fieberlos und mit einem zunächst uncharakteristisch aussehenden Durchfall und geringen Störungen des Allgemeinbefindens beginnen. Eine Durchfallserkrankung ist klinisch als Ruhr an dem Stuhlbild erkennbar. *Charakteristisch für Ruhrstühle ist die Beimischung von Blut* (die rote Ruhr der Vergangenheit) *oder von Schleim* (weiße Ruhr) *oder von beiden.* Bei den schweren, plötzlich beginnenden Formen sind in der Regel Blut und Schleimflocken im Stuhl enthalten. Bei Säuglingen und jungen Kleinkindern, bei denen die Allgemeinerscheinungen in der Regel schwerere sind als im späteren Lebensalter, spielen bei länger dauernden Durchfällen neben der spezifisch-dysenterischen auch unspezifische Noxen eine Rolle. Im wesentlichen handelt es sich dabei um den von den Durchfällen hervorgerufenen Wasserverlust und seine ungünstige Beeinflussung des Gesamtorganismus und des Infektablaufes. Bei profusen Diarrhoen kommt es zu heftigen Kolikschmerzen, quälenden Tenesmen und gelegentlich zum Mastdarmprolaps führenden Paresen der Schließmuskulatur, bei längerer Dauer zur Austrocknung und Intoxikation mit Störungen des Bewußtseins, Krämpfen und darniederliegendem Kreislauf. Die *Kombination von spezifischer Ruhr und sekundären Austrocknungsschäden* kann in wenigen Tagen zum Tode führen. Ihr Verlauf kann sich aber auch so gestalten, daß die schweren Initialerscheinungen nach einigen Tagen milder werden, die Zahl der Stühle sinkt, die Koliken und Tenesmen verschwinden, die Temperatur zur Norm zurückgeht, das Stuhlbild außer einer gewissen Schleimbeimengung uncharakteristisch wird, aber immerhin noch beträchtliche Durchfälle bestehen, die erst nach 2—3 Wochen, manchmal auch nach längerer Zeit zum Stillstand kommen. Solche *länger dauernden Ruhrerkrankungen* führen oft zu schwersten Formen der *Dystrophie, ja zur Atrophie.* In solche länger dauernden Durchfallserkrankungen können auch die langsam und schleichend beginnenden Fälle einmünden, bei denen erst allmählich im Laufe von 4—5 Tagen die Stühle ruhrartigen Charakter annehmen.

Im späteren Lebensalter steht bei schweren Fällen neben den quälenden Koliken, Tenesmen und Durchfällen, die den Kranken Tag und Nacht nicht zur Ruhe kommen lassen, *die spezifische Wirkung des Ruhrgiftes auf die Vasomotoren im Vordergrund.* Profuse Durchfälle bestehen bei älteren Kindern nur zu Beginn der Erkrankung, in ihrem weiteren Verlauf werden die Entleerungen fast rein schleimig und blutig, und es wird bei dem andauernden Stuhldrang (bis 100mal täglich und mehr!) jedesmal höchstens ein Löffel voll Schleim und Blut entleert. Die Kranken verfallen, werden blaß, bekommen kühle Extremitäten, einen kleinen, hochbeschleunigten Puls und sterben im Kreislaufkollaps bei erhaltenem Bewußtsein. Solche *schweren Formen sind aber selten.* Viel öfter erreichen die Durchfälle und Tenesmen nicht die Häufigkeit und Schwere der erstgeschilderten Form. Das Fieber ist mäßig, die Allgemeinerscheinungen sind gering; das Krankheitsbild ist im wesentlichen das eines lokalisierten Darmkatarrhs. Blut und Schleim sind zu Beginn auch bei dieser Form im Stuhl zu finden. Die Krankheit läuft in 4—5 Tagen ab, wobei sich meist zuerst das Stuhlbild bessert und dann die Temperaturen absinken.

Am häufigsten sind bei Säuglingen und älteren Kindern solche *Ruhrfälle, die ohne Fieber* und ohne wesentliche Beeinträchtigung des Allgemeinbefindens *verlaufen* und bei denen nur einige blut- oder schleimhaltige Stühle abgesetzt werden, auf die ein mäßiger, unspezifisch aussehender Durchfall folgt. Im Verlauf von Anstaltsepidemien kann schließlich auch beobachtet werden, daß zur gleichen Zeit bei einer Reihe von Kindern klassische Ruhrstühle und schwere bis mittelschwere Krankheitsbilder auftreten und bei anderen ein mäßiger, unspezifisch aussehender 24stündiger Durchfall ohne Veränderungen des Allgemeinbefindens. Die bakteriologische Untersuchung zeigt dann, daß es sich in beiden Fällen um Ruhrerkrankungen handelt. Als *Verbreiter der Krankheit* kommen natürlich vor allem *die leichtesten, uncharakteristisch aussehenden Fälle in Frage.*

Alle, auch die leichtesten *Formen der Ruhr* können nach wochenlangen Pausen mit normalen Stühlen bei einem Diätfehler oder als Folge eines grippalen Infektes *rückfällig werden.* Es treten dann wieder Blut und Schleim im Stuhl auf. Solche Zweit- oder Dritterkrankungen verlaufen manchmal schwerer als die erste. *Hinter chronischen Durchfallserkrankungen,* vor allem unter Säuglingsheim- und Krippeninsassen, *verbirgt sich gar nicht selten* eine chronisch gewordene *Ruhr.* Andererseits können nach typischen Ruhrerkrankungen wochen-, ja monatelang immer wieder in sonst normalen Stühlen geringe Blut- und Schleimbeimengungen auftreten, ohne daß die Entwicklung solcher Kinder gestört wird.

Während der fieberhaften Anfangsperiode enthält der *Urin* in mäßigen Mengen Eiweiß und Cylinder. Die beim Erwachsenen beobachteten Störungen von seiten des *Nervensystems,* die Para-, Mono- und Hemiplegien und der *Ruhrrheumatismus* kommen bei Kindern sehr selten zur Beobachtung.

Vor der sicheren Differenzierung der verschiedenen Ruhrerreger und der Erforschung ihrer physiologischen Eigentümlichkeiten wurde die *Ruhr* in Mitteleuropa für eine seltene Erkrankung gehalten. Mit den Fortschritten der bakteriologischen Diagnostik wurde aber klar, daß sie *in einem bestimmten Milieu weit verbreitet ist.* Obwohl bei der Ruhr ebenso wie bei den klassischen Kinderkrankheiten die Existenz von Dauerausscheidern und in der Umgebung von frischen Fällen eine ganz beträchtliche Menge unerkennbarer Keimträger festgestellt wurden, kann von einer allgemeinen Durchseuchung, wie das bei den durch Tröpfcheninfektion von unerkennbaren Keimstreuern verbreiteten Keimen der klassischen Zivilisationsseuchen der Fall ist, keine Rede sein. Der komplizierte Infektionsmodus, der zur Infektion notwendige enge Kontakt, kann nur bei hoher Wohnungsdichte und entsprechender Indifferenz, Unsauberkeit und Verelendung zur Durchseuchung bestimmter Bevölkerungsgruppen führen, wie das in der Tat nachgewiesen worden ist. Dafür ist aber das soziale Milieu ausschlaggebend, während das bei den klassischen Zivilisationsseuchen nur den Zeitpunkt der Infektion beeinflußt, für den Erwerb der Infektion an sich aber ohne Belang ist. Die Ruhr ist eine *ausgesprochene Sommerkrankheit,* zum mindesten außerhalb von Anstalten. Unter kasernierten Bevölkerungsgruppen (Gefängnisse, Säuglingsheime, Krippen) ist das meist durch Keimträger verursachte Auftreten von Hausepidemien von der Jahreszeit völlig unabhängig.

Am Erkrankungsort, dem Dickdarm und dem untersten Dünndarmabschnitt, rufen die Ruhrerreger Schleimhautentzündungen hervor, die alle Übergänge von einem oberflächlichen Katarrh bis zur Nekrotisierung der Epithelien, der Einschmelzung von Follikeln und zu Schleimhautgeschwüren bieten, von denen manche bis in die Submucosa und in die Ringmuskulatur hineinreichen. In seltenen Fällen kann sogar das Peritoneum von dem Entzündungsprozeß mitergriffen werden. Beim Tier ruft das von der SHIGA-KRUSE-Gruppe in vitro produzierte Toxin nach intravenösen Injektionen die Ausscheidung von Blut und Schleim im Darm hervor. Bei der menschlichen Spontanruhr ist die Schleimhauterkrankung wohl auf eine direkte Schädigung durch die auf der Schleimhautoberfläche wuchernden Keime zurückzuführen. Eine Ruhrerkrankung hinterläßt *keine Immunität.*

Diagnose. Wo nicht von frisch abgesetzten Stühlen auf Endo- oder Blutagarplatten abgeimpft werden kann, muß *die Diagnose der Ruhr auf Grund der Allgemeinerscheinungen und des Stuhlbildes gestellt werden. Durchfälle mit blutigen, schleimigen oder schleimig-blutigen Stühlen sind zunächst als dysenterische, infektiöse aufzufassen, wenn gewisse andere Möglichkeiten ausgeschlossen werden können.* Das wichtigste ist, beim allerersten Krankheitsbeginn die **Differentialdiagnose** gegenüber *der Invagination* zu sichern und eine blutigschleimige Entleerung nicht ohne weiteres als Ruhrstuhl aufzufassen und damit eventuell in verhängnisvoller Weise die Zeit für eine rechtzeitige Operation zu versäumen. Ruhrstühle riechen zu Beginn fäkal, sie sind wasserreich, und ihre Zahl steigt nach dem Absetzen der ersten blut- und schleimhaltigen Entleerung rasch an. Dabei besteht Fieber, aber die Kinder zeigen ganz zu Beginn keine Kollapserscheinungen. Zur Invagination dagegen gehört kein Fieber, die Entleerungen werden nach der ersten schleimig-blutigen nicht häufiger, sondern hören auf, sie sind nicht wasserreich und riechen auch nicht fäkal, sie bestehen meist nur aus Schleim und Blut, und die Kinder kollabieren und erbrechen gleich bei Krankheitsbeginn. Faßt man auf Grund dieser Symptome den Verdacht auf eine Invagination und entleert sich bei der Rectaluntersuchung Schleim und Blut ohne Fäkalbeimengungen, so wird die Diagnose Invagination so wahrscheinlich, daß in Narkose nach dem Invaginationstumor gesucht werden muß, wenn er ohne sie nicht tastbar ist. Fühlt man auch dann den Tumor nicht, so hilft die mikroskopische Untersuchung der Entleerung, die bei der Invagination umfangreiche Verbände von Darmepithelien enthält und leukocyten- und bakterienarm, bei der Ruhr aber reich an Leukocyten und Bakterien ist. *Blutbeimengungen* aus *Rhagaden* oder den seltenen *Mastdarmpolypen,* die meist an der Außenwand der Kotsäule sitzen, sind von den mit Blut und Schleim durchmengten Ruhrstühlen leicht zu unterscheiden. Ein blutig-schleimiger Stuhl kann im Ausnahmefall ein paratyphöser oder ein unspezifischer sein. Für die Behandlung zu Krankheitsbeginn macht das zunächst keinen Unterschied. Wenn es nun auch als Regel gilt, daß blutig-schleimige Entleerungen, sobald eine Invagination ausgeschaltet werden kann, praktisch als Ruhr aufgefaßt werden sollen, so darf die Regel doch nicht umgekehrt und eine Ruhrerkrankung ausgeschlossen werden, wo Blut- und grobe Schleimbeimengungen fehlen. Diätetisch schwer beeinflußbare, völlig unspezifisch aussehende, akute Durchfallerkrankungen können dysenterische sein. Besteht eine ruhrverdächtige Durchfallerkrankung seit einer Woche und länger, so kann man vom 7.—10. Lebensmonat ab für die Diagnose von der *Agglutinationsprobe* Gebrauch machen. Bei jüngeren Säuglingen versagt diese Methode, weil sie schlechte Antikörperbildner sind. Von der angegebenen Zeit ab gilt ein *Agglutinationstiter von mindestens*

1 : 50 als beweisend für Ruhr, bei der Sonne-Kruse-(E-)Ruhr schon von 1:20.

Prognose. Bei jungen Säuglingen ist die Prognose zunächst als ernst zu betrachten, bis sich nach 2—3 Tagen zeigt, ob der Organismus unter dem Einfluß der Therapie die Krankheit lokalisieren kann und schwere Allgemeinerscheinungen ausbleiben. Wo schon in den ersten 24—36 Stunden Intoxikationserscheinungen auftreten, ist die Prognose ernst.

Therapie. Die früher vielfach versuchte spezifische Ruhrtherapie mit antitoxischem Serum ist als wirkungslos aufgegeben worden. Bei primär toxischen Fällen, bei ohne schwere Austrocknung bewußtlosen oder krampfenden Kindern wirkt eine Transfusion oft lebensrettend. Die Behandlung ist bei Krankheitsbeginn zunächst eine *rein diätetische.* Ein Anlaß, Abführmittel oder Darmdesinfizientien zu verabreichen, besteht nicht. Die Diät muß so gestaltet sein, daß die Kinder nicht hungern, daß die Durchfallsneigung nicht vermehrt wird und daß neben der Nahrung *Adsorbentien mit einem guten Adsorptionsvermögen* (Kohle, Apfel) verabreicht werden. Bei Säuglingen jenseits des 8. Lebensmonats und bei *älteren Kindern* werden 2—3 Tage lang je nach Alter 200 bis 400—600 g gut geschälter und geriebener *Rohäpfel* und vom 3. Tage ab vorsichtig zuckerarme, eiweißreiche Milch (Buttermilch, Eiweißmilch) verabreicht. Werden die Durchfälle seltener, so kann bei jüngeren Kindern der Milch Mehl und Zucker zugesetzt und innerhalb der nächsten 8—10 Tage zu einer Milchbreikost übergegangen werden. Bei älteren Kindern kann man mit dem Nachlassen der Durchfälle Quark, Buttermilch, geröstetes Brot, Heidelbeerkompott und ähnliches vom 3.—4. Tage ab verabreichen. *Jungen Säuglingen* wird, wo es möglich ist, *Zwiemilch,* ein Teil Muttermilch und daneben Butter- oder Eiweißmilch verabreicht. Außerdem bekommen die Kinder je Tag *15—20 g tierischer oder pflanzlicher Kohle,* die der Milch zugesetzt und, wo sie verweigert wird, mit der Magensonde eingegossen wird. Daneben läßt man dünnen Tee trinken und beginnt nach einigen Tagen mit einem vorsichtigen Zusatz von Kohlenhydraten zu den eiweißreichen Milchen. Wo der Durchfall zu *Intoxikationserscheinungen* geführt hat, gelten die in dem Kapitel über die Säuglingsintoxikation gegebenen Richtlinien. Daß der Charakter der Stühle bei einer bakteriellen Dickdarmerkrankung nicht in der gleichen Weise durch die verabreichten Heilmilchen beeinflußt werden kann wie bei einer echten Ernährungsstörung, liegt auf der Hand. Eine Indikation, die Nahrungszufuhr zu beschränken oder die Heilmilch zu wechseln, besteht aber nicht, wenn die Stühle zunächst schlecht bleiben. Das diätetische Ziel ist zunächst erreicht, wenn die profusen Durchfälle gestillt sind und die Schleim- und Blutbeimischungen seltener werden. Die *Gefahr von Hunger- und Durstzuständen* ist bei der Ruhr größer als bei unspezifischen Darmkatarrhen.

Bei *starken Tenesmen* wird Extr. Belladonnae 0,002 g pro dosi oder Sol. Atropini 0,0002—0,0005 pro dosi als Suppositorium verabreicht. Cave Opium beim Säugling! Bei chronischem Verlauf können *Darmspülungen* mit Arg. nitr. (0,05—0,1%) oder Acid. tannic.-Lösungen (0,2—0,5%) und bei älteren Kindern Adstringentien wie Tannalbin per os versucht werden.

Eine spezifische *Ruhrprophylaxe* gibt es ebensowenig wie eine spezifische Therapie. Da aber Ruhrinfektionen durch Hände oder Gebrauchsgegenstände übertragen werden, die mit Kot verunreinigt sind, kann eine Weiterverbreitung der Krankheit durch entsprechende Maßnahmen mit Sicherheit verhütet werden. Windeln, Bettzeug, Kleider sind dementsprechend sofort nach Gebrauch zu desinfizieren. Bei wiederkehrenden Anstaltsepidemien ist das Pflege- und Küchenpersonal nach Keimträgern zu untersuchen.

XV. Typhus abdominalis.

Unter Typhus wird eine durch den EBERTHschen Bacillus hervorgerufene infektiöse Allgemeinerkrankung verstanden, die sich im wesentlichen in den lymphatischen Systemen des Organismus und am stärksten in dem des Dünndarmes abspielt und zu einer Reihe von charakteristischen klinischen Lokal- und Allgemeinerscheinungen führt.

Aus Krankheitsbildern, die von HIPPOKRATES geschildert wurden, kann gefolgert werden, daß der Typhus schon im Altertum vorkam. Seine Abtrennung von anderen typhusähnlichen Erkrankungen, dem Flecktyphus, dem Febris recurrens, dem Paratyphus und anderen geschah erst in der Neuzeit.

Der von EBERTH entdeckte und von GAFFKY zuerst in Reinkultur gezüchtete **Typhusbacillus** ist ein plumpes, gut bewegliches, gramnegatives Stäbchen, das kulturell und immunbiologisch von anderen Keimen der Typhus-Coligruppe differenziert werden kann. Vor Licht und Austrocknung geschützt, kann er sich außerhalb des menschlichen Organismus (Wasser, Lebensmittel) wochenlang lebens- und infektionstüchtig erhalten und unter Umständen sogar vermehren. Beim Erkrankten ist der EBERTHsche Bacillus im Blut, Urin und in den Faeces enthalten. Die *Infektion* geschieht zum Teil *direkt* von Mensch zu Mensch *mit kot- oder urininfizierten Händen, oder indirekt, wenn Trinkwasser* durch den Einbruch bacillenhaltiger menschlicher Dejekte in Wasserleitung oder Brunnen verunreinigt oder *Lebensmittel* (Butter, Milch, Gemüse) infiziert werden.

Der Typhus der Kinder unterscheidet sich um so mehr von dem klassischen Bild des Erwachsenentyphus, je jünger die Kinder sind. Ein deutlicher Einfluß des Alters ist diesseits der Pubertät auf die **Disposition** für Typhuserkrankungen nicht erkennbar. Die *angebliche Seltenheit des Säuglings- und Kleinkinder*typhus ist darauf zurückzuführen, daß die Erkrankung um so milder und atypischer verläuft, je jünger die Kinder sind, und infolgedessen meist nicht als Typhus erkannt wird. Im folgenden wird vor allem das Krankheitsbild des Säuglings- und Kleinkindertyphus beschrieben und das des Erwachsenentyphus als bekannt vorausgesetzt. Ältere Schulkinder reagieren auf Typhusinfekte weitgehend wie Erwachsene.

Die **Inkubation** des Typhus beträgt 10—14 Tage. Der *Krankheitsbeginn* unterscheidet sich beim *Säugling- und Kleinkindertyphus* von dem bekannten treppenförmigen Temperaturanstieg der Erwachsenen und älterer Kinder insofern, als der *Fieberbeginn* bei der Mehrzahl der Fälle ein *plötzlicher* ist. Die für den Erwachsenentyphus typische *Bradykardie* beobachtet man beim Säugling selten, ebenso den *Milztumor*. Die belegte *Zunge* und die *Initialbronchitis* des klassischen Typhusbeginns sind oft vorhanden, da aber die beiden anderen typischen Zeichen fehlen, deuten sie nicht auf einen spezifischen Infekt. In der Mehrzahl der Fälle bestehen mäßige *Durchfälle,* wie man das im ersten Lebensjahr auch bei anderen fieberhaften Infekten zu sehen gewohnt ist, ohne daß die Stühle einen Sondercharakter tragen. Das Stuhlbild kann aber auch normal sein und manchmal sogar Verstopfung bestehen. Die blaßroten, stecknadelkopfgroßen *Roseolen,* die auf Druck verschwinden, mit Vorliebe auf dem Bauch sitzen und bei Erwachsenen und älteren Kindern in der zweiten Woche auftreten, beobachtet man nur in einem Bruchteil der Fälle. Der *Bacillennachweis im Blut,* der beim Erwachsenen regelmäßig gelingt, wird beim Säugling auch zu Krankheitsbeginn häufig vermißt. Das gleiche gilt von dem *Bacillengehalt des Urins und des Stuhles* während der ganzen Erkrankungszeit. Eine positive *Diazoreaktion* ist auch nur bei einem Teil der Kinder zu beobachten. Der

Typhus des Säuglings und jungen Kleinkindes verläuft also sehr häufig unter dem Bilde *einer unspezifisch aussehenden,* höchstens 6—7 Tage, meist aber kürzer dauernden *fieberhaften Erkrankung* mit einer leichten Bronchitis und mäßigen Durchfällen, bei der die klassischen klinischen Typhuszeichen, die Bradykardie, der Milztumor, die Roseolen, die typische Fieberkurve und vor allem auch der Status typhosus (Bewußtseinstrübungen), fehlen und deren Spezifität häufig nicht durch den Nachweis von Typhusbacillen erwiesen werden kann.

Regelmäßiger als die klinischen Zeichen und die bakteriologischen Befunde sind ein *positiver Agglutinationstiter* und eine *Leukopenie* mit fehlenden eosinophilen Zellen. Bei einer positiven Umweltsanamnese (Typhuserkrankungen in der Umgebung) ist bei dem Vorliegen eines der klinischen Zeichen und einer gleichzeitigen Leukopenie mit dem Fehlen von eosinophilen Zellen der Verdacht einer Typhuserkrankung auszusprechen. Dieser Verdacht wird trotz negativ bleibender bakteriologischer Befunde zur Gewißheit, wenn ein *positiver Agglutinationstiter auftritt* oder ein am Untersuchungstag vorhandener in der Folge *ansteigt.*

Das leichte Krankheitsbild des Säuglingstyphus und seine kurze Dauer, die Seltenheit des Milztumors und der Roseolen und die Häufigkeit negativer Blutbefunde weisen darauf hin, daß es in diesem Alter nicht zu so schweren und lange dauernden Bakteriämien kommt wie später. Auch im Darm sind die Prozesse gutartiger, denn die beim Erwachsenen so gefürchteten *Darmblutungen und -perforationen* sind beim Säugling und jungen Kleinkind außerordentlich *selten.* Wo bei jungen Säuglingen dem Typhus nicht infolge der Durchfälle ein durch den Wasserverlust bedingter toxischer Zustand aufgepfropft wird, ist die **Prognose,** ebenso wie für das ganze Kleinkindesalter und für junge Schulkinder, günstig zu stellen.

Je älter die Kinder sind, um so mehr ähneln Krankheitsbeginn und -verlauf mit ihrer Temperaturkurve, der Typhuszunge, der Initialbronchitis, der Bradykardie, dem Milztumor, den Roseolen und der Regelmäßigkeit der bakteriologischen Blutbefunde dem Erwachsenentyphus, außer daß Darmblutungen und -perforationen sehr selten sind. Auch andere Komplikationen des Erwachsenen, die Pneumonie, die Polyneuritis, die Myokarditis, die Vasomotoren-Schädigungen sind selten. Bei Schulkindern kann man aber schon häufiger einen echten Status typhosus beobachten.

Die **Differentialdiagnose** gegenüber zentraler Pneumonie, Miliartuberkulose, kryptogenetischer Sepsis, an die zu Krankheitsbeginn wegen des fehlenden Lokalbefundes häufig gedacht werden muß, sichert neben dem klinischen Allgemeinbild der bakteriologische und morphologische Blutbefund mit seiner Leukopenie und dem Fehlen der eosinophilen Zellen.

Die **Therapie** des Kindertyphus ist sowohl beim Säugling als auch im späteren Alter vorwiegend eine diätetische. Beim Säugling muß versucht werden, die Durchfälle zu stillen und älteren Kindern mit ihren länger dauernden Fieberzuständen durch eine reizlose, aber abwechslungsreiche Kost genügende Calorien zuzuführen, um schwerere Gewichtsverluste zu verhindern. Beim Status typhosus und bei jedem länger dauernden Fieberzustand muß durch eine Bettung am offenen Fenster oder einer offenen Veranda, durch milde Hydrotherapie und wechselnde Lagerung im Bett *Pneumonieprophylaxe* getrieben werden.

Die Methoden der bakteriologischen Diagnostik, die Isolierungsmaßnahmen, die laufende Desinfektion und die Meldepflicht sind die gleichen wie bei Erwachsenen.

XVI. Paratyphus, Febris undulans (Bang).

Keime, die zwischen der echten Typhus- (EBERTH) und Coligruppe rangiert werden, der Bacillus Paratyphus A (ACHARD) und der Bacillus Paratyphus B (SCHOTTMÜLLER) sind imstande, *typhusähnliche Bilder* (Milztumor, Roseolen, Status typhosus) zu produzieren. Die B-Erkrankungen sind die häufigeren. Auch bei Kindern beginnt der vom Paratyphusbacillus B hervorgerufene Typhus meist mit einem plötzlichen Temperaturanstieg. Die Fieberdauer ist in der Mehrzahl der Fälle kürzer als bei echtem Typhus, die Roseolenbildung aber gelegentlich so stark, daß regelrechte morbilliforme Exantheme entstehen. Paratyphusbacillen können aber in jedem Lebensalter auch ganz *akut verlaufende Gastroenteritiden* hervorrufen, deren explosionsartiges Auftreten zum Teil mit der Sondereigenschaft des Erregers zusammenhängt, ein hitzebeständiges Toxin in seine Nährsubstrate abzugeben *(Fleischvergiftung, Infektionen anderer Lebensmittel)*. Gelegentlich verläuft ein *Paratyphusinfekt* mit Allgemeinerscheinungen und mit Stühlen, die der Ruhr außerordentlich gleichen. Beim Säugling beobachtet man gar nicht selten eine *Paratyphussepsis,* die als Gastroenteritis beginnt und vom Darm aus zur Bakteriämie und zu eitrigen Metastasen führt. Die *Diagnose* der verschiedenen Formen des Paratyphus kann zu Beginn der Erkrankung nur selten (abnorm starke Roseolenbildung) auf klinischem Wege gestellt werden. Sie ist meist nur durch das Kulturverfahren und bei längerem Bestehen durch die Agglutination zu sichern. Als **Therapie** kommen bei schweren Verlaufsformen wiederholte Transfusionen in Frage.

Bei lange dauernden, das Allgemeinbefinden auffallend wenig beeinflussenden Fieberzuständen mit Milz- und Leberschwellungen und Neigungen zu Darm- und Nasenblutungen ist an die Febris undulans (BANGsche Krankheit) zu denken. Die *Diagnose* wird durch die spezifische Agglutination gesichert. Die Therapie ist eine symptomatische (Bluttransfusionen).

XVII. Rotlauf (Erysipelas).

Unter Rotlauf (ROSE) wird eine infektiöse, fast ausschließlich von Streptokokken hervorgerufene und durch eine charakteristische Rötung und Schwellung deutlich abgegrenzte Haut- und Unterhautentzündung verstanden, die zu einer flächenhaften Ausbreitung und zur Wanderung über weite Hautgebiete neigt.

Die Krankheit war schon im Altertum wohlbekannt, in der vorbakteriellen Zeit ein ständiger Gast in Hospitälern, Gebär- und Kinderanstalten und eine häufige Folge operativer Eingriffe jeder Art (Abnabelung, Beschneidung, Pockenschutzimpfung).

Von Ausnahmen abgesehen, bei denen Staphylokokken als Erreger angetroffen werden, handelt es sich um eine *Streptokokkenerkrankung.* Ein spezifischer Streptococcus erysipelatis existiert aber nicht. Trotz gleicher Infektionsgelegenheit erkrankt nur ein kleiner Teil der Exponierten an Erysipel. Die Ursachen für die verschiedene **Disposition** sind unbekannt. Da der Erreger unverletzte Körperdecken nicht durchdringen kann, müssen Zustände, die zu kleineren oder größeren Hautdefekten führen, die Disposition für die Erkrankung erhöhen.

Die **Inkubation** ist kurz und beträgt häufig nur 24—48 Stunden. Der **Krankheitsbeginn** ist bei älteren Kindern ebenso wie bei Erwachsenen ein plötzlicher, häufig mit Schüttelfrost und in der Regel mit hohem Fieber. Dabei ist das Erysipel oft noch nicht sichtbar und entwickelt sich erst in den nächsten 12 bis 24 Stunden als *scharf umschriebene, mit einem wallartigen, unregelmäßigen Rand* *gegenüber der gesunden Haut abgesetzte Rötung.* Bei Neugeborenen und jungen Säuglingen fehlt die scharfe Begrenzung der erysipelatösen Haut. Das *Gesichtserysipel,* das meist von der Nase ausgeht, führt zu mächtigen Schwellungen und Ödemen der Augenlider und beiderseits der Nase zu charakteristischen, schmetterlingsflügelähnlichen Erysipelfiguren auf den Wangen. *Erysipele der behaarten Kopfhaut* werden leicht übersehen, weil sich dabei die Haut nicht rötet, sondern nur infolge ihrer entzündlichen Durchtränkung einen matten Glanz zeigt. Erysipele können über den ganzen Körper wandern, wobei der erkrankte Hautbezirk etwa in dem gleichen Umfang abblaßt und heilt, in dem am anderen Ende die Ausbreitung und Weiterwanderung erfolgt. An den Stellen, wo die Haut besonders fest mit der Unterlage verwachsen ist, macht die Wanderung häufig, aber nicht immer Halt. Nach der Abheilung tritt eine kleienförmige Abschuppung der Haut auf. Neben der Haut können auch die *Schleimhäute erkranken* und im Mittelohr eitrige Otitiden und im Larynx Stenosen und Glottisödeme entstehen. Im Blute besteht eine beträchtliche *Hyperleukocytose,* die *Milz ist geschwollen,* aber wegen ihrer Weichheit schwer zu tasten. Das Sensorium ist in der Regel frei.

Im Spiel- und Schulalter verläuft das Erysipel meist gutartiger als beim Erwachsenen. Die Entfieberung erfolgt in wenigen Tagen, ein Einbruch der Streptokokken in die Blutbahn oder lokale phlegmonöse Prozesse sind selten.

Anders liegen die Dinge beim Neugeborenen und beim jungen Säugling. *Das Erysipel des Neugeborenen* nimmt häufig vom Nabel, manchmal aber auch von den Respirations- oder Genitalschleimhäuten seinen Ausgang. Es verrät die *Neigung, eitrige Einschmelzungen, Nekrosen* und *Sepsis hervorzurufen.* Von der Nabelwunde aus kommt es über eine Peri- oder Endarteriitis zu präperitonealen Phlegmonen und zur Peritonitis oder von einer Thrombo- oder Periphlebitis zu Leberabscessen und zur Sepsis. Aber auch, wenn die Nabelwunde schon verheilt ist, beobachtet man gar nicht selten bei jungen Säuglingen als Folge eines Bauchdeckenerysipels eine Peritonitis per continuitatem. Während im *Spiel- und Schulalter die Prognose* eines Erysipels *günstig* ist, muß sie *in den ersten 2—3 Lebenswochen* als außerordentlich ernst bezeichnet werden. Aber auch noch in den nächsten Lebensmonaten ist ein Erysipel stets eine gefährliche Erkrankung.

Eine spezifische **Therapie** des Erysipels gibt es nicht. Verbände mit sehr verdünnten Essigsaure-Tonerdelösungen, die das Gefühl der Spannung und des Schmerzes mildern, sind anzuraten. Außerdem muß Prontosilum album (0,1 g je Kilogramm Körpergewicht) oder ein anderes Sulfonamid verabreicht werden. Bei jungen Säuglingen sind daneben intramuskuläre Injektionen mütterlichen Blutes, 10—20 cm³, anzuraten. Durch Höhensonnenbestrahlung kann eine Beschleunigung der Heilung versucht werden.

XVIII. Infektiöse Mononucleose (PFEIFFERsches Drüsenfieber).

In neuester Zeit wird wieder ein Symptomenkomplex als spezifische Infektionskrankheit beschrieben, den E. PFEIFFER schon 1880 als Drüsenfieber bezeichnet und als Morbus sui generis aufgefaßt hatte, dessen Spezifität aber in der Folge vor allem von Kinderärzten bestritten worden war.

Unter PFEIFFERschem Drüsenfieber wird zur Zeit eine infektiöse, durch ein Virus hervorgerufene Allgemeinerkrankung verstanden, die in der Regel mit Fieber, Drüsenschwellungen und einer Hyperlymphocytose und oft mit Milz- und Lebervergrößerungen und anginösen Erscheinungen im Rachen oder Nasopharynx einhergeht.

Nachdem PFEIFFER das nach ihm benannte Drüsenfieber beschrieben hatte, war der charakteristische Blutbefund noch längere Zeit unbekannt. Infolgedessen wurden Krankheitsbilder mit ganz verschiedenen Ursachen als PFEIFFERsches Drüsenfieber bezeichnet. In der Folge zeigte sich außerdem, daß der von PFEIFFER beschriebene Symptomenkomplex nur eine Erscheinungsform der Krankheit darstellt, und sie wurde infolgedessen mit dem besseren Namen „infektiöse Mononucleose" bezeichnet.

Dem klinischen Verlauf nach kann man *drei Krankheitstypen* unterscheiden. Der *erste* ist das PFEIFFER*sche Drüsenfieber,* das Kinder bevorzugt. Nach einer Inkubationszeit von 6—8 Tagen schwellen die cervicalen und occipitalen Drüsen in kurzer Zeit viel stärker an, als man das sonst bei diffusen Rachenrötungen zu sehen gewohnt ist. Retrotracheale Drüsenschwellungen führen zu hartnäckigen Hustenanfällen, mesenteriale Drüsen zu starken Bauchschmerzen und in manchen Fällen zum Ikterus. Die Milz ist in der Hälfte der Fälle vergrößert. Einschmelzungen der Drüsen sind selten. Mit den Drüsenschwellungen zusammen, manchmal auch vor ihnen, sind gelegentlich erythematöse und urticarielle Ausschläge zu beobachten. Das Fieber kann wochenlang bestehen und die Rekonvaleszenz sehr lang sein.

Bei dem *zweiten Krankheitstyp,* der *Monocytenangina,* tritt nach längerer Inkubation Fieber und eine Angina mit diphtherieähnlichen Belägen auf, die zu peritonsillären Ödemen führt, sehr schmerzhaft ist und 1—2 Wochen bestehen kann. Daneben sieht man Vergrößerungen der cervicalen Drüsen und Milzschwellungen.

Bei der *dritten Verlaufsform fehlen die Angina* und, zum mindesten *beim Beginn, die Drüsenschwellungen,* die erst nach längerer Zeit auftreten. Makulopapulöse und urticarielle Ausschläge sind öfters beobachtet. Es besteht die Neigung zu Schweißausbrüchen, das Allgemeinbefinden ist nicht schwer gestört, gelegentlich sind Bauchschmerzen zu beobachten, Milz und Leber sind fast regelmäßig vergrößert.

Alle drei Verlaufsformen zeigen *das charakteristische Blutbild:* die hohe Lymphocytose mit dem Auftreten jugendlicher und pathologischer Lymphocyten. Daneben tritt im Blut die HANGANATZIU-DEICHER*sche Reaktion* auf, die Fähigkeit des Blutserums, Hammelerythrocyten zu agglutinieren. Agglutinierung bei Serumverdünnung 1:64 soll beweisend sein. Die **Prognose** ist gut. Die **Therapie** besteht bei den langen Fieberzuständen in wiederholten Transfusionen.

Schrifttum.

Handbuch der Kinderheilkunde, 4. Aufl. Herausgeg. von M. v. PFAUNDLER u. A. SCHLOSSMANN. Berlin: F. C. W. Vogel 1931.

Handbuch der inneren Medizin, 2. Aufl. Herausgeg. von G. v. BERGMANN u. R. STAEHELIN. Berlin: Springer.

JOCHMANN u. HEGLER: Lehrbuch der Infektionskrankheiten. Berlin: Springer 1924.

KOLLE-WASSERMANN: Handbuch der pathogenen Mikroorganismen, 3. Aufl. Bd. III, IV 1/2, V 1/2, VIII 1/2.

Anhang des Herausgebers.

XIX. Malaria.

Unter Malaria (Sumpf- oder Wechselfieber) versteht man eine Infektionskrankheit, die durch wohlbekannte Protozoen hervorgerufen und von bestimmten Anophelesmücken übertragen wird. Periodische Fieberanfälle, Anämie, Milztumor und Kachexie charakterisieren das klinische Bild. Die Krankheit zeigt einen chronischen Verlauf mit Neigung zu Rezidiven; sie kann — auch wenn sie nicht behandelt wird — manchmal zu einer Immunität führen. Dabei bildet der Organismus gerade so viel Schutzstoffe, daß eine uneingeschränkte Vermehrung der Parasiten nicht mehr erfolgt und Neuinfektionen nicht mehr angehen. Die zurückbleibenden Parasiten sind aber weiter vermehrungsfähig und verlieren ihre Virulenz nicht. Es handelt sich also um einen zur Ruhe gekommenen Infektionsprozeß, die sog. „labile Infektion" (Schilling).

Epidemiologie. Die Malaria ist die häufigste Infektionskrankheit der heißen Länder. In Deutschland gab es früher nur vereinzelte endemische Herde, z. B. in Ostfriesland und im Oderbruch. Erst durch den zweiten Weltkrieg und die Nachkriegsereignisse ist ein stärkerer Befall der Bevölkerung auch bei uns festzustellen, von der ein hoher Prozentsatz das Kindesalter betrifft. Infizierte Soldaten, Gefangene und andere Personen, die eine latente Malaria aus verseuchten Gebieten einschleppten und bei denen klimatische Reize, Erkältungen und andere provokatorische Einflüsse zu einer manifesten Erkrankung führen, tragen zur Ausbreitung der Malaria in sonst malariafreien Gebieten bei. Die Entstehung und Verbreitung der Malaria erfolgt durch Zusammenwirken von verschiedenen Faktoren: Malariakranke, eine bestimmte Anophelesart, eine Außentemperatur von mindestens 15⁰ C und einen bestimmten Luftfeuchtigkeitsgehalt. Die Ansteckung ist somit von jahreszeitlichen Einflüssen abhängig und erfolgt naturgemäß in den wärmeren Monaten. Für die Übertragung spielt nur das blutsaugende Weibchen der Anophelesmücke eine Rolle, das in den Stunden zwischen Sonnenuntergang und Sonnenaufgang den Menschen· sticht und, wenn es sich selbst infiziert hat, ansteckt.

Bei den *Erregern* handelt es sich um Protozoen, die zur Gruppe der Plasmodien gehören. Man unterscheidet drei verschiedene Erreger der Malaria und dementsprechend unterschiedliche Verlaufsformen.

1. Malaria tertiana, hervorgerufen durch das Plasmodium vivax.

2. Malaria quartana, hervorgerufen durch Plasmodium malariae.

3. Malaria tropica oder perniciosa, hervorgerufen durch das Plasmodium immaculatum s. falciparum.

Als weiteren Erreger kennt man das Plasmodium ovale, das morphologisch dem Quartanaerreger ähnlich ist, aber klinisch ein Tertianafieber erzeugt.

Die einzelnen Erreger weisen konstante morphologische Kennzeichen und einen charakteristischen Entwicklungsgang auf, der sich klinisch in Art und Folge der Fieberperioden kundtut.

Wir kennen bei den Plasmodien, von denen für unsere Breiten im wesentlichen nur das Plasmodium vivax Bedeutung besitzt, einen geschlechtlichen und ungeschlechtlichen Lebenscyclus. Die geschlechtliche Entwicklung = exogene Entwicklung oder Sporogonie, geht in dem eigentlichen Wirt, der Anophelesmücke vor sich. Die ungeschlechtliche Entwicklung = endogene Entwicklung oder Schizogonie, geschieht im Blut des als Zwischenwirt anzusehenden Menschen. Bevor die durch den Mückenstich in den Körper gelangenden Sporozoiten (Sichelkeime) in die Blutkörperchen eindringen, machen sie wahrscheinlich zuerst in den Zellen des Reticuloendothels eine Entwicklung und Vermehrung durch (Exoerythrocytäre Phase oder E-Stadium), die zeitlich mit der Inkubation abschließen.

Dieses biologische Verhalten der Parasiten, besonders ihre endogene Entwicklung in den roten Blutkörperchen, erklärt die Eigenart des klinischen Bildes. Ursache des Fiebers und der auftretenden Allgemeinsymptome sind die toxischen Produkte der Parasiten, die bei der Teilung und beim Zerfall in Schizonten freiwerden.

Die *Inkubationszeit* beträgt im Durchschnitt 15 Tage. Sie bewegt sich bei der M. tertiana zwischen 10 und 17 Tagen, bei M. quartana um 21 Tage (mit erheblichen Schwankungen) und liegt bei der M. tropica zwischen 10 und 12 Tagen. Durch die Entwicklung im E-Stadium kann die Inkubationszeit bei allen Formen der Malaria Wochen, ja Monate betragen.

Bei der sog. „Impfmalaria", die aus therapeutischen Gründen vorgenommen wird, treten die ersten Malariasymptome zwischen dem 8. und 14. Tag auf. Sie läßt sich medikamentös gut beherrschen.

Symptomatologie. Nach uncharakteristischen Prodromalerscheinungen, die sich bei Erwachsenen und älteren Kindern in Appetitlosigkeit, Müdigkeit, Unlustgefühl, Kopf-, Glieder- und Rückenschmerzen und gelegentlichen leichten Temperaturerhöhungen, sog. „Anfangsfieber" äußern, beginnt die eigentliche Erkrankung mit einem plötzlich auftretenden *Schüttelfrost*, dem nach $\frac{1}{4}$—2 Stunden hohes *Fieber* bis 41⁰ folgt, das 4—8 Stunden anhält und mit einem heftigen *Schweißausbruch* abklingt. Nach der Entfieberung kommt es später zur raschen Erholung.

Bei der *Malaria tertiana* treten diese Fieberanfälle alle 48 Stunden auf, jedoch kann es — wie bei den anderen Formen — auch zu einem anteponierenden und postponierenden Fiebertypus kommen.

Die *Malaria-quartana*-Erreger haben einen langsameren Entwicklungsgang, daher erfolgen die Fieberattacken etwa nur alle 72 Stunden. Die Symptome entsprechen denen der Tertiana, doch zeigt die Quartana eine Tendenz zu chronischem Verlauf.

Die bösartigere *Malaria tropica* zeigt infolge der Variabilität des Entwicklungsganges der Erreger einen anderen Fiebertypus und schwereren Verlauf, der häufig unter komatösen Erscheinungen den Tod zur Folge haben kann. Die Dauer des Anfalles kann sich über Tage erstrecken. Der Fieberanstieg ist weniger steil und nach Remissionen oder einer unregelmäßigen Kontinua kommt es nach einem verzögerten Fieberabfall schließlich zur endgültigen Normalisierung der Temperatur.

Bei Infektion mit zwei oder mehreren Parasitengenerationen, die um 24 Stunden alterniert, kann es bei allen Formen der Malaria zu täglichen Fieberanfällen kommen (z. B. Malaria tertiana duplicata, Febris quotidiana).

Dem harten *Milztumor* kommt von den bei den verschiedenen Malariaarten auftretenden klinischen Zeichen eine besondere diagnostische Bedeutung zu. Im roten Blutbild macht sich als Begleit- und Folgeerscheinung der Malaria schon früh eine mehr oder minder ausgeprägte *Anämie* mit Anisocytose, Poikilocytose und Polychromasie bemerkbar. Es besteht eine *Leukopenie* mit relativer *Monocytose*. Im *Urin* wird während und nach den Anfällen Urobilin und Urobilinogen vermehrt und manchmal eine Albuminurie gefunden. Die *Hautfarbe* der Malariakranken ist graublaß, gelegentlich leicht subikterisch. Bei der Tertiana tritt häufig ein *Herpes labialis* auf.

Im klinischen Bild sind die einzelnen Malariaformen bei älteren Kindern denen des Erwachsenen gleich oder ähnlich. Je jünger das Kind ist, desto mehr Abweichungen treten im Krankheitsbild auf, so daß schließlich bei Säuglingen ein völlig uncharakteristischer Verlauf resultiert (ECKSTEIN).

Erwähnt sei noch, daß einwandfreie Beobachtungen über angeborene Malaria vorliegen. Diese Formen bei Neugeborenen verlaufen aber häufig auffallend symptomarm (okkulte Malaria).

Bei jungen Kleinkindern und Säuglingen ist der Verlauf der Malaria eher akut als chronisch. Der Beginn der Erkrankung wird durch Anorexie, Unruhe und Schreien angedeutet. Anämie, Milztumor und Apathie können die einzigen

Symptome sein. Schüttelfröste treten fast nie auf, dafür können als Äquivalent Fieberkrämpfe bestehen. Die Extremitäten fühlen sich kalt an, die Acren sind blaß-cyanotisch verfärbt. Der Fiebertypus ist wenig und häufig uncharakteristisch ausgebildet.

Von *besonderen Formen*, die beim Erwachsenen, aber noch häufiger oder allein bei Kindern oder Säuglingen auftreten, sei die Malariadystrophie, ferner die typhöse Form der Malaria genannt, sowie Störungen von seiten des Zentralnervensystems mit Krämpfen, meningitischen, encephalitischen Bildern und Koma. Besonders hervorgehoben sei die intestinale Form der Malaria mit Dyspepsie oder Enterocolitis bei Säuglingen und Kleinkindern und schließlich noch die Toxikose als Äquivalent des Malariakomas (Eckstein).

Eine schwere Komplikation der Malaria ist das *Schwarzwasserfieber*, ein plötzlicher Zerfall roter Blutkörperchen mit Hämoglobinurie. Die Ursachen der Hämolyse sind nicht geklärt, jedoch muß eine besondere Disposition bestehen. Ausgelöst wird sie fast immer durch Medikamente, besonders Chinin und findet sich am häufigsten bei der bösartigen Malaria tropica.

Die *Diagnose* Malaria, die nach Anamnese, typischem Fieberverlauf, Milzvergrößerung und Anämie vermutet werden kann, wird durch den mikroskopischen Nachweis der Parasiten im Blutausstrich oder im „Dicken Tropfen", die nach Giemsa oder Manson gefärbt werden, bestätigt, wobei durch die typische Morphologie der einzelnen Erreger die Form der Malaria angegeben werden kann.

Therapie. Zur Behandlung stehen heute drei wirksame Mittel zur Verfügung: Chinin, das klassische Specificum gegen Malaria; Atebrin, ein synthetisches Acridinderivat und Plasmochin. Alle drei Medikamente haben einen verschiedenen Angriffspunkt, so daß sie sich in der Behandlung ergänzen. Rezidive lassen sich jedoch mit keinem der Mittel verhüten. Chinin und Atebrin richten sich bei allen Formen gegen die Schizonten, während sich die Gameten, besonders bei der Tropica widerstandsfähig erweisen. Plasmochin wirkt vorzüglich auf die Gameten, läßt dafür aber die Schizonten unbeeinflußt.

Für uns hat sich die kombinierte *Atebrin-Plasmochin*-Behandlung in folgender Dosierung nach Eckstein bewährt. Die ersten 5—7 Tage erhalten

Säuglinge . . . . 0,05—0,1 g Atebrin je Tag
Kleinkinder . . . . 0,1 —0,2 g   ,,   ,, ,,
Schulkinder . . . .   0,3 g   ,,   ,, ,,

mit reichlich Flüssigkeit nach den Mahlzeiten. Anschließend oder nach einer Pause von 1—3 Tagen, 3 Tage lang

Säuglinge . . . . 0,005—0,01 g Plasmochin je Tag
Kleinkinder . . . . 2—4mal 0,005 g Plasmochin je Tag
Schulkinder . . . . 3—5mal 0,01 g Plasmochin je Tag

Atebrin kann bei intestinalen Störungen auch, in Aqua dest. verdünnt, intramuskulär injiziert erden.

Da Atebrin langsam ausgeschieden wird, kommt es häufig zum harmlosen „*Atebrinikterus*" der Haut und gelegentlich der Conjunctiven. Bei individueller Überempfindlichkeit können Schädigungen und Vergiftungen durch Atebrin auftreten, wie nervöse Störungen, Sprachstörungen usw., die jedoch meist völlig wieder verschwinden. An Plasmochinnebenwirkungen findet man gelegentlich eine Cyanose durch Methämoglobinbildung, Leibschmerzen und sehr selten Lebernekrosen.

Neben allgemeinen Pflegemaßnahmen und der spezifischen Therapie ist die *Behandlung der Anämie* mit Leberpräparaten und Eisengaben per os wichtig. In schweren Fällen können Bluttransfusionen erforderlich und lebensrettend sein.

Als prophylaktische Maßnahmen zur Verhütung der Malaria dient die persönliche medikamentöse Prophylaxe mit Atebrin oder Chinin und die Bekämpfung der Anophelesmücke (z. B. mit DDT-Pulver, Ausrottung der Brutplätze), um den Infektionsmodus Mensch-Mücke-Mensch zu unterbrechen.

Schrifttum.

D'ANTONI, J. S.: In MICHELL-NELSON, Textbook of Pediatrics. 4. Aufl. Philadelphia a. London: W. B. Saunders Company.

ECKSTEIN, A.: Malaria im Kindesalter. Basel-New York: S. Karger 1946.

SCHILLING, C.: Protozoenkrankheiten. In Handbuch innere Medizin, Bd. I, S. 1291. Berlin: Springer 1925.

XX. Toxoplasmose.

Die in der animalischen Pathologie schon länger bekannte und sowohl bei Säugetieren als auch bei Vögeln und Reptilien in allen Erdteilen vorkommende Infektion mit Toxoplasma, einem parasitären Protozoon, kann nach neueren Forschungen auch beim Menschen zu bestimmten Krankheitserscheinungen führen. Die Mehrzahl der bisher beschriebenen Fälle von menschlicher Toxoplasmose wurde im frühen Säuglingsalter beobachtet. Da die pathologischen Veränderungen wie Hydrocephalus internus, Verkalkungsherde im Gehirn u. a. oft schon bei der Geburt bestehen, nimmt man an, daß die Infektion auch schon in utero erfolgen kann. Andererseits besteht die Möglichkeit einer späteren Infektion in jedem Alter, die ganz ohne Manifestation bleiben oder aber auch mit allen möglichen Übergängen bis zu den schwersten Allgemeinerscheinungen zum Exitus führen kann. Bei der Autopsie sind dann in den Geweben histologisch oft massenhaft Toxoplasmen zu finden.

Serologisch scheint in allen Fällen akuter und latenter Infektion mit Toxoplasma ein von SABIN angegebener Neutralisationstest auf Antikörper gegen Toxoplasma positiv auszufallen. Mit diesem Test ist es auch gelungen, verschiedene bisher ungeklärte Krankheitsbilder, z. B. bestimmte Formen von Chorioretinitis u. a. in einzelnen Fällen auf Toxoplasmose zurückzuführen. Bei Befunden wie Hydrocephalus internus mit intracerebralen Verkalkungen, Chorioretinitis usw. ist also auch eine Toxoplasmose als Ursache differentialdiagnostisch in Erwägung zu ziehen.

Schrifttum.

BAMATTER, F.: Bibl. Paed. Fasc. 48 (1949).

CALLAHAN, W. P., W. O. RUSSELL and M. G. SMITH: Medicine (Am.) 25, 343 (1946).

SABIN, A. B.: Proc. Soc. exper. Biol. a. Med. (Am.) 51, 1 (1942).

Die Tuberkulose des Kindes.

Von

B. de Rudder.

Mit 33 Abbildungen.

„Die Schwindsucht ist nur der letzte Vers von dem Lied, dessen erster Vers dem Säugling schon an der Wiege gesungen wurde." Diese alte Formulierung E. von Behrings kennzeichnet immer noch — zum mindesten im allgemeinen Sinne — das Kernproblem, daß nämlich die Tuberkulose nicht nur eine verbreitete Krankheit, die *auch* im Kindesalter vorkommt, sondern daß sie ein Krankheitsgeschehnis darstellt, das für 50—80 % aller Menschen der gemäßigten Zone im Kindes- oder Jugendlichenalter einsetzt, dessen weiterer Ablauf dann sehr entscheidend von inneren und äußeren Faktoren dieser Altersstufe bestimmt wird. Das gibt dem Problem seine medizinische, nicht zuletzt auch sozialmedizinische Bedeutung. Sein Verständnis setzt zunächst Vertrautheit mit einigen grundsätzlichen Fragen voraus.

A. Grundsätzliches zum Tuberkulosegeschehen.

I. Der Erreger und seine Besonderheiten.

Als „*tuberkulös*" bezeichnet man sämtliche Veränderungen, die im Körper durch Gegenwart des 1882 von Robert Koch entdeckten *Tuberkelbacillus* entstehen.

Er stellt ein schlankes, etwa 5 μ langes *Stäbchen* dar, das färbbar und züchtbar ist und bei Übertragung auf Menschen und viele Tiere die typischen Krankheitserscheinungen hervorruft.

Über eine namentlich von französischen Autoren vertretene, lichtmikroskopisch nicht mehr darstellbare, also „*ultravisible*" und somit Bakterienfilter passierende Form des Tuberkelbacillus sind die Ansichten geteilt, die Mehrzahl kritischer Nachprüfer verneint die Existenz dieser Sonderform. Bezüglich der sog. Muchschen Granula vgl. unter Färbbarkeit.

Resistenz. Der Tuberkelbacillus erweist sich außerordentlich *widerstandsfähig gegen Austrocknung*, die er jahrelang lebensfähig überstehen kann. Diese Eigentümlichkeit hat große praktische Bedeutung besonders für Kinder: er kann im *Staub infizierter Wohnungen* zwischen Bodenbelag und in Fehlböden jahrelang infektionsfähig bleiben. In der freien Natur wird er anscheinend vor allem durch das Ultraviolett des Sonnenlichtes rascher abgetötet. Er ist ferner recht weitgehend *hitzeresistent:* Temperatur von 70⁰ C wird bis 20 Min., solche von 80⁰ bis 5 Min., 100⁰ noch einige Minuten ertragen. In infizierten Nahrungsmitteln, vor allem Milch, wird er somit erst durch längeres Kochen abgetötet, wie es wegen Schädigung des C-Vitamingehaltes im allgemeinen widerraten wird; *Pasteurisieren*, das heute zumindest als sog. Kurzzeiterhitzung bis etwa 75⁰ auf die Dauer von 40 Min. erfolgt, tötet ihn nicht ab, schwächt allerdings wohl seine Virulenz. Auch gegen die üblichen *Desinfektionsmittel* besitzt der Tuberkelbacillus hohe Widerstandskraft; in Material, das zu gleichen Teilen mit 5%iger Carbolsäure vermischt wird, kann man erst nach 24 Stunden mit sicherer Abtötung rechnen. Diese schwere chemische Angreifbarkeit, die allem Anschein nach auch gegenüber Abwehrstoffen des erkrankten Organismus besteht, ist sicherlich durch den hohen Gehalt der Bacillen an Lipoiden und Wachssubstanzen mitbedingt, wenn sich auch die bislang angenommene Wachs-„hülle" elektronenoptisch noch nicht hat nachweisen lassen.

Färbbarkeit. Die soeben genannten Substanzen haben einerseits eine *erschwerte Färbbarkeit* durch gebräuchlichen Bakterienfarbstoff zur Folge, eine *erschwerte Abgabe* einmal eingedrungener Farbstoffe andererseits.

Alle Methoden des färberischen Nachweises von Tuberkelbacillen (z. B. nach EHRLICH, ZIEHL-NELSEN) verwenden diese Eigenart: Farben werden erst in der Wärme, d. h. bei Erhitzen des Präparates aufgenommen, dann aber sogar festgehalten gegenüber verdünnten Säuren, die aus anderem gefärbten Material einschließlich anderer Bakterien die Farbe sofort lösen. Man spricht in diesem Sinne von der ,,*Säurefestigkeit*" der Tuberkelbacillen.

Verständlicherweise ist diese Säurefestigkeit nicht auf die Tuberkelbacillen beschränkt, so daß beim *Nachweis ,,säurefester Stäbchen"* stets die Frage aufzuwerfen ist, ob es sich wirklich um Tuberkelbacillen handelt. Mit Sicherheit ist diese Frage nur durch das Kulturverfahren zu entscheiden, da Wachstum auf bestimmt zusammengesetzten Nährböden und Wuchsform der Kolonien eine Unterscheidung von anderen Keimen ermöglicht, wobei im Zweifelsfall noch der Tierversuch, d. h. die Erzeugung spezifischer Veränderungen herangezogen werden kann.

In vielen Fällen wird allerdings für die Entscheidung der Frage das *Vorkommen säurefester Stäbchen* in einem bestimmten Ausgangsmaterial, z. B. *Sputum*, genügen, wo andere säurefeste Keime nicht vorzukommen pflegen. Irrtumsgefahr besteht dagegen bei Untersuchung von *Harnsedimenten* (Vorkommen harmloser säurefester Stäbchen sog. Smegmabacillen im Vorhautsack und in weiblichen Genitalien), aber auch, besonders bei vereinzelten Exemplaren im *Stuhl* (weitverbreitetes Vorkommen saprophytischer säurefester Stäbchen auf Pflanzen). Die Beurteilung von Säurefestigkeit als kennzeichnend für Tuberkelbacillen hat verschiedentlich dazu geführt, säurefeste Stäbchen, die sich bei wechselwarmen Tieren fanden, irrtümlich als Tuberkelbacillen anzusprechen und daraus weitgehende Folgerungen zu ziehen (Immunisierungsversuche beim Menschen mit sog. Schildkrötentuberkelbacillen im FRIEDMANN-Impfstoff). Es hat sich bisher nicht erweisen lassen, daß diese sog. ,,*Kaltblütertuberkelbacillen*" überhaupt Tuberkelbacillen sind.

Der Tuberkelbacillus färbt sich außerdem *nach* GRAM. Dabei kann man gelegentlich feststellen, daß er in mehrere grampositive, aber nicht mehr säurefeste ,,Splitter" zerfällt, die sog. MUCHschen Granula. Die ursprüngliche Meinung, daß aus solchen Zerfallsstücken wieder Tuberkelbacillen hervorgehen könnten, hat sich nicht bestätigt. Solche Granulaformen können aber auch durch kleinste Kokken im Präparat vorgetäuscht werden, so daß aus ihnen *allein* (d. h. ohne Gegenwart von Bacillen typischer Färbbarkeit) nicht auf die Gegenwart von Tuberkelbacillen geschlossen werden darf.

Typen und Vorkommen. Da der Tuberkelbacillus sich nur bei Körpertemperatur vermehrt, sind *erkrankte Menschen und Tiere letzten Endes alleiniger Ausgangspunkt jeder Infektion.* Dabei zeigte sich eine Differenzierung der Tuberkelbacillen in wohlunterscheidbare Typen, nämlich nach ihrem ursprünglichen Vorkommen beim Menschen, bei Rindern und bei Geflügel ein *Typus humanus, bovinus* und *gallinaceus.*

Für den Menschen ist neben dem eigenen *auch der bovine Typ Krankheitserreger*, das ist heute unbestritten.

Seine Gefährlichkeit wurde früher sehr wechselnd beurteilt. Sie scheint nach den heutigen Erfahrungen dem Typus humanus nicht nachzustehen, da in Fällen menschlicher generalisierter Tuberkulose (einschließlich Meningitis tuberculosa) bis zu 68% der Typus bovinus nachgewiesen werden konnte (von MADSEN auf Jütland). Der Anteil scheint im wesentlichen mit der gegendweise wechselnden Verbreitung des Typus bovinus zu schwanken (vgl. dazu auch S. 239).

Ob der *Typus gallinaceus*, der sich in 6% roher Hühnereier findet, menschenpathogen sein kann, steht nicht ganz sicher fest. Über die Fragwürdigkeit des Begriffes der ,,Kaltblütertuberkelbacillen" wurde bei Erörterung der Säurefestigkeit schon gesprochen.

II. Infektionswege.

Jede Erkrankung an Tuberkulose beim Menschen ist letzten Endes auf einen Fall von Menschen- oder Rindertuberkulose zurückzuführen. Gewisse Unterschiede kommen lediglich durch wechselnde Arten der eingeschlagenen Infektionswege zustande. Um eine Infektion zu ermöglichen, müssen die in einem tuberkulösen Krankheitsherd vorhandenen Bacillen den Körper des Befallenen verlassen und durch gewisse Eintrittspforten in einen Menschen eindringen. Durch Wechsel in diesen beiden Bedingungen kommen die verschiedenen Infektionsgelegenheiten und Infektionswege zustande. Unter den zahlreichen theoretisch bestehenden Möglichkeiten der Übertragung *überwiegen in der Praxis*

zwei Bacillenausscheidungswege und zwei Eintrittspforten so vollkommen, daß
sie zusammen etwa 95—98% aller Infektionen stellen.

Eine infektionsgefährdende *Bacillenausscheidung* erfolgt:

1. vom *erkrankten Menschen* aus tuberkulösen Zerfallsprozessen in der Lunge
durch Auswurf und Hustentröpfchen. In diesem Sinne spricht man von ,,*offener*''
Lungentuberkulose oder meist kurz von ,,offener'' Tuberkulose. Sie bilden
die fast alleinige Quelle für Ansteckungen mit dem *Typus humanus.*

In größeren Hustentröpfchen sind bis zu 32 000 Bacillen nachgewiesen worden. Gegen den
Ausscheidungsweg durch Sputum und Hustentröpfchen treten *andere* bacillenhaltige *Ausscheidungen,* etwa Urin, Stuhl, Sekret fistelnder Drüsen- oder Knochenprozesse als Infektionsquellen praktisch völlig in den Hintergrund, weshalb man Krankheitsprozesse dieser
Art im epidemiologischen Sinne nicht als ,,offene Tuberkulosen'' zu bezeichnen pflegt.
Sie können nur bei groben Verstößen gegen die primitivsten Regeln allgemeiner Hygiene
und Körperpflege eine Rolle als Infektionsquelle spielen;

2. vom *erkrankten Rind* vorwiegend durch die *Milch,* von der die Bacillen
(Typus bovinus) auch in Milchprodukte gelangen.

Die *Aufnahme der Bacillen* in den menschlichen Körper erfolgt dann dementsprechend

1. durch Inhalation (Inhalationstuberkulose).

a) Von jenen kleinen Tröpfchen, die beim Sprechen, Niesen, Husten von einem
Offentuberkulösen auf etwa 1—1$^1/_2$ m Umkreis verschleudert werden und bei
ihrer Kleinheit eine Weile in der Luft schwebend bleiben (,,*Tröpfcheninfektion*'');

b) von Staub, der eingetrocknetes, bacillenführendes Sputum enthält,
wobei sowohl *Wohnungsstaub* als insbesondere jener feine, völlig unsichtbare
Staub aus Kleidern und Wäsche von Tuberkulösen eine Rolle spielt.

In beiden Fällen ist die erste *Ansiedlung der Infektion eine pulmonale.* Über
gewisse Unterschiede hinsichtlich Infektionsdosis und Infektionstempo vgl.
S. 246.

2. Durch Fütterung (Ingestionstuberkulose).

a) bacillenhaltiger *Nahrungsmittel,* vor allem von Milch und Milchprodukten,
doch können auch die gleiche Rolle ungekocht gegessene Nahrungsmittel spielen,
die mit einem Offentuberkulösen (z. B. in Geschäften) in Berührung kamen
und dann mit dem Typus humanus infiziert sind. Die *erste Ansiedlung* ist dann
vorwiegend eine *intestinale.* Doch kommen auch alle höheren Stellen des Verdauungskanals, insbesondere Mund-, Rachenschleimhaut daneben vor (s. unter b).

b) Letzten Endes nur eine Abart dieses Infektionsweges ist die als *Schmutz-
und Schmierinfektion* vor allem im Kriechalter nicht ganz seltene orale Aufnahme
infizierten Staubes, die durch Verschlucken ebenfalls zu Intestinaltuberkulose,
gelegentlich aber auch zu selteneren Lokalisationen der Erstinfektion führen
kann (Tonsillar-, Ohr-, Zahntaschen-, Parotistuberkulose).

Gegenüber diesen Infektionswegen treten alle anderen zahlenmäßig ganz in den Hintergrund, etwa die Erstinfektion von Konjunktiven, Schrunden und Wunden an Haut oder
Genitale, Penistuberkulose bei dem rituellen Aussaugen der Circumcisionswunde. Solche sind
aber bei ungewohnten Krankheitslokalisationen immerhin zu bedenken (s. auch S. 273).

Aus dem Bisherigen geht schon hervor, daß die *Tuberkuloseinfektion des
Menschen so gut wie immer eine extrauterine Infektion* darstellt.

Darin unterscheidet sich die Tuberkulose grundlegend von der anderen,
bei uns endemischen chronischen Infektionskrankheit, der Lues. Fälle *konnataler Tuberkulose* sind nur *ganz vereinzelt* zu beobachten, sofern man postnatale Infektionen der ersten Lebenszeit ausschließt, die unter Umständen eine
konnatale Infektion vortäuschen können.

Zu konnataler Tuberkulose kommt es bei *Placentartuberkulose,* dann also auf dia-
placentar-hämatogenem Wege, vielleicht auch bei spezifischer Erkrankung der *Decidua
vera* mit Einbruch in die Amnionhöhle und Aspiration infizierten Fruchtwassers durch den

Fetus. Beide Vorkommnisse haben durchweg schwere Tuberkulose der Mutter zur Voraussetzung und pflegen beim Kind tödlich zu verlaufen. Die *diaplacentare Infektion* pflegt sich entsprechend dem Eindringen der Infektion durch die Nabelvene vorwiegend in Leber und Bauchorganen mit ihren zugehörigen Drüsen abzuspielen, die Aspirationstuberkulose ist wohl nur auf Grund entsprechender Befunde an der Nachgeburt von der Inhalationstuberkulose der ersten Lebenszeit zu scheiden.

Es ist aber biologisch nicht uninteressant, daß der diaplacentare Infektionsweg nach veterinärärztlichen Erfahrungen beim Rind sehr geläufig zu sein scheint und bei Kälbertuberkulose in 48% vorliege.

Milchinfektion. Besonderes kinderärztliches Interesse kommt aus naheliegenden Gründen der Infektionsmöglichkeit durch Milch und damit gewissen *Fragen der Rindertuberkulose* zu.

Eine Querschnittuntersuchung von 5200 Marktmilchproben aus allen Gegenden Deutschlands hat in Friedenszeiten in 11% Tuberkelbacillen ergeben. Die Infektion der Milch erfolgt vorwiegend bei *Eutertuberkulose*, doch spielt auch Lungentuberkulose der Rinder eine Rolle. Das berechtigt, wie schon erwähnt, zu nachdrücklichster *Warnung vor dem Genuß ungekochter Milch* durch Kinder. Es ist aber immerhin zu bedenken, daß auch in roh genossenen *Milchprodukten* (Butter, Quark) Tuberkelbacillen nachgewiesen sind; ihre Bedeutung als Infektionsquelle tritt vielleicht nur dadurch gegenüber dem direkten Milchgenuß etwas zurück, daß diese Produkte weniger von Säuglingen und nicht so alltäglich wie Milch genossen werden, doch sind über das Ausmaß solcher Ansteckungen in der Praxis keine Einzelheiten bekannt. Daß ein *Pasteurisieren der Milch* die Tuberkelbacillen bestenfalls in ihrer Virulenz schädigt, nicht aber tötet, wurde schon erwähnt.

Der *Anteil boviner Infektionen* an der Gesamtzahl der Tuberkuloseinfektionen schwankt außerordentlich nach Ländern und Gegenden zwischen wenigen und 30%, ja darüber. Aber selbst unter Phthisen sind neuerdings bis zu 5% der Fälle als von boviner Infektion verursacht nachgewiesen. Die Unterschiede sind bedingt durch Schwankungen der Tuberkulosedurchseuchung (Perlsuchtbefall) der Rinder nach Rasse und Haltung, wobei ausgesprochene Zucht- und Milchwirtschaftsgebiete meist günstiger liegen. Immerhin ergab eine Untersuchung von fast einer halben Million Rinder aus verschiedensten Gebieten Deutschlands in Friedenszeiten bei 31% nachweisbare Tuberkuloseinfektion. Großstallungen mit 50 und mehr Tieren waren nur in 1,12% tuberkulosefrei, Zwergstallungen mit 1—5 Tieren dagegen in 52,2%. Daß unter den Nachkriegsverhältnissen diese Zahlen noch erheblich überschritten werden und daß hier eine ungeheure, zum Teil zu wenig beachtete Gefahrenquelle für das Kindesalter gegeben ist, liegt auf der Hand. Demgegenüber gelang es in USA. durch systematische Schlachtung aller nachweislich infizierten Rinder seit 1917 die Durchseuchung bis 1945 auf 0,23% aller Rinder zu senken.

Unter diesen Tatsachen gewinnen Bestrebungen an Interesse, für Kinder, insbesondere Säuglinge Milchsorten in den Handel zu bringen, bei denen mit einiger Sicherheit ein Freisein von Tuberkelbacillen gewährleistet ist. Solche in eigens gekennzeichneter Flaschenfüllung gelieferte „*Vorzugsmilch*" dürfte nur von Stallungen geliefert werden, die völlig frei von tuberkulös-infizierten Rindern gehalten werden. Dabei zeigte sich, daß die ursprünglich nach dem OSTERTAGschen „*Tuberkulosetilgungsverfahren*" vorgesehene Ausmerzung tuberkulosekranker Rinder aus einer Stallung noch *keine hinreichende Sicherheit* bietet. Es müssen vielmehr alle Ergänzungen eines Viehbestandes aus tuberkulosefreien Kälbern erfolgen; die Auswahl der Tiere erfolgt im Prinzip nach Verfahren, wie sie S. 249 noch für den Menschen besprochen werden. Jedes Vorgehen dieser Art verteuert aber naturgemäß die Gestehungskosten und damit den Handelspreis der Vorzugsmilch sehr erheblich, was einer Anwendung für breitere Volkskreise entgegenwirkt.

Über das Vorkommen von Tuberkelbacillen in den verschiedenen *Trocken-* und *Kondensmilch*präparaten, die in der heutigen Säuglingsernährung eine große Rolle spielen, sind größere Querschnittsuntersuchungen nicht bekannt. Seitens der Herstellerfirmen wird zumeist die Freiheit von pathogenen Keimen betont.

III. Der infizierte Organismus.

Nicht jeder eingedrungene Bacillus braucht wohl zum Angehen der Infektion, d. h. zu einem nachweislichen Reagieren des Organismus zu führen. Andererseits sprechen Tierversuche sowie gelegentliche ärztliche Beobachtungen dafür, daß offenbar schon eine winzige Erregerzahl zur Infektion ausreichen kann. Die *Infektion beginnt mit der Ansiedlung eines oder einiger Keime an einer Stelle des Körpers*. Mit dieser ersten Keimansiedlung setzen im infizierten Organismus zwei verschiedene Geschehensabläufe ein, die man zweckmäßig als *tuberkulo-bacillär* einerseits, *tuberkuloallergisch* andererseits einander gegenüberstellen kann. Es kann jedoch nicht genug betont werden, daß beide Geschehnisse nicht nur nebeneinander im Körper ablaufen, sondern *untrennbar aneinander gebunden* sind, ja daß beide eigentlich nur Ausdruck eines höchst komplizierten Krankheitsgeschehens darstellen, das wir das eine Mal mehr von der morphologischen, das andere Mal von der funktionellen Seite betrachten. Es wird sich indes zeigen, daß für den Arzt einmal mehr die ersteren, ein andermal die zweiten Erscheinungsformen erkennbar sind oder doch im Vordergrund stehen, was ihre Trennung gerade didaktisch rechtfertigt.

a) Das tuberkulobacilläre Geschehen.

Die grundsätzlichen Vorgänge der hier zu besprechenden Art waren aus medizingeschichtlichen Gründen wegen ihrer morphologischen Erfaßbarkeit, damit ihrer Nachweisbarkeit an der Leiche diejenigen, die am frühesten als besonders geartete Geschehnisse auffielen, als krankheitswesentlich erkannt wurden und damit in den Vordergrund des ärztlichen Interesses rückten. Die überzeugende Leistung ROBERT KOCHs bestand gerade in dem Nachweis des gesetzmäßigen Vorkommens charakteristischer Mikroorganismen, eben der Tuberkelbacillen im Inneren dieser morphologisch faßbaren Krankheitsveränderungen, so daß die Bezeichnung tuberkulobacillär in diesem Sinne zu verstehen ist.

Als eine Art pathologisch-anatomische *Reaktionseinheit* von immer wiederkehrendem Gepräge erscheint hier *der Tuberkel* (tuberculum = Knötchen; ein Wort „Tuberkelknötchen" stellt also eine Tautologie dar!). Es ist das spezifische Granulationsgewebe, das unter der Einwirkung von Tuberkelbacillen vom Körper gebildet wird.

Die eingedrungenen und sich vermehrenden Bacillen wirken — durch ihre Wachsschicht offenbar weitgehend unangreifbar — anscheinend teils als einfache Fremdkörper, die das Gewebe, in dem sie liegen, zu entzündlicher Reaktion veranlassen, dann aber auch durch produzierte Giftstoffe schädigen. Es kommt zu einer *Kolliquationsnekrose* im Umkreis der Bacillen mit *Zerstörung der Gefäße* (!) mit anschließender Verkäsung und eventuell späterer *Verkreidung* bis *Verkalkung*, zu dem charakteristischen *Wall aus Epitheloidzellen und Lymphocyten*, zu Einlagerung LANGHANSscher Riesenzellen. Das hirsekorngroße Gebilde kann *wachsen durch Apposition*, d. h. durch Einbezug angrenzender Gewebsbezirke in die Nekrose, es kann ferner *verschmelzen* mit in der Nachbarschaft um weitere Bacillennester entstandenen Veränderungen gleicher Art, so daß größere Organbezirke einer gleichartigen Veränderung anheimfallen. Tritt der so zerstörte Gewebsbezirk bei pulmonaler Lokalisation mit einem Bronchus in Verbindung, so wird das nekrotische Material mit den in ihm enthaltenen Bacillen in die von Bronchus versorgten Lungenbezirke aspiriert, teils auch ausgehustet, es bleibt ein Hohlraum, eine *Kaverne* zurück.

GHONscher Primärherd. An der Stelle *erstmaliger* Ansiedlung von Tuberkelbacillen im Körper kommt es ohne Rücksicht auf Lebensalter oder Ansiedlungsort zunächst zur Bildung solcher Tuberkel. Sie bilden dicht gedrängt einen meist solitären, umschriebenen runden Herd von im Mittel etwa 5—8 mm Durchmesser, der als GHONscher *Primärherd* (1912) bezeichnet wird. Je nach dem Infektionsweg liegt dieser Primärherd zumeist *im Lungengewebe* oder in der *Darmwand*.

Über das nach Ländern und Gegenden stark wechselnde Prozentverhältnis dieser beiden Hauptlokalisationen, die zusammen über 95% aller Tuberkuloseerstinfektionen ausmachen, wurde S. 239 schon gesprochen. Bei pulmonaler Lokalisation waren im Material GHONS in 84% ein einzelner, sehr oft subpleural gelegener Herd, in den übrigen Fällen 2—5 verstreute Herde vorhanden. Die rechte Lunge war mit 55% etwas häufiger als die linke betroffen, was etwa der jederseitigen Hauptbronchusweite, die Seitenverteilung also einfach den Gesetzen der Luftströmung entspricht. Bezeichnet man das kraniale Drittel beider Oberlappen als *Lungenspitze*, wie es etwa dem klinisch-röntgenologischen (nicht dem anatomischen) Sprachgebrauch entspricht, so waren 30 von 166 Primärherden (18%) „*Spitzenherde*".

Rankescher Primärkomplex. Mit der Ausbildung des Primärherdes erweist sich das an die Erstinfektion zwangsläufig gebundene morphologische Geschehen aber keineswegs abgeschlossen. Einen gesetzmäßigen Zusammenhang von tuberkulösem Lungenherd und Bronchialdrüsentuberkulose hatte Jahre vor der Entdeckung des Tuberkelbacillus 1876 bereits Parrot so klar erkannt, so daß seine Schüler 20 Jahre später schon vom „loi de Parrot" mit Bezug auf diese speziellen pulmonalen Verhältnisse sprachen.

K. E. Ranke erkannte dann 1916, daß sich ganz allgemein an jeden *Primärherd*, gleich welcher Lokalisation, eine *tuberkulöse Entzündung der abführenden Lymphwege und anschließenden regionären Lymphdrüse* anschließt, und daß mit diesem Geschehen in dem inzwischen umgestimmten Organismus (s. später) ein gewisser *grundsätzlicher Abschnitt* im Tuberkuloseablauf erreicht ist. Das dreiphasige Geschehen Primärherd - Lymphangitis - Lymphadenitis wird heute allgemein als Rankescher *Primärkomplex* bezeichnet.

Es bedarf kaum der Erwähnung, daß je nach der oben genannten verschiedenen Lokalisation des Primärherdes das klinische Bild des Primärkomplexes sehr wechselvoll sein kann (vgl. S. 257).

Mit der Ausbildung des Primärkomplexes, die zeitlich mit etwa 6—10 Wochen angesetzt wird, ist für die *weit überwiegende Mehrzahl der Menschen das Tuberkulosegeschehen abgeschlossen.* Der Primärkomplex unterliegt dann in Jahren der Rückbildung mit Resorption und bindegewebiger Vernarbung oder mit endlicher Verkalkung, die aber ebenfalls allmählich resorbiert werden kann. *Niemals ist bisher das Auftreten eines späteren zweiten Primärkomplexes beobachtet* worden, eine Tatsache, die für das anschließend zu besprechende Geschehen von prinzipieller Bedeutung ist.

Postprimäres Tuberkulosegeschehen (*tuberkulöse Metastasierung*). In anderen Fällen bildet der Primärkomplex den Ausgangsherd zu weiteren tuberkulösen Veränderungen. Nach dem fast allgemein zugegebenen Versagen jeder oftmals versuchten weiteren Stadieneinteilung pflegt man heute *alle sich anschließenden Krankheitsprozesse* einfach als *postprimär* zusammenzufassen. Wenn die weitere Ausbreitung schon während des selbst noch in Ausbildung befindlichen Primärkomplexes geschieht, was gelegentlich vorkommt, spricht man auch von *subprimären* Prozessen. Diese sämtlichen Krankheitsbilder entstehen durch einen Vorgang der *Metastasierung vom Primärherd* aus.

Der Pathologe pflegt hier von *Reinfektion*, nicht ganz so mißverständlich von *endogener Reinfektion* zu sprechen. Die schon vorher in der Syphilidologie eingeführte Bezeichnung benennt dort einen grundsätzlich anderen Tatbestand, nämlich den Erwerb eines zweiten Primäraffektes nach vollständiger Abheilung einer ersten luischen Infektion; bei der Tuberkulose ist solches, wie erwähnt, niemals beobachtet und wahrscheinlich aus inneren Gründen nicht oder doch kaum je möglich. Den epidemiologischen Tatbestand erneuter *Aufnahme* von Tuberkelbacillen nach Ausbildung des Primärkomplexes bezeichnet man als *Superinfektion*, wofür der Pathologe gelegentlich *exogene Reinfektion* wählt — ein Beispiel für eine die Verständigung unnötig erschwerende Sprachverwirrung.

Die Metastasierung (Streuung) tuberkulöser Prozesse kann auf verschiedenen Wegen zustande kommen, nämlich

lymphogen längs der Gewebs*lymphspalten*, also durch das schon angedeutete Weiterkriechen des Prozesses auf unmittelbar benachbarte Gewebsbezirke, aber auch längs weiterer *Lymphbahnen* zuweilen mit Durchbrechung des Filters der ersten regionären Lymphdrüsenstation zu weiteren *Lymphdrüsen*, ja bis in den Ductus thoracicus bzw. Truncus lymphaticus, dann also mit Einbruch in die Blutbahn;

hämatogen durch Einbezug einer Gefäßwand in den Zerstörungsprozeß und Einbruch verkästen Gewebes in die Strombahn, damit wiederum Bacillenaussaat in den Gesamtkörper;

intracanaliculär durch Einbruch in einen Bronchus mit Aspiration infektiösen Materials in weitere Lungenbezirke.

Völlig *gleicher Ausbreitungswege* kann sich aber auch jeder *postprimär* auf solche Weise entstandene Neuherd wiederum bedienen, wobei sich dann noch andere Kanalsysteme des Körpers als Förderanlage für den Transport infektiösen Materials zugesellen, etwa der Darmkanal durch Verschlucken von Sputum, die ableitenden Harnwege („Ausscheidungstuberkulose"). Kommt es bei diesen Metastasierungsvorgängen zu einer *allgemeinen* Aussaat von Tuberkelbacillen durch die Blutbahn, so spricht man in der Regel von *Generalisation*.

Der eingeschlagene Weg läßt sich zuweilen an sorgfältig gesichteten Obduktionsbefunden verfolgen. Manches so in seiner Abfolge erkennbare Krankheitsgeschehen erhält dabei zufällige Züge; denn Art und Ort eines die weitere Ausbreitung herbeiführenden Einbruches wird oft davon abhängen, wie der Ausgangsherd zu umgebenden Geweben und Gewebssystemen liegt. Viele Abläufe und Ausgänge erhalten freilich anderes Gepräge, wenn man jene weitere Geschehenskette berücksichtigt, die den Gesamtkörper des Infizierten betrifft.

b) Das tuberkuloallergische Geschehen.

Mit der Ausbildung eines Primärkomplexes, also 6—10 Wochen nach der Infektion, muß mit dem Gesamtkörper eine merkwürdige Änderung eingetreten sein: jedes von nun ab erfolgende nochmalige Eindringen von Tuberkelbacillen in den Körper wird *niemals mehr* mit dem gekoppelten Dreiphasengeschehen Herd-Lymphangitis-Lymphadenitis beantwortet. Derartige Superinfektion verläuft entweder morphologisch völlig blande unter Auflösung der Bacillen oder doch völlig anders als ein Primärkomplex, der nie, wie erwähnt, ein zweitesmal entstehen kann.

Bereits 1891 wies ROBERT KOCH auf diesen anderen Ablauf experimenteller Superinfektionen, z. B. in der Haut, hin, die mit stürmisch einsetzender, rascher Reaktion und stets ohne Lymphdrüsenbeteiligung ablaufen („KOCHsches *Phänomen*").

Die Entdeckung C. VON PIRQUETs vom Jahre 1907 fügte dann dieser Beobachtung einen neuartigen Geschehensablauf an, den PIRQUET kurz vorher an anderen Phänomenen bereits studiert hatte: *Mit dem Überstehen einer ersten Tuberkuloseinfektion reagiert der Organismus auf Einbringung gewisser Tuberkelbacillen-Stoffwechselprodukte mit einer Entzündung, während diese gleichen Stoffwechselprodukte für einen Nichttuberkuloseinfizierten völlig indifferente Körper sind.* PIRQUET hatte jedes *Andersreagieren* eines Organismus nach einer vorausgegangenen Infektion oder parenteralen Zufuhr gewisser „artfremder" Stoffe als *Allergie* bezeichnet, d. h. als Ausdruck einer Umstimmung des Gesamtkörpers. Diese erwies sich im Falle Tuberkulose als streng *spezifisch*, d. h. ausschließlich eben gegen bestimmte Stoffwechselprodukte der Tuberkelbacillen gerichtet. Sie stellt, wie heute für jede Allergie definitionsgemäß gefordert, eine *Antigen-Antikörperreaktion* dar.

Tuberkulinallergie. Werden Tuberkelbacillen auf Bouillon gezüchtet, die Bacillenleiber dann abfiltriert und die Bouillon eingedickt, so erhält man das KOCHsche *Alttuberkulin*. In ihm sind jene Reaktionssubstanzen enthalten, welche bei Einverleibung in die Haut eines Infizierten die tuberkuloallergische Entzündung hervorrufen. *Durch Hauttestung mittels Alttuberkulin ist es also möglich, Tuberkuloseinfizierte zu erkennen und damit von Nichtinfizierten zu unterscheiden,* ein durch PIRQUET geschaffenes Verfahren, das aus der Tuberkulosediagnostik besonders des Kindesalters heute nicht mehr wegzudenken ist. (Über seine technische Durchführung und praktische Auswertung vgl. S. 249.)

Rätselhaft blieb bis vor kurzem die Tatsache, daß es mit Alttuberkulin zwar gelingt, beim Infizierten eine spezifische allergische Entzündung hervorzurufen, daß man jedoch einen Nichtinfizierten selbst durch größte Dosen von Alttuberkulin nicht gegen diesen Stoff sensibilisieren (allergisieren) kann. Erst Methoden der modernen Eiweißchemie brachten die Aufklärung: Tuberkelbacillen produzieren im Körper und in der Bouillonkur einen ungiftigen, aber spezifischen Eiweißkörper vom Mol.-Gewicht 32 000, der durch schonende Methoden herstellbar ist und einen Organismus auch im Experiment sensibilisiert. Diese „*Tuberkulinmuttersubstanz*" wird bei der mit Erhitzen verbundenen Herstellung von „*Alttuberkulin*" *gespalten in Bruchstücke* vom Mol.-Gewicht 16 000 und 9000, die nunmehr den *Charakter eines Teilantigens*, eines sog. *Haptens* besitzen, d. h. zwar nicht mehr sensibilisieren, aber am sensibilisierten Organismus noch Hautwirksamkeit besitzen.

Diese speziellen Hautwirkstoffe lassen sich heute aus Kulturfiltraten schonend ausfällen und so von Ballaststoffen reinigen. Man erhält dann das „*gereinigte Tuberkulin*" (als G.T. oder PPD = purificatum proteini derivatum bezeichnet). Dieses kommt standardisiert in den Handel, wobei „*1 Tuberkulineinheit*" (TE) = $^1/_{100}$ *mg Standard-Alttuberkulin* entspricht, so daß sich die Tuberkulinempfindlichkeit als reziproker Wert einer gefundenen Schwellenwertdosis von G.T. messend vergleichen läßt.

Spontane tuberkuloallergische Entzündungen. Von besonderer klinischer Bedeutung ist das Vorkommen eigentümlicher Entzündungen auf tuberkuloallergischer Basis. Sie treten ganz besonders *in der Zeit der Entwicklung einer Tuberkuloseallergie* oder gelegentlich späterer *Allergieschwankungen* auf, sie sind zum Unterschied von tuberkulobacillären Entzündungen *völlig rückbildungsfähig*, ja sie sind letzten Endes ihrer Natur nach eigentlich gar nicht spezifischer Natur, d. h. sie finden sich *in klinisch völlig identischer Form auch auf der Basis anderer Allergien*.

Letztgenannter Umstand führte für manche dieser Krankheitsbilder zu jahrelangen Diskussionen über die „Ätiologie", über die dann deshalb keine Einigung zu erzielen war, weil die gleichen Bilder von Pädiatern, Internisten, Dermatologen, Ophthalmologen beobachtet wurden, die zugrunde liegenden Allergien aber je nach dem Material beim einen Beobachter vorwiegend tuberkulöser Art, beim andern häufiger aus anderen Gründen entstanden waren.

Die große Häufigkeit des Auftretens der Tuberkuloseallergie *im Kindesalter* hat diese letztere für *diese* Altersstufe als ätiologisch in den Vordergrund treten lassen, so daß diese Bilder auch als vorwiegend, aber keineswegs ausschließlich „*paratuberkulös*" gut gekennzeichnet wurden. Sie stellen im Kindesalter *Hinweissymptome auf eine mögliche Tuberkuloseinfektion* dar.

Als solche im Kindesalter vorwiegend oder doch besonders häufig tuberkuloallergische Entzündungen sind zu nennen:

1. *Perifokale Infiltrierungen* in der Umgebung eines pulmonalen, tuberkulobacillären Herdes. Als solcher „*Fokus*" kann der Primärherd oder eine ihm zum Primärkomplex zugeordnete bronchiale oder tracheobronchiale Lymphdrüse oder endlich der ganze Primärkomplex, aber auch jeder postprimäre pulmonale Streuherd fungieren. Die Ausdehnung dieser treffend als „perifokal" bezeichneten, ihrer Natur nach völlig *rückbildungsfähigen Infiltrierungen* kann sehr wechseln, so daß im Röntgenbild sehr verschiedene Bilder mit dementsprechend wechselnden Bezeichnungen entstehen (vgl. S. 259). Da solche Infiltrierungen sehr geringe Erscheinungen bei der physikalischen Lungenuntersuchung zu machen pflegen, was sogar diagnostisch mitverwertbar ist, wurde man auf ihre Häufigkeit erst nach allgemeiner Einführung der Röntgenuntersuchung aufmerksam. Sie erschienen zunächst als eine der Tuberkulose aufgepfropfte Erscheinung, wurden daher auch als *Epituberkulose* bezeichnet. Der Pathologe spricht von diesen Infiltrierungen auch oft nur als von *kollateralem Ödem* oder *kollateraler Entzündung*, die mit reichlichen abgelösten rundlichen Bindegewebszellen in einem dünnen Exsudat einhergeht. Dazu können, wie neue Beobachtungen am Lebenden zeigten, oft ausgedehnte, vielfach segmental angeordnete Atelektasen kommen, die dann Form, Ausdehnung, physikalischen Befund der „klinischen Infiltrierung" entscheidend mitbestimmen. Die Dauer dieser Infiltrierungen ist sehr wechselnd, meist Monate, nicht selten einige (2—3) Jahre.

Die heute viel genannten, aber doch wohl selteneren „*eosinophilen Infiltrate*" stellen vielleicht einen *prinzipiell ähnlichen Prozeß auf andersartiger allergischer Basis* dar.

Unter besonderen dispositionellen Umständen kann in ein derartig perifokal
verändertes Gewebe der tuberkulobacilläre Fokus mit seiner Verkäsung jedoch
übergreifen. Auf solche Vorkommnisse wird bei Besprechung der Klinik pulmonaler Prozesse noch zurückzukommen sein.

2. Die serofibrinöse, lymphocytäre „tuberkulöse" Pleuritis (s. S. 280).

3. Das Erythema contusiforme s. nodosum (s. S. 281).

4. Sehr wahrscheinlich der Lichen scrophulosorum (s. S. 281).

5. Die Phlyktänulose (s. S. 281).

c) Resistenz und Disposition bei Tuberkulose.

Die Tatsache, daß praktisch jeder Mensch zu irgendeinem Zeitpunkt seines
Lebens auf eine erste Tuberkuloseinfektion mit einem Primärkomplex reagiert,
beweist eine *allgemeine Empfänglichkeit des Menschen für den Tuberkelbacillus*.
Die im Primärkomplex vorhandenen Bacillen bleiben im Körper mindestens jahrelang lebensfähig; wenn trotzdem nur ein kleiner Prozentsatz der Infizierten in
der Folge tuberkulöse Metastasen irgendwelcher Art bekommt, so muß für die
anderen eine irgendwie geartete *Tuberkulosefestigkeit* angenommen werden.

Über die spezifische Tuberkulosefestigkeit sind bis heute folgende Aussagen auf Grund
bisherigen Tatsachenmaterials möglich:

1. Ungezählte Bemühungen, das Entstehen oder Vorhandensein spezifischer *Tuberkulose-
immunkörper nachzuweisen*, wie sie bei vielen akuten Infektionskrankheiten geläufig sind,
verliefen *sämtlich ergebnislos*. Die Tuberkulosefestigkeit scheint nicht an die Gegenwart
oder Bildungsfähigkeit von Stoffen dieser Körperklasse gebunden zu sein. *Danach wäre es
zur Vermeidung von Mißverständnissen und falschen Assoziationen eigentlich zweckmäßiger,
die Bezeichnung Tuberkuloseimmunität durch Tuberkuloseresistenz zu ersetzen.*

2. Zwischen *Tuberkulosefestigkeit und Stärke der Tuberkulinallergie besteht keinerlei quantitative Beziehung* im Sinne eines gesetzmäßigen gleich- oder gegenläufigen Verhaltens. Das
kann mit Rücksicht auf Diagnostik und Prognostik nicht genug betont werden (vgl. auch
S. 249).

Daß allerdings zwischen beiden Vorgängen *gelegentlich* Korrelationen zu beobachten sind,
kann nicht verwundern, da beide ja Erscheinungsformen ein und desselben biologischen
Geschehens sind. Als solche gelegentliche Korrelationen, die auch noch in anderem Zusammenhang zu erwähnen sind, wären zu nennen: Die Erfahrungen bei der v. GRÖERschen
Allergometrie (s. S. 254) — das nicht ganz seltene zeitliche Zusammenfallen von Allergieschwankungen und Tuberkuloseaktivierungen (s. S. 74) — die Möglichkeit der Beeinflussung
eines Tuberkuloseherdes durch gehäufte oder überdosierte Tuberkulinisierung (s. S. 295).
Manche dieser Beziehungen brauchen gar nicht Ausdruck einer kausalen Abhängigkeit
zwischen Tuberkuloseherd und Allergie zu sein, Herd und Allergie können sehr wohl auch
nebengeordnet beeinflußt werden.

3. Die bei einem Individuum sich im bisherigen Tuberkuloseablauf ausprägende *Tuberkulosefestigkeit* ist *keine unveränderliche*, sie kann im Gegenteil durch eine Anzahl äußerer
Umstände durchbrochen werden (s. unten).

4. Neben einer das Gesamtindividuum kennzeichnenden *Tuberkulosefestigkeit* gibt
es Gleiches auch *für einzelne Organe*, die teils bevorzugt erkranken, teils trotz Generalisation
des tuberkulösen Prozesses vom Erkranken ausgespart bleiben.

Tuberkuloseresistenz oder -disposition eines Individuums als Ausdruck
seiner Konstitution erweist sich als abhängig von einer Anzahl endogener und
exogener Faktoren:

Endogene Faktoren. *Erbeinflüsse.* So wenig Tuberkulose als eine Infektionskrankheit erblich sein kann, so eindeutig wird der *Tuberkuloseablauf erblich entscheidend mitbestimmt.* Das gilt sowohl für allgemeine Verlaufseigentümlich-
keiten (An- und Hinfälligkeit) wie für Organbevorzugung.

Diese Tatsachen haben eingehende erbbiologische Erhebungen an Zwillingen und Tier-
zuchten einwandfrei ergeben (DIEHL und v. VERSCHUER). Man mag sich hier zweier weiterer
Feststellungen erinnern: wir wissen, daß Gene den Ablauf des Zellstoffwechsels steuern

und in chemisch andere Bahnen lenken können; die Empfänglichkeit für die der Tuberkulose in vielem ähnliche Lepra scheint entscheidend durch Gegenwart chemischer Stoffe im Körper (Nahrungssaponine) bestimmt (OBERDÖRFFER).

Im einzelnen konnte dann bewiesen werden, daß bei den Erbeinflüssen auf das Tuberkulosegeschehen Polymerie vorliegt (s. a. S. 65), wobei das Manifestwerden eines Hauptgens durch zahlreiche Nebengene sowohl wie durch Umweltfaktoren mitbestimmt wird, die sämtlich an verschiedensten Etappen der Hauptgenwirkbahn modifizierend eingreifen.

Nur einen Sonderfall von Erbeinfluß stellt dann die speziell bei der *Jugendlichenphthise* gemachte Erfahrung dar, daß Kinder mit pigmentarmer Komplexion, exsudativ-lymphatische und vegetativ-labile Kontitutionen (s. S. 58) eine erheblich günstigere Prognose geben, als die konstitutionell gegenteilig gekennzeichneten Typen (KLARE).

Im Material KLARES fanden sich unter 82 Todesfällen an Jugendlichenphthise nur 2,6% Kinder mit „reizbarer Konstitution"; unter 76 günstig verlaufenden 63,2%.

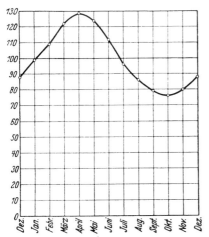

Abb. 1. Frühjahrsgipfel der monatlichen Tuberkulosesterblichkeit, auf eine durchschnittliche monatliche Tuberkulosesterblichkeit von 100 umgerechnet (Zahlen für Bayern 1893—1902 nach ORSZÁG).

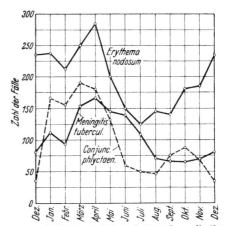

Abb. 2. Frühjahrsgipfel tuberkulöser Generalisation (Meningitis tuberculosa) und paratuberkulöser (tuberkuloallergischer) Reaktionen (Erythema nodosum und Phlyktänulose) für die nördlich gemäßigte Zone (aus DE RUDDER: Meteorobiologie).

Dies ein Trost für Eltern der so häufigen Kinder mit Infektneigung, die so oft gerade wegen vermeintlicher Tuberkulosegefährdung zum Arzt kommen.

Lebensalter und Infektion. Zu den artkonstitutionellen Einflüssen zählen weiterhin die Beziehungen zwischen *Lebensalter* der Erstinfektion und Tuberkuloseablauf. Auch für Tuberkulose gilt nämlich eine mit zunehmend jüngerem Infektionsalter ansteigende Gefährdung, die im frühen Säuglingsalter bis über 50% Letalität erreichen kann.

Hierher zählt dann auch die auffallende Neigung zur Entstehung einer prognostisch besonders ungünstigen Phthise zwischen Präpubertät und Jugendlichenalter. Es scheint sich dabei um *innersekretorische* Einflüsse auf das Tuberkulosegeschehen zu handeln (wie sie beispielsweise auch bei der erhöhten Gefährdung durch Gravidität zum Ausdruck kommen).

Der erwähnte Erbeinfluß auf das Tuberkulosegeschehen schließt die Wirksamkeit umkonstituierender Umwelteinflüsse keineswegs aus (vgl. S. 71).

Exogene Faktoren. *Jahreszeitliche (bioklimatische) Einflüsse.* Ein ausgesprochener *Frühjahrsgipfel aller Tuberkulosemanifestationen* bis zu einer frühjahrlichen Steigerung der Tuberkulosesterblichkeit ist in den gemäßigten Zonen immer wieder aufgefallen (vgl. Abb. 1 und 2). Aller Wahrscheinlichkeit nach handelt es sich hier um Einflüsse jahreszeitlicher Änderung der Reaktionslage

des Körpers, also um Folgen echter Umkonstituierung (vgl. dazu auch S. 73).
Auch die genannte Tuberkulinallergie zeigt deutlichen Frühjahrsgipfel ihrer
Stärke.

Der diese Änderung auslösende Saisonfaktor ist wahrscheinlich der in der gemäßigten
Zone *jahreszeitliche Wechsel in der Intensität des Ultraviolettanteiles der Sonnenstrahlung.*
Nennenswerte Ultraviolettstrahlung fehlt in den Wintermonaten, was zu vagotoner Umstimmung des Organismus führt. In dieser erhöhten Vagotonie ist der Organismus für sym-
pathikotone Reize erhöht empfänglich, so daß zunächst im privaten Leben des einzelnen
leichter Krankheitsauslösungen zustande kommen: der Tuberkuloseanstieg setzt infolgedessen statistisch bereits in den Wintermonaten ein. Mit Rückkehr des Ultravioletts im sich
vorbereitenden Frühling (im Tiefland etwa ab Februar) wirkt der Mehrgenuß an solcher
Strahlung nun seinerseits für die Allgemeinheit als sympathikotoner Reiz: der Tuberkuloseanstieg verstärkt sich, da nun allgemein mehr Individuen neben den „privaten" Reizen
von diesem Reiz getroffen werden, bis etwa ab Juni eine Gewöhnung an den erhöhten Ultra-
violettgenuß eingetreten ist. Daß private Überdosierungen des Reizes auch im Sommer
noch zu Aktivierungen führen können, ist als Gefahr ungewöhnlicher Strahlendosen (Sonnenbäder) gerade bei der Tuberkulose längst bekannt. Über die Frage einer Prophylaxe gegen
den Jahreszeiteneinfluß vgl. S. 297.

Infektionsdosis. Nur bei einer chronischen Infektionskrankheit mit ihrer
Gleichgewichtslage zwischen Körperleistung und Erregerkräften ist es verständlich, daß *Menge und Tempo der aufgenommenen Erreger den Ablauf der Krankheit
beeinflussen können,* wie es sich nach ausgedehnten Fürsorgeerfahrungen zeigt.
Wir unterscheiden danach mit REDEKER zwischen gelegentlicher Infektion,
einschleichender Infektion und Überfallsinfektion.

Um *gelegentliche Infektion* handelt es sich, wenn sozusagen zufällig und innerhalb einer
kurzen Zeitspanne eine kleine Anzahl Erreger vom Körper aufgenommen wird. Dieser
günstigste Infektionsmodus ist der geläufige bei *extradomizilärer Infektion* durch einmaligen
oder vereinzelten, jedenfalls vorübergehenden Kontakt mit einem Bacillenstreuer. Zu
einschleichender Infektion kommt es, wenn in der Umgebung eines bislang Nichtangesteckten,
also in der Regel intradomizilär eine Tuberkulose bis zum Offenwerden, d. h. zum Bacillen-
streuen langsam fortschreitet. Auf diese Weise ist die Zahl der zunächst vom Angesteckten
aufgenommenen Bacillen klein, um im Laufe von Monaten allmählich anzuwachsen und eventuell durch Jahre leichte Superinfektionen zu bedingen. *Überfallsinfektion* erfolgt im Gegensatz dazu als *ungünstigste Form,* wenn ein bisher von Infektion Verschonter plötzlich in den
Streubereich eines schweren Phthisikers tritt. In ihrer krassesten und durch Altersdisposition
(s. oben) erhöht gefährdenden Weise findet sie sich beim Neugeborenen einer phthisischen
Mutter; sie droht aber auch bei Einstellung einer unerkannt phthisischen Hausgestellten,
einer Lehrkraft, beim Einzug eines Untermieters. Es bedarf keiner Ausführung im einzelnen,
daß auch bei intestinal-boviner Infektion sinngemäß analoge Unterschiede walten können —
es ist beispielsweise wohl nicht gleichgültig, ob ein Kind durch längere Zeit rohe Markt-
mischmilch genießt, in der gelegentlich etwas Tuberkelbacillen vorkommen oder ob es mit
Milch einer einzelnen Kuh ernährt wird, die sich entgegen der Erwartung eines Tages als schwer
perlsüchtig erweist.

Die ungünstige Wirkung gehäufter Superinfektionen („exogener Reinfektionen") ist als Folge einer laufend wiederholten Tuberkulinisierung aufzufassen.

Schrittmacherkrankheiten. Es ist bei Tuberkulose immer wieder aufgefallen,
daß jene drei Krankheiten, die auch sonst zu parallergischer Umstimmung des
Organismus führen (vgl. S. 74), ganz besonders auch Tuberkuloseaktivierungen
zur Folge haben: Masern, Pertussis, Grippe. Dabei ist zu beachten, daß die
beiden erstgenannten in der Regel nur einmal im Leben überstanden werden;
wenn also ihre Wirksamkeit auf das Tuberkulosegeschehen immer wieder auffällt, muß ihnen eine besonders hohe Wirkung zukommen.

Heilstättenerfahrung ergab, daß tuberkulosekranke Kinder nach Überstehen von
Masern (auch nach durch Erwachsenenserum mitigierten!) in 14,3%, nach Überstehen
von *Pertussis* in 5—10% *neue Krankheitsschübe und Aktivierungen* zeigten. Das Auftreten
einer tuberkulösen Meningitis im Anschluß an Masern ist klinisch überzufällig häufig zu
beobachten. Die Wichtigkeit eines *Masernschutzes* in dem S. 137 erörterten Sinne bei tuberkuloseinfizierten oder gar -kranken Kindern wird damit erneut belegt (vgl. Abschnitt Infektionskrankheiten). Beim Keuchhusteneinfluß ist vielleicht eine rein mechanische Wirkung
auf ruhende pulmonale Herde maßgebend.

Bereits PIRQUET war es aufgefallen, daß eine Tuberkulinallergie mit dem Auftreten der Masern verschwinden kann („*Masernanergie*"), um im Mittel nach 10—12 Tagen wiederzukehren. In dieser Zeit wird offenbar der Grund zur Tuberkulosepropagation gelegt.

Ernährungseinfluß. Die allgemeine Erfahrung zeigt, daß *Hunger* (Calorienarmut) und vor allem *Mangel an hochwertigen Fetten* die Erkrankungsgefahr an Tuberkulose steigert, eine der in ganz Europa gegenwärtig zentrales Interesse besitzenden Ursachen für die Tuberkulosezunahme (neben der Durchseuchungspräzession und erhöhten Superinfektion als Folgen der Wohnungsnot).

IV. Überblick und Aufgabe.

Man vergegenwärtige sich unter Zusammenfassung des Bisherigen einmal die Mannigfaltigkeit der Möglichkeiten, die ein tuberkulöses Geschehen bestimmen:

schon der *Typus des Erregers* (human oder bovin) kann wechseln;

der *Ort der Erstansiedlung* schwankt mit dem Infektionsweg (Lunge, Darm, seltene andere Lokalisationen);

über das *Ausmaß der im Primärgeschehen ablaufenden Vorgänge* entscheidet ebenso wie über den weiteren, postprimären Verlauf die sich ausbildende und in der Folge schwankende tuberkuloallergische Reaktionslage ebenso wie Resistenz oder Disposition des Organismus, die ihrerseits wieder von inneren und äußeren Umständen, „von der konstitutionell gegebenen Würfelung der Bedingungen im Einzelfall" (SCHMINCKE) abhängen (Erbgut, Lebensalter, Jahreszeit, Infektionsausmaß und Tempo der Superinfektionen, Schrittmacherkrankheiten, Ernährung);

die *Ausbreitung* kann sich des Lymph- oder Blutweges oder anderer im Körper vorgebildeter Kanäle bedienen, es kann ferner die Massivität der Metastasierung („endogene Reinfektion") schwanken;

der *Zeitpunkt einer Aussaat (oder auch Metastasierung)* wechselt zwischen „*Frühgeneralisation*" (bzw. „*Frühstreuung*") während oder unmittelbar nach dem Primärstadium und einer „*Spätgeneralisation*" (bzw. „*Spätstreuung*") nach Jahren;

die von der Metastasierung *betroffenen Organe* können ihrerseits eine unterschiedliche *Disposition* zum Erkrankten besitzen;

der *Gesamtverlauf* erstreckt sich in jedem Falle mindestens über Jahre.

So ist es dann ohne weiteres verständlich, daß eine Fülle im Aussehen höchst wechselvoller klinischer Bilder in dem Schubfach „Tuberkulose", auch in dem speziellen derjenigen des Kindes zusammenkommen. Die vollständige Deutung eines einzelnen Bildes auf Grund von Symptomen wird in dieser Vielgestaltigkeit besonders schwierig sein; sie kann unmöglich werden bei einer Erstuntersuchung, die bei aller Gründlichkeit nur ein oft noch unscharfes Momentbild aus dem Geschehensablauf liefert; sie wird erleichtert, aber keineswegs garantiert bei Aneinanderreihung einer Anzahl in größeren Abständen gewonnener Momentbilder.

Zu all dem mag sich der Arzt stets gegenwärtig halten, daß die Tuberkulosehäufigkeit und vielfache Verlaufsschwere gerade diesem Krankheitsgeschehen schon beim Laien den Unterton des besonders Gefahrdrohenden aufprägt; *der Arzt übernimmt mit seinem Urteil die Verantwortung* für ein Damoklesschwert, das er für die Dauer von Jahren vor den Augen der Angehörigen über einem Kinde aufhängt; nicht zuletzt unterliegt aber auch dieses Urteil dem „omne delamentum ab aegrotis prohibebo" aus dem Eid des *Hippokrates*.

B. Klinik der Tuberkulose des Kindes.

I. Allgemeine Diagnostik.

Die *Aufgabe*, zu einer vermeinten oder bestehenden Tuberkulose bei einem Kinde eine Entscheidung zu treffen, tritt an den Arzt vorwiegend *in zwei Formen* heran. Entweder — und das ist die häufigste Form der Aufgabe — gewisse *Allgemeinerscheinungen*, die ein Kind darbietet oder zuweilen auch nur in der Meinung ängstlicher Angehöriger darzubieten scheint — legen den Verdacht nahe, daß ihnen eine Tuberkulose zugrunde liege; der Verdacht ist dann auszuschließen oder zu erhärten. Oder ein Kind bietet *lokalisierte Krankheitserscheinungen*, die ihrer Art nach tuberkulöser Natur sein können, worüber eine Entscheidung zu treffen ist.

Beide Aufgaben können sehr schwer sein und sie sind bei der Häufigkeit der Tuberkulose und deren chronischem Verlauf ganz besonders verantwortungsvoll, wie zu Ende des vorangehenden Abschnittes schon betont. Die diagnostische Schwierigkeit besteht nämlich darin, daß es überhaupt keine Allgemeinerscheinungen an einem Kranken gibt, die für Tuberkulose kennzeichnend wären, daß ferner die Mehrzahl lokalisierter Krankheitserscheinungen der Tuberkulose durch nichttuberkulöse Prozesse weitgehend imitiert werden können. Einzelheiten zu diesen Schwierigkeiten werden nachfolgend immer wieder zu erörtern sein.

In jedem Falle ist ein ganz *systematisches Vorgehen anzuraten*, das durch folgende *drei Fragen* bestimmt wird:

a) *Gefährdungsfrage*, d. h. ist ein Kind tuberkulosegefährdet oder nicht?

b) *Ansteckungsfrage*, d. h. ist das Kind infiziert oder nicht?

c) *Aktivitätsfrage*, d. h. bestehen bei einem angesteckten Kind tuberkulöse Krankheitsprozesse, also eine „aktive Tuberkulose" oder nicht?

Die Verbreitung der Tuberkulose und ihre Bedeutung für ein Land hat ferner in allen zivilisierten Staaten eine Tuberkulose*fürsorge* entstehen lassen, deren Bemühungen sich um die gleichen Fragen drehen, so daß bei Erörterung der letzteren Fürsorgefragen und -aufgaben untrennbar mit denen der Praxis sich vereinigen und daher im weiteren mit einzuflechten sind.

a) Beurteilung der Tuberkulosegefährdung.

Eine Tuberkulosegefährdung kann, wie S. 244 erörtert, exogen und endogen bestehen, was sehr verschiedene Situationen ergibt. *Exogene* Gefährdung liegt vor, wenn ein Kind in unmittelbarer Umgebung eines Offentuberkulösen heranwächst. Man spricht in diesem Sinne von *intradomizilärer Gefährdung* (an Stelle des früher gebräuchlichen, weniger korrekten Ausdruckes „intrafamiliär", da der Gefährdende keineswegs in biologischem Sinne der Familie des Gefährdeten anzugehören braucht).

· Die Erfahrung zeigte, daß nur in ganz besonders günstigen Wohnungsverhältnissen bei großer Einsicht und Zurückhaltung des gefährdenden Kranken die Infektion eines Kindes vermieden werden kann; die Gefahr einer solchen besteht trotzdem fortgesetzt. Die Erfahrung zeigte aber auch, daß ein *Kind das feinste Reagens* für das Offensein einer Tuberkulose in seiner Umgebung darstellt, viel feiner als jeder bakteriologische Bacillennachweis, der als eine Art Momentaufnahme viele Versagerquellen besitzt; das hat sich immer wieder ganz besonders wichtig für die Frage erwiesen, ob eine Erwachsenentuberkulose „schon" oder „noch" offen ist. Endlich aber muß für die Praxis nachdrücklich darauf hingewiesen werden. daß manche für den Träger wenig in Erscheinung tretende vorwiegend cirrhotische *Alterstuberkulose* (Großeltern!) erst beim Suchen nach einer Ansteckungsquelle in der Umgebung eines als angesteckt ermittelten Kindes entdeckt wird, die einer bloßen, selbst sorgfältig erhobenen Anamnese entgeht.

Bei allen Ansteckungen, die für ein Lebensalter nachgewiesen sind, in dem eine Ansteckung sonst noch wenig wahrscheinlich ist (Kleinkindesalter), hat sich daher die *röntgenologische Umgebungsuntersuchung*, wie sie besonders in der Fürsorgepraxis sich herausgebildet hat, als eine der wichtigsten Methoden zur Ermittlung von Ansteckungsquellen bewährt.

Die Frage exogener Gefährdung wird weiterhin beleuchtet durch *Geschwister-befunde*. Erweisen sich mehrere Geschwister infiziert, so wird eine intradomiziläre Gefährdung wahrscheinlicher.

Doch erlebt man hier gelegentlich Ausnahmen in der Form, daß ein Kind einer Geschwisterreihe sich isoliert angesteckt erweist, weil es der besondere Liebling eines kranken Großelter oder Hausmädchens ist, mit dem es erhöht in nächsten Kontakt kommt.

Auf diesem Sektor der Tuberkulosediagnostik bestehen somit untrennbare Beziehungen zwischen der Tätigkeit des praktizierenden Arztes und der Tuberkulosefürsorge, so daß enges Hand-in-Handarbeiten beider hier von ganz besonderem Wert ist.

Die Gründlichkeit, mit der ein Arzt sich um Klärung der Ansteckungsfrage bei einem Kind bemühen wird, hängt ohne Zweifel von dem Urteil ab, das sich der Arzt über die Frage der exogenen Gefährdung auf Grund seiner Kenntnis der Familie des Kindes bildet; daher wurde diese Frage auch vorangestellt.

Die *endogene* Gefährdung kann nur abschätzend bewertet werden (erb-biologische Tuberkulosegefährdung, Lebensalter, vorausgegangene Schritt-macherkrankheiten, Jahreszeit u. dgl.). Diese Bewertung wird bei nachge-wiesener Ansteckung im Einzelfall eine besondere Rolle für die Beurteilung und für Ratschläge spielen (vgl. später).

b) Entscheidung der Ansteckungsfrage (Tuberkulinproben).

Eine Tuberkulose kann ausgeschlossen werden, wenn eine erfolgte Ansteckung ausgeschlossen werden kann. Diese so selbstverständlich klingende Feststellung ist merkwürdigerweise keineswegs Allgemeingut ärztlichen Denkens, obwohl wir in der S. 242 bereits genannten Tuberkulinallergie seit 40 Jahren eine sehr zuverlässige Methode besitzen, um mit hoher Sicherheitsquote die Frage der Ansteckung zu entscheiden. Die Methode spielt im Kindesalter eine besonders große Rolle, weil erfahrungsgemäß im Laufe der Kindheit eben die Ansteckung erfolgt und die damit sich ausbildende Tuberkulinallergie mindestens viele Jahre nach der Ansteckung eine meist noch sehr ausgesprochene ist. Der *Nachweis der Tuberkulinallergie* erfolgt durch die **Tuberkulinproben:** Seit v. PIRQUETS Entdeckung ging das weitere Bestreben dahin, die Zuverlässigkeit der Testung mit Tuberkulin durch technische Vervollkommnung möglichst zu erhöhen und gleichzeitig durch Vereinfachung die praktische Anwendung zu erleichtern. So haben sich eine Anzahl Verfahren herausgebildet, die nicht ganz gleichwertig im Ergebnis sind, aber insgesamt *zum Alltagsbestand heutiger Untersuchungs-methoden besonders für das Kindesalter gehören.* Man unterscheidet im allgemeinen nach der Art der Tuberkulinverabfolgung *cutane, percutane, intracutane* Proben; die früher geübten subcutanen sind wegen ihrer Gefährlichkeit heute allgemein verlassen. Man spreche bei sämtlichen Tuberkulintestungen von „*Hautproben*" und *nicht von* „*Impfung*"; letzteres ist sachlich falsch und oft Anlaß zu unlieb-samen Verwechslungen und unrichtigen Bewertungen seitens Angehöriger.

Cutane Tuberkulinprobe nach PIRQUET (1907). Nach der Originalmethode werden auf die durch Abreiben mit Alkohol oder Äther entfettete Haut einer Unterarmvorderseite im Abstand von 8—10 cm zwei kleine Tröpfchen Tuberkulin gebracht. Mit drillbohrer-artigem Instrument, dem „PIRQUET-*Bohrer*", dessen aus Platin-Iridium bestehende Spitze durch Ausglühen sterilisiert wird, wird dann zunächst *zwischen* den beiden Tropfen eine als *Kontrolle* gedachte kleine Hautscarifikation gesetzt, dann eine ebensolche in die Mitte jedes Tropfens. Man setzt dabei den Bohrer nur mit seiner Schwere auf die Haut und dreht den

Griff unter leisem Druck einige Male hin und her. Nach wenigen Minuten des Antrocknens tupft man das Tuberkulin ab, ohne die Kontrollstelle mit Tuberkulin in Berührung zu bringen. Verband ist nicht nötig. Die *Ablesung* erfolgt nach 48 Stunden, besser noch nach 72 Stunden, doch kommen *Spätreaktionen* nach 96 Stunden und später vor. Eine *Rötung* eventuell mit *Schwellung* von mehr als 5 mm Durchmesser an den Stellen der Tuberkulinbohrungen gilt als *positive Reaktion*, wogegen die Kontrollbohrung reizlos geblieben sein muß. Es kommen Reaktionen bis mehrere Zentimeter Durchmesser, eventuell sogar mit *bullöser Abhebung* der Epidermis im Zentrum bei hoher Allergie („Hyperergie") vor (vgl. Abb. 4). Als *Tuberkulin* verwendet man das KOCHsche *Alttuberkulin* (S. 242), noch zuverlässiger sind die speziell für die Hauttestung entwickelten Tuberkuline: „*diagnostisches Tuberkulin*" *nach* MORO (Merck) sowie *Cutituberkulin* (Höchster Farbwerke) oder *Hauttuberkulin* (Behringwerke), ersteres ein Gemisch von humanem und bovinem Tuberkulin, letztere mit besonders angereicherten Hautwirkstoffen.

Modifikationen. Nach neueren Erfahrungen kann auf die Kontrollbohrung verzichtet werden; außerdem ist es zweckmäßig, die beiden Tuberkulinbohrungen *neben*einander radial- und ulnarseitig anzulegen, um die wechselnde Epidermisdicke zu berücksichtigen. An Stelle der Bohrung ist es sehr üblich geworden, die Scarifikation mit dem PIRQUET-Bohrer oder einer ausgeglühten stumpfen Injektionskanüle durch kreuzförmige *kleine Ritzer* von etwa 3 mm Länge anzulegen und das Tuberkulin mit einem Glasstäbchen etwas in die scarifizierten Stellen einzureiben („*Ritzprobe*").

Abb. 3. Stark positive MOROsche Salbenreaktion. (Universitäts-Kinderklinik Kiel.)

Percutane Tuberkulinprobe nach MORO (1908). In die durch Abreiben mit Alkohol oder Äther entfettete Haut über dem Brustbein oder unter dem Schlüsselbein wird ein etwa erbsengroßes Stück *Tuberkulinsalbe* etwa eine halbe Minute lang mit dem Finger kräftig in etwa 5 cm Durchmesser (nicht größer!) eingerieben. (Die talgdrüsenlose, dicke Epidermis der Fingerbeere nimmt kein Tuberkulin auf, so daß der Arzt keine Reaktion an seinem Finger zu befürchten braucht. Ängstliche Angehörige kann man auf den Umstand aufmerksam machen, daß die Salbe schadlos ja mit der Haut des eigenen Fingers in Berührung kommt). *Ablesung* erfolgt nach 72 Stunden. Als *positiv* zählt das Auftreten von mindestens drei (oft vielen bis unzählbaren) *kleinen roten Knötchen* im Bereich der Einreibung (vgl. Abb. 3). Auch hier kommen *Spätreaktionen* nach 3 Tagen vor.

Als Salbe verwendet man „*diagnostische Tuberkulinsalbe nach* MORO", welche zu gleichen Teilen aus diagnostischem Tuberkulin und Lanolin besteht; oder das ursprünglich für therapeutische Zwecke angegebene *Ektebin* (Merck), das neben Tuberkulin auch abgetötete Tuberkelbacillen sowie eine keratolytische Substanz enthält; oder endlich „*Percutansalbe*" nach HAMBURGER", ein zur Gewichtskonstanz eingedicktes Tuberkulin, von dem ein nur pfefferkorngroßes Stückchen verwendet wird; die Salbe kommt in zwei Stärken „mite" (roter Aufdruck) und „forte" (grüner Aufdruck) in den Handel, „mite" nur für Kinder, bei denen hohe Empfindlichkeit zu erwarten (vgl. unten intracutane Proben), „forte für alle übrigen und für die mit „mite" negativ Reagierenden.

Modifikation. Hinsichtlich Einfachheit der Durchführung und Zuverlässigkeit des Ergebnisses bürgert sich für Kinder unter 10 Jahren (bei älteren Menschen Epidermis zu dick!) mehr und mehr die *Tuberkulin-Pflasterprobe* ein: in die Mitte eines Leukoplastquadrates von etwa 2 cm Kantenlänge bringt man ein etwa stecknadelkopfgroßes Stückchen Tuberkulinsalbe (am besten Ektebin oder Percutansalbe forte); man klebt ohne zu verreiben das Pflaster auf die unvorbehandelte Haut über dem Brustbein oder unter dem Schlüsselbein. 24 Stunden später wird das *Pflaster abgezogen*, was durch die Angehörigen geschehen kann. Ablesung nach 72 Stunden und Reaktionsbewertung wie bei der sonstigen Percutanprobe. Bei hoher Allergie kann die Reaktion die Pflastergröße überragen, da resorbiertes Tuberkulin auf dem Lymphwege verschleppt werden kann.

Intracutane Tuberkulinproben nach MENDEL (1908) und MANTOUX (1908). Sie werden *ausschließlich mit Verdünnungen* von Alttuberkulin oder Bovotuberkulin, neuerdings möglichst mit „gereinigtem Tuberkulin" durchgeführt. Wo man mit starker Allergie rechnen kann (besonders bei Phlyktänen, Erythema nodosum, im Frühjahr) beginnt man mit Verdünnungen von 1:100000 oder 1:10000, sonst mit 1:1000. Die Verdünnungen sollen möglichst *nicht in der Spritze*, sondern in kleinen genau graduierten Meßgeräten mit 0,9%iger

Kochsalzlösung vorgenommen werden. Mit dünnster, flach gehaltener Kanüle setzt man dann eine *intracutane* Quaddel von 0,1 cm³ der Verdünnung meist auf der Unterarmvorderseite (Vorsicht, keinesfalls subcutan injizieren!). Die *Tuberkulinspritze darf ausschließlich für die Tuberkulinlösung verwendet werden* und muß daher eigens bezeichnet sein (Tuberkulin hitze-beständig!). Mit anderer Spritze setzt man zur *Kontrolle* eine gleichgroße intracutane Quaddel auf der Vorderseite des anderen Unterarmes mit physiologischer Kochsalzlösung (besser wäre Leerbouillon in analoger Verdünnung), wobei man sich zur Vermeidung von Verwechslung zweckmäßig daran gewöhnt, die Tuberkulinquaddel in allen Fällen auf der gleichen Körperseite, z. B. „rechts" zu setzen. Ablesung nach 48—72 Stunden, wobei man Durchmesser einer Rötung, einer Schwellung, eventuell einer Blasenbildung unterscheiden kann, die sich, ganz wie bei der cutanen Probe, kokardenartig überdecken (Abb. 4). Rötung über 5 mm Durchmesser gilt als positiv, doch können, namentlich bei schwachen Reaktionen, Täuschungen durch Bouillon-reaktionen vorkommen, wenn die Kontrolle nur aus Kochsalz-lösung bestand. Ist die Reaktion 1:1000 (= 0,1 mg Tuberkulin) negativ, so schließt man eine Intracutanreaktion 1:100 (= 1 mg Tuberkulin) in gleicher Weise an, sofern man Anlaß hat, eine Tuberkuloseinfektion mit nahezu 100% Sicherheit auszuschließen. Bei boviner Infektion kommt gelegentlich *ausschließliches Reagieren auf Bovotuberkulin* vor.

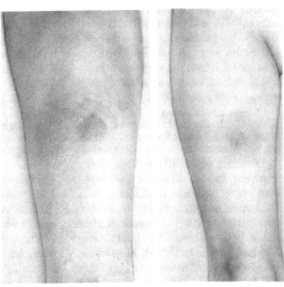

Für Reihenuntersuchungen mit der Intracutanprobe hat sich neuerdings die Testung mit 30 E gereinigtem Tuberkulin (= 0,3 mg Alttuberkulin = 0,1 cm³ Verdünnung 1:330) als eine Art *mittlere Verdünnung* eingebürgert.

Zu beachten ist, daß Tuberkulin*verdünnungen* in offenem Fläschchen nicht länger als etwa eine Woche haltbar sind, dann also jeweils neu ange-fertigt werden müssen. In Am-

Abb. 4. Stark positive Tuberkulin-Intracutanprobe, rechts in ein-facher, links in Kokardenform. (Universitäts-Kinderklinik Kiel.) Cutane PIRQUET-Probe ergibt bei positivem Ausfall Reaktionen gleichen Aussehens.

pullen eingeschmolzene Verdünnungen besitzen längere Haltbarkeit (wie lange?).

Verlassene Testungsmethoden. Mit einigen Worten ist noch auf einige früher geübte Verfahren einzugehen. Bei *subcutaner* Tuberkulinzufuhr unterschied man zwischen der *Lokalreaktion* (Entzündung am Ort der Einverleibung wie bei den oben genannten Proben), der *Allgemeinreaktion* (Temperatursteigerung, eventuell „Tuberkulinfieber") und der *Herd-reaktion* (am Ort einer tuberkulösen Erkrankung Entzündungszunahme mit Steigerung bis-heriger Symptome). Gerade die fern der Injektionsstelle auftretenden Reaktionen, die durchweg unerwünscht, da gefährlich, führten dazu, bei Kindern *jede subcutane Tuberkulin-zufuhr diagnostischer Art prinzipiell aufzugeben.* Über die Frage der Tuberkulintherapie wird weiter unten noch zu sprechen sein.

Auch die durch Einträufeln von Tuberkulin in den Bindehautsack auslösbare „*Ophthalmo-reaktion*" (CALMETTE 1907) oder „*conjunctivale Reaktion*" (WOLFF-EISNER 1908) ist *in der Humanmedizin verlassen*; in der Veterinärmedizin wird sie noch geübt. Andere Versuche von Schleimhautreaktionen haben sich als unbrauchbar erwiesen.

Zuverlässigkeit der Tuberkulinproben. Man war selbstverständlich bestrebt, zu ermitteln, *welchen Prozentsatz wirklich Infizierter die verschiedenen Test-methoden erfassen*, bzw. wie diese verschiedenen Methoden sich in dieser Hinsicht zueinander verhalten. Allgemeine präzise Aussagen zu diesen Fragen zu ermög-lichen ist viel schwerer, als auf den ersten Blick erscheint. Man vergesse nicht, daß es sich um eine biologische Reaktion und nicht um eine Reagensglasmethode handelt. Hier ist zunächst zu unterscheiden zwischen den Anforderungen bei Reihentestung einer Bevölkerung oder Altersgruppe und denjenigen bei bestimmten Krankheitsbildern, unter denen Fälle eines noch zu besprechenden anergischen Verhaltens häufiger vorkommen können. Für Reihentestungen läßt sich nach den heute vorliegenden riesigen Erfahrungen aus allen Ländern wohl sagen, daß im Kindesalter die Intracutanprobe 1:100 und wohl auch die mit 30 E gereinigtem Tuberkulin (G.T.) zu etwa 98%, die Pflasterprobe zu 90 bis 95% die Angesteckten erfassen.

Die *cutanen Proben* scheinen aus begreiflichen Gründen stärker von der Technik und den oben erwähnten Umständen (Lebensalter, Epidermisdicke) abzuhängen; ihre Sicherheit wird schwankend zwischen etwa 60—90% angegeben.

Für die Bedürfnisse der Sprechstunde dürfte somit vor dem 10. Lebensjahr heute die *Pflasterprobe* mit Ektebin oder der diagnostischen Tuberkulinsalbe „forte" *die Methode der Wahl* darstellen, für diagnostische Sonderfälle wird sie durch die Intracutanproben zu ergänzen sein. In allen Fällen, in denen mit an Sicherheit grenzender Wahrscheinlichkeit eine Tuberkuloseinfektion ausgeschlossen werden soll, wird man *nach einer oder zwei percutanen Proben also die intracutanen Proben anschließen, eventuell sogar dann nochmals eine percutane Probe versuchen.*

Durch die intracutane Einverleibung von Tuberkulin kann nämlich eine vorhandene Allergie, d. h. die Reaktionsbereitschaft des Körpers, gesteigert werden. Bei derart wiederholter Testung kommt zuweilen ein nachträgliches Positivwerden einer früheren, bislang negativ verlaufenen Probe vor als Ausdruck dieser Allergiesteigerung.

Bewertung positiver Tuberkulinprobe. Eine mit irgendeiner der vorgenannten Proben erhaltene *einwandfrei positive Reaktion beweist in jedem Fall eine stattgefundene Ansteckung im Sinne eines überstandenen Primärkomplexes.* Bei zweifelhaftem Ausfall der Probe, also bei schwächsten Reaktionen, über deren Eindeutigkeit Zweifel bestehen können, sei man indes mit dem Urteil vorsichtig, wiederhole eventuell die Probe oder eine feinere nach einiger Zeit, um nicht ein Kind ungerechtfertigt als angesteckt zu bezeichnen. *Ist einmal im Leben positive Reaktion*, also Ansteckung, *gesichert*, so *unterläßt man* zweckmäßigerweise *jede weitere Tuberkulintestung* (sofern es sich nicht um allergometrische Untersuchungen handelt, wie sie weiter unten noch genannt werden).

Ganz unzweckmäßig und eigentlich nicht zu verantworten ist es, wenn Arzt, Fürsorge, Schuluntersuchungen abwechselnd Kinder immer wieder testen, nachdem einmal von einer Stelle eine positive Reaktion festgestellt ist. Die genannte Pflasterprobe scheint nach bisherigen Erfahrungen in dieser Hinsicht noch am harmlosesten.

Es wird weiter unten noch zu erörtern sein, daß *Ansteckung nicht mit Kranksein gleichgesetzt* werden darf, und es wurde oben schon ausgeführt, daß *hohe Allergie weder ein Maßstab für Aktivität noch für Abwehr* bedeutet.

Festgestellte Ansteckung stellt aber den Arzt vor die Aufgabe, über Vorliegen oder Fehlen eines Krankheitsprozesses zu entscheiden. Davon wird S. 253 im Zusammenhang zu sprechen sein.

Bewertung negativer Tuberkulinprobe. Sehr viel schwieriger kann die Beurteilung bei negativem Ausfall der Testung sein. Würde jede Tuberkulintestung schematisch sämtliche Angesteckten erfassen, so wäre eine methodische Verbesserung von Anfang unnötig gewesen. Die verschiedenen Techniken der Testung entstanden aber gerade aus dem Bestreben nach steigender Zuverlässigkeit.

Es bedarf keiner Erwähnung, daß *technische Fehler* bei der Testung und Ablesung *ausgeschlossen werden müssen*. Die wesentlichen diesbezüglichen Fragen wurden bei den einzelnen Methoden schon genannt. Ungenügende Scarifikation oder ungewöhnliche Epidermisdicke können den cutanen Proben technische Versager ergeben, für die percutanen Proben wird dies Vorkommnis vom Jugendlichenalter ab wegen zu starker Epidermisdecke angegeben (WAHLIN); *Spätreaktionen* können übersehen werden. Vereinzelte *bovine Infektionen* scheinen auf Humantuberkulin nicht anzusprechen.

Sieht man von solchen Umständen ab, so bleiben als besondere, sozusagen *biologisch begründete Versager* die Fälle von *ungenügender Allergie trotz Infektion*. Man hat hier nicht sehr zweckmäßig von *„positiver Anergie"* gesprochen, um dieses Vorkommnis von dem Nichtreagieren des Nichtinfizierten zu unterscheiden. Besser wäre wohl die Bezeichnung *sekundäre Anergie*. An die Möglichkeit sekundärer Anergie muß gedacht werden *bei kachektischen Kindern, bei allen Endstadien von Tuberkulose, nach kurz vorher überstandenen Masern oder schwereren Infektionskrankheiten überhaupt, im Fieber*. Beachtenswerterweise kommen bei isolierter Lymphdrüsen-, Knochen- oder Gelenktuberkulose sehr schwache Allergien vor, doch wären zu dieser Frage neue Erhebungen mit moderner Tuberkulintechnik wünschenswert. Daß viele Jahre nach überstandener, inaktiv gebliebener Infektion die Reaktion schwach bis negativ werden kann, sei hier nochmals erwähnt.

Ausmaß der Tuberkulosedurchseuchung. Vielfache Tuberkulin-Reihentestungen namentlich in Schulen ergeben wertvolle Einblicke in das Ausmaß der *Tuberkulosedurchseuchung in verschiedenen Milieus und zu verschiedenen Zeiten*. Dabei zeigte sich eine ausgesprochene Abhängigkeit vom Lebensstandard und der damit in enger Verbindung stehenden Fürsorgeintensität. Um einen Überblick über die dabei auftretenden Größenordnungen zu geben, seien einige Zahlen hier zusammengestellt:

Als angesteckt erwiesen sich	bei Schuleintritt (6 Jahre) %	bei Schulentlassung (14 Jahre) %
in dünn siedelnder bäuerlicher Bevölkerung	7—20	17—40
in Mittelstädten	7—23	
in industrialisierter Landkreisbevölkerung	11—30	33—54
in Großstadtbevölkerung vor dem Kriege	20—40	50—65
in großstädtischer Armenbevölkerung (Wien 1909)	50	94
in heutiger deutscher Großstadtbevölkerung (Frankfurt a. M. 1947)	24	58

Ziffern dieser Art sind nicht nur von soziologischem und sozialmedizinischem Interesse, sondern auch für den Arzt von diagnostischer Bedeutung. Im folgenden Abschnitt wird einiges über das *Abwägen von Wahrscheinlichkeiten* zu sagen sein. In solcher Situation ist es für den Arzt nicht wertlos, zu wissen, mit welchen Durchseuchungsquoten er in einem bestimmten Milieu und einer bestimmten Altersstufe zu rechnen hat.

c) Allgemeines zur Aktivitätsdiagnose.

Die Feststellung einer positiven Tuberkulinprobe erfordert vom Arzt ein Urteil über Vorliegen oder Fehlen eines Krankheitsprozesses, wobei eine Anzahl allgemeiner Fragen auftritt. Wenn in solchem Zusammenhange von *„aktiver Tuberkulose"* gesprochen wird, unterlegt man diesem Begriff vielfach *zwei grundverschiedene Vorstellungen*, die oft nicht mit der wünschenswerten Klarheit auseinandergehalten werden.

Einmal denkt man an jenen *komplexen Zustand des Gesamtkörpers*, der sich als ein höchst labiles Gleichgewicht einem tuberkulösen Herd gegenüber darbietet, ein Gleichgewicht, das nur eines kleinsten Anlasses bedarf, um umgestoßen zu werden und damit einem fortschreitenden Krankheitsprozeß den Weg freizugeben. In diesem Zustand sieht man den Organismus sozusagen in einer unmittelbar drohenden Gefahr. Man könnte hier zweckmäßig von einer *Anfälligkeit*, einer *Labilität* gegenüber tuberkulösem Geschehen oder auch von hoher momentaner *Tuberkulosedisposition* sprechen, wobei in letzterem Begriff gewisse endogene Gefährdungsmomente der früher erörterten Art mit hereinspielen würden.

Ein andermal stellt man sich unter dem Begriff aktive Tuberkulose ein *celluläres Geschehen* vor, einen Entzündungsprozeß tuberkulobacillärer oder zum mindesten tuberkuloallergischer Natur im früher genannten Sinne, der dann histologisch nachweisbar sein würde. Diese Vorstellung deckt sich wohl mit dem, was man als *Aktivität* auch in sonstigen Krankheitsvorstellungen zu bezeichnen gewohnt ist. Als eine Art *Gegensatz* denkt man sich dann einen Ruhezustand, in den ein früherer Entzündungsprozeß ausgeklungen, mit dem er *„inaktiv*

geworden" sein würde (wobei allerdings der Zustand der Ruhe sogar im Stadium einer Verkreidung oder Verkalkung doch noch Lebensvorgänge aufweisen kann, etwa ein langsames
Resorbiertwerden, was dann freilich nicht weiter berücksichtigt wird). Wenn nachfolgend
von Aktivität gesprochen wird, ist stets diese *pathologisch-anatomische Aktivität* gemeint.

Die beiden Vorstellungen der *Anfälligkeit* und *Aktivität* müssen ohne Zweifel
begrifflich getrennt werden, obwohl sie im Krankheitsgeschehen unbestritten enge
gegenseitige Koppelung aufweisen.

Tuberkulosenanfälligkeit (-labilität). Alle Versuche, durch immunbiologische
Reaktionen oder ähnliche Methoden zu einem *Urteil über die momentan bestehende
Abwehrlage eines Organismus* zu kommen, sind bisher ausnahmslos gescheitert.
Von Interesse, wenn auch noch nicht abschließend beurteilbar, ist hier lediglich die

Allergometrie nach v. GRÖER. Um einen Einblick in die momentane Tuberkulose-
abwehrlage des infizierten Körpers zu gewinnen, wurde durch v. GRÖER folgende Methode
ausgearbeitet; man legt gleichzeitig, am besten an symmetrischen Stellen des Rückens,
zwei Tuberkulinintracutanproben an, deren Verdünnungsgrad sich um zwei Zehnerpotenzen
unterscheidet, z. B. 1:100000 und 1:1000, oder 1:1000 und 1:10 u. dgl. (Die Wahl der
Potenzen erfolgt nach dem früher bei dem Infizierten festgestellten Empfindlichkeitsgrad
gegen Tuberkulin.) Die Durchmesser der entstehenden Reaktionen werden dann verglichen,
wobei ein hier nicht im einzelnen wiederzugebendes graphisches Verfahren vorgeschlagen
wird, das (unter Verwendung der v. GRÖERschen Nomenklatur) im Prinzip zu folgenden
Erfahrungssätzen führte:

Es gibt eine *mittlere Abwehrlage*, in der die beiden Tuberkulinverdünnungen ihrem Kon-
zentrationsunterschied annähernd entsprechend verschieden starke Reaktionen auslösen.
Diese Lage wird als *homodynam* bezeichnet. Von ihr gibt es Abweichungen nach beiden Richtungen, *heterodyname* Lagen, und zwar:

Auf die konzentriertere Intracutanprobe erfolgt eine ungewöhnlich starke Reaktion,
gegen welche die der verdünnteren Intracutanprobe sehr stark abfällt. Dies spräche für
eine besonders gute, ,,*pleoergische*" Abwehrlage. Oder aber:

Auf die konzentriertere Intracutanprobe erfolgt eine auffallend wenig stärkere Reaktion
als auf die verdünntere. Dies spräche für eine schlechte, hochempfindliche, ,,*pleoästhetische*"
Abwehrlage.

Die Methode ist in ihrer Anwendbarkeit wohl vorwiegend auf Anstalten beschränkt,
dürfte allerdings auch jenes gewisse Gefahrenmoment aller häufiger wiederholten Tuber-
kulinisierungen haben, das bisher vielleicht einer breiteren Nachprüfung entgegenwirkte.
Wenn sich die Methode bewährt, würde sie eine wesentliche Bereicherung der Tuberkulosediagnostik darstellen.

Ein Urteil über eine zu bestimmter Zeit bestehende erhöhte Tuberkulose-
anfälligkeit eines Kindes ist bisher durch keine andere Untersuchungsmethode
zu gewinnen, — daß eine gewisse Abschätzung im Sinne endogener Gefährdungsmomente immerhin möglich ist, wurde S. 249 besprochen. Das weitere Bestreben
ging infolgedessen dahin, das *Vorhandensein eines aktiven Prozesses* im eingangs
erörterten Sinne *aus gewissen allgemeinen Untersuchungsbefunden* zu erschließen
oder doch wahrscheinlich zu machen. Besondere Erprobung und Bewertung in
dieser Richtung erfuhren einige meist schon anamnestisch zu ermittelnde, aber
dann auch objektiv erfaßbare Symptome, des weiteren Blutuntersuchung und
Blutkörperchensenkung.

Vegetatives Syndrom und Tuberkulose. In die Aktivitätsdiagnose kindlicher
Tuberkulosen spielt in der Praxis ein Mißverständnis herein, das wegen seiner
Häufigkeit ganz besondere Bedeutung hat. Es basiert auf einer logisch un-
berechtigten Umkehrung einer Erfahrung, einer falschen Verallgemeinerung in
Verbindung mit zufälligem Begegnen zweier ähnlicher Syndrome.

Die für den Laien ,,klassische" Form der Tuberkulose ist die Phthise des Erwachsenen.
Ihre Allgemeinsymptome — haloniertes Aussehen, subfebrile Temperaturen, Nachtschweiße —
sind längst geradezu Gemeingut bei Ärzten und Laien geworden. Diese Symptome entstehen durch jene beim Phthisiker vielfach bestehende vegetative Labilität. Den Satz ,,der
Phthisiker ist vegetativ labil" *umzukehren* und zu sagen ,,vegetative Labilität deutet auf
Phthise", ist schon ein logischer Fehlschluß, der in ähnlicher Art in der Medizin sehr verbreitet. Die *falsche Verallgemeinerung* liegt dann noch darin, daß das vegetative Syndrom

des Phthisikers als *Tuberkulosekennzeichen* schlechtweg angesprochen und vermeintlich nun auch noch auf das Kindesalter extrapoliert wird ohne Rücksicht darauf, daß im Kindesalter ganz andere Tuberkuloseformen vorherrschen, bei denen nicht im entferntesten dieses Syndrom besteht. Aber im Kindesalter sind Vegetativ-Labile ungemein verbreitet als Konstitutionstypen. So werden solche dem Arzt geradezu reihenweise als tuberkuloseverdächtig vorgestellt. Ist der Arzt über die kindliche Tuberkulose nicht hinreichend informiert oder findet sich gar noch ein vermeintlich verdachtsbestärkender Röntgenbefund, der, wie noch zu erörtern ist, allerorts „billig zu haben" ist, so ist die „Tuberkulose" und damit das Unglück in der Familie besiegelt. *Dieser Ablauf einer Fehlinduktion kann nicht scharf genug herausgestellt werden*, ihre Verbreitung kennen Fürsorgestellen und Kliniken, wo solche Fälle größenordnungsmäßig hundertweise begegnen.

Über das *vegetative Syndrom* ist mit Bezug auf die *kindliche Tuberkulose* folgendes zu bedenken:

Das *halonierte Aussehen* mit tiefen Schatten unter den Augen besteht meist nicht als Dauerzustand, sondern stundenweise, nach Anstrengungen, besonders auch nach seelischen Belastungen, zu denen bei ehrgeizigen Mädchen nicht selten schon die Schule zählt; es kombiniert sich mit leichtem *Farbwechsel*, mit Neigung zu feuchten Händen, Fußschweißen, Schwitzen in der Achselhöhle (bei der Untersuchung).

Was die *Körpertemperatur* betrifft, so gibt es ungezählte aktive Tuberkulosen, die durch Monate niemals erhöhte Temperaturen haben — es seien denn gelegentliche Steigerungen infolge interkurrenter Infekte. Andererseits neigen gerade die vegetativ-labilen Kinder bei Messung unmittelbar nach dem Aufsein oder gar nach Spielen und Herumtollen zu jenen leicht erhöhten Temperaturen, die wir als *rein physikalische Überwärmungsfolge*, als „*Bewegungshyperthermie*" kennen. Vielfach klingen diese Hyperthermien nach 1—2stündigem entspannten Liegen ab, was zur Differentialdiagnose dienen kann; es gibt aber sogar Kinder, welche selbst im wachen Liegen diese Hyperthermien noch aufweisen. Diese Umstände muß man als Arzt kennen und auf ihre Berücksichtigung bei Temperaturmessung von Kindern dringen. Oft wird diese Neigung zu Hyperthermie gelegentlich einer *Rekonvaleszenz nach fieberhafter Krankheit* entdeckt, wenn auf das endliche Abklingen anfänglich vorhandenen echten Fiebers vergeblich gewartet wird; zuweilen hat man geradezu den Eindruck, als ob der Infekt sogar ein letztes zum Manifestwerden einer solchen Hyperthermieneigung beigetragen habe. Erst *länger dauernde Temperaturerhöhung um 38° C und darüber*, die auch *bei völliger Bettruhe*, eventuell sogar *nach Schlaf nicht verschwindet*, und für die sich keine andere Ursache finden läßt, mag einen gewissen Verdacht auf einen aktiven spezifischen Prozeß bei einem tuberkulinpositiven Kind erwecken; eine größere diagnostische Bedeutung kommt diesem Befund nicht zu.

Die sog. „*Nachtschweiße*" bei vegetativ-labilen Kindern haben gar nicht das Gepräge jenes leichten Schwitzens in den frühen Morgenstunden, das Phthisiker so unangenehm und entkräftend empfinden; vielmehr handelt es sich hier fast durchweg um ausgesprochene *Schweißausbrüche nach dem Einschlafen*. Nicht selten haben sie eine Intensität, daß, wie die Mutter dem Arzt berichtet, ein Hemdwechsel nötig wird.

Es ist im übrigen nichts darüber bekannt, daß vegetativ-labile Kinder mit bestehender Tuberkuloseinfektion häufiger aktive Prozesse aufweisen als andere Kinder, so daß *vegetative Labilität kein Hinweissymptom auf aktive Tuberkulose* darstellt.

Da aber vegetative Labilität eine schätzungsweise durchaus nennenswerte Korrelation zu exsudativer Diathese besitzt (s. dort) und diese wieder zu der pigmentarmen Komplexion, in der nach Heilstättenerfahrungen eine günstige Konstitution für den Tuberkuloseablauf vorliegt, so würde man von vegetativer Labilität sogar einen im ganzen günstigen Einfluß auf ein Tuberkulosegeschehen erwarten können.

Tuberkuloseaktivität und Blutbild sowie Blutkörperchensenkung. Für die Heranziehung beider Untersuchungsmethoden zur Tuberkulose*diagnostik* der *kindlichen* Tuberkuloseformen muß man sich darüber klar sein, daß jede derselben ausschließlich zur Entscheidung einer Entweder-Oderfrage dienen soll, d. h. in einer Situation verwendet wird, für die in jedem Fall bereits eine Zufallswahrscheinlichkeit von 50% für jede Antwort besteht (eine Tuberkulose kann ja nur entweder aktiv oder inaktiv sein). *Wenn also eine diagnostische Methode nicht in allermindestens 70% eine eindeutige Antwort liefert, ist sie wertlos. Weder Blutbild noch Blutkörperchensenkung weisen diese methodische Mindestleistung bei aktiver Tuberkulose auf.* Es kann daher nicht *eindringlich genug davor gewarnt werden*, aus ein- oder auch zweimal angefertigtem Blutbild oder angestellter Senkung auch nur einen Verdacht auf Tuberkuloseaktivität abzuleiten.

Die Frage der diagnostischen Brauchbarkeit beider Methoden zerfällt in *zwei gesondert zu betrachtende Unterfragen*, nämlich: Spricht verändertes Blutbild bzw. erhöhte Senkung für aktive Tuberkulose und schließt normales Blutbild bzw. normale Senkung eine aktive Tuberkulose aus?

Was das *Blutbild* betrifft, so zeigt die „Norm" nicht nur den bekannten *altersgemäßen Wandel*, der schon manches Urteil erschwert, sondern zudem eine *Streubreite der Einzelzählung*, die weit über dem liegt, was bei aktiver Tuberkulose an Veränderungen zu erwarten ist oder angegeben wird. Wer sich allein über die Größe der Streubreite orientieren will, der lasse einmal durch einen zuverlässigen Zähler beim gleichen Kind hintereinander 10 Blutbilder sogar aus der gleichen Einstichstelle abnehmen und für jedes 10 Zählungen, insgesamt also 100 unter völlig gleichen Bedingungen entnommene Zählungen durchführen. Dabei bleibt die individuelle Schwankung unter verschiedenen Zählern noch außer Betracht! Dazu kommt weiterhin, daß die im Kindesalter so geläufigen banalen, oft kaum für den Arzt bei der Untersuchung greifbare Symptome zeigenden Infekte das Blutbild sofort verändern. Letzteres spielt eine ebenso große Rolle bei der Senkung, über deren obere „Norm" noch viel leichter eine methodische Einigung erzielbar ist. Die Senkung wird durch die genannten Infekte oft auf Wochen beschleunigt, damit ist aber die erste der obigen Fragen mit Nein entschieden. Für die zweite Frage, die sich hinsichtlich Blutbild wegen der ungenauen „Norm" ohnedies erledigt, ergab sich bezüglich *Senkung* folgendes: Von 186 Fällen aktiver pulmonaler Tuberkulosen zeigten 74 eine normale Senkung zu Beginn der stationären Behandlung. *40% aktive Tuberkulosen wären also der Senkungsreaktion entgangen!*

Die Frage einer Verwendbarkeit dieser Methoden zur Verlaufskontrolle einer Tuberkulose wird dadurch nicht berührt.

In der Aktivitätsdiagnose wird man sich endlich folgende Situation vor Augen halten müssen:

Sicherheitsgrad einer Aktivitätsdiagnose. Es ist zu bedenken:

1. *Gesichert* wird ein aktiver tuberkulöser Prozeß einzig und allein durch den *Nachweis krankhafter Veränderungen, die pathognomonisch sind*, d. h. so eindeutig als tuberkulös erkannt werden können, daß ihre andersartige Entstehung praktisch als ausgeschlossen gelten kann. Die *Kenntnis pathognomonischer Tuberkuloseformen* gewinnt für den Arzt damit zentrale Bedeutung; im nachfolgenden Abschnitt über die spezielle Klinik kindlicher Tuberkuloseformen werden Einzelheiten dieser Art besonders zu besprechen sein.

2. *Wahrscheinlich*, zuweilen „mit an Sicherheit grenzender Wahrscheinlichkeit" anzunehmen, wird ein aktiver tuberkulöser Prozeß bei positiver Tuberkulinprobe dann, wenn bei einem Kinde *Krankheitserscheinungen bestehen, die erfahrungsgemäß sehr häufig spezifischer Natur* sind. Hier bildet die positive Tuberkulinprobe den Schlußstein, zumal wenn es sich um Kinder einer Altersstufe handelt, in der eine Tuberkuloseinfektion an sich noch relativ selten ist. Einzelheiten über solche wahrscheinliche, d. h. vorwiegend tuberkulöse Krankheitserscheinungen werden ebenfalls in dem Abschnitt der speziellen Klinik erörtert.

3. *Unwahrscheinlich* wird eine Aktivität, wenn keinerlei der vorgenannten pathogenomonisch oder wahrscheinlich tuberkulösen Krankheitszeichen nachzuweisen sind.

Diese Regel hat eine in der Praxis zu beachtende Einschränkung. Man wird sich darüber klar sein, daß zwischen Aktivität und Inaktivität kein scharfer Trennungsstrich besteht. An früherer Stelle wurde gesagt, daß eine Erstinfektion erst nach einigen Jahren vom Körper restlos überwunden werden kann. Da die Erstinfektion praktisch stets postnatal erfolgt, wird man also bei *nachgewiesener Ansteckung innerhalb etwa der ersten 2—3 Lebensjahre* keinesfalls damit rechnen können, daß die Erstinfektion bereits endgültig überwunden ist. Finden sich keinerlei weitere Krankheitserscheinungen, so wird man in diesem Alter doch noch nicht von Inaktivität zu sprechen berechtigt sein. Gleiche Situation liegt vor bei älteren Kindern, bei denen ein bekannter Ansteckungstermin oder früher festgestellter aktiver Prozeß noch nicht 2—3 Jahre zurückliegt. Diese *Noch-nicht-Inaktivität* bildet sozusagen einen *Übergangsbereich* zu wirklich anzunehmender Inaktivität.

4. *Fast ausgeschlossen* wird eine Aktivität, wenn im Zeitpunkt gründlicher Untersuchung irgendwelche der oben genannten Krankheitszeichen fehlen und zudem der Termin der Erstinfektion als mehrere Jahre zurückliegend

angenommen werden kann, ohne daß zu irgendeiner Zeit dieses Intervalles Aktivitätszeichen bestanden haben.

Ist in Fällen der Gruppe 3 und 4 nicht einmal die Lokalisation der Infektion zu ermitteln, so spricht man von „*okkulter Tuberkuloseinfektion*".

Die diagnostische Aufgabe, die dem Arzt bei festgestellter Tuberkuloseinfektion, d. h. bei positiv ausgefallener Tuberkulinprobe erwächst, schwankt im übrigen zwischen zwei Extremen.

Das wird deutlich, wenn man sich vergegenwärtigt, daß der Arzt an die Aufgabe von zwei ganz verschiedenen Seiten herangeführt wird. Positive Tuberkulinprobe kann nämlich:

entweder	oder
weitere *Bestätigung eines schon aus anderen Befunden begründeten Verdachtes* sein, vielleicht sogar nur erforderlicher Schlußstein zu endgültiger Diagnose. In diesem Falle bleibt lediglich nochmals zu überprüfen, ob das diagnostische Schließen hinreichend gesichert wurde.	zunächst *Nebenbefund bei Reihenuntersuchung oder gründlicher Allgemeinuntersuchung* eines Einzelfalles sein. Der Befund erfordert dann weiteres Suchen nach Zeichen einer wirklichen Aktivität oder Ausschluß solcher Zeichen bis zur Feststellung inaktiver, ja „okkulter" Tuberkuloseinfektion.

II. Spezielle Diagnostik und Klinik[1].

Nach dem früher Gesagten lassen sich im Ablauf eines Tuberkulosegeschehens pathologisch-anatomisch unterscheiden: Primärkomplex, sub- oder postprimäre Metastasierung und Generalisation. Das diagnostische Streben wird auf eine klinische Unterscheidung dieser Vorkommnisse abzielen, was in vielen Fällen gelingt. Die dabei üblichen Benennungen lassen freilich jede Systematik vermissen.

Als Grundlage der Namengebung dient nämlich in buntem Wechsel das Verlaufsstadium, das klinische Bild, die Organlokalisation, ein röntgenologischer Befund, das pathologisch-anatomische Geschehen, der Weg der Metastasierung (in der angeführten Reihenfolge etwa „Primärtuberkulose" — „Skrofulose" — „Lymphdrüsentuberkulose" — „Dreiecksinfiltrat" — „käsige Pneumonie" — „hämatogene Lungentuberkulose"). Dieser Umstand erschwert namentlich dem Anfänger einen Überblick.

a) Klinik des unkomplizierten Primärstadiums.

Aus der Tatsache, daß eine Unzahl Kinder eines Tages tuberkulin-positiv reagiert, ohne daß irgendein klinisch erkennbares Kranksein durchgemacht wurde, muß man schließen, daß die *Tuberkuloseerstinfektion in der Mehrzahl der Fälle symptomlos* verläuft.

In manchen Fällen kommt es aber doch zu klinischen Erscheinungen, vor allem zu Fieber, das zuweilen unregelmäßig, zuweilen mehr vom Typ einer Kontinua durch Wochen anhält („*Initialfieber, Invasionsfieber*"). Zu Beginn treten manchmal Exantheme sehr verschiedener Art („*Initialexantheme*") auf, die freilich bei der Häufigkeit exanthematischer Eruptionen im Kindesalter schwer als spezifisch zu deuten sind. *Relativ oft leitet ein Erythema nodosum die beginnende Tuberkuloseallergie ein* (s. S. 281). Alle übrigen Erscheinungen sind so uncharakteristisch, daß mit ihnen diagnostisch nicht viel anzufangen ist. Die Zuordnung all dieser Erscheinungen zum Primärprozeß wird überhaupt nur dadurch möglich, daß die Infektion in der Mehrzahl der Fälle pulmonal erfolgt und damit das Röntgenverfahren als selten gründliche Untersuchungsmöglichkeit der Lunge anwendbar wird[2]. Es gestattet damit nicht nur den Nachweis eines

---

[1] Dieser Abschnitt lehnt sich in vielen Einzelheiten an die ausgezeichnete Darstellung von W. KELLER in der letzten Auflage dieses Lehrbuches an, aus der auch die Mehrzahl der Abbildungen beibehalten wurde.

[2] Die Wichtigkeit dieser Untersuchungstechnik macht es erforderlich, an vielen Stellen des Abschnittes über die Klinik der Tuberkulose röntgenologische Fragen, insbesondere geläufige Fehlerquellen zu erörtern. Es ist aber selbstverständlich nicht möglich, hier eine lehrbuchmäßige Darstellung der Röntgenologie der kindlichen Brustorgane zu geben, so daß bezüglich vieler Einzelheiten auf Spezialdarstellungen dieses Gebietes verwiesen werden muß.

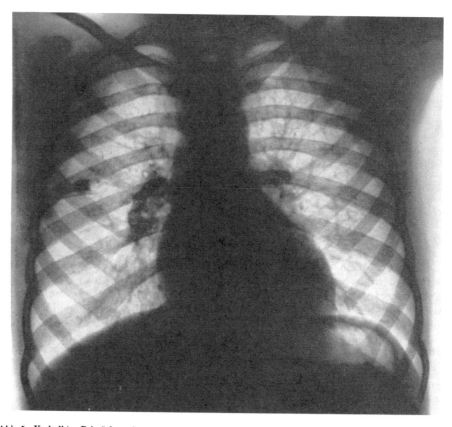

Abb. 5. Verkalkter Primärkomplex von typischer Ausprägung bei 11jährigem Kind (verkalkter Primärherd
im re. Mittelfeld nahe dem Pleuraspalt zwischen Ober- und Mittellappen mit verdickter Haarlinie als Rest
einstiger interlobärer Begleitpleuritis, verkalkte bronchopulmonale Drüse im re. Hilus).
(Universitäts Kinderklinik Frankfurt a. M.)

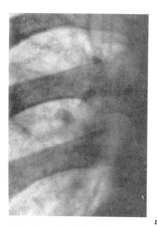
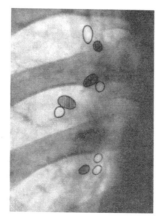
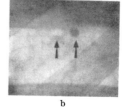

a   b

Abb. 6 a u. b. Orthoröntgenograd getroffene Gefäßschatten mit begleitenden Bronchusringschatten (in
Originalgröße). a im re. Hilus, b im re. Lungenfeld. (Universitäts-Kinderklinik Frankfurt a. M.)

tatsächlich im Gang befindlichen tuberkulösen Geschehens, sondern sehr oft
auch die zufällige Entdeckung solcher Prozesse bzw. ihre Zuordnung zu bestimmten klinischen Krankheitsbildern.

Die pulmonalen Primärprozesse. Der *frische, einfache Primärherd der Lunge* entzieht sich wegen seiner durchschnittlichen Kleinheit meist sogar röntgenologischer Feststellung, wenn er bei einer Röntgenaufnahme nicht zufällig ganz plattennahe zu liegen kommt. In diesem Fall kann ein etwa erbsengroßer Schattenherd im Lungengewebe den Verdacht auf einen Primärherd erwecken.

Meist gelingt freilich dann die definitive Diagnose erst nach beginnender *Verkalkung,* die frühestens etwa 8 Monate, spätestens etwa 2 Jahre nach der Infektion einsetzt, und meist einen, seltener einige verstreute, *schollig oder körnig strukturierte Herde* von Erbsengröße oder wenig darüber zeigt (s. Abb. 5.). Gelegentlich können dann solche Herde in Jahren sich verkleinern, ja völliger Resorption verfallen. Die im Sinne des RANKEschen Primärkomplexes mitbefallene Drüse kann ebenfalls verkalken, aber auch unverkalkt abheilen.

Recht häufig werden erfahrungsgemäß *orthoröntgenograd getroffene Lungengefäße fälschlich als kleine Kalkschatten gedeutet.* Diese Fehldiagnose unterläuft besonpers leicht bei Durchleuchtungen, wo diese Gefäßschatten als kleine, rundliche, mit den Atemexkursionen bewegliche Schatten wegen ihrer gegenüber dem hellen Lungenfeld erheblichen Dichte auffallen. Auf der Röntgenaufnahme zeigen sie sich als runde bis ovale, scharf begrenzte, homogene Schattenherde von etwa 2 bis (hilusnah) 6 mm Durchmesser, die oft in mehreren Exemplaren in der Hilusgegend, die kleineren aber auch nicht selten peripher im Lungengewebe liegen. Außerordentlich charakteristisch ist neben der völlig fehlenden Körnelung ein unmittelbar *begleitender,* ebenfalls orthoröntgenograd getroffener *Bronchusschatten,* der als kleiner einfacher oder (bei bereits erfolgter Gabelung) doppelter Ringschatten dicht neben dem Gefäßschatten liegt (s. Abb. 6). Dieses

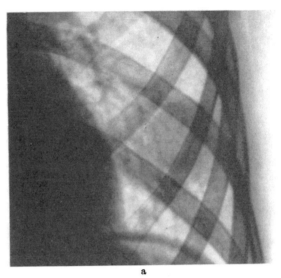

a

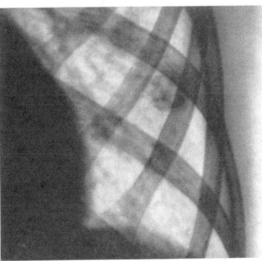

b

Abb. 7a u. b. Isolierter Primärrundherd im li. Unterlappen ($^1/_2$ verkleinert). a bei 7jährigem Mädchen, b verkalkt nach $2^1/_2$ Jahren; in folgenden 2 Jahren unverändert. (Universitäts-Kinderklinik Frankfurt a. M.)

Kennzeichen ist anatomisch bedingt, da Gefäße und Bronchien in der Lunge sich begleiten.

Sehr eindeutige Lungenbefunde kommen zustande, wenn um den tuberkulobacillären Primärkomplex *perifokale Entzündungen* bestehen. Form und Ausmaß derselben sind verständlich, wenn man sich vergegenwärtigt, daß der Primärkomplex gesetzmäßig aus den beiden, durch Lymphgefäßtuberkulose verbundenen Focis, Primärherd und regionärer Lymphdrüsentuberkulose besteht. Form und

Ausmaß des Schattens im Röntgenbild kann aber noch durch das Hinzutreten ausgedehnter *Atelektasen*bezirke vergrößert werden, wie S. 243 schon erwähnt. Typisch für solche der homogene „Milchglasschatten" im Röntgenbild.

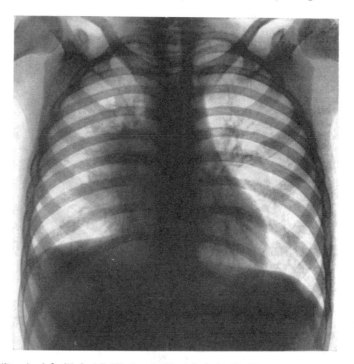

Abb. 8. Perihiläres (periadenitisches) Infiltrat re. („Hilustuberkulose"). (Universitäts-Kinderklinik Gießen.)

In seltenen Fällen findet sich ein um den Primärherd entstandenes, annähernd kreisrundes Infiltrat, das wie ein scharf begrenzter Tumorschatten im Lungengewebe liegt („*isolierter Rundherd*", s. Abb. 7).

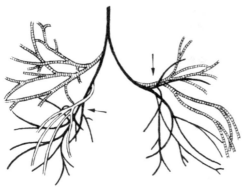

Abb. 9. Orthogonale Projektion eines normalen Bronchialbaumes auf eine Frontalebene zur Veranschaulichung des Verlaufes der begleitenden, vorwiegend schattengebenden Gefäße. Im re. Unterlappen und neben dem li. Herzrand (Pfeile) kommt es zu starker Überdeckung und damit intensiverem Schatten. (Zeichnung nach HILBER: Unterlappen schwarz, Mittellappen doppelkonturiert, Oberlappen schraffiert.)

Bei der großen Seltenheit von Lungentumoren im Kindesalter wird man bei solchen Befunden in erster Linie an einen Primärherd mit perifokaler Entzündung denken. Verlaufskontrolle beweist dann durch langsame Rückbildung und *zentrale Verkalkung* die Diagnose (s. Abb. 7b).

Bei unsichtbarem Primärherd kann die *regionäre bronchopulmonale Lymphdrüse* als halbovaler oder halbrunder, *scharf begrenzter Schatten* dem Herzschatten in Hilushöhe angelagert sein. Man spricht dann von *Hilusdrüsen-* oder *Bronchialdrüsentuberkulose*.

Recht häufig geht dann von solcher Hilusdrüse allein eine perifokale Entzündung des hilusnahen Lungengewebes aus. Der Lungenhilus einer Seite zeigt in diesem Falle im Röntgenbild einen nach den Lungenfeldern *unscharf begrenzten*, gleichmäßigen *Schattenhof*, der oft wie ein halbkugeliger Halo dem Mittelschatten aufsitzt. Je nachdem sein Drüsenzentrum mehr tracheo-bronchial oder im Hiluszentrum liegt, reicht der Schatten am Mittelfell kranial weiter nach oben oder liegt mehr in der Hilusmitte. Ein rechtsseitiger peri-hilärer Schatten kann leicht den *rechten Herz- und Zwerchfellwinkel mit ein-beziehen*; die Gesamtgröße der Schattenzone kann sehr wechseln. Zu beachten ist die *weich-unscharfe Begrenzung nach der Peripherie*. Es ist zum Unterschied

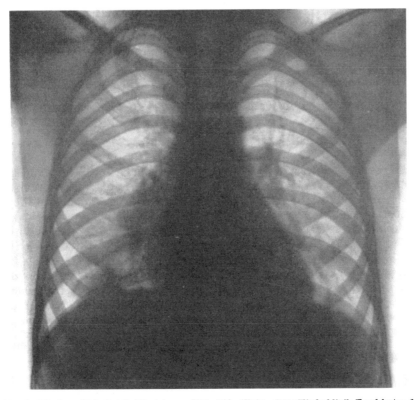

Abb. 10. Bipolares (Primär-) Infiltrat im re. Unterfeld. (Universitäts-Kinderklinik Frankfurt a. M.)

von der oben genannten Hilusdrüsentuberkulose das Bild der ,,*Hilustuberkulose*'' mit ,,*perihilärer*'', auch ,,*periadenitischer*'' Verschattung (Abb. 8).

Die so kenntliche Hilustuberkulose braucht allerdings keine Primärtuberkulose zu sein, sie kann auch im postprimären Stadium erst aufflammen. Immerhin läßt sich wohl sagen, daß die Mehrzahl dieser Fälle im Primärstadium auftritt. Gesichert wird diese Diagnose allenfalls durch weitere Umstände: früher negative, erst jetzt positiv gewordene Tuberkulin-probe — Kinder der allerersten Lebensjahre, in denen jede Tuberkulose noch frisch sein muß — späteres Auftreten eines regionären Kalkherdes im Lungenfeld als Rest des Primär-herdes u. ä.

Die *Diagnose Hilustuberkulose* stellt andererseits wohl die *häufigste Fehl-diagnose* dar, die röntgenologisch gestellt wird.

Zunächst ist zu bedenken, daß es *unspezifische Hilusinfiltrierungen* gibt — wie ihr Vor-kommen bei sicher tuberkulinnegativen Kindern beweist. Sie finden sich ganz besonders *bei und nach Grippe oder Pertussis*, auch *nach Masern* und sind hier wohl Ausdruck einer Peribronchitis. Meist, aber nicht immer zeigen diese unspezifischen Hilusinfiltrierungen deut-lichen Rückgang oder doch Verkleinerung in wenigen Wochen, was bei den spezifischen nicht die Regel ist.

Besonders schwierig aber ist die *Abgrenzung der „verstärkten Hiluszeichnung"* über den „*Hilus an der Grenze der Norm*" vom „*normalen Hilus*". Zunächst darf nicht vergessen werden, daß die am Hilus eintretenden *Gefäße* gegenüber dem Lungengewebe röntgenologisch schattenbildend sind, was noch durch die sie begleitenden *Bronchial*verzweigungen mit ihren immerhin kräftigen Wandungen *normal* zu einer *sehr deutlichen Hiluszeichnung* mit ausstrahlenden Strängen nach dem Lungengewebe führt. Es gibt *zwei Prädilektionsstellen* für solche normale Schattenbildungen: Die „*Basalfaserung*" nach dem rechten Unterlappen und der den linken Herzrand überragende „*dichte linke Hilus*". Beide kommen zustande durch das an diesen Stellen besonders starke Sich-Überdecken von schattengebenden Gefäßverzweigungen, welche die ebenfalls (wenn auch schwächer) schattengebenden Bronchialverzweigungen begleiten. In Abb. 9 ist eine orthogonale, anatomisch korrekte Projektion der normalen Bronchialverzweigung nach Hilber wiedergegeben, in der diese beiden Stellen sich ausprägen. Kommt nun noch die Figur des im Kindesalter so häufigen *Tropfenherzens* hinzu, das wesentliche Teile der Hili freigibt, so entsteht sehr leicht der Eindruck einer „Hilusverschattung mit verstärkter Basalfaserung".

Ohne Zweifel können gehäufte katarrhalische Infekte diese normale Hiluszeichnung im Sinne der Peribronchitis noch verstärken. Am Material einer Klinik erlebt man solche *Hiluszeichnungen* „*an der Grenze der Norm*" zu Hunderten; sie bestehen unverändert durch Jahre und erweisen damit ihre völlig harmlose Natur. Infolgedessen ist hier *größte Zurückhaltung in der Diagnose* spezifischer Prozesse angezeigt. Daß auch nach ausgedehnten spezifischen Hilusinfiltrierungen solche verstärkte Strangzeichnungen zurückbleiben können, ist unbestreitbar, doch kommt diesen nach bisheriger Erfahrung keine andere Bedeutung als den unspezifischen zu.

Die perifokale Entzündung kann endlich beide Foki, Primärherd und Drüse, umgeben. Es entstehen dann die gerade für das Primärstadium charakteristischen „*bipolaren Infiltrate*" (Redeker), die in allen Lungenteilen vorkommen (Abb. 10) und eben an der zwischen beiden Polen bestehenden Einschnürung leicht kenntlich sind. Kommt diese Einschnürung nicht zur Ausprägung, weil das Infiltrat um den Primärherd klein ist, so entstehen *Dreiecksschatten* (oft nach Sluka oder Eisler benannt), deren eine Seite dem Hilus aufsitzt, während die gegenüberliegende Spitze bis an die Peripherie reicht. Da solche Infiltrate oft an *Lappenspalten* grenzen, findet sich dann häufig eine *entzündliche Reaktion der interlobären Pleura*, die am orthoröntgenograd liegenden Spalt zwischen rechtem Ober- und Mittellappen zu schmalen Schattenstreifen bis an die Peripherie oder zipfelig ausgezogenen Schatten führen. Diese *interlobäre Pleuritis* hinterläßt oft für Jahre strichförmige Pleuraschwarten im Interlobium, „*verstärkte (Hotz- sche) Haarlinien*" (während feinste „Haarlinien" eine normale Erscheinung, bei gelegentlich streng orthoröntgenogradem Lappenspalt einfach die Projektion beider Pleurablätter zwischen lufthaltigem Lungengewebe sind.

Als weitere Steigerung perifokaler Entzündung können endlich *lappengroße* oder doch *sehr große, gleichmäßige Infiltrierungen* auftreten (Abb. 11), die allerdings keineswegs auf das Primärstadium beschränkt und damit für dieses nicht charakteristisch sind. Ihr Vorkommen im Primärstadium ist wiederum nur aus anderen Umständen zu erschließen (Bekanntsein des Infektionstermins, frisches Auftreten einer Tuberkulinallergie, spätere zentrale Verkalkung).

Klinisch ist für die Gesamtheit dieser Infiltrierungen gewisse *Diskrepanz zwischen Röntgenbefund und sonstigen physikalischen Symptomen* charakteristisch. Sie bildet den Grund, daß die Mehrzahl dieser Prozesse in ihrer Häufigkeit völlig entgangen war, bevor eine röntgenologische Lungenuntersuchung als allgemeine Methode sich eingebürgert hatte.

Kleine oder nur hilusnahe Infiltrate entziehen sich einem perkutorisch-auskultatorischen Nachweis meist ganz, oder man glaubt sie erst nachweisen zu können, nachdem man sie röntgenologisch erfaßt. Die größeren machen leichte Schallabschwächung und ein etwas leiseres, oft mehr schlürfendes Atemgeräusch, das geradezu an leichten Pleuraerguß denken läßt, doch kommt auch verschärftes Atmen vor. Ist Dämpfung mit Bronchialatmen oder Rasseln sehr ausgesprochen, spricht das eher gegen ein perifokales Infiltrat, sondern mehr für verkäsende Prozesse, die sich, wie später zu erörtern, sub- oder postprimär aus dem

Vorgenannten entwickeln können. Das Allgemeinbefinden kann ausgezeichnet sein, ebenso der Ernährungszustand der Kinder, wie Abb. 12 und 13 belegen.

Reichen die geschilderten Infiltrierungen bis an die Peripherie, so kommt es sehr häufig zu leichten *Mitbeteiligungen der Pleura* im Sinne einer meist *exsudativen Pleuritis*, die in der Regel leichte, vereinzelt aber auch größere Exsudatmengen erreicht und dann die S. 280 noch behandelten Befunde bietet. Bei allen perifokalen Infiltrierungen kann *Tuberkulinhyperergie* bestehen, so daß man besonders bei intracutaner Testung, soweit nicht positive Reaktion schon festgestellt ist, zweckmäßig mit den hohen Verdünnungen beginnt.

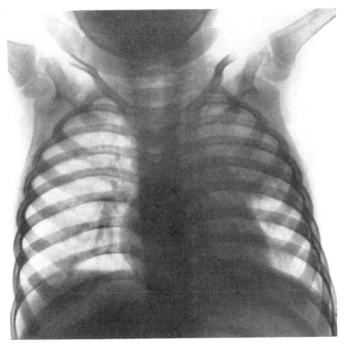

Abb. 11. Ausgedehntes Primärinfiltrat li. mit Begleitpleuritis. (Universitäts-Kinderklinik Gießen.)

Die *Dauer* aller Arten perifokaler Entzündungen ist außerordentlich verschieden, ohne daß sich dafür bisher Regeln oder zeitliche Prognosen aufstellen ließen. Meist bestehen diese Infiltrierungen durch Monate, nicht selten 1 bis 2 Jahre, ja darüber, lange Zeit oft ohne geringste Änderung der röntgenologischen Verschattung, bis sich endlich ein dann meist an der Peripherie beginnender langsamer Rückgang zeigt.

Für alle röntgenologischen Lungenschatten dieser Art ist aber zu bedenken, daß sie sämtlich bis in alle Einzelheiten, durch unspezifische Prozesse imitiert werden können, wie ja überhaupt das Röntgenbild nur Schatten liefert, deren Deutung Sache des Arztes auf Grund gesamter Beurteilung des Krankheitsbildes bleibt.

Von unspezifischen Hilusprozessen war schon die Rede. Aber auch protrahiert sich lösende oder chronisch gewordene, indurierte, eventuell karnifizierte *Pneumonien, Bronchiektasen, Kontraktionsatelektasen* nach (oft leichten) Traumen, endlich die heute wohl als allergisch aufgefaßten, keineswegs auf Ascaridiasis beschränkten flüchtigen „*eosinophilen Infiltrate*" können differentialdiagnostisch ernste Schwierigkeiten machen und klinisch zunächst oft überhaupt nicht von spezifischen Infiltraten unterscheidbar sein, wenn durch positive Tuberkulinprobe stattgehabte Infektion erwiesen ist. Die Bewertung der Gesamtsituation des Falles kann die Diagnose auf Spezifität eines Prozesses bis zu hoher Wahrscheinlichkeit steigern oder auch völlig unsicher erscheinen lassen.

In solchen Fällen ist die eventuell *wiederholte bakterioskopische und kulturelle Untersuchung des morgendlichen Mageninhaltes auf (von Drüseneinbruch in Bronchiallumen verschluckte) Tuberkelbacillen von größter Bedeutung.*

Die Erfahrung zeigte, daß in erstaunlich hohem Prozentsatz der Fälle ein Bacillennachweis und damit eine Sicherung der Diagnose gelingt. Er stempelt diese Fälle *nicht als „offene*

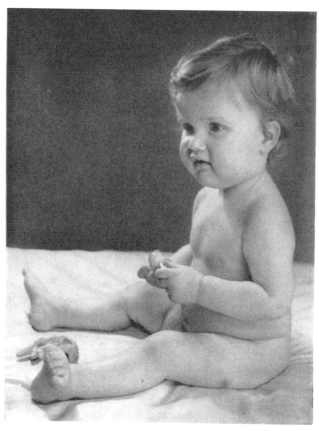

Abb. 12. Blühend aussehendes Kind mit tuberkulösem Infiltrat li. oben (vgl. Röntgenbefund Abb. 13). (Universitäts-Kinderklinik Kiel.)

Tuberkulosen" im epidemiologischen Sinne, weil sie in der Regel nicht husten und somit nicht Bacillen streuen. Daß man sämtliche tuberkuloseverdächtigen Lungeninfiltrierungen trotzdem im Anstaltsbereich isoliert, ist allerdings selbstverständlich.

Die Therapie dieser Formen des pulmonalen Primärkomplexes beschränkt sich auf jene Allgemeinmaßnahmen und Schadenfernhaltung, wie sie im Zusammenhang weiter unten besprochen werden.

Extrapulmonale Primärprozesse. Ein nach enteraler Infektion entstandener *abdominaler Primärkomplex,* bestehend aus einem kleinen, tuberkulösen Darmgechwür und Miterkrankung der zugehörigen Mesenterialdrüse *entzieht sich jedem Nachweis.*

Die bei vasomotorischen Kindern so häufigen anfallsweisen, auf Darmspasmen beruhenden „Nabelkoliken" dürfen keinesfalls mit solchen Infektionen in Verbindung gebracht werden, da nichts für ihr überzufälliges Vorkommen bei enteral Infizierten spricht.

Dagegen findet man nicht selten nach eingetretener *Verkalkung* den einer Mesenterial-drüse entsprechenden (zuweilen auch einige) Schatten im Röntgenbilde, wo sie differential-diagnostisch mit Konkrementbildungen im Harnapparat in Konkurrenz treten. An ihrem raschen, oft schon in Minuten bei urologischen Serienaufnahmen zu beobachtendem Lage-wechsel sind sie leicht davon zu trennen. Als Kuriosum mag erwähnt sein, daß verschluckte „versilberte" Dragées multiple, zarte, aber ganz scharf begrenzte Schatten hervorrufen können.

Um so einprägsamer sind *andere extrapulmonale Primärtuberkulosen* in ihrem klinischen Bild. Die *tonsillaren* und *gingivalen* Primärinfektionen machen am Ort der Infektion kleine, umschriebene indolente Geschwüre, die kaum schmerzen, oft nur wenig auffallende kraterartige Zerstörungsprozesse mit speckigem Belag

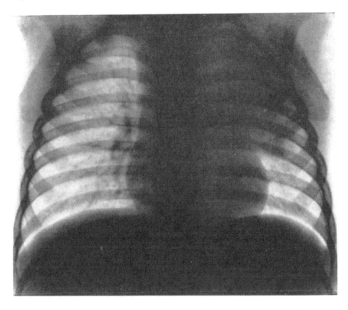

Abb. 13. Tuberkulöses Infiltrat li. oben bei dem in Abb. 12 wiedergegebenen Kind.
(Universitäts-Kinderklinik Kiel.)

und schlechter Heilungstendenz. Sie bestehen durch Wochen und würden kaum zur Beachtung kommen, wenn sich nicht die *regionäre Lymphdrüsentuber-kulose* anschließen würde. Je nach dem Quellgebiet kommt es zu rasch wachsen-den retromandibularen, submaxillaren oder submentalen Lymphbahnen, die manchmal solitär, nicht selten in Paketen Pflaumengröße und darüber erreichen. Sie sind kaum schmerzhaft, zunächst in der Tiefe liegend, ohne Veränderung der darüberliegenden Haut, in der Konsistenz hart und gegeneinander abgrenzbar. Später kann es zu starkem gegenseitigen Verlöten der Drüsen und zu Erweichung kommen, dann beginnt sich die Haut rot bis blaurot zu verfärben, es kann spontaner Durchbruch mit allen Erscheinungen der fistelnden Lymphdrüse erfolgen. Nur bei sekundärer Mischinfektion sind die Schwellungen schmerz-haft, sonst ist gerade ihre Schmerzlosigkeit typisch und ermöglicht leicht die Abgrenzung gegen akute, unspezifische Lymphadenitiden. Unterscheidung von Lymphogranulomatose, unter Umständen auch von Aktinomykose, kann dagegen sehr schwer, oft nur durch Probeexcision, möglich werden.

Beachtenswert ist, daß der *Primärherd* wegen Kleinheit oder schon erfolgter narben-loser Abheilung *nicht nachweisbar* zu sein braucht, er kann auch in der einer Untersuchung nicht zugänglichen Rachentonsille sitzen. *In solchem Falle kann Unterscheidung von post-primärer Lymphdrüsentuberkulose unmöglich werden*, sofern nicht das Positivwerden einer früher negativen Tuberkulinprobe beobachtet wird. Der Nachweis *boviner Tuberkelbacillen* im Eiter einer Halslymphdrüse spricht aber dann für den oralen Infektionsweg gegenüber den metastatischen Halslymphomen bei pulmonaler, in der Regel humaner Infektion. Diese nicht ganz seltenen Primärtuberkulosen können auch *neben intestinalen Primärkomplexen* vorkommen, wenn es an mehreren Stellen gleichzeitig zum Angehen der Infektion kam.

Fast *niemals* werden die *occipitalen oder nuchalen Lymphdrüsen* befallen. Die in dieser Gegend bei Kindern häufigen, bis bohnengroßen, fühlbaren und bei Kopfwendung oft sichtbaren Drüsen, die die Eltern oft beunruhigen, sind völlig harmlos, nie tuberkulös. Diese *Mikropolyadenie* kann auch längs des Sternokleidomastoideus in zu Ketten angeordneten Drüsen bestehen.

Eine seltene Erstinfektionsstelle bildet *Mittelohr oder Ohrläppchen* (beim Ohrringstechen). Typisch ist dann das Anschwellen der *präauriculären Lymphdrüsen*, sowie jener auf dem Warzenfortsatz, auch der Lymphdrüsen in der Tiefe der Parotisgrube, was Parotis vortäuschen kann. Facialisparese als Folge eines Übergreifens des Mittelohrprozesses auf das Felsenbein kommt vor. Otorrhoe kann in allen Stadien bestehen, sie hat zuweilen hämorrhagischen Charakter: saprophytische Diphtheriebacillen dürfen von der Diagnose nicht ablenken. Zu Schwellung der präauriculären Drüsen kommt es auch bei conjunctivaler Primärinfektion.

Als *seltenes Vorkommnis* ist bei jungen Mädchen genitale Infektion mit Übergreifen auf die *inguinalen Drüsen* beschrieben, die dann die gleichen Erscheinungen durchlaufen, die oben für die Halsdrüsen beschrieben. Auch Infektionen durch Aussaugen von kleineren Schnittwunden seitens eines Offen-Tuberkulösen sind beobachtet. Hierher gehört die Circumcisionstuberkulose, die zu schweren Ulcerationen am Penis führt. Man wird solche Vorkommnisse nicht allzu schwer erkennen, wenn man nur an die Möglichkeit solcher Infektionswege denkt.

b) Klinik des sub- und postprimären Tuberkulosegeschehens.

1. Die lokalisierten Krankheitsprozesse (Organtuberkulosen).

Wie früher schon erörtert, kann vom Primärkomplex, ebenso wie später von jedem Postprimärherd aus eine Metastasierung in die verschiedensten Organe und Körpergegenden auf verschiedenen Wegen erfolgen. Was wir als isolierte Organtuberkulosen bezeichnen, sind letzten Endes solche Metastasen. Aber auch der Primärkomplex selbst kann seinerseits weitere Abwandlungen erfahren, die über das sonst vom Primärstadium Gewohnte hinausgehen und neue klinische Bilder darbieten können.

Pulmonale Erkrankungsformen. Die für das Primärstadium als besonders häufig genannten *perifokalen Infiltrierungen* am Hilus mit bogenförmiger, dreieckförmiger oder lobärer Begrenzung können jederzeit *auch postprimär* auftreten. Sie sind dann von den primären nur bei von früher bekannter Tuberkuloseinfektion zu unterscheiden. Für ihren klinischen Verlauf gilt alles oben Gesagte, nur pflegt lang dauerndes Fieber seltener zu sein.

Besonders die primären, seltener die postprimären Infiltrate können aber in *Verkäsung* übergehen, ein bei Säuglingen und Kleinkindern keineswegs seltenes Vorkommnis. Kommt es in solchem Falle nicht anschließend zu Generalisation (s. d.), so können sich nach Durchbruch in einen Bronchus die als *Kavernen* bezeichneten Hohlräume bilden, das klinische Bild der *Primärphthise* (*Primärkavernen, Frühkavernen*). Gelegentlich treten dann Kavernen auf, die sich röntgenologisch in einen Hilus projizieren und dann irreführend als „Hiluskavernen" bezeichnet werden, wiewohl sie nichts mit dem Hilus zu tun haben. Solche Primärphthise trifft man bis in das Pubertäts-, ja das frühe Erwachsenenalter, namentlich in Bevölkerungen, in denen eine Erstinfektion erst spät nachgeholt wird. Sie sind dann (auch pathologisch-anatomisch) *durch die starke Drüsenbeteiligung kenntlich*, die der geläufigen postprimären Phthise fehlt. Die Kavernen können als zentrale Aufhellungen im Röntgenbild einer Infiltrierung sichtbar werden.

Doch ist zu beachten, daß solche *Aufhellungen* auch durch lokale Lungenblähung, *Pneumatocelen* entstehen können, so daß für die *Kavernendiagnose* das massenhafte Vorkommen von Tuberkelbacillen im Mageninhalt gefordert werden muß.

Sehr häufig gehen solche Kinder dann unter dem *Bild der akuten käsigen Pneumonie* zugrunde.

Nach anfänglich unbestimmten Krankheitserscheinungen folgt unvermittelt hohes unregelmäßiges, völlig unbeeinflußbares Fieber mit rapider, in wenigen Wochen entstehender *Dystrophie und Atrophie*, bei der zuweilen erst die Sektion den Krankheitsprozeß aufklärt, wenn nicht vorher an die Möglichkeit einer Tuberkulose, sondern an eine „Ansatzstörung" gedacht wurde. Zuweilen deutet Dyspnoe auf einen pulmonalen Prozeß, der sich dann auch durch Dämpfung, Bronchophonie, klingendes, oft knisterndes Rasseln verrät.

Eine relativ seltene Form früher postprimärer Metastasierung schon bei Kleinkindern stellen die sog. „Simonschen *Spitzenmetastasen"* dar, massive Infiltrierungen einer Lungenspitze von überraschend gutartigem Charakter — wenn auch der spätere Übergang in Phthise

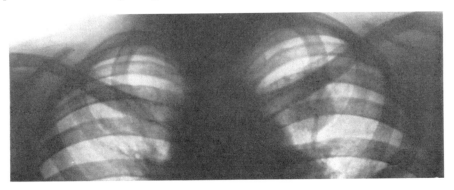

Abb. 14. Infraclaviculäres Frühinfiltrat li. bei 12jährigem Mädchen *nach* über 1jähriger klinischer Behandlung wegen multipler fistelnder Drüsen- und Knochenprozesse, *nach* erheblichem Rückgang der anfangs stark beschleunigten Senkung und 17,3 kg Gewichtszunahme. (Universitäts-Kinderklinik Frankfurt a. M.)

im Bereich des Möglichen liegt. Daß es in diesen Infiltraten zu zahlreichen Verkäsungsherden kommt, beweisen die sich in ihnen entwickelnden, zuweilen *spritzerartigen, zuweilen mehr grobkörnigen, multiplen Kalkschatten.*

Ein in der Tuberkuloseliteratur besonders viel genanntes Vorkommnis stellt das meist im späteren Kindes- oder im Jugendlichenalter in wenigen Wochen oft unter dem klinischen Bild eines „leichten Infektes", einer „Grippe", entstehende *„infraclaviculäre Frühinfiltrat"* dar. Lediglich röntgenologisch nachweisbar bildet es zarte, vielfach nur etwa zehnpfennigstückgroße oder wenig größere, oft verwaschen begrenzte Schatten oder Schattenballungen (Abb. 14). Es ist zunächst im wesentlichen perifokaler Natur mit zentralem tuberkulobacillären Prozeß, daher rückbildungsfähig, kann eine kleine dichte Narbe im Lungengewebe hinterlassen. Oft aber kommt es *rasch zu Verkäsung* mit anschließender *Kavernenbildung*, so daß es als *Vorläufer, als Frühstadium der klassischen Tuberkuloseform, einer Phthise* erscheint (daher der Name für diesen im Tuberkulosegesamtgeschehen an sich „späten" Prozeß).

Über die *Pathogenese dieses Frühinfiltrates* gehen die Ansichten immer noch auseinander (endogene Reinfektion im Sinne eines Streuherdes oder exogene Superinfektion bei verändert reagierendem Organismus). Nicht immer müssen nach der Annahme mancher Beobachter so geartete Infiltrate die in ihrem bevorzugten Zustandekommen ebenfalls ungeklärte infraclaviculäre Lokalisation haben; doch ist diese Annahme nur dann gesichert, wenn die Entwicklung einer Phthise aus einem atypisch gelegenen Infiltrat bei einem Kranken beobachtet wird, der seit Jahren als infiziert festgestellt ist. Andernfalls ist die Unterscheidung von einem im späteren Kindesalter in irgendeinem Lungenlappen entstandenen Primärinfiltrat mit anschließender *spätinfantiler Primärphthise* unmöglich.

Für die *postprimären Phthisen des späteren Kindesalters* gelten im übrigen alle Zeichen der Erwachsenenphthise: chronischer Verlauf durch fortkriechende

Verkäsung mit Kavernenbildung, Beschränkung des Prozesses auf die Lunge, apikocaudales Fortschreiten besonders durch intrapulmonale, canaliculäre Metastasierung, Fehlen stärkerer Drüsenbeteiligung. Hier kommt es dann rasch zu jenem klassischen klinischen Bild der Phthise mit Abmagerung bis zur Kachexie, echten subfebrilen Temperaturen, Nachtschweißen, doch erlebt man auch Phthisen bei bestem Allgemeinzustand, ja im Beginn selbst während ausgezeichneter Gewichtszunahmen. Die Prognose ist in der Pubertät allerdings eine besonders ernste, so daß sofortige Heilstättenbehandlung zu raten ist.

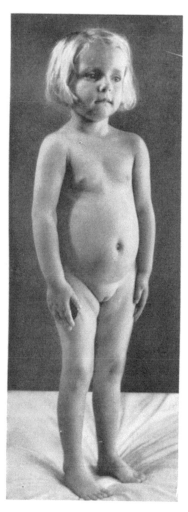

Abb. 15. Blühend aussehendes Kleinkind mit aktiver Hilustuberkulose mit Streuung. Vgl. dazu das Röntgenbild Abb. 16. (Universitäts-Kinderklinik Kiel.)

Für die Diagnostik ist noch von Interesse, daß es *Kavernen* gibt, die so klein sind, daß sie *in einer Röntgenaufnahme* üblicher Technik überhaupt *nicht zur Darstellung* kommen, sondern erst in Schichtaufnahmen (Tomogrammen); ja aus dem alleinigen Vorkommen positiven Bacillenbefundes in Sputum oder Mageninhalt muß man schließen, daß es Kavernen gibt, die sich jeder lokalisatorischen Diagnostik entziehen. Wahrscheinlich entstehen solche Kavernen aus kleinen, wohl vorwiegend canaliculär oder hämatogen entstandenen „*Streuherden*", die gelegentlich auf Röntgenbildern vereinzelt oder doch in mäßiger Anzahl in beiden Lungenfeldern in Gestalt unscharf begrenzter Fleckchen von Erbsen- bis etwa Bohnengröße auftreten. (Vorsicht der Fehldeutung normaler Lungenzeichnung oder Gefäßschatten bei weicher Aufnahmetechnik!) Sie sind durchaus rückbildungsfähig und können wiederum blühend aussehende Kinder betreffen (Abb. 15 und 16).

Völlig anders zu bewerten sind *pulmonale Streuherde* sehr wechselnder Größe, welche sich durch ihre *gleichmäßige Verteilung über die ganze Lunge* nur als *Teilerscheinung einer generalisierten Tuberkulose* erweisen. Während sie in anderen Organen nicht oder nur vermutungsweise intra vitam feststellbar sind, ermöglicht eben das Röntgenverfahren ihre Erkennung in der Lunge. Das hat zu speziellen Namengebungen („*hämatogene Lungentuberkulose*", „*kleinknotig-disseminierte Tuberkulose*") geführt, die indes richtiger bei den Generalisationen eingereiht werden.

In der Prognose pulmonaler Prozesse gilt ein Rückgang einer anfangs beschleunigten Blutkörperchensenkung als günstig.

Therapeutisch kommt bei diesen Zerfallsherden neben Allgemeintherapie die pulmonale Kollapstherapie in ihren verschiedenen Formen (Pneumothorax eventuell mit Strangdurchtrennung, Phrenikotomie oder -exairese, Thorakoplastik) in Frage, deren Indikationsbereich sich weitgehend mit dem der Erwachsenen bei allerdings sehr viel schlechteren Erfolgen deckt.

Endothorakale Lymphdrüsenmetastasen. Die Erstinfektion führt, wie erwähnt, zwangsläufig zu Beteiligung der regionären Lymphdrüse, die bei pulmonaler Infektion in erster Instanz den *bronchopulmonalen* Lymphdrüsen angehört, die zwischen den sich gabelnden großen Bronchen am Lungenhilus liegen. Jede dieses erste Filter durchbrechende Infektion geht über das für den Primärkomplex übliche Maß hinaus, ist somit *lymphogene Metastase*. Die bronchopulmonalen Drüsen stehen kranialwärts in Lymphverbindung mit den jedem Hauptbronchus anliegenden *tracheobronchialen* Drüsen. Diese werden zwar anatomisch von den erstgenannten unterschieden, mit ihnen aber klinisch meist noch als Hilusdrüsen oder Bronchialdrüsen zusammengefaßt. Bei Tuberkulose können eine dieser Drüsen oder ganze Pakete derselben vergrößert sein. Es entstehen dann im Röntgenbild multiple, bogig-scharfrandig begrenzte Schatten in der Hilusgegend, die sich aus dem Mittelfell-Herzschatten vorwölben: die „*tumorige Bronchialdrüsentuberkulose*" oder „*tumorige Hilusdrüsentuberkulose*" (Abb. 17 und 18). Durch Druck auf den unteren Teil der Trachea und die großen

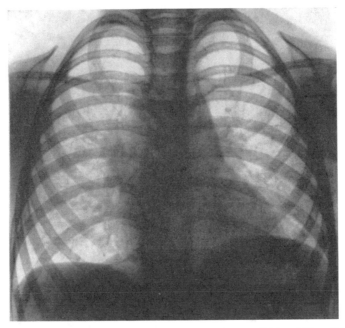

Abb. 16. Aktive Hilustuberkulose mit Streuherden besonders re. Röntgenbild zu Abb. 15.
(Universitäts-Kinderklinik Kiel.)

Bronchen können diese Tumoren besonders bei Säuglingen und Kleinkindern zu Verengerung der großen Atemwege und damit zu *exspiratorischem asthmatiformen Keuchen* führen. Der Husten gewinnt dann einen eigenartig hohen, metallisch klingenden „*bitonalen*", d. h. aus den tiefen gewöhnlichen Hustentönen und ihren hohen Obertönen zusammengesetzten Charakter.

Das Mitbefallensein einer weiteren Drüsengruppe in der Gabel der beiden Hauptbronchen, der sog. *Bifurkationsdrüsen*, läßt sich zuweilen röntgenologisch bei Schrägdurchleuchtung erkennen, wo der „HOLZKNECHTsche Raum" zwischen Wirbelsäule und Herzgefäßschatten eingeengt erscheint, doch ist die Beurteilung bei meist unruhigen Kleinkindern, bei denen diese Erkrankungsform vorwiegend beobachtet wird, meist nicht leicht.

Nur in solchen Fällen großer Tumorpakete sind dann auch die beiden dafür beschriebenen Zeichen vorhanden, die heute in der praktischen Diagnostik nur noch eine ganz untergeordnete Rolle spielen: die über der mittleren Brustwirbelsäule nachweisbare Bronchophonie nach D'ESPINE oder verstärkte perkutorische Dämpfung nach DE LA CAMP.

Die Unterscheidung gegenüber Lymphogranulomatose, auch Lymphosarkom kann im Röntgenbild schwer sein, doch finden sich diese Erkrankungen kaum je schon in den ersten Lebensjahren, wo gerade die tumorigen Bronchialdrüsentuberkulosen vorkommen. Patho-logisch-anatomisch handelt es sich um ausgedehnte spezifische, meist mit Verkäsung einhergehende Entzündungsprozesse, die in der Folge zu multiplen Verkalkungen führen können (Abb. 5 und 19).

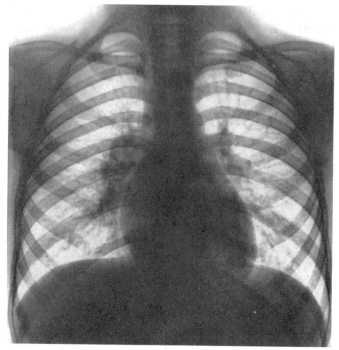

Abb. 17. Bronchialdrüsen- (Hilus*drüsen*-) Tuberkulose re. in größerer Ausdehnung.
(Universitäts-Kinderklinik Gießen.)

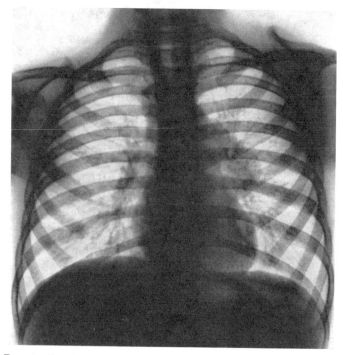

Abb. 18. Tumorige Bronchialdrüsentuberkulose im li. Hilus. (Universitäts-Kinderklinik Gießen.)

Im Thoraxbereich können endlich auch *Metastasen in einer paratrachealen Lymphdrüse* auftreten. Im Röntgenbild wölbt sich dann im oberen Teil des Mittelschattens ein halbrund begrenzter, homogener Schatten vor, der sich im weiteren Verlauf zurückbilden kann (Abb. 20).

Vorwölbungen in diesem Bereich des Mittelschattens können, zumal wenn sie ihm breiter aufsitzen, von *Thymusvergrößerungen* schwer oder überhaupt nicht unterscheidbar sein. Sie erreichen dann jene „Kaminform" *des Mittelschattens,* die gelegentlich und zwar *so gut wie ausschließlich bei Säuglingen und Kleinstkindern* als anscheinend durchaus *normaler Befund* auftritt. Kleinste Asymmetrie der Aufnahme verstärken den Kaminschatten außerordentlich, so daß der *normale Thymus an ihm maßgeblich beteiligt* scheint, wozu auch die

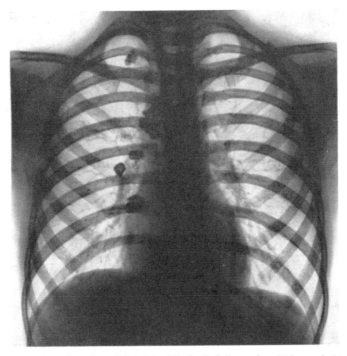

Abb. 19. Verkalkter Primärkomplex mit Primärherd in der li. Spitze und multiplen, verkalkten Metastasen in bronchopulmonalen (hilären) und paratrachealen Drüsen. (Universitäts-Kinderklinik Gießen.)

Altersbegrenzung paßte. Vielleicht können Lageveränderungen von Thoraxorganen bei bestimmter Körperhaltung oder beim Pressen zum Sichtbarwerden dieses Schattens mitspielen. Dafür spräche, daß ein solcher Kaminschatten in Aufnahmeserien zuweilen *nur vorübergehend völlig verschwinden* kann. Die Freude über manchen Bestrahlungserfolg bei „Thymushypertrophie" oder gar „Lymphosarkom" wird dann zuweilen jäh getrübt, wenn der Schatten zum Erstaunen aller Beteiligten plötzlich auf einer neuen Aufnahme „wieder da" ist. Setzt sich der *Thymusschatten als Lappen* deutlich vom übrigen Mittelschatten ab, kann er als solcher noch mit einiger Sicherheit kenntlich sein (s. Abb. 21 a—c). *Senkungsabscesse* aus dem Gebiet der oberen Wirbelsäule bei älteren Kindern können ähnliche Schatten machen; gelegentlich sieht man dann die meist scharf gezeichnete, nach unten sackförmige Begrenzungslinie des Abscesses noch im Herzschatten verschwinden. Auch noch andere Schatten können an dieser Stelle paratracheale Drüsenpakete vortäuschen (z. B. Aortenmißbildungen).

Ein relativ seltenes, aber mit Rücksicht auf Fehldeutungen immerhin zu vermerkendes Vorkommnis stellen die bei Bronchialdrüsentuberkulose vorkommenden *Atelektasen in umschriebenen Lungengebieten* dar. Ob es sich hier um mechanisch bedingte Resorptionsatelektasen infolge Bronchuskompression handelt, wie früher vielfach angenommen, scheint nach den heutigen Befunden über die Häufigkeit reflektorischer Kontraktionsatelektasen fraglich.

Im Röntgenbild sieht man *gleichmäßig dichte, scharf begrenzte Schatten* im Gebiet eines Lappens (s. Abb. 22, 23 und 24), die in meist bogenförmig in den Schattenbezirk einspringender scharfer Grenze sich absetzen. Das *Volumen* des betroffenen Lungenteiles verrät sich neben dieser Grenzlinie durch entsprechende Verlagerung einer Lappengrenze als *verringert.* Beim Atmen vor dem Durchleuchtungsschirm wird Mittelfell und übrige Lunge nach dem

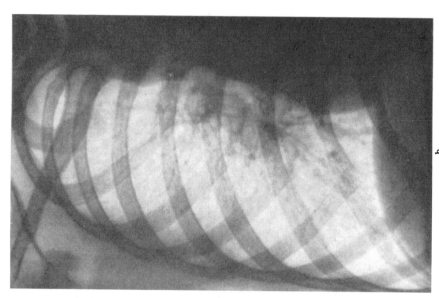

Abb. 20. Paratracheale Lymphdrüsentuberkulose und perihiläres Infiltrat re. bei 9jährigem Kind (a), erstere nach 5 Monaten rückgebildet (b). (Universitäts-Kinderklinik Frankfurt a. M.)

verschatteten Bezirk gezogen. Der Primärherd kann im Schattenbezirk liegen, eine später sichtbar werdende Verkalkung die Atelektase dann fälschlich als perifokales Infiltrat erscheinen lassen. Im Stadium der Rückbildung solcher Atelektasenschatten können Ringschatten, Verwachsungen und Pleuraauflagerung als ,,Pseudokavernen'' die Deutung von Röntgenbildern erschweren. Solange die Atelektase besteht, entsprechen die Befunde völlig den analogen unspezifischen Prozessen: der nicht ganz seltenen dystelektatischen Pneumonie des rechten Oberlappens (mit besonderer Neigung zur Karnifikati on und damit Fixation des Befundes) und dem ,,basalen Dreieck'' im rechten Herzzwerchfellwinkel bei Pertussis.

Exothorakale Lymphdrüsentuberkulose. Relativ häufig trifft man lymphogen oder hämatogen entstandene tuberkulös veränderte Lymphdrüsen, abgesehen von jenen schon oben besprochenen Vorkommnissen atypisch lokalisierter

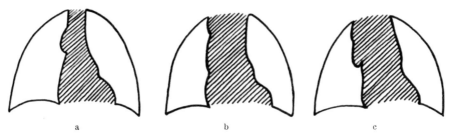

a   b   c

Abb. 21a—c. Schema der Mittelschattentypen, a bei Paratrachealdrüsentuberkulose, b „Kaminschatten" (nicht krankhaft), c bei Thymushyperplasie.

Primäraffekte. Solche Lymphdrüsentuberkulose kann *Teilerscheinung einer Allgemeinerkrankung* vom Typ der Skrofulose (s. unten) oder einer Miliartuberkulose sein, aber auch als *lokalisierte tuberkulöse Erkrankung* vorkommen.

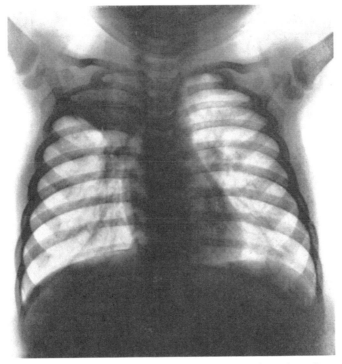

Abb. 22. Atelektase des rechten Oberlappens (zu beachten die Lappenschrumpfung, die Verziehung des Mediastinums nach re.). Universitäts-Kinderklinik Gießen.)

Suprainguinale Drüsen finden sich bei tuberkulöser Coxitis, parotideale bei Tuberkulose des unteren Orbitalrandes. Erkrankung der Thorakaldrüsen im 4. und 5. Intercostalraum oder einer Supraclaviculardrüse ist fast immer spezifischer Natur.

Besonders häufig finden sich *tuberkulöse Lymphome an einer oder beiden Halsseiten*, in der Retromandibulargrube, am Kieferwinkel oder längs des Kopfnickers.

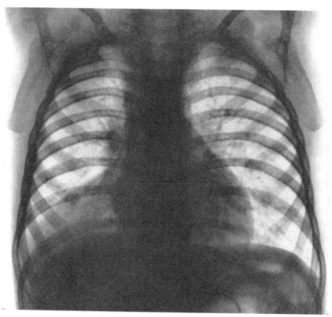

Abb. 23. Ausgedehnte Atelektase des re. Unterlappens bei rechtsseitiger Bronchialdrüsentuberkulose (Tomogramm dazu s. Abb. 24). (Universitäts-Kinderklinik Gießen.)

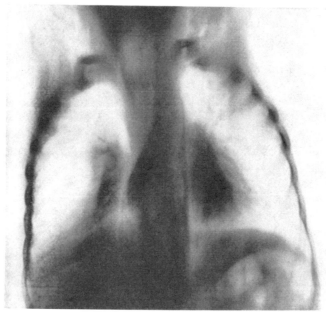

Abb. 24. Ausgedehnte Atelektase des re. Unterlappens bei rechtsseitiger Bronchialdrüsentuberkulose (Tomogramm zu Abb. 23). (Universitäts-Kinderklinik Gießen.)

Es kommt zu einem walnuß- bis pflaumengroßen Tumor, gelegentlich auch zu mehreren solchen, die zunächst isoliert fühlbar und verschieblich allmählich zu Paketen verlöten, mit der Unterlage und der darüberliegenden Haut verwachsen. Letztere verfärbt sich rot bis livide. Die Geschwulst ist zu Beginn

hart, kaum schmerzhaft, später zeigt sich zentrale Fluktuation, allmählich weitgehende Einschmelzung, eventuell Perforation durch die Haut und lang dauernde
Fistelbildung, die endlich nach Monaten mit eingezogener Narbe heilt, wobei
es oft nach langem Stillstand zum Neuauftreten der Fistel kommen kann.
Tuberkelbacillen sind im Eiter meist nur kulturell oder im Tierversuch nachzuweisen.

Die *Abgrenzung gegen Lymphogranulcmatose* oder *Lymphosarkom* kann vor der Erweichung
oft nur durch Probeexcisi· n und histologische Untersuchung erfolgen; auch Verwechslung
mit konnatalen *Halscysten* kann unterlaufen. Dagegen ist die Unterscheidung von *akuten
Lymphadenitiden* oder *Mundbodenphlegmonen* durch deren Schmerzhaftigkeit meist leicht,
ebenso von der schon oben erwähnten Mikropolyadenie mit den etwa erbsen- bis bohnengroßen, oft in Reihen liegenden Drüsen. Das *lymphadenoide* (PFEIFFERsche) *Drüsenfieber*
kann zu multiplen, weichen, wenig empfindlichen Halsdrüsenschwellungen führen, die im
Beginn von tuberkulösen schwer zu trennen sein können; die nie tuberkulöse Nackendrüsen-
beteiligung, deutlicher Milztumor und Blutbild sichern die Diagnose.

Therapeutisch gilt heute die Röntgenbestrahlung nach den dafür geltenden
technischen Regeln als Methode der Wahl. Ist bereits Erweichung der Drüse
eingetreten, so punktiert man den Inhalt vorher mit ziemlich dicker Nadel,
wobei man indirekt aus dem umgebenden gesunden Gewebsbezirk eingeht und
nach Aspiration des Inhaltes 10%iges Jodoformglycerin oder Alkohol-Peru-
balsam (Mischungsverhältnis 1:2) injiziert. Nur wenn die Hautdecke bereits
so dünn geworden, daß mit ihrer Erhaltung nicht zu rechnen ist, entleert man
durch kleine, direkte Stichincision eventuell mit Auslöffeln von Käsemassen
und schließt Röntgenbestrahlung an. Bei einzelnen, mit der Umgebung nicht
verwachsenen Drüsen kann Totalexstirpation kosmetisch sehr befriedigende
Heilungen geben.

Abdominaltuberkulose. Über die Häufigkeit intestinaler Primärinfektion
besonders mit dem Typus bovinus wurde oben schon gesprochen, auch daß der
einfache abdominale Primärkomplex sich jedem Nachweis entzieht. Zur klinischen Abdominaltuberkulose kommt es erst postprimär entweder durch unmittelbares Weitergreifen einer abdominellen Infektion oder durch hämatogene
Streuung oder endlich durch verschlucktes, bacillenhaltiges Sputum bei gleichzeitig bestehender offener Lungentuberkulose. Die Tuberkulose kann sich dann
je nach dem vorwiegenden, zuweilen fast ausschließlichen Befall einzelner
abdominaler Organe bzw. Gewebe *unter sehr verschiedenen klinisch zu unter-
scheidenden Bildern* abspielen als *Darmtuberkulose, Mesenterialdrüsentuberkulose,
Peritonealtuberkulose*, wobei allerdings Mischformen selten sind.

Die Darmtuberkulose, bei der es oft auf weite Strecken des Darmes zu massen-
haften spezifischen Geschwüren der Schleimhaut kommt, ist charakterisiert
durch chronische, völlig unbeeinflußbare Durchfälle. Die Entleerungen sind
wäßrig-schleimig, meist wegen der Unmöglichkeit hinreichender Fettresorption
fettglänzend, stinkend, so daß bei Kleinkindern die Unterscheidung von HERTER-
HEUBNERscher *Verdauungsinsuffizienz* im Anfang schwer sein kann. Entscheidend ist dann der Bacillennachweis, sofern es sich nicht um Bacillen aus
verschlucktem Sputum handelt. Die Kinder magern bis zum Skelet ab (,,*Tabes
mesaraica*", *Darrsucht*) und gehen an Kachexie zugrunde.

Die Mesenterialdrüsentuberkulose lokalisiert sich besonders häufig in die
Ileocöcalgegend, wo kolikartige Schmerzen, eventuell fühlbare Tumoren, zuweilen
mit hohem Fieber und Meteorismus auftreten, so daß die Unterscheidung von
Appendicitis (namentlich chronischer) oder Peritonitis schwer werden kann. Die
differentialdiagnostisch in Frage kommenden *spastischen ,,Nabelkoliken"* haben
andere Lokalisation und dauern meist nur Minuten. Die Diagnose der Mesenterialdrüsentuberkulose wird oft erst vom Chirurgen gelegentlich einer Laparotomie,

dann jedoch nur durch histologischen Befund an einer excidierten Drüse, gestellt; andernfalls erfolgt leicht Verwechslung mit harmlosen Drüsenschwellungen
von Lymphatikern.

Die Peritonitis tuberculosa, wohl die häufigste Form der Abdominaltuberkulose, findet sich in zwei Typen als exsudativa und adhaesiva. Die *exsudative*

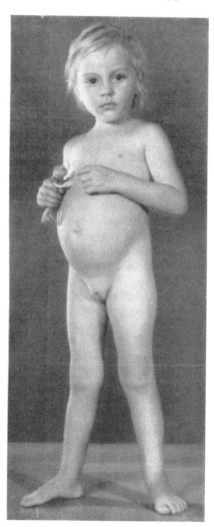

Abb. 25. Peritonitis tuberculosa.
(Universitäts-Kinderklinik Kiel.)

Form, bei der es unter Fieber und Leibauftreibung (s. Abb. 25) zum Auftreten
großer Flüssigkeitsansammlungen in der
Bauchhöhle mit allen dafür charakteristischen Zeichen kommt, stellt wahrscheinlich nur das peritoneale Analogon
zur tuberkuloallergischen Pleuritis tuberculosa dar, so daß sie richtiger dort zu
besprechen wäre. Dafür spricht das
gleichartige Exsudat und der seltene
Bacillenbefund im Erguß. Das Krankheitsbild wird leicht mit der HIRSCH-
SPRUNGschen Krankheit oder der *Cöliakie*
(HERTER-HEUBNER) *verwechselt*, bei denen
es indes nur zur Leibauftreibung ohne
Exsudatbildung und zu Abmagerung
durch die ebenfalls gestörte Resorption
der Nahrung kommt. Bei der *adhäsiven*
Form kommt es zu großen, meist länglichen
Tumoren infolge Verklebung einzelner
Darmschlingen und wohl auch Perforation erkrankter Mesenterialdrüsen mit
lokaler Aussaat. Ihre Lokalisation ist
besonders in der schon bei der Mesenterialdrüsentuberkulose genannten Ileocöcalgegend oder im Oberbauch, zuweilen aber
auch an anderer Stelle. Nicht selten
kommt es zu *Periomphalitis* mit Durchbruch (,,Inflammation periumbilicale VAL-
LIN") und anschließender lang dauernder
Fistelbildung. Bei sehr akutem Beginn
und Kombination mit exsudativer Form
kann die Unterscheidung von *Pneumokokkenperitonitis* sehr schwer sein, die vorwiegend bei Mädchen auftritt. Beachtenswert ist das nicht seltene Vorkommen
negativer cutaner und percutaner *Tuberkulinprobe* bei der tuberkulösen Peritonitis,
so daß im Zweifelsfall intracutane Testung

nötig ist. Eventuell ist zur Diagnose Probelaparotomie angezeigt, die bei der
Peritonitis tuberculosa offenbar im Sinne eines lokal (segmental?) gesetzten
Reizes manchmal sogar therapeutischen Erfolg hat. Im übrigen erweist sich
bei der Peritonitis tuberculosa Röntgen- oder kombinierte Röntgen- und Höhensonnenbestrahlung als recht wirksam.

Knochen- und Gelenktuberkulose. Unter den extrapulmonalen Metastasen
folgen die in Knochen zahlenmäßig denen in Lymphdrüsen, sind also *besonders
häufig.* Da praktisch jeder Knochen im Körper befallen werden kann, ist das

äußere Bild der Knochentuberkulose ungemein wechselvoll. Im Schaft von Röhrenknochen oder an kleinen Knochen kommt es zu nicht oder wenig schmerzenden Auftreibungen, die im Röntgenbild Rarefikation und Aufhellung der Spongiosastruktur in umschriebenen Bezirken zuweilen mit periostaler Auflagerung zeigen. Bei gelenknahen metaphysären Herden droht Übergreifen oder Einbruch in das Gelenk. Bei jeder langsam entstandenen Auftreibung an Knochen ist die Frage tuberkulöser Ätiologie zu klären. Eine besonders große Rolle im Kindesalter spielt die tuberkulöse Zerstörung eines Wirbelkörpers, die *Spondylitis tuberculosa*.

Oft klagen die Kinder über Schmerzen in der Wirbelsäule, die durch Stoß und Druck verstärkt werden; noch bevor röntgenologische Veränderungen eintreten. können Senkungsabscesse auf das Leiden hinweisen. Sie erscheinen bei *Halswirbelprozessen* als retropharyngeale Abscesse, die sich bis ins Mediastinum senken können und dann scharf umschriebene Schatten im Röntgenbild ergeben. Bei Betroffensein *unterer Wirbelsäulenabschnitte* sind die längs der Psoasfascie gewanderten Abscesse *über dem Leistenband* leicht zu tasten; eine Schwellung in dieser Gegend sollte immer an Spondylitis denken lassen! Beginnender Wirbelkörpereinbruch mit Dislokation führt zu leichtem *Vorstehen eines Dornfortsatzes*, später zu spitzwinkliger Kyphose, dem Potschen *Buckel*. Durch Druck auf das Rückenmark können alle Grade der *Querschnittslähmung* entstehen, die manchmal ein Hinweissymptom auf die lokale Erkrankung bilden.

Gelenktuberkulose findet sich in zwei Formen: *Gelenkhydrops* (besonders häufig am Kniegelenk mit trübserösem Exsudat) und *Gelenkfungus* (mit schwammigem Granulationsgewebe). Daneben kann eine *Caries sicca* durch Einwuchern spezifischen Granulationsgewebes aus einem epiphysären Prozeß (besonders häufig am Schultergelenk) oder ein *kalter Absceß* durch Einbruch eines benachbarten Knochenabscesses (nicht selten im Hüftgelenk) vorkommen. Gelenkauftreibung und Bewegungsbehinderung sind Hinweissymptome, auf die zu achten ist.

Die Therapie ist neben chirurgischer Behandlung eine Allgemeintherapie, insbesondere Klima- und Ultraviolettbehandlung (s. später). Neuerdings scheint man mit Thiosemicarbazon (,,T.B.I'') Beachtliches zu erreichen, doch ist die Methode noch im Stadium der Erprobung.

Urogenitaltuberkulose. Im Kindesalter selten und dann meist als Nierentuberkulose auftretend kommt es zu vermehrtem Harndrang (Pollakisurie), nächtlichem Einnässen, abakterieller Pyurie, Albuminurie und nur *mikroskopisch vorhandener Hämaturie*. Perinephritische tuberkulöse Abscesse können Schmerzen in der Nierengegend verursachen. Cystoskopie und Ureterenkatheterismus mit Bacillennachweis durch Kultur und Tierversuch, sowie Pyelographie sichern die Diagnose. Colisuperinfektion kommt vor und kann die Diagnose verschleiern. Sofern der Prozeß einseitig und die Blase noch nicht befallen, kommt als einzige Therapie Nephrektomie in Frage; andernfalls Versuch der Allgemeinbehandlung der Tuberkulose.

Ganz selten kommt beim Kind *isolierte Hoden- und Nebenhodentuberkulose* als akut schmerzhafte und chronisch-schleichende Form vor, ohne daß die Harnwege oder Samenblase-Prostata mitergriffen zu sein brauchen. Die (seltene) *primäre Genitalinfektion* wurde oben bereits erwähnt.

Hauttuberkulose. Vorwiegend hämatogen entstehend bietet sie sehr wechselnde Bilder, deren Diagnose *wegen rechtzeitiger Therapie*, besonders aber auch als *Kennzeichen für metastatische oder generalisierende Schübe* einer Tuberkulose von größter Bedeutung sind.

Lupus vulgaris (Tuberculosis cutis luposa). Die ,,*fressende Flechte*'' ist wegen der bei versäumter Diagnose im späteren Verlauf zustande kommenden schweren Zerstörungen von besonderer Bedeutung. Prädilektionsstellen sind Gesicht, besonders Wangen und Nasengegend, aber auch Extremitäten. Der Rumpf wird seltener, die Kopfhaut nie befallen. Zu Beginn findet sich das ,,*Lupusknötchen*'' in Gestalt einiger dicht stehender kleiner Tuberkel im Papillarkörper

der Haut (Abb.26). Bei Anämisieren durch Hautspannen oder Glasspateldruck
verbleibt eine *bräunliche Verfärbung!* Mit einer Sonde gelangt man schon bei
leichtem Druck auf ein Knötchen in die Cutis (*,,Sondenphänomen"*). Im Laufe
von Monaten *wächst* die Infiltration langsam, aber stetig an der *Peripherie* meist
in bogen- oder girlandenförmiger Begrenzung stellenweise unter Geschwürsbildung weiter, während das *Zentrum strahlig vernarbt* (s. Abb. 27). Therapeutisch
kommt bei der anzustrebenden Frühdiagnose die *Totalexstirpation* des Herdes
in Frage, die ebenso wie Nachbehandlung oder Behandlung verschleppter Fälle
Sache des Dermatologen sein soll.

Tuberkulide, am häufigsten *papulöse* und *papulonekrotische*, beginnen mit
einem hanfkorngroßen, derben Knötchen von livider oder gelblichbrauner

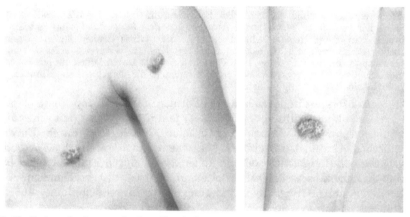

Abb. 26. Beginnender Lupus vulgaris an Brust, Oberarm und Unterschenkel bei 14jährigem Jungen.
(Universitäts-Hautklinik Jena, Prof. Dr. HÄMEL.)

Farbe, auf dessen Höhe sich ein kleines *Schüppchen* ausbildet. Langsam vergrößert sich das Knötchen, zeigt Abflachung oder Einsinken der Mitte, die Haut
darüber erhält einen atlasartigen Glanz, durch den eine gelbliche Masse schimmert. Das ganze Gebilde kann nun ulcerieren, es entleert sich eine käsig-
krümelige Masse, bis das kraterförmige Geschwürchen mit zarter, am Rand
etwas bräunlich pigmentierten *Narbe* abheilt, oft kommt es ohne eigentliche
Ulceration zu *Krustenbildung*, die nach monatelangem Bestand abfällt und abheilt. Die papulösen und papulonekrotischen Tuberkulide finden sich einzeln,
in Gruppen, selten auch verstreut besonders *in den ersten Lebensjahren* vorwiegend an Rücken, Gesäß, Beinen und Gesicht; sie entstehen bei mittlerer bis
hoher Allergie. Bei schwacher oder fehlender Allergie hingegen kommt es zu
miliaren Tuberkuliden, die vereinzelt oder in großer Zahl über den ganzen Körper
verteilt *eine hämatogene Aussaat, oft Generalisation anzeigen (Tuberculosis cutis
miliaris)*. Sie sind (ebenso wie die Aderhauttuberkel im Auge) trotz ihrer Unscheinbarkeit daher *von größter diagnostischer Bedeutung*. Das einzelne Tuberkulid ist zuweilen knapp stecknadelkopfgroß, manchmal etwas größer, von
schmutzigbrauner oder hellbräunlicher, auf Druck bestehenbleibender Farbe und
überragt das Hautniveau kaum. Im Zentrum bildet sich vielfach ein *winziges,
braunes Schüppchen*, das nach dem Abfallen eine kleine Delle hinterläßt.

Skrofuloderm (Tuberculosis cutis colliquativa). Fast durchweg neben
anderen aktiven Tuberkuloseherden kommt es zu manchmal einzelnen, manchmal reihenförmig angeordneten *Knoten im Unterhautzellgewebe* von blaßroter
oder bläulichroter, auch bräunlicher Farbe, die ohne zu schmerzen *allmählich*

erweichen, um dann die Haut zu durchbrechen und ein dünnes, gelbliches, seltener eitriges Sekret zu entleeren. Es entsteht dann ein *nässendes Geschwür* mit bläulichem, unterminierten Rand, teils verborkend, manchmal fistelnd, um in oft vielen Monaten allmählich abzuheilen.

Erythema induratum Bazin (1861) *(Tuberculosis cutis indurativa)*, vielleicht nur eine Verlaufsvariante der vorigen, findet sich meist erst *im Jugendlichenalter* vor allem bei Mädchen in Form mehrfacher Knoten vom Typus des Scrophuloderms mit blauroter, meist unscharf begrenzter Verfärbung der darüberliegenden Hautpartien an Unterschenkel-beugeseite, Oberschenkel, Armen, selten im Gesicht, die nach monatelangem Bestand allmählich resorbiert werden, ohne Beschwerden zu machen. Gelegentlich kann es jedoch auch zu lange sezernierenden zentralen Geschwüren kommen, deren Ränder aber zum Unterschied vom Scrophuloderm niemals unterminiert sind (sog. *Typ Hutchinson*).

BOECKsche *Krankheit (Lupus pernio, Miliarlupoid, multiples benignes Sarkoid)*, im Kindesalter höchst selten meist in der kalten Jahreszeit auftretend, aber — zum Unterschied von Frostbeulen — in der warmen nicht verschwindend, vorzugsweise im Gesicht, aber auch am übrigen Körper vorkommend. Es bildet flache, pernionenartig bläulich verfärbte Schwellungen von *mehr flächigem Charakter*, in denen aber *knotige Konsistenzen* fühlbar, manchmal scharf begrenzt, die ohne Schmerzen zu verursachen langsam, gelegentlich mit zentraler Narbe abheilen. Diese Hauterkrankung kann sich mit *Lymphdrüsenschwellungen kombinieren* oder mit *kleinfleckigen Lungenverschattungen im Röntgenbild*, die dann mit mediastinalen Drüsenschwellungen einhergehen können (BOECK-SCHAUMANNsche *Krankheit, benignes Granulom*) und von der chronischen Miliartuberkulose schwer zu unterscheiden sind, oder endlich es finden sich cystische Aufhellungen

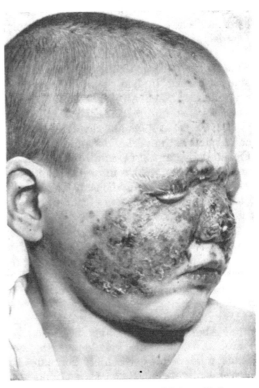

Abb. 27. Lupus vulgaris bei 2jährigem Kind.
(Universitäts-Kinderklinik Gießen.)

im Röntgenbild verschiedener Knochen *(Ostitis fibrosa cystica Jüngling)*. Die Stellung der auf die Haut beschränkten Form zur Tuberkulose ist umstritten; möglicherweise handelt es sich hier um ein allergisches, in Einzelfällen dann wieder tuberkuloallergisches Phänomen (vgl. unten). Wahrscheinlich stellt der genannte Krankheitskomplex nur eine anergische Verlaufsform der Tuberkulose dar, die nach Jahren in eine geläufige Form übergehen kann (DRESSLER).

Einige in der Haut ablaufende tuberkuloallergische Reaktionen *(Erythema nodosum, lichenoides Tuberkulid)* werden nachfolgend besprochen.

2. Vorwiegend tuberkuloallergische Krankheitsbilder.

Wie im allgemeinen Teil bereits erörtert, kennen wir bei der Tuberkulose ein Geschehen, bei dem *allgemein-entzündliche Prozesse* im Vordergrund stehen, während die eigentlich *tuberkulobacillären Zerstörungsprozesse* zwar vorhanden, aber umfang- und erscheinungsmäßig ganz *zurücktreten*. Das in anderem Zusammenhang bereits besprochene kollaterale Ödem in der Form der *perifokalen Entzündung* gehört bereits in den Formenkreis solchen tuberkuloallergischen

Geschehens; immerhin liegt dabei noch ein tuberkulobacillärer Prozeß im Zentrum oder an der Peripherie der Entzündung und erleichtert so noch das Verständnis. Es gibt aber weiterhin Krankheitsprozesse, die morphologisch von dem tuberkulobacillären Prozeß völlig getrennt oder nicht einmal im gleichen Organ oder Gewebetyp ablaufen. Man nannte diese letzteren infolge-dessen auch paratuberkulöse Erkrankungen.

Pleuritis tuberculosa. Ein pleuranaher tuberkulobacillärer Prozeß, ein Primärherd oder ein späterer Streuherd, kann naturgemäß auch einmal nach der Pleura durchbrechen und dann zu einer wirklichen *Pleuratuberkulose* oder zu einer umschriebenen *Pleuritis sicca* mit charakteristischem Reiben führen. Die geläufige Pleuritis tuberculosa exsudativa hingegen ist *keine* Pleuratuber-kulose, wie schon daraus erhellt, daß in ihrem Exsudat in der Regel keine Tuberkelbacillen gefunden werden. Sind sie vorhanden, so liegt wohl meist eine Mischform in dem Sinne vor, daß zwar ein kleiner tuberkulobacillärer, oft eben aus der Nachbarschaft fortgeleiteter Pleuraprozeß besteht, die eigentliche Pleuritis aber nur *entzündliche Reaktion der Pleura* darstellt.

Die Pleuritis tuberculosa setzt meist mit geringem subjektiven Krankheits-gefühl und kaum vorhandenen lokalen Beschwerden sehr *stürmisch* mit akutem Fieberanstieg auf 39° C und darüber ein. Das Fieber bleibt zunächst hoch, um nach 2 Wochen mehr intermittierendes Gepräge anzunehmen und dann in weiteren Wochen allmählich zur Norm abzusinken. Nur bei sehr großem Exsudat kann trockener *Reizhusten* (Pleurahusten), Atemerschwerung, Herzverdrängung mit ihren Folgeerscheinungen auftreten.

Die *klinische Untersuchung* der Lungen ergibt ein- oder sogar beiderseitig alle *Zeichen der Exsudatbildung* mit Abschwächung von Atemgeräusch und Stimmfremitus, Dämpfung. Die *Probepunktion* liefert ein eiweißreiches, gelblich oder gelblichgrün gefärbtes, klares oder trübseröses, selten stärker getrübtes Exsudat *lymphocytären* Charakters, das zuweilen im Glas völlig zu einer Gallerte gerinnen kann.

Im *Röntgenbild* ist, je nach der Exsudatmenge, der phrenikocostale Winkel unter Abdrängung der Lunge mit scharfer Grenze nach dieser hin gleichmäßig verschattet, oder die befallene Seite ziemlich homogen getrübt, wobei die Schattenintensität der Schichtdichte des Exsudates entsprechend nach der Peri-pherie zunimmt und nur selten jene totale Verschattung wie beim Pleura-empyem erreicht. Trotz des oft stürmischen Charakters ist diese Pleuritis *gutartig* und heilt meist im Laufe vieler Wochen restlos ab. In seltenen Fällen kann eine exsudative Pleuritis allerdings eine Miliartuberkulose (s. d.) ver-decken.

Völlig übereinstimmende lymphocytäre Pleuritiden können auch *auf der Basis anderer Allergien* als sog. „rheumatische" bei tuberkulinnegativen Individuen entstehen. Andererseits stellt die oben schon besprochene *exsudative Form der Peritonitis* und wohl auch der *spezifische Gelenkhydrops* wahrscheinlich prinzipiell gleichartige tuberkuloallergische Geschehnisse dar.

Therapeutisch ist zu Beginn von jeder entlastenden Punktion abzuraten, sofern nicht Herzverdrängung mit Stauung diese fordert, was selten ist. Im späteren Verlauf wirken *kleine Punktionen* im Abstand von 5—8 Tagen oft resorptionsfördernd; auch von Kurzwellenbestrahlung des Thorax sieht man Gutes.

Sehr häufig tritt eine exsudative Pleuritis bei Tuberkulose auch in der Form einer „*Begleitpleuritis*" auf, die dann nur als *Nebenbefund* eines tuberkulösen pulmonalen Pro-zesses erscheint und weder die Allgemeinerscheinungen noch Beschwerden hervorruft. Sie findet sich als *Randpleuritis* (vgl. Abb. 11), als *umschriebene interlobäre, mediastinale, dia-phragmatische Pleuritis* und kann dann röntgenologisch alle die Bilder machen, die von solchen Pleuritiden geläufig sind (vgl. den Abschnitt über Erkrankungen der Atemwege).

Die nicht selten beiderseitig anzutreffende Randpleuritis beschränkt sich oft auf wenige Millimeter breite *Begleitschatten der Thoraxwandung*, die zuweilen den phrenikocostalen Winkel etwas breiter ausfüllen. In den schwächsten Ausprägungen liefert sie einen „*pleuranahen Marginalschatten*" (BENNHOLDT-THOMSEN), der, *soweit pathologisch*, als *lamelläre oder Corticopleuritis* bezeichnet wurde. Bei Marginalschatten, die sich auf etwa das *untere Drittel des Thorax* beschränken, und eine *maximale Breite von etwa 2 mm* aufweisen, handelt es sich jedoch meist um einen Schatten des sehr häufigen, nämlich bei bis zu 30% der Menschen vorkommenden, KNUTSONschen *subcostalen „inneren Brustmuskels"*, also um einen überhaupt nicht pathologischen Befund, was für die Bewertung solcher Schatten von Bedeutung ist.

Erythema contusiforme, s. nodosum. Vorwiegend an den *Streckseiten* der Extremitäten, zumeist an den *Beinen*, seltener an Armen und Beinen, kommt es unter *Fieber* und *ziehenden Schmerzen* in wenigen Tagen, oft geradezu stürmisch zu einigen bis vielen *beulenartigen Hauteruptionen*. Die einzelnen Flecken sind rundlich mit etwa 2—5 cm Durchmesser, über das Hautniveau erhaben und sich warm anfühlend, anfangs hochrot, bald bläulichrot, dann livide und endlich bräunlich verfärbt, verwaschen in die Umgebung übergehend. Sie sehen *wie Folgen von Kontusionen* aus (Name!), als die sie gelegentlich im Beginn gedeutet werden. Oft konfluieren die Flecke zu einer höckerig erscheinenden blauroten Schwellung über den Tibiakanten. Das Fieber kann einige Wochen anhalten, die Beschwerden sind meist nicht erheblich. Die Erkrankung heilt stets ab, Rezidive sind sehr selten, so daß man früher von einer „Immunität" sprach.

Das tuberkuloallergische Erythema nodosum ist wiederholt „*epidemisch*" *in Schulklassen* beobachtet, in denen eine offentuberkulöse Lehrkraft zunächst unerkannt wenige Wochen vorher ihre Tätigkeit aufgenommen hatte. Es stellt dann eine Reaktion auf die Entwicklung der Tuberkuloseallergie im Primärstadium dar, was sich vielfach durch Hauttestung nachweisen ließ. Gelegentlich trifft man es auch *im Anschluß an Masern* als Folge der *Allergieschwankung*. Über die jahreszeitliche Abhängigkeit vgl. S. 245. Familiäre Disposition scheint vorzukommen.

Völlig gleichartige Eruptionen von allerdings sehr viel kürzerem Verlauf sind seit Einführung der *Sulfathiazole* (Eleudron, Cibazol) gar nicht selten nach Gaben dieses Mittels zu beobachten. Hier liegt also die *Imitation des Krankheitsbildes* durch eine sofort erkennbare andere allergische Reaktion (eine Arzneimittelidiosynkrasie) vor.

Aber auch *auf anderer, im einzelnen oft unerkennbarer allergischer Basis* kann das so charakteristische Bild wieder entstehen, so daß sich für solche Fälle keinerlei Beziehung zu Tuberkulose ergeben.

Fälle dieser Art bildeten früher besonders häufig Anlaß zu manchem Streit um die Ätiologie des Krankheitsbildes, das heute allgemein als allergische Entzündung aufgefaßt werden kann, wobei die *tuberkuloallergische Entstehung nur im Kindesalter* besonders häufig ist, während andere Spezialdisziplinen (Internisten, Dermatologen) entsprechend dem anderen Lebensalter ihrer Kranken nichttuberkulöse Allergien häufiger antreffen.

Sehr wahrscheinlich gehört in diese Gruppe von Erscheinungen auch der **Lichen scrophulosorum (Hebra),** für den der sonst gebräuchliche Name *lichenoides Tuberkuloid* nicht sehr zweckmäßig erscheint, da wir als Tuberkulide sonst nur tuberkulobacilläre Prozesse der Haut benennen.

Es handelt sich um kleinste, meist zu Grüppchen angeordnete Papeln der Haut, die weite Flächen vor allem des Stammes überziehen können. Sie sehen *wie multiple* MOROsche *Tuberkulinreaktionen* aus, treten in Schüben auf und heilen ohne jede Narbe (!), die ja eben ohne tuberkulobacilläre Gewebszerstörung verlaufen. Die Knötchen besitzen histologisch *tuberkuloiden Bau* (wie die Phlyktänen!), zumeist ohne Bacillen. Daß letztere vereinzelt nachgewiesen sind, würde dafür sprechen, daß die tuberkuloallergische Reaktion gelegentlich auch als Folge einer bacillären Aussaat entstehen kann, die hier nach der Art des früher genannten Fokus wirkt.

Phlyktänulose (Conjunctivitis s. Keratoconjunctivitis phlyktaenulosa, s. eczematosa). Etwa stecknadelkopfgroße Knötchen von weißlicher Farbe, welche am Hornhautrand in Ein- und Mehrzahl plötzlich aufschießen, eine conjunctivale

Injektion meist in der Art eines auf die Phlyktäne zulaufenden „Gefäßbändchens" aufweisen, die zu starkem Blepharospasmus (Lichtscheu) führt.

Die Knötchen besitzen histologisch „tuberkuloiden" Bau, ohne daß es je zu Verkäsung kommt und ohne daß je Tuberkelbacillen im Zentrum sich finden. Diese Reaktion scheint *ganz besonders bei exsudativ-lymphatischen Kindern* aufzutreten, deren Beziehung zu allergischer Diathese und zu Ekzem S. 58 besprochen, Kinder, die oft auch besondere Tuberkuloseverlaufform *(Skrofulose)* aufweisen. Über die jahreszeitliche Abhängigkeit vgl. S. 245. In allen Fällen starker Reaktion oder Vordringens der Phlyktäne *in* die Cornea ist augenärztliche Behandlung und Überwachung wegen Gefahr einer Hornhautperforation ratsam.

Hinsichtlich der *Ätiologie* der Phlyktänulose wiederholt sich völlig das beim Erythema nodosum Gesagte.

Skrofulose. Es herrscht heute Übereinstimmung darüber, daß die Skrofulose *nur eine besondere Verlaufsform einer Tuberkulose* darstellt. Von Skrofulose zu

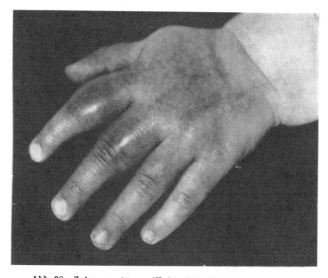

Abb. 28. Spinae ventosae. (Universitäts-Kinderklinik Kiel.)

sprechen, ohne daß zum mindesten Tuberkuloseinfektion nachgewiesen ist, muß daher heute als *diagnostischer Kunstfehler* bezeichnet werden! Im einzelnen können bei diesem Krankheitsbild die verschiedensten tuberkulösen Metastasen in Ein- oder Vielzahl nachgewiesen werden. Ganz besonders häufig findet man *Knochenprozesse*, zumal in einem oder einigen der kleinen Handknochen, wo kolbige Auftreibungen, mit wabiger Spongiosastruktur und Verdünnung der Corticalis im Röntgenbild, die Form der *Spina ventosa* bilden (Abb. 28). Fast stets besteht *Lymphdrüsentuberkulose* in allen bei diesem vorkommenden Stadien, *Skrofuloderm*, endlich nicht selten *pulmonale Prozesse* meist vom Typus der perifokalen Entzündung, wie sie oben erörtert. Neben diesen vorwiegend tuberkulobacillären Prozessen aber gehört zum Bild der Skrofulose das oft hartnäckig durch Monate während *Vorherrschen unspezifischer Entzündungsprozesse: Konjunktividen* und *Phlyktänen* mit quälendem *Blepharospasmus* („Lichtscheu"), *Rhinitis* mit rüsselförmiger Auftreibung der Oberlippe („*Scropha*"). So entsteht ein ungemein charakteristischer Gesichtsausdruck, der in voll ausgeprägten Fällen oft auf den ersten Blick die Diagnose ermöglicht (Abb. 29). Sehr charakteristisch ist die *hohe Tuberkulinallergie*, die oft schon bei cutanen, ja percutanen Proben zu *bullöser Reaktion* führt und die bei der Intracutantestung Anwendung höchster Tuberkulinverdünnungen (1:100000, höchstens 1:10000 als erste Probe) ratsam erscheinen läßt. Trotz dieser oft hartnäckigen und quälenden Erscheinungen ist die *Gesamtprognose* des Leidens eine *auffallend günstige.*

Die Skrofulose stellt *eine auf dem Boden einer exsudativen Diathese abgewandelte Tuberkulose* dar, ja, sie bildete einen der Hauptgründe zur Aufstellung des Diathesenbegriffs überhaupt. Trotzdem bildet *Tuberkulose und exsudative Diathese nicht die alleinige Bedingung* für das Entstehen einer Skrofulose. Das zeigen folgende Tatsachen: Die Erkrankung beschränkt sich fast streng auf das *Kleinkindesalter* — sie findet sich nie bei Säuglingen und kaum je mehr im Schulalter; sie beschränkt sich fast völlig auf *Kinder aus Armenmilieu* — hier scheinen gehäufte unspezifische Infekte und Impetigines (Staphylodermien) vielleicht allgemein allergisierend zu wirken; aber auch der *Lichtmangel,* speziell Ultraviolettmangel, scheint eine Rolle zu spielen, denn die *Skrofulose ist unbekannt im Strahlungsklima über 1500 m oder in den Tropen,* und sie ist *fast verschwunden* oder nur noch in einer Art von Abortivform zu finden, seit die Kleinkinder aller Volksschichten infolge der Änderung der Lebens- und Pflegegewohnheiten in den letzten zwei Jahrzehnten ganz allgemein erhöhtem Strahlengenuß ausgesetzt werden (wobei vielleicht die gebräuchlich gewordene C-Faktormedikation noch ihr Teil beiträgt). So liegt dem Krankheitsbild ein zweifellos sehr komplexes Geschehen im einzelnen zugrunde, bei der angeborene und umweltliche Faktoren eine spezifische (tuberkulöse) Allergie auf unspezifischem Wege (,,*parallergisch*'') steigern.

Therapeutisch ist neben der Lokalbehandlung der Knochen-, Lymphdrüsen-, Haut-, Augenprozesse die Lebertrantherapie altbewährt, wenn auch langsam wirkend, außerdem reichlich Freiluft und natürliche Lichttherapie, eventuell Ersatz der letzteren durch künstliche Ultraviolettstrahler.

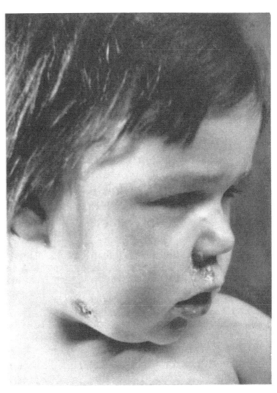

Abb. 29. Facies scrofulosa (,,Scropha'').
(Universitäts-Kinderklinik Kiel.)

3. Die generalisierten Tuberkulosen.

Der bereits S. 241 besprochene Einbruch eines Tuberkuloseherdes in die Blutbahn und die damit erfolgende *hämatogene Aussaat von Tuberkelbacillen in den Gesamtorganismus* wird je nach Einbruchsort, Erregermenge, Einbruchsdauer, Reaktionslage des Körpers und seiner einzelnen Organe sehr verschieden beantwortet. Es kann, um das hier nochmals einleitend zusammenzufassen, auftreten:

a) *einfache Bacillämie,* ohne daß es zu Ansiedlung der Erreger kommt;

b) *Metastasierung in einzelnen* (disponierten) *Organen, deren* Capillargebiet stromabwärts nächstfolgend von der Einbruchstelle liegt *(hämatogene Streuherde* und *Organmetastasen)*;

c) schubweise Entstehung von Tuberkuliden und wohl auch einzelner Organtuberkel, besonders in der periodisch anschwellenden Milz, keine röntgenologisch nachweisbare Aussaat in der Lunge (*Generalisationstyp* IBRAHIM);

d) massenhafte Ausbildung von miliaren Tuberkeln in allen Organen, sog. *Miliartuberkulose*, diese wiederum variierend von der *chronisch-benignen* bis zur *akut tödlich* verlaufenden Form (vgl. dort).

Akute Miliartuberkulose kombiniert sich aber anatomisch und klinisch überzufällig häufig und ohne Rücksicht auf die Bacilleneinbruchstelle noch mit *tuberkulöser Meningitis*, wobei letztere das klinische Bild einer Miliartuberkulose beenden, aber auch mit einer nur anatomisch oder eben noch röntgenologisch nachweisbaren Miliartuberkulose schritthaltend das klinische Krankheitsbild voll beherrschen kann. Damit erweist sich die tuberkulöse Meningitis sozusagen als *Teilform generalisierter Tuberkulose*. Sie entsteht offenbar infolge einer im Kindesalter vorhandenen besonderen Organdisposition der Meningen; sie stellt in diesem Sinne eine Art *Übergangsform zu den isolierten Organtuberkulosen* dar. Trotzdem spricht man hier auch dann von Generalisation, wenn die tuberkulöse Meningitis scheinbar als isolierte Erkrankungsform abläuft und das Leben beendet, sozusagen als Grenzfall zwischen Organtuberkulose und Generalisation, noch bevor es zum Angehen der miliaren Aussaat im übrigen Körper kommen konnte.

Die Meningitis tuberculosa.

Die Bedeutung der Meningitis tuberculosa erhellt schon allein aus der Tatsache, daß *75—80% aller Tuberkulosetodesfälle in den ersten Lebensjahren unter ihrem Bilde* ablaufen. Wiewohl die Meningitis tuberculosa in allen Altersstufen bis in das Erwachsenenalter hinein vorkommt, besitzt sie im frühen Kleinkindesalter ihr ausgesprochenes Häufigkeitsmaximum.

Dieser Tatsache kommt besonderes Interesse zu. Da eine Tuberkuloseinfektion fast ausnahmslos postnatal erworben wird, jedes sich dann entwickelnde Primärstadium aber zum mindesten während 2—3 Jahren als aktiv angesprochen werden muß, besagt das frühkindliche Häufigkeitsmaximum, daß die Meningitis tuberculosa ganz besonders leicht subprimär oder doch in unmittelbarem Anschluß an das Primärstadium sich entwickelt. Die Infektionshäufigkeit ist aber in diesem frühkindlichen Alter ihrerseits keineswegs besonders häufig, der *frühkindliche Meningitisgipfel kann dann nicht einfach durch Infektionshäufigkeit bedingt sein.* Mit anderen Worten, die hohe Meningitiserkrankungsrate dieser Altersstufe muß auf einer besonders hohen meningealen *Disposition eben dieser Altersstufe* beruhen. Dann aber rückt jeder spätere Infektionstermin das Kind aus diesem Gefahrenbereich; *alle Bestrebungen einer Infektionsaufschiebung erhalten damit eine ganz besondere Rechtfertigung.*

Über andere dispositionelle, d. h. hier auslösend wirkende Momente wurde oben schon mehrfach gesprochen: die Tuberkuloseaktivierungen durch Frühjahr (vgl. Abb. 2, S. 245), durch die *Schrittmacherkrankheiten* Masern und Pertussis (S. 246). Auch *operative Eingriffe*, überdosierte (natürliche und künstliche) *Strahlenreize* können ähnlich wirken.

Anatomisch handelt es sich um eine ganz besonders stark an der Hirnbasis ausgeprägte, makroskopisch gelbgrünlich gefärbte Exsudation mit zahlreichen Tuberkeln.

Die tuberkulöse Meningitis befällt fast durchweg blühend aussehende Kinder, bei denen nicht selten bisher nichts auf eine überhaupt bestehende Tuberkuloseinfektion oder gar auf eine aktive Tuberkulose hinwies. Sehr viel seltener beschließt sie eine bereits klinisch diagnostizierte Tuberkulose; nur die Miliartuberkulose endet, wie erwähnt, nicht selten in dieser Weise (s. d.).

Verlaufsformen. Sehr deutlich heben sich *zwei Verlaufsformen* heraus: die **akute** Form, in der sich nach raschem Fieberanstieg *in wenigen Tagen das voll ausgeprägte Bild der Meningitis mit* allen ihren klinischen Zeichen entwickelt, so daß die Unterscheidung von anderen akuten Meningitiden anfangs geradezu schwer bis unmöglich sein kann. Diese Form findet sich besonders häufig, nämlich in mindestens der Hälfte der Fälle im Kleinkindesalter, wo sie meist in 10—14 Tagen zum Tode führt. Der Ablauf ist im Prinzip der gleiche, wie ihn die folgende Form darbietet, nur sozusagen gerafft auf eine kürzere Zeitspanne.

Die **protrahiert-subakute** Form, mit schleichendem Beginn und einem durch mehrere Wochen sich hinziehenden Ablauf. Diese Form trifft man vorwiegend, wenn auch keineswegs ausschließlich jenseits des Kleinkindalters. Sie fand schon sehr viel früher als die vorgenannte Verlaufsart Beachtung und gilt als die „*lehrbuchmäßige*", die „*klassische*" *Form*, die aber unter sämtlichen tuberkulösen Meningitiden aller Altersstufen doch nur etwa $^2/_3$ der Fälle ausmacht.

Verlaufsstadien. Der subakute Verlauf läßt eine Gliederung in verschiedene Stadien zu, die jeweils durch bestimmte Syndrome charakterisiert sind, wobei allerdings ein Stadium vielfach unscharf in das nächstfolgende übergeht, gelegentlich auch das eine oder andere Symptom vorzeitig auftreten kann. Nach HEUBNER-ROMINGER lassen sich so etwa **drei** Stadien abgrenzen:

1. Stadium sensibler und sensorischer Reizung (Prodromalstadium).

Die Krankheit beginnt mit wenig auffallenden Allgemeinerscheinungen: die Kinder „kränkeln". Die Lebhaftigkeit und Spiellust läßt nach, die Kinder sind zeitweise übellaunig, die Stimmung wechselt zwischen *Apathie* und *Reizbarkeit*. Handelt es sich um Schulkinder, so fallen sie in der Klasse durch Nachlassen von Aufmerksamkeit und Leistung auf, was zuweilen fälschlich als Unart gedeutet wird. Der *Appetit verschlechtert* sich, jüngere Kinder neigen zu *Erbrechen*, das oft schwallartig ganz plötzlich und ohne jeden ersichtlichen Grund nicht selten unabhängig von den Mahlzeiten einsetzt. *Durchfälle*, auch *Leibschmerzen* kommen vor. Ältere Kinder klagen über *Kopfschmerzen*, die in sehr wechselnder Heftigkeit bestehen, zuweilen sich zum Bild eines Migräneanfalles steigern können. Nächtliche *Unruhe* mit Aufschreien, Zähneknirschen sind nur zu bewerten, wenn sie nicht aus anderen Gründen (Neuropathie) ohnedies seit längerem bestehen. Die *Temperatur* kann, muß aber nicht erhöht sein. Initiale *Krämpfe* sind selten.

Die Untersuchung kann eine gewisse allgemeine *Berührungsempfindlichkeit* feststellen, die oft schwer zu unterscheiden ist von einem bloßen Wunsche des Kindes, „in Ruhe gelassen zu werden"; *Nackensteifigkeit* und *Opisthotonus* kann angedeutet sein; eine gewisse Erschwerung der aktiven Kyphosierung der Wirbelsäule kann sich zeigen in der Unfähigkeit im Sitzen mit Mund oder Nasenspitze die Knie zu berühren *(spine sign)*. Ein diagnostisch sehr hoch zu veranschlagendes Zeichen ist die *starke vasomotorische Übererregbarkeit*, d. h. ein ungewöhnlich kräftiger, durch geringere Reize auslösbarer, ungewohnt lang anhaltender Dermographismus, zuweilen mit Blässe (Gefäßkrampf) in der Mitte, die von breiten roten Streifen gesäumt wird; die leichte Auslösbarkeit verrät sich nicht selten beim Aufdecken des Bettes durch ungewöhnliche Rötungsstreifen an Stellen, wo nur Wäschefalten die Haut drückten.

Die *Diagnose* kommt in diesem Stadium *kaum über einen gewissen Verdacht* hinaus, den dann allerdings eine Lumbalpunktion sehr stützen, wenn auch meist noch nicht gleich zu erhärten vermag. Fehldiagnosen gehen in Richtung Unart, Magen-Darmstörung, Grippe.

2. Stadium sensibler und sensorischer Lähmung mit motorischer Reizung.

Allmählich stellt sich *Schläfrigkeit* und vorerst nur zeitweise vorhandene *Bewußtseinstrübung* ein. Die Kinder schlafen über die gewohnte Zeit, dämmern auch vor sich hin, sind aber erweckbar und dann durchaus orientiert. Mit diesem Symptomenkreis, der manchmal in Tagen langsam zunimmt, wobei die Perioden des Wachseins immer kürzer werden, manchmal sich allerdings auch rapide entwickeln können, nehmen auch die *meningitischen Zeichen* (Nackensteifigkeit, Opisthotonus, stärkster Dermographismus, KERNIGsches und BRUDZINSKIsches

Zeichen) rasch zu. Flüchtige *Erytheme*, Wangenrötung, Stellulae palmares treten auf, der Schlaf wird unruhig, mit eigenartig langsam suchend-greifenden Bewegungen („Flockenlesen"), es kommt zu allgemeinen tonisch-klonischen Krampfanfällen. Ziemlich schnell entwickelt sich dann das

3. Stadium der sensiblen, sensorischen, motorischen Lähmung.

Das Kind liegt meist in Seitenlage mit angezogenen Knien („*Jagdhundlage*"), zuweilen den Kopf stark in den Nacken gebeugt, in zunehmend tieferer Bewußtlosigkeit, in der anfangs noch Reaktionen auf Anruf oder Berührung, aber keine Erweckbarkeit mehr besteht, die aber dann einem tiefen *Koma* weicht. Die

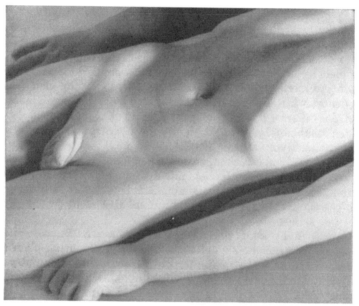

Abb. 30. Kahnbauch bei tuberkulöser Meningitis. (Universitäts-Kinderklinik Kiel.)

völlige Unmöglichkeit der Nahrungsaufnahme führt zu rascher Abmagerung mit Einsinken des Abdomens („*Kahnbauch*", Abb. 30). Es treten verschiedenartigste *Hirnnervenlähmungen* auf, besonders an den Augenmuskeln (Ptosis, Strabismus, Anisokorie, Pupillenstarre, wobei es zu synchron mit der Atmung sich bewegender Pupille — „Pupillenatmung" von THIEMICH — kommen kann). Auch Facialislähmung kann auftreten (Abb. 31). Sehr früh kann es als Folge der intrakraniellen Drucksteigerung zu Hydrocephalus („Schettern" bei Beklopfen des Schädels) und zu Stauungspapille kommen. Die *Atmung* wird pausenlos und vertieft vom Typ der KUSSMAULschen Säureatmung, sehr oft wechselt die Atemtiefe wellenförmig (CHEYNE-STOKESsches Atmen) oder es kommt zu ruckweise „wogender Atmung". Die zunächst oft noch wenig erhöhte *Temperatur steigt an*, um kurz vor dem Ende zu Höhen um 40° C und darüber zu erreichen, dann beendet *Atemlähmung* das Leben.

Die *Tuberkulinproben* sind zu Beginn der Erkrankung zumeist noch positiv, um im weiteren Verlauf vielfach negativ zu werden.

Liquordiagnostik. Bei der Lumbalpunktion entleert sich der Liquor unter deutlich, zuweilen stark erhöhtem *Druck*, der erst im finalen Stadium nachläßt.

Drucksteigerungen über 60 mm Hg finden sich fast nur bei der tuberkulösen Meningitis. Der entleerte Liquor ist fast stets *wasserhell* und makroskopisch *klar* (in ganz seltenen Fällen kann eine Gelbfärbung oder eine leichte, eitrige Trübung allerdings vorkommen). Gegen dunklen Hintergrund betrachtet hat man den Eindruck, als ob ungezählte, feinste, eben an der Sichtbarkeitsgrenze liegende Partikelchen, ,,*Sonnenstäubchen*", im Liquor schweben; sie entsprechen den im ,,Dunkelfeld", d. h. bei seitlicher Beleuchtung, eben erkennbaren, vermehrten Zellen. Die *Zellzahl*[1] zeigt im frühen Stadium meist geringe, aber eindeutige *Erhöhung*, 20—100 je Kubikmillimeter, von der 2. Woche ab finden

sich je Kubikmillimeter meist einige hundert ,,ganze" Zellen, wobei die *Lymphocyten* überwiegen, aber *daneben polymorphkernige Leukocyten* vorhanden sind. *Eiweißvermehrung*, und zwar vorwiegend Globulinvermehrung ist durch die üblichen Eiweißproben (Essigsäurefällung, Reaktionen nach PANDY, NONNE - APELT, KAFKA) und durch die Kolloidreaktionen (Goldsol, Mastix u. ä.) nachweisbar, wobei letztere meist den stärksten Reaktionsausfall in den mittleren Verdünnungen aufweisen (sog. ,,*Meningitiszacke*"). Irgendwelche mit nennenswerter Zuverlässigkeit verwertbare differentialdiagnostische Un-

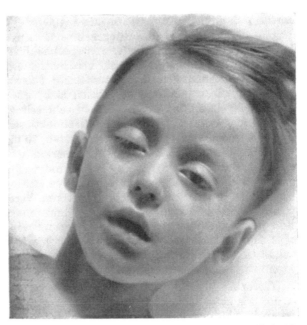

Abb. 31. Facies mit einseitiger Ptosis bei tuberkulöser Meningitis. (Universitäts-Kinderklinik Kiel.)

terscheidungsmerkmale gegen andere nichteitrige Meningitiden hat keine der Eiweißproben (einschließlich der Tryptophanprobe) ergeben. Der *Zuckergehalt* ist meist stark vermindert (unter 50 mg-%) bis negativ, was die tuberkulöse Meningitis zwar in der Regel, aber doch nicht mit einer gerade für diese Diagnose wünschenswerten Sicherheit von den anderen nichteitrigen Meningitiden unterscheidet. Zum Nachweis fast fehlenden Zuckers genügt schon die qualitative Untersuchung mittels der TROMMER-, HAINE- oder FEHLINGschen Probe. Bei ruhigem Stehen setzt sich im Liquor ein mit feinsten Fibrinfäden zwischen den Glaswandungen netzartig verspanntes ,,*Spinnwebgerinnsel*" ab, das keineswegs für tuberkulöse Meningitis beweisend ist, das aber allenfalls im Liquor vorhandene *Tuberkelbacillen* an sich reißt. Solche sind dann mit der üblichen Färbung des auf einem Objektträger ausgebreiteten und angetrockneten Gerinnsels mikroskopisch nachweisbar. *Dieser Nachweis sichert einzig und allein die Diagnose*, alle anderen Liquorbefunde können auch bei anderen nichteitrigen Meningitiden bestehen.

---

[1] Es widerspricht jeder naturwissenschaftlichen Gepflogenheit, für die Zellzahl eine neue Maßeinheit ,,Drittelzellen" einzuführen, zumal eine Division durch 3 keine allzu große Schwierigkeit bietet.

Differentialdiagnose. *Ohne Bacillennachweis* (und beim Fehlen frischer Aderhauttuberkel im Auge) *ist somit eine sichere Differentialdiagnose gegen die große und zahlenmäßig durchaus nicht selten vorkommende Gruppe anderer nicht-eitriger Meningitiden unmöglich*; das gilt ganz besonders für die Abgrenzung gegenüber der aparalytischen oder einer mit isolierten Hirnnervenlähmungen ver-laufenden Poliomyelitis, gegenüber der abakteriellen lymphocytären Virus-Meningitis, der vor oder sogar ohne Parotisschwellung vorkommenden Mumps-meningitis, der (zur Zeit seltenen) luischen Meningitis, und gegenüber manchen parainfektiösen Meningitiden (richtiger Meningosen). Ihre Diagnose wird in Zeiten von Epidemien einer dieser Krankheiten bzw. bei vorausgegangener anderer Infektionskrankheit wahrscheinlicher sein, wobei dann namentlich bei akutem Beginn der Erkrankung die umgekehrte Gefahr des Verkennens einer tuber-kulösen Meningitis unterläuft. Alle allmählich einsetzenden Meningitiden sind natürlich auf tuberkulöse sehr verdächtig. Isolierte Hirnnervenlähmungen, die wegen des basalen Charakters einer tuberkulösen Meningitis besonders häufig bei dieser vorkommen, finden sich, wie schon erwähnt, gelegentlich bei Poliomyelitis, aber auch, wiewohl sehr selten, bei der abakteriell-lympho-cytären, der luischen und bei der parainfektiösen Meningitis bzw. Meningose. Normaler oder *erhöhter Liquorzucker* (über 70 mg-%) *spricht sehr gegen*, ab-gesenkter aber nicht unbedingt für tuberkulöse Meningitis. In allen solchen unklaren Situationen wird man auf Grund von Verlauf und Liquorbefunden zwar von einem Verdacht auf tuberkulöse Meningitis sprechen können, unter Umständen sogar von einem sehr starken Verdacht, z. B. bei tuberkulin-positiven Kleinkindern, eventuell mit anderen spezifischen Prozessen. *Man stelle jedoch diese lebensentscheidende Diagnose prinzipiell niemals mit Sicherheit, ohne daß Bacillen im Liquor oder frische Aderhauttuberkel oder eine eindeutige miliare Aussaat im Röntgenbild der Lunge nachgewiesen sind.* Gleiche Kritik ist gegenüber Behandlungserfolgen und Heilung nötig.

Therapie. Bis vor kurzem bestand einzig und allein die Möglichkeit, das so gut wie stets tödliche Leiden durch Pflege, Beruhigungsmittel, entlastende Lumbalpunktionen zu mildern. Mit der Einführung des antibiotisch wirkenden *Streptomycins* (seit 1944 aus Actinomyces [Streptomyces] griseus) bahnt sich hier ein entscheidender Wandel an, während die Wirksamkeit des Stoffes bei anderen Tuberkuloseformen nach bisheriger Erfahrung weniger eindeutig zu sein scheint.

Die *Streptomycinbehandlung* soll so früh als möglich einsetzen, notfalls schon bei be-gründetem Verdacht vor endgültiger Sicherung der Diagnose. Die Dosierung des Mittels wird noch verschieden gehandhabt. Einigkeit besteht, daß in der ersten Zeit *intralumbale* Zufuhr erfolgen soll, wobei der Liquor nicht selten eitrig-trübe wird; zu empfehlen etwa täglich je 50—100 mg während 7—10 Tagen, weiterhin durch mehrere Wochen zunächst 3mal, dann 2mal wöchentlich bis zu entscheidender Besserung des Zustandes. *Außer-dem* und stets über Monate fortgesetzt werden täglich 100 mg je Kilogramm Körper-gewicht, maximal 2 g *intramuskulär* gegeben, jeweils verteilt auf vier in gleichem Abstand verabfolgte Injektionen. Eine in irgendeiner Krankheitsphase länger als 3 Wochen be-stehende schwere Bewußtseinstrübung rechtfertigt wegen Aussichtslosigkeit ein Absetzen des Mittels.

Die anfängliche Begeisterung über die Heilerfolge ist in letzter Zeit mehr und mehr einer größeren Skepsis gewichen, seit sich bei sehr vielen Fällen nach bis Monate dauernder „klinischer" Heilung ein früh entstandener Hydrocephalus internus, dann ganz neue Bilder einer chronischen Meningitis oder Meningoencephalitis mit den verschiedensten, zum Teil schwersten neurologischen und intellektuellen Ausfallserscheinungen oder auch ganz akute, tödlich endende Verschlimmerungen zeigten. Ein abschließendes Urteil ist noch nicht möglich. Immerhin ist nicht zu vergessen, daß eine bislang absolut tödliche Krank-heit doch wenigstens in nennenswertem Prozentsatz (15—25%) der Fälle nach bisheriger Erfahrung geheilt werden konnte.

Die Miliartuberkulose.

Als Miliartuberkulose pflegt man alle jene Krankheitsbilder zusammenzufassen, bei denen der Pathologe eine Generalisation in fast allen inneren Organen im Sinne der Ausbildung multipler Tuberkel feststellt; dazu gesellt sich jene seltene Form, in denen dieses Geschehen klinisch angenommen werden muß, aber infolge Ausheilung pathologisch-anatomisch nicht zur Beobachtung kommt (vgl. unten).

Die Mehrzahl der Fälle verläuft klinisch unter dem Bild der *akuten* und *bislang immer tödlich verlaufenden Form*. Meist aus voller Gesundheit heraus, seltener im Anschluß an eine schon vorher erkennbare tuberkulöse Organmetastase setzt die Krankheit mit *Fieber* ein, das bald den *Typ einer Kontinua* erreicht. Die Kinder fühlen sich subjektiv meist nicht sehr krank bis auf gewisse allgemeine Müdigkeit, Spielunlust, geringem Appetit. Auch bei sorgfältiger Untersuchung ist der objektive Befund meist gering, früh ist meist ein nicht sehr derber *Milztumor* vorhanden, im Blutbild findet sich *Leukopenie*, die *Diazoreaktion* ist meist *positiv*. Das Bild läßt somit an einen Typhus denken, so daß man von einer *typhoiden Form* oder meist richtiger einem *typhoiden Stadium* der Krankheit spricht. Zum Unterschied vom Typhus, der bei Kleinkindern im allgemeinen kürzer, oft mit nur intermittierendem Fieber verläuft, während bei älteren Kindern und schwereren Typhusverlaufsformen in der Regel eine klassische gleichmäßige Kontinua zur Ausbildung kommt, ist die Kontinua der Miliartuberkulose stärker von kurz dauernden Perioden remittierenden Fiebers unterbrochen.

Die Diagnose wird gestützt durch Beobachtung *miliarer Hauttuberkulose*, die oft zahllos und dann in der anergisch winzigen Form über dem Körper verstreut, oft aber auch ganz vereinzelt vorkommen und gesucht werden müssen, oder durch den Nachweis frischer *Aderhauttuberkel*. Beides kann indes fehlen. Gesichert wird die Diagnose durch das *Röntgenbild der Lunge:* es findet sich — oft allerdings erst nach einigen Wochen „unklaren" Fiebers — eine *Marmorierung beider Lungenfelder von außerordentlich wechselnder Korngröße.* Letztere schwankt zwischen feinster Körnung (Abb. 32), die geradezu übersehen werden kann (zuweilen erst rückschauend doch noch konstatiert wird, wenn eine spätere Röntgenaufnahme sie deutlicher zeigt), und einer universellen groben Fleckung, die wie Flocken über die Lungenfelder ausgesät erscheint (Abb. 33). Letztere Form, die „Schneeflockenlunge", wurde auch als *kleinknotig-disseminierte Lungentuberkulose* bezeichnet, namentlich in den weiter unten genannten Fällen chronischer Miliartuberkulose, in denen dieser Lungenbefund dann sozusagen das vorstehende klinische Zeichen der miliaren Aussaat darstellt; sie ist aber eben nur *Lungensymptom einer allgemeinen Miliartuberkulose*, wie die tödlich endenden Fälle auf dem Obduktionstisch zeigen.

Für die Auffassung dieser Röntgenbilder muß man bedenken, daß der einzelne Tuberkel keinen Röntgenschatten macht, daß die Körnung bis Flockung vielmehr durch Schattensummationen in einem lufthaltigen Gewebe entsteht, das von zahllosen kleinsten Verdichtungsherden durchsät ist.

Bei allen unklaren, langdauernden Fieberzuständen im Kindesalter muß an die Möglichkeit einer Miliartuberkulose gedacht und sollen demzufolge Röntgenaufnahmen, allenfalls in Abständen mehrere solche vorgenommen werden.

Selbstverständlich kann neben den Zeichen der miliaren Aussaat im Röntgenbild der Lunge jeder andere der früher erwähnten endothorakalen Befunde (Infiltrate und Drüsenschwellungen) bestehen, unter denen sich ja auch der Herd befinden kann, von dem der Einbruch ausgegangen.

Die *Tuberkulinallergie* nimmt im Laufe der Krankheit ab, doch bleibt bei intracutaner Testung meist ein Rest von Reaktionsfähigkeit erhalten.

Im weiteren Verlauf kachektisiert das meist völlig appetitlos werdende Kind mehr und mehr und geht nach einer mittleren Dauer von 6—10 Wochen zugrunde. In dieser Phase der Krankheit, d. h. in der Regel erst nach mehrwöchigem Kranksein, können weitere Symptome oder Syndrome zu den bisherigen treten: ausgedehnte Halslymphdrüsen- oder Bronchial*drüsenschwellung* mit den für sie charakteristischen Erscheinungen — exsudative *Pleuritis*, welche das charakteristische Röntgenbild der miliaren Aussaat völlig überdecken kann, eventuell *Polyserositis*, d. h. Kombination mit exsudativer Perikarditis und Peritonitis — *pulmonales Bild* mit erst leichter, dann

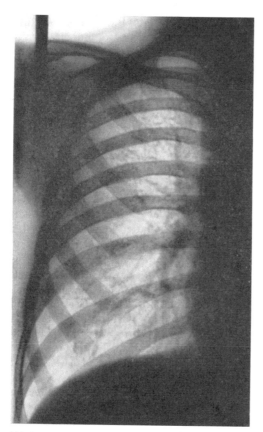

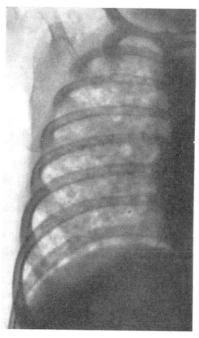

Abb. 32. **Miliartuberkulose.** Feinste miliare Aussaat in den Lungen (durch Obduktion bestätigt.) (Universitäts-Kinderklinik Frankfurt a. M.)

Abb. 33. ,,Schneeflockenlunge", auch als kleinknotig-disseminierte Lungentuberkulose bezeichnet, eine besonders grobfleckige Form der Miliartuberkulose bei 8monatigem Kind. (Universitäts-Kinderklinik Frankfurt a. M.)

zunehmender Atembeschleunigung, die in Atemnot und Cyanose übergeht, auch objektiv diffus-bronchitische Befunde bieten kann (,,*pulmonales Stadium*" einer Miliartuberkulose) — oder endlich (in etwa $1/3$ der Fälle) das Bild einer tuberkulösen Meningitis, die dann den Tod herbeiführt (,,*meningitisches Stadium*" der Miliartuberkulose = Miliartuberkulose mit terminaler Meningitis).

Von dieser ,,meningitischen Form" spricht man also korrekterweise nur dann, wenn sich die Meningitis klinisch an ein Krankheitsstadium anschließt, das auf Grund der sonstigen Befunde als klinische Miliartuberkulose angesprochen werden kann. Unabhängig davon findet der Pathologe, wie schon oben erwähnt, in etwa der Hälfte der Fälle ,,klinischer" tuberkulöser Meningitis eine miliare Aussaat in den übrigen Organen, die indes klinisch stumm blieb, sozusagen von einer Meningitis überdeckt wurde.

In Ausnahmefällen kann sich das bisher geschilderte, in seiner Grundprägung typhoide Bild über eine größere Anzahl von Monaten, sogar bis zu einem Jahr mit mäßigen, meist subfebrilen Temperaturen, die oft in Schüben verlaufen, hinziehen, um endlich doch noch tödlich zu enden *(chronische Form)*.

Es gibt aber endlich, wenn auch seltener, eine *chronisch benigne Form*, bei der ein typischer röntgenologischer Lungenbefund (feinst miliare Aussaat, häufiger die kleinknotig-disseminierte Form) ganz zufällig entdeckt wird, etwa bei der Röntgenuntersuchung auf Grund positiver Tuberkulinprobe. Im sonstigen Befinden des Kindes deutet vielfach nichts auf eine Erkrankung oder es finden sich nur leichte, subfebrile Temperaturen, tastbare Milz, einige Tuberkulide. Vorübergehend kann sogar ein Zustand meningitischer Reizung mit leichten Liquorveränderungen bestehen, der schon eine tuberkulöse Meningitis befürchten läßt. Der Röntgenbefund schwindet nach monatelangem Bestand ganz allmählich, eine normale, gelegentlich auch mit multiplen kleinen Kalkherden durchsetzte Lunge zurücklassend. Auch in anderen Organen (Leber, Milz, Niere) können kalkspritzerartige Schatten auftreten.

Während des gesamten Ablaufes kann aber jederzeit Übergang in ein akutes Stadium mit tödlichem Verlauf erfolgen und selbst nach Abheilung wird man die Prognose vorsichtig stellen; wenigstens können Organtuberkulosen der verschiedensten Lokalisation folgen. In den restlos ohne sichtbare Tuberkulosemanifestationen abheilenden Fällen wäre die Unterscheidung von der BOECK-SCHAU-MANNschen Krankheit bei Kindern wohl durch die stets negative Tuberkulinprobe möglich, sofern dieses Krankheitsbild nicht seinerseits selbst eine atypische Tuberkulosemanifestation darstellt (vgl. S. 279).

Therapie. Die S. 288 genannte Streptomycinbehandlung (hier in der genannten Dosierung nur intramuskulär über Monate konsequent durchgeführt) ist heute die Methode der Wahl, die in jedem Falle versucht werden sollte. Alle früher geübten Behandlungsarten sind damit überholt. Die Möglichkeit späterer Rezidive durchaus zugegeben sind die Erfolge vielfach ganz erstaunliche, vordem nie gekannte.

Der Abb. 33 dargestellte Fall wurde klinisch und röntgenologisch geheilt und war noch $^3/_4$ Jahre nach der Entlassung gesund. Dabei ging die Schneeflockenlunge erst in eine feinkörnige Form über, die dann verschwand.

Bei der fieberfrei verlaufenden *chronisch-benignen Form* ist *von jeglicher eingreifenderen Therapie* (Tuberkulin, Reiztherapie aller Formen) *dringend zu warnen*, um nicht ein labiles Gleichgewicht zu stören, mit dem der Körper in monatelangem Ringen die Generalisation selbst überwindet. Man wird sich hier also auf möglichste Fernhaltung aller Schäden (Überanstrengungen, Schrittmacher- und Superinfektionen) bei optimaler Ernährung beschränken.

C. Tuberkulosebekämpfung im Kindesalter.

Jeder Kampf gegen eine Krankheit zielt entweder auf *Verhütung* und damit bewußte Vorbeugung oder auf *Heilung*, die durch ärztliche Maßnahmen, d. h. Behandlung unterstützt werden soll. Bei der weiten Verbreitung der Tuberkulose, ihrem chronischen Verlauf und ihrer Bedeutung für eine Bevölkerung haben sich gerade dieser Krankheit gegenüber nach beiden Richtungen eine Reihe besonderer ärztlicher Maßnahmen herausgebildet.

I. Tuberkuloseprophylaxe.

Gegen jede Infektionskrankheit, also auch gegen die Tuberkulose, bestehen prinzipiell zwei Wege der Vorbeugung:

a) Verhinderung der Ansteckung (Expositionsprophylaxe);
b) Hebung der Abwehrkräfte des menschlichen Körpers (Dispositionsprophylaxe).

a) Expositionsprophylaxe der Tuberkulose.

Eine der entscheidendsten Maßnahmen im Kampf gegen die Tuberkulose
setzte ein mit der Entdeckung des Erregers und der wachsenden Erfahrung
über sein Vorkommen und die Arten seiner Verbreitung. Hier muß auf das
im allgemeinen Teil dieses Abschnittes Gesagte verwiesen werden. Die Bekämpfung der bovinen Infektion durch Hygienisierung der Stall- und Milchverhältnisse
sowie die Gefahr des Genusses von Rohmilch wurde dort schon erörtert. Für die
humane Infektion gilt als Kampfprinzip die möglichste *Verhinderung der Ansteckung in den ersten Lebensjahren.*

Ein *Kontakt von Säuglingen und Kleinkindern mit Offentuberkulösen* muß tunlichst
vermieden werden. Dabei zeigte sich die Notwendigkeit, mit der Beurteilung einer „nicht
mehr offenen" oder „nicht offenen" Phthise *möglichst zurückhaltend* zu sein. In ungezählten
Fällen erlaubt die Momentaufnahme einer negativen Sputumuntersuchung kein Urteil, ob
wirklich niemals während Wochen und Monaten Bacillen ausgehustet werden. Auch an
die klinisch oft wenig Beschwerden verursachenden Alterstuberkulosen (bei Großeltern)
ist als Infektionsquelle nochmals zu erinnern. Sehr wertvoll für die Ermittlung von bisher
unerkannten Infektionsstreuern ist die *Umgebungsuntersuchung,* die *bei jeder in den ersten
Lebensjahren festgestellten Infektion* nie unterlassen werden sollte; ihr Ergebnis ist auch für
den bereits Angesteckten wegen der ungünstigen Wirkung von *Superinfektion* von größter
Bedeutung. Einen gewissen Hinweis auf Vorhandensein oder Fehlen einer Infektionsquelle
in der Umgebung eines Kindes bildet bei Geschwistern die Entscheidung, ob alle oder nur
ein Kind der Geschwisterserie angesteckt sind. Letzterer Fall machte eine intradomiziläre
Infektionsquelle unwahrscheinlich, sofern das infizierte Kind sich nicht gerade als spezieller
Liebling eines kranken Großelters oder Hausmädchens mit dem dann üblichen besonders
engen Kontakt erweist.

Bei Vorhandensein einer *intradomizilären Infektionsquelle* muß ihre *völlige
Abtrennung vom gefährdeten Kind* angestrebt werden.

Wie das im Einzelfall möglich ist, hängt von mancherlei äußeren Umständen, von
Wohnungsverhältnissen, persönlicher Hygiene und Einsicht des Erkrankten, von seiner
pflegerischen Stellung zum Kind ab. In manchen Fällen ist die Trennung durch *Heilstätten-
aufnahme oder Asylierung des Erkrankten* erreichbar. In anderen wird man sich auf spezielle
Ratschläge allgemeinhygienischer Art beschränken müssen. Besonders schwierig liegen die
Verhältnisse bei *mütterlicher Erkrankung.* Die sofortige Trennung vom Neugeborenen und
erkrankter Mutter ist dringend zu raten, eine Stillung kann dann eventuell noch durch
Abmelken der Milch mit Aufkochen derselben eine Weile aufrechterhalten werden, sofern
nicht der mütterliche Zustand ein Nichtstillen angezeigt erscheinen läßt. Ist diese Trennung
aus irgendwelchen Gründen aber undurchführbar und *übernimmt die erkrankte Mutter die
Pflege des Neugeborenen,* so steht man im allgemeinen auf dem Standpunkt, daß in diesem
Falle das Anlegen an die Mutterbrust für das Kind keine entscheidende Mehrgefährdung
gegenüber dem ohnedies durch die Pflege erfolgenden Kontakt bedeutet, *Stillung* also *dann
zu raten* ist (Tragen einer Gazemaske ist während des Stillens für die Mutter dann sehr
zweckmäßig).

Auf diesem Sektor der Tuberkulosebekämpfung kann der Arzt durch ver-
ständnisvolles Eingehen auf hygienische Fragen und entsprechende detaillierte
Ratschläge im Einzelfall viel leisten. Und man vergesse nicht, daß ein Gesamt-
erfolg im Kampf gegen Tuberkulose sich letzten Endes nur aus Einzelfällen zusammensetzt.

Die gründliche *Schlußdesinfektion mit Formalin* von Zimmern und Wohnungen,
aus denen ein Offentuberkulöser ausgeschieden ist, versteht sich bei der früher
genannten Widerstandsfähigkeit der Tuberkelbacillen eigentlich von selbst.
Das ganze Gebiet der *persönlichen Hygiene der Erkrankten* gehört ebenfalls hierher
(eigenes Geschirr und eigene Bestecke, die nach jedem Gebrauch ausgekocht
werden müssen, Hustendisziplin, Desinfektion von Körperwäsche usw.). Auf

diesen Gebieten allgemeiner Hygiene ist enge Zusammenarbeit von Hausarzt, Fürsorgestelle, Amtsarzt unumgänglich; sie kann gerade unter heutigen Verhältnissen trotz äußerer Erschwerung manch Wertvolles leisten.

b) Dispositionsprophylaxe der Tuberkulose.

Seit wir wissen, daß die Tuberkulose als Krankheit nicht bloß eine Frage der Ansteckung ist, sondern daß das Gros aller Menschen die Ansteckung sogar symptomlos übersteht, interessieren ganz besonders alle Maßnahmen, die den Körper in einer symptomlosen Überwindung der Infektion unterstützen.

Die Existenz einer *erblichen Tuberkulosedisposition* läßt es nicht ratsam erscheinen, daß zwei Menschen, in deren weiterer Familie wiederholt schwere Tuberkuloseformen vorgekommen sind, eine Familie gründen. Dieser *eugenische Rat* ist für den Arzt bei Eheberatung zu bedenken. Es wurde oben auch bereits erwähnt, daß die prognostische Bewertung einer endogenen Gefährdung anamnestische Daten in dieser Richtung berücksichtigen wird.

Am kindlichen Organismus selbst wird eine Dispositionsprophylaxe auf verschiedenen Wegen angestrebt:

1. Unspezifisch, zunächst durch Ausschaltung jener äußeren Gefahren, die erfahrungsgemäß einen ungünstigen Ablauf des Tuberkulosegeschehens begünstigen. Hierher zählt die möglichste *Verhütung oder doch Aufschiebung von Masern- und Pertussisinfektion,* die als Schrittmacherkrankheiten eine Tuberkulose aktivieren.

Bei erfolgter oder wahrscheinlicher Maserninfektion kommt die Anwendung der DEGK-WITZschen Rekonvaleszentenserumprophylaxe in Frage, und zwar möglichst in der Form der kombiniert unterschwelligen Immunisierung (s. d.).

Hierher zählt weiter die *hinreichende Ernährung* besonders auch mit *hochwertigen Fetten* (Butter, Lebertran), die *Verhütung überdosierter Reize* (Warnung vor Sonnenbädern mit Erythemfolge, vor Fiebertherapie bei anderer Erkrankung).

In der vorbeugenden Tuberkulosebekämpfung hat sich ferner die *Erholungsverschickung* ganz besonders eingeführt. Sie ist selbstverständlich prinzipiell zu trennen von der Heilstätten- oder Kurortbehandlung Aktiv-Tuberkulöser (vgl. dazu später). Vielmehr handelt es sich um die Frage, ob *durch Erholungskuren* in klimatisch günstig gelegenen Heimen, eventuell auch privaten Pflegestellen bei sicher Inaktiv-Infizierten *der späteren Aktivierung einer Tuberkulose vorgebeugt* werden kann.

In dieser Frage ist zunächst zu scheiden zwischen Erholungskuren *einerseits* bei Kindern, die auf Grund ihres allgemeinen Körperzustandes oder ihres häuslichen Milieus und der Wirtschaftslage ihrer Familie eine *Allgemeinerholung* angezeigt erscheinen lassen, *andererseits* bei Kindern, für die solche Umstände nicht zutreffen. Da wir wissen, daß schlechte Ernährung und unhygienisches Wohnen einer Tuberkulose Vorschub leisten, ist in solcher Situation eine Erholungsverschickung unter allen Umständen zu befürworten. Im Interesse einer Planwirtschaft der verfügbaren Mittel ist aber *zu vermeiden, daß die konstitutionell mageren Kinder diese Erholungsverschickung fortlaufend oft durch Jahre hindurch belasten.* Es gibt bei *einmaliger* Untersuchung allerdings keine einzige Methode, die eine Unterscheidung und damit Abtrennung solcher mageren Kinder von den äußeren Umständen ermöglichte. *Entscheidend ist aber der Erholungserfolg.* Nimmt ein Kind während oder in den Wochen nach Beendigung der Kur („*Nacherholung*") deutlich an Körpergewicht zu und erweist es sich in seinem ganzen sonstigen Verhalten, in Agilität, Schulleistung usw. als sichtlich günstig verändert, so hat es den Nachweis erbracht, daß die Verschickung angebracht war. Bleiben diese Zeichen aus, so sollte von weiteren Verschickungen Abstand genommen werden, sofern nicht eklatante äußere Hinderungsgründe für eine Erholung bestehen (nachweislich schlechte Ernährung während der Kur, ungeeignete Pflegebedingungen, ausgesprochene Wetterungunst; ein Vergleich mit dem Gesamterholungserfolg der Mitverschickten ermöglicht leicht ein dahingehendes Urteil). Ob hingegen die *Verschickung tuberkuloseinfizierter Kinder aus an sich bestem Milieu* und in gutem Allgemeinzustand irgend etwas hinsichtlich der Tuberkulosegefährdung leistet, ist erstaunlicherweise nie nachgeprüft worden. Meist erfolgen solche Verschickungen

nur aus rein psychologischen Beweggründen, „um nichts zu versäumen", „alles getan zu
haben", „sich keine Vorwürfe machen zu müssen", und ihr wesentlicher Erfolg scheint dann
lediglich in der Beruhigung der Angehörigen zu liegen. Zu dieser Skepsis wird man immer
wieder gedrängt, wenn man erlebt, daß solche Kinder trotzdem später auch an einer generalisierten Tuberkulose zugrundegehen können. Solange solche Verschickungen aus privaten
Mitteln bestritten werden und nicht zu einer Einschränkung der Gesamtlebenshaltung
der Familie führen, kann man sie ärztlich natürlich hinnehmen; *aus öffentlichen Mitteln*
sind solche Verschickungen aber *nicht* zu rechtfertigen, solange jeder Beweis ihres Nutzens
aussteht. An der Grenze stehen aber gerade eine Fälle, in denen eine Verschickung auf
eigene Kosten der Familie von dieser nur mit Mühe bestritten werden kann und eben die
Familie das in Kauf nimmt, um dem Kind zusätzlich Gutes zu tun. Hier kann ein wirklich
ehrlich beratender Arzt in einfühlender Aussprache verhüten, daß auf Kosten nutzloser
Kuren in einer Familie letzten Endes doch Schaden entsteht. Das im heutigen Dasein
des Massenmenschen fast zwangsläufig erfolgende Auswalzen von Menschenschicksalen zu
Karteikarten von Ämtern und Fürsorgestellen kann und muß gerade durch die Tätigkeit
des verantwortungsbewußten Hausarztes individualisierend kompensiert werden.

2. Spezifisch. Die BCG-Impfung. Wenn die klassische Methode der Seuchen-
bekämpfung, die Verhinderung der Ansteckung, aus meist in den äußeren Umständen liegenden Gründen keinen oder nur begrenzten Erfolg hat, gewinnt als
Kampfmethode der Versuch einer biologischen Feiung des Organismus an Bedeutung: die Impfung, d. h. die aktive Immunisierung des Körpers. Der auch
einer Tuberkuloseimpfung zugrunde liegende Gedanke ist der, im Organismus
durch Einverleibung eines nicht vollvirulenten Erregers die Bildung eines Schutzes
anzuregen.

Dabei muß die Frage vorerst offen bleiben, ob dieser Schutz bei Tuberkulose als Immunität
bezeichnet werden soll, womit wir im allgemeinen den Gedanken an Bildung spezifischer
Schutzstoffe verknüpfen, oder ob es sich um eine andersgeartete Schutzwirkung handelt
(s. S. 244). Versuche in dieser Richtung gehen bei der Tuberkulose Jahrzehnte zurück.
Von verschiedenen empfohlenen Verfahren hat nur das mit dem *Bacille-Calmette-Guerin*
„BCG") weitere Verbreitung gefunden.

Es handelt sich dabei um einen bovinen Stamm von Tuberkelbacillen, der durch viele
Jahre ausschließlich auf einem gallehaltigen Nährboden weitergezüchtet und damit in seiner
Virulenz stark abgeschwächt wurde. Ursprünglich geschah seine Zufuhr oral, heute hat sich
die *intracutane Einverleibung* einer hinsichtlich Virulenz im Tierversuch getesteten Bacillen-
aufschwemmung ziemlich allgemein eingebürgert, die meist über dem Deltoideus vorgenommen wird. Da eine *Impfung bei bereits Tuberkuloseinfizierten zum mindesten zwecklos*
ist, werden nur Tuberkulinnegative geimpft, d. h. vor der Impfung in der Regel die percutane Pflasterprobe und anschließend wenigstens eine intracutane Tuberkulinprobe 1:300
(= 30 TE) angestellt, die negativ sein müssen.

Bei richtiger Impftechnik entwickelt sich an der Impfstelle nach etwa 11 Wochen ein
kaum erbsengroßes Knötchen oder Geschwürchen, das mit kleiner Narbe heilt. Die Tuberkulinprobe wird in dieser Zeit positiv. Irgendwelche *Nebenerscheinungen* im Sinne lokaler
oder allgemeiner Reaktion treten *nicht* auf.

In Deutschland fand das Verfahren wenig Verbreitung wegen des 1930 in *Lübeck* erfolgten Unglücks, bei dem infolge einer dann nachgewiesenen *Verwechslung* mit vollvirulenten humanen Bacillen 64 Säuglinge zugrunde gegangen waren. Dieses bedauerns-
werte Ereignis kann die Methode als solche natürlich nicht belasten. Eine Wiederholung
ist heute ausgeschlossen, wenn strengste Sorgfalt hinsichtlich Impfstoffgewinnung und
Impfstoffkontrolle gewahrt wird, was staatlicherseits zu erfolgen hat.

Der *Wert der Impfung* wird noch heute trotz ausgedehnter Erfahrungen in vielen Ländern
sehr verschieden beurteilt; begeisterter Empfehlung steht strikteste Ablehnung gegenüber.
Letztere gründet sich teils auf *negative Erfolge im Tierversuch*, teils auf *Kritik an veröffent-
lichten Impfstatistiken*:

Letztere ist in der Tat in vielen Fällen voll berechtigt. Ein oft belegter *Tuberkulose-
rückgang nach der Impfung* gegenüber Jahren vor Einführung derselben *besagt nicht das
mindeste* für die Wirksamkeit der Impfung, da mit Einführung der Impfung die Aufmerksamkeit auf allgemeine Tuberkulosebekämpfung gelenkt wird und gerade die Tuberkulose
auf alle Maßnahmen dieser Art ausgesprochen reagiert. Das zeigt schon der Rückgang der
Tuberkulosesterblichkeit in den meisten Kulturstaaten auf $1/3$—$1/5$ der früheren Höhe durch
die allgemeinen Methoden der Infektionsverhütung oder Aufschiebung, der Besserung
gesamthygienischer Verhältnisse, der Ernährung und ähnliche Maßnahmen. Die bei Impfstatistiken *allein zuverlässige Methode der Gegenüberstellung von Erkrankungsziffern Geimpfter*

und Ungeimpfter muß den Fehler der (unbewußten) Selektion vermeiden, d. h. beide Vergleichsserien müssen gleichem Milieus entstammen. Hier ist zu bedenken, daß Geimpfte bei freiwilliger Impfung schon eine Selektion hinsichtlich Sorgfalt, Vorbeugungswillen und damit Bereitschaft zu allgemeiner Hygiene darstellen. Es bleiben zum Vergleich also nur entweder alternierend Impfung und Leerimpfung ohne Wissen der Betroffenen in einer kontrollierbaren Bevölkerungsgruppe, wie sie in einem Indianerterritorium der USA. durchgeführt wurde, aber verständlicherweise nicht allgemein anwendbar ist, oder Auswertung eines gut übersehbaren entsprechenden Materials, in dem der epidemiologische Zufall solche Serien lieferte. Solche Erfahrungen liegen mehrfach vor (im genannten Indianerterritorium mit Nachuntersuchung nach 6 Jahren und in einem dänischen Mädchenlyzeum [HYGE], wo nur ein Teil der Zöglinge 3 Monate vor Auftreten einer Infektionsquelle geimpft war; Bericht aus Norwegen über Erkrankungsziffern unter Medizinstudenten und Sterberate von Krankenschwestern, von denen jeweils ein Teil geimpft war [HANSEN]). Diese Erfahrungen sprechen nach den mitgeteilten Zahlen für einen *beachtenswerten Impferfolg.* Die *Dauer des Impfschutzes* wird mit einigen (2 ?) Jahren angegeben. *Aktivierungen* einer bei der Impfung bereits vorgelegenen, unerkannt gebliebenen Tuberkuloseinfektion wurden bislang nicht berichtet, doch bedarf gerade diese Frage noch sorgfältiger kritischer Prüfung, besonders auch bei schlechtem Ernährungszustand der Geimpften, wie er gegenwärtig für Kinder in vielen europäischen Ländern besteht.

II. Tuberkulosetherapie.

Richtlinien für örtliche Therapie wurden oben bei den verschiedenen Krankheitsbildern bereits gegeben.

Hinsichtlich spezieller chirurgischer, orthopädischer, röntgentherapeutischer Methoden muß auf die entsprechenden Lehrbücher verwiesen werden. Eine medikamentöse Tuberkulosetherapie alten Stils gibt es bis heute nicht; die Therapie mit Antibioticis, speziell mit *Streptomycin*, beschränkt sich, wie ebenfalls bereits erörtert, bis heute auf Krankheitsbilder mit Generalisation (Miliartuberkulose und Meningitis tuberculosa); eine Chemotherapie der Tuberkulose mit dem neuen Thiosemicarbazon (,,T.B.I.") hat bei einigen Formen beachtliche Erfolge, befindet sich aber noch im Stadium der Erprobung. Vor *Tuberkulinbehandlung* ist bei Kindern nur zu warnen, da es bisher keine Methode gibt, jene Fälle abzugrenzen, bei denen Tuberkulinzufuhr unweigerlich gefährlich und schädlich ist, man setzt sich also mit jedem weiteren Versuch solcher Therapie in die Hand des Zufalles begibt. Jedenfalls haben die früher auf diese Behandlungsmöglichkeit gesetzten Erwartungen nicht nur sich nicht erfüllt, sondern durchweg enttäuscht, nachdem durch Jahrzehnte immer wieder neue Tuberkulinformen gerühmt wurden und dann wieder verlassen werden mußten.

Größte Bedeutung hat in der Tuberkulosebehandlung indes die *Allgemeintherapie* gewonnen mit dem *Ziel einer Steigerung der Abwehrkräfte des Körpers.* Ihre Durchführung zu Hause ist bei günstigen Wohnverhältnissen durchaus möglich, erfordert allerdings Geduld und eine verständnisvolle Pflege, die das Kind betreut, ohne sich von ihm beherrschen zu lassen. Zu ihr zählt zunächst wiederum eine *optimale abwechslungsreiche Ernährung*, insbesondere unter reichlicher Gabe *hochwertiger Fette* (Vollmilch, soweit diese nicht den Appetit beeinträchtigt, Rahm, Butter, Lebertran). Bei Säuglingen sind die fettreichen Nahrungsgemische zu raten. Bei Anorexie älterer Kinder ist Kohlenhydratmast (Zucker) ungeeignet, sondern auf anderweitig schmackhafte Zubereitung zu achten. Weiterhin die

Klimatherapie der Tuberkulose. In den letzten Jahrzehnten war man zunehmend bestrebt, für die Klimaanwendung als allgemeinen Heilfaktor und speziell als solchen bei Tuberkulose detailliertere Richtlinien herauszuarbeiten, eine Entwicklung, die noch nicht entfernt als abgeschlossen gelten kann.

,,Der Ausdruck Klima bezeichnet in seinem allgemeinsten Sinne alle Veränderungen der Atmosphäre, die unsere Organe merklich affizieren." Diese Definition, die der Schöpfer der modernen Klimatologie, ALEXANDER VON HUMBOLDT in seinem klassischen ,,Kosmos" 1845 gegeben, hat noch heute Gültigkeit.

Hinsichtlich Tuberkulosetherapie ist *voranzustellen, daß es kein Klima der Erde gibt, welches speziell Tuberkulose heilt.*

Diese Tatsache ist unter den heutigen Elendsverhältnissen, in denen sich als eine Art Reflexassoziation vielfach der Gedanke Tuberkulose — Schweiz herausgebildet hat, ganz besonders zu betonen.

Jede Klimatherapie ist Reiztherapie mit atmosphärisch-aktinischen Reizfaktoren, die an verschiedenen Stellen der Erdoberfläche in verschiedener Stärke vorkommen, dosierbar sind und dosiert werden müssen. Im Klima*wechsel* liegt natur- gemäß einer der Hauptfaktoren jeder Klimatherapie. Je größer der Unterschied zwischen dem gewohnten und einem neu aufgesuchten Klima ist, um so größer ist die Reizwirkung. In einer etwas sehr vereinfachenden Benennung unter- scheidet man von den uns einigermaßen erreichbaren und daher ärztlich ver- wendeten Klimaten das *See-*, *Mittelgebirgs-* und *Hochgebirgsklima*.

Da die Mehrzahl bei uns in binnenländischem Tiefland lebt, besitzen für die meisten Menschen See- und Hochgebirgsklima ausgesprochene Reizwirkungen, man spricht von *Reizklima*, während dem Mittelgebirgsklima schwächere Reize zukommen *(Schonklima)*. An der *See* ist es besonders der Reiz kräftiger Luftbewegung und reichlicher Sonne, im *Hochgebirge* (über 800—1000 m) die intensive Sonnenwirkung, verbunden mit vermindertem Sauerstoffpartialdruck. Ein Wechsel zwischen See- und Hochgebirgsklima stellt wohl den intensivsten, bei uns möglichen Klimareiz dar, der indes durchaus therapeutisch verwendet werden kann

Indikationen klimatischer Tuberkulosetherapie. Starke Klimareize, also Ver- schickung in Reizklima, häufiger Klimawechsel, Sonnentherapie, wie überhaupt alle Reizformen, sind kontraindiziert bei allen frischen pulmonalen Prozessen von Tuberkulose, also allen Infiltraten, frischen Verkäsungen, Zerfallsherden, selbstverständlich auch bei allen frischen Generalisationen. Dagegen lassen sich *bei fast allen extrapulmonalen Tuberkulosen*, namentlich denen an Knochen, Gelenken, Drüsen, Peritoneum vorzügliche Klimawirkungen erzielen, besonders wenn diese mit den nachfolgend besprochenen Kuren verbunden werden.

Technik der Freiluft- und Sonnentherapie. Diese kann sehr wohl schon unter den unten angeführten Gesichtspunkten in jedem Klima, *auch zu Hause*, durch- geführt werden. Sie spielt in der Klimatherapie eine besondere Rolle. Schon der bloße Klimawechsel stellt einen Reiz dar, der bei starkem Unterschied zwischen dem aufgesuchten und dem bisherigen Klima sich nicht selten in den ersten Tagen des neuen Aufenthaltes in erhöhter Müdigkeit, aber auch in Schlaflosigkeit ausdrückt. Ist dann eine *Akklimatisation* erfolgt, pflegt man die — immer sehr komplexe — Klimawirkung noch durch Verordnungen zu steigern, die den Organismus den neuen Klimafaktoren in erhöhtem Maße aussetzen. Vor ihrer kritiklosen, ohne ärztliche Beratung erfolgenden Anwendung ist dringend zu warnen. Man unterscheidet meist folgende Kuren, die in sinngemäß gleicher Weise in jedem, auch dem heimatlichen Klima durchgeführt werden, in letzterem gerade bei jenen Kranken, bei denen aus ärztlichen oder anderen Gründen keine Verschickung erfolgt.

1. *Freiluftliegekur.* Sie wird *im Schatten* als strenge *Bettruhe in Freiluft* auf einer Terrasse. in Liegehallen u. dgl. durchgeführt und ist nach Gewöhnung bei jeder Außentemperatur auch nachts möglich. Nur bei ausgesprochenem Nebel wird diese Freiluftkur besser unter- brochen. Die Bedeckung des Körpers richtet sich ganz nach der Außentemperatur. Der Kranke muß sich wohl fühlen, d. h. er darf weder in Schweiß geraten noch frösteln oder gar frieren. Die Gewöhnung geschieht in der Form, daß man die Zeitspanne der täglichen Freiluftanwendung langsam steigert, erst während der Tagesstunden beginnt, die Nacht eventuell zunächst im Zimmer bei offenem Fenster zubringen läßt, um allmählich auf völlige Freiluftbehandlung überzugehen. Die örtlichen Klimaverhältnisse sind für technische Abwandlungen natürlich mitentscheidend.

Im Privathaus ist bei Fehlen einer geeigneten Terrasse eine Freiluftbehandlung wenigstens behelfsmäßig durchführbar. Man stellt dabei zweckmäßig *das Bett des Kranken mit dem Fußende direkt an das Fenster*, so daß er von der eindringenden Luft direkt umspült wird (während unsymmetrisch von einer Seite kommende kalte Luft vielfach unangenehm emp- funden wird).

2. *Luftbäder* für Stunden an warmen Tagen nackt oder in leichtem Luftanzug, bei Leicht-kranken auch mit Körperbewegung, stellen eigentlich nur eine Steigerung der Freiluft-behandlung dar. Sie bezwecken eine Anregung der Hautfunktion durch bewegte Luft. Diese Anregung kann noch durch Abreibungen mit verdünntem Franzbranntwein, Salz-wasser oder Wasser gesteigert werden. Wird das Luftbad mit Sonnenbestrahlung kombiniert, so spricht man von *Luftlichtbad*. Hier ist vorsichtige Dosierung bei allen Tuberkulosen unter den nachfolgend erörterten Gesichtspunkten wichtig.

3. *Sonnenbehandlung.* Zu ihrer planmäßigen Durchführung sind einige strahlungs-klimatische Kenntnisse nötig:

Sonnen*licht* enthält die sichtbaren Wellenlängen von etwa 800 mμ (Rot) bis 400 mμ (Violett). Die chemisch und damit therapeutisch wirksamsten Strahlen liegen vor allem bei noch kürzeren, im Spektrum jenseits des Violetts, d. h. im „Ultraviolett" liegenden Wellenlängen. Fensterglas ist für Ultraviolett undurchlässig. Ultraviolette Strahlen werden fast sämtlich bereits in der Epidermis absorbiert. Der ihnen ausgesetzte Körper gewöhnt sich an sie durch Verdickung seiner Hornschicht. Das natürlich vorkommende Ultraviolett umfaßt die Wellenlängen von 400 bis etwa 290 mμ, wobei eine weitere *Unterteilung* gerade unter medizinischen Gesichtspunkten wichtig ist:

Ultraviolett A, die Wellenlängen 400—320 mμ umfassend, führt zu *Pigmentierung ohne vorhergehendes Erythem*. Sehr wahrscheinlich stellt dieser Ultraviolettbereich mit einem starken Maximum im natürlichen Licht bei 350 mμ den besonders bei *Tuberkulose* wirksamen Strahlenbereich dar.

Ultraviolett B, die Wellenlängen 320—280 mμ umfassend, meist auch zu Ehren ihres Ent-deckers in Davos als *Dornostrahlung* bezeichnet, hat die bekannte *Erythemwirkung* mit nachfolgender Pigmentierung. Dieser Bereich stellt die *antirachitisch wirksame* Strahlung dar.

Ultraviolett C, die Wellenlängen unter 280 mμ umfassend, findet sich nur in künstlichen Strahlungsquellen (z. B. in der „künstlichen Höhensonne"), während diese an sich auch von der Sonne ausgesandten Strahlenarten bereits in den hohen Atmosphärenschichten vor-wiegend durch deren Ozongehalt absorbiert werden und damit (auch im Hochgebirge) nicht bis zur Erdoberfläche gelangen. An diese Strahlen ist infolgedessen der *Mensch weder phylo- noch ontogenetisch gewöhnt*, sie haben sehr starke Reizwirkung und sollten, solange ihre medizinische Wirkung nicht genau studiert ist, aus medizinisch verwendeten Strahlen-quellen besser durch Filter ausgeschaltet werden.

Die im Sonnenlicht herrschende Ultraviolett*intensität* zeigt *Änderungen:*

a) mit der Höhe vom Meeresspiegel eine *Zunahme*, und zwar um das Mehrfache ihres im Tiefland vorhandenen Betrages — daher die intensive Strahlenwirkung des Hochgebirgsklimas;

b) mit der jahreszeitlich wechselnden Sonnenhöhe über dem Horizont, d. h. mit der wechselnden Dicke der durchstrahlten Luftschicht, besonders im Tiefland, wo Ultraviolett im Winter, etwa von Mitte November bis Mitte Februar, fast völlig fehlt, im Hochsommer ein Maximum erreicht.

Bei der Dosierung natürlicher Strahlung muß sich der Arzt nach diesen Tatsachen richten. Als *Prinzip für jede Strahlentherapie* gilt: *langsame Gewöhnung unter unbedingtem Vermeiden eines Erythems.*

Bei Verwendung künstlicher Ultraviolettstrahler muß der Arzt also die *Erythemdosis* der von ihm verwendeten Apparatur kennen. Da sich diese bei den meisten Lampen mit der Gesamtbrenndauer ändert, muß man sie von Zeit zu Zeit mit einem Ultraviolett-dosimeter oder noch sicherer durch unmittelbare, verschieden lange Bestrahlung kleiner Hautfelder (von etwa 2 : 1 cm Fläche) ermitteln. Es ist weiterhin zu beachten, daß *Pigment-arme* und *Vegetativ-Labile* im allgemeinen *niedrigere Erythemschwellen* als die gegenteiligen Typen aufweisen. Beim Versuch einer Überbrückung der winterlichen Strahlenarmut durch künstliche Bestrahlungen ist größte Vorsicht in der Dosierung, d. h. sind häufige, kleine Dosen zu raten (vgl. S. 245).

4. *Strahlentherapie im Schatten*, d. h. unter Vermeidung direkter Sonnenbestrahlung, kann erwünscht sein als schwachdosierter Reiz vor eigentlicher Sonnenbehandlung, sowie im Hochsommer bei zu heißer Luft. Sie ist möglich durch die von der gesamten Himmels-halbkugel rückgestrahlte, indirekte Sonnenstrahlung, die sog. *Himmelsstrahlung* (nicht zu verwechseln mit der „kosmischen Höhenstrahlung"!). Die Himmelsstrahlung ist reich an blauen und besonders an ultravioletten Strahlen, für deren Intensitätswechsel das oben Gesagte gilt. Ihre *Gesamtintensität* ist — was vielfach überrascht oder nicht beachtet wird — *etwa so hoch, wie die der direkten Sonnenstrahlung allein*, d. h. unter Abblendung eben der Himmelsstrahlung. Das entspricht der bekannten Erfahrung, daß man im Hochsommer und ganz besonders in Höhenlagen, im Schatten ein intensives Sonnenerythem bekommen kann. Der Körper erhält im Schatten eine Strahlenmenge, die etwa den von seinem Platz aus sichtbaren *freien* Himmelsausschnitt entspricht. Für eine abschätzende Strahlendosierung ist also zu beachten, daß dieser Ausschnitt etwa am Schatten*rand* viel größer ist als im Schatteninnern, an einem offenen Fenster sehr viel kleiner als auf einer freien Terrasse u. dgl.

Heilstättenbehandlung. Die bei manchen Tuberkuloseformen oft über lange Zeit nötige Krankenhausbehandlung mit Vorhandensein besonderer, auch pflegetechnischer Einrichtungen, die Notwendigkeit einer Absonderung mancher Fälle von anderen Kranken und die guten Erfahrungen mit systematischer Klimatherapie, wie sie in den sonstigen Anstalten oft nicht durchführbar ist, führte zur Herausbildung eigener Krankenanstalten für diese Aufgaben. In ihnen sind dann in der Regel auch auf die besonderen Erfordernisse geschultes Pflegepersonal und Ärzte mit besonderer Erfahrung vorhanden.

Heilstättenlage. Eine Heilstätte soll mindestens in klimatisch günstiger, rauch- und dunstfreier, also jedenfalls großstadtferner Gegend liegen. Zu bevorzugen ist Lage an Südhängen mit Schutz gegen die vorherrschende Windrichtung und nach Möglichkeit über den in der Gegend üblichen Hochnebeldecken. *Ungünstig* ist in der Regel Lage in einer Talsohle (Bildung von Kaltluftseen, Strahlenarmut durch Beschränkung des Horizontes und durch Nebeldecken, sog. Inversionsschichten).

Heilstättenindikationen. Eine Heilstätte ist *kein Erholungsheim*, sondern ausschließlich für Kranke, d. h. behandlungsbedürftige Kinder geschaffen, unter heutigen Verhältnissen in ganz besonderem Maße für Kinder, bei denen eine häusliche *Behandlung* wegen intradomiziliärer Gefährdung oder wegen ungünstiger Wohnungsverhältnisse nicht in Frage kommt. Diese Gesichtspunkte müssen bei Anträgen und Einweisungen zu Heilstättenbehandlung berücksichtigt werden, wenn eine optimale Nutzung der vorhandenen Einrichtungen gewährleistet werden soll.

Schrifttum.

DESSLER M., Erg. inn. Med. **62**, 282 (1942). — DUKEN: Erg. inn. Med. **39**, 344 (1931).
ENGEL-V. PIRQUET: Handbuch der Kindertuberkulose, Bd. 2. Leipzig 1930.
GRÖER, v.: Klin. Wschr. 1935, 1099.
KELLER, W.: Die Tuberkulose des Kindes in vorangehenden Auflagen dieses Lehrbuches.
KLEINSCHMIDT: Tuberkulose der Kinder, 2. Aufl. Leipzig: J. A. Barth 1927.
Die Säuglingstuberkulose in Lübeck. Berlin: Springer 1935.

Die Syphilis des Kindes.

Von

F. Goebel.

Mit 8 Abbildungen.

Der Anstieg der Syphilis in und nach dem 1. Weltkriege wurde in den Jahren bis in den 2. Weltkrieg durch einen Tiefstand abgelöst, der zur Folge hatte, daß in den Kinderkliniken die Lues zur Seltenheit wurde und wegen der Behandlung der Mütter meist symptomenarm auftrat. Gegen Ende des 2. Weltkrieges fing das Bild an sich zu wandeln, und heute spielt die Kindersyphilis wieder eine so große Rolle, daß jeder Arzt, der mit Kindern zu tun hat, die Lues connata kennen muß.

I. Intrauterin erworbene Syphilis, S. connata.

Die Syphilis ist eine Infektionskrankheit; der Ausdruck Erbsyphilis, Lues hereditaria, der vorbakteriologischen Zeit entstammend, ist also falsch und verlassen. Daß überhaupt die Lues den Keim in irgendeiner Weise zu schädigen vermag, ist zweifelhaft und sogar unwahrscheinlich. Bei der angeborenen Syphilis ist der Fetus von der luischen Mutter mit Spirochaeta pallida infiziert worden; eine germinative Übertragung durch die Spermatozoen oder die Ovula gibt es nicht. Eine konnatale Lues kann sich bis in die 3. Generation fortpflanzen. Der Zeitpunkt der Infektion des Fetus liegt frühestens im Anfang des 5. Monats, zumeist später. Daher ist auch die Bezeichnung kongenitale Lues unrichtig.

Der Weg der Spirochäten führt von luischen Herden in der Placenta über die Nabelvene oder die Lymphspalten der Nabelschnur zur Frucht. Grundsätzlich dasselbe kann, wenn sich die Mutter kurz vor oder während der Schwangerschaft infiziert hat, *während des Geburtsvorganges* durch Auspressen von Spirochäten aus der aufgelockerten Placenta in die Nabelvene geschehen. Der erste Modus ist der weitaus häufigste, der zweite ist wahrscheinlich, wenn der Säugling erst spät syphilitische Symptome zeigt. *In beiden Fällen fehlt also der Primäraffekt*; die Spirochäten haben das Blut überschwemmt, *die Syphilis ist im Sekundärstadium*[1].

II. Fetale Syphilis.

Alle Organe des Fetus können von Spirochäten wimmeln, so daß der Fetus in utero abstirbt und mit dem *syphilitischen Abortus* als faultote Frucht

---

[1] Bisweilen erfolgt die Ansteckung beim Durchgang des Kindes durch die Geburtswege, etwa von einem mütterlichen Primäraffekt oder von Kondylomen aus in der Geburt, dann entwickelt sich ein Primäraffekt irgendwo auf der Haut oder am Nabel.

ausgestoßen wird, nie vor dem 7.—8. Schwangerschaftsmonat — frühere Aborte sind also nicht syphilitisch — als Folge einer frischen und unbehandelten Erkrankung der Mutter. Liegt die Ansteckung der Mutter lange zurück oder ist ihre Lues anbehandelt, kann ein manifest oder noch später sogar ein latent syphilitisches lebendes und sogar ein gesundes Kind zur Welt kommen; eine zeitige und intensive Behandlung der Mutter gewährleistet die Geburt eines gesunden Kindes. Die fetale Lues ist also in erster Linie eine Krankheit der *inneren Organe* ohne Hautveränderungen, mit Ausnahme des syphilitischen Pemphigus, den das lebend geborene Kind zeigen kann. Das Wesen der Organveränderungen ist eine diffuse kleinzellige Infiltration, vom perivasculären Bindegewebe ausgehend, die in der Leber eine diffuse Hepatitis erzeugt, die *Feuersteinleber,* in der *Milz* eine Vergrößerung des Organs mit fibrinösen Auflagerungen, in allen Organen makroskopisch erkennbare Zellanhäufungen sog. *miliare Syphilome,* mit einer sekundären Wachstumshemmung und Schrumpfung des Parenchyms. In der *Lunge* können die Alveolen in dem gewucherten Bindegewebe von abgestoßenen fettig degenerierten Epithelien erfüllt sein. so daß die Schnittfläche gelblich-weiß und homogen aussieht, die sog. *Pneumonia alba.* Ein gleichartiger Vorgang im *Thymus* kann zur Entstehung von Cysten mit einem weißflüssigen Inhalte führen.

Besonders empfänglich für das Eindringen der Spirochäten ist die *Knorpelwachstumszone* der langen Röhrenknochen und der Rippen, nicht die membranös vorgebildeten flachen Knochen wie die Schädelknochen. Diese generalisierte und symmetrische Erkrankung ist nicht, wie der Name *Osteochondritis syphilitica* besagt, eine eigentliche Entzündung, sondern eine Hemmung der normalen Knorpeleinschmelzung und Knochenbildung mit oft unregelmäßiger Kalkablagerung in die Zone der Knorpelwucherung und der provisorischen Verkalkung. Die spätere Umwandlung der provisorischen Verkalkungszone in das fertige Knochengewebe verzögert sich, die Kalkeinlagerung in den Knorpeln geschieht ungestört, so daß der Kalk sich aus der Metaphyse in die Diaphyse verschiebt. Dadurch ruht die Epiphyse nicht wie normal auf einem festen regelmäßig aufgebauten Knochengewebe, sondern auf einem kalkarmen von spezifischen Granulationen durchsetzten unstabilen Gerüste, so daß Infraktionen und sogar *Epiphysenlösungen,* besser Metaphysenlösungen, zustande kommen können. Das charakteristische *Röntgenbild* wird bei der Klinik der Säuglingssyphilis besprochen; auf dem *Längsschnitt* durch das Epiphysenende sieht man statt der normalen $1/2$ mm breiten, glatten, zarten Epiphysenlinie schon makroskopisch eine viel breitere, gegen die Knorpelsubstanz zu unregelmäßig gezackte Zone von gelblichem Farbton, erzeugt durch spezifisches Granulationsgewebe. Auch in der Markhöhle der Diaphysen können sich spezifische fibröse Infiltrate — diaphysäre Osteomyelitis fibrosa — finden.

Nach dem Gesagten läßt sich die Syphilis connata nicht wie die nach der Geburt erworbene in 3 Stadien, Primäraffekt und Ausbreitung auf die regionären Lymphknoten, allgemeine Generalisation, tertiäre Lues und Metalues des Zentralnervensystems einteilen, sondern es fehlt der Primäraffekt, es kommt sofort zur allgemeinen Aussaat, und die Gewebsabwehr ist noch unreif, so daß die Kinder im Sekundärstadium geboren werden. Man unterscheidet am zweckmäßigsten die Erscheinungen in den verschiedenen Lebensaltern, die angeborene Syphilis des Säuglings, des Kleinkindes und des größeren Kindes — Lues tarda —, von denen die beiden ersten etwa dem sekundären, die dritte dem tertiären Stadium der erworbenen Lues entsprechen.

III. Klinik der angeborenen Syphilis im Neugeborenen- und Säuglingsalter.

1. Haut und Schleimhäute.

Am sinnfälligsten sind die Äußerungen der Haut und Schleimhäute. Schon bei der Geburt besteht mit ernster Lebensprognose oder erscheint etwas weniger ominös im Laufe der 1. oder erst der 2. bis 4. Woche der *Pemphigus syphiliticus* (besser *luisches Pemphigoid*), von dem pyogenen Pemphigoid des Neugeborenen leicht zu unterscheiden durch seine Lokalisation symmetrisch an Handtellern und Fußsohlen und den Beugeflächen der Finger und Zehen. Die erbsen- bis kirschgroßen, kreisrunden, prallgefüllten Blasen stehen auf einer entzündeten Grundlage und haben einen hochinfektiösen Inhalt, der zuerst klar serös ist und sich alsbald eitrig trübt, manchmal hämorrhagisch wird. Die Blasen trocknen ein oder platzen, das freigelegte blutende Corium bedeckt sich mit Krusten, es besteht Neigung zur eitrigen Sekundärinfektion. Die Heilungstendenz ist ohne spezifische Behandlung schlecht. Die Haut, besonders der Fußsohlen, ist beim Pemphigus rot, prall und glänzend, nach einigen Tagen schwillt sie ab und zeigt eine Schuppung in Lamellen.

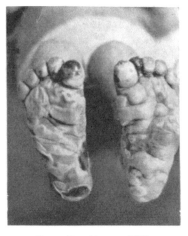

Abb. 1. Pemphigus syphiliticus. (Univ.-Kinderklinik Halle.)

Mit dem Seltenerwerden der angeborenen Syphilis wurden auch der Verlauf leichter und das Erscheinungsbild symptomenärmer, so daß man einen

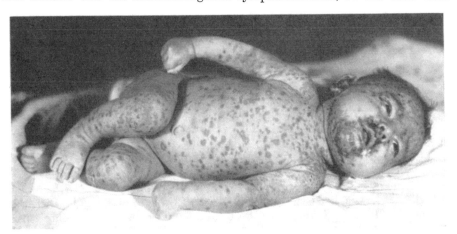

Abb. 2. Makulo-papulöses Syphilid. (Kieler Univ.-Kinderklinik.) (K)

Pemphigus kaum mehr unter die Augen bekam. Eher sah man noch die makulopapulösen Exantheme und das der Säuglingslues besonders eigentümliche diffuse flächenhafte Syphilid. Mit der neuerlichen Zunahme der L. connata ist auch das Pemphigoid wieder häufiger geworden.

Die *makulo-papulösen Exantheme* fehlen beim Neugeborenen und kommen erst nach einigen Wochen oder Monaten. Von der Roseola der später erworbenen

Lues unterscheiden sie sich durch die weniger scharfe Abgrenzung der Flecke
von der gesunden Haut und durch ihre Verteilung. Die Efflorescenzen sind
anfangs mehr makulös, später mehr papulös, linsen- bis pfenniggroß, scheiben-
förmig, zuerst rosarot, dann bräunlich, lachs- bis kupferfarben, bedecken sich
mit Schüppchen, sind selten
masernähnlich dicht über
den ganzen Körper verteilt,
häufiger spärlicher angeordnet auf dem Gesicht, der
Stirne, besonders an der
Haargrenze, an Nase, Kinn,
Genitalgegend, Handtellern
und Fußsohlen, auf der
Streckseite der Gliedmaßen
und den seitlichen Partien
der Beine, während der
Rumpf fast völlig freibleibt.
Die Efflorescenzen können
zu flächenhaften Infiltrationen konfluieren. Wenn sie,
besonders in den Leisten und

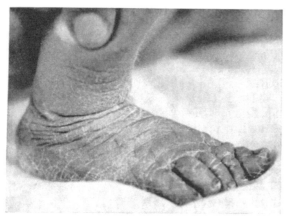

Abb. 3. Lues. Pergamenthaut. (Düsseldorfer Kinderklinik.)

der Aftergegend durch den Harn macerieren, erinnern sie an Intertrigo
und werden mit den breiten Kondylomen des Spielalters verwechselt. Nach
der Abheilung bleibt eine fleckig marmorierte Musterung der Haut, an der
man noch längere Zeit die Lues erkennen kann.

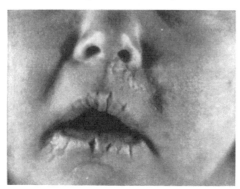

Abb. 4. Lues. Vernarbte, bleibende Lippenrhagaden.
(Düsseldorfer Kinderklinik.)

Das *diffuse flächenhafte Syphilid*
gibt es nur bei der konnatalen
Säuglingslues. Es beginnt in der
3.—7. Lebenswoche, erreicht seinen
Höhepunkt im 2. und 3. Monat
und verschwindet längstens nach
einem Jahre. Die anatomische
Grundlage sind tiefe, ausgebreitete,
allmählich fortschreitende infiltrie-
rende Zellwucherungen in der Haut.
Bevorzugte Bezirke sind die Lippen
und ihre Umgebung, die Gegenden
der Augenbrauen, des Afters, die
Kopfhaut, die Umgebung der Nägel,
die Fußsohlen und Handteller, die
wie entzündet, dunkelrot, fast livide

und glänzend, wie lackiert, aussehen *(syphilitische Glanzsohlen)*. Die infiltrierten Hautstellen fühlen sich derb und verdickt an, die erhöhte Spannung der Lippen- und der Gesichtshaut erzeugt einen fahlen, wachsbleichen,
leicht gelblichen Farbton, oft als *milchkaffeefarbenes Gesicht* bezeichnet. Da
die infiltrierte Haut ihre Elastizität verloren hat, reißt sie an besonders be-
wegten Stellen ein, und es entstehen die *syphilitischen Rhagaden*, besonders
um den Mund herum, anfangs überdeckt durch ausgeschwitztes Serum und
Borken, manchmal mit Eitererregern sekundär infiziert, so daß man an eine
seborrhoische Dermatitis oder an ein impetiginisiertes Ekzem erinnert wird. Die
Rhagaden hinterlassen *radiär gestellte Narben* im Lippenrot bis in die umgebende
Haut, die durch das ganze Leben die Augenblicksdiagnose Lues connata gestatten.

An den Augenbrauen, den Wimpern und besonders auf dem behaarten Kopfe fallen die infolge der zelligen Hautinfiltration nicht genügend ernährten Haare aus, es entsteht die *Alopecia syphilitica,* diffus oder inselförmig, bei der die Hinterhaupts- und seitlichen Scheitelgegenden, zum Unterschied von der beginnenden Rachitis, verhältnismäßig vom Haarausfall verschont bleiben. Die spärlich wachsenden Haare sehen aus „wie von Mäusen angenagt".

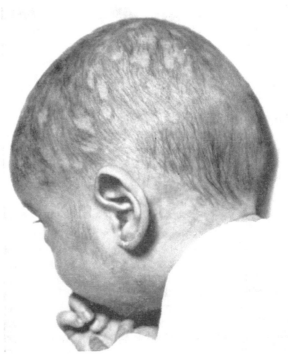

Abb. 5. Lues. Alopecia areata. (Univ.-Kinderklinik Halle.)

In die diffusen Zellinfiltrationen werden auch der Nagelfalz und das Nagelbett einbezogen. Meist gleichzeitig an mehreren Zehen und Fingern, besonders am Daumen, ist die Umgebung des Nagels dunkelbraunrot geschwollen, glänzend, schuppend, sie reißt ein, wird sekundär infiziert und eitert, es entsteht die *Paronychia syphilitica.* Die Nägel selbst können dystrophisch sein *(Onychie)* mit Flecken oder Riefeln.

Die diffuse hyperplastische Entzündung der Nasenschleimhaut ist oft schon bei der Geburt voll ausgebildet, und daher gehört zu den ersten Frühsymptomen der angeborenen Syphilis der *Schnupfen* (Coryza, Rhinitis syphilitica), gekennzeichnet durch die Behinderung der Nasenatmung mit dem eigenartigen trockenen *Schniefen* durch die Infiltration der Nasenschleimhaut.

Es kann auch zu einer serösen oder blutig-eitrigen (Gedanke an Nasendiphtherie) Absonderung kommen mit Excoriationen an den Nasenöffnungen; der Krankheitsprozeß in der Schleimhaut kann in die Tiefe gehen, Erosionen und Ulcerationen erzeugen und auf das knorpelige und knöcherne Nasengerüst übergreifen. Durch Einschmelzung und Schrumpfung des Knorpels, Sequesterbildung der Kno-

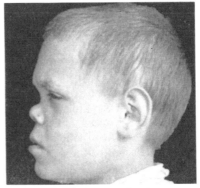

Abb. 6. Syphilitische Sattelnase. (Düsseldorfer Kinderklinik.)

chen können sich dann im Verlauf der Heilungsvorgänge jene Deformierungen der Nase ausbilden, die das ganze Leben hindurch die Lues erkennen lassen: Die *Sattelnase,* der eingesunkene und verbreiterte Nasenrücken, die abnorme *Kleinheit der Nase* (Mikrorhinie), die Retraktion der Nasenspitze nach hinten und oben *(Stumpfnase)*, die schräg nach aufwärts gewendete Stellung der Nasenlöcher *(Bocksnase)*, die terrassenförmige Abdachung des knorpeligen Nasenrückens gegenüber der knöchernen Nasengrube *(Opernglasnase)* und schließlich die hochgradige Verschrumpfung der knorpeligen und häutigen Nase *(Bulldoggennase)*.

Andere Schleimhäute als die der Nase sind bei der Säuglingslues nur selten betroffen. Es sind zu nennen die *Plaques muqueuses* im Munde, die bei der Syphilis des Kleinkindes beschrieben werden. Gleichartige *Plaques der Kehlkopfschleimhaut* können in seltenen Fällen hartnäckige Heiserkeit bis zur Aphonie bewirken. Noch seltener sind in diesem Alter *Plaques der Rectumschleimhaut*. Aber dem Pathologen ist eine *Darmlues* (Dünn- und Dickdarm) bekannt mit herdförmigen, kleinzelligen Infiltrationen, miliaren, zum Teil ulcerierenden Gummen bis zu einer diffusen Infiltration der Darmwand, als Rarität auch gummöse Prozesse in den PEYERschen Plaques und Solitärfollikeln. Es kann also auch der Stuhl infektiös sein!

2. Konnatale Syphilis der inneren Organe im Säuglingsalter.

Über die Veränderungen aller Organe bei der fetalen Lues haben wir gesprochen; je stärker sie sind, desto weniger sind sie mit dem Leben vereinbar. Grundsätzlich aber muß man wissen, daß es eine konnatale Lues, die beim Säugling Erscheinungen macht, ohne Beteiligung der inneren Organe nicht gibt. Am regelmäßigsten ist nachweisbar die Milz betroffen und manchmal ist der *Milztumor* das einzige Symptom. Er ist schon beim Neugeborenen zu finden oder erscheint erst nach Monaten; das bei der Palpation bisweilen nachweisbare Schneeballknirschen beweist eine Perisplenitis fibrosa.

Nächst häufig der Milz ist die *Leber* vergrößert; je größer sie ist, desto stärker die Viscerallues und desto schlechter die Prognose (s. die Feuersteinleber der fetalen Syphilis). Ascites fehlt immer, Ikterus in der Regel (syphilitische Lebercirrhose).

Bisweilen haben konnatal luische Säuglinge einen krankhaften Harnbefund, Eiweiß, Cylinder, Nierenepithelien, Leukocyten und seltener auch Erythrocyten und Erythrocytenzylinder. Bei den *syphilitischen Nierenschädigungen* handelt es sich überwiegend um solche nephrotischer, weniger akut hämorrhagisch glomerulonephritischer Art von geringem Ausmaße. Wenn unter der Behandlung die Symptome sich verstärken und Ödeme auftreten, muß man an die Folge einer zu intensiven Therapie denken und diese vorübergehend unterbrechen.

Das *Gefäßsystem* ist von der Säuglingslues wenig betroffen; im Gegensatz zu der erworbenen Syphilis sind *mesaortitische* Veränderungen größte Seltenheiten. Häufig, aber klinisch ohne Bedeutung und ohne Erscheinungen, ist die *Endarteritis syphilitica*. Manchmal, besonders bei luischem Hydrocephalus, sieht man *Venektasien,* die die Schläfengegend bevorzugen.

Eine sehr große Bedeutung für die Diagnose haben die *Lymphdrüsenschwellungen* in der Bicipitalfurche nahe der Ellbeuge, die *Cubitaldrüsen*. Einseitig sind sie verdächtig, doppelseitig höchst ominös, wenn auch nicht unbedingt beweisend für eine Syphilis; sie können bis in die späte Kindheit nachweisbar bleiben. Sonstige Lymphknotenschwellungen sind für die Luesdiagnose nicht von Wert.

Eine Lues connata macht kaum je nennenswertes Fieber; auch das *Blutbild* zeigt außer einer verschiedengradigen Anämie nichts charakteristisches.

3. Konnatale Syphilis des Skelets im Säuglingsalter.

Von der *Osteochondritis syphilitica* haben wir bereits bei der fetalen Lues gesprochen; sie findet sich auch als sehr konstantes Symptom bei lebend-geborenen Kindern und kann durch eine Epiphysenlösung des distalen Humerus — selten des proximalen Radiusendes — eventuell mit einer auf die Umgebung übergreifenden Entzündung mit einer charakteristischen Schmerzschonung, zu der PARROTschen *Pseudoparalyse* des Armes führen: Er hängt einwärts rotiert, der Handrücken dem Rumpfe zugekehrt („in Flossenstellung"), wie bei einer schlaffen Lähmung neben dem Rumpfe. Eine genaue Untersuchung ergibt, daß keine echte Lähmung, z. B. eine Geburtslähmung, vorliegt; an den Fingern sieht man deutliche, an den übrigen Muskeln angedeutete Bewegungen, die Gegend des Ellbogengelenkes ist leicht gerötet, geschwollen und oft spindelförmig aufgetrieben. Gleichsinnige Pseudoparalysen sind auch an den Beinen (Kniegelenken) gesehen worden. Von der spezifischen diaphysären *Osteomyelitis fibrosa* haben wir gleichfalls bei der fetalen Lues schon gesprochen; sie macht äußerlich oft keine Erscheinungen und nur manchmal asymmetrische schmerzhafte Schwellungen. Auffällig ist eine wesensverwandte Veränderung an den Fingern, die diffuse rarefizierende Ostitis der Phalangen, die *Phalangitis syphilitica*. Die Grundphalanx ist olivenförmig aufgetrieben, die bedeckende Haut glänzend rot und gespannt. Eine Verwechslung mit der in späteren Monaten und Jahren auftretenden tuberkulösen Spina ventosa ist um so weniger möglich, als die luische Pha-

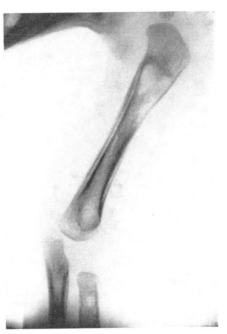

Abb. 7. Lues. Periostitis und Osteomyelitis fibrosa.
(Düsseldorfer Kinderklinik.)

langitis Gelenke und Weichteile verschont und nie zur Einschmelzung führt.

Bei der Osteochondritis, der Osteomyelitis fibrosa und selbständig gibt es eine *Periostitis syphilitica*. Ebenso wie die Osteochondritis anatomisch den Veränderungen der Rachitis in der Epiphysengegend gleicht, so macht auch die Periostitis auf den platten Schädelknochen Veränderungen, die sich dem Aussehen nach nicht von dem rachitischen *Caput quadratum* und *Caput natiforme* unterscheiden, ebenso wie die „olympische Stirne" beiden Krankheiten ihren Ursprung verdanken kann. Auch an anderen Knochen bewirkt die syphilitische Periostitis Auftreibungen, manchmal zusammen mit der Osteomyelitis fibrosa, so daß man multiplen Knochenverdickungen begegnen kann. Die bekannten säbelscheidenförmigen Tibien gehören der Lues tarda an und werden dort besprochen werden.

Alle diese luischen Knochenveränderungen gehen mit charakteristischen *Röntgenbildern* einher, so daß man Röntgenaufnahmen zur klinischen Diagnose nicht entbehren kann. Die *Osteochondritis* erkennt man am besten an Aufnahmen der Knie-, demnächst der Ellbogen- und Handgelenke. Man sieht an der Stelle der Verkalkungszone einen dunklen Streifen und diaphysenwärts

von ihm eine durch das syphilitische Granulationsgewebe gebildete breite
Aufhellungszone, dazu längsgerichtete Zacken in der Kalkgitterzone, bisweilen,
besonders bei PARROTscher Pseudoparalyse, auch teilweise oder vollständige
Epiphysenlösungen. Die *Periostitis* erkennt man meist erst nach dem 2. Lebensmonat an einer oder mehreren dunklen Linien entlang den Röhrenknochen.
Die *diaphysäre Osteomyelitis fibrosa* erzeugt zentrale oder randständige, nicht
ganz scharf begrenzte, helle Flecken von runder oder unregelmäßiger Form.
Um diese Aufhellungen herum kann man eine abgegrenzte periostitische Schalenbildung, eine sog. Sargbildung erkennen. Seitdem die Lues connata symptomenärmer geworden ist, hat man die Aufmerksamkeit auf die röntgenologischen *Schwachzeichen am Skelet* von Klein-
und Schulkindern und Jugendlichen gerichtet.
Bei scheinbar gesunden Kindern von vor
oder während der Schwangerschaft anti-
syphilitisch behandelten Müttern sieht man
bisweilen feinste, die Corticalis der Ober-
schenkel- oder anderer Röhrenknochen begleitende Schatten, weiter einen zarten Doppel-
schatten um die Fußwurzelknochen, besonders
den Calcaneus oder ebensolche zweifache
Streifen am Kamme des Darmbeines. Ferner
können als Reste einer fetalen Osteochondritis
quere Schattenbänder in der Metaphyse besonders des Oberschenkels zur Darstellung
kommen. Nicht behauptet als Schwachzeichen
hat sich das *Kleinfingerzeichen* von DU BOIS
(die Hautfalte zwischen Mittel- und End-
phalanx des 5. Fingers liegt proximaler als
die zwischen Grund-Mittelphalanx des 4. Fingers). Mehr Gewicht kommt dem *Clavikel-
symptom* zu (Verdickung des sternalen Endes
des rechten oder linken Schlüsselbeines).

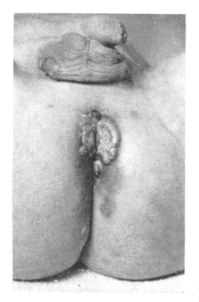

Abb. 8. Lues. Breites nässendes Kondylom.
(Univ.-Kinderklinik Halle.)

4. Erkrankungen des Nervensystems und der Sinnesorgane bei der Säuglingssyphilis.

Eine periphere Neuritis, z. B. des Nervus radialis, gehört zu den allergrößten
Seltenheiten. Dagegen gibt es keine stärkere Säuglingssyphilis ohne *Meningitis
serosa* mit Pleo-(Lympho-)cytose, Eiweißvermehrung und pathologischen Kol-
loidausfällungsreaktionen (Goldsol, Mastix usw.). Klinische Symptome können
fehlen oder in Gestalt von Unruhe, Schlafstörungen, nächtlichen Schreianfällen,
Fontanellenspannung, Opisthotonus vorhanden sein. Ausgeprägtere Fälle
werden zum *Hydrocephalus internus syphiliticus*, der aber niemals große Ausmaße annimmt und sich erst nach dem 1. Lebensvierteljahre entwickelt. Lues
cerebri, tiefergehende Hirnläsionen durch Gummen oder Cystenbildung, ausgehend von den Mesodermabkömmlingen, besonders den Gefäßen mit entsprechenden Symptomen fallen wie die Metalues mit den Erkrankungen der
ektodermalen Gehirnteile in das Spiel- und Schulalter und werden dort besprochen.

Nicht selten und wichtig für die Frühdiagnose ist eine *plastische Iritis* und
eine *Neuroretinitis* mit unscharf begrenzten etwas grau tingierten Papillen,
bräunlicher Verfärbung der zentralen Netzhautbezirke und zahlreichen hellen
Stippchen in der Peripherie. In späteren Monaten tritt oft noch eine *Chorioiditis*

hinzu. Als Restzustand kann man ein Bild wie bei einer Retinitis pigmentosa schon gegen Ende des 1. Lebensjahres vorfinden. Es ist immer der Syphilis sehr verdächtig, nicht aber für sie beweisend.

Die Erkrankungen des *inneren Ohres* gehören zu der Lues tarda.

IV. Klinik der angeborenen Syphilis im Kleinkindesalter.

Die Erscheinungen der Syphilis im Kleinkindesalter, also bei den 2—5jährigen, werden als Rückfälle nach einer längeren symptomenlosen Periode aufgefaßt, so daß man auch von einem „*Rezidivstadium*" spricht. Der Organismus hat durch das Überwinden des ersten Angriffes der Spirochäten in seiner Immunitätslage eine besondere veränderte Reaktionsbereitschaft erworben, die sich in der Eigenart der Rückfälle kundgibt. Die Krankheitserscheinungen sind nicht mehr so allgemeiner Natur wie in der Frühperiode und nehmen einen milderen Verlauf; Exantheme sind selten, schwach ausgeprägt und von kurzem Bestande. In ihren auf bestimmte Stellen beschränkten Veränderungen gleicht sich nunmehr die angeborene Lues mehr dem Bilde der erworbenen an. Die Symptomatologie der Kleinkindersyphilis wird beherrscht durch die *Plaques muqueuses* und die *breiten Kondylome,* man spricht daher geradezu von einem *kondylomatösen Stadium.* Die *Kondylome* gleichen durchaus denen der erworbenen Syphilis; sie sitzen in der Umgebung des Afters, der Vulva und des Mundes als rote, nässende papulöse Wucherungen von Erbsen- bis Markstückgröße, mit unregelmäßigen Einkerbungen und Zerklüftungen der Oberfläche. Die *Plaques* finden sich im Munde an der mittleren Übergangsfalte, am Frenulum der Oberlippe, der Wangenschleimhaut, an der Spitze und den Rändern der Zunge, am harten Gaumen, an den Gaumensegeln und auf den Tonsillen, wo sie, wenn sie ulceriert und mit einem weißen Belage bedeckt sind, schon einmal mit Diphtherie verwechselt werden können. *Gummöse Veränderungen* der *Haut* und *Schleimhäute* kommen schon im Rezidivstadium vor, in der Haut und dem Unterhautzellgewebe der Finger, Gliedmaßen und des Schädels. Bleiben sie unbehandelt, so droht der Zerfall zu hartnäckigen speckig belegten ausgehöhlten Geschwüren mit erhöhten derben Rändern. Ähnliche Bildungen im *Kehlkopf* können zu Erstickungszuständen führen. Gelegentlich finden sich jetzt schon sog. Syphilome in der *Leber.* Eine diffuse harte Anschwellung der *Hoden* beginnt oft schon im 1. Lebensjahre und erreicht im Kleinkindesalter ihren Höhepunkt; sie beruht auf einer interstitiellen Zellwucherung, nicht auf Gummabildung.

V. Klinik der angeborenen Syphilis im Schulalter.

Das viel buntere Erscheinungsbild der angeborenen Syphilis im Schulalter = *Lues tarda = Spätsyphilis* wird beherrscht von dem *Gumma.*

In der *Haut* und im Unterhautgewebe kommen häufiger *miliare,* seltener *großknotige Gummen,* die tuberösen Syphilide, vor, vorzugsweise wiederum am Kopfe, den Extremitäten und den Fingern, gerne in die Tiefe der Subcutis und bis auf das Periost durchdringend. Sie sehen aus wie die soeben beschriebenen Gummen des Kleinkindesalters, neigen wie diese zum geschwürigen Zerfall und werden leicht mit tuberkulösen Veränderungen verwechselt.

Mehr als die äußere Haut neigt bei der Spätsyphilis die *Schleimhaut* zu gummösen Bildungen. Gummen der Nasenschleimhaut können auf das Periost, das Perichondrium auf den Knochen und Knorpel vordringen und in umgekehrter Richtung Gummen des knorpeligen und knöchernen Nasengerüstes

auf die Nasenschleimhaut übergreifen. Durch Zerfall und sekundäre Schrumpfung können dieselben Entstellungen der Nase entstehen, die wir als Folge
der syphilitischen Coryza des Säuglings kennengelernt haben. Oft ist die ganze
Nase zerstört, und durch ein offenes Dreieck sieht man in die Rachenhöhle
hinein. Nach rechtzeitiger und erfolgreicher Behandlung verraten strahlen-
förmige und eingezogene Narben den abgeheilten gummösen Prozeß. Gummen
des Nasenbodens können in die Mundhöhle durchbrechen (und umgekehrt)
und bleibende Lücken wie ausgestanzte Löcher oder strahlige Narben hinterlassen. In anderen Fällen ist die *Uvula* angefressen. An der *Zunge* sind gummöse Veränderungen selten, häufiger ist eine sklerosierende Vergrößerung mit
Ausgang in Atrophie. Die Spätlues der *Kehlkopfschleimhaut* in Gestalt diffuser
hyperplastischer Infiltrationen macht bellenden Husten und Stenoseerscheinungen bis zur Erstickung. Die gummösen Veränderungen der *Luftröhre* und
des *Mastdarmes* bleiben zumeist latent, bis sie zu Strikturen führen oder zufällig
auf dem Sektionstische bemerkt werden.

Von den inneren Organen betrifft die Spätlues am meisten die *Leber*; man
findet großknotige Gummen und hypertrophierende Cirrhosen, häufig miteinander kombiniert.

An den *Knochen* ist bei der Lues tarda zu verzeichnen eine hypertrophierende
Periostitis an der *Vorderseite der Tibia,* vielleicht, weil die Stelle so oft und leicht
von Traumen betroffen wird. Durch Produktion von Knochengewebe periostalen
und endostalen Ursprungs wächst die vordere Schaftwand der Tibia zu unförm-
licher Dicke an, die im Röntgenbilde eine homogene Eburnation zeigt, oft mit
einer Verengerung der Markhöhle. Die Vorderkante der Tibia ist dann stark
abgerundet und nach vorne konvex, so daß man sie mit einem *Türkensäbel*
verglichen hat. Wenn die knochenanlagernde Periostitis an der Vorderkante
viel ausgiebiger ist als an den anderen Tibiaflächen, spricht man von einer
Säbelscheidentibia.

In der Spätperiode tritt die hyperplastische Periostitis manchmal nicht
diffus flächenhaft auf, sondern in Gestalt von *vereinzelten schmerzhaften Knoten*
aus spezifischem gummös-fibrinösen Gewebe. Diese Auftreibungen an den Extremitätenknochen, am Schädel, dem Brustbeine, den Rippen, Schulterblättern
oder Schlüsselbeinen heilen entweder unter Hinterlassung von Vertiefungen
aus — z. B. die *sägeförmige Tibiakante* — oder sie brechen auf als hartnäckige
Geschwüre, die auf spezifische Behandlung prompt ansprechen. Die Knochenlues kann auch einmal das Bild der *Leontiasis ossea* erzeugen.

Charakteristisch für die Lues tarda sind fernerhin ein- oder doppelseitige
Erkrankungen der *Kniegelenke,* selten anderer Gelenke. Entweder ist nur das
Gelenk selbst betroffen durch einen einfachen *Hydrops* ohne wesentliche Verdickung der Gelenkkapsel, Schleimbeutel und Sehnenscheiden und ohne besondere Beschwerden, oder es findet sich eine Synovitis hyperplastica mit sulzig
verdickten Gelenkkapseln, Schleimbeuteln und Sehnenscheiden, oft mit hör-
und fühlbaren Reibegeräuschen = *syphilitischer Tumor albus*, schmerzhaft
und meist auf ein Kniegelenk beschränkt. Merkwürdigerweise sind die luischen
Knieerkrankungen fast nur den Kinderärzten geläufig, so daß sie oft als Tuberkulose verkannt werden.

Das Milchgebiß wird von der konnatalen Syphilis nicht erkennbar beeinflußt, wohl aber die *bleibenden Zähne*. Sie weisen Schmelzhypo-, Meta- und
Aplasien auf — ohne daß Spirochäten im histologischen Schnitte nachweisbar
sind — und sind an Länge und Breite verkümmert und durch Lücken voneinander getrennt. Die seitlichen Ränder stehen nicht rechtwinklig, sondern
stumpfwinklig zur Schneide, der Zahn wird einem Pflock, einem Pfahl oder

auch einem Schraubenzieher ähnlich. Der Querdurchschnitt gleicht einem Oval oder einer Tonne, statt normalerweise einem Rechtecke. Der 1. Molar zeigt bisweilen eine Knospenform mit dem größten Durchmesser an der Basis, dem kleinsten im Bereiche der Zahnhöcker. Die Backenzähne können klein bleiben (Mikrodontie). Die Schneidezähne, besonders die mittleren oberen, weisen auf ihrer Schneide oft eine halbmondförmige Ausbuchtung auf, ein sehr wichtiger, aber nicht unfehlbarer Hinweis auf Lues tarda, da einmal diese Formveränderungen bei Syphilis fehlen oder nur angedeutet sein und zum anderen auch ohne Syphilis sich finden können. Nur wenn gleichzeitig die Zahnkrone faßförmig gestaltet ist, darf man von pathognomonischen HUTCHINSONschen *Zähnen* sprechen. Die Ähnlichkeiten und Unterschiede gegenüber den Schädigungen des bleibenden Gebisses durch die *Säuglingsrachitis* sind dort nachzulesen.

Die Spätsyphilis macht auch Schädigungen des *Zentralnervensystems,* teils als Folge der oben berührten Meningitis serosa des Säuglings, teils durch selbständig auftretende diffuse oder lokalisierte Prozesse in der Hirnsubstanz. Diese kongenitale *Hirnsyphilis* geht von den Mesodermabkömmlingen, den Gefäßen, aus und macht ein buntes Bild; selten erzeugt sie Erscheinungen eines Hirntumors, häufiger führt sie zu Mono- und Hemiplegien, auch zu Diplegien ähnlich dem LITTLE-Syndrom und bewirkt apoplektiforme oder epileptiforme Anfälle, auch von JACKSONschem Typus, so daß bei der Diagnosenstellung einer Epilepsie in diesem Alter stets die Lues cerebri in Erwägung gezogen werden muß. Auch extrapyramidale Störungen und Rückgang der geistigen Fähigkeiten bis zur Idiotie können diese Grundlage haben. Hierher gehört die MARFANsche *Krankheit* des französischen Schrifttums, eine spastische Paraplegie mit organisch bedingten psychischen Störungen, schon nach dem 2. und 3. Lebensjahre, aber auch nach dem 11.—12. Jahre auftretend und ebenso wie die anderen Formen der Hirnsyphilis wegen ihrer therapeutischen Unbeeinflußbarkeit gefürchtet. Bei allen cerebralen Erkrankungen des Kindesalters sind also die serologischen Blut- und Liquorproben unerläßlich, da eine konnatale Lues in Betracht kommen kann. Sehr für Syphilis spricht stets eine *reflektorische Pupillenstarre.*

Die *spättertiären Erkrankungen, die juvenile Tabes* und die *progressive juvenile Paralyse,* Affektionen der Ektodermabkömmlinge des Gehirns und Rückenmarks sind seltene, aber durchaus in Betracht zu ziehende Spätkomplikationen der konnatalen Syphilis, besonders bei ungenügender Behandlung. Sie beginnen in der 2. Hälfte der Kindheit und bieten im wesentlichen das gleiche Bild wie beim Erwachsenen. Die juvenile Tabes äußert sich zu Beginn in einer Opticusatrophie, in Enuresis und Ataxie, die juvenile Paralyse ist beherrscht durch Ohnmachts- und Krampfanfälle, vollständige Pupillenstarre, gesteigerte Patellarreflexe, Sprachstörungen, Schlingbeschwerden, Zungentremor, Intentionszittern, Grimassieren, Schriftveränderungen. Die Liquordiagnose der juvenilen Metalues ist dieselbe wie die des älteren Menschen, und die Therapie versucht die gleichen Wege; die Aussichten sind naturgemäß schlechter.

Unter den konnatal syphilitischen *Erkrankungen der Sinnesorgane* sind bei der Säuglingslues die plastische Iritis, die Neuroretinitis und die Chorioretinitis mit ihren Beziehungen zur Retinitis pigmentosa bereits besprochen worden. Für die angeborene Spätlues ist mit verschwindenden Ausnahmen wirklich pathognomonisch die *Keratitis parenchymatosa,* die es bei der erworbenen Syphilis nicht gibt. Sie tritt extrem selten bei Säuglingen, typischerweise etwa vom 6. Lebensjahre an auf, nur selten etwas früher. Spirochäten sind in der Hornhaut nicht nachzuweisen, man denkt also an eine allergische Reaktion durch ein syphilitisches Allergen von einem entfernten Herde aus. Die therapeutische Beeinflußbarkeit ist gering, 40% der Fälle reagieren überhaupt nicht. Hoffentlich bestätigen sich die von französischer Seite mitgeteilten guten Erfolge mit Quecksilbercyanür, 0,01 g jeden 2. Tag intravenös, 30 Injektionen je Serie, die nach Bedarf, also bei Rezidiven, wiederholt werden.

Neben dem Auge wird unter den Sinnesorganen das *Ohr* von der konnatalen Lues in Mitleidenschaft gezogen durch Cochlearis- und Labyrinthaffektionen. Es kann zur zentralen *Schwerhörigkeit* und zur *Taubheit* kommen.

Diese 3 Veränderungen, die HUTCHINSONschen Zähne, die Keratitis parenchymatosa und die Schwerhörigkeit bilden die bekannte HUTCHINSONsche *Trias*; sind, was nicht oft der Fall ist, alle 3 Symptome nebeneinander da, steht die Diagnose Lues connata tarda fest. Häufiger aber findet man nur eines oder zwei der Glieder auf einmal und erfährt etwa von einer überstandenen Hornhauterkrankung.

VI. Die bei und nach der Geburt erworbene Syphilis des Kindes.

Die erworbene Syphilis des Kindesalters hat keine wesentlichen Unterschiede von der des Erwachsenen: sie beginnt mit dem Primäraffekt und der regionären Drüsenschwellung, dem Bubo, dann folgt das Sekundärstadium mit Exanthemen und Kondylomen und schließlich das Tertiärstadium mit seinen Gummen. Die Allgemeinexantheme sind mehr fleckig, makulös und nicht makulopapulös wie bei der angeborenen Säuglingssyphilis, und es fehlt nicht die echte Roseola syphilitica, die bei der konnatalen Säuglingslues nie beobachtet wird.

Schwer kann in späteren Zeiten die Unterscheidung zwischen intra- und extrauterin erworbener Lues dann sein, wenn die Ansteckung während der Geburt oder in den ersten Lebensmonaten geschehen ist. Über den Modus siehe Anmerkung auf der S. 299 dieses Abschnittes.

Im übrigen sitzt der Primäraffekt bei Kindern viel häufiger als später entfernt von den Geschlechtsteilen; bei sträflich leichtsinnigem Handeln kann ein Säugling einer syphilitischen Amme angelegt werden und seinen Primäraffekt auf den Lippen oder im Munde haben; auch durch Küssen kann er an den Lippen entstehen. Durch Waschgeräte und Badewasser können die Spirochäten an jeder Körperstelle ihren Erstherd bilden, wo gerade ein noch so kleiner Hautdefekt das Eindringen ermöglicht. Primäraffekte in der Genitalgegend bei Mädchen zwingen zum Gedanken an ein Stuprum oder an vorzeitige strafbare Verführung.

Die extrauterin erworbene Syphilis des Kindes war schon immer verhältnismäßig selten und wird mit dem allgemeinen Rückgange der Lues immer seltener; ihre Prognose ist naturgemäß besser als die der angeborenen, und die Behandlung, die sich von der beim Erwachsenen nur in den Dosen unterscheidet, hat, je früher sie beginnt, desto sichere Aussichten.

VII. Diagnose und Prognose der angeborenen Syphilis des Kindes.

Die einzelnen Symptome in den verschiedenen Lebensaltern seien noch einmal kurz zusammengefaßt. Für das *Neugeborene und den Säugling* die Coryza mit den komplizierenden Veränderungen der Nasenform, der Pemphigus an Handtellern und Fußsohlen, das milchkaffeefarbene Gesicht, die Lippenrhagaden, die diffusen Syphilide um den Mund, die Augen, an den Handtellern und Fußsohlen mit ihrem prallen roten Glanze, die makulo-papulösen Exantheme, der Haarausfall, die Cubitaldrüsen, die Milz- und Leberschwellung, die Knochenveränderungen, erkennbar an der PARROTschen Pseudoparalyse und durch die charakteristischen Röntgenbilder, die man bei Luesverdacht nie unterlassen soll, dazu das Caput quadratum und natiforme. Auch auf die röntgenologischen Schwachzeichen haben wir hingewiesen. Für das *Kleinkind* die Kennzeichen des Rezidivstadiums: die breiten Kondylome an den Körperöffnungen, die Plaques muqueuses der Mundschleimhaut. Für die *Lues tarda:* die Gummenbildungen z. B. der Nase, die Veränderungen des Hodens, der Tibia, die Schwellungen der Kniegelenke, die Veränderungen der bleibenden Zähne, die Keratitis parenchymatosa, die Schwerhörigkeit, die allerdings ätiologisch vieldeutigen neurologischen Befunde, die reflektorische Pupillenstarre, die Symptome der juvenilen Tabes und progressiven Paralyse. Auch wenn alle anderen Symptome fehlen, ist der Lues connata immer verdächtig ein *Milztumor.* Wenn mancherorts die Pylorusstenose, angeborene Herzfehler, der Spitzbogengaumen und der Mongolismus der angeborenen Syphilis in die Schuhe geschoben werden, so können wir dem unmöglich folgen.

Der — meist entbehrliche — mikroskopische Nachweis der *Spirochaeta pallida* gelingt mit den üblichen Methoden unschwer aus den Pemphigusblasen, den nässenden Rhagaden, dem Conjunctivalsacke, den Plaques muqueuses, den breiten Kondylomen und selbstverständlich aus dem Primäraffekt der postnatalen Lues.

Gesichert wird die Diagnose in allen Stadien durch die *Sero-* und gegebenenfalls auch die *Liquorreaktion,* auch heute noch an erster Stelle durch die *Wa.R.* Etwa dasselbe leisten die SACHS-GEORGI-, die MEINICKE-, die KAHN-, die MÜLLER- und die CHEDIAK-*Reaktion.* Mikroreaktionen, für den Säugling besonders angenehm, führen sich zunehmend ein. Näheres darüber ist den Lehrbüchern über Haut- und Geschlechtskrankheiten und serologischen Werken zu entnehmen. Über die Technik der Blutentnahme beim Säugling siehe im Kapitel die Untersuchung des kranken Kindes. Bei Kleinkindern, deren Venen manchmal unauffindbar im subcutanen Fettpolster liegen, darf man mit dem Skalpell einen tiefen Stich lateral in die Ferse machen, 1 cm oberhalb des Sohlenrandes. Ein positiver Wassermann ist praktisch beweisend, ein negativer nicht unbedingt. In den ersten 3—4 Lebenswochen, manchmal noch länger, kann die Reaktion bei klinisch sicherer Lues negativ ausfallen. Dann stellt man sie im Blute der Mutter an — in der Schwangerschaft und in der Wöchnerinnenperiode können auch gesunde Mütter eine pseudopositive Reaktion aufweisen und daher auch manche gesunde Neugeborene in den ersten 14 Tagen. Bisweilen wird beim Kinde der Wassermann erst positiv, nachdem man durch einige Neosalvarsanspritzen oder 14tägige Spirocidbehandlung provoziert hat.

Differentialdiagnose. Die Differentialdiagnose bei luesverdächtigen Krankheitserscheinungen ist, wenn man nur an die Möglichkeit einer Syphilis denkt, nicht schwierig und wird eindeutig durch die Seroreaktion entschieden. Auf einige Möglichkeiten des Irrtums sei besonders hingewiesen: Jeder hartnäckige Schnupfen eines jungen Säuglings ist syphilisverdächtig (über Nasendiphtherie s. dort). Bei jedem Exanthem der ersten Lebensmonate muß Lues in Betracht gezogen werden. Ein Pemphigoid durch Staphylokokken befällt niemals die Fußsohlen und Handteller. So verdächtig der Lues Glanzsohlen sind, kommen dennoch Irrtümer vor, besonders wenn nur die Gegend der Ferse prall und glänzend aussieht. Eine PARROTsche Pseudoparalyse darf nicht mit Geburtslähmungen verwechselt werden. Jede Periostitis im Kindesalter ist in erster Linie der Lues verdächtig. Verwechslungen zwischen luischen Knochenerscheinungen und Skorbut sind nicht möglich. Jede Milzvergrößerung und jede Leberschwellung des Säuglings sind syphilisverdächtig, ebenso jeder leichte Hydrocephalus und jede seröse Meningitis. Bei allen zentralnervösen Krankheitsbildern im

Kindesalter muß eine syphilitische Genese ebenso in Betracht gezogen werden wie im späteren Leben. Bei Schwellungen, die nur *ein* Kniegelenk oder beide betreffen, denke man an Lues tarda und verwechsle nicht gummöse Haut- und Knochenveränderungen der Lues tarda mit Tuberkulose.

Die *Prognose* der angeborenen Syphilis hängt ab von der Schwere und dem Alter der mütterlichen Lues (desto schlechter, je frischer und unbehandelter sie ist) und von der Schwere der Erscheinungen beim Kinde. Angeborener Pemphigus und starke Visceralues mit großem Milz- und Lebertumor, Frühgeburtensyphilis haben eine ernste Prognose. Je später die Behandlung einsetzt, desto geringer sind die Erfolgsaussichten. Die Gesamtletalität sinkt mit der Häufigkeit der schweren Formen immer weiter ab. Schlecht sind die Aussichten der Hirnsyphilis; der Wassermann wird kaum jemals negativ.

VIII. Therapie und Prophylaxe der Syphilis des Kindes.

Behandelt werden muß nicht nur *jedes manifest kranke oder seropositive Kind* (bei verdächtigen Symptomen ohne belastende mütterliche Anamnese, auch wenn die Mutter seronegativ ist, sind sofort beim Kinde, nicht mit Placentarblut, Seroreaktionen anzustellen und bei negativem Ausfalle nach Spirocidprovokation nach 3—4 Wochen zu wiederholen), sondern auch *klinisch gesunde und sero-negative Kinder* von sero-positiven Müttern und von negativen, die ungenügend behandelt worden sind. In solchen Fällen genügt *eine* Spirocidkur mit 220 Tabletten à 0,25 g; die Seroreaktionen müssen noch längere Zeit kontrolliert werden.

Der syphilitische Säugling bedarf möglichst der Frauenmilchernährung. Anlegen an die ja auch kranke Mutter ist erlaubt, an gesunde Ammen verboten und strafbar.

Tabelle 1. *Behandlungsschema.*

Neosalvarsan (Myosalvarsan) — Kalomelkur			Neosalvarsan (Myosalvarsan) — Schmierkur		
Woche	Kalomel	Neosalvarsan	Woche	Schmieren	Neosalvarsan
1. 2.	} 1. 2. 3.		1. 2.	1. Woche 2. Woche	
3.	. . . . .	½I. ½II. III.	3.	. . . . .	½I. ½II. III. IV.
4. 5.	} 4. 5. 6.		4. 5.	. . . . . 3. Woche	
6.	. . . . .	IV. V. VI.	6.	4. Woche	
7. 8.	} 7. 8. 9.		7. 8.	. . . .	V. VI. VII. VIII.
9.	. . . . .	VII. VIII. IX.	9.	5. Woche	
10. 11.	} 10. 11. 12.		10. 11.	6. Woche	IX. X.
12.	. . . . .	X. XI. XII.	12.	. . . . .	XI. XII.

Die wirksamen Medikamente sind das *Salvarsan* und das *Quecksilber*[1] bzw. *Wismut,* kombiniert zu geben, und das salvarsanähnliche peroral zu nehmende arsenhaltige *Spirocid.* Überall bewährt haben sich die Behandlungsschemata von Erich Müller. Salvarsan gibt man intravenös als *Neosalvarsan,* oder falls keine Venen zur Verfügung stehen — Einspritzungen in den Sinus longitudinalis sind verboten — als *Myosalvarsan,* Quecksilber als Schmierkur mit grauer Salbe oder intramuskulär als 3—5% Kalomelemulsion in Olivenöl.

Die graue Salbe wird in dem altüblichen Turnus geschmiert: 1. Tag Brust, 2. Tag Bauch, 3. Tag obere, 4. Tag untere Rückenhälfte, 5. Tag Beine, 6. Tag

---

[1] Hg-Präparate sind freilich, wenn irgend möglich, zu vermeiden.

Arme, 7. Tag Reinigungsbad. Neosalvarsan (Myosalvarsan) wird mit Abständen von 2 bzw. 3 Tagen, also 2mal in 7 Tagen, injiziert.

Die *Dosen* sind

Kalomel:	*Neo(Myo)salvarsan:*
0,001 g (im 1. Lebensjahr 0,002 g) je kg Körpergewicht	1. Lebensjahr 0,04 g je kg Körpergewicht
	2. ,, 0,02 g ,, ,, ,,
	3.—5. ,, 0,02 g ,, ,, ,,
Unguent. hydrarg. ciner. (graue Salbe)	dann allmähliches Zurückgehen auf 0,01 g je kg Körpergewicht
0,1 g je Tag und kg Körpergewicht	14.—15. Lebensjahr Maximaldosis 0,45 g je Injektion
	Als 1. und 2. Dosis wird die Hälfte gegeben.

Eine kombinierte Kurperiode besteht also aus 12 Kalomelinjektionen bzw. 6 Schmierwochen und 12 Neo(Myo-)salvarsaninjektionen und dauert 12 Wochen. Man beginnt mit 3 Kalomelinjektionen bzw. 2 Schmierwochen, um das Auftreten einer HERXHEIMERschen Reaktion (Hautexantheme) zu vermeiden, fast immer mit Erfolg. *Diese Kuren werden in vierteljährigen Pausen wiederholt, unter laufender Kontrolle des Harnbefundes, bis der Wassermann negativ ist,* und dann werden noch 1—2 Sicherheitskuren nachgeschickt.

Tabelle 2. *Schema der Spirocidbehandlung mit Tabletten à 0,25 g.*

I. Periode		II. Periode		III. Periode	
1. und 2. Woche		3. und 4. Woche		5. und 6. Woche	
10 Tage Spirocid 5 Tage tgl. ¹/₂ Tabl. 5 Tage tgl. 1 Tabl.	4 Tage Pause	10 Tage Spirocid 5 Tage tgl. 1 Tabl. 5 Tage tgl. 2 Tabl.	4 Tage Pause	10 Tage Spirocid 5 Tage tgl. 2 Tabl. 5 Tage tgl. 3 Tabl.	4 Tage Pause
IV. Periode		V. Periode		VI. Periode	
7. und 8. Woche		9. und 10. Woche		11. und 12. Woche	
10 Tage Spirocid 5 Tage tgl. 3 Tabl. 5 Tage tgl. 4 Tabl.	4 Tage Pause	10 Tage Spirocid tgl. 4 Tabl.	4 Tage Pause	10 Tage Spirocid tgl. 4 Tabl.	4 Tage Pause

VII. Periode
13. und 14. Woche
10 Tage Spirocid tgl. 4 Tabl.

Weit bequemer für den Säugling, schon viel unsicherer im 2. Lebensjahre, weil sie die Injektion vermeidet, aber nicht geeignet für das größere Kind und nach der Erfahrung der meisten Kliniker ebenso zuverlässig wie die kombinierte Therapie ist die alleinige perorale Spirocidkur.

Für die ambulante Behandlung ist freilich die Voraussetzung, daß die Mutter das Spirocid der Verordnung gemäß gewissenhaft dem Kinde verabfolgt, wo eine Gewähr dafür nicht gegeben ist, muß klinisch behandelt werden.

Es hängt vom Alter und Allgemeinzustande des Kindes ab, ob mit ¹/₂ oder 1 Tablette à 0,25 g begonnen wird und ob und wann die Höchstdosis von 4 Tabletten erreicht werden kann. Die Tabletten werden mit den Mahlzeiten gleichmäßig auf den Tag verteilt gegeben. Kurdauer = 94 Tage = 160—220 Tabletten = 40—53 g Spirocid. Hie und da macht Spirocid leichtere Durchfälle, meist nehmen die Kinder während der Behandlung ausgezeichnet zu. Es ist über spastische und schlaffe Lähmungen während der Kur berichtet worden. Oft

ist der Wassermann nach einer Kur negativ; 1—2 Sicherheitskuren nach negativ
gewordenem Wassermann sind auch hier zu empfehlen. Da die intensiv wirkende
Spirocidbehandlung im Anfang unangenehme Nebenwirkungen im Sinne einer
Herxheimerschen Reaktion erzeugen kann, möchten wir mit anderen empfehlen, bei schweren Fällen zunächst eine 14tägige milde Vorbehandlung einzuleiten mit dem peroralen Quecksilberpräparat *Protojoduret* = Hydrarg. jodat.
flav. 2mal täglich 0,005 g (Rp. Hydrarg. jodat. flav. 0,01, Sacch. lact. 0,2
m. f. pulv., dent. tal. dos. Nr. VII, S. 2mal täglich $^1/_2$ Pulver). Eine wesentliche Bereicherung der Therapie der Lues connata, auch bei jüngsten Säuglingen mit schwerer Visceralsyphilis, hat das *Penicillin* gebracht. Man gibt,
auf 14 Tage verteilt, 400 000 OE je Kilogramm Körpergewicht; die Seroreaktionen werden erst allmählich negativ. Starke Herxheimer-Reaktionen sind
möglich. Uns erscheint es vorläufig sicherer, mit dem Penicillin, das in den
4 ersten Lebensmonaten auch als peroral wirksam angegeben wird, *eine* 14wöchige
Spirocidkur zu verbinden.

Bei *Lues connata des Zentralnervensystems* und bei *Keratitis parenchymatosa*
kann etwa vom 3. Lebensjahre an eine *Malariakur* eingeleitet werden mit einer
gründlichen Neosalvarsan-Wismutbehandlung vorher und nachher. Ob auch
hier das Penicillin die Erfolgsaussichten verbessert, liegt noch nicht eindeutig klar.

IX. Antenatale Prophylaxe der Lues connata.

Wir haben gehört, daß die Infektion des Fetus nicht vor dem 5. Schwangerschaftsmonate erfolgt. Die Geburt eines syphilitischen Kindes läßt sich also
verhüten, wenn man sich im Beginn der Schwangerschaft überzeugt, ob die
werdende Mutter eine Syphilis hat oder nicht, bzw. ob sie seropositiv ist. Dann
ist die *Schwangere sofort energisch antiluisch zu behandeln* mit 2 kombinierten
Neosalvarsan-Quecksilber(Wismut)kuren mit einer 4wöchigen Pause dazwischen. Ebenso ist zu verfahren, wenn eine Schwangere sich eine Syphilis zuge-
zogen hat. Ist bei der Geburt des Kindes die Mutter seropositiv — unter Berücksichtigung der oben besprochenen Fehlermöglichkeiten — und das Kind
klinisch luesfrei und seronegativ, dann ist nach den oben angeführten Leit-
sätzen der Therapie und Prophylaxe zu verfahren.

X. Gesetzliche Bestimmungen zur Verhütung der angeborenen Syphilis.

Das *Gesetz* verbietet die Eheschließung, ,,wenn einer der Verlobten an einer
mit Ansteckungsgefahr verbundenen Krankheit leidet, die eine erhebliche
Schädigung der Gesundheit des anderen Teiles oder der Nachkommenschaft
befürchten läßt". Zu diesen Krankheiten gehört selbstverständlich die Syphilis.
Der Arzt wird den *Ehekonsens* nur erteilen, wenn die Infektion des Mannes,
um den es sich dabei zumeist handelt (handelt es sich um die Frau, dann gelten
dieselben Richtlinien), mindestens 4 Jahre zurückliegt, wenn eine mehrjährige
systematische Behandlung vorausgegangen, in den letzten 2 Jahren kein Rezidiv
aufgetreten, der Wassermann negativ geworden und geblieben und kurz vor
der Verheiratung eine weitere Sicherheitskur durchgeführt worden ist.

Aus dem *Reichsgesetz zur Bekämpfung der Geschlechtskrankheiten* von 1927
seien folgende Paragraphen angeführt:

§ 2. Wer an einer mit Ansteckungsgefahr verbundenen Geschlechtskrankheit leidet
und dies weiß oder den Umständen nach annehmen muß, hat die Pflicht, sich von einem
für das Deutsche Reich approbierten Arzt behandeln zu lassen. Eltern, Vormünder und

sonstige Erziehungsberechtigte sind verpflichtet, für die ärztliche Behandlung ihrer geschlechtskranken Pflegebefohlenen zu sorgen . . .

§ 4. Die zuständige Gesundheitsbehörde kann Personen, die dringend verdächtig sind, geschlechtskrank zu sein und die Geschlechtskrankheit weiter zu verbreiten, anhalten, ein ärztliches Zeugnis . . . . über ihren Gesundheitszustand vorzulegen oder sich der Untersuchung durch einen . . . . Arzt zu unterziehen. Personen, die geschlechtskrank und verdächtig sind, die Geschlechtskrankheit weiter zu verbreiten, können einem Heilverfahren unterworfen, auch in ein Krankenhaus verbracht werden . . . .

§ 9. Wer eine Person, die an einer mit Ansteckungsgefahr verbundenen Geschlechtskrankheit leidet, ärztlich behandelt, hat der im § 4 bezeichneten Gesundheitsbehörde Anzeige zu erstatten, wenn der Kranke sich der ärztlichen Behandlung oder Beobachtung entzieht oder wenn er andere infolge . . . . seiner persönlichen Verhältnisse besonders gefährdet . . . .

§ 14. Mit Gefängnis bis zu einem Jahre und mit Geldstrafe oder mit einer dieser Strafen wird bestraft, sofern nicht nach den Vorschriften des Strafgesetzbuches eine härtere Strafe verwirkt ist,

1. eine weibliche Person, die ein fremdes Kind stillt, obwohl sie an einer Geschlechtskrankheit leidet und dies weiß oder den Umständen nach annehmen muß;

2. wer ein syphilitisches Kind, für dessen Pflege er zu sorgen hat, von einer anderen Person als der Mutter stillen läßt, obwohl er die Krankheit des Kindes kennt oder den Umständen nach kennen muß,

3. wer ein geschlechtskrankes Kind, obwohl er die Krankheit kennt oder den Umständen nach kennen muß, in Pflege gibt, ohne den Pflegeeltern von der Krankheit des Kindes Mitteilung zu machen.

Straflos ist das Stillen oder Stillenlassen eines syphilitischen Kindes durch eine weibliche Person, die selber an Syphilis leidet.

Die abgezogene Milch syphilitischer Frauen wird man, da sie spirochätenhaltig sein kann, nichtsyphilitischen Kindern nicht verabreichen oder doch nur gekocht. Ehe man rohe abgezogene Milch einer fremden Frau einem Säugling verabreicht, muß man sich von der Luesfreiheit der Betreffenden überzeugt haben.

Der Arzt, der ein konnatal syphilitisches Kind behandelt, muß auf die Eltern einwirken, daß sie sich gleichfalls untersuchen und behandeln lassen. Folgen sie seinem Rat nicht oder entziehen sie sogar das Kind der Behandlung, muß er Anzeige an die Gesundheitsbehörde erstatten.

Schrifttum.

MÜLLER, E.: In Handbuch der Kinderheilkunde, 4. Aufl., Bd. 2, S. 561, herausgeg. von v. PFAUNDLER-SCHLOSSMANN. Berlin: F. C. W. Vogel 1931.

NOEGGERATH, C.: Die Syphilis des Kindes und ihre Behandlung. Ärztl. Wschr. 1947, 876.

Krankheiten des Neugeborenen.

Von

F. Goebel.

Mit 9 Abbildungen.

A. Besonderheiten aus der Physiologie des Neugeborenen.

1. Haut.

Die Neugeburtsperiode umfaßt, strenggenommen, den Zeitraum bis zum Abfalle des Nabelschnurrestes. Da dieses Ereignis bei dem einen Kinde früher, bei dem anderen später eintritt, beziehen sich die folgenden Ausführungen auf die ersten 2 Lebenswochen.

Bei der Geburt ist die Körperoberfläche des Kindes überzogen von der *Vernix caseosa* (Käseschmiere), einer weiß- oder gelbgrauen Schicht, die in verschiedener Stärke besonders das Gesicht, die Ohren, die Achseln, die Leistenbeugen und den unteren Teil des Rückens bedeckt. Sie besteht im wesentlichen aus von dem Stratum corneum in den letzten Fetalmonaten abgestoßenen Zellen, die eine fettige Umwandlung in Zellfette erfahren haben. Cholesterin ist reichlich nachzuweisen, aber auch Glykogen in beträchtlicher Menge. Nach dem ersten Bade weist die Haut folgende Besonderheiten auf: sie reagiert nicht sauer, sondern hat die neutrale p_H von durchschnittlich 6,7. Die Farbe ist in den ersten Minuten blaßcyanotisch und geht nach den ersten Atemzügen in kräftiges Rot über; nur an Händen und Füßen bleibt der livide Ton noch einige Zeit bestehen. Dieses *Erythema neonatorum* erhält sich einige Tage — bei Unreifen länger — und dann schilfern sich infolge der Austrocknung die bis zur Geburt vom Fruchtwasser durchfeuchteten obersten Epidermisschichten in kleineren Schuppen ab, zuerst an den Handflächen und Fußsohlen. Starke Ablösung der Epidermis in großen Lamellen ist nicht mehr physiologisch, sondern kann einen fließenden Übergang zu der hereditären Ichthyosis darstellen, die in der schweren Form der *Ichthyosis congenita* zur Totgeburt führen kann (s. unter den Hautkrankheiten).

Dem Neugeborenen ist stärkere *Lanugobehaarung* eigen als dem Säugling der späteren Lebensperioden; der Kopf kann fast kahl sein oder dicht behaart: Beides ist ein vorübergehender Zustand, ein dichter Haarschopf ist nicht von langem Bestande, und seine Farbe braucht nicht die bleibende zu sein.

Die *Nägel* der Finger und Zehen erreichen oder überragen beim reifen Neugeborenen die Fingerkuppe, eine geringere Entwicklung aber ist keineswegs ein obligates Zeichen der Unreife; bei erheblich untergewichtigen Frühgeborenen können die Nägel vollständig entwickelt sein. Eine sehr seltene, zum Teil familiäre Anomalie ist die *Hyperkeratosis subungualis congenita (Pachyonychia congenita)*, bei der durch eine starke Verdickung der tieferen Nagelschichten krallenförmige Verunstaltungen der weiß verfärbten Nägel an allen Fingern und Zehen entstanden sind.

Während das Erythema neonatorum gleichmäßig die gesamte Haut betrifft, beobachtet man nicht ganz selten in der 1. Lebenswoche ein über mehrere Tage lang bestehendes an Masern erinnerndes Exanthem, das *Exanthema neonatorum toxicum*, nach neuesten Anschauungen auch *allergicum* benannt. Es ist durchaus harmlos und ohne Bedeutung und entsteht vielleicht dadurch, daß für den Fetus mütterliche Eiweißstoffe Allergene sind, die in utero durch die Placenta entgiftet werden. Wenn während der Geburt beim Ausfalle dieser Placentarfunktion noch solche Allergene in das Kind übergehen, können sie nach Stunden oder Tagen allergische Reaktionen auslösen. Im übrigen allerdings kommen allergische Reaktionen beim Neugeborenen nicht vor.

Über eine andere Farbveränderung der Haut, die am 2.—3. Lebenstage deutlich wird und 10—12 Tage erkennbar bleibt, den *Icterus neonatorum,* wird, da er sich aus den besonderen Verhältnissen des Blutes dieser Lebensperiode herleitet, weiter unten, im Anschlusse an die Betrachtungen über das Blut, gesprochen werden.

Als seltenes Vorkommnis finden sich beim Neugeborenen *angeborene Hautdefekte*, meist in der Scheitelgegend des Kopfes, als rundliche kleine Geschwüre mit scharfem Rande und mit Granulationen oder einem bräunlichen Belage auf dem Grunde, manchmal bis zum Periost und sogar durch den Schädelknochen hindurch in die Tiefe reichend. Diese Hautdefekte können in kleinem oder großem Ausmaße auch an anderen Körperstellen vorkommen und die Muskulatur mitbetreffen. Bisweilen sind sie schon in utero verheilt und erscheinen als Narben. Sie entstehen zum Teil wohl durch den örtlichen Druck des Amnions, weil sie sich gelegentlich mit amniotischen Schnürfurchen vergesellschaftet finden oder sie sind primäre Hemmungsmißbildungen (Aplasia cutis congenita).

2. Die Ödeme des Neugeborenen.

Dem Neugeborenen ist eine besondere Neigung zu *Ödemen* eigentümlich, als Ausdruck einer gewissen Unreife — das Frühgeborene zeigt sie in besonderem Maße — in Gestalt einer erhöhten Durchlässigkeit der Grenzmembranen. Auf den *Hydrops congenitus universalis* sei hier nur hingewiesen; er steht in enger Beziehung zu den fetalen Erythroblastosen und zum Icterus familiaris gravis, die in dem Kapitel über die Blutkrankheiten abgehandelt sind. Auch Nephropathien der Mutter können sich ohne Harnbefund in Gestalt von flüchtigen leichten Ödemen des Neugeborenen auswirken. Häufig ist das sog. *Genitalödem,* das durch Stauung bei der Geburt entsteht und von manchen als Schwangerschaftsreaktion (s. dort) angesehen wird. Es kann geringfügig und schnell vergänglich sein, es kann aber auch die ganze untere Körperhälfte betreffen. Die hartnäckigeren sog. chronischen idiopathischen Genitalödeme werden wohl zu Unrecht als Ausdruck und Folge einer leichten Nabelinfektion angesehen.

Als bedeutsamer, weil es stets der Ausdruck einer schweren Schädigung des Kindes ist, muß das *Sklerödem* angesehen werden, von dem am häufigsten die unreifen, aber auch die reifen Neugeborenen betroffen sind. Immer ist das Allgemeinbefinden ernstlich beeinträchtigt, und alle Kinder mit Sklerödem sind bedroht, wenn sie auch in vielen Fällen zur Genesung und zum Gedeihen gebracht werden können. Die Ursache ist nicht klar; vielleicht haben mechanische oder thermische Schädigungen, insbesondere Kälte, die Capillaren der Haut betroffen, sie gelähmt und undicht gemacht. Eine einfache Stauung in den Capillaren genügt nicht zur Erklärung; man findet bisweilen das Unterhautzellgewebe von einer geblich-serösen Flüssigkeit durchtränkt. Solche Sklerödeme sind zwar eindrückbar wie gewöhnliche Ödeme, fühlen sich aber hart an; in leichteren Fällen finden sie sich umschrieben an den Oberschenkeln und Waden, in schweren können sie, nur die Handteller, Fußsohlen und das Scrotum auslassend, sich über den ganzen Körper ausdehnen, so daß überall die Haut blaß und kalt ist, sich mit der Subcutis hart anfühlt und der Druck Schmerzen auslöst. In den gut ausgehenden Fällen wird langsam, nach 2—3 Wochen, die Haut weicher und das Ödem ausgeschwemmt. Man muß die Kinder besonders warm halten. Dem Thyroxin, täglich 0,5—2 mg per os oder 0,1 mg subcutan durch 8—10 Tage gegeben, wird eine günstige Einwirkung zugeschrieben.

Prognostisch, weil diese Kinder fast alle verloren sind, ist noch ernster als das Sklerödem das *Sklerem*. Bei ihm fehlt das Ödem, die betroffenen Teile sind nicht angeschwollen, und die Haut ist nicht zur Delle eindrückbar. Sie sieht im Gegenteil eher geschrumpft aus und wie ein Panzer liegt sie hart, gespannt und kalt über den betroffenen Körperteilen und macht sie fast unbeweglich. Abkühlung kann nicht die Ursache und das Fettgewebe kann nicht durch Kälte erstarrt sein, wie man es früher angenommen hat, denn der Zustand kann sich nicht nur bei Untertemperatur, sondern auch bei hohem Fieber, etwa einer

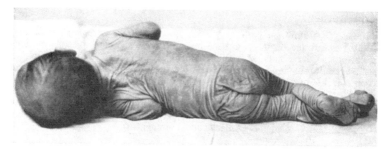

Abb. 1. Oedema lymphangiectaticum. (Kieler Univ.-Kinderklinik.) (K)

Sepsis oder Toxikose, entwickeln. Histologisch erweisen sich in der Haut und in der Subcutis die Fibroblasten als stark vermehrt. Offenbar sind durch in ihrem Wesen noch unbekannte Schädigungen die osmotische Wasserbewegung und die Lymphzirkulation derart schwer betroffen, daß die chemisch kolloidale Struktur des Gewebes in der Haut und Unterhaut völlig verwandelt worden ist.

Adiponecrosis subcutanea neonatorum.

Wenn also Veränderungen des Unterhautfettes beim Sklerem sicher nicht in Betracht kommen, so sind sie wesentlich bei einem anderen Krankheitsbilde der Neugeborenenperiode, das man früher *Sklerodermie* genannt hat. Da sie aber weder etwas mit dem Sklerödem des Neugeborenen gemein hat — schon weil sie harmlos, rein lokal und circumscript ist, und nicht kranke, sondern gerade große, sog. kräftige Neugeborene betrifft —, noch mit der Sklerodermie des späteren Alters, hat sich mehr und mehr die glücklichere Bezeichnung *Adiponecrosis subcutanea neonatorum* eingebürgert. Im Laufe der 1. und 2. Lebenswoche treten unter einer im Anfang violett-rötlichen, dann abblassenden Haut auf der Unterlage verschiebliche, etwas erhaben anzusehende, abgegrenzt tastbare derbe Platten bis zur Größe eines Zweimarkstückes auf. Bevorzugte Stellen sind Gesicht, Rücken und Arme. Ältere histologische Untersuchungen zeigten eine ausgedehnte Nekrose des subcutanen Fettgewebes mit Riesenzellen und reaktiver Entzündung, die in der Abheilung durch Granulationen abgelöst werden. Als Spaltungsprodukte des Neutralfettes sah man Fettsäurenadeln und Kalkseifen. Neueste Untersuchungen sprechen nicht für Resorption und Regeneration einer Gewebsnekrose, sondern für einen Umbau innerhalb von geschlossenen retikuloendothelialen Organen der Subcutis durch Funktionsänderung dieser Organe. Es handelt sich also um eine essentielle Erkrankung der frühkindlichen subcutanen Fettorgane durch temporäre Störungen des Lipoidhaushaltes, und der Name Lipodystrophia subcutanea neonatorum erscheint als der zutreffendere. Sicher erscheint, daß dem Trauma eine ursächliche Bedeutung zukommt: die Veränderungen finden sich zumeist nach schweren Geburten großer Kinder mit Anwendung der Zange und Wiederbelebungsversuchen. Eine Behandlung ist nicht nötig, die Verhärtungen verschwinden langsam nach Wochen und Monaten wieder. In einigen Fällen sah ich narbige Veränderungen der Haut zurückbleiben. Ganz selten kommt es zu einer Infektion mit Eitererregern.

Sehr selten ist eine andere Ödemart, das *Oedema lymphangiectaticum neonatorum* (bisher 13 Fälle beschrieben): angeborene ödematöse Schwellungen an Armen und Beinen, nicht an anderen Stellen, ohne Röntgenbefund, ohne Heredität, ohne Lues. Die Ursache liegt in einer angeborenen abnormen Weite der Lymphcapillaren und Lymphspalten mit Lymphstauung. Eine Therapie gibt es nicht, der Zustand ist quoad vitam harmlos. Manchmal sieht man im Laufe von Jahren einen Rückgang der Schwellungen bis zum völligen Verschwinden. Differentialdiagnostisch ist die wesenähnliche kongenitale Elephantiasis in Betracht zu ziehen und das chronische hereditäre Trophödem.

Naevus flammeus und Mongolenfleck.

Zahlreiche Neugeborene haben an der Stirne oberhalb der Nasenwurzel, in der Augenbrauengegend oder in der Mittellinie des Nackens an der Haargrenze mehr oder weniger stark rote Flecke, etwa 1—2 cm breit und etwas länger mit ziemlich scharfen Grenzen; durch Druck mit dem darüberstreifenden Finger oder dem Glasspatel verblassen sie, um sich danach sogleich wieder zu röten. Es handelt sich also um eine Erweiterung der Capillaren der intakten Haut. Die Eltern sind darüber oft beunruhigt, man kann sie aber über die Prognose dieser *Naevi flammi (blasses Feuermal, Storchenbiß)* völlig trösten: ohne Behandlung verschwinden sie im Laufe des 1. Lebensjahres.

Gleichfalls belanglos ist der *Mongolenfleck*, ein bläulicher oder zart blaugrauer Fleck, rund oder unregelmäßig, meist am Kreuze oder in der Gesäßgegend. Er ist eine atavistische Erscheinung, die fast stets noch im Säuglingsalter von selbst wieder verschwindet. Besonders ausgeprägt kommt sie bei Rassen mit mongolischem Einschlage vor, aber auch bei anderen Menschen mit stark pigmentierter Haut.

3. Wärmehaushalt des Neugeborenen.

Das Neugeborene, das plötzlich aus dem unselbständigen, behüteten intrauterinen Leben in die Außenwelt eintritt, muß sich mit den tiefgreifenden Veränderungen seines neuen Daseins auseinandersetzen, und es vergeht eine gewisse Zeit, bis sich alle Funktionen eingespielt haben. Das betrifft z. B. den Wärmehaushalt: Das Kind wird geboren mit einer Temperatur von 37,6^0 rectal. In den ersten 1—2 Stunden sinkt die Körperwärme um 1$^1/_2$—2^0, um bei sorgsamer Einpackung nach 9—10 Stunden 37^0 wieder zu erreichen. Die Ursache ist die Auskühlung bei den ersten Manipulationen nach der Geburt; wenn ein etwas älterer Säugling derselben Abkühlung ausgesetzt wird, sinkt seine Körperwärme nicht. Diese mangelhafte Fähigkeit des Neugeborenen, seine Eigenwärme festzuhalten, beruht auf einer Ungeübtheit seiner Wärmeregulation. Auch zur Wärmestauung durch äußere Einflüsse neigt das Neugeborene. Aber bald, schon nach wenigen Tagen, wird die dem gesunden Säuglinge eigentümliche Monothermie deutlich, mit Tagesschwankungen von wenigen Zehntel Graden. Besonders unfähig zur Wärmeregulierung sind die Unreifen. Auf das *transitorische Fieber* des Neugeborenen kommen wir weiter unten, im Zusammenhange mit der Ernährung, zu sprechen.

4. Kreislauf des Neugeborenen.

Einschneidend ist die Umstellung vom fetalen zum bleibenden Kreislauf. Mit dem ersten Atemzuge wird das Blut aus der rechten Kammer in das erweiterte Strombett des Lungenkreislaufes angesaugt. Der Druck im rechten Vorhofe sinkt, zumal kein Blut aus der Nabelvene mehr in die Cava inferior einfließt, der Druck im linken Vorhof steigt durch das aus der Lunge vermehrt abströmende Blut an, und das Foramen ovale schließt sich. Gleichzeitig erhält der Ductus Botalli durch das Ingangkommen des Lungenkreislaufes weniger

Blut. Das *Herz* des Neugeborenen ist gegenüber späteren Zeiten unverhältnis-
mäßig groß und von gedrungener plumper Form. Die *Pulsfrequenz* ist beim
Neugeborenen mit 130—140 Schlägen je Minute doppelt so groß wie beim Erwachsenen, mit 6 Monaten ist sie auf 125 hinunter gegangen, mit 2 Jahren
beträgt sie 120, mit 3 Jahren 110, mit 4 Jahren 100, mit 9 Jahren 95, mit
11 Jahren etwa 85. Der systolische *Blutdruck* beträgt beim Neugeborenen
durchschnittlich 60 mm Hg, am 8. Lebenstage 80, erreicht mit 2 Jahren 90
und mit 14 Jahren 110.

5. Atmung des Neugeborenen.

Schon gegen Ende des intrauterinen Lebens kann man Atembewegungen
feststellen. Sobald nach der Geburt die O_2-Versorgung aus der Placenta aufgehört und der CO_2-Gehalt des Blutes eine bestimmte Höhe erreicht hat, erfolgt
durch die Erregung des Atemzentrums der erste Atemzug. Die Atmung wird alsbald regelmäßig. Daß sich allerdings die zentrale Regulation nicht sofort vollkommen einstellt, zeigt ein periodisches Ab- und Anschwellen der Atmung nach
dem Typus von Cheyne-Stoke bei jedem schlafenden Neugeborenen. Der
Atemmechanismus ist erschwert; die Choanen der Nase sind eng, die Mundatmung macht Schwierigkeiten und ist noch nicht erlernt, so daß man von
einer „physiologischen Atmungsinsuffizienz" gesprochen hat. Sie wird verstärkt dadurch, daß die Rippen horizontal, die oberen sogar ein wenig aufwärts
verlaufen. So kann der junge Säugling nicht thorakal atmen, sondern ist fast
ausschließlich auf die Zwerchfellatmung angewiesen. Dem Tiefertreten des
Zwerchfells aber setzen die große Leber und die durch die relativ großen Nah-
rungsvolumina der Milch stark gefüllten Bauchorgane Schwierigkeiten entgegen, so daß der hohe O_2-Bedarf nur durch eine hohe Atemfrequenz befriedigt
werden kann. Das Neugeborene macht 55 Atemzüge in der Minute, das 3 Monate alte Kind 45, das halbjährige 41, das 1jährige 37, das 3jährige 30, das
6jährige 27, das 11jährige 24, das 14jährige 22 und der Erwachsene 15. Es ist
leicht zu verstehen, daß schon wegen dieser mechanischen Verhältnisse alle
Entzündungen der Atemwege das Neugeborene aufs schwerste beeinträchtigen
müssen.

6. Das Blut des Neugeborenen.

Erhebliche und wichtige Besonderheiten bietet das Blut des Neugeborenen
(s. S. 575 [Blutkapitel von Glanzmann]). Schon bei der Geburt ist die Gesamtzahl der *Leukocyten* vermehrt; mit Beginn des 2. Lebenstages werden Zahlen
von 16000—22000 erreicht, bis dann in allmählichem Abfallen etwa am 5. Lebenstage der Durchschnittswert 9000—10000 beträgt.

Die *Erythrocyten* sind am 1. Lebenstage vermehrt bis auf Werte von 6,2 Millionen, mit einem Hämoglobinwert von über 100% und einem Färbeindex von
über 1, und sinken bis zum 14. Lebenstage auf den im Vergleich zum Erwachsenen (5 Millionen) niedrigen Wert von rund 4,2 Millionen ab. Diese Zählkam-
merzahlen je Kubikmillimeter erscheinen von noch höherer Bedeutung, wenn
man bedenkt, daß die Gesamtblutmenge des Neugeborenen am 1. Lebenstage
groß ist, 15,5% des Körpergewichtes, gegen 13% am 14. Lebenstage. Es vollzieht sich also in den ersten Lebenstagen ein gewaltiger Blutabbau! Die hohen
Erythrocytenwerte des Neugeborenen haben, wie man annimmt, ihren Grund in
der äußerst mangelhaften diaplacentaren Sauerstoffsättigung des Fetalblutes;
das Nabelvenenblut hat kaum mehr als $1/5$ des normalen O_2-Gehaltes des arteriellen Blutes, und dabei ist das O_2-Bedürfnis des Fetus groß. Während nach
der Geburt der O_2-Gehalt des Blutes auf dem Wege vom linken zum rechten

Herzen um nur $1/_3$ sinkt, entnimmt der Fetus auf dem Wege von der arteriellen Nabelvene zu den venösen Nabelarterien fast $4/_5$ des vorhandenen O_2. Die Erythrocyten des 1. Lebenstages sind zum erheblichen Teile größer als die bleibenden und enthalten um 20% mehr Hämoglobin. Sie weisen eine starke Anisocytose auf; kernhaltige Erythrocyten, durchschnittlich 3 auf 100 Leukocyten, $0,08^0/_{00}$ der Erythrocyten, finden sich in jedem Neugeborenenblute, desgleichen andere unreife, polychromatische und vitalgranulierte Erythrocyten.

7. Icterus neonatorum (s. auch Abschnitt GLANZMANN, S. 575ff.).

Der erste Atemzug macht diese Überzahl von Erythrocyten entbehrlich, weil jetzt das O_2-Angebot so sehr viel größer ist. Die überflüssigen Roten werden abgebaut, und aus ihrem Hämoglobin entsteht Bilirubin. Der sichtbare Ausdruck dafür ist der physiologische Icterus neonatorum, der als mehr oder weniger deutlicher Hautikterus in den ersten 3 Lebenstagen bei 75—85% aller reifen Neugeborenen und bei allen unreifen sichtbar wird und am Ende der 2. Lebenswoche wieder verschwindet, ausnahmsweise und ohne Schaden als *Icterus neonatorum prolongatus,* besonders bei Frühgeborenen, aber auch über viele Wochen bestehen bleiben kann. Der Bilirubinspiegel ist schon im Nabelschnurblute auf mindestens das Dreifache des normalen Erwachsenenwertes erhöht, nach der Geburt steigt er weiter steil an, auch bei den Kindern, die keinen sichtbaren Ikterus bekommen.

Bei der Gelbsucht des Neugeborenen handelt es sich nicht um eine Gallenstauung und nicht um eine Cholämie, sondern um einen acholurisch-hämolytischen Ikterus. Das vermehrte Bilirubin im Blute kann nicht durch die Nieren ausgeschieden werden (die Gallenfarbstoffproben im Harne fallen negativ aus, nur die im Sedimente sichtbaren Zellen sind gelb gefärbt und nur einzelne rote Bilirubinkrystalle sind zu finden, der Stuhl hat seine normale gelbe Farbe), es gibt nur die indirekte Diazoreaktion und ist also anhepatisches Bilirubin. Die noch funktionsunreife Leber vermag dieses reichliche Bilirubin nicht vollständig mit der Galle in das Duodenum auszuscheiden, es staut sich mehr und mehr im Blute an und erzeugt den sichtbaren Ikterus, von leichtem bis schwerem Ausmaße, so daß auch die Schleimhäute, die Skleren, die Tränen und der Liquor cerebrospinalis verfärbt sein können. Stärkere Gelbsucht kann, besonders beim Unreifen, das Allgemeinbefinden stören durch Schlafsucht, Appetitlosigkeit und Gewichtsabnahme. In diesen Fällen ist es ratsam, die Funktion der Leber durch reichliches Angebot von Dextroselösung (5%) zu stützen.

Pathologische Ikterusformen beim Neugeborenen.

Von dem Icterus neonatorum sind wohl zu unterscheiden die pathologischen Ikterusformen des Neugeborenen. Besonders wenn die Gelbsucht nicht nach wenigen Tagen ihren Höhepunkt erreicht hat, sondern weiter zunimmt, ist an derartiges zu denken. In Betracht kommt, besonders wenn der Ikterus mit Anämie einhergeht, zunächst der *Icterus familiaris gravis,* der zusammen mit dem Hydrops congenitus und der Neugeborenenanämie zu den fetalen Erythroblastosen gehört und bei den Blutkrankheiten abgehandelt wird. Sind bei immer zunehmender Gelbsucht die Stühle acholisch, ist der Harn bierbraun und gibt er eine positive Bilirubinreaktion, dann liegt ein Stauungsikterus durch angeborene *Atresie der Gallenwege* vor. Leber und Milz vergrößern sich, und wenn auch das Frauenmilchfett verhältnismäßig gut resorbiert wird, kann es nach Monaten zu Keratomalacie und zu Rachitis kommen. Ohne Operation sind alle diese Kinder verloren und sterben an biliärer Cirrhose nach 4 bis spätestens 12 Monaten. Man soll also stets operieren lassen und so früh wie möglich. Zwar vermag der Eingriff nur in einer kleinen Minderheit der Fälle die Kinder zu retten, nämlich dann, wenn die Gallenblase gefüllt ist, die Atresie also den Ductus choledochus betrifft. Dann ist es möglich, durch eine Gallenblasen-Duodenalfistel den Abfluß der Galle in den Darm herzustellen.

Sehr selten ist beim Neugeborenen ein Verschluß der Gallenwege durch ein Konkrement.

Eine andere Ikterusform ist der *septische Ikterus.* Er ist zu erkennen an den Symptomen der Sepsis: Fieber, Abmagerung, Zeichen der Nabelinfektion, Metastasen, Hautblutungen und auch an der positiven Gallenfarbstoffprobe im Harn. Sein Beginn liegt später als der des Icterus neonatorum. Dasselbe gilt für den *Ikterus bei Leberlues,* bei der sichere Symptome der konnatalen Syphilis niemals fehlen, auch er kann vorübergehend zu acholischen Stühlen führen. Bei schwerem Neugeborenenikterus jeder Ursache beobachtet man bisweilen cerebrale Reizerscheinungen wie Krämpfe, Schluck- und Atemstörungen, meningeales Aufschreien u. dgl. Man führt sie zurück auf den sog. *Kernikterus,* einer intensiven Gelbfärbung der grauen Kerne im Gehirn durch Bilirubin, besonders im verlängerten Mark.

Hämorrhagische Diathese des Neugeborenen.

Wir haben schon erwähnt, daß in den ersten Lebenstagen eine Thrombopenie besteht. Die Ursache der sog. *hämorrhagischen Diathese (Pseudohämophilie)* des Neugeborenen liegt in dem physiologischen Mangel an *Vitamin K* der ersten Lebenstage, der die Bildung des zur Gerinnung notwendigen Prothrombins verhindert. Ausnahmsweise führt dieser K-Mangel zu krankhaften Erscheinungen in Gestalt von Blutungen. Diese Blutungsbereitschaft tritt ein in den ersten 4—5 Lebenstagen und verschwindet dann für immer. Sie kann sich äußern als schwere *Blutung aus der Nabelwunde* und ist vielleicht auch für die Entstehung des *Cephalhämatoms,* von dem wir bei den Geburtsverletzungen sprechen werden, von Bedeutung. In den Tagen einer solchen Blutungsbereitschaft ist die schon normalerweise in den ersten Lebenstagen auf 7—15 Min. verlängerte Blutgerinnungszeit noch mehr verlängert, und auch die Blutungszeit kann abnorm sein. Die wirksamste Behandlung solcher Blutungen ist die intravenöse Bluttransfusion; wenn man sich vor ihr fürchtet, obwohl Zwischenfälle selbst bei der Verwendung von nicht gruppengleichem Spenderblut kaum zu befürchten sind, da das Neugeborene Universalempfänger ist, kann man auch mit *Koagulen* und *Clauden* Gutes erreichen. Die ätiologische Therapie besteht aber in der intramuskulären Injektion von Vitamin K, z. B. dem Karan (Merck), von dem 1—2 Ampullen je 0,0075 g gegeben werden. Ein anderes Präparat ist das wasserlösliche Synkavit (Hoffmann, La Roche). Von den Blutungen aus dem Magen-Darmkanal, *Melaena neonatorum,* wird im Anschluß an die Besprechung des Meconiums im Abschnitt über die Ernährung des Neugeborenen gesprochen.

Auch mit der Erythroblastose können mit Ödemen und ohne solche sichtbare Blutungen einhergehen; bei einer Blutungsbereitschaft nach dem 3. Lebenstage ist in erster Linie an infektiöse bzw. septische Ursachen zu denken.

8. Harnapparat des Neugeborenen.

Die ersten Harnportionen sind rötlich gefärbt und erzeugen rotbraune Flecken auf den Windeln infolge der reichlichen Ausscheidung von Uraten. Bei der Sektion fast aller Neugeborener bis in die 3. Lebenswoche findet man im Markanteil der Harnkanälchen goldgelbe Konkrementausscheidungen von dreifach saurem Ammonurat. Diese „Harnsäureinfarkte" bestehen zum Teil aus Uratniederschlägen auf Cylindern aus eiweißartiger Substanz. Vielleicht hängt diese Erhöhung der Harnsäurebildung und -ausscheidung mit der Erhöhung des Grundumsatzes bei Beginn des extrauterinen Lebens zusammen.

Oder die Konkremente bilden sich infolge der geringen Harnflut während der Durstperiode der ersten Lebenstage.

Eine leichte *Albuminurie* des Neugeborenen ist physiologisch und eine Folge der erhöhten Durchlässigkeit der Grenzmembranen. Mitunter ist eine leichte *Hämaturie* damit verbunden.

9. Hirntätigkeit und Reflexe des Neugeborenen.

Die Großhirnrinde und die Pyramidenbahnen sind beim Neugeborenen noch unfertig, die Markscheiden fehlen. Zwar lassen sich von allen Sinnesorganen Reaktionen hervorrufen, und das Neugeborene vollführt mannigfache Bewegungen, aber die Großhirnrinde ist noch nicht in Funktion. Arbeitsfähig ist bereits die Umschlagstelle im Thalamus opticus, wo die sensiblen und sensorischen Reize auf die vegetativen Zentren überspringen und wo die Abwehrbewegungen auf dem Wege über das Pallidum ausgelöst werden. Die *Bewegungen des Neugeborenen* — und es bewegt sich im Wachen fast unaufhörlich — sind unkoordiniert, sie hängen von subcorticalen Zentren ab, und sie haben die Form der Athetose. Die Bewegungsimpulse gehen von Pallidum aus (man bezeichnet das Neugeborene als „Pallidumwesen") auf extrapyramidalen Bahnen in das Rückenmark. Der hemmende Einfluß des dem Pallidum übergeordneten und stammes- und entwicklungsgeschichtlich jüngeren Corpus striatum fehlt noch; nach der Geburt verschwindet allmählich die athetotische Bewegungsform dadurch, daß sich die Wirksamkeit des Striatum geltend macht. Epileptiforme Krämpfe des Neugeborenen sind also nicht cortical bedingt und erlauben keinen Schluß auf corticale Läsionen; sie können z. B. durch Drucksteigerung im 3. Ventrikel ausgelöst werden.

Im einzelnen läßt sich die Hirntätigkeit des Neugeborenen folgendermaßen umreißen: es *sieht*, schließt die Augen bei Lichteinfall, die Pupillen verengern sich. Fixieren kann es noch nicht. Es weint, wohl wegen Fehlens der dazu notwendigen zentralen Innervation, ohne Tränen. Das Neugeborene *hört*, erkennbar durch Reaktionen auf Schallreize in Gestalt von Lidschluß, Verziehen des Gesichtes, Runzeln der Stirne oder Zusammenfahren. Das *Labyrinth* ist calorisch und rotatorisch erregbar. Von dieser Labyrintherregbarkeit macht die Mutter unbewußt Gebrauch, indem sie ihr Kind, um es zu beruhigen, auf den Armen hin und her, auf und nieder wiegt oder in der Wiege schaukelt.

Ein Labyrinthreflex, genauer gesagt ein Bogengangsreflex, ist auch der sog. MOROsche *Umklammerungsreflex:* wenn man zu beiden Seiten auf das Kissen, auf dem das Kind liegt, mit den Händen schlägt, erfolgt ein bestimmter Bewegungsreflex. Die beiden Arme fahren ruckartig auseinander und werden dann wieder im Bogen aufeinander zubewegt; dabei werden die Finger zuerst gespreizt und dann wieder geschlossen. Eine ähnliche, nur etwas schwächere Bewegung führen die Beine und die Füße aus. Das Wesentliche ist, daß dabei der Kopf erschüttert wird. Man hat in diesem Reflex eine Erinnerung an den Umklammerungsreflex des Affensäuglings gesehen, der sich mit den Armen am Leibe der Mutter festhält. Da man dieselben Bewegungen durch plötzliche starke Schall-, Licht- und Schmerzreize, die das Kind erschrecken, auslösen kann, ist der Umklammerungsreflex eine Schreckreaktion, deren Rest das „Zusammenfahren" des Erwachsenen ist. Mit etwa 3 Monaten verschwindet er; bei Unreifen bleibt er länger und bei Hirngeschädigten unter Umständen dauernd bestehen.

Das Neugeborene zeigt MAGNUSsche *tonische Halsreflexe*, wiederum ein Zeichen der noch unvollkommenen Arbeitsfähigkeit der Pyramidenbahnen. Die *Berührungsempfindlichkeit* des Neugeborenen ist gut ausgebildet; Berühren der Lippen und des Zungenrückens ruft Saugbewegungen *(Saugreflex)* hervor. Damit im Zusammenhang steht ein reflektorischer Vorgang, der das Kind die Brustwarze mit dem Munde finden läßt, der *Suchreflex*. Berührt man mit einem Gummisauger die Wange seitlich des Mundes, dreht sich der Kopf nach der Seite; berührt man die andere Wangenseite, wendet er sich wieder zurück. Oft wackelt dabei der Kopf mehrmals hin und her, bis die Lippen den Sauger gefaßt haben. Für *Temperaturunterschiede* ist die Haut sehr empfindlich, besonders die Wangen und die

Fußsohlen. Auf *Geschmacks-* und *Geruchsreize* reagiert das Neugeborene. Die Empfindlichkeit für *Schmerzreize* ist mit verlängerter Reaktionszeit gut ausgebildet; allerdings kann der Reiz noch nicht lokalisiert werden. Bei Juckreizen kratzt das Neugeborene nicht, der *Kratzreflex* ist nicht angeboren, sondern muß erst erworben werden. *Husten* und *Niesen* kann das Neugeborene bereits. Bei Berührung der Handfläche tritt ein *Handschluß* ein, reflektorisch, da das bewußte Zufassen und Greifen erst viel später erlernt werden.

Die meisten Neugeborenen heben in Bauchlage den Kopf, während sie ihn in Rückenlage und aufgerichtet nicht halten können; beim Aufsetzen sinkt der ganze Körper in sich zusammen. In Bauchlage machen viele Neugeborene, besonders bei Stützung der Fußsohle durch die Hand des Untersuchers, subcortical reflektorische *Kriechbewegungen*; ebenso gibt es bei senkrechter Haltung, wenn die Sohlen eine Unterlage berühren, *Schreitbewegungen.* Die *Sehnen-* und *Pyramidenreflexe* verhalten sich folgendermaßen: der *Patellarreflex* ist schon am 1. Lebenstage so gut wie immer auslösbar, der *Achillessehnenreflex* nicht so regelmäßig. Fast stets ist vorhanden der *Bicepssehnenreflex* am Arm, der *Tricepsreflex* nicht ganz so häufig. Der *Babinskireflex* ist in den ersten Lebenstagen sehr variabel, dann wird er regelmäßig positiv. Die *Bauchdeckenreflexe* sind meist noch nicht auslösbar. Fast alle Neugeborenen haben ein positives Chvosteksches *Facialisphänomen* (s. Kapitel Tetanie bzw. Spasmophilie) mit Zuckungen der Stirne, Lider, Nasenflügel und Lippen. Daraus eine Neugeborenentetanie zu erschließen, wäre verfehlt. Ihr Vorkommen ist höchst umstritten, auch ein Blutkalkspiegel unter 8 mg-% erlaubt für sich alleine diese Diagnose nicht, denn zur Säuglingstetanie gehören die 3 Symptome Hypocalcämie, Hyperphosphatämie und Alkalose. Die elektrische Übererregbarkeit ist beim Neugeborenen nicht zu bewerten, der Blutkalk sinkt physiologischerweise nach der Geburt für einige Tage ab. Tetanische Symptome beim Neugeborenen, auch allgemeine Krämpfe, bedeuten also nur eine vorübergehende Steigerung des Physiologischen in das Pathologische; Krämpfe lassen viel eher an ein Geburtstrauma (s. unten) denken. Schließlich seien die *reflektorischen Erscheinungen, die beim Neugeborenen physiologischerweise fehlen,* aufgezählt: Pupillenerweiterung auf Schmerz und galvanischen Hautreiz, die koordinierten Augenbewegungen, das Hinwenden zum Licht und zur Schallquelle, der Drehreflex, der Aschnersche Reflex (Pulsverlangsamung bei Druck auf den Augapfel), synergische Bewegungen der Gliedmaßen und die Fähigkeit, bedingte Reflexe zu bilden. *Zeichen einer krankhaften Störung im zentralen oder peripheren Nervensystem* wären fehlender Patellar-, Saug-, Facialis-, Biceps-, Umklammerungs- und Handschlußreflex.

10. Schwangerschaftsreaktionen am Neugeborenen.

Während der Schwangerschaft werden viel Organe der Mutter und des Fetus durch Hormone der Placenta, des Ovars und der Hypophyse beeinflußt. Die häufigste und sinnfälligste dieser Schwangerschaftsreaktionen ist die *physiologische Brustdrüsenschwellung der Neugeborenen,* die nur bei sehr unreifen Frühgeborenen vermißt wird und Mädchen wie Knaben betrifft. Sie beginnt am 2.—3. Lebenstage, vom 4.—5. Tage an kann man aus den Brüsten eine Flüssigkeit herausdrücken, die mit dem Colostrum der Mutter identisch ist (Hexenmilch). Stärke und Dauer der Brustdrüsenschwellung sind sehr verschieden. Eine Behandlung ist überflüssig. Das Ausdrücken des Sekrets ist verboten, weil dadurch die Tätigkeit der Drüse in Gang gehalten würde. Das Wachstum der Brustdrüse wird durch ein Follikelhormon angeregt. Das Lactationshormon stammt aus dem Hypophysenvorderlappen, bis zu der Geburt wird seine Wirkung von dem Follikelhormon gehemmt. Nach der Geburt kann sich das Vorderlappenhormon auswirken, wird aber schneller ausgeschieden als das Follikelhormon, so daß die Lactation nur noch durch den Reiz der Entleerung in Gang gehalten wird. So kommt es, daß die Schwellung einige Zeit anhält, obwohl die Drüse nicht beansprucht wird.

Nicht mit dieser physiologischen Schwellung zu verwechseln ist die durch Infektion mit Eitererregern bisweilen entstehende *Mastitis neonatorum.* Die Brust zeigt eine druckempfindliche umschriebene Verhärtung und Rötung, die sich alsbald zum Absceß entwickelt. Sobald die Einschmelzung deutlich ist, muß eine kleine radiäre Incision gemacht werden, um eine fortschreitende

Phlegmone, zu der die jungen Säuglinge neigen, ein Übergreifen auf die Pleura und die Entstehung einer Sepsis zu verhüten.

Auch auf die *Genitalien* wirkt sich das Follikelhormon aus; es kommt zu einer Schwellung der Vulva, einer „klaffenden" Vulva, bzw. des Scrotums, mitunter auch des Mons pubis, dem sog. *Genitalödem* (s. oben).

Gleichfalls unter dem Einflusse des Follikelhormons vermehrt sich beim Fetus das Plattenepithel der Scheide, vom 7. Schwangerschaftsmonate an bis zur Geburt. Mit Beginn des extrauterinen Lebens stößt sich das gesamte Scheidenepithel ab in Form eines weißen Ausflusses *(Desquamativkatarrh der Scheide)*. Grundsätzlich ist dieser Fluor der Neugeborenen dasselbe wie der vaginale Fluor der Schwangeren. Auch die Schleimhaut der Cervix uteri wird unter der Einwirkung des Follikelhormons aufgebaut. Nach Wegfall des Hormons geht diese Schleimhaut zugrunde und wird abgestoßen, wobei es in seltenen Fällen in den ersten Lebenstagen zu mikroskopischen oder durch Eröffnung kleiner Blutgefäße auch zu sichtbaren *Vaginalblutungen* kommen kann von kurzer Dauer und ohne Bedeutung. Differentialdiagnose gegen maligne Tumoren der Scheide, die man sehen kann und gegen septische Blutungen, die einer späteren Zeit der Neugeborenenperiode angehören.

Schließlich rechnet man zu den Schwangerschaftsreaktionen die *Comedonen* des Neugeborenen und seine *Acne*, die durch Entzündung der Comedonen entsteht. Im Gesicht, auf den Wangen und der Stirne sieht man zahlreiche gelbliche oder entzündlich gerötete Knötchen, die als Parallele zu der gesteigerten Tätigkeit der Haut in der Pubertät und der Schwangerschaft anzusehen sind. Sie dürfen nicht für eine beginnende Dermatitis seborrhoides gehalten und dementsprechend behandelt werden, sondern sie verschwinden unter der Anwendung von milden Salben.

11. Ernährung des Neugeborenen.

Mit einer weiteren gewaltigen Veränderung seines Daseins außer der selbständigen Atmung und Wärmeregulierung und der Umstellung seines Kreislaufes hat sich das Kind nach der Geburt auseinanderzusetzen; es bezieht seine Aufbaustoffe und die Energieträger für seinen Stoffwechsel nicht mehr fertig von der Mutter, sondern muß sie aus seiner Nahrung entnehmen, umwandeln und verarbeiten. In den ersten 24 Stunden bedarf, ohne daß daraus eine starre Doktrin gemacht werden soll, das gesunde reife Neugeborene noch keiner Nahrungszufuhr; es schläft zumeist, und auch die Wöchnerin bedarf der Ruhe und ihre Lactation kommt erst nach und nach in Gang. Vom 2. Lebenstage an wird das Kind zu dem bewährten Turnus von 5 Mahlzeiten erzogen, über Tag mit einer Pause von je 4, über Nacht von 8 Stunden[1]. Die erste Nahrung, die von der Mutterbrust geliefert wird, ist noch nicht die reife Frauenmilch, sondern das *Colostrum*. Es sieht nicht weiß, sondern gelblich aus; dieser gelbe Farbstoff gehört zu den Carotinoiden und ist wohl kaum ohne biologische Bedeutung. Während die Frauenmilch 1,4% Eiweiß, 6,8% Milchzucker, 4% Fett und 0,3% Asche mit zusammen rund 70 Calorien je 100 cm³ enthält, finden wir im Colostrum der ersten 48 Stunden nach der Geburt (die Angaben im Schrifttum sind nicht gleichmäßig) 5,8% Eiweiß, 4,09% Milchzucker, 4,08% Fett, 0,48% Asche = rund 78 Calorien. 5—6 Tage nach der Geburt, in der sog. Übergangsmilch, haben wir 2,04% Eiweiß, 5,75% Milchzucker, 2,89% Fett,

---

[1] In anderen Ländern, z. B. mancherorts in Frankreich und Nordamerika, überläßt man die Zahl der Mahlzeiten in der ersten Lebenszeit dem Kinde, das sich dann alsbald von selbst auf den 5-Mahlzeitenturnus einzustellen pflegt.

0,34% Asche, und in den nächsten Tagen wird die Zusammensetzung der Milch die bleibende. Das Colostrum ist also etwas calorienreicher als die reife Milch, vor allem durch seinen hohen Eiweißgehalt. Der noch hungernde Organismus des Neugeborenen, der sich anfangs mit unzureichenden Nahrungsmengen begnügen muß, ist dadurch vor Eiweißverlusten geschützt. Die Verteilung der Eiweißkörper ist überdies im Colostrum anders als in der reifen Milch: es überwiegt weitaus das albuminartige Molkeneiweiß das Casein. Colostrum gerinnt daher beim Kochen und ist im Magen nicht labungsfähig. Dieses Molkeneiweiß ist den Bluteiweißkörpern nahe verwandt bzw. identisch, es kann also infolge der hohen Permeabilität der Grenzwandmembranen des Neugeborenen in nativem Zustande resorbiert werden, zusammen mit an ihm haftenden Antikörpern. Der hohe Aschengehalt des Colostrums schützt das Neugeborene in den ersten Hungertagen vor Mineralverlusten. Mikroskopisch sieht man im Colostrum neben den emulgierten Fettkügelchen mit kleinen Fetttropfen vollgepfropfte kernhaltige Leukocyten (Colostrumkörperchen); da sie auch später bei Milchstauung in der Brust auftreten, dienen sie offenbar dem Abtransport nicht ausgeschiedenen Milchfettes. Die daneben vorkommenden Donnèschen Colostrumkörperchen haben keine Kerne, sind also keine cellulären Phagocyten, sondern Konglomerate.

Vom 2. Lebenstage an, an dem das Kind zum ersten Male angelegt wird, steigt die Trinkmenge von Tag zu Tag in individuell wechselndem und nicht regelmäßigem Maße an. Ein bequemes Schema dafür lautet folgendermaßen: Die Trinkmenge des 2. Lebenstages beträgt durchschnittlich 70 cm³ und steigt jeden Tag um 70 cm³ an, so daß am 8. Lebenstage rund 500 cm³ erreicht sind. Untergewichtige Kinder brauchen im Verhältnis ihres Gewichtes geringere Nahrungsmengen. Das Neugeborene hungert und durstet also und nimmt daher ab. Diese physiologische Gewichtsabnahme beträgt zwischen 5 und 10% des Geburtsgewichtes; größere Abnahmen sind krankhaft. Schwere Neugeborene verlieren also mehr Gramme als leichte. Der Tiefpunkt der Gewichtskurve liegt normalerweise spätestens am 5. Lebenstage, nur bei sehr übergewichtigen Kindern am 6. Am 10.—14. Lebenstage, allerspätestens nach 3 Wochen, soll das Geburtsgewicht wieder erreicht sein. Die durchschnittlichen Geburtsgewichte betragen bei Mädchen 3200 g, bei Knaben 3400 g, mit Schwankungen des noch Normalen zwischen 2500 und 5000. Der initiale Gewichtsverlust braucht, abgesehen vom schweren Durstfieber, nicht verhütet zu werden, außer bei den untergewichtigen Unreifen. Er beruht zum geringsten Teile auf Verlusten an Körpersubstanz, ganz überwiegend auf Wasserverlusten, geringfügig im Meconium und Harn, hauptsächlich durch Verdunstung (Perspiratio insensibilis) von der Lungeninnenfläche aus. Refraktometrisch läßt sich eine Bluteindickung feststellen. Dieser Durstzustand führt bei einer Anzahl von Neugeborenen, etwa 2%, zum Durstfieber (transitorisches Fieber, transitorische Hyperthermie, Exsikkationsfieber), dessen Höhe — bis zu 40⁰ — mit dem Tiefpunkte der initialen Abnahme des 2.—5. Lebenstages zusammenfällt und dem Grade der Abnahme parallel geht. Dem Organismus fehlt das zur Regulierung der Körperwärme notwendige Verdunstungswasser. Vielleicht spielt dabei auch der hohe Eiweißgehalt des Colostrums eine Rolle; beim Säugling kann man mit der Sicherheit des Experimentes durch eiweißreiche und relativ wasserarme Nahrung Hyperthermien erzeugen. Denkbarerweise wirkt auch der körpereigene Blut- und Serumeiweißzerfall der ersten Lebenstage fiebererzeugend. Manche Kinder leiden unter dem Durstfieber, sind teilnahmslos, die Haut verliert ihren prallen Turgor und sieht trocken und welk aus. In solchen Fällen muß man reichlich 5%ige Traubenzuckerlösung trinken lassen.

Selbstverständlich darf man nur dann ein Durstfieber diagnostizieren, wenn andere Fieberursachen, wie Grippe, Abscesse, Sepsis usw. ausgeschlossen sind.

Der Darm des Fetus hat einen Inhalt, der in den ersten 2—3 Lebenstagen, als eine geruchlose, schwarzgrüne, klebrigweiche Masse, *Meconium* (Kindspech) entleert wird, bisweilen einem Schleimpfropfen folgend. Unter normalen Ernährungsverhältnissen erscheinen die charakteristischen Säuglingsstühle vom 3.—4. Lebenstage an. Die Gesamtmenge des Meconiums beträgt 60—80 g; es besteht im wesentlichen aus intrauterin verschluckter Vernix caseosa, also aus Lanugohaaren, Hauttalg und Epidermiszellen, zusammen mit Darmepithelien und Gallenbestandteilen. Die schwarzgrüne Farbe hat ihre Ursache darin, daß intrauterin im Darm keine bakteriellen Reduktionsprozesse vor sich gehen und der Gallenfarbstoff daher nicht als Hydrobilirubin, sondern als Bilirubin und Biliverdin erscheint. Die ersten Meconiumentleerungen sind praktisch steril, der erste Frauenmilchstuhl enthält die dem Brustkinde eigene Bifidusflora. Die Herkunft des Bacterium bifidum — aus der mütterlichen Vagina? — ist noch nicht endgültig geklärt. Im Milieu der Brustmilch überwuchert die Bifidusflora mit großer Schnelligkeit den Dick- und den unteren Dünndarm.

12. Melaena neonatorum.

Die schwarzgrüne Farbe des Meconiums darf nicht dazu führen, daß man *Blutungen aus dem Magen-Darmkanal* in den ersten Lebenstagen übersieht oder erst durch Blutbrechen und eine schnell zunehmende Blässe erkennt. Blutstühle sind teerartig, voluminös, rotschwarz, und am Rand der Blutmengen sieht man in der feuchten Windel einen blutigroten Rand. In besonders schweren und bösartigen Fällen fließt unaufhörlich flüssiges Blut aus dem After. Je nach Art und Ort der Blutungen unterscheidet man 4 Formen. Bei der *Melaena falsa* rühren Bluterbrechen und Teerstühle von verschlucktem Blute her, das aus Rhagaden der Mutterbrust ausgesaugt worden ist. Das Kind ist wohlauf und wird nicht blaß. Unter *Melaena spuria* versteht man Blutungen im Nasenrachenraum; das auf dem Rücken liegende Neugeborene schluckt dieses Blut hinunter. Ursächlich und damit prognostisch und therapeutisch steht diese Form der sogleich zu beschreibenden Melaena vera nahe. Die *Melaena symptomatica* gehört zur Sepsis des Neugeborenen und tritt daher erst nach dem 5. Lebenstage auf.

Am wichtigsten ist die *Melaena vera,* von der es leichte bis allerschwerste Formen mit völliger Ausblutung gibt; sie gehört den ersten 5 Lebenstagen an, am häufigsten dem 2. und 3., betrifft 2—3% aller Neugeborenen, hört nach 1 bis 2 Tagen spontan wieder auf und bevorzugt die Monate nach dem August, am meisten den Januar, Februar und März. Hereditäre Einflüsse im Sinne einer Blutungsbereitschaft können in seltenen Fällen in Betracht kommen. Die Blutstühle sind obligat, Blutbrechen hat nur etwa jeder 3. Fall. Die Blutgerinnungszeit ist während der Blutungen in 80% der Fälle verlängert, die Zahl der Thrombocyten kann bis auf etwa 17000 absinken. Nach Aufhören der Blutungen werden diese Verhältnisse alsbald wieder normal. *Pathologisch-anatomisch* findet man in manchen Fällen nichts, in anderen diffuse Schleimhautblutungen der oberen Schichten in Magen und Duodenum, in wieder anderen makroskopisch sichtbare kleine Erosionen bis zu größeren Geschwüren. Die *Ursache* ist, wie oben in dem Abschnitt „hämorrhagische Diathese des Neugeborenen" ausgeführt wurde, der in den ersten Lebenstagen physiologische Mangel an Vitamin K, das zur Bildung des Prothrombins und damit zur Blutgerinnung unentbehrlich ist. Dieser physiologische Mangel kann sich zu pathologischen Erscheinungen auswirken.

Es gibt alle Grade von der okkulten Darmblutung bis zum tödlichen Blutverluste. Für die manchmal vorhandenen Ulcerationen der Schleimhaut müßten dann andere Ursachen, etwa infektiöse Prozesse mitherangezogen werden. Dem Gasbrandbacillus, der gelegentlich gefunden wird, kommt eine ursächliche Bedeutung nicht zu. Die *Behandlung* besteht in intramuskulärer Injektion von Vitamin K (s. oben), in Bluttransfusionen, notfalls intrasinösen, mit denen man Kinder noch retten kann, die bis auf 15—20% Hämoglobin ausgeblutet sind. Intramuskuläre Blutinjektionen leisten nicht so Zuverlässiges. Die beste Statistik hat dennoch eine Sterblichkeit von 12%.

13. Pflege und Fürsorge des Neugeborenen.

Während die Gesamtsterblichkeit im 1. Lebensjahre in Deutschland in stetigem Absinken auf fast 6% abgefallen ist, bleibt bisher die Sterblichkeit in der 1. Lebenswoche, die sog. *Frühsterblichkeit*, mit etwa 3,5% sich gleich und ist infolge der größeren Gefährdung des 1. Kindes durch die Geburtsschäden in Ländern mit zunehmender Geburteneinschränkung, in denen die meisten Geburten Erstgeburten sind, gegen früher sogar angestiegen. Wenn wir die Gesamtsäuglingssterblichkeit auf die als erreichbar anzusehenden 4% herabdrücken wollen, dann müssen wir auch die Frühsterblichkeit vermindern durch besondere Pflege und Fürsorge des Neugeborenen. In einer Wiener Statistik aus dem Jahre 1935 über ein Gut von 22 825 Kindern mit einem Geburtsgewicht über 1500 g ergeben sich der Reihe nach folgende Todesursachen innerhalb der ersten 10 Lebenstage: 198 Hirn- und Rückenmarksblutungen, 69 Asphyxien, 68 Pneumonien, 52 Mißbildungen, 41 Lebensschwächen, 22 verschiedene Ursachen. In sehr seltenen Fällen sterben Neugeborene an *Hyperinsulinismus* durch Hyperplasie und -funktion des Pankreasinselapparates als kompensatorische Erscheinung bei Diabetes der Schwangeren. Die Hauptarbeit an der Verminderung der Frühsterblichkeit hat also der Geburtshelfer zu leisten, aber der das gesunde Kind betreuende Arzt hat für die Verminderung der Pneumonien, der Todesfälle durch Lebensschwäche, d. h. der Unreifen und der akuten Ernährungsstörungen zu sorgen.

Die *Grundforderung* ist, daß jeder Säugling solange mit *Frauenmilch* ernährt werden muß, bis er Zwiemilch oder reine künstliche Ernährung ohne Schaden verträgt. Schon das junge Mädchen und dann die werdende Mutter müssen über das Stillen und die Überwindung der Stillschwierigkeiten belehrt werden, in der Schule, von den Hausärzten, in Mütterkursen, den Mütterberatungsstellen, von der Hebamme und besonders in den Entbindungsanstalten muß das allergrößte Gewicht auf das Stillen gelegt werden, was leider vielerorts vernachlässigt wird. Entbindungsanstalten müssen über Frauenmilch verfügen für Kinder, die aus zwingenden Gründen von der Mutter nicht genährt werden können. Fürsorgerische und soziale Maßnahmen müssen jeder Mutter das Stillen ermöglichen. Die *Frauenmilchsammelstellen* müssen vermehrt und es muß eine noch bessere Methode der Milchkonservierung als die nicht ideale Hitzesterilisation gefunden werden. Wo Beifütterung oder künstliche Ernährung nicht umgangen werden können, ist citronensaure Milch die Anfangsnahrung der Wahl. Die Neugeborenen sind mit peinlichster Sorgfalt sauber zu halten, Haut- und Nabelinfektionen müssen verhütet und der Ansteckung von banaler Grippe muß mit allen Mitteln vorgebeugt werden. Eine Unterkühlung bei und nach der Geburt darf nicht geschehen, besonders nicht bei den Unreifen.

B. Intrauterin erworbene Krankheiten und Mißbildungen, die besonders für das Neugeborene von Bedeutung sind.

Die Mißbildungen der einzelnen Organe und Organsysteme werden zusammen mit ihren Krankheiten abgehandelt. Über intrauterin erworbene Erkrankungen wird ebendort gesprochen. Beim Neugeborenen finden sich bisweilen weiche Stellen, wie Craniotabes, auf der Schädelkuppe, *Kuppenweich-schädel.* Sie haben mit Rachitis nichts zu tun, sondern entstehen intrauterin durch Druck der mütterlichen Beckenknochen. Der angeborene *Lückenschädel* gehört zu den Mißbildungen. An dieser Stelle sei nur auf einige wenige Mißbildungen eingegangen, die das Gedeihen schon des Neugeborenen empfindlich beeinträchtigen bzw. zu seinem Tode führen. Die *Atresie der Gallenwege* ist im Anschluß an den Icterus neonatorum schon dargestellt worden. Die *Lippen-, Oberkiefer- und Gaumenspalten* finden sich im Kapitel „Krankheiten des Mundes usw." behandelt.

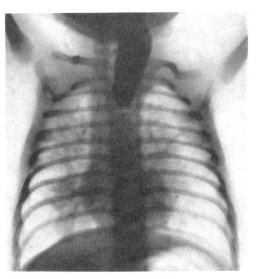

Abb. 2. Ösophagusatresie. (Kieler Univ.-Kinderklinik.) (P)

Angeborene Atresien und Stenosen des Verdauungskanals.

Wenn das Neugeborene von der ersten Mahlzeit an alles, was es geschluckt hat, sofort wieder erbricht und wenn das Erbrochene ungelabt und nicht salzsauer ist, dann liegt eine angeborene *Ösophagusatresie* vor. Angeborenen Ösophago- und Kardiospasmus gibt es nicht. Entweder ist die ganze Speiseröhre ein solider Strang oder ein oraler Blindschlauch geht in einen Strang über oder ein oraler Strang in einen distalen Blindschlauch, oder ein oraler und distaler Blindschlauch sind durch einen soliden Strang miteinander verbunden. Fast immer, wenn überhaupt ein Ösophaguskanalstück vorhanden ist, besteht eine Verbindung zur Luftröhre *(Ösophagotrachealfistel).* Ist (in den meisten Fällen) eine Fistel zwischen Trachea und distalem Blindschlauch vorhanden, findet man durch Perkussion und Durchleuchtung Luft im Magen und Darm. Besteht eine Fistel zwischen oralem Blindschlauch und Trachea, sterben die Kinder bald an Aspirationspneumonie. Dasselbe kann eintreten, wenn nur ein oraler Blindschlauch besteht und das Erbrochene durch den Larynx aspiriert wird. Es sind also die wenigsten dieser Kinder zum reinen Hungertode verurteilt, sondern die meisten sterben an Pneumonie. Die Ösophagusatresie ist neuestens in wenigen Fällen operativ angegangen worden; mit einer Magenfistel die Kinder einige Monate lang am Leben zu erhalten, wäre eine sinnlose Maßnahme. Angeborene *Ösophagusstenosen* sind sehr selten; sie wären vor dem Röntgenschirm nachzuweisen und zu bougieren.

Wird von Geburt an saurer Mageninhalt erbrochen, so liegt als große Rarität eine *Atresie des Duodenums* oberhalb der Papilla Vateri vor. Ist das Erbrochene sogleich stark gallig, der Magen luftgefüllt, der übrige Bauch leer und ist

vielleicht Magenperistaltik zu sehen, so sitzt der Verschluß dicht unterhalb dieser
Stelle. Ist das Erbrochene gallig mit mehr kotigem Einschlage, der ganze Bauch
lufthaltig und aufgetrieben und bestehen Darmsteifungen, dann sitzt die Atresie
weiter unten, im *Ileum.* In allen diesen Fällen gibt die Röntgenuntersuchung
genauen Aufschluß und immer muß, so gering auch die Aussichten des Ge-
lingens sind, sofort laparotomiert werden. Manchmal macht auch ein MECKEL-
sches Divertikel einen frühzeitigen Ileus durch Volvulus.

Kongenitale *Duodenalstenosen* sind ober- oder unterhalb der VATERschen
Papille lokalisiert. Sie führen zu starken Erweiterungen des Magens und

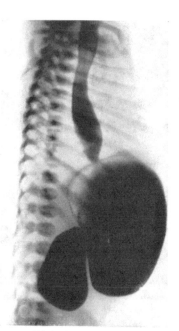
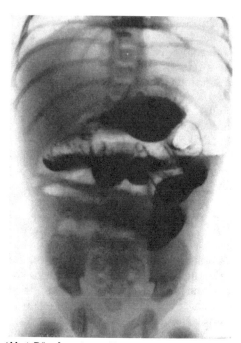

Abb. 3. Duodenalstenose.
(Kieler Univ.-Kinderklinik.) (K)

Abb. 4. Dünndarmstenose, Ileus, Kloiberspiegel, Peritonitis
(Kieler Univ.-Kinderklinik.) (K)

Duodenums, die auf dem Röntgenbilde durch die Pylorusenge voneinander getrennt sind und den Oberbauch fast völlig ausfüllen können. Klinisch fallen je
nach dem Sitz der Stenose nichtgalliges oder galliges früh einsetzendes Erbrechen,
plätschernde und gurrende Geräusche, gelegentlich Blut oder Darminhalt im
Erbrochenen und eine schnell sich entwickelnde Abmagerung auf. Die *Prognose* ist nicht ganz schlecht; einzelne Fälle erreichen auch ohne Operation ein
höheres Alter. Die Aussichten einer Operation sind immer zweifelhaft, zumal
wenn eine Gastroenterostomie der einzige Ausweg ist.

Als anatomische Ursachen einer Duodenalstenose kommen in Betracht quer
in das Darmlumen gestellte Schleimhautfalten, ein zu kurzes Ligamentum
hepatoduodenale oder ein gefäßführender arterio-mesenterialer Strang der Ge-
krösewurzel, der das Duodenum an seinem unteren Schenkel abschnürt.

Wegen der Notwendigkeit der Sofortoperation darf ein *angeborener Verschluß des Rectums oder des Anus* nicht übersehen werden. Wenn dabei eine
Verbindung mit der Blase oder eine Fistel im Damme bestehen, kann dennoch
Meconium entleert werden. Bei völligem Verschlusse entwickeln sich schnell
alle Ileussymptome mit Auftreibung des Bauches, Erbrechen, zuletzt kotiger

Massen. Der Verschluß kann dicht unter der Haut liegen, so daß sogar Meconium durchschimmert, oder einige Zentimeter oberhalb des Schließmuskels[1]

Tortikollis.

Als Übergang zu den während der Geburt erworbenen Krankheiten sei an dieser Stelle der *angeborene Schiefhals, Tortikollis*, angeführt. Man unterscheidet von alters her den *traumatischen* (besonders bei Beckenendlagen) von dem *echten angeborenen*, durch eine Anomalie des Ms. sternocleidomastoideus bedingten Schiefhalse. Das Kennzeichen der traumatischen Tortikollis ist das sog. *Hämatom des Sternocleidomastoideus*. Da zu seiner Entstehung der vor der Geburt kranke Muskel offenbar besonders disponiert ist, besteht diese Trennung kaum zu Recht. Besser spricht man von dem *leichten, vorübergehenden* Schiefhalse mit einer Schwellung im Muskel und von dem *schweren, bleibenden* Schiefhalse. Das sog. Hämatom des Sternocleidomastoideus ist eine leicht tastbare haselnuß- bis taubeneigroße Anschwellung, die im Verlaufe von einigen Wochen zu verschwinden pflegt und deshalb kaum einer Behandlung bedarf. Der Kopf wird nach der kranken Seite gebeugt und nach der gesunden gedreht gehalten. Eine Asymmetrie des Gesichtes und des Schädels be- und entsteht nicht. Anders der echte, angeborene, schwere, bleibende Schiefhals. Auch er erscheint besonders oft nach Beckenendlagen; durch die langdauernde intrauterine Seitenbeugung des Kopfes und durch den Druck des Uterusfundus wird der Sternocleidomastoideus geschädigt. Es entsteht eine Myositis fibrosa, der Muskel verkürzt sich und ist nach der Geburt als harter vorspringender Strang zu fühlen. Erbfaktoren scheinen eine Rolle zu spielen. Oft ist dieses Caput obstipum congenitum mit einer *Asymmetrie des Gesichtes* verbunden, der sog. seitlichen Halsgrube: Die Schulter paßt in eine vor dem Kieferwinkel liegende Eindellung hinein. Auch gleichartige Veränderungen anderer Halsmuskeln können sich gleichzeitig finden, dazu angeborene Skoliosen der Hals- und Brustwirbelsäule. Im Laufe der Monate deformiert sich auch der Schädel durch das ständige Liegen auf der einen Seite. Die Differentialdiagnose ist zu stellen gegen die KLIPPEL-FEILsche *Krankheit*, ein Syndrom von Kurzhals durch Mißbildungen der Wirbelsäule. Der schwere bleibende Schiefhals muß, obzwar Spontanbesserungen vorkommen, behandelt werden. Der in Rückenlage freischwebende Kopf wird täglich einige Minuten lang nach beiden Seiten gedreht und gebeugt, auch nach vorne und hinten. Sobald das Kind gehen und eine Gipsstütze mühelos tragen kann, wird der kranke Muskel durchtrennt, so daß er sich um die die Lücke ausfüllende Narbe verlängert. Über die *Facialislähmung* bei angeborenem Schiefhals siehe unten. Der sog. *okuläre Schiefhals* infolge von Schielen kommt naturgemäß beim Neugeborenen noch nicht vor.

C. Während der Geburt erworbene Krankheiten.

Durch schwere Geburt, besonders durch Sturzgeburt, können *Schädelbrüche* entstehen, die oft symptomlos verlaufen, aber auch zum Tode führen. Diagnose durch Röntgen, Hirndruckmessung und Augenspiegeln. Wegen der forensischen

---

[1] Ein konnataler Ileus kann bedingt sein — als sog. *Meconiumileus* — durch Anhäufung festen Meconiums, und es kann dadurch schon intrauterin zu einer aseptischen Perforations-Meconiumperitonitis kommen. Der Grund dafür liegt in einer exkretorischen Pankreasinsuffizienz, bedingt durch eine kongenitale cystische Pankreasfibrose (s. Abschnitt Verdauungskrankheiten), oft verbunden mit Anomalien der Lungen im Sinne von angeborenen Bronchiektasen.

Bedeutung dieser Schädelbrüche sei auf die Lehrbücher der gerichtlichen Medizin verwiesen.

Sonstige *Knochenbrüche* durch die Geburt (Schlüsselbein, Oberarm, Oberschenkel) und Epiphysenlösungen sind chirurgisch-orthopädisch zu versorgen. Wegen der Fähigkeit des Säuglings, auch starke Verschiebungen der Bruchenden mit der Resorption des Callus durch Umbau der Knochenstruktur ohne Verkürzungen vollständig wieder auszugleichen, ist die Prognose der Knochenbrüche gut, die der Epiphysenlösungen ist ungewisser. Endgültige Diagnose durch das Röntgenbild.

Das *Caput succedaneum* ist als Unterdruck- bzw. Ansaugungsbewegung der subcutanen Gewebs- und Zwischengewebsflüssigkeit physiologisch. Es erreicht in der Geburt sein Maximum und betrifft den jeweils vorliegenden Teil (Schädel, Gesicht, Gesäßgegend). Es fühlt sich teigig an, fluktuiert nicht und ist nicht an dem Verlauf der Schädelnähte gebunden, sondern überschreitet die Grenzen der platten Schädelknochen. Daher ist von ihm mühelos das *Cephalhämatom* zu unterscheiden. Es handelt sich um einen Bluterguß unter dem äußeren, ausnahmsweise auch dem inneren Periost der platten Schädelknochen, entstanden durch die Zerreißung von Blutgefäßen,

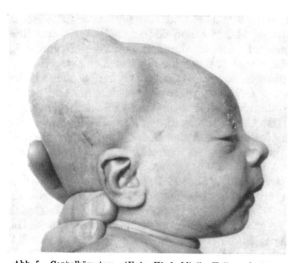

Abb. 5. Cephalhämatom. (Univ.-Kinderklinik, Halle a. d. S.)

besonders durch tangentiale Verschiebungen der Knochenhaut bei Hin- und Hergehen des Kopfes während der Wehen, verstärkt durch die oben erwähnte vorübergehende hämatische und vasculäre Blutungsbereitschaft des Neugeborenen und seinen Mangel an Vitamin K. Die Blutungen überdauern die Geburt, so daß die Schwellungen bis zum Ende der 1. Lebenswoche zunehmen können. Die Geschwulst fluktuiert und überschreitet niemals die Grenzen der platten Schädelknochen, d. h. die Nähte. Das Cephalhämatom kommt vor bei etwa 0,5 % der Neugeborenen; in der Hälfte der Fälle sitzt es auf dem rechten Scheitelbein, in 16 %, besonders nach Zangengeburten, doppelseitig auf beiden Scheitelbeinen und in nur 1 % auf 3 Schädelknochen zugleich. Nach einiger Zeit entwickelt sich am Rande ein harter Knochenwall, und danach kann das abgehobene Periost über die ganze Geschwulst hin eine dünne Knochenplatte bilden, die bei Druck elastisch nachgibt, als wenn man einen steifen Hut eindrückt. Allmählich wird das flüssig bleibende, nicht gerinnende Blut resorbiert, und auch die knöcherne Auftreibung verschwindet vollständig, so daß eine Punktion auch großer Ergüsse überflüssig und wegen der Gefahr der Infektion und Vereiterung sogar verwerflich ist. Die Differentialdiagnose gegen eine *Cephalocele* ist leicht: diese hat nicht den starken Wall am Rande und ist in der Regel auf die Mittellinie beschränkt. Es bildet sich keine Knochenplatte an der Oberfläche, die Geschwulst bleibt immer weich und fluktuierend, kann pulsieren und verschwindet nicht spontan.

1. Geburtsverletzungen des peripheren Nervensystems, sog. Entbindungslähmungen.

Der Druck der knöchernen Geburtswege oder der Zange auf die Gegend vor dem Ohre kann eine periphere *Facialislähmung* meist aller 3 Äste erzeugen. Die Prognose ist gut, wenn nicht eine Blutung im Bereiche des Großhirns oder der Hirnbasis, die dann auch andere Symptome macht, die Ursache der Lähmung ist. Unsicher ist die Prognose der peripheren *Facialislähmung bei angeborenem Schiefhalse* (s. dort), weil durch den langen intrauterinen Druck irreparable Zerstörungen des Nervenstammes eingetreten sein können. Ist eine angeborene Facialislähmung vorhanden mit Lähmungen der äußeren Augenmuskeln, selten des Hypoglossus, des Trigeminus oder des Accessorius, dann handelt es sich um einen angeborenen Mangel der betreffenden Kerne (*angeborene Kernaplasie*, Kernmangel, Kernschwund). Ein Trauma ist dabei nicht beteiligt, die Lähmungen bleiben bestehen. Bei geburtshilflichen Eingriffen können infolge von Druck der Hand des Arztes, durch Quetschungen oder Blutergüsse, durch Überdehnung und Zerreißung von Nervengewebe im Bereiche des Plexus brachialis Paresen und Lähmungen entstehen, am häufigsten die sog. *obere Plexuslähmung* vom Typus DUCHENNE-ERB. Durch Schädigung im Bereiche der 5. und 6. Cervicalwurzel hängt der Arm schlaff herab, die Schulter ist nach vorn und unten gesunken, der Oberarm nach einwärts gerollt und adduziert, der Vorderarm leicht gebeugt und proniert, die Handfläche sieht nach rückwärts und auswärts, die Fingerbewegungen sind frei. Betrifft der Schaden auch die 4. Cervicalwurzel, so ist der gleichseitige *Phrenicus* gelähmt, das Zwerchfell steht unbeweglich hoch, Dyspnoe kann vorhanden sein. Seltener als die obere ist die *untere Plexuslähmung* vom Typus KLUMPKE durch Läsion der 8. Cervical- und 1. Thorakalwurzel. Gelähmt sind die Unterarmmuskeln und die Beuger und Strecker der Finger. Eine gleichzeitige Schädigung des Ramus communicans des Sympathicus bewirkt den *okulopupillären Symptomenkomplex* (Enge der Lidspalte und Pupille, Enophthalmus). Obere und untere Plexuslähmung kommen auch kombiniert vor.

Prognostisch ist die obere Plexuslähmung viel günstiger als die untere; um eine Überdehnung des Deltamuskels und Schrumpfung der Kapsel des Schultergelenkes zu verhüten, muß der Oberarm in horizontaler Stellung mit rechtwinkelig gebeugtem Unterarme fixiert werden. Dazu frühzeitige Massage, aktive Bewegungen, Galvanisation. Falls nach 3 Monaten keine Besserung eintritt, muß chirurgische Behandlung (Nervennaht) einsetzen.

Die *Differentialdiagnose* der Plexuslähmungen ist oft schwierig und nur aus dem Verlaufe zu stellen. Quetschungen, Überdehnungen, Frakturen können durch eine Schmerzschonung Lähmungen vortäuschen. Schwierig kann die Unterscheidung von einer *Epiphysen*lösung sein, zumal dann, wenn der Knochenkern des Humeruskopfes noch keinen Röntgenschatten gibt. Über die PARROTsche *Pseudoparalyse* siehe bei der Lues connata.

2. Geburtsverletzungen des Zentralnervensystems.

Jede Geburt (auch die normale Spontangeburt und sogar der Kaiserschnitt und die Beckenendlage) trägt die Möglichkeit von Schädigungen bzw. Verletzungen des Schädelinhaltes in sich. Daß Erstgeborene besonders gefährdet sind, wurde bei der Besprechung der Frühsterblichkeit erwähnt. Schwere lange Geburten bei engem Becken, Zange und Sturzgeburt erhöhen die Gefahren. Die Druck- und Unterdruckwirkung — der Teil des Kopfes, der den Muttermund passiert hat, steht nur unter Atmosphärendruck, der noch im Uterus befindliche

unter dem viel höheren Wehendruck — führt zur Blutstauung, die Ernährungsstörungen bis zur *ischämischen Nekrose* im Gehirn zur Folge haben kann. Die
beim Neugeborenen, besonders bei der Frühgeburt, noch brüchigen Gefäße
können durch die Überfüllung zum Platzen gebracht werden. Die Deformierung
des Schädels durch die knöchernen Geburtswege und durch rigide Weichteile
alter Erstgebärender, die Konfiguration des Kopfes, wenn sich die platten
Schädelknochen übereinander schieben, kann zu Zerreißungen von Blutgefäßen
führen, besonders bei Tentoriumrissen; es kommt zur *intrakraniellen Blutung*
kleinsten bis größten Ausmaßes, unterstützt durch die schon mehrfach erwähnte
vorübergehende hämatische und vasculäre Blutungsbereitschaft des Neugeborenen und seinen Mangel an K-Vitamin. Bei der Sektion der Frühtodes-
fälle, einschließlich der Frühgeborenen, finden sich im Durchschnitte der zahlreichen Statistiken in etwa 30% solche Blutungen innerhalb der Schädelkapsel.
Dem Sitze nach unterscheidet man epi- oder extradurale, Falx- und Tentorium-
blutungen (supra-, infra- und intratentoriale), piale und arachnoidale, intracerebrale und intracerebellare und Schädelbasisblutungen, die sich um die
Medulla oblongata und sogar das Rückenmark ausdehnen können. Auch isolierte Rückenmarksblutungen werden beobachtet.

Es ist klar, daß solche Nekrobiosen und Blutungen im Gehirnbereiche je
nach Sitz und Größe alsbald zum Tode führen, spätere cerebrale Schädigungen
der verschiedensten Art und Stärke bewirken und auch ohne erkennbare Folgen
bleiben können. Beispielsweise leitet sich ein Teil der sog. Little-Fälle von
dieser Ursache her, aber doch nur ein Teil, und dasselbe gilt für andere cerebrale Störungen. Alles in allem kann man vielleicht sagen, daß Kinder aus
pathologischen Geburten mit Blutungen späterhin etwa doppelt so häufig
neurologische Befunde bieten, als solche ohne Blutungen. Blutungen entstehen
auch bei normalem Geburtsverlauf, häufiger allerdings bei der Schwergeburt.
Die intrakranielle Blutung ist also nicht notwendige Voraussetzung für spätere
cerebrale Folgen der pathologischen Geburt, sie begünstigt sie aber. Man darf
nicht vergessen, daß auch ererbte oder andere in utero vor der Geburt erworbene
Gehirnschädigungen dieselben Folgeerscheinungen machen können wie die
geburtstraumatischen (s. bei Embryopathien).

Wie *diagnostiziert* man die intrakraniellen Blutungen? Betreffen supra-
tentorielle Blutungen die vordere Schädelgrube, ist die große Fontanelle ge-
spannt. Intraventrikuläre Blutungen erzeugen tetanusähnliche Krämpfe.
Blutungen im Wirbelkanal können Symptome der Querschnittsmyelitis machen.
Allgemeine Symptome, die einzeln und kombiniert vorkommen, sind ober-
flächliche oder aussetzende Atmung (s. bei der Apnoe des Neugeborenen),
Cyanose, Bewußtseinstrübung, Störungen des Saug- und Schluckaktes, heftiges
Erbrechen, Gähnen, Muskelschlaffheit, Reflexabschwächung. Neben diesen
Lähmungserscheinungen können Reizsymptome laufen, wie Reflexsteigerung,
Muskelrigidität, Tremor, Zuckungen und Krämpfe, Unruhe, cerebrales Aufschreien. Auch die *Lumbalpunktion* kann man zur Diagnose heranziehen. Freilich kann der Liquor völlig normal sein, und Blutbeimengungen können durch
das Anstechen des Plexus chorioideus mit der Lumbalnadel zustande gekommen
sein. Der Befund von in Phagocyten eingeschlossenen Erythrocyten beweist,
daß die Blutbeimengung vor der Punktion bestanden hat. Gelber Liquor findet
sich beim Icterus neonatorum; wenn, quantitativ bestimmt, das Bilirubin des
Liquors nicht viel niedriger ist als das des Serums, etwa bis 1:5, oder ihm gleich
oder gar höher, dann darf eine intrakranielle Blutung angenommen werden.
Über die Röntgenkontrastdarstellung mittels der Venographie zum Nachweise
der Lokalisation intrakranieller Blutungen fehlen uns eigene Erfahrungen.

Die *Behandlung* kann Wesentliches nicht bewirken. Bei gespannter Fontanelle kann die Lumbalpunktion den Druck herabsetzen, Krämpfe werden durch Luminalinjektionen (2—3 Teilstriche der 20% gen Lösung) bekämpft, Blutinjektionen und Vitamin K beheben die Blutungsbereitschaft. Apnoische Zustände (s. dort) erfordern Lobelin, Icoral oder Neospiran, Schlucklähmungen veranlassen zur Sondenfütterung.

3. Störungen der Atmung beim Neugeborenen.

Ein in erster Linie den Geburtshelfer angehendes Ereignis ist das Ausbleiben der Atmung im Augenblicke der Geburt, der Scheintod, die *Asphyxie*, besser *Apnoe-Anoxyämie* genannt. Die schwere Form ist die *Asphyxia pallida* (blasser Scheintod), die leichte die *Asphyxia livida*. Bei dieser ist der Puls tastbar, bei jener nicht, und die Herztöne können unhörbar geworden sein. Ungenügende Sauerstoffversorgung kann schon *intrauterin* beginnen; die Auskultation der Herztöne ergibt Unregelmäßigkeit, Galopprhythmus, Beschleunigung oder Verlangsamung der Schlagfolge. Nabelschnurumschlingung, lang dauernde Geburt, vorzeitige Placentarlösung, Überdosierung von wehenerzeugenden Mitteln können die mechanische Ursache sein. Dabei besteht durch heftige vorzeitige Atembewegungen (schon physiologischerweise macht der Fetus intrauterine Atembewegungen) die Gefahr der *Aspiration von Fruchtwasser* oder von Vaginalschleim mit der Folge der Erstickung. Übergroße Gaben von schmerzlindernden Mitteln vor der Geburt können das Atemzentrum des Kindes lähmen, besonders Morphium, wenn es später als 2 Stunden vor der Beendigung der Geburt der Kreißenden verabfolgt worden ist. Wenn nach vorsichtiger und sorgfältiger Entfernung der aspirierten Massen aus der Trachea durch Aussaugen mit dem Trachealkatheter — vor Einblasung von Luft durch den Katheter oder von Mund zu Mund warnen manche Geburtshelfer, weil schon bei einem Druck, der zur Entfaltung der Alveolen nicht genügt, das Lungengewebe beschädigt werden kann — die Atmung nicht richtig in Gang kommt, ist an verschiedene Möglichkeiten zu denken, z. B. an *hyperplastischen Thymus* oder angeborene, besonders substernale *Struma,* die besonders in Gegenden mit endemischem Kropf vorkommt bei Kindern von kropfigen Müttern (Behandlung mit Jod).

Bleibt das Neugeborene cyanotisch, nachdem es regelmäßig zu atmen begonnen hat, ist ein *angeborener Herzfehler* (s. dort) wahrscheinlich. Andere Möglichkeiten für eine bleibende Cyanose sind *Atelektasen* der Lunge von großem Ausmaße durch mangelhafte Entfaltung der Alveolen, oft infolge von Verlegung großer Bronchien durch aspirierte Massen. Weiter kommen die seltenen *Mißbildungen der Lunge* (s. dort) in Betracht (Cystenlunge, Fehlen eines Lappens oder einer ganzen Lunge), ferner geburtstraumatische *Phrenicuslähmung* bei Plexuslähmung. Verschwindet die Cyanose in den ersten Lebenstagen von selbst, kann, falls andere Symptome fehlen, ein *verspäteter Schluß des Foramen ovale* zwischen den Vorhöfen bei normalem Herzen vermutet werden. Wenn alle diese Ursachen einer Atemstörung ausgeschlossen worden sind, bleibt die Wahrscheinlichkeit einer geburtstraumatischen *intrakraniellen bzw. perimedullären Blutung* (s. dort) übrig oder die einer intrauterin entstandenen *Hirnanomalie*. Auch das Kephalhämatom (s. dort) zwischen dem inneren Periost und dem Schädelknochen kann Asphyxie erzeugen, ebenso Blutungen in die Nebennieren.

Zustände der Dyspnoe mit Cyanose, die während der Neugeborenenperiode entstehen, können von einem einfachen *Schnupfen* durch grippalen Infekt herrühren, weil der Säugling die Mundatmung erst lernen muß. Über den Schnupfen bei Lues connata und Nasendiphtherie siehe die betreffenden Kapitel. Der

Nachweis von Rasselgeräuschen über der Lunge zeigt das Tieferwandern der Infektion an mit Bronchitis bzw. Pneumonie, oder er ist ein Symptom der Fruchtwasseraspiration.

Schlagartig auftretende Dyspnoe kann auf einem *Spontanpneumothorax* beruhen, durch geplatzte interstitielle Emphysemblasen oder durch in den Pleuraraum durchgebrochene Lungenabscesse bei abszedierender Pneumonie. Der dann unausbleibliche Pyopneumothorax hat eine noch schlechtere Prognose als die unkomplizierte Pneumonie, während der sterile Spontanpneumothorax überstanden werden kann. Die asphyktischen Zustände der *Frühgeborenen* werden unten besprochen.

D. Erkrankungen in den ersten Lebenstagen.

1. Tetanus neonatorum.

Der *Tetanusbacillus* dringt durch die Nabelwunde ein; ebenso wie die anderen Nabelinfektionen wird der *Tetanus neonatorum* glücklicherweise immer seltener. Meist handelt es sich um Pfleglinge von Hebammen, die Garten- oder Landarbeit treiben und diesen ubiquitären Anaerobier, der besonders in Erde, in manchen Gegenden häufiger, in anderen seltener, gefunden wird, mit ihren Händen übertragen. Auch nach Sturzgeburten, wo die Nabelschnur mit Erde beschmutzt ist, wurde der Starrkrampf beobachtet. Die Nabelwunde selbst braucht nichts Krankhaftes aufzuweisen. Wie bei der Diphtherie bleibt der Erreger am Orte seiner Ansiedlung; sein Toxin, das wirksame Agens, wandert in den Nervenscheiden zu den motorischen Zentren des Zentralnervensystems. Die Inkubationszeit bewegt sich zwischen 2 und 14 Tagen, und auch beim Neugeborenen ist die Prognose desto schlechter, je kürzer die Inkubationszeit war. Das Krankheitsbild ist grundsätzlich dasselbe wie in späteren Lebensperioden. Die Mutter bringt dem Arzte das Kind, weil es nicht mehr trinkt. Es kann die Brustwarze nicht mehr fassen, weil es durch den Krampf der Kaumuskeln den Mund nicht mehr weit genug öffnen kann. Der *Trismus* ist also das erste Symptom, dann breitet sich die Starre auf die ganze mimische Muskulatur aus, der Gesichtsausdruck ist verkniffen, die Lippen sind rüsselähnlich zusammengepreßt, die Augen geschlossen, die Stirne ist gerunzelt *(Facies tetanica)*. Nur selten hat es mit diesem gutartigen *Kopftetanus* sein Bewenden, der Starrkrampf ergreift die gesamte Skelet-, Schlund- und Zwerchfellmuskulatur. Mit immer kürzeren Pausen der Erschlaffung lösen die kleinsten akustischen und Berührungsreize z. B. die Fütterung mit blitzartig den ganzen Körper betreffenden Zuckungen (Stößen) die allgemeine Erstarrung aus. Das Kind liegt dann opisthotonisch da, mit an den Rumpf gezogenen Armen, geballten Fäusten und hartem Bauche, oft bei extrem hohem Fieber. Die *Prognose* dieser schweren Formen ist schlecht, die der etwa ebenso häufigen leichteren besser. Bis zur endgültigen Heilung können Wochen verstreichen. Die *Therapie* besteht zunächst und beim leisesten Verdacht in der intramuskulären und intravenösen Einspritzung von Tagesdosen von 1300—1600 Einheiten antitoxischen Tetanusserums je Kilogramm Körpergewicht einige Tage lang. Injektionen um den Nabel herum haben keine Vorteile. Da, ebenso wie bei der Diphtherie, das einmal an das Gewebe gebundene Toxin nicht mehr entgiftet werden kann, ist die Wirkung des Antitoxins nach Ausbruch der Krankheit zweifelhaft. Sturzgeburten mit verschmutztem Nabel hat man also prophylaktisch sofort 1000 Einheiten zu geben. Die Todesursachen des Tetanus sind die allgemeine Erschöpfung und die Erstickung durch den Krampf der Atemmuskulatur. Der Krampf muß also gelöst bzw. verhindert werden, entweder durch eine

10%ige Lösung von Magnesium sulf., 5mal täglich 5 cm³ subcutan, wobei man immer wegen der drohenden Atemlähmung, das 10%ige Calcium Sandoz (20% macht Nekrosen) zur intramuskulären Injektion als Antidot bereit halten muß, oder besser, da diese häufigen Einspritzungen das Kind beunruhigen, durch *Dauernarkose.* Hierzu eignet sich mehr als das ebenfalls zu injizierende Luminal und das unsicherer wirkende Chloralhydrat, das *Avertin;* je nach Bedarf bis zu 5—6mal in 24 Stunden, immer, sobald wieder Krämpfe zu kommen drohen, gibt man in einer 2,5%igen Lösung 0,1 g je Kilogramm Körpergewicht bis zur Heilung. Das Kind muß im Einzelzimmer völlig ruhig gehalten werden; da es schläft, ist Sondenfütterung notwendig. Die *Differentialdiagnose* kann schwierig sein, da, wie oben erwähnt, *intraventrikuläre Blutungen* ein sehr ähnliches Krankheitsbild erzeugen können.

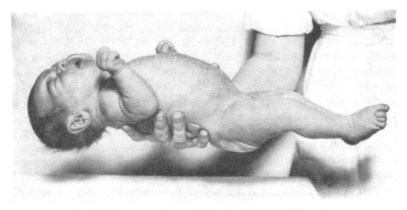

Abb. 6. Tetanus neonatorum. (Univ.-Kinderklinik, Halle a. S.

2. Erysipel des Neugeborenen.

Das Erysipel des Neugeborenen, eine Streptokokkeninfektion, geht gleichfalls von der Nabelwunde, aber auch von jeder anderen, oft fast unmerklichen Wunde, auch der Nasenschleimhaut bei Schnupfen, aus. Es kann aussehen wie im späteren Alter, es müssen aber auch einseitige umschriebene blaßlivide Ödeme besonders auf den Hand- und Fußrücken, an Wundrose denken lassen. Die Neigung zur Bildung *großer Ödeme* ist besonders stark am Kopfe, an den Augenlidern und den Genitalien. Die noch unentwickelte Abwehrfähigkeit der Neugeborenen kann zu tiefen Nekrosen, Gangrän, Phlegmonen und septischen Prozessen mit Gelenkmetastasen führen. Die *Prognose* war also bis vor kurzem schlecht; eine Wandlung hat die *Therapie* mit Sulfonamiden (Prontosil, Eleudron bzw. Cibazol 0,3 g je Kilogramm täglich in Gaben alle 4 Stunden 3 Tage lang, 2 Tage die Hälfte, Supronal 0,4 g je Kilogramm 2 Tage, 0,3 g noch 3 Tage, gegebenenfalls auch geeignete Präparate intramuskulär bzw. intravenös, 3mal täglich bis zur Tagesmenge von 0,2 g je Kilogramm) und in schwersten Fällen dazu Penicillin, 3stündlich 8—10000 O.E., gebracht. Durch diese Medikation, die praktisch keine Gefahren hat und die alle anderen Maßnahmen überflüssig macht; wird die große Mehrheit auch der schweren Fälle gerettet.

3. Sepsis des Neugeborenen.

Wie der Tetanus ist auch die Sepsis des Neugeborenen durch die verbesserte Geburtshygiene und Neugeborenenpflege gegen früher seltener geworden, aber keineswegs verschwunden. Die zarte Haut und Schleimhaut sind leicht verletzlich und die Schleimhäute, z. B. der Nase bei Rhinitis, unverletzt für Bakterien durchlässig, das Gewebe ist noch nicht reif zur örtlichen Fixierung und Abwehrreaktion, das retikuloendotheliale System zur Bildung von Abwehrkörpern. Mütterliche Schutzstoffe gegen diese Infektion werden dem Kinde nicht mitgegeben. Die Erreger sind in erster Linie Staphylo- und Streptokokken, seltener andere Eitererreger einschließlich der Coli- und Influenzabacillen. Die wichtigste Ursache ist die Infektion des mütterlichen Uterus und der Geburtswege. Die *Infektionspforte* ist in erster Linie die Nabelwunde, dazu kommen die Schleimhäute des Verdauungskanals vom Munde und die der Atemwege von der Nase an und selbstverständlich Verletzungen der Haut und der Schleimhäute, die unmerklich sein können. Oft ist die Neugeborenensepsis also kryptogenetisch, und das Krankheitsbild dieser *kryptogenetischen Sepsis* ist arm an sicheren Symptomen. Sie wird eingeleitet von Appetitlosigkeit, das Gewicht nimmt ab, es kommt zum Erbrechen und Durchfall, das Kind wird matt und teilnahmslos, die Haut fahlgelb, und meist von der Mitte der 2. Lebenswoche an erscheint ein deutlicher *Ikterus* mit Bilirubin im Harne. *Blutungen* der Haut, der Harnwege, der Nabelwunde, Blutbrechen und Blutstühle, Scheidenblutungen sichern dann die Diagnose, Bewußtseinsstörungen und Krämpfe können sich hinzugesellen. Die Milz ist nur manchmal vergrößert, das Fieber ist nicht hoch, nicht „septisch", es entwickelt sich eine hypochrome Anämie, eine Leukocytose kann fehlen. Im Urin werden Eiweiß, Cylinder, Leuko- und auch Erythrocyten selten vermißt. In anderen Fällen ist ein *Eiterherd als Ausgangspunkt* leicht zu finden; auch hier gibt es schleichende Verlaufsformen, aber auch stürmische in allen Zwischenstufen. Es bilden sich Metastasen in den Lungen, den Nieren (Pyurie), auf der Pleura, den Meningen, in Gelenken und Knochen. So leicht die *Diagnose* dieser Sepsisform ist, die der kryptogenetischen ist nur durch *Blutkultur* eindeutig zu stellen. Die *Behandlung* besteht in genauester Revision des Nabels mit feiner Sonde und in der Eröffnung der Abscesse; man gibt Supronal und dazu Penicillin in der beim Erysipel genannten Dosierung. Die *Prognose* ist nur bei der pyämischen Form mit wenigen Metastasen an günstiger Stelle nicht ganz schlecht. Gut dagegen sind die Aussichten der *Gonokokkensepsis*. Von unerkennbarer Eintrittspforte aus (Infektion der Nase mit gonokokkenhaltigem Vaginalschleim?), gelegentlich bei Bindehaut- und der seltenen in der Geburt erworbenen Scheidenblennorrhoe, kommt es zum Empyem eines oder mehrerer Gelenke mit Gonokokken im Eiter. Nach Punktion oder Incision erfolgt zumeist Ausheilung mit guter Funktion. Komplizierende Meningitis ist selten. Unbedingt wird man nach den Regeln der Gonorrhoebehandlung zum Penicillin greifen.

4. Ernährungsstörungen des Neugeborenen.

Das Neugeborene *muß* Frauenmilch erhalten. Über die Unterernährung an der Brust und die Dyspepsie des Brustkindes, über die Erkennung und Behandlung der Hypogalaktie der Mutter, über die Stillhindernisse usw. siehe bei den Ernährungsstörungen des Säuglings.

Jede künstliche Ernährung des Neugeborenen ist gefährlich und die leichteste Ernährungsstörung kann sich zu einer tödlichen Erkrankung entwickeln. Darum muß unter allen Umständen bei den leisesten Anzeichen einer Störung das künstlich ernährte Neugeborene auf *Frauenmilch* umgesetzt werden. Näheres siehe bei den Ernährungsstörungen des Säuglings. Zumeist wird sich die schleunigste Überführung in eine Klinik, die über Ammen oder eine Frauenmilchsammelstelle verfügt, nicht umgehen lassen. Das natürlich ernährte Neugeborene ist im Zustand der *Euergie,* das künstlich ernährte gerät in eine *Hypoergie* und in eine *Dysergie:* es wird widerstandslos gegen Infekte — infektionsbereit, empfänglich für Ernährungsstörungen — durchfallsbereit, und seine Wasserbindung wird schlecht, die Grenzmembranen werden abnorm durchlässig, es wird ödembereit.

Epidemische Durchfälle auf Neugeborenenstationen, wie sie aus Nordamerika in den letzten Jahren wiederholt berichtet worden sind, ohne nachweisbare

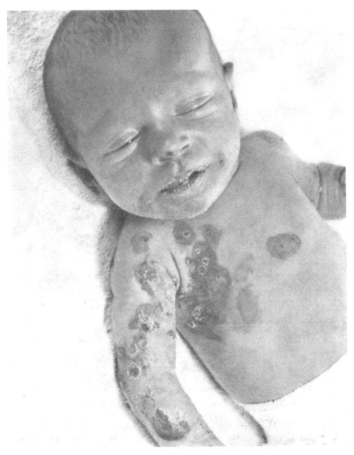

Abb. 7. Pemphigoid neonatorum. (Kieler Univ.-Kinderklinik.) (P)

Erreger, treten neuerdings auch in Deutschland auf und erhöhen die Sterblichkeit der ersten Lebenswochen.

5. Pemphigoid des Neugeborenen.

Bisweilen tritt in epidemischer Form, so daß solche Neugeborenenstationen sogar geschlossen werden mußten, eine infektiöse Hauterkrankung des Neugeborenen auf, der Pemphigus neonatorum *(Schälblasen)* oder, da er nur im Bilde, nicht aber im Wesen und der Prognose mit dem Pemphigus vulgaris etwas gemein hat, besser als Pemphigoid des Neugeborenen bezeichnet. Es handelt sich um eine Infektion der Haut mit Staphylococcus aureus (ganz selten mit Streptokokken). Infolge seiner noch unreifen Gewebsabwehr reagiert das Neugeborene mit der Bildung einer kokkengefüllten serösen Blase, während einige Wochen später Schweißdrüsenabscesse, die sog. Säuglingsfurunkulose und noch später die Impetigo contagiosa die Reaktion auf diesen Infekt sein würde (s. Kapitel Hautkrankheiten). Es treten an beliebigen Körperstellen linsen- bis haselnuß- bis walnußgroße Blasen mit einem leicht getrübten Inhalte auf; die Basis zeigt nur eine geringe entzündliche Reaktion. Die kleinen Blasen haben eine straffe, die großen eine schlaffe Epidermisdecke. Sie platzen leicht auf und hinterlassen nässende oder eben eingetrocknete, mit zarten weißen

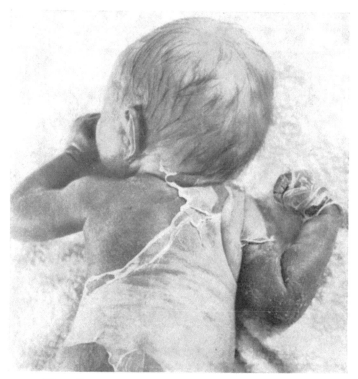

Abb. 8. Dermatitis exfoliativa. (Kieler Univ.-Kinderklinik.) (P)

Hornschichtfetzen mehr oder weniger bedeckte, runde oder ovale rote Flächen. Die Erkrankung betrifft gesunde — selbstverständlich gelegentlich auch kranke — junge Säuglinge; nur ausnahmsweise kommt es zur Entstehung von Phlegmonen und dadurch zu schweren Schädigungen. Das Pemphigoid ist für die zarte Haut der Neugeborenen *hochkontagiös*; daher müssen die in Anstalten gehaltenen Kinder mit Gummihandschuhen gepflegt werden, und Schwester und Arzt müssen sich vor der Berührung eines anderen Kindes sorgfältig die Hände waschen und desinfizieren. *Behandlung:* Die Blasen werden, damit sich die Staphylokokken nicht in die Umgebung verschmieren, sobald man sie entdeckt, mit einem Alkoholtupfer abgewischt und der Grund mit einer 4—5%igen Höllensteinlösung betupft, und, um Argentumflecke auf der Haut zu vermeiden, sofort mit einem trockenen Tupfer nachgetupft. Das ganze Hautgebiet, auf dem so eröffnete oder spontan geplatzte Blasen vorhanden sind, wird bis zur völligen Abheilung mit 1%iger Rivanolschüttelmixtur überdeckt. Eine gleichzeitige Penicillinbehandlung schwerer Formen (Dosis s. Erysipel) wird nur von Vorteil sein.

6. Dermatitis exfoliativa.

Die schwere, sehr oft tödliche Form des Pemphigoids ist die Dermatitis exfoliativa (RITTER) = Epidermolysis bullosa neonatorum. Auch sie tritt gelegentlich auf Neugeborenenstationen epidemisch auf und verursacht dann ein
großes Sterben. Naturgemäß kann bei einem Teile der angesteckten Kinder
auch nur ein Pemphigoid entstehen, da in beiden Fällen der Staphylococcus
aureus der Erreger ist. Nach dem Aufschießen von vielen kleinen Pemphigoid-
bläschen rötet sich zuerst im Gesichte um den Mund herum die Haut und dann
in Schüben am ganzen Körper. Die Epidermis wird durch ein Ödem des Papillarkörpers auf weite Strecken von der Unterlage aufgehoben derart, daß sie der
darüber hingleitende Finger in Falten wegschiebt und abhebt (NIKOLSKYsches
Phänomen), so daß eine feuchte rote Fläche freiliegt. Dasselbe geschieht durch
die Bewegungen des Kindes, die Hornschicht löst sich in großen Fetzen ab,
das Kind sieht aus, als sei es schwer verbrüht. Die Einrisse um den Mund herum
erinnern an luische Rhagaden schlimmsten Ausmaßes. Die Mundschleimhaut
und die Augenbindehaut sowie der Naseneingang können in gleichartiger Weise
betroffen sein. Die Letalität war bisher sehr hoch, die Prognose dürfte besser
werden durch die Anwendung von Penicillin (Dosis s. Erysipel). Die blutenden
Hautstellen werden mit 3%iger Höllensteinlösung leicht geätzt, das ganze Kind
wird mit steriler Bolus alba dick eingepudert und in Gaze gehüllt.

Die *Erkrankungen der Schleimhäute,* Aphthen, Soor usw. bieten beim Neugeborenen keine Besonderheiten, siehe Krankheiten der Mundhöhle und der
Atemwege.

7. Ophthalmoblennorrhoea neonatorum gonorrhoica.

Bei jeder Bindehautentzündung des Neugeborenen muß man, trotz der den
Hebammen gesetzlich vorgeschriebenen Einträufelung von 1%iger Lösung von
Argentum nitricum oder aceticum unmittelbar nach der Geburt, an eine Gono-
kokkeninfektion denken, die Ophthalmoblennorrhoea neonatorum gonorrhoica.
Der Nachweis der Erreger im mit Methylenblau gefärbten Ausstriche, ergänzt
durch ein Grampräparat, gelingt leicht. Die Ansteckung geschieht meist während der Geburt durch den gonokokkeninfizierten mütterlichen Geburtsweg.
Selten und um so bösartiger ist die intrauterine Infektion durch das Fruchtwasser mit vorzeitigem Blasensprunge. Vom 3.—5. Lebenstage an beobachtet
man zunächst eine serös-blutige Sekretion, die alsbald dickeitrig wird. Die
Bindehaut ist ödematös (Chemosis), die Lider schwellen dick an, so daß das
Auge geschlossen bleibt. Die Gefahr liegt in dem drohenden Übergange auf
die Hornhaut, der zur Perforation und zu Zerstörung des Bulbus führt. Bei
einseitigem Beginne muß versucht werden, das andere Auge durch einen Uhr-
glasverband zu schützen. Die früher sehr mühselige Behandlung ist durch die
Einführung der Sulfonamide (Eleudron) und vor allem des Penicillins sehr ver-
einfacht worden. Die Anwendung ist die gleiche wie bei der Genitalgonorrhoe,
dennoch ist die sofortige Zuziehung des Augenarztes unentbehrlich.

Differentialdiagnostisch kommen andere unspezifische eitrige Konjunktivi-
tiden in Betracht von harmlosem Charakter. Die prophylaktische Argentum-
instillation erzeugt bisweilen einen starken *Reizkatarrh.* Eine Sonderform ist
die gleichfalls mildere intrauterin erworbene *virusbedingte Einschlußblennorrhoe*
mit Einschlüssen (Chlamodyzoen) in den Epithelzellen.

Übersehen bzw. als Conjunctivitis gedeutet wird oft der *Verschluß des Tränen-
nasenkanals;* am nasalen Lidwinkel sieht man weiße, schaumige, kleine Auflagerungen, und es bleibt   nachdem die Tränensekretion begonnen hat — ein Tränensee

im Auge stehen und tropft über das Unterlid ab. Die Behandlung besteht in Sprengung der Verklebungen mittels einer feinen Sonde durch den Augenarzt.

8. Entzündungen der Speicheldrüsen beim Neugeborenen.

Beim Neugeborenen beobachtet man bisweilen entzündliche Schwellungen der Speicheldrüsen, *Sialoadenitis neonatorum.* Betroffen ist meist nur eine Speicheldrüse; das gewöhnliche ist die Spontanheilung nach einigen Tagen, gelegentlich kommt es zur Abszedierung. Im Eiter sind dann Staphylokokken; man sieht eine trübe Flüssigkeit aus dem Ausführungsgange bei Druck auf die Drüse austreten. Meist glatte Abheilung nach Incision. Die Infektion geschieht von der Mundhöhle aus.

9. Sequestrierende Zahnkeimentzündung.

Weniger harmlos ist die sequestrierende Zahnkeimentzündung des jungen Säuglings. Die Gingiva des Alveolarfortsatzes, in der Mehrzahl des Oberkiefers, ist gerötet und geschwollen, es bildet sich eine Abszedierung mit Knochennekrose und Sequestern. Auch die fetal angelegten Zahnkeime können ausgestoßen werden. Die entstehenden Fisteln führen mit Vorliebe zu der Nase hin, aus der man Eiter ausdrücken kann. Manchmal muß man den Absceß eröffnen. Die Prognose ist zweifelhaft, es kann eine tödliche Staphylokokkensepsis entstehen, und bei gutem Ausgang bleiben Deformierungen der betreffenden Kieferseite bestehen. Dem Wesen nach handelt es sich um eine Osteomyelitis im Alveolarfortsatze, entstanden entweder von ferngelegenen Eiterherden her oder durch eine Infektion der Zahnfleischschleimhaut. Über die *Osteomyelitis* im Kindesalter siehe im Kapitel Bewegungsorgane.

10. Nabelpflege und Nabelerkrankungen.

Nach der Geburt thrombosieren die Nabelgefäße und verwandeln sich durch einwucherndes Bindegewebe in massive Stränge; die Vene wird zum Ligamentum teres vom Nabel zur Leberpforte, die Arterien werden zu den Ligamenta vesicoumbilicalia lateralia vom Nabel zur Harnblase. Das Ligamentum vesicoumbilicale medium ist der obliterierte Urachusgang zur Blase hin. Der Nabelschnurrest trocknet zu einem dunkelbraunen harten Gebilde ein, das am 5. bis 8. Lebenstage, manchmal, besonders bei Frühgeburten, später abfällt. Die dann entstehende Wunde epithelisiert innerhalb von 2—3 Tagen, und der Nabel ist trocken. Die *Nabelpflege* muß daher dafür sorgen, daß diese Austrocknung nicht gestört wird und daß der noch feuchte Nabelschnurrest, der ein guter Nährboden ist, nicht bakteriell infiziert wird. Es muß also ein luftdurchlässiger, trockener, steriler Verband angelegt werden, nützlicherweise bestreut mit einem keimtötenden Pulver wie Dermatol oder Marfanil. Sofort nach der Abnabelung wird der Schnurrest in sterilen Mull eingehüllt, steriler Mull darüber gelegt, und durch eine elastische Nabelbinde (Idealbinde) 5—6 cm breit, 1 m lang, befestigt. Bis zur völligen Überhäutung der Nabelwunde darf das Kind nicht gebadet und auch die Umgebung des Nabels nicht mit Waschwasser benetzt werden. Beim Wechsel des Verbandes, wenn er mit Urin befeuchtet ist, wird der den Nabelschnurrest umhüllende Mull nicht entfernt, sondern nur der darüberliegende Tupfer und die Binde. Sollte der Schnurrest einen üblen Geruch ausströmen, wird er mit einer sterilen Pinzette ohne zu zerren angehoben, der umhüllende Mull mit Wasserstoffsuperoxyd aufgeweicht und mit der Pinzette entfernt. Ein frischer steriler, mit Marfanil bestreuter, bis zur Mitte eingeschnittener Tupfer wird um den Schnurrest, ihn völlig umhüllend, herumgelegt, ein Tupfer auf- und die Nabelbinde angelegt.

11. Störungen der Nabelheilung.

Die Infektion des Nabelschnurrestes erzeugt seine *Gangrän, Sphacelus*. Die faulige Masse wird mit dem Thermokauter oder dem elektrischen Messer abgetrennt und ein steriler Marfanilverband angelegt. Meist geht es gut aus, es kann aber auch zu einer tiefer greifenden Infektion und zu Sepsis kommen. Wenn nach der Abstoßung des mumifizierten Nabelschnurrestes der Nabel nicht alsbald trocken wird, sondern seröses oder eitriges Sekret absondert — *nässender Nabel* — ist stets nach einem Granulom (s. unten) zu suchen. Wird es vermißt, wird einmal gelinde mit dem Höllensteinstift geätzt und Zinkpaste eingestrichen; dann heilt die Nabelwunde nach 1—2 Tagen.

Eine *Urachusfistel*, die Kommunikation des Nabels mit der Harnblase durch den offen gebliebenen Urachus, erkennt man an dem Abfluß von Urin aus dem Nabel (Nachweis von Harnsäure). Der aus der Harnröhre kommende Urin kann Leukocyten und Bakterien enthalten. Ein etwa vorhandenes Hindernis der normalen Harnentleerung (Phimose, epitheliale Verklebungen) wird beseitigt, die Fistel geätzt oder ihre Ränder werden angefrischt und vernäht. Die Exstirpation des Urachus ist nur ausnahmsweise notwendig. Nicht selten schließt sich eine Urachusfistel alsbald spontan.

Ein offenes MECKELsches *Divertikel*, Persistenz des Ductus omphalomesentericus zwischen unterem Dünndarm und Dotterblase, nach der Geburt eine Verbindung zwischen Nabel und Dünndarm, erscheint gleichfalls als nässender Nabel und führt bisweilen zu verhängnisvollen Verwechslungen mit Nabelgranulom. Die Diagnose kann aus der Beschaffenheit des Sekretes, das nach Geruch und Aussehen als Darminhalt zu erkennen ist, gestellt werden. Falls das Divertikel nicht bis zum Darm reicht, imponiert es als Nabelfistel mit schleimigem Sekret. In diesem Falle genügt eine Ätzung, um den Verschluß herbeizuführen, im ersten Falle ist Entfernung des Divertikels durch Laparotomie nicht zu umgehen. Über Ileusentstehung durch ein mit dem Nabel nicht in Verbindung stehendes MECKELsches Divertikel siehe bei mechanischem Ileus, Krankheiten der Verdauungsorgane.

Ein nicht behandelter nässender Nabel kann zum *Nabelgeschwür, Ulcus umbiculi*, führen. Es besteht ein geschwüriger Substanzverlust am Grunde der Nabelwunde mit speckigem Belage; die Ränder sind infiltriert und entzündlich gerötet. Man macht Verbände mit Alkohol-Glycerin oder mit 1%iger Rivanollösung. Bei einem Nabelulcus darf man eine *Nabeldiphtherie* nicht verkennen: die ganze Umgebung des Nabels ist hochrot und infiltriert, vom Erysipel durch die anders geformte Grenze des entzündeten Gebietes und durch seine höhere Erhabenheit zu unterscheiden. Auf der Nabelwunde zeigt sich ein manchmal nicht sehr großer festhaftender pseudomembranöser Belag. Wegen der drohenden Toxinvergiftung ist sofort antitoxisches Serum zu spritzen in der verhältnismäßig hohen Dosis von 3000 I.E. oder mehr. Der bakteriologische Befund des Abstrichs auf Diphtheriebacillen darf nicht erst abgewartet werden.

Die häufigste Ursache des nässenden Nabels ist das *Nabelgranulom*, Nabelschwamm, Sarkomphalos, Fungus umbiculi. Auf dem Grunde der Nabelwunde entwickelt sich Granulationsgewebe, mit erdbeerähnlicher Oberfläche, beetartig oder als kleines Gewächs, das man sich durch Auseinanderziehen der Nabelfalten zugänglich macht, oder als sofort sichtbarer, manchmal gestielter, pilzförmiger Tumor. Die kleineren Granulome werden mit dem Höllensteinstift geätzt, nachdem man sich überzeugt hat, daß es sich nicht um eine vorgewölbte Urachusfistel und nicht um ein prolabiertes MECKELsches Divertikel handelt (platte, nicht höckrige Fläche, Urin- oder Darminhaltabgang). Große gestielte

Granulome werden mit einem sterilen Seidenfaden umknotet und fest abgeschnürt, daß sie sogleich abfallen, besser und einfacher, als sie mit der Schere oder der Glühschlinge abzutragen.

Entzündungen des Nabels sind durch die immer bessere Neugeborenenpflege selten geworden. Unter *Omphalitis*, in der schweren Form *Nabelphlegmone*, versteht man eine sich auf die Bauchhaut über die Nabelfalte hinaus erstreckende Entzündung bis zur Phlegmonenbildung. Es kann Fieber bestehen, die Bauchdecken können gespannt und die Bauchatmung kann eingeschränkt sein. Je nach der Ausdehnung und dem Grade der Phlegmonenbildung ist der Verlauf günstig oder schlecht durch Tieferdringen zum Bauchfell. Behandlung mit Alkohol-Glycerinverbänden oder mit trockener Wärme, Spaltung der Phlegmone, und vor allem Penicillin intramuskulär.

Entzündungen der Nabelgefäße entstehen durch Infektion der Thromben, besonders der Vene oder der Bindegewebshüllen, besonders der Arterien. Man sieht manchmal bei verheilter Nabelwunde unterhalb des Nabels eine entzündliche Schwellung. In günstigen Fällen bleiben die *Periarteriitis* und *Thrombarteriitis* auf den distalen Teil beschränkt, oder ein Absceß entwickelt sich gegen die Oberfläche hin oder wandert nach dem Leistenkanale hin und bricht dort durch. in ungünstigen Fällen kommt es zum Durchbruch in die Bauchhöhle oder zur Sepsis durch Ausbreitung auf die Arteria hypogastrica.

Die *Thrombophlebitis* umbilicalis hat wegen der Gefahr der Peritonitis oder der Sepsis eine besonders ernste Prognose. Sie kann noch viele Wochen nach der Geburt auftreten. Die Behandlung dieser Infektionen der Nabelgefäße besteht gleichfalls in der Anwendung von Alkohol-Glycerinverbänden oder von trockener Wärme. Erkennbare Absceßbildungen sind zu spalten, Penicillin ist intramuskulär zu injizieren. Vom Nabel ausgehende Infektionen können sehr okkult verlaufen, so daß nur genaueste Untersuchung eventuell mit vorsichtiger Sondierung, die Ursache des betreffenden Krankheitsbildes, das nicht das einer Sepsis zu sein braucht, aufdeckt. Solche versteckte Nabelinfektionen sind vielleicht nicht allzu selten.

12. Nabelblutungen

aus dem noch haftenden Nabelstrange erfolgen aus den Nabelarterien durch mangelhafte Thrombenbildung infolge des K-Vitaminmangels des Neugeborenen oder entstehen bei ungenügender Lungenentfaltung (Atelektasenbildung) oder bei angeborenem Herzfehler durch das unzureichende Absinken des Blutdruckes nach der Geburt. Der Nabelschnurrest ist erneut fest abzubinden. Blutungen aus den Arterien nach Abfall des Nabelschnurrestes haben dieselben Ursachen; die Nabelschnurwunde wird kauterisiert, eventuell umstochen und unterbunden. Parenchymatöse Blutungen aus der Nabelwunde sind Ausdruck der unter Umständen ins Krankhafte gesteigerten Blutungsbereitschaft des Neugeborenen oder einer Sepsis. Bluttransfusionen sind das Mittel der Wahl, unterstützt durch intramuskuläre Injektion von Vitamin K.

13. Angeborene Anomalien des Nabels.

Die harmloseste ist der *Hautnabel*, Cutisnabel. Ein bauchnaher Teil des Nabelschnurrestes mumifiziert nicht, sondern bleibt erhalten und überhäutet sich. Statt eines trichterförmigen Nabels entsteht ein solider Bindegewebsstumpf. Falls er sich nicht zurückbildet, bedeutet er einen Schönheitsfehler. Er ist nicht zu verwechseln mit dem bei Säuglingen so sehr häufigen *Nabelbruch*, der am tastbaren Bruchringe, an der Aufblähung der Vorwölbung, besonders beim Schreien, und seiner leichten Reponierbarkeit nicht zu verkennen

ist. Durch einen durch Monate zu tragenden Heftpflasterverband ist er leicht
auszuheilen: man reponiert den Bruch und fixiert ihn durch ein über eine längs
oder quer erzeugte Hautfalte gespanntes breites Pflaster von etwa 10 cm Länge.
Das Kind wird gebadet wie sonst, sobald das Pflaster sich ablöst, wird es nach
Reinigung der Haut mit Benzin erneuert. Stark entwickelte Nabelfalten können
dem Unkundigen einen Nabelbruch vortäuschen.

Wenn die Amnionscheide des Nabels bis zu Talergröße sich um die Ansatz-
stelle am Bauche ringförmig fortsetzt, spricht man von einem *Amnionnabel.*
Der Defekt der Bauchhaut schließt sich, nachdem auch der Amnionnabel mumifiziert und abgestoßen ist, zuerst durch Granulationsgewebe, dann durch
Überhäutung. Es ist also nur der übliche trockene sterile Nabelverband anzulegen.

Der *Nabelschnurbruch,* der die Größe des Kinderkopfes erreichen kann, ist
eine Hemmungsmißbildung, ein Persistieren der bis zum Ende des 2. Fetalmonats physiologischen Eventration der Bauchorgane. Unter dem Amnion,
einer dünnen Schicht von WHARTONscher Sulze und dem Peritoneum sieht man
je nachdem Darmschlingen, Magen, Leber, Milz und sogar einmal das pulsierende
Herz. Nur sehr große Brüche müssen sofort vernäht werden, bei kleineren
können unter einem sterilen Marfanilverband die Eingeweide spontan zurücktreten und die Überhäutung eintreten. Dieses konservative Vorgehen ist der
Sofortoperation vorzuziehen.

E. Das Frühgeborene bzw. Unreife.

Das Wort Frühgeborenes ist keine ganz glückliche Bezeichnung für die
damit gemeinten Kinder. Zwar war bei der Mehrzahl von ihnen die Dauer der
Schwangerschaft verkürzt, aber doch nicht bei allen, z. B. nicht bei vielen
Zwillingen, die unter diesen Begriff fallen, und umgekehrt gibt es genug Kinder,
die nach einer verkürzten Schwangerschaftsdauer völlig ausgetragen zur Welt
kommen. Darum hat man sich angewöhnt, einfach alle Neugeborenen unter
2500 g als Frühgeburten zu bezeichnen. Aber auch das ist nicht einwandfrei,
weil im ganzen Kinder unter 2500 g Geburtsgewicht bessere Lebensaussichten
haben, wenn sie nach einer normalen Schwangerschaftsdauer geboren sind als
solche gleichen Gewichts mit verkürzter Tragzeit. Es ist das Geburtsgewicht
noch aus einem anderen Grunde kein allgemein gültiger Anhalt für die Aussichten der Lebenserhaltung, sondern es kommt auf die Schädigungen der
Mutter an, die zu der Frühgeburt geführt haben, ob Schwangerschaftstoxine
oder sogar Krankheitserreger (z. B. der Syphilis) auf das Kind übergegangen
sind. Das Wesentliche ist also nicht die Frühgeburt, die unternormale Schwangerschaftsdauer, sondern die Unreife dieser Kinder, in anatomischer und noch
mehr in organfunktioneller Beziehung, eine Unreife, die sie lebensschwach
macht. So wäre es besser, statt von Frühgeborenen von *Unreifen* oder von
Lebensschwachen zu sprechen.

In höchstens der Hälfte der Fälle ist eine *Ursache* der Frühgeburt zu finden.
Es kommen ätiologisch in Betracht soziale und milieubedingte Faktoren,
worauf schon der relativ hohe Anteil der Unehelichen hinweist, körperliche
Überanstrengungen, Mangel an Pflege und Ruhe, schlechte Ernährung, schwere
seelische Erschütterungen, weiter die Zwillings- und Drillingsschwangerschaft,
dann Schwangerschaftstoxikosen und akute Infektionskrankheiten, Erkrankungen und Anomalien der Geburtswege, auch funktioneller Art, wie bei der
habituellen Frühgeburt mancher Mütter und endlich Unglücksfälle. In Kropfgegenden haben bis zu 15% der Mütter von Unreifen Strumen oder Anzeichen

einer Hyperthyreose. Schließlich soll man, so selten auch ein positives Resultat sich ergibt, grundsätzlich Seroreaktionen auf Lues (s. im Abschnitt Syphilis) anstellen.

Die *anatomischen Zeichen der Unreife,* die nicht alle obligat sind, sind diese: Länge unter 49 cm und Gewicht unter 2500 g, graziler Körperbau, großer Schädel (der in späteren Monaten nicht mit einem Hydrocephalus verwechselt werden darf, der sog. *Megacephalus*), dabei zarte und doch greisenhafte Gesichtszüge, ein Exophthalmus, oft eine große Zunge, sehr mangelhaft entwickeltes

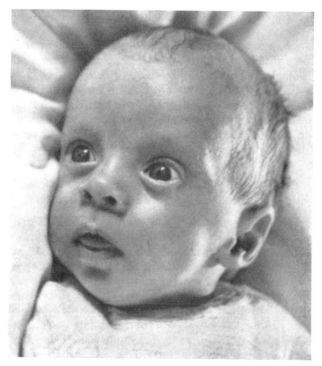

Abb. 9. Frühgeburtenfacies. (Kieler Univ.-Kinderklinik.) (P)

subcutanes Fettpolster, starke Lanugobehaarung, mangelhafte Entwicklung des Ohrmuschelknorpels, zu kurze, die Kuppen nicht erreichende Zehen- (seltener Finger-)nägel, bei Mädchen die großen überragende kleine Schamlippen, bei Knaben ein unvollständiger Descensus der Hoden, offene Bruchpforten, das Ausbleiben der Brustdrüsenschwellung. Zeichen der *organfunktionellen Unreife* sind die mangelhafte und unregelmäßige Atmung bis zu apnoischen Anfällen, die mangelhafte Regulierungsfähigkeit der Körperwärme, eine Saug- und sogar Schluckschwäche, Hypotonie der Skeletmuskulatur, Bewegungen mit besonders ausgeprägter Athetose, Schlafsucht, besondere Brüchigkeit und Durchlässigkeit der Gefäße mit Blutungs- und Ödembereitschaft, besonders schwerer und lang dauernder Icterus neonatorum, verspäteter Abfall des Nabelschnurrestes, Durchfallsbereitschaft bei unnatürlicher Ernährung und, ganz besonders wichtig, die mangelhafte Entwicklung der Abwehrmaßnahmen des Körpers gegen Infektionen, schließlich die Neigung zu Anämie und hohe und frühe Rachitisbereitschaft.

Die Unreife der Wärmeregulierung, bedingt durch die Unreife des Wärmezentrums, das geringe Fettpolster und die relativ große Körperoberfläche erfordert größte Sorgfalt der *Wärmehaltung,* die im Augenblick der Geburt beginnen muß. Das Frühgeborene muß sofort — nicht erst nach der Mutter — versorgt werden; sein erstes Bad muß warm sein, 39—40°. Danach muß es schnellstens warm eingepackt werden, besonders dann, wenn es in ein anderes Gebäude gebracht wird, in einem Korb mit Federkissen ausgelegt und bis auf Nase und Mund zugedeckt, mit einem Wattehäubchen und mit 3 Wärmekrügen. Wo vorhanden, sind besondere Tragkästen für Frühgeburten zu benutzen. Die Unreifen sind gegen *Unterkühlung* besonders empfindlich; wenn auch erst Körpertemperaturen unter 26° unmittelbar tödlich wirken, sind geringere Abkühlungen, schon bis 33 und 34° oft verhängnisvoll. Überwunden wird die Unterkühlung zunächst durch ein heißes Bad von 40° von genügender Dauer. Ebenso leicht wie es unterkühlt wird, erleidet das Unreife *Wärmestauungen* durch äußere Wärme, die allerdings nicht so gefährlich sind; aber bis die Monothermie des Reifen erreicht ist, muß die Körperwärme ständig überwacht werden. In den Anstalten hat man besondere Wärmewannen oder elektrisch von unten geheizte Betten. Bei zuverlässig gleichmäßiger Zimmertemperatur kommt man ebensogut mit Wärmekrügen aus, auch ohne Wattehäubchen und -westen.

Auch die *Atmung* bedarf sorgsamster Überwachung. Das Atemzentrum ist unreif, die Atmung oberflächlich, und es ist immer mit ihrem vollständigen Aussetzen zu rechnen, unterbrochen höchstens durch einige schnappende Züge, mit zunehmender Cyanose, die schließlich unter Verlangsamung des Pulses in eine tödliche Blässe übergehen kann.

Solche *apnoische Anfälle* (asphyktische, cyanotische Anfälle) ereignen sich, besonders im Zusammenhang mit der Nahrungsaufnahme, bis zu 20mal am Tage. Zuerst versuche man es mit Beklopfen und Schütteln, eventuell mit künstlicher Atmung durch rhythmische Kompression des Thorax mit der aufgelegten Hand, 30mal je Minute, dann greift man zur Spritze, Icoral (für Säuglinge) oder Lobelin 0,3—0,4 cm³ oder Coramin 0,3—0,5 cm³ = 0,12 g. Peroral wirkt Neospiran, ¹/₂—1 Tropfen. Im äußersten Notfalle kann man sich sogar zur intrakardialen Injektion von 0,5 cm³ Adrenalin entschließen. Die Sauerstoffbombe wird angeschlossen und bleibt, wenn nötig, durch viele Tage in Betrieb, unterbrochen durch Versuche, ob die eigene Atmung allein genügt. Obwohl bei *intrakraniellen Blutungen* solche Atemstillstände besonders häufig vorkommen und beim Unreifen solche Blutungen sich besonders oft finden, darf man von diesen Wiederbelebungsversuchen nicht ablassen, ehe der Tod außer Zweifel steht, denn oft ist die Ursache der Apnoe die Unfertigkeit des Atemzentrums.

Weitere Sorgfalt erfordert die *Ernährung.* Das Frühgeborene muß frisch abgedrückte *Frauenmilch* haben; die hitzesterilisierte Milch der Frauenmilchsammelstellen ist manchen Kindern unzuträglich, so daß man sie mit frischer roher vermischen muß. Sehr unreife Kinder haben noch keinen Saug- und Schluckreflex oder sind zu schwach zum Saugen und Schlucken; sie müssen mit Sonde gefüttert werden unter größter Vorsicht wegen der Aspirationsgefahr, falls die Fütterung mit der Flasche nicht möglich ist. Das Unreife läßt man nicht 24 Stunden hungern, sondern beginnt schon nach 12 Stunden mit der Nahrungszufuhr, mit einer Tagesmenge, die im Verhältnis zum Körpergewicht steht (das Reife trinkt am 1. Fütterungstage rund 70 g und täglich 70 g mehr, bis 500 g erreicht sind). Die Zahl der Mahlzeiten beträgt bei Sondenfütterung 5—7, sonst je nach Lage bis zu 12. In den ersten 2—3 Lebenswochen darf man nicht auf eine Zunahme rechnen, sondern kann zufrieden sein, daß das Gewicht gehalten wird. Dann setzt eine relativ starke Zunahme ein, so daß mit 6 Monaten das Gewicht verdrei- und vervierfacht und mit 1 Jahr bei nicht Wenigen das normale Sollgewicht von 9—10 kg erreicht ist. Eine anfänglich flache Gewichtskurve kommt nicht selten dadurch zustande, daß Ödeme ausgeschwemmt werden, die die meisten Unreifen haben. Bleibt nach den ersten 2—3 Wochen die Kurve flach, setzt man der Frauenmilch 2% Plasmon zu. Die frühe Beigabe von Buttermilch mit ihrem hohen Eiweiß- und Mineralgehalt bewährt sich gut, noch besser vielleicht die Verwendung von Aminosäuregemischen. Das Prinzip aber der Frühgeborenenernährung ist die *Minimalernährung*; es soll nur soviel erhalten wie es braucht, um befriedigend zuzunehmen. Der Grundumsatz ist nicht höher als beim Ausgetragenen und damit auch der Energiequotient nicht. Mindestens bis 3000 g erreicht sind, muß zum größeren Teil Frauenmilch gegeben werden. Wenn 2500 g erreicht sind, kann die Buttermilch mit Einbrenne angereichert oder durch saure Vollmilch ersetzt werden. Nach amerikanischen Forschungen sind emulgierte pflanzliche Fette, z. B. Olivenöl, geeigneter als das Fett der Frauenmilch.

Das Frühgeborene ist *wehrlos gegen Infekte* jeder Art; es muß mit peinlichster Sauberkeit gepflegt und von allen Menschen, die auch nur den leisesten Katarrh der Luftwege haben, möglichst überhaupt von jeder Person, die zur Pflege nicht notwendig ist, ferngehalten werden; die geringste grippale Ansteckung kann über eine Bronchopneumonie zum Tode führen. Die Gefahr der Pneumonie droht besonders stark noch im 3. Lebensmonat. In diesem Lebensabschnitt handelt es sich vorwiegend um interstitielle plasmocytäre Pneumonien mit geringem physikalischen Befund; ihre Ursache ist noch nicht endgültig geklärt. Zu der üblichen Therapie scheinen sich Diathermie bzw. Kurzwellen zu bewähren. Die Mutter oder Schwester, falls sie einen Katarrh haben, müssen den Schnupfenschleier anlegen. In Anstalten müssen die Frühgeburten in geschlossenen Boxen mit je höchstens 3 Betten gehalten werden. Jedes Unreife unter 1800 g gehört in eine solche Anstalt und soll dort bleiben, bis es 3000, besser 4000 g wiegt, falls nicht zu Hause Frauenmilch und zuverlässige Pflege gewährleistet sind. Während sich die Couveusen der früheren Zeit nicht bewährt haben, schaffen die in Nordamerika eingeführten Incubators ideale Aufzuchtsbedingungen. In ihnen sind Temperatur und Wassergehalt der Luft genau reguliert, O_2 wird zu- und CO_2 abgeführt, die Kinder liegen nackt unter Glas, und alle Hantierungen, auch das Füttern und Trockenlegen können steril vorgenommen werden ohne Berührung mit der Hand der Schwester.

Grundsätzlich erwirbt jedes Unreife eine *Anämie*. Sie läuft in zwei Phasen ab: die erste in den beiden ersten Lebensmonaten beruht auf dem Ausfall der extramedullären Blutbildungsherde bei noch funktionsuntüchtigem Knochenmark. Sie ist infolgedessen der Eisenbehandlung nicht zugänglich. Die zweite Phase der Unreifenanämie im 3.—4. Monat entsteht durch den nicht gedeckten hohen Eisenbedarf bei nunmehr ausgereiftem Knochenmark: sie spricht also auf Ferroeisen an, z. B. Ferro 66 3mal täglich 5 Tropfen. In beiden Phasen kann durch eine Transfusion der Blutstatus sofort normalisiert werden.

Ohne Prophylaxe erkrankt jedes Unreife frühzeitig und schwer an *Rachitis*: die Gründe sind mannigfacher Art. Schon in der 2. Lebenswoche ist daher ein Vigantolstoß von 10 mg zu geben, der nach 3—4 Wochen wiederholt werden muß.

Wie sind die *Lebensaussichten und das künftige Schicksal* der Frühgeborenen,
und lohnt all dieser unendliche Aufwand von Kosten und Mühe? Diese Frage
muß unbedingt und ohne Vorbehalt bejaht werden. Bis zu 10% aller Neugeborenen sind unreif; einschließlich des 1. Lebenstages sterben rund 50%
im 1. Lebensjahre, in vielen Statistiken weit weniger, je nach den äußeren
Umständen und Möglichkeiten der Pflege und Fürsorge. Theoretisch ist es
möglich, Kinder von 750 g aufzuziehen, praktisch sind die Aussichten unter
1000 g minimal und bessern sich erst ab 1200 g. Nicht nur in dem wohl auf
längere Zeit geburtenarmen Deutschland nach dem 2. Weltkriege, sondern
auch in blühenden Staaten liegt viel an der Erhaltung jedes neu entstandenen
Lebens. Als minderwertig, vom schweren Gehirnkrüppel bis zum Schwachsinnigen entpuppen sich, hoch gerechnet, 10% der Überlebenden, und bei ihnen
ist vielleicht nicht ganz selten die Minderwertigkeit erbbedingt. Die Aufzucht
der Unreifen ist also berechtigt und notwendig. Spätestens zu Beginn des Schulalters haben die gesunden Frühgeburten in allem Wesentlichen den Normal-
status erreicht, viele schon mit einem Jahr.

Schrifttum.

PEIPER: Unreife und Lebensschwäche. Leipzig: Georg Thieme 1937.

REUSS: Pathologie der Neugeburtsperiode. Handbuch der Kinderheilkunde, 4. Aufl.,
Bd. 1, herausgeg. von v. PFAUNDLER-SCHLOSSMANN. Berlin: F. C. W. Vogel 1931.

YLLPÖ: Pathologie der Frühgeborenen. Handbuch der Kinderheilkunde, 4. Aufl.,
Bd. 1, herausgeg. von v. PFAUNDLER-SCHLOSSMANN. Berlin: F. C. W. Vogel 1931.

Stoffwechsel und Ernährung des gesunden Säuglings.

Physiologie der Säuglingsernährung.

Von

E. Rominger.

Mit 7 Abbildungen.

A. Stoffwechsel.

Unter Stoffwechsel versteht man die Austauschvorgänge der Zelle des lebenden Organismus mit ihrer Umgebung durch Aufnahme gewisser Stoffe als Nahrung und durch Ausscheidung der durch Umsetzungen im Zellinnern veränderten Stoffe. Assimilation und Dissimilation beruhen auf einer während des Lebens nie abreißenden Kette chemischer Umsetzungen, die uns heute nur erst zum Teil bekannt sind. Ihre Gesetzmäßigkeiten bilden die Grundlage der Ernährungslehre. Diese Gesetze haben allgemeine Gültigkeit für den menschlichen Organismus; sie gelten für alle Altersstufen und somit auch für das Säuglingsalter.

Stoffwechsel und Ernährung des jungen Kindes unterscheiden sich im allgemeinen aber auch von denen des Erwachsenen dadurch, daß bei ihm noch das Wachstum bestritten werden muß und dadurch, daß der Gesamtstoffwechsel des wachsenden Organismus bedeutend lebhafter ist. Es ist aber nicht so, daß der Stoffwechsel, mithin der Grundumsatz, auf die Oberfläche bezogen gleich nach der Geburt am größten ist und mit dem Lebensalter abfällt entsprechend der abnehmenden Wachstumsgeschwindigkeit, sondern nach der Geburt ist er die ersten Tage sehr niedrig, steigt danach während der ersten Lebensmonate an, um dann langsam bis zum 10. Jahre auf Erwachsenenwerte abzufallen. Zur Deutung dieser schwer verständlichen Tatsache gibt es eine geistvolle Hypothese.

Der niedrige Umsatz der ersten Tage erklärt sich zwanglos aus der mangelnden Anpassung an das extrauterine Leben, der rasche Anstieg soll auf die nicht nur absolute, sondern sogar relative Zunahme der Muskelmasse und das „Training" der Muskulatur, das nach sportphysiologischen Untersuchungen den Grundumsatz erhöht, zurückzuführen sein und das nachherige Zurückgehen auf die allmähliche Umwandlung des aktiven Protoplasmas großenteils in inaktives, sog. Paraplasma. Um diesen Besonderheiten zu entsprechen, muß die auf die Körpergewichtseinheit berechnete Nahrungsmenge verhältnismäßig groß sein, und sie muß vollständig oder suffizient sein. Sie muß also einen bestimmten Mindestgehalt an Eiweiß, Kohlenhydraten, Mineralsalzen, Wasser und Vitaminen aufweisen und muß, um eine gesunde Widerstandsfähigkeit gegenüber bestimmten Schädigungen zu erhalten, auch eine gewisse Menge von Fett und Lipoiden enthalten.

Wie der Erwachsene verwendet auch das junge Kind die mit der Nahrung aufgenommene potentielle Energie zu folgenden drei Zwecken.

1. Zur Erhaltung der Körperwärme.

2. Zur Bestreitung der täglichen Arbeitsleistung, die beim Säugling zur Hauptsache in lebhafter Muskeltätigkeit (Geschrei, Verdauungsarbeit, Herzarbeit usw.) besteht.

3. Zum Ersatz der in Verlust geratenen Stoffe durch Verschleiß und Ausscheidungen.

Hinzu kommt nun als Besonderheit 4. die Bestreitung des Wachstums.

Seit RUBNERS grundlegenden Untersuchungen der Gesetze des Energie-
verbrauches wissen wir, daß das Gesetz von der Erhaltung der Energie auch
für den menschlichen Körper Geltung besitzt. Den Nahrungsbedarf können wir
deshalb wie bei einer Kraftmaschine nach Wärmeeinheiten berechnen, wobei
als Maß die Kilogrammcalorie gilt. Die auf verschiedene Weise angestellten
Ermittlungen haben nun recht gut übereinstimmend folgende Zahlen ergeben:

	Säugling während der ersten Lebensmonate	Säugling gegen Ende der Säuglingszeit
1. Grundumsatz.	55 kcal/kg	50 kcal/kg
2. Muskelarbeit	10 ,,	10 ,,
3. Verlust in den Ausscheidungen	10 ,,	10 ,,
4. Spezifisch-dynamische Nahrungswirkung . .	10 ,,	10 ,,
5. Wachstum.	25 ,,	15 ,,
Gesamtcalorien	110 kcal/kg	95 kcal/kg

Diese Zahlen geben natürlich nur einen Durchschnittswert an. Unter Grundumsatz versteht man bekanntlich den Energieverbrauch bei Nüchternheit in
völliger Ruhe und Entspannung bei normaler Körperwärme (36,7—37,3⁰ C).
Erwachsene und ältere Kinder werden 12—13 Stunden nach der letzten Nahrungsaufnahme, Säuglinge dagegen infolge ihres höheren Nahrungsbedürfnisses,
um Fehler eines Hungerstoffwechsels zu vermeiden, schon 4—5 Stunden nach
der letzten Mahlzeit, möglichst im Schlafe, untersucht. Ein lebhafter Säugling
zeigt schon bei einer normalen Muskeltätigkeit im wachen Zustand Umsatz-
steigerungen um 100—150%, bei gleichzeitigem Schreien um 150—300%. Der
Grundumsatz des Säuglings ist, wenn man Länge und Gewicht zugrunde legt,
im Vergleich zum Erwachsenen wegen der Kleinheit des Kindes bedeutend
lebhafter; er entspricht aber etwa den Erwachsenenwerten, wenn man ihn auf
die Körperoberfläche bezieht. Das hat man so gedeutet, daß der Säugling wegen
seiner verhältnismäßig großen Körperoberfläche auch bedeutend höhere Wärmeabstrahlungsverluste aufwiese. Die genaue Untersuchung dieser Verhältnisse
(PFAUNDLER, ULLRICH) hat aber einige Unstimmigkeiten ergeben, namentlich
eine Durchbrechung der Flächenregel in der Wachstumsperiode. Weiter hat
sich feststellen lassen, daß der Energieumsatz abhängt einmal von der Masse
des aktiven Protoplasmas und weiterhin von hormonalen Einflüssen in den
verschiedenen Altersstufen. Unter diesen Umständen mußte für jede Alters-
und Entwicklungsstufe der durchschnittliche Grundumsatz empirisch ermittelt
werden. Er beträgt je Quadratmeter Oberfläche bei unreifen Neugeborenen
etwa 350—400 kcal, bei reifen Neugeborenen etwa 612 kcal, steigt dann bis
zum Beginn des 2. Lebensjahres auf das Doppelte, nämlich etwa 1200 kcal
an, um allmählich im 10. Lebensjahr auf Erwachsenenwerte abzufallen. Die
genaue Berechnung des Grundumsatzes erfolgt nach den Tabellen von
DUBOIS und BENEDICT und TALBOT. Besonders lebhafte, aber auch untergewichtige Säuglinge in dürftigem Ernährungszustand haben einen bedeutend
höheren Energiebedarf. Das erste leuchtet ohne weiteres ein; was das letztere
angeht, so ist der Ernährungszustand insofern von Bedeutung, als ein gutes
Fettpolster selbst zur Bestanderhaltung wenig Energie verbraucht, seinerseits
aber als schlechter Wärmeleiter vor Abstrahlungsverlusten schützt. Um bei der

Nahrungsbedarfberechnung also einigermaßen richtige Werte zu erhalten, müssen wir so vorgehen, daß wir einem wohlgenährten Säugling, der tatsächlich mit verhältnismäßig wenig auskommt, im allgemeinen nicht mehr Calorien zubilligen, als einem normalen Kind seines Alters zukommen. Bei einem mageren, untergewichtigen Kind dagegen dürfen wir nicht die seinem Istgewicht, sondern müssen die auf sein Alterssollgewicht berechnete Nahrungsmenge geben. Ausgangspunkt ist in jedem Fall das Geburtsgewicht.

Einen groben Anhaltspunkt geben folgende leicht zu merkende Zahlen für den Mindestbedarf:

Im 1. Lebensmonat braucht ein ges. Säugl. v. norm. Gew. keinesfalls mehr als 500 kcal tägl.
„ 2.   „   „   „   „   „   „   „   „   „   „   „   600 „   „
„ 4.   „   „   „   „   „   „   „   „   „   „   „   700 „   „
„ 6.   „   „   „   „   „   „   „   „   „   „   „   800 „   „
„ 9.   „   „   „   „   „   „   „   „   „   „   „   900 „   „
„ 12.   „   „   „   „   „   „   „   „   „   „   „ 1000 „   „

Wenn man die Größe des Calorienbedarfs beim Säugling richtig einschätzen will, dann ist es zweckmäßig, sich folgende Vergleichszahlen des bekannten Heubnerschen E. Q., also des je Kilogramm Körpergewicht erforderlichen Calorienbedarfs, vor Augen zu halten:

Ein   Säugling   braucht je kg Körpergewicht im 1. Quartal 110—120 kcal täglich
„   „   „   „   „   „   „ 2.   „   90—100 „   „
„   „   „   „   „   „   „ 3.   „   80— 90 „   „
„   „   „   „   „   „   „ 4.   „   70— 80 „   „
„   Kleinkind „   „   „   „   75 „   „
„   Schulkind „   „   „   „   50— 65 „   „
„   Erwachsener „   „   „   „   35— 40 „   „

Die Stoffwechselleistung ist somit beim Säugling etwa dreimal größer als beim Erwachsenen. Selbstverständlich ist auch die Arbeit des Verdauungsapparates entsprechend groß, und man kann sagen, er ist dadurch bis an die Grenze der Leistungsfähigkeit belastet. Von Vorteil für die Durchführung dieses lebhaften Gesamtstoffwechsels ist die verhältnismäßig große Darmlänge, die Größe der Leber als wichtige Stoffwechseldrüse (etwa 4,4% des Körpergewichts beim Säugling, 2,4% beim Erwachsenen), der Wasserreichtum und schließlich der Umstand, daß vom Säuglingsorganismus nicht wie vom Erwachsenen Arbeitsleistung vollbracht werden muß.

Wir wissen heute, daß es keineswegs gleichgültig ist, in welcher Form der Calorienbedarf gedeckt wird. Auch beim jungen Kind können sich nur bis zu einem gewissen Grade die Hauptnährstoffe gegenseitig als Calorienspender vertreten: isodynam sind 100 g Fett = 211 g Eiweiß = 234 g Kohlenhydrate. Außerhalb dieser Vertretbarkeit müssen aber in jeder Nahrung des Säuglings von den Hauptnährstoffen und Minimumsubstanzen gewisse Mengen stets angeboten werden. Der Säugling braucht:

Eiweiß je kg Körpergewicht . . . . . etwa 1,8 g
Kohlenhydrate je kg Körpergewicht . . „   12,0 g
Fett je kg Körpergewicht . . . . „   7,0 g

dabei muß das angebotene Eiweiß biologisch hochwertig sein, d. h. es muß bestimmte Aminosäuren enthalten, und in der Nahrung müssen bestimmte Salze und Vitamine enthalten sein.

Im allgemeinen werden beim Säugling von 100 kcal 50% in Fett, 40% in Kohlenhydraten und 10% in Eiweiß gedeckt. Wir treiben heute keineswegs mehr eine rein quantitative Ernährung, sondern außerdem eine qualitative. Der junge wachsende Organismus erweist sich als besonders abhängig von der Qualität der Nahrung.

Neuerdings hat man für den Erwachsenen Kostpläne vom qualitativen Gesichtspunkt aus aufzustellen versucht. Besonders amerikanische Autoren unterscheiden in der Nahrung die „Schutzstoffe" von den Energieträgern. Energieträger sind Fett, Kohlenhydrat und zum Teil das Eiweiß. Diese „Heizstoffe" können sich gegenseitig weitgehend vertreten. Ihre Menge wird bei der Aufstellung eines Kostplanes bestimmt von der Arbeitsleistung, die der zu Ernährende vollbringt. Anders bei den „Schutzstoffen". Sie bestehen aus den Vitaminen, Salzen, Lipoiden, dem Wasser und demjenigen Eiweiß, das zur Erhaltung der Körpersubstanz notwendig ist. Die Menge der Schutzstoffe, so wird angenommen, ist für alle Normalpersonen gleich groß. Sie braucht also nicht von Fall zu Fall verschieden bemessen zu werden. Zweifellos hat diese Betrachtungsweise namentlich für die Aufstellung von Kostplänen für die Massenernährung und bei einer Nahrungsrationierung eine gewisse Berechtigung. Allerdings wird man — wenigstens vorläufig — den Einwand erheben müssen, daß leider die Größe des Schutzstoffbedarfs auch für die „Normalperson" noch nicht einmal annähernd genau bekannt ist; der Bedarf wird vermutlich je nach Rasse des Menschen, aber auch nach Klima und Art der Arbeitsbedingungen, in denen der Mensch lebt, schwanken. Im übrigen ist schließlich auch der „Schutzstoffgehalt" von einem und demselben Nahrungsmittel an zwei verschiedenen Orten, ja, an ein und demselben oft äußerst verschieden, ein Umstand, der die praktische Anwendung von Normalschutzstoffnahrungen sehr schwierig machen dürfte. Für den Säugling spielen alle diese Erwägungen keine Rolle, weil er auf ein Hauptnahrungsmittel, die Milch, angewiesen ist, die zugleich Energie- und Schutzstoffträger für ihn ist.

Im folgenden wird nun auf die besondere Rolle der einzelnen Nährstoffe im Stoffwechsel des Säuglings eingegangen.

1. Eiweißstoffwechsel.

Den für die Unterhaltung aller Lebensvorgänge und für das Wachstum nötigen Amino-Stickstoff nimmt der Säugling mit dem Milcheiweiß auf. Entsprechend seinem lebhafteren Gesamtstoffwechsel und seinem Wachstum ist der Eiweiß-bedarf des jungen, rasch wachsenden Kindes auch größer als der des älteren Kindes oder des Erwachsenen. BUNGE hat in seiner bekannten Tabelle in eindrucksvoller Weise den verschieden hohen Eiweiß- und Salzgehalt der Säugetiermilchen in bezug zur jeweiligen Wachstumsgeschwindigkeit der Gattung gesetzt.

Da der wachsende Organismus aus Eiweiß, das bestimmte

Spezies	Verdoppelung des Geburtsgewichts am	100 g Milch enthalten	
		Eiweiß	Asche
Mensch . .	150. Tage	1,6	0,2
Pferd . . .	60. ,,	2,0	0,4
Rind . . .	47. ,,	3,5	0,7
Ziege . . .	22. ,,	3,7	0,8
Schaf . . .	15. ,,	4,9	0,8
Schwein . .	14. ,,	5,2	0,8
Katze . . .	9½. Tage	7,0	1,0
Hund . . .	9. ,,	7,4	1,3
Kaninchen .	6. ,,	10,4	2,5

Aminosäuren nicht enthält, kein Körpereiweiß aufbauen kann, wird der Eiweiß-bedarf in hohem Maße von der Qualität oder Vollwertigkeit des angebotenen Eiweißes bestimmt. In diesem Zusammenhang haben nur die Eiweiße der für die Säuglingsernährung praktisch wichtigen Milchen Bedeutung, da eine längere Zeit durchgeführte milchlose Ernährung nur in besonderen Fällen bei Diätnahrungen (Toxikose, Dystrophie, Ekzem) eine gewisse Rolle spielt. In der von KARL THOMAS zum erstenmal aufgestellten biologischen Wertigkeitstabelle der Nahrungseiweiße folgt die Kuhmilch unmittelbar dem an erster Stelle stehenden

Rindfleisch. Für die Säuglingsernährung muß diese Tabelle dahin vervollständigt werden, daß die Frauenmilch die höchste biologische Wertigkeit besitzt. Ihre Eiweißstruktur ähnelt nämlich der der Körpereiweiße am meisten. Das Frauenmilcheiweiß ist deshalb auch allen anderen Milcheiweißen überlegen und besonders auch allen Eiweißkörpern pflanzlichen Ursprungs.

Von besonderer Bedeutung ist der verschiedene Casein, Lactalbumin- und Globulingehalt der Frauenmilch im Vergleich zur Kuhmilch. Bei etwa gleichem Albumingehalt beider Milchen enthält die Kuhmilch absolut 4—5mal soviel Casein wie die Frauenmilch. Man hat deshalb die Frauenmilch eine Albuminmilch und die Kuhmilch eine Caseinmilch genannt. Das ist eine irreführende Ausdrucksweise. Auch die Kuhmilch enthält — unverdünnt! — ebensoviel Albumin wie die Frauenmilch, nur zugleich mit einem beträchtlichen Überschuß an Casein. Theoretisch müßte also das Kuhmilchkind beim Gewebeaufbau mit derselben geringen Menge von Eiweiß auskommen wie das Brustkind, nämlich mit etwa 2—2,5 g pro kg je Tag. Das ist aber nicht der Fall. Bei einem erfahrungsgemäß richtigen Kuhmilchangebot, nämlich $1/_{10}$ des Körpergewichtes an Kuhmilch, nimmt das Flaschenkind 3,0—4,0 g Eiweiß je Tag auf, während ein Brustkind auch noch bei 1,8 g Eiweiß täglich gedeiht. Die Erklärung sieht man darin, daß die Aufarbeitung und die Assimilation des Frauenmilcheiweißes im Vergleich zu der des Kuhmilcheiweißes viel schneller und vollständiger erfolgt. Es ließ sich zeigen, daß $2/_{5}$ des vom Brustkind aufgenommenen Eiweißes zum Ansatz verwendet werden. Das ist beim Kuhmilcheiweiß nicht der Fall. Man drückt das im allgemeinen so aus, daß man bei der Kuhmilcheiweißverdauung und Assimilation schlechthin von einem besonders hohen ,,Verschleiß" spricht.

Auf die Synthese der Aminosäuren in den Säuglingsnahrungen kann hier im einzelnen nicht eingegangen werden. Die von W. C. Rose aufgestellte Tabelle der unentbehrlichen und der entbehrlichen Aminosäuren sei hier aber kurz angeführt, weil neuerdings unter besonderen Umständen in der Säuglingsernährung ,,Aminosäuregemische" Anwendung finden.

Unentbehrliche Aminosäuren	Entbehrliche Aminosäuren
Valin	Glykokoll
Leucin	Alanin
Isoleucin	Norleucin
Lysin	Citrullin
(Arginin)	Serin
Methionin	Cystin
Threonin	Asparaginsäure
Phenylalanin	Glutaminsäure
Tryptophan	Oxyglutaminsäure
Histidin	Tyrosin
	Prolin
	Oxyprolin

Eine Reihe von lebenswichtigen Aminosäuren kann der Organismus selbst aufbauen, vorausgesetzt, daß er die dazu nötigen Bausteine in der Nahrung angeboten bekommt. Ein Beispiel dafür bieten die Pyrrolfarbstoffe, die zu den sog. *Chromoproteiden* gehören, also zu Eiweißkörpern mit prosthetischen Gruppen von Farbstoffcharakter. Hierzu gehören der rote Blutfarbstoff, das Hämoglobin und überhaupt alle sog. Zellhämine. Sie weisen einen N-haltigen heterocyclischen Ring, den sog. Pyrrolring auf, und man bezeichnet sie auch kurz als Pyrrolfarbstoffe. Zur Bildung des Pyrrolringes sind wahrscheinlich Tryptophan, Oxyprolin und die Glutaminsäure nötig. Bei eiweißarmer, milcharmer Säuglingsnahrung kann es, insofern die Pyrrolringbausteine nicht anderweitig in der Nahrung angeboten werden, etwa in Form von chlorophyllhaltigen Gemüsen oder Organstoffen (Fleisch, Ei, Leber), zu Blutarmut und anderen Störungen kommen. Es ist somit erklärlich, wieso die reine Milchnahrung des Säuglings auf die Dauer, etwa während des ganzen ersten Lebensjahres, sich in bezug auf den Eiweißstoffwechsel, auch bei calorisch-rechnerisch ausreichendem Milcheiweißangebot, als unzulänglich erweisen muß. Infolgedessen ist etwa vom 6. Lebensmonat an Zukost empfehlenswert, ja notwendig.

Erhält der Säugling ein reiches Eiweißangebot, dann wird über das Wachstum hinaus stets Stickstoff als Reserveeiweiß gespeichert. Im Gegensatz zum Erwachsenen hat der Säugling nämlich eine dauernd positive N-Bilanz, und zwar werden vom Flaschenkind 60% und vom Brustkind sogar 80% des zugeführten Stickstoffes retiniert. Da nun das Eiweiß eine beträchtliche spezifisch-dynamische Wirkung entfaltet und das bei Kuhmilchfütterung im Übermaß aufgenommene Eiweiß auch verbrannt wird, kann man den höheren Calorienbedarf des Flaschenkindes wohl mit Recht auf den höheren Eiweißumsatz zurückführen. Es ist jedenfalls erwiesen, daß jede Ernährung mit Kuhmilch die Verdauungs- und Stoffwechselarbeit im Vergleich zur Frauenmilch erhöht. Ein mäßig erhöhtes Eiweißangebot wird vom gesunden Säugling ohne Schaden vertragen; bei bestimmten dyspeptischen Zuständen kann jedoch schon ein geringes Überangebot — namentlich bei Mangel an reichlich Wasser oder an Kohlenhydraten — zu ernster Schädigung führen (Toxikose!).

Ein hohes Überangebot von Eiweiß verursacht gelegentlich Verdauungsstörungen, namentlich aber macht es Verstopfung und Gewichtsabnahme. Die Darmsaftsekretion wird vermehrt, und es kommt zu alkalisch reagierenden fauligen Stühlen.

Ein Mangel an Eiweiß hat Wachstumsstillstand, Anämie und in besonderen Fällen Hungerödem zur Folge.

Eine Resorption von unvollständig abgebautem Nahrungseiweiß aus dem Darm kommt bei Neugeborenen und vielleicht bei bestimmten Ernährungs-störungen vor und kann zu anaphylaktischen Erscheinungen führen.

2. Fettstoffwechsel.

Fett ist nicht nur als hochwertiger Calorienspender für den Säugling wichtig, sondern auch als Vitamin- und Lipoidträger. Unter Lipoiden verstehen wir die im unverseifbaren Teil aller natürlichen Fettgemische vorkommenden fett-löslichen Fettbegleitstoffe, wie die Sterine, Phosphatide und Cerebroside. Ihre Stoffwechselwirkung im einzelnen ist noch bei weitem nicht ausreichend bekannt. Nur vom Cholesterin und dem mit ihm zusammen vorkommenden, aus der Pflanzenwelt stammenden Ergosterin, der Muttersubstanz des D-Vitamins, wissen wir Genaueres über seine Beziehungen zu den Wirkstoffen. Daneben haben eine Reihe von ungesättigten Fettsäuren, die der Körper nicht selbst aufbauen kann, wie z. B. die Linol- und die Linolensäure, das sog. Vitamin F, Bedeutung erlangt (EVANS und BURR). Solche ungesättigten Fettsäuren sind vermutlich die Ausgangssubstanzen für die Abwehrstoffe. Reich an solchen ungesättigten Fettsäuren ist auch das Milchfett, wodurch es zu einem der hoch-wertigsten Nahrungsfette wird. Neben der Infektresistenz haben die Fette auch etwas mit der Wasserbindung im Gewebe des wachsenden Organismus zu tun. Ein Teil der sog. Organfette bilden zusammen mit den Lipoiden einen konstanten, von der Energie liefernden Wirkung der übrigen Fette weitgehend unabhängigen Zellbestandteil.

Die Verwertung des Fettes als Heizstoff hängt von verschiedenen Umständen ab. Bei reichlichem Angebot von Kohlenhydraten und Eiweiß wird nur ein kleiner Teil des zugeführten Fettes verbrannt, der andere wandert in die Fettdepots. Im Hungerzustand dagegen wird von dem wachsenden Organismus verhältnismäßig mehr Fett verbrannt als Kohlenhydrat und Eiweiß. Infolgedessen hängt der Fettaufbrauch vom Ernährungszustand des Kindes ab. Bei ungenügendem Kohlenhydratangebot kann, da zur Verbrennung von einem Molekül Fett zwei Moleküle Traubenzucker nötig sind, die Fettverbrennung nicht vollständig zu Ende geführt werden, und es bleiben Ketonkörper übrig, die zur Acidose führen können. Ein überreichliches Fettangebot hat keine Acidosewirkung, solange Kohlenhydrat oder Eiweiß, das in Kohlenhydrat verwandelt werden kann, in genügender Menge zugleich angeboten wird. In solchen Fällen wird nicht alles aufgenommene Fett bei der Verdauung gespalten und resorbiert, und es erscheinen oft 5—10% davon teils in Form von Fettsäuren, Fettseifen und teils als Neutralfett im Stuhl. Schon 2 Stunden nach der Fettaufnahme entsteht durch den Einstrom des emulgierten Fettes aus dem Brustlymphgang eine beträchtliche Verdauungslipämie, die 7—8 Stunden andauert.

Die hauptsächliche Fettquelle für den Säugling ist die Milch, deren Fettgehalt im großen und ganzen bei Frauenmilch und Kuhmilch etwa gleich groß ist, nämlich 3,5—4%. Die Fettzusammensetzung der beiden Milchen ist verschieden. Die Kuhmilch enthält bedeutend mehr Ester der niederen Fettsäuren, und zwar der Buttersäure, der Capryl- und Capronsäure u. a., die im Verdauungskanal unter Umständen namentlich in Anwesenheit von reichlich gärungsfähigem Substrat Reizwirkungen auf die Darmschleimhaut ausüben können. Sie enthält weiter verhältnismäßig große Mengen von Palmitin- und Stearinsäure gegenüber der Frauenmilch, die besonders reich an Ölsäuren ist. Schließlich ist das Kuhmilchfett viel gröber emulgiert als das Frauenmilchfett.

Fett kann durch hohe Kohlenhydrat- und entsprechende Eiweißmengen weitgehend ersetzt werden. Den Beweis dafür bieten viele Frühgeburten und solche Säuglinge, die mit einer nahezu fettfreien Nahrung, z. B. mit Buttermilch, störungsfrei aufgezogen werden können. Andererseits deckt der Brustsäugling seinen Calorienbedarf zur Hälfte mit Fett. Ein solches Kind nimmt z. B. bei einem Körpergewicht von 5 kg am Tag 30 g Fett zu sich, das sind Mengen, die nahezu für einen Erwachsenen ausreichen. Das Brustkind erhält je Tag und Kilogramm Körpergewicht etwa 5—6 g Fett, das Flaschenkind bei Ernährung mit den üblichen Milchmischungen, die mit Kohlenhydrat angereichert sind, nur 2—3 g. Im allgemeinen ist die Fettverträglichkeit des gesunden Säuglings eine recht gute, allerdings erweist sie sich auch schon bei geringen Störungen als besonders rasch beeinträchtigt. Eine künstliche Säuglingsnahrung sollte, um Mangelschäden (s. S. 532) sicher zu vermeiden, einen Mindestfettgehalt von 1,5% für alle Dauernahrungen aufweisen. Das optimale Verhältnis von Fett: Kohlenhydrat in der Säuglingsernährung ist, wie es in der Frauenmilch vorliegt, 1:2. Frauenmilch enthält auf 3,5 g Fett 7,0% Milchzucker.

Reichliches Fettangebot in der Nahrung bei zugleich verhältnismäßig hohem Eiweißgehalt und wenig Kohlenhydrat hat beim Säugling Fettseifenstuhlbildung und Verstopfung zur Folge. Hohe Fettgaben bei reichlich Kohlenhydrat und wenig Eiweiß führen oft zu Durchfällen und sogar zu intestinalen Toxikosen. Besonders gefährlich sind fettreiche Nahrungen bei Rekonvaleszenten von akuten Ernährungsstörungen. Andererseits gedeihen manche chronisch ernährungsgestörten Kinder so lange nicht, bis sie — natürlich in vorsichtiger Weise — Fett zugeführt bekommen. Besonders deutlich sind die Erfolge mit Milchverdünnungen der üblichen Art, z. B. mit Halbmilch, die mit 1—2% Fett angereichert wird. Die Säuglinge bekommen dann ein pralles Fettpolster, eine rosige Hautfarbe und zeigen eine höhere Immunität. Dabei bleiben als Zeichen der festeren Wasserbindung auch meist die lebhaften Gewichtsschwankungen aus.

3. Kohlenhydratstoffwechsel.

Die Kohlenhydrate sind namentlich beim künstlich ernährten Säugling die wichtigsten Energiespender. Ihre Bedeutung auch für das Brustkind geht aus dem verhältnismäßig hohen Zuckergehalt der Frauenmilch im Vergleich zu anderen Milchen hervor. In der Säugetierreihe liegt der Kohlenhydratgehalt umgekehrt zum Eiweißgehalt am niedrigsten bei den Tieren, die am schnellsten wachsen und am höchsten beim Menschen. Der Säugling braucht ungefähr 10—12 g Kohlenhydrat je Tag und Kilogramm Körpergewicht; als Mindestwert gelten 3 g und als Höchstwert 14 g. Ein leicht zu merkender Wert für das optimale Kohlenhydratangebot ist der hundertste Teil des Körpergewichtes. Der junge wachsende Organismus hat nicht nur im Vergleich zum Erwachsenen einen erhöhten Kohlenhydratbedarf, sondern er kann auch, auf die Körpergewichtseinheit gerechnet, mehr Zucker aufnehmen, ohne ihn im Harn auszuscheiden.

Alle Kohlenhydrate werden unter normalen Bedingungen bekanntlich als Monosaccharid, nämlich als Glucose, Fructose und Galaktose durch die Pfortader vom Darm aufgenommen und in der Leber in die Energiereserve Glykogen umgeprägt. Ein Traubenzuckerreservedepot hätte einen viel zu hohen osmotischen Druck. Mit Hilfe des Glykogendepots unterhält der Organismus durch seinen hormonalen Steuerungsapparat den Dextrosegehalt des strömenden Blutes recht konstant auf 0,1%. Im Hungerzustand sinkt der Blutzuckergehalt ab, und zwar um so stärker, je jünger das Kind ist. Bei Säuglingen, die reichlich mit Kohlenhydrat ernährt werden, erfolgt An- und Abstieg der Blutzuckerkurve schneller, als bei solchen, die eine eiweiß- und fettreiche Nahrung erhalten. Es läßt sich einwandfrei im Stoffwechselversuch zeigen, daß durch entsprechend reichliche Kohlenhydratzufuhr Eiweiß und Fett eingespart werden, insofern nur die Mindestmengen dieser Hauptnährstoffe zugleich angeboten werden. Ein großer Teil unserer Diätvorschriften für den gesunden und kranken Säugling gründet sich auf diese Tatsache. Eine Kost, die indessen in der Hauptsache aus reichlich Kohlenhydrat besteht, aber einen Mangel an Eiweiß oder Fett oder Mineralsalzen, oder an allen Dreien aufweist, erzielt keinen regelrechten Anwuchs mehr, sondern führt zu einer krankhaften Wasserretention, die das Körpergewicht zwar ansteigen läßt, aber dadurch nur in erhöhtem Maße die wahre minderwertige Gewebebeschaffenheit verschleiert. Diese Kinder werden blaß und schlaff, erleiden Gewichtsstürze, dystrophieren und verlieren ihre normale Widerstandsfähigkeit gegenüber Infekten. Während man früher geneigt war anzunehmen, daß das allzu hohe Kohlenhydratangebot an dem Fehlnährschaden schuld sei, wissen wir heute, daß es der Mangel an dem einen oder anderen der genannten lebenswichtigen Nährstoffe ist, der die schwere Stoffwechselstörung verursacht.

Die beim Säugling in der Hauptsache verfütterten Kohlenhydrate sind:

von Monosacchariden: der Traubenzucker (Dextrose) in Form des aus Mais gewonnenen Dextropurs

von Disacchariden: der Milchzucker (Lactose) besteht aus Traubenzucker + Galaktose
der Rohrzucker (Saccharose) besteht aus Traubenzucker + Fruchtzucker
der Malzzucker (Maltose) besteht aus Traubenzucker + Traubenzucker

von Polysacchariden: der Nährzucker besteht aus Dextrin + Maltose
die Schleime bestehen aus 3—5—10%igem Kochextrakt von Reiskörnern, Haferflocken, Gerstenkörnern, Graupen u. a.
die Mehlsuppen bestehen aus 3—5%igen Abkochungen von Weizen-, Reis-, Mais-, Hafermehl oder von dextrinisierten Kindermehlen.

Der *Milchzucker* ist das natürliche Kohlenhydrat der Milch und ein spezifisches Produkt des Tierkörpers, das in den Milchdrüsenzellen gebildet wird. Er schmeckt weniger süß als der Rohrzucker und ist maßgeblich beteiligt an der Erzielung und Unterhaltung der für das Brustkind physiologischen Bifidusflora (Bessau). Der Milchzucker wird weniger gut als andere Zucker im Darm gespalten und resorbiert und löst sich auch schwerer in Wasser; infolgedessen wandert er mit dem Chymus verhältnismäßig weit in die unteren Darmabschnitte hinunter, wo er durch den Streptococcus acidi lactici und andere Gärungserreger in Milchsäure gespalten wird. Diese Milchsäuregärung wird im übrigen auch durch den Yogurtpilz und den Kefirpilz, zugleich allerdings mit alkoholischer Gärung, erzielt.

Entgegen aller Erwartung hat der Milchzucker sich bei der künstlichen Ernährung des Säuglings nicht bewährt, und zwar eben wegen seiner den Ansatz wenig fördernden, aber starke Gärung erzeugenden Darmwirkung. Milchzucker wird heute bei verstopften Säuglingen geradezu als Abführmittel gebraucht. In neuester Zeit ist nun mit Rückkehr zu fettreicheren Säuglingsnahrungen ein gewisser Umschwung in seiner Beurteilung eingetreten. Milchzucker entfaltet nämlich nur in Nährzuckerkombinationen, die grobchemisch etwa der Frauenmilchzusammensetzung entsprechen, seinen wichtigen Einfluß auf die Entstehung und Unterhaltung einer Säureflora im Dickdarm. Der Milchzucker ist bei fettreichen Nährmischungen von wahrscheinlich ausschlaggebender Bedeutung für die gute Verträglichkeit des Fettes und wird vermutlich seine frühere Bedeutung als das natürliche Kohlenhydrat der Milch wieder erlangen (Ernst Müller). Fest steht, daß der Milchzucker sich nicht ohne weiteres in unsere fettarmen, kohlenhydratreichen Säuglingsnahrungen etwa im Austausch gegen Rohr- oder Nährzucker einfügen läßt.

Der *Kochzucker* oder Rübenzucker schmeckt süß, fördert den Ansatz gut und gärt nur mäßig. Er ist beim gesunden Säugling auch infolge seiner Verbreitung und Billigkeit das übliche Kohlenhydrat neben Schleimen und Mehlen.

Der *Traubenzucker* ist theoretisch das am besten ausnützbare Kohlenhydrat, das aber praktisch keine besondere Rolle spielt. Am besten haben sich als gärungswidrige, den Ansatz gut fördernde Zucker die *Nährzucker*, also Dextrin-Maltose-Mischungen bewährt. Es fehlt ihnen jede Darmreizwirkung, und sie werden sehr gut resorbiert, so daß sie in der Diätetik des kranken Säuglings ausgiebig verwendet werden.

Schleime und Mehle als sog. zweites Kohlenhydrat spielen als Nährmittel für den Ansatz beim Säugling eine wichtige Rolle. Auch da, wo das junge Kind nur unvollständig verdaut, übt die Mehlabkochung kaum je einen Darmreiz aus. Natürlich kann der hohe Kohlenhydratbedarf des Kindes nicht durch Mehlabkochung oder gar Schleim gedeckt werden. Schleime und Mehlabkochungen sind aber zur Anreicherung und Verfeinerung der Gerinnung der verdünnten Kuhmilch und zum teilweisen Ersatz des Zuckers unentbehrlich. Brot und Gebäck stellen die erste feste Kost des älteren Kindes dar, und ihre Einführung in den Speisezettel des Kindes dienen zur Anregung des Kauens und schließlich als beachtliche Calorienspender von übrigens hohem Eiweißgehalt.

Als wichtiger Kohlenhydratträger ist in der heutigen Säuglingsernährung die Banane anzusehen, in der nebeneinander Saccharose, Dextrose und Lävulose geboten werden, eine Mischung, die vom Säugling, auch vom ernährungsgestörten, oft ausgezeichnet vertragen wird. Der Zuckergehalt reifer Bananen erreicht etwa 22% ihres Gewichtes. Honig enthält neben Saccharose hauptsächlich Lävulose und Dextrose. Er bietet vor anderen Zuckern keine Vorteile.

Nachdem heute die Verträglichkeit der verschiedenen Kohlenhydrate und ihrer Mischungen bekannt ist, kommen die früher gefürchteten Gärungsdurchfälle kaum mehr in Frage. In den üblichen Säuglingsnahrungen geht man mit dem Gehalt an Kochzucker nicht über 7—8%, an Nährzucker nicht über 12—15% hinaus, während die höhermolekularen Kohlenhydrate wie Mehlabkochungen an und für sich in 20%igen Lösungen gegeben werden könnten. Traubenzucker und Traubenzucker-Lävulose zu gleichen Teilen können übrigens als einzige Energiespender auch parenteral, nämlich subcutan in 5%iger und intravenös in 20—35%iger Lösung verabreicht werden, um da, wo eine schwere Insuffizienz des Magendarmkanals vorliegt, den Säugling vorübergehend zu ernähren.

4. Wasserhaushalt.

Der Organismus ist um so wasserreicher, je jünger er ist. Die Gewebe junger Säugetiere zeigen nicht nur einen höheren Wassergehalt, sondern auch eine größere Wasseravidität. Beim Kind läßt sich die hohe Wasseraufnahmefähigkeit durch die sog. Quaddelzeit d. h. die Zeit, in welcher eine mit physiologischer Kochsalzlösung gesetzte Hautquaddel verschwindet, erweisen. Bei Säuglingen beträgt sie im Mittel 29 Min., bei Kleinkindern 34 Min., bei Schulkindern schon 52 Min.

Der Wasserbedarf ist beim jungen Kind im Vergleich zum älteren und Erwachsenen besonders groß. Ein junges Brustkind nimmt je Tag je Kilogramm Körpergewicht etwa 150 g auf, der Erwachsene 35—40 g. Man kann also für den Säugling den Wasserbedarf als rund 3mal so groß wie beim Erwachsenen annehmen. Diese Zahl, die uns schon einmal beim Calorienbedarf begegnet ist, weist auch auf die wichtigste Erklärung dieses Umstandes hin. Der Wasserreichtum ist unerläßlich für den lebhaften Stoffwechsel und für die physikalische Wärmeregulation, die entsprechend der großen Körperoberfläche zu beträchtlichen Verdunstungsverlusten führt. Der Säugling hat, berechnet auf sein Gewicht, eine etwa 3mal so hohe Wärmeabstrahlung wie der Erwachsene. Die Wärmeabgabe geschieht in der Hauptsache nur durch Wasserverdampfung. Im übrigen spricht jedenfalls die Perspiratio insensibilis beim Säugling auf jegliche Steigerung der Wärmeproduktion schneller und stärker an, als das beim Erwachsenen der Fall ist.

Von der aufgenommenen großen Wassermenge werden auch beim Säugling nur etwa 1—2% zurückgehalten, der größte Teil, etwa 50—60%, wird im Harn abgegeben, etwa 30—35% durch die Perspiration und 5—10% durch den Kot. Unter pathologischen Einflüssen ändern sich diese Zahlen vollkommen. Auf diese besonderen pathologischen Verhältnisse gehe ich bei den Ernährungsstörungen des Säuglings (S. 414) näher ein. Die Perspiration wird stark gesteigert durch äußere Wärme, aber auch im Fieber; bei Brechdurchfall wird alles eingenommene Wasser, ja mehr, durch die Stühle und durch das Erbrochene abgegeben, und bei der bestehenden Atmungsbeschleunigung steigt auch noch die Wasserabgabe durch die Lungen beträchtlich.

Bei dem besonders hohen Wasserbedarf des Säuglings tritt ein Unterangebot an Wasser viel häufiger auf, und es wirken sich Durstzustände viel rascher und bedrohlicher aus als beim älteren Kind oder beim Erwachsenen. Ein Beispiel dafür ist die Exsikkose beim schweren Brechdurchfall. Es ergibt sich hieraus die Folgerung, sorgfältig auf ein genügend hohes Wasserangebot unter gesunden und kranken Verhältnissen zu achten. Schon bei erhöhter Eiweißzufuhr steigt sofort der Wasserbedarf. Wassermangel bei reichlichem Eiweißangebot führt zu erhöhter Körpertemperatur, ja zu Fieber. Es empfiehlt sich, die Körpertemperatur- und die Körpergewichtskurve bei Nahrungsänderungen zu prüfen und einen ungefähren Überschlag des Wasserangebotes der Nahrung zu machen. Einen einigermaßen brauchbaren Anhalt bietet die Körpergewichtskurve zum mindesten insofern, als ungenügendes Wasserangebot oder Wasserverlust niemals vereinbar ist mit einem regelrecht langsam ansteigenden Körpergewicht. Ein Auf und Ab der Gewichtskurve bei gleichbleibender, dem Alter entsprechender Ernährung ist Ausdruck einer losen Wasserbindung.

Man unterscheidet eine konstitutionelle Neigung zu loser Wasserbindung (sog. hydropische Konstitution) von einer vorübergehenden Hydrolabilität. Bei der ersteren nimmt man eine besonders wasserreiche Gewebebeschaffenheit an, bei der letzteren eine mangelnde Festigkeit der intracellulären Wasserbindung. Man unterschied früher hydropigene Nährstoffe, also solche, die eine Wasseranreicherung des Organismus herbeiführen, von anhydropigenen. Zu den ersteren rechnete man bestimmte Salze und Kohlenhydrate, zu den letzteren die Fette. Eiweiß sollte eine Mittelstellung einnehmen, insofern es seiner spezifisch-dynamischen Wirkung wegen zu einem hohen Wasserbedarf führt, während es in Verbindung mit Fett keine Wasserretention zur Folge hat. Nach den neueren Forschungen über die Wirkung bestimmter Hormone und Vitamine und namentlich über die nervöse Regulation des Wasserhaushaltes liegen die Verhältnisse viel verwickelter als ursprünglich angenommen wurde. Im allgemeinen darf man sich nicht vorstellen, daß die Gewebe einfach der jeweiligen Wasser- und Nährstoffzufuhr entsprechend ihren gesamten Wassergehalt ändern, sondern muß nach allen Organ- und Gewebsanalysen (auch des Blutes) annehmen, daß Wasserüberschüsse nur in bestimmten Wasserdepots vorübergehend gespeichert und von dort wieder abgegeben werden.

Ein zu hohes Wasserangebot beim Säugling, wie es hauptsächlich bei Verfütterung gehaltloser Nährmischungen vorkommt, führt nach alledem nicht unmittelbar zu einer ,,Verwässerung der Gewebe‘‘, als vielmehr zu Hungerzuständen. Die Kinder müßten, um nur die lebensnotwendigen Nährstoffmengen zu erhalten, so große Flüssigkeitsmengen zu sich nehmen, daß sie sie auf die Dauer nicht bewältigen könnten. Es ist deshalb empfehlenswerter, die Nahrung nicht zu hoch verdünnt zu reichen und daneben zur Deckung des Wasserbedarfs unter Berücksichtigung auch besonderer Verhältnisse, wie z. B. bei hoher Außentemperatur, bei Fieber, bei lebhafter Körperbewegung, Schreien, Strampeln usw., außerdem Tee nach Durstgefühl anzubieten Beim gesunden Kind wird der Wasserbedarf je Tag mit einer Flüssigkeitsmenge, die etwa dem 10. Teil des Körpergewichtes entspricht, ausreichend gedeckt.

5. Salzhaushalt.

Die Bedeutung der Salze für den wachsenden Organismus geht am besten aus der klinischen Beobachtung schwerer Ernährungsstörungen, z. B. des akuten Brechdurchfalls hervor, bei dem durch den Verlust von Salzen durch das Erbrechen und den Durchfall bei gänzlich ungenügender Zufuhr von Mineralien der Säugling eine vollständige ,,Stoffwechselkatastrophe‘‘ erleidet. Die Salze sind lebenswichtig zur Aufrechterhaltung eines bestimmten p_Hs, des osmotischen Druckes, des Ionengleichgewichtes, des Wasserbestandes, der spezifischen Zellfunktion und des Wachstums. Man hat festgestellt, daß die Gesamtmenge der Salze beim Neugeborenen etwa 25% des Körpergewichtes beträgt, am Ende des Wachstumsalters nur noch 5%. Berücksichtigt man den höheren Wassergehalt beim Neugeborenen, so folgt daraus, daß während des Wachstums eine ,,Transmineralisation‘‘ stattfinden muß.

In der Hauptsache, namentlich in der ersten Lebenszeit nimmt das Kind die Salze fast ausschließlich mit der Milch auf. Der Aschegehalt des jungen wachsenden Organismus entspricht etwa dem der ihm gebotenen artgleichen Milch. Allerdings enthält die Milch im allgemeinen einen etwas höheren Kalium- und einen geringeren Natriumsalzgehalt, als der Gesamtasche des Körpers entspricht. Da beim Wachstum die Muskulatur, die reich an K ist, zunimmt und das Knorpelgewebe, das reich an Na ist, abnimmt, wird der Mineralbedarf rechnerisch gerade eben gedeckt.

Wenn nun ein Säugling statt mit der mineralarmen Frauenmilch mit der salzreichen Kuhmilch ernährt wird, so erfährt der Organismus dabei eine einwandfrei feststellbare Supermineralisation (ROMINGER). Die Salze wandern dabei unter normalen Verhältnissen, ohne daß eine entsprechende Wasserretention erfolgt, in die Salzdepots. Das sind für die Phosphate das wachsende Skeletsystem, für die Alkalien das Muskeleiweiß, wo sie als undissoziierte Alkaliproteide „trocken" retiniert werden.

Für die Entwicklung des Knochensystems sind verhältnismäßig große Mengen von Kalk, Phosphor und Magnesium nötig, während für die übrigen Gewebe die Alkaliphosphate, die Alkalichloride und Bicarbonate noch außerdem erforderlich sind. Eisen ist vornehmlich für den Blutbildungsapparat, Jod für die Schilddrüse, Schwefel für die Insulinproduktion der Pankreasdrüse notwendig. Im übrigen ist das Eisen als Oxydationskatalysator für das Zelleben wichtig und der Schwefel zum Aufbau verschiedener Eiweiße. Änderungen der Ionenzusammensetzung der Körperflüssigkeiten finden wir bei bestimmten lebensbedrohlichen Störungen. Bei der Tetanie ist der ionisierte Kalk im Blutserum vermindert, und bei der Acidose sinkt der Bicarbonatgehalt des Plasmas und der Gewebsflüssigkeiten. Es handelt sich dabei um den Ausdruck schwerer Störungen im intermediären Stoffwechsel, die auf gänzlich verschiedene Weise entstehen können.

Um sich ein Bild von dem Salzgehalt des wachsenden Organismus zu machen, geht man am besten von dem Gehalt der Frauenmilch an einzelnen Salzen aus, weil sie ja eine gedeihliche Entwicklung und damit eine ausreichende Versorgung auch mit Salzen gewährleistet. Der Natriumbedarf muß hiernach etwa mit 1 g je Tag angenommen werden, der für Kalium mit dem 1—3fachen. Der Calciumbedarf des Säuglings ist sehr schwankend je nach der Intensität des Knochenwachstums; man schätzt ihn auf 50 mg je Körperkilogramm. Die Einlagerung des Calciums hängt nun keineswegs allein oder auch nur in der Hauptsache von der Zufuhr ab. Das beste Beispiel bietet hierfür das mit Kuhmilch überfütterte Kind, bei dem die Calciumretention eine recht schlechte sein kann, obgleich die Kuhmilch 3—4mal soviel Kalk enthält wie die Frauenmilch.

Die Resorption des Calciums aus dem Darm wird beeinflußt von der Darmwand, der Beschaffenheit des Chymus, namentlich seinem Gehalt an Phosphaten und Fett und dem Vorhandensein von D-Vitamin und Citronensäure (s. S. 513). Schließlich spielen im Kalkhaushalt innersekretorische Drüsen eine wichtige Rolle, in sonderheit die Nebenschilddrüse. Größere Kalkmengen per os oder parenteral beigebracht, können zwar vorübergehend den Kalkgehalt des Blutes steigern, gelangen aber normalerweise nicht zum Ansatz, sondern werden in der Hauptsache mit den Stühlen als unlösliche Kalkseifen oder Phosphate wieder ausgeschieden.

Phosphor ist nicht nur für den Aufbau des Knochens, der im wesentlichen aus Calcium und Phosphorsäure (Hydroxylapatit) besteht, sondern auch als Bestandteil verschiedenartiger Verbindungen (z. B. der Phosphatide, der Nucleinsäuren, des Caseinogens usf.) wichtig. Die Phosphorsäure spielt eine wichtige Rolle beim Abbau der Kohlenhydrate und bei der Aufrechterhaltung des Säure-Basengleichgewichtes (Ausscheidung saurer Phosphate bei der Acidose) und schließlich beim Aufbau von Co-Fermenten (Vitamin-B_1-Pyrophosphorsäure und Vitamin-B_2-Phosphorsäure). Der Säugling erhält den nötigen Phosphor in Form organischer Phosphorverbindungen in der Milch. Die Kuhmilch enthält 6—8mal soviel Phosphate wie die Frauenmilch. Die besondere Bedeutung des Phosphors für den Knochenaufbau geht aus dem hohen Blutphosphorgehalt in der Knochenwachstumsperiode hervor. Der Säugling hat 5 mg-% anorganischen Phosphor im Blut gegenüber 3 mg-% am Ende der Wachstumsperiode und beim Erwachsenen.

Bei der typischen Knochenwachstumsstörung des Kindes im floriden Stadium der Rachitis ist der anorganische Phosphorgehalt vermindert, bei verstärkter Knochenneubildung, z. B. bei Frakturheilung, ist er erhöht. Die Hypophosphatämie des Rachitikers wird durch D-Vitamin- oder Citronensäuregaben beseitigt, und die Rachitis heilt (s. S. 514). Von den Drüsen mit innerer Sekretion beeinflussen Schilddrüse, Nebenschilddrüse und Pankreas den Phosphatstoffwechsel. Der Bilanzstoffwechsel der Phosphate wird in hohem Maße bestimmt durch gleichzeitige Zufuhr von Calcium und Fett und durch die Reaktionslage. Bei saurer Stoffwechselrichtung erfolgt sofort eine vermehrte Phosphorausscheidung durch den Harn in Form von Alkaliphosphaten.

Jod benötigt der wachsende Organismus nur in Gammamengen. Bei Kindern im ersten Jahr enthält das Blut etwa 7—9 γ-%. Als Hauptjoddepots gelten Schilddrüse, Thymus und Milz, weil sie im Verhältnis zu ihrem Gewicht besonders hohe Jodmengen aufweisen. Ungefähr die Hälfte des Körperjods soll die Muskulatur, $1/7$ die Schilddrüse, $1/10$ die Haut enthalten. Sowohl Frauenmilch als Kuhmilch decken den normalen Jodbedarf des wachsenden Kindes vollauf.

Chlor erhält das Kind ebenfalls in der Milch in ausreichender Menge. Bei Brechzuständen allerdings kann der Verlust durch den ausgebrochenen Magensaft so erheblich werden, daß er im Blute nachweisbar wird.

Schwefel ist als eine im Blut und allen übrigen Körperflüssigkeiten und Geweben stets vorkommende Substanz zweifellos wichtig, in sonderheit wissen wir, daß Glutathion und Insulin SH-Gruppen enthalten, um wirksam zu sein. Der Schwefel ist auch zu etwa 1% im Eiweiß enthalten, und das Kind erhält davon auch in der eiweißarmen Frauenmilch stets genügend angeboten. Eisen als unerläßlicher Baustoff für den Blutfarbstoff und wesentlicher Oxydationskatalysator der Zelle erhält der Säugling nur in sehr geringen Mengen. Frauenmilch enthält 1,1—1,5 mg-%; Kuhmilch 0,7—1,8 mg-%. Die Werte schwanken stark, je nach der angewandten Methodik. Feststeht, daß das Frauenmilcheisen besser verwertet wird als das Kuhmilcheisen. Aber selbst die Eisenbilanz des Brustkindes schwankt zwischen leichten Verlusten und leichten Retentionen, die sich praktisch etwa aufheben und wird erst vom 5. Lebensmonat ab deutlich und regelmäßig positiv mit täglichen Retentionen von etwa 0,16 mg Fe. Infolge der knappen Eisenversorgungen durch die Milch ist der junge Säugling auf seine Eisendepots und der ältere auf die Zufuhr anderer eisenhaltiger Nahrungsmittel als Milch angewiesen.

Obgleich der Eisenbedarf auf diese Weise gedeckt werden kann, kommt es vor, daß manche Brustkinder und zahlreiche Flaschenkinder besonders während der zweiten Hälfte des ersten Lebensjahres doch an einer leichten Hämoglobinverarmung des Blutes, also an einer alimentären Anämie leiden, wenn sie nicht Eisen in Form von Eisensalzen oder in Form frischer Gemüse zugelegt bekommen.

Die Eisenreserve, aus der der Säugling neben der Aufnahme aus der Milch seinen Bedarf decken kann, besteht aus dem primären Eisendepot in der Leber und dem in Leber und Milz sekundär gestapelten Eisen, das aus dem postnatalen Blutabbau frei wird.

Eine befriedigende Eisenbilanz für den wachsenden Organismus aufzustellen ist bisher nicht gelungen, einmal deshalb, weil eine Trennung von Hämoglobineisen, Gewebseisen und Depoteisen während des Lebens nicht möglich ist, und dann, weil Eisen nicht nur als Baustoff Verwendung findet, sondern auch als Katalysator im Stoffhaushalt wirkt. Ähnliche Wirkungen kommen noch anderen Mineralien zu, so z. B. dem Kupfer, Mangan, Arsen u. a., die nur in Spuren vorhanden sind.

Eine wichtige Rolle spielen die Salze bei der Aufrechterhaltung der neutralen Reaktionslage der Körperflüssigkeiten und Körpergewebe, kurz des ,,Säurebasengleichgewichts''. Zur Pufferung der im Stoffwechsel auftretenden sauren Produkte dient in erster Linie das Natriumbicarbonat. Unter normalen Bedingungen entsäuert sich der Organismus durch ,,Abrauchen der Kohlensäure'' durch die Lungenatmung und Ausscheidung saurer Produkte im Harn. Unter anormalen Bedingungen, wo sonst nicht übliche Säuren gebildet werden, kann dann, wenn fixe Alkalien oder Erdalkalien nicht mehr zur Verfügung stehen, der Organismus auch Ammoniak zur Neutralisation heranziehen. Das Auftreten von größeren Mengen Ammoniak im Harn gilt als wichtiges Zeichen einer beginnenden Acidose. Kritische Grade nimmt die Störung des Säurebasengleichgewichts erst dann an, wenn fixe Säuren im intermediären Stoffwechsel auftreten, die nicht mehr voll neutralisiert werden.

Bei den Ernährungsstörungen des Kindes ist es wichtig, Störungen des Säurebasengleichgewichts zu erkennen und die Zufuhr von Salzen den Bedürfnissen des wachsenden Organismus anzupassen. In diesem Zusammenhang muß allerdings darauf hingewiesen werden, daß es bei der großen Regulationsbreite, die schon der Säugling besitzt, nicht möglich ist, allein durch einseitige Säure- oder Alkalisalzzufuhr die aktuelle Reaktion der Körpersäfte oder Gewebe beliebig zu ändern. Die Aufgabe einer zweckmäßigen Ernährung kann immer nur darin bestehen, Salzhunger und Salzüberschuß zu vermeiden.

6. Vitamine.

Die Bedeutung der Vitamine in der Kost des wachsenden Kindes ist heute allgemein anerkannt. Im folgenden wird auf die Wirkungen dieser lebenswichtigen Nährstoffe noch im besonderen eingegangen (s. S. 501). Hier soll nur bei der allgemeinen Erörterung der Nährstoffe darauf hingewiesen werden, daß heute sechs von den sieben verschiedenen Vitamingruppen, die mit den Buchstaben A, B, C, D, E, H und K gekennzeichnet sind, in der Nahrung des Säuglings als unentbehrlich gelten. Es sind die drei fettlöslichen Vitamine A, D und K, das antineuritische Vitamin B_1 (Aneurin oder Thiamin), der sog. Vitamin-B_2-Komplex und das antiskorbutische Vitamin C (die Ascorbinsäure). Diese Vitamine müssen nach unseren heutigen Kenntnissen nicht nur beim gesunden Kind in der Nahrung vorhanden sein, um eine Erkrankung zu verhüten, sondern sie müssen beim erkrankten Kind, namentlich bei Kindern, die an Infekten leiden, in erhöhter Menge angeboten werden. Ihr Bedarf ist um so größer, je schneller das Kind wächst. Die Vitamine E und H kommen zwar ebenfalls in der Milch vor, haben aber für den Säugling keine lebenswichtige Bedeutung. Dasselbe gilt von einigen anderen Ergänzungsstoffen, auf die in anderem Zusammenhang noch eingegangen wird. Wenn auch in unseren Breiten die Frauenmilch unter normalen Bedingungen den Vitaminbedarf des Säuglings in vollem Maße deckt, so ist doch eine Übertragung der Verhältnisse vom gesunden Brustkind auf das Flaschenkind nicht ohne weiteres statthaft. Im allgemeinen muß bei einer richtigen Ernährung des Säuglings jedes Kind vom 4. oder 5. Lebensmonat ab frische Frucht- und Gemüsesäfte zur Sicherstellung seines C-Vitamin- (und Eisen-) bedarfs erhalten und jedes Flaschenkind D-Vitamin in Form von Lebertran oder eines D-Vitaminpräparates. Schließlich darf eine über Wochen verabreichte Heilnahrung beim Säugling nicht unter 1,5% Milchfett enthalten, um schwere Schädigungen durch A-Mangel sicher zu verhüten.

B. Die Verdauungsvorgänge.

Um den Säugling richtig ernähren zu können, ist es wichtig, die Verdauungsvorgänge im einzelnen zu kennen. Es greifen bei der Verdauung mechanische, chemische und bakterielle Vorgänge ineinander. Sie sollen hier der Reihe nach betrachtet werden, wobei allerdings die Gesetzmäßigkeiten aus der Physiologie des Erwachsenen als bekannt vorausgesetzt werden müssen.

Die wichtigsten Besonderheiten der Verdauungsvorgänge beim Säugling sind dreierlei Art: 1. erhält er nur *ein* Hauptnahrungsmittel, nämlich die Milch, 2. ist sein gesamter Verdauungsapparat zunächst nur auf eine einzige Nahrung, nämlich die Frauenmilch eingestellt, und 3. hat er einen außerordentlich hohen Nahrungsbedarf, so daß sein Verdauungsapparat bis an die Grenze der Leistungsfähigkeit belastet werden muß. Bei oberflächlicher Betrachtung ist man vielleicht geneigt, die Verdauungsleistung als nicht sehr hoch einzuschätzen, weil es sich bei ihm ja nur darum handelt, ein verhältnismäßig leicht verdauliches, gleichartig zusammengesetztes, sehr hochwertiges Nahrungsmittel, eben die Milch, abzubauen und zu assimilieren. Die Größe der Aufgabe, die dem jungen wachsenden Organismus gestellt wird, kann man am besten daran ermessen, daß der Erwachsene, wenn er dasselbe leisten müßte wie der Säugling, je Tag über 10 Liter Milch und $1^1/_2$—2 Pfund Zucker umsetzen müßte. Während des ersten Lebensjahres muß der Säugling lernen, auch gemischte Kost der verschiedensten Art und Zusammensetzung aufzuarbeiten, wodurch seine Verdauungsvorgänge alle paar Wochen umgestellt und aufeinander abgestimmt werden müssen. Aus alledem geht, worauf bei der Erörterung der Ernährungsstörungen des Säuglings (s. S. 398) noch besonders eingegangen werden wird, hervor, daß Störungen der Verdauung beim jungen Kind unendlich viel leichter eintreten als beim Erwachsenen und daß sie eine viel ernstere Bedeutung in gesunden und kranken Tagen für das Kind haben müssen. Hier kann schon eine geringfügige Störung im Nachschub der Nährstoffe den Gesamtorganismus empfindlich treffen.

Die Verdauung beginnt auch schon beim Neugeborenen in der Mundhöhle durch den Mundspeichel. Es wird hier, wenn Polysaccharide, also Mehle und Schleime, angeboten werden, das Speichelferment, eine Amylase wirksam. Auf die Verdauung der Milch allerdings hat der Mundspeichel keinen Einfluß.

Der Magen ist schon beim jungen Kind im wesentlichen ebenso ausgestaltet wie beim Erwachsenen. Allerdings reicht in der ersten Lebenszeit die Magenkapazität keineswegs aus, was zur Folge hat, daß schon während der Nahrungsaufnahme ein Teil der Nahrung in den Zwölffingerdarm übertreten muß. Praktisch beginnt also die Verdauung noch während der Fütterung! Es leuchtet ohne weiteres ein, daß eine falsche Fütterungstechnik, etwa eine zu schnelle Fütterung beim Säugling sofort zu Störungen auch der Verdauung führen muß. Die Magensaftsekretion unterliegt beim jungen Kind großen Schwankungen.

Sie wird besonders angeregt durch eiweißreiche Kost, durch gesäuerte Nahrungen, also z. B. Säuremilchen und durch psychische Erregungen. Herabgesetzt wird sie durch Einwirkung von äußerer Hitze, durch Fieberzustände und im Hunger. Der Magensaft schon des jungen Kindes enthält genau so wie der des Erwachsenen Salzsäure, Labferment und eine Magenlipase. Die Salzsäureproduktion ist beim gesunden Kind, das mit Frauenmilch ernährt wird, immerhin so groß, daß eine aktuelle Acidität von p_H 4,5 erreicht wird. Das entspricht keineswegs dem Optimum für die Pepsinwirkung, das zwischen p_H 1,5 und 2 liegt.

Durch neuere Untersuchungen (ERNST FREUDENBERG) wird ein Zusammenwirken von 3 Enzymen, nämlich Pepsin, Kathepsin und Chymosin an Stelle der bisher bekannten 2 Enzyme Pepsin und Chymosin angenommen. Da diese Enzyme gewissermaßen nacheinander bei verschiedenem p_H wirksam werden, würde erreicht sein, daß die Eiweißverdauung nicht an einen einzigen Säuregrad gebunden ist, sondern je nachdem innerhalb einer weiten Spanne erfolgt. Nach diesen neueren Anschauungen muß man sich die Eiweißverdauung etwa folgendermaßen vorstellen: Der Speisebrei besitzt zunächst ein p_H von 5—6. In diesem p_H-Bereich bildet sich durch die Chymosinwirkung zusammen mit den Calciumionen der Milch ein feines Gerinnsel, das Paracasein. Dieses ist der Milchverlabungsvorgang. Durch diese Labung wird das Eiweiß im Magen für die weitere Eiweißverdauung zurückbehalten, und es bildet sich zugleich ein festes Milch-Fett-Käsegerinnsel, das bei dem vorhandenen p_H auch dem Angriff der Lipase zugänglich ist. Die bei der Fettspaltung freiwerdenden Fettsäuren verstärken zusammen mit der weiteren Milchsäureproduktion nunmehr das p_H auf 4—5. Jetzt beginnt die Kathepsinwirkung. Das ist die Aufspaltung in Peptone. Diese Peptone werden zum Teil in den Darm abgeschoben, wodurch verhindert wird, daß ihre Pufferung den weiteren Fermentabbau ungünstig beeinflußt. Durch die stetige HCl-Produktion steigt nun das p_H weiter an, und zwar auf Werte von p_H 2, was nunmehr ein Optimum für die Pepsinwirkung bildet. Eine ähnlich unterstützende Wirkung wie im Magen übt das Kathepsin auch im oberen Dünndarm bei der weiteren Aufspaltung in Peptone aus. Für die rasche Entleerung des in seiner Kapazität nicht ausreichenden Magens des Säuglings ist die Feinheit der Milchgerinnung von größter Bedeutung.

Die Magensalzsäure hat nun zwei weitere wichtige Aufgaben, nämlich einerseits den Pylorusreflex zu steuern und andererseits das Wachstum von Bakterien im Magen zu verhindern. Bei Frauenmilchernährung kann auch eine verhältnismäßig geringe Magensalzsäuremenge diesen Aufgaben ohne weiteres gerecht werden. Bei Kuhmilchernährung sind diese beiden Funktionen manchmal gestört, weil die Kuhmilch dreimal soviel Säurepuffer enthält wie die Frauenmilch. Sie steigert nun allerdings andererseits infolge ihres hohen Eiweißgehaltes die Magensaftsekretion, aber es wird nicht in allen Fällen ein genügend hoher Säurewert im Magen erreicht. Solche Kinder gedeihen dann besser, wenn sie mit Säuremilchen ernährt werden.

Die Frauenmilch gerinnt im Magen des Säuglings feinflockig, die Kuhmilch, namentlich die rohe Kuhmilch, grobflockig. Für die weitere störungsfreie Verdauung der Milch ist es nicht gleichgültig, ob sie wie die Frauenmilch in fein geronnenem sauren Zustand in den oberen Dünndarm gelangt, oder in groben Gerinnseln und ungenügend gesäuert, da die groben Gerinnsel unter Umständen infolge ihrer schwereren fermentativen Aufspaltbarkeit eine Stagnation des Chymus bedingen können und hierdurch gegebenenfalls Keime (Coli!) aus dem unteren Dünndarm angelockt werden. Für das rasche Abfließen des flüssigen

Milchanteils durch den Pylorus ist also neben der zuverlässigen Säuerung auch die Art der erzielten Gerinnung maßgebend.

Um eine feinflockige Gerinnung zu erreichen, genügt es schon, die Kuhmilch abzukochen, noch besser ist es, sie mit Schleim oder Mehl zu versetzen und zu verdünnen. Eine feine Gerinnung ergeben auch alle Kondens- und Pulvermilchen sowie die Säuremilchen. Eine Fettverdauung findet entgegen früheren Anschauungen nicht nur bei der Frauenmilch, sondern auch bei der Kuhmilch im Säuglingsmagen statt. Die Kohlenhydrate werden im allgemeinen im Magen nicht abgebaut; lediglich ist die Speichelamylase im Magen noch etwas wirksam. Was schließlich die Resorption von Nährstoffen aus dem Magen anlangt, so ist sie außerordentlich geringfügig. Nachgewiesen ist die Resorption für Dextrose, Wasser und Salze.

Der Magen des Säuglings entleert sich noch während der Fütterung. Zuerst wird die bei der Gerinnung der Milch sich abscheidende flüssige Molke in kleinen Portionen in den Zwölffingerdarm eingespritzt. Erst in zweiter Linie folgen die Fettkäseklümpchen. Man nahm früher an, daß die Verdauungsleistung des Säuglingsmagens unerheblich sei und der Magen lediglich für eine Art Speisereservoir anzusehen sei, um eine Überfütterung des Dünndarms mit Nahrung zu verhindern. Das ist nach den oben dargestellten neueren Untersuchungen (Ernst Freudenberg) nicht anzunehmen. Eine nicht unerhebliche Fett- und Eiweißverdauung findet auch im Säuglingsmagen statt. Die Entleerungszeit des Säuglingsmagens ist verschieden je nach Art der aufgenommenen Nahrung und je nach der Intensität der Magen-, insbesondere der Pylorusmotorik. Am schnellsten verläßt die Frauenmilch den Magen, nämlich nach etwa 2—2$\frac{1}{2}$ Stunden. Dieselbe Menge Kuhmilch bleibt 3—4 Stunden im Magen, und besonders eiweiß- und fettreiche Heilnahrungen zeigen eine noch längere Magenverweildauer. Verdünnte Milch passiert schneller als konzentrierte; kleine Einzelmahlzeiten verlassen naturgemäß den Säuglingsmagen schneller als große; alle feinflockig gerinnenden Säuglingsnahrungen verweilen kürzer im Magen als grobflockige. Die Magenentleerung ist verzögert im Fieber, also z. B. bei allen fieberhaften Infekten, aber auch im Zustand beträchtlicher Unterernährung! Bei Spasmen in der Magenpförtnermuskulatur wird die Magenentleerung nicht nur verzögert, sondern völlig unregelmäßig, und manchmal läßt der Magenpförtner nur noch so geringe Chymusmengen übertreten, daß das Kind zu hungern beginnt. Die Magenentleerung wird schließlich beeinflußt durch die Geschicklichkeit der Mutter bei der Fütterung des Kindes. Der Magen entleert sich am raschesten, wenn das Kind sich in halbaufgerichteter rechter Seitenlage befindet.

Die gesamte fermentative Verdauung und Resorption erfolgt ebenso wie beim Erwachsenen. Schon der Neugeborene besitzt entgegen früheren Annahmen sämtliche Fermente. Es hat sich aber gezeigt, daß die Konzentration von Fermenten und Salzsäure je Kubikzentimeter Magensaft erst mit dem Alter progressiv ansteigt, und zwar im Verhältnis 1:2:5 (Säugling, Kleinkind, Erwachsener). Es handelt sich also auch hier um eine sog. „werdende Funktion". Die Eiweißverdauung ist ebenso wie beim Erwachsenen schon im Dünndarm so vollständig, daß im Stuhl kaum mehr verfütterte Eiweißkörper auftreten. Die etwa hier noch vorhandenen Eiweiße stammen in der Hauptsache aus dem Darmsaft und von den Darmbakterien. Ein geringer Teil des verfütterten Eiweißes kann namentlich beim jungen Säugling auch als ungespaltenes Molekül oder als noch hochmolekuläre Substanz die Darmwand passieren und in den Kreislauf gelangen. Aus dem Auftreten einer Anaphylaxie kann ein solcher Durchtritt von ungespaltenem Eiweiß, das nicht in körpereigenes

Eiweiß umgewandelt wurde, erschlossen werden. Alle genannten fermentativen Vorgänge sind auch bei den Ernährungsstörungen des Säuglings tatsächlich nachweisbar, woraus der eine Schluß gezogen werden muß, daß es sich bei diesen Störungen keineswegs um reine Fermentmangelstörungen handeln kann.

Die *Darmbakterien* spielen bei den Verdauungsvorgängen beim gesunden Kind wie beim Erwachsenen nur eine untergeordnete Rolle. Ihre Tätigkeit ist auf die unteren Abschnitte des Dünndarms und auf den Dickdarm beschränkt, also auf Darmabschnitte, in die nur noch geringfügige Reste der Nahrung gelangen. Die Hauptverdauungsarbeit ist also beendet, wenn die Darmbakterien einzuwirken beginnen, und es erscheint für den normalen Ablauf der Verdauung, namentlich für die Aufnahme der Nährstoffe nicht mehr wesentlich, was an Zersetzungsarbeit hier geschieht. Anders liegen die Verhältnisse, wenn die Darmbakterien nicht nur als mehr oder weniger harmlose Schmarotzer im unteren Darm leben, sondern sich schrankenlos vermehren und bei Überfütterung in den Dünndarm aufsteigen. Wir haben es dann mit einer der gefährlichen Darminfektionskrankheiten zu tun, für deren Entstehen allerdings das Eindringen besonders aggressiver Keime die Voraussetzung ist.

Unter normalen Verhältnissen gelangen zwar mit der Nahrung verschluckte Bakterien der verschiedensten Art, also Streptokokken, Staphylokokken, Enterokokken und Bacterium coli in den Magen, sie werden aber durch die Salzsäure des Magens unschädlich gemacht.

Neben der keimtötenden Wirkung der Salzsäure spielt auch der Mangel an Nährsubstrat für die Bakterienarmut des Duodenums und des Jejunums eine wichtige Rolle. Man findet deshalb im oberen Dünndarm nur wenige Keime der Lactisaerogenes-Gruppe und Enterokokken, während im unteren Dünndarm wohl infolge des längeren Verweilens des Chymus in diesen Darmabschnitten schon regelmäßig größere Mengen von Dickdarmkeimen angetroffen werden. Je nachdem nun der Säugling mit Frauenmilch oder Kuhmilch ernährt wird, entsteht eine gram-positive Flora, die nahezu aus einer Reinkultur von Bacillus bifidus besteht oder beim künstlich ernährten Kind eine gram-negative Mischflora aus Bacterium coli und Bacterium lactis aerogenes. Die Bifiduskeime sind Gärungserreger, die aus den Kohlenhydraten des Chymus Milchsäure und niedere Fettsäuren bilden. Sie sind streng anaerob. Bei reiner Frauenmilchernährung gewinnen sie im Dickdarm völlig die Oberhand und verhindern die Ausbreitung aller übrigen Keime, was zweifellos einen Schutz vor Darminfektionskrankheiten für das Brustkind bietet.

Die bei der Kuhmilchernährung entstehende Mischflora setzt sich aus Gärungs- und Fäulniserregern zusammen, die, je nachdem die Nahrung kohlenhydrat- oder eiweißreich ist, bald mehr den einen, bald mehr den anderen Vorgang begünstigen. Das Bacterium coli vermag sich beiden Nährsubstraten anzupassen, und seine Anwesenheit im unteren Dünndarm bedroht gewissermaßen das künstlich genährte Kind ständig mit seinem Vordringen in die oberen Dünndarmabschnitte bei Störungen des Ablaufs der fermentativen Verdauung. Jedenfalls steht fest, daß bei den meisten akuten, aber auch bei manchen chronischen Ernährungsstörungen des Säuglings der Magen und der obere Dünndarm mit Colibakterien reichlich besiedelt werden. Ob dieses Aufwandern der Colibakterien aus den unteren Darmabschnitten, wie manche Autoren annehmen, der Anfang jeder ernsteren Störung und stets bedenklich für das Kind ist, oder ob es sich nur um sekundäre Besiedelung auch ohne bedenkliche Wirkungen dabei, nämlich solange eine normale Resistenz besteht, handelt, ist noch nicht eindeutig entschieden.

Es ergibt sich dabei die weitere wichtige Frage, ob die Besiedelung eines größeren Teiles des Verdauungstraktes mit Colikeimen dadurch nachteilig wirkt, daß die fermentative Verdauung gestört wird oder dadurch, daß giftige Amine aus dem Eiweiß des Chymus und des Darmsaftes gebildet werden. Beide Möglichkeiten sind vorhanden. Es gibt Fälle von akuten schweren Ernährungsstörungen, in denen der Abbau der Nahrung nicht mehr fermentativ, sondern fast rein bakteriell erfolgt; allerdings kommt das selten vor. Es müssen schon besondere Verhältnisse eintreten, bis es zu einer völlig schrankenlosen Vermehrung und einem aggressiven Vordringen der Colikeime im Magendarmkanal kommt; unter den täglich sich ereignenden akuten Ernährungsstörungen des Säug-

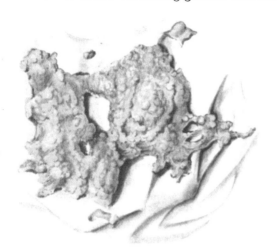

Abb. 1. Normaler Stuhl des Brustkindes. (Kieler Univ.-Kinderklinik.) (K)

lings sind die nachweislich bakteriell-toxischen Schädigungen jedenfalls die Ausnahme. Was die Vergiftung mit biogenen Aminen angeht, so ist der Nachweis erbracht worden, daß die Entgiftung dieser Substanzen schon im Darm und jenseits des Darmes in der Leber auch beim jungen Säugling so lange zuverlässig erfolgt, als nicht schwere Schädigungen der Darmschleimhaut und der Leber bzw. der intermediären Oxydationsvorgänge vorliegen.

Die zahlreichen Untersuchungen der Floren in den verschiedenen Darmabschnitten des Säuglings haben für das gesunde Kind zu folgenden zwar recht bescheidenen, aber dafür sicher feststehenden Ergebnissen geführt: Das Brustkind ist bei reiner Bifidus-Flora weitgehend vor bakteriellen Magen-

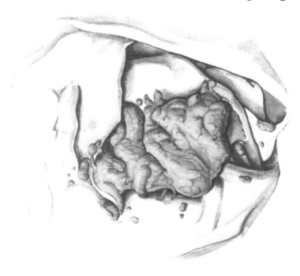

Abb. 2. Flaschenmilchstuhl. (Kieler Univ.-Kinderklinik.) (K)

darminfekten geschützt. Das gut gedeihende Flaschenkind zeigt in seinem unteren Darmabschnitt — ähnlich übrigens wie der Erwachsene — ein gewisses *Gleichgewicht zwischen bakteriellen Gärungs- und Fäulnisvorgängen.* Einen gewissen Anhaltspunkt für das Vorherrschen der Gärungs- oder Fäulnisvorgänge im Säuglingsdarm gibt die Prüfung der Stühle, wennschon sie naturgemäß nur Aufschluß über die tatsächlichen Verhältnisse im Enddarm geben kann. Saure Stühle zeigen ein Überwiegen der Gärung, alkalische Stühle ein Überwiegen der Fäulnis an.

Die Stühle des Säuglings.

Das gesunde *Brustkind* entleert 2—3 goldgelbe, salbenartige, gut gebundene Stühle von säuerlich-aromatischem Geruch. Der Stuhl reagiert gegen Lackmus stark sauer und ist niemals faulig. Manche völlig gesunden und gut gedeihenden Brustkinder haben mehrere (5, ja 7!) dünne, schleimige, oftmals sogar wäßrige Stühle, und andere weisen ganz grüne Stühle auf, die erst allmählich an der Luft eine bräunliche Farbe annehmen. Diese Erscheinungen, die beim Flaschenkind als „dyspeptische" Zeichen ernste Bedeutung haben, sind beim Brustkind nur Zeichen eines „reizbaren" Dickdarms, manchmal auch eines niedrigen Fettgehaltes der Frauenmilch. Nur das plötzliche Auftreten vermehrter Stühle hat beim Brustkind Bedeutung.

Das gesunde *Flaschenkind* hat weniger häufig Stuhl als das Brustkind; dafür ist sein Stuhl massiger (40—70 g), auffallend blaßgelb und trocken und weist einen fauligen, kotigen Geruch auf. Er reagiert neutral oder schwach alkalisch. Entsprechend der in den unteren Darmabschnitten des Kuhmilchkindes meist herrschenden alkalischen Reaktion und dem Überwiegen der Fäulnisvorgänge enthält der Stuhl unlösliche Fettseifen statt Neutralfett, niemals flüchtige, stechend riechende Fettsäuren; dafür finden wir im Harn und Stuhl Fäulnisprodukte wie Indol, Skatol und Phenol.

Naturgemäß ändert der Stuhl des Flaschenkindes bei jeder Änderung der Nahrung auch seine Beschaffenheit. Grobe Bröckel, die vorwiegend aus Fettseifen bestehen, treten auf bei reichlichen Kuhmilchgaben und auch nach Rohmilchfütterung. Vermehrte Schleimbeimengung spricht für einen Reizzustand des Dickdarms. Schmierig wird der Stuhl bei hohem Fett- oder Mehlgehalt der Nahrung. Der Wassergehalt des Stuhles hängt in hohem Grade von der Geschwindigkeit der Darmpassage ab; diese ist bei den Kindern von Fall zu Fall verschieden, ohne daß dem schon eine besondere Bedeutung zukäme. Auffallend ist vielmehr der Wechsel von häufigen Stühlen zu seltenen Entleerungen und umgekehrt. Das Stuhlbild bei den Ernährungsstörungen wird im folgenden noch erörtert (S. 405).

C. Die Ernährung des gesunden Säuglings.

I. Natürliche Ernährung.

Die von einer gesunden, richtig ernährten Mutter stammende Milch ist die bestmögliche Nahrung für den Säugling während der ersten Lebensmonate. Zum Beweis der Überlegenheit der Frauenmilchernährung über jede andere unnatürliche Ernährungsweise diente früher die Sterblichkeitsstatistik, aus der hervorging, daß 5-, ja 7mal soviel Flaschenkinder wie Brustkinder starben. Diese Zahlen haben für unsere heutigen Kulturstaaten keine Gültigkeit mehr. Auf Grund der großen Fortschritte in der allgemeinen Hygiene und in der Milchhygiene im besonderen, dann aber als Folge der Erweiterung und Festigung unserer Kenntnisse auf dem Gebiete der Säuglingsernährung konnten die Fürsorgemaßnahmen für den Säugling so gut ausgebaut werden, daß schon in manchen Bezirken die Sterblichkeit der Flaschenkinder die der Brustkinder kaum noch überragt. Das gilt namentlich da, wo man Todesfälle, die nicht mit der unnatürlichen Ernährung in Zusammenhang stehen, aussondert. Die

Sterblichkeit ist bei unseren heutigen hohen Anforderungen, die wir an eine
richtige Säuglingspflege stellen, ein viel zu grober Gradmesser, und es muß
als feinerer die Morbiditätsstatistik herangezogen werden. Aus ihr geht nun
allerdings einwandfrei hervor, daß — wenigstens für die ersten 4—5 Lebensmonate — auch heute noch die unnatürliche Ernährung die wichtigste Ursache
der vermeidbaren Krankheiten des Säuglings darstellt.

Noch überzeugender wird aber die biologische Überlegenheit der Frauenmilch über jede andere künstliche Nahrung erwiesen einmal durch die Tatsache,
daß das Brustkind bei einem an der unteren Grenze aller theoretischen Berechnungen liegenden Eiweißumsatz aufs Beste gedeiht (s. S. 354). Daraus kann
man den Schluß ziehen, daß das arteigene Frauenmilcheiweiß eine höhere
biologische Wertigkeit besitzt als das uns schon als hochwertig bekannte
Kuhmilcheiweiß. Aber auch die Mineralzusammensetzung (s. S. 361) und der

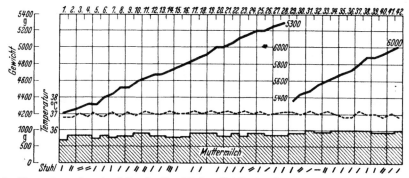

Abb. 3.   Kurve eines sehr gut gedeihenden Brustkindes.   Bei Beginn der Kurve ist das Kind 2 Monate alt.
Es nimmt durchschnittlich täglich 40—50 g zu und trinkt etwa 900 g Muttermilch am Tag.

Vitamingehalt (s. S. 363) der Frauenmilch sind so günstig im Vergleich zu
anderen Nahrungen, daß Avitaminosen an der Brust bei uns unbekannt sind
und das Brustkind nur in seltenen Fällen rachitisch wird, obgleich der D-Vitamingehalt der Frauenmilch eher geringer ist als der der Kuhmilch.

Die Frauenmilch, insofern sie lebensfrisch und nicht etwa gekocht oder sonst
denaturiert ist, enthält eine Reihe von Fermenten — nachgewiesen wurden
eine Oxydase, Lipase und Amylase — dann spezifische Schutzstoffe — nachgewiesen wurden Tetanus-, Diphtherie-Antitoxine und Typhus-Agglutinine und
schließlich sämtliche lebenswichtigen Vitamine in ausreichenden Dosen, namentlich etwa 4—5mal soviel C-Vitamin wie die Kuhmilch (s. Tabelle auf S. 374).
Ein besonders hoher Antikörper- und Vitamingehalt kommt dem Colostrum zu.
Ob diese Schutzstoffe allerdings in vollem Umfang dem Kind zugute kommen,
steht dahin; wahrscheinlich werden die an Eiweißmoleküle gebundenen Immunkörper in den fermentativen Abbau bei der Verdauung mit einbezogen
und so teilweise zerstört. Immerhin ist die Möglichkeit nicht von der Hand
zu weisen, daß namentlich während der ersten Lebenswochen Immunkörper
die noch ,,durchlässige‟ Darmschleimhaut passieren, wie oben bei der Eiweißverdauung (s. S. 366) schon erwähnt wurde, oder in ihr wieder an das neu aufgebaute Eiweiß angelagert werden. Jedenfalls sprechen die Feststellungen einer
besonders hohen bacericiden Fähigkeit des Serums der Brustkinder, weiter der
Nachweis von Diphtherieantitoxin im Serum nach Verfütterung von antitoxinhaltigem Serum, praktisch die immer wieder nachweisbar hohe Immunität
aller Brustkinder für die Möglichkeit der laktaren Übertragbarkeit von Schutz-
körpern. Man darf sich allerdings nicht vorstellen, daß man mit Frauenmilch

dem Kind ohne weiteres alle notwendigen Immunkörper zuführen, ihm also sozusagen grammweise Immunität füttern könne. Dagegen spricht die Erfahrung, daß nur *reine* Brustkinder, die also von vornherein nur Frauenmilch erhielten, eine hohe Immunität besitzen und daß Zufütterung von einigen hundert Gramm Frauenmilch je Tag keinen Einfluß auf die Infektresistenz des Säuglings zeigt.

Die Hauptwirkung der Frauenmilchernährung hinsichtlich der Widerstandsfähigkeit des Kindes allen erwerbbaren Krankheiten gegenüber erblicken wir darin, daß sie durch ihre Zusammensetzung den Aufbau der Gewebe mit den eben angemessenen Einzelnährstoffen in einer Art und Weise erreicht, wie wir das durch keine andere Ernährung fertigbringen. Die Frauenmilch stellt nicht nur eine biologisch hochwertige Körperflüssigkeit, das sog. ,,weiße Blut'' der Mutter dar, sondern ist auch die chemisch und physikalisch-chemisch am besten für Wachstum und Entwicklung zusammengesetzte Nährlösung; kurzum, sie ist *das ideale Nahrungsmittel für den jungen Säugling.*

Wenn die Brust reichlich genug Milch spendet, dann braucht die Mutter das Kind nur in regelmäßigen Abständen anzulegen und kann das Kind sich einfach satt trinken lassen, ohne fürchten zu müssen, daß sie es überfüttert oder unterernährt. Es besteht bei Beachtung nur der allereinfachsten Sauberkeitsvorschriften keine Gefahr einer bakteriellen Darminfektion, und es ist unwahrscheinlich, daß das Kind an einer Ernährungsstörung erkrankt. Ohne besondere Kenntnisse kann sie, wenn sie sich und ihr Kind, das sie stillt, soweit wie möglich vor Infekten bewahrt, ein völlig einwandfreies Gedeihen mindestens während der ersten 4—5 Monate erzielen, nebenbei bemerkt, ohne daß ihr irgendwelche Kosten entstehen. In einem gut überwachten Säuglingsfürsorgebezirk gedeihen heute in den ersten Lebenswochen rund 85% der Brustkinder ohne besondere Hilfe. Erst vom 4. Lebensmonat ab werden die Fälle häufiger, in denen Schwierigkeiten in der Ernährung und Pflege auch beim Brustkind auftreten. Von vornherein kann die Ernährung an der Brust allein in etwa 15% der Fälle auch bei sonst gesunden Kindern nicht durchgeführt werden. Es handelt sich hier meist um Hypogalaktie, in seltenen Fällen um unzureichende Ernährung der Mutter und schließlich um *Stillhindernisse.*

Wir unterscheiden bei den Stillhindernissen solche von seiten der Mutter und solche von seiten des Kindes. Als erstes sei die schon erwähnte *Hypogalaktie* erörtert. Die Zahl der Frauen, die tatsächlich von vornherein so wenig Milch produzieren, daß sie zum Stillgeschäft gänzlich untauglich sind, ist gering. Sie schwankt zwischen 1—5%. Selbstverständlich wird man in allen Fällen versuchen, wenigstens das erste Vierteljahr, unter Umständen unter teilweiser Heranziehung von künstlicher Ernährung, das Stillen durchzusetzen. Es empfiehlt sich, regelmäßig weiter anzulegen, und wenn das Kind hungert, erst anzulegen und dann vorsichtig zuzufüttern. Von der Anwendung von Milchpumpen, die vielfach empfohlen werden, haben wir weniger gute Erfolge gesehen, als vom manuellen Selbstabspritzen. Ein Versuch, mit Prolaktin die Milchsekretion zu verbessern, scheint gerechtfertigt (s. auch S. 373). Zur Unterstützung des Stillwillens sind dann weiter suggestive Maßnahmen wie Höhensonnenbestrahlungen, Massage, Eigenmilchinjektionen und dergleichen am Platze.

Ein häufiges Stillhindernis bildet die *Überempfindlichkeit* der Brustwarzen mit und ohne *Rhagaden*. Die Rhagaden behandelt man mit einer der bekannten Wundheilsalben (z. B. 1% Pellidolsalbe); bei Überempfindlichkeit wendet man anästhesierende Salben oder Tinkturen an (z. B. 5% Percainsalbe oder 10% Anästhesinglycerinlösung), schließlich versucht man ein Warzenhütchen.

Bei *Mastitis* kann das Anlegen an der erkrankten Brust unmöglich werden, wird aber selbstverständlich an der gesunden Brust weiter fortgesetzt. Man soll durch eine Saugglocke auch die kranke Seite unbedingt abziehen und dadurch entlasten. Ein umschriebener Absceß verlangt eine Incision. Im Beginn der Mastitis sind Penicillinbehandlung, gegebenenfalls kombiniert mit Sulfonamidgaben, Röntgenbestrahlungen nach Art der Phlegmonebestrahlungen in der Chirurgie heute unbedingt empfehlenswert.

Schlecht ausgebildete Warzen, sog. *Flachwarzen* und die seltenen *Hohlwarzen* versieht man mit Saughütchen und kann dann meist das Stillen damit durchsetzen.

Das häufigste Stillhindernis von seiten des Kindes ist die *Trinkschwäche* bei schwächlichen, untergewichtigen Säuglingen, in erster Linie bei Frühgeburten und in zweiter Linie bei Neuropathen. Bei der Beurteilung dieses Unvermögens ist Vorsicht am Platze! Es kann sich um angeborene Debilität handeln; andererseits zeigen oft ganz kräftige Kinder lediglich eine Trinkungeschicklichkeit, die durch unentwegtes Anlegen allmählich zum Verschwinden gebracht werden kann. Sind die Säuglinge einfach zu schwach, die Brust auszutrinken, dann muß man ihnen abgezogene Milch 2—3mal täglich per Sonde geben, bis sie kräftiger geworden sind. Auch manche ,,brustscheue'' Neuropathen muß man vorübergehend mit der Sonde ernähren. Nicht immer ist die Annahme, daß das Kind ,,trinkschwach'' oder ,,trinkfaul'' ist, richtig, sondern es liegt eine Hypogalaktie vor. Man entscheidet das so, daß man das Kind dreimal nach je 5 Min. von der Brust absetzt und wägt. Liegt Trinkschwäche vor, dann trinkt das Kind jedesmal gleich wenig, und die Brust ist nach $^1/_4$ Stunde noch gefüllt; handelt es sich um eine Hypogalaktie, dann trinkt das Kind während der ersten 5 Min. am meisten und während der letzten am wenigsten; die Brust ist nach der Mahlzeit leer, obgleich das Kind insgesamt nur wenig Milch bekommen hat.

Mißbildungen des Gesichts und des Gaumens können beträchtliche Stillhindernisse darstellen; die Kinder mit *Hasenscharte* lernen unter Umständen auch an der Brust zu trinken, während man bei *Hasenscharten mit Wolfsrachen* meist zur Fütterung von abgezogener Frauenmilch mit dem Sauger oder sogar dem Nasenschiffchen übergehen muß.

Ein Säugling, der anfänglich die Brust gut genommen hat und von einem Tag auf den anderen nach wenigen Zügen die Brustwarze losläßt und unfähig ist, weiter zu trinken, leidet höchstwahrscheinlich an einer akuten *Nasopharyngitis*, durch die seine Nasenatmung verhindert wird. Erst wenn man etwa durch Adrenalin die Nasenschleimhaut zum Abschwellen gebracht hat, gelingt es, das Kind wieder anzulegen. Bei Neugeborenen denke man bei solchen Trinkschwierigkeiten auch an *Lues congenita* oder an Trismus bei *Tetanus neonati!*

Das Stillen dürfen wir nicht erlauben, wenn durch eine ernste Krankheit Mutter und Kind gefährdet werden! Die wichtigste Gegenanzeige ist eine offene Tuberkulose der Mutter! Der Übergang von Tuberkelbacillen auf das Kind ist dabei weniger durch die Milch zu befürchten als durch Anhusten, Küssen usw. beim Stillgeschäft. Eine Mutter, die an puerperaler Sepsis, schwerer Nierenentzündung oder einem dekompensierten Herzfehler leidet, darf ihr Kind ebenfalls nicht stillen. Bis vor kurzem galt auch das Erysipel als unbedingtes Stillhindernis. Durch die Einführung der Prontosiltherapie ist es meist möglich, das Stillen noch durchzuführen. Einer schwer psychopathischen Mutter soll man ihr Kind unter keinen Umständen allein anvertrauen. Bei Diabetes kann die Mutter meist unbedenklich stillen, ja infolge der Zuckerausscheidung durch die Milch ist ihre Kohlenhydrattoleranz oft besser als zuvor. Muß sich die Mutter einer gynäkologischen oder chirurgischen Operation

unterziehen, dann ist es zweckmäßig, einige Tage bei ihr die Milch nur abspritzen zu lassen. Im umgekehrten Fall, z. B. nach einer Hasenscharten-
oder Pylorostenoseoperation des Kindes, gelingt es oft noch nach 14 Tagen
und länger, durch unentwegtes Abspritzen und Anlegen die Brust der Mutter
wieder in Gang zu bringen.

Ein Säugling mit Lues congenita kann unbedenklich bei der eigenen Mutter
(— nie bei einer Amme! —) angelegt werden, weil ja die Mutter selbst luisch
infiziert ist (COLLESsches Gesetz!).

Das Wiederauftreten der Menses bildet keine Anzeige zum Abstillen, selbst
bei neuer Schwangerschaft kann eine gesunde Frau noch während der ersten
Monate stillen.

Bei grippalen Infekten, die für das Kind recht bedenkliche Folgen (Otitis
media, Bronchopneumonie usw.) haben können, soll die Mutter sich, wenn sie
stillt oder das Kind zurecht macht, eine Gesichtsmaske vorbinden.

1. Theorie der Lactation.

Während früher die Ursache der Lactation auf bestimmte Reizstoffe, die
von der Placenta oder vom Embryo ausgehen sollten, zurückgeführt wurde,
kann heute als sichergestellt gelten, daß der Aufbau der Milchdrüse durch die
weiblichen Sexualhormone erfolgt. Die nur rudimentär vorhandenen epithelialen Milchdrüsenparenchymelemente wachsen nach Eintritt der Gravidität
unter dem Einfluß des Follikel- und Corpus-luteum-Hormons aus. Es kommt
aber erst zur Milchsekretion durch das vom Hypophysenvorderlappen abge-
gebene Prolaktin. Die Milchdrüse folgt nur hormonalen Reizen. Prolaktin ist
in schwachen Säuren und Laugen löslich, kann aber bei p_H 5,5 zur Fällung
gebracht werden. Es wurde in krystallisierter Form gewonnen; in ihm können
sämtliche Eiweißfraktionen nachgewiesen werden. Es wird an der Vergrößerung
des Taubenkropfes nach sog. RIDDLE-Einheiten testiert. Das Prolaktin ist
auch der hormonale Reizstoff, der die Milchsekretion unterhält. Den Beweis
hierfür liefern Tierexperimente, aus denen hervorgeht, daß die Exstirpation
der Hypophyse sofort die Milchbildung aufhören läßt, während die Exstirpation
des Ovariums beim lactierenden Tier ohne Einfluß auf die Milchsekretion ist.

2. Zusammensetzung und Eigenschaften der Frauenmilch.

Die Frauenmilch stellt wie die Milch der anderen Säugetiere eine Emulsion in wäßriger
Lösung dar, in der Fett in freien Kügelchen suspendiert ist und in der Eiweiß, Zucker
und Salze gelöst enthalten sind. Die weiße Farbe stammt von den in eine Eiweißmembran
eingehüllten Fetttröpfchen, der schwach gelbliche Farbton von fettlöslichen Farbstoffen,
den Lipochromen, her. Frauenmilch schmeckt fade süßlich, zeigt eine amphotere oder
schwach alkalische Reaktion und weist ein spezifisches Gewicht von 1028—1034 auf.
Die wichtigsten Besonderheiten der Frauenmilch in ihrer chemischen Zusammensetzung sind im Vergleich zur Kuhmilch ihr geringer Eiweiß- und Salzgehalt und ihr hoher
Zuckergehalt.

Wasser	Eiweiß	Fett	Zucker	Asche
87,0—88,0	1,0—1,6	3,5—4,07	6,5—7,03	0,21

Der calorische Wert beträgt 690—740 je Liter, im Durchschnitt also 700 (nach HEUBNER).
Das *Eiweiß* der Frauenmilch besteht wie das der Kuhmilch aus Casein, Lactalbumin
und Lactoglobulin; außerdem kommen noch Nucleine, Harnstoff und verschiedene Aminosäuren in kleinen Mengen in der Frauenmilch vor. Die für die Frauenmilch wichtigste
Besonderheit ist zunächst die, daß der prozentuale Anteil an Lactalbumin und Lactoglobulin
im Verhältnis zu Casein größer ist als in der Kuhmilch. Man kann etwa 44% Albumine und
Globuline, 41% Casein und 15% N-haltige Restsubstanzen annehmen. In der Kuhmilch
beträgt demgegenüber das Verhältnis von Casein zu Albuminen und Globulinen etwa 5:1!
(s. S. 354). Man hat das auch übertreibend so ausgedrückt: die Frauenmilch ist eine Albuminmilch; die Kuhmilch ist eine Caseinmilch. Der Vorteil der Lactalbumine liegt darin, daß

sie für den wachsenden Organismus eine höhere biologische Wertigkeit besitzen. Im übrigen ist das Casein der Frauenmilch auch nicht völlig identisch mit dem der Kuhmilch. Das Frauenmilcheiweiß wird nicht so rasch und in groben festen Flocken durch Säuren, Salze und Lab ausgefällt wie das Kuhmilcheiweiß. Das kann allerdings auch darin seinen Grund haben, daß das Verhältnis von Lactoglobulin und das der Milchsalze ein anderes ist. Es ist durchaus möglich, daß, weil die Ausfällung von Casein durch Calciumsalze begünstigt wird, der geringe Gehalt der Frauenmilch an Calciumsalzen und überhaupt an Casein bei dem verhältnismäßig hohen Gehalt an Natrium und Kalium und Lactalbumin die Gerinnung feiner macht. Für die Verdauung sind diese Unterschiede zweifellos von Bedeutung. Auch biologisch lassen sich die Eiweiße nicht nur der Frauen- und Kuhmilch, sondern aller Milchen deutlich voneinander unterscheiden. Gegenüber der arteigenen Milcheiweißart läßt sich nämlich keine Überempfindlichkeitsreaktion im Blutserum erzielen, wohl aber gegenüber der Milch einer anderen Spezies. Wir benützen heute diese Überempfindlichkeitsreaktion (nach Koschuwarow) gegenüber artfremden Milchen zur Unterscheidung von Frauen- und Tiermilch[1].

Das *Fett* der Frauenmilch ist dem Neutralfett des Blutserums sehr ähnlich. Es enthält mehr Ölsäure als das Kuhmilchfett. Am auffälligsten ist aber sein geringer Gehalt an flüchtigen niederen Fettsäuren. Für die Frauenmilch wurden 2,5% von solchen gegenüber dem Gesamtfett angegeben, in Kuhmilch 27%! Für die Ernährungspraxis muß besonders darauf hingewiesen werden, daß der Gesamtfettgehalt auch in der Frauenmilch stark schwankt, und zwar nicht nur von Frau zu Frau, sondern von einem Tag zum andern, ja während der einzelnen Brustmahlzeit. Meist enthält die erste getrunkene Portion nur etwa 2% Fett, während die letzte Portion 5 und 7% und mehr aufweist.

Milch-Vitamin-Tabelle
(Vitamingehalt in mg-%).

	Frauen-milch	Colostrum	Kuhmilch
Vitamin A . . .	0,18	0,5—1,0	0,02—0,2
Vitamin D . .	0,0001	0,0006	0,0002—0,0004
Vitamin B₁ (Aneurin) . .	0,015	0,06—0,1	0,05
Vitamin B₂ (Lactoflavin)	0,01	0,6—0,8	0,2—0,3
PP-Faktor (Nicotinsäureamid) . . .	0,16	0,07	0,06—0,4
Vitamin C . .	3,0—7,0	1,0	0,5—2,8

An wichtigen „Begleitstoffen" des Fettes sind vor allem die Phosphatide, Lipochrome, freies ebenso wie verestertes Cholesterin und in Spuren Ergosterin zu nennen. Außerdem sind auch noch wasserlösliche Farbstoffe, sog. Lyochrome (Lactoflavin) in der Frauenmilch enthalten.

Die *Salze* der Frauenmilch schwanken stark in ihrer Menge und Zusammensetzung; insgesamt ist aber, wie schon betont, die Frauenmilch ein besonders salzarmes, die Kuhmilch ein ziemlich salzreiches Nahrungsmittel. Die Frauenmilch enthält im Vergleich zur Kuhmilch besonders wenig Calcium und Phosphor; an Eisen ist sie dagegen etwas reicher. Man hat ermittelt, daß 77% des P's in der Frauenmilch in organisch gebundener Form, besonders im Casein und Lecithin enthalten sind, gegenüber 27% in der Kuhmilch. Kupfersalze soll nach neueren Untersuchungen Frauenmilch etwa 3mal mehr enthalten als Kuhmilch.

Charakteristisch für die Frauenmilch im Vergleich zu Kuhmilch — früher zum Frauenmilchnachweis verwandt — ist ihr geringer Gehalt an Citronensäure, der mit 0,05% angegeben wird.

Der *Zucker* der Milch ist der in allen Milchen allein in der Natur vorkommende Milchzucker. Die zu seiner Bildung nötige Galaktose entsteht aller Wahrscheinlichkeit nach aus dem Traubenzucker des Blutes durch sterische Umwandlung. Neben dem Milchzucker kommen in der Milch noch in geringer Menge Dextrin, Pentose und noch andere seltene Zucker vor, die praktisch keine Bedeutung besitzen.

Von *Vitaminen* enthält die Frauenmilch auffallend reichlich C-Vitamin, nämlich 4—5mal soviel wie die Kuhmilch!

A-Vitamin ist bei dem verhältnismäßig hohen Fettgehalt naturgemäß ebenfalls reichlich enthalten! Nur ein B-Komplex-Mangel ist bei ungenügender Ernährung der stillenden Mutter namentlich in tropischen Gegenden häufig beschrieben. Am auffälligsten ist der geringe D-Vitamin-Gehalt der Frauenmilch, der meist tatsächlich geringer ist als der der Kuhmilch (s. obige Tab.). Im Tierversuch erweist sich die Frauenmilch als außerordentlich schwach

---

[1] Das Serum eines gegen Kuhmilch durch wiederholte Injektionen überempfindlich gemachten Kaninchens agglutiniert auch kleine Mengen von Kuhmilch, die zu Verfälschungszwecken Frauenmilch beigemischt wurden.

antirachitisch wirksam. Da die Rachitis an der Brust selten, dagegen bei Kuhmilchkindern besonders häufig ist, kann man daraus schließen, daß der Frauenmilchstoffwechsel ohne nennenswerte Mengen von D-Vitamin störungsfrei abläuft.

Die Menge der täglich von einer Frau produzierten Milch ist sehr verschieden. Im allgemeinen stellen $^3/_4$—1 Liter Milch die Durchschnittstagesmenge dar. In den ersten Tagen nach der Geburt des Kindes beginnt bei regelmäßigem Anlegen die Milchmenge von 40 cm³ täglich auf etwa 300 am Ende der ersten Woche, auf 550 am Ende der zweiten Woche und auf 650 cm³ am Ende des ersten Monats anzusteigen. Schon am Ende des zweiten Monats werden $^3/_4$ Liter erreicht, um dann vom 3. oder 4. Monat ab sich nahe um 1 Liter zu halten.

Die *Erstmilch* oder das *Colostrum* ist die während der ersten 3—4 Tage nach der Geburt produzierte Milch, die sich in folgenden wesentlichen Punkten von der späteren „reifen" Frauenmilch unterscheidet. Zuerst ist die Erstmilch eine citronengelbe Flüssigkeit, die mehr Eiweiß und Salze, dagegen weniger Fett und Zucker als die Frauenmilch enthält. Es wurde im Stoffwechselversuch nachgewiesen, daß die Colostralernährung infolge ihres hohen Eiweiß- und Salzgehaltes die anfänglichen Verluste an Gewebsmaterial, die der Neugeborene erleidet, ausgle chen kann. Weiter enthält das Colostrum zahlreiche große besondere Zellen, die „Colostrumkörperchen", die große mit Fettröpfchen beladene Lymphocyten (?) darstellen. Man findet sie in allmählich abnehmender Zahl bis zum Ende der ersten Woche. Die „Colostrumkörperchen" verschwinden nicht völlig oder treten wieder auf, wenn die Brustdrüse nicht in regelmäßige Tätigkeit kommt. Im allgemeinen zeigt das Auftreten von „Colostrumkörperchen" und Leukocyten in der Milch an, daß Stauungserscheinungen und Vorgänge der Rückresorption der gebildeten Milch vorliegen. Die Colostralmilch gilt als besonders reich an Immunstoffen, die beim Neugeborenen die Darmwand unverändert passieren sollen. Außerdem sollen ihr abführende Eigenschaften (Salzgehalt!) für die Ausstoßung des Meconiums zukommen.

3. Die Technik der Ernährung an der Brust.

In den ersten 24 Stunden nach der Geburt sollen Mutter und Kind Ruhe halten, um sich von den Anstrengungen der Geburt zu erholen. Man beginnt dann am 2. Tag etwa 3mal und vom 3. Tag ab 4—6mal anzulegen.

Über die *Einzeltrinkmenge* unterrichten wir uns durch das Wägen des eingewindelten (abgehender Harn und Stuhl sollen mitgewogen werden!) Kindes vor und nach der Brustmahlzeit. Eine solche Einzelwägung besagt natürlich wenig, besser ist es schon, nach zwei aufeinanderfolgenden Mahlzeiten und am besten zur Beurteilung während 2 oder 3 Tagen bei jeder Mahlzeit zu wägen.

Die Frauenmilch hat durchschnittlich 70 kcal in 100 g; der gesunde Säugling braucht 90—100 kcal je Kilogramm Körpergewicht (= Energiequotient s. S. 351 Tabelle). Mit diesen Grundzahlen ist es leicht, den ungefähren Nahrungsbedarf zu berechnen und seine Deckung durch die tatsächlich getrunkenen Mengen zu beurteilen. Frühgeborene und untergewichtige Kinder brauchen mehr, nämlich 120—140 kcal je Kilogramm. Man berechnet den Energiequotienten bei ihnen nicht nach ihrem tatsächlichen oder „Ist-Gewicht", sondern nach dem Gewicht, das sie ihrem Alter nach haben sollten, ihrem „Soll-Gewicht". Dies ermittelt man nach der Gewichtstabelle für gesunde Kinder. *Im allgemeinen braucht das gesunde Brustkind je Kilogramm Körpergewicht etwa 130—150 g Frauenmilch.* Unter 100 g Frauenmilch je Kilogramm Körpergewicht hungert es!

Das Kind trinkt in den ersten 5 Min. — wenn es richtig zugeht — die größte Menge, nämlich meist mehr als die Hälfte der Mahlzeit, in den zweiten 5 Min. entsprechend weniger und in den letzten 5 Min. am wenigsten, nämlich den Rest. Es erhält dabei erst fettärmere und zum Schluß die fettreichste Milch, welche die Brust bietet. Es ist also wichtig, daß es die Brust bei der einzelnen Mahlzeit ganz austrinkt, zumal nur so die Brust in regster Tätigkeit bleibt und, wie es nötig ist, innerhalb der ersten Wochen mehr und mehr leistet.

Die Zahl der Brustmahlzeiten kann nicht grundsätzlich für alle Fälle gültig auf 4, 5 oder 6 festgesetzt werden, sondern muß nach den bei Mutter und Kind vorliegenden Verhältnissen bestimmt werden. Dabei geht man davon aus, daß, wie schon erwähnt, das Kind bei jeder Mahlzeit die dargebotene Brust ganz leeren soll; es erhält dabei die ihm zur Verfügung stehende Milchmenge zu seinem bestmöglichen Anwuchs sozusagen quantitativ. Auf der anderen Seite soll es möglichst viel Ruhe und Schlaf und die Mutter möglichst viel stillfreie Zeit zwischen den einzelnen Mahlzeiten haben. Danach ist die geringste Zahl von Mahlzeiten, falls dabei die Brust jedesmal leergetrunken wird und entsprechend viel Milch dabei hergibt, also z. B. 4, die angenehmste und beste. Meist werden aber 5 Mahlzeiten in 24 Stunden, also z. B. um 6, 10, 14, 18 und 22 Uhr eingerichtet werden müssen. Dabei erlauben wir der Mutter bei der ersten und der letzten Stillzeit(nur bei diesen beiden!), je nach den Erfordernissen des Tages, das Anlegen um $^1/_2$—1 Stunde zu verschieben, vorausgesetzt, daß die Brust dabei in ihrer Gesamtleistung nicht nachläßt. Wenig kräftige, schlecht ziehende, untergewichtige und viele kranke Säuglinge müssen 6-, ja 7- oder 8mal angelegt werden.

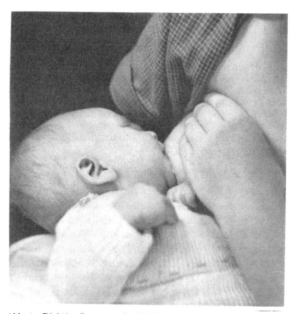

Abb. 4. Richtige Lagerung des Kindes und Haltung der Brust beim Anlegen. (Kieler Univ.-Kinderklinik.) (K)

Auch die *Stilldauer* hängt von den besonderen Verhältnissen ab. Ein kräftiger Säugling trinkt die volle Brust in wenig mehr als 5 Min. leer. Meist brauchen die Kinder dazu 15 Min. Über 20 Min. soll die Einzelmahlzeit nicht ausgedehnt werden.

Mit *Zukost* lassen wir die Mutter beginnen, wenn das gesunde Brustkind 4—5 Monate alt ist. Nach der Mittagsmahlzeit um 14 Uhr erhält das Kind einige Teelöffel frisch ausgepreßten Citronen-, Apfelsinen- oder Tomatensaft mit Wasser verdünnt und nach Geschmack mit Zucker gesüßt. Am Ende des 4. oder im 5. Monat versucht man, dem Kind vor der Mittagsmahlzeit ein paar Teelöffel Gemüsebrei von Karotten, Spinat, Teltower Rübchen (auch von Mangold, Blumenkohl und im Winter von Tomaten oder geschälten Linsen) zu füttern. Manchmal muß man das Kind durch immer wieder im Abstand von wenigen Tagen vorzunehmende Versuche an den ihm nicht gleich zusagenden Gemüsegeschmack gewöhnen. Dabei sind kleine Zusätze von Zucker und im Notfall von Saccharin gestattet. Manchmal muß man anfänglich auch Gemüsesuppe (fein durchpassiertes Gemüse, das etwa zu gleichen Teilen in Milch und Gemüsewasser oder in Fleischbrühe aufgeschwemmt ist) mit der Flasche (entsprechend großes Saugerloch!) reichen. Die Fleischbrühe soll nur Spuren von Kochsalz enthalten und muß unter Umständen abgefettet werden. Ist das Kind an die Fütterung mit dem Löffel gewöhnt, dann dickt man das Gemüse mit etwas Mehl und später mit Kartoffeln an und fügt einen ,,Stich" Butter bei. Da damit die Mahlzeit nun Nährwert erhält, läßt man die Brustmahlzeit hinterher ganz fort. Mit frischem Obstsaft und später zerdrücktem, gemusten Rohobst,

z. B. Bananen oder Frischapfelbrei, beschließt man die Mittagsmahlzeit. Im 8. oder 9. Monat wird das Kind dann ganz von der Brust abgesetzt und nach den Regeln der künstlichen Ernährung (s. S. 384) ernährt.

Muß man früher *abstillen,* so soll es langsam im Laufe von mindestens einer, besser zwei Wochen in der Weise geschehen, daß erst eine, dann eine zweite Brustmahlzeit usw. durch Kuhmilchnahrung ergänzt oder ersetzt wird. Man wählt dazu die beiden Stillzeiten, an denen das Kind am wenigsten trinkt, die

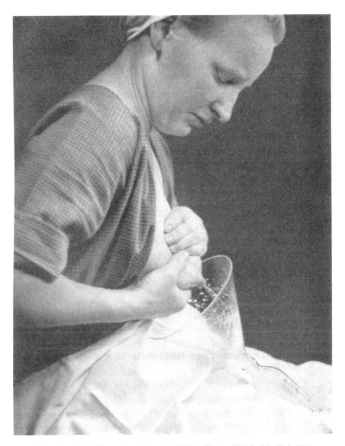

Abb. 5. Abspritzen der Brust. (Kieler Univ.-Kinderklinik.) (K)

Brust also am schlechtesten gefüllt ist. Macht sich trotzdem eine Milchstauung geltend, dann muß die Brust künstlich entleert (abgemolken) werden. Es ist zweckmäßig, in diesen Fällen die Mutter jeden Morgen ein salinisches Abführmittel (Karlsbader Salz oder Bitterwasser) einnehmen zu lassen und sie anzuhalten, ihre Flüssigkeitsaufnahme einzuschränken. Durch Injektion von östrogenen Substanzen kann die Brust rasch und recht zuverlässig zur Einstellung der Milchsekretion gebracht werden. Wir machen hierzu an 3 oder 4 aufeinanderfolgenden Tagen je eine Injektion von 5 mg Östradiolbenzoat (Progynon B Ol. forte = 50000 intern. Benzoat-Einheiten oder 1—3 Ampullen Cyren B-forte zu 2,5 mg oder schließlich oral insgesamt 5—10 mg Cyren-B-forte in Tabletten zu 0,5 mg, je nach Stärke der Milchsekretion.

Für die möglichst langfristige Durchführung der natürlichen Ernährung haben sich uns folgende Maßnahmen bewährt.

Vor und nach dem Anlegen wird stets die Brustwarze mit reinem kalten Wasser abgetupft. Weder Einfetten mit Vaseline noch Waschungen mit Borsäurelösungen sind nötig oder zweckmäßig. Rhagaden, auch schon kleine, müssen sorgfältig durch streng lokal anzuwendende Adstringentien zum Verkleben gebracht werden (z. B. mit Argolaval oder 1%iger Pellidolsalbe). Dabei muß vermieden werden, das nicht eingerissene Gewebe mitzubehandeln (Verhärtung der Warze! Neue Einrisse!). Ganz oberflächliche Risse heilen vorzüglich unter wiederholten kurzen Höhensonnenbestrahlungen.

Ist die Brust prall gefüllt, dann soll die Mutter erst etwas Milch abdrücken, bevor sie das Kind anlegt. Seine Nasenatmung muß frei sein, damit es nicht gezwungen ist, um Luft zu bekommen, die Warze loszulassen und immer wieder das Ziehen zu unterbrechen. Während des Stillens soll das Kind nicht „abgelenkt" werden. Nach etwa 5 Min. wird allerdings das Trinken absichtlich unterbrochen, das Kind wird aufrecht gehalten und ihm dabei etwas der Rücken beklopft, damit es durch Aufstoßen die mitverschluckte Luft hochbringen kann. Manche Kinder, die sehr gierig trinken oder von sich aus oft die Warze loslassen, schlucken besonders viel Luft, trinken infolgedessen oft die Brust nicht leer oder erbrechen hinterher; sie müssen 2—3mal während einer Mahlzeit zum Aufstoßen gebracht werden. Auch beim Lutschen an der Brust, einer Untugend, die nicht zugelassen werden soll, verschluckt das Kind oft sehr viel Luft. Ob das Kind richtig trinkt oder lutscht, spürt die Mutter selbst, oder es kann durch den auf den Kehlkopf aufgelegten Finger (beim Schlucken steigt der Kehlkopf nach oben!) entschieden werden. Am Schluß der Mahlzeit läßt sich aus der Brust oft noch etwas Milch abdrücken. Daraus zieht die Mutter den Schluß, daß „viel mehr Milch vorhanden sei, als das Kind trinken könne"! Das stimmt oft nicht! Die genaue Nachprüfung ergibt dabei oft, daß nicht nur das Kind zu wenig bekommen hat, sondern auch, daß ein größerer Restbestand an Milch gar nicht vorhanden ist. Hat das Kind in der Tat einen Rest in der Brust zurückgelassen, so soll die Mutter lernen, sich selbst die Brust zu entleeren, also sich abzumelken. Das ist zugleich das beste Verfahren, die Tätigkeit der Brustdrüse auf der Höhe zu halten und bei verschiedenen Störungen für die Entleerung der Brust oder die Bereitstellung von genügend Milch zu sorgen. Wir verwenden nur selten Milchpumpen, so z. B. in den allerersten Tagen bei hochempfindlicher Warze oder bei Brustentzündungen vorübergehend. Das zweckmäßigste und zugleich schonendste Verfahren ist das Selbstabdrücken. Die Frau massiert zunächst mit leicht rollenden Bewegungen die Brüste im ganzen, im besonderen den Warzenhof und die Brustwarze. Dann erfaßt sie die zu entleerende Brust knapp hinter der Warze mit Daumen und Zeigefinger der gleichseitigen Hand und massiert energischer, bis einige Tropfen Milch hervorquellen, wobei die Brust selbst zur Unterstützung mit der anderen Hand von oben her gehalten wird. Dabei entsteht oft das Gefühl des Einschießens der Milch in Form eines leichten stechenden und prickelnden Gefühls. Die Venen der Brust schwellen dabei oft deutlich an.

Jetzt wird durch rhythmisches Drücken auf den Warzenhof abgespritzt und dabei durch fortgesetztes Massieren und Ausstreichen der rückwärts gelegenen Teile der Brust nach vorn der Nachstrom der Milch unterhalten, so daß sie in mehrteiligem Strahl abfließt.

Das zu Beginn vorgenommene leichte Massieren des Warzenhofes und der Brustwarze empfiehlt sich deshalb, weil auf diese Weise die leichten Schmerzen vermindert werden, die besonders beim ersten Abdrücken bei wenig ergiebiger und schwer in Gang zu bringender Brust entstehen.

Der beste Beweis für die Brauchbarkeit des Verfahrens ist die Tatsache, daß Anstaltsammen, die unglücklicherweise ihr eigenes Kind verloren hatten, allein durch manuelles Auspumpen monatelang ihre Brust in voller Tätigkeit halten konnten. Unsere Anstaltsammen, die selbstverständlich zuerst ihr eigenes Kind stillen und denen fremde Kinder überhaupt nicht angelegt werden, drücken sämtliche Milch, die sie über diejenige Menge, die sie für ihr eigenes Kind brauchen, produzieren, mit der Hand ab und erlangen dabei bald eine so große Geschicklichkeit, daß sie unter Umständen bis auf 2, 3 und mehr Liter täglich kommen. Es gelingt auch da, wo die Mutter mit oder ohne Grund vorzeitig abgestillt hat, noch nach 2 oder 3 Wochen durch systematisches Abmelken die Brust wieder in Gang zu bringen. In manchen Fällen, in denen die Mutter das Abspritzen nicht recht erlernt, kann man eine Milchpumpe zu Hilfe nehmen. Auch hierbei empfiehlt es sich, die Brust vorher zu massieren, damit das Abziehen leichter erfolgt. Wir verwenden dann das Modell von JASCHKE-SCHERBAK (Fa. L. Roth, Gießen) und daneben die Wasserstrahlpumpe (Fa. Bartels u. Rieger, Köln).

Wenn das Kind während der richtig durchgeführten Nachtpause schreit, so soll selbstverständlich nachgesehen, es unter Umständen frisch gewindelt und gebettet werden, aber es soll nicht zur Unzeit an die Brust gelegt werden. Immer wieder muß die Mutter darauf hingewiesen werden, daß es gefährlich ist, wenn sie während der Nacht das Kind zu sich ins Bett nimmt, sei es um ihm „etwas" an der Brust zu geben oder um es zu beruhigen. Es ist dann wiederholt vorgekommen, daß die Mutter dabei einschlief, im Schlaf über das Kind zu liegen kam und es erstickte! Das gesunde Kind soll von vornherein an einen 8stündigen Schlaf mit völliger Nahrungspause während der Nacht gewöhnt werden. Im Notfall erhält es einen Teelöffel warmes, abgekochtes Wasser, aber keine Nahrung (keine Lutscher mit Zuckerwasser, Alkohol, Mohnsaft!! u. dgl.).

II. Die Ernährung des Flaschenkindes.

Wenn vielfach die Durchführung der künstlichen Ernährung eines gesunden Säuglings auch heute noch als ein nicht ungefährliches Wagnis hingestellt wird, so ist das ebenso eine Übertreibung, als wenn in manchen volkstümlichen Schriften andererseits behauptet wird, daß man unter Befolgung recht einfacher Vorschriften oder gar mit der oder jener Patentnahrung mit Sicherheit ein Kind künstlich aufziehen könnte. Richtig ist, daß wir über eine Reihe von Methoden verfügen, mit denen es in der Mehrzahl der Fälle recht gut gelingt, ein gesundes Kind zu prächtigem Gedeihen zu bringen und störungsfrei während der ganzen Säuglingszeit zu ernähren. Wenn das Kind von Hause aus gesund ist und die Flaschenernährung unter sorgfältiger Berücksichtigung einmal des Nahrungsbedarfs und zum andern der Verdauungsleistung mit Sachkenntnis durchgeführt wird, dann gerät der Säugling durch die unnatürliche Ernährung an sich heute nicht mehr wie früher in Lebensgefahr. Allerdings sind auch bei richtig geleiteter künstlicher Ernährung alimentäre Störungen nicht mit derselben Sicherheit wie beim Brustkind zu vermeiden, da die zur Herstellung der Nahrung meist verwandte Kuhmilch in ihrer Zusammensetzung schwankt, unzulänglich sein kann und es auch nicht möglich ist, die Gefahr einer bakteriellen Verunreinigung ganz auszuschalten. In jedem Fall ist es auch mit unseren heutigen Methoden nicht gelungen, die hohe Immunität des Brustkindes auch beim Flaschenkind zu erreichen. Bei gleicher Bedrohung durch Infekte erkranken die künstlich ernährten Säuglinge z. B. in Anstalten früher, häufiger und länger als die unter genau denselben Pflegeverhältnissen untergebrachten Brustkinder.

Das künstlich ernährte Kind muß von sachkundiger Stelle aus überwacht werden. Es bedarf einer besonders sorgfältigen Pflege, namentlich ist seine Haut peinlichst rein zu halten; es muß regelmäßig und ausgiebig an die frische Luft gebracht, vor Lichtmangel bewahrt und zur Bewegung angeregt werden; schließlich muß seine Nahrung mit der denkbar größten Sauberkeit hergestellt, aufbewahrt und in regelmäßigen Abständen gefüttert werden. Die Mutter muß also, wenn sie ihr Kind künstlich aufzieht, Zeit und Mühe in einem weit größeren Umfange aufwenden, als wenn sie das Kind selbst nähren kann. Dabei ist die Gesunderhaltung auch des mit Sorgfalt gepflegten Flaschenkindes bei weitem nicht so gesichert wie beim Brustkind.

Die Gefahren der künstlichen Ernährung werden da besonders groß, wo keine einwandfreie frische Kuhmilch zur Verfügung steht. Die Milch soll von gesunden Kühen, am besten aus Mischmilch von einer Herde — nicht von *einem* Tier, das, wenn es krank ist (Euterinfektion! Tuberkulose!) schweren Schaden stiftet — stammen, die sauber gehalten und gemolken werden. Eine Überlegenheit der Rohmilchernährung ist nicht erwiesen und rechtfertigt die hohen Kosten, welche die Versorgung der Bevölkerung mit einer sicher einwandfreien, bakterienarmen Rohmilch macht, in keiner Weise.

Man glaubte früher, daß es darauf ankäme, die Kuhmilch in ihrer Zusammensetzung der Frauenmilch möglichst nahe anzugleichen. Die wissenschaftliche Erforschung lehrte indessen, daß das niemals möglich sein wird, sondern daß wir eben doch immer zwei grundverschiedene Nahrungen vor uns haben. Die Praxis ergab im übrigen mit solchen der Frauenmilch angeglichenen Kuhmilchmischungen keinerlei überlegene Erfolge. So ist man heute nur bestrebt, die Kuhmilch in einer solchen Form und Menge zu füttern, daß das Kind möglichst ebenso gut gedeiht und von Störungen frei bleibt wie das Brustkind. Dabei kommt es darauf an, durch die Kuhmilch den Stoffwechsel des Säuglings so wenig wie möglich zu belasten und doch den bestmöglichen Ernährungserfolg mit dieser artfremden, langsamer und schwerer verdaulichen und weniger gut ausnützbaren Milch zu erzielen. Das kann nun bemerkenswerterweise erreicht werden mit Kuhmilchnahrungen, die in ihrer Zusammensetzung sehr stark von der der Frauenmilch abweichen. Es hat sich gezeigt, daß die alte Methode, die Kuhmilch erst zu verdünnen und dann mit Kohlenhydraten wieder anzureichern in der Absicht, sie „ungefährlicher" zu machen, eine recht brauchbare Methode der künstlichen Ernährung darstellt, und man könnte vermuten, daß mit der Erfahrung allein das Problem auch ohne wissenschaftliche Forschung gelöst worden sei. Dem ist aber nicht so. Erst die genaue Erforschung der einzelnen Stoffwechselvorgänge hat es ermöglicht, die Leistung und Grenzen der verschiedenen Ernährungsmethoden zu erkennen und Fehler abzustellen.

Wir haben heute unterscheiden gelernt, welche Kinder man mit den einfachen Milchverdünnungen aufziehen kann und welche mit anderen, umständlicher herzustellenden Milchnahrungen besser zum Gedeihen zu bringen sind. Wir haben erkennen gelernt, wie die früher üblichen Ernährungsmethoden durch Einführung von Beikostzugaben, Eisen, Salzen, Vitaminen usw. verbessert werden müssen, um unseren heutigen Anforderungen an die Pflege und Aufzucht des Säuglings zu genügen.

Kurz zusammengefaßt lauten unsere Forderungen für jede zur Ernährung des gesunden Säuglings anzuwendende künstliche Nahrung:

1. Die Nahrung muß alle zum Gewebsaufbau und zur Bestreitung des Betriebsstoffwechsels notwendigen Nahrungsstoffe enthalten (Eiweiß, Kohlenhydrate, Fett, Wasser, Salze, Vitamine).

2. Die Nahrung muß in einer der Aufnahmefähigkeit des Säuglings entsprechenden Menge die notwendigen Calorien enthalten (rund 100 kcal je Kilogramm Körpergewicht).

3. Die Nahrung muß der Verdauungsleistung des Säuglings so angepaßt sein, daß keine Überlastung des Verdauungsapparates und des intermediären Stoffwechsels entsteht, d. h. sie muß leicht verdaulich und gut assimilierbar sein.

4. Die Nahrung muß „praktisch" steril sein, d. h. sie darf keine pathogenen Bakterien enthalten.

Überblickt man diese Forderungen und bedenkt dabei, daß sich nicht allein der Nahrungsbedarf von der Neugeborenenzeit bis zum Ende des ersten Jahres, sondern auch die Aufnahmefähigkeit, die Verdauungsleistung, der Geschmack und die Lebensweise des Säuglings fortwährend ändern, dann sieht man, daß es unwahrscheinlich ist, eine einzige passende künstliche Nahrung, eine Art „Patentnahrung" für die Aufzucht des Säuglings zu finden. Es kann sich also nur darum handeln, die Methoden anzugeben, nach denen man den Säugling so ernähren kann, daß man den aufgestellten Forderungen gerecht wird.

1. Zusammensetzung und Eigenschaften der Kuhmilch.

Die Kuhmilch weist grob chemisch folgende Abweichungen von der Frauenmilch auf: sie ist eiweiß- und salzreicher, zucker- und manchmal fettärmer und bakterienreicher. Den Grund für den hohen Eiweiß- und Salzgehalt sieht man seit BUNGE darin, daß die Wachstumsgeschwindigkeit der Tiersäuglinge dem Eiweiß- und Salzgehalt der mütterlichen Milch parallel geht (s. Tabelle, S. 353). Die besonders eiweiß- und salzreiche Kuhmilch verursacht im Verdauungstrakt des Säuglings im Vergleich zur Frauenmilch eine erhöhte Säftesekretion. Damit wird der Salz-Wasserhaushalt viel stärker in Anspruch genommen und infolgedessen leichter gestört. Der hohe Eiweiß- und Salzgehalt führt andererseits zu einem erhöhten Pufferungsvermögen mit allen Vor- und Nachteilen. Auch die Motorik des Magen-Darmkanals wird stärker in Anspruch genommen. Alles das zusammen hat eine leichtere Störbarkeit der Vorgänge zur Folge. Die Zusammensetzung der Kuhmilch im einzelnen im Vergleich zur Frauenmilch (s. S. 373) ist die folgende:

Wasser	Eiweiß	Fett	Zucker	Asche
86—88,0	3,5—3,75	3,5—4	4,5	0,7

Der Caloriengehalt beträgt 680 kcal je Liter im Durchschnitt. Die Kuhmilch weist im Vergleich eine gelblichweiße Farbe auf, diese rührt von den größeren Fettkügelchen und von dem höheren Gehalt an fettlöslichen Farbstoffen, den Lipochromen her (Carotine, Xanthophyll, Lycopin, Lutein). Auch wasserlösliche Milchfarbstoffe, Lyochrome, enthält die Kuhmilch wie die Frauenmilch (Lactoflavin). Die Kuhmilch schmeckt süß-sahnig und kräftig aromatisch so lange sie frisch ist und wenn sie sauber gewonnen wurde. Sie reagiert amphoter oder auch ganz schwach sauer. Mit Phenolphthalein ist sie stets leicht sauer[1]. Ihr spezifisches Gewicht wird auf etwa 1032 angegeben.

Das *Eiweiß* besteht ebenso wie bei der Frauenmilch aus Casein, Lactalbumin und Lactoglobulin; aber wie schon erwähnt, überwiegt bei weitem das Casein. Man kann das Verhältnis von Casein zu Lactoglobulin und Lactalbumin mit 5:1 annehmen (s. S. 354).

---

[1] Dieser Umstand erlaubt eine grobe Unterscheidung von Frauenmilch und Kuhmilch durch die sog. MOROsche Probe mit Neutralrot: 2 Tropfen einer 1%igen Lösung färben kleine Mengen (5 cm³) von Kuhmilch rotviolett, Frauenmilch hingegen gelb. Die Probe hat Bedeutung einmal, um sich gelegentlich über die Natur einer Milch rasch zu orientieren und dann, um eine durch längere Zeit aufbewahrte Frauenmilch auf ihre Verwendbarkeit als Säuglingsnahrung zu prüfen. Es ergibt sich von selbst, daß die unterschiedliche Reaktion nur bei frischer, d. h. noch nicht saurer Frauenmilch wie oben beschrieben, ausfällt. Eine andere gute Methode zum Nachweis einer Verfälschung der Frauenmilch ist die von HUGO MEYER, die auf der verschiedenen Ausflockbarkeit der Milchen beruht. Die Zone, innerhalb der Kuhmilch und Ziegenmilch ausflocken, ist sehr viel breiter als bei Frauenmilch, außerdem erfolgt Ausflockung der Tiermilch schon von niedrigerer Temperatur an. Da schon geringe Zusätze von Kuhmilch oder Wasser ausreichen, um die Flockungszone der Frauenmilch zu verbreitern, ist die Methode geeignet, auch feinere Frauenmilchverfälschungen nachzuweisen. Praktische Ausführung der Methode siehe Arch. Kinderhk. **75**, 211—225 (1925).

Das Kuhmilchcasein ist nicht nur biologisch verschieden vom Frauenmilchcasein, sondern auch chemisch durch die Zusammensetzung der Aminosäuren. Das Kuhmilchcasein, das ebenso wie das Casein in der Frauenmilch vorwiegend in Form von Calciumcaseinat enthalten ist, wird durch Säuren und Lab besonders rasch und vollständig und im Gegensatz zur Frauenmilch in festen *groben* Flocken ausgeflockt.

Der größere Eiweißreichtum der Kuhmilch führt im intermediären Stoffwechsel zu einer vermehrten Bildung organischer Säuren und damit zu einer acidotischen Stoffwechselrichtung. Das Kuhmilcheiweiß erweist sich also als eine „schwerer verdauliche" Substanz als das Frauenmilcheiweiß mit entsprechend höherer Belastung des intermediären Stoffwechsels. Wie schon erwähnt, ist die Verwertung des Kuhmilcheiweißes im Vergleich zum Frauenmilcheiweiß eine bedeutend schlechtere.

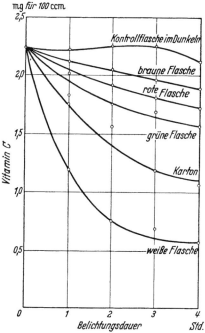

Abb. 6. Vitamin-C-Verhalten der Milch in verschieden gefärbten Säuglingsflaschen bei gleicher Belichtungszeit.

Das *Fett* schwankt in seinem Gehalt von Tierrasse zu Tierrasse mehr, als oben für eine städtische Durchschnittsmilch angegeben ist, um 1—1,5%. Bei uns sind die Alpenmilchen besonders fettreich. Die einzelnen Fetttröpfchen sind größer als in der Frauenmilch und meist auch weniger zahlreich; die Emulsion ist grober als in der Frauenmilch. Auffallend ist der verhältnismäßig hohe Gehalt der Kuhmilch an niederen Fettsäuren (etwa 8mal mehr!).

Im allgemeinen kann die sicher nachgewiesene Verlangsamung der Magenentleerung durch das Kuhmilchfett einer gewöhnlichen Kuhvollmilch bei der künstlichen Ernährung mit in Kauf genommen werden; es muß allerdings dafür gesorgt werden, daß nicht zugleich zuviel Kohlenhydrate (Zucker!) gegeben werden, so daß starke Gärung im Darm entsteht. Ein Übermaß an Fett führt zu Brechneigung oder zu sauren Stühlen und sogar manchmal zu Fettdiarrhoen.

Zucker enthält die Kuhmilch weniger (4,5%) als die Frauenmilch (7%). Es muß also stets bei der künstlichen Ernährung Wert darauf gelegt werden, daß der Säugling Zucker in der Nahrung zugesetzt bekommt. Als praktische Regel bewährt es sich, Kuhmilchnahrung mit 5% Zucker zu versetzen. Als untere Grenze ist etwa eine zusätzliche Zuckermenge von 25 g in 24 Stunden (5 Teelöffel), als obere eine solche von 40 g (8 Teelöffel) anzunehmen. Entsprechend dem niederen Eiweiß- und hohen Zuckergehalt der Frauenmilch zeigt das Brustkind leicht saure, aromatisch riechende Stühle, während das eiweißreich und zuckerarm ernährte Kuhmilchkind leicht alkalisch reagierende, etwas faulig riechende Stühle entleert.

Salze enthält die Kuhmilch mindestens dreimal so viel wie die Frauenmilch; es überwiegen besonders die Phosphor-, Kalk-, Magnesium- und Eisensalze. Ein kleiner Teil des *Kalkes* kommt als Calciumcaseinat vor, der größte Teil als Calciumphosphat. Diese Salze sind für das besonders hohe Pufferungsvermögen verantwortlich zu machen.

Höher ist in der Kuhmilch gegenüber der Frauenmilch der Gehalt an Citronensäure (0,14—0,2 gegen 0,05).

An *Vitaminen* ist die Milch von Kühen auf dem Weidgang verhältnismäßig reich und für den gewöhnlichen Bedarf des gesunden Säuglings bis auf das Vitamin D meist eben ausreichend (Vitamintabelle, s. S. 374). Auffallend gering ist der Gehalt von C-Vitamin (s. S. 374), und unter bestimmten Fütterungsbedingungen kann der B-Vitamin-Komplex stark verringert sein. Die Kuhmilch hat einen im Tierversuch nachweisbaren höheren Gehalt an D-Vitamin als Frauenmilch, der aber doch nicht groß genug ist, um die Rachitisentstehung beim Kuhmilchkind zu vermeiden.

Bakterien sind in jeder frischen, rohen Kuhmilch verhältnismäßig reichlich enthalten. Da die Milch für das Wachstum der meisten Bakterien einen ausgezeichneten Nährboden darstellt, erfolgt ihre Vermehrung, namentlich in der Wärme, schrankenlos. Eine gewöhnliche, im freien Handel käufliche „lose" Milch enthält etwa 50000 bis 1 Million Keime im Kubikzentimeter, die sich nach einigen Stunden in der Wärme oft auf das 10fache vermehrt haben.

Von *pathogenen* Keimen hat man die Bakterien der Typhus- und Paratyphusgruppe, Diphtherie-, Ruhr- und Tuberkelbacillen nachgewiesen. Auch Scharlach und Bang werden nachweislich durch rohe Milch übertragen. Besonders reich an Bakterien ist die Sahne, auch die unter sauberen Bedingungen gewonnene Zentrifugensahne!

Von *nicht-pathogenen* Keimen enthält die Kuhmilch besonders die Milchsäureerreger: Streptococcus lacticus, Bac. lact. acidi und den Bac. lactis aerogenes. Sie säuern die Milch, ohne besonders bedenkliche Produkte zu erzeugen. Anders wirken die proteolytischen Keime, die giftige Zersetzungsprodukte hervorrufen. Zu ihnen gehört auch der Bacillus coli, der als Gärungserreger, aber auch als Fäulniserreger zu wirken vermag. Daneben kommen noch zahlreiche andere Keime, auch sporentragende, in der Milch vor, die gelegentlich pathogene Wirkungen entfalten können.

Das Abkochen der Milch macht die nicht sporentragenden Keime unschädlich und ist die praktisch wichtigste Methode, die Kuhmilch für den Säugling ungefährlich zu machen. Dabei wird das Casein so verändert, daß es feiner gerinnt. Der Nachteil des üblichen Kochens der Milch liegt darin, daß bei längerem Kochen, namentlich in Metallbehältern (Kupfer!), das C-Vitamin inaktiviert wird und außerdem der Geschmack der Milch leidet. Bei der ursprünglichen Pasteurisierung wurde die Milch etwa $^1/_2$ Stunde lang vorsichtig auf 60—70° C erhitzt. Hierbei werden nicht nur die meisten pathogenen und manche Arten der nichtpathogenen Keime unschädlich gemacht, sondern es wird leider dabei der Vitamin- und Fermentgehalt erheblich vermindert. Statt dessen verwendet man heute die sog. Kurzkochpasteurisierung, bei der die Milch keine nennenswerte Einbuße an diesen Wirkstoffen erleidet. Für die Aufbewahrung nach dem Kochen ist es wichtig, die Milch vor Licht (Sonne!) geschützt kühl aufzubewahren. Am besten wäre es, den Einfluß des Lichtes durch buntes Glas der Säuglingsflaschen und der Milchgefäße zu unterbinden. Leider ist die Einführung solcher bunten Gläser am Widerstand des Publikums gegen die angeblich unappetitlichen Flaschen gescheitert, weil solche Flaschen wegen ihrer schlechten Durchsichtigkeit im Gebrauch unpraktisch sind. Aus einem Diagramm geht überzeugend hervor, wie durch Aufbewahrung in bunten Gläsern der C-Vitamin-Gehalt erhalten werden kann (s. S. 382 Abb. 6).

Eine pasteurisierte Milch sollte nicht mehr aufgekocht werden, was bei der Herstellung der Säuglingsnahrungen praktische Schwierigkeiten verursacht. Überall, wo die Gefahr bakterieller Verunreinigung besteht, wird man heute mit Vorteil eine Trockenmilch verwenden.

Die Ziegenmilch hat neben der Kuhmilch im vorigen Jahrhundert in gewissen Gegenden Deutschlands, besonders auf die Empfehlung von ZWIERLEIN („Die Ziege ist unsere beste und unschädlichste Amme") hin, und zwar damals durch unmittelbares Anlegen an das Euter des Tieres, zur Aufzucht von Säuglingen Verwendung gefunden. Auch PARROT hat sie im Maternité-Hospital in Paris namentlich zur Aufzucht syphilitischer Säuglinge verwandt, ging aber bald zu *Eselinnenmilch* über, mit der er angeblich bessere Ergebnisse erzielte. Die Eselinnenmilch wurde infolge ihrer der Frauenmilch besonders nahe kommenden Zusammensetzung bei Ernährungsstörungen der Säuglinge seit PARROT in Frankreich, Spanien und Italien bis zum Ende des 19. Jahrhunderts noch vielfach angewandt. Die großen Fortschritte, die in der künstlichen Ernährung der Säuglinge in den letzten 30 Jahren in Europa und Amerika erreicht wurden, haben das Ansehen und die Beachtung, die sowohl die Milchen der Eselinnen wie der Stuten als Diätnahrung in der Kinderheilkunde — übrigens auch theoretisch — gefunden hatten, völlig zum Verschwinden gebracht. Nur die *Ziegenmilch* wurde — heutzutage natürlich mit der Flasche gefüttert — namentlich in den Kriegs- und Notzeiten als „unrationiertes Nahrungsmittel" auch bei uns in Deutschland nie ganz als Kinder- und Säuglingsmilch verlassen. Die Ziege als die „Kuh des armen Mannes" ist billig in der Anschaffung, Fütterung und im Unterhalt, braucht nur wenig Raum und gibt, bezogen auf ihr Körpergewicht, doppelt soviel Milch als eine Kuh. Die Ziege ist sehr anspruchslos in ihrem Futter und läßt sich „am Wegrand" ohne Weidgang halten. Wahrscheinlich liegt aber die „Minderwertigkeit" der Ziegenmilch[1] eben darin, daß alle nicht vollwertig ernährten Tiere eine Milch liefern, die beim Säugling „Ziegenmilchanämie" hervorruft. Die Behauptung, daß Ziegen völlig tuberkulosefrei seien, wird neuerdings bestritten.

---

[1] *Ziegenmilch* wird oft da angewandt, wo keine Kuhmilch zur Verfügung steht. Ihre chemische Zusammensetzung entspricht im großen und ganzen der der Kuhmilch. Meist ist ihr Fett- und Eiweißgehalt besonders hoch, nämlich 4% für beide. Sie enthält besonders reichlich niedere Fettsäuren, die früher für die anämisierende Wirkung, die in beträchtlich höherem Grade der Ziegenmilch als der Kuhmilch zukommt, verantwortlich gemacht wurden. Wahrscheinlicher ist es, daß bei schlechter Fütterung der Tiere der Ziegenmilch irgendwelche uns noch unbekannte katalysatorisch auf den Blutbildungsapparat wirkende Stoffe fehlen. (Siehe GLANZMANN, S. 587.)

Über die Unterschiede in der chemischen Zusammensetzung der Ziegen- und Eselinnenmilchen gegenüber der Frauenmilch und Kuhmilch gibt die folgende Tabelle Aufschluß:

	Frauenmilch	Kuhmilch	Ziegenmilch	Eselinnenmilch
Eiweiß	1,0—1,6	3,5—3,75	3,5	1,25—2,0
Fett	3,5—4,07	3,5—4,0	4,0	1,0
Milchzucker	6,5—7,03	4,5	4,5	6,0
Asche	0,21	0,7	0,9	0,45

Die Ziegenmilch zeigt gegenüber der Kuhmilch weder zur Aufzucht des gesunden Säuglings noch als Diätnahrung irgendwelche Vorteile, im Gegenteil führt sie bei unzulänglicher Ernährung der Tiere manchmal zu schwerer Anämie (s. S. 587). Es sollten deshalb Säuglinge nie längere Zeit mit Ziegenmilch allein, sondern stets zusammen mit Beikost (Hefeextrakten!) ernährt werden.

2. Zusätze zur Kuhmilch bei der künstlichen Ernährung des gesunden Säuglings. Kochvorschriften für die Herstellung der wichtigsten Säuglingsnahrungen. Calorientabelle.

I. *Kohlenhydrate:*

    1. Zucker:

        a) Kochzucker (billig, fördert Ansatz, gärt mäßig, schmeckt süß).

        b) Traubenzucker (STÖLTZNER-Kinderzucker, Dextropur), mäßig teuer, fördert Ansatz, gärt mäßig, schmeckt wenig süß).

        c) Milchzucker (teuer, fördert Ansatz wenig, gärt stark, schmeckt wenig süß).

        d) Nährzucker (mäßig teuer, fördert Ansatz sehr, gärt nicht, stopft). (SOXHLET, TÖPFER, ALETE, HÄLSANA.)

    2. Schleime: Als Abkochung von Getreidekörnern verwandt, enthalten wenig Pflanzeneiweiß und geringe Menge Stärke.

        a) dünne, 3—5% (durchpassiert!), praktisch ohne Nährwert, im 1. Lebensmonat anwendbar.

        b) dickliche, 7—10%, praktisch dasselbe wie eine Mehlabkochung, schon vom 2. Lebensmonat an brauchbar.

        c) dicke, 8—10%, Reisabkochung, schon im 1. Lebensmonat anwendbar.

    3. Mehle: Als kurz aufgekochte Stärkelösung verwandt von

        a) Hausstandsmehl als dünne (1—1^1/ %) oder dicke (4—5%) Mehlsuppe.

        b) Pudermehl (sog. ff. Auszugsmehl) oder Maismehl, wie Mondamin, Maizena und Kartoffelmehl (Flammerikchen, Gustin usw.).

        c) Grieß (grobgemahlene Mehlvorstufe) von Weizen und Mais.

        d) Zwieback- und Keksmehle (Gebäckmehle) = schwach dextrinisiert.

        e) Kindermehle sind stark dextrinisiert und zuckerhaltig.

    4. Breie:

        a) Vollmilch-Grieß- oder Mondaminbrei, II:I Grieß- oder Mondaminbrei (8- bis 10%ig).

        b) Vollmilchkeksbrei und II:I Keksbrei (8%ig).

        c) Vollmilchzwiebackbrei und II:I Zwiebackbrei (12%ig).

    5. Brot und Gebäck: Als Mittel zur Förderung der Zahnentwicklung, des „Durchbeißens" der Zähne und zur Anregung des Kauens.

Vom 7. Lebensmonat an Brotrinde, Zwieback, Keks, später Feinbrot als Röstbrot und schließlich Knäckebrot (Vitaminträger! B_1!)

II. *Fette.* Zur Anreicherung von Milchverdünnungen in Mengen von 1—2% der Gesamtmilchmischung.

    a) Sahne, 1—2 Kinderlöffel auf 100 g Milchmischung.

    b) Butter als „Stich"-Butter, etwa 2 g (haselnußgroßes Stück) auf 100 g Milchmischung.

    c) Ramogen nach BIEDERT.

    d) Buttermehleinbrenne (CZERNY-KLEINSCHMIDT).

    e) Sä-Sa nach ROMINGER.

    f) Milchzucker-Caramelnahrung nach ERNST MÜLLER und ROMINGER.

III. *Eiweiß.* Als Fleisch- oder Leberpüree vom 9.—11. Lebensmonat ab (gelegentlich 2 bis 4 Teelöffel in Gemüse).

IV. *Vitamine.*

C-Vitamin.

a) Citronensaft 1—2 Teelöffel täglich (verdünnt, gesüßt oder in Form der Citronen-saftmilch).

b) Apfelsinensaft 3—4 Teelöffel täglich (unverdünnt, gegebenenfalls gesüßt) oder

c) Tomatensaft 6—8 Teelöffel täglich.

d) Obst, Gemüse, Kartoffeln! (C-Gehalt von Äpfeln, Birnen, Bananen u. a. gering, ebenfalls von gekochtem Gemüse durch Kochverluste).

e) C-Präparate: Cebion (Merck); Cantan (Bayer); Redoxon (Roche). Tabletten zu 50 mg l-Ascorbinsäure.

D-Vitamin:

a) Vigantolöl (Bayer-Merck) enthält in 1 cm³ Sesamöl = 30 Tropfen = 0,5 mg kry-stallisiertes D = 20000 IE, 1 Fläschchen enthält 10 cm³ Vigantol l.

b) Vigantol forte (Bayer-Merck) (konzentriertes D.-Präparat zur Stoßprophylaxe und Therapie) enthält in 1—2 cm³ je nachdem 10, 15 oder 20 mg D ; mit 1 cm³ per oral verabreicht erhält das Kind auf einmal die gesamte D -Menge einer Kur in einer Dosis.

c) Provitinaöl (Promonta), konzentriertes Lebertranpräparat mit 12000 IE Vit-amin D = Wirksamkeit von 0,3 mg krystallisiertem Vitamin D und 12000 IE Vitamin A in 10 cm³.

d) Trivitan (Merck) (konzentriertes bestrahltes 7-Dehydrocholesterinpräparat) ent-hält in 1 cm³ = 30 Tropfen = 0,5 mg D_3 = 20000 IE.

e) Ol. Jecoris aselli, Lebertranstandard mit 200—500 γ-% D_3 in 100 g.

f) Sanostol (Promonta), Konzentrat hochwertigen Lebertrans; wohlschmeckend.

g) Eigelb, Fleisch oder Leberpüree gelegentlich; unbedingt wertvoll, aber kein sicherer Rachitisschutz!

A-Vitamin: Handelspräparate: Vogan (Bayer, Merck) enthält 100mal soviel A-Vitamin wie Lebertran. Als Vogan l (5—10 gtt. täglich). Vitamin-A-Degewop.

Bei Milchverdünnungen bis herab zu Halbmilch (von normalem Fettgehalt) nicht notwendig, wohl aber bei Verwendung von Meiereibuttermilch und stärkeren Milchverdünnungen!

B-Vitamin im allgemeinen durch regelrechte Milchzufuhr gedeckt. Bei erhöhtem Be-darf (hohe Kohlenhydratgaben!) Angebot in Form von Leberpüree, Eigelb, rohem Möhrensaft und Gemüse notwendig.

Handelspräparate: B_1 = Betabion (Merck); Betaxin (Bayer); Benerva (Roche). Tabletten zu 3 mg Chlorhydrat des krystallisierten synthetischen Vitamin B_1.

Vitamin-B-Komplex: Be-Vitrat (Nordmark) und Hefepräparate. Faex medic. DAB.; Levurinose (Blaes); Avenose (Klopfer); Cenovis-Hefe (Curta).

V. *Eisen und Salze.*

a) Obstsaft und Gemüsebrühe, etwa vom 4. Lebensmonat ab.

b) Gemustes Obst, Gemüsebrei und Kartoffeln vom 5. Lebensmonat ab. In Betracht kommen Karottensuppe, Kartoffelsuppe und Gemüsebrei von Karotten, Blumen-kohl, Spinat, Kohlrabi, Kochsalat.

VI. *Trockenmilchen.*

a) Nestvollmilchpulver (Deutsche A.G. für Nestle-Erzeugnisse Lindau i. Bodensee und Kappeln/Schlei, Schleswig-Holst.) 13 g Pulver in 90 g abgekochtem Wasser aufgelöst ergeben 100 g Vollmilch.

b) Edelweißvollmilchpulver (Edelweißmilchwerke G.m.b.H. Kempten i. Allgäu). 12,5 g Pulver in 100 g abgekochtem Wasser aufgelöst ergeben 100 g Vollmilch.

c) Aletemilch (Alete Pharm. Produkte G.m.b.H.. München 2 BS). Eine mit natür-lichem Citronensaft gesäuerte Vollmilch. 17,5 g Pulver auf 100 g abgekochtes Wasser.

d) Pelargon (Deutsche A.G. für Nestle-Erzeugnisse Lindau i. Bodensee und Kappeln, Schlei, Schleswig-Holst.). Eine gebrauchsfertige Säuglingsnahrung mit 2% Stärke und 5% Zucker, ergibt mit Zusatz von Wasser eine Zweidrittel-Milchsäure-milch. 20 g Pulver in 100 g abgekochtem Wasser aufgelöst ergeben 100 g fertige Nahrung.

VII. *Sauermilchen.*

a) Milchsäurevollmilch nach Marriott. 100 g Milch, 2 g Mondamin, 6 g Nährzucker, 0,8 cm³ einer 75%-igen Milchsäurelösung. Die Milch wird aufgekocht, das angerührte Mondamin und der Zucker in die kochende Milch gegossen. Nach dem Erkalten die Milchsäure unter ständigem Schlagen hinzufügen. Milchsäure II:I-Milch nach Marriott. Herstellung wie bei der Milchsäurevollmilch.

b) Citronensäurevollmilch. 100 g Vollmilch, 2 g Mondamin, 6 g Zucker, 1 g Citronensäure oder 5 g Citronensaft oder 1 Citrette.

Das ausgerührte Mondamin wird mit dem Zucker in die kochende Milch gerührt, aufkochen und erkalten lassen, dann unter ständigem Schlagen die Citronensäure hinzufügen.

c) Citronensäurehalbmilch. Herstellung wie bei der Citronensäurevollmilch.

	100 g enthalten			
	Eiweiß	Fett	Kohlenhydrate	Calorien
Milchen				
Frauenmilch	1,3	3,8	6,8	70
Kuhmilch	3,4	3,6	4,8	65
Magermilch (zentrifugiert)	3,7	0,2	4,8	37
Ziegenmilch	3,6	3,9	4,7	70
Milchkonserven (trinkfertige Nahrung)				
Edelweißvollmilch	3,2	3,5	4,8	65
Aletemilch	2,8	3,1	10,2	82
Pelargon	2,8	3,1	10,1	81
Ramogen nach Biedert	2,3	3,4	5,9	65
Milchsäure ollmilch nach Mariott . .	3,4	3,6	12,3	98
Sä-Sa nach Rominger	3,2	3,32	12,8	91
Butter, Zucker, Mehl, Grieß für die Herstellung der Verdünnungsflüssigkeiten				
Butter	0,7	83,7	0,8	785
Zucker	0,0	0,0	99,8	410
Mehl	10,7	1,1	74,7	360
Grieß	9,4	0,2	75,9	352
Mondamin	0,4	0,1	89,7	370
3%iger Haferflockenschleim	0,5	0,2	3,0	9
10%iger Reisschleim	0,79	0,05	7,7	36
2%iger Reisschleim	0,2	0,01	1,5	7
2%ige Mehlabkochung	0,22	0,02	1,44	7
2%ige Mondaminabkochung.	0,02	—	1,7	6
Milchflaschennahrungen (fertige Nahrung)				
Vollmilchmondaminflasche	3,4	3,6	11,8	96
Zweidrittelmilchmondaminflasche . . .	2,2	2,2	10,2	70
Milchzucker caramelnahrung nach Ernst Müller und Rominger	2,11	4,72	11,22	98
Milchbreinahrungen (fertige Nahrung)				
Vollmilchmondaminbrei	3,4	3,6	16,9	116
Zweidrittelmilchmondaminbrei	2,2	2,2	15,1	91
Gemüse und Obstsäfte (fertige Nahrung)				
Gemüsebrei mit 10 g Butter	1,1	7,7	4,6	78
Karottensuppe	1,0	1,0	3,9	29
Citronensaft, verdünnt 1:1 mit 25 g Zucker	0,3	—	25,0	100
Tomatensaft mit 10 g Zucker	0,7	—	12,4	49

3. Die heute üblichen Methoden der künstlichen Ernährung.

Die einfachen Ernährungsschemata der früheren Zeit mit hohen Milchverdünnungen, z. B. ⅓ Milch, ja sogar ¼ Milch, sind heute ganz verlassen worden. Wenn diese Verordnung auch den Vorteil der größten Einfachheit und Übersichtlichkeit hatte, so haftete ihr doch der große Nachteil an, daß sie oft zu

Zuständen der chronischen Unterernährung, zu Dystrophie, führte. Die Ernährung mit verdünnter Kuhmilch muß, um unseren heutigen Forderungen,
die wir oben (S. 352) an eine richtige Säuglingsernährung stellen, in mehrfacher
Hinsicht ergänzt werden.

Es ist auch schon in den älteren Lehrbüchern der Kinderheilkunde immer
wieder darauf hingewiesen worden, daß es sich bei der Ernährung des Säuglings
mit einfachen Kuhmilchverdünnungen um eine Minimalernährung handelt. Jede
Unte schreitung des unbedingt notwendigen Nährstoffangebots muß dabei
folgerichtig zu qualitativem oder quantitativem Hunger führen. In der heute
üblichen künstlichen Ernährung mit verdünnter Kuhmilch, der *ersten* zu schildernden Methode, wird deshalb hoher Wert auf die calorische Berechnung der
Nahrung *und* die qualitative Ergänzung der grundsätzlichen „Minimalernährung" zu legen sein. Ein von Hause aus gesundes Kind kann mit dieser Er-
nährungsmethode im allgemeinen ohne besondere Schwierigkeiten gedeihlich
aufgezogen werden. Trotz der gegenüber früher wesentlich vervielfältigteren
und umständlicheren Ernährung kann diese erste Methode immer noch als
die heute *einfachste* gelten.

Schon gegen Ende des Weltkrieges I hat sich bei Verschlechterung der
Qualität der Kuhmilch und der meisten Zusätze zur Säuglingsnahrung die alte
BIEDERTsche Ansicht, daß fettreiche Nahrungen den fettarmen bei der Aufzucht
des gesunden Säuglings überlegen seien, wieder Anerkennung verschafft. An
Stelle des BIEDERTschen Ramogens haben CZERNY-KLEINSCHMIDT ihre Buttermehlnahrung empfohlen. Die Erfolge mit dieser fettreichen Nahrung waren gut.
Wir selbst haben eine sich auf neuere Ansichten stützende Säure-Sahne-Nahrung
und eine Milchzucker-Caramel-Nahrung entwickelt. Die Ernährung mit solchen
fettangereicherten Milchmischungen kann als die *zweite* empfehlenswerte Methode der künstlichen Nahrung angeführt werden. Man kann ganz allgemein
sagen, daß die Ernährung des Säuglings mit den früher üblichen Milchverdünnungen dann versagt, wenn es sich um *konstitutionell oder konditionell
abwegige* Kinder handelt. Weil es nun viele solche Säuglinge gibt, die aus diesen
Gründen mit einer auch richtig durchgeführten Kuhmilchernährung nach den
alten Schemata nicht gedeihen, so sehen wir, daß sich nicht nur viele Mütter,
sondern auch Ärzte gänzlich von dieser alten Ernährungsform des Säuglings
ab und der neuen (zweiten) Methode mit fettangereicherten Mischungen zugewandt haben.

Inzwischen kam von Amerika der Anstoß zu einer *dritten* Ernährungs-
methode des gesunden Säuglings mit Vollmilch, und zwar mit Säurevollmilch
nach MARRIOTT. Die Sauermilchen sind bekanntlich heute die wichtigste Heilnahrung bei den Durchfallserkrankungen des Säuglings. Schon vor 25 Jahren
spielte die Buttermilch in der Behandlung der Ernährungsstörungen eine wichtige Rolle. Die wissenschaftliche Pädiatrie hat sich eingehend mit der Frage
beschäftigt, warum die Säuremilchen soviel Besseres leisten als die Süßmilchen.
In erster Linie hat man die Verringerung des hohen Pufferungs- und Säure-
bindungsvermögens der Kuhmilch für die günstige Wirkung verantwortlich
gemacht. Man stellte sich dabei vor, daß die gewöhnliche Kuhmilch durch
ihren Reichtum an alkalischen Säurepuffern die freie Magensalzsäure bindet
und daß damit ein Mangel an freier Salzsäure entsteht. Diese Theorie ist umstritten. Sicher gestellt ist dagegen, daß die Milchgerinnung durch die Säuerung der Vollmilch modifiziert wird, wodurch die Kuhmilch eine gewisse De-
naturierung erfährt. Dabei wird das Milchcasein für die fermentative Verdauung leichter angreifbar. Auch hat man nachgewiesen, daß die Säuremilchen
antibakteriell wirksam sind. Wie dem aber auch sei, so steht eines fest, daß

bei Ernährung mit Sauermilchen Durchfallsstörungen seltener auftreten. Man drückt das so aus, daß man sagt, die saure Milch enthält einen „antidyspeptischen Sicherheitsfaktor". Jedenfalls haben Theorie und Praxis übereinstimmend erwiesen, daß die Kuhmilch, entgegen der älteren Lehrmeinung, auch unverdünnt mit Vorteil gefüttert werden kann, vorausgesetzt allerdings, daß man sie vorher durch schwache Säuerung fein gerinnen läßt.

Schon kurz nach dem Weltkrieg I hat nun eine neue Aufzuchtmethode der gesunden Säuglinge immer mehr Beachtung und Verbreitung gewonnen, nämlich die mit Trockenmilchen. Während man ursprünglich aus rein wirtschaftlichen Gründen nur die anfallende Frischmilch konservieren und gewissermaßen als zweitrangiges Lebensmittel in der Nährmittelindustrie nutzbringend verwerten wollte, machte die Technik bei der Trocknung, vornehmlich mit dem Krauseschen Sprayverfahren im tiefgekühlten Vakuum, solche Fortschritte, daß in Amerika, der Schweiz und Deutschland erstklassige Trockenmilchen auch für die Säuglingsernährung hergestellt werden konnten. Diese Trockenmilchen haben nun Eingang in die praktische Kinderheilkunde gefunden. Wir schildern als *vierte* Methode der künstlichen Ernährung des gesunden Säuglings die mit Trockenmilchpulver.

4. I. Methode. Künstliche Ernährung des gesunden Säuglings mit verdünnter Kuhmilch.

Um rasch in der Sprechstunde eine ungefähr gültige Nahrungsvorschrift geben zu können, hat sich folgende Überschlagrechnung bewährt:

Kuhmilch erhält das Kind je Kilo Körpergewicht 100 g (sog. Budinsche Zahl) und Zucker 10 g. Da der Flüssigkeitsbedarf 150—200 g je Kilo beträgt, und 1000 g Gesamtmenge dabei nicht überschritten werden sollen, ergibt sich folgende einfache Überlegung:

Ein Säugling von 4000 g (Sollgewicht) erhält

4mal 100 g Kuhmilch (= $^1/_{10}$ seines Sollgewichts)

4mal 10 g Zucker (= 8 gestrichene Teelöffel) und, um den Wasserbedarf zu decken, außer den 400 g Kuhmilch noch 400 g Verdünnungsflüssigkeit bei diesem jüngeren Kind in Form von Schleim.

Das Kind bekommt also etwa 700—800 g Halbmilch mit Schleim und 5% Zucker. Diese Gesamtmenge wird, je nachdem das Kind trinkt, in 5 oder 6 Mahlzeiten abgeteilt und ihm angeboten. Trinkt es die Flasche nicht aus, dann geht man auf das zulässige Mindestflüssigkeitsangebot von 650 g zurück.

Als höchste Tagesmenge sollen 750 g Kuhmilch und 60 g Zucker angesehen und keinesfalls überschritten werden.

Wichtig ist es, bei der Ernährung mit verdünnter Kuhmilch *beim gesunden Kind* das *Sollgewicht* bei der Nahrungsberechnung zu berücksichtigen.

Ein gesunder Knabe von 3 Monaten und 60 cm Länge wiegt etwa 5,3 kg. Er soll also 530 g Kuhmilch bekommen. Ist das Kind nun tatsächlich nur 5 kg schwer, dann empfiehlt es sich, ihm trotzdem die höchst zulässige Kuhmilchmenge, nämlich 530 g, zu geben (nicht etwa nur 500!).

Diese Art der Berechnung hat nur Gültigkeit, wenn spätestens mit $^1/_2$ Jahr in regelrechter Weise Beikost ohne Milch in einer und später in einer zweiten Mahlzeit gereicht werden kann. Ist das nicht der Fall, dann ist die Milchmenge nur auf 90 g je Kilo festzusetzen. Bei dieser „groben" Nahrungsbemessung wird bewußt auf Ermittlung der Prozentzahlen der einzelnen Nahrungsstoffe, die sich in der Praxis nicht eingeführt haben, verzichtet.

Junge Kinder bis zum Ende des 3.—4. Lebensmonats erhalten als Verdünnungsflüssigkeit Schleim, solche von 3—4 Monaten bis zum 6. Lebensmonat

Mehlabkochung, die im allgemeinen außerhalb der Kinderkrankenanstalt in ihrem Nährwert nicht mitberechnet werden. Es hat sich im übrigen herausgestellt, daß es nicht zutrifft, daß junge Säuglinge keine Mehle vertragen. In vielen Ländern ist deshalb die Schleimverabreichung an junge Kinder völlig unbekannt. Eine genaue Abmessung des Zuckers dagegen ist wichtig. Mindestens sollte sich die Mutter einmal davon überzeugen, was der von ihr bestimmte Löffel (verschiedene Größen!) an Gramm Zucker wirklich enthält. Entsprechend den Vorschriften für die natürliche Ernährung ordnet man im allgemeinen 5 Mahlzeiten an, also z. B. um 6, 10, 14, 18 und 22 Uhr, wobei die erste und letzte Fütterungszeit etwas vor- oder zurückgerückt werden darf. An den 3 Mahlzeiten untertags ist streng festzuhalten. Bei 6 Mahlzeiten läßt man um 6, 9, 12, 15, 18 und 22 Uhr füttern.

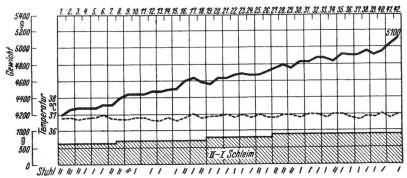

Abb. 7. Kurve eines befriedigend gedeihenden Flaschenkindes bei $^2/_3$-Milchernährung. Alter des Kindes bei Beginn der Kurve 2 Monate, langsam ansteigende Nahrungsmengen. Tägliche Zunahme: 20—25 g.

Unter allen Umständen muß *eine Nachtpause von 6—8 Stunden* auch beim Flaschenkind eingehalten werden. Schreit das Kind in der Nacht, so soll es frisch gewindelt und gebettet werden, erhält aber höchstens etwas Fencheltee, keine Nahrung; schreit es auch untertags schon lange vor der Fütterungszeit, dann hungert es höchstwahrscheinlich, und die Nahrung muß meist auch über die errechnete Menge gesteigert werden. Das soll natürlich nicht heißen, daß die Mutter jedes Schreien des Kindes mit Nahrungszulage beantworten soll oder darf! Nach dem ganzen Verhalten des Kindes, nach seinem Appetit, seiner Gewichtszunahme und der Regelmäßigkeit, mit der es Stuhl entleert, nicht zuletzt auch nach seinem Aussehen und seiner Stimmung, kurz nach seinem Gedeihen oder Nichtgedeihen wird nun die „grobe" Nahrungseinstellung berichtigt. Alle auch geringfügig erscheinenden Störungen des Wohlbefindens müssen dabei berücksichtigt werden. Wird das gesunde Flaschenkind wirklich gut gepflegt und regelmäßig mit der beschriebenen Nahrung gefüttert, dann schreit es alles in allem nicht mehr als etwa eine Stunde am Tag, entleert einen bis zwei, auch einmal drei breiige oder halbfeste Stühle und nimmt recht regelmäßig an Gewicht — einmal wöchentlich verglichen — zu. Da es niemals möglich ist, eine für alle Kinder passende Ernährungsvorschrift zu geben, muß, wenn das Kind mit der hier empfohlenen Nahrungsberechnung nicht satt wird oder die Flasche nicht mit Appetit austrinkt, etwas zugelegt oder abgestrichen werden. Das Kind selbst zeigt also an, ob seine Nahrung richtig gewählt und bemessen ist! Es ist dabei allerdings wichtig, sich der genannten Höchst- und Mindestmengen zu erinnern, um grobe Fehler zu vermeiden.

Tauchen Zweifel daran auf, ob das Kind wirklich genug oder zuviel bekommt, dann erst wird man auch in der Sprechstunde die möglichst genau von der Mutter ermittelte Nahrung auf ihren Caloriengehalt hin überprüfen. Auch hier genügt eine einfache Überschlags echnung etwa in folgender Weise:

Abgekochte Vollmilch hat etwa 65 kcal in 100 g. Kochzucker, ebenso Kinderzucker hat 400 kcal in 100 g. Über die dem Alter entsprechenden Caloriensätze je Tag unterrichtet die Tabelle auf S. 352.

Im Laufe des 4. Lebensmonats beginnen wir beim Flaschenkind mit Beikost. Zweimal am Tag, etwa bei der 10-Uhr- und 14-Uhr-Mahlzeit bekommt das Kind vor der Flasche 2, 3 oder 4 Teelöffel frisch ausgepreßten Obstsaft. In normalen Zeiten gibt man dem Kind am besten frischen Apfelsinensaft (1—3 Teelöffel); noch reicher an Vitamin C ist der Citronensaft (1 Teelöffel davon mit Wasser verdünnt und süßen). An seiner Stelle kann man auch Tomatensaft verwenden (3—5 Teelöffel). In heutiger Zeit, wo diese hochwertigen Vitaminträger nicht zur Verfügung stehen, hilft man sich mit Karottensaft, roh (5—6 Teelöffel) oder im Notfall mit rohem Kartoffelpreßsaft (2—3 Teelöffel), den man allerdings mit etwas Flaschennahrung versetzen muß. Wichtig ist dabei, daß Karotte und Rohkartoffel nach Möglichkeit auf der Glasreibe gerieben werden, um Vitamin-C-Verluste zu verhindern. Diese Säfte müssen erst kurz vor Gebrauch frisch hergestellt werden! Im Verlaufe des 4. Monats beginnt man mit Gemüsenahrung, zweckmäßigerweise bei der 14-Uhr-Mittagsmahlzeit. Diese ist zunächst als Gemüsebrühe, später als dicklicherer Gemüsebrei, mit Kartoffel gemischt, anzubieten. Das Gemüse wird fein püriert (Durchpassieren! Kochwasser nicht weggießen!). Der Gemüsekartoffelbrei wird mit 10—20 g Einbrenne (5—10 g Butter) und einer Prise Salz versetzt, wenn vorhanden, auch mit entfetteter Fleischbrühe. Tagesbuttermenge 10—20 g in dieser Gemüseeinbrenne. Es ist zweckmäßig, das Kind allmählich an die Fütterung mit dem Löffel zu gewöhnen.

Schema der künstlichen Ernährung mit verdünnter Kuhmilch.

Anfänglich: Vom 1.—3. Monat: I:I Milch mit Schleim als Verdünnungsflüssigkeit und 5% Zucker. Rachitis-Prophylaxe ab 6. Woche, am besten durch D_2-Stoß.

Vom 4.—5. Monat ab: II:I Milch mit 5% Mehlsuppe als Verdünnungsflüssigkeit und 5% Zucker. Bei Verwendung von Mondamin- oder Grießabkochung nur 3%. Beginn mit Obstsaftfütterung im 4. Monat.

Vom 5. Monat ab: Ersatz einer Flasche durch einen Gemüsebrei.

Vom 6. Monat ab: Ersatz einer zweiten Flasche durch 150—200 g Milchbrei, anfänglich II:1 Milchbrei, später Vollmilchbrei (8% Grieß). Die Zufütterung von Obstsäften kann eingeschränkt werden.

Vom 7. Monat ab: Anfänglich 3 Flaschen II:I Milch à 200 g, eine Gemüsekartoffelmahlzeit à 200 g, ein II:I Milchbrei à 200 g. Später nur noch 4 Mahlzeiten, und zwar 2 II:I Milchflaschen à 250 g, eine Kartoffelgemüsemahlzeit bis zu 250 g, einen Vollmilchbrei à 250 g. Kauversuche mit Brotrinde.

Vom 9. Monat (bis 11. Monat): Erweiterung des Speiseplans durch Brot und Gebäck; 2—3mal wöchentlich ein Eigelb, Quark, einige Teelöffel gewiegtes Fleisch, Leberpüree u. a. m. Gemüsemahlzeit von etwa 300 g, Obst nicht mehr als 150 g. Vollmilch nicht über 750 g. Gelegentlich etwas frisches Wasser, Malzkaffee oder Tee anbieten.

Gegen Ende des ersten Lebensjahres soll man versuchen, die letzte Flasche abzusetzen, um allmählich auf die Ernährungsweise des Kleinkindes zu kommen. Das gelingt am besten in der Weise, daß man zwischen der Mittagsmahlzeit und der Breikost am Abend eine Vespermahlzeit mit etwa 150 g Milch und Keks oder Zwieback einfügt. Die Milch versucht man aus einem Becher oder der Tasse zu füttern. Die erste Flaschenmahlzeit wird durch Zugabe von Keks und schließlich von etwas Brot zum „Frühstück" ergänzt.

Mit Beginn der künstlichen Ernährung muß heutzutage die Rachitisprophylaxe einsetzen! Man soll beim Flaschenkind nicht die ersten Zeichen der rachitischen Störung abwarten, wie das beim Brustkind durchaus erlaubt ist. Nur bei wenigen künstlich ernährten Kindern kann man sich darauf verlassen, daß sie nicht nur richtig ernährt, sondern auch regelmäßig an die Luft und an das Licht gebracht werden, ja während der schlechten Jahreszeit sogar einmal wöchentlich eine, wenn auch nur ganz kurz dauernde künstliche U.-V.-Bestrahlung (3 Min. bei 80 cm Abstand) erhalten. Deshalb verschreiben wir grundsätzlich der Mutter ein Rachitisprophylaktikum zugleich mit der künstlichen Nahrung, nämlich *Lebertran* oder *Vigantol*, am besten als Vigantolstoß.

Ist man in der Lage, mit natürlichen Extraktstoffen Rachitisprophylaxe zu treiben, dann muß man dazu Eigelb, Fleisch und Leber nehmen.

Man gewöhnt das Kind zu diesem Zweck langsam an kleine Mengen rohen Eigelbs und füttert ihm etwas püriertes Fleisch und gekochte Leber. Eine einigermaßen zuverlässige, antirachitische Wirkung entfaltet allerdings erst ein ganzes rohes Eigelb täglich (!), das mit Milch geschlagen wird, oder statt dessen gelegentlich etwa 2 Eßlöffel gehacktes Fleisch oder Leber.

Ist das *Flaschenkind ein halbes Jahr* alt, dann soll es sein Geburtsgewicht verdoppelt haben.

Bei der Durchführung der beschriebenen künstlichen Ernährung mit verdünnter Kuhmilch tauchen nun mancherlei Zweifel bei der Mutter auf, und um ihre Fragen in der Sprechstunde zu beantworten, sind für den Arzt folgende kurze Hinweise nützlich:

Die Milch wird unterschieden in *Marktmilch* oder lose Milch, die offen in Kannen in den Haushalt kommt, und *Markenmilch*, verschlossen in Flaschen. „*Kindermilch*" ist eine Vorzugsmarkenmilch, an die besonders hohe Anforderungen gestellt werden und die deshalb sehr kostspielig ist.

Die für den Säugling bestimmte Milch wird am zweckmäßigsten sofort nach der Anlieferung für die nächsten 24 Stunden in der verordneten Weise zurechtgemacht und *einmal* 3—4 Min. aufgekocht. Darauf wird sie zugedeckt und kühl aufbewahrt. Kurz vor der Fütterung wird die für eine Mahlzeit bestimmte Menge in der Flasche auf Körpertemperatur erwärmt (Flasche an das eigene geschlossene Auge halten!), nicht nochmals aufgekocht! Trinkt das Kind langsam oder kann mit dem Löffel nur langsam gefüttert werden, dann muß *während der Mahlzeit* die Nahrung noch einmal wieder angewärmt werden. Dazu stellt man die Flasche in einen Topf mit warmem Wasser oder verwendet für Brei und Gemüse „Wärmeteller".

Die peinlichste Sauberkeit bei der Herstellung der Nahrung und bei der Reinigung von Flasche, Sauger und Kochgeschirr ist Voraussetzung einer erfolgreichen, künstlichen Aufzucht. Die Sauger sollen zweimal in der Woche ausgekocht und in einem trockenen, reinen Gefäß zugedeckt aufbewahrt werden. Das Saugerloch darf nicht zu groß sein (die Nahrung läuft dem Kind in den Mund!) und auch nicht so klein, daß sich das Kind abmühen muß, etwas herauszubekommen.

5. II. Methode. Künstliche Ernährung des gesunden Säuglings mit fettangereicherten Nahrungen.

Ein einfacher Zusatz von Sahne oder Butter zu den üblichen Milchverdünnungen wird von vielen Säuglingen, die wir kurzweg „Fettempfindliche" nennen können, schlecht vertragen. Dieselben Kinder vertragen aber Fettzusätze bemerkenswerterweise in Nahrungen, in denen sich das Milcheiweiß in fein geronnener Form befindet und die Kohlenhydratzusätze entsprechend hohe sind.

Die erste Art der Fettanreicherung wurde von BIEDERT mit seinem *Ramogen*, seinem sog. natürlichen Rahmgemenge, empfohlen. Ramogen ist ein in Büchsen konserviertes Rahmpräparat von folgender Zusammensetzung: 7% Eiweiß, 16,5% Fett, 34,5% Milchzucker (Deutsche Milchwerke A.G. Zwingenberg, Hessen). Auf je 100 g Ramogen nimmt man 400 g Wasser und 500 g Vollmilch.

Besser als Ramogen verträglich erwies sich die von CZERNY-KLEINSCHMIDT (1918) eingeführte *Buttermehlnahrung*. Auf 100 g Verdünnungsflüssigkeit werden 7 g Mehl, 7 g Butter und 5 g Kochzucker verwandt. Die Butter wird in einem Topf über gelindem Feuer unter ständigem Umrühren so lange erhitzt, bis sie schäumt und der Geruch nach niederen Fettsäuren — etwa 3—4 Min. — verschwindet. Dann fügt man dieselbe Menge feines Auszugsweizenmehl zu. Beides zusammen wird unter ständigem Umrühren solange erhitzt, bis die Masse bräunlich angeröstet und ein wenig dünnflüssig geworden ist. Diese „Einbrenne" wird mit warmem, zuvor abgekochtem Wasser unter Zugabe von Rohrzucker von entsprechender Menge abgelöscht und mit $1/3$—$2/5$ roher Milch vermischt aufgekocht. Die Trinkmenge soll etwa 200 g je Kilogramm Körpergewicht betragen. Falls keine Butter zur Verfügung steht, kann auch vitaminisierte Margarine verwandt werden. Als Gegenanzeige gelten: Neigung zu dünnen Stühlen, kürzere Zeit vorausgegangene Durchfallserkrankung.

Durch den Einbrennprozeß wird die feinste Verteilung und innige Verbindung der Butter mit dem Mehl erzielt, und in der angegebenen Mischung wird ein vorteilhafter Nährstoffverband für das hohe Fettangebot — etwa 5%! — erreicht.

Buttermehlnahrung nach CZERNY-KLEINSCHMIDT.

100 g der fertigen Nahrung enthalten:

	Eiweiß	Fett	Kohlen-hydrate	Calorien
$1/3$ Milch . .	1,3	4,7	8,0	82
$2/5$ Milch . .	1,7	3,6	7,0	72

Die Nahrung eignet sich schon zur künstlichen Ernährung junger, also ein paar Wochen alter Säuglinge. Bei der Nahrungsbemessung ist besonders im Anfang vorsichtiges Vorgehen empfehlenswert. Man hält sich am einfachsten an die Dosierungsvorschriften der Frauenmilch ($1/6$ des Körpergewichts). Die Buttermehlnahrung ist auch als Konserve, Bumena (Deutsche Milchwerke A.G., Zwingenberg) im Handel. Gegenüber den früher üblichen fettfreien oder fettarmen Säuglingsnahrungen erzielt die Buttermehlnahrung ein viel besseres, ja blühendes Aussehen der Kinder, fördert ihren Appetit und, was das Wichtigste ist, verbessert ihre Resistenz gegenüber Infekten. Die Stühle dieser Kinder nehmen einen frauenmilchähnlichen Charakter an und verlieren ihren fauligen Geruch. Der gute Erfolg, der mit dieser Nahrung bei der Aufzucht gesunder Kinder erzielt wurde, hat dazu geführt, daß eine Reihe von Modifikationen empfohlen wurden. Die am meisten verwandten Buttermehlnahrungsgemische, die alle auf die Verdünnungsflüssigkeit (das Wasser) berechnet werden, sind neben den beiden oben genannten Originalherstellungsverfahren von CZERNY und KLEINSCHMIDT die folgenden: 1. eine *II:I-Buttermehleinbrenne* aus 200 g Wasser, 100 g Milch mit 5% Butter, 5% Mehl und 4% Zucker (das sind 10 g Butter, 10 g Mehl und 8 g Zucker auf 200 g Wasser), 2. die sog. *Einbrennbuttermilch*. Bei dieser Nahrung wird mit zusatzfreier Buttermilch oder fertiger Buttermilchkonserve so verfahren, als wenn es sich bei ihr um eine „Verdünnungsflüssigkeit" handelte, d. h., es wird auf 100 g Buttermilch eine Einbrenne von 3% Butter, 3% Mehl und 4% Zucker hergestellt. Dazu werden Butter und Mehl, wie bei den übrigen Buttermehlnahrungsgemischen, eingebrannt und die mit Zucker versetzte fertige Buttermilch dazugegeben. Die Verträglichkeit dieser Einbrennbuttermilch ist eine noch bessere als die der gewöhnlichen Buttermehlnahrungen.

Ausgehend von der Überlegung, daß der Milchzucker als das natürliche Kohlenhydrat eine wichtige Rolle gerade bei der Fettverwertung im Darm des Säuglings spielt, wurde von uns selbst (ERNST MÜLLER und ROMINGER) eine Milchzucker-Caramelnahrung entwickelt. Bei der Milchzucker-Caramelnahrung wird eine Halbmilch mit Milchzucker, Butter und Mondamin hergestellt (50 g Vollmilch und 50 g 2%ige Mondaminabkochung mit 10 g Milchzucker und 3,5 g Butter); die, um gleichzeitig die feinste Gerinnung des Milchcaseins zu erreichen, nach Art der Citronensäuremilchen mit Citretten gesäuert wird (1 Citrette). Wie bei der Buttermehleinbrenne wird die Butter erhitzt, dann der Milchzucker

hinzugefügt und beides zum Caramelisieren gebracht (bis zur Bräune geröstet).
Dann wird mit Milch und Mondaminabkochung abgelöscht. Nachdem dieses
Gemisch abgekühlt ist, werden die in etwas Wasser aufgelösten Citretten tropfen-
weise unter ständigem Schlagen zugefügt.

Milchzucker-Caramelnahrung nach ERNST MÜLLER *und* ROMINGER.
100 g der fertigen Nahrung enthalten:

	Eiweiß	Fett	Milch-zucker	2. Kohlen-hydrate	Calorien
Gesäuerte milchzucker-fettangereicherte Halbmilch	1,7	4,7	12,3	1,4	107

Alle bei den bisher genannten fettreichen Milchnahrungen erzielten Vorteile,
wie besonders gutes Aussehen und hohe Infektresistenz konnten wir auch bei
dieser Nahrung beobachten. Darüber hinaus übt sie infolge ihres Milchzucker-
gehaltes einen günstigen Einfluß auf die Säureflora im Dickdarm des Säuglings
aus und ist infolgedessen eine der am besten verträglichen, fettangereicherten
Säuglingsnahrungen.

Um die Vorteile einer Säuremilch mit denen der fettangereicherten Nahrung
zu verbinden und somit das oben genannte BIEDERTsche Rahmgemenge nach
unseren heutigen Anschauungen zu verbessern, haben wir eine gesäuerte Sahne-
konserve, die Sä-Sa, entwickelt (ERNST MÜLLER und ROMINGER). Sie dient
zur Herstellung einer gesäuerten, fettangereicherten Säuglingsnahrung aus
Frischmilch[1].

6. III. Methode. Künstliche Ernährung des gesunden Säuglings mit Säuremilchen.

Unter „Säuremilchen" versteht man nicht die spontan durch Milchsäure-
bildner, also Bakterieneinsaat, entstehenden natürlichen Sauermilchen, sondern
durch Säurezusatz künstlich gesäuerte Milchen, die sich als Dauernahrungen
und unter besonderen Umständen auch als Heilnahrungen für den Säugling
eignen. Während die frische Buttermilch als Diätnahrung bei der Durchfall-
behandlung des Säuglings schon seit Anfang dieses Jahrhunderts (TEIXEIRA
DE MATTOS 1902) allmählich immer mehr angewandt wurde und in der heute
üblichen Buttermilchpulverbehandlung bei den akuten Ernährungsstörungen
einen festen Platz in unseren Ernährungsverordnungen einnimmt, galt die Aufzucht gesunder Säuglinge mit sauren Milchen ganz allgemein, mit Buttermilchen
im besonderen, als unzweckmäßig. Auf die Dauer erscheint es uns auch heute
noch, obwohl wir über sehr gute und gleichmäßig zusammengesetzte, auf einen
Mindestfettgehalt von 1,5% eingestellte Buttermilchkonserven verfügen, nicht
unbedenklich, einen gesunden Säugling mit einer so fettarmen Nahrung aufzuziehen. Anders nun liegt es, wenn wir Vollmilch oder eine mit Kohlenhydraten
angereicherte Milchmischung künstlich säuern und als „Säuremilch" verwenden.

Die erste solche Nahrung ist die *Milchsäurevollmilch* des Amerikaners
MARRIOTT.

Diese Methode erlaubt es zunächst, unverdünnte, also in ihrem Nährstoffverband unveränderte Kuhvollmilch nach künstlicher Säuerung schon an junge
gesunde Säuglinge zu verfüttern. Die Anpassung an den Bedarf des schnell
wachsenden Kindes, die bei den meisten übrigen Säuglingsnahrungen durch
Änderung der Nahrungszusammensetzung erfolgen muß, wird hier in einfachster
Weise durch Steigerung der Nahrungsmenge erreicht. Mit Verfütterung von

---

[1] Über ihre praktische Anwendung siehe Einzelheiten in „Richtlinien für die Kinderkost", E. ROMINGER, S. 37. Berlin Göttingen: Springer 1947.

Vollmilch wird dem Säugling im Gegensatz zu allen anderen verdünnten Milchmischungen der biologisch wichtige, volle Albumingehalt der Kuhmilch geboten. Darüber hinaus hat die Verabfolgung von Säuremilchen ganz allgemein eine Reihe von Vorteilen, welche die Nachteile offenbar weit überwiegen. Der wichtigste, unbestrittene Einfluß der künstlichen Säuerung ist die Erzielung einer feinflockigen Caseingerinnung, wie sie bei Süßmilch nur unter optimalen Verhältnissen im Magen erfolgt. Es findet also eine Art Kuhmilcheiweiß-,,Vorverdauung" statt. Durch die saure Nahrung wird zugleich die Säureproduktion des Magens, die bei Süßmilchfütterung wegen des hohen Pufferungsvermögens der Kuhmilch in hohem Maße von ihr mit Beschlag belegt wird, für die chemisch-desinfizierende Wirkung auf infektiöse Keime (Coli!) frei. Jedenfalls wird die Colibesiedelung des Magens und vielleicht wenigstens bis zu einem gewissen Grade auch die des oberen Dünndarms durch die nicht von der Nahrung beanspruchte volle natürliche Magen-Salzsäureproduktion erschwert. Auch schon vor der Fütterung wird in einer künstlich gesäuerten Milch das Angehen einer nach dem Kochen etwa erfolgten Keimeinsaat (Coli!) gehemmt. Alles in allem kann man sagen, daß durch Säuremilch die Verdauungsarbeit, die bei der Kuhmilchfütterung sonst besonders vermehrt wird, erleichtert wird und daß ihr eine gewisse ,,antidyspeptische" Wirkung zukommt. Sie bietet nach BEUMER einen ,,antidyspeptischen (antibakteriellen?) Sicherheitsfaktor".

Vom klinischen Gesichtspunkt aus wäre noch erwähnenswert, daß mit der Einführung von Säuremilch in eine Diätverordnung für den Säugling die Verträglichkeit von Obstsäften und Gemüse, ebenso wie der Appetit ganz deutlich gebessert wird. Bis zu einem gewissen Grade erstaunlich und noch nicht völlig erklärt ist die Leichtigkeit, mit der auch schon der junge Säugling mit dem hohen Eiweiß- und Mineralgehalt der Säurevollmilch fertig wird. Für die Verbesserung der Kalkresorption haben wir seit den Citronensäureforschungen beim Rachitiker (s. S. 513) wenigstens gewisse Unterlagen. Schließlich muß noch erwähnt werden, daß die Säuremilchernährung sich in der Praxis auch deshalb so gut eingeführt hat, weil die Nahrung im Haushalt aus Frischmilch unter Zugabe von einer Reihe von Säuerungsmitteln, wie z. B. Milchsäure, Citronensäure, Salzsäure, ja Essigsäure rasch und bequem herstellen läßt. Im übrigen stehen eine Reihe von Säuremilchkonserven wie *Alete*, *Pelargon* zur Verfügung, die der Mutter die Aufzucht ihres Kindes aufs beste erleichtern und vereinfachen.

Als *Nachteil* ist vor allem die Überfütterung, die besonders bei Kindern, die vor kurzem eine Ernährungsstörung durchgemacht haben, gefährlich ist, zu nennen. Es besteht die Gefahr, daß auch schon bei leichter Überdosierung die mit Säurevollmilch ernährten Säuglinge stetig ein Luxusangebot erhalten und so in eine chronische Ernährungsstörung hineingebracht werden, besonders bei Hitze. Aus diesem Grunde muß die Mutter oder die Pflegerin nachdrücklich auf die strenge Einhaltung der vorgeschriebenen Höchsttagesmenge an Säurevollmilch hingewiesen werden. Unter Umständen muß, z. B. an warmen Tagen, dafür gesorgt werden, daß dem Kind genügend Flüssigkeit in Form von Tee angeboten wird.

Schema der künstlichen Ernährung der Säuglinge mit Säuremilch.

Anfänglich: II:I Säuremilch mit 2% Mondamin und 6% Zucker (Säuerung mit Milchsäure, Citronensaft, Citretten, verdünnter Salzsäure oder Essigsäure). Rachitisprophylaxe! Richtlinien für die Trinkmenge: Strenges Einhalten der verringerten BUDINschen Zahl (90 g Milch je Kilogramm Körpergewicht) unter Berücksichtigung eines genügenden Flüssigkeitsangebotes (150 g je Kilogramm Körpergewicht).

Im 5.—6. Monat: Säurevollmilch mit 6% Zucker und 2% Mondamin. Rachitis-Prophylaxe! Beikost und Übergang auf ungesäuerte Vollmilch wie bei dem Schema der künstlichen Ernährung mit verdünnter Kuhmilch (s. S. 390).

Die Herstellung der Säurevollmilch kann auf verschiedene Weise erfolgen: Am einfachsten und empfehlenswertesten ist die Säuerung mit frisch ausgepreßtem Citronensaft nach ERICH MÜLLER mit 5 cm³ Saft auf 100 g Milch.

Die Originalvorschrift MARRIOTTS lautet dahin, daß die Kuhmilch mit 2% Mondamin (Maizena) und 6% Nährzucker versetzt und aufgekocht wird. Nach völligem Erkalten dieser Mischung wird dann Milchsäurelösung tropfenweise zugefügt. Die Nahrung enthält somit auf 1000 cm³ Milch 20 g Mondamin, 60 g Nährzucker und 8 cm³ 75%iger Milchsäure.

Soll die Milchsäuremilch im Haushalt selbst hergestellt werden, dann ist es zweckmäßig, um Ätzwirkungen bei unvorsichtiger Hantierung mit der Säure zu verhüten, nur eine 10%ige Milchsäurelösung zu verschreiben. Davon fügt man zu je 100 g abgekochter und wieder ganz erkalteter Milch 6 g oder 1 Teelöffel unter ständigem Schlagen mit der Schneerute zu. (Im Handel in Trockenform: „Alete"-Milch [Citronensäurevollmilch] und „Pelargon" [Zweidrittel-Milchsäuremilch].)

Eine biologische Säuerung erzielt man mit Milchsäurebakterien von bekannter und eingestellter Wirkung, z. B. den sog. Reformyoghurtkulturen aus der Kieler Milchforschungsanstalt. Die abgekochte und sorgfältig kühl gehaltene (18° C) und zugedeckte Milch wird mit der Acidophiluskultur beschickt und 12 Stunden stehengelassen. Hierauf wird sie mit der Schneerute geschlagen. Für die Ernährung des gesunden Säuglings ist weiter die einfach herzustellende Citronensäurevollmilch zu empfehlen. Sie enthält zugleich C-Vitamin in genügender Menge. Die fertige Nahrung muß langsam auf Trinkwärme gebracht und, da sie dicklich ist, durch einen Sauger mit genügend großem Loch gefüttert werden. Statt Citronensäure kann man auch Citretten nehmen (auf 100 g Vollmilch 1 Citrette). Sollten weder Citronen noch Citretten vorhanden sein, dann kann man eine Säuremilch auch mit Essigsäure herstellen. Der im Hausstand gebräuchliche Essig ist ein 5%iger Essigsäureextrakt, der allerdings Würzstoffe enthält. Besser verschreibt man eine 10%ige Essigsäurelösung aus der Apotheke. Damit ist folgende Herstellung möglich: 100 g Milch, 2 g Mondamin, 6 g Zucker und 20 Tropfen 10%iger Essigsäure. Die Essigsäure muß bei der abgekühlten Mischung unter ständigem Schlagen tropfenweise zugesetzt werden. Die Herstellung von Salzsäuremilch hat sich geschmacklich nicht bewährt.

Der Brennwert der Säurevollmilch ist hoch; er beträgt 97 kcal in 100 g (gegenüber 70 kcal der Frauenmilch!). Es handelt sich dabei hauptsächlich um ein Überangebot von Kohlenhydraten und Eiweiß, während der Fettgehalt ungefähr dem der Frauenmilch entspricht. Aus diesem Grunde kann man nicht ohne weiteres jedes Kind ebensoviel Säurevollmilch trinken lassen, als es an der Brust Frauenmilch trinken würde. Man hält sich an die oben schon kurz erwähnte Vorschrift. Bei jeder Vollmilchernährung ist unter der BUDINschen Zahl (s. S. 388) zu bleiben, d. h. man gibt nur 90 g Säurevollmilch je Kilogramm Körpergewicht und ergänzt den Flüssigkeitsbedarf auf 150 g je Kilogramm durch Wasser- oder Teezugabe. Wir halten bei den Kindern, die mit Säurevollmilch ernährt werden, daran fest, daß sie recht regelmäßig alle 4 Stunden und höchstens 5mal mit entsprechender Nachtpause gefüttert werden dürfen. Keinesfalls darf die Einzelmahlzeit über 20 Min. nach Belieben ausgedehnt werden.

Auch bei der Aufzucht mit Vollmilch soll Obstsaft gereicht und wie bei jeder künstlichen Ernährung Rachitisprophylaxe (s. S. 390) getrieben werden. Mit der Einführung von Gemüsekost wird schrittweise die Milchmenge eingeschränkt und eher früher als bei der Ernährung mit verdünnter Kuhmilch die zweite Flasche am Vormittag weggelassen. Im 9. oder 10. Lebensmonat geht man von der Säurevollmilch auf gewöhnliche Vollmilch über. Im übrigen wird die Einführung von Zukost und die allmähliche Umstellung von vorwiegend Flaschenfütterung auf Tassenfütterung ebenso durchgeführt, wie es oben (s. S. 390) für die künstliche Ernährung mit verdünnter Kuhmilch ausgeführt wurde.

Ein Übergang von der einen Methode der künstlichen Ernährung zur anderen ist bei manchen Säuglingen ratsam.

So können viele Kinder vielleicht infolge einer zu geringen Magenkapazität die verhältnismäßig großen Nahrungsmengen, die wir bei der Ernährung mit verdünnter Kuhmilch (Methode I) beibringen müssen, nicht aufnehmen. Hier ist die auf ein kleines Volumen konzentrierte Säurevollmilch (Methode III) am Platze. Umgekehrt sind sehr nahrungsgierige Säuglinge oft leichter, jedenfalls unbedenklicher, mit verdünnten Milchmischungen zu sättigen als mit Säurevollmilch und Tee. Kinder mit schwachem Appetit und namentlich Rekonvaleszenten nach enteralen und parenteralen Infekten gedeihen oft prächtig bei Säurevollmilchen. Am häufigsten wenden wir sie bei an sich gesunden Säuglingen, die zum Speien neigen, an, wobei man etwa dasselbe erreicht wie mit der Breivorfütterung.

7. IV. Methode. Künstliche Ernährung des gesunden Säuglings mit Pulvermilchen.

Durch die Einführung der Pulvermilchen ist es im Laufe der letzten Jahre möglich geworden, Säuglinge ausschließlich mit solchen Konservennahrungen aufzuziehen. Es handelt sich bei diesen Pulvermilchen um Vollmilch, der 85—97% ihres Wassergehaltes entzogen ist. Bei ihrer Herstellung wird die Frischmilch vorsichtig erhitzt bis etwa 54° C. Sie wird dann unter (100—250 atü) Druck durch feine Düsen gepreßt. Bei diesem Vorgang werden die Fettkügelchen der Milch zerstört. Das zeigt sich daran, daß aus ihr eine Sahnegewinnung nicht mehr möglich ist. Für den Säugling stellt das einen Vorteil dar, weil sich das Tiermilchfett, wenn die Fettkügelchenhülle gesprengt ist, als leichter verdaulich erweist. Die Milch ist zugleich homogenisiert und praktisch keimfrei. Sie zeigt eine feinere Gerinnung als die Frischmilch. Der Vorteil solcher Pulvermilchen liegt auf der Hand. Die Mutter ist jederzeit in der Lage, unter Zufügen von abgekochtem Wasser eine einwandfreie Milch für die Säuglingsernährung herzustellen. Selbstverständlich kann diese Milch auch gesäuert und zur Herstellung von Säuremilchen verwandt werden.

Die Verwendung von Pulvermilchen in der Säuglingsernährung stellt zweifellos einen Fortschritt dar. Viele Säuglinge, die die gewöhnliche Säuglingsnahrung nur schlecht vertragen, gedeihen vorzüglich mit Pulvermilchpräparaten. Bei diesen Kindern zeigt sich einwandfrei, daß die Pulvermilch an die Verdauungsleistung geringere Anforderung stellt als die Frischmilch. Trotz der schonenden Behandlung bei der Herstellung der Pulvermilchen ist es üblich geworden, die Milchpulver mit C-Vitamin anzureichern. In jedem Fall ist es angezeigt, bei reiner Pulvermilchernährung dafür Sorge zu tragen, daß das Kind Obst und Gemüsepreßsaft zugefüttert bekommt. Die Trockenmilchpulver haben sich in Kriegs- und Notzeiten sehr gut eingeführt, und es ist nicht zu bezweifeln, daß der Umgang mit ihnen einfacher und sauberer ist als mit Frischmilch.

Als Nachteil wurde mitgeteilt, daß mit den Pulvermilchen keine so befriedigenden Gewichtszunahmen erzielt würden wie mit Frischmilch. Die Anstaltserfahrung spricht dagegen. Es ist wahrscheinlich, daß die Herstellung in solchen Fällen mit ungenügendem Gedeihen nicht sorgfältig genug vorgenommen wurde oder andere Ursachen vorliegen. Die größere Gefahr liegt darin, daß die Mutter zuviel Milchpulver nimmt und die Nahrung überdosiert. Aus diesem Grunde ist eine sorgfältige ärztliche Überwachung der mit Pulvermilch ernährten Säuglinge notwendig, um Fehler der Unter- oder Überdosierung der Pulvermilch zu vermeiden und für eine richtige Zusatzfütterung von Obst und Gemüse zu sorgen. Wenn das geschieht, ist gegen die Aufzucht des gesunden Säuglings mit Trockenmilchpulver nichts einzuwenden. Allerdings wird man da, wo einwandfreie Frischmilch zur Verfügung steht, die Frischmilch auch heute noch immer als Naturprodukt der konservierten Milch vorziehen, weil unsere

Kenntnisse über die Vollständigkeit und Unvollständigkeit aller Konserven-
präparate noch lückenhaft sind. Von zur Zeit bei uns bewährten Trocken-
vollmilchpulvern sind zwei im Handel: *1. Edelweißmilch* (Edelweißmilchwerke,
G.m.b.H., Kempten im Allgäu). *2. Nestvollmilch in Pulverform* (Nestle,
Deutsche A.G. für Nestle-Erzeugnisse, Lindau im Bodensee und Kappeln,
Schlei, Schleswig-Holstein).

Anhang. Die kondensierte Milch, die im Ausland vielfach für die Aufzucht
von Säuglingen Verwendung findet, hat bei uns keinen Eingang gefunden.
Unter kondensierter Milch versteht man eine durch Entziehung eines erheblichen
Teiles Wassers eingedickte Milch. Es werden eine ungezuckerte eingedickte
Milch ohne Zusatz von Zucker und eine gezuckerte mit einem bestimmten Zucker-
zusatz versehene hergestellt. Sie kann nur in hoher Verdünnung zur Säuglingsnahrung verwandt werden.

Hat der Arzt eine der beschriebenen Methoden der künstlichen Ernährung
verordnet, so soll er das erstemal schon nach Ablauf von 8—10 Tagen das Kind
sich wieder vorstellen lassen oder durch die *Säuglingsfürsorge* nachsehen lassen.
Von da ab genügt es, das gesunde Flaschenkind einmal im Monat zu sehen.
Bei dieser *Nachschau* in der Mütterberatungsstunde stellt man erst das Gewicht
fest und verzeichnet die Zunahme. Bei Gewichtsstillstand oder -abnahme
muß das Nahrungsangebot auf seinen wirklichen calorischen Wert hin nach-
gerechnet werden. Man erkundigt sich nach Art und Zahl der Stühle, wobei
man wie üblich die Mutter dazu anhält, die letzte Stuhlwindel mitzubringen.
Die nächste Frage betrifft das Speien und Erbrechen, das vorkommenfalls
genau geschildert werden muß. Ob das Kind regelmäßig während der Fütterung
aufstößt und ob bei ihm Blähungen abgehen, ist ebenfalls zur Beurteilung
wichtig. Besonders interessiert uns der Appetit: ob das Kind die Nahrung
gerne nimmt, ob es am Schluß der Mahlzeit befriedigt ist oder nicht und ob
es etwas in der Flasche zurückläßt. Dann fragen wir nach seiner Stimmung,
seinem Bewegungsdrang und seinem Schlaf. Zum Schluß überzeugen wir uns
selbst von seinem Aussehen, fühlen Haut und Unterhautfettgewebe an (Turgor!),
stellen fest, ob die Haut überall rein und von normalem Kolorit ist, sehen uns
die Schleimhäute an und prüfen, ob irgendwelche rachitischen Zeichen am
Skelet nachweisbar sind. Der Arzt wird bei einer solchen Nachschau mit Vorteil
die Wartung und Pflege des Kindes der Mutter oder Pflegerin gegenüber loben,
um sie zur besten Pflegeleistung anzueifern; er soll sich aber — im Interesse des
Kindes und seiner eigenen Bemühungen — nicht scheuen, Fehler und Nach-
lässigkeiten streng zu tadeln.

Schrifttum.

Siehe Abschnitt: „Ernährungsstörungen des Säuglings", S. 398ff.

Die Ernährungsstörungen des Säuglings.

Von

E. Rominger.

Mit 17 Abbildungen.

Die Pathologie des Säuglings stellt ein Sondergebiet dar, in das nur derjenige erfolgreich eindringen kann, der sich mit den Eigentümlichkeiten des Säuglingsorganismus vertraut gemacht hat. Gewiß haben die allgemeinen Lehren der Physiologie und der Pathologie auch für den Säugling Geltung, aber sie bedürfen doch sozusagen auf Schritt und Tritt Abwandlungen für die besonderen Lebensverhältnisse des jungen Kindes. Der Hauptgrund dafür liegt darin, daß der Säugling seine Gewebe und Organe unter fortschreitender Anpassung an die Umweltverhältnisse während eines knappen Jahres so schnell entwickelt, daß er sein Geburtsgewicht schon im Laufe des 5. Lebensmonats verdoppelt und am Ende des ersten Jahres verdreifacht hat. Berücksichtigt man seine auf das Gewicht bezogen besonders große Körperoberfläche, dann wird die für die Wärmeregulation notwendige hohe Energiezufuhr zur Deckung der Wärmeabstrahlungsverluste verständlich. Sie beträgt etwa das Dreifache je Kilogramm Körpergewicht, verglichen mit der eines Erwachsenen.

Während nun der Säugling diese in keiner anderen Lebensstufe mehr vorkommende, außerordentlich hohe Stoffwechselleistung bewältigt, hat er sich zugleich an die Ernährung mit artfremder Milch und gemischter Kost angepaßt. Er hat außerdem, wenigstens bis zu einem gewissen Grade, eine der wichtigsten Fähigkeiten seiner Gewebe und Organe trotz ihres außerordentlichen Wachstums entwickelt: die Fähigkeit der Infektabwehr. In derselben Zeit sehen wir aus einem ganz vegetativ gesteuerten Lebewesen einen jetzt schon dem Erwachsenen vergleichbaren und auf äußere Reize ihm ähnlich reagierenden, mit Verstand und Gemüt begabten Organismus werden, der alle unter ihm stehenden Säugetiere schon weit, weit hinter sich gelassen hat.

Das die ersten Lebensmonate umfassende Säuglingsalter ist nun nicht in gleicher Weise von Krankheiten und Störungen der Ernährung und Entwicklung bedroht, sondern weist zwei besondere Gefahrenzonen auf: *die Neugeborenenperiode und das erste Trimenon*, also die ersten 3 Lebensmonate. Die Neugeborenenpathologie wird beherrscht von den Geburtsschädigungen und den Störungen bei der Umstellung vom unselbständigen embryonalen Leben auf das selbständige extrauterine Leben. Naturgemäß kommen in dieser Lebensperiode, die sich auf die ersten 2—4 Lebenswochen erstreckt, nicht nur die verschiedenen, nach der Ablösung vom mütterlichen Organismus auftretenden Anpassungschwierigkeiten zum Ausdruck, sondern es zeigen sich auch die Erscheinungen und Folgen einer abwegigen oder unvollständigen Entwicklung oder Erkrankung während des Embryonallebens. Diese Krankheiten des Neugeborenen werden, wie das allgemein üblich ist, auch in diesem Lehrbuch im besonderen dargestellt (s. Krankheiten des Neugeborenen). Abgesehen von diesen Krankheitszuständen des Neugeborenen muß aber die ganze Periode der ersten 3 Lebensmonate deshalb besonders hervorgehoben werden, weil die klinische Erfahrung lehrt, daß gerade die Ernährungsstörungen in dieser Zeit ernster zu beurteilen und schwieriger zu behandeln sind. Bei frühgeborenen und lebensschwachen Kindern währt diese Gefahrenzone 5 bis 6 Monate und länger. Ganz allgemein ist also jedes Trimenonkind als sehr empfindlich gegen alle Ernährungsstörungen anzusehen; im besonderen neigt es überdies dabei zu Kümmerzuständen, zu Dystrophien, vorausgesetzt, daß ihm keine natürliche Ernährung in ausgiebiger Menge geboten werden kann. Erst jenseits der Trimenonperiode gelingt die Anpassung an eine artfremde, künstliche Ernährung besser, und jenseits des 1. Lebenshalbjahres ist sie, falls nicht schon Störungen vorlagen oder noch vorhanden sind, verhältnismäßig leicht zu erzielen. Durch die rein quantitative, energetische Betrachtungsweise des Stoffwechsels und der Ernährung früherer Jahre war diese große Nahrungsempfindlichkeit des jungen Kindes und namentlich die Entstehung gewisser chronischer Ernährungsstörungen nicht erklärbar. Erst die neue qualitative Ernährungslehre macht es uns verständlich, daß der junge, rasch wachsende Organismus für seinen Aufbau nicht nur die Zufuhr einer bestimmten Menge von Energieträgern braucht, um seinen hohen Calorienbedarf zu decken, sondern daß er nur mit Nahrung gedeihen kann, die außer Eiweißkörpern, Kohlenhydraten und Fetten, Wasser, Salze, Lipoide und eine Reihe anderer Verbindungen namentlich Vitamine enthält, aus denen er die Zellwirkstoffe zu bilden imstande ist. Es leuchtet ein, daß Störungen, die diesen Gewebeneubau treffen, zunächst einmal hauptsächlich Ernährungsstörungen sein werden, zum anderen aber, daß sie den gesamten Organismus des Säuglings, der ja als Ganzes im Wachstum begriffen ist, in Mitleidenschaft ziehen müssen und schließlich, daß sie bei längerer Dauer nachweisbar das Wachstum des jungen Kindes hemmen müssen. Wir können immer wieder feststellen, daß eine qualitativ nicht vollständige Nahrung den jungen wachsenden Organismus früher und nachhaltiger schädigt, als den Erwachsenen. Aber selbst da, wo dem Säugling alle notwendigen Nahrungsstoffe in genügender Menge geboten werden, können dann Ernährungsstörungen auftreten, wenn eine wichtige Besonderheit des jungen wachsenden Organismus nicht berücksichtigt wird, nämlich seine begrenzte Nahrungsverträglichkeit. Die Säuglingsnahrung muß also nicht nur alle notwendigen Nährsubstanzen in genügender Menge enthalten, sondern diese müssen auch in einem bestimmten Verhältnis zueinander und in einer der begrenzten Verträglichkeit des Kindes angepaßten Form gereicht werden. Verglichen mit anderen Lebensstufen ist also der Säugling auf eine nur in engen Grenzen veränderbare, eine Spezialnahrung angewiesen. Die natürliche ihm angepaßte Nahrung ist die Frauenmilch. Es ist deshalb verständlich, daß sie für die Zusammensetzung jeglicher künstlicher Nahrung lange Zeit hindurch als einzig brauchbares Modell angesehen wurde. In der Tat ist unter dürftigen äußeren Verhältnissen, so z. B. bei primitiven nomadisierenden Völkern, ein Säugling bei vorzeitigem Versiegen der mütterlichen Brust meist verloren. Andererseits gelingt es bei sachgemäßer künstlicher Ernährung bei allen Kulturvölkern, auch schon einen Neugeborenen mit gutem Erfolg störungsfrei aufzuziehen. Die tausendfältige Erfahrung hat dabei gezeigt, daß dazu auch Nahrungen geeignet sind, die in ihrer Zusammensetzung beträchtlich von der Frauenmilch abweichen, vorausgesetzt daß sie bestimmten, verhältnismäßig einfachen Anforderungen an Qualität, Quantität und Korrelation der Nährsubstanzen entsprechen. Daraus folgt, daß der Säugling, solange er gesund ist, eine, wenn auch begrenzte, Breite der Nahrungsverträglichkeit besitzt, die bei Störungen der Ernährung stark eingeschränkt, ja unter besonders ungünstigen Umständen so gut wie aufgehoben sein kann.

Es leuchtet ohne weiteres ein, daß jede Ernährungsweise, die längere Zeit den Nährstoffbedarf nach oben oder unten überschreitet, zu Störungen des Aufbaus der Gewebe oder auch nur der Körpersäfte oder schließlich des normalen Zellebens führen muß, die sich unter dem Bilde einer Widerstandslosigkeit gegen Infekte und einer Empfindlichkeit gegenüber geringfügigen äußeren Schädigungen, wie z. B. gegenüber Hitze oder ungenügender Pflege oder weiteren Fehlern in der Ernährung geltend machen. Dauert eine solche Fehlernährung längere Zeit an, dann wird natürlicherweise auch das Wachstum des Kindes merklich gestört.

Vergegenwärtigt man sich auf der anderen Seite die Auswirkungen einer vielleicht auch nur kurze Zeit dauernden Störung der Verdauungsvorgänge beim Erwachsenen, z. B. bei einer einfachen Dyspepsie, dann wird es verständlich, in wieviel stärkerem Ausmaß sich solche pathologischen Vorgänge im Magendarmkanal eines Säuglings mit seinem etwa 3mal so lebhaften Stoffwechsel geltend machen müssen. Darüber hinaus wird man sich immer vor Augen halten müssen, daß sehr schnell jede Verdauungsstörung, weil sie den allgemeinen Gewebeaufbau und die Zellfunktion des wachsenden Organismus stört, zur allgemeinen Ernährungskrankheit werden kann.

Aus diesen Überlegungen geht aber folgende wichtige Tatsache klar hervor: nicht jede Ernährungsstörung des Säuglings geht zwangsläufig mit Zeichen einer Störung im Magendarmkanal, z. B. mit Durchfällen und Erbrechen einher, und nicht jede Störung der Verdauungsvorgänge beruht stets auf einer alimentären Ursache.

Damit kommen wir zur Erörterung einer weiteren, wichtigen Besonderheit dieser dem Säuglingsalter eigentümlichen Gruppe von Krankheiten: der Ähnlichkeit des Erscheinungsbildes der Ernährungsstörungen trotz der Unterschiedlichkeit ihrer Ursachen.

Es bereitet erfahrungsgemäß dem auf diesem Gebiete Unkundigen immer wieder Schwierigkeiten, sich daran zu gewöhnen, daß das Erscheinungsbild einer Ernährungsstörung, das er in dem einen Fall auf sicher alimentärer Grundlage entstehen sieht, nun in einem anderen Fall fast spiegelbildlich genau wiederfindet, ohne daß hier derselbe oder auch nur ein ähnlicher Ernährungsfehler vorläge. So gleicht z. B. der akute Brechdurchfall eines zur Hochsommerzeit falsch ernährten Säuglings dem Bild, das wir sonst bei einem enteralen Infekt, also z. B. einer akuten Ruhr, sich beim Säugling entwickeln sehen. Oder wir finden den schwersten Grad der Dystrophie, die sog. Pädatrophie nach wochen- und monatelanger Milchüberfütterung ebenso, wie als Folgezustand fortwährender Infekte.

Die Erklärung hierfür ergibt sich ohne weiteres aus der Tatsache, daß eben beim Säugling die Störung der Ernährungsvorgänge sich in einer allgemeinen Störung des Gesamtorganismus auswirkt. Hier sind es dieselben funktionellen Leistungen der Zellen und Gewebe, die durch verschiedene auslösende Ursachen in derselben Weise, nur unterschiedlich je nach Ausmaß und nach Zeitdauer, geschädigt werden. Es ist also möglich — allerdings nur schematisch — die Ernährungsstörungen des Säuglings als stufenweise einsetzende Erscheinungsbilder der Reaktion des jungen wachsenden Organismus auf alle Arten der Störung der Ernährung im weitesten Sinne des Wortes aufzufassen. Wenn diese Vorstellung richtig ist, dann muß es leichte und schwere Reaktionsformen auf geringfügige und ernstere Störungsursachen geben, und diese müssen gegebenenfalls ineinander übergehen. Im großen und ganzen gesehen trifft das auch tatsächlich zu. Ein Säugling bietet bei einem leichten Ernährungsfehler z. B. lediglich das Bild einer akuten „Dyspepsie" und gerät fast immer bei weiterer ernsterer Fehlernährung in das Zustandsbild des akuten Brechdurchfalls oder der „intestinalen Toxikose". Das „akut dyspeptische" Kind wird auch, wenn die diätetische Behandlung nicht richtig durchgeführt wird, in eine chronische Ernährungsstörung erst leichten, später schwereren Grades hineingleiten — wir sagen — es „dystrophiert" und „atrophiert". Trotzdem darf man diesen Schematismus nicht zu weit treiben, weil sonst die Beurteilung der auslösenden Ursache gewohnheitsmäßig nur noch nach der Art und Schwere der eingetretenen „Reaktion" erfolgt. Das entspricht nun tatsächlich nicht immer den vorliegenden Verhältnissen. Wir sehen nämlich immer wieder bei gleichen äußeren Störungsursachen graduell verschiedene „Reaktionen" beim Säugling eintreten. Mit anderen Worten folgt bei diesem und jenem Kind auf eine oft geringfügige Ursache häufig eine unerwartet ernste Ernährungsstörung, und in manchen Fällen ist eine äußere Ursache überhaupt nicht auffindbar.

Hier stoßen wir auf einen in der Pathologie des Säuglingsalters besonders wichtigen Krankheitsfaktor: die abwegige Reaktion des Kindes mit besonderer Konstitution. Solche Kinder zeigen oft von der ersten Lebenszeit ab eine kümmerliche körperliche Entwicklung und dabei eine nervöse Übererregbarkeit oder eine Neigung zu Durchfall und Erbrechen, zu Ausschlägen und Exsudationen und meistens eine außerordentliche Nahrungsempfindlichkeit. Dieser endogene Faktor muß bei dem Zustandekommen und namentlich auch bei der Verschlimmerung der Ernährungsstörungen des Säuglings stets in Betracht gezogen werden. Das Bild der einzelnen Ernährungsstörungen erfährt durch die besonderen Reaktionsweisen des konstitutionell anomalen Kindes meist recht deutlich hervortretende Züge, aus denen dieser sonst schwer zu beurteilende endogene Krankheitsfaktor erkannt werden kann. Im übrigen bietet die Familienvorgeschichte sehr häufig Anhaltspunkte für derartige erbliche Konstitutionsanomalien.

Schließlich bedarf noch eine, für die Betrachtung der Ernährungsstörungen ebenfalls wichtige Besonderheit der Erwähnung: die unbedingte Abhängigkeit des Säuglings von seiner Mutter oder Pflegerin. In keiner Altersstufe hat die Beschaffenheit der Umgebung, ob sie in hygienischer Hinsicht günstig oder ungünstig, ob sie sachverständig oder töricht ist und im Krankheitsfalle, ob sie gegebenenfalls über geschulte Hilfen verfügt, einen solchen Einfluß wie im Säuglingsalter. Zugegeben, daß der Säugling an der Mutterbrust auch unter ungünstigen Pflegebedingungen zu gedeihen vermag, so ist doch auch für ihn eine störungsfreie Entwicklung nur bei einigermaßen zuverlässiger Pflege gewährleistet. Für das Flaschenkind hat die unbedingte Sauberkeit und sorgfältige Pflege beinahe eine ebenso große Bedeutung, wie die Asepsis in der Chirurgie.

Überblicken wir nun insgesamt die Erkrankungen des Säuglings und die der Ernährungsstörungen im besonderen, so können wir auch hier den Grundsätzen der allgemeinen Ätiologie folgend, die Krankheiten in inwelt- und umweltbedingte unterscheiden. Wir stellen allerdings dabei fest, daß das idiopathische Moment in den Hintergrund tritt, während der Exposition im weitesten Sinne eine besondere Bedeutung zukommt. Gerade für das Säuglingsalter und für das erste Trimenon besonders ist es kennzeichnend, daß die Anpassungsfähigkeit gegenüber äußeren Reizen erst gering entwickelt ist, was sich mit zunehmendem Alter dann schnell ändert (PFAUNDLER). Es wird das junge Kind nur zu leicht an die Grenze seiner Anpassungsfähigkeit gedrängt, d. h. es wird krank. Die Überschreitung dieser Grenze bedeutet den Tod (LENZ).

I. Begriffsbestimmung der Ernährungsstörung des Säuglings.

Seit den grundlegenden Forschungen unseres deutschen Altmeisters der Kinderheilkunde, Adalbert von Czerny, über das Wesen der verschiedenen alimentären und extraalimentären Schädigungen des Säuglings (1906) hat sich der allgemeine Krankheitsbegriff der „Ernährungsstörung" des Säuglings" eingeführt und trotz mannigfacher Einwände durchgesetzt.

Darin sind die früher üblichen Krankheitsbezeichnungen wie „Magendarmkatarrh", „chronische Verdauungsstörung" usw. aufgegangen. Die noch vielfach im Ausland üblichen Bezeichnungen alimentärer Störungen nach dem vorherrschenden Krankheitssymptom wie Diarrhoe, Obstipation usw. haben bei uns keinen Anklang finden können. Czerny hat gezeigt, daß im Gegensatz zu den entsprechenden Schädigungen in den übrigen Altersstufen beim Säugling die örtliche Störung des Verdauungsapparates meist viel geringfügiger ist, als diejenige des intermediären Stoffwechsels und des allgemeinen Gewebe- und Zellaufbaus. Das Wesentliche bei diesen Krankheiten des Säuglings ist nicht diese oder jene Störung im Magendarmkanal, sondern die zu Abartungen des Körperaufbaus führende allgemeine „Ernährungsstörung".

Wir bezeichnen deshalb alle zu einem krankhaften Körperaufbau beim Säugling führenden alimentären und extraalimentären Störungen als Ernährungsstörungen auch dann, wenn eindrucksvolle Magendarmsymptome fehlen. Diese Weite des Begriffes ermöglicht es, neben rein alimentären Schädigungen auch die mit ihnen innig verflochtenen infektiös-toxischen, konstitutionell bedingten oder schließlich durch Wärme und Kälte oder mangelnde Pflege verursachten Gefährdungen des Körperaufbaues mit aufzunehmen. Aus den einleitenden Ausführungen geht hervor, daß alle diese verschiedenartigen Einflüsse gerade beim Säugling in Betracht gezogen werden müssen, und es wird so verständlich, daß der diese besonderen Erkrankungsformen des Säuglingsalters vereinende Oberbegriff zweckmäßigerweise ein recht allgemein gehaltener sein muß.

Für die wissenschaftliche Forschung hat diese Erweiterung des Begriffes der Ernährungskrankheiten des Säuglings zur Allgemeinstörung eine große Bedeutung erlangt. Wir haben auf Grund dieser Forschungen die Auswirkungen der verschiedenen pathologischen Abläufe auf die Ernährungsvorgänge beim Säugling kennengelernt und stellen sie bewußt in den Mittelpunkt. Das unterscheidet unsere pädiatrische Betrachtungsweise völlig von derjenigen aller anderen Disziplinen.

Wir begnügen uns also bei einem Infekt des Säuglings oder aber auch bei einem Herzfehler oder einer Konstitutionsanomalie usw. nicht mit der Erkennung dieser Erkrankung und beschäftigen uns mit ihrer besonderen Behandlung, sondern wir legen uns in allererster Linie die Frage vor, in welchem Grad und welcher Form diese Erkrankung die Ernährungsvorgänge stört oder gestört hat. Die heutige Kinderheilkunde räumt also ganz bewußt beim Säugling und beim jungen Kleinkind der „Ernährungsstörung" gewissermaßen den Vorrang ein. Diese Betrachtungsweise hat nun keineswegs nur eine theoretische Bedeutung, sondern sie hat sich praktisch als ungemein wichtig erwiesen.

Es hat sich nämlich gezeigt, daß die etwa beim älteren Kind und Erwachsenen richtige Beurteilung von krankhaften Zuständen beim Säugling dann unzulänglich bleibt, ja gewissermaßen am Kern des Problems vorbeigeht, wenn sie nicht die genannten Auswirkungen auf Stoffwechsel und Ernährung berücksichtigt. So wird z. B. die Erkennung einer Otitis media beim Säugling und ihre übliche Behandlung vielfach so lange keine glatte Heilung erzielen, als nicht zugleich die dabei bestehende Ernährungsstörung richtig erfaßt und diätetisch in Angriff genommen wird.

Dem Fernerstehenden mag es nun scheinen, daß wir eine unerlaubte oder doch wenigstens vielfach eine unnötige Überbewertung der Stoffwechsel- und Ernährungsvorgänge vornehmen, da doch nicht in jedem Fall eine Ernährungsstörung einzutreten braucht. Demgegenüber ist zu sagen, daß theoretisch beim Säuglingsorganismus so gut wie stets die Ernährungsvorgänge durch die verschiedenen Schädigungen in Mitleidenschaft gezogen werden. Praktisch sprechen wir naturgemäß nur da von „Ernährungsstörung", wo die Kriterien einwandfreien Gedeihens des Säuglings fehlen oder die im folgenden zu schildernden Zeichen der verschiedenen Ernährungsstörungen vorhanden sind.

Wenn wir von den mannigfachen, oft nur mit umständlichen Methoden feststellbaren feineren Abweichungen des Stoffwechsels und der Ernährungsvorgänge von der Norm absehen, so erweist sich bei allen Ernährungsstörungen des Säuglings, gleichgültig welcher Ursache, stets *eine* Funktion als gestört, nämlich die *Ernährungsfunktion.* Das gesunde junge Kind gedeiht bei nach Menge und Art verschiedener Nahrung eigentlich immer, insofern diese nur seinen Bedarf genügend deckt. Der kranke Säugling dagegen kann, auch wenn gröbere Störungen der Nahrungsaufnahme und der Verdauung fehlen, nicht mehr ein Mehr oder Weniger von an sich einwandfreier Nahrung assimilieren und erweist sich auch gegenüber der Nahrungszusammensetzung als empfindlich, er ist *tropholabil.*

Wir kommen damit zu folgender Begriffsbestimmung: *Unter Ernährungsstörung des Säuglings verstehen wir eine dem Säuglingsalter, ausnahmsweise auch einmal dem frühen Kleinkindesalter eigentümliche, mit mehr oder weniger beträchtlichen abnormen Verdauungsvorgängen einhergehende, stets die Ernährungsfunktion in leichtem oder schwererem Grade beeinträchtigende Krankheit.*

II. Die allgemeinen Kennzeichen der Ernährungsstörung des Säuglings.

1. Krankheitsbild im allgemeinen.

Schon im Beginn der meisten Ernährungsstörungen verliert die weiche, glatte, gut durchfeuchtete und prall gespannte Haut des Säuglings ihre rosige Farbe und normale Beschaffenheit. Sie wird blaß, bei länger dauernden Störungen grau, trocken und faltig. Wir sprechen von mangelndem „Turgor" und meinen damit das Nachlassen des normalen Spannungsgrades des Integuments. Namentlich bei rasch eintretendem Wasserverlust verliert die Haut ihre normale Turgescenz und Elastizität, daran feststellbar, daß die mit 2 Fingern aufgehobene Hautfalte stehen bleibt oder nur langsam verstreicht. Da die Haut und die Muskulatur Hauptwasserspeicher des Organismus sind und der Turgor dieser elastischen Gewebe in der Hauptsache eine Funktion der Wasserbindung ist, liefert die Beachtung der Turgorveränderungen manchmal wichtige Hinweise auf Wasserverschiebungen im Säuglingsorganismus. Bei Schwund des Fettpolsters wird die Haut dünn und hängt wie ein zu weit gewordenes Kleid faltig um die Glieder. Eine schlaffe Mästung hat eine schwammige Hautbeschaffenheit zur Folge. Eine wichtige Begleiterscheinung mancher Ernährungsstörungen sind eitrige Hautaffektionen, die oft zuerst auf das Vorliegen einer Ernährungsstörung hinweisen.

Auch die *Muskulatur* besitzt beim gesunden Säugling einen gewissen Tonus, der besonders beim Eindrücken der Bauchdecken oder der passiven Bewegung der Glieder, so z. B. beim Aushängeversuch — Hochheben des Kindes allein an den Fußgelenken — deutlich wahrgenommen wird. Eine Steigerung des Muskeltonus ebenso wie seine Erschlaffung sind der Ausdruck von Gewebeänderungen, namentlich des Wasser- und Salzhaushaltes.

26*

Die Feststellung des *Körpergewichtes* erlaubt zwar nicht immer bei einer einmaligen Wägung, wohl aber bei fortlaufender Prüfung zur selben Tageszeit und in gleichem Abstand von der Nahrungsaufnahme wichtige Rückschlüsse auf das Vorliegen einer gestörten Ernährung. An Stelle des recht stetigen täglichen Gewichtsanstieges des gesunden Säuglings treten Abnahmen und Sprünge nach oben und unten auf. In erster Linie sind das Wasser-, dann das Salzangebot, schließlich aber auch das der anderen Nährstoffe für die anomalen Bewegungen der Körpergewichtskurve maßgebend. Ohne zuverlässige Wägungen ist heute die Beurteilung der Ernährungsfunktion *gar nicht* mehr denkbar.

Die Messung der *Körperlänge* ergibt im Vergleich mit den dem Alter entsprechenden Werten wichtige Grundlagen für die Erkennung von Wachstumsstörungen, die sich bei länger dauernden erheblichen Ernährungsstörungen einstellen.

Die *Körpertemperatur* zeigt beim gut gedeihenden Säugling nur sehr geringe Schwankungen um 37° bei der üblichen rectalen Messung. Das junge Brustkind ist „monotherm", d. h. es besteht nahezu kein Unterschied zwischen Morgen- und Abendtemperatur. Schon das Flaschenkind, besonders aber konstitutionell anomale Kinder lassen diese Gleichmäßigkeit vermissen, und bei ernährungsgestörten Säuglingen treten meist erhebliche Schwankungen der Temperaturkurve auf. Im allgemeinen werden Fiebertemperaturen das Vorliegen von Infekten anzeigen; es ist aber als eine Besonderheit des Säuglingsalters hier anzumerken, daß schon auf Entzug von Wasser, auf Zufuhr von Salz, von Zucker, von Molke und manchen Eiweißderivaten unter bestimmten Umständen Fieber auftritt. Wir sprechen von Durstfieber, Molken- bzw. Salz-, Zucker- und Eiweißfieber. Bei der Beurteilung der Körperwärme müssen beim Säugling auch äußere Kälte- und Wärmeeinflüsse noch weit mehr als beim Erwachsenen berücksichtigt werden.

Die *Nahrungsverträglichkeit* festzustellen ist naturgemäß eines der wichtigsten Erfordernisse für die Beurteilung der gestörten Ernährungsfunktion. Da bei allen ernährungsgestörten Säuglingen, wie erwähnt, die Nahrungsverträglichkeit eingeschränkt ist, ist ihr Grad und Ausmaß von besonderer Bedeutung.

Wir unterscheiden zunächst eine *normale* und eine *paradoxe* Nahrungsreaktion. Normal ist die Nahrungswirkung dann, wenn eine für das Alter nicht übertriebene Nahrungszulage ohne Störung vertragen wird und zu entsprechender Körpergewichtszunahme führt. Paradox ist die Nahrungswirkung dann, wenn eine solche, dem Alter nach zulässige Nahrungsvermehrung Erbrechen, Durchfall und sogar toxische Erscheinungen verursacht und dabei Gewichtsstillstand, Abnahme, ja eine Gewichtskatastrophe eintritt.

Bei den leichten Graden der Ernährungsstörungen macht sich eine Schädigung der Ernährungsfunktion schon darin kenntlich, daß eine dem Alter entsprechende Nahrung nicht mehr zu dem stetigen Gewichtsanstieg wie in der Zeit völliger Gesundheit führt. Bei längerer Dauer solcher Störungen bleibt das Kind mit seinem Gewicht stehen und weist andere Zeichen der Ernährungsstörung auf, kurz, es gedeiht nicht mehr. Bei akuten leichten Störungen treten zwar auch erhebliche Gewichtsverluste während 1—2 Tagen auf, sie gleichen sich aber in einer sog. V-Kurve fast ebenso rasch wieder aus.

Die Verdauungsorgane sind naturgemäß bei den meisten Ernährungsstörungen des Säuglings mitbeteiligt. Entgegen der früheren Lehre wissen wir heute, daß es sich dabei nicht immer um akute, subakute oder chronische Gastritis, Gastroenteritis oder Enterocolitis handelt, sondern in der Mehrzahl um nicht entzündliche funktionelle Verdauungsstörungen. Eine Verdauungsstörung des Säuglings geht mit Ausnahme der des Brustkindes jedesmal mit einer Ernährungs-

störung einher, keineswegs aber ist eine Ernährungsstörung jedesmal mit einer
Störung der Verdauungsvorgänge im Magendarmkanal verknüpft. Dabei muß
die grundsätzlich andere Verdauung von Frauenmilch im Vergleich zur Kuhmilch berücksichtigt werden. Sie haben eine ganz verschiedene Bedeutung
und müssen deshalb auch klinisch unterschiedlich beurteilt werden. Ein schlechter
durchfälliger Stuhl beim Brustkind z. B. zeigt zwar eine gewisse Störung der
normalen Frauenmilchverdauung an, braucht aber gar keine Ernährungsstörung
im Gefolge zu haben. Andererseits ist das Auftreten fauliger, trockener, heller
Stühle beim Brustkind ein Zeichen bestimmter Verdauungs- und Ernährungsstörungen, während solche Stühle beim Flaschenkind noch „normal" sind.

Eine Mitbetätigung der Verdauungsorgane bei den Ernährungsstörungen
zeigt sich in mangelndem Appetit, Erbrechen und Durchfall, aber auch in
chronisch schleimigen, in schlecht verdauten, topfigen Stühlen und Obstipations-
zuständen.

Das Erbrechen ist als vieldeutiges Symptom oft schwierig zu beurteilen.
Viele Säuglinge erbrechen bei zu hastigem Trinken, wenn sie dabei reichlich Luft
mit verschlucken, andere, wenn sie zu große Einzelmahlzeiten erhalten. Im
Beginn mancher akuten Infekte, so z. B. bei Meningitis, akuter Cystopyelitis
kommt ebenso wie bei Kleinkindern und Erwachsenen auch beim Säugling
Erbrechen vor, es tritt bei ihm aber oft schon bei einem akuten Fieberstoß ohne
organische Erkrankung auf. Wir finden andererseits akutes Erbrechen — das
von chronischen habituellen Brechzuständen unterschieden werden muß — bei
allen akuten Ernährungsstörungen, sowohl den leichtesten Verdauungsunregel-
mäßigkeiten des Brustkindes, wie namentlich bei allen Dyspepsien und der
akuten intestinalen Toxikose, dem eigentlichen Brechdurchfall. Im allgemeinen
ist das akute Erbrechen des Säuglings Ausdruck eines gesteigerten Reizzustandes
des Magens, der alimentär, also lokal dyspeptisch, aber auch nervös, also cerebral
toxisch bedingt sein kann. Wir unterscheiden symptomatisches Erbrechen bei
Fütterungsfehlern, Ernährungsstörungen, Infekten und toxischen Zuständen
sowie habituelles Erbrechen bei Neuropathen und Kindern mit Pylorospasmus
und Pylorostenose. Eine besondere Form des Erbrechens stellt das Ruminieren
oder Wiederkäuen bei neuropathischen Säuglingen dar. In jedem Fall ist es
zweckmäßig, den Brechvorgang genau zu beobachten oder sich ihn selbst von der
Mutter oder Pflegerin beschreiben zu lassen und Art und Menge des Erbrochenen
zu ermitteln.

Von jeher haben *die Stühle* für die Beurteilung einer Ernährungsstörung
beim Säugling allergrößte Beachtung gefunden. Es ist zwar richtig, daß aus
der Stuhlbeschaffenheit der Erfahrene manche Schlüsse auf die regelrechte oder
gestörte Verdauung und besonders auf die Art der Nahrung ziehen kann, andererseits wird aber die früher übliche einseitige „Windeldiagnose" als sehr wenig
brauchbare Methode heute verworfen.

Die Farbe des Stuhles wird bei reiner Milchernährung fast ausschließlich vom
Bilirubin bestimmt. Die grüne Farbe mancher Stühle beruht auf einer be-
schleunigten Dünndarmpassage; ein Grünwerden nach der Ausscheidung ist die
Folge einer Oxydation des Gallenfarbstoffs zu grünem Biliverdin an der Luft. Der
Geruch des Stuhles erlaubt oft sofort die Unterscheidung von Frauenmilch- und
Kuhmilchstühlen. Das Brustkind entleert einen säuerlich-aromatisch riechenden
Stuhl mit reichlich Fettsäuren, das Flaschenkind dagegen weist wegen des hohen
Eiweißgehaltes seiner Nahrung neutral oder schwach alkalisch reagierende und
faulig-käsig riechende Stühle von ziemlich knolliger Beschaffenheit auf (s. S. 369).
Bei vielen einwandfrei gedeihenden Brustkindern treten auch grüne, zerfahrene
und schleimige Stühle auf, die ohne pathologische Bedeutung sind.

Helle, trockene, bröckelige Stühle treten bei reichlichem Angebot von Kuhmilch auf und sind reich an fettsaurem Kalk. Die Fettseifenbröckel im Stuhl
sind nicht, wie man ursprünglich annahm, unverdautes Milcheiweiß, also Casein,
sondern stellen ein Gemisch von Fettsäuren mit Bakterien dar. Dunkle, bräunliche, substanzarme Stühle finden wir oft als Zeichen ungenügenden Nahrungs-
angebotes, und sie zeigen bei Nahrungsentziehung als sog. „Teewindeln" an,
daß die gewünschte Leerstellung des Säuglingsdarmes erreicht ist.

Der Fettstuhl enthält neben Neutralfetten und freien höheren Fettsäuren
wasserlösliche Alkaliseifen und wasserunlösliche Erdalkaliseifen. Er zeigt oft
einen Fettglanz, und der hohe Fettgehalt ist mikroskopisch leicht nachweisbar.

Der Fäulnisstuhl ist matschig-breiig, schmierig; meist wird er in größerer
Masse abgesetzt und verbreitet einen fauligen Gestank. Auch er enthält neben
Fettseifenklümpchen Neutralfett und freie Fettsäuren.

Der dyspeptische Stuhl ist zerfahren, schlecht gebunden, wäßrig oder schleimig und riecht widerlich sauer, bei hohem Schleimgehalt fade. Er enthält
Fettseifenklümpchen und Schleimbestandteile. Meist ist er gelbgrün oder gras-
grün und hinterläßt in der Windel einen großen Wasserhof.

Der Brechdurchfallstuhl ist im Vergleich zum dyspeptischen Stuhl substanzarm, dünn- oder zähflüssig, und der Colitisstuhl besteht fast nur noch aus Schleim-
klümpchen mit wäßriger Brühe, enthält oft Blutpünktchen oder Blutstreifen
und weist einen spermaähnlichen Geruch auf. Bei den durchfälligen Stühlen
stammt der Eiweißgehalt in der Hauptsache nicht aus dem verfütterten Nahrungseiweiß, sondern aus den stickstoffhaltigen Darmsekreten und Bakterien-
substanzen. Ein solcher durchfälliger, scharf riechender Stuhl ist Ausdruck
einer profusen Darmsaftsekretion und eines recht erheblichen peristaltischen
Reizzustandes des gesamten Dünndarms. Rein schleimige Stühle ohne sauren,
stechenden oder fauligen Geruch sind meist die Folge von Reizzuständen des
Dickdarms.

Die Beurteilung ist mit einiger Sicherheit nur bei frisch entleerten Stühlen
möglich, da nach dem Liegen an der Luft Konsistenz, Farbe und Geruch sich
ändern. Eingetrocknete Stuhlwindeln geben im allgemeinen ein falsches, und
zwar ein zu günstiges Bild.

Die natürliche Immunität, also die hohe Widerstandsfähigkeit des gesunden
Säuglings, namentlich des Brustkindes, nimmt schon bei leichten Ernährungsstörungen rasch ab und erreicht bei chronisch ernährungsgestörten Kindern einen
solchen Tiefstand, daß sie praktisch jeden möglichen Infekt erwerben. Die häufigsten ansteckenden Krankheiten des ernährungsgestörten Säuglings sind grippale
Erkrankungen, also fieberhafter Schnupfen, Nasopharyngitis, Otitis media,
schließlich Bronchitis und Bronchopneumonie. Bei den dystrophierten Säuglingen pflegt ein fieberhafter Infekt dem anderen zu folgen, und der ohnehin
schon schlechte Ernährungs- und Allgemeinzustand wird durch die bei solchen
Infekten auftretenden Appetitstörungen, Erbrechen und Durchfälle weiter verschlechtert. Das Versagen in der Abwehr von Infektionen läßt beim Säugling
die Vermutung aufkommen, daß seine Ernährungsverhältnisse nicht in Ordnung
sind oder erlaubt es sogar, auf die Art und den Grad der vorliegenden Ernährungsstörung zu schließen.

2. Ernährungsfehler.

Wie aus der Darstellung der Ernährung des Säuglings an der Brust und mit
der Flasche hervorgeht, sind wir über die Erfordernisse einer richtigen Säuglingsnahrung heute hinreichend unterrichtet (s. Kapitel Stoffwechsel und Ernährung
des gesunden Säuglings).

Es erscheint deshalb zunächst verwunderlich, daß auch heute noch immer den „Ernährungsfehlern" eine wichtige Bedeutung bei der Entstehung der Ernährungsstörungen zukommt. Der Grund dafür liegt darin, daß nicht alle Säuglinge nach einem Schema störungsfrei aufgezogen werden können, weil ihre Nahrungsempfindlichkeit zeitweilig Schwankungen unterworfen ist und dann schon geringe Abweichungen in Art, Menge und Form der Nahrung ungünstige Ernährungsergebnisse zur Folge haben. Es kommen also grobe, absolute Ernährungsfehler zwar heute viel seltener vor als früher, aber die weniger groben, relativen Fehlernährungen sind auch heute noch sehr häufig.

Selten sehen wir Schäden durch verdorbene Milch und überhaupt durch unbrauchbare Nahrungsmittel, weil durch die Verbesserung der Hygiene im allgemeinen und der Milchversorgung im besonderen, namentlich auch durch Einführung der Trockenmilchen, die Mutter fast überall in die Lage versetzt ist, ihrem Kind eine einwandfreie Nahrung zu bieten. In welcher Menge sie die aber gibt, und wie sie die Nahrung zusammensetzt, das ist nach wie vor in ihr Belieben gestellt und bedingt einerseits Überfütterung, auf der anderen Seite Unterernährung in quantitativer und qualitativer Hinsicht und ermöglicht ihr auch einen raschen Wechsel zwischen dieser und jener Nahrung.

Um Ernährungsfehler zu erkennen, brauchen wir recht genaue Angaben über Art, Menge und Form der verabreichten Nahrung und ihre Herstellung. Keinesfalls können wir uns mit allgemein gehaltenen und ungefähren Auskünften zufriedengeben, wie sie in der täglichen Sprechstunde noch immer üblich sind. Eine sorgfältig erhobene, oft mühevoll aufgenommene Ernährungsvorgeschichte stellt eine wichtige Arbeit für den Kinderarzt dar, weil er erst dann brauchbare Ernährungsanweisungen geben kann.

3. Infektion und Ernährungsstörungen des Säuglings.

In keiner Altersstufe spielen Infekte eine so wichtige Rolle bei der Entstehung von Ernährungsstörungen, wie im Säuglingsalter. Trotz der bei allen Kulturvölkern durch die Errungenschaften der Hygiene im allgemeinen und der Milchhygiene im besonderen erreichten Verbesserungen, trotz aller Fortschritte in der Ernährung und Pflege auch des Flaschenkindes erkranken und sterben die meisten Säuglinge unmittelbar oder mittelbar an den Folgen von Infekten. Man hat früher geglaubt, daß es sich dabei in der Hauptsache um *spezifische Darminfektionen* handle; wir wissen heute, daß das nicht richtig ist. Neben den *enteralen spezifischen* spielen *enterale unspezifische* Mikroorganismen als Krankheitserreger eine wichtige Rolle. Außer der Infektion des Magendarmkanals selbst haben alle Allgemeininfekte und außerhalb des Verdauungstraktes lokalisierten Herdinfekte, wir nennen sie in der Kinderheilkunde kurzweg *parenterale* Infekte, einen nachhaltigen Einfluß auf das Allgemeinbefinden und im besonderen auf Stoffwechsel und Ernährung des Säuglings. Man denkt neuerdings auch an eine Mitbeteiligung des Diencephalons, wobei es über das vegetative Nervensystem zu einer allgemein pathologischen Reaktion des Organismus kommen kann (A. STURM, s. auch S. 415).

Von den spezifischen infektiösen Darmerkrankungen haben im 1. Lebensjahr Ruhr und Paratyphus die größte praktische Bedeutung. Typhus abdominalis kommt natürlich in Kriegs- und Notzeiten ebenfalls vor. *Gastroenteritis Gärtner* und *Enteritis Breslau* gehören zu den seltenen Säuglingsinfektionen. Eine endogene Darminfektion durch reguläre Darmbakterien, nämlich Coli, Paracoli, Dyspepsiecoli und Saprophyten, z. B. der Proteusgruppe, spielt bei den Ernährungsstörungen eine wichtige Rolle (s. auch S. 413). Enterale Infektion durch

Viren, namentlich bei Neugeborenen, wird vermutet, ist aber noch keineswegs geklärt und genügend erforscht. Von besonderer praktischer Wichtigkeit sind nun alle sog. „banalen" oder „grippalen" parenteralen Infekte. Einer der häufigsten und wichtigsten Infekte ist die *Rhinopharyngitis* beim Säugling. Durch die Verschwellung der Nase wird die Atmung behindert, das Sauggeschäft gestört, und das Verschlucken von infektiösem Nasenrachenschleim kann zur Dyspepsie führen. Vom Nasenrachenraum aus wird durch die kurzen Tuben häufig das Mittelohr infiziert, und es entwickelt sich eine *Otitis media*[1]. In anderen Fällen entsteht eine *Tracheitis,* eine *Bronchitis* und schließlich eine *Bronchopneumonie.* Bei der letzteren ist allerdings der Infektionsweg keineswegs immer das Luftröhrensystem, sondern sie entsteht häufig lymphogen oder hämatogen. Dafür sprechen die Befunde von abszedierender Bronchopneumonie, die durch Bacillenembolien verursacht sind. Selbstverständlich kann die gewöhnliche Rhinopharyngitis auch der Ausgangspunkt für eine *Allgemeininfektion* sein. Die Kinderheilkunde hat somit an der Aufdeckung der Erreger, der Epidemiologie und Immunbiologie der „banalen grippalen Infektion" das allergrößte Interesse.

Erst in zweiter Linie spielen als parenterale Infekte die banalen eitrigen Infekte der Haut, die *Pyodermien,* eine Rolle. Schon kleine Excoriationen können beim Säugling zum Ausgangspunkt von multiplen Hautabscessen und damit von bedrohlichen Allgemeininfekten und schweren Ernährungsstörungen werden.

In dritter Linie ist dann die eitrige Infektion der ableitenden Harnwege, die *Pyurie,* als auslösender Faktor einer parenteralen Ernährungsstörung zu nennen. Da es sich hier meist um Coliinfektion handelt, ist nach unserer Meinung dieser Infekt letztlich intestinalen Ursprungs.

4. Konstitution und Ernährungsstörungen des Säuglings.

Die Tatsache, die schon mehrfach erwähnt wurde, daß keineswegs alle gesunden Säuglinge nach einer feststehenden Nahrungsformel zum Gedeihen zu bringen sind, spricht dafür, daß Nahrungsbedarf, Nahrungsanpassungsfähigkeit, Nahrungsverträglichkeit und schließlich Nahrungsverwertung besondere persönliche Eigenschaften darstellen. Alle Vorschriften über die natürliche und künstliche Ernährung des Säuglings müssen, wie wir sahen, diesen Besonderheiten des einzelnen Kindes von Fall zu Fall Rechnung tragen. Konstitutionsanomalien erkennen wir — etwas willkürlich — erst da an, wo ohne äußere Schädigung und trotz Berücksichtigung der allgemein gültigen Pflege- und Ernährungsregeln eine gedeihliche störungsfreie Entwicklung nicht zu erzielen ist.

Aus dem weiten Begriff der Konstitutionsanomalien ist es für das Säuglingsalter üblich und praktisch wichtig, 3 besondere Veranlagungen als Diathesen oder Krankheitsbereitschaften herauszustellen, nämlich die exsudative Diathese, die lymphatische Diathese und die neuropathische Diathese.

---

[1] Manche Kinder- und Ohrenärzte glauben, daß solch eine Otitis media unter bestimmten Umständen zu einer Mastoiditis führen könne, die als Herdinfekt lange Zeit latent bleibt. Sie nehmen an, daß nach Art einer Fokalinfektion von dieser Mastoiditis dauernd Bakterien und Toxine in den Säuglingsorganismus ausgeschwemmt werden. Sie bezeichnen diese Herdinfektion deshalb als okkulte Mastoiditis. Hier möchte ich darauf hinweisen, daß das Mastoid beim jungen Säugling nur aus einer einzigen Zelle besteht, dem sog. Antrum, aus dem sich erst im Laufe der ersten 4—5 Jahre der pneumatisierte Warzenfortsatz entwickelt, so daß man richtiger von einer Antritis sprechen müßte. Die klinische Bedeutung dieser sog. okkulten Mastoiditis als lokaler Herdinfekt ist stark umstritten (s. Jochims, Hals-Nasen-Ohrenkrankheiten).

Säuglinge mit exsudativer Diathese erweisen sich als deutlich nahrungs-empfindlich. Die „Exsudationen" der Haut und Schleimhäute sowie mannig-faltige andere Erscheinungen dieser Krankheitsbereitschaft treten besonders nach Überfütterung mit Kuhmilch auf. Man hat anfänglich dafür das Kuhmilch-fett verantwortlich machen wollen, neuerdings wird mehr das Kuhmilcheiweiß als allergisierender Faktor dabei angesehen. Wir kennen einen fetten und einen mageren Typ exsudativer Säuglinge. Die ersteren sind schlaff und blaß und neigen zu Temperatursteigerungen. Die letzteren bleiben auch bei genügend reichlichem Nahrungsangebot mager. Wie bei anderen allergischen Zuständen findet man im Blut eine oft beträchtliche Eosinophilie. Im Stoffwechsel kommt es zu besonders hoher Chloridretention, und man fand eine verminderte Zucker-toleranz. Der Blutfettgehalt soll vermindert sein. In jedem Fall liegen dieser Diathese Stoffwechselanomalien zugrunde, die eine Anwartschaft auf akute und chronische Ernährungsstörungen in sich tragen.

Bei der lymphatischen Diathese liegt eine ererbte Minderwertigkeit des lymphatischen Gewebes vor, die zu den bekannten Hyperplasien der Lymph-drüsen, des Thymus und der Milz führt. Auch diese Kinder sind außerordent-lich nahrungsempfindlich. Im allgemeinen sind die Lymphatiker träge, blaß, schlaff, ja schwammig und zeigen nur geringe Körperkraft. Sie sind sehr anfällig und reagieren bei Infekten mit starken Gewichtsstürzen und ge-legentlich mit hohem Fieber. Am wichtigsten ist aber bei ihnen eine gewisse Bereitschaft zu plötzlichem Tod. An und für sich belanglose Anlässe, so z. B. auch eine Nahrungsänderung, führen zu einer Art von Erstickungs-anfall, der überwunden werden kann, aber auch in wenigen Augenblicken tödlich enden kann.

Die neuropathische Diathese geht einher mit allgemeiner oder auch nur intestinaler Übererregbarkeit, die die Ernährung ganz besonders schwierig macht. Solche Kinder zeigen bei jeder Nahrungsänderung schleimige, ja dys-peptische Stühle, Neigung zu Erbrechen und ein ständiges Auf und Ab der Gewichtskurve. Zugegeben, daß neuropathische Säuglinge so gut wie immer aus einer nervösen Familienumgebung kommen und daß manche Ernährungs-schwierigkeiten in einer Kinderklinik tatsächlich ohne weiteres ausgeschaltet werden können; trotzdem bleibt aber eine an die Person des Kindes gebundene, durch äußere Umstände nicht erklärbare Übererregbarkeit bestehen. Sie macht sich sogar bei Brustkindern und schon in der allerersten Lebenszeit in der Steue-rung aller vegetativen Apparate kenntlich. Äußerlich sind die neuropathischen Kinder oft asthenisch, bieten Zeichen des SIGAUDschen Typus cerebralis, weisen eine hahnenkammähnliche Haarwelle, den nach FREUND benannten Haarschopf auf, weiter gespannte Gesichtszüge, Stirnrunzeln und manchmal Zwangs-haltungen des Körpers. Da die Nahrungsaufnahme entweder nur gegen den Widerstand des Kindes oder doch ohne seine lustbetonte Mitwirkung erfolgt, entsteht meist eine Dystrophie, aus der das neuropathische Kind infolge seiner unnatürlichen negativistischen Einstellung nur sehr schwer wieder herauszu-bringen ist.

Neuropathen sind ebenfalls anfällig gegenüber den verschiedenen Infekten, außerdem erweisen sie sich aber auch ohne rachitische Erkrankung als krampf-bereit und als besonders hydrolabil. Die Neigung neuropathischer Säuglinge zu Ernährungsstörungen ist so groß, daß bei deutlicher Ausprägung dieser Diathese nur wenige Kinder störungsfrei in das Kleinkindesalter gebracht werden können. Aus alledem geht die große praktische Bedeutung dieser Krankheitsbereitschaft für die Entstehung von Ernährungsstörungen deutlich hervor.

5. Umwelt und Ernährungsstörungen.

Der Säugling erweist sich als außerordentlich abhängig von seiner Umwelt. Während mit zunehmendem Alter das gesunde Kind sich immer besser den gegebenen Verhältnissen seiner Umgebung anzupassen lernt, ist der junge Säugling dazu noch nicht fähig. Am empfindlichsten gegenüber allen äußeren Änderungen erweisen sich das frühgeborene und das schwer ernährungsgestörte Kind. Es vermag gegenüber diesen Einflüssen, z. B. der Abkühlung oder der Überwärmung, seine Körpertemperatur nicht zu behaupten. Auch der an und für sich gesunde junge Säugling kann im Sommer Hitzeschädigungen in Form der choleraähnlichen „Sommerdiarrhöen" und im Winter als Erkältungsschäden Ernährungsstörungen erleiden, ja daran zugrunde gehen. Wärmestauung und echter „Hitzschlag" kommen nun keineswegs nur an heißen Orten und an heißen Tagen bei Säuglingen vor, sondern ereignen sich auch bei unzweckmäßiger Bekleidung, Bettung und ungenügender Durchlüftung der Wohnung.

Ein großer Teil dieser Hitzeschädigungen dürfte sekundär durch Verderben der Kuhmilch bei der Sommerwärme, also durch bakterielle Verunreinigung der Nahrung des Kindes infolge der Hitze entstehen. Hinzu kommen noch andere Hitzewirkungen beim jungen Kind, nämlich die Pyodermien, aus denen ebenfalls Ernährungsstörungen entstehen. Schließlich ist noch eine weitere Folge heißen Wetters zu beachten, nämlich eine Überfütterung des Säuglings. Sie kommt dadurch zustande, daß die Mutter den Durst des Kindes statt mit Tee oder Wasser mit Milchnahrung zu stillen versucht. Die Folge davon ist dann eine akute Ernährungsstörung.

Abkühlungsschäden zeigen sich in Form von Nichtgedeihen oder auch in chronisch dyspeptischen Zuständen. Die akuten Ernährungsstörungen nach „Erkältung" sehen wir heute in der Hauptsache als Infektionen an. Solche „Saisonkatarrhe" gehen durch Familien und namentlich durch Säuglingskrippen im Frühling und Herbst fast regelmäßig durch. Außerhalb dieser durch schlechte, naßkalte Witterung begünstigten Schäden ist man neuerdings auch auf andere meteorologische Krankheitseinflüsse aufmerksam geworden, die sich anscheinend beim Durchzug bestimmter Wetterstörungsfronten gerade beim jungen Kind schon geltend machen. Daß ein Mangel an Licht und Luft für das Wachstum, die Entwicklung, die Immunität und schließlich auch für die Verhütung von Ernährungsstörungen im weitesten Sinne des Wortes (Rachitis!) verantwortlich sein kann, soll hier nur kurz erwähnt werden.

Von größter Bedeutung ist besonders beim künstlich ernährten Säugling die Sorgfalt und Sauberkeit für die Verhütung von Ernährungsstörungen. Wenn wir einerseits an die Gewinnung einer möglichst keimarmen, hochwertigen Kuhmilch die höchsten Anforderungen stellen, so müssen wir auch andererseits dafür Sorge tragen, daß eine peinlichst saubere und sorgfältige Kinderpflege nicht nur in den Anstalten, sondern auch im Hausstand der einzelnen Familie durchgeführt wird. Dabei muß naturgemäß in den Fällen, in denen die Mutter ihr Kind aus wirtschaftlicher Not nicht richtig und zweckmäßig ernähren und pflegen kann, in einem modernen Kulturstaat die Fürsorge für Mutter und Kind eintreten.

In den Mütterberatungsstunden sollen aber zur Verhütung von schweren Ernährungsstörungen schon leichte Pflege- und Ernährungsfehler abgestellt werden. Hier ist auch der Ort und die Gelegenheit für den Arzt und die Fürsorgerin, durch Belehrung und Hinweise mit alten Ammenmärchen und überlieferten Unsinnigkeiten in Pflege und Ernährung aufzuräumen. Die Schulung der mit der Pflege der Säuglinge betrauten Mütter, Frauen und Mädchen in

einer unseren heutigen Kenntnissen entsprechenden, zweckmäßigen Säuglingspflege ist für die Verhütung von Ernährungsstörungen wichtig. Es ist nach
alledem wohl selbstverständlich, daß der schon ernährungsgestörte Säugling
durch mannigfache Faktoren in seiner Umwelt noch weit mehr als das gesunde
Kind geschädigt oder doch zum mindesten hinsichtlich seiner Ausheilung ernstlich gefährdet werden kann.

Bei schweren Ernährungsstörungen genügt infolge der geschilderten starken
Abhängigkeit des kranken Säuglings von seiner Umgebung die landläufige
Pflege nicht. Hier kommt es darauf an, daß die Auswirkung unserer diätetischen
und andersartigen Verordnungen beim Kind scharf beobachtet wird, weil schon
kleine Abweichungen für unsere weiteren Maßnahmen wichtig sind. Ist zur
Unterstützung des Arztes keine erfahrene Säuglingskrankenpflegerin zur Hand,
dann empfiehlt sich die Unterbringung des Kindes in einer gut geleiteten und
gut eingerichteten Säuglingsabteilung.

6. Einteilung der Ernährungsstörungen des Säuglings.

Jeder unbefangene Beobachter wird die Ernährungsstörungen des Säuglings grob schematisch immer wieder in akute und chronische Formen einteilen
und bei jeder dieser beiden eine leichte und eine schwere Form unterscheiden.
Da es nur selten möglich ist, von vornherein die Ursache der vorliegenden
Störung zu erkennen, konnte sich die von CZERNY-KELLER vorgeschlagene einfache Einteilung nach ätiologischen Gesichtspunkten, nämlich in Ernährungsstörungen 1. ex alimentatione, 2. ex infectione und 3. e constitutione praktisch
nicht durchsetzen. Statt dessen hat sich eine kurze gedrängte Typenbezeichnung
nach klinischen Gesichtspunkten eingeführt, die mit verschiedenen Zusätzen
in den Schemata zahlreicher Autoren wiederkehrt. Es werden folgende Typen,
die allerdings nichts über die Ätiologie aussagen und eigentlich nur den Grad
und die Art der Ernährungsstörung angeben, unterschieden: Dyspepsie,
Toxikose, Dystrophie, Atrophie.

Die Typen von Ernährungsstörungen sind Symptomkomplexe und zugleich
Stadien von allgemeinen Ernährungsstörungen, die ineinander übergehen und
sich verbinden können. Aus verschiedenen ursächlichen Faktoren kann bei den
Ernährungsstörungen des Säuglings das gleiche klinische Bild entstehen, und
andererseits kann ein und dasselbe ursächliche Moment verschiedene Krankheits-
formen hervorrufen.

Ein grober Ernährungsfehler kann das Bild des schweren Brechdurchfalls
oder der Toxikose entstehen lassen, ebenso wie ein parenteraler oder enteraler
Infekt. Der letztere wieder kann einmal eine leichte Dyspepsie oder aber in
einem anderen Fall eine schwere Toxikose erzeugen. Für eine exakte Diagnose
und für die anzuordnende Diätetik ist zweifellos das ätiologische Moment wichtig.
Es empfiehlt sich also neben der Typenbezeichnung eine ätiologische Kenn-
zeichnung — soweit das eben im einzelnen Fall möglich ist — beizufügen. Es
sollte also nicht heißen: ,,Toxikose'', sondern je nachdem ,,alimentäre'' oder
,,parenterale'' Toxikose usw.

Bei allen 4 Grundtypen oder auch Graden der Ernährungsstörungen des
Säuglings kommen immer wieder besondere pathologische Zustände vor, und
zwar ebenfalls 4 an der Zahl, die miteinander in engem Zusammenhang stehen
und von denen der kranke Säugling zugleich oder manchmal der Reihe nach
betroffen wird. Um in der Darstellung der klinischen Bilder und der Behandlung
immer wieder auftretende Wiederholungen zu vermeiden, soll die Pathogenese
und die sog. pathologische Physiologie dieser Grundstörungen hier im Zusammenhang erörtert werden. Es handelt sich um

1. die Durchfallsstörung oder die Säuglingsdiarrhoe,
2. die Infektschädigung oder die Infektdysergie,
3. die toxische Schädigung oder das Coma dyspepticum,
4. die Hungerschädigung oder die Dystrophie.

Durch die Heraushebung dieser vier besonderen pathologischen Zustände aus dem Gesamtgebiet der Ernährungsstörungen des Säuglings soll zum Ausdruck gebracht werden, daß wenn auch heute noch keine streng logische, allgemein befriedigende Einteilung der Ernährungsstörungen gefunden worden ist, doch ätiologische, klinische und im Laboratorium ermittelte Tatsachen in ein gewisses System zusammengefaßt werden können, das geeignet ist, uns den Überblick über das schwierige und zunächst recht unsichtige Gebiet zu erleichtern. Im Ausland, namentlich in den angloamerikanischen Ländern, ist es auch heute noch üblich, die einzelnen Symptome, wie Erbrechen, Durchfall, Verstopfung usw. bei den Ernährungsstörungen für sich zu behandeln, während wir uns in der deutschen Kinderheilkunde seit Czerny bemühen, ein System in die Betrachtung zu bringen. Den Vorwurf eines allzu großen Schematismus können wir, glaube ich, dann in Kauf nehmen, wenn es uns gelingt, die Besonderheiten der Ernährungspathologie des wachsenden Organismus dem Studierenden und dem praktischen Arzt möglichst klar vor Augen zu führen.

III. Die wichtigsten pathologischen Vorgänge bei den Ernährungsstörungen.

1. Die Durchfallsstörung oder die Säuglingsdiarrhoe.

Wenn auch Durchfall nur ein Symptom darstellt, so ist es doch eines der wichtigsten Krankheitszeichen in der Pathologie des Säuglingsalters, über dessen Zustandekommen, klinische Bedeutung und Folgen eine eingehende Betrachtung gerechtfertigt erscheint.

Zunächst erscheint es wichtig, die Begriffsbestimmung zu erörtern. Das Auftreten dünner, an sich normaler Stühle, wie sie etwa beim Erwachsenen nach einem salinischen Abführmittel auftreten, bedeutet noch keine ,,*Durchfallsstörung*'' und kommt schon beim gesunden Brustkind vor. Dünne Stühle sind die Folge einer zu schnellen Darmpassage des Chymus und einer mangelhaften Stuhleindickung. Ihr Auftreten ist Ausdruck einer erregten Darmtätigkeit mit und ohne erhöhte Darmsaftproduktion. Meist handelt es sich um den Wechsel von normalen und dünnen Stühlen und eine sit venia verbo, ,,leichtsinnige Darmarbeit'' bei nervösen Kindern. Die Gewichtskurve und das Allgemeinbefinden der Kinder sind nicht gestört.

Von *Durchfallsstörung* sprechen wir da, wo eine krankhafte Änderung des Chymus vorliegt. Ein solcher Chymus enthält eine Reihe von darmreizenden Substanzen, wie z. B. Fettsäuren, Bakterientoxine, giftige Amine und Bakterien, die meist schon im Dünndarm *Hypersekretion, Hyperperistaltik* und schließlich *Hyperpermeabilität* der Darmwand bewirken. Die fermentative Aufarbeitung der Nahrung leidet und wird schließlich fehlerhaft. Bemerkenswert ist das Mißverhältnis zwischen den klinischen Erscheinungen und den oft lebensbedrohlichen Folgen der Säuglingsdiarrhoe einerseits zu den geringfügigen pathologisch-anatomischen Befunden andererseits. Auch bei schweren Formen der Durchfallsstörung wird am Darm außer einer hyperämischen, geschwollenen Beschaffenheit der Darmschleimhaut mit mehr oder weniger beträchtlicher Schleimabsonderung und manchmal einem Hervortreten der Peyerschen Platten und Solitärfollikel *nichts* gefunden. In einigen besonderen Fällen wird allerdings eine spezifische Entzündung der Darmwand nachgewiesen.

Man glaubte ursprünglich, daß man verschiedene spezifische Formen der Durchfallserkrankungen beim Säugling voneinander unterscheiden könne. Das hat sich aber nicht als richtig erwiesen. Bei den leichten klinischen Formen kann man noch mit einer gewissen Berechtigung manchmal eine Gärungsdyspepsie von einer Fäulnisdyspepsie unterscheiden, nicht aber bei den schwereren Formen. Hier wird das Bild immer gleichartiger und zuletzt eintönig. Die Stuhlentleerungen, die sich im Anfang und bei leichten Fällen nur durch ihre Dünnflüssigkeit und ihren gelegentlichen Schleimgehalt von der Norm unterscheiden, werden substanzarm, wäßerig und weisen einen stechend sauren, schließlich alkalischen faden Geruch auf. Die saure Reaktion ist eine Folge abnormer Gärung, namentlich Kohlenhydratvergärung unter Bildung von niederen Fettsäuren, wie z. B. Essigsäure. Wenn die Eiweißfäulnis überwiegt, treten alkalische Stühle auf. Die Untersuchung der Stühle liefert im Einzelfalle kaum je Anhaltspunkte für die Ursache des Durchfalls, noch erlaubt sie eine zuverlässige Beurteilung der pathologischen Vorgänge im Magendarmkanal. Dennoch ist aber die Aufklärung der Ursache einer Durchfallsstörung und die sorgfältige Beobachtung ihrer Auswirkung auf Allgemeinbefinden und Stoffwechsel des Kindes von größter Bedeutung.

Als Ursachen der Durchfallsstörungen kommen in Betracht enterale spezifische pathogene und enterale nichtspezifische, gewissermaßen fakultativ-pathogene Erreger. Die spezifischen Magendarminfekte werden auch in diesem Buch, wie üblich, unter den Infektionskrankheiten betrachtet. Eine der bemerkenswertesten Veränderungen der Darmflora ist die manchmal explosiv auftretende Vermehrung der Bakterien der Coligruppe im unteren Dickdarm mit nachfolgender Coliaszension, sog. endogene, in die gewöhnlich sterilen Dünndarmabschnitte. Es wird dabei angenommen, daß das Bacterium Coli unter bestimmten Umständen sein Verhalten als harmloser Darmkeim ändert und pathogene Eigenschaften annehmen kann (Dyspepsie-Coli ADAM). In der überwiegenden Zahl der Fälle wird eine parenterale Infektion mit Erregern der verschiedensten Art angenommen werden müssen, bei der es zu einer mangelhaften oder fehlerhaften Arbeitsleistung des Darmes kommt, also zu der im folgenden noch eingehender zu erörternden *Infektdysergie*. Als weniger wichtiger Infektionsmodus kommt eine bakterielle Verunreinigung der Nahrung, insonderheit der Milch, in Betracht. Handelt es sich um kleine Epidemien von Durchfallsstörungen mit hoher Mortalität, namentlich bei Neugeborenen, dann wird heute wohl mit Recht ein Virusinfekt angenommen (s. Neugeborenenabschnitt, S. 339).

Von alimentären Ursachen spielt auch heute noch eine quantitative und qualitative Überfütterung mit Kuhmilchmischungen, namentlich mit fetten Nahrungen, eine gewisse Rolle bei der Durchfallsentstehung. In zweiter Linie kommen als Durchfallserzeuger gelegentlich rohes Obst und ungenügend zerkleinertes oder falsch zubereitetes Gemüse in Betracht. Schließlich können eine Reihe von Substanzen, die als Allergene wirksam sind, wie wir heute wissen, auch beim Säugling einmal Durchfall auslösen. Außerdem muß noch erwähnt werden, daß sich bei der Durchfallsentstehung jahreszeitliche Einflüsse geltend machen. Im Frühjahr und im Hochsommer treten gehäuft immer wieder Säuglingsdiarrhöen auf, für die uns bis heute noch jede Erklärung fehlt.

Von größter Bedeutung ist die Beobachtung der Auswirkung einer Durchfallsstörung einerseits auf die Magendarmverhältnisse, insonderheit auf die Keimbesiedlung des Dünndarms und andererseits auf den Wasser- und Salzhaushalt des Kindes. Neben der Chymusinfektion kann man auch eine *Darmwand*infektion mit entzündlichen Veränderungen in der Darmschleimhaut, wie oben schon erwähnt wurde, beobachten. Man steht heute auf dem Standpunkt, daß die sog. endogene Coliinvasion in den oberen Dünndarm einen sekundären Vorgang darstellt, dem möglicherweise eine Schrittmacherinfektion durch ein uns noch nicht bekanntes Virus vorausgeht. Aber auch außerhalb des Magendarmkanals eingreifende Infekte setzen, so dürfen wir annehmen, die antibakterielle Resistenz des Magendarmtraktes herab und leisten so der Coliaszension Vorschub. Wir haben hier eine der wichtigsten Folgen der Infektdysergie (s. unten) vor uns.

Die Chymusinfektion hat aber nicht nur eine Störung in der fermentativen Verdauung und damit eine Ernährungsstörung des Kindes zur Folge, sondern sie bewirkt auch eine unter Umstä den schwere, ja lebensbedrohliche Störung im Wasser- und Salzhaushalt. Zum Verständnis dieser letzteren Wirkung erscheint es zweckmäßig, sich daran zu erinnern, daß ein intestinaler Salz-Wasserkreislauf besteht (SCHADE). Beim Säugling werden etwa 1—1½ Liter Darmsekret, das im wesentlichen aus Wasser und Salzen besteht, im Laufe von 24 Stunden in den Verdauungstrakt abgesondert, während aus der gesamten Flüssigkeit im Darm, die also auch die Nahrungsflüssigkeit enthält, in derselben Zeit 2—2½ Liter Flüssigkeit und Salze rückresorbiert werden. Im Stuhl werden nur etwa 20—30 cm³ Wasser normalerweise ausgeschieden. Anders ausgedrückt, findet zusammen mit der Nahrung bei offenem Darm ein *intestinaler Salz-Wasserkreislauf* statt. Wenn wir zum besseren Verständnis einfach annehmen, daß im Organismus Wasser sowohl extracellulär wie intracellulär gebunden wird, dann können wir verstehen, daß bei leichten Durchfallsstörungen ein beträchtlicher Teil Wasser verloren werden kann, ohne daß es schon zu bedrohlichen Störungen kommt. Es handelt sich dabei zunächst nur um Verluste *extra*cellulären Wassers. Bei einer leichten Durchfallsstörung wird der Wasserverlust im Stuhl durch Einschränkung der Wasserausscheidung durch die Niere und die verminderte Perspiratio insensibilis (Wasserdampfabgabe durch Haut und Lunge) ausgeglichen. In schweren Fällen von Durchfall reicht diese Kompensation nicht aus, und der Organismus erleidet echte Wasser- und Elektrolytverluste; in besonderen Fällen auch von intracellulärem Wasser. Gegenüber dem älteren Kind und dem Erwachsenen treten diese ernsten Salz-Wasser-Verluste beim Säugling schon viel früher auf. In ihrem Gefolge können dann Störungen des Säure-Basen-Gleichgewichts auftreten. Bei schweren Wasserverlusten kommt es zu Anhydrämie und Dehydratation. Bei dem Salzverlust durch den Darm namentlich der fixen Alkaloide (Natrium-Kalium) stehen die Basenverluste im Vordergrund, was dann zu einer relativen Acidose führt. Wenn die Nierenfunktion eingeschränkt wird, dann wird diese Neigung zur Acidose auch deshalb verstärkt, weil die Säuren durch die Niere nicht mehr in genügendem Umfang ausgeschieden werden. Bei diesen schweren Störungen tritt schließlich auch Erbrechen auf, das den Basen- und Chlorverlust noch weiter verstärkt.

Bei allen länger dauernden, namentlich den schwereren Durchfallsstörungen kommt es aber außerdem zu einem Nährstoffverlust infolge mangelhafter fermentativer Darmarbeit einerseits und beschleunigter Peristaltik des ungenügend eingedickten Darminhaltes andererseits. Es ist verständlich, daß, wenn die Regulationen erschöpft sind, das Stoffwechselkoma oder auch Coma dyspepticum eintreten muß (s. unten). Jeder länger dauernde, schwerere Durchfallszustand wird darüber hinaus zu einem Hungerzustand führen, also zur Dystrophie (s. unten).

Die Behandlung hat die Aufgabe, der Chymuszersetzung entgegenzuwirken und dadurch die fermentative Verdauungsarbeit wieder zu ermöglichen und den intestinalen Salz-Wasserkreislauf wieder herzustellen. Unsere therapeutischen

Maßnahmen zur Bekämpfung der infektiösen Schädigungen sind beschränkt. In erster Linie hat sich schon seit langer Zeit die „Leerstellung" des Magendarmkanals durch die sog. Teepause bewährt, durch die den Bakterien der Nährboden entzogen wird. Zweitens gleicht man durch Wasser- und gegebenenfalls Salzzufuhr einmal eingetretene Salz-Wasserverluste aus, um den normalen „intestinalen Salz-Wasserkreislauf" wieder in Gang zu bringen und schließlich die Toxin- und Schlackenausfuhr zu fördern. Drittens versucht man neuerdings, mit Sulfonamiden oder Streptomycin eine bakteriostatische Wirkung auf die nachgewiesenen oder vermuteten Infektionserreger auszuüben. Im Anschluß daran wird das Kind auf eine entsprechende Heilnahrung gesetzt, durch die eine ausreichende Ernährung gewährleistet werden soll, um eine weitere Hungerschädigung und damit ein Abgleiten in die Dystrophie zu verhindern.

2. Die Infektschädigung oder die Infektdysergie.

Es ist üblich geworden, alle nichtspezifischen Schädigungen, die der Organismus durch einen Infekt erleidet, als „Dysergie" zusammenzufassen. Von Infekten, die immer wieder zu einer solchen Dysergie führen, sind hauptsächlich die sog. banalen Infekte der Haut und Schleimhäute, wie z. B. Pyodermien, Phlegmonen oder katarrhalische Infektionen des Mittelohres, der Atemwege oder der Harnwege und schließlich alle schwereren Infekte, wie Meningitis, Sepsis u. a. m. zu nennen. FINKELSTEIN definiert die Dysergie als eine „ungünstige Änderung der Körperbeschaffenheit rein qualitativer Art ohne Störung des Gewichts- und Längenwachstums". Er führt dann weiter aus, daß, wenn nur die feinsten Strukturen geschädigt sind, eine bestehende Dysergie lediglich an der funktionellen Minderleistung zu erkennen sei. Diese Definition erscheint zu verschwommen und gibt der subjektiven Deutung zuviel Spielraum. Der Dysergiebegriff ist im Laufe der letzten Jahre mehr und mehr verwässert worden. Heute ist es dahin gekommen, daß jede nicht erwünschte Zelleistung dann als Dysergie bezeichnet wird, wenn eine nachweisliche Schädigung, wie z. B. eben ein Infekt vorangegangen ist. Schließlich aber wird jegliche unerwünschte Reaktion von manchen Autoren kurzweg dysergisch genannt und der Begriff „dysergisch" mit „krankhaft" identisch gebraucht. Einige Autoren sehen mit STURM die Infektionskrankheiten als diencephale Reaktion auf Toxinschädigung an. Nach Infektionen auftretende Dysfunktionen entstehen nach Ansicht dieser Autoren so, daß Bakterientoxine erst das Diencephalon schädigen und daß dieses dann über das autonome Nervensystem bestimmte Erfolgsorgane beeinflußt. Es würde bei dieser Hypothese verständlich, wieso die Folgen eines an und für sich harmlosen Infektes, wie z. B. einer Nasopharyngitis, einer Otitis media oder einer Pyelitis durch Beteiligung des diencephalen und autonomen Nervensystems außerordentlich verstärkt werden können. Auch für die Sekundärinfektion mit Mikroorganismen verschiedener Art, z. B. die endogene Coliinvasion bei der Durchfallsstörung, sind manche Autoren neuerdings geneigt, eine diencephale Schädigung verantwortlich zu machen. Die häufig beobachtete, verminderte HCl-Sekretion des Magens, die der sekundären Infektion des Chymus zweifellos Vorschub leistet, wird ebenfalls auf einen diencephalen Einfluß zurückgeführt, und es wird vermutet, daß eine mangelhafte Bereitstellung von Fermenten schließlich für die Verdauungsstörung verantwortlich zu machen sei.

Demgegenüber muß betont werden, daß eine regelmäßige Hypochlorhydrie ebensowenig nachgewiesen werden konnte, wie eine Hypofermentation nach Infekten. Unklar und rein hypothetisch ist weiter die Annahme, daß die Darmzelle in ihrer gesamten Leistung beeinträchtigt wäre. Eine andere Theorie geht davon aus, daß es bei jeglichem Infekt zur Resorption einerseits von Bakterientoxinen, andererseits von toxischen Stoffwechselschlacken kommt, die zu einer gewissen allgemeinen Vergiftung und damit einer Minderleistung der Organe und Gewebe führt. Da solche toxischen Substanzen aber, wie sich nachweisen läßt, auch beim gesunden Organismus fast ständig entstehen, müßte man dann die Hilfsannahme machen, daß bei der Dysergie die entgiftenden Funktionen des Organismus irgendwie geschädigt sind. Auch hierfür fehlen aber die sicheren Beweise. Es bleiben also zur Beurteilung von Infektschädigungen des Säuglings nur die empirischen Feststellungen. Diese sind zweierlei Art: erstens erweist sich die Nahrungstoleranz bei infektgeschädigten Kindern eine ganze Zeitlang als beeinträchtigt, und zweitens sind die Kinder, die eben einen Infekt durchgemacht haben, neuen Infekten gegenüber besonders anfällig. Unter Infektdysergie kann man bei dem heutigen Stande unserer Kenntnisse mit einiger Berechtigung nur diese beiden „Minderleistungen" als unbestrittene Infektfolgen anerkennen.

Die Dysergie hat nach alledem enge Beziehungen zur Ernährungsfunktion und Nahrungstoleranz, sie gehört nach der obengenannten Begriffsbestimmung schlechthin in den Rahmen der Ernährungsstörungen. Als solche kann sie ebenso wie andere Ernährungsstörungen zu einem akuten Stoffwechselzusammenbruch (Coma dyspepticum) wie auch zu chronischem Nichtgedeihen (Dystrophie) führen. Darüber hinaus ist sie aber besonders gekennzeichnet durch die Resistenzsenkung. Von Infektdysergie können wir infolgedessen dann sprechen, wenn folgender Kreislauf der Schädlichkeiten entsteht: Infekt — beeinträchtigte Ernährungsfunktion — Durchfallsstörung — herabgesetzte Resistenz — Infekt. Die Infektdysergie beim Säugling ist deshalb ein so wichtiges pathologisches Geschehen, weil in dieser Altersstufe die Ernährungsvorgänge bedeutend leichter und in viel größerem Umfange als beim Erwachsenen durch Infekteinflüsse gestört werden. Praktisch ergibt sich aus diesen Überlegungen, daß jedes infektgeschädigte Kind des 1. Lebensjahres als ernährungsgestört zu betrachten ist, bei dem die Nahrungstoleranz in gewissem Grade beeinträchtigt ist, eine Neigung zu schweren Formen der Ernährungsstörung und eine zunehmende Resistenzschwäche besteht. Das Aufhören dieses Circulus vitiosus kann erst da angenommen werden, wo das Kind keine Zeichen von Infektschädigung mehr aufweist, eine dem Alter entsprechende Kost verträgt und dabei gedeiht. Bei den schweren Ernährungsstörungen ist es in der Praxis meist zunächst unmöglich, festzustellen, wie lange der dysergische Zustand vor der schweren Ernährungsstörung schon bestanden hat. Nur in den selteneren Fällen wird es möglich sein, aus der Vorgeschichte, namentlich der Ernährungsvorgeschichte, klar zu erkennen, wie und wann die Infektdysergie entstanden ist.

3. Coma dyspepticum.

Eine für die Säuglingspathologie besonders charakteristische Störung ist die Toxikose, auch *intestinale Intoxikation* genannt oder das *Coma dyspepticum*. Es handelt sich dabei um eine Stoffwechselkatastrophe, die sich schon bei leichten Formen der Ernährungsstörungen gelegentlich ereignen kann und bei den schweren Formen als ominöse Komplikation gefürchtet ist. Von pathologischen Zuständen des Erwachsenen würde allein der Schock als ähnliches Bild heranzuziehen sein. Aber im Gegensatz dazu fehlt beim Säugling meist eine klar ersichtliche Schockursache. Die lebensbedrohliche Störung kann vom Magen-Darmkanal ausgehen, aber auch von parenteralen Infekten und anderen schweren Vergiftungszuständen. Es handelt sich dabei stets um giftige Substanzen, die eine Stoffwechselkatastrophe auslösen. Das können sein

Bakterientoxine, aber auch Eiweiße aus der Nahrung und aus dem Stoffwechsel und in besonderen Fällen Allergene. Sicher ist, daß bei Säuglingen bei einem gewissen Grad von Dyspepsie die Zufütterung von Eiweiß eine Toxikose auslösen kann. Auf Grund dieser Beobachtungen sind die meisten Autoren der Meinung, daß die Intoxikation überhaupt eine Proteintoxikose darstellt. Die einer Toxikose vorausgehenden Zeichen sind oft uncharakteristisch und bestehen eigentlich nur in mehr oder weniger heftigen dyspeptischen Erscheinungen und Erbrechen, aus denen sich rasch ein allgemeiner Vergiftungszustand mit Bewußtseinstrübung und schwerem Kreislaufkollaps und schließlich ein Koma entwickelt. Es sind dreierlei Zustände, die der Reihe nach oder zugleich in Erscheinung treten, nämlich eine Toxikose, eine Exsiccose und eine Acidose. Im Vordergrund steht durchaus die Toxikose.

Am wahrscheinlichsten schien es lange Zeit, daß der toxische Zustand einfach die Folge der starken Wasserverluste beim Brechdurchfall ist, also eine reine Exsiccose ist. In der Tat ist der Wasserverlust bei vielen Fällen auch so erheblich, daß eine beträchtliche Bluteindickung, kenntlich am Ansteigen des Hämoglobins, der Zahl der roten Blutkörperchen und des Plasmaeiweißes auftritt. Die Wasserverluste treten nicht nur durch den Darm in Form profuser Durchfälle auf, sondern werden noch durch heftiges Erbrechen gesteigert und in besonderen Fällen noch vermehrt durch erhöhte Wasserdampfabgabe durch die Lunge infolge toxisch vertiefter und beschleunigter Atmung, sog. Cholera sicca. Die Exsiccose allein führt übrigens auch im Tierversuch nicht zu einem toxischen Zustand, wie ihn die Säuglingstoxikose darstellt. Dazu gehört stets die Überschwemmung des Organismus mit den oben genannten toxischen Substanzen und ein Kreislaufkollaps. Immerhin ist in den meisten Fällen ein Wasserverlust eingetreten, zumal dann, wenn gleichzeitig nur wenig Flüssigkeit aufgenommen wird. Hand in Hand mit diesen hohen Wasserverlusten kommt es aber auch zu hochgradigen Elektrolytverlusten durch die pathologisch vermehrte Ausscheidung von Magen- und Darmsekreten und deren verminderte Rückresorption. Auch in den Fällen, in denen man zeitweilig eine Mineralsalzerhöhung im Blut findet, kann es sich um eine scheinbare Retention handeln, während in Wirklichkeit ein Salzverlust eingetreten ist. Bei bestehender Bluteindickung kann man jedenfalls aus Natrium- und Chlorwerten im Serum keine Rückschlüsse auf vorhandene oder nicht vorhandene Elektrolytverluste ziehen.

Bei den meisten Toxikosen überwiegen, namentlich im Beginn der Störung, die Basenverluste die Chlorverluste. Die Folge davon ist eine acidotische Stoffwechselrichtung. Diese wird noch dadurch vermehrt, daß durch die Oligurie die Ausscheidung der Säuren durch die Niere unzulänglich wird und außerdem organische Säuren vermehrt gebildet werden. In jedem Fall kommt es zu einer Erniedrigung des Bicarbonats im Plasma. Daneben entsteht auch eine Azotämie durch die gestörte Nierenfunktion. In seltenen Fällen entwickelt sich bei Durchfall mit fortgesetztem Erbrechen eine Hypochlorämie und eine Alkalose. Diese Chlorverluste können anfänglich durch die Alkalireserve und später durch die Phosphate weitgehend ausgeglichen werden. Die Erklärung des toxischen Zustandes durch die Exsiccose allein kann nach alledem heute nicht mehr aufrechterhalten werden. Vielmehr muß angenommen werden, daß bei der Toxikose eine Reihe von Organen toxisch geschädigt werden, vor allem Gehirn, Leber, Niere, Herz und vielleicht auch die Nebenniere. Diese Schädigung bewirkt eine mehr oder weniger starke Störung ihrer physiologischen Funktionen. Für die Behandlung leuchtet ein, daß nur ganz im Beginn bei einfachen Wasserverlusten mit der Zufuhr von Flüssigkeit in Gestalt von physiologischer Kochsalz- oder Ringerlösung, gegebenenfalls unter Zugabe von Traubenzucker zur Ernährung

etwas zu erreichen ist. In fortgeschrittenen Fällen empfiehlt sich die Zufuhr
einer der eigentlichen Blutersatzflüssigkeiten (Periston, Gumsaline), namentlich
aber von menschlichem Blutplasma. Durch Plasmazufuhr wird nicht nur die
lebensgefährliche Plasmaverminderung behoben, sondern es wird auch die
Wasserbindungsfähigkeit des Körpers wieder hergestellt und eine antitoxische
Wirkung erzielt. Die Acidose wird man durch einen entsprechenden Basen-
zusatz bekämpfen und durch reichliches, möglichst orales Flüssigkeitsangebot in
erster Linie den ,,intestinalen Wasserkreislauf'' wieder in Gang zu bringen versuchen. In jedem Falle ist das Coma dyspepticum erst dann erfolgreich beseitigt, wenn die durch toxische Einflüsse gehemmte ausgiebige Wasserdurch-
strömung des Säuglingsorganismus wieder erreicht ist.

4. Dystrophie.

Die Säuglingszeit ist nicht nur gekennzeichnet durch ihre alle anderen
Altersstufen überragende große Assimilationsfähigkeit, sondern zugleich auch
durch ihre besondere Neigung zu raschem Körperabbau oder, wie wir besser
sagen, zur Dystrophie. Alle, auch die leichten Formen von Nährstoffmangel
führen, wenn sie beim Säugling einige Wochen, bestimmt aber, wenn sie Monate
andauern, zu einem Hungerzustand oder besser zur Hungerkrankheit. Diese
ist gekennzeichnet durch Nichtgedeihen, Gewichtsabnahme bis zur Abzehrung
und Wachstumsstillstand. Das führende Hungerzeichen beim Säugling ist nicht,
wie mancher geneigt ist anzunehmen, das Hungerödem, sondern die negative
Stickstoffbilanz.

Sämtliche Untersuchungen des Stoffwechsels ergeben die klassischen Anzeichen des Hungerstoffwechsels. Aus Körperanalysen geht hervor, daß der
Fettbestand von etwa 12% des gesunden Säuglings auf 3% und weniger herabgesetzt, also aufgezehrt ist. Wir wissen, daß es Fälle gibt, in denen das Körpergewicht unter die Questsche Zahl, d. h. unter ein Drittel des ursprünglichen
Gewichtes herabgesunken sein kann, ohne daß die Kinder sofort an Ermattung
sterben. Im N-Haushalt finden wir auch schon im Beginn Unterbilanzen. Eine
Vermehrung des Harnstoffgehaltes in Blut und Liquor kann sowohl Ausdruck
einer verschlechterten Nahrungsausnutzung als auch eines Gewebeverzehrs sein.

Im Kohlenhydrathaushalt kann man zwei wichtige Zeichen der Inanition
feststellen, nämlich einerseits eine Hypoglykämie, andererseits eine besonders
hohe Zuckertoleranz. Der Fettstoffwechsel ergibt eine um etwa 5—10% verminderte Fettresorption und als typisches Hungerzeichen eine gewisse Alkalipenie. Im Mineralhaushalt findet man schon oft im Beginn verschlechterte
Asche —, namentlich Alkalibilanzen. Die Wasserverluste des hungernden
Kindes, das seine Gewebe einreißt, kommen in den Gewichtsstürzen zur Erscheinung.

Den Hungerstoffwechsel bestätigen die pathologisch-anatomischen Befunde.
Sämtliche Organe zeigen eine, allerdings verschieden starke Gewichtsverminde-
rung und erweisen sich als atrophiert. Wir finden Glykogen- und Lipoidschwund
und als Zeichen der Blutzerstörung beträchtliche Hämosiderose in Leber und
Milz. Irgendeine typische organische Gewebeveränderung, die nicht durch
Inanition zu erklären wäre, fehlt gewöhnlich.

Wir haben also einen rein funktionell bedingten Inanitionszustand vor uns. Nichts
liegt näher als die Annahme, daß äußerer Hunger, also Mangel an Nährstoffen,
die Dystrophie verursacht. In der Tat lassen sich die in der Ätiologie genannten
Ursachen in der Hauptsache auf den Generalnenner *Hunger* bringen; denn ob
die Mutter aus Angst vor Schädigung dem Kind zu wenig anbietet oder ob es

bei einem Infekt appetitlos wird, oder ob ihm in der Rekonvaleszenz nach akuten Ernährungsstörungen nicht eine seinem gesteigerten Nahrungsbedarf entsprechende Nahrungsmenge gereicht wird, stets ist die Folge: eine allgemeine Unterernährung. Allerdings muß man noch zweierlei berücksichtigen: Zunächst die Tatsache, daß es auch eine qualitative Unterernährung gibt, also einen Zustand, bei dem ein bestimmter Nährstoff gar nicht oder in zu geringer Menge angeboten wird. Hierher gehören zum größten Teil der Mehlnährschaden und der Milchnährschaden, wie auch die Avitaminosen, bei denen sich eine ganz spezifische Dystrophieform bei Mangel eines bestimmten Vitamins entwickelt. Beim Verdacht des Vorliegens bestimmter Avitaminosen müssen heute Laboratoriumsmethoden zur Entscheidung herangezogen werden. So z. B. bei Rachitis und Tetanie das Röntgenbild des Skelets und die Serum-Ca- und P-Bestimmung, bei Möller-Barlow ebenfalls das Röntgenbild der langen Röhrenknochen und die Bestimmung des Ascorbinsäuresättigungstestes u.v.a. mehr. Zum Verständnis der im Verlauf von Dystrophien auftretenden Verschlimmerungen in Form von Gewichtskatastrophen mit und ohne Verdauungsstörungen muß dann als weitere Tatsache in Betracht gezogen werden, daß unter jeder fortschreitenden Inanition beim jungen wachsenden Organismus die Nahrungsverträglichkeit immer weiter verschlechtert wird. So kommt es, daß, obgleich der Fehler in der bisherigen Ernährung richtig gestellt und der entsprechende Nährstoff in ausgiebiger Menge gereicht wird, das Kind doch nicht mehr ohne weiteres aufgefüttert werden kann. Seine Nahrungsverträglichkeit ist so gering geworden, daß es die ihm notwendige optimale Nahrung nach Menge und Qualität nicht mehr verträgt.

Auf diese Weise werden eine Reihe dystrophischer Zustände befriedigend erklärt, und man hat entsprechend dem Stande unserer Kenntnisse über Nahrungsbedarf und Ernährungskrankheiten die Dystrophien einfach als „Fehlnährschäden" bezeichnet. Keinesfalls stellen nun aber Avitaminosen etwa den Hauptteil der Dystrophien des Säuglings dar. Vitaminmangel ist — vielleicht mit der einzigen Ausnahme des D-Vitaminmangels, der Rachitis — auch bei uns nur eine Komplikation der Hungerkrankheit und sogar eine seltene (s. Kapitel „Avitaminosen").

Die heute häufigste Ursache der Dystrophie ist gar nicht der „Fehlnährschaden", sondern ein Infekt. Unter der Infektdysergie dystrophieren die meisten Säuglinge. Man muß sich dabei vorstellen, daß, wie oben ausgeführt, die Infektschädigung meist nicht ohne begleitende Durchfalls- und Ernährungsstörung überwunden wird und der so geschädigte Säugling in einen Nährstoffmangel hineingerät: er dystrophiert.

Es bleibt nun noch eine Frage zu klären, die nämlich nach der *Progression des dystrophischen Zustandes.*

Gelingt es nämlich nicht, die Dystrophie im Beginn und noch im leichten Grade zu heilen, dann beobachten wir — stets bei der schweren Dystrophie, der „Pädatrophie" — auch noch nach Zeiten scheinbarer Reparation, daß das Kind wieder abnimmt und verkümmert trotz ausreichender Ernährung! Hier kommen wir mit den oben gegebenen Erklärungen der Dystrophie durch äußeren Hunger und Herabsetzung der Nahrungsverträglichkeit allein nicht mehr aus: hier hungert das Kind, wie CZERNY sich ausgedrückt hat, aus inneren Gründen. Es kommt zu einem Leerlauf des Ernährungsvorganges, d. h. die Nahrung nährt nicht mehr. Wir finden dann nicht etwa eine mangelnde Aufarbeitung, ein Liegenbleiben der Nahrung im Magen-Darmkanal, sondern ein Verpuffen der in den Nährstoffen zugeführten potentiellen Energie. Die Nahrung bewirkt nicht mehr, wie beim gesunden Säugling, Ansatz, sondern Körperverzehr. Auch

Vitamine, Salze und Wasser, wenn reichlich angeboten, werden zwar aufgenommen, sie vermögen aber den krankhaften Gewebeabbau ebenfalls nicht
mehr aufzuhalten. Das schwer dystrophierte Kind zehrt seine Gewebe auf,
aber nicht, weil ihm bestimmte Baustoffe fehlen, wie die Hunger- bzw. Vitamin-
theorie annimmt, sondern weil sein intermediärer Stoffwechsel eine völlige
Umkehr erfahren hat. Praktisch ist seine Ernährungsfunktion erloschen:
das Kind ist unernährbar geworden.

Über das Wesen des dystrophischen Zustandes läßt sich auch heute nur
so viel aussagen, daß es sich, da die einzelnen Organsysteme, abgesehen von
einer gewissen Atrophie, sich als intakt erweisen, um eine allgemeine Gewebe-
schädigung handeln muß. Die Gewebe decken ihren Bedarf nicht mehr
aus den mit der Nahrung aufgenommenen Nährstoffen, sondern brennen
diese ab, als wenn es sich dabei um ein überflüssiges Angebot handle. Dementsprechend finden wir entgegen den Hungerzuständen beim Gesunden die
Oxydationsvorgänge nicht vermindert, sondern eher noch gesteigert. Das
dystrophierte Kind paßt sich in seinem Hungerzustand, um mit Voit zu reden,
,,nicht der Not an'' und schränkt seine Verbrennungen ein, sondern es steigert
sie sogar noch.

Man gewinnt den Eindruck, daß die — in der Hauptsache wohl durch lange
fortgesetzten Hunger — geschädigten Gewebe des wachsenden Organismus
eine gewisse Autonomie, wie wir sie etwa bei embryonalen Geweben kennen,
wiedergewinnen. Nur so ist jedenfalls das mangelhafte Ineinandergreifen von
Verdauungsvorgängen und sämtlichen Oxydationsvorgängen im intermediären
Stoffwechsel einigermaßen verständlich. Eine solche Assimilationsstörung
infolge Hungers mit einer ausgesprochenen Dissimilationsneigung auch bei
ausreichendem Nahrungsangebot ist, das muß hier hervorgehoben werden,
eine Besonderheit des wachsenden Organismus.

Bei der Darstellung der Krankheitsbilder, der Prognose und der Behandlung
der Ernährungsstörungen des Säuglings halten wir uns an die folgende, allgemein bei uns gebräuchlich gewordene

Einteilung der Ernährungsstörungen:

Ernährungsstörungen des künstlich ernährten Säuglings.

1. Akute Ernährungsstörungen.

a) leichter Grad: Dyspepsie.
b) schwerer Grad: Toxikose.

2. Chronische Ernährungsstörungen.

a) leichter Grad: Dystrophie.
b) schwerer Grad: Pädatrophie.

Ernährungsstörungen des Brustkindes.

1. Die Dyspepsie des Brustkindes.
2. Mangelhaftes Gedeihen des Brustkindes.
3. Die Verstopfung des Brustkindes.

Die im Vorhergehenden geschilderten vier Grundstörungen kommen beim
künstlich ernährten Säugling als selbständige Krankheitsbilder, also jede für
sich alleine, vor; häufig geht aber auch eine Störung unter unseren Augen in
eine der drei anderen über, so daß man den Eindruck gewinnt, es handle sich
nur um Grade ein und derselben Grundstörung. Für die Diagnosenstellung in

der Praxis sind die Begriffe: Dyspepsie, Toxikose, Dystrophie und Pädatrophie notwendig und haben sich im Verkehr der Ärzte untereinander ebenso wie der Ärzte mit den Krankenkassen und Behörden eingeführt.

Beim Brustkind mit seinen günstigen, ja normalerweise optimalen Ernährungs- und Immunitätsverhältnissen kommen zwar auch Ernährungsstörungen vor, aber im Vergleich zum Flaschenkind in unseren Breiten nur harmlose. Ex alimentatione wird das Brustkind eigentlich nicht krank, wohl aber e constitutione und ex infectione. Das rechtfertigt die Darstellung der Ernährungsstörungen des Brustkindes in einem eigenen kurzen Abschnitt.

IV. Ernährungsstörungen des künstlich ernährten Säuglings.

1. Akute Ernährungsstörungen.

Ätiologie. Wir unterscheiden zweckmäßigerweise bei den beiden Grundtypen der akuten Ernährungsstörungen die *Ursachen*, also die unmittelbaren, oft zeitlich genau bestimmbaren Veranlassungen der Störungen von den *Bereitschaften* dazu, die zwar ebenfalls bedeutungsvoll, aber doch weniger gewiß und handgreiflich sind.

Ursachen. *a) Die enterale Infektion.* Für die Entstehung akuter Ernährungsstörungen sind von den spezifischen infektiösen Magendarmerkrankungen praktisch die *Ruhr* und der *Paratyphus* von Bedeutung. Beide oft seuchenartigen Darminfekte verlaufen beim Säugling nicht in der klassischen, für das ältere Kind (s. Infektionskrankheiten) und den Erwachsenen bekannten Form, sondern verschleiert unter dem Bild einer leichten oder auch schweren akuten Ernährungsstörung. Bei Verdachtsmomenten, wie Blut im Stuhl, bei hohen Temperaturen, bei Milzschwellung und bei sicheren Fällen in der Umgebung klärt eine bakteriologische oder serologische Untersuchung oft die Sachlage. Die Erkennung der auch als „Salmonellagruppe" zusammengefaßten Paratyphus-Enteritiserreger ist beim Säugling durch Verwendung von Knochenmarkspunktaten (aus Calcaneus und Tibia) an Stelle von Blut sicherer geworden. Man bringt dabei das Markpunktat in Bouillon oder in verflüssigten Agar bei 40° C ein und gießt sogleich Platten. Aus der Bouillonkultur werden dann nach 12—24stündiger Bebrütung zur weiteren Untersuchung Ausstriche auf Lackmus-Milchzucker-Agar angelegt. Auch die Einsaat des Punktats in sterile Rindergalle hat sich bewährt. Am häufigsten werden in unseren Breiten Paratyphus B und von den Ruhrerregern der Kruse-Sonne-Stamm, die sog. E-Ruhr nachgewiesen.

Die Pathogenität der Bacillen der Coli-Aerogenesgruppe als Erreger der Enteritis und Enterocolitis beim Säugling ist auch heute noch umstritten. Vielfach wurden bei derartigen Erkrankungen Colistämme gefunden, die sich durch eine langsame Milchzuckervergärung auszeichneten und der Gruppe der Paracolibacillen („Dyspepsiecoli nach Adam) angehören. Man nimmt an, daß der Colibacillus unter bestimmten Bedingungen pathogen, also aggressiv werden könne. Heute läßt man für manche Fälle eine perorale Coliinfektion unter zwei Bedingungen gelten, einmal bei besonders hoher Colibacillenverunreinigung der Milch und da, wo etwa bei großer Sommerhitze die Salzsäureproduktion so stark herabgesetzt ist, daß die Keime ungeschädigt den Magen durchwandern können.

Im allgemeinen aber ist heute erwiesen, daß auch eine ziemlich colibacillenreiche Milch von den meisten Säuglingen anstandslos vertragen wird. Wenn außerhalb der genannten spezifisch-pathogenen Keime doch noch Gruppeninfektionen von Säuglingen vorkommen, so sind diese nicht durch Verunreinigung der Milch mit Coli verursacht, sondern durch ein uns noch heute unklares Agens, wahrscheinlich ein Virus.

b) Parenterale Infektion. Bei den verschiedensten außerhalb des Magendarmkanals angreifenden Infekten kommt es zu dyspeptischen Erscheinungen,
und zwar am häufigsten bei den grippalen Infekten des jungen Säuglings. Die
parenterale Infektion ist namentlich in Anstalten die praktisch wichtigste
Ursache aller leichten und mittelschweren akuten Ernährungsstörungen. Aus
diesen entwickelt sich oft noch nach Tagen eine akute intestinale Toxikose.

c) Ernährungsfehler. Der wichtigste Ernährungsfehler für die Entstehung
akuter Ernährungsstörungen ist die Überfütterung. In vielen Fällen handelt
es sich dabei um eine relative Überfütterung, d. h. die Nahrungsverträglichkeit
wird überschätzt. Besonders häufig kommt das bei jungen Flaschenkindern,
aber auch bei Rekonvaleszenten vor. Ein einseitiges Überangebot an zucker-,
mehl- oder fettreicher Nahrung ist selten. Infizierte oder zersetzte Nahrung
spielt bei der Dyspepsie und Toxikose als Ursache bei uns kaum noch
eine Rolle.

d) Als wichtige *Pflegefehler* sind hier alle Vernachlässigungen der Sauberkeit bei der Nahrungszubereitung, bei der Hautpflege und bei der Bettung und
Wartung zu nennen. Fütterungsfehler führen zu Erbrechen, Appetitlosigkeit
und zu akuten Verdauungs- und Ernährungsstörungen. Von großer Bedeutung
für die gute Nahrungsverwertung ist regelmäßige geduldige Fütterung, Sorge
für Behaglichkeit, Fernhaltung von Unruhe, Sicherung ungestörten Schlafes und
Zufuhr von frischer Luft und Licht. Durch eine vernünftige Abhärtung wird
die Anfälligkeit vermindert und Appetit und Laune des Kindes verbessert.

e) Von *atmosphärischen Einflüssen* ist bekanntlich die Sommerhitze oft
Ursache besonders schwer, ja tödlich verlaufender Brechdurchfälle. Entweder
handelt es sich dabei um hitzschlagartige Schädigungen im Sinne von anfänglichen Reizungen und folgenden Lähmungen des Zentralnervensystems oder
um Durstwirkungen mit relativer Überfütterung, schließlich auch um die Folgen
der durch die Wärme gesteigerten bakteriellen Milchzersetzung.

„ ... Erkältungen" spielen wohl nur gelegentlich beim Zustandekommen
akuter Ernährungsstörungen eine Rolle. Bei „fieberhaften" Erkältungen liegt
eine grippale Infektion vor.

Bereitschaften. *a) Unnatürliche Ernährung.* Jede künstliche Ernährung des
Säuglings birgt die Gefahr in sich, daß bei der schwankenden Nahrungsverträglichkeit leichte Verdauungsstörungen auftreten, aus denen sich schwere
Brechdurchfälle entwickeln. Über die Schwierigkeiten der Durchführung der
künstlichen Ernährung wurde im Vorhergehenden (s. S. 379) das Notwendige
ausgeführt. Die Kuhmilch ist im Vergleich zur Frauenmilch minder geeignet,
weil sie die Verdauung stärker belastet, im intermediären Stoffwechsel durch
ihren hohen Salz- und Eiweißgehalt besondere Verhältnisse schafft und sich
auf die Dauer ohne entsprechende Zukost als insuffizient erweist. Nur bei
sachgemäßer, sorgfältiger Durchführung der Kuhmilchernährung bleibt das
Kind frei von alimentären Störungen. Trotzdem ist auch ein richtig ernährtes
Flaschenkind infolge seiner geringen Immunität anfälliger. Wiederum sind es
gerade die banalen grippalen Erkrankungen, die bei ihm häufig als parenterale
akute Infekte zu akuten Ernährungsstörungen Veranlassung geben.

b) Chronische Ernährungsstörungen, besonders Hungerdystrophien sind der
Ausgangspunkt für immer neue akute Dyspepsien und Toxikosen.

c) Alle *Trimenon*kinder, besonders aber schwächliche Frühgeburten zeigen
eine ausgesprochene Bereitschaft zu akuten Durchfallsstörungen.

d) Säuglinge mit *organischen Erkrankungen,* besonders solche mit angeborenen Herzfehlern, dann naturgemäß die Kinder mit Lippen- und Gaumenspalten erkranken häufig an Dyspepsien.

e) Konstitutionell anomale Säuglinge, namentlich Kinder mit neuropathischen Zeichen oder auch solche mit exsudativer Diathese zeigen eine gewisse Neigung zu dyspeptischen Störungen. Der Brechdurchfall bei solchen Kindern ist meist eine lebensbedrohliche Ernährungsstörung.

a) Das Krankheitsbild der akuten Dyspepsie.

Die akute Dyspepsie des Flaschenkindes ist gekennzeichnet durch Appetitlosigkeit, Durchfall, Erbrechen, Gewichtsabnahme, sichtliches Unbehagen oft mit Leibschmerzen (das Kind schreit mehr als sonst, zieht die Beine an den Leib), aber ohne besondere Hinfälligkeit oder gar Sopor. Keinesfalls brauchen all diese Zeichen bei jeder dyspeptischen Störung vorhanden zu sein. Wenn auch nicht jeder geringe Durchfall schon eine Dyspepsie bedeutet, so ist es doch in der Praxis richtiger, wenigstens das erste Auftreten von durchfälligen Stühlen beim Flaschenkind unter Dyspepsieverdacht zu stellen. In wenigen Stunden läßt der weitere Verlauf meist klarer sehen. Alle geschilderten Symptome dürfen nur dann als dyspeptisch gedeutet werden, wenn das Kind nur einen leicht erkrankten Eindruck macht. Die Zahl der Stühle kann in 24 Stunden recht hoch sein: (8—10—12) oder auch die anfängliche Gewichtsabnahme nicht unbeträchtlich, wenn nur das Allgemeinbefinden nicht ernstlich gestört ist. Bedenklicher ist schon ein sich oft wiederholendes Erbrechen oder höheres Fieber. Die durchfälligen Stühle sind im Beginn noch gelb und massig, reagieren meist sauer, um allmählich grünlich-gelb, grün und dazu noch wäßrig und substanzarm zu werden und alkalisch zu reagieren. Sie enthalten halblinsen- bis erbsengroße Fettseifenklümpchen und sind schaumig; nur in besonderen Fällen sind die Stühle matschig-breiig und verbreiten einen fauligen Geruch. Erst bei längerer Dauer der Störung weisen sie ziemlich viel Schleim auf (kenntlich am Glanz!) und einen immer größer werdenden Wasserhof. Schon sehr bald werden die Kinder wund.

Im allgemeinen verschwindet das Fieber in wenigen Tagen, das Erbrechen hört bald auf, und bei richtiger Behandlung stellt sich das Gewicht ein; die Stühle werden seltener, nehmen die bräunliche Beschaffenheit des Hungerstuhles an („sog. Teewindel"), und das Kind erholt sich von Stunde zu Stunde mehr. Gerade der Umstand, daß das akut dyspeptische Flaschenkind bei richtigem Verhalten rasch gebessert und geheilt wird, erhärtet die Diagnose.

Es ist also meist einfach, die Diagnose einer akuten Dyspepsie beim Flaschenkind zu stellen. Sie befriedigt aber unsere pädiatrische Betrachtungsweise nicht. In jedem Fall müssen wir, und zwar nicht aus theoretischer, sondern aus praktischer Erwägung heraus den Grund der Störung zu ermitteln versuchen. Zugegeben, daß das oft nicht gelingt oder fraglich bleibt; unsere weiteren Maßnahmen werden nur dann sinnvoll und nützlich sein, wenn wir bei dieser Gelegenheit zunächst über die bisher durchgeführte Ernährungs- und Fütterungsweise möglichst genaue Aufschlüsse erhalten.

Der schroffe Übergang von der natürlichen Ernährung zu der künstlichen hat oftmals eine alimentäre Dyspepsie, die „Abstill- oder Ablactationsdyspepsie" zur Folge. Daß dem so ist, geht daraus hervor, daß mit Absetzen der Kuhmilch und Wiederanlegen des Kindes an die Brust sämtliche dyspeptischen Erscheinungen rasch verschwinden. In anderen Fällen tritt auch einmal Durchfall auf, der als Dyspepsie gedeutet wird, wenn das Abstillen an sich allmählich und vorsichtig geschieht, aber zu wenig Nahrung in der Gesamttagesmenge angeboten wird. Es handelt sich hier gar nicht um eine Dyspepsie, sondern um eine sog. Hungerdiarrhöe. Mit Steigerung der Nahrung verschwindet sie. Wirkliche Verdauungsstörungen treten nun aber bei allen kuhmilchempfindlichen

Säuglingen auf. Sie erbrechen und entleeren topfige, weiterhin zerfahrene, schleimige Stühle und bekommen manchmal Fieber, für das jede sonstige Ursache fehlt. Das schwerste und reinste Bild der Kuhmilchüberempfindlichkeit, der *Kuhmilchidiosynkrasie*, ist durchaus das der intestinalen Toxikose

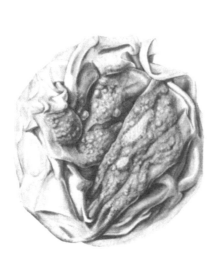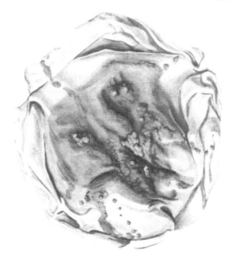

Abb. 1. Zerfahrener, halbflüssiger dyspeptischer
Stuhl mit Fettseifenklümpchen.
(Kieler Univ.-Kinderklinik.)

Abb. 2. Viscöser, substanzarmer dyspeptischer Stuhl mit
Wasserhof. (Kieler Univ.-Kinderklinik.)

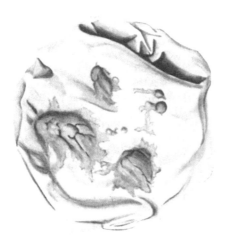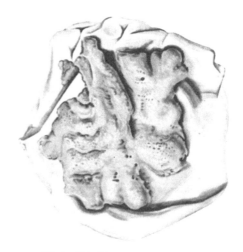

Abb. 3. Blaß-bröckeliger Fettstuhl.
(Kieler Univ.-Kinderklinik.)

Abb. 4. Matschig-breiiger Fäulnisstuhl.
(Kieler Univ.-Kinderklinik.)

(s. S. 432) mit einer recht ernsten Prognose. Glücklicherweise ist diese Überempfindlichkeit selten und wird viel häufiger — übrigens auch von Laien — angenommen, als den Tatsachen entspricht.

Alle geschilderten Schwierigkeiten beim Absetzen von der Brust treten naturgemäß um so eher auf, je jünger der Säugling ist, während sie jenseits des ersten Lebenshalbjahres selten sind.

Erscheint bei einer akut entstandenen Dyspepsie ein Fehler in der Art und Menge der angebotenen Nahrung ebenso unwahrscheinlich wie ein solcher in der Pflege und Versorgung des Kindes, dann wird eine sorgfältige Fahndung auf parenterale oder enterale Infekte oft die Ursache aufdecken (banale grippale Infekte!). Nach Ausschluß aller dieser Möglichkeiten wird eine Konstitutionsanomalie zu erwägen sein.

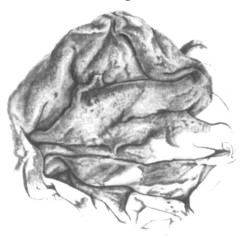

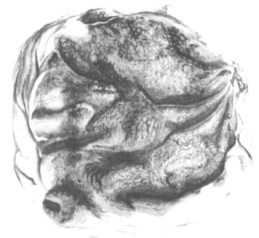

Abb. 5. Colitischer Stuhl.
(Kieler Univ.-Kinderklinik.)

Abb. 6. Dyspeptischer Stuhl des Brustkindes.
(Kieler Univ.-Kinderklinik.)

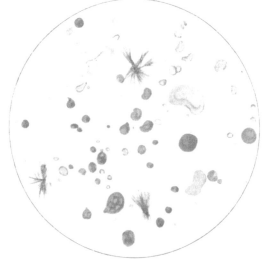

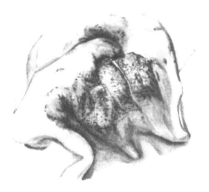

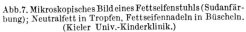

Abb.7. Mikroskopisches Bild eines Fettseifenstuhls (Sudanfärbung); Neutralfett in Tropfen, Fettseifennadeln in Büscheln.
(Kieler Univ.-Kinderklinik.)

Abb. 8. Sog. „Teewindel".
(Kieler Univ.-Kinderklinik.)

Wenn die Dyspepsie die Folge oder Begleiterscheinung einer parenteralen Infektion ist, so weicht doch das Krankheitsbild nur wenig von dem im allgemeinen hier geschilderten Bild ab. Nur der Beginn ist meist plötzlicher und das Fieber oft besonders heftig und vor allem länger dauernd. Im weiteren Verlauf fällt dann oft auf, 1. die Ausheilung der Dyspepsie mit Abklingen des Infektes auch ohne besondere diätetische Maßnahmen, 2. die mangelhafte Beeinflußbarkeit des Fiebers, des Erbrechens und der Stühle durch die übliche Dyspepsiediät. Man könnte daraus folgern, daß eine diätetische Behandlung unnötig und unwirksam sei. Das ist aber nicht der Fall. Im Gegenteil ist eine sehr sorgfältige Ernährungstherapie angezeigt, die einerseits jede Überlastung der geschädigten Ernährungsfunktion vermeidet, andererseits die noch vorhandene Nahrungstoleranz für die bestmögliche Ernährung zur Hebung der immunisatorischen Kräfte voll ausnützt.

Da bei dem parenteralen Infekt weder das Fieber noch die Zahl und Beschaffenheit der Stühle einen zuverlässigen Anhaltspunkt für die Leitung der Diät abgibt, ist die Beobachtung des Allgemeinbefindens, des Turgors, der Hautfarbe, der Stimmung, der Appetenz usw. ganz besonders wichtig.

Die *Prognose* ist im allgemeinen gut. Durch eine Dyspepsie ernstlich gefährdet sind nur Frühgeburten und lebensschwache Kinder. Neugeborene und

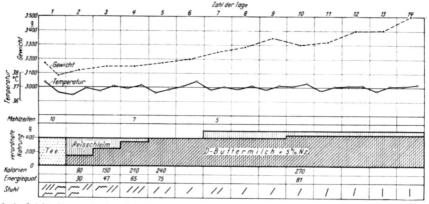

Abb. 9. Leichte Dyspepsie eines Säuglings im 1. Lebensmonat. Kurze Teepause. Anschließend rascher Aufbau der Heilnahrung in Form von Dosenbuttermilch in Reisschleim. Der Erhaltungsquotient wird am 5. Tag erreicht.

junge Säuglinge (Trimenonkinder), namentlich, wenn sie von vornherein künstlich ernährt sind, werden durch jede akute Verdauungsstörung stärker mitgenommen als ältere Kinder, und ebenso erleiden auch Säuglinge, die schon einmal eine Ernährungsstörung durchgemacht haben oder sich gar noch im Zustand mangelnden Gedeihens befinden, oft beträchtliche Gewichtsverluste und neigen zur Dystrophie.

Stets ist eine rein alimentär entstandene Dyspepsie günstiger zu beurteilen als eine bei enteralem oder parenteralem Infekt. Schließlich hängt viel davon ab, ob die notwendige sachgemäße Pflege und besondere diätetische Behandlung gewährleistet sind oder nicht.

Therapie. Die Behandlung der akuten Dyspepsie des Säuglings besteht fast ausschließlich in diätetischen Maßnahmen, d. h. der Säugling erhält kurze Zeit eine bestimmte „Heilnahrung", unter der die Reparation erfolgen soll und wird dann auf die seinem Alter entsprechende „Dauernahrung" gesetzt, bei der er dann gut gedeiht. In der Praxis hat sich uns dabei etwa folgendes Vorgehen bewährt.

Man beginnt mit einer „*Teepause*" oder „Hungerkur" von meist 24 Stunden, bei der reichlich saccharingesüßter Tee ohne jede sonstige Nahrung angeboten wird. Nach Aufhören der Durchfälle und Auftreten von substanzarmen, bräunlichen Hungerstühlen erhält das Kind eine für sein Alter und seinen Ernährungszustand passende *Heilnahrung*, die anfänglich nur etwa $^1/_4$, nach weiteren 24 Stunden schon beinahe die Hälfte seines Nahrungsbedarfes deckt. Sie wird nun Schritt für Schritt in der Menge heraufgesetzt und vervollständigt, während gleichzeitig mit der Zugabe von Tee in entsprechender Weise zurückgegangen wird. Länger als 48 Stunden ist die Nahrungsentziehung keinesfalls durchzuführen. In leichteren Fällen erreicht man schon mit 8—12 Stunden Teepause eine deutliche Besserung:

das Erbrechen hört auf, die erhöhte Temperatur sinkt, der Durchfall läßt nach, das Kind zeigt trotz Gewichtsabnahme und, wie das nicht anders sein kann, bei etwas angegriffenem Aussehen wieder munteres Wesen, äußert Appetit und schläft zwischen den Teemahlzeiten ruhiger.

Statt der Flüssigkeitszufuhr in Form von Tee kommt in erster Linie in Betracht: Karotten- bzw. Apfelsuppe. Bei jüngeren Kindern ist der dickliche Reisschleim (4—6%ig[1]), im Notfall auch Gerstenschleim, empfehlenswert. Der früher übliche dünne Haferschleim hat sich nicht bewährt.

Die Anwendung von physiologischen Salzlösungen empfiehlt sich nur bei starken Gewichtsverlusten und in vorsichtigen Gaben (etwa 120—200 g in 24 Stunden). Bei größeren Mengen tritt leicht Salzfieber und Ödem auf. Diese Salzlösungen werden zweckmäßigerweise der Karotten- oder Apfelsuppe oder dem dicklichen Schleim zugesetzt.

Als Salzlösungen sind zu empfehlen: die übliche Ringerlösung und die Kuhmilchmolke, die sich wegen ihrer der Blutsalzmischung entsprechenden Zusammensetzung gut eignet.

Bei älteren wie auch bei jüngeren Säuglingen leistet die MOROsche Karottensuppe ausgezeichnete Dienste. Jüngere Säuglinge vertragen auch schon die Apfelsuppe; die Kinder nehmen sie auch lieber. Der Karotten- bzw. Apfeldiät kommen vier Wirkungen zu: erstens ist sie basenreich, zweitens bindet sie infolge ihrer Quellfähigkeit (Pektine) Wasser, drittens reinigt sie mechanisch die Darmwände, viertens ist sie ein Adsorbens. Man muß sich darüber klar sein, daß die Säuglinge, obgleich ihr Hungergefühl durch Karotten- bzw. Apfelsuppe einigermaßen gestillt wird, doch tatsächlich weiter hungern.

Als *Heilnahrungen* wendet man bei den dyspeptischen Störungen Milchmischungen oder Milchpräparate an, die fettarm sind, die gesäuert sind und infolgedessen das Kuhmilcheiweiß in leicht angreifbarer Form enthalten und mit Nährzucker (Maltose-Dextringemische) oder Dextropur statt mit Kochzucker angereichert sind.

Wir verwenden am liebsten Trockenbuttermilch (Eledon, Edelweiß-Buttermilch oder ähnliche). Gegebenenfalls kann auch eine Säuremagermilch oder bei älteren Säuglingen eventuell fettarme Eiweißmilch verwandt werden. Wenn keine Trockenmilchen erhältlich sind, hilft man sich mit der von ADAM angegebenen sauren Diätmilch. Die Originaleiweißmilch nach FINKELSTEIN wenden wir bei Dyspepsie erst jenseits des ersten Lebenshalbjahres an.

Die Buttermilch darf unter keinen Umständen aus dem freien Handel bezogen werden (Meierei-Buttermilch), weil sie meist viel zu stark gesäuert ist, unter Umständen Bakterien enthält und in ihrer Zusammensetzung von Tag zu Tag schwankt. Die Medizinalbuttermilchen dagegen sind auf einen gleichen Säuregrad eingestellt, sind bakterienfrei und weisen auch stets dieselbe Zusammensetzung auf. Ihr Säuregehalt liegt zwischen 7,5—8, d. h., man verabreicht zur Neutralisation von 10 cm³ trinkfertiger Buttermilch 7,5—8 cm³ einer Zehntelnormal-Natronlauge. Um unter allen Umständen A- und D-Avitaminosen zu verhüten, enthalten alle im deutschen Handel befindlichen Buttermilchpräparate heute einen etwa 1,5%igen Fettgehalt. Es wird dadurch erreicht, daß die Buttermilch auf längere Zeit Verwendung finden kann.

Wir empfehlen folgendes Vorgehen: Die verordnete Menge Buttermilchpulver und der Nährzucker werden auf der Briefwaage genau abgewogen und mit der entsprechenden abgekochten, abgekühlten Flüssigkeitsmenge, also dem

---

[1] Trockenreisschleim nach BESSAU (M. Töpfers Trockenmilchwerke, Böhlen bei Leipzig). In 100 g kochendes Wasser werden 4—6 g Trockenreisschleimpulver eingerührt, dann 3 Min. aufkochen lassen.

Tee, Reisschleim, der Karotten- oder Apfelsuppe und der Ringerlösung kalt
verrührt. Die Nahrung wird dann nur vorsichtig im Wasserbad trinkwarm
gemacht. Wir halten uns dabei an folgendes Schema[1]:

Für einen jungen dyspeptischen Säugling von etwa 3000 bis etwa 3500 g
Gewicht eignet sich folgende Verordnung:

1. Tag: 600 g Tee, mit Süßstoff gesüßt.

2. Tag: 10 g Dosenbuttermilchpulver, 5 g Nährzucker in 200 g 8%igem Reisschleim
+ 400 g Tee oder 200 g + 200 g Ringerlösung eingerührt, verteilt auf 6—8 Mahlzeiten, so
daß mindestens 600 g Gesamtflüssigkeit erreicht werden. An Stelle von Reisschleim kann
auch Apfel- oder Karottensuppe gegeben werden. E.Q. = etwa 20—30 Calorien.

3. Tag: 15 g Dosenbuttermilchpulver, 8 g Nährzucker in 200 g 8%igem Reisschleim
+ 400 g Tee bzw 200 g Tee + 200 g Ringerlösung eingerührt, verteilt auf 6—8 Mahlzeiten,
so daß mindestens 600 g Gesamtflüssigkeit erreicht werden. E.Q. = etwa 30.

4. Tag: 20 g Dosenbuttermilchpulver, 10 g Nährzucker in 200 g 8%igem Reisschleim
+ 400 g Tee oder 200 g Tee + 200 g Ringerlösung eingerührt, verteilt auf 6 Mahlzeiten,
so daß mindestens 600 g Gesamtflüssigkeit erreicht werden. E.Q. = etwa 40.

5. Tag: 25 g Dosenbuttermilchpulver, 13 g Nährzucker in 200 g 8%igem Reisschleim
+ 400 g Tee oder 300 g Tee + 100 g Ringerlösung eingerührt, verteilt auf 6 Mahlzeiten, so
daß mindestens 600 g Gesamtflüssigkeit erreicht werden. E.Q. = etwa 50.

6. Tag: 30 g Dosenbuttermilchpulver, 15 g Nährzucker in 200 g 8%igem Reisschleim
+ 400 g Tee oder 300 g Tee + 100 g Ringerlösung eingerührt, verteilt auf 6 Mahlzeiten,
so daß mindestens 600 g Gesamtflüssigkeit erreicht werden. E.Q. = etwa 60.

7. Tag: 35 g Dosenbuttermilchpulver, 18 g Nährzucker in 200 g 8%igem Reisschleim
+ 400 g Tee oder 350 g Tee + 50 g Ringerlösung eingerührt, verteilt auf 5 Mahlzeiten,
so daß mindestens 600 g Gesamtflüssigkeit erreicht werden. E.Q. = etwa 70.

Von da ab Übergang zu Buttermilch mit 5% Nährzucker in 3%igem Reisschleim oder
in Apfel- bzw. Karottensuppe. Kein weiterer Teezusatz. Die Tagesmenge des Buttermilch-
pulvers und des Nährzuckers wird nun schrittweise gesteigert, bis 50 g Buttermilch je Tag
und 25 g Nährzucker erreicht sind. E.Q. = 100.

Bei glattem Heilungsverlauf Übergang zu Buttermehleinbrenne.

Für einen dyspeptischen Säugling von 5000—6000 g Gewicht eignet sich
folgende Verordnung:

1. Tag: Tee mit Süßstoff, 700—800 g.

2. Tag: 20 g Dosenbuttermilchpulver und 10 g Nährzucker in 800 g Karotten- oder
Apfelsuppe oder 600 g Karotten- oder Apfelsuppe + 200 g Ringerlösung eingerührt, verteilt
auf 6—8 Mahlzeiten. E.Q. = etwa 20—30.

3. Tag: 30 g Dosenbuttermilchpulver und 15 g Nährzucker in 800 g Karotten- oder
Apfelsuppe oder 600 g Karotten- oder Apfelsuppe + 200 g Ringerlösung eingerührt, verteilt auf 6 Mahlzeiten. E.Q. = etwa 30—40.

4. Tag: 40 g Dosenbuttermilchpulver und 20 g Nährzucker in 800 g Karotten- oder
Apfelsuppe oder 600 g Karotten- oder Apfelsuppe + 200 g Ringerlösung eingerührt, verteilt auf 5 Mahlzeiten. E.Q. = etwa 40—50.

5. Tag: 50 g Dosenbuttermilchpulver und 25 g Nährzucker in 800 g Karotten- oder
Apfelsuppe oder 700 g Karotten- oder Apfelsuppe + 100 g Ringerlösung eingerührt, verteilt
auf 5 Mahlzeiten. E.Q. = etwa 50—60.

6. Tag: 60 g Dosenbuttermilchpulver und 30 g Nährzucker in 800 g Karotten- oder
Apfelsuppe oder 700 g Karotten- oder Apfelsuppe + 100 g Ringerlösung eingerührt, verteilt auf 5 Mahlzeiten. E.Q. = etwa 60—70.

7. Tag: 70 g Dosenbuttermilchpulver und 35 g Nährzucker in 800 g Karotten- oder
Apfelsuppe ohne Ringerlösung. E.Q. = etwa 70—80.

Von da ab langsame Steigerung der Dosenbuttermilch mit 5% Nährzucker, bis etwa
der E.Q. von 90—100 erreicht ist, um dann allmählich auf eine 2—3%ige Grieß- oder
Mondaminabkochung überzugehen, an Stelle von Karotten- oder Apfelsuppe.

Erst in zweiter Linie kommt besonders für ältere Säuglinge die Eiweißmilchkonserve und schließlich eine Vollmilch als Trockenpulver in Frage. Bei
der Eiweißmilchbehandlung geht man am besten ziemlich schematisch vor:

Für einen dyspeptischen Säugling von 5—6000 g Gewicht eignet sich folgendes Schema:

---

[1] Die angegebenen Schemen sollen nur als Anhaltspunkte dienen. Bei leichten Fällen
wird man mit der Nahrung schneller ansteigen, bei schweren vorsichtiger.

1. Tag: Tee mit Süßstoff 800—1000 g.

2. Tag: 300 g Eiweißmilch (aus auf $^1/_3$ verdünnter Konserve nach Vorschrift hergestellt!)[1] mit 5% Nährzucker, dazu 500 g 5%iger Reisschleim mit 5% Nährzucker. 250 g dieses Schleimes können durch Karotten- oder Apfelsuppe ersetzt werden.

3. Tag: 400 g Eiweißmilch mit 5% Nährzucker und 400 g 5%iger Reisschleim mit 5% Nährzucker. Ein Teil dieses Schleimes kann je nach Appetit durch Karotten- oder Apfelsuppe ersetzt werden.

4. Tag: 500 g Eiweißmilch mit 7% Nährzucker und 300 g 5%iger Reisschleim, ebenfalls mit 7% Nährzucker. Dieser Schleim kann je nach Appetit durch Karotten- oder Apfelsuppe ersetzt werden.

5. Tag: 600 g Eiweißmilch mit 7% Nährzucker und 200 g 5%iger Reisschleim mit 7% Nährzucker. Der Schleim kann durch Karotten- oder Apfelsuppe ersetzt werden.

6. Tag: 700 g Eiweißmilch, 7% Nährzucker und 100 g 5%iger Reisschleim mit 7% Nährzucker oder statt Schleim Karotten- oder Apfelsuppe.

7. und 8. Tag: 800 g Eiweißmilch, 7% Nährzucker.

Vom 9. Tag ab kann man einen Teil der Eiweißmilch durch Gemüsebrei oder durch einen I:I-Milch-Flaschen- oder Tassenbrei ersetzen.

Als Ersatz der Originaleiweißmilch kommen auch Milchmischungen in Betracht, die mit 2%igem Eiweißpulver (Larosan, Lactana usw.) angereichert sind. Sie sind aber nicht so wirksam wie die Eiweißmilch selbst, vor allem deshalb, weil sie keine Sauermilchen sind. Eine fettarme Eiweißmilch kann man sich im Haushalt selbst herstellen (s. Rezept) oder kann eine fettfreie Trockenmilch (Sprühmagermilch, Alipogal usw.) verwenden. Die Säuremilchen kommen zur Dyspepsiebehandlung nur dann in Betracht, wenn die Milch vor der Säuerung entrahmt wird. Ob dann mit Citronensäure, Milchsäure oder Citronensaft gesäuert wird, spielt bei der Wirkung keine besondere Rolle.

Mit den gewöhnlichen Milchmischungen kann in leichten Fällen, besonders auch beim älteren Kind, die akute Durchfallsstörung ebenfalls behandelt werden. Der leicht vergärbare Kochzucker muß dabei aber stets durch Nährzucker ersetzt und der Zusatz von Mehl vorsichtig gemacht werden. Es empfiehlt sich, diesen Milchmischungen ebenfalls Karotten- oder Apfelsuppe zuzufügen. Die Anwendung solcher einfachen Milchmischungen ist wegen der immer wieder vorzunehmenden Änderungen und um quantitativen und qualitativen Hunger zu vermeiden, umständlicher als die Anwendung der oben genannten Heilnahrungen.

Die *Frauenmilch* ist wegen ihres hohen Zucker- und Fettgehaltes als antidyspeptische Nahrung nicht geeignet. Ihr geringer Gehalt an Eiweiß und Salzen ermöglicht auch keine rasche Reparation. Überall da, wo Frauenmilch zur Verfügung steht, empfiehlt es sich, die Dyspepsiebehandlung mit Trockenbuttermilch zu beginnen und nach 2—3 Tagen einen Teil des Nahrungsbedarfes bis etwa zur Hälfte mit Frauenmilch zu decken. Nur bei leichten dyspeptischen Erscheinungen des *Brustkindes* wird nach kurzer Teepause im allgemeinen die Ernährung an der Brust allein fortgesetzt (s. Ernährungsstörungen des Brustkindes S. 453).

Beendet ist die diätetische Behandlung der Dyspepsie erst dann, wenn das Kind auf die seinem Alter entsprechende vollwertige und einfache Ernährung umgesetzt ist und dabei gedeiht. Man muß dabei allerdings einen gewissen erhöhten Nahrungsbedarf des rekonvaleszenten Säuglings berücksichtigen, darf aber nach erreichter Erholung keineswegs eine von der Mutter nur zu gern getriebene Überfütterung unterstützen.

Bei der Behandlung der häufigsten Form der akuten Dyspepsie, der nach oder *bei parenteraler Infektion*, ist es besonders wichtig, das Kind in seiner Widerstandsfähigkeit gegen Infekte nicht durch unnötige Hungerkuren zu schwächen.

---

[1] An Stelle der flüssigen Konserve kann neuerdings auch die Eiweißpulvermilch „Kaseinolakt" der Aletewerke verwandt werden.

Man macht also nur eine kurze Teepause und versucht auch mit der Heilnahrung möglichst rasch auf den normalen Erhaltungsbedarf heraufzusteigen. Wichtig ist bei den infektgeschädigten Säuglingen, den Appetit, der oft stark darniederliegt, zu fördern. Früher, als bei den rein alimentären Störungen soll man auch versuchen, die Nahrung in der Reparation mit Obstsäften und anderen Vitaminspendern zu vervollständigen. In manchen besonderen Fällen kann eine Blutübertragung oder Übergang zu reiner Frauenmilch zur Hebung der Infektresistenz angebracht sein. Neben allen diesen Maßnahmen wird, wo es angängig, der Infektionsherd (Otitis media! Pyelitis!) zu behandeln sein.

Die folgenden Grundsätze, die sich bei der praktischen Durchführung der Behandlung der Dyspepsie bewährt haben, werden der Beachtung empfohlen.

1. Die Flüssigkeitszufuhr muß unter allen Umständen bei Durchfallkindern den hohen Wasserbedarf decken. Sie soll etwa 150 g je Kilogramm Körpergewicht betragen.

2. Reine Schleim- und Mehlsuppendiät läßt die Kinder, namentlich Säuglinge unterhalb von 5—6 Monaten, wenn sie durch mehrere Tage hindurch angewandt wird, dystrophieren.

3. Wiederaufnahme der Ernährung nach der Teepause mit größeren Kuhmilchmengen und in größeren Einzelmahlzeiten führt fast stets zu neuem Durchfall und ernsterer Störung.

4. Die Heilnahrung soll unmittelbar im Anschluß an die Teepause in zunächst kleinen häufigen Mahlzeiten gereicht werden. Man steigert anfänglich alle 12 Stunden, später alle 24—48 Stunden abwechselnd ihre Gesamtmenge und ihren Kohlenhydratzusatz. Dabei soll man nicht das Erscheinen von Stühlen mit normaler Farbe und Konsistenz abwarten, sondern auch bei noch dünnen oder schleimigen Entleerungen die Nahrungsmenge stufenweise weiter steigern!

5. Die Sorgfalt in der Pflege des durchfallkranken Säuglings muß gegenüber gesunden Tagen verdoppelt werden. Hierher gehören Ruhe (!), regelmäßige langsame Fütterung, häufigeres Trockenlegen, peinliche Hautpflege, gute Warmhaltung und Sorge für frische Luft im Krankenzimmer.

Anhang. Zwischen den akuten und den chronischen Ernährungsstörungen steht eine Form der Dyspepsie, die einer kurzen Erwähnung bedarf, nämlich die subakute Dyspepsie, die sich einerseits von der soeben geschilderten akuten unterscheidet und andererseits nichts mit den „Zehrkrankheiten" oder Dystrophien zu tun hat.

b) Die subakute Dyspepsie des Flaschenkindes.

Wir verstehen unter subakuter und chronischer Dyspepsie nicht nur sich länger hinziehende dyspeptische Störungen, die aus einer rasch einsetzenden Indigestion hervorgegangen sind, sondern auch Zustände von Appetitlosigkeit, gelegentlichem oder habituellem Erbrechen und fortgesetzter Neigung zu schlechten Stühlen. Wesentlich ist, daß die Säuglinge dabei leidlich gut, manchmal sogar recht gut gedeihen. Manchen solcher chronischen Dyspepsien liegen enterale Infekte zugrunde, bei anderen spielen Ernährungsfehler, namentlich die Unterernährung, eine Rolle. In der Mehrzahl handelt es sich aber um an sich harmlose Funktionsanomalien des Darmes, die konstitutionell begründet sind. Man sagt wohl auch von solchen Kindern, daß sie einen besonders „empfindlichen" Darm haben, weil nicht nur jede Nahrungsänderung zu dyspeptischen Erscheinungen führt, sondern auch, weil es oft schwierig ist, eine Ernährungsweise ausfindig zu machen, bei der das Kind keine schleimigen oder zerhackten Stühle zeigt, nicht gelegentlich erbricht usw.

Ätiologie. Im allgemeinen kommen dieselben Schädigungen, die zu akuten Ernährungsstörungen führen (s. diese S. 421), auch hier ursächlich in Frage. Besonders wichtig ist es nach dem Vorausgeschickten, auf enterale, schleichende Infekte zu achten. Im Gegensatz zu den akuten Ernährungsstörungen spielen hier Konstitutionsanomalien eine wichtige Rolle.

Krankheitsbild. *Subakute und chronische Dyspepsien* sind gegenüber den bisher geschilderten Ernährungsstörungen dadurch gekennzeichnet, daß dabei, wie betont, das Allgemeinbefinden der Kinder nur wenig beeinträchtigt ist. Vielfach steht das gelegentliche Speien oder auch richtiges Erbrechen und das Auftreten von häufigen schlechten, zerfahrenen „dyspeptischen" Stühlen geradezu im Widerspruch zu dem sonst guten Aussehen und Gedeihen. In anderen Fällen sind die Säuglinge dabei blaß, haben einen säuerlichen, oft auch käsig ranzigen Mundgeruch, zeigen wechselnden Appetit und werden infolge der häufigen Entleerungen wund. Ein Stehenbleiben im Gewicht und die Zeichen des allmählichen Fettschwundes zeigt die beginnende Dystrophie (s. diese) an und erlaubt die Diagnose subakute oder chronische Dyspepsie nicht.

Manche infektiös bedingten chronischen Verdauungsstörungen gehen mit dyspeptischen Stühlen einher, bei denen der hohe Schleimgehalt und die gelegentlich darin auftretenden Blutpünktchen auf eine Enterocolitis hinweisen. Bei häufig rezidivierenden parenteralen Infekten entwickelt sich das Bild einer chronischen Dyspepsie, die dadurch gekennzeichnet ist, daß sie auf diätetische Maßnahmen wenig anspricht und überhaupt einen sehr wechselnden Verlauf zeigt. Hierher gehören auch die Kinder, bei denen die Mutter immer wieder versucht, durch Schleim-Mehlsuppendiät und Nahrungseinschränkung die Stühle zu bessern, wobei sie tatsächlich das Kind zu knapp ernährt (sog. „Hungerdiarrhoe", „Milchfehlerdiarrhoe" u. a. m.).

In manchen Fällen lassen sich Konstitutionsanomalien, so z. B. Neuropathie, nachweisen, während bei anderen Kindern ohne typische konstitutionelle Anomalien die Neigung zu Erbrechen und schlechten Stühlen unabhängig von der Nahrung und Pflege als einziges Symptom eines „nervösen" Darms hingenommen werden muß. Ist das Auftreten und Verschwinden der immer wiederkehrenden leichten dyspeptischen Erscheinungen von einer bestimmten Art der Ernährung abhängig, so hat man es wahrscheinlich mit allergischen Reaktionen zu tun, wie sie bekanntlich nach Kuhmilch, aber auch allein auf Zugabe von Fett, Eiweiß, Mehl, Gemüse u. dgl. schon beim Säugling vorkommen.

Die *Differentialdiagnose* kann sehr schwierig sein. Eine recht sorgfältige Fahndung auf Infekte auch scheinbar geringfügiger Natur (chronische Otitis media, Pyurie, die Pyodermie usw.) schützt ebenso vor Irrtümern, wie die Feststellung, ob das Kind richtig und ausreichend ernährt wird. Wichtig ist die Abgrenzung der Dystrophie im weiteren Sinne des Wortes (Avitaminosen! Dystrophie des älteren Kindes, sog. Verdauungsinsuffizienz nach SCHÜTZ-HEUBNER-HERTER!).

Die *Behandlung* soll weder mit einer „Teepause" noch mit vorsichtig ansteigenden kleinen Milchmengen versucht werden (Dystrophiegefahr!). Im Gegenteil besteht von vornherein die Anzeige, von jeglicher Unterernährung abzusehen und den Magen-Darm in normaler Weise zu belasten. Stopfmittel leisten nichts. Große Eiweißgaben führen zu fauligen Stühlen und verhindern Rückfälle nicht. Am besten gibt man eine dem Alter entsprechende Brei-, Mehl- und Gemüsekost (geriebene Rohäpfel, Banane usw.) unter anfänglicher Heranziehung von Säuremilchen (Trockenbuttermilch, Säurevollmilch). Besteht keine Fettempfindlichkeit, so erzielt man oft mit der CZERNY-KLEINSCHMIDTschen Buttermehlnahrung Verschwinden der schlechten Stühle und des Erbrechens und bestes Gedeihen.

c) Das Krankheitsbild der Toxikose.

Von den klinischen Zeichen dieses schweren Grades der akuten Ernährungsstörungen ist das Bild einer Vergiftung (toxisches Wesen des Säuglings) die
wichtigste und zugleich bedeutungsvollste Erscheinung. Am frühesten erkennt
man die Änderung im Gesichtsausdruck; das Kind wird unruhig, hat ängstlich
gespannte oder rasch verfallende Gesichtszüge. Die Augen sinken in die Höhlen
zurück, der Lidschlag wird selten, die Gesichtsfarbe blaß und fahl. Es tritt
heftiges Erbrechen und starker Durchfall auf, und das Körpergewicht stürzt
geradezu ab. Es ist nicht selten, daß die intoxizierten Kinder in wenigen Tagen
mehrere hundert Gramm abnehmen. Der Wasserverlust tritt zutage am Einsinken
der Fontanelle und am Stehenbleiben der aufgehobenen Hautfalte, namentlich
am Bauch, oder die Haut nimmt eine teigige Beschaffenheit an.

Inzwischen kann sich die Erregung bis zu allgemeinen Krämpfen steigern,
an die sich oft ein bedrohlicher Kollaps mit schlechtem Puls, Leiserwerden der
Herztöne, Tachykardie und Cyanose anschließt. In anderen Fällen wird das
Kind, nachdem es kurze Zeit viel geschrien hat, mit einemmal auffallend schläfrig und teilnahmslos. Es erkennt Personen nicht, zeigt einen starren, in die Weite
gerichteten Blick, das Gesicht wird maskenartig, und schließlich stellt sich ein
ausgesprochener Sopor ein. Die Bewegungen werden langsam, pathetisch, nach
Art des Flockenlesens automatisch oder katalepsieähnlich. Das Kind nimmt die
sog. Fechterstellung ein. Früh tritt auch schon eine auffällige Änderung des
Atemtypus auf. Entweder atmet das Kind auffallend langsam und vertieft,
wie wir es bei der Säureatmung im diabetischen Koma zu sehen gewohnt sind,
oder noch häufiger „hechelt" es wie ein gehetztes Wild, atmet also sehr rasch,
oberflächlich und unregelmäßig.

Die Stimme, anfangs noch laut und gellend, wird heiser und schwach.
Jeden Tropfen Flüssigkeit nimmt das Kind gierig auf, um allerdings oft größere
Mengen bald wieder zu erbrechen. Der Verfall schreitet fort. Die anfänglich
noch substanzreichen, meist stark sauer reagierenden Stühle werden schleimig-
flüssig, schließlich übel fade riechend und beinahe rein wäßrig. Trotz Kühler-
werdens der Extremitäten steigt das Fieber. Im Harn, der hochgestellt ist,
kann man Eiweiß, hyaline und granulierte Cylinder und manchmal, solange das
Kind noch Nahrung bekommt, auch Zucker nachweisen. Das Blut zeigt oft
schon im Beginn eine beträchtliche polynucleäre Leukocytose von 20—40000!
Das Verschwinden der großen Mononucleären und die Linksverschiebung sind
im allgemeinen nach unseren eigenen Untersuchungen verdächtig auf Infektschädigung. Jedenfalls ist Linksverschiebung ohne Infekt ein schlechtes pro-
gnostisches Zeichen. Über der Lunge bekommt man wegen der toxischen
Lungenblähung hellen Klopfschall, unter dem eine beginnende, meist paravertebral sitzende Bronchopneumonie der Wahrnehmung entgehen kann.

Wie schon erwähnt, kann sich besonders häufig unter einer Toxikose beim
jungen Kind ein enteraler Infekt mit Erregern der Typhus-, Paratyphus- oder
Ruhrgruppe verbergen. Die Erkennung ist nicht immer leicht, die Heraus-
züchtung des Erregers aus dem Stuhl mißlingt oft, und die Agglutinationsproben
sind beim jungen Säugling wenig zuverlässig. Verdächtig ist ein besonders
plötzlicher Beginn, hohes Fieber, ungenügender Einfluß der Teediät und naturgemäß das Auftreten von Enteritisfällen in der Umgebung. Die Gefahr einer
unter dem Bilde einer Toxikose verlaufenden enteralen Infektion ist besonders
groß, namentlich auch wegen der bedenklichen Komplikationen: Bronchopneumonie, Osteomyelitis, Sepsis, Meningitis. Bei der Behandlung wird man
versuchen müssen, mit kürzerer Teepause und rascher ansteigenden Nahrungsmengen voranzukommen. Wegen der hohen Bedeutung der Vitaminzufuhr

bei diesen Infektionen muß man dafür sorgen, daß frühzeitig B$_1$- und C-Vitamin zugeführt werden.

Manche dystrophierten Kinder verfallen unerwartet bei einer Nahrung, die sie bisher störungsfrei vertragen haben besonders dann, wenn die Nahrungsmenge — oft unerheblich — gesteigert wurde, in eine echte intestinale Toxikose. Auf sachgemäße Toxikosebehandlung hin erholen sich manche Kinder zwar oft noch, ein Teil geht trotz aller eingeleiteter Maßnahmen zugrunde. Die Obduktion ergibt außer der mehr oder weniger hochgradigen allgemeinen Macies keine Anhaltspunkte für einen Infekt oder eine besonders stark entwickelte Fettleber u. dgl. Es muß sich also auch in diesen Fällen um ein Versagen des intermediären Stoffwechsels im Sinne der echten intestinalen Toxikose handeln. Wir sprechen in diesen Fällen von „Kachexietoxikose". Sie entsteht bei unvorsichtigem Vorgehen in der Diätetik der Dystrophiker und bedroht somit alle Fälle von schwerer Dystrophie, namentlich die der Pylorospastiker.

Prognose. Trotz des lebensbedrohlichen Bildes ist der Zustand des intoxizierten Säuglings nicht hoffnungslos, vorausgesetzt, daß das Kind nicht schon vor der Toxikose lebensschwach und ernährungsgestört war, und daß es nicht schon zu schweren pathologischen Organveränderungen, insonderheit zu starker Fettleber, gekommen ist.

Es gibt wenig Zustände beim jungen Kind, die durch

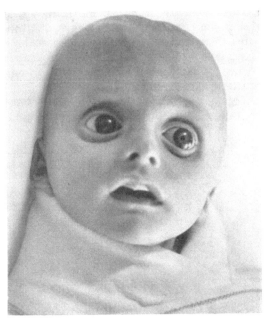

Abb. 10. Maskengesicht und verfallene Gesichtszüge auf der Höhe der Erkrankung.

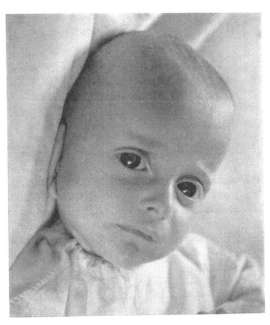

Abb. 11. Gesichtsausdruck nach der erreichten Reparation bei demselben Kind. (Frankfurter Univ.-Kinderklinik.) (P)

Abb. 10 u. 11. Intestinale Toxikose des Säuglings. (Frankfurter Univ.-Kinderklinik.) (P)

unsachgemäße Behandlung so unheilvoll beeinflußt werden, wie die alimentäre Toxikose! Die Prognose hängt deshalb in hohem Grade von der richtigen Behandlung und der bestmöglichen Pflege des Kindes ab.

Verlauf. Hochtoxische Fälle, auch solche, die nicht mit heftigen Durchfällen und Erbrechen einhergehen, können im Verlauf von 1—2 Tagen trotz aller Maßnahmen zugrunde gehen. Am häufigsten verschlimmert sich das geschilderte Krankheitsbild in den ersten 2—3 Tagen bis zum Koma, um dann bei sachgemäßer Behandlung, je nach Alter, Kräfte- und Ernährungszustand in 24—48 Stunden eine Wendung zum Guten oder — zum tödlichen Ausgang zu nehmen. Im allgemeinen können Fälle, die sich innerhalb von 3 bis 4 Tagen entgiften, noch geheilt werden. Der weitere Verlauf der Reparation

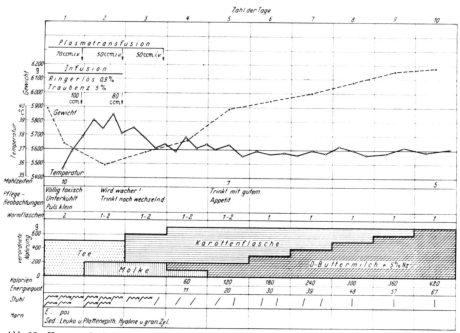

Abb. 12. Kurvenverlauf eines 4¹/₂ Monate alten Säuglings mit alimentärer Intoxikation. Intoxizierter Säugling mit Fieber, Bewußtseinstrübung, Durchfällen und Verfall; erholt sich in 4 Tagen unter Nahrungskarenz mit Tee unter Zusatz von Salzlösungen und Infusionen. Anschließend vorsichtige Steigerung der Dosenbuttermilchgabe in Karottenflaschen bis zum Erhaltungsquotienten.

ist mindestens noch 1 Woche durch Rezidive und Komplikationen gefährdet, und erst nach etwa 2—3 Wochen sieht man, ob die schwere Stoffwechselkrise nicht doch zur Dystrophie geführt hat. Der Verlauf und die Prognose aber der „Kachexietoxikose" sind schlecht.

Therapie. Die Behandlung der Toxikose muß von vornherein auf drei Ziele gerichtet sein. 1. Das Kind so schnell wie möglich zu entgiften, 2. die Dehydratation aufzuhalten und 3. den Kollaps zu bekämpfen.

Zur *Entgiftung* ist, da ja die Nahrung wie ein Gift wirkt, die strengste, sofortige Hungerkur, also ein Aussetzen der oralen Ernährung bis zur vollständigen Entgiftung, die im allgemeinen nach 3—4 Tagen erreicht ist, dringendes Erfordernis. Zur Beseitigung der die Vergiftung unterhaltenden Ingesta ist in den Fällen, in denen nach Eintritt der toxischen Erscheinungen noch Nahrung verabreicht wurde, eine Magen- bzw. eine Darmspülung angezeigt. Der Magenspülung läßt man zweckmäßigerweise als Sonde Kohle in Tee (1 Eßlöffel auf 150 g abgekochtes Wasser) folgen. Dieses einsondierte kohlehaltige Wasser soll im Magen verbleiben. Anschließend an die Tierkohlesonde kann man ein Abführmittel geben (10 g Ricinusöl), um das Toxinadsorbat rasch

aus dem Magen-Darmkanal zu entfernen. Abführmittel allein zu geben, empfiehlt sich nicht, da sie das toxische Bild manchmal verschlechtern und wenig
nützen.

Bei der zeitlichen Bemessung der Nahrungsenthaltung muß man sich darüber
klar sein, daß der Hunger zwar möglichst kurz und streng sein soll, daß er aber auch
so lange durchgeführt werden muß, bis das Ziel der Entgiftung, soweit das möglich ist, erreicht ist, weil eine öftere Wiederholung der Hungerkur nicht

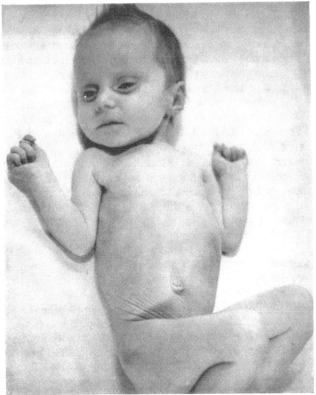

Abb. 13. Intestinale Toxikose. Verfallenes Aussehen, abwesender Blick, „Fechterstellung" der Arme,
stehende Hautfalte am Bauch. (Kieler Univ.-Kinderklinik.) (K)

möglich ist. Jeder Hunger greift den jungen wachsenden Organismus sehr
stark an und setzt die Nahrungsverträglichkeit herab.

Um die Dehydratation aufzuhalten, muß man sofort, also schon vor erfolgter
Entgiftung für *reichliche Flüssigkeitszufuhr* sorgen. Man soll den Wasserbedarf
noch höher als bei der Dyspepsie, nämlich auf etwa 200 g Wasser je Kilogramm
Körpergewicht, bemessen. Nach Möglichkeit wird man die Flüssigkeit in
Form von Tee, von Salzlösungen oder süßer Molke auf dem natürlichen
Weg, also oral beibringen, gegebenenfalls auch als Sonde, weil dann ihre
Wirkung am besten ist. Bei starkem Brechreiz gibt man alle 20—30 Min.,
ja alle 10 Min. wenige Kubikzentimeter (5—10 cm³) eiskalt während der ersten
4—6 Stunden. Die einfachen Salzlösungen (physiologische Kochsalzlösung,
Ringerlösung, süße Molke) genügen nur in unkomplizierten Fällen. Ein Zusatz
von 5% Traubenzucker empfiehlt sich zum Ausgleich von Ketosis und geringer Dehydratation in jedem Fall. Die Dextrosegabe darf in 24 Stunden 30 g

keinesfalls überschreiten. Bei höheren Graden von Acidose ist es notwendig, durch Zusatz von Bicarbonat, besser Natriumlactat das verlorengegangene Säuren-basengleichgewicht wieder herzustellen. Als solche Lösung eignet sich z. B. die von Wilke angegebene „Toxikoselösung". Die von James Gamble empfohlene Infusionslösung, die namentlich Kaliumverluste ausgleichen soll, wendet man wohl besser im Reparationsstadium an. Über den Zusatz von Aminosäure-gemischen, wie er im Ausland und namentlich in Amerika zur parenteralen Ernährung gemacht wird, liegen bei uns in Deutschland noch nicht genügend Erfahrungen vor. Wegen der schon geschilderten Ödemgefahr darf nur ein Drittel oder ein Viertel des gesamten Flüssigkeitsbedarfs mit den geschilderten Salzlösungen gedeckt werden. Die übrige Flüssigkeitsmenge reicht man in Form von Tee, später von Tee mit Schleim bzw. Karotten- oder Apfelsuppe.

In jedem Falle macht man zur rascheren Entgiftung und besseren Wasser-bindung nach vorausgeschickter subcutaner Salzwasserinfusion eine oder zwei kleine Plasmaübertragungen innerhalb von 24 Stunden, und zwar gibt man 30—50 cm³. Auf einwandfreien Spender achten (Blutgruppe! Wassermann!). Serum- und Plasmakonserven als Ersatz werden unterschiedlich vertragen und sind weniger zuverlässig in ihrer Wirkung. In hochtoxischen Fällen empfiehlt es sich von vornherein eine Dauertropfinfusion zu machen mit Salzlösungen unter Beigabe von Traubenzucker, Vitaminen, Kreislaufmitteln usw.

Die vielfach geübte Verabreichung von Sulfonamiden hat sich im allgemeinen bei nicht enteral bedingten Toxikosen als entbehrlich erwiesen und ist noch umstritten. (Die Dosierung der Sulfonamide s. Arzneimittelkapitel.) Perorale Streptomycingaben (etwa 2 g innerhalb 7 Tage) entfalten manchmal eine überraschend entgiftende Wirkung.

Zur *Bekämpfung des Kollapses* sind ein heißes Bad (steigend auf 40° C) und Analeptica angezeigt. *Coffein* (von einer 20%igen Lösung 4—6mal 5 gtt in 24 Stunden oder 0,3 cm³ je Injektion), *Sympatol* (von der 10%igen Lösung 3—4mal 5—10 gtt in 24 Stunden oder 0,75—1 cm³ subcutan), *Cardiazol* (4—6mal 5 gtt in 24 Stunden oder 0,5 cm³ subcutan), *Coramin* (4—6mal 5 gtt in 24 Stun-den oder 0,5 cm³ intramuskulär) wirken vorbeugend.

Im akuten Kollaps *Hypophysin* (subcutan 0,4—0,6 cm³ 3mal in 24 Stunden), unter Umständen zusammen mit *Strychnin. nitric.* ($^2/_{10}$ mg pro dosi, 2mal täg-lich) oder *Coramin* (intravenös 0,3 in 5 cm³ Traubenzucker langsam spritzen). Von längerer und zuverlässigerer Wirkung: *Hexeton* (0,2—0,3 cm³ etwa 3mal in 24 Stunden).

In verzweifelten Fällen: *Adrenalin* (1:1000) 1 cm³! und bei Atemstörungen *Lobelin* oder *Icoral*.

Bei Krämpfen und starken Aufregungszuständen ist oft die Anwendung eines Narkotikums unerläßlich. Man versuche erst mit einigen Tropfen *Novalgin* auszukommen. Gelingt es nicht, das Kind damit ruhig zu stellen, dann spritzt man am besten *Luminalnatrium* (von der 20%igen Lösung 0,4—0,6 cm³ einmal in 24 Stunden). Ältere Säuglinge bekommen statt dessen $^1/_2$ Allionalzäpfchen Cave Chloralhydrat! Cave Opiate! Harmlos ist auch 2mal $^1/_2$ Tablette Adalin in 24 Stunden.

An die Teepause schließt man in den Fällen, in denen nicht von vornherein Salzlösungen verabreicht wurden, während 2—3mal 24 Stunden eine *milchlose Übergangsdiät* an. Sie besteht aus Salzlösung, Tee und Schleim oder aus Karotten-oder Apfelsuppe, die nun ganz vorsichtig stufenweise durch die eigentliche Heilnahrung ersetzt werden.

Als *Heilnahrungen* eignen sich bei der Toxikose am besten die entfettete Frauenmilch, die Trockenbuttermilch und die gesäuerte Magermilch.

Wenn das Kind entgiftet ist und aus vorgekommenem Kollaps sicher herausgebracht ist, dann beginnt man, ähnlich wie bei der Dyspepsiebehandlung (s. diese S. 428), mit der den Verhältnissen von Fall zu Fall angepaßten Heilnahrung mit kleinsten Mengen. Den Tee bzw. Schleim oder die Molke ersetzt man durch die Heilnahrung und steigt stufenweise an, um dann schließlich wieder zu der dem Alter entsprechenden Milchmenge und Milchmischung überzugehen. Im Vergleich zur Dyspepsiebehandlung muß aber hier bei den schwer geschädigten Säuglingen viel langsamer unter größter Vorsicht, oft erst einen über den anderen Tag, die Nahrungsmenge gesteigert werden. Am besten wird die Diätetik aus den folgenden Schemata klar. Sie sollen natürlich nur ungefähre Richtlinien darstellen.

Für einen jungen, intoxizierten Säugling von 3000—3500 g Gewicht eignet sich etwa folgendes Schema:

1. Tag: 10mal mindestens 30, besser 60 g Tee (bei Erbrechen 7—8mal 15—20 g Tee eiskalt und per Sonde 2—3mal 100—150 g Tee; gegebenenfalls Infusion von 100—150 g Ringerlösung mit 5 % Traubenzucker. Gesamtflüssigkeitsmenge 500—600 g).

2. Tag: 100—200 g Salzlösung oder Molke, 200—300 g Tee, 10—15 g Nährzucker. Verteilt auf 10 Mahlzeiten. E.Q.: 10.

3. Tag: 100—150 g Salzlösung oder Molke, 150 g Tee, 200—300 g 5%igen Reisschleim, 15—20 g Nährzucker. Verteilt auf 10 Mahlzeiten. E.Q.: 20.

4. Tag: 100 g Salzlösung oder Molke, 300—400 g 5%igen Reisschleim, 20 g Nährzucker. 5 g Dosenbuttermilchpulver. Verteilt auf 10 Mahlzeiten. E.Q.: 30.

5. Tag: 100 g Salzlösung oder Molke, 300—400 g 5%iger Reisschleim, 20 g Nährzucker. 10 g Dosenbuttermilchpulver. Verteilt auf 10 Mahlzeiten. E.Q.: 40.

6. Tag: 50 g Salzlösung oder Molke, 300—400 g 5%iger Reisschleim, 20 g Nährzucker. 15 g Dosenbuttermilchpulver. Verteilt auf 10 Mahlzeiten. E.Q.: 45.

7. Tag: 400—500 g 3%iger Reisschleim, 20 g Nährzucker, 20 g Dosenbuttermilchpulver. Verteilt auf 10 Mahlzeiten. E.Q.: 55.

8. Tag: 400—500 g 3%iger Reisschleim, 20 g Nährzucker, 30 g Dosenbuttermilchpulver. Verteilt auf 7 Mahlzeiten. E.Q.: 65.

9. Tag: 400—500 g 3%iger Reisschleim, 20 g Nährzucker, 40 g Dosenbuttermilchpulver. Verteilt auf 7 Mahlzeiten. E.Q.: 80.

Die angegebenen Nahrungs- und Verdünnungsflüssigkeiten werden, je nachdem das Kind gut oder schlecht trinkt, gemischt oder einzeln verfüttert. Die Zahl der Mahlzeiten muß ebenfalls danach eingerichtet werden, wie das Kind die Nahrung nimmt. Erstrebenswert ist es natürlich, das Kind möglichst frühzeitig auf die üblichen 5 Mahlzeiten herunterzusetzen.

Für einen jungen, intoxizierten Säugling von 3000—3500 g Gewicht, bei dem Frauenmilch zur Verfügung steht, eignet sich etwa folgendes Schema:

1. Tag: 10mal mindestens 30, besser 60 g Tee (bei Erbrechen 7—8mal 15—20 g Tee, eiskalt und per Sonde 2—3mal 100—150 g Tee; gegebenenfalls Infusion von 100—150 g Ringerlösung mit 5 % Traubenzucker. Gesamtflüssigkeit von 500—600 g ').

2. Tag: 200 g Salzlösung oder Molke, 100—150 g entfettete Frauenmilch, 200 bis 300 g 5%iger Reisschleim, 5 g Nährzucker. Verteilt auf 10 Mahlzeiten. E.Q.: 15.

3. Tag: 100—150 g Salzlösung oder Molke, 150—200 g entfettete Frauenmilch, 200—300 g 5%iger Reisschleim, 5 g Nährzucker. Verteilt auf 10 Mahlzeiten. E.Q.: 25.

4. Tag: 100 g Salzlösung oder Molke, 200—250 g entfettete Frauenmilch, 200 bis 300 g 5%iger Reisschleim, 5 g Nährzucker. Verteilt auf 10 Mahlzeiten. E.Q.: 30.

5. Tag: 100 g Salzlösung oder Molke, 300 g entfettete Frauenmilch, 200—300 g 5%iger Reisschleim, 5 g Nährzucker. Verteilt auf 10 Mahlzeiten. E.Q.: 40.

6. Tag: 300 g entfettete Frauenmilch, 200 g 5%iger Reisschleim, 10 g Dosenbuttermilchpulver, 5 g Nährzucker. Verteilt auf 10 Mahlzeiten. E.Q.: 55.

7. Tag: 200 g entfettete Frauenmilch, 300 g 5%iger Reisschleim, 20 g Dosenbuttermilchpulver, 10 g Nährzucker. Verteilt auf 10 Mahlzeiten. E.Q.: 60.

8. Tag: 100 g Voll-Frauenmilch, 100 g entfettete Frauenmilch, 300 g 5%iger Reisschleim, 20 g Dosenbuttermilchpulver, 10 g Nährzucker. Verteilt auf 10 Mahlzeiten. E.Q.: 70.

9. Tag: 200 g Voll-Frauenmilch, 300 g 5%iger Reisschleim, 20 g Dosenbuttermilch, 10 g Nährzucker. Verteilt auf 10 Mahlzeiten. E.Q.: 80.

Von da ab langsamer Übergang auf 7, später 5 Mahlzeiten unter Steigerung von Dosenbuttermilch mit 5% Nährzucker oder von Frauenmilch, wenn vorhanden, bis der E. Q. von 90—100 erreicht ist.

Für einen intoxizierten, etwas älteren Säugling von 4000—5000 g Gewicht eignet sich etwa folgendes Schema:

1. Tag: 10mal 60—80 g Tee (bei Erbrechen 7—8mal 50—60 g Tee, eiskalt und per Sonde 2—3mal 100—150 g Tee; gegebenenfalls Infusion von 100—150 g Ringerlösung mit 5% Traubenzucker).

2. Tag: 200 g Salzlösung oder Molke, 400—600 g Tee, 10—20 g Nährzucker. Verteilt auf 10 Mahlzeiten. E. Q.: 10.

3. Tag: 200 g Salzlösung oder Molke, 400—600 g Karotten- oder Apfelsuppe, 20—30 g Nährzucker. Verteilt auf 10 Mahlzeiten. E. Q.: 20.

4. Tag: 100—150 g Salzlösung oder Molke, 400—600 g Karotten- oder Apfelsuppe, 10 g Dosenbuttermilchpulver, 20—30 g Nährzucker. Verteilt auf 10 Mahlzeiten. E. Q.: 30.

5. Tag: 100 g Salzlösung oder Molke, 500—600 g Karotten- oder Apfelsuppe, 20 g Dosenbuttermilchpulver, 20—30 g Nährzucker. Verteilt auf 10 Mahlzeiten. E. Q.: 40.

6. Tag: 600—700 g Karotten- oder Apfelsuppe, 30 g Dosenbuttermilchpulver, 20 bis 30 g Nährzucker. Verteilt auf 10 Mahlzeiten. E. Q.: 50.

7. Tag: 600—700 g Karotten- oder Apfelsuppe, 40 g Dosenbuttermilchpulver, 20 bis 30 g Nährzucker. Verteilt auf 7 Mahlzeiten. E. Q.: 60.

8. Tag: 600—700 g Karotten- oder Apfelsuppe, 50 g Dosenbuttermilchpulver, 25—30 g Nährzucker. Verteilt auf 7 Mahlzeiten. E. Q.: 70.

9. Tag: 600—700 g Karotten- oder Apfelsuppe, 60 g Dosenbuttermilchpulver, 30 g Nährzucker. Verteilt auf 5 Mahlzeiten. E. Q.: 90.

Von da ab, bei gutem Allgemeinbefinden und guten Stühlen langsamer Übergang auf eine 2—3%ige Grieß- oder Mondaminabkochung an Stelle von Karotten- oder Apfelsuppe.

Wir selbst wenden schon seit Jahren erfolgreich bei der diätetischen Toxikosebehandlung frühzeitig (2.—3. Tag) Mono- und Disaccharide an (am besten in Mischungen von etwa ein Teil Fructose und zwei Teilen Dextrose, gegebenenfalls per Sonde), um den Glykogenaufbau in der Leber des schwerkranken Kindes zu fördern und damit den Hungerzustand abzukürzen. Dabei empfiehlt es sich mit 20 g zu beginnen und bis etwa 30 g täglich zu steigern.

Auf einige Besonderheiten bei der Behandlung der Toxikose sei hier noch kurz eingegangen.

Wenn das Kind auch nach den üblichen 3—4 Hungertagen noch nicht aus der Toxikose herausgebracht ist, dann kann die Hungerkur bei richtig geleiteter parenteraler Ernährung und Flüssigkeits-, namentlich Elektrolytzufuhr, weiter fortgesetzt werden, wobei sich dann manchmal noch alles zum Guten wendet.

Rückfälle in den toxischen Zustand können sich noch innerhalb der ersten 2—3 Wochen auf anscheinend ganz geringfügige Diätfehler hin ereignen. Man ist dann zwar gezwungen, wiederum eine kurze Teepause einzulegen, darf aber keine allzu lange Hungerschädigung mehr wagen. Man muß bei der Wiederaufnahme der Ernährung versuchen, rascher als das erstemal zu einigermaßen den Erhaltungsbedarf deckenden Tagesmengen (etwa 70 Calorien je Kilogramm) anzusteigen. Ein solches Kind muß dann unter Umständen Tag und Nacht mit einer nur etwa 4stündigen Nachtpause durchgefüttert werden.

Mit den „sauren Nahrungen" kann in manchen Fällen kein rascher diätetischer Erfolg erzielt werden. Wenn man sich daran erinnert, kann man dann durch Umsetzen des Kindes von Buttermilch oder Säuremagermilch auf entfettete, nicht gesäuerte Trockenmilch, natürlich in entsprechender Verdünnung, oder am besten auf entfettete Frauenmilch, oft die Reparation sofort in Gang bringen.

Um das oft hartnäckige Erbrechen zu beseitigen, wendet man gelegentliche, keinesfalls tägliche (!) Magenspülungen an.

Die folgenden Grundsätze, die sich bei der praktischen Durchführung der Behandlung der intestinalen Toxikose bewährt haben, werden der Beachtung empfohlen:

1. Die Aussicht, einen Säugling aus einer intestinalen Toxikose herauszubringen, ist desto besser, je früher eine strenge Hungerkur begonnen und durchgeführt wird.

2. Die Wasserzufuhr soll immer erst auf dem natürlichen Weg (also per os) versucht werden, bevor sie durch parenterale Infusionen bewerkstelligt wird. Das Wasserangebot soll reichlicher sein als bei der Dyspepsie, nämlich es soll etwa 200 cm³ je Kilogramm Körpergewicht betragen.

3. Die Anwendung von Salzlösungen zur Wiedererreichung einer genügenden Wasserbindung muß anfänglich mit wenig Salz und am besten unter gleichzeitigem Angebot von Traubenzucker geschehen.

4. Als Heilnahrungen eignen sich die antidyspeptischen Nahrungen, aber nur in vielen kleinen Einzelgaben, die äußerst vorsichtig gesteigert werden dürfen. Eine zu schnelle Reparation zu erzwingen, birgt die Gefahr des Rückfalls in die Toxikose in sich, eine zu langsame die der Dystrophie.

Das Kind im toxischen Zustand muß möglichst ruhiggestellt werden, gegebenenfalls unter Zuhilfenahme von harmlosen Beruhigungsmitteln. Es bedarf nicht nur peinlichster, aufopfernder Pflege und 1—2stündlicher Fütterung, es muß auch bei Fieber mit Wärmflaschen versorgt und mit größter Sorgfalt vor Hitze, Abkühlung und Infekten behütet werden. Bei Erbrechen stets nachfüttern. Bei Kollapsneigung Kreislaufmittel geben.

Bei dem bestehenden seltenen Lidschlag ist auch die Befeuchtung der Konjunktiven mit physiologischer Kochsalzlösung und gelegentlich 1 Tropfen Paraffinöl dringend angezeigt.

2. Chronische Ernährungsstörungen des Flaschenkindes.

Ätiologie. Auch bei den chronischen Ernährungsstörungen mit den beiden Grundtypen, der *Dystrophie* als dem leichten Grad und der *Pädatrophie* als dem schweren Grad unterscheiden wir zweckmäßigerweise die Ursachen, also die unmittelbaren, oft zeitlich ziemlich genau bestimmbaren Veranlassungen der Störungen von den *Bereitschaften*, die hier oft bedeutungsvoller sind als bei den akuten Ernährungsstörungen.

Ursachen. a) *Ernährungsfehler.* Eine der wichtigsten Ursachen sind *Ernährungsfehler* im Trimenonalter, und zwar quantitative oder qualitative Unterernährung. Entweder erhalten die Kinder aus Angst vor den schädlichen Wirkungen der Kuhmilch eine zu gehaltlose Milchmischung oder aber die Milch wird in ihrem Nährwert durch zu lange Koch- und Sterilisierverfahren beeinträchtigt. In anderen Fällen setzt die Mutter mit oder ohne ärztliche Verordnung den Säugling bei Auftreten schlechter, „durchfälliger" Stühle immer wieder mehrere Tage auf Schleim- und Mehldiät. Andere Mütter haben große Angst vor der durchfallerzeugenden Wirkung des Zuckers und setzen der Flaschennahrung zu wenig Zucker zu.

Auch eine Überfütterung kann, wenn sie länger geübt wird, bei einseitig zusammengesetzter Nahrung schließlich zu schweren Dystrophien nach dem Beispiel des Milch- oder Mehlnährschadens führen.

b) *Akute Ernährungsstörungen*, namentlich die Toxikosen, sind häufig die Ursache einer Dystrophie.

c) *Infekte*, sowohl enteraler wie parenteraler Art, sind oft augenscheinlich die Veranlassung zu lange dauernden Ansatzstörungen (s. Abschnitt Infekt-Dysergie und Dystrophie; S. 415 bzw. S. 440).

d) Von *Pflegefehlern* sind es hauptsächlich die Fütterungsfehler, wie unregelmäßige Mahlzeiten, zu hastiges Füttern u. a. m., die eine Dystrophie zur Folge haben. In manchen Anstalten mit zu wenig Pflegepersonal sind nicht gedeihende Säuglinge besonders oft zu finden (s. unten auch „Hospitalismus").

Bereitschaften. a) Die wichtigste Bereitschaft für alle Grade der Dystrophie zeigt das junge Flaschenkind. Hier kommt die oben schon geschilderte schlechte Anpassung des jungen Kindes an die Kuhmilch zum Ausdruck.

b) *Lebensschwäche und Frühgeburt*, beide oft gemeinsam vorkommend, machen das Kind empfänglich für Ernährungsstörungen im allgemeinen, dystrophische Zustände im besonderen.

c) Eine gewisse Bereitschaft, zu dystrophieren, zeigen Kinder mit bestimmten *Konstitutionsanomalien*, besonders solche mit exsudativer Diathese und mit Neuropathie. Bei den letzteren ist es oft schwierig, ihnen eine dem Alter entsprechende Nahrung in regelmäßigen Mahlzeiten beizubringen. Alle Säuglinge mit „nervösem" Erbrechen sind naturgemäß dystrophiegefährdet, wenn sie nicht besonders sorgsam, ausreichend und optimal ernährt werden können.

d) Der *Hospitalismus* führt zu allen Graden der Dystrophie. Wir verstehen darunter eine Schädigung der Säuglinge durch Massenpflege. Je jünger das Kind ist, desto schlechter verträgt es eine schematische Pflege und Fütterung, wie sie in stark belegten Krippen oft aus Geld- und Personalmangel nicht vermeidbar sind. Hinzu kommen Schädigungen durch umlaufende grippale und andere Infekte.

e) Mancherlei *organische Erkrankungen*, besonders solche, die mit allgemeiner Körperschwäche oder Kreislaufstörungen, mit Mißbildungen der Mund- und Verdauungsorgane oder mit Schwachsinn einhergehen, sind so gut wie stets von schwerer chronischer Ernährungsstörung begleitet.

a) Das allgemeine Krankheitsbild der Dystrophie und der Pädatrophie.

Der dystrophische Zustand beginnt, wie erwähnt, oft noch während einer akuten Durchfallsstörung oder im Anschluß an einen Infekt, wo ein Säugling sich von dieser an und für sich leichten Störung einfach nicht mehr recht erholen will. Statt eines raschen Gewichtsanstieges nach Abklingen eines solchen akuten Durchfalls oder eines Infektfiebers bleibt das Gewicht stehen, pendelt — oft wochenlang! — um einen bestimmten Wert herum und fällt in ernsteren Fällen bei jedem Versuch der Nahrungssteigerung steil ab. Das wichtigste Merkmal des Krankheitsbildes ist die immer deutlicher hervortretende Verschlechterung des allgemeinen Ernährungszustandes.

Das Kind ist schlecht gelaunt, schläft wenig und schreit viel. Die Haut wird blaß, die prallen Glieder werden schlaff und fühlen sich weich an, das Fettpolster beginnt in gesetzmäßiger Reihenfolge zu schwinden erst am Bauch, dann am Rücken und den Lenden und schließlich an den Gliedmaßen und zuletzt im Gesicht. Am längsten erhalten bleibt das Bichatsche Wangenfettpolster. So kommt es, daß manche Säuglinge, solange sie bekleidet sind, noch einen leidlich guten Eindruck machen, der schwindet, sobald man sie sich nackend zeigen läßt. Perioden von Verstopfung wechseln oft mit solchen von schlechten, vermehrten Stühlen ab. Speien und Erbrechen kommen häufig vor. Die Temperatur zeigt manchmal große Schwankungen, jedenfalls weit größere als beim gesunden Kind. Bei fortschreitender Verkümmerung treten Untertemperaturen auf. Der Puls sinkt ab und wird klein. Infolge des Fettschwundes werden die Gefäße oft als Stränge sichtbar. Die Atmung wird im Verlauf der Dystrophie flach und flacher,

und die Lungenlüftung wird schlecht (Gefahr der Entwicklung einer para-
vertebralen Bronchopneumonie!). Die Immunität verschlechtert sich bis zur
Widerstandslosigkeit gegen banale Infekte verschiedenster Art. Mit der fortschreitenden Abmagerung bis zum Marasmus („Voltairegesicht") macht sich
meist eine meteoristische Auftreibung des Bauches als Folge der Darmaufblähung
geltend. Wir sprechen nun nicht mehr von Dystrophie, sondern von „*Pädatrophie*", wenn auch dieses Zustandsbild sich nur durch die Schwere der Erscheinungen von der leichteren Form unterscheidet und im wesentlichen eben
auch nichts anderes als eine Dystrophie darstellt (s. Abschnitt „Dystrophie"
auf S. 418).

Als wichtigste Kennzeichen der dystrophischen Störung sind folgende drei Erscheinungen anzusehen: 1. *Die immer schlechter werdende Nahrungsverträglichkeit,*

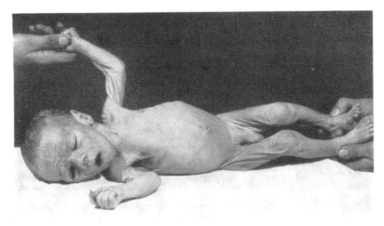

Abb. 14. Schwere Säuglingsdystrophie, sog. Pädatrophie. Abmagerung bis zur Macies bei Dystrophie,
9 Monate alter Säugling. Gewicht 3500! Sollgewicht 5300. (Kieler Univ.-Kinderklinik.) (K)

die sich darin ausdrückt, daß jeder Versuch, mehr oder anders zusammengesetzte Nahrung zu reichen, zu schlechten Stühlen führt oder doch mindestens
keine bleibende Gewichtszunahme mehr erzielt.

In vorgeschrittenen Fällen finden wir 2. *die paradoxe Nahrungsreaktion*, die
darin besteht, daß auf jede Nahrungsänderung, besonders eine Nahrungszulage —
im Gegensatz zum gesunden Säugling — ein beträchtlicher Gewichtssturz eintritt.

Als 3. Zeichen ist die *abnorme Hungerreaktion* anzusehen, bei der an Stelle
eines Stehenbleibens oder leichten Absinkens des Körpergewichts nach kurzer
„Teepause" ein starker Gewichtssturz, oft mit Kollaps und Verfall, einsetzt.

Diese in ihrem Wesen miteinander eng verwandten Reaktionen bieten in
der geschilderten Reihenfolge zugleich Anhaltspunkte für die Beurteilung der
Schwere der vorliegenden dystrophischen Störung. Ein dystrophischer Säugling
ist im allgemeinen nicht mehr zu retten, wenn sein Körpergewicht unter die
QUESTsche Zahl, d. h. unter ein Drittel (34%) seines ursprünglichen Gewichtes
heruntergesunken ist. Oberhalb dieser Grenze ist der Grad der Abzehrung
nicht immer maßgebend für die Beurteilung der Schwere der Erkrankung, und
es ist dafür wichtiger, festzustellen, ob und inwieweit eine Störung der Ernährungsfunktion vorliegt.

Der Verlauf der Dystrophie ist ein rascher und ungünstiger bei lebens-
schwachen, frühgeborenen, aber auch den meisten übrigen jungen Kindern.
Gefahrbringend sind auch bei lange sich hinziehenden Fällen, die schon eine
Besserung zeigen, alle Infektionen, auch die banalen, an sich leichten. Hat man

beim Säugling eine Dystrophie festgestellt, so ist es für die Behandlung wichtig, soweit als irgend möglich die in Betracht kommenden ursächlichen Faktoren bei dem vorliegenden Fall klarzustellen.

Da von Ernährungsfehlern in erster Linie die Unterernährung als Dystrophieursache in Betracht kommt, und zwar die quantitative wie auch die qualitative, ist es wichtig, auf Grund möglichst eingehender Ermittelung der bisherigen Ernährung festzustellen, ob dem Kind eine genügende und eine richtig zusammengesetzte Nahrung angeboten wurde. Bei der Berechnung legt man das Geburtsgewicht und davon ausgehend das Sollgewicht zugrunde. Erst in zweiter Linie kommen andere Ursachen der sekundären Dystrophie, wie Tuberkulose oder Lues, schließlich auch ein angeborener Herzfehler usw. differentialdiagnostisch in Betracht.

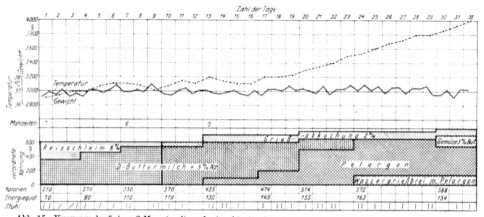

Abb. 15. Kurvenverlauf eines 2 Monate alten, dystrophierten Säuglings. Istgewicht 2900 g (Sollgewicht 5000 g). Tatsächliche Länge 54 cm (Solllänge 58 cm). Die eingeschränkte Nahrungstoleranz macht eine Einstellung auf den Erhaltungsquotienten mit Heilnahrung in Form von Dosenbuttermilch in 8%igem Reisschleim erforderlich. Steigerung der Heilnahrung erfolgt entsprechend der Wiederherstellung der Nahrungstoleranz. Nach Erreichung eines Energiequotienten von 110 Umsetzung zunächst auf Nahrung mit dem zweiten Kohlenhydrat in Form von 2%iger Grießabkochung und schließlich auf fetthaltige Nahrung in Form von Pelargon.

Therapie. In Anbetracht der Tatsache, daß bei allen dystrophischen Zuständen eine allgemeine Inanition vorliegt, muß die wichtigste Aufgabe der Behandlung darin bestehen, den Säugling sozusagen um jeden Preis *aus dem Hungerzustand herauszubringen.* Das erscheint da einfach, wo eine Fehlernährung klar zutage tritt, wie etwa bei ungenügendem Kohlenhydratangebot durch einseitige Kuhmilchfütterung oder bei der MÖLLER-BARLOWschen Krankheit. Hier besteht die Behandlung im wesentlichen darin, die in der Nahrung zu wenig angebotene Substanz, also im 1. Fall Kohlenhydrate, im 2. Fall Vitamin C in genügender Menge anzubieten. Von der Diätetik bei diesen besonderen Dystrophieformen wird im folgenden noch die Rede sein. Hier soll zunächst nur die Behandlung unklarer Dystrophieformen in großen Zügen geschildert werden. Es kann darüber kein Zweifel bestehen, daß bei diesen nicht klar übersichtlichen Verkümmerungszuständen die Wiederauffütterung des Kindes außerordentlich schwierig ist. Sie ist es deshalb, weil in der Mehrzahl der Fälle kein exogener Hungerzustand vorliegt, sondern ein endogener mit Darniederliegen der Assimilationsfähigkeit, kurz gesprochen: wegen der Atrophie aller Organe. Infolge der stark beschränkten Nahrungstoleranz kann man nicht, wie etwa bei der exogen entstandenen Hunger- bzw. Ödemkrankheit des Erwachsenen mit rasch ansteigenden Mengen optimal zusammengesetzter Nahrung vorgehen und dann mit Überernährung die Wiedererholung erwirken, sondern man ist von vornherein zu „halben Maßnahmen" im Sinne des eigentlichen Nährstoffbedarfs gezwungen. Das gesamte Rüstzeug der Säuglingsdiätetik heranzuholen nützt da nichts, wo die regelrechte Nahrungsverwertung nicht oder noch nicht wieder gewährleistet ist. Andererseits muß natürlich, soweit das von Fall zu Fall möglich ist, das Fortbestehen des Hungers vermieden werden. Praktisch heißt die Aufgabe also: zwischen der Scylla-Hunger- und der Charybdis-Toleranzüberschreitung vorsichtig durchzulavieren. Dazu muß aber noch gesagt werden, daß Hunger bei dem lange bestehenden Unterernährungszustand nicht etwa erst bei einem Energiequotienten von 70 Calorien je Tag weiter besteht, sondern manchmal schon bei Werten, die etwa rund um 100 Calorien je Kilogramm liegen; andererseits treten Toleranzüberschreitungen schon bei einem Energiequotienten von mehr als 40 oder 50 Calorien je Kilogramm ein. Wenn man dabei berücksichtigt, daß jedes weitere Hungernlassen den dystrophischen Zustand verschlimmert und namentlich jede Nahrungstoleranzüberschreitung zu akuten Stoffwechselzusammenbrüchen oder Katastrophen führen kann, ebenso wie jeder Infekt, dann wird man sich im klaren darüber sein, wie schwierig, ja manchmal aussichtslos die Wiederauffütterung eines schweren Dystrophikers ist.

Bei kritischer Sichtung erweisen sich eigentlich nur wenige Wege gangbar, auf denen man das verhungerte Kind aus seinem bedenklichen Zustand herausführen kann. Im folgenden sollen einige wichtige Grundsätze für die Diätetik kurz angegeben werden.

1. Eine einfache Auffütterung durch Vervollständigung der bisher gereichten Nahrung und Steigerung der Nahrungsmenge führt nur da zum Ziel, wo die Dystrophie erst kurze Zeit besteht, das Kind nicht an dyspeptischen Störungen leidet, frei von Infekten ist und gut trinkt.

2. Dyspeptische Störungen, die besonders häufig im Verlauf einer Dystrophie auftreten, erfordern eine kurze Teepause von etwa 8—12 Stunden, nach der nach Möglichkeit rasch auf das „individuelle Erhaltungsmaß" (zwischen etwa 60—70 Calorien je Kilogramm) angestiegen werden muß. Nach einer dyspeptischen Störung, die gewöhnlich die Reparation um Wochen verzögert, ist jede relative Überfütterung peinlich zu vermeiden.

3. Alle schroffen Umsetzungen von einer Nahrung auf eine andere müssen vermieden werden. Flüssigkeitsüberschwemmung ebenso wie die Verabreichung von salzreichen Gemischen führen zu Scheinansatz und sind unzweckmäßig.

4. Die calorische Berechnung der Nahrung erfolgt am zweckmäßigsten auf das Istgewicht, nicht auf das Sollgewicht, weil in diesen Fällen die Nahrungsverträglichkeit gewöhnlich schon so stark eingeschränkt ist, daß man das Nahrungssoll nicht mehr ohne Gefahr verfüttern kann. Die calorische Anreicherung der Nahrung erfolgt am besten immer zuerst mit Kohlenhydraten, dann mit Eiweiß und zuletzt mit Fett. Man sollte stets darauf achten, daß der Vitaminbedarf bei der langen Ernährung mit Heilnahrungen voll gedeckt wird. In Frage kommen Zugaben von Vitamin A (Vogan), B_1 (Betaxin, Benerva oder Betabion), Vitamin C (Cantan, Redoxon oder Cebion) und gegebenenfalls Vitamin D. Intravenöse und intramuskuläre Injektionen sind nur bei avitaminotischen und dyspeptischen Störungen angezeigt.

5. Mit nährstoffarmen Milchmischungen (Drittel-Halbmilch usf.) gelingt die Wiederauffütterung nicht; daher sind allgemein „konzentrierte" Nahrungen beliebt. Wir selbst bevorzugen die Trockenmilchen und gehen gewöhnlich von Buttermilchmischungen aus. Ob und wann zu Säuremilchen oder angereicherten Süßmilchen übergegangen werden kann, ergibt der vorsichtige Ernährungsversuch. In jedem Fall ist die Umsetzung auf fettangereicherte

Tabelle 1. *Behandlungsschema für einen dystrophierten Säugling von* **3000—3500** *g Istgewicht (Sollgewicht* **4000** *g).*

		Gesamt-calorien der Tages-menge	Calorien je kg Istgewicht	Calorien je kg Sollgewicht[1]
1.—3. Tag	500—600 g 3%iger Reisschleim 35 g Dosenbuttermilchpulver 18 g Nährzucker Verteilt auf 7 Mahlzeiten	210	70	52
4.—6. Tag	500—600 g 3%iger Reisschleim 45 g Dosenbuttermilchpulver 23 g Nährzucker Verteilt auf 7 Mahlzeiten	270	90	62
7.—9. Tag	500—600 g 3%iger Reisschleim 55 g Dosenbuttermilchpulver 28 g Nährzucker Verteilt auf 6 Mahlzeiten	330	110	82
10.—12. Tag	500—600 g 2—3%ige Grießabkochung 55 g Dosenbuttermilch 28 g Nährzucker Verteilt auf 6 Mahlzeiten	370	123	92
13.—15. Tag	100—150 g 2%ige Grießabkochung 20 g Pelargonpulver zu einer Mahlzeit zufüttern 400—500 g 2%ige Grießabkochung 50 g Dosenbuttermilchpulver 25 g Nährzucker Verteilt auf 4 Mahlzeiten	415	138	103
16.—18. Tag	250—300 g 2%ige Grießabkochung 50 g Pelargonpulver Verteilt auf 2 Mahlzeiten 300—400 g 2%ige Grießabkochung 40 g Dosenbuttermilchpulver 20 g Nährzucker Verteilt auf 3 Mahlzeiten	468	155	117
19.—21. Tag	500—600 g 2%ige Grießabkochung 100 g Pelargonpulver Verteilt auf 4 Mahlzeiten 100—150 g 2%ige Grießabkochung 15 g Dosenbuttermilchpulver 8 g Nährzucker Verteilt auf eine Mahlzeit	507	169	126
22.—27. Tag	500—600 g 2%ige Grießabkochung 100 g Pelargon Verteilt auf 4 Mahlzeiten 150 g 8%iger Wassergrießbrei 30 g Pelargonpulver	568	189	142
28. Tag	450—500 g 2%ige Grießabkochung 80 g Pelargonpulver Verteilt auf 3 Mahlzeiten 150 g 8%iger Wassergrießbrei 30 g Pelargonpulver Für eine Mahlzeit 150 g Gemüse mit 3% Butter	591	197	147

[1] Der E.Q. ist jeweils auf das Anfangs-, Ist- und Sollgewicht berechnet.

Nahrung erst in der zweiten Hälfte der Behandlung empfehlenswert. Nur wenn das Kind Fett in der Nahrung in ausreichender Menge verträgt, ist es als genesen anzusehen. Mit kohlenhydratreichen Nahrungen allein erreicht man oft eine unerwünschte, schlaffe Mästung im Sinne eines leichten „Mehlnährschadens" (s. diesen Abschnitt S. 447).

6. Die Frauenmilch ist, obgleich sie an die Verdauungsleistung geringe Ansprüche stellt, wegen ihres hohen Fett- und niedrigen Eiweiß- und Salzgehaltes *keine* geeignete Dystrophikernahrung. Junge dystrophierte Säuglinge können anfänglich mit entfetteter Frauenmilch, die allerdings bald durch Beigabe von Buttermilch ergänzt werden muß, mit gutem Erfolg diätetisiert werden. Im allgemeinen kann man aber auf Frauenmilch bei der Dystrophikerbehandlung verzichten.

7. Neben der diätetischen Behandlung ist die sorgsamste Pflege (namentlich sachverständige Fütterung, Warmhaltung, Hautpflege, Schutz vor Infekten) und vor allen Dingen Ruhe, sowohl Ruhigstellung des Kindes wie ruhig abwartende Diätetik maßgebend. Jegliche Polypragmasie ist zu vermeiden.

8. Als Hilfsmittel haben sich gelegentlich intramuskuläre Blutübertragungen (2mal wöchentlich 5—10 cm³), Bluttransfusionen (etwa 5—10 cm³ je Kilogramm Körpergewicht) oder besser kleine Plasmatransfusionen (etwa 10 cm³ je Kilogramm) bewährt. Von Traubenzuckerinfusionen und Vitamingaben ist nur in Fällen von sicher vorliegender Hypovitaminose etwas zu erwarten.

Bei nichtdyspeptischen Fällen kann im allgemeinen die Heilnahrung von etwa 70 E.Q. je Kilogramm langsam auf 100 und schließlich auf 120 gesteigert werden. Bei dyspeptischen Fällen hält man sich besser anfänglich an etwa 30 E.Q. je Kilogramm, geht dann auf 50 und schließlich auf 70 über, um hier vorläufig stehen zu bleiben, bis die Nahrungstoleranz offensichtlich wieder hergestellt ist. Bei dyspeptischen Zwischenfällen wenden wir grundsätzlich Karotten- oder Apfelsuppe als Verdünnungsflüssigkeit an und gehen, wenn die dyspeptische Störung behoben ist, möglichst bald wieder auf Mehlabkochungen über. Um die geschilderte einseitige Kohlenhydratmästung zu vermeiden, pflegen wir im zweiten Teil der Behandlung Buttermehleinbrennen oder ähnliche fettangereicherte Gemische der Nahrung zuzusetzen.

Für einen dystrophierten Säugling von 3000—3500 g Istgewicht (Sollgewicht 4000 g) eignet sich etwa das Schema der Tabelle 1, S. 444.

Will man den Nachteil der Säurevollmilchen, eine unnötige Belastung des wachsenden Organismus durch ein zu hohes Salzangebot vermeiden, so empfiehlt es sich, eine Säuremalzmilch (s. diese), die den Vorteil der Säuerung mit Anreicherung von zwei Kohlenhydraten bietet, zu verwenden.

Bei allen schweren Dystrophikern ist mit Rückfällen, namentlich nach parenteralen Infektionen zu rechnen. Es ist dann unerläßlich, die Diätetik unter Vermeidung unnötiger strenger Kuren möglichst rasch wieder aufzubauen. Hier wenden wir dann gerne Plasmatransfusionen an.

b) Besondere Formen der Dystrophie primär-alimentärer Art (Fehlnährschaden).

α) Dystrophie durch Unterernährung (sog. Hungerdystrophie). Eine tatsächliche Unterernährung des Säuglings kommt sehr viel häufiger vor, als allgemein angenommen wird. Wir finden sie bei Brust- und Flaschenkindern etwa gleich häufig (s. auch S. 453). Bei der künstlichen Ernährung erhält namentlich das junge Kind, wenn die Mutter Angst vor einer Schädigung durch Kuhmilch hat, ungenügende Milchmengen oder gehaltlose Verdünnungen auch mit zu wenig

Zucker und Mehl; ältere Kinder bekommen oft nicht die ihrem Alter entsprechend dickliche Breikost; in Anstalten wird manchmal dem Umstand, daß bei Massenpflege das Calorienangebot höher angesetzt werden muß als beim Säugling in Einzelpflege, nicht Rechnung getragen; auch der höhere Nahrungsbedarf besonders lebhafter, besonders großer und schwerer Säuglinge und der, die sich in Heilung von Infekten befinden, wird oft nicht berücksichtigt. Die an Speien und Erbrechen leidenden Kinder geraten, wie wir es bei Pylorospastikern ja jederzeit sehen, in schwerste Hungerschäden, nämlich dann, wenn es nicht gelingt, sie sorgfältig nachzufüttern oder von ihrem Erbrechen zu heilen. Schließlich wird nach dyspeptischen Störungen, bei Neigung zu zerhackten, schleimigen oder dünnen Stühlen oder bei Ekzemkindern aus therapeutischen Gründen zu Unrecht manchmal wochenlang eine planvolle, aber äußerst bedenkliche Unterernährung getrieben.

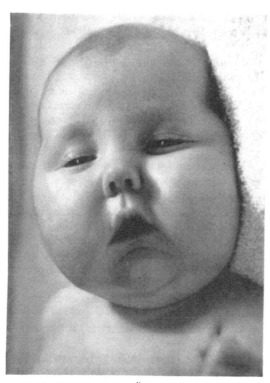

Abb. 16. Mehlnährschaden. Ödem des Gesichts bei der hydrämischen Form. (Kieler Univ.-Kinderklinik.) (K)

Die Folgen dieser wie auch immer begründeten Unterernährung sind die verschiedenen Formen leichter bis schwerster Dystrophie, wie sie oben in allgemeinen Zügen geschildert wurde. Als wichtige Hinweiszeichen für die Erkennung des Hungerzustandes möge noch folgendes dienen:

Im allgemeinen hat ein hungernder Säugling aus Mangel an Nahrungsschlacken nur selten Stuhl (sog. „Scheinobstipation"), oder er entleert einen dunkel gefärbten, zähen trockenen Hungerkot. Bei manchen bisher gut genährten Säuglingen tritt bei rasch einsetzendem Hunger oder Einführung von Rohkost u. dgl. auch Durchfall auf (sog. „Hungerdiarrhöe"), der, falsch gedeutet, zu weiterem „Heilfasten" Veranlassung geben kann! Während bei den Dystrophien anderer Ätiologie die meteoristische Auftreibung des Bauches schon früh in Erscheinung tritt, sieht man bei der Dystrophie durch Hunger den Bauch klein werden und einfallen, also einen sog. Hungerbauch. Weitere wichtige Anzeichen des Hungerns sind Erregung und heiseres Schreien, das allmählich infolge zunehmender Schwächung in Schläfrigkeit und Apathie übergeht; das Kind zeigt dann eine gewisse Steifigkeit der Glieder bis zum Opisthotonus infolge Hungerschädigung der Muskulatur und in besonderen Fällen Neigung zu Wassereinlagerung, also ein Hungerödem.

Die Behandlung besteht naturgemäß in der Auffütterung des Kindes nach den für die Dystrophiediätetik im allgemeinen aufgestellten Richtlinien. Handelt es sich noch, wie gewöhnlich, um leicht dystrophierte Kinder, dann empfiehlt es sich, die Nahrung verhältnismäßig rasch zu steigern, bis gutes Gedeihen eintritt. Bei jüngeren Säuglingen sind hierzu die Trockenmilchpulver, besonders die Vollmilchpulver, sehr geeignet. Wir beginnen von vornherein mit einer Zweidrittelmilch mit Schleim- oder Mehlabkochung und 5% Nährzucker, die wir schon nach wenigen Tagen zu Vollmilch mit 5% Zucker konzentrieren. Nach einigen weiteren Tagen ersetzen wir erst eine, dann eine zweite Flasche durch Vollmilchbrei und warten die völlige Reparation dabei ab.

Für ältere unterernährte Säuglinge, die noch nicht schwer dystrophiert sind, eignet sich eine Säurevollmilch unter Zufütterung von Vollmilchbrei. In besonderen Fällen kommen die Buttermehlnahrung, die Säsanahrung, namentlich auch die Buttermehlvollmilch und der Buttermehlbrei in Frage. Diese fettreicheren Nahrungen dürfen selbstverständlich nicht bei Neigung zu dünnen Stühlen und bei schwerer kranken Kindern verordnet werden. Zweckmäßigerweise ersetzt man stets vorsichtig erst eine, dann eine zweite Flasche, um nur bei guter Fettverträglichkeit das Kind dann ganz umzustellen. Im allgemeinen soll nach 3—4 Wochen allmählich zu der dem Alter entsprechenden Kost übergegangen werden.

b) Dystrophie durch einseitige Mehlernährung (*sog. Mehlnährschaden*). Das früher übliche Aufpäppeln der Säuglinge mit Schleim- und Mehlabkochungen ist heute kaum mehr üblich; es kommt aber vor, daß die Mutter eine vom Arzt verordnete Schleim- bzw. Mehldiät unerlaubt über längere Zeit aus Angst vor schlechten Stühlen oder anderen Schädigungen durch Kuhmilch durchführt. Je jünger der Säugling ist, desto rascher dystrophiert er bei einer einseitigen Mehlkost. Bei manchen Kindern genügt es auch schon, sie recht milcharm und kohlenhydratreich zu füttern, um sie schwer zu schädigen.

Dieser Fehlnährschaden besteht keineswegs allein in der qualitativen Unterernährung, also dem Mangel an Eiweiß, Salzen, Fett und Lipoiden sowie an bestimmten Vitaminen, sondern zugleich in einer quantitativen calorischen Unterernährung, da der Nahrungsbedarf mit dem im Übermaß gereichten Mehl nicht voll gedeckt wird. Es kommt bei dieser falschen Ernährung zu einer ausgesprochenen Stoffwechselstörung im Sinne einer Gewebeinanition. Je nach dem Grad der Einseitigkeit der Nahrung, dem Alter des Kindes und schließlich seiner Konstitution entwickelt sich eine hydropisch-pastöse oder eine atrophisch-hypertonische Form des Mehlnährschadens. Die Neigung, Wasser einzulagern, ist nach unseren Untersuchungen wohl mehr an die Konstitution des Kindes gebunden, als eine Folge des Kohlenhydratübermaßes, wie man früher wohl annahm. Hinzu kommt die Inanitionsschädigung der Gewebe, wie sie für den Erwachsenen als „Hungerödem" beschrieben ist. In schweren Fällen kommt es zu erheblichen Mineral- und Eiweißverlusten. Ausdruck der Salzverluste ist die mangelnde Salzsäureausscheidung im Magen und der Chlorverlust im Harn. Stets wird die Infektresistenz geschädigt. Daran dürften die bestehenden Hypo- bzw. Avitaminosen (s. S. 503) ursächlich beteiligt sein.

Das *Krankheitsbild* des Mehlnährschadens ist vielgestaltig. Im Beginn machen manche Kinder einen ganz frischen und munteren Eindruck; sie nehmen gut zu, namentlich, wenn ihnen noch einigermaßen genügend Milch neben dem Mehl angeboten wird. Bei näherer Untersuchung erweist sich aber dieser Ansatz als wenig erfreulich und stetig; es treten Gewichtsschwankungen auf, die Kinder werden schwammig, pastös und blaß und zeigen eine Neigung zu Pyodermien, grippalen Erkrankungen verschiedener Art und bekommen wohl auch stark saure, schaumige und kleistrige Stühle. Auf dieses erste, noch verschleierte Bild der Dystrophie folgt dann, oft im Anschluß an einen Infekt, eine Gewichtskatastrophe, und die Kinder verfallen in eine Toxikose, aus der sie oft nicht mehr herausgeholt werden können. In anderen Fällen zeigen sich recht charakteristische Dystrophieformen.

Bei der *hydropischen* Form des Mehlnährschadens zeigen die Kinder eine gewisse Gedunsenheit bis zur Ausbildung eines echten Ödems, das in der Hauptsache ein Hungerödem ist.

Bei der *atrophischen* Form tritt eine unaufhaltsam fortschreitende Verkümmerung auf, die dem Bild einer besonders schweren Hungerdystrophie gleicht; vielfach sind die große Trockenheit der Haut und ihr fahlgraues Kolorit besonders ausgeprägt. Schon innerhalb weniger Tage kann sich — für den Laien unbegreiflich schnell — der schwerste Marasmus entwickeln. In besonderen Fällen finden sich als Zeichen des Vitamin A-Mangels (s. S. 533) eine Xerosis corneae et conjunctivae. Während des Dystrophierens macht sich als Ausdruck der Hungerschädigung des Muskelgewebes eine gewisse Rigidität der Muskeln bemerkbar. Man spricht hierbei auch von einer *hypertonischen* Form des Mehlnährschadens. Die Säuglinge setzen nicht nur passiven Bewegungen einen gewissen Widerstand entgegen, sondern sie liegen auch mit angezogenen und „verkrampften" Gliedern oft mit nach hinten geneigtem Kopf wie Meningitiskranke im Bettchen. Diese Hypertonie der Muskulatur kommt offenbar bei verschiedenen schweren akuten Hungerzuständen (Ösophagusatresie!) vor, ist aber bis zu einem gewissen Grade kennzeichnend für den Mehlnährschaden. Angeblich sollen sich gelegentlich bei Mehldystrophikern auch Tetaniezeichen finden.

Die *Prognose* des Mehlnährschadens ist, abgesehen von den Fällen, die noch nicht lange bestehen und frühzeitig richtig behandelt werden können, stets ernst, ebenfalls bei älteren Säuglingen. Auch wenn es gelingt, die Reparation des schwer gestörten Stoffwechsels anzubahnen, so verliert man doch einen Teil der Kinder an hinzutretenden Infekten.

Die *Behandlung* muß naturgemäß darin bestehen, die bisher fehlenden Nährsubstanzen in genügender Menge in der Nahrung anzubieten. Es wäre deshalb eine Art „Kontrastnahrung", nämlich eine solche, die statt reichlich und einseitig, wie bisher Kohlenhydrate, nunmehr ausreichende Mengen von Eiweiß, Fett, Vitaminen und Mineralstoffen enthält, am folgerichtigsten. Bei der vorgeschrittenen Dystrophie ist aber gar nicht daran zu denken, das Kind ohne weiteres auf eine solche vervollständigte Kost zu setzen. Die stark eingeschränkte Nahrungsverträglichkeit auf der einen Seite und die beim Mehldystrophiker meist besonders ausgeprägte Neigung zur Gärungsdyspepsie verbietet ein solches Vorgehen. Es gelingt deshalb nur schrittweise, die „Kontrasternährung" durchzuführen und von Tag zu Tag die Nahrung zu vervollkommnen. Bei allen jungen und schwerkranken Mehldystrophikern beginnt man am zweckmäßigsten mit halb- oder ganz entfetteter Frauenmilch, der man am besten Buttermilch zusetzt. Man wird in manchen Fällen etwa nach Art einer Entziehungskur mit der Zugabe von Schleim- und Mehlabkochungen nur ganz allmählich aufhören.

Bei älteren Säuglingen kann man wiederum mit Vorteil eine allmähliche Anreicherung der Nahrung bis zum Vollmilchpulver vornehmen oder bei Neigung zur Gärungsdyspepsie auch die Eiweißmilchkonserve mit verhältnismäßig hohem Zucker- und Mehlgehalt heranziehen. Ist eine Gärungsdyspepsie oder eine Toxikose eingetreten, dann muß die oben geschilderte strenge Diätetik dieser akuten Ernährungsstörungen durchgeführt werden, natürlich mit sehr viel geringerer Aussicht auf Erfolg, als bei einem bis dahin gesunden Kind.

Schließlich muß noch erwähnt werden, daß bei jeder diätetischen Behandlung von Mehldystrophikern im Anfang Gewichtsabnahmen vorkommen, die zur Einleitung der Reparation gehören. Diese sog. *initiale Verschlimmerung*, die der Wasserabgabe des geschädigten Gewebes entspricht, kann mehrere Tage fortdauern, bis dann das Kind sich „einstellt" und nach einigen weiteren Tagen nun regelmäßig zuzunehmen beginnt. Alles in allem dauert die Reparation viele Wochen, ja 2—3 Monate, nämlich so lange, bis der Umbau der schwer geschädigten Gewebe in gesunde mit normaler Zelleistung erfolgt ist. Meist sind die Kinder noch lange Zeit Infekten gegenüber fast völlig widerstandslos, so daß sie nicht nur durch alle möglichen Infekte immer wieder zurückkommen, sondern durch sie auch ernstlich gefährdet sind.

   c) **Dystrophie durch einseitige Milchernährung** *(sog. Milchnährschaden).* Unter Milchnährschaden verstehen wir eine chronische Ernährungsstörung, bei der eine längere Zeit durchgeführte einseitige Ernährung mit reichlich Kuhmilch diese ihre dystrophierende Wirkung entfaltet. Es ist schon lange bekannt, daß eine gewisse Überfütterung der Kinder mit Kuhmilch dann verhältnismäßig gut vertragen wird, wenn der junge Säugling gleichzeitig Zucker und Mehl oder wenn der ältere Säugling Breifütterung erhält. Daraus ist schon der Schluß erlaubt, daß Kuhmilch allein zu einer Art Mangelkrankheit führt und somit eine für viele Säuglinge ungeeignete „Dauernahrung" darstellt.

   Das junge Kind ist besonders empfindlich gegenüber einem zu geringen Kohlenhydratangebot, das ältere Kind außerdem gegenüber einem Unterangebot an Extraktstoffen und Vitaminen. So kommt es, daß bei einer allzu reichlichen, vor allen Dingen aber einseitigen Milchernährung die Säuglinge nur im Beginn zunehmen und unter Umständen eine schlaffe Mästung erleiden. Auf die Dauer verschlechtert sich aber ihr Allgemeinbefinden, sie werden appetitlos, blaß und schlaff und fangen an, im Gewicht stehen zu bleiben. Es treten Kalkseifenstühle auf, und gleichzeitig sind im Stoffwechsel Zeichen einer Alkalipenie festzustellen. Schließlich kommt es zu beträchtlichen Gewichtsstürzen, die Immunität sinkt, und es kann sich der schwerste Grad der Dystrophie, eine „Pädatrophie", entwickeln. Der im Anfang der Störung noch verhältnismäßig leicht zu erzielende Erfolg einer qualitativen Änderung der Nahrung im Sinne einer Kohlenhydratanreicherung spricht — jedenfalls beim jungen Säugling — dafür, daß die Milchdystrophie ganz allgemein der Ausdruck einer partiellen Inanition an Kohlenhydraten ist.

   Das Fehlen genügend großer Kohlenhydratmengen hat eine Verlangsamung der Peristaltik, das Überangebot von Eiweiß ein Vorherrschen der Fäulnis zur Folge. Es kommt nun zur *Kalkseifenstuhlbildung,* weil die kuhmilchreiche Nahrung einmal reichlich Eiweiß, Fett und Kalk enthält und zum zweiten, weil bei dem verlangsamten Chymustransport eine Umwandlung des Gallenfarbstoffes in Bilirubincalcium und Urobilinogen erfolgt. Gleichzeitig ist die Gallensekretion herabgesetzt. An und für sich sind die Kalkseifenstühle kein Zeichen einer besonderen Ernährungsstörung, sondern zeigen nur an, daß eine bestimmte kohlenhydratarme, dafür eiweiß- und fettreiche Nahrung gereicht wurde. Dabei ist gutes Gedeihen möglich.

   Das Dystrophieren bei Milchüberfütterung ist in erster Linie darauf zurückzuführen, daß trotz ausreichendem, ja besonders hohem Calorienangebot das große Kohlenhydratbedürfnis des jungen wachsenden Organismus nicht gedeckt wird. Daneben kommt es zu einer Umänderung des Eiweiß- und Fettstoffwechsels mit den Zeichen einer relativen Acidose, wohl als Folge der Überlastung des intermediären Stoffwechsels mit Eiweißabbauprodukten. Ausdruck dieser Störung ist die erhöhte Ammoniakausscheidung im Harn. Auch der Mineralhaushalt wird in Mitleidenschaft gezogen. Die allgemeine Stoffwechselverlangsamung dürfte auch für die geradezu regelmäßige Entstehung einer Rachitis bei Milchdystrophikern verantwortlich zu machen sein (s. Rachitis, S. 509).

Schließlich kommt es bei längerer einseitiger Milchüberfütterung zu einer Gewebeinanition und damit zur Dystrophie mit allen Zeichen der Assimilationsstörung.

Die *Prognose* ist im allgemeinen nicht ungünstig, namentlich da, wo der Ernährungsfehler erkannt wird, noch bevor es zum Eintritt schwerer Gewichtskatastrophen gekommen ist. Getrübt wird sie durch das Dazwischentreten von sekundären Infekten.

Die *Behandlung* des Milchnährschadens gestaltet sich einfach, wo offensichtlich eine Überfütterung mit Milch allein getrieben wurde und der Säugling noch nicht schwer dystrophiert ist. Man schränkt dann die Milchzufuhr auf 600 oder 500 cm³ am Tag ein und sorgt für ein langsam ansteigendes reichliches Kohlenhydratangebot in Form von etwa 4%iger Mehlsuppe mit 5—7% Kochzucker. Bei jungen Säuglingen verwendet man am besten die Buttermilchsuppe mit 1—2% Mehl und 5—7% Kochzucker. Diese fettarme Nahrung wird man am besten nach Einleitung der Reparation durch Buttermehleinbrenne oder Säsanahrung ersetzen.

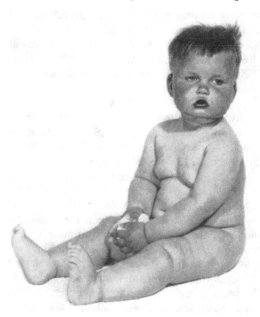

Abb. 17. Milchnährschaden. Kind am Ende des ersten Jahres mit allen Zeichen der Überfütterung. Gewicht 16,0 kg (Sollgewicht 12,1). (Kieler Univ.-Kinderklinik). (K)

Für Kinder, die älter als 3 Monate sind, eignet sich die Kellersche Malzsuppe oder unser Säuglingsmalz in Form einer ²/₃ Milch. Der Grundsatz, der bei diesen Nahrungen verfolgt wird, ist der, den Milchkonsum einzuschränken und die erforderliche, verhältnismäßig hohe Kohlenhydratmenge in Form von Zucker, Mehl und Malz zu geben. Milchzucker allein fördert den Ansatz schlecht und gärt leicht. Er ist für die Erzeugung einer Gärungsflora im Dickdarm wichtig, kann aber nur in ganz bestimmten fettangereicherten Nahrungen mit Erfolg Verwendung finden. Die Verabreichung von Nährzuckern zusammen mit Mehl hat sich bewährt. Die Erfolge sind meist sehr gut. Nicht mehr geeignet für diese Therapie sind naturgemäß alle schwer dystrophierten Fälle, für die nur eine ganz vorsichtige Auffütterung, gegebenenfalls mit Frauenmilch in Betracht kommt.

d) Dystrophien sekundär-alimentärer Art *(Ernährungsschwierigkeiten).* Außer den „Fehlnährschäden" kommen nun Verkümmerungszustände beim Säugling vor, die sich bei verschiedenen nicht primär alimentären Schädigungen allmählich entwickeln. Hier handelt es sich nicht um die Auswirkungen einer unzweckmäßigen Nahrung, sondern um Begleiterscheinung oder Folge von verschiedenen Krankheitszuständen auf die Ernährungsvorgänge.

In erster Linie dystrophieren Kinder mit *Mißbildungen,* sei es, daß sie wie bei Hasenscharten, Wolfsrachen usw., die Nahrung nicht recht zu sich nehmen können, sei es, daß sie sie wieder ausbrechen (Pylorospasmen, Pylorostenose) oder nicht richtig verarbeiten können (Darmstenose, Gallengangsatresien). In zweiter Linie sind Säuglinge mit bestimmten *organischen Erkrankungen* Dystrophieanwärter. In dritter Linie sieht man Säuglinge mit subakuten und chronischen *Infekten* besonders leicht verkümmern. Schließlich bieten *Konstitutionsanomalien*, worauf schon wiederholt hingewiesen wurde, den Ausgangspunkt für alle Grade der Dystrophie.

Man kann diese Dystrophieformen als Folge von „Ernährungsschwierigkeiten" zusammenfassen. Es ist selbstverständlich, daß überall, wo es nicht ohne weiteres gelingt, die dem Alter und der körperlichen Entwicklung entsprechende Nahrungsmenge einem jungen Kinde beizubringen, die Inanition Ursache der Dystrophie werden muß. Im einzelnen Fall handelt es sich also stets um eine besondere Form der sekundär-alimentären Hungerdystrophie, auch da, wo zeitweilig noch eben genügend Nahrung beigebracht werden kann. Es ist dabei immer wieder erstaunlich, daß Säuglinge, solange die Unterernährung geringfügig und nicht einseitig auf bestimmte lebenswichtige Nahrungsstoffe beschränkt vorkommt, viele Wochen ohne beträchtliche Gewichtsabnahmen durchhalten. Solche Kinder sind auch — das zeigen die dystrophierten Pylorostenotiker—nach Behebung der Ursache der Ernährungsschwierigkeit verhältnismäßig rasch wieder zur Zunahme und völligen Reparation zu bringen. Ähnliches gilt für die sekundär-alimentären Dystrophien bei Neuropathen.

Die *Prognose* hinsichtlich der sekundären Ernährungsstörung ist also verhältnismäßig günstig. Sie hängt naturgemäß in hohem Grade davon ab, wie die primäre Krankheit sich entwickelt.

Die *Behandlung* ist eine so besondere, daß allgemeingültige Richtlinien hier nicht gegeben werden können. Die Diätetik der einzelnen Ernährungsschwierigkeiten wird in den einschlägigen Abschnitten, so z. B. bei der Pylorostenose, bei der Hasenscharte, bei Neuropathie usw. kurz besprochen.

V. Die Ernährungsstörungen des Brustkindes.

Obwohl die Ernährung an der Brust als die beste und zuverlässigste Säuglingsernährung gilt, muß doch festgestellt werden, daß es auch Ernährungsstörungen des Brustkindes gibt und daß sie sogar recht häufig vorkommen. Allerdings unterscheiden sie sich in dreifacher Hinsicht wesentlich von denen des Flaschenkindes: 1. sind sie, abgesehen von ganz besonderen Fällen, prognostisch günstig zu beurteilen; 2. gibt es nur einige wenige Formen der Ernährungsstörungen des Brustkindes und 3. sind sie ursächlich meist übersichtlich. Das wird durch folgende Überlegungen verständlich.

Während das Kuhmilchkind eine Nahrung erhält, die in ihrer Zusammensetzung schwankt und bei deren Auswahl und Herstellung, wie wir sahen, so zahlreiche Fehler gemacht werden können, erhält das Brustkind eine ganz gleichmäßig beschaffene artgemäße, lebensfrische und unverdorbene „Musternahrung", *die nach ihrer Beschaffenheit niemals — in unseren Breiten! — zur Ursache einer Ernährungstörung werden kann.* Die immer wieder behauptete Minderwertigkeit der Milch normal ernährter Frauen ist ebensowenig erwiesen, wie die Qualitätsänderung durch Menses, Aufregung, Diätfehler und Erkrankungen der stillenden Mutter. Jedenfalls haben sorgfältige, kritische Nachprüfungen zwar von Fall zu Fall gewisse Abweichungen von der Norm in der Zusammensetzung der Milchen verschiedener Frauen ergeben, so z. B. eine Herabsetzung des Eiweiß- und Salzgehaltes der Milch lange laktierender Frauen oder einen erhöhten Cholingehalt während der Menses, aber keine dieser Änderungen können, wie Verfütterung dieser Milchen an gesunde Säuglinge lehrt, Ernährungsstörungen verursachen.

Nur eine Ausnahme ist bisher unbestritten, nämlich die bei Beri-Beri-kranken Müttern, die sog. Brustmilchintoxikation. Wahrscheinlich werden auch noch andere in den Tropen vorkommende echte Avitaminosen der stillenden Mutter an einer Erkrankung des Brustkindes ursächlich beteiligt sein. Bei uns kommen Avitaminosen so hohen Grades, in denen auch die Muttermilch eine „insuffiziente" Nahrung wird (s. S. 507), nicht vor. Wenn wir schließlich berücksichtigen, daß selbst die abgezogene Milch von fieberhaft erkrankten Ammen, an den gesunden Säugling verfüttert, keine Ernährungsstörung hervorruft, dann kommen wir zu dem Schluß, daß bei uns „Milchfehler" der Frauenmilch praktisch keine Rolle spielen.

Damit fällt die große Zahl von möglichen qualitativ-alimentären Schädigungen beim Brustkind fort. Es gibt dann also nur quantitativ-alimentäre Ernährungsstörungen beim Säugling an der Brust. Hier spielt ein Zuviel und ein Zuwenig an Tagesmilchmenge eine wichtige Rolle. Selbstverständlich können sich auch bei einem Brustkind enterale und parenterale Infekte ereignen, und wir kennen deshalb dyspeptische und dystrophische infektiös bedingte Ernährungsstörungen. Sie verlaufen aber infolge der relativ hohen Immunität des Brustkindes meist leicht und harmlos. Zuletzt bleibt noch eine Gruppe von Ernährungsstörungen übrig, nämlich die bei konstitutionell anomalen Kindern. Es gibt eigentlich keinen besseren Nachweis für den endogenen Charakter einer Ernährungsstörung als den Umstand, daß ein Säugling auf die seinem Alter und Gewicht entsprechende Frauenmilchfütterung „abwegig", d. h. mit einer Ernährungsstörung reagiert!

Bei den Ernährungsstörungen des Brustkindes läßt sich nun das ursprüngliche, von CZERNY für alle Ernährungsstörungen vorgeschlagene Einteilungsschema nach ätiologischen Gesichtspunkten infolge der Übersichtlichkeit der möglichen Schädigungen anwenden.

Die Ernährungsstörungen des Brustkindes sind solche:

1. *ex alimentatione*, nämlich Ernährungsstörungen nach Überernährung und Unterernährung an der Brust.

2. *ex infectione*, nämlich enterale und parenterale Ernährungsstörungen.

3. *e constitutione*, nämlich bei exsudativer, lymphatischer, neuropathischer und rachitisch-spasmophiler Diathese.

Damit läßt sich eine gute Übersicht über die bei einem Brustkind üblicherweise vorkommenden Ernährungsstörungen gewinnen. Es wird in diesem Schema zugleich bündig die gesamte Ätiologie dargestellt, und wir werden darin auf die für die Behandlung wichtige Unterscheidung von exogener und endogener Krankheitsursache hingewiesen. In der praktischen Kinderheilkunde ist es indessen üblich, die Ernährungsstörungen des Brustkindes einfach in drei klinisch wichtige Symptomenkomplexe einzuteilen, nämlich:

1. Die Dyspepsie des Brustkindes.
2. Das Nichtgedeihen des Brustkindes.
3. Die Obstipation des Brustkindes.

1. Die Dyspepsie des Brustkindes.

Das plötzliche Auftreten von Durchfall mit Speien und Erbrechen ist auch ohne gleichzeitiges Fieber beim Brustkind meistens ein Hinweissymptom auf einen Infekt. Besonders gilt das da, wo ein höherer Fieberstoß auftritt und das Kind schreit, schlecht schläft und blaß wird. In solchen Fällen wird die sorgfältige Untersuchung oft einen Infektherd im Nasopharynx, Mittelohr usw. aufdecken. Von den enteralen Infekten ist die Ruhr auch beim Brustkind, das an infizierten Gegenständen lutscht, keine Seltenheit.

Eine Überfütterung mit Frauenmilch kommt eigentlich nur da vor, wo ein Kind, das bisher knapp ernährt wurde, an eine reichlich fließende Ammenbrust angelegt wird.

Eine Unterernährung kann umgekehrt da zu dyspeptischen Symptomen führen, wo ein bisher ausreichend gestilltes Kind plötzlich auf Hungerration gesetzt wird.

Mehr subakut verlaufende Dyspepsien weisen Neuropathen und Kinder mit der LEINERschen Erythrodermia desquamativa (s. Hautkrankheiten!) auf.

Ganz selten ereignen sich Dyspepsien mit toxischen Zuständen, die eigentlich stets der Ausdruck schwerer enteraler Infektion sind.

Das Auftreten von einigen grünen, zerhackten, dünnbreiigen Stühlen allein berechtigt da nicht zur Diagnose „Dyspepsie", wo das Kind gedeiht und keine weitere Störung seines Allgemeinbefindens zeigt.

Die *Behandlung* der Dyspepsie des Brustkindes gestaltet sich meist einfach. In ganz leichten Fällen geht man auf 4 oder 5 zeitlich streng geregelte Mahlzeiten und setzt die Trinkzeit auf 3—5 Min. herab. Vor dem Anlegen bietet man dem Kind etwa 40—50 cm³ Tee mit Süßstoff an und läßt die Brust nach dem Absetzen durch Abspritzen entleeren. Bei schwereren Fällen ist eine kurze Teepause, wie beim dyspeptischen Flaschenkind zweckmäßig, und man ist gelegentlich auch gezwungen, den Hauptteil der Nahrung abspritzen zu lassen, um sie zu entfetten und in kleinen Mahlzeiten (6—7) mit dünnem Schleim (3%igem Reisschleim mit 5% Nährzucker) zu reichen. Stets wird man schon am 2. oder 3. Tag wieder zu 2, dann zu 3 kurzen Brustmahlzeiten zurückzukehren versuchen. Entgegen dem Verhalten bei künstlich genährten Kindern soll man auch bei Weiterbestehen dünner Stühle das Kind wieder mit steigenden Mengen Frauenmilch ernähren. Nur in den seltenen Fällen schwerster Dyspepsie mit toxischen Zügen ist man genötigt, die bei der intestinalen Toxikose beschriebene strenge Diät mit entfetteter Frauenmilch durchzuführen.

Ein teilweises oder völliges Absetzen von der Brust ist eigentlich nur bei der „sauren Begleitdyspepsie", der LEINERschen Erythrodermie erforderlich.

Das Auftreten von „grünen" und „dyspeptischen" Stühlen bei Neuropathen und anderen, anscheinend völlig gesunden Säuglingen kann diätetisch nur wenig beeinflußt werden. In erster Linie soll man die Ernährung der stillenden Mutter überprüfen. Zu reichlicher Obstgenuß (Apfelsinen! Birnen!), Abführmittel (um das Dickwerden zu vermeiden!) und Nicotinabusus können Ursache dünner Stühle beim Kind sein. In manchen Fällen findet sich kein solcher Diätfehler bei der Mutter. Hier hilft die Zugabe von Natr. bicarb. oder Natr. citric., von Kalkwasser und von Milcheiweißpräparaten (Nutrose, Plasmon, Lactana u. ä.). Am wichtigsten ist es, die Mutter von der sorgenvollen Vorstellung, „ihre Milch tauge nichts", abzubringen und die Ernährung an der Brust weiter durchzuführen.

2. Das Nichtgedeihen des Brustkindes.

Wenn das Kind trotz regelmäßigen Anlegens nur ungenügend zunimmt, unruhig wird und an Turgor verliert, dann besteht immer der Verdacht, daß es an der Brust hungert. Man kann nur durch Wägung nach zwei hintereinander liegenden Mahlzeiten genau feststellen, ob eine Hypogalaktie vorliegt oder nicht. Keinesfalls darf man sich durch noch verhältnismäßig gutes Aussehen

der Kinder oder durch regelmäßige Stuhlentleerung und das Auftreten von
grünen, zerfahrenen, schleimigen Stühlen („Hungerdiarrhöe") von der Annahme
einer Inanition ablenken lassen. Ein Brustkind, das während mehrerer Tage
nicht zunimmt, ist immer dystrophieverdächtig. Findet man eine sicher ausreichende Tagesnahrungsmenge, dann fahnde man auch nach verschleierten
enteralen oder parenteralen Infekten. Wenn dann auch hierfür keine Anhaltspunkte zu finden sind, dann achte man auf konstitutionelle Abwegigkeiten.
Oft können Neuropathen wegen ihrer Unruhe und Übererregbarkeit nicht zu
einem befriedigenden Gedeihen an der Brust gebracht werden. Allerdings
stammen neuropathische Säuglinge auch von neuropathischen Eltern ab oder
kommen doch aus einer neuropathischen Umgebung. Es ist deshalb wichtig,
auf Pflegefehler zu achten. Auch viele magere exsudative Kinder kümmern
an der Brust, und schließlich kommen debile Säuglinge oft trotz der natürlichen
Ernährung nicht voran.

Die *Behandlung* der meisten Fälle von Nichtgedeihen an der Brust deckt sich
mit der der Hypogalaktie. In manchen Fällen hat man einfach damit Erfolg,
daß man das Kind häufiger, also 6- oder 7mal (statt wie üblich 5mal) anlegen
läßt. Ist es nicht möglich, eine Steigerung des Muttermilchangebotes durchzusetzen, dann bleibt nur der Übergang zu Zwiemilchernährung (1 oder 2 Mahlzeiten Zufütterung von Buttermilchsuppe, Buttermehlnahrung, Säsanahrung
oder Citronensäuremilch) übrig. Auch bei den Konstitutionsanomalien bleibt
oft nichts anderes übrig, als beizufüttern. Die Ernährung und Aufzucht
der Neuropathen ist ein Kapitel für sich, auf das hier hingewiesen sei
(s. Neurose, Erziehung).

3. Die Obstipation des Brustkindes.

Viele Brustkinder leiden angeblich an Verstopfung, d. h. sie entleeren nur
selten, nämlich jeden 2., 3., ja 5. Tag und noch seltener Stuhl. Dieser Stuhl
erweist sich als vollkommen normal. Er ist nicht besonders eingedickt, sondern
salbenweich und von normaler, oft goldgelber Farbe. Hier handelt es sich
gar nicht um eine Obstipation, sondern um *seltene Stuhlentleerung* von den die
Frauenmilch besonders gut ausnutzenden Brustkindern. Die Kinder sind
gar nicht krank, leiden auch nicht an einer funktionellen Darmstörung, sondern sie gedeihen gut, sind bester Stimmung und nehmen regelmäßig an
Gewicht zu.

Eine *Scheinobstipation* liegt da vor, wo hungernde Kinder wenig, meist
stark eingedickten, oft dunkelbraun wie Meconium gefärbten Stuhl entleeren.
Meist findet man den kleinen Bauch auch schon eingesunken, sog. *Hungerbauch,*
und kann andere Zeichen der beginnenden Hungerdystrophie nachweisen.

Eine *echte Obstipation*, also Stuhlverhaltung, kann beim Säugling harmlose
und ernste Ursachen haben. Harmlos ist die Einhaltung des Stuhles aus Schmerz-
hemmung bei Fissuren und Rhagaden am After. Harmlos ist auch die Obstipation, die die Mutter durch ängstliches tägliches Klistieren mit dem Gummi-
bällchen oder gar durch digitales Ausräumen des Rectums (!) unterhält. Der
Brustsäugling ist infolge der Schlackenarmut der Frauenmilch und ihrer die
Dickdarmperistaltik oft wenig anregenden Faeces besonders zu Verstopfung
geneigt. Bei jeder nicht durch diese Ursachen erklärbaren Verstopfung ist an
ernste Ursachen zu denken, also an etwa angeborene Darmstenose oder an das
Gegenteil: ein Megacolon congenitum, an Tumoren, Hernien und die im Säuglingsalter ernste Blutungen verursachenden Hämorrhoiden. Schließlich wird bei
auffälliger Verstopfung auch einmal eine Athyreose oder Debilität in Betracht
zu ziehen sein.

Die *Behandlung* besteht — mit Ausnahme der organischen Erkrankungen — in Steigerung der Nahrungsmenge bei den Inanitionsverstopfungen. Jeglichem Klistieren und Darmausräumen ist zu widerraten. Zur Erzielung eines weichen und genügend schlackenreichen Stuhles eignet sich die Zufütterung von Karottenmasse oder Rohäpfeln oder Bananen. Die oft empfohlenen Zucker- und Malzzugaben bessern gewöhnlich nicht, sondern sie mästen nur. Im allgemeinen kann man sich bei allen harmlosen Obstipationen abwartend verhalten und wird versuchen, mit der Zugabe von Obst- oder Gemüsesuppe oder Brei zur Brust auszukommen. Abführmittel sind unzweckmäßig.

Übersicht der wichtigsten *Heilnahrungen* (einschließlich Nährzucker, Obst-, Gemüsesuppen und Salzlösungen):

Heilnahrungen.

1. Buttermilchpräparate:
    a) *Eledon:* Deutsche A.G. für Nestle-Erzeugnisse, Lindau im Bodensee und Kappeln in Schleswig-Holstein.
        10 g Eledon in 100 g warmem, abgekochten Wasser auflösen. Nährzucker nach Verordnung hinzufügen.
    b) *Edelweißbuttermilch:* Edelweiß-Milchwerke Kempten im Allgäu.
        10 g Pulver in 100 g abgekochtem warmen Wasser auflösen.
    c) Als Ersatz: Normalbuttermilch ohne Zusatz in Dosen nach RIETSCHEL: Edelweiß-Milchwerke Kempten im Allgäu.
        1 Teil Doseninhalt sind in 2 Teilen abgekochtem Wassers aufzulösen.
    d) *Buttermilchsuppe* (im Haushalt herzustellen):
        1 Liter Vollmilch durch Impfen mit 1 Eßlöffel Sauermilch oder saurer Sahne sauer werden lassen, dann in einer Buttermaschine ausbuttern. Die zurückbleibende Buttermilch wird mit 1,5% Mehl und 5% Zucker aufgekocht.
2. Säuremilchen:
    a) *Säure-Vollmilch* nach MARRIOTT:
        100 g Vollmilch, 2% Mondamin oder Gustin, 0,8 cm^3 einer 75%igen Milchsäure. Milch wird aufgekocht, das angerührte Mondamin und der Zucker in die kochende Milch gegossen, kurz aufkochen lassen. Nach dem Erkalten die Milchsäure unter ständigem Schlagen hinzufügen.
    b) *Säuremagermilch* nach MARRIOTT:
        Herstellung die gleiche wie bei der Milchsäure-Vollmilch.
3. *Saure Diätmilch* nach ADAM: M. Töpfer, Trockenmilchwerke G. m. b. H., Böhlen bei Leipzig.
        1 Teil Doseninhalt mit 2 Teilen abgekochten Wassers vermischen.
4. *Eiweißmilchen:*
    a) *Original Eiweißmilch* nach FINKELSTEIN:
        1 Liter rohe Vollmilch mit 1 Eßlöffel Labessenz (oder 10 cm^3 einer 20%igen Lösung von Calc. chlorat. cryst.) versetzen. $^1/_2$ Stunde im Wasserbad von 42° C stehenlassen. Den entstandenen Käseklumpen gibt man auf ein Tuch und läßt die Molke ablaufen. Dann wird der Fettkäse unter Zusatz von $^1/_2$ Liter Wasser einmal durch ein grobes Sieb und 5mal durch ein feines Sieb gerührt, unter Zugabe von $^1/_2$ Liter bester Buttermilch. Die entstandene Flüssigkeit wird unter fortwährendem Schlagen 4 Min. gekocht. Je nach Verordnung Zucker und Mehl zusetzen.
    b) *Eiweißmilchkonserve* nach FINKELSTEIN und L. F. MEYER: M. Töpfer, G. m. b. H., Dietmannsried bei Kempten im Allgäu und Böhlen bei Leipzig.
        1 Teil Doseninhalt mit 2 Teilen abgekochten Wasser verrühren. Zucker- und Mehlzusätze nach Verordnung.
    c) *Eiweißmilchpulver* „Ursa": Berner-Alpen-Milchgesellschaft, Stalden, Emmenthal.
        10 g „Ursa" in 100 g warmem, abgekochten Wasser auflösen. Nährzucker nach Verordnung hinzufügen.
    d) *Fettarme Eiweißmilch* „Ursa": Berner-Alpen-Milchgesellschaft, Stalden, Emmenthal.
        Herstellung wie bei Eiweißmilchpulver „Ursa".
    e) Kaseinolakt: Aletewerke, pharmazeutische Produkte, München.
        10 g Kaseinolakt in 100 g warmem abgekochten Wasser auflösen. Nährzucker nach Verordnung hinzufügen.
    f) *Larosanmilch* nach STOELTZNER: Hoffman-La-Roche-Werke in Grenzach in Baden.
        20 g Larosanpulver werden mit dem 3. Teil eines halben Liters frischer Vollmilch kalt angerührt. Über kleiner Flamme wird der Rest der Milch, $^1/_2$ l Schleim und 50 g Zucker zugefügt, das Ganze mit der Schneerute geschlagen und 4 Minuten lang kochen lassen.

5. Buttermehlnahrungen:
   a) *Buttermehleinbrenne* nach Czerny-Kleinschmidt:
      Bei der Originalbuttermehlnahrung kommen auf 100 g Verdünnungsf üssigkeit
      7 g Butter, 7 g Weizenmehl und 5 g Zucker. Herstellung s. S. 391.
   b) *Buttermilcheinbrenne* nach Kleinschmidt.
      Herstellung s. S. 392.
6. *Milchsäure-Malzmilch* nach Rominger: M. Töpfer, G. m. b. H., Dietmannsried bei
   Kempten im Allgäu und Böhlen bei Leipzig.
      $^2/_3$ Liter abgekochte kalte Milch werden mit $^1/_3$ Liter 5 %iger Weizenmehlsuppe
   und 3 % Zucker und 4 % Malz zusammen gegeben. Das Malz muß unter ständigem
   Schlagen hinzugefügt werden.
7. *Zentrifugierte Frauenmilch.*
      Die Herstellung entrahmter Frauenmilch geschieht durch Zentrifugieren der
   Frauenmilch in einem Separator.

Nährzucker.

1. *Soxhlets Nährzucker:* Nährmittelfabrik G. m. b. H., München, Berlin-Charlottenburg.
   Besteht aus 41 % Dextrin, 52 % Maltose, außerdem 2 % Kochsalz.
2. *Nährzucker „M. Töpfer":* Töpfers Trockenmilchwerke, G. m. b. H., Dietmannsried bei
   Kempten im Allgäu und Böhlen bei Leipzig.
      Dieses Präparat ist ein Produkt der enzymatischen Einwirkung von Malzdiastase
   auf Stärke. Es enthält etwa 43 % Dextrin und 50 % Maltose bei 1,5 % Kochsalz.
3. *Löflunds Nährzucker* (Nährmaltose).
      60 % Dextrin und 40 % Maltose.
4. *Hälsana:* Deutsche Stärke. Eingetragene Wirtschaftsgenossenschaft m. b. H., Berlin
   SW 11, Dessauer Straße 2.
      Zusammensetzung nach Angabe der Hersteller: Traubenzucker 18 %, Maltose 32 %,
   Amylosen 50 %, NaCl 0,20—0,25 %.
5. *Kinderzucker* nach Stoeltzner: M. Töpfers Trockenmilchwerke G. m. b. H., Dietmannsried bei Kempten im Allgäu und Böhlen bei Leipzig.
      Zusammensetzung: Vorwiegend Mono- und Disaccharide, daneben kleinere Mengen
   von Maltodextrinen und 1,5 % Kochsalz.
6. *Alete-Nährzucker* nach Dr. Malyoth: Alete, Pharmazeutische Produkte G. m. b. H.,
   München.
      Dextrin-Maltosegemisch.
7. *Dextropur:* Deutsche Maizena G. m. b. H., Hamburg.
      Stellt einen gegenüber früher außerordentlich verbilligten und gereinigten Trauben-
   zucker dar (99,5 % Dextrose). Der übliche Gehalt der Zuckerzufuhr beträgt 5—10 %
   der Gesamtnahrung.

Obst- und Gemüsesuppen.

1. *Karottensuppe:*
   a) *Karottensuppe* nach Moro:
      500 g Karotten werden geschabt, zerkleinert und gargekocht, die gekochte Masse
      durch ein feines Sieb getrieben. Je ein Teil der Karottenmasse wird mit 2 Teilen
      ungesalzener Fleischbrühe oder ungekochtem Wasser verdünnt.
   b) *Daucaron:* Kali-Chemie A.G., Berlin-Niederschönweide.
      40 g Daucaron werden mit 1 Liter heißem Wasser angerührt und 10 Min. lang in
      schwachem Kochen gehalten.
   c) *Caropomon:* Dr. Heinrich König, Lübeck.
      Ein Teil Caropomon wird mit 2 Teilen abgekochtem Wasser vermischt.
2. *Apfelsuppen:*
   a) *Aplona:* Firma Rhenania, Pharmazeutische Abteilung der Kali-Chemie, Berlin-
      Niederschönweide.
      5 g Aplona werden mit 100 g Flüssigkeit angerührt. Man nimmt hierzu abgekochtes
      Wasser, dünnen schwarzen Tee oder Schleim.
   b) *Santuron:* Turon-Gesellschaft für pharmazeutische Präparate, Frankfurt am Main.
      5 g Santuron werden in 100 g abgekochtem Wasser oder Tee verrührt.
   c) *Malostip:* Vahrmeyer & Kruse, Bramsche, Bezirk Osnabrück.
      5 g Malostip werden in 100 g abgekochtem Wasser oder Tee verrührt.
   d) *Im Haushalt hergestellte Apfelsuppe:*
      Rohe Äpfel auf der Glasreibe schaben. 2 Teile solcher geschabter Äpfel, 1 Teil
      Tee und 1 Teil Ringerlösung werden gut vermischt und je nach Verordnung mit
      Nährzucker versetzt.

Salzlösungen.

1. RINGERsche *Lösung:* Physiologische Kochsalzlösung mit 0,8% NaCl, 0,25% CaCl$_2$ und 0,04% KCl. Zur peroralen Zufuhr wird diese Lösung mit Tee zu gleichen Teilen verdünnt gegeben.
2. *Kuhmilchmolke:*
   1 Liter rohe Milch wird mit 1 Eßlöffel Simons-Labessenz oder 1 Teelöffel Pegnin versetzt; auf 40° C erhitzen lassen. Nach Teilung von Käsegerinnsel und Molke gibt man das Ganze durch ein Haarsieb und läßt die Molke übertropfen.
3. *Toxikoselösung* nach WILKE:
   A. 20%ige Traubenzuckerlösung, steril (in Ampullen zu beziehen).
   B. 5 g Natrium bicarbonicum in 60 cm^3 Aqua dest. auflösen, auf 50 cm^3 einkochen.
   Vor Gebrauch beide Lösungen zu gleichen Teilen mischen.
4. Lösung nach DARROW:
   Natriumbicarbonat 4,4 g, Kaliumchlorid 2,7 g und 3,0 g Natriumchlorid auf 1000. Diese Lösung enthält mehr Bicarbonat als das Blutserum, dabei weniger Natrium und ungefähr die gleiche Menge Chlorid. Die Kaliumkonzentration ist 10mal höher als im Blutserum.
5. Lösung nach JAMES L. GAMBLE:
   KCl 2,0, NaCl 3,0, Molare Natriumacetatlösung 40,0 cm^3. Wasser 710 cm^3
   [GOVAN und DARROW: J. Pediatrics 28, 541 (1946)].

Calorientabelle der Heilnahrungen.

100 g trinkfertige Nahrung enthalten:	Eiweiß	Fett	Kohlen-hydrate	Calorien
Eledon	3,1	1,4	3,8	41
Edelweißbuttermilch	3,0	1,6	3,9	43
Buttermilch ohne Zusätze	3,7	0,7	3,7	37
Milchsäurevollmilch	3,4	3,6	12,3	98
Milchsäuremagermilch	3,0	0,2	11,5	64
Original iweißmilch nach FINKELSTEIN . und L. F. MEYER	4,25	3,95	6,65	81
Larosanmilch nach STOELTZNER . . .	3,8	1,6	9,0	68
Original-CZERNY-KLEINSCHMIDT	1,3	4,7	8,0	82
Buttermilch-Einbrenne	3,3	2,8	10,0	80
Milchsäure-Malzmilch nach ROMINGER .	2,2	2,7	9,4	70
Karottensuppe nach MORO	1,0	1,0	3,9	29
Apfelsuppe	0,2	0,3	6,7	31
Kuhmilchmolke	0,3	0,1	5,9	26

Schrifttum.

BESSAU: Säuglingsphysiologie und -pathologie. Lehrbuch der Kinderheilkunde von FEER 12. Aufl. 1938. — BROCK, JOACHIM: Biologische Daten für den Kinderarzt. Berlin: Springer 1932.

CZERNY-KELLER: Des Kindes Ernährung usw., Bd. 1. 1925.

FEER, E.: Lehrbuch der Kinderheilkunde, 15. Aufl. Jena: Gustav Fischer 1944. — FINKELSTEIN: Säuglingskrankheiten, 4. Aufl. Amsterdam 1938. — FREUDENBERG : Physiologie und Pathologie der Verdauung im Säuglingsalter. Berlin 1929.

GLANZMANN: Einführung in die Kinderheilkunde. Berlin 1939.

KLEINSCHMIDT: Ernährungsstörungen des Säuglings, 1939. — Lehrbuch der Kinderheilkunde von FEER, 12. Aufl. 1938.

MC. MARRIOTT, W. K.: Infant Nutrition. St. Louis 1930. — MITCHELL-NELSON: Textbook of Pediatrics. Philadelphia 1945. — MÜLLER, ERICH: Ernährung und Behandlung des Kindes, 2. Aufl. Stuttgart 1946. — MÜLLER, ERNST: Die Bedeutung des Kuhmilchfettes für die Säuglingsernährung. Öff. Gesdh.dienst 1937. — Über die Bedeutung des Milchzuckers für die Säuglingsernährung. Z. Kinderhk. 65, H. 3 (1947).

ROMINGER: Physiologie und Pathologie der Ernährung usw. In Handbuch der normalen pathologischen Physiologie. Berlin 1927. — Ernährungsstörungen des Säuglings. In Handbuch PFAUNDLER-SCHLOSSMANN, 4. Aufl., Bd. 3. 1931. — Richtlinien für die Kinderkost, 3. Aufl. Berlin-Göttingen 1947. — RUBNER: Die Gesetze des Energieverbrauchs bei der Ernährung. Leipzig: Franz Deuticke 1902.

STURM, A.: Die klinische Pathologie der Lunge in Beziehung zum vegetativen Nervensystem. Versuch einer allgemeinen pathologischen Ordnung. Stuttgart: Ferdinand Enke 1948

Stoffwechsel und Ernährung älterer Kinder.

Von

E. Rominger.

Stoffwechsel und Ernährung des Kindes jenseits des Säuglingsalters bis zur Pubertät weisen einerseits gegenüber den Verhältnissen beim Säugling, andererseits aber auch gegenüber denen beim Erwachsenen Besonderheiten auf, die es rechtfertigen, daß die Grundsätze einer zweckmäßigen Ernährung des Kleinkindes und Schulkindes hier zusammenhängend dargestellt werden. Dabei kann auf die Physiologie der Säuglingsernährung in diesem Lehrbuch (s. S. 364) als Grundlage der folgenden Erörterungen hingewiesen werden, während Stoffwechsel und Ernährung des Erwachsenen als bekannt vorausgesetzt werden.

Der grundlegende Unterschied gegenüber dem Säuglingsalter liegt in erster Linie im Übergang von der Hauptnahrung Milch zu einer gemischten und zugleich festen Kost, in zweiter Linie in der Änderung der Ernährungsweise vom „Füttern" zum „Selbstessen". Gegenüber dem Erwachsenen machen sich in der Kleinkinderzeit und im Schulalter der sich noch rasch ändernde Stoffbedarf und der besonders lebhafte Stoffumsatz geltend. Der absolute Nahrungsbedarf steigt ständig, während der relative, bezogen auf die Körpergewichtseinheit von 110 Calorien des Säuglings auf rund 50 Calorien des Schulkindes im Alter von 14 Jahren ständig abfällt. Es muß bei der Ernährung des Kleinkindes und des Schulkindes immer berücksichtigt werden, daß der Nahrungsbedarf während des ganzen Kindesalters wesentlich größer ist als der des Erwachsenen. Im besonderen braucht das Kind mehr Eiweiß, mehr Vitamine und Salze. Die immer größer werdende Nahrungsmenge muß nun einmal der oft noch in weiten Grenzen schwankenden Verdauungsleistung, zweitens der hohen Muskelaktivität und drittens dem in Schüben vor sich gehenden Wachstum angepaßt werden. Zieht man in Betracht, daß das Kind vom 2. Lebensjahr an dadurch, daß es nun mehr und mehr mit anderen Menschen in Berührung kommt, Ansteckungen ausgesetzt wird, dann ergibt sich als weitere wichtige Ernährungsaufgabe die, dafür zu sorgen, daß es genügend „Schutzstoffe" zu sich nimmt. Beim natürlich ernährten Säugling treten alle diese Schwierigkeiten so lange nicht ein, als er sein Hauptnahrungsmittel, die Muttermilch, nach Bedarf zu sich nehmen kann, die gleich genügend Brenn- und Schutzstoffe enthält. Selbst der Übergang von Frauenmilch zu Kuhmilch ist noch bedeutend einfacher als der von der Milch als Hauptnahrungsmittel zu einer biologisch vollwertigen und zugleich bekömmlichen Kleinkinderkost. Man hat deshalb, namentlich in früheren Zeiten noch junge Kleinkinder qualitativ wie ältere Säuglinge, also vorwiegend mit Milch und Milchbreien in steigender Menge ernährt, um die Schwierigkeiten des Umsetzens auf gemischte Kost zu vermeiden. Solche Kinder gedeihen nun keineswegs besser, sondern schlechter, werden appetitlos und anämisch und, was am bedenklichsten ist, sie zeigen eine große Widerstandslosigkeit gegenüber Infekten und bleiben schlaff, mißlaunig und leistungsunfähig. Die Milch erweist sich auch im Kleinkindes- und Schulalter zwar als wichtiges, biologisch hochwertiges Nahrungsmittel, das in keiner Kinderkost ganz fehlen darf;

es muß aber nach Eintritt des Zahndurchbruchs dem Kind daneben eine derbere, mehr und mehr dem Erwachsenenalter angeglichene Kost angeboten werden, um die Magen-Darmfunktion zur vollen Entwicklung zu bringen und das Kauen zu üben. Es ist ohne Zweifel schwieriger, ein Kind richtig und zweckmäßig zu ernähren als einen Erwachsenen. Dieser müßte durch seine Erziehung und seinen Verstand bei der Nahrungsaufnahme einigermaßen richtig gelenkt werden, während das junge Kind, instinktschwächer als manche Tiere, sich in unvernünftiger Weise überißt, oft unappetitliches Zeug zu sich nimmt oder auch hungert, wenn es nicht überwacht und richtig erzogen wird. Die Ergebnisse von Untersuchungen bei Kindern, auch schon jungen Kleinkindern, mit von ihnen frei gewählter Kost scheinen dem zu widersprechen, insofern sie ergaben, daß die Kinder, nachdem sie anfänglich nur ihre Lieblingsgerichte auswählten, auf längere Sicht sich ohne Zwang ganz natürlich ernährten (CLARA M. DAVIS, siehe BRENNEMANNs Handbuch). Das kann aber nur für ganz besondere Verhältnisse, nämlich eine sorgfältig zubereitete und überwachte Kost im Krankenhaus, Geltung haben und gilt sicher nicht für die in der Familie aufwachsenden Kinder. Für sie ist eine Auswahl und Überwachung der Ernährung nötig, allenfalls unter Vermeidung eines allzu strengen Diktates darüber, was das Kind zu essen habe und wieviel davon. Zu beklagen ist der Mißstand, daß Erwachsene in Unkenntnis und übertreibender Sorge sich Entbehrungen auferlegen, um ihr Kind mit unnötigen und teuren Nahrungsmitteln zu ernähren, ja zu überfüttern. Der Arzt muß deshalb heute über die besonderen Ernährungsverhältnisse des Kindes Bescheid wissen. Es genügt nicht oder nicht mehr, allgemeine Ratschläge zu geben, wie „leichte Kinderkost", „ordentliche Milch", nicht „zuviel Fleisch" u. dgl. Vielmehr muß der Arzt in der Lage sein, für jede Altersstufe einen richtigen und den wirtschaftlichen Verhältnissen der Familie Rechnung tragenden Kostplan für das gesunde und kranke Kind aufzustellen.

I. Nahrungsbedarf und Stoffumsatz.

Beim Übergang von rein flüssiger Milchnahrung auf Breikost und nach genügender Entwicklung der Zähne auf feste Kost muß auf das Aufnahmevermögen und den Grad der Verdaulichkeit Rücksicht genommen werden. Durch eine zunehmende Vergröberung der Speisen muß das Kleinkind zum Kauen erzogen und sein Magen-Darmkanal an die Verarbeitung eines schwerer angreifbaren Chymus gewöhnt werden. Einerseits führt eine Überschätzung der Verdauungsleistung zu Ernährungsstörungen, andererseits hat ein zu langes Verharren bei flüssiger und breiiger Kost eine Reihe von Ernährungsschwierigkeiten zur Folge (Kaufaulheit, Anorexie!). Wesentlich ist auch schon im Kleinkindes- und Schulalter die Verabreichung von genügenden Mengen von Ballaststoffen. Schließlich ist der Geschmackswert der Kinderkost von Bedeutung, weil jede eintönige oder auch dem kindlichen Bedürfnis nach Wohlgeschmack nicht entsprechende Nahrung zu der bekannten hartnäckigen Eßunlust der sonst gesunden Kinder führt. Von allen diesen Faktoren wird die Sekretion der Verdauungssäfte, die Tätigkeit der Magen-Darmmuskulatur und damit die Resorption und Bekömmlichkeit der Nahrung mitbestimmt.

Über den Gesamtumsatz in den verschiedenen Altersstufen sind wir verhältnismäßig gut unterrichtet. Durch zahlreiche, mühevolle Stoffumsatzuntersuchungen, namentlich beim älteren Kind durch Messungen des respiratorischen Gaswechsels, besitzen wir brauchbare Mittelwerte für die Energieberechnung. Zur Berechnung des Gesamtumsatzes ermittelt man zunächst den sog. Ruhe-Nüchternumsatz oder *Grundumsatz*. Er gibt den Wert derjenigen

Calorienmenge an, die der Organismus bei vollständiger Muskelruhe in nüchternem Zustande innerhalb der physikalischen Wärmeregulationsbreite umsetzt. Hierbei muß berücksichtigt werden, daß die mit der gewöhnlichen Nahrung aufgenommenen Calorien nicht voll ausgenutzt werden. Der Verlust der Energie im Kot ist auf 6—8% des Brennwertes der Nahrung zu schätzen und muß jeweils vom zugeführten Nahrungsbrennwert in Abzug gebracht werden. Einen guten Überblick gibt die Falksche Tabelle.

Tabelle 1. *Grundumsatz bei Knaben und Mädchen.*

Alter	Gewicht	Länge	Körper-oberfläche	Grundumsatz		
				Gesamt für 24 Stunden Calorien	je kg für 24 Stunden Calorien	je m² für 1 Stunde Calorien
Jahre	kg	cm	m²			
Knaben:						
2¹/₂	11,5	—	—	782	68,0	—
6	14,5	110	—	926	63,9	—
6	18,4	110	—	970	52,7	—
7	19,2	112	—	1067	55,6	—
7	20,8	110	0,79	1153	55,4	60,8
9	21,8	115	0,83	1036	47,5	52,0
10	30,6	131	1,05	1338	43,7	53,1
11	26,5	129	0,98	1151	43,4	48,9
14	36,1	142	1,20	1310	36,2	45,5
14	36,8	142	1,21	1285	34,9	44,3
14	43,0	149	1,34	1525	35,5	47,4
Mädchen:						
6¹/₂	18,2	—	—	936	51,4	—
7	15,3	107	—	866	56,6	—
11	35,0	141	1,17	1313	37,5	46,8
11	42,0	149	1,32	1459	34,7	46,0
12	24,0	129	0,94	962	40,1	45,6
12	25,2	128	0,95	938	37,2	41,1
12	40,2	145	1,27	1362	33,9	44,7
13	31,0	138	1,10	1217	39,3	46,1
14	35,5	143	1,19	1299	36,6	45,5

Im Kindesalter ist der Grundumsatz und damit auch der Nahrungsbedarf zwar naturgemäß niedriger als beim Erwachsenen, aber im Verhältnis zur Körperoberfläche und auch zum Körpergewicht ist er höher. Schon im 6. Lebensmonat tritt diese Umsatzsteigerung, die rund 40—60% betragen kann, meßbar in Erscheinung und geht während des weiteren Kindesalters nur ganz allmählich zurück, bleibt aber auch noch während der Pubertät im Vergleich zum Erwachsenen erhöht. Erst etwa vom 20. Lebensjahr ab bleibt der Grundumsatz im wesentlichen bis ins hohe Alter konstant.

Zu dem Grundumsatz kommt beim Kind ein Energieverbrauch für den Anwuchs hinzu. Dieser sog. Wachstumsquotient ist verhältnismäßig klein. Man rechnet mit 1,5—1,87 Calorien je Gramm Anwuchs. Somit sind zusätzlich 10—15% des Grundumsatzwertes für ihn in Anrechnung zu bringen.

Zur Ermittlung des Gesamtenergiebedarfs muß beim Kleinkind und Schulkind noch ein Betrag für die Muskeltätigkeit eingesetzt werden. Die Stoffwechseluntersuchungen haben gezeigt, daß gesunde lebhafte Kinder einen etwa die Hälfte ihres Grundumsatzes ausmachenden Calorienwert zur Bestreitung ihrer Wärmeproduktion durch Muskelarbeit benötigen. Je nach Alter und Temperament wird dieser Zuschlag größer oder kleiner sein müssen. Für lebhaft sich in Spiel und Sport betätigende Kinder muß ein „Arbeitszuschlag" von 100% vorgenommen werden.

Ein wesentlicher Unterschied im Gesamtumsatz zwischen Knaben und Mädchen besteht nicht. Im allgemeinen ist der Calorienbedarf der Kinder während der warmen Jahreszeit geringer als während der kalten (Einfluß der Temperatur).

Außer der Muskeltätigkeit führt die Nahrung selbst zu einer vermehrten Wärmebildung, es ist die sog. spezifisch-dynamische Wirkung der Nahrung. Die Umsatzsteigerung beträgt 10—12% in 24 Stunden.

Diese Wirkung ist bekanntlich dem Eiweiß eigentümlich, und zwar sowohl dem ganzen Eiweißmolekül als auch seinen Spaltstücken. Das Mehr an Wärmebildung wird auf den Umbau (Auf- und Abbau) der verschiedenen Nahrungsstoffe, insonderheit der Eiweiße, zurückgeführt.

Von größter Bedeutung für die Steigerung des Grundumsatzes ist neben den schon genannten Faktoren das Inkretsystem. Beweise dafür liefert die Pathologie des Stoffwechsels (s. S. 474 ff.). Höchstwahrscheinlich ist die im Kindesalter bestehende Grundumsatzsteigerung auf inkretorische Einflüsse zurückzuführen.

Zur Berechnung des Grundumsatzes benützt man die auf Grund der eingangs genannten (s. S. 352) Grundumsatzbestimmungen aufgestellten Voraussagetafeln nach HARRIS und BENEDICT, die für das Kindesalter von KESTNER und KNIPPING ergänzt wurden. In diesen findet man zwei Grundzahlen, eine für das Körpergewicht und eine zweite für Alter und Körperlänge. Die Summe dieser beiden Zahlen gibt unmittelbar den Grundumsatz in Calorien an. Für den praktischen Gebrauch mögen folgende Zahlen als Anhaltspunkte dienen.

Täglicher Calorienbedarf des gesunden Kleinkindes und Schulkindes
bei mäßiger Körperbewegung.

2 Jahre	925 Calorien,	also etwa	75	je Kilogramm Körpergewicht,
3 Jahre	1050	,,	,,	,,	75	,,	,,	,,
4 und 5 Jahre	1300	,,	,,	,,	75	,,	,,	,,
6 Jahre	1350	,,	,,	,,	70	,,	,,	,,
7 und 8 Jahre	1450	,,	,,	,,	65	,,	,,	,,
9 und 10 Jahre	1650	,,	,,	,,	60	,,	,,	,,
11 und 12 Jahre	1750	,,	,,	,,	55	,,	,,	,,
13 und 14 Jahre	1900	,,	,,	,,	50	,,	,,	,,
15 Jahre	2000	,,	,,	,,	45	,,	,,	,,

Diese Tabellen versagen naturgemäß da, wo entweder eine abnorme Kleinheit der Kinder oder ein anomales Körpergewicht vorliegt. Überhaupt muß man sich vor Augen halten, daß alle diese Angaben nur Annäherungswerte enthalten. Untergewichtige und lebhafte Kinder haben einen weit höheren, übergewichtige und ruhige Kinder haben oft einen geringeren Gesamtumsatz. In jedem Fall darf die Aufstellung der Kostordnung für ein Kleinkind oder Schulkind nicht allein nach dem calorischen Wert erfolgen, sondern sie muß die Zusammensetzung der Nahrung berücksichtigen.

II. Einige Besonderheiten über den Umsatz der einzelnen Nährstoffe beim Kleinkind und Schulkind.

Die Ermittelung des Grundumsatzes ergibt nur eine der notwendigen Grundlagen für die Aufstellung eines allen Anforderungen der Ernährungspraxis gerecht werdenden Kostplanes für das gesunde Kind. Vom energetischen Gesichtspunkt aus erscheint es gleichgültig, mit welchen Nahrungsstoffen die zur Aufrechterhaltung des Betriebsstoffwechsels notwendige Energie zugeführt wird. Die Praxis der Kinderernährung hat indessen schon immer gezeigt, daß die einzelnen Nährstoffe gerade beim wachsenden Organismus in bestimmten Mindestmengen zugeführt werden müssen. Außerdem ist ein bestimmtes prozer.- tuales Verhältnis dieser Nährstoffe erforderlich, um ein bestmögliches Gedeihen zu erzielen. Als Rubner seine grundlegende Lehre von dem Energiewert der drei Hauptnährstoffe und dem Sonderwert des Eiweißes als unersetzbares Bau- material entwickelte, wurde von der Kinderheilkunde eine rein energetische Betrachtung des Stoffwechsels als zu einseitig abgelehnt. Die führenden deut- schen Kinderärzte wiesen darauf hin, daß die verschiedenen Nährstoffe für das Kind verschieden wertvoll, ja unentbehrlich sind. Schon seit dem Anfang dieses Jahrhunderts hat man in der Kinderernährung den hohen Wert natürlicher, roher und frischer Nahrungsmittel erkannt, und unter der Führung unseres Altmeisters Czerny hat sich an Stelle der früher üblichen eiweißreichen Milchbreikost junger Kinder eine lakto-vegetabile, wir sagen heute: obst- und gemüsereiche Kost neben einer mäßigen Milchzufuhr durchgesetzt. Die neuen Forschungen auf dem Ernährungsgebiet über die verschiedene Wertigkeit der Eiweiße, über Trans- mineralisation, über Vitamine und schließlich über die Synthese der Hormone und Fermentsysteme haben erwiesen, daß die bei der Kinderernährung gewonnenen Erfahrungen richtig waren. Wenn es auch heute noch nicht möglich ist, unsere aus der Ernährungspraxis hervorgehenden Vorschriften bis in Einzelheiten hinein theoretisch zu begründen, so ist doch durch die neuen Kenntnisse über den Bau- und Regelungsstoffwechsel vieles klargestellt worden, daß wir heute mit besseren Gründen und Beweisen als früher unsere Forderung nach einer möglichst ab- wechslungsreichen, gemischten, namentlich auch Rohstoffe enthaltenden Kost für das Kleinkind und Schulkind vertreten können. Da die Rolle, welche die einzelnen Nährstoffe im Körperhaushalt spielen, vom Erwachsenen her be- kannt ist und für den Säugling schon beschrieben wurde (s. Stoffwechsel und Ernährung des gesunden Säuglings), können wir uns im folgenden auf eine ganz kurze Erörterung der besonderen Bedeutung der einzelnen Ernährungsstoffe für das Kleinkind und Schulkind beschränken.

Die *Eiweißkörper* dienen auch noch jenseits des Säuglingsalters zunächst, wie beim Erwachsenen, zum Ersatz der ständig durch „Abnutzung" der lebenden Gewebe zu Verlust geratenden Eiweißmengen, zur Bildung von Wirkstoffen (Hormone!) und zur vollen Deckung der energetischen Bedürfnisse, soweit sie nicht durch Kohlenhydrate und Fette befriedigt werden. Kohlenhydrate erweisen sich bekanntlich dabei als bessere Eiweißsparer als Fette. Das Kind braucht nun darüber hinaus zum Wachstum eine gewisse erhöhte Eiweißquote, die allerdings meist überschätzt wird. Man hat in zahlreichen Untersuchungen ermittelt, mit welchen Eiweißgaben je Tag und Kilogramm Körpergewicht ein Kind gut auskommen kann und bezeichnet diesen Wert als *praktisches* oder *hygienisches Eiweißminimum*. Bei der Berechnung geht man vom sog. physiologischen Eiweißminimum aus, das ist die Eiweißmenge, die zugeführt werden muß, um nicht nur Eiweißverluste zu vermeiden, sondern auch beim Kind eine eben positive N-Bilanz zu erzielen. Das rund Dreifache dieses Wertes stimmt mit dem Wert überein, bei dem Kleinkinder und Schulkinder gesund und leistungsfähig erhalten werden. Nach unseren Untersuchungen schwankt das Eiweiß während des 3. bis zum 14. Lebensjahr zwischen 1,1—1,5 g als Mini- mum und 2,5—3 g als Optimum je Kilogramm Körpergewicht. Für das Klein- kind von 2—6 Jahren liegt der praktische Eiweißbedarf bei 2—2,5 g, also etwas höher als beim Schulkind von 7—14 Jahren, wo er mit 1,8—2,0 g an- genommen werden kann. Das ist ein Eiweißangebot von etwa 40—60 g täglich beim Kleinkind und von etwa 60—70 g beim Schulkind. Für die Ernährungs- praxis bei Kindern gilt die Regel: Der Brennwert an Eiweiß soll mindestens

10%, höchstens 20%, also im Mittel 15% des Brennwertes der Gesamtnahrung ausmachen.

Bei allen diesen Berechnungen wird vorausgesetzt, daß dabei dem Kind ein „hochwertiges" Eiweiß in der Nahrung angeboten wird. An Stelle des biologisch höchstwertigen Eiweißes der Muttermilch, kommt für das Kleinkind und Schulkind in erster Linie das Kuhmilcheiweiß in Betracht. In zweiter Linie folgen das Eiweiß von Ei, Fleisch, Fisch und in dritter Linie von den verschiedenen pflanzlichen Nahrungsmitteln und in vierter Linie von Brot und Gemüse. Wenn man davon ausgeht, daß das Milcheiweiß zu 100% die Eiweiß-verluste des Körpers zu ersetzen vermag, dann kommt man zu folgender Wertig-keitsordnung:

Biologische Wertigkeit der Eiweißarten.

Milch	100	} tierisches Eiweiß
Ei — Fleisch — Fisch	95	
Kartoffeln — Sojabohnen . . .	75	
Getreidegrützen	50	} pflanzliches Eiweiß
Hülsenfrüchte	25	
Brot und Gemüse	15	

Beim jungen Kleinkind kann noch der Haupteiweißbedarf mit etwa $1/2$ Liter Kuhmilch je Tag gedeckt werden. Wird das Kind älter, dann ist es zweck-mäßig, im 3. und 4. Lebensjahr die Milchmenge auf 400 und 300 g und beim älteren Schulkind auf 300 und 250 g herabzusetzen und nun die übrigen Eiweiß-spender in größeren Mengen in die Kost einzuführen. Im Schulalter wird neuer-dings auch das Eiweiß der inneren Organe, wie z. B. Leber, Niere, Thymus und Blutwurst in kleinen Mengen 1- oder 2mal wöchentlich empfohlen. Streng vegetarische Kost ist im Hinblick auf die geringe biologische Wertigkeit der Pflanzeneiweiße im Kindesalter nicht unbedenklich und bedarf der Ergänzung durch Milchzulagen (auch Magermilch). Für die Ernährungspraxis bei Kindern gilt die Regel: $1/3$—$1/2$ des täglich zugeführten Eiweißes soll in Form von biologisch hochwertigem, animalischen Eiweiß geboten werden.

Die große Bedeutung der *Kohlenhydrate*, als die wichtigsten Betriebsstoffe in der Ernährung des Kleinkindes und Schulkindes, läßt sich durch zwei Tat-sachen überzeugend beweisen: Erstens werden 60—75% des Gesamtcalorien-bedarfs beim Kind durch Kohlenhydrate gedeckt, und zweitens sind die Kohlen-hydrate die in unseren Nahrungsmitteln am meisten verbreiteten und daher billigsten Nahrungsstoffe.

Es wäre zwar theoretisch vorstellbar, daß sich die beiden Hauptenergiespender in der Nahrung, Kohlenhydrate und Fette, in beliebigem Verhältnis, also auch vollkommen ver-treten könnten. Das ist aber nicht möglich, weil einerseits die Nahrungsfette gewisse Be-standteile (Lipoide, Vitamine) enthalten, die für den wachsenden Organismus unentbehrlich sind, andererseits weil der völlige Kohlenhydrathunger eine unvollständige Verbrennung der Fette und die Entstehung von Ketonkörpern zur Folge hat, die zur Acidose führen.

Die neuen Forschungsergebnisse über die wichtigsten chemischen Vorgänge bei der Muskeltätigkeit, so z. B. die Verwertung der Kohlenhydrat-Phosphorsäureverbindungen, die Resynthese der Milchsäure zu Glykogen und die Kohlenhydratbildung aus gewissen Eiweiß-körpern lassen uns den hohen Betriebsstoffwechsel des jungen, lebhaft beweglichen Kindes heute besser verstehen. Wir wissen, daß ein verhältnismäßig hoher Glykogengehalt des Organismus für ein normales Wachstum und Gedeihen unerläßlich ist.

Als sog. WARBURGsches Gesetz gilt der Satz: Kein Wachstum ohne gesteigerte Glykolyse. Es läßt sich zeigen, daß die glykolytische Fähigkeit desto größer ist, je jünger das Kind ist. Wir verstehen deshalb auch, weshalb der Kohlen-hydratbedarf des Kindes besonders groß ist. Das junge Kind nimmt bei richtiger Ernährung etwa 12 g Kohlenhydrate je Kilogramm Körpergewicht auf, der Erwachsene nur etwa 5—7 g. Im Einklang damit steht die Empfindlichkeit seines Blutzuckerspiegels und andererseits seine hohe Zuckertoleranz. Der

Blutzuckerspiegel liegt im Durchschnitt etwas tiefer als im Erwachsenenalter; er wird angegeben für den Säugling mit 76 mg-%, für das Kleinkind mit 85 mg-%, für das Schulkind mit 91 mg-% im Durchschnitt, gegenüber dem des Erwachsenen von 90—120 mg-%. Eine Blutzuckererniedrigung, z. B. nach Hunger, tritt rascher und stärker auf als beim Erwachsenen. Auf der anderen Seite liegt die „Nierenschwelle" beim Kleinkind höher (etwa zwischen 200 und 230 mg-%) als beim Erwachsenen (160—185 mg-%).

Kleinkinder, aber auch noch Schulkinder sind sehr empfindlich gegenüber Kohlenhydrathunger. Durch Hunger, Infekte und andere pathologische Einwirkungen geraten jedenfalls Kinder leichter und tiefer in eine Acidose als Erwachsene. Hier schon sei kurz darauf hingewiesen, daß überreichliche Gaben von Zucker nur bei Hungeracidose angezeigt sind, während es sich in vielen anderen Fällen von Acidose um verwickelte intermediäre Vorgänge handelt, in deren Mittelpunkt nicht nur eine Glykogenarmut, sondern ein Versagen der Leber steht, das keineswegs durch Zuckergaben allein bekämpft werden kann.

Im allgemeinen kann man sagen, daß in der Kinderernährung die Form, in der Kohlenhydrate gegeben werden, falsch ist. Die Kinder erhalten im Kleinkindesalter zuviel Mehl- und Milchbrei, Grützen und Puddings, die sie nicht genügend zum Kauen anregen. Sie werden kaufaul und appetitlos. Ebenso verkehrt ist es, Kinder mit Süßigkeiten zu überfüttern. Sie werden naschhaft, verlieren ihren gesunden Appetit und verderben sich ihre Zähne. Mit Recht wird gerade für die Kinderernährung neuerdings ein hochwertiges Vollkorn- oder Roggenbrot gefordert, bei dem die Kleie (Vitaminspender!) im Mehl belassen wird und nach Möglichkeit das Getreideschrot frisch am Tage der Vermahlung verbacken wird. Bei sorgfältiger Herstellung ist Roggenbrot ebenso gut verdaulich und verträglich wie Weizenbrot.

Die *Fette* werden von jeher als für die Kinderernährung besonders wichtige Nahrungsbestandteile angesehen. Man kann annehmen, daß eine bestimmte Fettmenge in jeder vollwertigen Kindernahrung enthalten sein muß, daß es also auch eine Art „Fettminimum" für die Ernährung des wachsenden Organismus gibt.

Der Körper des jungen Kindes enthält bis zu 12% Fett; die Muttermilch ist verhältnismäßig fettreich, so daß der Säugling durchschnittlich 4 g Fett je Kilogramm und Tag zu sich nimmt. Auch das Kleinkind und Schulkind zeigen bei gemischter Kost und normalen Verdauungsverhältnissen eine sehr hohe Fettoleranz, ausgezeichnete Fettresorptionsfähigkeit und im allgemeinen ein beträchtliches Verlangen nach fettreicher Kost. Der Fettbedarf des Kleinkindes sinkt bis auf etwa 2 g, der des Schulkindes auf etwa 1,0 g je Kilogramm Körpergewicht.

Die wichtigsten *Fettträger* der Kindernahrung sind Fettgemische, denen lebenswichtige Begleitstoffe, nämlich Lipoide und Vitamine, beigemengt sind. In Betracht kommen von Vitaminen das A-, D- und E-Vitamin, die für den Gesamtstoffwechsel, den Körperaufbau und wahrscheinlich für die Funktion des Inkretsystems von größter Bedeutung sind.

Die Phosphatide und das Cholesterin können im Organismus auch schon vom jungen Säugling synthetisch aufgebaut werden. Von den bisher bekannten fettlöslichen Vitaminen müssen das A- und E-Vitamin mit der Nahrung, also exogen, zugeführt werden. Manches spricht dafür, daß noch andere vitaminähnliche Stoffe, die nicht von den Lipoiden getrennt werden können, existieren, die wir noch nicht kennen. Sie spielen wahrscheinlich auch bei der Erzielung und Erhaltung einer normalen Resistenz gegen Infekte eine gewisse Rolle. Hier sind unsere Kenntnisse noch völlig unzureichend.

In einer guten, hochwertigen Kinderkost soll der Fettgehalt 20—25%, höchstens 30% des Gesamtcaloriengehaltes betragen.

Für die Fette können wir nicht, wie das oben für das Eiweiß geschehen ist, eine Wertigkeitsrangordnung aufstellen und zwar aus folgenden Gründen: Erstens fehlt uns eine Methode zur Ermittlung der genauen Fettbilanz, da die Endprodukte im Stoffwechsel nicht erfaßt und von denen des Kohlenhydrathaushaltes unterschieden werden können. Bei ungenügender Fettzufuhr bildet der Organismus Fett aus Kohlenhydraten. Zweitens sind uns außer den schon genannten fettlöslichen Vitaminen und Lipoiden, die wir übrigens auch neben den fetthaltigen Nahrungsmitteln zuführen können, manche Träger von „spezifischen" Fettwirkungen noch gar nicht bekannt. Wir sind also heute noch in der Hauptsache auf die klinische Erfahrung angewiesen. An Fettbegleitstoffen besonders reich sind Fette, die in der gewöhnlichen Kinderkost gar nicht oder nur wenig vorkommen: Die Lebertrane und das Eigelb. In zweiter Linie folgt dann etwa das Milchfett, also die Butter. Tierische Depotfette, wie Speck, Schmalz und Gänsefett sind zwar hochwertige Kraftspender, enthalten aber weder Vitamine noch Lipoide. Brot, Fleisch und Gemüse bieten nur so geringe Fettmengen, daß sie gar nicht ins Gewicht fallen. Olivenöl, Nußöl und andere pflanzliche Öle spielen in Form der Margarine heute auch in der Kinderernährung eine große Rolle. Sie sind ausgezeichnet verträglich und als Energiespender genau so wertvoll wie die tierischen Fette; da, wo die Kinder im wesentlichen auf Margarine angewiesen sind, ist eine Zugabe von Fettbegleitstoffen, etwa in Form von Lebertran, unbedingt angezeigt.

Irgendein in die Augen springender Vorteil einer besonders fettreichen Ernährung des Kindes kann aus der Ernährungspraxis nicht angeführt werden. Lediglich ist erwähnenswert, daß Schulkinder, namentlich solche, die einen weiten Schulweg haben, bei einer verhältnismäßig fettreichen Kost längere Pausen zwischen den Mahlzeiten besser durchhalten und leistungsfähiger sind, als wenn sie knapp mit Fett ernährt werden. Bekannt ist weiter, daß Klimate, die den Stoffwechsel beschleunigen, z. B. das Seeklima, eine gute Fettversorgung „verlangen". Optimal wird auch bei solchen Kindern der Fettbedarf mit 30 bis 40 g Fett je Tag (beim Erwachsenen 50—70 g) gedeckt. Schließlich sei noch erwähnt, daß ein zu reichliches Fettangebot naturgemäß zu Überfütterung und Appetitlosigkeit und besonders bei familiärer Veranlagung zu Fettsucht führt.

Über die Bedeutung der *Salze* für den Aufbau- und Regelungsstoffwechsel ist bei der Säuglingsernährung (S. 360) das Wichtigste an Besonderheiten für den wachsenden Organismus schon erwähnt. Für die Ernährung des Kleinkindes und Schulkindes beginnt wiederum, aber in höherem Grade als bei den schon erörterten lebenswichtigen anderen Nahrungsstoffen, die Schwierigkeit einer richtigen Versorgung mit Mineralstoffen zu dem Zeitpunkt, an dem von der Milch als Hauptnahrungsmittel abgegangen werden muß. Das Kleinkind kann seinen Bedarf an Salzen weder mit Brot und Fett noch allein mit Fleisch decken, weil es dann ungeheure Mengen dieser Nahrungsmittel zu sich nehmen müßte. Daraus ist die Forderung herzuleiten, das Kleinkind nicht in der Hauptsache mit Mehlspeisen, Brot und Gebäck, Zucker, Süßigkeiten und Fett, also z. B. Butter, zu ernähren, sondern darauf Bedacht zu nehmen, daß es daneben die ihm angemessene Menge Milch, Käse, Gemüse und Obst erhält. Milch und Käse liefern besonders das für Gewebeaufbau und Gewebefunktion, so z. B. für die Knochenbildung, die Blutgerinnung, die Abdichtung der Gefäße, die Aufrechterhaltung des Ionengleichgewichts u. v. a. nötige Calcium; Kartoffeln, Brot und Fleisch sind wichtige Kaliumspender; Phosphor ist im Eidotter, in der Milch, im Fleisch und im Spinat enthalten, Eisen in Gemüsen, namentlich im Spinat und grünen Salat, Jod besonders im Fisch, Schwefel in fast allen Nahrungsmitteln. Kochsalz ist der einzige Mineralstoff, der für die Versorgung des Organismus mit Natrium und Chlor in reiner Form den Speisen des Kindes zugesetzt werden muß. Der Kochsalzbedarf muß namentlich zur Aufrechterhaltung eines normalen osmotischen Druckes und zur Gewährleistung einer normalen Salzsäureproduktion (Appetit!) unbedingt gedeckt werden. Eine Verarmung des Körpers an Kochsalz, die sich in einer Hypochlorämie kenntlich macht, kann zu lebensbedrohlichen Zuständen führen. Der Kochsalzbedarf des Kindes ist gering und beträgt etwa 0,05 g je Kilogramm täglich.

Der *Wasserbedarf* des Kleinkindes ist nicht mehr so groß wie im Säuglingsalter. Er wird zu $^1/_2$—$^2/_3$ durch Aufnahme eigentlicher Flüssigkeit und zu $^1/_3$—$^1/_2$ durch den Wassergehalt der Gesamtnahrung gedeckt. Außerdem steht dem Organismus aus dem intermediären Stoffwechsel noch etwa $^1/_4$ seines gesamten Wasserbedarfs in Form des Oxydationswassers zur Verfügung. Die Wasseraufnahme wird bei älteren Kindern wie beim Erwachsenen durch das Durstgefühl reguliert. Bei jüngeren Kindern ist diese Gefühlsäußerung recht unzuverlässig. Daraus folgt, daß bei starker körperlicher Tätigkeit, z. B. bei lebhaftem Spiel im Freien, wodurch die Perspiratio insensibilis und Schwitzen reichlich Wasser abgegeben wird oder bei hoher Außentemperatur und in heißem feuchtwarmen Klima besonders für genügende Flüssigkeitsaufnahme beim Kind gesorgt werden muß. Auf der anderen Seite ist das Verlangen des jungen Kindes nach Wasser und Limonaden oft nur eine schlechte Gewohnheit, die nicht unterhalten werden sollte. Im allgemeinen braucht ein Kleinkind an eigentlichen Getränken neben der Nahrung an kühlen Tagen nicht mehr als etwa 400 cm³.

Über die Bedeutung der *Vitamine* in der Kinderkost wurde im vorhergehenden Abschnitt das Notwendige mitgeteilt.

III. Einige Hinweise zur praktischen Durchführung der Ernährung von Kleinkindern und Schulkindern.

Beim Kleinkind soll an Stelle der vorwiegend flüssigen und breiförmigen Nahrung des Säuglings eine gemischte Zufuhr von verschiedenen, auch weniger hochwertigen Nährstoffträgern treten. Schon das $2^1/_2$ Jahre alte Kind, bei dem nur das Milchgebiß vorhanden ist, ist fähig, gröbere Speisen zu zermahlen und will seine Nahrung bis zu einem gewissen Grade selbst wählen und liebt Abwechslung. Es *darf* deshalb nicht nur, sondern *soll* eine appetitanregende und das Kauen fördernde gröbere Nahrung vorgesetzt bekommen. An Stelle eines Teiles der Milch treten Gemüse- und Kartoffelkost, Fleisch und Mehlspeisen. Beim älteren Kleinkinde können auch schon Salate gegeben werden. Ferner reicht man den jungen Kindern Suppen und schließlich Milchprodukte in verschiedenster Form, also Butter, Sahne, Quark, Käse usf. Die Milch selbst wird zur Nebenkost. Niemals soll die Milch als Getränk zu den Hauptmahlzeiten verabfolgt werden, da sonst das Kind in der Hauptsache die Milch und nur wenig von den anderen Speisen zu sich nimmt oder neben diesen mit der Milch überfüttert wird. Im allgemeinen soll man beim Kleinkinde nicht mehr als $^1/_2$ Liter Vollmilch am Tage (Frühstück und Vesper) insgesamt reichen und zu den an einzelnen Tagen noch daneben zu verfütternden Speisen höchstens $^1/_4$ Liter verbrauchen. Von großer Bedeutung sind naturgemäß in diesem Alter die Süßspeisen, die zweckmäßigerweise erst am Ende der Mahlzeit gegeben werden. Wichtig ist auch die genaue Einhaltung der Eßzeiten, zwischen denen das Kind nichts — also keine Süßigkeiten, Schokolade, Keks, auch kein Obst und *kein* Getränk — abgesehen von „Ausnahmeanlässen" (!) — erhalten darf. — Beim Kleinkinde soll durch vernünftige Anordnung seines Tageslaufes, also seiner Schlafzeiten, seiner Essenszeiten, der Bewegung in frischer Luft und der geistigen Beschäftigung und Ablenkung im Spiel die natürliche Eßlust hervorgerufen und unterhalten werden. Wenn man auch im allgemeinen darauf halten wird, daß sich das Kleinkind zu jeder Mahlzeit richtig an den Tisch setzt, sich manierlich zu benehmen und mit Löffel und Gabel selbst essen lernt und sich während der

Mahlzeiten wirklich nur dem Essen widmet, so empfiehlt es sich doch andererseits bei vielen lebhaften Kindern, anfangs die Umständlichkeiten nicht zu übertreiben, da man sonst den Kindern die Lust am Essen nimmt. Es schadet ja auch nichts, wenn das junge Kleinkind durch Ungeschicklichkeit sich beim Essen anfänglich das Gesicht verschmiert und die Speisen in der Umgebung verstreut. Erst vom 2. Jahr ab lernt das Kind manierlich mit dem Löffel zu essen und legt die Ungeschicklichkeit und Unsauberkeit allmählich ab. Die Hauptsache ist es, daß schon das junge Kleinkind *selbständig* essen lernt. Ein gesundes Kind lernt schon im 7. oder 8. Lebensmonat einen Keks oder eine Brotrinde selbst zu halten und davon abzubeißen und im 10.—12. Monat seinen Löffel zu gebrauchen. Am Ende des 2. Lebensjahres soll das normal entwickelte Kind schon in der Hauptsache selbst essen und nur noch da und dort von den Erwachsenen dabei geholfen bekommen.

Man kann im allgemeinen folgende Gruppen von Kleinkindern unterscheiden: Einmal solche, die von der Säuglingszeit ab sozusagen alles essen, was man ihnen hinstellt. Eine zweite Gruppe von Kindern geht nur allmählich an ihnen bisher unbekannte Gerichte heran und kommt sozusagen erst allmählich hinter den Geschmack der Speisen. Eine dritte Gruppe besteht aus den Kindern, die sich am liebsten nur von 2—3 Gerichten ernähren würden und die anderen nur essen, weil es die Umgebung tut. Man kann dabei aber auch nach längerer Beobachtungszeit feststellen, daß sie eigentlich nie mit Lust essen. Hierunter gehören die Kinder, mit denen man Schwierigkeiten bei der Gemüseernährung hat. Sie wollen am liebsten nur von Milch, Kaffee und Brot leben. Bei anderen dieser Gruppe kommt man schließlich zu der Feststellung, daß sie eigentlich schon einen Erwachsenengeschmack haben. Sie lehnen Milchbreie und Kleinkindergerichte ab und sind mehr zu haben für Gewürztes, Gesalzenes, das, was man auch „deftige" Kost nennt.

Beim gesunden Kleinkind kann man, wenn das Kind gut ißt, mit 3 Mahlzeiten auskommen. Meistens wird man aber, namentlich in Notzeiten, in denen das einzelne Gericht nicht so nahrhaft ist, 4 oder 5 Mahlzeiten reichen müssen. Solange das Kind noch nicht richtig kauen kann, muß die Nahrung zerkleinert, zerdrückt oder gar püriert werden. Eine besondere Auswahl der Fleischsorten ist auch für das Kleinkind nicht wichtig. Es verträgt alle Arten, also z. B. Wild, Geflügel, Kalb, Rind, Schwein usf. Auch ist nichts gegen die bei Kindern so beliebten Würstchen einzuwenden. Bei der Verfütterung von Obst an Kleinkinder achte man darauf, ihnen nicht solche Obstarten zu geben, an denen sich das junge Kind, wenn sie nicht zurechtgemacht sind, verschlucken kann, z. B. bei Nüssen. Auch Steinobst muß natürlich entkernt werden. Schalen von Stachelbeeren und Weintrauben werden am besten entfernt. Mangel an Appetit, Unlust beim Essen, ja Verweigerung der Nahrungsaufnahme spielen in allen Altersstufen der Kindheit, namentlich aber beim Kleinkind, eine wichtige Rolle und können die Diätetik vor die allerschwierigsten Aufgaben stellen. Abgesehen von einigen organischen Ursachen, namentlich Infekten und Gebißanomalien, spielen manchmal wunderliche Formen von Pflege- und Erziehungsfehlern eine wichtige Rolle. Es empfielt sich, bei diesen Kindern zunächst zu selteneren Mahlzeiten überzugehen und alle Zwischenfütterungen zu unterlassen. Keinesfalls soll das appetitlose Kind vor die Wahl gestellt werden, ob es diese oder jene Speise lieber essen mag. Empfehlenswert ist das Vorsetzen von eher zu kleinen als zu großen Einzelportionen. Verlangt das Kind mehr nach, als es vermutlich leicht bezwingt, so soll ihm nicht aus Freude darüber, daß es nun tüchtig essen will, dieses Zuviel gegeben werden.

Die Kost selbst soll bei diesen appetitlosen Kindern nicht zu kompliziert und besonders lecker sein, sondern etwa dem Alter entsprechen. Jede einseitige, besonders hochwertige, etwa der Krankenkost entsprechende Überernährung muß vermieden werden. Andererseits ist durch vernünftige Abwechslung, namentlich durch Einfügung von appetitanregenden, calorienarmen Zusätzen, wie Gurke, Radies, Tomate usf. die Eßlust zu steigern. Im besonderen Fall wird man dies leichter erreichen durch eine Ernährung, die einem etwas älteren Kind, als der Patient es ist, entspricht.

Die Nahrung für das junge Schulkind ist im wesentlichen die des Kleinkindes, nur reichlicher und vielgestaltiger. An Milch sollen dem Schulkinde höchstens Mengen von 300—400 g je Tag, und zwar zum Frühstück, zur Vesper und in Form von Milchspeisen am Abend, nicht aber als Getränk zu den Hauptmahlzeiten gegeben werden. An die Stelle der reinen Milchnahrung treten Milchkaffee, am besten als Malzkaffee, Milchwasserkakao und dünner Tee mit Milch oder Sahne. Zweckmäßig ist es, beim ersten Frühstück häufiger zwischen diesen Getränken abzuwechseln. Dazu erhält das Kind Brot, Butter und Marmelade oder Honig und an Tagen mit 4—5 Schulstunden hintereinander in Wasser gekochten Haferbrei, den es sich nach Geschmack mit etwas Salz oder Zucker würzen und mit Milch oder Sahne zurechtmachen kann. Fleisch und Eier reicht man gesunden Kindern dieses Alters nicht zum Frühstück; höchstens statt des Haferbreies etwas Käse, am besten als Quark oder Weichkäse. Ein bekannter Übelstand bei Schulkindern ist die Hast bei der Einnahme des ersten Frühstücks infolge zu späten Aufstehens (zu spätes Zubettgehen!) oder eines sehr weiten Schulweges oder aus nervöser Spannung. Bei der heute in der Großstadt üblichen durchgehenden Unterrichtsweise muß der Schüler in einer der Pausen etwas zu sich nehmen, es soll dann aber bei 1—2 belegten Broten und etwas Obst bleiben, um den Appetit für die Mittagsmahlzeit nicht zu verderben.

Die Mittagsmahlzeit kann, im Gegensatz zur Kleinkinderkost, auch schwer verdauliche Gemüse, wie Erbsen, Linsen, Bohnen, Kraut usf. enthalten und soll der des Erwachsenen langsam angeglichen werden. Die Abendmahlzeit wird häufig zu eintönig gestaltet und besteht entweder immer wieder aus den in diesem Alter schon wenig beliebten Milchpuddings oder aber aus einer großen Zahl von belegten Broten. Jede Einseitigkeit soll aber durchaus vermieden werden. 2—3mal in der Woche ist eine Eierspeise am Platze, Gemüse vom Mittag mit Kartoffeln oder Salate, gekochtes Obst zugleich mit Mehlspeisen (Nudeln, Eierkuchen, Knödel, Makkaroni) sollen abwechselnd mit Käse und Wurstbrot gereicht werden. Älteren Schulkindern kann man ohne Bedenken auch etwas geräuchertes Fleisch oder Räucherfisch, schwachgewürzte, einfache Wurstsorten, ferner rote Beete, Gurken, frische Tomaten, Rettiche und Radieschen zur Abendmahlzeit anbieten.

Mit der Verabreichung von Genußmitteln an Schulkinder wird auch heute noch manchmal Mißbrauch getrieben. Alkoholische Getränke dürfen dem Schulkinde auf keinen Fall gereicht werden. Starker Kaffee und Tee sind ebenfalls für das Schulkind ungeeignet. Die geeignetsten Getränke zu Frühstück und Vesper sind Kakao und Malzkaffee.

Die eigentlichen Genußmittel des Kindes sind von alters her die Süßigkeiten. Es ist durchaus richtig, mit etwas Schokolade, einem Stückchen Kuchen und ähnlichem dem kindlichen Bedürfnis nach Süßigkeiten entgegenzukommen, zumal ein strenges Ausschalten derselben aus dem täglichen Kostplan nur dazu führt, das Kind zu heimlicher Näscherei zu verleiten.

IV. Über die Ernährung des Kleinkindes und Schulkindes in Notzeiten.

Gegen alle Erwartung sind während des Krieges und in der Nachkriegszeit schwere Hungerkrankheiten und typische Vitaminmangelzustände bei Kindern verhältnismäßig selten in Erscheinung getreten. Selbstverständlich sind in ausgesprochenen Hungergebieten nicht nur Erwachsene, sondern auch Kinder aller Altersstufen an Hunger zugrunde gegangen. Der Ernährungszustand und namentlich auch das Wachstum hat sich in den Jahren nach dem Kriege bei uns zusehends verschlechtert, und die Anfälligkeit der Kinder gegen Infektionskrankheiten, besonders gegen Tuberkulose, hat erschreckende Ausmaße angenommen. Aus unseren eigenen Untersuchungen an 16000 Schulkindern, die wir 2mal im Jahr unter denselben Bedingungen seit Kriegsende fortlaufend messen und wiegen, geht hervor, daß sowohl in den großen Städten als auch in den Landstädten und schließlich in den ländlichen Gebieten die Folgen ungenügender Ernährung sich allmählich immer weiter von den höheren Schulkinderklassen in die niedrigeren und auch in das Kleinkindesalter ausgebreitet haben. Verglichen mit Friedenszeiten bleiben die Kinder erheblich im Gewicht, aber auch im Längenwachstum zurück. Derartige Beobachtungen wurden außer bei uns in anderen Ländern, die vom Krieg berührt wurden, gemacht und mitgeteilt. Die letzten Folgen dieser jahrelangen unzureichenden Ernährung lassen sich heute noch gar nicht übersehen. Zahlreiche Untersuchungen über die Hungerfolgen nach dem zweiten Weltkrieg haben die zentrale Stellung der Proteine und der in ihnen enthaltenen exogenen Aminosäuren für den wachsenden Organismus deutlich gemacht. Entgegen der früheren Annahme spielen der Eiweiß- sowie der Fettmangel in der Nahrung nicht nur eine wichtige Rolle bei Wachstumsstörungen der Kinder, sondern auch bei der Verminderung der Infektresistenz (ROMINGER und DROESE, KÜHNAU, TILING). Es ist hier nicht der Ort, auf Einzelheiten dieser Beobachtungen einzugehen. Hier soll nur der Versuch gemacht werden, zu erklären, wieso schwere Hungerkrankheiten und Avitaminosen mancher Bevölkerungsgruppen vermieden werden konnten, und es sollen einige Hinweise auf Nahrungsmittel gegeben werden, die in Notzeiten zusätzlich herangezogen werden können. Es unterliegt keinem Zweifel, daß sich die Anlage und Einrichtung von Küchen- oder Schrebergärten besonders für die städtische Bevölkerung außerordentlich bewährt hat. In einem verhältnismäßig kleinen Garten kann eine Familie sich durch Gemüse-, Kartoffel- oder Obstanpflanzung vor der größten Hungersnot schützen. Hinzu kommt das Sammeln von wild wachsenden Beeren, Früchten, Pilzen und eßbaren anderen grünen Pflanzen, die in Form von frischen Salaten oder auch als eingelegte und eingekochte Hauskonserve (Einwecken!) außerordentliche Verbreitung gefunden haben. Auch die alte Methode des Trocknens von Gemüsen, namentlich von Erbsen, Bohnen, Obst als Wintervorrat hat wieder eine hohe Bedeutung erlangt. Von anderen Konservierungsmethoden hat sich das Sirupkochen aus Rüben wieder in Haushaltungen eingeführt. Zweifellos ist die Verwendung hoch ausgemahlenen Getreides und die Verfütterung von Vollkorn und Mehl aus Keimlingen mit dafür verantwortlich zu machen, daß Avitaminosen auch in schlimmen Notzeiten bei uns selten sind.

In den Städten versuchen die Familien, sich vom Schlachter Tierblut oder Wurstbrühe zu verschaffen, um damit einige Extracalorien zur rationierten Nahrung für ihre Kinder zu gewinnen. In der rationierten Kost ist es ja hauptsächlich der Eiweiß- und Fettmangel, der zu Hungerschäden führt. Infolgedessen wird an Stelle von Fleisch sehr viel mehr Fisch auch den Kindern gegeben als früher. Die Hefe mit ihrem hohen Eiweiß- und Fettgehalt ist ein außerordentlich begehrtes Zusatznahrungsmittel. Weiter sind es heute die Molke,

alle Formen von Käse und schließlich Milchpulver und Eipulver. Die Molken-
verwertung hat bei uns eine immer größere Bedeutung erlangt. Die Margarine
ist in ihrem Ansehen gestiegen, namentlich dann, wenn sie mit Vitaminen angereichert ist. Für alle Kinder sucht heute in der Not die Mutter wenigstens
eine kleine Menge Lebertran täglich zu bekommen, um den Fettausfall zu decken.
Auch Sonnenblumenkerne, die sehr fetthaltig sind, werden den Kindern gern
verfüttert. In gewissen Gegenden Deutschlands spielt das Beerensammeln im
Walde eine große Rolle, in anderen das Pilzsammeln. Nüsse werden vornehmlich
als Fettspender herangezogen, neuerdings hauptsächlich Erdnüsse (geröstete
peanuts), die im großen in tropischen Gegenden angepflanzt werden, um die
Fettlücke in den kriegsgeschädigten Ländern zu schließen. Der Rhabarber, der
früher als minderwertiges Kompott galt, wird heute, namentlich in Nord-
deutschland, monatelang als Mus oder Saft den Kindern gegeben. Von überragender Bedeutung für die Ernährung in Notzeiten hat sich die Kartoffel erwiesen. Sie dient nicht nur als
Energiespender, sondern auch als
wichtige Vitamin-C-Quelle und
zuletzt ergänzt sie den Eiweißgehalt der Nahrung. Ihre Nachteile liegen auf der Hand: die
Kartoffel hat einen hohen Wassergehalt, ist nicht leicht in tadel-
losem Zustand zu transportieren
und ist außerordentlich kälte-
empfindlich. Vollkornbrot und

Nährwert von Nüssen.
(Aus Nutrition in Health and Disease, Cooper,
Barber and Mitchell, Philadelphia.)

	Eiweiß %	Fett %	Kohlen-hydrate %	Calorien je 100 g
Haselnüsse .	15	66	14	710
Erdnüsse . .	27	44	24	600
Walnüsse .	18	58	19	670
Mandeln . .	19	54	20	642

Kartoffeln stellen in vielen Gegenden auch heute noch die Grundnahrung
der Familie, leider auch der Kinder dar. Fleisch (auch Pferdefleisch) ist
nicht zu bekommen, und als Eiweißquelle werden dann zweckmäßigerweise
die Pflanzeneiweiße in Erbsen und Bohnen, besonders auch in Pferdebohnen
(Saubohnen) und im Hafer für die Kinderernährung heranzuziehen sein.
Wenn auch die Eiweiße der Körnerfrüchte nicht alle lebensnotwendigen
Aminosäuren enthalten, so werden doch die Kinder, solange sie wenigstens
Magermilch oder Käse bekommen, vor einem wirklichen Eiweißhunger geschützt.

Auch bei der Ernährung in Notzeiten muß der Kinderarzt sich vor Augen
halten, daß 10% der Gesamtcalorien in Eiweißcalorien und 20—25% der Gesamtcalorien in Fettcalorien einem Kinde verabreicht werden sollten. Der Rest-
bedarf kann mit Kohlenhydratcalorien befriedigt werden. In Gegenden, in denen
immer noch ungenügende Zuckermengen für die Kinder zur Verfügung stehen,
ist es für die Mutter empfehlenswert, den Zuckerbedarf des Kindes durch
rohes oder auch getrocknetes Obst, Sirup und frische Obstsäfte zu ergänzen.
Gegenüber dem Erwachsenen dauert es bei Kindern länger, bis bei ihnen infolge
unzulänglicher Ernährung die Aktivität leidet. Man beobachtet meist nebeneinander, manchmal auch nacheinander eine Abnahme der körperlichen, dann
aber auch der geistigen Leistungsfähigkeit. Derartige sorgfältige wissenschaftliche Untersuchungen über die Ermüdbarkeit und Leistungsfähigkeit scheinen
dazu berufen, ein frühes Zeichen der einsetzenden Hungerschädigung für uns
Kinderärzte abzugeben. Weniger zuverlässig ist die Ermittlung des Grundumsatzes im Vergleich zum Erwachsenen. Jedenfalls ist die verhältnismäßig
einfache Ermittlung von Längen- und Gewichtsdefiziten gegenüber der Norm die
zuverlässigste Methode, um Hungerschädigungen der Kinder in Notzeiten zu
erkennen.

V. Beispiele der Zusammensetzung der Hauptnährstoffe in der Klein-kinder- und Schulkindernahrung in normalen Zeiten und in Notzeiten.

Einen Überblick über die zweckmäßige Zusammensetzung der Hauptnähr-stoffe gibt folgende Tabelle:

Tägliches Nahrungsangebot für gesunde Kinder im Alter von 4—5 und 6—10 Jahren in normalen Zeiten.

Nahrungsmittel	Tages-menge in g	Eiweiß in g	Fett in g	Kohlenhydrate in g	Calorien
a) Nahrungsangebot für ein gesundes Kind im Alter von 4—5 Jahren (etwa 1600 Calorien).					
Brot	150	10	—	70	328
Butter	50	—	42	—	391
Fleisch, Wurst oder Fisch .	50	10	4	—	78
Milch	300	10	11	14	201
Zucker	40	—	—	40	164
Nährmittel	30	3	—	22	102
Käse	20	2	2	—	27
Gemüse	300	4	—	13	70
Kartoffeln	100	2	—	20	90
Obst	200	—	—	24	98
		41	59	203	1549
		168 (10%)	549 (35%)	832 (55%)	
b) Nahrungsangebot für ein gesundes Kind im Alter von 6—10 Jahren (etwa 1800 Calorien).					
Brot	200	13	—	94	439
Butter	60	—	50	—	465
Fleisch, Wurst oder Fisch .	100	20	8	—	156
Milch	200	7	7	9	131
Zucker	50	—	—	50	205
Nährmittel	30	3	—	22	102
Käse	20	2	2	—	27
Gemüse	400	6	—	17	94
Kartoffeln	150	3	—	30	135
Obst	200	—	—	24	98
		54	67	246	1852
		221 (11%)	623 (33%)	1008 (50%)	

Sämtliche Werte beziehen sich auf den tatsächlichen Gehalt nach Abzug des Abfallfaktors.

Die Nahrung soll sich bei *optimalen Verhältnissen* aus 10—15% Eiweiß, 35% Fett und 50% Kohlenhydraten zusammensetzen. 50% des Eiweißes soll tierischer Herkunft sein. Das Fett soll möglichst in Form von Butter verabfolgt werden; außerdem soll das Kind etwa 2—3 Eier je Woche erhalten.

Tägliches Nahrungsangebot für gesunde Kinder im Alter von 4—5 und 6—10 Jahren in Notzeiten.

Nahrungsmittel	Tages-menge in g	Eiweiß in g	Fett in g	Kohlenhydrate in g	Calorien
a) Nahrungsangebot für ein gesundes Kind im Alter von 4—5 Jahren (etwa 1500 Calorien).					
Brot	200	13	—	94	439
Butter	25	—	21	—	195
Fleisch, Wurst oder Fisch .	20	4	1	—	26
Milch	200	7	7	9	131
Zucker	25	—	—	25	102
Nährmittel	30	3	—	22	102
Käse	10	1	1	—	13
Gemüse	300	4	—	20	99
Kartoffeln	300	6	—	60	271
Obst	200	—	—	24	98
		38	30	254	1476
		156 (11%)	279 (18%)	1041 (71%)	

Nahrungsmittel	Tages-menge in g	Eiweiß in g	Fett in g	Kohlenhydrate in g	Calorien
b) Nahrungsangebot für ein gesundes Kind im Alter von 6—10 Jahren (etwa 1700 Calorien).					
Brot	250	17	—	117	549
Butter	30	—	25	—	233
Fleisch, Wurst oder Fisch .	20	4	1	—	26
Milch	200	7	7	9	131
Zucker	20	—	—	20	82
Nährmittel	20	2	—	15	70
Käse	10	1	1	—	13
Gemüse	600	8	—	40	197
Kartoffeln	400	8	—	80	361
Obst	200	—	—	24	98
		47 193 (11%)	34 317 (18%)	305 1250 (71%)	1760

VI. Einige Speisezettel für das Kleinkind und Schulkind in normalen Zeiten und in Notzeiten.

Kostplan für ein Kleinkind, 2—4 Jahre alt.

1. Frühstück. 200 g Milch mit Zusatz von 20—30 g Malzkaffee oder Tee; oder Kakaotrunk (Magermilch mit 4—5 g Kakao; 10 g Zucker); oder Milchsuppe (10 g Grieß, Mondamin oder Haferflocken, 10 g Zucker); 50 g Weißbrot (1 Semmel) oder Schwarzbrot; 10 g Butter; 5 g Marmelade, Honig oder Gelee.

2. Frühstück. 100 g Obst (1 Apfel), je nach Jahreszeit oder Rohkost (geriebene Wurzeln, geriebene Äpfel, 1/2 Teelöffel Honig oder Sellerie und Äpfel, fein gerieben, mit Citronensaft, Zucker und geschlagener Sahne verrühren).

Mittagessen. 150 g Gemüse (weichgekocht, nur zerdrückt, nicht mehr püriert); 150 g Kartoffeln (am besten in der Schale gekocht und dann zerdrückt) oder gelegentlich Brühkartoffeln oder Kartoffelbrei; 20 g gewiegtes Fleisch (Kalbfleisch, Rindfleisch, gebratenes oder gekochtes Hühnchen, Hammelfleisch, auch innere Organe (Leber, Bries, auch Schweser oder Kalbsmilcher genannt); 100 g Süßspeise, Kompott oder frisches Obst.

Nachmittags. 1 kleine Tasse Milchkaffee; 1 Stück Zwieback oder Kuchen.

Abendbrot. 200 g Vollmilchbrei mit Fruchtsaft; oder Fruchtgrütze mit Milch; oder Gemüse vom Mittag mit Kartoffeln; oder eine Eierspeise von einem Eigelb (2mal wöchentlich); oder ein Rohkostgericht, aber nur 1—2mal in der Woche (Blumenkohl und Äpfel fein gerieben mit Citronensaft, Zucker und Sahne vermengt); oder rote Rüben gehobelt, mit Citronensaft, Öl und Zucker; 50 g Weißbrot oder Schwarzbrot mit 5—10 g Butter, belegt mit Teewurst oder Weichkäse und Tomate oder Radieschen.

Kostplan für ein 6 Jahre altes Kind.

1. Frühstück. 200 g Milchkaffee; 50 g Schwarzbrot, Weißbrot oder Brötchen; 10 g Butter, 5 g Marmelade oder Honig; oder 50 g Röstflocken mit 100 g Milch und 20 g Zucker; 2—3mal in der Woche 1/2 Weinglas frisch ausgepreßten Fruchtsaft mit Zucker (Apfelsinen, Weintrauben oder Tomaten).

2. Frühstück. 150 g Obst (je nach Jahreszeit); oder 25 g Brot, 5 g Butter, 5 g Belag.

Mittagessen. Nur 3mal wöchentlich Suppe (Gemüsesuppe, Fruchtsuppe oder Fleischsuppe); 200 g Gemüse, 30 g Kalbfleisch, 15 g Butter, 150 g Kartoffeln; oder 50 g Leber mit Kartoffelbrei; oder 80—100 g Fisch mit Kartoffeln; oder 300 g Eintopfgericht (KarottenKartoffeln-Steckrüben mit Schweinefleisch, Spitzkohl oder Wirsingkohl mit Hammelfleisch); oder 250 g Mehlspeise (Makkaroni, Spätzle, Reis- oder Grießauflauf). Als Getränk: 3/4 Glas (Weinglas) frisches Wasser. Als Nachspeise: 100 g frisches Obst, Obstsalat oder Süßspeise; oder 2mal wöchentlich Rohkost: Spinat fein wiegen, mit Citronensaft und Öl anmachen; oder Karotten, Äpfel und Sellerie reiben, mit Honig vermengen; oder Kohlrabi, Blumenkohl mit Öl und Citronensaft.

Keine Vespermahlzeit, kein Getränk, höchstens 50 g Obst.

Abendbrot. 200 g Grießmilchsuppe oder Grießbrei mit Fruchtsaft; oder 200 g Fruchtgrütze mit Milch; oder 200 g aufgewärmtes Gemüse mit Kartoffeln vom Mittag; 2mal wöchentlich eine Eierspeise oder 1 weichgekochtes Ei; 50 g Schwarzbrot oder Knäckebrot mit 10 g Butter, belegt mit Leberwurst, Tomate, Radieschen, Weichkäse oder Quark.

Kostplan für ein 12 Jahre altes Kind.

1. Frühstück. 200 g Milchkaffee oder Kakao (100 g Milch, 10 g Kakao, 15 g Zucker); 75 g Schwarzbrot oder Weißbrot und 1 Brötchen; 20 g Butter, 10 g Marmelade, Honig oder Gelee; 200 g Müsli (10 g Haferflocken, 100 g Wasser, 100 g geriebene Äpfel, etwas Citronensaft).

2. Frühstück. 50 g Schwarzbrot (2 Scheiben), 15 g Butter, 100 g Obst.

Mittagessen. 2mal wöchentlich Suppe (Bouillon-, Gemüse- oder Fruchtsuppe); 300 g Gemüse; 75 g gebratenes Fleisch (Kalbfleisch, Rindfleisch, Leber, Bries, auch Schweser oder Kalbsmilcher genannt, Bries nur leicht überbraten); 20 g Butter, 200 g Salzkartoffeln oder Kartoffelmus; oder 400 g Eintopfgericht (Weißkohl mit Schweinefleisch und Kartoffeln; ge-kochtes Huhn mit Reis und Kartoffeln); oder Mehlspeise (Eierkuchen, Nudelauflauf, Brot-pudding mit Fruchttunke); oder 2mal wöchentlich 100 g Fisch mit Kartoffeln. Als Getränk: 1 Weinglas frisches Wasser. Als Nachspeise: 100 g Süßspeise oder Kompott, Blattsalat, Gurkensalat, Tomatensalat, Obstsalat; oder Rohkost (Karotten mit geriebenen Äpfeln, Sellerie mit geriebenen Äpfeln); oder Rotkraut, fein hobeln, mit Citronensaft, Öl und $^1/_2$ Tee-löffel Honig vermengen; oder Sellerie, Gurke, rote Beete, Äpfel, Karotten, ganz fein ge-schnitten mit Mayonnaise angemacht oder frisches Obst.

Nachmittags. Kein Getränk, $^1/_2$ Brötchen oder 25 g Schwarzbrot, 5 g Butter oder 1 Stück Teekuchen, Keks.

Abendbrot. 200 g Fruchtgrütze mit Milch; oder 200 g Flammeri mit Fruchttunke; oder 150 g Bratkartoffeln mit 1 Spiegelei; oder 200 g Gemüse mit Kartoffeln vom Mittag; oder Gemüsesalat; oder eine Eierspeise; oder Rohkost: Sauerkraut, erst waschen, ganz fein wiegen, Äpfel und Zwiebel reiben, mit Citronensaft und Öl anmachen; oder Kohlrabi und Äpfel gerieben, mit Citronensaft, Zucker und Sahne; 40 g Brot mit 10 g Butter, belegt mit Schinken oder Teewurst, Tomaten, Gurken, Radieschen, Käse (Quark) oder dazu Bückling oder Sprotten.

Kostplan für ein 4 Jahre altes Kind in Notzeiten.

1. Frühstück. 1—1$^1/_2$ Tassen Milchkaffee, 2 Semmeln oder 2—3 Scheiben Vollkornbrot oder auch Knäckebrot mit Butter, Honig oder Marmelade. Gelegentlich eine Haferflocken-suppe (Porridge) in Salzwasser gekocht mit Milch und etwas Zucker.

2. Frühstück. 1 Apfel oder eine rohe Karotte oder sonstiges Frischobst, Tomate.

Mittagessen. Im allgemeinen keine Suppe, nur an Tagen, an denen es Mehlspeise gibt, z. B. Kartoffelsuppe und Eierkuchen mit Kompott; oder 300 g Gemüse (auch schon Wirsing-kohl, Rotkohl, Rosenkohl usw.); 30 g Fleisch mit Sauce, 200 g Kartoffeln; oder 400 g Gemüseeintopf mit Fleisch (z. B. Karotten mit Rindfleisch oder Rüben mit Schweine-fleisch); oder ein Fischgericht (Gräten entfernen!), z. B. gekochten Schellfisch mit Kartoffeln und Butter. Als Nachspeise: Quarkcreme usw. oder Kompott, Rohkost oder Salat, je nach der Jahreszeit.

Vesper. Eine kleine Tasse Milch mit Kaffee oder 100 g frisches Obst; dazu einen Keks oder Zwieback.

Abendbrot. 200 g Fruchtgrütze mit etwas Milch; oder Apfelgrieß, Tomatengrieß; oder Makkaroni mit Saucenüberguß (z. B. Tomatensauce), Fruchtsauce.

Kostplan für ein 10 Jahre altes Kind in Notzeiten.

1. Frühstück. 1 Tasse Kaffee mit Milch, 1 Semmel und 2 Scheiben Schwarzbrot mit Marmelade oder nur eine Scheibe Schwarzbrot, 5 g Butter, dazu Haferbrei oder Grießbrei in Magermilch gekocht.

2. Frühstück. 2 Scheiben Schwarzbrot mit 5 g Butter und 1 Apfel oder anderes Obst.

Mittagessen. Gemüsesuppe, 200 g Rüben in Milchsauce, 200 g Kartoffeln (Salz- oder Pellkartoffeln), 30 g Fleisch oder Fisch (auch geräuchert), 10 g Butter; oder Graupen-eintopf; oder Gemüseragout; oder gebratenen oder gekochten Fisch mit Kartoffelsalat. Als Nachspeise z. B. Caramelpudding, Kompott, Apfelmus oder 2—3mal wöchentlich Rohkost (z. B. Karottenrohkost, Sellerie und Apfel).

Abendbrot. 200 —300 g Gemüse vom Mittag mit Bratkartoffeln; oder Pellkartoffeln mit brauner Hefetunke oder Salaten; oder Fruchtgrütze, z. B. Apfelgrütze mit Milch dazu 2 Scheiben Schwarzbrot mit Quark oder Brotaufstrich, gelegentlich Brot geröstet. 1 Tasse deutschen Tee oder Fruchtsaft.

Schrifttum.

Siehe am Ende des Abschnittes: Die Stoffwechselkrankheiten des älteren Kindes.

Die Stoffwechselkrankheiten des älteren Kindes.

(Pathologie der Ernährung des Kleinkindes und Schulkindes.)

Von

E. Rominger.

Mit 8 Abbildungen.

I. Unterernährungszustand, Magerkeit, Magersucht.

Von Unterernährung, Magerkeit und Magersucht spricht man bei Kindern
ganz allgemein dann, wenn bei ihnen eine krankhafte Abnahme des Fettbestandes des Körpers gleichzeitig mit einer die Norm beträchtlich unter-
schreitenden Verminderung des Körpergewichtes besteht. Dieser Krankheitszustand ist gekennzeichnet durch die Herabsetzung der körperlichen und bis
zu einem gewissen Grade auch der geistigen Leistungsfähigkeit und führt zu
einer Reihe von subjektiven und objektiven Störungen.

Die ausgesprochenen Fälle sind auch schon von dem Laien leicht zu erkennen;
dagegen ist es gerade im Kindesalter oft sogar für den Arzt nicht leicht zu entscheiden, ob ein Kind mit nur geringem Fettpolster und einem der Länge nicht
entsprechenden Gewicht schon als unterernährt oder magersüchtig bezeichnet
werden soll oder nicht. Bekanntlich macht das Kind im Laufe seiner Entwicklung
Perioden der Fülle (Vermehrung des Fettpolsters und Verlangsamung des
Längenwachstums) und Perioden der Streckung (Beschleunigung des Längenwachstums ohne gleichzeitige entsprechende Vermehrung der Fetteinlagerung),
also einen Wachstumsrhythmus durch, den man berücksichtigen muß, um nicht
eine krankhafte Erscheinung dahinter zu vermuten. Die Beziehungen zwischen
Länge und Gewicht werden aber außerdem noch durch die individuelle, familiäre
und rassenmäßige Variation dieser Werte kompliziert. Es geht also nicht an,
durch einen einfachen Vergleich mit den Altersdurchschnittszahlen ein Kind
mit Untergewicht als unterernährt oder magersüchtig zu betrachten. Das
wesentliche ist vielmehr die Feststellung eines krankhaften Fettschwundes mit
seinen Folgeerscheinungen.

Ätiologie. Wir unterscheiden eine *exogene* und eine *endogene* Magersucht,
wobei allerdings zugegeben werden muß, daß in einem Teil der Fälle äußere
und innere Ursachen zugleich eine Rolle spielen, so daß es nicht immer möglich
ist, eine scharfe Trennung durchzuführen. Eine der wichtigsten Formen der
Unterernährung des Kindes ist die nach heftigen fieberhaften Krankheiten,
in deren Verlauf das Kind aus Appetitmangel zu wenig Nahrung zu sich genommen hat. Bei Kleinkindern kann ein recht bedenklicher Unterernährungszustand auch da entstehen, wo in der Rekonvaleszenz nach länger dauernden
Krankheiten, so z. B. nach Keuchhusten oder einer Pyurie, dem gesteigerten
Nahrungsbedarf hauptsächlich auch in der Zufuhr von gemischter Kost (Vitamine!) nicht Rechnung getragen wird. Das Kind bleibt dann oft appetitlos
und verliert völlig das normale Hunger- und Sättigungsgefühl und gerät in den
Zustand einer nervösen ,,Anorexie''. Ältere Kinder, die nicht zu regelmäßigen

Mahlzeiten angehalten werden, ihre Mahlzeiten rasch hinunterschlingen oder sich zwischen den Mahlzeiten Süßigkeiten verschaffen, magern ab und kommen in den Verdacht, an ernsten „zehrenden" Krankheiten, namentlich an Tuberkulose, zu leiden. In besonderen Fällen kommt auch eine einfache Nahrungsverweigerung vorwiegend bei Mädchen, die sich der Pubertät nähern, in Betracht. Der Kinderarzt sieht immer wieder Fälle, in denen Kinder durch ihr „Nichtessen" und ihre selbst verursachte Magersucht ihre Eltern in schwerste Sorgen versetzen. Die Magersucht schreitet in manchen Fällen bis zu bedenklichen Graden von Kachexie fort (s. Abb. 1 und 2), und die Kinder werden unter immer neuen Diagnosen von Arzt zu Arzt und von Anstalt zu Anstalt gebracht. Manchmal liegt der unüberwindlichen Appetitlosigkeit und der negativistischen Einstellung ein „psychisches Trauma", wie z. B. ein Erlebnis sexueller Aggression, falsche religiöse Beeinflussung, Eifersucht oder auch nur unangebrachter Zwang zur Nahrungsaufnahme zugrunde. In anderen Fällen, in denen die seelischen Konflikte durch keine besonderen „psychischen Traumen" erklärbar sind, handelt es sich bei der Magersucht um ein erstes Symptom einer konstitutionellen Psychopathie.

In Notzeiten kommen selbstverständlich auch schon bei Kindern als Folge lange dauernder Unterernährung alle Grade der eigentlichen „Hungerkrankheit" bis zum Hungerödem vor. Die calorische Unterwertigkeit der Nahrung führt bei der Mehrzahl der Kinder in Notstandsgebieten zunächst zu Magerkeit und beträchtlichem Untergewicht verglichen mit der Körperlänge; schließlich leidet aber auch das Wachstum, und die Kinder bleiben hinter ihren gesunden Altersgenossen sowohl im Gewicht als auch in der Körperlänge zurück. Die älteren Kinder werden bei einer lang dauernden Unterernährung nachweislich früher und schwerer betroffen als die jüngeren und die Kleinkinder. Der Hauptgrund hierfür liegt darin, daß der absolute Nahrungsbedarf der älteren Kinder größer ist, ebenso ihre Aktivität. Wenn die schwere Hungerkrankheit in den europäischen Notstandsgebieten bei Kindern trotzdem seltener vorkommt als bei Erwachsenen, so kommt das daher, daß für die Kinder meist auf Kosten der Erwachsenen mehr Nahrung zur Verfügung gestellt wird. In der Familie geben jedenfalls die Erwachsenen für ihre hungernden Kinder, was sie nur auftreiben können, von ihren eigenen Hungerrationen schon aus elterlichem Instinkt erfahrungsgemäß ab.

Unter den *endogenen* Ursachen der Magerkeit sind neuroendokrine Abweichungen von der Norm wohl die wichtigsten.

Am eindeutigsten ist der Einfluß der *Schilddrüse* mit einer Steigerung der Verbrennungen. Aber auch bei Erkrankungen der *Hypophyse*, des gesamten *Mesencephalons*, der *Epiphyse*, der *Nebennieren* und der *Sexualdrüsen* treten Abmagerungen auf, die ohne eine Steigerung des Grundumsatzes, ja gelegentlich auch mit einer Umsatzminderung einhergehen, deren Ursache unklar ist (Oxydationshemmung? Assimilationshemmung?).

Am wenigsten geklärt sind von den endogenen Faktoren *die konstitutionellen Einflüsse*. Höchstwahrscheinlich handelt es sich hierbei ebenfalls um neuroendokrine Besonderheiten, die angeboren sind. Es gibt nicht nur in Familien immer wieder magersüchtige Individuen, sondern auch Rassen, bei denen die meisten Menschen von Kind auf mager sind und es bleiben.

In der Theorie der kindlichen Magersucht ist somit noch vieles heute unklar. Vom energetischen Gesichtspunkt sind einmal die thyreogene Magersucht mit ihrem nachweislich gesteigerten Stoffwechsel und die Abmagerung bei Nebenniereninsuffizienz mit ihrer Resorptionsstörung der Kohlenhydrate und Fette infolge ungenügender Phosphorylierung leicht verständlich. Die übrigen, vorwiegend zu dem großen Kreis der diencephal-hypophysären Störungen gehörigen, inkretorisch bedingten Magersuchten können nur mit der Annahme einer Hemmung der Fettbildung und des Fettansatzes erklärt werden. Wir müssen annehmen, daß die Mastfähigkeit ebenso abhängig ist von chemisch hormonalen wie von rein nervösen Einflüssen. Der Fettbestand des Körpers wird von den vegetativen

Zentren des Diencephalons (Stoffwechselzentrum unter dem Tuber cinereum) reguliert. Es ist wahrscheinlich, daß auch manche heute noch als rein hormonale Störungen aufgefaßten Abmagerungen durch Erkrankung oder Mitwirkung dieser mesencephalen vegetativen Zentren zustande kommen (z. B. die postencephalitische Magersucht).

Die *klinischen Erscheinungen der Unterernährung und Magersucht* bestehen außer dem schon genannten mehr oder weniger hochgradigen Fettschwund bis zur Macies, der das Skelet überall hervortreten läßt, in einer allgemeinen Muskelerschlaffung, die allerdings wegen der oft anfänglich noch bestehenden guten Muskelleistung, z. B. beim Spiel und Turnen und der großen Agilität nicht gleich in Erscheinung tritt. Die fettarme Haut ist meist trocken und schlaff und von blaßgelbem Kolorit. Bei längerem Bestehen oder Fortschreiten werden die Kinder leistungsunfähig und lassen zum Teil im Unterricht nach. Schließlich stellen sich eine Reihe von Beschwerden ein, von denen die Appetitlosigkeit, undefinierbare Kopf- und Gliederschmerzen und nervöse Übererregbarkeit oder andererseits Müdigkeit und Abstumpfung, Nachtblindheit, hartnäckige pyodermische Infektionen u. a. den krankhaften Zustand mehr und mehr erkennen lassen. Bei der schweren Hungerkrankheit und ihrer besonderen Form, dem Hungerödem, kommt es zu Störungen des Zellstoffwechsels und Organschäden, die oft nicht mehr rasch und vollständig repariert werden können. Typische Folgeerscheinungen sind die Hungertetanie, die Hungerosteopathie und das Hungerödem. Das letztere ist in der Hauptsache Ausdruck einer hochgradigen Eiweißverarmung des hungernden Organismus. Es kommt zu einer Verminderung der Plasmaeiweißkörper, namentlich des Albumins im Blut und damit zu einer Herabsetzung des kolloidosmotischen Druckes, wodurch der wasserabpressende Capillardruck überwiegt und die Ödementstehung begünstigt wird.

Neuerdings wird außerdem die Frage diskutiert, ob nicht das vegetative Nervensystem bei der Plasmadiapedese auch der Hungerödembildung im Sinne einer vegetativ-nervösen Beeinflussung der Capillarwände eine wichtige Rolle spielt (A. Sturm, Kühnau, Bansi und Barthelheimer).

Bei Kindern, die nicht aus Mangel an genügend Nahrung, wie das in Notstandsgebieten vorkommt, an schwerer Hungerkrankheit mit und ohne Ödemneigung erkranken, handelt es sich um solche, die einseitig ernährt sind. Ein Beispiel dafür bieten schwer erkrankte Kinder von Rohköstlern oder Säuglinge mit der sog. hydropischen Form des Mehlnährschadens (s. S. 447).

Die folgenden Formen endokriner Ursache sind bei der Differentialdiagnose in Betracht zu ziehen:

1. *Thyreogene Magersucht.* Es handelt sich hier um Kinder, die trotz reichlicher Nahrungszufuhr nicht zunehmen und eine deutliche Steigerung ihres Grundumsatzes zeigen. Man findet bei ihnen auch die anderen Zeichen einer erhöhten Schilddrüsentätigkeit: mäßige Struma, Möbiussches und Stellwagsches Zeichen, Zittern der vorgestreckten Hände, Tachykardie, Schweiße, Heißhunger. Im Beginn auffallend sind hier oft die rote Zunge und die roten Lippen, die wie geschminkt aussehen; weiter eine Spannung der Adduktoren der Oberschenkel, große Lebhaftigkeit, Unruhe und gelegentlich Sklerodermie.

2. *Die Magersucht bei Nebenniereninsuffizienz.* Nicht nur bei der Addisonschen Krankheit, sondern auch bei Hypadrenie im Gefolge von verschiedenen Infektionskrankheiten nichttuberkulöser Art treten Abmagerung und gelegentlich ausgesprochene Magersucht auf. Bei den letzteren Fällen kann die Pigmentation fehlen. Kennzeichnend sind Störungen im Salzwasserhaushalt, besonders Veränderungen im Kalium- und Kochsalzgehalt des Blutes. Im übrigen findet man Erscheinungen der diencephal-hypophysären Magersucht.

3. *Diencephal-hypophysäre Magersucht.* Im Vordergrund stehen folgende Symptome: hochgradige Appetitlosigkeit, herabgesetzter Grundumsatz bei fehlender spezifisch-dynamischer Nahrungswirkung, niedriger Blutzuckerspiegel, erhöhte Insulinempfindlichkeit, hohe Zuckertoleranz, Hypotonie, sekundäre Anämie mit Lymphocytose.

a) Simmonds *hypophysäre Kachexie* ist ein schwerer Unterernährungszustand mit Herabsetzung der Oxydationen, der auf organische, z. B. auch postencephalitische Veränderungen der Hypophyse (Vorderlappen) und der mesencephalen Stoffwechselregulationszentren und schließlich aller übrigen Drüsen mit innerer Sekretion zurückzuführen ist.

b) *Magersucht mit hypophysärem Hochwuchs* entspricht in wenig ausgeprägten Formen etwa dem STILLERschen Habitus und wird erkannt an den die Magerkeit begleitenden Wachstumsdiskorrelationen: Die Spannweite überragt die Körperlänge, die Unterlänge die Oberlänge. Der Grundumsatz ist nicht verändert. Die Genitalentwicklung ist normal.

c) *Magersucht mit hypophysärem Hochwuchs und Genitalhypoplasie.* Diese Kinder verhalten sich im großen und ganzen wie die vorigen, lassen aber eine regelrechte Entwicklung ihrer Geschlechtsorgane und der sekundären Geschlechtsmerkmale, wie z. B. die Sexualbehaarung vermissen, ohne wie bei der FRÖHLICHschen Krankheit (siehe diese) fettsüchtig zu werden.

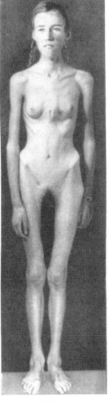

4. *Die Lipodystrophia progressiva* SIMONS ist dadurch von den anderen Formen der Magersucht gekennzeichnet, daß der Fettschwund fast ausschließlich das Gesicht, die Arme und den Oberkörper befällt, während z. B. die Beckengürtelpartie sogar einen erhöhten Fettansatz aufweisen kann. Es handelt sich um eine umschriebene

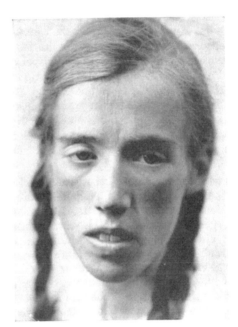

Abb. 1.   Abb. 2.
Abb. 1. Magersucht. Äußerste Abmagerung bei einem 13jährigen Mädchen ohne Organbefund.
(Kieler Univ.-Kinderklinik.) (K)
Abb. 2. Dasselbe Kind; Gesichtsausdruck.

Trophoneurose unklarer Art. Die von uns selbst beobachteten Fälle wiesen ebenso, wie die anderer Autoren keine Grundumsatzerhöhung auf und waren durch Insulintherapie nicht beeinflußbar.

5. Die *neurale Magersucht* als Folge spinaler und neuritischer Erkrankungsprozesse kommt auch im Kindesalter vor, desgleichen die Lipatrophia circumscripta im Bereich peripherer Neurinome.

6. Die *adrenale hypergenitelle Magersucht* ist gekennzeichnet durch eine sehr auffällige, schon vor der Zeit einsetzende Entwicklung abnorm großer Genitalorgane mit reichlicher Behaarung als Folge einer Überfunktion der Nebennierenrinde. Man spricht heute auch von dem „genitoadrenalen Syndrom" oder dem „Interrenalismus". Das Wachstum solcher Kinder ist stark beschleunigt, daher zeigen sie oft eine ausgesprochene Magersucht. Es handelt sich dabei um keine echte, eigentliche Pubertas praecox wie bei Zirbeltumoren, weil es nicht zur Bildung von reifen Spermatozoen kommt. Man fand Hypertrophien und Adenome der Nebennierenrinde, die allerdings manchmal auch vorkommen, ohne den genito-adrenalen Symptomenkomplex während des Lebens auszulösen.

Aus alledem geht hervor, daß die *Diagnose* und *Prognose* der kindlichen Magersucht große Schwierigkeiten bereiten kann.

Die *Behandlung* hat, insofern Operation von Tumoren nicht in Frage kommt, eine Überernährung durch Appetitsteigerung und erhöhte Calorienzufuhr zum Ziel, erst in zweiter Linie wird eine Arzneimittel- bzw. Hormontherapie zu versuchen sein.

Bei jeglicher Mastdiät sind Kohlenhydrate und Fette die Hauptmastmittel, während das Angebot von Eiweiß wegen seiner spezifisch-dynamischen Wirkung zweckmäßigerweise nicht über die Norm gesteigert wird. Bei der schweren Hungerkrankheit, namentlich den Fällen mit Ödem, ist auf das Angebot hochwertigen Eiweißes, das alle lebenswichtigen Aminosäuren enthält, besonderes Gewicht zu legen. Anfänglich wird man mit Vorteil Blutplasmaübertragungen machen müssen, weil die Nährstoffresorption aus dem Darm bei schweren, lange schon vorhandenen Hungerzuständen oft ungenügend ist.

Bei mittelschweren Unterernährungszuständen und den meisten Magersuchten des Kindesalters beginnt man eine Mastkur bei jüngeren Kindern etwa mit gezuckerten Sahnebreien aus Hafer-, Zwieback-, Kindermehlen, Grieß oder Reis und bietet verschiedene Mehlspeisen und Kartoffelgerichte in schmackhafter Form an. Als Fett eignet sich in erster Linie Butter, dann Fett in Form von Fleisch, Fisch, Fettkäse und Rahm. Auch Öl kann als wichtiger Calorienträger in Salaten, zusammen mit Gemüse und mit Fischgerichten leicht angeboten werden. Wichtig ist eine reichliche Vitaminversorgung durch Vollkornbrot, frische Obstsäfte, gezuckerte Früchte und Salate. Zweckmäßig ist Pepsin in saurer Lösung, z. B. das wohlschmeckende Citropepsin und Bittermittel zur Förderung des Appetits.

Als wirksamste Unterstützung der Mastdiät kommt das Insulin in Betracht. Das Kind erhält zweimal täglich 5—10 Einheiten Insulin etwa $1/_2$ Stunde vor den beiden Hauptmahlzeiten, die, wie beschrieben, reichlich Kohlenhydrate enthalten, gespritzt. Die danach eintretende geringfügige Hypoglykämie verursacht ein deutliches Hungergefühl. In manchen Fällen genügt auch schon ein „Traubenzuckerfrühstück" (Deppisch und Hasenöhrl). Das Kind erhält 50—80 g Traubenzucker in Wasser oder Tee gelöst $2^1/_2$—3 Stunden vor dem Aufstehen. Die dem Blutzuckeranstieg nach etwa 3 Stunden folgende Hypoglykämie ruft ein ausgesprochenes Hungergefühl hervor, das dann mit einem entsprechend reichlichen Frühstück befriedigt wird. Zweckmäßig ist es, besonders stark abgemagerte Kinder noch spät abends einen Becher mit Zucker und etwas Sahne angereicherter Vollmilch trinken zu lassen. In diesem besonderen Fall ist auch die Verwendung einer einwandfreien rohen Milch, die besonders gern getrunken wird, angezeigt. Am besten steigert man die Nahrungszufuhr schrittweise und gibt viele kleine Mahlzeiten, anfänglich in flüssiger oder breiiger Form.

Eine *ätiologische Hormontherapie* ist in besonderen Fällen angezeigt. Zur Hemmung einer gesteigerten Schilddrüsentätigkeit werden außerdem Jod, Dijodthyrosin, Thyronorman, Tierblut (Solvitren) und Vitamin A-Präparate empfohlen. Vitamin C senkt den Blutjodspiegel und wirkt günstig auf den Kohlenhydratstoffwechsel. Auch das thyreotrope Hormon der Hypophyse kommt in Betracht. In manchen Fällen, so namentlich bei Hypophysenvorderlappeninsuffizienz, hat sich neuerdings die Verwendung von Hypophysenvorderlappen- oder totalen Hypophysenpräparaten bewährt.

Bei Nebennierenrindeninsuffizienz wendet man den Gesamtextrakt der Nebennierenrinde an, z. B. Cortidyn, Cortineurin und neuerdings auch die Depotbehandlung mit Desoxycorticosteronacetat in öllöslicher Form oder als Krystallimplantate, sog. Pelletbehandlung.

Über die Anwendung von Drüsenimplantaten liegen bei Kindern bisher keine genügenden Erfahrungen vor.

Von *Arzneimitteln* ist im Kindesalter das Arsen immer wieder empfohlen worden. Auch die Kombination von Eisen mit Arsen hat immer noch Anhänger. Eines der zahlreichen modernen Vitamin-Kombinationspräparate ist da angezeigt, wo es schwierig ist, dem Kind genügend reichlich frische und rohe Nahrungsmittel beizubringen. Auch die schon erwähnten Bittermittel sind zur Anregung des Appetits oft recht nützlich.

Ruhe- und Liegekuren, namentlich in Verbindung mit klimatischen Kuren, steigern in schweren Fällen die Wirkung der Mastkur; Reizklimata sind zu vermeiden. Leichte Muskelübungen, also sog. Gesundheitsturnen, ist, sobald das Kind einigermaßen wieder zu Kräften gekommen ist, für den Erfolg der Behandlung mindestens ebenso wichtig wie die Liegekur.

II. Überernährung — Fettsucht.

Vorkommen — Ätiologie. Unter Überernährung und Fettsucht versteht man einen Zustand von krankhafter Zunahme des Fettbestandes des Körpers bei erheblicher Überschreitung des der Altersstufe, insonderheit der Körperlänge entsprechenden Körpergewichtes, der mit einer Beeinträchtigung der Bewegungsfähigkeit, manchmal auch der geistigen Regsamkeit und mancherlei Beschwerden einhergeht.

Ebenso wie bei der Magersucht, deren Gegenstück in vielfacher Beziehung die Fettsucht darstellt, ist es oft nicht leicht, zu beurteilen, ob ein sehr reichliches Fettpolster noch den normalen Zuständen von Fülle entspricht oder nicht (s. Magersucht). Man kann bei manchen fettleibigen Kindern den abnormen Fettansatz leicht auf eine einfache Überernährung zurückführen, während bei anderen Fällen die geschlechtsspezifische Fettverteilung, z. B. der feminine Typ der Fetteinlagerung (Mammae, Mons veneris, Hüften, Gesäß) bei Knaben von vornherein auf eine krankhafte Fettsuchtsform hinweist.

Man kann also ätiologisch wieder wie bei der Magersucht eine *exogene* Mastfettsucht von einer sog. *endogenen* Fettsucht unterscheiden, wobei allerdings gegen diese schematische Vereinfachung dieselben Einwendungen gemacht werden können. Auch hier treffen wir familiäre, rassenmäßige und individuelle Verschiedenheiten in der Mastfähigkeit. Man muß also neben echten endokrinen Störungen noch eine besondere *konstitutionelle Mastfähigkeit* annehmen, bei der wir bisher pathologische Besonderheiten der innersekretorischen Drüsen nicht angeben können. Diese letztere, häufige Form der kindlichen Fettleibigkeit hat man auch als *Adipositas-Gigantismus* bezeichnet. Es spielt bei dieser Form der exogene Faktor der überreichlichen Ernährung fast stets eine wichtige Rolle. Von der einfachen exogenen Mast- oder -Faulheitsfettsucht unterscheidet die konstitutionelle Fettsucht sich dadurch, daß sie nicht ohne weiteres bei knapper Ernährung, wie jene, verschwindet.

Theorie der Fettsucht. Stoffwechseluntersuchungen bei fettleibigen Kindern ergeben bei der exogenen *Mastfettsucht*, ebenso bei der *konstitutionellen Fettsucht* einen größeren Sauerstoffverbrauch, als der eines gleichalten und gleichlangen normalen Kindes. Die frühere Lehre, daß das Fettgewebe keine Wärme produziere, also sich an den Lebensprozessen nicht beteilige, ist neuerdings ebenfalls widerlegt worden. Allerdings sind wir mit unseren heutigen Methoden nicht in der Lage, Unterschiede im Verhalten von „normalem" und „pathologischem" Fettgewebe aufzudecken.

Bei der *endogenen* Fettsucht wird gelegentlich eine Herabsetzung der *spezifisch-dynamischen* Wirkung der Nahrung gefunden. Bei den Hypothyreosen finden wir vielfach eine deutliche Herabsetzung des Grundumsatzes. Es ist aber nicht ohne weiteres zulässig, aus einer solchen etwa gar einmaligen Grundumsatzverminderung auf eine Hypothyreose zu schließen. In der Mehrzahl der Fälle ist bei den fettsüchtigen Kindern der Grundumsatz höher als der von Kindern von vergleichbarem Alter und Gewicht.

Beziehungen zur Adipositas haben außer der Schilddrüse noch die Geschlechtsdrüsen (Fettansatz bei verspäteter Pubertas, bei Eunuchen, im Klimakterium) mit typischer geschlechtsspezifischer Fettverteilung, die Hypophyse (Fettsucht bei Hypophysentumoren) und die Glandula pinealis. In den wenigsten Fällen von den letzteren abzugrenzen sind die Einflüsse der subthalamischen Stoffwechselzentren. Nach *Encephalitis* verschiedener Genese kann man im Kindesalter solche Fettsucht entstehen sehen.

Nach Ansicht mancher Autoren gehen unter normalen Verhältnissen temporäre Impulse von den Keimdrüsen und der Hypophyse auf die Schilddrüse aus, die allein durch ihr Inkret die Brennvorgänge steigert und so den Organismus vor Überfettung schützt. Fehlen diese Impulse, so wird zu reichlich Fett abgelagert.

Die Existenz von zwei bestimmten, im Vorderlappen der Hypophyse gebildeten Hormonen, dem Insulin entgegengerichtetes Kohlenhydratstoffwechselhormon und ein Fettstoffwechselhormon ist noch umstritten. Die heutige Auffassung geht dahin, daß die wichtigen Regulationsvorgänge, die eine Körpergewichtskonstanz unter normalen Verhältnissen gewährleisten, vom Hypophysenzwischenhirnsystem ausgehen und dahin, daß diese Vorgänge bei jeder echten Fettsucht grundlegend gestört sind. Ob, wie manche Autoren annehmen, für die Entstehung der Fettsucht außerdem eine peripher im Fettgewebe selbst ablaufende krankhafte Funktion, eine gesteigerte *lipomatöse Tendenz (Lipophilie)* eine wichtige Rolle spielt, ist unklar. In vielen Fällen von Fettsucht wirken allerdings offensichtlich endogene und exogene Faktoren zusammen.

Klinik der kindlichen Fettsucht. Das Übergewicht beträgt meist mehrere Kilogramm und kann in einzelnen Fällen zu einem der Elephantiasis ähnlichen Aspekt führen. Außer dem Fettkragen am Hals, der Fettschürze am Bauch und den Fettwülsten auf der Innenseite der Oberschenkel, treten besonders bei jüngeren Kindern starke Fettpolster an den Oberarmen, auf Hand- und Fußrücken hinzu, die dann umso grotesker wirken, wenn die Hand- und Fußgelenke schlank bleiben. Bei der femininen Fettverteilung bleibt das Gesicht kindlich, die Genitalien klein, und die sekundären Geschlechtsmerkmale gelangen nicht zur Ausprägung. Entsprechend der Fettbelastung sind die *Kinder* kurzatmig, leicht *ermüdbar* und *phlegmatisch*; sie schwitzen leicht, neigen infolgedessen zu Wundwerden der *Haut*, die oft *blaß und schwammig* ist. Eine erhebliche Anämie ist meist nicht nachweisbar; beim jungen Kind hat eine einseitige Mast allerdings gelegentlich eine sekundäre Anämie (Jaksch-Hayemscher Typ) zur Folge. Bei fast allen reinen und einem großen Teil der gemischten, vorwiegend auf Überfütterung beruhenden Fettsuchtsformen wird ohne sichtbares Ödem reichlich Wasser und Salz retiniert, das bei entsprechender Therapie in Form einer wahren Harnflut abgegeben wird (sog. Salz-Wasser-Fettsucht). *Herzbeschwerden*, überhaupt Kreislaufstörungen, kommen im Vergleich zum Erwachsenen selten vor. Dagegen macht sich eine gewisse *Widerstandslosigkeit gegen Infekte* geltend. *Hämorrhoiden* und Varicen findet man gelegentlich wie beim Erwachsenen, dagegen nur ausnahmsweise *Obstipation*.

Einige besondere Formen. Von besonderen Formen ist zu nennen die *Pubertätsfettsucht*, namentlich bei Mädchen, die sich in der Präpubertas unverkennbar entwickelt, manchmal unter Verzögerung der einzelnen Pubertätszeichen, z. B. Auftreten der Menses, die dann wieder lange Zeit ausbleiben u. a. m. und der keine ernstere Bedeutung zukommt. Sie kann als eine „forme fruste" der genital-hypophysären Fettsucht aufgefaßt werden, zumal sie oft bei Knaben mit Andeutung femininer Fettlokalisation einhergeht.

Die *Dystrophia adiposogenitalis* (Typus Fröhlich, siehe den Abschnitt: Innere Sekretion) stellt einen besonders charakteristischen endokrinen Fettsuchtstypus dar. Wir sehen ähnliche Bilder sich auch im Gefolge einer Encephalitis, einer Cerebrospinallues und nach Scharlach, Keuchhusten, Meningitis epidemica und Typhus entwickeln. Da nach unserer heutigen Auffassung Hypophyse und Zwischenhirn funktionell zusammengehören, ist eine Trennung in rein hypophysäre und rein zentral bedingte Formen nicht durchführbar.

Der *Morbus Cushing* kommt, wenn auch selten, schon im Kindesalter vor. Die Fettanhäufung betrifft ausschließlich den Stamm, das Gesicht und den Hals, läßt aber die Extremitäten und namentlich die Hüften frei. Mit der eigentümlich lokalisierten Fettanhäufung entwickelt sich eine Osteoporose, besonders der Wirbelsäule und der Rippen.

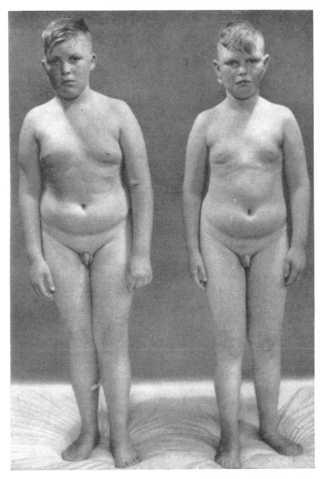

Abb. 3. Mastfettsucht bei zwei Brüdern. Links der ältere wiegt mit 12 Jahren bei 154 cm Länge 61,2 kg (Sollgewicht 40,0 kg); rechts der jüngere wiegt mit 10 Jahren bei 152 cm Länge 47,8 kg (Sollgewicht 39,7 kg). (Kieler Univ.-Kinderklinik.) (K)

Als Zeichen einer Hyperfunktion der Nebennierenrinde findet sich Hochdruck, Hypertrichose und ein Hypogenitalismus. Ursache der Krankheit ist ein basophiles Hypophysenadenom.

Die DERCUM*sche Krankheit* (Lipomatosis dolorosa) mit Auftreten unsymmetrisch liegender Fettknoten und verschiedenen hypophysären Symptomen (Hirndruck, Muskelschwäche, Verblödung) kommt schon bei jungen Kindern, allerdings selten, vor. Man hat diese schmerzhaften Fettgeschwülste auch allmählich wieder völlig verschwinden sehen.

Behandlung. Die diätetische Behandlung hat eine Herabsetzung der Gesamtcalorien zum Ziel, namentlich aber *der Fett- und Kohlenhydrat-Calorien* unter Schonung des Eiweißbestandes und gegebenenfalls eine Verhütung von Wasser- und Salzretention. Die Diät ist in allen Fällen von *exogener* Mastfettsucht die wichtigste und oft einzig notwendige Behandlungsmaßnahme, sie ist aber auch bei den konstitutionellen und endokrinen, also schlechthin allen *endogenen* Fettsuchtsfällen im Kindesalter unerläßlich und wird von denselben Grundsätzen beherrscht.

In leichteren Fällen genügt es, die Kinder zu einer geringeren Nahrungsaufnahme, die etwa $1/3$ und später $1/2$ der bisherigen ausmacht, zu erziehen und ihnen den Genuß von Kuchen,

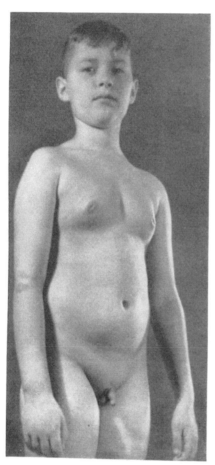

Abb. 4. Leichte Fettsucht.
(Kieler Univ.-Kinderklinik.) (P)

Süßigkeiten, dick bestrichenen Butterbroten und das unsinnige Trinken von Milch, Wasser und Limonaden abzugewöhnen. Die Fettration je Tag, auch das zur Zubereitung der Speisen zu verwendende Fett, wird je nach Alter und errechnetem Caloriengehalt ein für allemal festgesetzt, z. B. auf 20—30 g. Die Gesamtcalorienzahl wird dabei anfänglich um etwa $2/3$ später um $1/3$ geringer angesetzt als dem tatsächlichen Körpergewicht entsprechen würde. Hierbei werden wöchentliche Gewichtsabnahmen von 500 g bis 1 kg erreicht, die für eine allmähliche milde Entfettung ausreichen.

In allen extremen Fällen von Fettsucht müssen die Kinder, schon um zu erlernen, wie sie leben und wieviel und was sie essen dürfen, in ein Kinderkrankenhaus aufgenommen werden. Hier können auch strenge Entfettungskuren mit Gewichtsabnahmen von 1 bis $1^1/_2$ kg in der Woche durchgeführt werden.

Die für den Erwachsenen angegebenen berühmten Entfettungskuren, z. B. die Banting-Kur, die Ebstein-Diät oder die Schrothsche Kur haben sich, zum Teil wegen ihrer Einseitigkeit und der Schwierigkeit ihrer Durchführung, in der Kinderheilkunde nicht eingebürgert. An ihrer Stelle wendet man im modernen Kinderkrankenhaus kombinierte Diäten an, die vor allem einen verhältnismäßig hohen, d. h. den Bedarf voll deckenden Eiweißgehalt bieten und auch dem kindlichen Kohlenhydrat- und Fettbedarf Rechnung tragen.

Eiweiß wird in der Dauerkost wegen seiner hohen spezifisch-dynamischen Wirkung als tierisches Eiweiß in Form von magerem Fleisch und Fisch verhältnismäßig reichlich angeboten. Als weitere Eiweißspender kommen dann mäßige Mengen von Quark und Buttermilchspeisen sowie Vollkornbrot in Betracht. Daneben ist eine gemüse- und obstreiche Kost mit beschränkten Kartoffelmengen empfehlenswert. Im Beginn der Entfettungskur werden Obsttage eingeschaltet, an denen außer Obst sowie Kaffee und Tee als Getränk nur noch Reis, am besten in Form von Milchreis, angeboten werden. Mindestens 3mal in der Woche soll ein Hauptgericht allein aus fettarmer Rohkost bestehen. Statt der früher üblichen Milchtage (Karellkur) haben sich Buttermilchtage (je Tag $3/_4$—1 Liter Buttermilch) im Kindesalter gut bewährt. An allen diesen eingeschalteten Fastentagen muß das Kind wenigstens in den ersten Wochen Bettruhe einhalten. Bei der Herstellung der Dauerkost empfiehlt es sich, zum Süßen der Speisen und Getränke Süßstoff (Sukrinetten) und zum Salzen ein kochsalzarmes Diätsalz (z. B. Diätosal) zu verwenden. Die Trinkmenge muß überwacht werden und darf einschließlich Obst (100 g Obst = 100 g

Flüssigkeit) 1¹/₂ Liter nicht überschreiten. Zweckmäßigerweise wird in allen Fettsuchtsfällen mit *endogener* Komponente die Diätbehandlung durch Medikamente unterstützt. In erster Linie eignen sich dazu Schilddrüsen- und Hypophysenpräparate. Voraussetzung für ihre Anwendung ist ein völlig intaktes Herz. Beginn langsam, vorsichtig, bei nur mäßiger Kostbeschränkung, Weiterbehandlung am besten intermittierend, also z. B. 4—5 Tage Thyreoidin, 2 bis 3 Tage Pause usw. Wir bevorzugen das einfache MERCKsche Pulver, Thyreoidin sicc. in Dosen von 0,1 bis zu 0,3 pro die. Von anderen Hormonpräparaten, *Zirbeldrüsen-, Hypophysen- und Ovarialpräparaten* kommen Epiglandol, Präphyson, Inkretan u. a. in Betracht.

Fettsucht bei insulinbehandelten Diabetikern, namentlich Mädchen in der Präpubertät, spricht auf die übliche Diät nicht an und bedarf meist schwieriger Insulin-Hypophysen- und Sexualhormonbehandlung im Krankenhaus.

In zweiter Linie sind *Laxantia* besonders zur Bekämpfung einer eventuell gleichzeitig bestehenden Obstipation anzuwenden. Wir bevorzugen die magnesiumsulfathaltigen Bitterwässer, wie Hunyadi-Janos, Apenta, Mergentheimer Wasser und lassen davon früh nüchtern und nachmittags ¹/₂—³/₄ Weinglas trinken, so daß täglich 1—2 dünnbreiige Entleerungen eintreten.

In dritter Linie können auch *Diuretica* Verwendung finden. Sie eignen sich besonders für Fälle von sog. *Salz-Wasser-Fettsucht.* Am einfachsten verschreibt man einen diuretisch wirkenden Tee, also z. B. die Species diureticae. Stark wirksam, aber teuer und schlecht einzunehmen ist der Harnstoff, der zudem in großen Dosen, etwa 30—40 g pro die et dosi verabreicht werden muß. Besser genommen wird Ituran. Auch Schilddrüsenpräparate wirken meist deutlich diuretisch. Von Quecksilberpräparaten, die im allgemeinen bei intakten Nieren gut vertragen werden, kommt etwa Salyrgan (als Zäpfchen) 2—3mal wöchentlich in Betracht. Man beginnt vorsichtig mit ¹/₂ Zäpfchen und mit 2—3 Tagen Pause, steigert aber nicht über 3mal wöchentlich ein ganzes Zäpfchen.

Die diätetische und medikamentöse Behandlung fettsüchtiger Kinder wird zweckmäßigerweise, nachdem das Kind wieder das Bett verlassen kann, durch leichte Gymnastik, Bewegungsspiele und Sport unterstützt, mit der Absicht den Energieverbrauch zu erhöhen. Das Kind kann also am Schulturnen teilnehmen und soll außerdem ohne Übertreibung Gymnastik und Sport treiben, allerdings unter strenger Berücksichtigung seiner Leistungsfähigkeit. Mit bestem Erfolg werden solche Kuren bei kräftig-konstituierten Kindern an der See (Seebadekur), bei schwächlich-konstituierten Kindern im waldigen Mittelgebirge durchgeführt.

III. Diabetes mellitus.

Vorkommen — Ätiologie. Der Diabetes ist eine im Kindesalter zwar nicht sehr häufige, aber nach Ansicht der meisten Kinderärzte leider sich immer mehr verbreiternde ernste Erkrankung, die sich grundsätzlich zwar nicht von der des Erwachsenen unterscheidet, aber in Entstehung, Verlauf und Behandlung doch eine Reihe von wichtigen Besonderheiten bietet, die im folgenden kurz dargestellt werden sollen.

Schon beim Säugling kommt Zuckerkrankheit vor, ist aber noch außerordentlich selten, um im weiteren Verlauf der Kindheit anzusteigen mit zwei deutlichen Prädilektionsaltern, nämlich einer Häufung im 3. Lebensjahr (Diabetes infantilis) und einer im 13. Lebensjahr (Diabetes puerilis), wobei beide Geschlechter etwa in gleicher Weise beteiligt sind. In der Präpubertät erkranken scheinbar mehr Mädchen als Knaben.

Die *Erblichkeit* ist beim Kinderdiabetes häufig nachgewiesen (z. B. auch bei eineiigen Zwillingen). Der Erbgang kann dominant sein, ist aber offenbar häufiger recessiv und zeigt eine deutliche Anteposition (Auftreten in immer früherem Alter) und damit meist eine Verschlimmerung der Prognose. Der Diabetes tritt gelegentlich abwechselnd mit Fettsucht in einzelnen, namentlich in jüdischen Familien auf, ohne daß aber andere endokrine Störungen nachgewiesen werden können.

Von besonderer Bedeutung für die Entstehung des Diabetes bei Kindern gelten fieberhafte Infektionskrankheiten, und zwar auch leichte, wie z. B. grippale Infekte. Heute ist es wahrscheinlicher, daß die Infekte lediglich die Manifestation des Leidens bei erblich belasteten Kindern auslösen. Der Häufigkeit nach wäre das Auftreten eines Diabetes nach Infektionskrankheiten in folgende Reihenfolge zu ordnen: Masern, Grippe, Scharlach, Mumps, Typhus, Diphtherie. Die Syphilis spielt dabei keine Rolle.

Auch nach *Trauma* (Kopftrauma, Bauch- bzw. Lebertrauma) wird Diabetes beobachtet und im Gefolge von Schädigungen des *Zentralnervensystems* (Encephalitis, Meningitis, Tumoren), besonders auch nach großen Anstrengungen und Erschöpfungen. Angeblich soll eine *fehlerhafte Ernährung*, nämlich ein Übermaß von Süßigkeiten, für den Ausbruch eines Diabetes verantwortlich zu machen sein (?). Zahlreiche Fälle von kindlichem Diabetes bleiben ätiologisch unklar.

Aus der *Theorie der Zuckerkrankheit* sollen hier nur in großen Zügen die wichtigsten Ergebnisse der neueren Forschung kurz geschildert werden, die für das Verständnis der klinischen Erscheinungen und der Behandlung des kindlichen Diabetikers notwendig sind.

Während man kurze Zeit nach der Entdeckung des Insulins annahm, daß die Zuckerkrankheit die Folge einer isolierten Erkrankung des Inselapparates der Bauchspeicheldrüse und die Folge des Ausfalls des Inselhormons, des Insulins, sei, hat man diese Auffassung nach Bekanntwerden von manchen dagegensprechenden Tatsachen allmählich aufgeben müssen. Es kommen zwar Fälle von Diabetes mit pathologischen Befunden am Inselapparat vor, sie sind aber besonders im Kindesalter außerordentlich selten. Bei der Entstehung, Besserung und Verschlimmerung der Zuckerkrankheit spielt, wie man weiterhin erkannte, nicht allein das Insulin eine Rolle, sondern es treten noch andere Hormone, nämlich die der Hypophyse, der Nebennieren und der Schilddrüse in Wirksamkeit. Man muß deshalb heute anerkennen, daß beim Diabetes eine Gleichgewichtsstörung im endokrinen System, nicht allein eine mangelhafte Insulinproduktion des Inselapparates, vorliegt. Es ist sogar wahrscheinlich, daß es Fälle von Diabetes gibt, bei denen die Tätigkeit des Inselapparates normal oder sogar gesteigert ist. Die Verhältnisse liegen also, wie wir heute wissen, sehr viel verwickelter, als man noch vor wenigen Jahren annahm. Man wird vielleicht in Zukunft in der Lage sein, beim Diabetes Fälle von Pankreas- bzw. Inselapparaterkrankung von solchen, die auf einer Minderwertigkeit des Pankreas und der Inselzellen beruhen und solchen mit bestimmten Funktionsänderungen in anderen Drüsen innerer Sekretion oder bei zentralnervöser Störung zu unterscheiden. Heute kann man nur aussagen, daß es sich bei der Mehrzahl der kindlichen Diabetesfälle um eine wahrscheinlich ererbte Korrelationsstörung der Funktionen des endokrinen Systems und vermutlich auch des vegetativen Nervensystems handelt[1].

---

[1] Neuere Untersuchungen (Jores und andere Forscher) deuten darauf hin, daß das Evanssche Wachstumshormon vielleicht mit dem diabetogenen Prinzip der Hypophyse identisch ist. Wenn sich diese Annahme bestätigen sollte, würde der Diabetes in der Wachstumsperiode des Kindes von dem eigentlichen pankreatogenen Diabetes zu trennen sein. Umstritten ist heute noch die Auffassung, daß durch die Einflüsse der hormonalen extrainsulären Impulse das Pankreas in seiner inkretorischen Funktion im Laufe der Zeit schwer geschädigt werden kann.

Das im Mittelpunkt stehende pathologische Geschehen beim Zuckerkranken ist höchstwahrscheinlich eine gesteigerte Zuckerbildung aus Eiweiß und Fett in der Leber bei gleichzeitiger Ausschüttung des Glykogens aus Leber und Muskulatur. Diese gesteigerte Glykogenese und mangelhafte Fixation des Glykogens in der Leber und der Muskulatur ist eine Folge der Störung im Hormongleichgewicht. Diese wiederum ist zurückzuführen auf eine heredofamiliäre, konstitutionelle oder auch durch eine akute Krankheit erworbene Minderwertigkeit des endokrinen Systems. Die gesteigerte Zuckerbildung tritt ein bei Insulinmangel oder Unwirksamwerden des Insulins durch ein Übergewicht anderer Hormone. Hieraus erklärt sich die Wirkung des eingespritzten Insulins beim Diabetiker: Es hemmt — allerdings nur vorübergehend — die gesteigerte Zuckerbildung und fördert die Glykogenfixation. Dadurch wird die Überschwemmung des Organismus mit Zucker aufgehalten, die Zuckerbildung aus Fett und Eiweiß hört auf, und es treten nach Beseitigung der schweren Störung des Muskel-Leber-Zuckerkreislaufs auch keine Ketonkörper im Blut mehr auf. Der Blutzucker sinkt, die Zuckerausscheidung im Harn wird geringer, und die Ketonurie verschwindet. Bei Herstellung des richtigen Hormongleichgewichtes kommt wieder eine normale Glykogenspeicherung und ein den Bedürfnissen des Organismus entsprechender Glykogenabbau, also eine regelrechte Verwertung der Kohlenhydratvorräte zustande, deren Ausdruck die Einstellung des Blutzuckers auf etwa 80—90 mg-% ist. Die Wirkung einer richtig gewählten Insulindosis ist also symptomatisch ausgezeichnet, ätiologisch gleich Null. Das Insulin beseitigt alle, auch die schwersten lebensbedrohlichen Folgezustände der diabetischen Störung, wenn es rechtzeitig und in genügender Dosis angewandt wird, es vermag aber die schwere hormonal bedingte Kohlenhydratstoffwechselstörung nicht zu heilen. Bezüglich Einzelheiten zur Theorie des Diabetes muß hier auf die Lehrbücher der Physiologie und der inneren Medizin verwiesen werden.

Klinik des kindlichen Diabetes. *Der Diabetes* bei Kindern tritt im Gegensatz zum Erwachsenen *meist plötzlich* in Erscheinung, z. B. im Anschluß an einen Infekt mit einem Koma oder mit den charakteristischen Symptomen, die sich offenbar rascher ausprägen als beim Erwachsenen und deshalb bei genauer Beaufsichtigung der Kinder kaum entgehen können. Es sind das die *Polyurie,* die *Polydipsie,* die *Polyphagie* und die *Glykosurie.* Auch dem Laien fällt auf, daß das Kind bei bestem Appetit abmagert, müde, verstimmt und gereizt ist und daß es manchmal in seinen Leistungen in der Schule beträchtlich nachläßt. Schon aus dem Aspekt der Kinder läßt sich ein Diabetes vermuten. Der Ernährungszustand ist oft bis zur Macies reduziert, die *Haut* und die Schleimhäute sind trocken; gelegentlich fällt eine Pfirsichröte des Gesichts *(Rubeosis diabetica)* und bei länger behandelter Krankheit eine *Xanthosis* (Carotinämie!) der Haut des Körpers auf. Prurigo, *Furunkulose* und Paradentose sind beim Kind selten. Häufiger wird über *Bauchschmerzen, neuralgische Schmerzen* und *Kopfschmerzen* geklagt und von den verständigen Kindern wird selbst angegeben, daß sie körperlich und geistig nicht mehr leistungsfähig seien. Bei näherer Untersuchung fällt dann der obstartige Geruch der Atemluft *(Acetongeruch)* auf und gelegentlich als Vorbote eines Komas ein maculöses Exanthem. Die Untersuchung des Harnes ergibt ein erhöhtes spezifisches Gewicht (1030 bis 1040) und Zucker, manchmal auch schon Ketonkörper, spärlich Eiweiß und Cylinder. Ein wenig gefärbter, heller Harn mit hohem spezifischen Gewicht ist diabetesverdächtig!

Die Menge des in 24 Stunden zu Verlust geratenden Zuckers ist beträchtlich und beträgt 200, 400, 1000 g und darüber. Zum Nachweis eines echten Diabetes dient vor allem eine

Erhöhung des Nüchternblutzuckerwertes, nämlich auf über 120 mg-% und ein Anstieg der alimentären Blutzuckerkurve über etwa 220 mg-%. Man führt die Zuckerbelastungsprobe am besten mit zwei kurz aufeinanderfolgenden Traubenzuckergaben durch und beobachtet den sog. Traugott-Staub-Effekt. Ein gesundes Kind antwortet auf die erste Zuckergabe von 2 g je Kilogramm nur mit einem verhältnismäßig kurz dauernden Anstieg des Blutzuckers auf etwa 150 mg-%; auf eine zweite, kleinere Zuckergabe von 1 g je Kilogramm 1½ Stunden später antwortet der nicht diabetische kindliche Organismus überhaupt nicht mehr mit einer deutlichen Erhebung des Zuckerspiegels im Blut. Anders das diabetische Kind. Die erste Gabe hat eine Steigerung des Blutzuckers auf über 200 mg-%

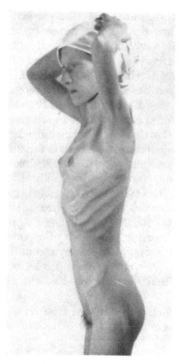 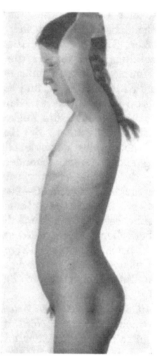

Abb. 5. Abgemagert. Gewicht 33,3 kg (Sollgewicht 44,2).

Abb. 6. Dasselbe Kind mit Insulin eingestellt. Gewicht 40,0 kg (Sollgewicht 44,2). (Kieler Univ.-Kinderklinik.)

Abb. 5 u. 6. Diabetes mellitus. (K)

zur Folge. Die Hyperglykämie dauert etwa ³/₄ Stunden an. Auf die zweite, nur halb so große Zuckergabe tritt nun eine meist noch viel stärkere Erhöhung des Blutzuckerspiegels ein. Damit ist die Insuffizienz des diabetischen Organismus, eine genügende Insulinmenge zu produzieren, erwiesen.

Blutzucker und Harnzucker stehen im übrigen auch beim diabetischen Kind nicht. wie der Unerfahrene oft annimmt, in einem konstanten Abhängigkeitsverhältnis voneinander. Aus diesem Grunde ist für eine genaue Erkennung und die Überwachung der diabetischen Stoffwechselstörung beim Kind, noch dringlicher als beim Erwachsenen, die Ermittlung des Blutzuckergehaltes zum mindesten im nüchternen Zustand notwendig.

Den wichtigsten Symptomenkomplex, gewissermaßen die Perturbatio critica der diabetischen Erkrankung stellt das *Coma diabeticum* dar. Schon in dem ihm vorausgehenden Präkoma kündigt sich eine Acidosis an, die dann im voll entwickelten Koma ausgeprägt vorhanden ist. Als weitere Vorboten des Komas treten beim Kind manchmal ein maculöses Exanthem, häufig Erbrechen, *Magenschmerzen, Stuhlverstopfung, trockener Zungenbelag* und zunehmende Erschöpfung auf. Manchmal wird eine beginnende Bewußtseinstrübung mit starker Müdigkeit verwechselt. In diesem Präkoma kann der Grad der Säuerung

der Gewebe und des Gesamtorganismus durch die Bestimmung der Ketonkörperausscheidung und durch den Nachweis einer Verminderung der Alkalireserve des Blutes erkannt werden. Beide Methoden werden bei besonderen
Fällen in der Klinik angewandt.

Das voll entwickelte Koma ist gekennzeichnet durch den Schwund des
Bewußtseins, die KUSSMAULsche pausenlose Atmung, den raschen Verfall und
die Kreislaufschwäche (äußerste Pulsbeschleunigung 160—200; kühle Extremitäten). Die Austrocknungserscheinungen gehen mit einem beträchtlichen
Gewichtssturz einher. Der Blutzuckerspiegel erreicht im Koma die höchsten
Werte (400—700 mg-% und mehr). Das Koma kann in jedem Stadium des
kindlichen Diabetes auftreten! Unbehandelt, d. h. heutzutage ohne Insulin,
geht das Kind im Koma zugrunde.

Verschiedene Formen und Verlauf. Im Gegensatz zum Erwachsenen kennen wir im
Kindesalter eigentlich nur *mittelschwere* und *schwere Diabetesfälle.* Mittelschwer nennt
man diejenigen, die sich durch Diät und Insulin verhältnismäßig rasch aus einem Koma
und einer Acidose herausbringen lassen, und die, so eingestellt, zwar gelegentlich Zucker
ausscheiden, aber voll leistungsfähig sind und blühend aussehen. Die schweren Formen
haben keine Eiweißtoleranz mehr, sind ohne Insulin überhaupt nicht zuckerfrei zu bekommen
und gehen unbehandelt in einigen Monaten zugrunde.

Diagnose und Differentialdiagnose. Das *Coma diabeticum* der Kinder kann da, wo Harn
nicht zu gewinnen ist, oder eine Blutuntersuchung nicht sofort durchführbar ist, verwechselt
werden mit dem *Coma uraemicum,* einer beginnenden *Meningitis* oder *Encephalitis,* einer
Synkope, einer *Vergiftung, mit acetonämischem Erbrechen,* wegen der Leibschmerzen mit
Appendicitis und *Peritonitis* und schließlich mit einem *hypoglykämischen Zustand.* Die
Entscheidung bringt in jedem Fall schließlich der Nachweis eines erhöhten Blutzuckergehaltes. Praktisch wichtiger ist die Differentialdiagnose bei *Diabetes ohne Koma* im Kindesalter. Es kommen beim jungen Kind häufig nichtdiabetische Glykosurien vor. Hierher
gehören die *alimentäre Glykosurie,* z. B. die Lactosurie beim Säugling und die transitorische
Glykosurie nach alimentärer Überlastung (Kindergesellschaften!) und besonders bei fieberhaften Infektionskrankheiten, bei *Asphyxie, Krämpfen* und anderen toxischen Einwirkungen. Eine *renale Glykosurie* kommt, da es sich um eine angeborene Besonderheit handelt, auch schon im Kindesalter vor. Die Zuckerausscheidung erweist sich hier als weitgehend unabhängig von der Kohlenhydratzufuhr, und der Blutzuckergehalt ist normal
oder erniedrigt. Bei der Erkennung einer renalen Glykosurie im Kindesalter ist die Beobachtung des Traugott Staubeffektes von großer Bedeutung. Kinder mit renaler Glykosurie
zeigen im übrigen weder eine Polyurie, noch eine Polydipsie und sind auch nicht, wie echte
Diabetiker leistungsunfähig. Man nahm früher an, daß dabei die Niere abnorm „zucker-
durchlässig" sei; nach den neuesten Kenntnissen über die Nierentätigkeit muß es sich um
eine Störung des Rückresorptionsmechanismus der Dextrose in den Tubuli handeln. Es
sind Fälle bekannt geworden, in denen eine renale Glykosurie in einen echten Diabetes
überging, so daß die Diagnose „renale Glykosurie" nur nach sorgfältiger Untersuchung
und Beobachtung gestellt werden sollte. Überhaupt muß an dieser Stelle darauf hingewiesen werden, daß manche reduzierenden Substanzen im Kinderharn vorkommen, die
eine positive TROMMERsche Probe geben und Fehldiagnosen veranlassen. Bei der großen
Verantwortung, die der Erkennung der Zuckerkrankheit im Kindesalter zukommt, ist es
unerläßlich, einen verdächtigen Harn stets auch mit der Gärprobe oder der Phenylhydrazin-
probe oder am besten polarimetrisch zu untersuchen und nicht allein die Nüchternblut-
zuckerbestimmung, sondern auch die beschriebene Zuckerbelastungsprobe bei einem
solchen Kind durchzuführen.

Die Behandlung des kindlichen Diabetes ist aus folgenden Gründen schwieriger
und noch verantwortungsvoller als die des Erwachsenen. Der Kinderdiabetes
ist, wie betont, eine meist schwere, fortschreitende Stoffwechselerkrankung,
die einen wachsenden Organismus betrifft mit einem etwa 2—3mal so lebhaften
Stoffwechsel wie ihn der Erwachsene besitzt. Das Kind hat nicht, wie der
Erwachsene, Einsicht in seine schwere Krankheit und setzt den notwendigen
Eingriffen und unangenehmen therapeutischen Maßnahmen oft große Schwierigkeiten entgegen, zumal es nicht um seine Selbsterhaltung besorgt ist. Hinzukommt, daß es häufiger als der ältere Mensch Infektionskrankheiten erleidet,
durch die sein diabetisches Leiden besonders verschlechtert wird. Schließlich

erweist sich der junge wachsende Organismus insulinempfindlicher, mehr zur Acidose geneigt und leichter disponiert zur diabetischen Nephropathie als der Erwachsene.

Die wichtigsten Behandlungsmaßnahmen auch beim kindlichen Diabetes bestehen in der Anwendung einer der Schwere des Falles und dem Alter angepaßten *Diät* und der Injektion von *Insulin*. Nur in wenigen Fällen, wir schätzen sie auf 10—12%, können wir mit einer antidiabetischen Diät allein auskommen. Insulin allein bei sog. frei gewählter Kost halten wir bei zuckerkranken Kindern auf Grund der oben kurz dargelegten theoretischen Erwägungen und aus der praktischen Erfahrung heraus, nicht zuletzt auch schon aus Gründen einer sparsamen Verordnung für unrichtig. Die Befürworter der freigewählten Kost gehen von der heute nicht mehr stichhaltigen Annahme aus, daß die Zuckerkrankheit lediglich auf dem Mangel eines einzigen Hormons, des Insulins, beruhe. Sie müßten dann allerdings nach Ausgleich des Hormonmangels durch Insulin das Kind nun wie ein gesundes Kind ernähren. Das hat sich ihnen aber nicht bewährt, und sie müssen das Kind ganz nach Appetit essen lassen, was es will, wobei eine gewisse Luxusernährung, die bedeutende Gefahren in sich birgt, nicht vermieden werden kann. Eine allgemeine Calorienbeschränkung ist nicht nur für den gestörten Kohlenhydrathaushalt, sondern auch für den Hormonhaushalt nützlich und neben einer lebhaften Muskeltätigkeit vielleicht das einzige uns zu Gebote stehende Verfahren, die Zuckerkrankheit zu bessern. Insulin allein wirkt, davon war schon oben die Rede, nur symptomatisch. Richtig dagegen ist es, unter dem Schutze des Insulins nicht nur den für das Wachstum unerläßlichen Eiweißgehalt, sondern auch den antiketogen wirksam werdenden, genügend hohen Kohlenhydratgehalt in der Nahrung des zuckerkranken Kindes zu gewährleisten. Zweifellos hat man eine Zeitlang in dem Bestreben, die Kohlenhydrattoleranz zu bessern, eine viel zu weitgehende Beschränkung der Kohlenhydratcalorien getrieben. Nachdem sich gezeigt hat, daß die Schonung der Kohlenhydrattoleranz durch möglichst geringe KH-Mengen in der Nahrung nicht allgemein heilend oder bessernd wirkt und nachdem sich andererseits eine Anreicherung der Nahrung an KH als eine gewisse Unterstützung der Insulinwirkung erwiesen hat, ist man in der Kinderheilkunde mit dem KH-Angebot in der Diabetikerkost gegenüber früher freigiebiger geworden. Das Hauptziel der Behandlung besteht heute darin, den Stoffwechsel des zuckerkranken Kindes nicht durch ein zu hohes Gesamtcalorienangebot zu belasten, die für den Körperaufbau notwendige Eiweißmenge anzubieten und durch eine an Kohlenhydrat und Fett ausgeglichene Nahrung unter Insulingaben die Ketosis zu vermeiden. Wünschenswert ist dabei, die Zuckerausscheidung auf ein Minimum herabzudrücken.

Der Energiequotient soll bei Kindern unter 4 Jahren 60—70 Calorien, zwischen 4 und 8 Jahren 50—60 Calorien, über 8 Jahren 30—40 Calorien betragen.

An Eiweiß braucht das Kind 1—2 g je Kilogramm Körpergewicht. Bei der Ermittelung der nötigen Mengen von Fett und Kohlenhydraten bewährt sich als grober Anhaltspunkt: Fett doppelt soviel wie Eiweiß, also 2—4 g je Kilogramm und KH wiederum doppelt soviel wie Fett, also 4—8 g je Kilogramm anzubieten. Der bei dieser Kostzusammensetzung auftretende Zuckerverlust durch den Harn wird dann mit Insulin ausgeglichen. Bei der Ermittelung der notwendigen Insulindosis geht man von der bekannten Tatsache aus, daß eine Insulineinheit die Verwertung von etwa 2 g KH gewährleistet.

Am meisten zu empfehlen ist eine möglichst der normalen Kost angenäherte, im allgemeinen knappe, aber gut sättigende und abwechslungsreiche Ernährung.

Auf einen genügenden Vitamingehalt, namentlich einen gewissen Reichtum an B_1- und C-Vitamin, von denen behauptet wird, daß sie die Insulinwirkung steigern, ist zu achten. Bei dem großen Bedürfnis der Kinder nach Zucker und zuckerhaltigen Speisen kommt man häufig nicht ohne Zuhilfenahme von Süßstoff (Sukrinetten) und sog. Ersatzkohlenhydraten aus. In Betracht kommen bei der Herstellung von „Süßspeisen" Salabrose und Sionon. Auch von den übrigen, allerdings recht teuren Diabetikernahrungsmitteln: Luftbrot, Diabetikerschokolade, Kompott usw. wird man in einzelnen Fällen Gebrauch machen müssen. Richtig eingestellt ist das diabetische Kind dann, wenn es bei völligem Wohlbefinden an Gewicht und Länge zunimmt, keinen oder nur einige wenige Gramm Zucker ausscheidet und sein Harn frei von Aceton und Acetessigsäure ist. In den Fällen, in denen die Ketonkörper aus dem Harn nicht verschwinden, muß man entweder die Fettmenge herabsetzen oder gleichzeitig die Kohlenhydrate und die Insulindosen steigern. Das Insulin wird morgens und abends etwa $1/_2$ Stunde vor den Hauptmahlzeiten gespritzt. Nur in schweren Fällen muß man zu häufigeren Injektionen übergehen. Die Einstellung geschieht am zweckmäßigsten in einem Kinderkrankenhaus und dauert meist 1—2 Monate. Die Eltern erlernen dann, die Injektionen vorzunehmen; älteren Kindern kann man das auch selbst überlassen.

Bei Infekten schränkt man sofort die Nahrung ein, um den Stoffwechsel zu entlasten. Hier bewährt sich auch die Einschaltung eines Hungertages (Obsttag). Manchmal genügt die Herabsetzung der zugestandenen Fettration, während die Erhöhung der Insulindosis nur unter Kontrolle erfolgen kann.

Diät für ein 3—4 Jahre altes diabetisches Kind.
Gesamtcalorien: 1170. Energiequotient: 66. Eiweiß: 36 g (10%). Fett: 70 g (60%). KH: 100 g (30%).

Morgens: 200 g Tee oder Kaffee ohne Zucker, 50 g Schwarzbrot, 10 g Butter, *keine* Marmelade, 200 g Milchsuppe (100 g Milch, 100 g Wasser, 10 g Haferflocken oder 10 g Grieß).

2. Frühstück: 100 g Obst (je nach Jahreszeit).

Mittags: 150 g Fleischbrühe von Kalbs- oder Rinderknochen, 300 g Gemüse, z. B. Weißkohl, Rotkohl, Blumenkohl, Rosenkohl, Grünkohl, Rüben, Spargel, Bohnen; *keine* Erbsen, *keine* Wurzeln. Das Gemüse wird in Salzwasser gekocht, mit Butter abgeschmeckt. *Keine* Mehlschwitze anwenden! 100 g Kartoffeln, 50 g Fleisch, 20 g Butter. Als Nachspeise 100 g Obst, Blattsalat, Gurkensalat oder Tomatensalat. Oder Fruchtspeise von ungesüßtem Saft mit Gelatine angedickt und mit Citrone und Süßstoff abgeschmeckt.

Nachmittags: 1 Tasse Milchkaffee, 25 g Schwarzbrot, 5 g Butter.

Abends: 200—300 g Gemüse mit 10 g Butter oder Rohkost von Weißkohl, Rotkohl, Blumenkohl usw. mit Citrone angemacht. 50 g Schwarzbrot, 10 g Butter, 5 g Mettwurst oder Schinken, 15 g Tomaten oder 10 g Quark. Zweimal wöchentlich 1 Ei, gekocht oder gebraten, dann aber mittags nur 25 g Fleisch.

Komabehandlung. Im Koma sind angezeigt: *sofortige Insulingaben* unter Blutzuckerkontrolle, *reichliche Flüssigkeitszufuhr, Exzitantien* und Hunger! In der Praxis spritzt man einem Kind mit diabetischem Koma 40—50 Einheiten Insulin, unter Umständen auch gleichzeitig ein Exzitans und liefert es so schnell wie möglich zur stationären Behandlung in das Kinderkrankenhaus ein. Dabei muß natürlich angegeben werden, was für Maßnahmen zur Komabehandlung schon eingeleitet wurden, insbesondere, wieviel Insulin gespritzt wurde. Nur in einem Krankenhaus, in dem eine fortlaufende Blutzuckerkontrolle, die Möglichkeit ausgiebiger Infusionen und eine Tag und Nacht durchgeführte sorgfältige Pflege gewährleistet ist, besteht die Aussicht, das Kind aus dem Koma sicher herauszubringen.

Als Infusionsflüssigkeit kann man eine physiologische Kochsalzlösung mit 5% Traubenzucker verwenden oder z. B. eine der gebrauchsfertigen sterilen isotonischen Lösungen, wie sie in jeder Apotheke erhältlich sind. In allen schweren Komafällen hat sich uns neben einer 3—4stündlichen Insulintherapie unter Blutzuckerkontrolle die Dauertropfinfusion von 5% Traubenzucker-Ringer (bzw. NaCl-)Lösung gut bewährt. Wir nehmen als Infusionsmenge etwa 50—150 cm³ je Kilogramm Körpergewicht bei einem Kind bis etwa 10 kg Gewicht, über 10 kg etwa 1000—2000 cm³ im Laufe von 12 Stunden. Außerdem empfiehlt es sich, dem Kind einen warmen Einlauf mit einer etwa 3%igen Lösung von

Natrium bicarbonicum zu machen (1 Teelöffel Natr. bicarb. auf 100 Flüssigkeit). Die Frage, ob eine Alkalizufuhr und wie hoch eine Dextrosezugabe erforderlich ist, ist noch umstritten. Immerhin steht fest, daß die Ausschwemmung der Ketonkörper durch Alkalizufuhr in manchen Fällen schneller erfolgt als ohne Alkalizusatz, und auch die Dextrosezugabe beschleunigt die Entsäuerung. Die Infusionsflüssigkeiten können da, wo eine intravenöse Infusion auf Schwierigkeiten stößt, auch subcutan, ja intraperitoneal gespritzt werden. Von Exzitantien kommen Coramin, Strychnin und Strophanthin in Betracht. Die Insulindosis wird in der Klinik nach der Höhe des Blutzuckerspiegels, der anfänglich alle 2, dann alle 4 und schließlich alle 8—12 Stunden bestimmt wird, bemessen. Im Verlauf jeder Insulinbehandlung kann sich besonders bei jungen Kindern schlagartig ein *hypoglykämischer Schockzustand*, der auf einem raschen Sinken des Blutzuckergehaltes beruht, entwickeln, wobei die Zuckerausscheidung im Harn hoch sein kann! Dieser Zustand beginnt mit Schwitzen bei Untertemperatur (!), starrem Blick, Zittern, Schwächegefühl und Schläfrigkeit, um dann in einen Zustand der Bewußtlosigkeit überzugehen, den der Nichterfahrene für ein neues diabetisches Koma hält. Vor diesem Irrtum schützt manchmal die Beobachtung von tonisch-klonischen Krämpfen, einer gewissen Muskelrigidität, die normale oder wenig veränderte Atmung, das Fehlen von Erbrechen und der beim Koma typischen Pulsverkleinerung. Sicher erkannt wird aber die hypoglykämische Reaktion nur an der Senkung des Blutzuckergehaltes.

Da, wo eine fortlaufende, sofortige Verfolgung des Blutzuckergehaltes nicht möglich ist, wende man am besten die von WALDO E. NELSON angegebene Methode an: Man spritzt dem Kind 10—25 cm³ einer 50%igen Traubenzuckerlösung intravenös ein. Wenn es sich um einen *hypo*glykämischen Zustand handelt, erwacht das Kind aus seinem Sopor, während bei einer Acidose mit *Hyper*glykämie keine Wirkung eintritt und Insulin angezeigt ist. Eine Schädigung auch des echten diabetischen Komakranken durch die verhältnismäßig geringe Zuckerbelastung ist nicht zu befürchten.

Die Gefahr eines akuten Herztodes im Koma ist beim Kind geringer als beim Erwachsenen, dagegen ist die Austrocknung gewöhnlich stärker und macht wie gesagt, rectale, subcutane oder intravenöse Flüssigkeitszufuhr notwendig. Während des Komas erhält das Kind keine Nahrung und auch nach Überwindung des Komas fügt man zweckmäßigerweise einen Obsttag ein, um dann erst die Diät mit verhältnismäßig viel Kohlenhydraten, wenig Eiweiß und Fett aufzubauen. Dabei soll die Calorienzufuhr allmählich so gesteigert werden, daß schon nach wenigen Tagen mindestens der Grundumsatz erreicht wird.

Der sichergestellte hypoglykämische Zustand läßt sich durch Verabreichung geringer Mengen Zucker (10—20 g) meist in sehr kurzer Zeit beheben. Nur in schweren Fällen mit völliger Bewußtlosigkeit ist eine Traubenzuckerinfusion intravenös notwendig. Ist eine solche Traubenzuckerlösung nicht zur Hand, dann spritzt man Adrenalin (1:1000) oder Hypophysin in der üblichen Ampullendosierung.

Die Hypoglykämie muß man bei Kindern um so sorgfältiger verhüten, als sie meist nicht, wie der Erwachsene, schon die ersten Anzeichen des Schockzustandes angeben können. Sie wird vermieden durch eine gute Einstellung und dadurch, daß man da, wo die Diät nicht ganz zuverlässig eingehalten wird, lieber im Harn eine kleine „Zuckerspitze“, also eine geringe Zuckerausscheidung bestehen läßt. Es ist zweckmäßig, die Eltern oder die Umgebung des zuckerkranken Kindes darauf hinzuweisen, daß, wenn das Kind aus irgendwelchen Gründen das übliche Quantum seiner Nahrung nicht zu sich nimmt oder erbricht oder an Durchfall leidet, sofort seine Insulinmenge herabgesetzt werden muß.

Von den modernen Insulinpräparaten haben nur die Zink-Insulin-Protaminate auch in der Kinderheilkunde eine gewisse Bedeutung erlangt. Das Ziel bei der Anwendung solcher langsam zur Resorption gelangenden Insuline ist es, eine über möglichst lange Zeit hindurch währende, an sich geringe, aber gleichmäßige Versorgung des Blutes mit Insulin zu erreichen. Die Zahl der Insulininjektionen kann in manchen Fällen von kindlichem Diabetes bei der Anwendung von Depotinsulin auf 2 und in seltenen Fällen auf eine Injektion am Tag herabgesetzt werden. Allerdings ist bei der Umstellung von Altinsulin auf Depotinsulin die Aufnahme des Kindes in ein Kinderkrankenhaus und die sorgfältige Einstellung erforderlich. Hierbei stößt man immer wieder auf Fälle, die die Umstellung auf Depotinsulin nicht ohne eine Verschlechterung der Stoffwechsellage vertragen. Nicht bewährt hat sich im Kindesalter eine kombinierte Behandlung mit Altinsulin und Depotinsulin. Bemerkenswert ist noch der Umstand, daß beim Depotinsulin die hypoglykämische Reaktion erst 3—4 Stunden nach der Injektion auftritt und deshalb manchmal anfänglich der Beobachtung entgeht. Ohne gleichzeitige diätetische Behandlung ist auch mit dem Depotinsulin beim kindlichen Diabetes nicht auszukommen.

Sämtliche Insulinersatzmittel, neuerdings namentlich Metalle, also z. B. Uran, Eisen, Kupfer enthaltende Mittel verringern zwar vorübergehend die Glykoneogenese, aber offenbar unter gleichzeitiger Schädigung der Leber.

Jedes zuckerkranke Kind gehört unter ärztliche Überwachung, und seine Umgebung muß auf die Gefahren der Krankheit (Acidose, Hypoglykämie, Infektion) nachdrücklich hingewiesen werden. Der hohe Wert einer geregelten Lebensweise und der Muskeltätigkeit (Übungen im Freien) muß besonders betont werden. Der Kinderarzt soll darauf achten, daß die zuckerkranken Kinder keinesfalls zu reichlich ernährt oder gar gemästet werden und daß während Infekten durch eine Steigerung der Insulinmenge bei gutem Appetit oder durch eine straffere Diät der drohenden Verschlimmerung durch Acidose und Koma vorgebeugt wird. Infektionsherde, wie z. B. Zahngranulome, Tonsilleneiterungen u. a. m. können unter dem Schutz genügend hoher Insulingaben unbedenklich und mit Vorteil entfernt werden.

Die Prognose des kindlichen Diabetes ist seit der Entdeckung des Insulins eine wesentlich günstigere. Trotzdem ist auch heute noch der kindliche Diabetes eine sehr ernste, bei jungen Kindern meist tödlich endende Erkrankung, besonders auch wegen der nach Infekten so gut wie stets eintretenden Progression. Bei älteren Kindern wird unter ständiger Insulin- und Diätbehandlung die volle Schulfähigkeit erhalten, und es sind jedem Erfahrenen seit der Insulinära Fälle bekannt, die ohne Verschlimmerung das Erwachsenenalter erreicht haben und bei blühendem Gesundheitszustand einen Beruf ergreifen und ihn voll ausüben konnten.

Der Tod tritt am häufigsten, nämlich in etwa 60—70% der Fälle, während eines Komas ein, in anderen Fällen erfolgt er unter den Erscheinungen der Niereninsuffizienz (diabetische Nephropathie) oder im Kollaps. Im allgemeinen kann man sagen, daß die Prognose um so günstiger ist, je älter das Kind bei Beginn der diabetischen Erkrankung ist.

IV. Rekurrierendes Erbrechen mit Acetonämie (Acetonämisches Erbrechen).

Man versteht hierunter ein zwischen dem 2. und 8. Lebensjahr am häufigsten auftretendes, nur dem Kindesalter eigentümliches Krankheitsbild von sich in unregelmäßigen Abständen wiederholendem, daher „*rekurrierendem*", typisch *anfallsweise* in Erscheinung tretendem, protrahierten und *schwer stillbaren Erbrechen* mit rasch fortschreitender *Hinfälligkeit*, bei dem *Aceton* im Blut, Harn und der Ausatmungsluft erscheint und gleichzeitig eine *Hypoglykämie* besteht. Es entwickelt sich oft sehr rasch ein schwerer Intoxikations-, Exsikkations- und Prostrationszustand, der in 2—4 Tagen ebenso plötzlich, wie er aufgetreten ist, wieder verschwindet, worauf sich das Kind rasch erholt, der aber auch — wenn auch selten — tödlich enden kann.

Klinik. Der Brechanfall wird ausgelöst durch einen *Diätfehler* (fette Kost), einen akuten fieberhaften Infekt, ein drastisch wirkendes Arzneimittel (Abführmittel, Wurmmittel u. a.) oder aber, und das scheint besonders wichtig, durch rein nervöse Einflüsse (Verstimmung, Erregung, Schreck u. ä.). Nur selten gehen dem Erbrechen Kopfschmerzen, allgemeine Müdigkeit, Abspannung, Erregung oder Leibschmerzen und ein oder zwei acholische Stühle voraus.

Das *Erbrechen* erfolgt gußweise und zwar nach Art des nervösen Erbrechens ohne Mühe, ohne weitere Veranlassung und offensichtlich ohne Nausea. Meist wird jedes neue Erbrechen von den Kindern angesagt und oft selbst registriert! Zwischen den einzelnen Ergüssen, die in 24 Stunden 20, 30, ja 50mal erfolgen können, liegen oft nur einige Minuten, aber auch mehrere Stunden; alles bei dem Erbrechen ist völlig unregelmäßig und unabsehbar. Nahrung, ja auch schon ein paar Schlucke Tee oder Wasser werden sofort wieder ausgebrochen. Das Erbrochene selbst besteht anfänglich aus saurem Mageninhalt, dann aus gallig gefärbtem Wasser und Schleim. Kennzeichnend für das Krankheitsbild

ist der rasche Verfall, die Zeichen schwersten Flüssigkeitsverlustes (Gewichtsabnahme, Turgorverlust, Zurücksinken der Bulbi, Trockenwerden der Schleimhäute), das Einsetzen der KUSSMAULschen Atmung und die allgemeine
Prostration mit Somnolenz und schließlich Sopor. Der Puls wird sehr schlecht,
verschwindet zeitweilig, und die Kinder können im Kollaps zugrunde gehen.
Meist ist das glücklicherweise nicht der Fall. Fast ebenso schnell, wie sich der
schwere Zustand entwickelt hat, bessert er sich, in anderen Fällen dauert er
mehrere Tage.

Begleitet wird dieses an- und abschwellende Erbrechen von der schon genannten Acetonbildung und -ausscheidung, die meist in der Atmungsluft so
stark ist, daß das ganze Zimmer den obstartigen, etwas säuerlichen Geruch
annimmt. In besonderen Fällen werden alle 3 Ketonkörper (Aceton, Acetessigsäure und β-Oxybuttersäure) im Harn nachgewiesen.

Der pathogenetisch bedeutsamste Befund ist die Hypoglykämie, die auf
ein Versagen der Leber hinweist. *Pathologisch-anatomische* Untersuchungen
ergaben in vereinzelten Fällen degenerative Veränderungen in den Nieren und
der Leber, vor allem fettige Degeneration.

Theorie. Nach Ansicht der einen Autoren handelt es sich bei dem schweren
anfallsweisen Erbrechen um eine reine „Neurose", die geradezu als monosymptomatische Hysterie aufzufassen sei. Die Acetonämie, wie die Hypoglykämie und die Exsikkation sind danach sekundäre Begleiterscheinungen des
heftigen Erbrechens, das zu Salzsäureverlust aus dem Magen, zu Wasserverlust und zu einem ernstlichen Hungerzustand führt. Die Brechattacke selbst
wird bei diesen Kindern, die vielfach vegetativ stigmatisiert sind, durch Erregung, Fieberschock usw. rein nervös über einen erhöhten Adrenalintonus ausgelöst. Andere Autoren sehen das rekurrierende Erbrechen als Ausdruck einer
Kohlenhydrat-Fettstoffwechselstörung an, in deren Mittelpunkt das Versagen
der Leber stehe. Durch das Auftreten toxischer Stoffwechselprodukte werde
erst das Erbrechen ausgelöst. In der Tat spricht manches dafür, daß die ungenügende Fett- oder Kohlenhydratverwertung in der Leber dem acetonämischen
Erbrechen vorausgeht. Feststeht jedenfalls, daß ein einfacher Hungerzustand,
in dessen Verlauf Acetonkörper auftreten, auch bei Kindern, die schon wiederholt an rekurrierendem Erbrechen litten, das Krankheitsbild nicht auszulösen
vermag und daß oftmals der eigentlichen Brechkrankheit eine Reihe von Pro-
dromen wie Appetitlosigkeit, Verstopfung, belegte Zunge, Bauchschmerzen und
allgemein schlechtes Befinden vorausgeht.

Die Mannigfaltigkeit der auslösenden Faktoren braucht nicht ausschließlich
auf ein „nervöses" Leiden hinzuweisen, sondern kann auch so gedeutet werden,
daß diese Kinder einen leicht störbaren intermediären Kohlenhydrat-Fettstoff-
wechsel besitzen, der unter normalen Umständen suffizient ist, bei verschiedenen
Belastungen aber sofort zusammenbricht. In diesem Sinne sprechen die Beobachtungen, daß unter Diätfehlern besonders Überfütterung mit Fett und Süßigkeiten eine Rolle spielen und daß manche „Acetonämiker" außerhalb der Attacke
keine Neurosezeichen aufweisen. Das schließt dann nicht aus, daß nervöse
oder „sensible" Kinder besonders zu Stoffwechselstörungen geneigt sind, weil
ihre vegetative Steuerung labil ist.

Verlauf und Prognose. Der einzelne Anfall dauert in leichten Fällen nur
wenige Stunden, gewöhnlich 2—4 Tage, in besonderen Fällen auch eine Woche
und sogar länger. Meist erholt sich das Kind erstaunlich rasch, sowie das Erbrechen aufhört, andererseits sind auch Todesfälle im Kollaps nicht ausgeschlossen. Die Anfälle wiederholen sich in unregelmäßigen Abständen gewöhnlich alle paar Monate und ziehen sich jahrelang bis in das Pubertätsalter hin.

Wiederholt ist dann der Übergang in Migräne beschrieben worden. Im allgemeinen ist somit die Prognose günstig.

Die Diagnose und Differentialdiagnose des allgemeinen Erbrechens sind von größter Bedeutung! Dabei sind die starke Acetonausscheidung schon im Beginn (Atmungsluft!) und die Vorgeschichte wegleitend. Verwechselt werden kann der meist sehr bedrohlich aussehende Zustand mit Appendicitis, Peritonitis und Meningitis, in besonders liegenden Fällen auch einmal mit einem Coma diabeticum oder einer Hypoglykämie bei einem Diabetiker.

Behandlung. Im Anfall ist *unbedingte* körperliche und psychische *Ruhigstellung*, unter Umständen unter Zuhilfenahme eines Narkoticums (per inj. oder rectal), angezeigt. Empfohlen werden Luminal (0,1—0,15 subcutan pro dosi) und als besonders das Brechzentrum beruhigende Mittel *Nautisan* ($^1/_2$ bis 1 Suppos.), *Atropin* (3mal täglich 0,05—1,0 mg!) oder *Papaverin* (0,02—0,03) bis 3mal in 24 Stunden bei älteren Kindern. Jede perorale Nahrungszufuhr ist zwecklos. Am wichtigsten ist, nach den obigen theoretischen Erörterungen eine *reiche Zufuhr von Zucker* zu erzwingen. Also z. B. Dauertropfeinlauf oder intravenöse Infusion von 5%igen Traubenzuckerlösungen, und zwar bei ersterem von 1—1$^1/_2$ Liter, bei letzterer von 200—500 cm^3, um die Exsikkose zu bekämpfen. Nach Abklingen des Erbrechens beginnt man mit eisgekühlten Zucker- oder Zucker-Obstsaftlösungen (z. B. 10—20% Dextropurlösung) in kleinen Schlucken und geht dann zu Milch, Breinahrung und fester Kost über.

Die sich länger hinziehenden schweren Fälle gehören ins Kinderkrankenhaus, um bedenkliche Pflegefehler zu vermeiden und intravenöse Salzwasser-Zuckerinfusionen zu erhalten. Hier sind dann auch Kollapsmittel angebracht.

Im Intervall muß die Ernährung der Acetonämiker überwacht und geregelt werden. Jede Überfütterung mit Fett und Süßigkeiten muß unterbleiben, und eine unter Umständen bestehende Obstipation sollte durch entsprechende einfache, schlackenreiche Kost (Rohkost!) bekämpft werden. Die Kinder sollen ein ruhiges, wohlgeregeltes Leben führen und durch Gesundheitsturnen und Sport gekräftigt werden. Auf eine gegen ihre „Nervosität" gerichtete Erziehung ist besonders zu achten.

V. Speicherkrankheiten (Thesaurismosen).

1. Die Glykogenspeicherkrankheit.

(Hepatonephromegalie, v. GIERKEsche Krankheit.)

Es handelt sich bei dieser seltenen Krankheit um eine eigenartige Störung des Kohlenhydratstoffwechsels, bei der Glykogen vorwiegend in der Leber gespeichert und so dem normalen Verbrauch im Stoffwechsel entzogen wird und bei der ein Zurückbleiben im Wachstum beobachtet wird. Die Krankheit setzt bald nach der Geburt, jedenfalls noch im Säuglingsalter ein, besteht viele Jahre, um dann mit Stillständen und allmählichen Besserungen schließlich auszuheilen. Die meisten Kinder erliegen bis zum Alter von 3—4 Jahren interkurrenten Infekten, in einzelnen Fällen wurde auch der Übergang in einen Diabetes mellitus beobachtet. Die Krankheit ist recessiv erblich, kommt häufiger bei Knaben als bei Mädchen vor und wurde auch schon bei mehreren Geschwistern einer Familie beobachtet.

Die Krankheit beginnt mit einer Auftreibung des Bauches, die sehr bald auf eine *Vergrößerung der Leber*, besonders auch des linken Leberlappens zurückgeführt werden kann, wodurch manchmal ein Milztumor vorgetäuscht wird. Die Oberfläche der Leber ist durchaus glatt. Ascites und Milztumor fehlen. Es besteht kein Ikterus, und die Urobilinausscheidung im Harn fehlt. Es entwickelt sich eine gewisse *Fettsucht*, zum mindesten eine Pastosität mit schwammiger Hautbeschaffenheit, besonders im Gesicht, so daß auch Kleinkinder ein „Baby"- oder „Vollmond"-Gesicht behalten. Meist zeigen die Kinder Verlangen nach häufigen Mahlzeiten, ja *Heißhunger*. Sie sind blaß, müde und schlapp und neigen zu Kollapsen. Die frühinfantilen Proportionen bleiben erhalten und desgleichen die dem frühen Kindesalter bis zu einem gewissen Grade zukommenden Fettanhäufungen am Nacken, an den Hüften und am Schamberg.

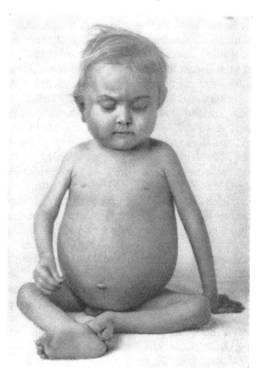

Eine vergleichende Messung mit Alterskameraden erweist die als Symptom wichtige *Wachstumshemmung*. Die geistige Entwicklung ist völlig normal. Die Röntgenaufnahmen des Skelets zeigen eine hochgradige Osteoporose sämtlicher Knochen und eine Verzögerung der Knochenkernentwicklung. Das wichtigste auf die Störung des Kohlenhydrathaushaltes hinweisende Zeichen ist ein stark erniedrigter Blutzuckergehalt, der etwa bei 40 bis 50 mg-%, manchmal aber noch tiefer liegt. Dabei fehlen auch bei äußerst niedrigem Blutzuckergehalt meist alle hypoglykämischen Erscheinungen. Sowohl im Nüchtern- als auch im Tagesharn tritt Aceton auf. Nach Adrenalininjektion kommt es nicht zu einem Blutzuckeranstieg, und die Kinder sind außerordentlich empfindlich gegenüber Insulin. Als Zeichen einer mangelhaften Zuckerverwertung findet sich oft eine verstärkte und verlängerte Verdauungslipämie. Auffällig ist eine erhebliche Immunitätssenkung,

Abb. 7. Glykogenspeicherkrankheit. 2jähriges Kind mit starker Vergrößerung des Leibes, Bauchvenenzeichnung ohne Ascites; pastöses Gesicht, abgemagerte Glieder. Die Glykogenspeicherkrankheit wurde wenige Tage nach Aufnahme des Bildes durch Obduktion bestätigt. (Kieler Univ.-Kinderklinik.) (K)

die zur Folge hat, daß die Kinder leicht an interkurrenten Infekten erkranken und ihnen infolge ihres gestörten und leistungsunfähigen Stoffwechsels auch oft erliegen.

Pathologisch-anatomisch ist vor allem die hochgradige Glykogenspeicherung in der Leber und der Niere, die v. GIERKE (1929) zuerst beschrieben hat und die er mit der Bezeichnung Hepato-Nephromegalia glycogenetica zum Ausdruck bringt, gekennzeichnet. Inzwischen wurden Glykogenspeicherungen auch in anderen Organen, so im Herzen, Gehirn und in der quergestreiften Muskulatur nachgewiesen. Ob diese Fälle zur echten Glykogenspeicherkrankheit v. GIERKEs gehören, ist strittig. Auch im Fettgewebe und in den Kernen fand man reichlich Glykogen. Nach längerem Bestehen der Krankheit entwickelt sich eine Fettleber oder eine besondere destruktive Leberveränderung, die SIEGMUND als „Speicherungscirrhose" bezeichnet. Die postmortale Glykogenolyse, die normalerweise schon nach wenigen Stunden einen weitgehenden Glykogenschwund normaler Organe bewirkt, bleibt aus, so daß noch nach Tagen keine nennenswerte Verminderung des Glykogengehaltes eingetreten ist.

Theorie. Die verschiedenen geschilderten Krankheitszeichen dieser eigenartigen Stoffwechselkrankheit können in befriedigender Weise durch einen ganz bestimmten pathologischen Stoffwechselvorgang erklärt werden, dessen Ursache aber noch völlig dunkel ist. Der anomale Prozeß besteht in der Speicherung des Glykogens in den Organzellen, ohne daß die normale Rückverwandlung des Kohlenhydratspeicherstoffs in Zucker erfolgt. Infolge dieser „sinnlosen" Speicherung vergrößern sich die glykogenhaltigen Organe und Gewebe, namentlich die Leber, während der Organismus trotz der außerordentlich großen Kohlenhydratreserven in den Zustand eines endogenen Zuckermangels gerät. Er findet seinen Ausdruck in der Erniedrigung des Nüchternblutzuckers, der allgemeinen Hinfälligkeit, der Kollapsneigung und dem Heißhunger. Zu hypoglykämischem Schock kommt es meist deshalb nicht, weil sich der Organismus auf den niedrigen Blutzuckergehalt ganz allmählich eingestellt hat.

Die Glykogenspeicherung wird von den einen Autoren auf eine besondere Art von Glykogen zurückgeführt, das durch die Diastase, die in völlig normaler Menge und Wirksamkeit vorhanden ist, nicht angegriffen werden kann. Andere Autoren erörtern die Möglichkeit eines Hyperinsulinismus, so daß die Krankheit eine Art Gegenstück zum Diabetes mellitus bieten würde. Durch eine zentrale Hormongleichgewichtsstörung würden sowohl der Kohlenhydratstoffwechsel als auch das Wachstum beeinflußt. Für diese Annahme sprechen die Fälle, die später in Diabetes mellitus übergegangen sind. Wenn dagegen angeführt wurde, daß bei Hyperinsulinismus niemals Ketonkörperausscheidung auftreten könne, so ist dieser Einwand heute nicht mehr stichhaltig, weil wir auch bei anderen endokrinen Störungen einen Umschlag in der vegetativen Steuerung kennen und Schwankungen und verschiedene Phasen der Besserung und Verschlechterung gerade im Verlauf der Glykogenspeicherkrankheit üblich sind. Die Ansicht v. GIERKEs geht dahin, daß es sich bei der sicher angeborenen Krankheit um ein Fortbestehen einer fetalen Insuffizienz handelt, also um die Störung einer „werdenden Funktion" der Leber und der übrigen Gewebe. Was die Beziehung der Wachstumsstörung zur Kohlenhydratstoffwechselstörung angeht, so ist der Kohlenhydrathunger keinesfalls allein an dem Minderwuchs schuld; vielleicht — so hat man vermutet — übt die Leber als wichtigstes Stoffwechselorgan gesetzmäßig einen Einfluß auf die gesamte Entwicklung aus, vielleicht kommt ihr auch eine Art inkretorischer, humoraler Wirkung zu.

Differentialdiagnose. Das Krankheitsbild ist gut gekennzeichnet, und seine wesentlichen Merkmale sind in ausgesprochenen Fällen kaum zu übersehen. Es gibt nun Kranke, bei denen das eine oder andere wichtige Symptom fehlen kann, dann wird die Abgrenzung, namentlich gegenüber der Fettleber und gelegentlich auch den Cirrhosen, die sehr ähnliche klinische Erscheinungen machen, schwierig. Das Fehlen eines Milztumors und eines Ikterus läßt die Lipoidosen (s. unten), die Cirrhosen und den hämolytischen Ikterus ausschließen. Eine gewisse Ähnlichkeit besteht mit der partiellen Fettsucht bei *Morbus Cushing,* der aber nicht zu der enormen Lebervergrößerung führt und bei dem ein Adrenalismus besteht. Vergrößerungen der Leber sind bei jungen Kindern nicht allzu selten. Der Verdacht auf Glykogenspeicherkrankheit wird erst da auftreten, wo sich neben der Lebervergrößerung eine Wachstumshemmung und Zeichen einer Kohlenhydratstoffwechselstörung nachweisen lassen.

Eine ätiologische oder sicher wirksame *Behandlung* der Glykogenspeicherkrankheit kennen wir nicht. Dem Kohlenhydrathunger der Kinder muß durch häufige, kleine Kohlenhydratmahlzeiten Rechnung getragen werden. Wichtig ist eine sorgfältige Pflege und Schutz vor den für diese Kinder besonders gefährlichen Infekten. Eine Röntgenbestrahlung des Lebertumors wird — mit angeblich gutem Erfolg — empfohlen.

2. Die Lipoidosen.

Von den zahlreichen bekanntgewordenen Ablagerungskrankheiten betreffen drei den Lipoidstoffwechsel und sind von einer gewissen klinischen Bedeutung.

Bei der GAUCHERschen Krankheit kommt es zur Speicherung von Kerasin, einem Cerebrosid, in Milz, Leber, Lymphknoten und Knochenmark, wobei in diesen Organen große Speicherzellen von opakem Aussehen nachgewiesen werden können: die sog. Gaucherzellen. Das Hauptkrankheitszeichen ist die langsame, aber stetig fortschreitende Vergrößerung der Milz, zunächst ohne sonstige Erscheinungen. Allmählich vergrößert sich auch die Leber, und es entwickelt sich eine geringgradige sekundäre Anämie zugleich mit Leukopenie und Thrombopenie. Der Blutlipoidgehalt ist normal. Die Haut nimmt im Gesicht und an den Extremitäten an den dem Licht ausgesetzten Stellen eine schmutzig bräunliche Färbung an (Hämochromatose). Im Lidwinkel entstehen gelbliche Verdickungen der Conjunctiva. Schließlich treten Knochenfrakturen und Blutungen auf und in vereinzelten Fällen nervöse Symptome wie allgemeine Muskelhypertonie, Strabismus und sogar Verblödung. Die Krankheit beginnt schon im frühen Kindesalter, schreitet ganz langsam über 10 und 20 Jahre fort und macht ihre schwereren Erscheinungen meist erst im Ewachsenenalter. Während des Kindesalters braucht nichts weiter nachweisbar zu sein als der langsam zunehmende Milztumor und eine gewisse Hinfälligkeit, vor allem eine Widerstandslosigkeit gegenüber Infekten. Die Krankheit ist familiär, ihre Vererbung ist dominant.

Die *Differentialdiagnose* ist meist schwierig und kann oft nur durch eine Punktion der Milz oder des Knochenmarks durch Nachweis der charakteristischen Gaucherzellen gestellt werden. Zur Besserung des an sich unheilbaren Leidens wurde wiederholt eine Milzexstirpation — im Erwachsenenalter — durchgeführt.

Die NIEMANN-PICKsche Krankheit ist die Folge einer im Organismus weit verbreiteten Speicherung von Lecithin und anderen Phosphatiden vorwiegend in der Milz, im lymphatischen Gewebe, im Knochenmark, in den Nebennieren und im Thymus; auch in der Niere, der Herzmuskulatur und im Nervengewebe finden sich die Phosphatide. Die Lipoide und in manchen Fällen die Fette und Fettsäuren sind im Blut vermehrt. Pathologisch-anatomisch sind die Speicherzellen als schaumige, vakuolisierte, sog. „Schaumzellen" charakteristisch. Es tritt im Vergleich zur GAUCHERschen Krankheit eine viel raschere und hochgradigere allgemeine lipoide Zellzerstörung auf, die einen ausgedehnten Parenchymschwund zur Folge hat. Die Krankheitserscheinungen bestehen in einer starken Vergrößerung von Milz und Leber sowie Schwellung der tastbaren Lymphknoten. Manchmal kommt es zu Ascites und Stauungserscheinungen. In besonderen Fällen findet man Idiotie und einen kirschroten Fleck in der Mitte der Fovea centralis, die Kinder erblinden. Es ist dies das Bild der sog. *amaurotischen Idiotie von* TAY-SACHS. Die Krankheit beginnt schon im Säuglingsalter, bevorzugt Mädchen und Kinder jüdischer Abstammung und schreitet so rasch fort, daß die Kinder nur einige Monate oder bestenfalls 1—2 Jahre alt werden. Der Tod erfolgt im Zustand schwerer Kachexie. Wie bei der GAUCHERschen Krankheit kann die Diagnose manchmal durch Punktion der Milz oder des Knochenmarkes oder schließlich postmortal durch den Nachweis der „Schaumzellen" bestätigt werden. Differentialdiagnostisch kommt etwa ein hämolytischer Ikterus, kenntlich an der verminderten Erythrocytenresistenz, oder eine „Pseudoleucaemia infantum", kenntlich an dem besonderen Blutbild, in Frage. Von der GAUCHERschen Krankheit, die naturgemäß in Erwägung gezogen werden muß, wurde schon beschrieben, daß bei ihr die Milzvergrößerung lange Zeit vorherrscht, ferner Leukopenie und Thrombopenie nachgewiesen werden können. Der gutartige Verlauf der GAUCHERschen Krankheit gegenüber dem raschen Fortschreiten der NIEMANN-PICKschen Lipoidose ist diagnostisch wertvoll.

Auch bei der NIEMANNschen Krankheit kommt als einzige, allerdings nur vorübergehend wirksame therapeutische Maßnahme eine Milzexstirpation in Frage.

Bei der HAND-SCHÜLLER-CHRISTIANschen Krankheit wird in den Körperzellen Cholesterin gespeichert, und es entwickelt sich ein vielgestaltiges, aber gut abgrenzbares Krankheitsbild. In erster Linie ist das Skelet betroffen. Im

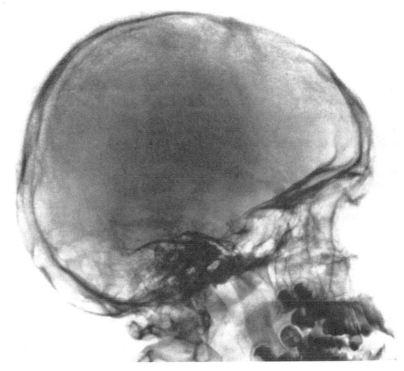

Abb. 8. HAND-SCHÜLLER-CHRISTIANsche Krankheit: Unregelmäßige Aufhellungen der Schädelkapsel, die durch Knochengewebsdefekte verursacht sind. (Kieler Univ.-Kinderklinik.) (K)

Röntgenbild kann man vor allem an den Schädelknochen, dann am Becken, den Oberschenkeln und der Wirbelsäule unregelmäßige Aufhellungen, die durch Knochengewebsdefekte verursacht sind, nachweisen. Manchmal treten ein Exophthalmus und hypophysäre Symptome, wie Diabetes insipidus und Fettsucht auf; in manchen Fällen beobachtet man Gelbsucht, Stomatitis, Lockerwerden der Zähne, Zwergwuchs und Infantilismus. Die Milz ist meist ebenso wie die Leber nur leicht vergrößert, es kann aber auch zur Ausbildung mächtiger Milz- und Lebertumoren kommen, je nach der Lokalisation der Ablagerungen. Im Blut läßt sich eine beträchtliche Cholesterinvermehrung nachweisen. Im Gegensatz zu den oben geschilderten Lipoidosen läßt sich bei der HAND-SCHÜLLER-CHRISTIANschen Krankheit weder eine rassische noch familiäre Erkrankungsbereitschaft feststellen. Befallen werden vorwiegend Kinder im Kleinkindes- und frühen Schulalter. Der Verlauf ist ein chronischer mit Verschlimmerungen und Remissionen.

Die *Diagnose* gilt als gesichert, wenn die Trias „Schädeldefekte, Augenstörungen, Diabetes insipidus" vorliegt.

Als eine maligne Abart des Hand-Schüller-Christian-Syndroms wird von einigen Autoren die als Letterer-Siwesche Krankheit bezeichnete diffuse Reticuloendotheliose angesehen. Bei ihr kommt es nicht mehr zur ausgesprochenen Lipoidspeicherung, weil die Kinder vorher schon zugrunde gehen. Das *eosinophile Granulom* ist wahrscheinlich, wie das Hand-Schüller-Christiansche Syndrom, eine benigne Variante einer diffusen Granulomatosis des reticuloendothelialen Systems (Letterer, Wallgren, Farber, Jaffe und Lichtenstein).

Bei der *Behandlung* hat sich eine fettarme Kost bewährt. Empfohlen werden Schilddrüsenpräparate und bei Polyurie und Polydipsie Hinterlappenpräparate (Pituitrin 1—3mal täglich 0,5—1,0). Die Röntgenbestahlung der befallenen Skeletpartien soll lang dauernde Remissionen bewirken.

Zu den Lipoidspeicherkrankheiten gehört offenbar auch die *Lipoidnephrose*, die eine zwar seltene, aber vorwiegend im Kindesalter auftretende Erkrankung darstellt. Die Lipoidspeicherung betrifft vorwiegend die Nieren (sog. große, weiße Niere), und der Harnbefund ist der einer chronischen tubulären degenerativen Nierenaffektion. Infolgedessen wird die Krankheit bis heute meistens unter die eigentlichen Nierenkrankheiten eingereiht. Pathologisch-anatomisch weist die vergrößerte, weiche und weißliche Niere eine fettige Degeneration der Zellen, namentlich der proximalen, gewundenen Tubuli auf. Das Vorhandensein von doppelt lichtbrechenden, also lipoiden Substanzen ist pathognomonisch. Das *Krankheitsbild* besteht in stark verbreiterten Ödemen, Blässe und gastrointestinalen Störungen verschiedener Art. Meist sind die Kinder völlig appetitlos und sehr leistungsunfähig. Im Harn finden sich sehr reichlich Eiweiß (über 20 pro Mille!), Cylinder und Fetttröpfchen, die im polarisierten Licht doppelt brechend sind; es fehlen die Erythrocyten. Der Blutdruck ist nicht gesteigert; es besteht keine Azotämie. Der Gesamteiweißgehalt des Blutes ist vermindert, besonders der Albuminanteil, während der Globulinanteil relativ vermehrt ist. Ödeme treten auf, wenn der Bluteiweißgehalt unter einen bestimmten Wert sinkt, weil dann das Plasmawasser nicht mehr im Blute festgehalten wird. Vermehrt sind der Cholesterin-, Fett- und Kochsalzgehalt des Blutes. Der Grundumsatz ist meist stark herabgesetzt. Der Verlauf ist chronisch, geht mit Besserungen, Ausschwemmung des Ödems und Verschwinden der Eiweißausscheidung einher, um sich dann auch gelegentlich wieder zu verschlimmern; die Krankheit kann sich über Jahre hinziehen und tödlich enden. Meist erliegen die Kinder dann einem interkurrenten Infekt. Eine besonders hohe Empfindlichkeit besteht gegenüber Pneumokokkeninfektionen, und die meisten dieser Kinder erleiden eine Pneumokokkenperitonitis so daß die Pneumokokken lange Zeit als die Erreger der Lipoidnephrose galten. Die Prognose des Leidens ist aber auch bei Hinzukommen einer Sekundärinfektion (Pneumokokkenperitonitis!) nicht ganz trostlos. Einige Kinder erholen sich oft im Anschluß an einen Infekt, so z. B. nach Varicellen oder Masern und verlieren ihre Neigung zu Lipoidspeicherung. Wir selbst erlebten zwei solche völligen Ausheilungen. Die Behandlung ist eine diätetische und muß dahin gerichtet sein, die oft hohen Eiweißverluste auszugleichen und die Ödeme auszuschwemmen. Im übrigen soll durch Vitaminzufuhr und optimale Ernährung die Anfälligkeit bekämpft werden.

Von den seltenen *Eiweißstoffwechselerkrankungen* haben nur drei im Kindesalter eine gewisse Bedeutung, nämlich die Alkaptonurie, die Porphyrinurie und die Cystinurie.

Das Wesen der *Alkaptonurie* besteht darin, daß der Abbau von den beiden chemisch verwandten Aminosäuren, dem Phenylalanin und dem Tyrosin auf einer Zwischenstufe, nämlich der Homogentisinsäure, stehen bleibt. Diese gibt bei Alkalizusatz einen schwarzbraunen Farbstoff. Die Ursache der Stoffwechselstörung ist unbekannt, sie tritt familiär auf. Schon im Säuglingsalter macht sich die Dunkelfärbung der mit zersetztem Urin benetzten Windeln bemerkbar. Beschwerden bestehen zunächst nicht. Es kann aber zu Ablagerungen der Homogentisinsäure in Knorpel, Sehnen, Bändern und der Gefäßintima (sog. Ochronose) kommen. Auch an Ohr, Nasenknorpel und Skleren treten oft bläuliche Verfärbungen auf. Ablagerung in den Gelenken kann zu schweren deformierenden Arthritiden führen. Die Behandlung ist eine diätetische und besteht in Vermeidung von Eiweiß mit hohem Gehalt an aromatischen Aminosäuren.

Die *Porphyrinurie* tritt im frühen Kindesalter fast ausschließlich als angeborene und unbeeinflußbare Eiweißstoffwechselanomalie auf. Die Kinder sind außerordentlich lichtempfindlich und reagieren mit einer Hydroa vacciniformis, einem Bläschenausschlag, der unter stark pigmentierter Narbenbildung abheilt. Auch Verfärbung der Zähne kommt vor. Es können sich z. B. im Anschluß an Infekte bei diesen Kindern Intoxikationen unter ileusartigen Koliken mit tödlichem Ausgang ereignen. Durch die Ausscheidung großer Mengen von Porphyrin nimmt der Harn eine portweinähnliche Farbe an. Der Nachweis des Hämatoporphyrins (bekanntlich ein eisenfreies Derivat des Hämoglobins) geschieht spektroskopisch.

Bei der *Cystinurie* tritt diese schwefelhaltige Aminosäure dann im Harn auf, wenn das Kind größere Mengen Eiweiß in der Nahrung aufnimmt. Vermutlich steht die Leber im Mittelpunkt dieser Eiweißstoffwechselstörung, die die Umwandlung des Cystins in Cystein normalerweise besorgt und nun aus unklaren Gründen beim Cystinuriker versagt. Cystin ist in saurer Lösung schwer löslich und kann in den Nieren und den ableitenden Harnwegen auskrystallisieren und dadurch die Steinbildung (s. unten) veranlassen. Im Harn weist man Cystin am besten durch die Kochprobe mit Kalilauge und Bleiacetat (Schwarzfärbung!) nach.

VI. Steinbildung, Lithiasis.

Durch Niederschlagsbildung der im Harn normalerweise in Lösung befindlichen Salze kommt es auch schon im *Kleinkinder- und Schulalter* zur Konkrementbildung und entsprechenden Steinleiden. Steinbildend sind die Harnsäure, der phosphorsaure Kalk, der oxalsaure Kalk und in seltensten Fällen das Cystin. Daneben gibt es auch eine vermehrte Salzausscheidung ohne Konkrementbildung. Es handelt sich bei diesen Zuständen weniger um eine lokale Erkrankung als um eine Diathese, die dem Zeichenkreis des „Arthritismus" zugeteilt wird und erblich ist. In manchen Fällen kann man aus der Vorgeschichte eine Überernährung, namentlich mit Fleisch, Räucherwaren, Gewürzen u. dgl. erheben und erzielt Heilung oder Besserung durch diätetische Behandlung. Aus diesem Grunde werden die folgenden Zustände bei den Stoffwechselstörungen des älteren Kindes erörtert.

Phosphaturie (besser Kalkariurie). Man versteht hierunter die Ausscheidung eines milchig trüben Harns (Milchpisser), dessen Trübung durch Beimengung von reichlich phosphorsaurem Kalk und kohlensauren Kalksalzen und Magnesia verursacht ist, ohne daß eine entsprechende vegetarische Kost oder Alkalien gereicht werden. Die Kinder selbst klagen offenbar nur dann, wenn die Umgebung sie durch den auffälligen Befund erschrocken nach ihren Beschwerden fragt über Harndrang, Leibschmerzen, Müdigkeit und Kopfschmerzen. Es handelt sich wohl durchweg um Neuropathen. Der Zustand, der als Folge einer Sekretionsneurose der Niere gilt, ist ohne ernstere Bedeutung; eine Bereitschaft zur Steinbildung und vielleicht zu Infektionen der Harnwege wird angenommen.

Die *Behandlung* besteht in erster Linie in Maßnahmen zur Behebung der bestehenden nervösen Übererregbarkeit, die man durch Bromgaben unterstützen kann. Im übrigen gibt man eine verhältnismäßig fleischreiche Kost, nach welcher die neuropathischen Kinder besonders verlangen und sorgt für reichlich Bewegung in frischer Luft (Gesundheitsturnen).

Oxalurie. Für eine Steinbildung ist die vermehrte Ausscheidung von Oxalsäure, die an sich keine Krankheitszeichen zu machen pflegt, wichtiger als die Phosphaturie, mit der zusammen sie einhergehen kann. Die Bildung von Oxalsäuresteinen hängt nun keineswegs allein von einer bestehenden Oxalurie ab, wird aber durch sie gefördert. Bei unklaren Leibschmerzen, Colonspasmen, Colica mucosa und Verdacht einer Nieren- oder Ureterendruckempfindlichkeit verdient die Ausscheidung von Oxalsäurekrystallen bei Kindern Beachtung. Nur in solchen Fällen ist eine vorbeugende Behandlung durch Beschränkung der Oxalsäurezufuhr in der Nahrung angezeigt, um wenigstens auf die exogene Quelle der Oxalurie einzuwirken.

Cystinurie. Der Harn enthält Cystin (bis zu 1,8 g täglich) und einige andere Diamine, wie Cadaverin, Tyrosin, Leucin und Tryptophan als Zeichen einer besonderen konstitutionellen Insuffizienz des intermediären Aminosäurestoffwechsels.

Die Cystinsteine sind bei Kindern sehr selten. Man gibt bei Cystinurie eine eiweißarme Kost und sucht die Löslichkeit des Cystins durch eine Alkalisierung des Harns (z. B. durch Natrium bicarbonicum-Gaben) zu erreichen.

Harnsäuresteine kommen bei Kindern am häufigsten vor. Über den Harnsäureinfarkt der Neugeborenen wird an anderer Stelle berichtet (s. S. 322). Harnsäuresteine weisen eine gelblich-rötliche Farbe auf und ergeben die Murexidprobe. Wahrscheinlich spielt beim Zustandekommen der Steine ein Mangel an „Schutzkolloiden" eine wichtige Rolle. Man nimmt an, daß als erster Krystallisationspunkt Epithelien oder sonstige katarrhalische Produkte dienen und daß der Steinbildung ein „lithogener Katarrh" der abführenden Harnwege vorausgeht.

Die *Steinbildung* bleibt auch bei Kindern oft lange Zeit unbemerkt, bis entweder eine der genannten Salzausschwemmungen mit Hämaturie oder schon „Sand" oder „Grieß" oder schließlich die mehr oder weniger charakteristischen Steinbeschwerden nachgewiesen werden. Als solche sind anzusehen: häufiges Wasserlassen, oft von Schmerzen begleitet, dumpfes Leibweh, Unfähigkeit länger zu gehen, zu fahren oder mit den anderen Kindern zu spielen und zu turnen.

Die Diagnose wird gestellt aus den geschilderten Harnbestandteilen und erhärtet durch die bimanuelle, rectale Untersuchung, den Ureterenkatheterismus und die Röntgenuntersuchung. Die Behandlung ist Sache des Chirurgen.

Schrifttum.

ANDERSON, W. A. D.: Nierensteine. J. Pediatr. (Am.) **14**, 375 (1939).

BANSI: Tagg Nordwestdsch. Internisten, Hamburg 1947. — BARTHELHEIMER: Klin. Wschr. **1947**, 815. — BENEDICT, F. G., u. F. G. TALBOT: Arbeiten aus dem Carnegie-Institut Washington. — BRENNEMANN: Practic of Pediatrics. Hagerstown-Maryland: W. F. Prior Company. — BROCK, J.: Biologische Daten für den Kinderarzt. Berlin: Springer 1932. — BÜRGER, M.: Die Klinik der Lipoidosen. Neue Deutsche Klinik, Bd. 12, 1934.

COOPER, BARKER and MITCHELL: Nutrion in Health and Disease, S. 28. Philadelphia 1947. CREVELD, S. VAN: Glykogenspeicherkrankheit. Medicine **102**, 682 (1939).

FARBER, S.: Eosinophile Granulomatose. Amer. J. Path. **17**, 625 (1941). — FREISE u. JAHR: Diabetes im Kindesalter. Berlin: S. Karger 1932.

HAHN, A.: Grundzüge der Lehre vom Stoffwechsel und der Ernährung. Stuttgart: Ferdinand Enke 1938.

JOSLIN, E. P.: The treatment of diabetes mellitus. Philadelphia 1935.

KESTNER u. KNIPPING: Die Ernährung des Menschen. 3. Aufl. Berlin: Springer 1928. KÜHNAU: Tagg Nordwestdsch. Internisten. Hamburg 1947. — Synopsis **1948**, H. 1, 51.

LEHNARTZ, E.: Einführung in die chemische Physiologie. Berlin: Springer 1937. — LETTERER, E.: Lipoidosen. Verh. Ges. Verdgskrkh. **14**, 12 (1939).

MASON, H. H. u. D. H. ANDERSEN: Glykogenspeicherkrankheit. Amer. J. Dis. Childr. **61**, 795 (1941). — MEYER, E.: Alkaptonurie. Neue Deutsche Klinik, Bd. 1. 1929. — MITCHELL-NELSON: Textbook of Pediatrics. Philadelphia 1947. — MÜLLER, ERICH: Stoffwechsel und Ernährung älterer Kinder. In PFAUNDLER-SCHLOSSMANNS Handbuch der Kinderheilkunde, 4. Aufl. Berlin: F. C. W. Vogel 1931. — Ernährung und Behandlung des Kindes. Stuttgart: Ferdinand Enke 1946.

PRIESEL u. WAGNER: Zuckerkrankheit im Kindesalter. Leipzig 1932.

RICHTER, P. F.: Cystinurie. Neue Deutsche Klinik, Bd. 2. 1928. — ROMINGER, E.: Richtlinien für die Kinderkost. Berlin-Göttingen: Springer 1947. — ROMINGER u. DROESE: Tagg dtsch. Ges. Kinderhk., Göttingen 1948.

STURM, A.: Med. Klin. **1949**, 33.

TILING: Synopsis **1948**, H. 1, 92.

UMBER, F.: Die Stoffwechselkrankheiten in der Praxis, 3. Aufl. München: J. F. Lehmann 1939.

WALLGREN, A.: Reticuloendotheliose. Amer. J. Dis. Childr. **60**, 471 (1940

Die Avitaminosen und Hypovitaminosen im Kindesalter.

Von

E. Rominger.

Mit 16 Abbildungen.

I. Allgemeines über die Bedeutung der Vitamine für den wachsenden Organismus.

Bei der Entdeckung der *Vitamine* oder Zusatznährstoffe spielte der Nachweis, daß trotz Zufuhr aller energieliefernden Nahrungsstoffe in ausreichender Menge das Fehlen von Spuren gewisser organischer Substanzen zu einer Wachstumshemmung von jungen Tieren führt, die Hauptrolle. Erst in zweiter Linie wurden Nichtgedeihen und schließlich bestimmte, zum Teil schon lange bekannte Krankheitserscheinungen als spezifische Vitaminmangelzustände erkannt. Die Kinderheilkunde als Wissenschaft vom wachsenden Organismus hat sich von vornherein lebhaft mit dem neuen, umfangreichen Gebiet der Vitaminologie beschäftigt. Man nahm anfänglich an, daß sich namentlich zwei bisher wenig geklärte pathologische Zustände beim jungen wachsenden Organismus rasch und eindeutig als Vitaminmangelerscheinungen würden erweisen lassen, nämlich die Wachstumshemmung und die Schwäche der Infektresistenz. Als Wachstumsvitamin wurde eine Zeitlang das A-Vitamin und als Infektabwehrvitamin das C-Vitamin angesehen. Diese Vorstellung läßt sich mit unseren heutigen Kenntnissen in dieser Form nicht mehr aufrechterhalten. Zwar haben sowohl das A-Vitamin als auch das C-Vitamin einen deutlichen Einfluß auf das Wachstum, aber auch auf die Infektabwehr und auf andere wichtige Stoffwechselvorgänge, so daß es nicht gerechtfertigt ist, sie nur nach einer ihrer Wirkungen zu benennen. Auf der anderen Seite sind auch noch andere Vitamine in mehr oder weniger beträchtlichem Grade ebenfalls an Wachstum und Infektabwehr beteiligt. Die Verhältnisse liegen also viel verwickelter, als man ursprünglich annahm.

Der rasche Fortschritt der Vitaminforschung hat zu überraschenden Ergebnissen, besonders auch auf dem Gebiet der Kinderheilkunde geführt. Zunächst wurde entdeckt, daß eine der häufigsten Avitaminosen unserer Breiten die seit dem 17. Jahrhundert bekannte und außerordentlich verbreitete Kinderkrankheit Rachitis ist. Weiterhin wurde die MÖLLER-BARLOWsche Krankheit als der Skorbut des jungen Kindes entlarvt und die Keratomalacie als A-Mangelkrankheit. Von den Dystrophien im Kindesalter ist die HEUBNER-HERTERsche Krankheit oder die Cöliakie heute als sekundäre Polyavitaminose anerkannt, während bei den häufigen dystrophischen Ernährungsstörungen des Säuglings spezifische Vitaminmangelzustände auch heute noch mehr vermutet werden als erwiesen sind.

In südlichen Breiten kommen als immerhin seltene Krankheit eine Kinder-Beriberi und eine Kinder-Pellagra vor. Beide spielen bei uns keine Rolle. Der Mangel an einem oder mehreren der zahlreichen anderen Vitaminen der

B-Gruppe wird mit Recht bei der Pathogenese der verschiedenen Ernährungsstörungen des wachsenden Organismus erörtert. Eine für das Kindesalter
typische derartige Hypo- oder Avitaminose ist indessen bisher nicht bekannt.

Die letzte Überraschung auf dem Vitamingebiet war die Entdeckung der
K-Avitaminose als eine der Hauptursachen der hämorrhagischen Diathese
des Neugeborenen.

Von großer Bedeutung für die Kinderheilkunde ist der Nachweis der Vitamin-
synthese durch die Darmflora.

Obgleich heute schon ein ungeheures Forschungsmaterial auf dem Gebiet
der Vitaminologie vorliegt, befindet sich hier fast alles noch im Fluß, und besonders der Nachweis der Hypovitaminose ist von Substanz zu Substanz umstritten und heute noch an umständliche Laboratoriumsmethoden oder indirekte
Nachweise geknüpft. Wir kennen heute schon einige vierzig lebenswichtige
Nahrungsbestandteile. Viele davon sind keine Vitamine im engeren Sinne
des Wortes. Man hat sie als „Minimumsubstanzen" oder auch als „Vitamere"
bezeichnet. Sie vermögen einen bestehenden bekannten Vitaminmangel auszugleichen, obwohl sie chemisch nichts mit den fehlenden Vitaminen zu tun
haben, ja nicht einmal mit ihnen verwandt sind. Die Definition des Vitamins
ist unter den heutigen Verhältnissen immer schwieriger geworden. Da wir
jetzt wissen, daß die Vitamine zum Aufbau von Fermenten und Hormonen
nötig sind, sprechen manche Forscher nunmehr ganz allgemein von „Wirkstoffen" oder Stoffwechselregulatoren, und zwar mit einer gewissen Berechtigung,
insofern als dieselbe Substanz bei Tieren oder Pflanzen einmal als Vitamin,
das andere Mal als Hormon oder als Ferment wirksam ist. Vitamine sind aber
selbst noch keine eigentlichen Fermente, sondern werden lediglich als allerdings wesentliche Bestandteile in Fermentsysteme eingebaut. Beispiele hierfür
sind aus der B-Gruppe das Aneurin oder Vitamin B_1, das Lactoflavin oder
Vitamin B_2 und das Nicotinsäureamid oder der Antipellagrafaktor. Als Beispiel möchte ich kurz den Wirkungsmechanismus des Aneurins im Zellorganis-
mus schildern. Es steht fest, daß bei B_1-Mangel der Kohlenhydratstoffwechsel
in typischer Weise gestört ist: der decarboxylierende Abbau der Brenztraubensäure zu Acetaldehyd und Kohlensäure hört auf, und es kommt zur Anhäufung
von Brenztraubensäure im Stoffhaushalt. Die bei der Beriberi auftretenden
Kreislaufstörungen und polyneuritischen Erscheinungen sind die Folge einer
Anhäufung von Säuren, die aus dem Abbau von Kohlenhydraten stammen
(Brenztraubensäure, Ketoglutarsäure und Methylglyoxal) und einer Hemmung
im Adenylsäurestoffwechsel. Diese Störungen werden nun nicht etwa vom
Vitamin B_1 selbst beseitigt, sondern von einer Substanz, die der Organismus
als ein Co-Ferment aus dem Aneurin bildet. Das Aneurin wird mit 2 Phosphor-
säuremolekülen verestert und zusammen mit Magnesium an Eiweiß gebunden.
Hierbei entsteht das Co-Ferment Cocarboxylase. Die Cocarboxylase vermag
die Zerlegung der Brenztraubensäure in Acetaldehyd und Kohlensäure zu
katalysieren und bringt den Säurestoffwechsel wieder in Gang. Ganz allgemein
ist deshalb die Cocarboxylase wichtig für den Kohlenhydrat- und Fettstoffwechsel, nämlich für den Aufbau des Glykogens in der Leber und im Muskel
und wahrscheinlich beim Umbau von Kohlenhydrat in Fette und Eiweißkörper
und umgekehrt. Weiter spielt das Vitamin B_1 eine wichtige Rolle bei der Reiz-
übertragung im Nerven zusammen mit Acetylcholin. Auch andere Vitamine
des B-Komplexes wie das Lactoflavin, das Adermin und die Pantothensäure beteiligen sich an der Fettsynthese. Als sog. Redoxsysteme spielen das Vitamin A
und das Vitamin C wichtige Rollen bei der Oxydation und Reduktion. Wahrscheinlich sind die Vitamine bei dem Antikörpermechanismus als integrierende

Bestandteile notwendig, ohne daß man darüber schon fundamentale Tatsachen kennt.

Aus alledem geht hervor, daß die Vitamine beim Ablauf physiologischer Funktionen als wichtige Substanzen, denen selbst keine aktive Rolle zukommt, in Fermentsysteme und andere Reaktionsketten eingebaut sind. Man definiert sie deshalb am besten etwa folgendermaßen: Vitamine sind organische Substanzen der verschiedensten chemischen Struktur, die in Spuren in der Nahrung vorkommen, keinen eigentlichen energetischen Nährwert besitzen, aber für die normale Funktion der Körperzellen wesentlich sind. Für den wachsenden Organismus des Kindes sind etwa 6 Vitaminmangelzustände mehr oder weniger typisch, die im folgenden geschildert werden sollen. Die Lehre von den Vitaminen bildet heute einen wichtigen eigenen Abschnitt der Ernährungsphysiologie. Ihre Grundlagen können deshalb vorausgesetzt werden.

Für das junge wachsende Kind besitzen die Vitamine naturgemäß deshalb eine besondere Bedeutung, weil Avitaminosen wie die D-, die A- und K-Avitaminosen und Hypovitaminosen, die, wie manche vermuten, zu Infektdysergie, Dystrophie und Wachstumshemmung führen, offenbar bei ihm am meisten vorkommen. Der noch im Wachsen begriffene Zellstaat des jungen Kindes weist schon da Vitaminmangelerscheinungen im Gewebeaufbau und in der Gewebefunktion auf, wo der ausgewachsene, fertige Organismus, namentlich, wenn es sich nur um einen vorübergehenden Ausfall an Ergänzungsnährstoffen handelt, noch wenig oder gar nicht leidet, deshalb nämlich, weil er nur auf seine Körperbestandserhaltung angewiesen ist und über verhältnismäßig große Vitamindepots verfügt. Die sog. „Vitamere" werden in der vielgestaltigen Kost des Erwachsenen eine größere Rolle spielen, als in der beim jungen Kind nahezu nur aus Milch bestehenden Nahrung. Die Folgen eines Vitaminmangels für die Hormon- und Fermentbildung müssen beim Kind früher in einer Entwicklungsstörung in Erscheinung treten. Das Kind hat entsprechend seinem 2—3mal so lebhaften Stoffwechsel außerdem schon natürlicherweise einen besonders hohen Vitaminbedarf. Dieser wird unter normalen Bedingungen in unseren Breiten durch die natürliche Ernährung an der Mutterbrust beim Säugling gedeckt, und zwar auch, wie sich erwiesen hat, bei im allgemeinen dürftiger, wenn nur nicht vitamininsuffizienter Ernährung der stillenden Frau; er bleibt aber unbefriedigt bei jeder länger dauernden, fehlerhaften künstlichen Ernährung.

Im Gegensatz zum Erwachsenen hat das junge Kind keine freie Kostwahl, sondern wird so ernährt, wie seine Mutter oder Pflegerin es für richtig hält. Infolge seiner Instinktschwäche nimmt der Säugling auch lange Zeit jede einseitig zusammengesetzte, ja eine recht eintönige Nahrung, durch die schwere chronische Ernährungsstörungen, Dystrophien (s. S. 439) entstehen können. Bei einem Teil dieser Nährschäden treten Zeichen der typischen Avitaminosen auf, bei einem anderen größeren Teil lassen sich wenigstens Hypovitaminosen an gewissen Folgeerscheinungen vermuten, so z. B. am Sinken der natürlichen Widerstandsfähigkeit gegenüber Infekten. In beiden Fällen gedeiht das Kind nicht mehr recht und bleibt schließlich nicht nur im Gewichtswachstum, sondern auch im Längenwachstum zurück. Damit tritt dann die wichtigste und für fast sämtliche Avitaminosen beweiskräftige Schädigung ein: *die Wachstumshemmung*. Aber nicht nur eine längere Zeit durchgeführte einseitige insuffiziente Ernährung kann beim jungen Kind zur Mangelkrankheit führen, sondern es können auch akute Ernährungsstörungen und Fieberzustände einen Vitaminmangel zur Folge haben; dies ist z. B. dann der Fall, wenn in der Rekonvaleszenz einer akuten Verdauungsstörung oder bei Infekten dem nachweislich auf das Mehrfache gesteigerten Vitaminbedarf nicht Rechnung getragen wird. Schließlich

spielen auch bei akuten Magendarmerscheinungen Vitaminresorptionsstörungen
eine wichtige Rolle. Es entsteht so oftmals ein Kreislauf der Schädlichkeiten, indem bei einer akuten Ernährungs- oder Verdauungsstörung ein
Vitaminmangel eintritt, der seinerseits die Resistenz gegenüber Infekten herab-
setzt. Die Folge davon ist eine erhöhte Anfälligkeit mit vermehrtem Vitaminmangel und nachfolgender Ernährungsstörung usf., bis sich schließlich eine
hypo- oder avitaminotische Dystrophie entwickelt. Den Beweis liefert die
Therapie dadurch, daß durch ein wesentlich erhöhtes Vitaminangebot oft die
Ernährungsverhältnisse rasch gebessert und die normale Infektresistenz wieder
hergestellt werden. Infolgedessen gilt es, unser Augenmerk bei der Ernährung
des Kindes auf ganz bestimmte Zusammenhänge zwischen Vitaminmangel
und Körperaufbau zu richten; mit anderen Worten wir müssen neben der
quantitativen auch eine qualitative Ernährung durchführen. Auf die Bedeutung der neben den Vitaminen erforderlichen Minimumsubstanzen ist in den
übrigen Abschnitten dieses Buches schon hingewiesen worden. Außer bestimmten
Aminosäuren sind manche Lipoide, die im Gewebe des Menschen und in der aus
tierischem und pflanzlichem Ursprung stammenden Nahrungsstoffen enthalten
sind, für eine vollwertige Ernährung des Kindes wichtig. Dasselbe gilt für eine
Reihe von Salzen, die in der Frauenmilch, wie wir annehmen dürfen, in ausreichender Menge und optimalem Verhältnis dem Säugling angeboten werden.
    Das Ziel der Vitaminforschung liegt darin, alle biologisch wesentlichen
Nahrungsbestandteile zu ermitteln, chemisch zu identifizieren und, wenn möglich, rein darzustellen. Diese Vorarbeit kann in der Hauptsache im Ernährungsversuch am Tier und im Laboratorium geschehen. Beim Menschen soll durch
eine richtige Verabfolgung von Vitaminen und Minimumsubstanzen ein möglichst weit reichender Schutz der Gesundheit und volle Leistungsfähigkeit
erreicht werden. Man hat deshalb eine Vitaminschutzkost, die für alle Menschen
etwa gleich sein sollte, erstrebt. Praktisch ist gegen diese Bestrebung nichts
einzuwenden, theoretisch allerdings ist es unwahrscheinlich, daß eine für alle
Alter und Lebensumstände passende Vitaminzufuhr ermittelt werden kann.
Vom Standpunkt des Kinderarztes aus muß aber zugegeben werden, daß die
von einer gesunden Mutter stammende Milch für alle gesunden Säuglinge *die*
ideale Vitaminschutzkost darstellt. Avitaminosen beim Brustkind sind jedenfalls in unseren Breiten unbekannt. Die eingehende Erforschung der verschiedenen Vitamingehalte von Frauen- und Tiermilch, praktisch Kuhmilch, ist
also eine der aussichtsreichsten Aufgaben der Pädiatrie.
    Die Vitamintherapie besteht darin, Störungen, die eine Folge des Mangels
an einem oder mehreren Vitaminen im Stoffwechsel sind, dadurch zu beseitigen,
daß man dem Kranken die fehlenden Substanzen in genügender Menge zuführt.
Es handelt sich somit im allgemeinen um eine Substitutionstherapie und in
den meisten Fällen eine Art Fermenttherapie. Die Dosengröße ist noch keineswegs genau ermittelt. Während man anfänglich glaubte, bei einem avitaminotischen Zustand sei es richtig, das fehlende Vitamin in möglichst großer Menge,
also sozusagen im Überfluß, anzubieten, ist man heute auf Grund tierexperi-
menteller Beobachtungen und Erfahrungen anderer Meinung. Für einige
Vitamine hat sich nämlich zeigen lassen, daß sie, in zu großen Dosen zugeführt,
den Vitaminhaushalt anderer Vitamine schädigen. In besonderen Fällen kann,
wenigstens im Tierversuch, auch einmal eine unmittelbare Schädigung damit
hervorgerufen werden. In Zukunft wird also die Höhe der Vitamingabe eine
wesentlich größere Rolle spielen als heute. Damit kommen wir zu einem der
wichtigsten Abschnitte der Vitaminforschung, nämlich dem Vitaminbedarf
des gesunden Menschen.

II. Vitaminbedarf des wachsenden Organismus.

Auf Grund der vorausgehenden Erörterungen ist ohne weiteres klar, daß der wachsende Organismus einen bedeutend höheren Vitaminbedarf hat als der ausgewachsene. Entsprechend dem verschiedenen Wachstumstempo ist er am größten im frühen Säuglingsalter oder gar bei Frühgeborenen, wo er für einzelne Vitamine das 10—100fache, verglichen mit dem des Erwachsenen, beträgt; im Kleinkindesalter geht der Bedarf dann stark zurück, macht aber immer noch bei einzelnen Vitaminen etwa das 3—5fache desjenigen des Erwachsenen aus, um im Schulalter und der Pubertät sich allmählich dem letzteren anzugleichen. Infolgedessen ist die Berücksichtigung auch eines vorübergehend gesteigerten Vitaminbedarfes, z. B. während eines Infektes oder in der Erholungszeit nach verschiedenen Krankheiten und in Zeiten vitaminarmer Ernährung, so z. B. am Ende des Winters, von noch größerer Bedeutung als beim Erwachsenen.

Wenn heute über die Größe des Vitaminbedarfs unter normalen äußeren Bedingungen, d. h. also bei der in unseren Breiten üblichen Ernährung, die Angaben noch weit auseinandergehen, so liegt das hauptsächlich daran, daß der „normale Bedarf" ein in weiten Grenzen schwankender Begriff ist. Die Berechnung, die versucht festzulegen, welche Mindestmenge eines Vitamins in der Nahrung eben vorhanden sein muß, um das Auftreten der typischen Mangelkrankheit beim Menschen zu verhüten, scheint mehr Vertrauen zu verdienen als die, welche angibt, bei welcher Vitaminmenge der Organismus nicht mehr voll leistungsfähig ist. Die Arbeitsphysiologie ermittelt heute mit allerdings umständlichen, aber exakten Methoden die zur Erreichung voller körperlicher und geistiger Leistungsfähigkeit notwendigen täglichen Vitaminmengen. Als optimal wird diejenige tägliche Vitamingabe bezeichnet, mit der eine durchschnittlich normale volle Leistungsfähigkeit erzielt wird. Derartige Untersuchungen sind bei jungen Kindern erst in geringem Umfang durchgeführt und auch anwendbar. Wir Kinderärzte sind nun andererseits insofern in einer besonders günstigen Lage, als wir in dem von gesunden Eltern stammenden, gut gedeihenden Brustkind, worauf an anderer Stelle (s. S. 369) schon hingewiesen wurde, ein uns von der Natur gegebenes „Musterbeispiel" einer richtigen Ernährung vor uns haben. Ich glaube, daß wir, wenigstens für das Säuglingsalter, gute Gründe haben, von dem in der Muttermilchernährung dem Kind gebotenen Vitamingehalt in unseren Berechnungen auszugehen. Dabei muß dann allerdings berücksichtigt werden, daß der Säugling sich noch während des ersten Lebensjahres allmählich an die unnatürliche Ernährung anpassen muß, und daß ihm infolge der dabei eintretenden Änderung seiner Verdauungs- und Stoffwechselverhältnisse (Darmflora!) die verschiedenen Vitamine, die sich für seine störungsfreie Entwicklung als bedeutungsvoll erwiesen haben, unter allen Umständen eher in reichem, als knappem Maße geboten werden sollten. Im Kleinkindes- und Schulalter, ebenso wie in der Zeit der sexuellen Reifung, in der Pubertät, wird am zweckmäßigsten die auch von den meisten Ärzten des Erwachsenen anerkannte „Gesundheit und volle Leistungsfähigkeit" als Maßstab für eine richtige Ernährung, auch im Hinblick auf den Vitaminbedarf, angesehen. Die optimale Leistungsfähigkeit kann in diesem Alter in der Arbeitsphysiologie bereits im arbeitsphysiologischen Versuch heute exakt nachgewiesen werden.

In der folgenden Tabelle werden die Vitaminangebote für ein Brustkind und für ein Flaschenkind nebeneinander gestellt. Die dabei angegebenen Vitaminwerte sind lediglich Mittelwerte aus den heute noch vielfach recht weit auseinanderliegenden Angaben der verschiedenen Autoren, die über die größten Erfahrungen auf dem Vitaminforschungsgebiet verfügen; die Werte stellen also nur grobe Annäherungen an die vermutlichen Mittelwerte dar.

Vitamingehalt der Nahrung eines Brustkindes.

150 g *Frauenmilch* je kg:
  90 γ Carotin   150 γ A   53 γ B_1 240 γ B_2 8 mg C   D in Spuren

Vitamingehalt der Nahrung eines Flaschenkindes.

100 g *Kuhmilch* je kg:
  30 γ Carotin   36 γ A   45 γ B_1 200 γ B_2 2 mg C   0,2—0,4 γ D

Das an der Mutterbrust ernährte Kind erhält in allererster Linie wesentlich mehr C-Vitamin als ein gleichaltes künstlich ernährtes Kind, nämlich rund 4mal mehr. Aber auch das A-Vitamin und seine Vorstufe werden dem Säugling an der Brust bedeutend reichlicher, nämlich etwa in 3facher Menge angeboten, als einem Flaschenkind. Das D-Vitamin ist in der Frauenmilch nur in Spuren enthalten, während das Kuhmilchkind davon einen deutlich meßbaren, wenn auch nur geringen Betrag erhält. Bei der Berechnung wird davon ausgegangen,

Vitamingehalt der Nahrung für ein 4 Jahre altes Kind.

Nahrungsmittelmengen	Carotin γ	A γ	B_1 γ	B_2 γ	C mg	D γ
1. Frühstück:						
150 g Kakao (Milch) 5 g Kakao	45	105	30	255	2	0,36
30 g Roggen-Schwarzbrot (82—94%)	—	—	45	25	—	—
10 g Butter	70	115	+	1	0,030	0,134
10 g Honig	—	—	—	—	0,360	—
2. Frühstück:						
100 g Obst (schwarze Johannisbeeren, Apfelsinen) . . .	160	—	110	40	50	—
Mittagessen:						
150 g Gemüse (Spinat)	9750	—	105	345	45	—
150 g Kartoffelbrei	45	—	120	75	24	0,3
30 g gebratenes Schweinefleisch	2	—	220	100	—	—
10 g Schmalz	—	—	—	—	—	—
100 g Apfelmus	—	—	—	—	5	—
Nachmittags:						
150 g Kakao (Milch) 5 g Kakao	45	105	30	255	2	0,36
50 g (2) Zwiebäcke (= Weizenbrot 60%)	—	—	25	25	—	—
Abendbrot:						
150 g Gemüse (Karotten) . . .	10600	—	—	120	7,5	—
200 g Nudeln (Spaghetti) . . .	—	—	160	300	—	—
50 g (1) belegtes Roggenbrot (82—94%)	—	—	65	40	—	—
mit Schinken (30 g). . .	—	—	210	100	—	—
und Butter (5 g)	35	58	+	0,5	0,015	0,06
	20752	383	1120	1681,5	135,905	1,214 mit Kakao

daß die Tageszufuhr von Frauenmilch 150 cm^3 je Kilogramm Körpergewicht, von Kuhmilch 100 cm^3 je Kilogramm, die sog. BUDINsche Zahl, beträgt.

Wird die Kuhmilch, wie das heute noch üblich ist, etwa aus Angst vor ihrer ekzemauslösenden Wirkung in sehr knappen Mengen gegeben, dann besteht zweifellos (immer im Vergleich zum Brustkind) ein beträchtliches Unterangebot von C- und die Möglichkeit einer zu schlechten Versorgung mit A-Vitamin. Trotz des tatsächlich höheren D-Gehaltes ist — das lehrt die tägliche Erfahrung — besonders bei mangelnder Belichtung der Rachitisschutz beim Flaschenkind ungenügend, wahrscheinlich, wie erwähnt, wegen des Phosphatreichtums der Kuhmilch. Für die Praxis der künstlichen Ernährung des Säuglings ergibt sich somit die wohlbegründete Forderung, schon am Ende des ersten Trimenons C-Vitamin in Form von Obstsäften, dann von Gemüsebreien oder in krystallischer Form und von der Mitte des 3. Lebensmonats ab D-Vitamin als Vigantol oder Lebertran zu den üblichen Milchmischungen zuzufüttern.

Am meisten gefährdet durch Vitaminunterangebot sind zweifellos Säuglinge, die milchfrei ernährt werden. Besonders droht hier eine Schädigung durch A-Mangel. Aber auch die übrigen wichtigen Vitamine müssen bei milchfreier Ernährung fast alle zugegeben werden. Da nun eine milchfreie Ernährung mit Ausnahme der Einleitung der Diätetik bei den akuten Ernährungsstörungen

Vitamingehalt der Nahrung für ein 8—10 Jahre altes Kind.

Nahrungsmittelmengen	Carotin γ	A γ	B_1 γ	B_2 γ	C mg	D γ
1. Frühstück:						
200 g Milch	60	140	45	340	3,4	0,54
50 g Semmel	—	—	30	25	—	—
15 g Butter	105	173	+	1,5	0,045	0,2
15 g Honig	—	—	—	—	0,5	—
2. Frühstück:						
100 g Apfelsine	160	—	110	40	50	—
100 g (2) Roggenbrot	—	—	130	80	—	—
mit 15 g Butter	105	173	—	1,5	0,045	0,2
Mittagessen:						
150 g Spinat	9750	—	105	345	45	—
150 g Fleischbrühe	—	—	—	—	—	—
150 g Kartoffeln	45	—	120	90	15	—
60 g gebratenes Schweine-						
fleisch	4	—	440	200	0,030	—
10 g Butter	70	115	+	1	—	0,13
150 g Erdbeeren	255	—	—	+	30	—
Nachmittags:						
150 g Milch	45	105	30	255	2	0,36
25 g Brötchen	—	—	15	12	—	—
5 g Butter	35	58	+	1	0,015	0,06
Abendbrot:						
150 g Gemüse (Karotten) . . .	10600	—	—	120	7,5	—
150 g Bratkartoffeln	45	—	105	90	24	—
50 g Roggenbrot (82—94%) .	—	—	65	40	—	—
10 g Butter	70	115	+	1	0,030	0,13
	21349	879	1195	1653	177,565	1,62

eigentlich entbehrlich ist, sollte man sie aufgeben; zum mindesten sollte man es nie dem Laien (also der Mutter) überlassen, sie anzuwenden. In der Mütter-beratung und Fürsorge sollte man nachdrücklich davor warnen, milcharme und milchlose Kost längere Zeit ohne ärztliche Verordnung anzuwenden.

Eine Anreicherung der Milch mit Vitaminen durch besonders reichliche Zu-fuhr von A, C und D an die stillende Mutter ist möglich, aber beim Brustkind in unseren Breiten offenbar nicht nötig. Nur da, wo die häuslichen Verhält-nisse dürftig sind, muß eine Ergänzung der Ernährung der stillenden Mutter durch Vitaminzugaben erfolgen. Die Anreicherung der Kuhmilch mit D durch Fütterung der Kühe mit bestrahlter Hefe steigert unter Umständen den D-Gehalt der Frischmilch bis auf das 30fache. Leider sind die Ergebnisse dieser Fütterung nach den Erfahrungen in Amerika recht schwankend, und die Kontrolle erweist sich als kostspielig und schwierig.

Der ältere Säugling kann seinen Vitaminbedarf keineswegs mehr durch Milch allein, auch nicht durch Vollmilch, decken. Bei ihm soll die C-Versorgung nicht mehr nur mit Obstsäften, sondern vielmehr durch Obst- und Gemüsebrei und durch Kartoffelkost (einschließlich Kochwasser!) erfolgen.

Bei Kleinkindern und Schulkindern sind wir bezüglich des erforderlichen Vitamingehaltes im allgemeinen auf unsere praktische Erfahrung mit einer gemischt zusammengesetzten Kinderkost angewiesen. In Zukunft werden wir, was die optimale Kost angeht, bei Schulkindern und sogar bei Kleinkindern über genügend Unterlagen aus der Physiologie verfügen. Die beiden oben gebrachten Tabellen geben den ungefähren Vitamingehalt an.

Die Gefahr, daß ein Kleinkind eine A-Hypovitaminose erleidet, liegt im allgemeinen nur da vor, wo wegen Magendarmkrankheiten wochenlang eine gehaltlose Diät (Apfeldiät! Schleimsuppendiät!) durchgeführt wird oder in dem besonderen Fall der Cöliakie (HEUBNER-HERTERschen Krankheit) in der Resorptionsstörung. Im Schulalter und kurz vor und während der Reifeentwicklung verdient die Kost bei der hier häufig bestehenden Hyperthyreose besondere Berücksichtigung ihres Vitamin-A-Gehaltes; dies um so mehr, als Vogan den Grundumsatz im Sinne einer Herabsetzung zur Norm beeinflußt. Schulkinder, die Nachtblindheit zeigen, bedürfen ebenfalls oft einer erhöhten Vitamin-A-Zufuhr.

B_1-Vitamin muß schon deshalb in jeder Kinderkost reichlich angeboten werden, weil diese ja besonders kohlenhydratreich ist. Es genügt, dafür zu sorgen, daß schon das Kleinkind nicht nur Feinbrot und Gebäck, sondern stets auch in genügender Menge, d. h. bis zur Aufrechterhaltung einer regelmäßigen 1—2mal täglichen Stuhlentleerung, Vollkornbrot erhält.

Wichtig in der Kost des ganzen Kindesalters ist das reichliche Angebot von C-Vitamin. Besonders während und nach den vorwiegend im Kleinkindes- und Schulalter auftretenden Infektionskrankheiten, aber auch bei „anfälligen" Kindern ist eine reichliche C-Vitaminzufuhr angezeigt. Ebenfalls bei zahlreichen Anämien, z. B. der häufigen sog. „Schulanämie" und allergischen Krankheiten, leistet das C-Vitamin Gutes. Auf die besonderen „spezifischen" Wirkungen wird im folgenden (s. S. 537) noch eingegangen.

Der D-Vitamingehalt der Kinderkost ist ein so geringer, daß eine zuverlässige Rachitisprophylaxe oder gar -behandlung auf rein diätetischem Weg niemals — es sei denn mit bestrahlter Milch! — durchgeführt werden kann. Außerhalb der dem Kreis der Rachitis zugehörigen Erkrankungen, zu dem selbstverständlich auch die „Spätrachitis" des Kleinkindes und des Jugendlichen gehört, hat die Zugabe von D-Vitamin, besonders in Form von Lebertran, auch heute noch Anhänger bei der Behandlung der Skrofulose und bei der „Anfälligkeit" der Kinder, also einer verminderten Infektresistenz.

Für den Kinderarzt ist es noch wichtig, zu wissen, daß die Kuhmilch im Sommer einen etwa dreimal so hohen Vitamin-C-Gehalt hat wie im Winter, daß die Kartoffel bei zu starker Zerkleinerung und zu langem Kochen einen großen Teil ihres Vitamin-C-Gehaltes ebenso einbüßt wie die Milch, die im Licht und an der freien Luft gestanden hat oder zu lange gekocht wurde (s. S. 383). Auch Obst und Gemüse haben ihren höchsten Vitamingehalt nur in frischem Zustand oder bei recht vorsichtigem Dämpfen. Immer wieder muß die Mutter (oder die Anstaltsköchin!) darauf hingewiesen werden, daß Milch, Obst und Gemüse, die Hauptvitaminspender, für das Kind möglichst frisch zur Verabreichung kommen sollten, und daß die Vitamine beim Kochprozeß nicht „totgekocht" werden dürfen. An dieser Stelle ist es vielleicht wichtig, zu wiederholen, daß die Milch wegen ihrer bedenklichen Infektionsmöglichkeit trotzdem nicht roh gegeben werden darf, und daß sie durch kurzes Aufkochen oder richtige Pasteurisierung keine C-Vitaminverluste, die über 10% hinausgehen, erleidet. Unsere heute im Handel befindlichen deutschen Milchpräparate für das Kind enthalten alle einen ungefähr ausreichenden A- und C-Vitamingehalt, sind also auch bei wochenlanger Anwendung im Hinblick auf die Entstehung von Xerophthalmie oder Skorbut unbedenklich. Andererseits wird man selbstverständlich einem Kind, das mit Milchpräparaten ernährt wird, eher in noch höherem Maße als bei Frischmilchernährung Vitamine, besonders A-, C- und D-Vitamin verordnen.

III. Die wichtigsten Vitaminmangelkrankheiten des Kindes.

1. Rachitis und Spasmophilie (Tetanie).

Die Rachitis ist eine Allgemeinerkrankung des jungen, wachsenden Organismus, die gekennzeichnet ist durch eine Störung des Phosphor-Kalkstoffwechsels und die verhütet und geheilt werden kann durch Vitamin D. Da das tertiäre Calciumphosphat den für die Konsolidierung des wachsenden Knochens wichtigsten Baustoff darstellt, finden wir einige Zeit nach Beginn der Erkrankung eine bestimmte Form der Knochenerweichung des Skelets, bei der statt normalen Knochens ein unregelmäßig wuchernder, kalkarmer Knochenersatz, das sog. *osteoide Gewebe*, gebildet wird. Aus dem schon fertigen Knochen wird in schweren Fällen ebenso wie aus der Muskulatur Phosphor und Kalk abgegeben, so daß das Skelet seine Festigkeit einbüßt und eine Neigung zu Knochenbrüchen und eine allgemeine Muskelschwäche entsteht. Auch das Nervengewebe nimmt an der allgemeinen Stoffwechselstörung teil, und schließlich kann man auch an bestimmten endokrinen Drüsen (Nebenschilddrüsen, Schilddrüse) Veränderungen feststellen, die zu Hormonmangel führen können, der seinerseits wieder den Gesamtstoffwechsel ungünstig beeinflußt.

In diesen Kreislauf der Schädlichkeiten greift das D-Vitamin ausschlaggebend ein, insofern es auch da, wo die äußeren Veranlassungen zur Rachitis weiter fortbestehen, den Kalk-Phosphorhaushalt so regelt, daß die Phosphor- und Kalkverluste fast sofort aufhören, und der Um- und Aufbau der geschädigten Gewebe, vornehmlich des Skelets, beginnt. Die Rachitis ist somit — abgesehen von besonderen Fällen — eine mit recht großer Sicherheit heilbare und im allgemeinen verhütbare Krankheit.

Die Erkenntnis, daß die Rachitis eine D-Avitaminose und außerdem die in unseren Breiten häufigste Avitaminose ist, ist rund 30 Jahre alt. Zwar hat schon im Jahre 1906 HOPKINS vermutet, daß die Rachitis eine Mangelkrankheit sei, und OSBORNE und MENDEL sprachen 1914 zum erstenmal von einem antirachitischen Prinzip, also einem antirachitischen Vitamin. Aber erst durch den Nachweis von HESS und STEENBOCK 1924, daß die Sterinfraktion bestimmter Nahrungsmittel durch Ultraviolettstrahlen im antirachitischen Sinne aktiviert werden kann, wurde es wahrscheinlich, daß ein Nahrungsfaktor bei der Rachitisentstehung im Spiele ist. Endgültig wurde das antirachitische Vitamin durch die Entdeckung von WINDAUS und POHL 1927, daß Ergosterin eine Vorstufe, also ein Provitamin des antirachitischen Vitamins ist, identifiziert und erhielt die Bezeichnung D-Vitamin. WINDAUS ermittelte 1933 seine Konstitution, LINSERT stellte es aus Lebertran rein dar, und schließlich gewann WINDAUS es in krystallisierter Form künstlich aus 7-Dehydrocholesterin als Vitamin D_3.

Diese rasche wissenschaftliche Aufklärung war nur möglich durch eine Reihe wichtiger klinischer und experimenteller Beobachtungen und Forschungen. Der Berliner Kinderarzt HULDSCHINSKY teilte 1919 mit, daß es gelänge, die Rachitis bei Kindern in für damalige Zeit unwahrscheinlich kurzer Zeit durch Ultraviolettbestrahlung zu heilen. Im gleichen Jahr erzielten SHERMAN sowie MCCOLLUM und MELLANBY durch eine P-arme Mangeldiät die für die gesamte Rachitisforschung so wichtig gewordene experimentelle Rattenrachitis und erkannten die besondere Bedeutung des Lebertranfaktors. Vom Jahre 1928 an wurden die synthetisch gewonnenen Vitamin-D-Präparate in die praktische Therapie eingeführt.

Wir kennen heute eine Reihe von D-Vitaminen. Das erste im Laboratorium gewonnene Vitamin D_1, das sich als toxisch erwies, besteht aus einem Gemisch von Vitamin D_2 und dem antirachitisch unwirksamen Überstrahlungsprodukt des Ergosterins, dem Lumisterin. Das wirksame, verhältnismäßig ungiftige, am meisten verwandt durch Bestrahlung aktivierte Ergosterin, das Vitamin D_2, heißt im Ausland Calciferol. Es kommt in der Natur vorwiegend in Hefe, in Pilzen und in Fischölen vor. Das Vitamin D_3 ist das wichtigste D-Vitamin der Fischöle und entsteht durch Bestrahlung des 7-Dehydro-cholesterins. Aus dem 22-Dihydro-ergosterin kann ebenfalls durch Bestrahlung das Vitamin D_4 und aus Dehydrositosterin das Vitamin D_5 erzeugt werden. Zur praktisch therapeutischen Anwendung haben sich neben den Fischtranen nur das Vitamin D_2 und D_3 bewährt. Vitamin D_2 und D_3 können am rachitischen Hühnchen, bei dem D_2 nahezu unwirksam ist, voneinander unterschieden werden. Bei der menschlichen Rachitis ist eine Überlegenheit des Vitamin D_3 vor der des Vitamin D_2 noch immer umstritten. Zum Nachweis auch kleinster Mengen von Vitamin D besitzen wir bis heute nur umständliche biologische Methoden; am meisten verwandt werden der prophylaktische und kurative Rattenrachitistest. Nach internationaler Vereinbarung beträgt eine internationale Einheit = I.E. = $0,025\,\gamma$ je reinen Vitamins D_2 oder D_3. Eine klinische Einheit = 100 I.E.

In den üblichen Nahrungsmitteln kommt das Vitamin D nur im Eigelb, in der Butter und der Milch in kleinen Mengen vor, in Fischen, Lebern und namentlich in den Fischleberölen ist der D-Vitamingehalt beträchtlich. Den Kinderarzt interessiert am meisten der D-Vitamingehalt der Frauen- und Kuhmilch. Naturgemäß können entsprechend der verschiedenen Ernährungs- und Lebensweise sowohl beim Menschen als auch beim Tier nur grob angenäherte Durchschnittswerte angegeben werden. Aus zahlreichen Ermittlungen kommt man zu folgenden Zahlen:

In 100 g Frauenmilch sind etwa 0,0001 mg Vitamin D enthalten,
in 100 g Kuhmilch sind etwa 0,0004—0,002 mg Vitamin D enthalten,
in 100 g Butter sind etwa 0,02 mg Vitamin D enthalten,
in 100 g Eigelb sind etwa 0,02 mg Vitamin D enthalten,
in 100 g Lebertran sind etwa 0,04—0,4 mg Vitamin D enthalten,
in 100 g Säugetierleber sind etwa 0,005—0,045 mg Vitamin D enthalten,
in 100 g Vigantol sind etwa 50 mg Vitamin D_2 enthalten.

Der tägliche Vitamin-D-Bedarf wird auf 0,01—0,02 mg geschätzt. Aus diesen Zahlen geht deutlich hervor, daß weder mit Kuhmilch, noch gar mit Frauenmilch die täglich notwendige D-Vitaminmenge dem Kind in der Nahrung beigebracht werden kann. Auch von Eigelb müßte das Kind 100 g täglich als Rachitisschutz erhalten, was natürlich unmöglich ist. Aus diesen Gründen muß angenommen werden, daß das gesunde Kind durch die tägliche Belichtung selbst seinen Vitamin-D-Bedarf zu decken imstande ist. Das trifft aber nur für das Brustkind zu, während das Flaschenkind einen viel größeren Bedarf hat und nur durch Bestrahlung mit ultraviolettem Licht oder durch D-Konzentrate mit einiger Sicherheit vor der rachitischen Erkrankung geschützt werden kann. Die therapeutischen Dosen liegen bei 10—20000 I.E. täglich und noch höher.

Die Krankheitsbezeichnung „Rachitis" stammt von dem Engländer Glisson, der im Jahre 1650 unter dem Eindruck, eine im Laufe der letzten 30 Jahre in seiner Heimat Dorsethshire neu auftretende Kinderkrankheit beobachtet zu haben, seinen klassisch gewordenen Traktat: „De Rachitide sive morbo puerili qui vulgo the rickets dicitur" veröffentlichte. Darüber, daß Rachitis schon im klassischen Altertum (Soranus von Ephesus) vorkam, besteht zwar heute kein Zweifel mehr, trotzdem kann Glisson als der Entdecker der Rachitis bezeichnet werden, als sich seine meisterhafte Darstellung dieser wichtigen Kinderkrankheit allen Wandlungen der Anschauungen und allen Fortschritten

unserer Erkenntnisse zum Trotz als im Grunde richtig und in der Hauptsache
auch heute noch gültig erwiesen hat. GLISSON beschrieb als Ursache der Rachitis
eine Reihe von zusammenwirkenden Faktoren und führt auf: ungünstige klimatische Einwirkung, falsche oder mangelhafte Ernährung, unhygienische Lebensweise, namentlich Mangel an Licht und Luft und schließlich erbliche Einflüsse.
Auch heute noch ist in unseren Breiten neben dem ungünstigen, lichtarmen
Klima die unnatürliche Ernährung in erster Linie schuld an der Rachitisentstehung. Bei der Ernährung mit Kuhmilch, besonders bei gleichzeitig reichlicher Mehlbreifütterung, wird der Kalk-Phosphorhaushalt und damit der
Knochenaufbau gestört, obgleich die Kuhmilch viel mehr an diesen Knochenmineralien, ja auch, wie wir schon erwähnten, mehr Vitamin D enthält als die
Frauenmilch. Brustkinder werden nur unter seltenen Umständen rachitisch
und zeigen dann nur leichte, rasch heilbare Formen der Krankheit. Eine einfache Zugabe von Kalk und Phosphor heilt die Rachitis nicht. Bei eigens darauf
gerichteten Untersuchungen findet man, noch bevor die typischen Skeletveränderungen auftreten, den Gehalt des Blutes an organischem Phosphor vermindert und den Kalkgehalt meist normal, manchmal sogar leicht erhöht.
Mit ausreichenden Mengen von Vitamin D wird die Hypophosphatämie beseitigt,
der Haushalt der Knochenmineralien in Ordnung gebracht und die Rachitis
geheilt.

Pathologische Anatomie. Die anatomische Grundlage der rachitischen
Störungen ist die Bildung eines sich nicht ordnungsgemäß mineralisierenden
Knorpelknochengewebes, des Osteoids, mit Hemmung der endochondralen
Ossifikation an der Grenze von Epi- und Metaphyse und osteomalacischen
Rückbildungsprozessen in manchem Teil des schon fertig gebildeten Knochens.
Der rachitische Knochen ist weich, biegsam, erweist sich als blutreich und
unter Umständen als brüchig. Sein Periost ist verdickt und hyperämisch.
Die Knorpelknochengrenze ist verbreitert, die Epiphysengegend ist aufge-
trieben. An den platten Knochen des Schädels kann man erweichte Stellen
nachweisen. Auf der Knochenschnittfläche erkennt man schon mit bloßem Auge
die dunkle, blutreiche, meist etwas vorquellende, deutlich verbreiterte Knorpelwucherungszone. Die Diaphysenwände sind verdickt, der Markkanal verengt,
Spongiosa und Mark sind hyperämisch. Die normalerweise schmale, weißliche
Begrenzungslinie zwischen Knorpel- und Knochengewebe ist stark verbreitert,
wellig oder auch zackig, in jedem Fall unregelmäßig gestaltet. Der Kalk-
und Phosphorgehalt des rachitischen Knochens ist stark vermindert.

Das mikroskopische Studium des rachitischen Skelets in den verschiedenen
Stadien der beginnenden, floriden und heilenden Erkrankung ergibt ein gutes
und klares Bild von den Vorgängen, die sich an den Knochenknorpelgrenzen
und am fertig gebildeten Knochen abspielen.

Unter normalen Umständen ordnen sich die wachsenden Knorpelzellen
im knorpeligen Teil der Epiphyse der langen Röhrenknochen zu parallel
zueinander liegenden Reihen in Längsrichtung, dem sog. Säulenknorpel.
Diese Säulen sind in eine gelartige Knorpelsubstanz eingebettet. Die Säulen-
knorpelzellen blähen sich immer mehr auf, und die jeweils oben liegende Zelle
degeneriert, geht zugrunde. Dabei wird ein chemotaktischer Reiz auf je
eine Capillarsprosse ausgeübt, und diese dringt in die Zellsäule ein; Zelle für
Zelle wird usuriert, und die Osteoblasten wachsen ein. Während dieser Zeit
werden die Knochenmineralien, vornehmlich die Kalksalze in der die Knorpel-
zellsäulen umgebenden Substanz niedergeschlagen. Wir nennen das die provisorische Verkalkung. Sie ist für die weitere Knochenbildung unerläßlich.
Im Beginn des rachitischen Prozesses kommt es zwar noch zu einer starken

Verbreiterung der Knorpelwucherungszone, die provisorische Verkalkung der gelartigen Knorpelsubstanz bleibt aber aus oder wird defekt. Die regelrechte Ossifikation gerät in Unordnung, und es entsteht zwischen der normal wuchernden Knorpelzone und der Diaphyse mit fertig gebildeten Knochen eine breite „rachitische Intermediärzone". In dieser Zone herrscht ein Durcheinander von vorgedrungenem Säulenknorpel, teils verkalktem, teils unverkalktem osteoiden Gewebe, von Capillarsprossen und kleinen oder größeren Markräumen, in die Osteoblasten eingewandert sind. Die verstärkte Knorpelwucherung zusammen mit der rachitischen Intermediärzone bilden die für die Rachitis charakteristische kolbige Auftreibung der Epiphysen. Erst mit der Wiederherstellung normaler blutchemischer Verhältnisse kommt eine Verkalkung der Knorpelsubstanz zustande, und die Gefäßsprossen dringen wieder in Knorpelzellsäulenreste ein und bahnen den Osteoblasten den Weg zur Knochenneubildung. Die Kalkablagerung erfolgt zuerst im Inneren des osteoiden Gewebes und breitet sich von hier nach außen hin aus. Die Knochensalze werden in der Intercellularsubstanz niedergeschlagen. Die Zellen selbst bleiben unverkalkt. Der Knochenabbau und -aufbau zu den Apatiten erfolgt mit Hilfe eines Fermentes, der Phosphatase, die Phosphorsäureester hydrolysiert. Die Phosphatase stammt aus reifen Knorpelzellen und Osteoblasten. Bei der Phosphorsäureesterspaltung wird Glykogen gebildet, das nach der Calcifikation nach Freiwerden anorganischen Phosphors wieder verschwindet. Der Phosphatasegehalt im Blutserum beträgt normalerweise 5—15 Bodansky-Einheiten in 100 cm³ Serum. Er ist bei der Rachitis stets erhöht auf 20—30 und bei schwerster Rachitis bis auf 60 je 100 cm³ Serum. Bei der heilenden Rachitis sinkt der Serum-Phosphatasegehalt allmählich ab. Der erhöhte Phosphatasegehalt kann zur Rachitisdiagnose ebenso wie der verminderte anorganische Phosphorgehalt herangezogen werden. Die ursprüngliche Annahme aber, daß es dem Rachitiker zum normalen Knochenaufbau an genügend Phosphatase fehle, hat sich als nicht richtig erwiesen. Die Phosphatase ist nämlich auch im rachitischen Knorpel-Knochengewebe gegenüber der Norm nicht vermindert. Die endgültige Mineralisierung des gewucherten und verdickten Gewebes kann Monate in Anspruch nehmen. Die Osteophytbildung ist oft noch jahrelang äußerlich sichtbar, auch die Verbiegung der weichen Knochen wird durch die nachträgliche Verkalkung bei der Heilung sozusagen fixiert.

Im Röntgenbild (s. S. 523) sind die pathologisch-anatomischen Veränderungen an den Epiphysenenden schon im Beginn der rachitischen Erkrankung, dann im Stadium floritionis und schließlich auch nach erfolgter Heilung ausgezeichnet nachzuweisen. Auch Verkrümmungen, Infraktionen und Frakturen können naturgemäß im Röntgenogramm am besten zur Darstellung gebracht werden. Mit der Restitution der Epidiaphysengrenze geht auch eine verstärkte Kalkeinlagerung in die Diaphysen, nämlich in 'die Corticalis einher. Die Metaphysen zeigen eine viel dichtere, kompakte Struktur und sind viel kalkreicher als normale Knochen. Eine abgelaufene Rachitis kann an diesen Zeichen im Röntgenbild manchmal noch über Jahre hinaus erkannt werden.

Zusammenfassend kann man somit drei pathologische Vorgänge am Skelet des rachitischen Kindes feststellen: 1. die Störungen des Knochenwachstums an den Epiphysengrenzen, die gekennzeichnet sind durch die Bildung osteoiden Gewebes, also mangelhaft verkalkenden, stark gewucherten Knorpelgewebes, offenbar infolge Ausbreitens der präparatorischen Verkalkung, 2. Knochenschwund und Knochenerweichung, also osteoporetische und osteomalacische Prozesse (Craniotabes, Infraktionen, Verbiegungen), 3. Osteophytbildung (Tubera frontalia, Caput quadratum).

Die Nebenschilddrüsen werden oft bei Rachitis vergrößert gefunden. Die Hypertrophie ist nicht erheblich; manchmal sind die Zellen über die Norm vergrößert. Das ist die einzige pathologisch-anatomisch nachweisbare Veränderung außerhalb des Skelets. Die Schlaffheit der Muskulatur und die Neigung zu hydrocephalem Erguß bietet keine pathologisch-anatomische Grundlage.

Pathogenese. Im Mittelpunkt der Rachitispathogenese steht die Störung der beiden wichtigen Knochenmineralien Phosphor und Kalk. Die Retention beider Mineralien ist bei florider Rachitis vermindert, ohne daß es zu negativen Bilanzen käme. Die Phosphorausfuhr im Harn ist geringer als in der Norm, aber im Stuhl ist sie stark vermehrt. Die Calciumausscheidung im Stuhl pflegt ebenfalls erhöht zu sein. Wenn man die Kalkbilanzen in den verschiedenen Stadien der Rachitis untersucht, so kann man feststellen, daß bei beginnender Rachitis die Phosphorverluste stärker sind als die Kalkverluste, während sie sich etwa auf der Höhe der Krankheit gegenüber normalen Verhältnissen unter Umständen als beträchtlich verschlechtert erweisen. Bei der Heilung bessert sich zuerst die Phosphorretention, während die Kalkretention nachfolgt.

Aus der experimentellen Rachitisforschung geht eindeutig hervor, daß das Verhältnis, in welchem Phosphor zu Kalk in der Nahrung angeboten wird, für die Rachitisentstehung und -heilung von größter Bedeutung ist. Bietet man jungen wachsenden Tieren (Ratten) in der Nahrung etwa viermal soviel Kalk als Phosphor an, dann entsteht Rachitis, die sofort heilt, wenn der Quotient zugunsten des Phosphors geändert wird. Bei der Tierrachitis kann man infolgedessen annehmen, daß eine vermehrte Ausfuhr von Phosphaten durch Ausscheidung von unlöslichem Calciumphosphat die Rachitis verursacht. Es liegt also hier eine Art von „Darmrachitis" vor. Bei der menschlichen Rachitis erweisen sich die Verhältnisse als komplizierter, und zwar deshalb, weil eine Änderung des Quotienten Ca zu P in der Nahrung beim Kind keine rachitogene Wirkung zeigt. Weder die Zugabe von Kalk noch die von Phosphaten vermag die Rachitis zu heilen, noch verschlechtert ihre verminderte Zufuhr die menschliche Rachitis. Von der Kuhmilch ist bekannt, daß, namentlich wenn man das Kind damit überfüttert, Rachitis entsteht. Von Mehlen wissen wir heute, daß sie deshalb rachitogen wirken, weil ein großer Teil ihres Phosphors in Form von Phytinsäuren vorkommt, aus denen der Organismus, wie man zuerst annahm, nicht genügend P resorbieren kann.

Schwierig war schon seit längerer Zeit die Erklärung des Zustandekommens der Hypophosphatämie. Nach unseren angeführten Bilanzuntersuchungen mußte man annehmen, daß einerseits der Phosphor vom Rachitiker nur ungenügend resorbiert würde oder andererseits, „daß die Phosphate sowohl vom Knochen wie vom Blut nicht richtig fixiert würden" (BEUMER). Auf Grund der neueren Rachitisforschung müssen diese beiden Annahmen als unrichtig abgelehnt werden. Die Untersuchungen der letzten Jahre, namentlich unsere eigenen über die Wirkung der Citronensäure bei der Rachitis, machen es wahrscheinlich, daß schon vor dem Eintritt größerer P-Verluste die Ca-Retention im rachitischen Skelet mangelhaft ist und umgekehrt, eine Ca-Einlagerung bei guter Rachitisheilung, z. B. durch D-Vitamin-Gaben erfolgen, noch bevor der P-Haushalt wieder in Ordnung gekommen ist. Auf Grund dieser neueren Untersuchungen müssen wir annehmen, daß *die Ca-Haushaltstörung bei der Rachitis die primäre ist* gegenüber der P-Haushaltstörung, die ihr auf dem Fuße folgt. Es gelang der Nachweis, daß auch bei der durch Phytinsäure entstehenden Rachitis nicht, wie man ursprünglich annahm, nur der P-Haushalt gestört ist, sondern primär die Ca-Resorption verschlechtert ist. Das P der Phytinsäure wird durch das Darmferment Phytase abgespalten, und die Phosphorsäure verbindet sich mit dem vorhandenen Kalk zu einem unlöslichen, nicht resorbierbaren Phosphat. Der Beweis dafür ist die Tatsache, daß die Phytinsäurewirkung durch ein Überangebot von Kalk kompensiert werden kann. Das nicht mehr auf fällende Gegenionen treffende Calcium-Ion kann dann einwandfrei resorbiert werden. Auch die Phytinsäurerachitis kann nicht ohne weiteres mit der menschlichen Spontanrachitis identifiziert werden, weil es, wie schon erwähnt, bei der menschlichen Rachitis nicht gelingt, durch Ca-Zugabe Heilung zu erzielen. Die Phytinsäurerachitis ist aber ein weiterer Beweis für die primäre Störung des Kalkhaushaltes. In diesem Zusammenhang muß erwähnt werden, daß die Rachitisentstehung, wie sie durch gewisse Getreidesorten erzeugt werden kann, durch gleichzeitige Gaben von Fett, insbesondere Öl, verhindert werden kann. Die Erklärung hierfür liegt darin, daß die Fettsäuren eine Kalkseifenbildung verursachen und es dadurch dem Organismus ermöglichen, mittels seiner Gallensäuren das Ca wieder nutzbar zu machen. Am wichtigsten sind die schon genannten Citronensäureforschungen, die für die Citronensäure, aber auch für das Vitamin D es wahrscheinlich machen, daß seine Wirkung beim Menschen in der Hauptsache in der Beeinflussung des Kalkhaushaltes liegt. Die Heilung der menschlichen Spontanrachitis durch Citronensäure ist in der Hauptsache zurückzuführen auf eine Calcium-Citrat-Komplexsalzbildung. Nach den bisherigen Ergebnissen vermag die Citronensäure wahrscheinlich in ähnlicher Weise, wie es das D-Vitamin bewirkt, den Kalk in ein Komplexsalz überzuführen, den sog. HASTINGS-Komplex, der weder im Darm noch im Blut zu Verlust gerät und den adäquaten Baustoff für die Knochenapatite darstellt. Durch diese Versuche wird es verständlich, daß die Zufuhr von Kalk in ionisierter Form, wie das z. B. in der McCollum-Kost bei der Rattenrachitis geschieht, die Rachitis nicht nur nicht heilt, sondern sie sogar verschlechtert. Der Organismus ist unter allen Umständen bemüht, den Ca-Ionenspiegel seines Blutes konstant zu erhalten. Eine Erniedrigung führt zu tetanischen Krämpfen, eine Erhöhung würde zu einer Hemmung der Atmung lebenswichtiger Gewebe führen. Eine Verminderung der Ca-Ionen wird nun sofort durch eine vermehrte Parathormonausschüttung ausgeglichen. Diese führt zu einer erhöhten Phosphorausscheidung durch die Niere und damit zur Hypophosphatämie. Eine Erhöhung von Ca-Ionen hat eine sofortige Ausscheidung von Calciumphosphat zur Folge. Nur wenn der Kalk nicht mehr in ionisierter Form als Funktionskalk vorliegt, entgeht er diesem Regulationsmechanismus. Eine vermehrte Zufuhr von Komplexsalz führt auch nicht mehr unmittelbar zur Ausscheidung von Kalk und verbessert die Kalkretention. Die Nebenschilddrüse vermag die Harnausscheidung des Phosphors zu erhöhen, und zwar auf dem Wege einer Verminderung der Phosphorrückresorption in den Nierentubuli. Das Stimulans für ihre Aktivierung ist eine Erniedrigung des Ca-Spiegels im Blut. Die Konstanterhaltung des Serumkalkes ist für den Organismus wichtiger als der Stoffwechsel der Knochenmineralien, so daß Knochenmineralien dann vom Organismus zur Verfügung gestellt werden, wenn die Konstanterhaltung des Serumkalkes gefährdet ist. In der Aktivierung der Nebenschilddrüsen kann man also einen Regulationsmechanismus erblicken, der dann außer Funktion gesetzt wird, wenn die Kalkzufuhr beim Rachitiker, etwa durch Vitamin-D-Zufuhr, normalisiert wird. Erst wenn in schwereren Stadien der Rachitis die kompensatorische Kraft der Nebenschilddrüsen nicht mehr ausreicht, kommt es zu merkbaren Verminderungen des Serum-Ca, wie sie oben in dem zweiten Stadium der Rachitis schon angeführt wurden.

Auf Grund der neueren Vorstellungen über die Entstehungs- und Heilungsvorgänge bei der Rachitis fassen wir die Entstehung der Tetanie beim Rachitiker heute in der Hauptsache als eine Folge gestörter Gegenregulation auf. Nur wenn diese Gegenregulation des Parathormons in der Heilphase der Rachitis, z. B. unter Vitamin D oder Lichtwirkung nicht anspricht, dann erfolgt keine Ausschüttung von Phosphor über die Niere, und es kommt zur Phosphatstauung einerseits und Hypocalcämie andererseits. Das bedeutet die Entstehung eines tetanischen Zustandes. In diesen Fällen hat die sofortige Zufuhr genügender Mengen Vitamin D, also ein Vitamin-D-Stoß, die Wirkung, daß in wenigen Stunden der Serumphosphorgehalt, ebenfalls wieder durch erhöhte Phosphorausfuhr im Harn zum Absinken gebracht wird und damit die Krampfgefahr verschwindet. Man kann sagen, daß in diesen Fällen hohe Dosen von Vitamin D das Parathormon solange ersetzen können, bis es schließlich selbst unter dem starken D-Vitaminreiz zur Ausschüttung gelangt.

Die menschliche Rachitis fassen wir somit auf Grund der neueren Forschungsergebnisse auf als eine primäre Ca-Resorptionsstörung, welche die P-Haushaltstörung sekundär regulativ auslöst.

Der im D-Vitamin endectkte Rachitisschutz- und -heilstoff beseitigt sowohl die Ursachen wie die Folgen der rachitischen Stoffwechselstörung. Bei dem geringen D-Vitaminbedarf des Brustkindes genügt die normale Belichtung auch mit zerstreutem Tageslicht, um genügend D-Vitamin entstehen zu lassen. Beim Flaschenkind ist der D-Vitaminbedarf aber wesentlich höher, und es entsteht die Rachitis als Lichtmangelkrankheit dann, wenn das Kind nicht mit Ultraviolettstrahlen behandelt wird oder D-Vitamin in genügender Menge zugeführt erhält. Man hat die Rachitis deshalb nicht ohne eine gewisse Berechtigung als eine ,,Lichtmangelkrankheit'' und nicht als eine ,,Vitaminmangelkrankheit'' bezeichnet. Das ist nur insofern richtig, als das Flaschenkind besonders in den dunklen Wintermonaten unter unhygienischen Fütterungs- und Pflegebedingungen in unseren Breiten, namentlich in den Großstädten (Rauch! Dunst!) durch Mangel an Ultraviolettbelichtung daran gehindert wird, selbst genügend D-Vitamin zu bilden. Im Sommer pflegen die Rachitisfälle durch die nun wirksam werdende Sonnenbestrahlung ,,von selbst'' auszuheilen, allerdings dann meist unter Hinterlassung der bekannten häßlichen rachitischen Deformitäten des Skelets.

Die Rachitis ist eine typische Wachstumskrankheit. Ein Kind, das nicht wächst — sich z. B. im Stadium der Dystrophie befindet — wird nicht rachitisch. Die am stärksten wachsenden Skeletteile werden von der Krankheit zuerst befallen (Schädel, Brustkorb, Extremitäten). Das schnell wachsende Frühgeborene wird besonders leicht rachitisch; allerdings spielen bei ihm auch die oft ungenügende Fettresorption, die zweifellos die Aufnahme von D-Vitamin beeinträchtigt und die mangelhaften Depots an D-Vitamin und an Knochenmineralien eine Rolle. Schließlich ist noch erwähnenswert, daß fast jede Infektschädigung des Flaschenkindes der rachitischen Erkrankung Vorschub leistet, wahrscheinlich wiederum deshalb, weil nach solchen Krankheiten Wachstumsschübe auftreten und den D-Vitaminbedarf noch steigern. Neuerdings häufen sich Mitteilungen, z. B. aus tropischen Ländern, darüber, daß auch Kinder, die 1—2 Jahre lang ausschließlich an der Brust ernährt wurden, schwere Rachitisformen aufweisen. Hier handelt es sich offenbar um Folgen einer ungenügenden Ernährung der stillenden Mutter (Fettarmut!). Auch in unseren Breiten sorgen wir am besten in den letzten 3 Monaten vor der Entbindung (Schwangerenfürsorge!) überall da, wo die Frau mangelhaft ernährt ist, durch Lebertran- oder Vigantolzugaben dafür, daß sie vor Vitaminmangel selbst (Osteomalacie) wie auch ihr Kind geschützt wird.

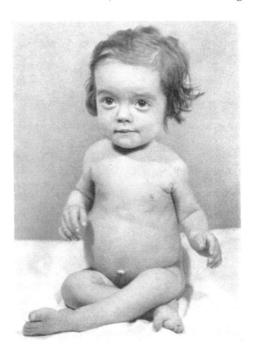

Abb. 1. Floride Rachitis bei 1 Jahr altem Kind mit den typischen Merkmalen: Quadratschädel, Birnenform des Brustkorbes, Froschbauch und „doppelten Gliedern" im Schneidersitz. (Kieler Univ.-Kinderklinik.) (K)

Krankheitsbild. Der Beginn der rachitischen Erkrankung liegt vor dem Auftreten nachweisbarer Skeletveränderungen. Es handelt sich ja nicht um eine Knochenkrankheit, sondern um eine Allgemeinerkrankung. Es kommt vor, daß die voll entwickelten rachitischen Skeletveränderungen, die so eindrucksvoll sind, zu einem Zeitpunkt festgestellt werden, an dem die Erkrankung schon in Heilung begriffen ist. Gerade dann pflegen ja durch die nun einsetzende Mineralisation des bisher nicht genügend verkalkten Gewebes die Verunstaltungen des Skelets besonders hervorzutreten. Wir finden deshalb immer noch die Angabe, daß die Rachitis eine Erkrankung der zweiten Hälfte des 1. Lebensjahres sei. In Wirklichkeit beginnt sie aber viel früher, nämlich etwa im 3. Lebensmonat. Das zu wissen, ist aber keineswegs etwa nur für das Verständnis der Pathogenese der Rachitis wichtig, sondern es ist von großer praktischer Bedeutung, weil der Praktiker nur da die Gefährdung des Kindes und seine Verunstaltung verhüten kann, wo er die ersten Anzeichen der rachitischen Erkrankung erkennt. Es ist richtig, daß im allgemeinen die Rachitis im 2. Lebensjahr nur noch selten einsetzt, wenn das Kind während des 1. Lebensjahres verschont geblieben ist; es muß aber nachdrücklichst darauf hingewiesen werden, daß es auch Rezidive der Rachitis im 2. Lebensjahr gibt, also „Rückfälle im zweiten Winter", die der Behandlung bedürfen. Angeborene, fetale Rachitis ist zwar beschrieben, kommt aber so selten vor, daß mit dieser Rarität praktisch nicht gerechnet zu werden braucht. Es handelt sich dabei um angeborene Formen der Osteomalacie.

Man macht immer wieder die Erfahrung, daß die ersten vieldeutigen Zeichen der beginnenden Rachitis nicht erkannt werden. Der genau beobachtenden Mutter fällt es auf, daß ihr Kind, obgleich keine äußere Veranlassung dazu vorliegt, viel schreit, nachts unruhig und schreckhaft wird. Die schlechte Stimmung wird durch all die üblichen kleinen Beruhigungsmittel wie Herumtragen, Darreichen von gesüßtem Tee, frischem „Windeln", Ablenkung mit

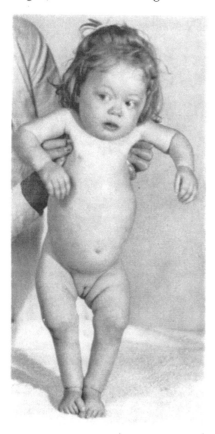

Spielsachen und dergleichen in keiner Weise mehr gebessert. Im Gegenteil, das Kind gibt deutlich zu erkennen, daß es völlig in Ruhe gelassen sein will. Bald macht sich auch eine Flatulenz und eine Neigung zu durchfälligen oder schmierigen, übelriechenden Stühlen bemerkbar. Schon zu dieser Zeit treten die bekannten Schweiße auf dem Kopf und im Nacken auf, durch die das Kissen durchnäßt wird. Weiter zeigen sich nun eine gewisse Schwäche der Muskulatur und ein Mangel an Eigenbewegungen, z. B. strampelt das Kind nicht so lebhaft wie zuvor im Bad oder wenn es ausgepackt wird. Die Kinder liegen am liebsten still auf dem Rücken und beginnen höchstens, den Kopf auf der Unterlage zu wenden, und zwar oft so stark, daß die Haare am Hinterkopf sich zu lichten beginnen, ja, daß eine richtige Glatze entsteht. Das veranlaßt manche Mutter, den Arzt zu Rate zu ziehen. Sie gibt dann weiter an, daß das Kind, das schon stehen oder sitzen konnte, nicht mehr auf die Beine zu bringen ist und bei dem Versuch, es aufzusetzen, jämmerlich schreit. Zu diesem Zeitpunkt kann man meist schon die ersten Skeletsymptome feststellen: Craniotabes, Rosenkranz, Epipyhsenauftreibung!

Abb. 2. Unfähigkeit zu stehen bei einem 2jährigen schwer rachitischen Kind. (Kieler Univ.-Kinderklinik.) (K)

Manchmal bringt die Mutter das Kind auch in die Sprechstunde, weil ihr aufgefallen ist, daß der Bauch des Kindes immer dicker wird. Diese Auftreibung des Leibes beruht auf Muskelatonie, der sich daran anschließenden Rectusdiastase und der bestehenden Flatulenz. Die meist dann schon vorhandene Thoraxdeformität begünstigt die Entstehung dieses sog. „Froschbauches". Manche Mutter hat auch die Feststellung gemacht, daß der Harn einen üblen ammoniakalischen Geruch verbreitet. Es ist das die Folge der rachitischen Acidose. Ein Teil der Kinder zeigt als Folge der Muskelschwäche und der Bänderweichheit eine ganz auffällige Überdehnbarkeit der Gelenke und Schlaffheit der Glieder. In zahlreichen Fällen stellen wir eine Milzschwellung fest, und wir fühlen auch deutlich den unteren Rand der Leber, ohne daß dieses Organ vergrößert wäre. Infolge der Thoraxdeformität und mangelnder Straffheit der Bauchdecken ist die Leber nach vorn unten gedrängt. Ein anderes, wichtiges Frühzeichen der Rachitis ist das Offenbleiben der Fontanelle. Die Fontanelle soll sich von der Geburt an mehr und mehr verkleinern und soll mit 12 Monaten, spätestens mit 15 Monaten, völlig geschlossen sein. Eine nach der Geburt auftretende Vergrößerung der Fontanelle beruht fast ausschließlich auf Rachitis. An der Schädelkapsel, namentlich am Hinterhaupt, kann man schon früh weiche Stellen feststellen, die typische Craniotabes. In schweren Fällen ist die ganze Schädelkapsel erweicht bei dem sog. Pergamentschädel. Bei der Heilung der Rachitis kommt es im Bereiche der Tubera parietalia und frontalia zu verstärkter Osteophytbildung, also zu einer Verdickung der Schädelkapsel, durch die die ganze Kopfform verunstaltet wird. Liegt der Säugling, wie üblich, während der Zeit der stärksten Erweichung des Schädels vorwiegend auf dem Rücken, dann entsteht eine Abplattung des Hinterkopfes bei gleichzeitiger Vortreibung der Stirngegend. Es ergibt sich daraus die Form des Caput quadratum und der Olympierstirn. Auch die Gesichtsknochen erfahren Veränderungen, so z. B. nimmt der Oberkiefer oft eine Lyraform an, der Unterkiefer eine Trapezform. Auf diese Weise entstehen eine Reihe von bekannten Deformitäten, die später orthodontische Maßnahmen erfordern. Bekannt ist die Verzögerung des Zahndurchbruchs. Er beginnt normalerweise im 6.—8. Monat mit den mittleren, unteren Schneidezähnen. Nach 2—3 Monaten folgen die oberen 4 Schneidezähne. Mit 12 Monaten sollen alle 8 Schneidezähne vorhanden sein. Erst in der ersten Hälfte des 2. Jahres folgen die ersten Prämolaren. Wenn nun bei einem Säugling die ersten Zähne schon durchgebrochen sind und die folgenden immer nicht erscheinen wollen, so ist gewöhnlich die Rachitis schuld. Die während oder kurz nach der Rachitis durchbrechenden Zähne sind oft abnorm klein und zeigen Schmelzdefekte. Eine Verwechslung dieser rachitischen Anomalien mit den HUTCHINSONschen Zähnen bei Erblues kommt oft vor. Die Lues verunstaltet die bleibenden Zähne, und zwar hauptsächlich die mittleren oberen Schneidezähne. Luische Zähne zeigen halbmondförmige Erosionen an der Schneidefläche und bieten die charakteristische Tönnchenform. Es unterliegt keinem Zweifel, daß auch die Kinder, die eine schwere Rachitis durchgemacht haben, manchmal schlecht gebildete Zähne mit Schmelzhypoplasien und zirkulärer Caries aufweisen. Man hat auch neuerdings die Ansicht vertreten, daß überhaupt die Zahncaries eine Folge der Rachitis sei und somit durch die Rachitisbekämpfung verhütet werden könne. Dagegen ist einzuwenden, daß auch andere ernstere Allgemeinerkrankungen des Kindes, z. B. verschiedene Infektionskrankheiten, Avitaminosen, Stoffwechselstörungen anderer Art die noch nicht durchgebrochenen Zähne schädigen können. Keineswegs aber hat jedes Kind, das an Zahncaries leidet, Rachitis durchgemacht, und nicht einmal jeder schwere Rachitiker leidet später an Zahncaries!

Beinahe gleichzeitig mit der Craniotabes stellt sich als nächstwichtiges Rachitiszeichen eine Schwellung sämtlicher Rippenknorpelknochenenden am Brustkorb ein. Auch da, wo dieser „Rosenkranz" nicht deutlich in Erscheinung tritt, kann, wie das Röntgenbild zeigt, die Rippenrachitis bestehen, wobei die Anschwellungen mehr nach der pleuralen Seite hin hervortreten. Wichtiger als der rachitische Rosenkranz ist die schwere Deformierung des Brustkorbes durch den Luftdruck von außen und den Zug des Zwerchfells von innen. Wir finden die Rückfläche des Brustkorbes abnorm abgeplattet, das Brustbein springt stark nach vorne vor, und die seitlichen Thoraxteile verlieren ihre Wölbung. Es entsteht so die bekannte Hühnerbrust oder Kielbrust (Pectus carinatum) und da, wo das Brustbein eingeknickt wird, die Schusterbrust. Am auffälligsten ist bei diesen Kindern die Flankenatmung, die durch inspiratorische Einziehung bei der Atmung entsteht und sogar zu Einknickungen der unteren Rippen führen kann. Man kann in solchen Fällen rund um den Brustkorb herum eine

Einziehungsfurche verfolgen, die der Insertion des Zwerchfells entspricht, die sog. Harrisonsche Furche. Durch diese Einziehung bekommt der Brustkorb geradezu die Form einer Birne. Es leuchtet ein, daß diese schweren Deformitäten des Thorax zu einer völlig anomalen Atmung führen und die Lüftung der Lungen stark erschweren. Die Folge davon ist die schwer ausheilende Bronchopneumonie mancher Rachitiker.

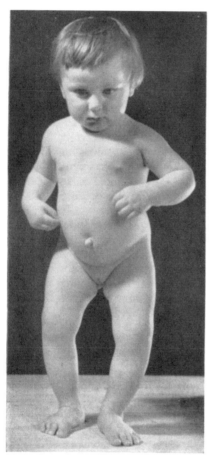

Abb. 3. Rachitisches Kleinkind mit „Quadratschädel", „Froschbauch", Epiphysenauftreibungen und O-Beinen. (Kieler Univ.-Kinderklinik.) (P)

An der Wirbelsäule stellt man Verbiegungen fest, die ihren Ausdruck in dem „Katzenbuckel" des rachitischen Kindes finden. Es handelt sich im Gegensatz zu der spondylitischen spitzwinkeligen Kyphose um eine beinahe kreisbogenförmig verlaufende Sitzkyphose. Diese wird ohne weiteres im Liegen oder beim Durchstrecken der Wirbelsäule ausgeglichen. Sie ist weniger die Folge von rachitischen Veränderungen der Wirbelkörper selbst, als vielmehr die der Bänderweichheit.

Das dritte bekannte klinische Zeichen der Rachitis ist die Epiphysenverdickung an den distalen Enden beider Unterarme. Sie werden bei der Heilung durch die dabei einsetzende Verkalkung oft noch verstärkt, ein Vorgang, der oft fälschlich mit dem neuen Beginn einer rachitischen Erkrankung verwechselt wird. In schweren Fällen der Rachitis wird auch das Skelet der Finger mit ergriffen, und es entstehen die bekannten Perlschnurfinger. Die Veränderungen des Beckens treten beim jungen Kind nicht besonders in Erscheinung. Die schwersten Formen des platten Beckens bilden sich bei der osteomalacischen Form der Rachitis und infolge mehrfacher Rachitisschübe im frühen Kindesalter.

Bekannte üble Folgen der Erkrankung sind die rachitischen Deformierungen der unteren Extremitäten, also Genu valga und Genu vara aller Grade. Die leichte Verkrümmung der Tibien nach außen und vorn beim jungen Säugling darf nicht mit Rachitis verwechselt werden. Für die rachitische Verkrümmung kennzeichnend ist der plumpe Knochen und die Epiphysenauftreibung der Unterschenkelknochen.

Von großer praktischer Bedeutung ist das Röntgenbild der rachitischen Veränderungen. Wir erkennen damit nicht nur den Grad der rachitischen Stoffwechselstörung, sondern auch den Beginn und Fortschritt der Heilung. Es genügt dazu eine heute nicht mehr kostspielige Aufnahme einer Vorderarmepiphyse. Das Röntgenbild läßt die typischen rachitischen Veränderungen beinahe ebenso wie ein histologischer Knochenschnitt erkennen. Normalerweise sieht man am Ende der Epiphyse eine haarscharf abschließende, homogene

Linie, die der provisorischen Verkalkungszone entspricht. Dahinter folgt diaphysenwärts eine hellere, schmale Zone, der primordiale Markraum. Schon im Beginn der rachitischen Erkrankung sehen wir in der Epiphysenabschlußlinie größere und kleinere Aufhellungen. Das Schattenband der präparatorischen Verkalkungszone wird immer breiter und unregelmäßiger und verschwindet schließlich ganz. An die Stelle der provisorischen Verkalkungszone tritt, wie wir wissen, das osteoide Gewebe, das man bei besonders weichen Aufnahmen wenigstens im Umriß zur Dar-

stellung bringen kann. Bei fortschreitender Erkrankung sieht man die becherförmige Verbreiterung des Diaphysenendes, die geradezu typisch für das Stadium floritionis der Rachitis ist. Diese Becherform kommt so zustande, daß an den medianen Teilen der Diaphyse die Störung der Verknöcherung am frühesten und am stärksten auftritt, während in den peripheren Teilen noch kalkhaltige Knochensubstanz abgelagert wird. Schließlich kann man am Röntgenbild erkennen, daß eine allgemeine Kalkverarmung des Knochens auftritt und daß die Knochenstruktur unscharf und verwaschen wird. Selbstverständlich kann man auch die rachitischen Verkrümmungen, Infraktionen und Frakturen leicht im Röntgenbild zur Darstellung bringen.

Bei jedem schwereren Grad der Rachitis bleiben gewisse *Komplikationen* nicht aus. Im Anfang sind es hauptsächlich

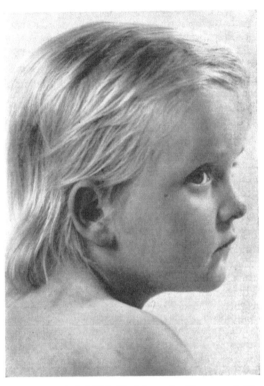

Abb. 4. Quadratschädel, Einziehung der Nasenwurzel, Verkürzung des Unterkiefers als Rachitisfolgen bei 5jährigem Kind. (Kieler Univ.-Kinderklinik.) (K)

Durchfallstörungen, die das rachitische Kind stark herunterbringen können. Dann treten grippale Infekte auf, die sich vorwiegend im Respirationstrakt lokalisieren. Solange es bei einer Bronchitis bleibt, ist der Zustand noch nicht gefährlich; anders verhält es sich bei der Bronchopneumonie. Diese Komplikation ist mit Recht sehr gefürchtet. Wir verlieren daran einen nicht geringen Teil der rachitischen Kinder, auch wenn sie eine erste und zweite oder gar eine dritte Bronchopneumonie schon überstanden haben. Es entwickelt sich dann schließlich die ominöse, nicht mehr zur Ausheilung zu bringende, schlaffe Bronchopneumonie! Selbstverständlich ist das schwer rachitische Kind durch jede Infektionskrankheit auf das Ernsteste gefährdet, am meisten durch Keuchhusten und Masern. Daß eine tuberkulöse Erkrankung des florid rachitischen Kindes eine der schlimmsten Krankheitskombinationen darstellt, ist einleuchtend. Die Anämie ist eigentlich keine typische Komplikation der Rachitis. Nach Ansicht mancher Autoren spielt bei der sog. JAKSCH-HAYEMSchen Pseudoleukämie (s. Kapitel Bluterkrankungen) die Rachitis eine ursächliche Rolle.

Es handelt sich indessen wohl hierbei um die Folge von alimentären und infektiösen Schädigungen, die naturgemäß auch den Rachitiker treffen können; da andererseits gerade das rachitische Kind oft falsch ernährt wird und häufig Infekte erleidet, ist es nicht verwunderlich, daß bei ihm diese dem frühen Kindesalter eigentümliche Knochenmarkschwäche auf verschiedene Reize hin in Erscheinung tritt. Die Milz wird als Hilfsorgan dabei in erhöhte Tätigkeit versetzt, daher dann die myeloische Reaktion und vielleicht die Hämolyse. Die anderen leichten Formen der hypochromen Anämie kommen auch beim Rachitiker vor, sprechen aber nicht auf die typischen Antirachitika an, sind also unspezifischer Art. Komplikationen von seiten des Zentralnervensystems sind bei der Rachitis nicht selten. Die charakteristischste „Nervenerkrankung" des Rachitikers ist die Tetanie. Ihre Entstehung ist meines Erachtens an eine bestimmte Heilphase der rachitischen Allgemeinerkrankung geknüpft und findet deshalb im folgenden ihre gesonderte Besprechung. Verhältnismäßig selten finden wir bei Rachitikern psychische Abnormitäten, eine sog. „cerebrale Rachitis". Diese Kinder zeigen auf dem Höhepunkt der Erkrankung eine merkwürdige Apathie, die sich bis zur Katalepsie steigern kann. Lange, nachdem die Rachitis an sich schon abgeheilt ist, bleiben die Kinder geistig wenig regsam, werden „Sonderlinge" und brauchen Monate, ja Jahre, bis sie ihre Altersgenossen eingeholt haben. Es unterliegt keinem Zweifel, daß wir es hier mit einer cerebralen Entwicklungshemmung durch die rachitische Allgemeinerkrankung zu tun haben.

Die *Diagnose der Rachitis* kann bei ausgeprägten Fällen sozusagen auf den ersten Blick hin gestellt werden; in leichteren Fällen, namentlich da, wo das floride Stadium schon vorüber ist, bringt die Mutter das Kind in die Sprechstunde, weil es an Blässe, Appetitlosigkeit, Unfähigkeit zum Stehen und Gehen und an „Körperschwäche" leide. Ein Teil dieser Kinder ist fett und unbeweglich, sichtlich überfüttert und in seiner gesamten Entwicklung zurück. Gar nicht selten werden debile, ja idiotische Kinder unter der beschönigenden Diagnose „Rachitis" jahrelang mit antirachitischen Mitteln und Maßnahmen behandelt (natürlich ohne Erfolg!) und mit Rachitikern verwechselt.

Typisch für das rachitische Kind ist die Hemmung der statischen Entwicklung ohne eine erhebliche Verzögerung der geistigen Fortschritte in den gewöhnlichen Fällen. Beim Versuch, das Kind aufzusetzen oder es auf die Beine zu stellen, zieht es die Beine hoch und hat auch dann, wenn es früher stehen oder gehen konnte, offenbar völlig den Gebrauch der Beine verlernt. Die Untersuchung des Schädels, des Brustkorbes und der Epiphysen läßt unter Umständen unter Zuhilfenahme einer Röntgenaufnahme rasch erkennen, daß es sich um nichts anderes, als um eine Rachitis handelt. Etwas schwierig kann es sein, die Rachitis dann zu erkennen, wenn sie sich auf einen ganz bestimmten Skeletabschnitt beschränkt. So z. B. kann die lokalisierte Schädelrachitis längere Zeit verkannt werden oder andererseits den Verdacht erregen, als ob das Kind eine Hydrocephalie bekomme. Bei der letzteren weisen die Augensymptome und die Rigidität der Beine meist in die richtige Richtung. Im Verdachtsfall ist es jedenfalls gerechtfertigt, eine antirachitische Behandlung einzuleiten.

Die *Prognose* der Rachitis ist im ganzen gut zu nennen. Sie ist desto günstiger zu stellen, je früher das Kind in Behandlung kommt. Man kann mit den heutigen hochwirksamen antirachitischen Mitteln in 6—8, ja manchmal schon in 4 Wochen die Rachitis zur Heilung bringen. Erwähnenswert ist dabei, daß es allerdings resistente Fälle gibt, die monatelang, ja jahrelang jeglicher Behandlung trotzen. Man erinnere sich auch daran, daß es Rezidive der Rachitis, also sog. zweite Winterrachitis gibt und daß, wovon bei Besprechung der Tetanie noch die

Rede sein wird, die Rachitis überhaupt oft in Schüben verläuft. Verdüstert wird die an und für sich gute Prognose der Rachitis durch die Komplikationen, deren Boden sie gewissermaßen vorbereitet. Das Kind stirbt also nicht an seiner Rachitis, häufig aber an der Bronchopneumonie des Rachitikers! Schließlich sei hier nochmals darauf hingewiesen, daß die Rachitis eine der wichtigsten Ursachen der Verkrüppelung ist.

Die Verhütung der Rachitis. Die Bedeutung der Verhütung kann gar nicht überschätzt werden. Nachdem wir heute die wesentlichen Ursachen der Rachitis kennen und andererseits eine Reihe hochwirksamer Antirachitika besitzen, muß unser Streben darauf gerichtet werden, die Rachitis als Volkskrankheit wirklich zum Ver-

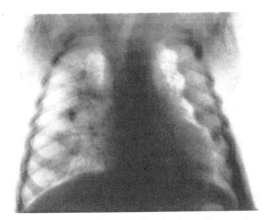

Abb. 5. Kolbige Auftreibung der Knochenknorpelgrenzen der Rippen, Kalkarmut der Thoraxknochen, Asymmetrie des Brustkorbes. (K)

schwinden zu bringen. Die wichtigste Verhütungsmaßnahme ist die nachdrücklichste Stillpropaganda! Wir kennen keine Maßnahme, die auch unter ungünstigen äußeren Bedingungen mit derselben Sicherheit die Rachitis verhüten oder eine eben beginnende Rachitis zum Verschwinden bringen könnte, wie die natürliche Ernährung. Wir setzen heutzutage dabei voraus, daß die Mutter selbst eine vollwertige, gemischte Kost zu sich nimmt. Wir beginnen deshalb schon in der Schwangerenfürsorge mit der Ergänzung der Kost der werdenden Mutter da, wo es erforderlich ist. Besonders wichtig ist es, sein Augenmerk darauf zu richten, daß die Frau sich selbst nicht einseitig ernährt, sei es infolge Mittellosigkeit durch Kartoffel-Kaffee-Kost, sei es

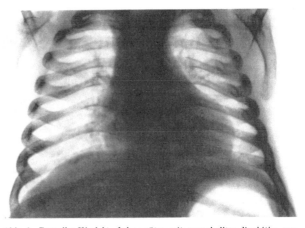

Abb. 6. Dasselbe Kind $\frac{1}{2}$ Jahr später mit ausgeheilter Rachitis; nur noch geringe Auftreibung der Knochenknorpelgrenzen, normaler Kalkgehalt der Knochen, nur noch geringe Asymmetrie des Brustkorbes. (Kieler Univ.-Kinderklinik.) (K)

Abb. 5 und 6. Thoraxrachitis im Röntgenbild bei 1jährigem Kind.

infolge Zugehörigkeit zu den Nahrungsreformern durch übertriebenen Vegetarismus oder dergleichen. Die werdende Mutter muß täglich die ihr zukommende genügend große Menge Milch und Butter neben Schmalz und Margarine zu sich nehmen. Richtig ist auch für sie eine recht gemischte und im übrigen einfache Kost. Neben der Ernährung an der Mutterbrust verlangen wir zur Rachitisverhütung eine saubere und hygienisch auch sonst einwandfreie Unterbringung und Versorgung des Kindes. Die Hauptforderungen lauten: Sonnenlicht!

Bewegung! Frische Luft! Schließlich schärfen wir der Mutter noch ein, ihr
Kind soweit wie irgend möglich vor Infekten und Ernährungsstörungen zu
bewahren. Besondere Beachtung verdient die Abstillperiode. Es ist das ja die
kritische Zeit, in der das bisher völlig gesunde Kind nun rachitogenen Noxen
ausgesetzt wird! Der Arzt soll das Abstillen keineswegs der Mutter selbst
überlassen, sondern er soll ihr vorschreiben, was sie dem Kind neben der
Brust oder ohne die Brust an Nahrung geben soll. Der nach allgemeiner

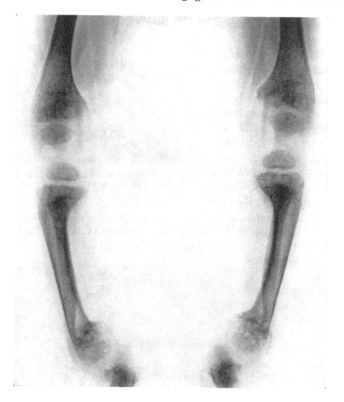

Abb. 7. Schwere „osteomalacische" Form der Rachitis mit unregelmäßiger, stark verbreiterter Knochenknorpelgrenze. Verbiegung beider Unterschenkelknochen und geringem Kalkgehalt
in den Unterschenkelepiphysen. (Kieler Univ.-Kinderklinik.) (K)

kinderärztlicher Erfahrung am häufigsten gemachte Fehler besteht auch heute
noch in zu frühem Absetzen von der Brust oder einem Überangebot von Kuhmilch. Der „Milchnährschaden" (s. S. 449) führt fast stets zu Rachitis. Je reicher
das Milchangebot, desto länger muß das Kind an Licht und Luft gebracht
werden, um den rachitogenen Wirkungen der Kuhmilch entgegenzuwirken.
Beim Abstillen innerhalb des 1. Lebensjahres soll die Mutter, wie bei jeglicher
Einführung künstlicher Ernährung, Rachitisprophylaxe treiben! Je früher sie
abstillt, desto eindringlicher muß der Arzt ihr die drohende Gefahr der Rachitis
darstellen. Kein Flaschenkind ohne Rachitisprophylaxe! (s. S. 390).

Die *Behandlung* der Rachitis verlangt soviel Aufenthalt an frischer Luft wie
möglich! In diesem Zusammenhang sei daran erinnert, daß in Säuglingsanstalten,
in denen viele künstlich ernährte Kinder aufgezogen werden, die Freiluftbehandlung in weitestem Ausmaße durchgeführt werden sollte. Da, wo das
rachitische Kind nicht mindestens $1\frac{1}{2}$ Stunden über Mittag herausgebracht

werden kann, müssen wir, namentlich in den dunklen Wintermonaten, eine systematische Ultraviolettstrahlenbehandlung mit der künstlichen Höhensonne durchführen (s. S. 391). Die gleichzeitige Bestrahlung mehrerer Kinder ist unzweckmäßig, weil durch eine schwer vermeidbare Infektübertragung mehr Schaden als Nutzen gestiftet wird. Da, wo die natürliche oder künstliche Lichtbehandlung nicht möglich ist, wendet man den *Lebertran* an (s. S. 524).

Gut eingeführt und bestens bewährt hat sich das künstlich hergestellte D-Vitamin in Sesamöl in Form des Vigantols. Bedenken gegen die Anwendung von Vigantol bestehen heute nicht mehr zu Recht, da die neuzeitlichen Präparate nicht mehr giftig sind. Im Gegenteil muß man heute darauf hinweisen, daß eine Behandlung mit ungenügenden Vigantolmengen nicht nur unwirksam, sondern sogar gar nicht ganz unbedenklich ist, weil bei einer „Anbehandlung" der Rachitis unter Umständen die wichtige Rachitiskomplikation einer ungenügenden Heilung, die Tetanie (s. S. 528), herbeigeführt werden kann. Die notwendige D-Vitamin-Gabe muß natürlich je nach Schweregrad der Rachitis vom Arzt vorgeschrieben werden, da sie in ziemlich weiten Grenzen schwankt. Wir sind heute in der Lage, die notwendigen Tagesdosen gültig für alle modernen Antirachitika in internationalen D-Einheiten und für unser deutsches Vigantol in Milligramm

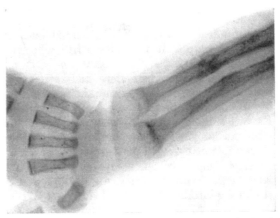

Abb. 8. Röntgenaufnahme vom 17. April. Typische hochgradige floride Rachitis mit ausgefransten, leicht becherförmigen Vorderarmepiphysen und Infraktionen beider Vorderarmknochen.

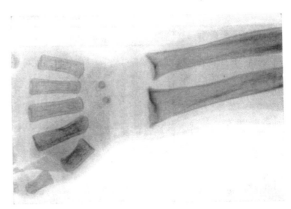

Abb. 9. Röntgenaufnahme vom 7. Mai. Kalkeinlagerung in Bändern und Streifen sichtbar. Kräftige Callusbildung.

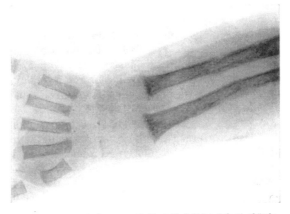

Abb. 10. Röntgenaufnahme vom 11. Juni. Kalkdichte Schattenbänder in den Epiphysen, Epiphysenlinien glatter, Infraktionsstellen zeigen dichte Verknöcherung.

Abb. 8—10. Abheilende Rachitis mit Infraktionen unter Vigantolbehandlung bei 8 Monate altem Kind. (Kieler Univ.-Kinderklinik.) (K) anzugeben. Für die Heilung einer mittelschweren Rachitis sind täglich 24—30 Tropfen Vigantol (etwa 17—20000 I.E.) erforderlich. Zur Verhütung ist beim frühgeborenen Kind mehr D-Vitamin als beim ausgetragenen Kind nötig. Es empfiehlt sich, einem frühgeborenen Kind schon am 21. Tag einen D-Stoß mit 10 mg D_2 zu geben und diesen Stoß schon nach 4 Wochen zu wiederholen. Eine besondere Indikation für die Anwendung des D-Stoßes sind die schweren Begleitkrankheiten der floriden Rachitis wie die Tetanie, die Bronchopneumonie und andere schwere Infekte, bei denen eine rasche Rachitisheilung wünschenswert ist. Das gewöhnliche Vigantol per os gegeben wirkt zu langsam bei der hohen Rachitisgefährdung dieser Kinder. Bei ausgetragenen Säuglingen genügt es, Vigantoltropfen 2mal täglich 8—10 Tropfen 15 Tage lang zu geben, dann eine Pause von 1 Monat einzuschalten und diese Kur zu wiederholen. Im Laufe der dunklen Jahreszeit muß diese prophylaktische Vigantolkur 3, ja 4mal durchgeführt werden, je nach Klima.

Dosierung der Antirachitika.

(Die Werte beziehen sich bei Vigantol auf das seit dem 1. 10. 41 im Handel befindliche Präparat mit 5 mg Vitamin D_2 in 10 cm³ und Vigantol forte 10 mg in 1 cm³ bzw. 15 mg in 1,5 cm³.)

Art der Fälle	Vigantol	Vigantol forte
Floride Rachitis	3mal täglich 8—10 Tropfen 30 Tage lang (3 Fläschchen Vigantol 600000 I.E.)	Ein D-Stoß zu mindestens 15 mg = 600000 I.E., in schweren Fällen 20 mg = 800000 I.E. Wiederholung nach 4—6 Wochen.
Prophylaxe bei Frühgeburten		D-Stoß am 21. Lebenstag von 10 mg D_2 = 400000 I. E. Im Alter von 7 bis 8 Wochen wiederholen.
bei ausgetragenen Säuglingen	2mal täglich 8—10 Tropfen. Nach 1 Flasche (10 cm³) 1 Monat Pause. Dann Wiederbeginn. Im ganzen 3 Flaschen während des Winterhalbjahres. 15 mg = 600000 I.E.	D-Vitaminstoß mit 10 mg = 400000 I.E. zum erstenmal in der 6. Lebenswoche. Zu Beginn des 4. Monats wiederholen.

Neuerdings sind eine Reihe von D-Vitaminkonzentraten in den Handel gebracht worden, von denen das Kind einmal wöchentlich, je nach D-Gehalt, 1 oder 2 Teelöffel erhält, insgesamt 6 Wochen lang, womit etwa dieselbe Gesamt-D-Menge wie bei den oben genannten Vigantolkuren erreicht wird. Die antirachitische Wirkung solcher Konzentrate in dieser Verabreichungsform wird vielfach als zuverlässiger als die D-Stöße bezeichnet. Die D-Vitaminspeicherungsfähigkeit in der Leber ist offenbar nicht bei allen Kindern die gleiche.

Das Einsetzen der Heilungsvorgänge kann zuverlässig zuerst an dem Verhalten des Blutphosphor- und Blutkalkspiegels und nach einiger Zeit bequem am Röntgenbild des Vorderarm- oder Schenkelknochens erkannt und beurteilt werden. Durch diese Kontrollen hat die Rachitisbehandlung gegenüber früher ganz außerordentlich an Sicherheit und Genauigkeit gewonnen.

Das älteste Antirachitikum, der Lebertran, wird heute mit Recht zur Rachitisbehandlung allein nur noch wenig angewandt, während er zur Prophylaxe geeignet ist. Um eine wirksame Rachitistherapie mit Lebertran durchzuführen, wären 5—6 Teelöffel hochwertigen Trans täglich nötig. Das ist wegen der

Dyspepsiegefahr nicht durchführbar. Es ist aber möglich, schon einem Säugling täglich 2—3 Teelöffel beizubringen. 1 Teelöffel enthält 400 I.E., 2 Teelöffel decken somit den prophylaktischen Tagesbedarf von 800 I.E. Ein hochwertiger Lebertran enthält in 1000 g 2—2,5 mg D, gewöhnlicher, nicht standardisierter Tran allerdings bedeutend weniger. Der Höchstgehalt findet sich in Thunfisch- und Heilbutttran bis 1 g D in 1000 g.

Auf Grund neuerer Versuche sowohl bei der menschlichen Spontanrachitis als auch bei der Tierrachitis ist erwiesen, daß die Citronensäure eine rachitisverhütende und -heilende Wirkung ausübt, und zwar in der Hauptsache durch eine Calcium-Citratkomplexsalzbildung. Sie verbessert außerdem im Darm die Resorption des Kalkes und ermöglicht im Blut den ungehinderten Transport des Kalkes an die Knochenbaustätten. Für die Erklärung des Zustandekommens der antirachitischen Heilwirkungen unserer bekannten Antirachitika, namentlich auch des D-Vitamins, haben sich diese Feststellungen als wichtig erwiesen. Über die praktische Anwendung der Citronensäure als Antirachitikum läßt sich heute nur sagen, daß es zwar gelingt, durch einen Zusatz von ganz bestimmten Mengen von Citronensäure zu Säuglingsnahrungen diese antirachitisch wirksam zu machen, aber nur dann, wenn diese Nahrungen einen verhältnismäßig niedrigen Kalkgehalt aufweisen. Bei höheren Kalkgehalten nämlich, wie sie z. B. schon die II:I-Milch oder gar die Vollmilch aufweist, wären so große Citronensäuremengen zur Erzielung der Komplexsalzbildung nötig, daß sie die Nahrung für das Kind zu stark säuern würden. Die bisher üblichen „Citronensäuremilchen" bieten jedenfalls noch keinen zuverlässigen Rachitisschutz, da sie zuviel Kalk und zu wenig Citronensäure enthalten.

Inwieweit die Citronensäureverabreichung in der Nahrung als Rachitisprophylaktikum und unter bestimmten Umständen als Rachitisheilmittel Verwendung finden kann, müssen erst weitere Untersuchungen und Forschungen lehren.

Bei leichteren Rachitisfällen und zur Prophylaxe der Rachitis kann auch heute noch die Höhensonnenbestrahlung des Kindes herangezogen werden. Zu diesem Zweck wird das Kind jeden 2. Tag mit einer voll wirksamen Höhensonne (Quarzlampe Hanau A.G.) einige Minuten, möglichst von zwei Seiten, bestrahlt. Die Vollwirksamkeit der Höhensonne muß von Zeit zu Zeit überprüft werden. Dazu eignet sich heute, wo andere elektrische Dosimeter noch nicht wieder erhältlich sind, die Jodmethode von F. BERING und H. MEYER (Methoden zur Messung der Wirksamkeit violetter- und Ultraviolettstrahlenquellen. „Strahlentherapie" Bd. 1, 1912, S. 189—207). Eine der ältesten Meßmethoden beruht auf der durch Ultraviolettbestrahlung ausgelösten Jodausscheidung aus einer mit verdünnter Schwefelsäure angesäuerten Jodkalilösung[1]. Diese Lösung wird eine bestimmte Zeit der Strahlung ausgesetzt und die durch die Jodabscheidung auftretende Braunfärbung entweder colorimetrisch gemessen oder die Jodmenge nach Zusatz von Stärkelösung[2] durch Titration mit Natriumthiosulfat ($^1/_{400}$ normal) bestimmt. Die so erhaltenen quantitativen Meßwerte sind der Bestrahlungsdosis proportional. Durch Division durch die Bestrahlungszeit ergibt sich der Meßwert für die Bestrahlungsstärke. Die Jodausscheidung wird hauptsächlich durch Strahlung unterhalb von 280 mμ hervorgerufen. Häufig wird die Jodmethode in einer veränderten Form angewendet. Man setzt einer Mischung von je 23 cm³ der Lösungen A und B einige Tropfen Stärkelösung und 1 cm³ einer $^1/_{400}$ n-Natriumthiosulfatlösung zu und beobachtet unter ständigem Umrühren diejenige Zeit, die bis zum Erreichen eines plötzlich auftretenden Farbumschlages in Blau vergeht. Diese Zeit ist ein reziprokes Maß für die Bestrahlungsstärke. Der Vorteil dieser veränderten Jodmethode beruht darauf, daß man die Titration vermeidet und daß die Meßflüssigkeit außerdem während der gesamten Bestrahlung etwa die gleichen

---

[1] Die genaue Zusammensetzung der Lösung ist: Lösung A, 1 g Jodkalium auf 100 g Wasser, Lösung B, 5,3 g chemisch reine, konzentrierte Schwefelsäure auf 100 g Wasser. Gleiche Mengen von Lösung A und B werden gemischt. Lösung A stets frisch ansetzen.
[2] Stärkelösung 1%ig stellt man durch Auflösen sog. löslicher Stärke in kaltem Wasser her, läßt aufkochen und filtriert.

Absorptionsverhältnisse aufweist wie die unbestrahlte Flüssigkeit. Auf der Jodmethode beruht die früher vielfach verwendete Dosiseinheit, die Höhensonneneinheit (HSE). Sie wird erreicht in $^1/_4$ derjenigen Zeit, die bis zum Reaktionsumschlag vergeht. Diese Dosis ist so gewählt, daß sie etwa die mittlere Erythemdosis ist. Auf einer bisher unbestrahlten Hautstelle erzeugt diese Dosis auf der Haut ein mittleres Erythem, das jedoch nie über die Grenze der Erträglichkeit hinausgeht.

Man beginnt bei den Bestrahlungen vorsichtig mit 2 Min. im Abstand von 90 cm, jedesmal etwa um 2 Min. steigend bis auf höchstens 20 Min. Bestrahlungsdauer in einer Sitzung. Es werden 12 Bestrahlungen durchgeführt. Diese Ultraviolettbestrahlungen 3—4mal im Winter im Abstand von 6 Wochen durchgeführt sind eine gute prophylaktische und brauchbare therapeutische Methode bei leichter Rachitis.

Ein bis in die Anfänge der D-Vitaminforschung zurückreichendes anderes Verhütungsverfahren ist das der *Aktivierung der für das Kind bestimmten Nahrungsmittel*, also der Kuhmilch, der Mehle usf. Es ist möglich, durch Verfütterung von bestrahlter Hefe an das Milchvieh den D-Vitamingehalt der Kuhmilch auf eine beträchtliche Höhe zu bringen. Die praktische Durchführung einer solchen „stummen" Prophylaxe ist an der notwendigen kostspieligen Kontrolle gescheitert. Schließlich wäre noch zu erwähnen, daß eine durch Ultraviolettbestrahlung aktivierte Milch, sog. „*Höhensonnen*"-Milch, wiederholt mit Erfolg angewandt wurde. In bestrahlter Milch soll das D-Vitamin 15mal wirksamer sein als ihrem biologisch geprüften D_2-Gehalt entspricht. Auch hier eröffnet sich ein wichtiger Weg für die Rachitisverhütung.

Bestrahlte Milch wurde früher in Deutschland in Form von aktiviertem Milchpulver (Ultractina) in den Handel gebracht.

Von größter Bedeutung für die Behandlung des Rachitikers ist *die Regelung der Ernährung*, besonders die Abstellung von Ernährungsfehlern. Hierher gehört die Überfütterung mit Milch, dann die reichliche Verabreichung von Mehlpapps, Reis, Kartoffeln, Weißbrot usf. Dafür soll das Kind eine seinem Alter entsprechende, möglichst gemischte Kost erhalten, die genügend Butter enthält und der man mit Vorteil 2- oder 3mal in der Woche $^1/_2$ oder ganzes Gelbei zusetzen kann. Im einzelnen gelten die Vorschläge, die in diesem Lehrbuch schon bei Erörterung der künstlichen Ernährung des Säuglings und Kleinkindes (s. S. 388) gemacht wurden. Es ist hier nur noch hinzuzufügen, daß bei manchen rachitischen Kindern der Appetit stark darniederliegt und durch eine abwechslungsreiche Kost am besten gefördert wird. Das soll aber die Mutter nicht veranlassen, dem Kind alle möglichen teuren Nährpräparate und kostspieligen Obstsorten anzubieten.

Haben sich Komplikationen bei der Rachitis eingestellt, dann muß das rachitische Kind als schwerkrank und lebensgefährdet betrachtet werden und braucht die allersorgfältigste Pflege!

Solbäder haben früher in der Behandlung eine große Rolle gespielt. Wir wenden sie 2—3mal wöchentlich da an, wo die hygienischen Verhältnisse, namentlich in bezug auf die Hautpflege, zu wünschen übrig lassen. Man kann außerdem die Bäder zu dem Zwecke machen lassen, daß die Mutter darin ohne Schaden das Kind leicht massieren und es zur Bewegung anregen kann. Vor der Anwendung der „Säuglingsgymnastik" bei rachitischen Kindern möchten wir warnen! Es sind damit von Laien bei rachitischen Kindern Frakturen gesetzt worden. Andererseits soll die Mutter dann, wenn das Skelet sich zu konsolidieren beginnt, das Kind strampeln lassen und es mehr und mehr zu eigenen

Bewegungen anregen. Ist die Rachitis abgeheilt und sind nur gewisse Verunstaltungen zurückgeblieben, dann tritt eine sachgemäße *Massage und Gymnastik* in ihr Recht. Altbewährt ist die Anwendung des EPSTEINschen Schaukel-
stühlchens, in dem die Kinder sich selbst mit großem Vergnügen betätigen;
in zweiter Linie ist das *Kriechen* zu fördern. Orthopädische und chirurgische
Maßnahmen zur Verbesserung der rachitischen Deformität kommen im allgemeinen erst im 4. Lebensjahr in Betracht. Warnen möchten wir vor zu früher
Anwendung der Osteotomie, zu der die Eltern den Arzt manchmal geradezu
drängen. Eine oft an den Arzt gestellte Frage geht dahin, ob man dem Kind
die Eigenbewegung, also Sitzen, Stehen, Gehen gestatten dürfe. Wir sind der
Meinung, daß man das Kind unbedingt einmal auf die Beine bringen muß,
wobei man allerdings jegliche Überanstrengung oder Übermüdung vermeiden
sollte.

Spätrachitis (Rachitis tarda). Nicht nur in der Zeit des schnellsten Wachstums, sondern auch bei neuen Wachstumsschüben, so z. B. zwischen dem 5.
und 7. Jahr, und zur Zeit der Pubertät kann Rachitis auftreten. Solche Kinder
und Jugendliche klagen über Beschwerden beim Treppensteigen, längerem
Gehen und Stehen und bei allen körperlichen Anstrengungen. Im Beginn
kommen auch häufig hartnäckige Kreuzschmerzen vor, und schließlich gewöhnen
sich die Kinder einen watschelnden Gang an. Allmählich entwickeln sich noch
rachitische Skeletveränderungen, vorwiegend an den unteren Extremitäten,
äußerst selten am Brustkorb und so gut wie nie am Schädel. Es sind im wesentlichen dieselben Veränderungen wie bei der frühkindlichen Rachitisform. Auch
Infraktionen und Frakturen kommen vor. Die Beschwerden werden im Anfang
oft falsch gedeutet. Klarheit schafft da das Röntgenbild. Wir finden eine
hochgradige Kalkverarmung des Skelets und an Stelle der gröberen Veränderungen der Epiphysen nur feinere Aufhellungen, sog. LOOSERsche Umbauzonen.
Es kommen auch pathologische Callusbildungen an mechanisch stark beanspruchten Stellen der Meta- und der Diaphyse vor. Spätrachitis ereignet sich
besonders da, wo die Kinder ungenügend ernährt sind. Es handelt sich höchstwahrscheinlich um eine Art von Hungerosteomalacie. Die Spätrachitis wird
durch ausreichende D-Vitamingaben günstig beeinflußt und meistens völlig
ausgeheilt.

Rachitis bei Coeliakie (HEUBNER-HERTERsche Krankheit, chronische Verdauungsinsuffizienz, Sprue). Kinder, die an einer chronischen Verdauungsinsuffizienz leiden, zeigen etwa mit dem 6. oder 7. Jahr, wenn sie nun stärker
zu wachsen beginnen, spätrachitische Veränderungen. Da chronische Fett-
diarrhoe, Dystrophie und alimentäre Anämie vorausgegangen sind, betrachtet
man diese Rachitisform als Folge einer D-Avitaminose. Jedenfalls verschwinden
die rachitischen Erscheinungen recht zuverlässig nach den antirachitischen Maßnahmen: Lebertran oder Vigantol, reichliche Bewegung und Lichtbehandlung.

Renale Rachitis. Bei Kindern und Jugendlichen zwischen 5 und 15 Jahren,
die an chronischer Nierenentzündung leiden, entwickeln sich ebenfalls manchmal
rachitische Erscheinungen. Neben der Deformierung der unteren Extremitäten
und einer Osteoporose finden wir im Röntgenbild eigentümliche Wabenstruktur
der verschiedensten Skeletteile. Bei diesen Kindern ist der Blutphosphor meist
stark erhöht und der Blutkalkgehalt vermindert. Man glaubt, daß es sich um
eine Unfähigkeit der Niere, Phosphate auszuscheiden, handelt. Der endogene
Phosphor wird im Darm ausgeschieden und beschlagnahmt hier den Kalk
unter Bildung unlöslicher Phosphate. Die Kalkresorption aus dem Darm wird
vermindert, und schließlich beginnt der Serumkalkgehalt zu sinken. Wie oben
erwähnt, setzt nun die Gegenregulation der Nebenschilddrüsen ein, und es

kommt unter dem Einfluß des Parathormons zur Abgabe von Phosphor- und Kalksalzen aus dem Skelet. Die Nebennieren hypertrophieren allmählich. Antirachitika helfen nicht; im Gegenteil, sie verschlechtern den Zustand, und es sind Todesfälle nach Ultraviolettbestrahlung beschrieben. Durch die Niereninsuffizienz kommt es oft im Beginn zu Wachstumsstörungen, sog. „renaler Zwergwuchs"; im Anschluß daran entwickelt sich dann diese besondere Rachitisform. Es empfiehlt sich deshalb, bei Spätrachitis die Nierenfunktion zu prüfen. Wir haben schon in einigen Fällen bei Kindern mit Spätrachitis solche Niereninsuffizienzen feststellen können. Die Prognose ist schlecht. Die Niereninsuffizienz führt zu einer Störung des Mineralhaushaltes, die ihrerseits wieder ein normales Knochenwachstum verhindert.

Perennierende Rachitis. Schon unter den Fällen frühkindlicher Rachitis stößt man auf solche, die sich völlig refraktär gegenüber unseren antirachitischen Maßnahmen verhalten. Der D-Vitamingehalt des Blutes wurde in einigen solchen Fällen normal gefunden. Es besteht aber eine Hypophosphatämie, deren Zustandekommen unaufgeklärt ist. Manche Autoren nehmen an, daß eine Leberschädigung vorliegt. Es wurde mitgeteilt, daß vereinzelte Fälle auf hohe Dosen von Vitamin D (500000 bis zu 1000000 I.E.) doch schließlich mit einem Anstieg des Blutphosphors reagierten und im Röntgenbild Heilungsvorgänge aufwiesen. Diese „unheilbare" Rachitis ist eine seltene Krankheit. Noch seltener ist eine andere Rachitisform, der man nach den ersten Autoren, die sie beschrieben haben, den Namen DE TONI-FANCONI-*Syndrom* gegeben hat. Es handelt sich um rachitische Zwerge mit Hypophosphatämie und einem Befund nicht beeinflußbarer Acidose. Im Harn wird bei normalem Blutzuckergehalt Zuckerausscheidung gefunden, aber kein Aceton. Es tritt eine Albuminurie bei normalem Rest-N-Befund auf. In den Nieren fand man eine vacuolisierende fettige Degeneration der Tubulusepithelien; außerdem besteht oft eine Lebercirrhose. Es wurde das Vorkommen mehrerer Fälle in einer Familie und ein recessiver Erbgang beschrieben. Auch diese Form der Rachitis ist durch D-Vitamin kaum beeinflußbar, jedenfalls nicht heilbar.

Spasmophilie (Tetanie). Unter Spasmophilie verstehen wir einen Übererregbarkeitszustand des Nervensystems mit Krampfbereitschaft, der in der Heilphase der rachitischen Stoffwechselstörung eintritt, wenn dabei plötzlich nach Art einer Krisis eine Umstimmung des Mineralstoffwechsels einsetzt. Wir finden ihn da nicht, wo die Rachitis — wie gewöhnlich — langsam ausheilt und vor allen Dingen solange nicht, als die Rachitis *nicht* heilt. Man kann deshalb die Spasmophilie als eine „Heilkrisis" der Rachitis bezeichnen. Auf Grund neuerer Vorstellungen über die Heilungsvorgänge bei der Rachitis fassen wir die Entstehung der Tetanie beim Rachitiker heute als eine Folge gestörter Gegenregulation auf. Das Parathormon vermag ein Absinken der Calciumionen im Blut zu verhindern. Die Ausschüttung des Parathormons erfolgt nun jedesmal dann, wenn der Ca-Gehalt im Blut zu gering wird. Dies kommt z. B. vor bei verminderter Ca-Resorption im Beginn der Rachitis. Es ist ebenfalls der Fall bei der heilenden Rachitis dann, wenn sozusagen überstürzt Kalk in den Knochen aufgenommen wird und dabei der Blutkalkgehalt vermindert wird. Durch das Ingangkommen der Parathormongegenregulation wird dann der Phosphor über die Niere ausgeschieden und Calcium in Lösung gebracht. Wenn nun die Gegenregulation des Parathormons in der Heilphase der Rachitis, z. B. unter 7 kleinen Vitamin-D- oder Lichtdosen gar nicht oder ungenügend anspricht; dann erfolgt keine Ausschüttung von Phosphor über die Niere, und es kommt einerseits zur Phosphatstauung und andererseits zur Hypocalcämie. Das bedeutet die Auslösung eines tetanischen Zustandes. Mit den anderen Arten der Tetanie, namentlich denen des Erwachsenen, hat die kindliche Tetanie des Rachitikers nur das eine gemeinsam, nämlich die Verminderung des ionisierten Kalkes im Blut bei alkalotischer Stoffwechselrichtung. Die Übererregbarkeit des Nervensystems hängt mit der Kalkverarmung und der jäh einsetzenden Alkalose unmittelbar zusammen. Der Beweis dafür, daß die Tetanie eine Manifestation des rachitischen Krankheitsprozesses ist, kann darin erblickt werden, daß die weiter fortschreitende Heilung der Rachitis auch ein Abklingen der tetanischen Übererregbarkeit zur Folge hat.

Ist diese Begriffsbestimmung der Spasmophilie richtig, dann müssen die den Zustand auslösenden Ursachen in Zusammenhang mit plötzlichen Rachitis-heilungsbestrebungen im Organismus stehen. Das ist nun tatsächlich der Fall.

Am bekanntesten ist der Einfluß der ersten Sonnenwettertage im Frühling, die besonders bei leicht rachitischen, also zur Heilung neigenden Kindern teta-nische Symptome hervorrufen. Aber auch antirachitische Kuren und manche die Heilung einleitende Infekte wirken oft tetanigen. Am überzeugendsten ist das Auftreten eines spasmophilen Krampfanfalls im Anschluß an eine intensive Besonnung (auch mit der künstlichen Höhensonne!).

Es handelt sich bei diesen Fällen nun darum, daß, vermutlich infolge von zu geringen Lichtreizen die Parathormongegenregulation nicht anspricht. Mit einem D-Vitaminstoß können wir in wenigen Stunden ein Absinken des Serumphosphors durch nachweisliche erhöhte P-Ausfuhr im Harn feststellen. Die Wirkung ist um so deutlicher, je höher die Phosphatämie vor der Verab-reichung war. Man kann also sagen, daß hohe Dosen von Vitamin D das Parat-hormon bis zu einem gewissen Grade ersetzen können, bis dann schließlich das Parathormon selbst unter dem starken D-Vitaminreiz zur Ausschüttung gelangt.

Nicht in jedem Fall sind die durch die Umstimmung eintretenden Erreg-barkeitssteigerungen des Zentralnervensystems leicht reversibel, und es gibt hartnäckig auch der antirachitischen Behandlung widerstehende Fälle, bei denen offenbar tiefergreifende Veränderungen, die uns noch nicht näher bekannt sind, Platz greifen.

Krankheitsbild. Das Hauptmerkmal aller Formen der kindlichen Tetanie besteht in einer neuromuskulären Übererregbarkeit, die mit dem konstanten galvanischen Strom nachweisbar ist, sowohl bei Auslösung einer Anoden- als auch einer Kathodenöffnungszuckung der Muskeln. Die Bestimmung erfolgt in der Weise, daß man feststellt, bei welcher geringsten Stromstärke eben eine Zuckung auftritt (Feststellung der Minimalzuckung). Man setzt dabei die diffe-rente Elektrode auf den Reizpunkt des Medianus in der Ellenbeuge und die indifferente auf den Brustkorb und beobachtet nun das Zucken der Finger. Für die Praxis genügt es vollständig, die Kathodenöffnungszuckung (K.Ö.Z.) zu unter-suchen. Sie liegt normalerweise über 5 mA. Bei niedrigeren Werten liegt Übererregbarkeit vor. Die mechanische Übererregbarkeit prüft man an ver-schiedenen peripheren Nerven. Das Facialisphänomen (CHVOSTEK) löst man aus durch Beklopfen des Facialis an seiner Austrittsstelle unterhalb des Jochbogens. Ist Übererregbarkeit vorhanden, dann zuckt die ganze Gesichtshälfte bis zum inneren Augenwinkel. Das *Peroneusphänomen (Lust)* tritt auf beim Beklopfen des Nervus peroneus unterhalb des Fibulaköpfchens. Ist es positiv, dann hebt das Kind die Außenkante des Fußes und abduziert ihn zugleich. Das TROUSSEAUsche *Phänomen* wird ausgelöst durch eine Kompression der Nerven und Gefäße im Sulcus bicipitalis. Es tritt nach einiger Zeit eine krampfhafte Haltung der Hand, namentlich der Finger auf, die man als Geburtshelferstellung bezeichnet. Außer diesen Zeichen der nervösen Übererregbarkeit findet man fast regelmäßig solche floride Rachitis. Die bisher beschriebenen Symptome haben alle Formen der Spasmophilie gemeinsam. Die Zeichen der galvanischen Über-erregbarkeit sind zuverlässiger als die der mechanischen. Im 2.—3. Lebensjahr zeigen übrigens viele Kinder ein positives Facialisphänomen, ohne daß sie an Spasmophilie leiden.

Wir unterscheiden nun eine *manifeste* Spasmophilie von einer *latenten.* Die latente Form findet man nur dann, wenn man sie aufsucht. Sie erklärt aber ganz allgemein die Neigung zu Krämpfen, zu Unruhe und verschiedenen unklaren Zwangshaltungen.

Von der Manifestation der Spasmophilie sind drei Krankheitsbilder besonders wichtig: 1. der Laryngospasmus, 2. die Eklampsie und 3. die Tetanie im engeren Sinne.

Der *Laryngospasmus* oder Stimmritzenkrampf ist meist der bedrohlichste Zustand. Er besteht in einem Spasmus glottidis, bei dem wir ein krähendes Inspirium finden, das oft nur eben angedeutet ist, manchmal aber ein so schweres Atemhindernis darstellt, daß die Kinder in schwerste Atemnot mit Cyanose geraten können. Derartige Fälle von „ziehender" Einatmung können bei Tag und Nacht 20mal und mehr auftreten. Nicht immer ist dabei eine äußere

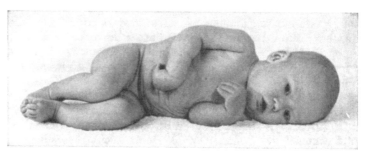

Abb. 11. Rachitische Tetanie (Spasmophilie). 5 Monate altes leicht rachitisches Kind in Zwangslage mit persistierenden Krämpfen in den Händen und Füßen bei zugleich sichtbaren Ödemen des Hand- und Fußrückens. (Kieler Univ.-Kinderklinik.) (K)

Veranlassung, etwa eine Erregung durch Schreck oder dergleichen nachweisbar. Es kommt auch vor, daß die Kinder mitten aus dem Schlaf aufschrecken und zu „ziehen" beginnen und dabei sofort in schwerste Atemnot geraten. Im Anschluß an einen solchen Stimmritzenkrampf sieht man auch allgemeine Krämpfe auftreten, und in ganz seltenen Fällen kann es sogar zum Herzstillstand kommen.

Die *Eklampsie* hat im Volksmund verschiedene Namen, so „Gichter" oder „Fraisen" und ähnliches mehr. Es treten dabei tonisch-klonische Krämpfe großer Muskelgebiete mit Bewußtseinsverlust ein. In schweren Fällen kommt es zu einem Status eklampticus. Dieser allgemeine tetanische Krampfanfall kann oft nicht von einem echten epileptischen Anfall unterschieden werden. Im allgemeinen kann man sagen, daß die Prognose der tetanischen Eklampsie günstiger ist als die bei Stimmritzenkrämpfen. Jedenfalls tritt Herztod im Anfall so gut wie nie ein.

Die *Tetanie* im engeren Sinne besteht in tonischen, über Stunden bestehenden Krämpfen der Hände und Füße, den sog. Carpopedalspasmen. Die Mutter wird meistens dadurch auf die Tetaniestellung aufmerksam, daß das Kind beim Aufsetzen oder Baden eine eigentümliche Steifigkeit in den Beinen zeigt. Manchmal greifen die Kinder auch nicht mehr nach vorgehaltenen Gegenständen, einfach, weil sie die verkrampften Händchen nicht mehr dazu gebrauchen können. Solche tonischen Dauerkrämpfe können viele Tage, ja Wochen fortbestehen und der Behandlung hartnäckig trotzen.

Als seltenere Vorkommnisse seien erwähnt die Bronchotetanie, Anfälle von Dyspnoe und Cyanose, die aussehen wie eine Bronchopneumonie oder ein Asthmaanfall. Weiter kommen Atemstillstände in Exspirationsstellung mit begleitenden Körperkrämpfen vor, sog. exspiratorische Apnoe und schließlich

Krämpfe in den Sphincteren der Blase und des Mastdarms. Diese Zustände sind kenntlich an einer offenbar mit Schmerzen verbundenen Verhaltung von Stuhl oder Harn.

Die *Diagnose* der Spasmophilie ist im allgemeinen leicht zu stellen. Die Krampfzustände sind recht charakteristisch, und der Beginn der Erscheinungen in einem ganz bestimmten Alter, nämlich gegen Ende des ersten Lebensjahres oder im Anfang des zweiten in Zusammenhang mit den rachitischen Veränderungen läßt eine Verwechslung mit anderen Krampferscheinungen meist nicht aufkommen. In besonderen Fällen kann einmal die Unterscheidung von Krämpfen bei entzündlichen, cerebralen Erkrankungen, also z. B. der Meningitis, der Encephalitis oder der Lues cerebri diagnostische Schwierigkeiten bereiten. Es fragt sich dann, ob der fieberhafte Infekt einen spasmophilen Zustand hervorgerufen hat oder ob er selbst mit Krämpfen einhergeht. Der Nachweis vorhandener oder fehlender Zeichen der mechanischen Übererregbarkeit klärt die Lage. Bei etwas älteren Kleinkindern denke man an Affektkrämpfe, Schreikrämpfe und schließlich an Urämie und hypoglykämischen Schock bei Diabetes.

Die *Prognose* ist gut bei der Tetanie im engeren Sinne mit Carpopedalspasmen. Sie ist ernst zu stellen bei Eklampsie und besonders bei Stimmritzenkrampf. Beide Zustände verlangen eine sofortige sachgemäße Behandlung.

Die Behandlung beginnt in diesen beiden letztgenannten, lebensbedrohlichen Zuständen am besten mit einem heißen Bad, in dem die Krämpfe sich oft rasch lösen. Bei drohendem Atemstillstand drückt man den Zungengrund nieder, zieht die Zunge heraus und beginnt mit künstlicher Atmung, möglichst unter Sauerstoffinhalation. Bei drohendem Herzstillstand wendet man Excitantien an, z. B. Coramin, Cardiazol, Coffein, aber *kein* Adrenalin! Bekommt man das Kind erst außerhalb des Anfalls zu Gesicht, dann gibt man ihm am besten ein Sedativum, z. B. Luminal. Zugleich spritzt man intramuskulär hohe Kalkdosen. In leichteren Fällen genügen 2,0—4,0 g von Calcium chloratum krystallisatum, die in mehreren Dosen über den Tag verteilt werden. In schwereren Fällen gibt man etwa das Doppelte und geht erst nach einigen Tagen zurück bis auf etwa 4,0 g je Tag. In manchen Fällen von tonischen Dauerkrämpfen wirkt das Magnesium sulfuricum zuverlässiger als Kalk. Wir injizieren von einer 25%igen Lösung jeweils 6—8 cm³ intramuskulär jeden Tag. Die Kalkmedikation muß mehrere Tage hindurch fortgesetzt und kann dann per os mindestens etwa eine Woche lang durchgeführt werden. Die intravenöse Anwendung von Kalk wird nur selten notwendig. Wir bevorzugen Parathormonpräparate in Gaben von 10—30 COLLIP-Einheiten, und zwar nur einmal, weil hierdurch gewöhnlich die Parathormongegenregulation in Gang gesetzt wird. Sofort nach Kalkgabe und Abklingen der akuten Erscheinungen, spätestens nach 2—3 Tagen leiten wir neben der Kalktherapie eine energische antirachitische Therapie mit einem D-Vitaminstoß ein. Als Minimaldosis von D-Vitamin zur Tetaniebehandlung müssen, wenn man keinen D-Stoß verabfolgt, tägliche Vitamin-D-Dosen von 18—20000 I.E. D gegeben werden. Sowie im Röntgenbild oder Blut das Einsetzen der Heilung nachgewiesen werden kann, setzt man die Vitamin-D-Dosen herunter bis zu gewöhnlichen prophylaktischen Rachitisdosen. Die orale Kalkmedikation wird, wie schon erwähnt, dabei noch mindestens eine Woche lang fortgesetzt.

Die diätetische Behandlung hat, nachdem sich die Kalk- und D-Vitaminmedikation bestens bewährt hat, keine große Bedeutung mehr. Manche Kinderärzte führen aber auch heute noch bei allen lebensbedrohlichen, spasmophilen Zuständen eine Hungerkur, jedenfalls aber eine streng milchfreie Diät während einiger Tage durch. Nach kurzer Teepause von 6—10 Stunden und gegebenenfalls einer Darmentleerung durch Ricinusöl kann man zunächst eine Ernährung mit Gemüsebrei und schwach gesalzener Karottensuppe einleiten, ohne Milch zu verabreichen. Nach 2—3 Tagen geht man dann zunächst auf II:I Säuremilch über, gibt Quark, Kalkkeks und auch wieder Milchbreikost, beschränkt aber die Gesamtmilchmenge auf 400—500 g am Tag.

Das in der Erwachsenenmedizin als antitetanisches Medikament wirksame A.T. 10 von Holtz ist ein bei längerer Bestrahlung des Ergosterins entstehendes toxisches Umwandlungsprodukt. Es setzt durch Mobilisierung des Kalkes, vorwiegend aus dem Skelet, den Blutkalkgehalt herauf und beseitigt so die tetanische Übererregbarkeit. Bei der frühkindlichen Tetanie, die sich ja auf dem Boden der Rachitis entwickelt, ist als ätiologische und spezifische Behandlung die antirachitische mit Vitamin D der nur symptomatisch wirksamen mit A.T. 10 vorzuziehen, um so mehr, als diese letztere nicht ungefährlich und sehr kostspielig ist. Das Präparat ist lediglich für die Behandlung der postoperativen Tetanie empfehlenswert.

In der Nachbehandlung der Spasmophilie werden oft zwei Fehler gemacht. Einmal wird die Kontrasternährung mit milchfreier und mehlreicher Kost übermäßig lang durchgeführt. Das hat die Entstehung eines Mehlnährschadens zur Folge! Auf der anderen Seite wird aus einer Überängstlichkeit, wieder angemessene Milchmengen in die Kost einzuführen, das Kind einfach unterernährt. Die Folge ist eine Hungerdystrophie.

Bei den gefährlichen Stimmritzenkrämpfen ist es am zweckmäßigsten, das Kind mit Frauenmilch zu ernähren. Sie ist eine zuverlässige antirachitische Nahrung, muß allerdings, um ihren Zweck zu erreichen, Wochen und Monate durchgeführt werden.

Die *Prophylaxe* der Spasmophilie deckt sich mit derjenigen der Rachitis, besteht also ebenfalls in möglichst vollständiger und genügend langer Ernährung des Kindes an der Brust. Da, wo dies nicht möglich ist, soll Rachitisprophylaxe mit D-Vitamin, Höhensonnenbestrahlung oder Lebertran getrieben werden. Jede „Anbehandlung" der Rachitis mit ungenügenden Mengen eines Antirachitikums oder mit unzulänglichen UV-Bestrahlungen kann eine Spasmophilie herbeiführen und ist deshalb richtig zu stellen.

2. A-Mangelkrankheit im Kindesalter.
Die Dystrophia alipogenetica (Keratomalacie, Xerophthalmie).

Eine schwere Säuglingsdystrophie mit spezifischen Augenveränderungen entwickelt sich gelegentlich als Folge fettarmer und gemüsefreier Ernährung, in der das Wachstums- und Epithelschutzvitamin, das fettlösliche A-Vitamin, in ungenügender Menge angeboten wird.

Wir wissen heute, daß gewisse Pflanzenfarbstoffe, die Carotine, nämlich das β-, α- und γ-Carotin, die biologischen Vorstufen oder Provitamine des A-Vitamins darstellen. Aus einem bildet der Organismus, durch einfache oxydative Aufspaltung im Dünndarm das für ihn lebensnotwendige Vitamin A oder Axerophthol (früher antixerophthalmisches Epithelschutzvitamin genannt). In manchen Fetten, namentlich im Fischlebertran (Dorsch), im Milchfett (Butter) und gespeichert in der Säugetierleber ist fertig gebildetes Vitamin A vorhanden, das mit diesen Nahrungsstoffen dem menschlichen Organismus zugeführt werden kann. Die Carotine finden sich in allen grünen Blatteilen neben Chlorophyll; besonders in den zur Säuglingsnahrung verwandten Gemüsen: Karotten, Spinat, Blumenkohlblättern, Tomaten. Auch Obst enthält Carotine, so z. B. Johannisbeeren, Himbeeren, Stachelbeeren, Pfirsiche, Aprikosen u. a. Eine internationale Einheit (I.E.) = 0,6 γ von β-Carotin (entsprechen ungefähr 0,3 mg reinem Vitamin A). Der Tagesbedarf wird für Erwachsene mit 2500 bis 5000 I.E. Vitamin A oder 3—6 mg β-Carotin angegeben. Im Wachstumsalter lauten die entsprechenden Zahlen 6000—8000 I.E. Vitamin A oder 7,2—14,5 mg β-Carotin. In der Frauenmilch sind in 100 g etwa 0,12—0,18 mg, in Kuhmilch etwa 0,02—0,2 mg Vitamin A enthalten. Mit 2 Teelöffeln Lebertran kann man dem Kind etwa 7000 I.E. fertiges Vitamin A zuführen. Von den Carotinen enthalten Karotten, Spinat usf. etwa in 100 g 8—24 mg β-Carotin. Gewöhnliche Margarine enthält als pflanzliches Fett kein Vitamin A; man setzt deshalb heutzutage vielfach der Margarine Vitamin A zu. Das Vitamin A ist ziemlich hitzebeständig. In erhitzter Butter beim Braten bleibt es nahezu erhalten, ebenso in Trockenvollmilch. Der Schmelzpunkt liegt erst bei 221°. Allerdings ist das Vitamin A gegen Luftsauerstoff sehr empfindlich.

Der junge Säugling stapelt das A-Vitamin nicht oder doch nur schlecht. Er hat andererseits einen hohen Vitamin-A-Bedarf, ist also im Vergleich zum Erwachsenen besonders rasch und schwer gefährdet durch A-Mangel. Wir besitzen heute synthetisch hergestellte A-Vitaminkonzentrate, z. B. das Vogan, das etwa hundertfach stärker wirksam ist als Lebertran, mit dem wir leicht jeden A-Mangel beseitigen kön-

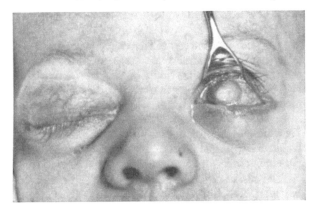

nen. Das A-Vitamin ist in erster Linie ein *Wachstumsvitamin*. Außerdem ist es unerläßlich für den Lipoidstoffwechsel der Epithelien; es heißt deshalb auch *Epithelschutzvitamin*. Fehlt es, dann hören junge Tiere nicht nur auf zu wachsen, sondern sie zeigen bald Austrocknungs- und Degenerationserscheinungen bestimmter Epithelien, besonders deutlich am Auge in Form der

Abb. 12. Geschwüriger Hornhautzerfall bei Xerophthalmie. 3 Monate alter Säugling. (Kieler Univ.-Kinderklinik.) (K)

Keratomalacie. Junge, wachsende Ratten zeigen weiter eine Verhornung der Vaginalschleimhaut, die sog. Kolpokeratose, die zur biologischen Auswertung des A-Vitamins dient (EVANS und BISHOP 1922). Ein beim Menschen beobachtetes frühes Ausfallszeichen ist *Nachtblindheit.* Der Sehpurpur enthält eine Eiweißverbindung des A-Vitamins, das Rhodopsin, das für die Dunkeladaptation des Auges wesentlich ist und bei A-Mangel nicht in genügender Weise gebildet werden kann. Schließlich tritt bei A-Mangel eine auffällige *Widerstandslosigkeit gegenüber Infekten* auf, die diese Avitaminose für das junge Kind besonders gefährlich macht. In der Hauptsache wird das Haften von Infektionserregern auf der Haut und den Schleimhäuten begünstigt durch die genannten Epithelveränderungen.

Das *Krankheitsbild* der A-Avitaminose wird bestimmt durch die fortschreitende, schwere Atrophie, zu der sich dann die Augenveränderungen in Gestalt von Infiltration, Erweichung und Durchbruch der Hornhaut zugesellen. Im Bereich der Lidspalte sieht man matte, trockene Flecke, das charakteristische Hornhautinfiltrat (die BITOTschen Flecke). Manchmal schon im Verlauf von wenigen Tagen brechen diese Infiltrate ein, und es entstehen durch Sekundärinfiltration Geschwüre. Wenn in solchen Fällen nicht rasch und reichlich A-Vitamin zugeführt wird, dann ist der Schaden nicht mehr rückgängig zu machen, und das Auge geht verloren. Eine Nachtblindheit, die mit dem Adaptometer ermittelt werden muß, läßt sich bei jungen Kindern natürlich noch nicht feststellen; dagegen macht sich bei ihnen schon früh infolge der Schädigung der Schleimhäute eine Neigung zu Katarrhen, also eine vermehrte Anfälligkeit

für Infektionen der Luftwege, aber auch manchmal der Harnausscheidungs-
wege geltend. Außerdem beginnen die Kinder zu dystrophieren und verhältnismäßig schnell auch im Wachstum zurückzubleiben. Die Erkrankung verschlechtert sich besonders da rasch, wo in Verkennung des Grundleidens Milch-
einschränkungen oder gar Hungerkuren angeordnet werden. Prädisponiert zur
A-Mangelkrankheit sind Kinder mit Erkrankungen der Leber, Diabetes mellitus,
Hypothyreose und in zweiter Linie die mit Cöliakie und schließlich solche
Kinder, die aus besonderen Gründen auf eine milch- und fettarme Diät (Ekzemkinder!) gesetzt wurden.

Die *Diagnose* der Xerophthalmie ist für jeden, der diese Veränderungen
kennt, leicht. Manchmal ist aber leider dann die Schädigung schon so erheblich,
daß selbst die sofortige Zufuhr von A-Vitamin das Auge nicht mehr retten
kann. Es kommt deshalb darauf an, daß der Kinderarzt schon den Beginn
der Xerophthalmie feststellt und mit der Erkennung der sog. Bitotschen Flecke
vertraut ist.

Entwickelt sich eine Keratoconjunctivitis bei einem einige Monate alten
Säugling, dann muß man stets an die Möglichkeit einer beginnenden Xerophthalmie denken. Noch besser ist es natürlich, wenn schon die hohe Anfälligkeit gegenüber Infekten und die beginnende Dystrophie als erste Zeichen
einer A-Hypovitaminose richtig gedeutet werden. In diesem Zusammenhang
muß auf Grund eigener Beobachtungen darauf hingewiesen werden, daß es
bei völligem Fehlen des A-Vitamins in der Säuglingsnahrung, wie es bei milch-
freien Nahrungen vorkommt, nur etwa 4 Wochen dauert, bis die schweren
Augenerscheinungen auftreten.

Die *Behandlung* besteht in erster Linie in sofortiger Zufuhr von Vitamin-A-
haltigen Nahrungsstoffen, also von Lebertran, Butter, Eigelb, Milch, Leber,
grünem Salat, Spinat, Karotten, Tomaten u. a. m. Am schnellsten wirksam
ist das A-Vitaminkonzentrat Vogan (Vogan als Vogan-Öl Bayer, Merck, 5 bis
10 Tropfen täglich auf einmal oder mehrere Male verteilt in warmer Milch;
1 g = 40000 I.E. Vitamin A), das auch schon jungen dystrophierten Säuglingen unbedenklich beigebracht werden kann. Es erübrigt sich, darauf hinzuweisen, daß natürlich wegen der meist schweren Dystrophie der Kinder mit
stark eingeschränkter Nahrungstoleranz die Auffütterung recht vorsichtig
nach den Gesetzen der Dystrophiebehandlung (s. S. 442) erfolgen muß. Eine
Vitamin-A-Hypervitaminose wurde beschrieben, scheint aber außerordentlich
selten zu sein. Ihre Erscheinungen bestehen in Ausfall der Haare, Anämie,
Hepatosplenomegalie und Leukopenie. Auch Knochenveränderungen wurden
beschrieben. Erst nach hundertfacher Überschreitung der täglichen A-Vitamin-
dosis nach längerer Zeit soll eine solche A Hypervitaminose vorkommen.

3. B-Mangelkrankheit im Kindesalter.

Der B-Vitaminkomplex besteht aus einer ganzen Reihe von einzelnen Faktoren, die sowohl chemisch als auch in ihrer spezifischen Stoffwechselfunktion
in der Mehrzahl vorerst nur im Tierexperiment unterscheidbar sind. Sie kommen
als wasserlösliche Faktoren in der Keimanlage der Gramineen (Reis, Getreide),
den Körnerfrüchten, in Obst, Gemüse, Kartoffeln, aber auch in tierischen
Organen (Leber, Niere, Muskelfleisch), in Hefe und, was für den Kinderarzt
wichtig ist, in der Milch, vor. Diese wasserlöslichen Faktoren sind naturgemäß
nicht an die Fettkügelchen gebunden, sondern an das flüssige „Milchserum"
und gehen bei Verlabung der Milch in die Molke über. Neben 5 wesentlichen
B-Faktoren, dem B_1 (Aneurin), dem B_2 (Lactoflavin oder Riboflavin), dem

P-P-Faktor (Nicotinsäureamid), dem B_6 (Adermin oder Pyridoxin) und der Pantothensäure (Filtratfaktor), die man zum eigentlichen Vitamin-B-Komplex rechnet, spielen noch einige Substanzen bei der Zellfunktion im menschlichen Organismus eine wichtige Rolle und gelten ebenfalls als B-Faktoren, ohne daß bisher allerdings bei ihrem Fehlen in der Nahrung eine spezifische Mangelkrankheit, namentlich bei Kindern, beobachtet worden wäre. Es handelt sich um den Pflanzenwuchsstoff Bios I oder das Meso-Inosit, die Folinsäure (folic acid) oder Blattsäure und schließlich um das Cholin und die Paraminobenzoesäure. Von einigen dieser B-Faktoren ist erwiesen, wie oben schon als Beispiel vom B_1 oder Aneurin angeführt wurde, daß sie als wichtige Teilstücke in Fermentsysteme eingebaut und so erst wirksam werden. Ihr Fehlen verhindert Ferment-Ketten-Reaktionen und führt hierdurch zu krankhaften Erscheinungen. Wir müssen weiterhin ein Zusammenwirken von einigen B-Elementen annehmen, und zwar, weil oft nicht nur ein Einzelfaktor die Ausfallsfunktion wieder beseitigt, sondern erst die Verabreichung aller oder doch der meisten übrigen B-Faktoren. In der Klinik der B-Avitaminosen spielt deshalb, wenigstens heute noch, die Therapie mit dem gesamten B-Komplex eine größere Rolle, als die mit Einzelfaktoren. Ein Beispiel hierfür ist die *Pellagra*, die mit Dermatitis, Stomatitis, gastro-intestinalen Störungen, nervösen Symptomen (Tremor, Parästhesien) und Psychosen einhergeht. Nicotinsäure und ihre Salze, namentlich das Nicotinsäureamid $C_6H_6ON_2$ oder Nicotylamid bringen diese Erscheinungen oft plötzlich, manchmal auch nur allmählich zum Verschwinden. Es ist nun erwiesen, daß das Krankheitsbild der Pellagra durch Mangel auch anderer Faktoren des Vitamin-B-Komplexes mitbedingt ist. Am besten kann das bei der Pellagra des Hundes, der „Black tongue"-Krankheit, gezeigt werden. Nicotylamid ist ein Bestandteil verschiedener Co-Fermente, namentlich von Dehydrasen, die am Auf- und Abbau der Kohlenhydrate und Fette beteiligt sind.

Pellagra kommt nur da vor, wo Körnerfrüchte die einzige oder doch hauptsächliche Nahrung darstellen, offenbar, weil sie nur ungenügend Nicotinsäure enthalten. Der Tagesbedarf wird auf 10—15 mg geschätzt. Die charakteristischen oben beschriebenen Pellagrazeichen sind, wie sachverständige Kinderärzte aus den südeuropäischen Ländern, namentlich aber aus Indien, Japan und Ägypten berichten, oft nur angedeutet. Meist weisen solche Kinder auch Mangel an anderen Vitaminen und an Eiweiß und Salzen auf. Die Behandlung besteht in einer Antipellagrakost und gegebenenfalls in Zufuhr von 50—100 mg Nicotylamid. Gleichzeitig wird empfohlen, die Kinder nicht der Sonne auszusetzen und ihnen Blut zu transfundieren.

Größere Bedeutung für uns hat die *Beriberi*-Krankheit des Kindes, die zwar ebensowenig wie die Pellagra in ausgesprochener Form bei uns beobachtet wird, deren Vorstufen aber, als B_1-*Hypovitaminose*, zweifellos auch bei unseren Kindern häufiger vorkommen dürfte.

Aus den Ländern, in denen der Reiskonsum vorherrscht, sind Zustände von Dystrophie bei Säuglingen bekannt, deren Mütter fast ausschließlich von poliertem Reis leben. Diese Dystrophie der Säuglingsberiberi Ostasiens zeigt gewisse Züge unseres „Mehlnährschadens" der Säuglinge. Dieser entsteht ja besonders da, wo die Kinder mit feinstem Auszugsmehl und wenig Milch ernährt werden. Ein solches Mehl ist aber völlig frei von B_1. Erhalten die Säuglinge außerdem ein hohes Zuckerangebot und so gut wie gar keine Milch, dann sind die Voraussetzungen für die Entstehungen einer B_1-Avitaminose tatsächlich gegeben. Eine Umstellung auf milchreichere und auch andere tierische Nahrungsmittel enthaltende Kost wirkt bei der Mehldystrophie günstig. Nach alledem kann angenommen werden, daß manche Fälle von Säuglingsdystrophie eine gemilderte Beriberikrankheit darstellen.

Vom B_1-Faktor wissen wir, daß er aus einer stickstoffhaltigen Substanz besteht, die ähnlich wie das Glutathion auch Schwefel enthält und für den Kohlenhydrat-, Fett- und Wasserhaushalt unentbehrlich ist. Bei B_1-Mangel häufen sich Stoffwechselzwischenprodukte wie Milchsäure und Brenztraubensäure in Geweben und im Blut, die bei Zugabe von B_1 zugleich mit den Störungen verschwinden. Das Vitamin B_1 ist in Verbindung mit Phosphorsäure das Coferment der Carboxylase, des Fermentes also, das die Carboxylgruppe aus Ketosäuren, z. B. eben aus der Brenztraubensäure abspaltet. Kommt dieser Prozeß nicht zustande, dann entstehen schwere nervöse Reizerscheinungen bis zum Ausbruch von Krämpfen und Lähmungen. Die Entdeckung des B-Vitamins geht auf EIJKMAN (1896) zurück. Im Jahre 1926 gelang JANSEN die Reindarstellung des Vitamin B_1 aus Reishäutchen. R. R. W. WILLIAMS gab 1936 die Konstitutionsformel an und ermöglichte die synthetische Reindarstellung. Als internationale Einheit wurden 3 γ Aneurin bestimmt. Der Tagesbedarf wird nach der Formel von WILLIAMS und SPIES folgendermaßen ermittelt:

$$\frac{\text{Tägliche Aneurinaufnahme in } \gamma}{\text{Tagesverbrauch an Nichtfettcalorien}} > 0,3$$

Zur Bewertung des B_1-Gehaltes der Nahrung eignet sich am besten die von ZELLER angegebene WILLIAMSche Zahl, abgekürzt W-Zahl. Sie wird ermittelt, indem man den von WILLIAMS-SPIES angegebenen Quotienten $\frac{B_1\text{-Aufnahme}}{\text{Nichtfettcalorien}}$ durch 0,3 dividiert. Eine W-Zahl unter 1 bedeutet ungenügende B_1-Versorgung. Eine W-Zahl zwischen 1—2 heißt, daß der B_1-Bedarf, bezogen auf die genossenen Nichtfettcalorien eben gedeckt wird, während eine W-Zahl über 2,5 eine ausreichende B_1-Versorgung sichert. Optimal werden rund 1 mg je 1000 Calorien empfohlen. Die schwangere Frau und die stillende Mutter sollen 2—3mal soviel Aneurin zu sich nehmen. In der Kuhmilch sind in 100 g etwa 0,05 mg enthalten; in der Frauenmilch nur 0,015 mg. Die Milchproduktion der stillenden Mutter soll durch Zufuhr von B_1 gesteigert werden. Für den Kinderarzt wichtig ist die Tatsache, daß verschiedene Darmbakterien, namentlich der Bac. bifidus, ebenso wie Pflanzen, die Fähigkeit besitzen, B_1 zu bilden. Die therapeutischen Dosen liegen zwischen 5—25—100 mg Aneurin subcutan, intramuskulär und in besonderen Fällen intravenös, z. B. als Zugabe zu Blut- und Plasmatransfusionen. Eine Schädigung durch eine Überdosierung ist nicht zu befürchten, da nach Sättigung des Organismus ein Zuviel an B_1 im Harn ausgeschieden wird. B_1 kommt in den Hüllen der Zerealien vor, dann in der Hefe und in den meisten vom Tier stammenden Nahrungsmitteln, wie Leber, Fleisch, Eigelb und Milch.

Möglicherweise hängen beim älteren Kind und beim Erwachsenen eine ganze Reihe von unklaren Neuritiden, Neuralgien und einiger spastischer Störungen mit einem gewissen B_1-Mangel zusammen. Als Zeichen einer B_1-Hypovitaminose bei Säuglingen sind anzusehen Appetitlosigkeit, chronische Verstopfung und chronische pulmonale Stauung, kenntlich an der Betonung des zweiten Pulmonaltones (BESSAU). Als verdächtig gelten weiter Gewichtsabnahme und Spasmen im Bereich der Extremitätenmuskulatur, wie sie bei manchen Dystrophikern beobachtet wurden. Das alles sind aber vieldeutige allgemeine Symptome, die lediglich eine Vermutungsdiagnose erlauben. In neuester Zeit sind nun einige exakte Bestimmungsmethoden zur Erkennung einer B_1-Hypovitaminose angegeben worden. Am besten geeignet für die Kinderheilkunde ist die von W. DROESE angegebene Bestimmung des Brenztraubensäureabbaus im Blute nach Zuckerbelastung. Auch da, wo ein absoluter B_1-Mangel sich nicht sicher erweisen läßt, sollte man bei Vorliegen der geschilderten Anzeichen einen relativen Mangel infolge hohen Kohlenhydratangebotes in Betracht ziehen. Da man nachweisen konnte, daß, wie erwähnt, die Bifidusflora B_1 zu bilden vermag, nahm man an, daß das Brustkind schon allein durch seine Darmflora vor einer B_1-Hypovitaminose geschützt sei. Neuere Untersuchungen ergeben nun, daß das gebildete B_1 nicht ausreichend resorbiert wird. Infolgedessen erkranken auch in Ostasien die Brustkinder einer beriberikranken Mutter. Das alimentäre Ödem beim Mehlnährschaden, wie auch die Exsikkose bei der intestinalen Toxikose sollen ebenfalls mit einem relativen B_1-Mangel in

Zusammenhang stehen, weil man bei solchen Säuglingen mit B_1-Zufuhr günstige Wirkungen erzielt hat. Berücksichtigt man die geringe Speicherungsfähigkeit von B_1, dann muß man auch alle Ursachen eines gesteigerten Stoffwechsels als mögliche Grundlagen eine B_1-Hypovitaminose in Betracht ziehen. Das sind in erster Linie fieberhafte Infekte, dann erhöhte Muskeltätigkeit und die Hyperthyreosen. Für die praktische Ernährung des Kindes folgt aus alledem, daß, je höher das Kohlenhydratangebot ist, auch desto höher die B_1-Zufuhr sein muß. Schließlich ist bei Resorptionsstörungen im Darm, so z. B. bei der HEUBNER-HERTERschen Verdauungsinsuffizienz (Cöliakie) ebenso wie für andere Vitamine auch für das B_1-Vitamin mit einer ungenügenden Versorgung zu rechnen.

Das B_1-Vitamin scheint auch im Kindesalter bei toxisch-degenerativen Lähmungen, so bei Polyneuritis diphtherica und bei Poliomyelitis wirksam zu sein. Es muß dann allerdings in hohen Gaben, z. B. mindestens 2—4 mg oder das doppelte an Betaxin oder Betabion täglich parenteral beigebracht werden. Diese Beobachtung ist nicht unwidersprochen geblieben.

Von den verschiedenen Teilfaktoren des B-Komplexes im weiteren Sinne kann angenommen werden, daß sie für eine normale Erythropoese wichtig sind. Wir kennen neben gewissen tropischen Anämien bei Kindern besonders zwei Anämieformen, die durch diese Wirkstoffe der B-Gruppe günstig beeinflußt bzw. geheilt werden können: es sind das die Ziegenmilchanämie und die Anämie bei Coeliacie (HEUBNER-HERTERsche Krankheit).

Bei der *Ziegenmilchanämie* (s. Kapitel Erkrankungen des Blutes) entwickelt sich aus einer anfänglich oft nur uncharakteristischen sekundären Blutarmut eine schwere Anämie von megalocytärem hyperchromen Typ mit starker Erythroblastose bis zu aplastischen Formen mit Knochenmarksperre, wie bei der echten BIERMERschen perniziösen Anämie. Sie wird ebenso wie die Perniciosa in beinahe spezifischer Weise durch Leberextrakte beeinflußt. Durch experimentelle Untersuchungen und klinische Beobachtungen ist die Ansicht gut gestützt, daß die Ziegenmilchanämie auf Vitaminmangel beruht. Dabei dürfte namentlich der Mangel an Faktoren des B-Komplexes eine Rolle spielen. Die günstige Beeinflussung und Heilung der Ziegenmilchanämie durch Leberextrakte wird vermutlich durch den hohen Gehalt an B-Komplexfaktoren dieser Leberkonzentrate erreicht.

4. C-Mangelkrankheit im Kindesalter.
Infantiler Skorbut (MÖLLER-BARLOWsche Krankheit).

Ein Mangel an C-Vitamin führt bei Kindern im Alter vor $1/2$ Jahr bis zu $1^1/_2$ Jahren zu einem dystrophischen Zustand, der besonders gekennzeichnet ist durch eine hämorrhagische Diathese, zugleich mit Veränderungen am Skelet, und durch eine Widerstandslosigkeit gegenüber banalen Infekten. Mit dem Skorbut der Erwachsenen hat der infantile Skorbut zweifellos große Ähnlichkeit. Beim Erwachsenen ist reiner Skorbut in unseren Breiten eine große Seltenheit. Die heute noch in tropischen Ländern beobachtete Krankheit beruht zweifellos nicht allein auf C-Mangel, sondern meist auch auf einem Mangel an Vitamin B_1 und den anderen Faktoren des B-Komplexes. Sie stellt manchmal eine Kombination von C-Avitaminose, von Beriberi und von Sprue dar. Beim infantilen Skorbut dagegen können wir auch heute noch annehmen, daß er in der Hauptsache durch C-Vitaminmangel verursacht wird, weil nämlich die Krankheit mit allen ihren Folgeerscheinungen fast schlagartig auf Zufuhr von reichlich C-Vitamin verschwindet.

Das C-Vitamin ist l-Ascorbinsäure, eine Hexuronsäure, die für alle Oxydations- und Reduktionsprozesse der Zelle außerordentlich wichtig ist. Bekanntlich ist das C-Vitamin in verschiedenen Obstarten, hauptsächlich in den Citrusfrüchten, den Apfelsinen und Citronen, aber auch in Johannisbeeren und Hagebutten und in Gemüsen, so in Tomaten, im Kohl und in den Kartoffeln enthalten und kann entweder aus dem grünen Paprika und Gladiolen in größeren Mengen gewonnen oder auch synthetisch in krystallinischer Form dargestellt werden. Fehlt das C-Vitamin im Körper, dann bilden die Gefäßendothelzellen nicht mehr in normaler Weise intracelluläre Kittsubstanzen, und die Folge davon sind Blutungen und an den Knochenbaustätten Störungen des Umwandlungsprozesses von Reihenknorpel in Knochen. Da der menschliche Organismus das C-Vitamin nicht selbst bilden kann, ist er auf die Zufuhr in der Nahrung angewiesen. In den Nebennieren, in der Leber, in der Linse und wahrscheinlich in den meisten Körperzellen sind geringe Mengen C-Vitamin enthalten; sie genügen aber nicht, das schnell wachsende junge Kind vor dem Ausbruch des Skorbut zu schützen. Von großer Bedeutung ist natürlich die Vitamin-C-Versorgung des Fetus. Neuere Untersuchungen zeigen, daß der Ascorbinsäuregehalt des fetalen Blutes größer ist als der des mütterlichen Blutes. Die schwangere Frau muß deshalb über einen Mechanismus verfügen, der eine ausreichende Vitamin-C-Versorgung ermöglicht, auch dann, wenn die Mutter an Vitamin-C-Mangel leidet. Die Untersuchungen von Neu-weiler u. a. sprechen dafür, daß die Placenta das regulierende Organ darstellt. Sie enthält angeblich 3—40mal mehr Vitamin C als das mütterliche Blut. Man nimmt an, daß die Placenta Vitamin C selektiv aus dem mütterlichen Blut aufnehmen kann, allerdings ist der genaue Vorgang noch nicht bekannt. So kommt es, daß etwa jenseits des 5. Lebensmonats, am häufigsten im 7. oder 8. Monat, bei ungenügender äußerer Zufuhr von C der infantile Skorbut in Erscheinung tritt. Brustkinder erkranken nur äußerst selten an Skorbut, weil die Frauenmilch im allgemeinen 4—5mal mehr C-Vitamin enthält als die Kuhmilch. Nur in besonderen Fällen, nämlich da, wo die Mutter selbst infolge einseitiger oder ungenügender Ernährung an C-Vitamin-Mangel leidet, können auch Brustkinder erkranken. In unseren Breiten sind hauptsächlich Flaschenkinder gefährdet, zwar dann, wenn die Kuhmilch selbst z. B. gegen Ende des Winters nur wenig C-Vitamin enthält. Merkwürdig selten tritt die Erkrankung bei Flaschenkindern von den in großen Städten lebenden Familien in schlechter Wirtschaftslage auf. Der Grund liegt wohl darin, daß diese Kinder oft frühzeitig schon verhältnismäßig reichlich Kartoffeln zugefüttert bekommen, die, solange sie noch frisch sind oder richtig eingelagert werden, gute C-Vitaminspender darstellen. Außerdem bekommen diese Kinder selten die teuren umständlich zubereiteten und kostspieligen Säuglingsnahrungen, die oft schon stark denaturiert sind. Skorbut tritt also viel häufiger gerade bei den Flaschenkindern auf, die von der Mutter überängstlich mit lange gekochter Milchnahrung, Kindermehlen, Kinderzuckern, Nährpräparaten usf. ernährt werden. Bei all diesen Nahrungen ist der C-Vitamingehalt von vornherein gering, oder er geht bei den übertrieben umständlichen Zubereitungsmaßnahmen verloren.

Als internationale Einheit wurden 0,05 mg krystallisierte l-Ascorbinsäure bestimmt.

Als erste Autoren erzeugten Holst und Frölich (1907) Skorbut bei Meerschweinchen. Im Jahre 1928 isolierte Szent-Györgyi die Hexuronsäure aus Nebennieren und identifizierte sie 1932 mit dem Vitamin C. Der Säuglingsskorbut wurde von Möller und später von Barlow beschrieben und bis zur Entdeckung des C-Vitamins als Möller-Barlow-sche Krankheit bezeichnet.

Der Vitamin-C-Tagesbedarf wird für Säuglinge mit 25 mg, für Kleinkinder mit 50 mg und für ältere Kinder (und Erwachsene) mit etwa 75 mg angegeben. Optimal gilt eine Zufuhr von etwa 75—100 mg täglich. Schwangere Frauen und stillende Mütter haben einen erhöhten Bedarf, das gleiche gilt für Infektkranke.

Für den Kinderarzt ist es wichtig zu wissen, daß Erhitzung der Milch in Gegenwart von Sauerstoff, also das offene, sprudelnde längere Kochen, das C-Vitamin unwirksam macht. Die Bestimmung der l-Ascorbinsäure in der Milch erfolgt am besten mit der oxydimetrischen Titration mit Dichlorphenolindophenol in dem durch Fällung mit Sulfosalicylsäure gewonnenen Milchserum nach T. Radeff[1].

Während nun die meisten Tiere das C-Vitamin zu synthetisieren vermögen, ist der Mensch (der Affe, das Meerschweinchen) dazu nicht oder, wie manche meinen, aus Degenerationsfolge nicht mehr in der Lage. In den Geweben halten sich die l-Ascorbinsäure und ihr reversibles Oxydationsprodukt, die Dehydroascorbinsäure, etwa die Waage. Zur Ermittlung eines C-Mangels wendet man heute noch meist den Vitamin-C-Belastungs- oder Ausscheidungstest nach Harris (1935) an. Die Belastung wird bei Kindern am besten mit 200 mg Ascorbinsäure intramuskulär durchgeführt. Man ermittelt danach den Ascorbinsäuregehalt im Blut und gegebenenfalls im Harn. Innerhalb 3—5 Stunden steigt der Gehalt im Blut über 0,6 mg-% an, und innerhalb 24 Stunden werden etwa 80% der verabreichten Ascorbinsäure im Harn ausgeschieden, wenn eine normale Sättigung der Gewebe vorliegt. Rasch und zuverlässig gelingt es mit der von Roe und Kuether am photoelektrischen Calorimeter durchzuführenden Methode. Zur biologischen Bestimmung wendet man den prophylaktischen und den kurativen Meerschweinchentest an. Bei C-freier Kost zeigen sich schon nach 2—3 Wochen typische Veränderungen am Meerschweinchenschneidezahn und am übrigen Skelet.

---

[1] Radeff, T.: Milchwirtsch. Forschgn **19**, 187 (1937).

Krankheitsbild. Die ersten Erscheinungen des Skorbutes der Kinder zu erkennen, ist besonders wichtig. Einmal deswegen, weil sie viel häufiger sind, als allgemein angenommen wird und dann auch, weil sie noch sehr rasch und leicht zu beheben sind. Das symptomarme Vorstadium bezeichnet man als

„Präskorbut". Die Kinder werden in dem genannten Alter von etwa 7—8 Monaten blaß und unlustig, zeigen Appetitlosigkeit und eine merkwürdige Bewegungsarmut. Sie liegen auffallend still im Bettchen auf dem Rücken und wollen nicht mehr strampeln, sich aufrichten oder gar stehen und gehen. Manchmal findet man leichte Zeichen einer beginnenden Rachitis. Aber wie der weitere Verlauf zeigt, hat der sich immer stärker entwickelnde dystrophische Zustand nur wenig mit Rachitis zu tun. Die Sachlage

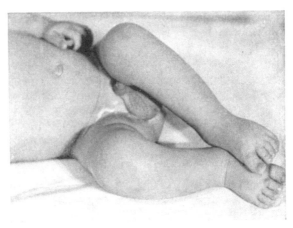

Abb. 13. MÖLLER-BARLOWsche Krankheit (Säuglingsskorbut) bei 11 Monate altem Säugling mit fortschreitender ödematöser Schwellung der Knie und Unterschenkel. (Kieler Univ.-Kinderklinik.) (K)

wird oft geklärt durch eine plötzlich auftretende Blutung. Im Harn tritt Blut auf, oder auch die Umgebung der Augen zeigt striemenartige Kontusionsblutungen, als ob das Kind eine Verletzung erlitten hätte. In anderen Fällen macht sich die skorbutische Störung ganz allmählich erst geltend. Das Kind

schreit beim Anfassen, beim Trockenlegen und Zurechtmachen und wird immer blasser, schlaffer und unbeweglicher. Die Beinchen werden ruhig gehalten, und zwar in den Kniegelenken leicht gebeugt, nach außen gedreht und scheinen leicht gelähmt zu sein. Manchmal schwillt die Umgebung der Epiphysen oder der Gelenke an. Man findet aber keinen Rubor, keinen Calor und keine Fluktuation. Am Brustkorb entsteht an der Knochenknorpelgrenze der Rippen eine stufenförmige Abknickung, die als skorbutischer Rosen-

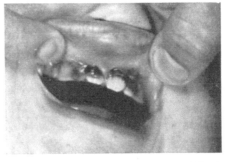

Abb. 14. (Dasselbe Kind.) Hämorrhagische Schwellung des Zahnfleisches bei dem durchgebrochenen Milchgebiß. (Kieler Univ.-Kinderklinik.) (K)

kranz bezeichnet wird. Es handelt sich bei allen diesen Skeletveränderungen nur zum Teil um Blutungen in das Periost, zum anderen Teil finden tiefgreifende Veränderungen an der Wachstumszone der Knochen statt. Durch eine Umbildung des normalen Markgewebes in sog. Fasermark wird die Neubildung von Knochensubstanz infolge mangelhafter Tätigkeit der Osteoblasten gehemmt. Die Resorption der provisorisch verkalkten Teile der Wachstumszone geht in der gewöhnlichen Weise fort, während die Bildung neuen Knochengewebes ausbleibt. Die Folge davon ist eine Rückbildung der Spongiosa und der Corticalis der Knochen: sie werden dünn und brüchig, und hinter der Epiphysenlinie bricht das Knochengefüge vielfach ein, es entsteht die sog. Trümmerfeldzone. Auf der Höhe der Erkrankung kann man im Röntgenbild diese typischen Veränderungen gut erkennen. Die Trümmerfeldzone erscheint als dunkler Schattenstreifen mit zackigen Rändern an der Knorpelknochengrenze. An den Röhrenknochen findet man infolge der Abhebung des Periosts dunkle Säume, die wie Schalen den Knochen umgeben.

Jede Berührung der erkrankten Skeletteile ist außerordentlich schmerzhaft. Umfaßt man den Femur oberhalb des Kniegelenkes und übt einen leichten Druck von beiden Seiten aus, dann zuckt das Kind schmerzhaft zusammen und schlägt die Arme über den Kopf, sog. Hampelmannphänomen.

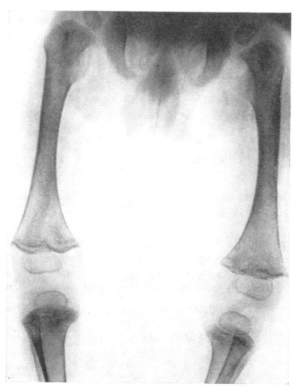

Das Zahnfleisch ist manchmal geschwollen und oft livide verfärbt. Wenn schon Zähne durchgebrochen sind, treten auch die beim Erwachsenenskorbut so gut bekannten Zahnfleischblutungen und Zahnlockerungen auf. Blutungen in die Haut und das Unterhautzellgewebe nach Art der „blauen Flecke" sind häufig festzustellen. Selten treten Petechien auf. Manchmal sind die Augen nicht nur blutunterlaufen, sondern es kommt zu Retrobulbärblutungen mit Exophthalmus. Von Blutungen in die inneren Organe sind die in die Nieren am häufigsten. Seltener findet man blutige Stühle und Blutbrechen.

Abb. 15. MÖLLER-BARLOWsche Krankheit „Säuglingsskorbut". Das in Abb. 13 abgebildete Kind zeigt an den distalen Enden des Femurs Trümmerfeldzonen. Die Knochenkerne sind aufgehellt und weisen einen dunklen Rand auf. (Kieler Univ.-Kinderklinik.) (K)

Von *Komplikationen* sind Fieberzustände und eine mehr oder weniger hochgradige Anämie häufige Vorkommnisse. Die Entstehung des Fiebers ist nicht immer klar. Manchmal handelt es sich um Resorptionsfieber aus den beträchtlichen Hämatomen. In anderen Fällen stellt man einen banalen, begleitenden Infekt fest. Auffallend ist immer wieder, daß der Eintritt von Fieber mit dem Auftreten neuer Blutungen zusammenfällt. Die Anämie ist nicht einfach die Folge der Blutungen, sondern sie ist der Ausdruck der Knochenmarksmetaplasie. Eine C-Hypovitaminose entwickelt sich nun im Kindesalter nicht nur allein durch eine ungenügende Zufuhr in der Nahrung, sondern auch durch einen gesteigerten Verbrauch zu Zeiten starken Wachstums und namentlich bei fieberhaften Infekten. Schließlich kommt es auch bei akuten und chronischen Verdauungsstörungen zu Zerstörung durch anomale Bakterientätigkeit im Magendarmkanal und zu Resorptionsstörungen infolge einer beschleunigten Peristaltik. Die C-Vitaminverarmung des Organismus macht sich beim jungen Kind in Widerstandslosigkeit gegenüber Infekten und beim älteren Kind ähnlich wie beim Erwachsenen in einer verminderten Leistungsfähigkeit geltend. Neuere Untersuchungen und Beobachtungen (Rockefeller Institute for Research in Princeton, N. J.) lassen vermuten, daß eine Beeinflussung der banalen Erkältungskrankheiten durch Vitamin-C-Gaben möglich ist. Angeblich ist der bisherige Mißerfolg in der zu niedrigen Dosierung zu suchen. Es werden sofort bei Auftreten der ersten Symptome orale Gaben von etwa 1000 mg und eine Wiederholung in 24 Stunden empfohlen. Bei einer ganzen Reihe von Infektionskrankheiten des Kindes wurden günstige Wirkungen von reichlicher C-Vitaminzufuhr beschrieben, so bei Diphtherie, Keuchhusten, Masern, Scharlach und Grippe. Auch bei Tuberkulose und akuter Lungenentzündung hat man C-Defizits festgestellt und hat mit C-Zufuhr Besserungen erreicht. Besondere „spezifische" Wirkungen soll das C-Vitamin bei der Diphtherietoxikose entfalten, bei der ein starkes Absinken des Vitamin-C-Gehaltes der Nebennierenrinde, dem C-reichsten Organ, nachgewiesen wurde. Spezifische Wirkungen, ebenfalls über die Nebennierenrinde, erzielt man auch bei den pathologischen Pigmentierungen des Morbus Addison, die sich deutlich aufhellen, ja zum Verschwinden bringen lassen. Manche sekundären hypochromen Anämien des Kindes lassen sich ohne Fe-Gaben durch reichliche C-Zufuhr heilen. Alle diese Beobachtungen sprechen dafür, daß eine gewisse C-Hypovitaminose im Kindesalter recht häufig ist.

Die *Diagnose* des infantilen Skorbuts ist leicht in ausgesprochenen Fällen. Im Beginn kann sie sehr schwierig sein. Meist wird zunächst eine Rachitis angenommen, die ja oft gleichzeitig auch vorliegt. Ist die Schmerzhaftigkeit besonders groß und besteht unregelmäßiges Fieber, dann wird man eine beginnende Osteomyelitis in Betracht ziehen. Besonders häufig wird aber eine Lähmung angenommen, und zwar eine poliomyelitische. Bedenklich kann die Verkennung des kindlichen Skorbuts werden, wenn die Schwellung mit einem Absceß verwechselt wird. Es folgt daraus die Mahnung, in allen Fällen unklarer Dystrophie des Säuglings auch an Skorbut zu denken. Man untersuche sorgfältig die Mundhöhle, mache eine Sedimentuntersuchung des Harns auf rote Blutkörperchen und lasse sich die Ernährung des Kindes in allen Einzelheiten berichten. Manchmal sichert eine Röntgenaufnahme die Diagnose.

Das RUMPEL-LEEDEsche Phänomen ist zur Diagnose nicht brauchbar, weil es bei bestimmten Konstitutionen des Kindes und auch bei mannigfaltigen Infektschädigungen vorkommt. Die Bestimmung der C-Sättigung durch Belastungsproben ist als klinische Methode beim jungen Kind zu umständlich. Eher wird man den C-Gehalt des Blutes (Nüchterngehalt) einmal zu diagnostischen Zwecken bestimmen. Er soll bei C-Mangelzuständen unter 0,50 mg-% liegen.

Die *Prognose* ist dann gut, wenn der Zustand richtig und früh erkannt wird. Es gibt ja kaum eine Krankheit des Kindes mit beträchtlichen Krankheitserscheinungen, die so rasch und sicher in wenigen Tagen zum Guten gewandt werden kann.

Die *Behandlung* besteht einfach in der reichlichen Zufuhr von C-Vitamin! Die normale, dem Alter entsprechende Kost enthält nur soviel C-Vitamin, als notwendig ist, um einen Skorbut zu verhüten, sie reicht aber nicht dazu hin, ihn zu heilen! Am besten gibt man dem Kind alle 3 Stunden einige Löffelchen frisch ausgepreßter Obstsäfte, besonders Apfelsinen-, Citronen- und Tomatensaft. Es sind davon Mengen von mindestens 60—80 g täglich nötig. Außerdem soll das Kind, wenn es keine schwerere Verdauungsstörung hat, noch täglich frisches Gemüse (Spinat, Kohl usf.) und reichlich Kartoffeln, am besten in der Schale gekocht und gerieben, erhalten. Da, wo die Verabreichung großer Mengen von frischem Obstsaft auf Schwierigkeiten stößt (Durchfälle) oder die Störungen

rasche Abhilfe verlangen, wendet man heute ein synthetisches C-Vitamin-Prä-
parat (Cebion, Cantan, Redoxon) an, das in besonderem Fall auch intravenös
injiziert werden kann[1]. Irgendeine andere Therapie ist unnötig. Nur versäume
man nicht, die schmerzenden Glieder in Watte einzupacken (Gefahr der Epiphysenlösung!) und dem Kind durch ein harmloses Sedativum (Brom, Luminal
oder dergleichen) die wünschenswerte Schmerzerleichterung zu verschaffen.

Die *Prophylaxe* des infantilen Skorbuts muß naturgemäß schon bei der Kost
der schwangeren Frau und der stillenden Mutter einsetzen. Im übrigen muß
das künstlich genährte gesunde Kind frühzeitig Obstsäfte und frische Gemüse

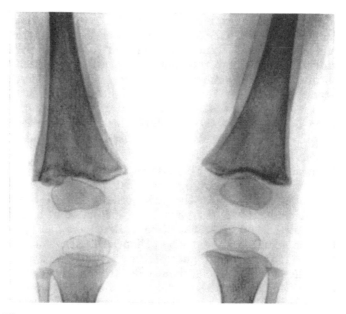

Abb. 16. Möller-Barlowsche Krankheit „Säuglingsskorbut". Periostabhebung durch Blutung
im Röntgenbild sichtbar. (Kieler Univ.-Kinderklinik.) (K)

bekommen, wie es im Abschnitt Stoffwechsel und Ernährung des gesunden Säuglings näher ausgeführt wurde. Gegen Ende des Winters und während der
Frühlingsmonate, in denen Obst und Gemüse noch teuer und oft schwer zu
bekommen sind, ist die Zufuhr von C-Vitamin in Form der Handelspräparate in
Mengen von etwa 50 mg täglich empfehlenswert. Ganz besonders wichtig ist es,
bei fiebernden und auf Krankendiät gesetzten Kindern jeden Alters darauf zu
achten, daß sie reichlich mit C-Vitamin, etwa mit 50—100 mg Ascorbinsäure
täglich, versorgt werden.

5. Die K-Avitaminose.

Im Jahre 1929 beobachtete Dam eine hämorrhagische Diathese bei fettfrei
ernährten Kücken und führte 1935 diese Erscheinungen auf das Fehlen eines
fettlöslichen Faktors zurück. Hopkins und Dam selbst stellten dann fest, daß
bei Mangel dieses Faktors, der als Koagulationsvitamin oder kurzweg K-Vitamin
bezeichnet wurde, der Prothrombingehalt des Blutes herabgesetzt ist. Im
Jahre 1939 isolierte Karrer das Vitamin K_1 aus Luzerne und Doisy das

---

[1] Als therapeutische Dosis kommen täglich 100—150—200 mg l-Ascorbinsäure in
Betracht.

Vitamin K_2 aus faulendem Fischmehl. ALMQUIST und KARRER deckten die Naphthochinonstruktur der K-Faktoren auf und erreichten mit anderen Autoren die synthetische Darstellung K-wirksamer Stoffe oder künstlicher K-Ersatzpräparate.

Wir wissen heute, daß das K-Vitamin als Blutfaktor für die Bildung von Prothrombin in der Leber erforderlich ist. Wie das K dabei wirkt, ist noch keineswegs klargestellt. Seine Wirkung kann nur mittelbar an dem Eintreten einer Hypothrombinämie bei seiner Abwesenheit und der Beseitigung dieser Blutungsbereitschaft bei seiner Anwesenheit festgestellt werden. Man benützt dazu vornehmlich die Bestimmung der sog. Prothrombinzeit nach QUICKE, d. h. man ermittelt die Blutgerinnungszeit nach Zugabe von Thrombokinase. Biologisch wird K nachgewiesen durch Bestimmung des Prothrombingehaltes des Blutes bei Kücken, die lipoidfrei, also K-frei, ernährt werden.

Eine normale Koagulationsfähigkeit des Blutes ist an folgende drei Voraussetzungen geknüpft: 1. muß genügend K-Vitamin vorhanden sein, 2. muß im oberen Dünndarm zur regelrechten Fettemulgierung Galle zur Verfügung stehen und 3. muß die Leber noch die Fähigkeit zur Prothrombinbildung besitzen. Um mit der letzten conditio sine qua non zu beginnen, es tritt eine Hypothrombinämie bzw. ein K-Mangelzustand in Fällen schwerer Leberschädigung auf. Wir beobachten eine ungenügende Blutkoagulation dann auch bei Sistieren des Gallenflusses und am stärksten bei Gallenverschluß, z. B. bei Gallenfistel-tieren. Bei Kindern mit Coeliakie, Sprue oder schweren diarrhoischen Zuständen wird die Fettresorption und damit die K-Vitaminresorption aus dem Darm gestört oder verhindert. Schließlich wird aber auch die K-Vitaminzufuhr ungenügend bei mangelhafter Nahrungsaufnahme. Bis zu einem gewissen Grade vermögen die Colibakterien des Darmes einen K-Mangel auszugleichen. Den Beweis hierfür liefern die Versuche, durch Colibakterien aus faulendem Fischmehl K_2 zu bilden.

Das K-Vitamin der Nahrung stammt aus grünen Gemüsen (Spinat, Blumenkohl, Weißkohl), aus Kartoffeln und Früchten. Der Tagesbedarf wird mit einigen Milligramm angegeben. In 100 g Spinat sind etwa 4 mg enthalten.

Bei hämorrhagischen Zuständen, die einen ausreichenden Prothrombingehalt des Blutes aufweisen, ist die Zufuhr von K-Vitamin nicht wirksam. Das gilt für die Hämophilie und die thrombopenische Purpura und andere Gerinnungsstörungen (s. S. 604).

Die wichtigste K-Avitaminose des Kindesalters ist die *hämorrhagische Diathese der Neugeborenen*. Im Blut des Neugeborenen zwischen dem 2. und 6. Lebenstag besteht eine Hypoprothrombinämie, die zu Blutungsübeln wie Melaena, Nabelblutung, Haut- und Schleimhautblutungen führen kann und bis zu einem gewissen Grad auch an der Ausbreitung von intrakraniellen Blutungen schuld ist (s. S. 334). Man nimmt an, daß diese Hypoprothrombinämie durch folgende Umstände bedingt ist: Zunächst ist die Nahrungsaufnahme während der ersten Lebenstage noch ungenügend. Die K-Vitaminzufuhr durch die Nahrung ist völlig unzulänglich. Wegen der noch fehlenden Colibesiedlung des Darmes wird dieser K-Mangel nicht ausgeglichen. Schließlich wird bei Unreife der Leber nicht genügend Prothrombin gebildet.

Die sofortige Zufuhr von Vitamin K hat sich bewährt. Man injiziert intramuskulär 5—10 mg eines K-Vitaminpräparates und setzt unter Umständen diese Behandlung durch orale Verabreichung über mehrere Tage fort. Handelspräparate sind: Synkavit, Karanum und Hemodal.

Manche Autoren empfehlen, der schwangeren Frau schon kurz vor der Geburt vorbeugend K-Vitamin zu verabreichen.

Die übrigen im Kindesalter vorkommenden Blutungsübel oder Blutungsbereitschaften auf der Grundlage einer K-Avitaminose sind Fettresorptionsstörungen bei Coeliakie und Sprue. Cholämische Blutungen bei Leberschädigungen spielen im Kindesalter keine größere Rolle. Als K-Mangelzustände werden zur Zeit mit Recht nur solche Blutgerinnungsstörungen anerkannt, die mit einer Hypoprothrombinämie einhergehen, die durch K-Vitaminzufuhr beseitigt oder doch wenigstens deutlich gebessert oder günstig beeinflußt werden können.

Schrifttum.

Ammon-Dirscherl: Fermente, Hormone, Vitamine. Leipzig: Georg Thieme 1938. — Bomskov: Methodik der Vitaminforschung. Leipzig: Georg Thieme 1935. — Brennemann, J.: Practice of Pediatrics. W. W. Prior Company 1944. — Brown, W. B., F. Mahoney, A. Niedringhaus and A. Locke: Weather und Susceptibility in Relation to the Spread of Common Cold, Effect of Ascorbic Acid, in Massive Dosage, on Duration. J. of Immun. 50, 161 (1945). — Burk, D., and R. J. Winzeler: Science (N. Y.) 97, 57 (1943).

Eddy, W. H. and G. Dalldorf: The Avitaminosis. Baltimore 1937. — Elvehjem, C. A.: Handbook of Nutrition, Vol. XI. — The Water Solubb Vitamins. J. amer. med. Assoc. 120, 1388 (1942). — Nutrit. Rev. 1 (1946).

Freudenberg, E.: Rachitis und Tetanie. Pfaundler-Schlossmanns Handbuch, 4. Aufl. 1931. — Die rachitische Stoffwechselstörung. Schweiz. med. Wschr. 1939 I.

Glanzmann: Die wichtigsten Vitaminprobleme beim Kind. Ergebnisse der Vitamin- und Hormonforschung, Bd. I. Leipzig 1938. — Grab, W.: Vitamine und Hormone. München: J. F. Lehmann 1937. — Harries, L. F., and S. N. Ray: Diagnosis of vitamin-C subnutrition by urine analysis; with a note on the antiscorbute value of human milk. Lancet 1935, 71. — National Research Council Recommended Dietary Allowances. Reprint and Circular Series 115. Washington, D. C. 1943. — Neuweiler, W.: Über den Gehalt der Placenta an Vitamin C. Schweiz. med. Wschr. 1935, 539. — Über die Vitamin-C-Resorption aus der Placenta. Klin. Wschr. 1938, 1650.

Rominger: Die Avitaminosen und Hypovitaminosen im Kindesalter. Kinderärztl. Prax. 9, H. 11/12 (1938). — Physiologie und Pathologie des D-Vitamins. Ergebnisse der Vitamin- und Hormonforschung, Bd. II. 1939.

Scheunert: Die Vitamine. Handbuch der Lebensmittelchemie, Bd. I und II. — Seyderhelm: Die Hypovitaminosen. Leipzig: Johann Ambrosius Barth 1938. — Sherman, H. C. and S. Smith: The Vitamins. New York 1931. — Stepp-Kühnau-Schroeder: Die Vitamine und ihre klinische Anwendung. Stuttgart 1944.

Krankheiten der Drüsen mit innerer Sekretion.

Von

E. Glanzmann.

Mit 22 Abbildungen.

I. Endokrine Drüsen, Wachstum und Entwicklung.

Das Wachstum des kindlichen Organismus, Differenzierung und Reifung der Organe werden gesteuert von den Drüsen mit innerer Sekretion. Ihnen liegt es auch ob, den Zell- und Gewebsstoffwechsel so lebhaft zu gestalten, wie er für die Bedürfnisse des Wachstums und der Entwicklung notwendig ist. Nicht alle endokrinen Drüsen lassen eine Mitbeteiligung an den Wachstumsvorgängen erkennen, und auch bei den eigentlichen „Wachstumsdrüsen" macht sich der Einfluß in den verschiedenen Perioden der Kindheit in unterschiedlicher Weise geltend. Einzelne endokrine Drüsen, wie z. B. der Thymus, zeigen eine frühzeitige Blüte und ein verhältnismäßig rasches Verwelken. Manches spricht dafür, daß in der ersten Lebenszeit der mächtig entwickelte Thymus einen großen Einfluß auf das Wachstum ausübt. Nach BIEDL tritt schon Ende des ersten Lebensjahres eine eklatante Umsatzsteigerung ein als Ausdruck einer Prävalenz der Schilddrüse, welche vor allem die weitere Differenzierung des Organismus fördert. In der Periode der ersten Streckung übernimmt der Hypophysenvorderlappen mit seinem Wachstumshormon die Führung. Bei der zweiten Fülle vom 8.—10. Lebensjahr finden wir relative Stabilität im Inkretsystem. Vom 11.—15. Lebensjahr setzt nun in der Präpubertät in einer zweiten Streckungsperiode plötzlich ein rapides Längenwachstum ein. Auch dieses steht unter der Herrschaft des Wachstumshormons des Hypophysenvorderlappens. Dieser gibt aber auch thyreotropes Hormon an die Schilddrüse ab, welche für die mächtige Umsatzsteigerung sorgt, die das Wachstum ermöglichen soll, parathyreotropes Hormon an die Nebenschilddrüsen zur Bereitschaftsstellung des Kalkes für das rasch wachsende Skelet. Die Blütezeit des Thymus neigt dem Ende zu, wobei seine Involution durch Resorption thymogener Stoffe die Entwicklung der Keimdrüsen stark fördert. Die eosinophilen Zellen des Hypophysenvorderlappens produzieren das Wachstumshormon, das das Längenwachstum in der Präpubertät steigert, ähnlich wie eine Pflanze in die Höhe getrieben wird, ehe sie Blüten und Früchte tragen soll. Nun treten aber in der Hypophyse an Stelle der eosinophilen Zellen mit ihrer somatotropen Wirkung durch einen Reifungsvorgang mehr und mehr basophile Zellen auf, die gonadotrope Hormone produzieren und die Keimdrüsen zur Bildung von Sexualhormonen anregen. Diese Sexualhormone führen dann zur Umgestaltung des ganzen Organismus in der Pubertät.

1. Krankheiten des Thymus.

Physiologisches. Der Thymus ist immer noch nicht allseitig als Drüse mit innerer Sekretion anerkannt, er steht aber mit dem System der endokrinen Drüsen in engster Wechselbeziehung. So bewirkt Kastration Persistenz und Hyperplasie des Thymus. Entfernung der Nebennieren führt zu Vergrößerung des Thymus, Thymushyperplasie zu Verkleinerung der Nebennieren. Bekannt ist das Vorkommen von Struma und Thymushyperplasie beim Neugeborenen und beim Basedow. Thymektomie führt zu Hemmung des Wachstums und der Entwicklung. Injektionen von Thymusextrakten fördern Wachstum, Entwicklung und frühe Reifung der Keimdrüse. Der Thymus ist außerordentlich empfindlich gegenüber Ernährungseinflüssen. Bei Unterernährung, Inanition, ja selbst bei bloßem Vitaminmangel ist der Thymus das erste Organ, das sich bis auf geringe Reste zurückbildet, wobei namentlich die lymphocytenähnlichen Thymusrindenzellen schwinden.

BOMSKOV gelang es neuestens, aus der Walhypophyse ein thymotropes Hormon zu gewinnen, welches mit dem diabetogenen Hormon identisch ist und auf dem Umweg über den Thymus zu einer Senkung des Leberglykogens führt. Weiter wurde in der Lipoidfraktion des Thymus ein Hormon extrahiert, welches im Tierversuch außerordentlich starkes Wachstum auslöst, Lymphocytose bedingt und die Keimdrüsen zur Rückbildung bringt. Es gelang ferner, einen sog. Status thymico-lymphaticus experimentell hervorzurufen mit seiner großen Labilität gegenüber geringsten äußeren Einflüssen. Diese ist darauf zurückzuführen, daß bei übermäßiger Wirkung des Thymushormons nicht nur die Leber völlig glykogenarm wird, sondern auch das Herzmuskelglykogen stark abnimmt.

a) Thymushyperplasie.

Größe und Gewicht des Thymus ist schon normalerweise großen Schwankungen unterworfen. Es gibt Thymushyperplasien, welche keine klinischen

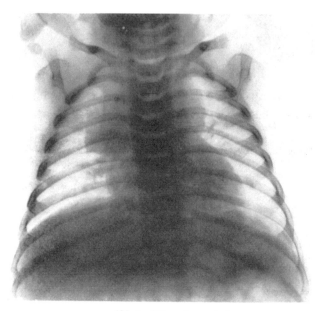

Abb. 1. Thymushyperplasie.

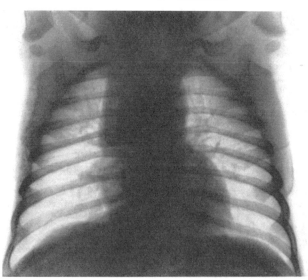

Abb. 2. Dasselbe Kind. In Heilung 6 Wochen später nach 2mal je 50 r bei 150 kV und 3 Al Röntgenbestrahlung. (Kieler Univ.-Kinderklinik.) (K)

Symptome machen. In anderen Fällen erzeugt die Thymushyperplasie in- und exspiratorischen Stridor durch Druck auf die Trachea in der Gegend des Jugulums oder der Bifurkation. Hintenüberbeugen des Kopfes verstärkt die Stenose, welche sich auch durch Einziehungen des Epigastriums und der Thoraxflanken verrät. Die Stenose führt zu Dyspnoe, dem sog. Asthma thymicum, das oft noch eine kardiale Komponente enthält und sich zeitweise zu heftigen Erstickungs-anfällen mit Cyanose steigern kann.

Das REHNsche Zeichen zum Nachweis der Thymushyperplasie besteht darin, daß man bei stärkster Exspiration bei hintenübergebeugtem Kopf den vor-gewölbten Thymus als eine Schwellung im Jugulum tasten kann. Doch ist das Zeichen unsicher. Gelegentlich kann man eine Dämpfung perkutieren, welche das Sternum zu beiden Seiten überragt. Wertvoll ist das Röntgenbild, es muß aber mit großer Kritik betrachtet werden, weil der verbreiterte Gefäßschatten bei der Exspiration und bei Zwerchfellhochstand einen großen Thymus vor-täuschen kann. Der Thymusschatten bildet ein vertikales Band, das das Sternum rechts und links überragt und wie eine Pelerine auf den Herzschatten herabsinken kann.

Behandlung. Nur wenn die Thymushyperplasie Symptome macht, ist eine Behandlung notwendig. Methode der Wahl ist die Röntgentherapie. Wir geben eine Oberflächenwirkungsdosis von 60—120 r = 10—20% der Hauterythem-dosis bei 40 cm Fokushautabstand mit 3 mm Aluminium- oder Kupferfilter mit möglichst kleinem Feld (4 × 5 cm). Die gleiche Dosis wird 2 Tage später wiederholt. Es folgt dann nach 4—6 Wochen, wenn nötig, eine Nachbestrah-lung. Da zunächst eine Verschlimmerung eintreten kann, sollen die Kinder in klinischer Beobachtung bleiben. Der Erfolg zeigt sich im Schwinden des Stridors, des Asthma thymicum und der Erstickungsanfälle. In leichteren Fällen führen nach meiner Erfahrung Einreibungen mit 5%iger Jodkalisalbe über der oberen Sternumpartie zu röntgenologisch nachweisbarem Rückgang der Thymushyperplasie.

b) Status thymico-lymphaticus und plötzliche Todesfälle bei Kindern.

Die Beziehungen zwischen großem Thymus und Hypertrophie der lymphatischen Organe zu plötzlichen Todesfällen sind zweifelhaft geworden, seitdem man solche Befunde fast immer hat erheben können, wenn die Kinder ohne vorausgehendes Kranksein, das sonst zu einem raschen Schwund dieser Organe führt, verscheiden. Den überraschenden Todesfällen anscheinend gesunder Kinder können andere Ursachen zugrunde liegen, z. B. Myokarditis oder sehr rasch verlaufende unerkannte Infekte, Capillärbronchitis, Lungen-ödem usw. Für einen großen ungeklärten Rest trifft vielleicht BOMSKOVS neueste Erklärung zu (s. oben).

2. Krankheiten der Schilddrüse.

Physiologisches. Der wichtigste Bestandteil des inneren Sekretes der Schilddrüse ist das Thyroxin. Es ist ein Paraoxydijodphenyläther des Dijodthyrosins. Dieses Thyroxin ist in der Schilddrüse als prosthetische Gruppe gebunden an einen eiweißartigen Komplex, das Thyreoglobulin. Erst durch diese Schienung bekommt das Thyroxin seine volle Wirk-samkeit. Die biologisch wichtigste Komponente des Thyroxins ist das Jod, und die Schild-drüse stellt das Zentralorgan für den Jodstoffwechsel dar. Das Jod entstammt der Nahrung. Der Blutjodspiegel beträgt normalerweise 10—15 γ-%. Der Blutjodspiegel ist erniedrigt bei Hypothyreose, erhöht bei Hyperthyreose. Er spiegelt somit den Funktionszustand der Schilddrüse wider. Die Schilddrüse braucht organisches Jod für die Bildung von Dijodthyrosin und Thyroxin.

Das Schilddrüsenhormon aktiviert den Gesamtstoffwechsel. Charakteristisch ist, daß das Schilddrüsenhormon erst nach einer gewissen Latenzzeit zur vollen Wirkung gelangt. Man hat deshalb angenommen, daß es auf dem Umweg über nervöse Bahnen wirkt. Der Angriffspunkt liegt letzten Endes in den Zellen selber. Das Schilddrüsenhormon steigert die oxydativen Verbrennungsprozesse, wirkt also ähnlich wie gewisse Vitamine, z. B. wie Vitamin B_1*. Bei Schilddrüsenmangel ist der Sauerstoffverbrauch herabgesetzt, bei Über-schuß an Schilddrüsensekret ist er erhöht. Der Eiweißumsatz, der Kohlenhydrat- und Fettstoffwechsel werden durch die Schilddrüsenzufuhr gesteigert. Zucker wird in der Leber

---

* ROMINGER: Avitaminosen usw. s. S. 502 u. 534.

aus Glykogen mobilisiert, der Blutzuckerspiegel kann steigen, der Zucker wird zur Bestreitung erhöhter Verbrennungen benötigt, es kann auch zu Glykosurie kommen. Die Schilddrüse hat Einfluß auf den Wasserstoffwechsel, Thyroxin wirkt in den Geweben entquellend und dadurch diuretisch. Thyroxin erhöht den Phosphatspiegel im Blut und fördert dadurch indirekt auch die Kalkretention im Skelet.

Das Schilddrüsenhormon übt eine fördernde Wirkung auf verschiedene Organsysteme aus, auf Herz und Kreislauf, auf die Darmbewegungen, auf die Diurese, auf den Zustand der Haut und die Schweißsekretion, auf die Blutbildung usw. Diese belebende Wirkung äußert sich auch in der Wachstumsförderung. Schilddrüsenmangel führt zu einer deutlichen Wachstumshemmung. Von besonderem Interesse ist die Wirkung der Schilddrüse auf die Differenzierung des Organismus. Es kann dies sehr hübsch demonstriert werden an Kaulquappen, Salamandern, Axolotl. Es kommt zu einer Beschleunigung der Metamorphose unter gleichzeitiger Hemmung des

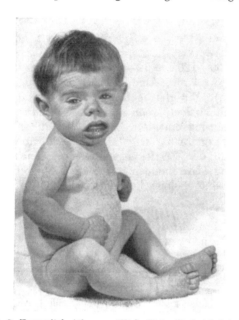

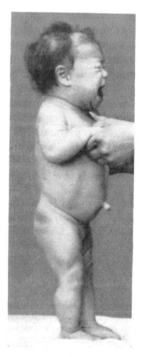

Abb. 3. Kongenitale Athyreose. (Kieler Univ.-Kinderklinik.) (K)

Abb. 4. Myxödem.
(Gießener Univ.-Kinderklinik.)

Längenwachstums und Bildung z. B. von Zwergfröschen. Die Schilddrüse erhält Nachricht vom Hormonhunger des wachsenden Organismus durch das Nervensystem (Sympathicus) und durch das thyreotrope Hypophysenhormon.

a) Kongenitale Athyreose.

Infolge Mißbildung oder entzündlich degenerativer, fetaler Prozesse kann es zu einem vollständigen Schilddrüsenmangel kommen. Gleichwohl zeigen sich unmittelbar nach der Geburt noch keine Ausfallserscheinungen, weil das mütterliche Schilddrüsenhormon in den ersten Tagen und Wochen noch eine protektive Wirkung entfalten kann. Bei Ernährung an der Brust kann diese Schutzwirkung des mütterlichen Schilddrüsenhormons noch weiter verlängert werden. Dann aber kommen die klinischen Symptome des Schilddrüsenmangels zum Vorschein. Die Säuglinge zeigen ein auffallend ruhiges und interesseloses Verhalten, sind schläfrig, und selbst gegenüber der Nahrungsaufnahme bekunden sie eine stumpfe Gleichgültigkeit und machen oft große Schwierigkeiten bei der Ernährung. Die Haut ist dick, kühl, trocken, rauh und zeigt eine eigentümliche graugelbliche oder bräunliche Pigmentierung. Das Gesicht sieht aufgequollen aus, die Lidspalten sind eng. Am Hals, besonders in den hinteren seitlichen Halspartien und oberhalb der Schlüsselbeine, findet sich eine auffallende Weichteilpolsterung durch ein weiches, schwammiges Gewebe, welches besonders in den Supraclaviculargruben die Form eines epaulettenartigen, symmetrischen Myxolipoms annehmen kann. Dieses sog. Myxödem, dem die Krankheit die gebräuchlichste Bezeichnung kongenitales Myxödem verdankt, beruht auf einer Infiltration des Unterhautzellgewebes mit einer schleimähnlichen, eiweißreichen Gewebsflüssigkeit. Am übrigen Körper ist die Haut derb, schlaff, vielfach in weiten Falten abhebbar. Der Bauch ist groß, der Nabel steht tief, und wir beobachten eine ziemlich konstante Nabelhernie. Der Haarwuchs ist schütter, die Haare sind trocken und brüchig, oft finden sich kleine Stellen unregelmäßiger Alopecie. Die Augenbrauen sind sehr schwach behaart, die Nägel können deformiert, dünn und brüchig sein. Der Mund wird meist offen gehalten, und aus ihm quillt eine große Zunge vor. Auch diese Makroglossie beruht auf einer ähnlichen myxödematösen Infiltration der Schleimhäute, welche auch den Pharynx betrifft. Die Schleimhäute der Nase und des Rachens sind verdickt und blaß. Adenoide Vegetationen unterstützen noch die Erschwerung der Nasenatmung und erzeugen das eigentümliche Röcheln und Grunzen. Die Infiltration betrifft nicht selten auch die Kehlkopfschleimhaut und bedingt eine rauhe und heisere Stimme.

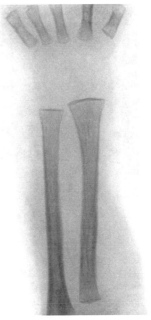

Abb. 5. Rückstand der Ossifikation der Knochenkerne bei einem 9 Monate alten Mädchen. Es fehlen Os capitatum und Os hamatum. (Kieler Univ.-Kinderklinik.) (K)

Die Kinder bleiben im Längenwachstum zurück, weil die Knorpelzellbildung und damit die normale enchondrale Ossifikation stark verzögert ist. Es kommt so zu einem thyreogenen Zwergwuchs. Die Epiphysenfugen, die Synchondrosen schließen sich nicht oder nur stark verspätet, die große Fontanelle bleibt abnorm lange offen. Die ausbleibende Synostose am Os tribasilare trägt zu der Ausbildung des für die Athyreose charakteristischen breiten Nasenrückens und der leichten Einziehung der Nasenwurzel bei. Bei der angeborenen Athyreose entwickeln sich die Knochenkerne nicht.

Unter normalen Verhältnissen treten das Os hamatum und capitatum im 1.—2., der Epiphysenkern des Radius im 2.—4. Halbjahr, das Os triquetrum im 2.—3. Jahr auf. Mit 5 Jahren sollen alle 7 Handwurzelkerne vorhanden sein. Das Röntgenbild orientiert uns also über den Rückstand der Ossifikation. Wir sehen auch im Röntgenbild, daß die Verkalkung an den Rändern der Vorderarmknochen eine dichte ist. Nicht selten sieht man eine Reihe von queren Schattenbändern, sog. Jahresringen, ein Zeichen dafür, daß das Knochenwachstum periodisch erfolgt und mit ausgesprochenen Wachstumsstillständen abwechselt. Myxödem und Rachitis schließen einander wohl nur deshalb aus, weil bei der Athyreose kein oder äußerst langsames Wachstum erfolgt, während Rachitis sich nur am wachsenden Skelet äußern kann. Wird durch eine spezifische Behandlung das Skeletwachstum angeregt, so kann gleichzeitig gar nicht selten eine rachitische Ossifikationsstörung zum Vorschein kommen.

Auch in der Zahnentwicklung bleiben die Kinder stark zurück. Hypoplasien der Zähne, die dann besonders leicht sekundärer Caries anheimfallen, gehören zum Bilde der kongenitalen Athyreose.

Der Grundumsatz ist bei der Athyreose stark, um 30—60%, herabgesetzt. Die Assimilationsgrenze für Traubenzucker ist erhöht, d. h. eine alimentäre Glykosurie tritt selbst auf sehr hohe Zuckergaben nicht ein. Die Kinder neigen zu Frösteln und Untertemperaturen infolge der verminderten Wärmebildung. Namentlich fühlen sich die Extremitäten kühl an und sind oft mehr oder weniger livide verfärbt. Die Rectaltemperaturen schwanken zwischen 35 und 36⁰. Schweißsekretion fehlt bei der geringen Wärmebildung vollkommen. Auch die Herztätigkeit ist deutlich verlangsamt. Im Ekg sehen wir außer dieser Bradykardie sehr geringe Exkursionen der Kammerkomplexe. Vorhof- und Terminalschwankung kommen kaum oder überhaupt nicht zum Vorschein. Es ist dies

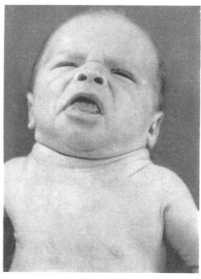 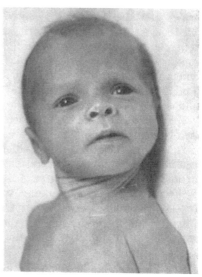

Abb. 6.	Abb. 7.

Abb. 6 u. 7. Athyreose vor (Abb. 6) und nach (Abb. 7) der Behandlung mit Thyroxin. Wilhelm S., 2¹/₂ Monate alt. Vom 24. 10.—31. 11. Thyroxin 0,5—1,0 cm³ täglich. Vom 31. 10.—10. 11. Thyreoidin pulv. Merck 0,1 täglich. (Kieler Univ.-Kinderklinik.) (K)

auf den hohen Leitungswiderstand der Haut zurückzuführen. Benutzt man statt der Plattenelektroden Nadelelektroden, so findet man das Ekg normal. Die Respiration erscheint ebenfalls verlangsamt. Die Darmtätigkeit ist sehr träge, es besteht eine hartnäckige Obstipation, es kann mehrere Tage dauern, bis das Kind eine Stuhlentleerung hat. Gelegentlich werden Megarectum und Megacolon angetroffen. Von demselben Torpor ist offenbar auch das Knochenmark ergriffen. Es besteht eine verzögerte Blutneubildung, die sich meist in einer hypochromen Anämie äußert. Das Volumen der roten Blutkörperchen ist vergrößert (Makro- oder Hyperglobulie). Die Zahl der neutrophilen Polynucleären ist herabgesetzt, und es wird eine relative Lymphocytose gefunden. Der Cholesteringehalt des Blutes ist erhöht. Blutgerinnung und Senkung sind beschleunigt.

Die Muskulatur ist meist hypotonisch, was sich namentlich in der Auftreibung des Leibes verrät. In den Beinen beobachten wir dagegen nicht selten eine hypertonische Spannung mit Steigerung der Sehnenreflexe.

Die geistige Entwicklung ist außerordentlich verzögert, der Intellekt, das Gedächtnis bis zur völligen Idiotie vermindert. Die Kinder lernen nicht sprechen, oder ihr Sprechvermögen beschränkt sich auf einige unartikulierte Laute. Die

Bewegungen sind verlangsamt. Der Gang wird spät erlernt und ist oft ausgesprochen spastisch.

Am Hals ist nichts von Schilddrüse zu fühlen, man kann Larynx und Trachea wie bei einem anatomischen Präparat durch die Haut hindurch abtasten. Dieser Befund beweist jedoch mit Sicherheit bloß, daß Kropfbildung fehlt, aber nur wenig bezüglich des Verhaltens der eigentlichen Schilddrüse. Letztere kann gleichwohl bei der Autopsie an normaler Stelle und in normaler

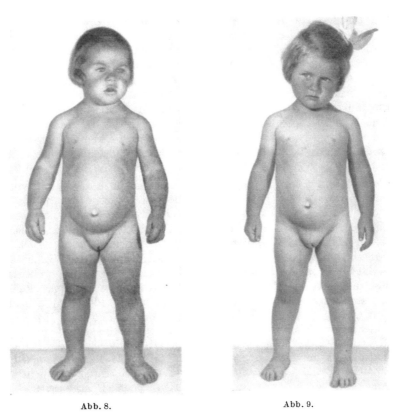

Abb. 8. Abb. 9.

Abb. 8 u. 9. Leichtes „erworbenes" Myxödem. Vor und nach der Behandlung mit Thyreoidin. (Jeden 2. Tag 1 Tablette 0,1.) (Kieler Univ.-Kinderklinik.) (K)

Größe gefunden werden. Bei einer wirklichen Athyreose ist dagegen von einer Schilddrüse auch anatomisch nichts mehr nachzuweisen.

Erreicht das Kind mit Athyreose ein Alter von 12—14 Jahren, so bleibt in der Regel die Pubertätsentwicklung aus. Die Genitalorgane bleiben klein, infantil. Scham- und Achselhaare erscheinen nicht oder nur spärlich. Es besteht eine primäre Amenorrhoe. Die Brüste entwickeln sich nicht. Doch sind vereinzelt Metrorrhagien und starke Entwicklung der Brüste beobachtet worden.

b) Erworbenes Myxödem.

Es kann in jedem Alter auftreten im Anschluß an schwere Infektionskrankheiten, wie Masern, Keuchhusten, Diphtherie, Erysipel, Angina, Feersche Krankheit usw. Es kommt zu einer manifesten oder latenten, akuten Thyreoiditis mit Ausgang in Sklerose der Schilddrüse. Die Ausfallserscheinungen sind ähnlich wie bei der angeborenen Form des Myxödems, nur sind sie gemildert, und man kann z. B. aus dem Grad der Ossifikation im Handgelenk, aus der Körpergröße und dem geistigen Entwicklungszustand ungefähr den Zeitpunkt bestimmen, zu welchem das erworbene Myxödem aufgetreten ist.

c) Hypothyreosen.

Hier ist die Schilddrüse in ihrer Funktion nur partiell geschädigt, und es kommen mehr oder weniger abgeschwächte und vereinzelte Ausfallserscheinungen zutage. Die Kinder zeigen ein rundliches, bräunlich-blasses, leicht gequollenes Gesicht, namentlich in der Gegend der Augenlider. Die Haare sind trocken, etwas spärlich. Auch am übrigen Körper zeigt die Haut eine leichte Andeutung von Myxödem, sie ist trocken, rauh und rissig. Oft deuten nur eine leichte Wachstumshemmung oder das verspätete Auftreten von Knochenkernen, eine Neigung zu Obstipation und eine verzögerte geistige Entwicklung, ein phlegmatisches Temperament und eine gewisse Fettsucht auf eine Hypothyreose hin. Seltener besteht motorische Hemmungslosigkeit. Auch diese Hypothyreosen zeigen einen zur Zeit der Pubertät immer deutlicher werdenden Infantilismus mit Hypogenitalismus und ausbleibender Pubertätsentwicklung.

Die Behandlung der A- und Hypothyreose besteht in der Zufuhr von Schilddrüsenpräparaten per os, um das fehlende Hormon zu ersetzen. Dies gelingt wohl am besten mit Hilfe von getrockneten Schilddrüsen in Form von Schilddrüsentabletten, z. B. Thyreoidintabletten Merck oder Burroughs Welcome oder Thyrakrin (Hausmann St. Gallen) oder Thyraden (Knoll, Liestal Baselland). Man gibt Säuglingen täglich $1/_2$ Tablette zu 0,1, zerdrückt in etwas Wasser oder Milch und steigt bis zu täglich 1 Tablette von 0,1. Bei größeren Kindern beginnen mit 0,1 täglich und steigen bis 3mal 0,1. Von Thyreoiddispert gibt man 2mal 5 oder 10 Einheiten pro die. Während diese getrockneten Schilddrüsenpräparate per os sehr gut wirken, so ist dies bei dem reinen Hormon Thyroxin (1 mg 2mal täglich) nicht der Fall. Das reine Thyroxin muß injiziert werden, subcutan 0,0001—5 in $1^0/_{00}$iger Lösung. Unbedingt notwendig ist es, die Schilddrüsenmedikation kontinuierlich lebenslang durchzuführen. Jegliche länger dauernde Unterbrechung rächt sich schon nach 8—14 Tagen durch eine deutliche Verschlimmerung des gebesserten Funktionszustandes. Charakteristisch für die Schilddrüsenwirkung ist eine gewisse Latenzzeit von einigen wenigen Tagen, dann aber zeigt sich eine deutliche Besserung. Die Gesichtszüge werden prägnanter, der Gesichtsausdruck lebhafter und intelligenter. Die Zunge wird kleiner, die Verstopfung, die auf kein anderes Mittel reagiert, verschwindet. Untertemperaturen werden normal. Knochenkerne treten auf. Die Zahnentwicklung wird beschleunigt, die Kinder werden geistig regsamer, die verwaschene Sprache wird deutlicher usw. Leider lassen sich aber gerade die geistigen Defekte bei der Athyreose kaum überwinden oder erheblich günstig beeinflussen. Es handelt sich hier eben um frühembryonale schwerste Schädigungen des Nervensystems. Im großen ganzen aber sind die Erfolge der Schilddrüsenbehandlung, namentlich bei den Hypothyreosen, ganz ausgezeichnete. Um Überdosierungen zu vermeiden, schaltet man zweckmäßigerweise von Anfang an wöchentlich einen Tag Ruhepause, z. B. am Sonntag, ein. Toxische Erscheinungen bei der Schilddrüsenmedikation infolge Überdosierung äußern sich in hyperthyreotischen Symptomen, wie erhöhtem Stoffwechsel, Abmagerung, Unruhe, Herzklopfen und Pulsbeschleunigung, Erbrechen und Durchfällen, Hyperthermie usw. Bei stärkerer und anhaltender Gewichtsabnahme ist es am besten, die Schilddrüsentherapie vorübergehend zu unterbrechen und nachher wieder mit kleineren Dosen zu beginnen.

d) Hyperthyreose.

Die mit hyperthyreotischen Symptomen einhergehende Schilddrüsenvergrößerung (Struma) als Grundlage eines Morbus Basedow ist bei Kindern sehr selten. Als auslösende Ursache kommen Schreck, plötzliche Gemütsbewegung, Traumen usw. in Betracht. Das Primum movens dürfte in den vegetativen Zwischenhirnzentren zu suchen sein, welche die Hypophyse zur abnorm reichlichen Ausschüttung von thyreotropem Hormon veranlassen.

Die Hyperthyreose zeigt drei Kardinalsymptome: 1. Kropf (Struma), 2. Tachykardie, 3. Exophthalmus. Als weiteres häufiges Symptom ist Muskelzittern anzuführen.

Struma findet sich bei der Hyperthyreose des Kindes konstant. Die Schilddrüse ist mäßig vergrößert, von regelmäßiger und elastischer Konsistenz. Es handelt sich um eine vasculäre Struma. Man nimmt klopfende Gefäße und bei der Auskultation schabende Gefäßgeräusche wahr.

Bei Kindern steht die Tachykardie im Vordergrund. Pulsfrequenz schwankt zwischen 120 und 140, das Herz zeigt häufig eine leichte Erweiterung. Anorganische Geräusche sind nicht selten. Das Herzklopfen erschüttert meist die Thoraxwand und bringt sie zum Vibrieren. Zeichen von Herzschwäche kommen bei kindlichem Basedow kaum vor. Die Carotiden zeigen lebhaftes, sichtbares Klopfen, besonders wenn das Kind den Kopf nach hinten hält. Der Exophthalmus ist bei Kindern viel weniger ausgesprochen als beim Erwachsenen. Deshalb sind auch die zahlreichen Augensymptome beim Basedowexophthalmus des Erwachsenen, wie seltener Lidschlag, Zurückbleiben des oberen Lides bei Blicksenkung, Konvergenzschwäche usw. bei Kindern weniger und ungleich ausgebildet.

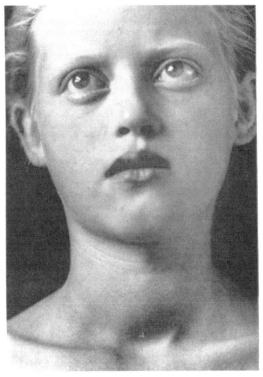

Abb. 10. Basedow. (Kieler Univ.-Kinderklinik.) (K)

Das feine Zittern der Extremitäten bei Erwachsenen findet sich im Kindesalter seltener, dafür mehr choreaähnliche motorische Unruhe. Psychische Veränderungen sind: Reizbarkeit, Zorn- und Weinanfälle, mangelnde Konzentrationsfähigkeit usw. Weitere Störungen sind Wallungen, Schweiße, ferner Diarrhoen, Neigung zu Polyurie und Glykosurie, zu Hyperthermie, Kopfschmerzen. Es kommt leicht zu Abmagerung. Das Wachstum kann beschleunigt sein (mit vorzeitigem Auftreten der Knochenkerne). Der Stoffwechsel ist gesteigert bis 30—50% über dem Grundumsatz. Im Blut findet man oft Leukopenie mit relativer Lymphocytose. Die Blutgerinnung ist etwas verzögert.

Der Verlauf des kindlichen Basedows ist meist ein gutartiger. Immerhin muß mit einer Letalität von etwa 9% gerechnet werden. Einzelne Symptome, wie besonders die Tachykardie, können auch nach Abklingen der übrigen Erscheinungen noch lange bestehen bleiben.

Häufiger als klassische Fälle von Morbus Basedow finden sich mehr bei Mädchen als bei Knaben nicht voll ausgeprägte Krankheitsbilder, sog. formes frustes. Ganz bekannt ist das Pubertätsbasedowoid mit leichter Pubertätsstruma, Tachykardie, gelegentlich mit Herzdilatation, reizbarer Stimmung, Glanzauge, Schweißausbrüchen, Diarrhoen usw. Es handelt sich um vorübergehende Erscheinungen, die mit dem Eintreten der Reife wieder verschwinden.

Pathogenese. Der Morbus Basedow und auch die frustranen Formen oder Basedowoide gehen pathogenetisch auf die verstärkte Produktion und Ausschwemmung des Schilddrüsenhormons zurück. Histologisch zeigt die Basedowstruma das Bild einer sehr aktiven

Schilddrüsentätigkeit mit hohem Epithel, das stark wuchert und mit außerordentlicher Kolloidarmut der Bläschen. Das Sekret wird offenbar sehr rasch aus der Schilddrüse abgeführt. Das histologische Bild ist also geradezu das Negativ zu dem bei ruhender Schilddrüsentätigkeit oder gar bei der Hypothyreose angetroffenen, mit den mit Kolloid prall angefüllten Follikeln und niedrigem Epithel. Hyperthyreotische Zustände lassen sich reproduzieren durch erhöhte Jodzufuhr, sog. Jodbasedow, doch ist die Jodtoleranz beim Kinde eine so gute, daß ein Jodbasedow im Kindesalter kaum vorkommt. Erscheinungen der Hyperthyreose lassen sich dagegen hervorrufen durch Überdosierung von Schilddrüsenpräparaten. Ebenso ist das thyreotrope Hypophysenvorderlappenhormon imstande, eine übermäßige Schilddrüsentätigkeit auszulösen. Es wird deshalb in neuerer Zeit der Verdacht erhoben und gewinnt mehr und mehr an Wahrscheinlichkeit, daß der Morbus Basedow letzten Endes eine Erkrankung der Zwischenhirnzentren mit von da aus ausgelöster Hypersekretion von Hypophysenvorderlappenhormon sei.

Behandlung. Körperliche und geistige Ruhe. In schweren Fällen auch Bettruhe. Calorienreiche Ernährung mit besonderer Berücksichtigung der Vitamine A und D (Lebertran), eventuell auch Vitamin C. Diese Vitamine haben eine beruhigende Wirkung auf die Schilddrüsentätigkeit. Auch zur Beruhigung des Nervensystems, besonders des vegetativen, empfiehlt sich ähnlich wie bei der Feerschen Krankheit eine Behandlung mit Bellergal (Bellafolin $^1/_{10}$ mg zur Vagusdämpfung, $^3/_{10}$ mg Gynergen zur Sympathicushemmung, 20 mg Phenobarbital = Luminal zur Hirnstammberuhigung). Interessant ist, daß man auch durch Jodzufuhr eine Beruhigung der Schilddrüsentätigkeit erreichen kann. Man gibt 2mal 5 Tropfen Lugolscher Lösung (Jod 1,0, Jodkali 2,0, Aq. dest. 100,0). Man beginnt mit 2mal 5 Tropfen und steigt allmählich im Verlauf von etwa 10 Tagen bis auf 2mal 15 Tropfen (Gegenanzeige: bei Jodbasedow). Man kann so ausgezeichnete Behandlungsresultate erhalten, wenn man die Jodtherapie längere Zeit fortsetzt unter steter Anpassung an den Grad der Hyperthyreose. Unter dem Einfluß des Jodes wird das Schilddrüsensekret wieder vollwertiger, und es zeigt sich wieder Kolloidansammlung in den Schilddrüsenbläschen. Die Behandlung mit Lugol hat eine besondere Indikation auch, um die Patienten für eine eventuelle Operation vorzubereiten und die Prognose des operativen Eingriffes zu verbessern. Ein solcher kommt bei Kindern jedoch fast gar nicht in Frage, weil im Gegensatz zum Basedow des Erwachsenen die Prognose bei konservativer Behandlung gut und andererseits das Operationsrisiko nicht unbedenklich ist. Eine Röntgenbehandlung der Basedowschilddrüse wird wegen der Gefahr von Verwachsungen, die einen später notwendigen chirurgischen Eingriff sehr erschweren, von den Chirurgen mit Recht abgelehnt, zumal auch die erzielten Erfolge nicht sehr befriedigend sind.

In jüngster Zeit hat die Behandlung der Thyreotoxikosen mit Thioureapräparaten Aufsehen erregt.

$$S=C\diagup\!\!\!\diagdown\begin{matrix}NH_2\\NH_2\end{matrix}\qquad S=C\diagup\!\!\!\diagdown\begin{matrix}NH-CH\\ \,\,\,\,\,\,\,\,\,\,\|\,\,\,\,\,\,\,\\ \,\,\,\,\,\,\,\,\,\,CH\\ \,\,\,\,\,\,\,\,\,\,|\,\,\,\,\,\,\,\\NH-CO\end{matrix}\qquad S=C\diagup\!\!\!\diagdown\begin{matrix}N(CH_3)_2\\N(CH_3)_2\end{matrix}$$

Thiourea   Thioureacil   Basthioryl

Dosierung 2—3mal 1 Tablette zu 0,05 täglich.

Diese Präparate hemmen wahrscheinlich direkt die Thyroxinbildung in der Schilddrüse. Da jedoch Agranulocytose und Thrombopenie bei großen Dosen auftreten können, ist Vorsicht geboten, und man soll das weiße Blutbild kontrollieren. Völlig unschädlich und nach unseren Untersuchungen ebenfalls antithyreotisch wirksam ist die Pantothensäure (Bepanthen Roche 2—4mal 1 Tablette je Tag).

e) Kropf (Struma).

De Quervain spricht von einer endemischen Thyreopathie. Diese ist ausgesprochen ortsgebunden. Es gibt Kropfdörfer und in unmittelbarer Nähe gelegene kropffreie Ortschaften. Ja, es gibt sogar Kropfhäuser, in denen die Bewohner, selbst wenn sie wechseln, immer wieder kropfig werden, namentlich in den Erdgeschoßwohnungen (Eugster). Aus einer kropffreien Gegend Zugewanderte können im Endemiegebiet und in solchen Häusern an Kropf erkranken. Kropfkranke Mütter übertragen die Kropfnoxe auch auf das Kind im Mutterleibe. Zieht eine solche kropfbehaftete Mutter in eine kropffreie Gegend, so kann das erste Kind noch mit Kropf behaftet sein, die folgenden sind es nicht mehr. Die endemische Thyreopathie hat mit dem Ortswechsel

ihre Macht verloren. Die Kropfnoxe kann somit nicht an den Genotypus gebunden sein, wenn auch die Resistenz gegen Kropf erblich verschieden sein
kann, sondern die Kropfnoxe führt zu einer nicht idiotypischen, sondern para-
phorischen oder paratypischen protoplasmatischen Schädigung des Keimes.
Die aus dem endemiefreien Gebiet in das Endemiegebiet Zugewanderten und
deren Kinder werden in gleicher Abstufung kropfig wie Ortsansässige der betreffenden Orte.

α) **Der Kropf beim Neugeborenen.** Unter Kropf versteht man eine lang dauernde Vergrößerung der Schilddrüse, die teils als Hyperplasie, teils als echte Geschwulst aufzufassen
ist. Es hat sich nun gezeigt, daß das Durchschnittsgewicht der Schilddrüse bei Neuge-
geborenen je nach den verschiedenen, von ende-
mischer Thyreopathie befallenen oder freien
Gegenden ein sehr verschiedenes ist. In Bern
8,2 g, in München 6 g, in Königsberg 3,5 g, in
Kiel 1,9 g. WEGELIN gibt an, daß das Höchst-
gewicht in einer kropffreien Gegend 3 g beträgt.
Ein Gewicht von 6 g sei als sicher kropfig zu
betrachten. Er fand in Bern 80—90% Kropf-
erkrankungen beim Neugeborenen. Nicht so
selten findet sich ein gewaltiger Tumor von 30
und mehr Gramm. Das ganze Organ ist meist
vergrößert, sowohl Isthmus wie Seitenlappen.
Die Seitenlappen legen sich oft stark nach rückwärts zwischen Trachea und Ösophagus, mitunter sogar hinter den Ösophagus. Die beiden
Seitenlappen können rückwärts zusammenstoßen
und Trachea und Oesophagus zirkulär umschließen. Dieser tiefliegende Kropf kann bei
oberflächlicher Beurteilung übersehen werden.
Die Trachea wird beim Neugeborenen meist von
vorn nach hinten komprimiert, im Gegensatz
zur seitlichen Kompression beim Erwachsenen.
Auffallend ist die Cyanose des Kopfes,
die von ganz ausgesprochener Form bis
zu leichter bläulicher Verfärbung der
Lippen und Wangen alle Grade erreichen
kann. Schon in der Ruhe besteht diese

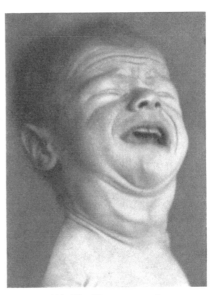

Abb. 11. Struma congenita.
(Berner Univ.-Kinderklinik.)

livide Verfärbung im Gesicht und an den Extremitäten. Sie steigert sich zu
schwerer Cyanose, sobald das Kind preßt und schreit. Die Venen schwellen
beträchtlich an. Man hört schon in der Ruhe einen inspiratorischen Stridor,
der mit Dyspnoe und inspiratorischen Einziehungen im Jugulum, Epigastrium
und an den Rippenbögen verbunden ist. Vornüberbeugen des Kopfes vermehrt
den Stridor, ja es kann zu schweren Erstickungsanfällen kommen, und nicht
so selten tritt in einem solchen sogar der Tod ein. Die Stimme ist heiser und
weinerlich. Die Ernährung ist mehr oder weniger stark gestört, das Saugen
macht Schwierigkeiten wegen der Dyspnoe, und auch das Schlucken ist
behindert, wenn der Ösophagus von der Struma komprimiert wird.

FEER hat zuerst darauf hingewiesen, daß man bei der Struma neonati häufig ein deutlich
vergrößertes Herz mit einem Quotienten von 1,63, statt normal 1,82—2,2 findet. Mitunter ist das Herz so groß, daß es an ein Cor bovinum erinnert. Es handelt sich dabei
sowohl um eine Hypertrophie als auch um eine Dilatation des Herzens. FEER beschuldigt
als Ursache die Kropfnoxe. Oft findet sich neben der Struma congenita auch eine echte
Thymushyperplasie, welche den Mittelschatten im Röntgenbild verbreitert. Interessant
ist, daß das große Herz auf Jodbehandlung sich sehr rasch verkleinert.

Die Struma congenita wird häufig verwechselt mit Asphyxie, mit Blähhals
infolge vorübergehender Kongestion der Schilddrüse, mit kongenitalem Herzfehler wegen der starken Cyanose, mit Thymushyperplasie, Aspirationspneumonie wegen des dauernden Lufthungers.

Dankbar ist die Therapie der Struma neonati. Die einfache mechanische Maßnahme der Lagerung des Kopfes in starker Retroflexion durch Unterschieben einer Nackenrolle führt zu einer ganz auffallenden Erleichterung der Respiration. An die richtige Lagerung schließt man dann täglich Einreibung mit folgender Salbe an: Ung. kalii jodati 5%, 5,0, Tinct. jodi guttas II, Lanolin 5,0. Oft genügt schon 1—2malige Salbeneinreibung, um die Struma neonati zur völligen Rückbildung zu bringen. Feer empfiehlt neuerdings beim Kropf der Neugeborenen täglich 1 mg NaJ oder KJ. Hamburger und Rupilius, Glanzmann haben schon nach kleinen Dosen Jod Gewichtsstürze, schleimige Stühle, schließlich raschen Verfall und Exitus nach wenigen Tagen beobachtet. Es wird deshalb eine einmalige Dosis von $^1/_{10}$ mg Jodkali empfohlen. Das Jod erscheint in seiner Wirkung wie ein Katalysator, homöopathische Dosen genügen.

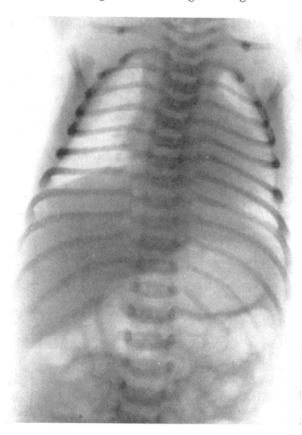

Abb. 12. Kropfherz bei Struma neonati. (Berner Univ.-Kinderklinik.)

β) **Der Kropf beim Kleinkind; Schul- und Pubertätskropf.** Die Struma neonati verschwindet gegen Ende des ersten Lebensmonats, sie kann aber dann nach Monaten, besonders gegen Ende des ersten Lebensjahres, wiederum zum Vorschein kommen. Mehr und mehr Kinder zeigen im späteren Kleinkindesalter eine Struma, so daß in den Kropfgebieten oft $^3/_4$ der Schulkinder bereits in der ersten Klasse mehr oder weniger von Kropf befallen erscheinen. Diese Strumen zeigen dann wieder in der Präpubertät und Pubertät hauptsächlich bei Mädchen ihre stärkste Entwicklung. Man spricht von einem sog. Pubertätskropf, bedingt durch den Hormonhunger des rasch wachsenden Organismus. Im ganzen Kindesalter herrscht bei der Struma die diffuse Schwellung der Schilddrüse vor. Struma nodosa ist selten, und ihre eigentlichen Knoten beginnen meist erst zur Pubertätszeit zu wachsen.

Die Struma verrät sich durch eine Vergrößerung des Halsumfanges und durch die Lage der Anschwellung vor und seitlich der Trachea. Normalerweise ist die Schilddrüse weder sicht- noch fühlbar. Bei retrosternalem Sitz kommt die Struma erst bei starkem Hintenüberbeugen des Kopfes zum Vorschein. Eine Geschwulst am Hals gehört dann der Schilddrüse an, wenn sie sich beim Schlingakt mitbewegt. Eine erhebliche Struma macht durch den Druck auf

die Trachea Atembeschwerden, Keuchen, heisere Stimme, Cyanose usw. Bei
älteren Kindern kann durch eine große Struma, infolge behinderter Atmung,
auch jede Körperbewegung, sogar das Sprechen stark beeinträchtigt sein.

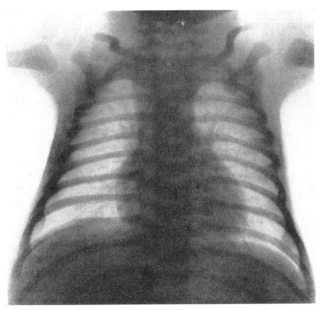

Abb. 13. Dasselbe Kind 10 Tage später nach nur 2maliger Anwendung von 2,5 % Jodkalisalbe.
(Berner Univ.-Kinderklinik.)

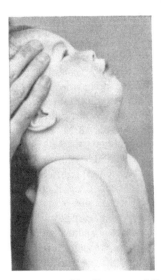

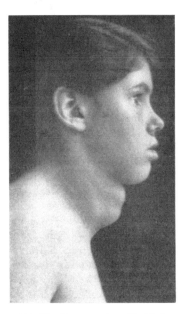

Abb. 14. Struma mit Hypothyreose und Rachitis. Abb. 15. Struma nodosa (Rezidiv).
(Berner Univ.-Kinderklinik.)   (Berner Univ.-Kinderklinik.)

Die Mehrzahl der Strumen macht nur mechanische Folgeerscheinungen.
Die Funktion der Schilddrüse erscheint nicht beeinträchtigt. Diese Kröpfe

bezeichnet man als euthyreotisch. Nicht so selten sind aber die Strumen im Kindesalter mit hypothyreotischen Symptomen vergesellschaftet. Namentlich bei den Pubertätsstrumen sieht man auch hyperthyreotische Symptome im Sinne eines Pubertätsbasedowoids.

γ) **Kretinismus.** Die bedenklichste Folge der endemischen Thyreopathie ist der *Kretinismus*. Der Grund dazu wird schon intrauterin gelegt, indem die Kropfnoxe sowohl die Mutter als auch den Fetus betrifft. Meist ist die Mutter mit einer starken Struma behaftet. Schon frühzeitig in der Embryonalentwicklung kann die Schädigung der Schilddrüse des Fetus so schwer sein, daß diese atrophisch wird. Es entwickelt sich später ein Kretin ohne Kropf. Oder das Kind wird mit einer Struma neonati geboren und kann schon bei der Geburt kretinoide Gesichtszüge zeigen. Diese können vorübergehend zurückgehen, und erst allmählich entwickeln sich dann mehr und mehr die Erscheinungen des Kretinismus. Die Kinder lernen nur mühsam Gehen, vielleicht einige Worte sprechen. Jede Schulbildung erscheint jedoch ausgeschlossen. Bei weniger schwerer Beeinträchtigung der Schilddrüsenfunktion, namentlich bei kropftragenden Kretinen, besteht noch ein gewisser Grad von Bildungsfähigkeit, so daß die Primarschule mit 2—3maligem Sitzenbleiben absolviert werden kann. Namentlich bei Kretinismus ohne Kropf kommt es zu mehr oder weniger ausgesprochenem Zwergwuchs mit gedrungenem Körperbau, kurzen Beinen, groben plumpen Gesichtszügen, verdickten Lippen, breitem Mund, stumpfer Nase, Hypogenitalismus mit später fehlenden sekundären Geschlechtsmerkmalen, trottelhaftem Gang

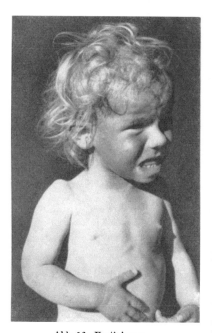

Abb. 16. Kretinismus.
(Berner Univ.-Kinderklinik.)

und tölpelhaftem Benehmen. Mitunter ist der Gang ausgesprochen spastisch. Die Haut zeigt einen grau gelben Farbton, mit einem mehr oder weniger bräunlichen Anflug. Die Haut ist trocken und neigt zu Schuppung. Der Haarwuchs ist spärlich, die Haupthaare sind borstig und struppig. Der Schädel ist brachycephal, die Nasenwurzel eingezogen wegen Wachstumshemmung am Os tribasilare. Der Gesichtsschädel zeigt eine affenähnliche Prognathie des Unterkiefers. Die Knochenkerne treten verzögert auf, es finden sich Jahresringe ähnlich wie bei den Hypothyreosen. Der Knochenbau ist im allgemeinen plump, seltener grazil. An der Hüfte findet sich schon frühzeitig, gelegentlich schon im 4. Lebensjahr, ein- oder doppelseitig perthesähnliche Osteochondritis des Hüftgelenkkopfes, welche später zu Coxa vara, zur charakteristischen Kretinenhüfte führt, die den watschelnden Gang der Kretinen noch verstärkt. Die Hände sind auffallend kurze und breite Patschhände mit kurzen dicken Fingern, die in zu weiter runzeliger Haut stecken. Die Hautcapillaren zeigen wie bei den Hypothyreosen das Fehlen der typischen Haarnadelform. Sie haben einen ganz primitiven Architypus. Psychisch zeigen die Kretinen verschiedene Grade einer Debilität. Sie sind meist gutmütig, humorvoll, dankbar, sexuell indifferent, neigen zu ruhigem und unbekümmertem

Lebensgenuß. Die Mehrzahl der Veränderungen beim Kretinismus läßt sich auf eine Hypothyreose zurückführen und durch die spezifische Therapie bis zu einem gewissen Grade günstig beeinflussen. Doch gehen andere Symptome über den Rahmen der ausschließlichen Thyreopathie hinaus, so in erster Linie die bei Kretinen recht häufigen Innenohrschäden mit nicht seltener angeborener Taubstummheit. Abnorme Krümmungen von Ulna und Radius und der Mittel- phalangen mit Unfähigkeit zur Streckung im Ellenbogengelenk und in den Fingergelenken, ferner der Tiefstand des Humeruskopfes (Humerus varus), die häufigeren, schon im Kleinkindesalter anzutreffenden deformierenden Veränderungen und mangelhaften Anlagen des Femurkopfes stehen wahr- scheinlich auch nicht direkt in Abhängigkeit vom Schilddrüsenmangel. Jeden- falls lassen sich diese Osteochondritiden nicht durch Schilddrüsentherapie be- einflussen. Das Myxödem der Athyreose kann bei Kretinismus fehlen, es gibt aber auch Fälle, die besonders im Gesicht einen sehr deutlichen myxödematösen Habitus zeigen. Die Taubstummheit, sowie andere durch die aktive Schild- drüsensubstanz unbeeinflußbare Begleiterscheinungen des Kretinismus, nament- lich auch die intellektuellen, psychischen und nervösen Störungen, faßt man neuerdings als parallele Schädigungen der immer noch unbekannten Noxe auf frühembryonale nervöse Apparate auf.

Ätiologie des Kropfes. Die genaue Natur der Kropfnoxe ist trotz vieler Arbeit immer noch unbekannt. PFAUNDLER hat zuerst die Radiumemanationslehre begründet, und LANG hat für diese sog. Bodenaufschlußtheorie weitere Stützen erbringen können. Die orts- gebundene Natur der Kropfnoxe in bestimmten Alpengegenden usw. (Urgestein), ihre Über- tragung mit dem Trinkwasser würde so verständlich. In Kropfgegenden hat man ein Jod- unterangebot mit der Nahrung feststellen können. Im Tierexperiment gelingt es, durch jodarme Fütterung sowohl Kropf zu erzeugen, als auch durch Zufuhr von Jod den Kropf zu verhüten oder zu heilen. Gleiches gilt auch vom Menschen. Eine kalkreiche, einseitige Milchernährung, kalkreiches Trinkwasser schädigen die Jodresorption aus dem Darm und begünstigen durch Kalküberladung die Strumenbildung. In umgekehrtem Sinne wirken das Sonnenlicht, das ultraviolette Licht der Quarzlampe und bestrahlte Ergosterinpräparate. Sie machen den Kalküberschuß unschädlich, bessern den Jodstoffwechsel und das Jodbin- dungsvermögen des Organismus und wirken so ausgesprochen beruhigend auf die Schild- drüse. Ähnlich, aber nicht so stark ist der Einfluß von Vitamin C und auch von Vitamin A. Ungünstige hygienische Verhältnisse, wie ungesunde, nicht unterkellerte feuchte Erd- geschoßwohnungen, Schmutz, schlechtes Trinkwasser, vitaminarme Ernährung, Kalk- überschuß usw. begünstigen die Kropfbildung.

Prophylaxe der endemischen Thyreopathie. In der Schweiz wurde in Ge- genden mit endemischem Kropf die Schuljugend prophylaktisch mit Jod behandelt. Verabreicht wurde meistens wöchentlich eine Schokoladentablette mit 0,06 g Jodostarin oder Majowa (Dr. WANDER) mit 3 mg NaJ. Die Schweizer Kropfkommission schlug eine einmalige Dose von 1 mg KJ je Woche vor. Die Erfolge waren überall gut, so daß der Kropf der Schuljugend stark zurück- ging oder verschwand. In Deutschland werden zur Kropfprophylaxe Dijodyl- kügelchen (RIEDEL) zu 0,5 oder 1 mg Jod je Woche verwendet.

Das Bedürfnis bei der ganzen Bevölkerung, auch bei den Erwachsenen, die Kropfbildung zu verhüten und zu beschränken, hat dazu geführt, dem Speisesalz Jod zuzusetzen. 1 kg Kochsalz werden in der Schweiz 5 mg KJ beigemischt, oder 1 g auf 200 kg. Bei einer durchschnittlichen täglichen Aufnahme von 10 g jodiertem Kochsalz würden täglich 50 γ Jodkali oder 38 γ Jod aufgenom- men werden. Die Deckung des Jodbedarfs aus dem jodierten Kochsalz allein ist für das Kind noch nicht genügend, weil es etwa 100 γ braucht. Es ist deshalb noch auf die Jodzufuhr durch die anderen Nahrungsmittel angewiesen. Nach allgemeinen Erfahrungen hat dieses jodierte Kochsalz bei Kindern einen ausgezeichneten und sichtbaren Erfolg. So sind namentlich bei Gebrauch von jodiertem Kochsalz durch die schwangeren Mütter die Strumen der

Neugeborenen außerordentlich selten geworden. Jodschäden sind bei Kindern von ganz verschwindenden Ausnahmen vor der Pubertät nicht beobachtet worden. Dagegen wurden vereinzelt Hyperthyreosen bei erwachsenen Frauen gemeldet. Die Toleranz für Jod ist beim Kind bis zur Pubertät viel größer als beim Erwachsenen.

Therapie der endemischen und sporadischen Thyreopathie. Zur Behandlung des gewöhnlichen Kropfes im Kindesalter hat sich das Jod bewährt. Sehr beliebt ist die Einreibung mit der 10%igen Jod-Jodkalisalbe, täglich ein erbsengroßes Stück durch 3 Wochen am Halse oder an einer beliebigen Hautstelle, z. B. am Oberschenkel. Statt dieser Salbe kann man auch 10%iges Jodvasogen oder Jodex verwenden. Innerlich gibt man am besten Jodnatrium in einer wäßrigen Mixtur, und zwar so viele Dezigramm am Tag, als das Kind Jahre zählt. Aber auch mit viel kleineren Dosen, je nach dem Alter 1—5 mg je Tag, kann man gute Resultate erzielen, z. B. Kalii jodati 0,02—0,1, Aquae dest. ad 200 2mal täglich 1 Teelöffel in Milch. Höhere Joddosen sind zu vermeiden, da sie bei einer parenchymatösen, in ihrer jodverarbeitenden Funktion nicht gehemmten Struma nicht selten zu einer Überproduktion des spezifischen Schilddrüsenhormons und somit auch zu allgemeinen hyperthyreotischen Erscheinungen wie Gewichtsstürzen, Abmagerung, Durchfällen führen können. Auch Schilddrüsenpräparate können zur Behandlung der Struma verwendet werden. Bei euthyreotischen Strumen wirken sie nur nach Maßgabe ihres Jodgehaltes, sind eigentlich nicht angezeigt, wohl aber ist ihr Einfluß sehr günstig, wenn die Struma mit mehr oder weniger ausgeprägten hypothyreotischen Erscheinungen einhergeht. Auf die Sonderstellung der Struma neonati und ihre gelegentliche besondere Jodempfindlichkeit haben wir bereits früher hingewiesen.

3. Die Nebenschilddrüsen (Parathyreoideae, Epithelkörperchen).

Physiologisches. Diese kleinen, am oberen und unteren Pol und in der Mitte der Rückenfläche der Thyreoidea zu beiden Seiten gelegenen Organe haben zur Hauptaufgabe die Regulierung des Kalkhaushaltes. Exstirpation der Parathyroideae führt zu Hypocalcämie und Erscheinungen der Tetanie. Injektion des aus den Nebenschilddrüsen gewonnenen sog. Colliphormons führt zu Hypercalcämie und zur Heilung der Ausfallserscheinungen. Über 20—22 mg-%, also das Doppelte des Normalen, kann jedoch die Hypercalcämie, die nach 4—6 Stunden ihr Maximum erreicht, nicht gesteigert werden.

a) Hyperfunktion der Epithelkörperchen.

Die Adenombildung bewirkt eine Erhöhung des Serumkalkspiegels. Der Kalk stammt aus Entkalkung der Knochen. Osteoclasten sind im Übermaße tätig. Es kommt im allgemeinen zu einer Osteoporose mit Ausbildung eines Fasermarkes an Stelle des blutbildenden Markes, man spricht deshalb von einer Ostitis fibrosa generalisata. Charakteristisch ist die Ausbildung von umschriebenen, cystisch aussehenden Aufhellungsherden (Ostitis cystica von Recklinghausen). Die schwere Skeleterkrankung führt bei Kindern zu Gelenk- und Muskelschmerzen, Gehstörungen, pseudorachitischen Verkrümmungen usw. Der Kalk wird hauptsächlich mit dem Urin ausgeschieden. Operative Entfernung des Epithelkörperchenadenoms führt prompt zur Besserung, oft sogar zur Heilung.

b) Hypofunktion der Epithelkörperchen,

bzw. Entfernung derselben bei Strumektomien erzeugt das klassische Syndrom der Tetanie mit Hypocalcämie und mit erhöhtem Serumphosphatspiegel. Zufuhr des spezifischen Epithelkörperchenhormons, des sog. Colliphormons, im Handel als Parathormon Lilly erhältlich, behebt in entsprechenden Dosen bei Kindern (10—20 Einheiten) vorübergehend sowohl die Störung des Kalkphosphorstoffwechsels als auch die klinischen Erscheinungen der Tetanie. Eine symptomatische Heilung kann aber auch durch die gleichen unspezifischen Mittel (Kalksalze, Salmiak, HCl, Magnesiumsalze, Narkotica, wie Chloralhydrat oder

Luminal) erzielt werden, die sich bei der Bekämpfung der rachitogenen infantilen Tetanie bewähren. Interessant ist, daß die parathyreoprive Tetanie geradezu spezifisch beeinflußt wird durch das Präparat A. T. 10. Es handelt sich um eine 0,5%ige Lösung von Dehydrotachysterin in Öl, ein Bestrahlungsprodukt des Ergosterins, welches nur noch Spuren von Vitamin D, dafür aber einen starken Calcinosefaktor besitzt. Man hat nun gefunden, daß dieses reine Präparat A. T. 10 in Dosen von 30—50 Tropfen die gewöhnliche Spasmophilie, die auf dem Boden einer Rachitis erwächst, nicht beeinflußt. Es geht daraus hervor, daß trotz der symptomatischen Gleichheit die parathyreoprive und die rachitogene infantile Tetanie pathogenetisch verschieden sein müssen. ESCHERICH hatte noch angenommen, daß Epithelkörperchenblutungen im Anschluß an das Geburtstrauma die infantile Tetanie auslöse. Doch ließen sich solche nicht regelmäßig nachweisen. Überdies würden sie die lange Latenzzeit von der Geburt bis zum Erscheinen selbst der ersten latent tetanischen Zeichen nur schwer erklären. Bei den neuerdings öfters beschriebenen Fällen von angeborener Tetanie oder von tetanischen Manifestationen in den ersten Lebenstagen wurde die für die Epithelkörperchentetanie obligate Hypocalcämie vielfach vermißt. Die Wirksamkeit des reinen Vitamins D_2 auch auf die Erscheinung der Tetanie, selbst wenn die Rachitis klinisch latent ist, spricht dafür, daß die Tetanie der Säuglinge in erster Linie mit einem Mangel an antirachitischem Vitamin etwas zu tun hat, welches bekanntlich den Kalkphosphorstoffwechsel reguliert, und zwar bei der Tetanie in umgekehrtem Sinne wie bei der Rachitis: Senkung des Phosphatspiegels und Hebung des Calciumspiegels im Blut.

Eine Sonderstellung dürfte die sog. puerile Tetanie einnehmen, zu der man Fälle von chronisch rezidivierender Tetanie bei älteren rachitisfreien Kindern rechnet. Die tetanischen Erscheinungen, die Hypocalcämie sind gleich wie bei der infantilen Tetanie, aber es gesellen sich noch bestimmte Ausfallserscheinungen hinzu, wie sie von der chronischen parathyreopriven Tetanie der Tiere und der Erwachsenen bekannt sind, nämlich Haarausfall, trophische Störungen an den Nägeln und an den Zähnen und Schichtstar. Die Tetanieanfälle treten intermittierend auf. Die Grundlage der Erkrankung dürften meist Bildungsfehler oder atrophische Veränderungen der Epithelkörperchen sein. Für die Behandlung derartiger Fälle wäre das Präparat A. T. 10 ähnlich wie bei der parathyreopriven Tetanie der Erwachsenen zu empfehlen.

4. Krankheiten der Hypophyse.

Physiologisches. Die Hypophyse ist eine kleine Drüse, welche in einer besonderen Loge, der Sella turcica in der Schädelbasis sitzt, ein Anhang des Gehirns, insbesondere des Zwischenhirns, mit dem sie durch einen Stiel verbunden ist. Dieser Stiel enthält zahlreiche Nervenfasern, welche zum Teil sekretorische Funktionen haben, zum Teil sensible Bahnen darstellen. Durch diese Nervenbahnen entstehen innigste Beziehungen mit den vegetativen Zentren des Zwischenhirns. Hypophyse und Zwischenhirn beeinflussen sich auf humorale Art durch die innere Sekretion und auf neuralem Wege, besonders wenn unter außerordentlichen Umständen im Notfall eine rasche Regulation erforderlich ist. Eine Läsion der Hypophyse kann sekundär die vegetativen Zentren im Hypothalamus in Mitleidenschaft ziehen und umgekehrt kann eine Schädigung des Hypothalamus, z. B. durch Hydrocephalus, die innere Sekretion der Hypophyse stören. Die Hypophyse und die benachbarten Zentren des vegetativen Nervensystems bilden eine funktionelle Einheit.

CUSHING hat die Hypophyse als das endokrine Gehirn bezeichnet, von dem aus mehr oder weniger die gesamte innere Sekretion auch der anderen endokrinen Drüsen geleitet wird. Der Vorderlappen produziert vor allem in seinen acidophilen Zellen das Evans Wachstumshormon. Dann ferner das thyreotrope Hormon, das die Tätigkeit der Schilddrüse anfacht und die gonadotropen Hormone, das Prolan A oder Follikelreifungs- und das Prolan B das Luteinisierungshormon. Quelle der gonadotropen Hormone sollen die basophilen Zellen sein. Weitere Hormone wirken auf die Nebenschilddrüsen und auf die Nebennierenrinde fördernd ein.

Mächtig greift der Hypophysenvorderlappen durch besondere Stoffwechselregulatoren in den intermediären Stoffwechsel ein. Wichtig ist ein Hormon, welches dem Insulin entgegenwirkt, Hyperglykämie und Glykosurie erzeugt. In manchen Fällen von Diabetes beim Erwachsenen scheint dieses Hormon eine noch wichtigere Rolle zu spielen, als die mangelhafte Insulinbildung. Diese Fälle zeichnen sich dadurch aus, daß sie insulinrefraktär sind. Im Gegensatz dazu ist der kindliche Diabetes meist außerordentlich insulinempfindlich, es scheint also dieses Hypophysenhormon beim kindlichen Diabetes keine erhebliche Rolle zu spielen. Bekannt ist, daß man den experimentellen Pankreasdiabetes des Hundes durch Hypophysenexstirpation heilen kann. Ein anderes Hormon wirkt auf den Fettstoffwechsel und fördert vor allem die Ketonkörperbildung aus Fetten. Ob die

Überproduktion dieses Fettstoffwechselhormons die eigentlichen Krisen von acetonämischem Erbrechen bei Kindern auszulösen vermag, ist noch ungewiß.

Der Hinterlappen der Hypophyse, die sog. Neurohypophyse, produziert vor allem zwei verschiedene Hormone, die unter verschiedenen Namen Hypophysin, Pituitrin, Pituglandol in den Handel kommen: 1. ein uteruswirksames, kontraktionssteigerndes, sog. oxytocisches, wehenförderndes Prinzip und 2. ein vasopressorisches, d. h. blutdrucksteigerndes und gleichzeitig Diurese hemmendes Prinzip. Letzteres spielt eine besonders große Rolle beim Diabetes nsipidus.

Diagnostisches. Vergrößerungen der Hypophyse, verursacht durch Hyperplasie oder Geschwulstbildung (Adenome, Hypophysengangstumoren usw.), machen, einesteils spezifische Ausfalls- oder Reizerscheinungen, andererseits üben sie unspezifische Druckwirkungen auf das Hirn aus, insbesondere auf das Chiasma. Sie erzeugen eine charakteristische bitemporale Hemianopsie, symmetrische oder mehr unilaterale Opticusatrophie. Wichtig ist beim Verdacht hypophysärer Störungen die Untersuchung des Verhaltens der Sella turcica. Sie kann außerordentlich verkleinert sein, die Gestalt einer flachen Bohne annehmen, oder aber mehr oder weniger stark erweitert sein, wobei das Dorsum sellae steil aufgerichtet und zu einer weit ausgezogenen Lamelle verdünnt erscheinen kann. Man kann die Sellafläche mit Millimeterpapier ausmessen und mit entsprechenden Normalzahlen vergleichen. Brückenbildung zwischen den Processus clinoides anteriores und posteriores haben nicht ohne weiteres pathologische Bedeutung. Wichtiger ist der Sellawinkel, d. h. der Winkel zwischen einer durch die Schädelbasis und durch das Dorsum sellae gezogenen Linie. Normalerweise nähert sich dieser Winkel 90°. Bei vielen hypophysären Störungen findet man eine mehr oder weniger steil ansteigende Schädelbasis und einen mehr oder weniger weit offenen Sellawinkel. (Erheblich größer als 90°.)

a) Erkrankungen des Hypophysenvorderlappens.

α) Hypophysärer Zwergwuchs. Die Ursache des hypophysären Zwergwuchses liegt in verschiedenartigen Erkrankungen des Vorderlappens der Hypophyse. Entwicklungsstörungen, teratologische Bildungsfehler, wie etwa ein Hypophysengangstumor, weiterhin embolische Prozesse, Hydrocephalus, Lues, maligne Neubildung usw.

Infolge des vikariierenden Eingreifens des mütterlichen Vorderlappenhormons ist auch eine angeborene Unterfunktion der Adenohypophyse bei Neugeborenen noch nicht wahrnehmbar. Im Gegensatz zum primordialen Zwergwuchs kommen die Kinder mit normalen Längen- und Gewichtsmaßen auf die Welt. Die Funktionsstörung macht sich dann aber doch bald schon nach den ersten Lebenswochen durch Abflachen der Wachstumskurve bemerkbar. Erfolgt die partielle oder totale Zerstörung des Vorderlappens, z. B. durch Tumorbildung, erst im extrauterinen Leben, so werden auch die Ausfallserscheinungen erst in diesem späteren Stadium der Entwicklung manifest, d. h. die Kinder bleiben in dem Stadium stehen, welches sie in der bisherigen Entwicklung erreicht haben.

Die Kinder bleiben im Längenwachstum zurück. Es beruht dies auf einer Verzögerung der epiphysären Knorpelwucherung und der präparatorischen Verkalkung. Die Epiphysenfugen bleiben offen. Das Skelet ist aber nicht plump und dick wie häufig beim Myxödem, sondern grazil mit verdünnter Corticalis und sogar mit Osteoporose, gelegentlich auch Osteosklerose, Akromikrie und Splanchnomikrie. Die kindlichen Proportionen bleiben durchaus erhalten. Differentialdiagnostisch gegenüber dem a- oder hypothyreotischen Zwergwuchs ist besonders wichtig die intakte Intelligenz. Leichte Erscheinungen der Hypothyreose, die gelegentlich das klinische Bild des hypophysären Zwergwuchses begleiten, sind auf den Ausfall von thyreotropen Hormonen zurückzuführen. Eine Hemmung der Entwicklung der Keimdrüsen und der äußeren Genitalien mit oder ohne Kryptorchismus ist nicht immer vorhanden; nicht selten Greisenhaut (Geroderma[1]). Infolge des Ausfalles der gonadotropen Hormone aus den basophilen Vorderlappenzellen kommt es zu einem völligen

---

[1] Eine ähnliche Mischung von Infantilismus mit Zwergwuchs und frühzeitiger seniler Kachexie mit vollständiger Kahlheit und Sklerodermie findet sich bei der Progerie (Gilford). Die Ursache dieses Leidens ist bisher unbekannt (Hypophyse, Nebennieren, Thymus ?).

Ausbleiben nicht nur der Wachstumssteigerung in der Präpubertät, sondern auch der sexuellen Reifung und der sekundären Geschlechtsmerkmale. Es treten keine Pubes, keine Achselhaare auf, die Menstruation stellt sich nicht ein. Die führenden Merkmale der hypophysären Wachstumshemmung infolge Erkrankung des Vorderlappens sind somit: 1. proportionierter Zwergwuchs, 2. sexueller Infantilismus, 3. ungestörte Intelligenz.

Greift der lokale Prozeß auch auf den Hinterlappen und den Hypothalamus über, so können sich weitere Symptome hinzugesellen, z. B. Diabetes insipidus, oder Adipositas.

Die Behandlung des hypophysären Zwergwuchses besteht in der Zufuhr von Hypophysenpräparaten, z. B. Gesamtextrakte aus der Hypophyse oder besonders Vorderlappenpräparate wie Präphyson oder Preloban. Man verwendet intramuskuläre Injektionen, Prähormon (Promonta), Suppositorien oder Tabletten per os. Leider sind diese Hypophysenpräparate in ihrer wachstumsfördernden Wirkung nicht so wirksam, wie wir es wünschen möchten. Sie können um so eher ermutigende Erfolge haben, je früher sie angewendet werden. Amerikanischen Autoren ist es immerhin gelungen, mit Hilfe von Spezialpräparaten des Wachstumshormons [Antuitrin G (Growth) Parke-Davis] hypophysäre Wachstumsstörungen bei Kindern nahezu vollständig zu überwinden. Dieses Wachstumshormon mußte mit größter Konsequenz und Gewissenhaftigkeit $^1/_2$—1 Jahr lang injiziert werden, auch dann, wenn zunächst ein eklatanter Erfolg auszubleiben schien. Gelegentlich kann man die Wirkung der Hypophysenvorderlappenpräparate, wie Präphyson täglich eine Ampulle oder 2—3mal täglich eine Tablette, noch unterstützen durch gleichzeitige oder alternierende Darreichung von Thyreoidin 0,1—0,2 pro die oder auch durch Hoden- und Eierstockpräparate. Zur Überwindung des sexuellen Infantilismus wird auch eine Behandlung mit gonadotropen Hormonen vom Typus des Prolans empfohlen, dem neuerdings in den eigentlichen Sexualhormonen ein ernsthafter Konkurrent erstanden ist.

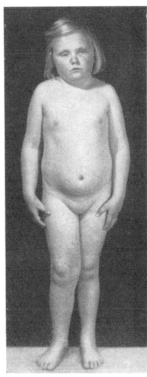

Abb. 17. Fettsucht und Wachstumshemmung bei Hypophysentumor. Länge: 125 cm (Soll: 135,5 cm). Gewicht: 35,5 kg (Soll: 24,3 kg). Dazu Röntgenbild des Schädels. (Kieler Univ.-Kinderklinik.) (K)

β) **Hypophysäre Kachexie oder SIMMONDSsche Krankheit** ist im Kindesalter außerordentlich selten. Man sieht sie am ehesten noch bei Hypophysentumoren. Beim wachsenden Organismus führt eine totale Zerstörung des Hypophysenvorderlappens in erster Linie zu Wachstumshemmung. Nur allmählich entwickelt sich das klinische Bild der hypophysären Kachexie. Zum Zwergwuchs gesellen sich hinzu hochgradige Anorexie, starke Abmagerung mit völigem Fettschwund, überalterte Gesichtszüge mit spitzer Nase und eingefallenen Wangen, Ausfall der Haare und Zähne, Anämie. Infolge des Ausfalls der verschiedenen Vorderlappenhormone kommt es zu einer pluriglandulären Insuffizienz: Mangel des thyreotropen Hormons führt zu Herabsetzung des Grundumsatzes, zu Frösteln und Hypothermie. Ausfall des corticotropen Hormons bedingt eine Senkung des Blutdrucks (Hypotonie). Hypoglykämie wird erzeugt durch die Insuffizienz des kontra-insulären Hypophysenhormons; Genitalhypoplasie oder Dystrophie durch Wegfall der gonadotropen Hormone. Im Kindesalter erfolgt die Zerstörung des Hypophysenvorderlappens jedoch oft so langsam und unvollständig, daß das Evans Wachstumshormon noch ungestört normales Wachstum unterhalten kann. Gelegentlich kommen auch Reizwirkungen vor neben den Ausfallserscheinungen, Hypercalcämie durch parathyreotropes Hormon und

Genitalhyperplasie durch gonadotrope Hormone. Auch der Hypophysenhinterlappen kann sich mitbeteiligen und zu Diabetes insipidus führen.

Die Prognose der echten SIMMONDSschen Krankheit ist durchaus infaust. Es kommt zu schwerer Adynamie und Apathie und Exitus unter komatösen Erscheinungen.

Im Gegensatz dazu gibt es eine hypophysäre Magersucht (v. BERGMANNS Krankheit), welche klinisch durchaus an die SIMMONDSsche Krankheit erinnert, aber prognostisch günstig ist. Sie tritt bei Mädchen in den Entwicklungsjahren auf (sog. Pubertätsmagersucht). Im Vordergrund steht eine starke nervöse Appetitlosigkeit, Apathie und Indolenz und eine ganz erhebliche Abmagerung verbunden mit unterdrückter oder verzögerter Sexualfunktion. Die Menses bleiben aus, der Urin enthält weniger gonadotropes Hormon

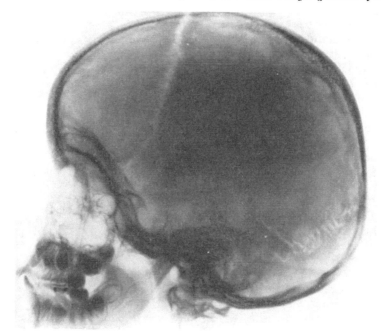

Abb. 18. Hypophysentumor (s. Abb. 17). Flächeninhalt der Sella 203 mm², normal 69 mm².
(Kieler Univ.-Kinderklinik.) (K)

als normal. Es handelt sich wahrscheinlich um eine vorübergehende hormonale Funktionsschwäche des Hypophysenvorderlappens. Man hat glänzende Erfolge, Wiederherstellung des normalen Gewichts und Verschwinden der Amenorrhoe durch Präphyson und Preloban, selbst per os dargereicht, beobachtet. Manche betrachten als beste Therapie Hypophysenimplantationen: Kalbs- oder Rinderhypophyse wird steril in physiologischer Kochsalzlösung zerkleinert und diese Emulsion der magersüchtigen Patientin injiziert. Einzelne sahen gute Erfolge nach kombinierter Behandlung mit gonadotropem Vorderlappenhormon und östrogenen Substanzen. Die Substitutionstherapie des Hypophysenvorderlappens führt zu einem Funktionsreiz der nur vorübergehend darniederliegenden Tätigkeit derselben.

γ) **Dystrophia adiposo-genitalis.** Bei der echten Dystrophia adiposo-genitalis oder der FRÖHLICHschen Krankheit ist das Wachstum normal, oder es besteht ein hypophysärer Zwergwuchs. Charakteristisch ist die Kombination einer Fettsucht mit eigenartiger Fettverteilung und einer Unterentwicklung der Genitalien. Die Fettsucht zeigt den sog. Gürteltypus, d. h. die Fettanhäufung findet sich besonders am Schultergürtel, an Oberarmen und Brüsten und am Beckengürtel, an den Hüften, am Gesäß, am Unterbauch und Schamberg. Die Fuß- und Handgelenke sind dagegen eher schmal, so daß sich sowohl die oberen wie die unteren Extremitäten nach der Peripherie zu stark verjüngen. Die Haut wird als alabasterartig, zart und weiß bezeichnet. Charakteristisch ist ein unmodelliertes Puppen- oder Vollmondgesicht, bei Kindlichkeit der übrigen Körperformen. Die Genitalien sind unterentwickelt, der kleine Penis mit oder ohne Hypospadie, die kleinen Hoden verschwinden fast wie in einer Fettbadehose. Häufig besteht ein- oder doppelseitiger Kryptorchismus. Bei Mädchen sind die äußeren und inneren Genitalien infantil und hypoplastisch. Die Menarche tritt nicht oder ganz verspätet ein. Die Pubertätsumwandlung, wie der Stimmwechsel und die Sekundärbehaarung, bleibt aus. Die Intelligenz ist meist völlig ungestört; der Charakter passiv, phlegmatisch, unterwürfig, der Grundumsatz ist in der Regel nicht vermindert.

Die Prognose der echten Dystrophia adiposo-genitalis ist meist ernst, denn es liegen organische Veränderungen der Hypophyse vor, z. B. Adenome aus den chromophoben Zellen des Hypophysenvorderlappens oder andere Tumoren mit hypophysären Drucksymptomen, Kopfschmerz, Erbrechen, bitemporaler Hemianopsie usw. In anderen Fällen steht mehr eine Erkrankung der vegetativen Zentren im Hypothalamus im Vordergrund, z. B. im Anschluß an Encephalitis (nicht selten nach Encephalitis lethargica), auch an Hydrocephalus, Meningitis, Lues, Kopftrauma usw. In Tierexperimenten genügt allein schon die Durchtrennung des Hypophysenstieles, um eine Dystrophia adiposo-genitalis zu erzeugen.

In einen Topf mit der echten FRÖHLICHschen Krankheit wird oft ein anderer Typus geworfen und dabei übersehen, daß es sich um ein durchaus eigenartiges Syndrom handelt, das nach LAURENCE-BIEDL benannt

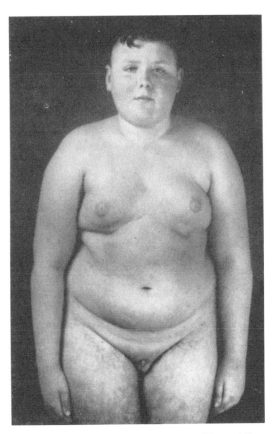

Abb. 19. Echte FRÖHLICHsche Krankheit. Länge: 162 cm Soll: 159 cm). Gewicht: 77,6 kg (Soll: 40,5 kg). (Kieler Univ.-Kinderklinik.) (K)

wird. Es handelt sich um eine rein cerebral bedingte Fettsucht, aber kombiniert mit Hexadaktylie, Retinitis pigmentosa mit Hemeralopie, gelegentlich Gehörstörungen, mehr oder weniger deutlichen Intelligenzdefekten (siehe multiple Abartungen).

δ) **Die Pseudodystrophia adiposo-genitalis mit Gigantismus.** Die Pseudoform hat im Gegensatz zur echten Dystrophia adiposo-genitalis eine gute Prognose, indem es sich meist nur um vorübergehende Funktionsstörungen der Hypophyse bzw. der dazugehörigen Zwischenhirnzentren handelt. Wir können diese Pseudoform oft schon von Geburt an feststellen. Diese Kinder haben meist Geburtsgewichte von 4000—5000 g und Körperlängen von 52—54 cm. Es handelt sich um Riesenkinder, die ihre überstürzte fetale Entwicklung auch bis in die Pubertätszeit fortsetzen können und ihre Altersgenossen wegen ihrer Adipositas nicht nur an Gewicht, sondern auch infolge stark gesteigerten Längenwachstums an Körperlänge weit überragen. Zur Dystrophia adiposo-genitalis, die den gleichen Charakter hat wie die FRÖHLICHsche Form, gesellt sich also noch ein Gigantismus im Sinne eines eunuchoiden Hochwuchses. Er ist die Folge übermäßiger Wirkung des hypophysären Wachstumshormons bei gleichzeitiger Insuffizienz der gonadotropen Hormone mit Ausfall der Bremsung des Wachstums durch die normalerweise einsetzende Wirkung der Sexualhormone. Die

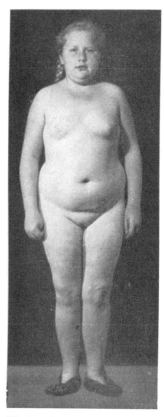

Abb. 20. Dystr. adip. Pseudoform. Gigantismus. Länge: 148,5 cm (Soll: 146cm). Gewicht: 62,6kg(Soll:36,6kg.) (Kieler Univ.-Kinderklinik.) (K)

Sella turcica verhält sich in den einzelnen Fällen verschieden, in den einen Fällen normal, meistens ist sie aber doch verkleinert und zeigt die Gestalt einer flachen Bohne. Die Kinder zeigen eine Neigung zu Hypoglykämie, indem das Fettgewebe den Zucker wegfrißt. Dies bedingt eine abnorme Eßgier, welche ihrerseits die Mastfettsucht begünstigt.

Im Charakter zeigen diese Fälle häufig phlegmatische Temperamentabstumpfung, sie verhalten sich passiv und unterwürfig. Schizoide Züge kommen vor, andere wieder zeigen seltener große Hemmungslosigkeit, Hyperagilität und Instabilität mit hypomanischen Verhaltensweisen.

Im Blutbild ist oft eine Lymphocytose auffällig, welche bis ins Erwachsenenalter bestehen bleiben kann.

Irgendwelche cerebralen Herdsymptome fehlen. Ist einmal nach einer gewissen Verzögerung die Reife eingetreten, so können sich die Erscheinungen der Fettsucht, der Genitalhypoplasie, welche sehr häufig mit Kryptorchismus verbunden ist, nahezu völlig zurückbilden.

Die Behandlung der Dystrophia adiposo-genitalis und ihrer Pseudoform ist zunächst eine vorwiegend diätetische, gegen die Mastfettsucht gerichtete[1]. Sie erfordert eine mehr oder weniger starke Beschränkung der Calorienzufuhr. Sehr günstig wirkt die Rohkostbehandlung, z. B. mit Salaten und Früchten, welche gestattet, in einem großen Volumen wenig Calorien zuzuführen und doch ein Sättigungsgefühl zu erzeugen. Durch vorsichtige Leitung der Ernährung kann man der konstitutionellen Neigung zur Adipositas erfolgreich entgegentreten. Es ist dies um so notwendiger, als die Entwicklung der Adipositas, auch der sog. Mastfettsucht immer mehr oder weniger den Hypogenitalismus fördert, das Wachstum der Genitalorgane hemmt und die Sexualreifung hintanhält. Es ist, als wenn das Fettgewebe die gonadotropen und auch die Sexualhormone in abnormer Weise selber binden würde. Die Diätbehandlung wird unterstützt durch Hypophysenpräparate wie totale Hypophysenextrakte, Präphyson, Preloban und entquellende und stoffwechselsteigernde Schilddrüsenpräparate. Zur Behandlung der Genitalhypoplasie, insbesondere auch des Kryptorchismus bilden Präparate aus Schwangerenharn vom Typus der Prolanide (Prähormon,

---

[1] Siehe auch ROMINGER: Stoffwechselkrankheiten des älteren Kindes, S. 481.

Pregnyl: 2mal wöchentlich eine Ampulle zu 100—500 E intramuskulär) die Methode der Wahl. Sie führen, falls keine Verwachsungen bestehen, zu einem Descensus testiculorum. Ein empfehlenswertes Injektionspräparat ist das Antuitrin S (d. h. sexuell Parke-Davis). Den Prolaniden aus Schwangerenharn ist in neuester Zeit ein ernsthafter Konkurrent in den synthetisch hergestellten, reinen und gewichtsmäßig dosierbaren männlichen Sexualhormonen erstanden. Namentlich bei Jünglingen in der Präpubertät oder Pubertät ist die Behandlung des Hypogenitalismus mit männlichem Sexualhormon, z. B. Testosteronpropionat (Perandren) schon mit Erfolg versucht worden. Perandren in öliger Form zur Injektion, in Salbenform zu Einreibungen (erbsengroßes Stück wird an einem haarlosen Hautbezirk, z. B. auf der Bauchhaut vor dem Schlafengehen jeden Tag kräftig während 20 Min. eingerieben) und in Tablettenform (1—2mal täglich eine Perandren-Linguette unter der Zunge zergehen lassen. Auch bei Mädchen mit Dystrophia adiposogenitalis sollen nach APERT Hodenextrakte wirksam sein.

ε) **Riesenwuchs und Akromegalie.** Auch abgesehen von den Fällen von Pseudodystrophia adiposo-genitalis mit Gigantismus ist in der Pubertät die Funktion der acidophilen Vorderlappenzellen schon unter physiologischen Verhältnissen gesteigert. Nicht so selten können vorübergehende akromegaloide Merkmale, z. B. große plumpe Hände und Füße, starke Entwicklung des Kinns auftreten. Zugleich erfahren häufig auch die Eingeweide und damit der Leib eine mehr oder weniger starke Massenzunahme (Splanchnomegalie). Es finden sich alle Übergänge von einem noch proportionierten Riesenwuchs bei Jugendlichen mit ihren offenen Epiphysenfugen bis zu der Akromegalie der Erwachsenen, wobei infolge des Epiphysenfugenschlusses nur mehr ein Wachstum in die Breite möglich ist, welches vorwiegend die Acren (Hände, Füße, Nase, Unterkiefer, Jochbögen) und die Eingeweide betrifft.

Die eigentliche Akromegalie beruht meist auf einem Adenom der acidophilen Vorderlappenzellen. Es kommt zu Verbreiterung der Sella turcica, zu erhöhtem Hirndruck, Kopfschmerzen, Sehstörungen, Apathie, Rückgang der geistigen Konzentrationsfähigkeit usw. Akromegalie bei Kindern und Jugendlichen ist außerordentlich selten. Therapeutisch kommt nur Röntgentherapie in Betracht.

b) Erkrankungen des Hypophysenhinterlappens.

α) **Diabetes insipidus.** Im Hinterlappen oder im Hypophysenstiel oder in den dazu gehörigen vegetativen Zentren lokalisierte Läsionen ähnlicher Art wie bei der Dystrophia adiposo-genitalis, z. B. Encephalitis, Trauma, Tumor, Lues, Hydrocephalus u. dgl. vermögen das charakteristische Syndrom des Diabetes insipidus auszulösen. Die drei wesentlichen Anteile dieses Syndroms sind: 1. Die enthemmte Diurese. Es kommt zu einer primären Vermehrung der Harnmenge und zu einer sekundären Polydipsie. Die Kinder leiden an einem quälenden Durst, verlangen immer zu trinken, sogar den eigenen Urin, wenn sie sich nicht Wasser verschaffen können. Der Urin ist wasserhell. Es werden je Tag mehrere Liter entleert. Das spezifische Gewicht ist sehr niedrig: 1005—1002. Der Urin enthält kein Eiweiß und in der Regel keinen Zucker, kein Aceton. Die Polyurie ist eine zwangsmäßige, auch bei Einschränkung der Flüssigkeitszufuhr bleibt sie weiter bestehen. 2. Mangelnde Konzentrationsfähigkeit für Chloride im Urin. Zulagen von 3—5 g Natriumchlorid erhöhen die Natriumchloridkonzentration nicht über diejenige des Blutes (540 mg-%). 3. Der Organismus hat die Fähigkeit verloren, den Chloridspiegel im Blute scharf auf einen Wert von 540 bis 580 mg-% einzustellen, bzw. 360 mg-% im Serum. Der Chloridspiegel ist auffallend labil, es kann Minusschwankungen geben, Hypochlorämie, häufiger aber Plusschwankungen im Sinne der Hyperchlorämie. Gelegentlich kommt es auch zu Hyperglykämie, welche ähnlich wie die Hyperchlorämie auf Störungen im Bereich der Hypophyse bzw. der diencephalen Zentren zurückzuführen ist. Es kommt dann auch zu vorübergehenden Glykosurien oder zu Kombination des Diabetes insipidus mit echter Zuckerkrankheit.

Es gibt einen Diabetes insipidus occultus, bei dem wohl die Hyperchlorämie besteht, aber keine vollständig enthemmte Diurese nachzuweisen ist. Der Organismus vermag auch hier die Chloridkonzentration im Urin nicht über diejenige des Blutes zu erhöhen, aber bei einer Urinmenge von bloß 1500 vermag er immerhin je Tag 8—9 g Kochsalz auszuscheiden.

Kinder sowohl mit manifestem als mit okkultem Diabetes insipidus sind sehr kochsalzempfindlich. Kochsalz kann hier direkt als Gift wirken, es kann Erbrechen, ja gelegentlich sogar Koma auslösen (FANCONI).

Differentialdiagnostisch kommen in Betracht hauptsächlich Neuropathie mit nervöser Polydipsie, z. B. auch bei Adenoiden, Schrumpfniere, Diabetes mellitus usw.

Behandlung. Die Flüssigkeitszufuhr darf nur vorsichtig eingeschränkt werden. Brüske Flüssigkeitsbeschränkung kann zu schweren Allgemeinstörungen und selbst zu Kollaps führen. Die Diät muß kochsalzarm sein aus zwei Gründen, 1. wegen der Hyperchlorämie und 2., weil Kochsalz einen starken Reiz auf die Diurese bei gesunden Nieren ausübt. Die enthemmte Diurese wird durch Kochsalz noch verschlimmert. Man bevorzuge wasserreiche Nahrungsmittel, Gemüse, Obst usw.

Der Diabetes insipidus ist auf einen Ausfall des Hypophysenhinterlappenhormons zurückzuführen, die Behandlung besteht deshalb in subcutanen Injektionen von Pituitrin, oder Hypophysin 1—2mal 0,5—1 cm³. Eine Ampulle Hypophysin enthält 3 VÖGTLIN-Einheiten im Kubikzentimeter. Man gibt im Säuglingsalter eine VÖGTLIN-Einheit oder 2—3 Teilstriche, bei Kleinkindern etwa 2 VÖGTLIN-Einheiten, 5—6 Teilstriche, bei älteren Kindern etwa 3 VÖGTLIN-Einheiten, 7—10 Teilstriche. Die Methode der Wahl, weil weit einfacher, ist die permuköse Behandlung in Form von Schnupfpulver, z. B. Tonephin (BAYER), welches prisenweise in die Nase aufgenommen wird (0,05—0,1 = 10 Einheiten pro die in Verreibung mit Sacch. lactis. 1:5 in die Nase, auf 3—4mal eine Prise verteilt).

5. Krankheiten der Nebennieren.

Physiologisches. Man unterscheidet im wesentlichen zwei Nebennierenhormone, das Rindenhormon oder Corticosteron, das sich vom Cholesterol ableitet und mit den Sexualhormonen nahe verwandt ist und das Hormon des Nebennierenmarkes, das Adrenalin. Die Nebennierenrinde ist ein lebenswichtiges Organ. Das Kardinalsymptom der Nebenniereninsuffizienz ist die allgemeine Hinfälligkeit und Muskelschwäche. Nach VERZAR kommt es beim Ausfall des Rindenhormons zu einer Unterbrechung der Phosphorylierungsprozesse in erster Linie bei der Flavinphosphorsäure (Vitamin B₂). Das gelbe Atmungsferment leidet und damit auch die so wichtigen Phosphorylierungen im arbeitenden Muskel. Glucose und Fette werden nur als Phosphorsäureester, wie übrigens auch das Vitamin B₂ resorbiert. Beim Ausfall des Rindenhormons kommt es deshalb auch zu schwersten Resorptionsstörungen von Traubenzucker und Fett im Darm. Weniger verständlich durch diese Theorie sind die Veränderungen im Mineralstoffwechsel. Der Gehalt des Blutes an Chloriden, an Natrium, an Glucose sinkt bei der Nebenniereninsuffizienz stark ab (Hypochlorämie und Hypoglykämie). Die Abgabe des Nebennierenrindenhormons wird gesteuert durch das corticotrope Hormon der Hypophyse. Das Nebennierenmark produziert das Adrenalin. Die Adrenalinausschüttung steht vor allem unter dem Einfluß der Nervi splanchnici bzw. der Reizung der entsprechenden vegetativen Zentren im Zwischenhirn und im Hirnstamm. Das Adrenalin tonisiert das sympathische Nervensystem und die von diesem innervierten Organe und reguliert nach REIN den Blutzufluß der arbeitenden Organe. Es hat daher einen großen Einfluß auf die Sicherungs- oder Notfallsreaktion, wenn in gefährlichen Situationen ganz besondere Anforderungen an die tätigen Organe gestellt werden müssen. Wahrscheinlich wirken Rindenhormon und Adrenalin mehr oder weniger synergistisch. Doch ist der nähere Mechanismus noch nicht aufgeklärt. Interessant ist der Reichtum der Nebennierenrinde an Ascorbinsäure, Vitamin C und anderen reduzierenden Substanzen, wie z. B. Glutathion. Diese haben die Aufgabe, das Adrenalin gegen Oxydation zu schützen.

a) Akute Nebenniereninsuffizienz.

Schon beim Neugeborenen kommen in Gemeinschaft mit anderweitigen Geburtsblutungen Hämorrhagien in die Nebennieren vor. Diese Blutergüsse können so starke Grade annehmen, daß die vergrößerten Nebennieren mit den gespannten Kapseln als Tumoren gleichsam als Blutcysten zu palpieren sind. Selbst Perforationen in die Bauchhöhle und Verblutung in dieselbe können zur Beobachtung kommen. Fortschreitende Anämie, fäkulentes Erbrechen, Durchfälle ergänzen das klinische Bild. Es kann auch ein pneumonieähnliches Bild, sog. Pseudopneumonia infantum vorherrschen. Führt die Nebennierenblutung bei Neugeborenen nicht zum Tode, so können die Hämatome mit Verkalkung ausheilen und eventuell noch später im Röntgenbild nachweisbar sein und auch den Grund für spätere Nebenniereninsuffizienzen abgeben.

b) Das Syndrom von WATERHOUSE-FRIDERICHSEN.

Meist Säuglinge und Kleinkinder, seltener Erwachsene, erkranken plötzlich mit einem Schrei, Erbrechen, gelegentlich Krämpfen, Durchfällen, Blässe abwechselnd mit Cyanose, ängstlichem Gesichtsausdruck, Purpuraeruptionen, Petechien und ausgedehnten Suffusionen (intravitalen „Totenflecken"). Das Blutbild zeigt mehr oder weniger ausgesprochene Neigung zu Thrombopenie, sehr starke Alteration des weißen Blutbildes mit schweren degenerativen Veränderungen an Protoplasma und Kern der Polynucleären und der rundkernigen Zellen mit reichlicher Vacuolisierung; zahlreiche Reizformen. Die Eosinophilen sind trotz des schweren Krankheitsbildes in fast normaler Zahl in der Blutbahn enthalten (GLANZMANN und BAMATTER). Hypoglykämie wurde von MAGNUSSEN, BAUMANN, BAMATTER u. a. festgestellt. Der Reststickstoffgehalt wurde teils erhöht (BAUMANN), teils normal befunden. Ätiologisch handelt es sich um eine Sepsis. Meningokokken konnten wiederholt, sogar in Blutausstrichen, nachgewiesen werden (BAMATTER, KAMBER). Charakteristisch ist der autoptische Befund einer doppelseitigen Apoplexie in beide Nebennieren. Der Verlauf ist in 2—24 Stunden letal, ausnahmsweise erst nach 36—48 Stunden.

Außer bei Sepsis findet sich auch bei verschiedenen Infektionskrankheiten akute Nebenniereninsuffizienz, z. B. nach Diphtherie, Scharlach usw. Klinisch zeigen sich schwerste Kreislaufinsuffizienz, Absinken des Blutdruckes, kleiner fliegender Puls, Cyanose, kühle Extremitäten, bei Säuglingen oft epileptiforme Krämpfe. Auch nach Operationen und Verbrennungen können sich klinisch ähnliche Zeichen der Nebenniereninsuffizienz einstellen.

Für die Behandlung kommt die Injektion von Nebennierenrindenpräparaten, Corticosteron, am besten mit Kombination von Ascorbinsäure in Frage, ferner bei Meningokokkensepsis Cibazol (Sulfathiazol s. S. 913) eventuell in Kombination mit Meningokokkenserum nur intramuskulär, intramuskulären hohen Penicillindosen 8×20—50000 und mehr OE.

c) ADDISONsche Krankheit.

Die chronische Insuffizienz der Nebennierenrinde und das entsprechende klinische Bild, die ADDISONsche Krankheit, wird im Kindesalter nur ganz ausnahmsweise beobachtet. Ihr liegt fast durchweg die Tuberkulose der Nebennieren mit Zerstörung der Rindensubstanz zugrunde. Aber auch Sklerose und Verkalkungen im Anschluß an frühere Blutungen können vorliegen. Die klinischen Symptome sind: Allgemeine übermäßige Pigmentierung von bräunlicher Farbe besonders im Gesicht, am Hals, an den Händen, an den Schleimhäuten der Lippen und des Mundes, Blässe, Anämie, Mattigkeit und Adynamie der Muskulatur, Magendarmstörungen und Abmagerung, Blutdrucksenkung, Senkung des Grundumsatzes und schließlich tödliche Kachexie. Das Blut zeigt eine Senkung der Chloride, insbesondere auch des Natriums, und eine Hypoglykämie; dagegen einen Anstieg des Cholesterins, des Kaliums und besonders des Reststickstoffs. Der Exitus erfolgt unter den Erscheinungen eines Komas.

Häufiger als ausgesprochene Fälle von Morbus Addison trifft man im Kindesalter solche formes frustes von sog. Addisonismus als primäre, nicht selten familiäre Konstitutionsanomalie. Es handelt sich um auffallend magere, stark bräunlich pigmentierte, im Wachstum zurückbleibende Kinder mit verzögerter Pubertätsentwicklung (Infantilismus). Charakteristisch sind rasche Erschöpfbarkeit, Muskelschwäche, Tachykardie, niedriger Blutdruck.

Behandlung. In neuester Zeit gelang es mit synthetischen Nebennierenhormonpräparaten, dem Desoxycorticosteronacetat, Percorten (Ciba), besonders auch akute Krisen günstig zu beeinflussen und auf diese Weise die früher

infauste Prognose des Morbus Addison erheblich zu bessern. Bei akuter Nebenniereninsuffizienz kommt in erster Linie die Anwendung von Percorten ,,wasser-
löslich'' in Frage (5—50 mg pro dosi nötigenfalls 2—3mal täglich) oder 2- bis
3stündlich 5 mg intramuskulär in öliger Lösung. Erst wenn ein Zustand der
Kompensation erreicht ist, kann man dazu übergehen eine Depotbehandlung
einzuleiten, z. B. durch Percorten-Krystallampullen entsprechend dem früher
ermittelten Tagesbedarf von Percorten in öliger Lösung. Wir haben auch schon
bei einem Addisonkranken
Knaben eine Tablette Per-
corten unter die Haut im-
plantiert (100 mg). Interessant ist, daß reichliche Zufuhr von Kochsalz, z. B. Zulage von 5—10 g und 5 g
Natrium citricum bei kalium-
armer Kost, die Hormon-
behandlung unterstützt und
sogar zeitweise ohne Hor-
monbehandlung imstande ist,
die Erscheinungen des Addison und auch des Addisonismus durch die Änderung des
Blutchemismus weitgehend
zu bessern. Die Frage der
Dosierung des Percortens ist
im übrigen noch im Fluß
und muß für das Kindes-
alter noch weiter abgeklärt
werden.

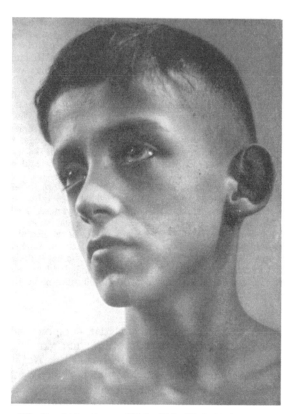

Abb. 21. Addisonismus. (Kieler Univ.-Kinderklinik.) (P)

d) Nebennieren-
geschwülste.

Wir können zwei Haupt-
gruppen unterscheiden:
1. Geschwülste, die vom
Nebennierenmark ausgehen:
mehr oder weniger maligne
Neuroblastome des Sympathicus (embryonale Sympathome, Sympathogoniome
oder Sympathoblastome). Diese Geschwülste können von den Nebennieren
selber ausgehen, die Nieren herunterdrängen, was bei der Pyelographie erkannt werden kann, oder sie entwickeln sich aus sympathischen Ganglien des
Grenzstranges, können als auffallend kugelige Tumoren im Thoraxraum oder
in der Abdominalhöhle neben der Wirbelsäule primär auftreten, unter Umständen in den Wirbelknochen metastasieren, in den Lumbalkanal einwuchern
und Paraplegien erzeugen.
    Das histologische Bild dieser Geschwülste zeigt einen alveolenähnlichen
Bau, mit kleinen, kernreichen Sympathogonien, die charakteristischerweise
zu Rosetten angeordnet sind, in deren Zentren sich Nervenfibrillen vorfinden. Die Diagnose kann gelegentlich durch Knochenmarkspunktion gestellt
werden.
    Die Metastasen dieser malignen Sympathome erfolgen teils auf dem Lymph-,
teils auf dem Blutwege. Man unterscheidet zwei verschiedene Typen:

a) *Typus Pepper*, mit vorwiegend lymphogener Metastasierung in die paraportalen Lymphknoten und in die Leber, welche sich enorm vergrößert. Die Metastasen beschränken sich auf die Bauchhöhle.

b) *Typus Hutchinson*, mit mehr hämatogener Metastasierung vor allem im Skelet, insbesondere am Schädel, in der Gegend der Orbita mit beidseitigem Exophthalmus und deutlicher Vorwölbung der Temporalregion, Ekchymosen an den Augenlidern, in der Wirbelsäule oder auch den Extremitätenknochen.

c) *Typus Smith-Glanzmann* mit zahlreichen Hautmetastasen.

Weniger bösartig sind die reiferen Ganglioneurome. Die chromaffinen Tumoren des sympathischen Gewebes oder Phaeochromocytome führen zu Hypertensionsattacken.

2. Geschwülste der *Nebennierenrinde* sind im Kindesalter außerordentlich selten und führen zum sog. Interrenalismus oder der interrenalen Frühreife (s. S. 572, 573).

e) Beteiligung der Nebennieren an anderen Krankheitszuständen.

In der Kinderheilkunde spielt eine gewisse Nebennierenrindeninsuffizienz besonders bei der Coeliakie mit und verschuldet dort die schwere Resorptionsstörung der Kohlenhydrate und Fette. Interessant ist, daß man in der Tat bei Coeliakie nicht selten bräunliche Pigmentierungen findet, die an Addison erinnern. (Siehe Kap. GOEBEL, Verdauungskrankheiten.)

Nach RIETSCHEL und KÜHL und GLANZMANN spielen die Nebennieren auch eine wichtige Rolle bei der FEERschen vegetativen Neurose oder Akrodynie. Es kommt einerseits zu Insuffizienzerscheinungen der Rinde (Adynamie usw.), andererseits zu übermäßiger Adrenalinausschüttung mit dem Kernsyndrom der Akrodynie, der Blutdrucksteigerung, Tachykardie und Hyperglykämie.

Behandlung. Bei Coeliakie wurden für 2—4jährige Kinder Tagesdosen von 5 mg etwa 10 Tage lang und dann jeden zweiten Tag 5 mg für 10—20 Tage Percorten in öliger Lösung empfohlen (KRAFT). Die Behandlung kann zu Ödembildung führen. Wegen der Möglichkeit eines akuten Lungenödems ist Vorsicht geboten.

II. Die Beziehungen der endokrinen Drüsen zur Physiologie und Pathologie der Pubertät.

Der Mechanismus der Auslösung der Pubertät ist immer noch rätselhaft. Die gonadotropen Hormone der Hypophyse werden schon im Kindesalter produziert und selbst mit dem Urin ausgeschieden. Aber erst zur Pubertätszeit beginnen die Keimdrüsen auf die gonadotropen Hormone zu reagieren und unter ihrem Einfluß selber Sexualhormone zu bilden. Es scheint, daß während der Kindheit die Zirbeldrüse oder Epiphyse die Wirksamkeit der gonadotropen Hormone hemmt. Die Pubertätsentwicklung setzt ein, wenn diese Hemmung wegfällt. Die gonadotropen Hormone können nur wirken, wenn die Keimdrüsen da sind, im Gegensatz zu den eigentlichen Sexualhormonen, welche gerade beim kastrierten Organismus die Ausfallserscheinungen aufheben. Man unterscheidet zwei verschiedene gonadotrope Hormone: 1. Prolan A wirkt auf die Reifung der Follikel und die Abgabe von Follikelhormon, 2. Prolan B löst die Corpus-luteumbildung und Abgabe von Corpus-luteum-Hormon oder Progesteron aus. Die Ovarien ihrerseits beinflussen auf das stärkste die Produktion der gonadotropen Hormone. Je höher der Spiegel des Follikelhormons im Blute steigt, um so mehr wird die Abgabe von Prolan A gebremst und dabei die Ausschüttung von Prolan B ausgelöst, welches zur Progesteronabgabe aus dem Corpus luteum führt. Steigt der Progesteronspiegel genügend an, so wird umgekehrt die Prolan-B-Produktion vermindert und die Hypophyse zur Ausscheidung von Prolan A gereizt. Diese Reize werden durch das Nervensystem vermittelt. Das Follikelhormon bewirkt beim Mädchen progressives Wachstum des Uterus, Umwandlung der äußeren Genitalien, Wachstum und Schwellung der Brüste, Erscheinen der sekundären Geschlechtsmerkmale, Pubes usw. Unter dem Einfluß des Follikulins kommt es zur Eireifung. Das Platzen des GRAAFschen Follikels wird wahrscheinlich durch nervöse Regulation ausgelöst. Die Umwandlung desselben in eine temporäre endokrine Drüse, das Corpus luteum, bewirkt den Übergang der Uterusschleimhaut unter dem Einfluß des Progesterons in die sog. Sekretionsphase, welche für die Eieinbettung einen günstigen Boden schafft. Nach 14 Tagen erfolgt der Follikelsprung.

Gegen den 26. Tag des Zyklus findet sich im Blut des reifenden Mädchens ein Maximum von Ovarialhormonen, Follikulin und Progesteron. Dadurch wird die Sekretion der gonadotropen Hormone der Hypophyse ganz zurückgedrängt. Infolgedessen degeneriert das Corpus luteum. Die neu gebildeten Schichten der prägraviden Phase der Uterusschleimhaut stoßen sich ab, es kommt zur menstruellen Blutung. Der menstruelle Zyklus ist beendet, aber sogleich setzt ein neuer ein, weil mit dem Absinken der weiblichen Sexualhormone eine erneute Sekretion zunächst von Prolan A mit Förderung des Follikelwachstum eingeleitet wird.

In ähnlicher Weise lösen gonadotrope Hormone der Hypophyse vom Typus der Prolane Wucherungen des Keimepithels, Spermienbildung und Abgabe von männlichen Sexualhormonen aus, welche das Wachstum der äußeren Genitalien vermehren und die Zeichen der Reife, die sekundären Geschlechtsmerkmale Pubes, Achselhaare, Bart zum Vorschein bringen.

Interessant ist, daß männliche und weibliche Sexualhormone chemisch sehr ähnlich gebaut sind. Sie leiten sich wie die Nebennierenrindenhormone von Sterinskeleten ab. Die männlichen Sexualhormone sind im wesentlichen gesättigte Verbindungen (Androsteron oder Testosteron), die weiblichen Sexualhormone sind ungesättigt (Östron, Progesteron usw.).

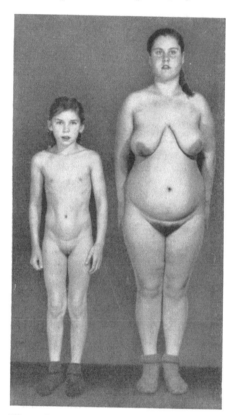

Abb. 22. Pubertas praecox (hypergenitale Frühreife) mit gleichaltrigem Vergleichskind. (Kieler Univ.-Kinderklinik.) (K)

Pubertas praecox.

Man kann im wesentlichen vier verschiedene Formen der Frühreife unterscheiden:

a) Die **primär konstitutionelle Frühreife.** Es handelt sich im wesentlichen um eine beschleunigte Entwicklung einer im übrigen normalen Pubertät. ,,Die innere Uhr geht erheblich vor'' (JORES). Derartige Fälle sind ausgesprochen familiär im Unterschied zu den eigentlich pathologischen Fällen, mit besonderer Ätiologie.

β) **Die pineale Frühreife.** Sie ist meist auf Zirbeldrüsentumorer zurückzuführen, bei denen außer den allgemeinen Symptomen auch lokale Kompressionserscheinungen zu bestehen pflegen, die sich namentlich in der Vierhügelgegend auswirken. Die Genese dieser pineal bedingten Pubertas praecox ist noch unklar. Man könnte annehmen, daß normalerweise die Zirbeldrüse im Kindesalter eine hemmende Wirkung hat auf die Pubertätsentwicklung. Fällt diese Hemmung weg, so kommt es zu frühzeitiger Pubertätsentwicklung mit fast voller Reife nur bei Knaben. Die Kinder werden dabei altklug, die Prognose ist schlecht.

γ) **Hypergenitale Frühreife** im Gefolge von Geschwülsten meist maligner Art, z. B. Sarkome bzw. Teratome der Hoden oder sog. Granulosazelltumoren der Ovarien, welche große Mengen Follikulin produzieren. Die Pubertas praecox kann sehr frühzeitig, gelegentlich sogar vor der Geburt oder in den ersten Lebensjahren in Abhängigkeit von solchen Geschwülsten auftreten. Auch hier kommt es zu einer rapiden Körperentwicklung ohne entsprechende psychische Reife, zum Auftreten der sekundären Geschlechtsmerkmale und zu Menstruation bei Mädchen. Ovarialtumoren können mit Ascites einhergehen. Die Probepunktion fördert eine blutig tingierte Flüssigkeit zutage. Tuberkulinreaktion negativ. Operativer Eingriff kann raschen Rückgang der Symptome und wenigstens vorübergehende Heilung bewirken.

δ) **Interrenale Frühreife.** Es handelt sich meistens um mehr oder weniger maligne Hypernephrome des Rindengewebes. Dieses Rindengewebe produziert bei beiden Geschlechtern wahrscheinlich in den sog. Fuchsinophilen Zellen männliches Geschlechtshormon (Androsteron bzw. 17 Ketosteroid).

Dieses männliche Hormon erzeugt das *adrenogenitale Syndrom* bei beiden Geschlechtern. Bei Knaben äußert es sich in der sog. *Makrogenitosomia praecox* mit gesteigertem Wachstum, besonders kräftiger Ausbildung der Muskulatur (kindlicher Herkules), allgemeiner Hypertrichose (Hirsutismus), kräftige Entwicklung der Pubes und der Barthaare, starke Entwicklung des Penis bei nur mäßiger Vergrößerung der Hoden ohne eigentliche Genitalfunktion. Die Psyche bleibt mehr oder weniger infantil.

Beim weiblichen Geschlecht ist das Adrenogenitalsyndrom mit der Überproduktion von männlichem Genitalhormon ebenfalls charakterisiert durch eine Makrogenitosomia praecox, meist mit Maskulinisierungstendenz, die sich durch das Fehlen der Mammae, durch tiefe Stimme, Hypertrichose, männliche Begrenzung der Pubes sowie durch einen Pseudohermaphroditismus (penisartig verlängerte Klitoris) offenbart.

Das *adrenocorticale* CUSHING-*Syndrom* führt zu einer ausgesprochenen Fettsucht, die mit starker Blutdrucksteigerung (rotem Hochdruck) einhergeht. Das adrenocorticale CUSHING-Syndrom ist zu unterscheiden von demjenigen, welches primär durch ein basophiles Adenom der Hypophyse (corticotropes Hormon) hervorgerufen wird.

Adrenogenitales und adrenocorticales CUSHING-Syndrom werden unter dem Namen eines *interrenalen Syndroms* oder der *interrenalen Frühreife* zusammengefaßt. Die Behandlung besteht in der operativen Entfernung der Nebennierenrindentumoren. Röntgenbestrahlung ist weniger zu empfehlen. Nach erfolgreicher Operation können sich alle Erscheinungen des Interrenalismus wieder zurückbilden. Die Fettsucht ist auch hier einer diätetischen Behandlung zugänglich. Die Blutdrucksteigerung sinkt auf die Verabreichung von Dihydroergotamin (3—4mal 15 Tropfen). Weibliches Sexualhormon, Fenocyclin 2mal 1 Tablette à 1 mg ist bei beiden Geschlechtern zu versuchen. Noch besser schon in Gammadosen wirkt eine halbe bis eine Tablette Eticyclin (50 γ).

Das Cushingsyndrom.

Es ist charakterisiert durch 1. Obesitas mit Vollmondgesicht. Die Fettsucht lokalisiert sich am Hals, im Bereich des Schultergürtels, in der Mammagegend und am oberen Rücken. Dicker vorgewölbter Bauch, in der seitlichen Beckengegend oft purpurrote Striae distensae. 2. Kongestioniertes Gesicht. Hautröte mit einem ganz leichten violetten Einschlag, entsprechend einem roten Hochdruck. Wirklich besteht eine Hypertension und eine Polyglobulie mit hohem Hämoglobingehalt und Erythrocytenzahlen von über 6 000 000. 3. Osteoporose mit cervico-dorsaler Kyphose. 4. Mehr oder weniger ausgebildete Hypertrichose (Hirsutismus).

Ätiologisch kommt immer eine übermäßige Nebennierenrindentätigkeit in Frage. Diese kann meist im frühen Kindesalter bedingt sein durch eine Hyperplasie, durch ein Adenom oder ein Epitheliom der Nebennierenrinde. Beim älteren Kind und beim Erwachsenen wird das CUSHING-Syndrom, d. h. die vermehrte Nebennierenrindentätigkeit ausgelöst und unterhalten durch corticotropes Hormon, welches aus basophilen Zellen der Hypophyse stammt. Es liegt meist ein basophiles Adenom der Hypophyse vor. Röntgenbestrahlung dieses Adenoms kann das CUSHING-Syndrom zum Verschwinden bringen (JAMIN).

Selten sind Kombinationsfälle von Nebennierenrindenadenom und Basophilie des Hypophysenvorderlappens.

III. Einwirkung mütterlicher Sexualhormone auf den Neugeborenen.

Die Belieferung mit mütterlichem Hormon ist für den Fetus bis kurz vor der Geburt offenbar eine Lebensnotwendigkeit. Je unreifer die Frucht zur Welt kommt, desto stärker macht sich die vorzeitige Entziehung des mütterlichen Hormons bemerkbar. Bei den schwächlichen Frühgeburten unter 2000 g Geburtsgewicht läßt sich der therapeutische Effekt im Sinne einer Substitutionstherapie mit Follikelhormon klinisch einwandfrei beobachten. H. BISCHOFF gibt vom 2. Lebenstag an an jedem 2. Tag 2000 Einheiten Progynon intramuskulär. Auch bei untergewichtigen Säuglingen der ersten Lebenswochen empfiehlt er Progynon, wenn sie von der 3. Lebenswoche an nach dem Aufbrauch der mütterlichen oder placentaren Hormone nicht mehr recht gedeihen wollen.

Der Ausfall des mütterlichen Vorderlappenhormons nach der Geburt führt zu einer uneingeschränkten Wirkung des Follikelhormons. Dieses bewirkt Brustdrüsenschwellung der Neugeborenen beiderlei Geschlechts, Schwellung der äußeren Genitalien bei Mädchen, ja sogar gelegentlich Blutungen aus der Vagina (Cervix uteri). Nach PHILIPP können auch der Uterus, vor allem die Cervix mit ihrer Schleimhaut an diesem hormonalen Geschehen nach der Geburt bedeutenden Anteil nehmen. Solange noch Prolan im kindlichen Organismus wirksam und nachweisbar ist, kommt es nicht zu Brustdrüsenschwellung, erst wenn dieses

574   E. GLANZMANN: Krankheiten der Drüsen mit innerer Sekretion.

Prolan aufgebraucht ist, kommt die Wirkung des Follikelhormons, welche länger andauert, zum Vorschein. Das Follikelhormon hat auch die Milchdrüse des Neugeborenen aufgebaut und wenn nun das Follikulin nach der Geburt schwindet, so kommt das Prolaktin auch bei der Milchdrüse des Neugeborenen ungehemmt zur Wirkung. Die Mammae der Neonaten sezernieren die sog. Hexenmilch.

Schrifttum.

ALBERTINI, H. V. et A. WILLI: Neuroblastoma sympathicum. Ann. Paed. **152**, 129 (1938/39). — ALLIBONE, E. C., H. S. BAAR and W. H. CANT: The interrenal Syndrome in Childhood. Arch. Dis. Childh. **22**, 210 (1947).

GYÖRGY, P.: Dieses Lehrbuch, 1. Aufl.

JORES, A.: Klinische Endokrinologie. Berlin-Göttingen-Heidelberg: Springer 1949.

LIPSET, A. H. u. E. GLANZMANN: Kinderärztl. Prax. **6**, 417 (1935).

NOBEL, KORNFELD u. WAGNER: Innere Sekretion und Konstitution im Kindesalter. Wien: Wilhelm Maudrich 1937.

QUERVAIN, F. DE u. C. WEGELIN: Der endemische Kretinismus. Berlin u. Wien: Julius Springer 1936.

VERZAR, F.: Lehrbuch der inneren Sekretion. Luzern: Ars Medici 1949.

WIELAND, E.: Die Athyreose und Hypothyreose im Kindesalter. Leipzig: Johann Ambrosius Barth 1940. — WIELAND, THOMAS, BEUMER: Handbuch der Kinderheilkunde, 4. Aufl., Bd. 1, herausgegeben von M. V. PFAUNDLER und A. SCHLOSSMANN. Berlin: F. C. W. Vogel 1931.

Die Krankheiten des Blutes.

Von

E. Glanzmann.

Mit 21 Abbildungen.

I. Die embryonale Blutbildung.

Die ersten roten Blutkörperchen entstehen aus undifferenzierten Bindegewebszellen in der Umgebung von Gefäßen im Dottersack. Diese frühembryonalen roten Blutkörperchen sind charakterisiert durch die kernhaltigen Megaloblasten und kernlosen Megalocyten, die durch eine mehr ovale oder elliptische Form ausgezeichnet sind. Die Blutbildung erfolgt dann überall im Mesenchym, sie ist somit im Körper des Embryo weit verbreitet. In der 6. Woche der Entwicklung wird die Leber zu einem Zentrum der Blutbildung. Der Einfluß der Leber führt nun zu einer zweiten Generation von roten Blutkörperchen, welche durch rundliche Formen charakterisiert sind (Normoblasten und Normocyten). Gegen Ende des zweiten Monats nimmt die Milz ihre hämatopoetische Tätigkeit auf. Erst im dritten Monat wird auch das Knochenmark zu einem wichtigen Sitz lebhafter Blutbildung. Zu Beginn des vierten Monats erscheinen dann auch Granulocyten und Lymphocyten. Am Ende der Fetalzeit übernimmt das Knochenmark bereits fast die gesamte Blutbildung an Stelle von Leber und Milz. Im Säuglings- und frühen Kindesalter bis etwa zum 7. Lebensjahr finden wir in den Knochen überall physiologischerweise rotes Mark, weil das Wachstum große Ansprüche stellt. Werden unter krankhaften Bedingungen diese Anforderungen noch mehr gesteigert, so kommt es zu Erweiterung der Markräume mit sekundären Veränderungen am Skelet (z. B. an den Röhrenknochen. Osteophyten am Schädel usw.). Ein anderer Ausweg ist der Rückschlag in die embryonale Blutbildung mit dem Auftreten von Blutbildungsherden in der Leber, in der Milz usw.

II. Das Blut beim Neugeborenen.

Der Hämoglobingehalt des Blutes beim Neugeborenen ist sehr hoch, 100—140% Hämoglobin. Dieses noch fetale Hämoglobin zeichnet sich durch größere Resistenz und stärkeres Sauerstoffbindungsvermögen aus. Die Zahl der roten Blutkörperchen beträgt meist $5^1/_2$ bis 8 Millionen, dementsprechend erinnert die krebsrote Hautfarbe des Neugeborenen an den Teint einer echten Polycythämie. Es besteht ferner eine Leukocytose von 20000—30000. Die Blutplättchen schwanken zwischen 100000—400000. Vereinzelte kernhaltige rote Blutkörperchen (Normoblasten) sind beim Neugeborenen keine pathologische Erscheinung. Auch die Jugendformen der roten Blutkörperchen, die sog. Retikulocyten sind bis auf 35 bis 70% erhöht. Sie enthalten die durch Vitalfärbung (Brillantkresylblau) darstellbare sog. Substantia reticulo-filamentosa (Netzwerk blaugefärbter Körnchen und Fäden). Auch unter den Weißen finden sich vereinzelt Myelocyten und Jugendformen.

Verfolgen wir das Blut von Neugeborenen von Tag zu Tag, so sehen wir, daß sowohl Hämoglobin als rote Blutkörperchen in den ersten Tagen abnehmen, z. B. sinkt das Hämoglobin in 2 Wochen von 105 auf 90%, die Zahl der Roten von 6 Millionen auf etwa 5 Millionen. Die Normoblasten verschwinden etwa mit dem 5. Tag aus dem Blut, die Retikulocyten erreichen um den 11. Tag ihr Minimum.

Der hohe Hämoglobingehalt und die Polyglobulie des Neugeborenen weisen darauf hin, daß der Fetus in bezug auf die Sauerstoffversorgung ungünstiger gestellt ist, da er in seinen Arterien nirgends rein arterielles Blut besitzt. Dieser chronische Sauerstoffmangel im fetalen Leben hat die gleiche Wirkung wie ein solcher unter anderen Umständen, z. B. beim Leben in großen Höhen, wo ebenfalls als Anpassungserscheinung eine Polyglobulie auftritt. Mit der Geburt tritt nun die weit günstigere Sauerstoffversorgung durch die Lungen ein. Die Polyglobulie wird überflüssig. Der Überschuß der roten Zellen wird zerstört durch Phagocytose in Zellen des sog. retikuloendothelialen Systems, in der Milz, in den KUPFFERschen Sternzellen der Leber und auch im Knochenmark. Aus dem Hämoglobin entsteht anhepatisches Bilirubin. Der Bilirubinspiegel, der schon vor der Geburt hoch ist, steigt noch mehr, so daß in sehr vielen Fällen die Ikterusgrenze überschritten wird (Physiologischer Icterus neonatorum). Beim Blutzerfall wird ferner Hämosiderin im retikuloendothelialen System abgelagert und vermehrt das Eisendepot. Ändern sich die fetalen Zirkulationsverhältnisse z. B. bei Kindern mit kongenitalen Herzfehlern und Mischungscyanose nicht wesentlich, so bleibt die fetale Polyglobulie unverändert weiter bestehen (s. Goebel, Krankheiten des Neugeborenen).

III. Physiologische Eigentümlichkeiten im Säuglingsalter.

Von großem Einfluß auf die besondere Labilität des blutbildenden Apparates beim Säugling ist das rasche Wachstum. Das wachsende Kind muß nicht nur wie der Erwachsene seinen normalen Blutgehalt durch dauernden Ersatz physiologischer Verluste wieder ausgleichen, sondern darüber hinaus noch neues Blut bilden. Die roten Blutkörperchen haben eine beschränkte Lebensdauer von ungefähr 30 Tagen und müssen immer wieder ersetzt werden. Es muß also das Gleichgewicht zwischen Blutzellbildung und Zerstörung aufrechterhalten werden. Beim rasch wachsenden Kind muß darüber hinaus noch die Blutmenge vermehrt werden. Der Säugling muß z. B. entsprechend der Zunahme des Körpergewichts im ersten Halbjahr seine Blutmenge verdoppeln, bis zum Ende des ersten Lebensjahres sie verdreifachen. Diese erhöhte Leistung kommt auch in der physiologisch vermehrten Zahl von Retikulocyten beim Säugling ($5—15^0/_{00}$ gegen $2—5^0/_{00}$ beim Erwachsenen) zum Ausdruck. Durch diese Wachstumsleistung ist der blutbildende Apparat einmal Schädigungen leichter ausgesetzt, andererseits kann er weitergehenden Anforderungen gegenüber rascher versagen, weil er schon normalerweise maximal beansprucht ist. Es besteht deshalb bei Säuglingen eine entschiedene Anämiebereitschaft, welche um so größer ist, je rascher das Wachstum erfolgt. Je stärker das Kind wächst, um so schneller werden die Eisenreserven aufgebraucht auch bei ausgetragenen Kindern.

IV. Das Blut bei Frühgeburten und Frühgeburtenanämie.

Schwieriger als beim ausgetragenen Kinde sind die Verhältnisse bei den Frühgeburten. Hier stellt das Wachstum noch vergleichsweise viel stärkere Anforderungen. Das Frühgeborene muß schon im ersten Halbjahr sein Gewicht verdreifachen, es sucht so rasch wie möglich aus der gefährlichen Untergewichtigkeit herauszukommen, und für die Blutbildung bestimmtes Nährmaterial wird zunächst eingespart und für das rasche Wachstum des übrigen Körpers verwendet.

Beim ausgetragenen Kind fällt das Hämoglobin von den hohen Werten des Neugeborenen zuerst langsam, dann schnell ab, bis etwa Ende des 2.—3. Monats eine gewisse Stabilisierung zwischen 80—90% erreicht wird. Die Erythrocytenzahlen fallen etwas weniger steil wie das Hämoglobin und erreichen ihren Stabilisierungspunkt bei 4,5 Millionen gegen Ende des 3. Lebensmonats. Anders bei den Frühgeburten. Hier sinkt das Hämoglobin rascher ab, nämlich bis 65% am Ende des zweiten Monats, und die Erythrocyten fallen auf 3—3,5 Millionen. Dann beginnt mit einem langen und starken Anstieg der Retikulocyten die Erythrocytenkurve sich zu heben, und sie erreicht mit Beginn des zweiten Halbjahres das normale Niveau. Das Hämoglobin dagegen fällt noch weiter ab, bis 60—50% am Ende des vierten Monats und kann selbst noch im zweiten Halbjahr auf diesen niedrigen Werten stehen bleiben. Der Färbeindex wird erniedrigt, und es kommt zu der hypochromen physiologischen Frühgeburtenanämie. Diese physiologische Anämie kann durch Eisen und Leber nicht verhütet werden, und sie wird auch nach Erreichung des tiefsten Punktes, Ende des 4. Monats oder noch später durch Eisen in der Regel nicht gebessert. Die Frühgeburtenanämie ist um so ausgesprochener, je rascher das Kind wächst. Frühgeburten, welche in gutem Zustand, aber relativ langsam gewachsen sind, zeichnen sich von anderen durch einen besseren Hämoglobingehalt aus. Noch im zweiten Halbjahr und später zeigen Frühgeborene lange Zeit eine erhöhte Anämiebereitschaft, besonders auf alimentäre und infektiöse Schäden, weil bei ihnen auch die mangelhafte Eisenmitgift in den letzten Fetalmonaten eine Rolle spielt.

V. Die fetalen Erythroblastosen.

Es handelt sich um drei eigentümliche Erkrankungen der Feten und Neugeborenen, den *Hydrops fetus universalis*, den *Icterus gravis* und die *Anämie* der Neugeborenen. Diese Affektionen haben ein gemeinsames Band: eine ungewöhnliche Ausschwemmung von Erythroblasten ins strömende Blut und den pathologisch-anatomischen Befund einer für diese Lebenszeit ganz ungewöhnlichen Wucherung von Erythroblasten in der Leber, in der Milz usw., also eine eigentümliche Erythroblastose. Hydrops und Gelbsucht können in Bleichsucht übergehen. Diese Anämie ist charakterisiert durch die zahlreichen Erythroblasten und hyperchromen Makrocyten. Diese Anämie kann auch selbständig auftreten und bildet die prognostisch günstigste Form der fetalen Erythroblastosen. Die nahe Verwandtschaft

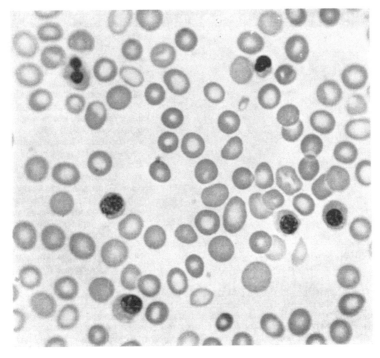

Abb. 1. Familiärer Icterus gravis cum Erythroblastose, Makrocytose, Hyperchromie.
(Berner Univ.-Kinderklinik.)

der drei verschiedenen Formen geht daraus hervor, daß sie alle familiär auftreten, wobei sowohl Hydrops congenitus, ganz besonders aber Icterus gravis und Neugeborenenanämie in den betreffenden Familien alternierend ein Kind nach dem andern befallen können. Merkwürdigerweise werden die ersten Kinder meist verschont.

In neuester Zeit hat die sog. Rhesustheorie für die Ätiologie der fetalen Erythroblastosen eine überraschende Aufklärung gebracht (LANDSTEINER und WIENER). Injiziert man Kaninchen oder Meerschweinchen Blut der Affenart Macacus rhesus, so liefern sie ein Immunserum, welches nicht nur die roten Blutkörperchen dieser Affenart agglutiniert, sondern auch die Erythrocyten von 85% aller Menschen. 85% der Menschen sind somit rhesus-positiv und nur 15% rhesus-negativ. Auch nach unseren Erfahrungen hat sich ergeben, daß bei den fetalen Erythroblastosen die Mütter sozusagen immer rhesus-negativ, die Kinder dagegen rhesus-positiv sind. Namentlich bei wiederholten Schwangerschaften stellt sich eine Inkompatibilität zwischen den verschiedenen Blutgruppen von Mutter und Fetus ein. Die rhesus-negative Mutter wird durch Rhesusantigene des Fetus sensibilisiert und bildet Antikörper, Agglutinine und Hämolysine gegen die rhesus-positiven Blutkörperchen des eigenen Kindes. Ist die Sensibilisierbarkeit groß oder ist die Mutter schon vor der Schwangerschaft durch eine Transfusion von rhesus-positivem Blut sensibilisiert worden, so kann schon das erste Kind an einer Erythroblastose erkranken. Bei geringer Sensibilisierbarkeit kann der Hydrops fetus universalis oder der Icterus gravis erst bei der 8—10. Schwangerschaft eintreten. Mit der Zeit scheint auch ein gewisser

Rückgang der Sensibilisierung vorzukommen. Dieser Immunisierungsvorgang führt wohl zu mehr oder weniger starker hämolytischer Anämie, ist aber an und für sich nicht so gefährlich. Viel schlimmer sind anaphylaktoide Vorgänge mit Bildung histaminähnlicher Substanzen, welche die Leberzellen, aber auch Ganglienzellen der basalen Kerne des Gehirns so schädigen, daß sie sich mit Gallenfarbstoff imbibieren. Dieser sog. *Kernikterus* kann unter den Erscheinungen der Apathie bis zum Koma, manchmal unter allgemeinen Konvulsionen, in kurzer Zeit zum Exitus führen, oder die Kinder kommen mit dem Leben davon, zeigen aber ohne oder mit einer gewissen Latenzzeit später charakteristische Ausfallserscheinungen, namentlich Choreoathetose, Ataxie, extrapyramidale Starre, Spasmen, geistige Debilität.

Für die *Behandlung* der fetalen Erythroblastosen ist die Bluttransfusion die Methode der Wahl. Es soll jedoch nur rhesus-negatives gruppengleiches Blut verwendet werden, aber nicht Mutterblut, da dieses Antikörper gegen die kindlichen Erythrocyten enthält. Um eine Rhesussensibilisierung zu vermeiden, soll namentlich bei rhesus-negativen weiblichen Wesen immer nur rhesus-negatives Blut transfundiert oder intramuskulär gespritzt werden. Die Rhesusinkompatibilität wird von vielen Autoren neuerdings als eine der wichtigsten Ursachen des fetalen Todes angesehen, viel häufiger als die angeborene Lues, die man früher ganz besonders angeschuldigt hatte.

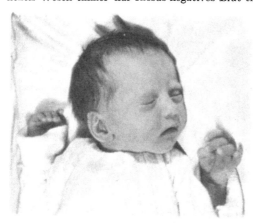

Abb. 2. Erythroblastose mit Icterus neonati gravis. (Kieler Univ.-Kinderklinik.) (K)

Die Bluttransfusionen beim Neugeborenen mit rhesus-negativem gruppengleichen Blut sind, wenn nötig, zu wiederholen. In leichteren Fällen genügen oft schon intramuskuläre Blutinjektionen. Auch Injektionen von Leberextrakten, wie Campolon oder Neoton haben uns gute Erfolge gebracht und die Regeneration der Anämie beschleunigt. Aber selbst die heroische Methode der „Exsanguinationstransfusion", bei der zuerst aus der Nabelvene 500 cm³ Blut entnommen und durch eine eben so große Transfusion von Fremdblut ersetzt wird, schützt nicht gegen den Kernikterus. Nach Antistininjektionen (¹/₃ Ampulle) beobachteten wir einen raschen Rückgang der Gelbsucht bei Icterus gravis, so daß sich kein Kernikterus entwickelte. Reichliche Flüssigkeitszufuhr per os oder durch Dauertropfinfusion ist angezeigt. Ferner soll täglich zur Bekämpfung hypoprothrombinämischer Blutungen eine Ampulle Synkavit injiziert werden.

Rhesusantigene können auch in die Muttermilch übergehen und dadurch das kindliche Blut schädigen. Es soll kein Colostrum verabreicht und die Muttermilch in abgezogenem und gekochtem Zustande gegeben werden.

Die Verhütung der Rhesussensibilisierung in der Schwangerschaft ist ein noch ungelöstes Problem. Die Behandlung der schwangeren Mutter mit Leber oder Leberextrakten wurde empfohlen, aber es gibt Versager. WIENER schlug die Behandlung der Mutter in der Schwangerschaft mit Pertussis- und Typhusvaccine vor, in der Meinung dadurch eine Konkurrenz zu den Rhesusantigenen zu bewirken. Erfahrungen mit Mischvaccinen lehren aber, daß da durch die Sensibilisierung eher noch verstärkt werden könnte. Mir scheint es wäre der Versuch einer Desensibilisierung durch Antihistaminpräparate, wie Antistin, Neoantergan am Platz, um vor allem auch die Organschäden der Leber und des Gehirns zu verhüten, welche viel folgenschwerer sind, als die hämolytische Anämie des *Morbus haemolyticus neonatorum*, unter welchem Namen die Erythroblastosen der Neugeborenen heute zusammengefaßt werden.

Neben dem typischen Rh-Antiserum, welches 85% der menschlichen Blutkörperchen agglutiniert, gibt es noch im wesentlichen drei Untergruppen von Antiseren, welche 30%, 70% und 80% menschlicher Erythrocyten agglutinieren. Diese Untergruppen haben sich als wichtig erwiesen, um gewisse Ausnahmen von der Regel zu erklären.

VI. Erkrankungen des roten Systems.

1. Anämien.

Anämien entstehen im allgemeinen dann, wenn es dem Organismus nicht gelingt das Gleichgewicht zwischen Bildung und Zerstörung der roten Blutzellen aufrechtzuerhalten. Es gibt vorwiegend endogen bedingte Anämien, bei denen aus konstitutionellen Gründen die Roten eine abnorm kurze Lebensdauer haben. Es kommt deshalb zu abnorm raschem Blutzerfall, welcher sich verrät durch Anstieg des Bilirubinspiegels im Serum, durch vermehrte Ausscheidung von Urobilinogen und Urobilin in den Stühlen und im Urin. Man kann deshalb aus diesen Gallepigmenten einen Rückschluß ziehen auf das Maß der Blutzerstörung. Die Blutneubildung können wir ermessen aus dem Prozentsatz von Retikulocyten im peripheren Blut. Liegt hauptsächlich ein Fehler in der Blutbildung vor, so kommt es nach Zufuhr eines antianämisch wirkenden Stoffes zu einer sog. Retikulocytenkrise, einem raschen Anstieg der Retikulocyten und dann zu einem Abfall. Bei den sog. hämolytischen Anämien besteht eine dauernde Vermehrung der Retikulocyten. Retikulocytose ist um so häufiger mit einer größeren oder kleineren Zahl von Normoblasten vergesellschaftet, je jünger das Kind ist.

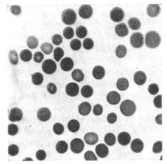

Abb. 3. Hämolytische Anämie. Kugelzellen. (Berner Univ.-Kinderklinik.)

a) Vorwiegend endogen bedingte Anämien.

α) Die erblichen hämolytischen Erythropathien
(SCHULTEN).

1. Die familiäre, konstitutionelle, hämolytische Anämie und der hämolytische Ikterus, sog. Kugelzellenanämie. Es handelt sich um eine nach NAEGELI durch Mutation entstandene, und sich nach den MENDELschen Regeln dominant fortvererbende neue Art roter Blutkörperchen. Diese zeigen einen kleineren Durchmesser in der Breite, dagegen einen erhöhten Dickendurchmesser, so daß sie sich der Kugelgestalt nähern (Kugelzellen oder Globulocyten). Die Kugelform selbst bedingt ihrerseits eine verminderte osmotische Resistenz, da die Kugelform bei kleinster Oberfläche das größte Volumen umschließt. Während normale Rote bei osmotischer Quellung sich zuerst bis zur Kugelform ausdehnen können kommt es dagegen bei den Kugelzellen sehr viel schneller zu einem Zerreißen der Zellmembran. Die Hämolyse gegenüber hypotonischer Kochsalzlösung erfolgt demnach bei den Kugelzellen schon bei 0,5—0,6, ja gelegentlich sogar bei 0,7%. Schon bei 0,44% ist die Hämolyse vollständig, wo bei normalen Blutkörperchen sie erst beginnt. Die Kugelzellen zeigen auch gegenüber physiologischen und pathologischen Einflüssen eine geringere Widerstandskraft, sie haben eine kürzere Lebensdauer.

Im mikroskopischen Blutbefund zeigen sich die Globulocyten als kleine kreisrunde Zellen mit starkem Farbstoffgehalt und geringer oder fehlender Dellenbildung. Der Färbeindex liegt meistens um 1. Es fällt ferner eine starke Anisocytose auf, wobei die Makrocyten in der Minderzahl und oft auffallend polychromatophil sind. Diese, sowie auch andere rote Blutzellen zeigen in ungewöhnlicher Zahl bei der Vitalfärbung Substantia granulo-filamentosa (Retikulocyten). Im Gegensatz zu Erwachsenen findet man bei Kindern mit hämolytischer Anämie nicht selten vereinzelte Normoblasten.

Die Sternalpunktion ergibt ein sehr zellreiches, stark erythropoetisches Mark mit zahlreichen Normoblasten, Makroblasten sowie Erythroblastenmitosen.

Es liegt ein konstitutionelles, angeborenes, meist familiär auftretendes Leiden vor, das schon in den ersten Lebenswochen und Monaten klinische Symptome machen kann. Die 4 Hauptsymptome sind: 1. Hämolytische Anämie, 2. hämolytischer Ikterus, 3. Milztumor, 4. Urobilinurie bei pigmentreichen Stühlen. Wir können verschiedene Typen dieses Leidens bei Kindern unterscheiden. Am wenigsten entwickelt ist die Krankheit, wenn nur ein Milztumor nachgewiesen werden kann. Am häufigsten sind im Kindesalter, neben diesen splenomegalen Typen, die leicht anämischen Formen, bei denen sich nur gelegentlich ein etwas gelbliches Kolorit zeigt. Weniger häufig als bei Erwachsenen ist bei Kindern der vollständig ausgebildete Typus mit hämolytischem Ikterus, Anämie und Splenomegalie.

Wie bei anderen konstitutionellen Krankheiten können nicht selten leichte banale Infekte (Schnupfen, Anginen usw.) hämolytische Krisen auslösen. Oft gewinnt man aber den Eindruck, als ob der Organismus von Zeit zu Zeit aus endogenen Gründen genötigt sei, sein fehlerhaft aufgebautes Blut wiederum zu zerstören. Es kommt deshalb zu wiederholten hämolytischen Krisen. Diese Krisen können verschiedene Formen annehmen.

Febrile Anämie. Es tritt plötzlich sehr hohes Fieber auf, schwere Tachykardie, Erbrechen, extreme Prostration. Die klinische Untersuchung zeigt einen großen Milztumor, Leberschwellung, systolisches Geräusch am Herzen. Die Anämie kann rasch schwere Grade annehmen. Die Schleimhäute werden blutleer. Das Hämoglobin kann in kurzer Zeit auf 20—10%, die Zahl der Roten auf oder sogar unter 1 Million fallen. Zu Zeiten schwerer Blutkrisen kann es zu einem sog. Knochenmarkskollaps kommen mit enormer Leukocytose, Myeloblasten und vielen Myelocyten im peripheren Blut. Die akute Anämie kann so schwer sein, daß sie zum Tode führt. Die Gefahr der hämolytischen Konstitution ist auch bei Kindern nicht zu verkennen. Meist dauert aber trotz des alarmierenden Charakters die akute Hämolyse nur kurze Zeit, das Kind wird fieberfrei, und erstaunlich rasch setzt die Regeneration der roten Blutzellen ein.

Febriler Ikterus. Unter ganz ähnlichen fieberhaften Erscheinungen kommt es nicht nur zu akuter hämolytischer Anämie, sondern auch zu manifestem hämolytischen Ikterus.

Periodisches Fieber von 2—3 Tagen Dauer, ungefähr alle 2 oder 3 Monate. Nach jeder solchen Attacke erscheint das Kind leicht gelblich.

Abdominale Syndrome. Die Kinder werden von heftigen Leibschmerzen im Oberbauch befallen und erbrechen häufig. Der Schmerz wird bei diesen Attacken durch die plötzliche Spannung der Leber- und Milzkapsel infolge Anschoppung dieser Organe durch den akuten Blutzerfall ausgelöst.

Skeletveränderungen, ähnlich wie bei der Cooleyschen Anämie bedingt durch die Hyperaktivität des Knochenmarks mit Erweiterung der Markräume zur Kompensation der gesteigerten Hämolyse, kommen auch bei der Kugelzellanämie vor (besonders Turmschädel, sogar sog. Bürstenschädel, asiatische Gesichtsbildung mit stark vorstehenden Backenknochen usw.).

Die Prognose quoad vitam ist im allgemeinen gut. Die Kinder sind oft mehr blaß oder leicht ikterisch als krank. Sie können sich körperlich und geistig gut entwickeln, nur in einzelnen Fällen kommt es zu Wachstumshemmung. Gefahren und gelegentlicher Exitus drohen durch die akute Anämie und durch Myokardschäden infolge Anoxämie bei protrahierten und wiederholten Krisen.

Behandlung. Im allgemeinen erfolgt nach einer Blutkrise innerhalb eines Monats spontan wieder die Regeneration der zerstörten Roten. Bei diesen hämolytischen Attacken erleidet der Organismus einen abnormen Eisenverlust, und der Bedarf ist erhöht für die Resynthese des zerstörten Hämoglobins. Eisenzufuhr von außen ist deshalb angezeigt, z. B. Ferro 66 oder Ferrochlorid usw. Ferner hat sich uns in einzelnen Fällen die Lebertherapie bewährt, etwa 50 bis 100 g frisches Leberpüree täglich. Bei schweren akuten Anämien muß öfters eine Bluttransfusion vorgenommen werden. Vor der Splenektomie soll der Blutstatus, wenn möglich, durch Transfusionen annähernd normalisiert werden. Splenektomie behebt bei der hämolytischen Konstitution die Anämie sowie die hämolytischen Anfälle. Trotzdem bleibt bei Kindern die Globulocytose weiterhin bestehen (Opitz). Die Indikation zur Milzexstirpation soll mit Rücksicht auf die meist gute Prognose des Leidens nicht leichtfertig gestellt werden, da sie selbst nicht ungefährlich ist. Leitende Gesichtspunkte für die Indikation zur Operation sind: hochgradige chronische Daueranämie mit immer wiederholten neuen Blutkrisen, häufigen abdominalen Schmerzattacken und schwerer Beeinträchtigung des Allgemeinbefindens.

2. Sichelzellenanämie. Charakteristisch ist die sog. Sichelzelle, welche schon im gefärbten Blutpräparat zum Vorschein kommt, noch deutlicher im hängenden Tropfen. Sauerstoffmangel begünstigt die Sichelung, welche reversibel ist. Die klinischen Erscheinungen können latent sein, bei der manifesten Form finden sich auch bei Kindern Zeichen gesteigerten Blutzerfalls, Ulcera cruris, Polyarthritis und Skeletveränderungen wie bei der COOLEY-Anämie. Die Sichelzellenanämie kommt nur bei Neger- und Mulattenkindern vor und wird dominant vererbt.

3. Elliptocytose oder Ovalocytose. Ein auffallend großer Prozentsatz der Erythrocyten zeigt ovale oder richtiger elliptische Form, ähnlich den normalen Roten des Kamels. Nur in schweren Fällen hämolytische Krisen wie bei der COOLEYschen Anämie. Leichteste Form der konstitutionellen hämolytischen Erythropathien, bei Weißen und Negern.

4. Die COOLEYsche Krankheit (Erythroblastenanämie). Sie wurde von COOLEY (1925) zuerst bei den Kindern italienischer und griechischer Einwanderer in Amerika entdeckt. Ferner wurden Fälle an der Nordküste des Mittelmeeres beobachtet, man spricht deshalb auch von Mediterran- oder Thalassämie. Es erkranken nacheinander mehrere Kinder in einer Familie. Der Beginn ist schleichend, die Kinder bleiben in der Entwicklung zurück, zeigen einen eigenartig blaß-gelblichen Teint, eine asiatische Gesichtsbildung, ein durch Milz- und Leberschwellung ausgedehntes Abdomen, das an Zöliakie erinnert, zunehmende Anämie und Schwäche, Widerstandslosigkeit gegen Infekte, denen die Kinder schließlich nach jahrelangem Kranksein im Stadium der Kachexie erliegen. Der Harn ist dunkel gefärbt und enthält sehr reichlich Urobilin und Urobilinogen als Zeichen des Blutzerfalls. Charakteristisch ist der Blutbefund mit der enormen, ausgesprochen pathologischen Erythroblastose. Man kann sozusagen alle Stadien der Erythropoese im strömenden Blut sehen, wobei aber die Erythroblasten vielfach von den normalen Formen abweichen. In den einen Fällen herrscht eine Fragmentocytose vor: Kaum ein einziges rotes Blutkörperchen ist normal groß, die Poikilocytose ist enorm. In anderen Fällen besteht eine Anisochromämie mit sehr ungleicher Verteilung des Hämoglobins in den Roten. Die Rotenzahlen betragen 2—3 Millionen, können terminal auf 1 Million und darunter sinken. Das Hämoglobin schwankt zwischen 25 und 45%, terminal 10% und darunter.

Am ausgesprochensten unter allen hämolytischen Erythropathien sind bei der COOLEY-Anämie die Skeletveränderungen im Sinne einer universellen Osteoporose. Die Röhrenknochen sehen wie von Motten zerfressen aus. Das mächtig wuchernde Knochenmark bringt die Knochenbälkchen innerhalb der Markhöhle zum Schwinden. In der Diploe des Schädels wird die Tabula externa immer mehr usuriert, so daß schließlich die Tabula externa fehlt. Man sieht dann im Röntgenbild zahllose dicht stehende Stacheln (radiale Knochenbälkchen) wie einen Bürstenbesatz senkrecht zur Tabula interna, die erhalten geblieben ist, angeordnet.

Die Ätiologie der COOLEYschen Anämie ist noch dunkel. Griechische Autoren denken an Zusammenhänge mit Malaria.

Die Behandlung mit Eisen, Arsen, Leber, Röntgenbestrahlungen der Knochen hat bisher keine überzeugenden Erfolge ergeben. Am ehesten zu empfehlen sind Bluttransfusionen. Die Progredienz des Leidens wird durch Milzexstirpation verlangsamt, doch ist die Operationsmortalität groß.

Zusammenfassung. Die konstitutionellen hämolytischen Erythropathien sind charakterisiert: 1. Durch das rassengebundene, familiäre und oft schon kongenitale Auftreten. 2. Durch schwere Veränderungen im Aufbau der Erythrocyten, welche als vererbliche Mutationsformen aufzufassen sind (Kugelzellen, Sichelzellen oder Drepanocyten bei Negern, Elliptocyten bei Weißen, pathologische Erythroblasten bei Mittelmeervölkern). 3. Der fehlerhafte Bau und die konstitutionelle Minderwertigkeit der Roten führt zu dauernder oder krisenhaft verstärkter Hämolyse und Anämie (hämolytischer Ikterus, Urobilinurie, Hepatosplenomegalie). 4. Es kommt zu lebhaftester regenerativer Knochenmarkstätigkeit, welche schließlich zu Markwucherung führt. Letztere bedingt bei den schweren Formen eigentümliche Veränderungen im Skeletsystem, besonders im Schädelskelet (asiatische Gesichtsbildung, Bürstenschädel), am ausgesprochensten bei der COOLEY-Anämie, gelegentlich aber auch bei der Kugel- und Sichelzellenanämie.

β) Aregeneratorische und hyporegeneratorische Kinderanämien.

Es handelt sich um eine Trias von Symptomen, Frühgeburt, Debilität, oft verbunden mit multiplen Mißbildungen (Herzfehler, Hypoplasien des Genitalapparates usw.) und kongenital aplastische Anämie (BENJAMIN). Neuere Untersuchungen von WILLI und ESSER haben eine lymphoide Knochenmarksmetaplasie ergeben, wobei die lymphoiden Zellen wahrscheinlich aus dem Retikuloendothel hervorgehen. Die Erythropoese erscheint dadurch gehemmt. Ich habe jedoch ganz ähnliche Fälle beobachtet, die nichts anderes waren als alimentäre Anämien, die dadurch zustande kamen, daß die geistig debilen Kinder nur mit Milch ernährt werden konnten. Einschränkung der Milch, Übergang auf gemischte Kost und Eisenbehandlung mit Ferro 66 führten zu rascher Heilung.

γ) Die essentielle Erythroblastopenie (GLANZMANN) mit Anämie vom Typus Diamond-Blackfan.

Im Knochenmarkspunktat fehlen praktisch die Erythroblasten, während die weißen Markanteile mit Einschluß der Megakaryocyten vollkommen normal sind. Mit oder ohne dystrophisches Vorstadium kommt es zu einer aregeneratorischen Anämie ohne Retikulocytenvermehrung, welche bis zum Tode fortschreiten würde, wenn man nicht immer wieder alle 3—4 Wochen durch Bluttransfusionen das Blut auffüllen würde. Dabei keinerlei Zeichen für vermehrten Blutzerfall. Die von ESSER angegebene Behandlung mit Nabelschnurblut hat in einem selbst beobachteten Fall völlig versagt. Mit der Zeit scheint eine gewisse Anpassung bei niedrigen roten Blutwerten zu erfolgen, so daß die Bluttransfusionen ausgesetzt werden können.

δ) Endogen bedingte Anämien bei Störungen der inneren Sekretion.

Die endokrinen Drüsen üben auch auf die Blutbildung einen regulierenden Einfluß aus. Am bekanntesten ist im Kindesalter der Einfluß des teilweisen oder vollständigen Ausfalls der Schilddrüse. Schon KOCHER hat betont, daß es beim Myxödem zu mäßiger Oligochromämie (meist etwa 50% Hb), Oligocytämie und Leukopenie mit relativer Lymphocytose kommt. Die Schilddrüse übt auch im Tierversuch eine anregende Wirkung auf die Hämatopoese aus. Sie wirkt als Antagonist zur Milz, welche im allgemeinen die Knochenmarkstätigkeit hemmt (ASHER und DUBOIS). Die Myxödemanämie bessert sich allein nach Thyreoidinzufuhr, die Heilung wird aber nach meiner Erfahrung durch Eisenzugabe beschleunigt.

Hypophysäre Störungen zeigen meist ziemlich normale Blutverhältnisse, gelegentlich kommt es aber auch zu einer gewissen Abnahme des Hämoglobins und Lymphocytose.

Ähnlich wie beim Myxödem kommt es auch bei der ADDISONschen Krankheit zu mehr oder minder starken Anämien von meist hypochromem Charakter. Zufuhr von Nebennierenrinde per os oder subcutan in Form von Extrakten fördert die Blutbildung.

ε) Die perniziöse Anämie.

Die echte essentielle perniziöse Anämie kommt bei Kindern nur außerordentlich selten oder fast gar nicht vor. Im Mittelpunkt der Genese steht die Achylie; besonders die mangelhafte Sekretion einer fermentähnlichen Substanz, des sog. endogenen Faktors, dessen Zusammenwirken mit einem aus bestimmten Nahrungsbestandteilen stammenden exogenen Faktor zur Synthese des für die Hämatopoese, insbesondere für die normale Reifung der Erythroblasten unentbehrlichen „Perniciosaschutzstoffes" führt. Die chronische Achylie, die der perniziösen Anämie meist lange Jahre vorausgeht, ist eine Alterserscheinung und kommt im Kindesalter als Dauerbefund nur ganz ausnahmsweise vor. Strangdegenerationen im Nervensystem, die bei der perniziösen Anämie der Erwachsenen häufig vorkommen, sind bei Kindern bisher überhaupt nicht beobachtet worden. Wir müssen streng unterscheiden zwischen der echten essentiellen perniziösen Anämie und Krankheiten, die mit perniziös-anämischen Blutbildern einhergehen, wie z. B. Ziegenmilchanämie, Cöliakie.

Eine familiäre perniciosaartige Anämie hat FANCONI beschrieben. Sie betraf 3 Brüder mit Mikrocephalie und Hypoplasie der Hoden. Es bestand eine mäßig starke hämorrhagische Diathese, die aber nicht die schwere progrediente, fast unbeeinflußbare hyperchrome und megalocytäre Anämie erklären konnte.

ζ) Essentielle, hypochrome Anämie.

Sie kommt in erster Linie bei Frauen im mittleren Lebensalter nach dem 40. Lebensjahr vor. Pathogenetisch liegt eine mangelhafte Eisenausnützung der Nahrung infolge Anacidität und Achylie vor. Es kommt deshalb zu Eisenmangelerscheinungen, besonders zu hypochromer Anämie. Charakteristisch sind atrophische Veränderungen an der Zungenschleimhaut, am Rachen und im Ösophagus. Trophische Störungen an den Haaren (sie werden spröde und glanzlos), an den Zehen- und Fingernägeln (Hohl- oder Löffelnagelbildung mit lamellärer Absplitterung). Im Gegensatz zur perniziösen Anämie ist das endogene Ferment im achylischen Magensaft nachweisbar. Die Anämie nimmt einen chronischen

Verlauf, ist aber durch hohe Eisendosen bei dauernder Zufuhr besserungsfähig, bei gleichzeitigen Salzsäuregaben zur Ausgleichung des Salzsäuredefizits. Im Kindesalter habe ich bisher nur einen Fall beobachtet, charakterisiert durch Erscheinungen der Dysphagie und Ösophagusstenose. In einem Fall von GARSCHE zeigte die Ösophagoskopie als Ursache der Dysphagie plaquesartige Schleimhautatrophie mit darin eingebetteten hyperkeratotischen Gewebsinseln.

μ) Unklare Anämien älterer Kinder.

Besonders OPITZ weist darauf hin, daß es bei älteren Kindern Anämien gibt, die in keines der bekannten Krankheitsbilder eingereiht werden können. Es handelt sich meist um gutartige hypochrome Anämien mit ausgesprochener Lymphocytose, die an eine lymphatische Leukämie denken läßt. Diese Anämien können trotz aller Behandlungsversuche jahrelang andauern, scheinen dann aber schließlich doch zur Ausheilung zu kommen. Das gleichzeitige Vorkommen bei anderen Familienmitgliedern läßt an konstitutionelle Einflüsse denken.

ϑ) Anämie bei Marmorknochenkrankheit (ALBERS-SCHÖNBERG).

HARNAPP führt die Anämien nicht allein auf die raumbeschränkende Verdickung der Knochenbälkchen, sondern auf eine neben der Osteosklerose bestehende Minderwertigkeit des Knochenmarks zurück. Es kommt zu extramedullärer Blutbildung infolge Einengung des Knochenmarks, ohne Zeichen gesteigerten Blutzerfalls. Das Leiden ist ausgesprochen familiär. Die Osteosklerose kann mit oder ohne Anämie verlaufen.

b) Vorwiegend exogen bedingte Anämien.

α) Die posthämorrhagische Anämie.

Ätiologie. Sie ist die genetisch klarste Anämieform, erfolgt sie doch durch einen direkten Blutverlust nach außen. Kinder sind durch Blutungen mehr gefährdet als Erwachsene. Ein rascher Verlust von $1/4$—$1/3$ des Gesamtblutes, also von etwa 30 g je Kilogramm Körpergewicht ist lebensbedrohlich. Akuten Verblutungstod habe ich beobachtet bei Melaena neonatorum, bei Thrombasthenie, bei einem 2jährigen tuberkulösen Kind mit latentem Ulcus duodeni und bei einem 4jährigen Mädchen mit Milzvenenthrombose. Aber auch geringe Blutverluste, wenn sie Tag für Tag erfolgen, wie z. B. bei chronischen hämorrhagischen Nephritiden, bei chronischen Hämorrhoidalblutungen können nach eigenen Beobachtungen im Verlauf der Jahre zu schweren Anämien führen.

Klinik. Größere und rasche Blutverluste erzeugen auffallende Blässe, Körperschwäche, Übelkeit, Ohnmacht, gelegentlich allgemeine Krämpfe.

Blutbild. Die Blutung vermindert zunächst die Blutmenge und führt zu echter Oligämie mit normaler Blutzusammensetzung. Durch diese Oligämie wird ein Einstrom von Gewebsflüssigkeit angelockt, und erst jetzt kommt es zur eigentlichen posthämorrhagischen Anämie. Diese wirkt als ein mächtiger Reiz auf die blutbildenden Organe, es kommt zu einer Retikulocytenkrise und durch Einschwemmung hämoglobinarmer Erythrocyten zu einer Senkung des Färbeindexes unter 1. Der Knochenmarksreiz löst auch posthämorrhagische Leukocytose und Thrombocytose aus. Letztere im Verein mit einer Gerinnungsbeschleunigung dient als Schutzmaßnahme gegen drohende Verblutung. Die Heilungstendenz der posthämorrhagischen Anämie ist meist eine sehr gute, wenn ihr nicht andere Krankheitszustände entgegenwirken.

Behandlung. Erste Indikation ist die Blutstillung, zweite der Ersatz des Flüssigkeitsverlustes, also die Auffüllung des Kreislaufes. Beiden Indikationen wird bei erheblichen Blutverlusten am besten gerecht die Bluttransfusion. Später muß man dem Organismus ein möglichst reichliches Blutaufbaumaterial zuführen. WHIPPLE und Mitarbeiter haben an Aderlaßhunden in schönen experimentellen Untersuchungen den Wert der einzelnen Nahrungsmittel für die Blutregeneration bei der posthämorrhagischen Anämie studiert. Am ungünstigsten erwiesen sich Körnerfrüchte, Brot und Milch. Es wurden in 14tägigen Perioden nur etwa 3 g Hämoglobin neugebildet. Rahm, Butter und Käse waren auch ungenügend. Grüne Blattgemüse hatten einen mäßigen Einfluß auf die Blutregeneration. Von den Früchten waren Aprikosen und Pfirsiche relativ gute Hämoglobinbildner. Weitaus am günstigsten erwies sich die Vollleber. Bekanntlich führten diese Studien zur Entdeckung des Leberstoffes, der gegen Perniciosa schützt, den es später in besonderen Extrakten zu isolieren gelang. Die Regenerationswirkung der Volleber ist jedoch nicht vorwiegend und ausschließlich auf den Antiperniciosastoff zurückzuführen, sondern auch auf andere Bausteine für die Blutbildung wie Histidin, Tryptophan usw. und besonders auf ihren Gehalt an Schwermetallen wie Eisen, Kupfer, Mangan usw. und Vitaminen. Bei Verabreichung von Volleber wurden in den 14tägigen Perioden z. B. 100 g Hämoglobin von den anämisierten Hunden neu gebildet, bei gleichzeitiger Zulage von Eisen, z. B. 140 g, d. h. Leber- und Eisenwirkung addierten sich.

β) Alimentäre Anämien.

Der Begriff der alimentären Anämie wurde von CZERNY auf dem internationalen Pädiaterkongreß 1912 in Paris geprägt. Man versteht darunter Anämien,

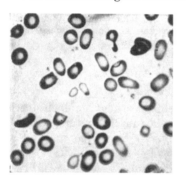

Abb. 4. Kuhmilchanämie, Pessarformen, Mikrocytose.
(Berner Univ.-Kinderklinik.)

welche überwiegend durch fehlerhafte Ernährung entstehen, und andererseits durch Diätänderung einer mehr oder weniger raschen Heilung zugeführt werden können.

1. Die Kuhmilchanämie. Sie entsteht dann, wenn Säuglinge über die Halbjahreswende hinaus ohne Zugabe von Beikost in Gestalt von Gemüse, Kartoffeln, Fleisch, Obst ausschließlich oder ganz vorwiegend mit Kuhmilch ernährt werden. Besonders disponiert zur alimentären Anämie sind Frühgeburten, Zwillinge, debile oder sonst konstitutionell minderwertige Kinder, nervöse Säuglinge, bei denen der Übergang auf gemischte Kost wegen Nahrungsverweigerung große Schwierigkeiten bereitet. So wird die einseitige Milchernährung oft bis ins 2.—4. Lebensjahr fortgesetzt.

Klinisches Bild. Gegen Ende des 1. oder anfangs des 2. Lebensjahres bieten dann die Kinder das Bild des Milchnährschadens (s. auch S. 449). Der Stuhl ist hart, knollig, von heller Farbe und wird nicht selten nur alle 2—3 Tage entleert. Der Bauch ist groß, die Leber oft deutlich angeschwollen. Die Milz ist nur gelegentlich am Rippenbogen tastbar, nur selten kommt es zu größeren Tumoren. Entsprechend der Überfütterung mit Kuhmilch findet sich meist ein mehr oder weniger starker Grad von pastöser Adipositas. Fette Säuglinge, welche rasch Gewicht angesetzt haben, zeigen größere Neigung zu alimentärer Anämie als langsam wachsende. Die blassen fetten Kinder, deren geringe Resistenz gegen Infektionen vom Kliniker gefürchtet ist, sind meist solche, welche durch allzu rasches Wachstum ihren Eisenvorrat frühzeitig erschöpft haben. Die Kinder zeigen eine zunehmende Blässe, die sehr hohe Grade erreichen kann. Es liegt aber nicht nur eine Blässe, sondern eine wahre Anämie vor. Dies kann man daran erkennen, daß auch die Schleimhäute (Lippen, Konjunktiven) und die Ohrmuscheln im durchfallenden Licht entfärbt sind. Wird die eisenarme Milchernährung jahrelang durchgeführt, so kann es nach unseren Beobachtungen zu schwerer Wachstumshemmung (Dystrophie), stärkster Blutarmut (10—20% Hämoglobin) und hochgradigster Eisenverarmung des Organismus kommen.

Blutbild. Es ist von hypochromem, chlorotischen Typus, d. h. der Hämoglobingehalt ist stärker gesenkt auf 60—30% Sahli, als die Erythrocytenzahl (4—3 Millionen). Der

Färbeindex ist erniedrigt auf 0,8—0,4. Die roten Blutkörperchen sind abnorm blaß, oft nur an den Rändern gefärbt, sog. Pessarformen. Anisocytose und Poikilocytose mit oft auffallend kleinen Erythrocyten, sog. Mikrocyten. Retikulocyten finden sich meist nur bei Anämien unter 50% Hämoglobin in mäßigen Mengen. Erythroblasten fehlen oder beschränken sich auf spärliche Normoblasten. Das weiße Blutbild zeigt Neigung zu Leukopenie und Lymphocytose. Das Blutserum hat eine abnorm helle Farbe, das Serumeisen ist vermindert, und selbst bei der Heilung der Anämie steigt der Serum-Eisenspiegel erst sehr spät, wenn der Eisenhunger des Knochenmarks und des Gesamtorganismus gesättigt ist.

Pathogenese. Die älteste Lehre über die Entstehung der Säuglings- und Kleinkinderanämien ist wohl die BUNGEsche Depottheorie. BUNGE fand den Körper des Neugeborenen sehr eisenreich, die Milch dagegen äußerst eisenarm. So enthält z. B. Frauenmilch nur 1 bis 3 mg, Kuhmilch im Mittel nur 0,5 mg Fe_2O_3 je Liter. Es ist offenbar der Brustdrüse nicht möglich, mehr Eisen in die Milch zu sezernieren. Die Natur hat sich deshalb in der Weise geholfen, daß sie dem Neugeborenen in den letzten Fetalmonaten ein Eisendepot, besonders in der Leber als Mitgift gegeben hat, welches während der Zeit der eisenarmen Milchernährung allmählich aufgebraucht wird. Erscheinungen des Eisenmangels können sich geltend machen, wenn die eisenarme Milchernährung über die eigentliche Lactationszeit hinaus fortgesetzt wird. Je rascher das Wachstum ist, um so schneller wird die Eisenmitgift verbraucht.

Tierexperimentelle Untersuchungen zeigten, daß man durch einseitige Milchernährung bei jungen Tieren starke Wachstumshemmung und Anämie von chlorotischem Typus erzeugen kann. Diese experimentelle Kuhmilchanämie konnte durch Beigabe von Eisen verhütet und geheilt werden, jedoch nur wenn gleichzeitig noch Kupfer als Katalysator vorhanden war. Die hierzu erforderlichen, außerordentlich kleinen Kupfermengen sind in Kuhmilchproben, die nicht unter besonders strengen Kautelen gewonnen wurden, meist genügend enthalten, so daß ein Kupfermangel bei Kindern kaum zu befürchten ist. Nach diesen tierexperimentellen Untersuchungen wäre demnach die Kuhmilchanämie im wesentlichen eine auf Eisenmangel beruhende Erkrankung.

In der Klinik sind aber die Verhältnisse beim Kind nicht so einfach wie im Tierexperiment. Man bekommt den Eindruck, daß nicht nur der Eisenmangel eine Rolle spielt, sondern daß mit der künstlichen Ernährung mit Kuhmilch gewisse Schädlichkeiten verknüpft sind. Im Gegensatz zur Ernährung an der Brust muß der Säugling zur Bewältigung der unnatürlichen Nahrung eine größere Sekretionsleistung und vermehrte Verdauungsarbeit aufbringen, was zu einem erhöhten Blutverbrauch führt. Deshalb finden wir oft auch erhöhte Urobilinogenausscheidung im Stuhl. Die Kuhmilch bindet im Magen viel Säure. Ohnehin kommt es bei dystrophischen und fiebernden Kindern oft zu einer starken vorübergehenden Hemmung der Salzsäuresekretion im Magen. Bei einer ungenügend sauren Reaktion des Mageninhalts ist die Abspaltung und die Löslichkeit des Eisens weitgehend erschwert. Es entgeht deshalb das Eisen in erheblichem Maße der Resorption. Unresorbiertes Nahrungseisen addiert sich mit dem Anteil des Eisens, der aus der vermehrten Blutmauserung stammt und in den Dickdarm ausgeschieden wird. Die Bildung von unlöslichen Kalkseifen im Dickdarm mit stark alkalischer Reaktion bei einseitiger Milchernährung wirkt nicht nur schädlich auf die Kalkbilanz, sondern hemmt auch die Rückresorption des Eisens. Kalk und Eisen gehen im Stoffwechsel sehr häufig miteinander parallel. Diese Verhältnisse beim Milchnährschaden der Säuglinge sind eine Eigentümlichkeit des menschlichen Organismus und lassen sich durch Tierversuche nicht ohne weiteres reproduzieren. So ist es mir nicht gelungen, durch einseitige Milchernährung bei Ratten z. B. Rachitis zu erzeugen.

Anders dagegen beim Säugling. Hier weist bei der Kuhmilchanämie das Skelet meist Zeichen einer floriden Rachitis auf, welche augenscheinlich auch mit der einseitigen Kuhmilchernährung und Überfütterung zusammenhängt. Anämie und Rachitis sind einander koordiniert. Die anämischen und rachitischen Veränderungen brauchen jedoch keineswegs miteinander parallel zu gehen. Wir sehen schwerste Rachitis ohne Anämie und umgekehrt schwere Grade von Kuhmilchanämie ohne ausgesprochene Rachitis.

Bei schwer anämischen Kindern findet man oft ein sog. Caput natiforme. Der Schädel erinnert von oben betrachtet an die Nates, weil die Parietalhöcker oder auch die Frontalhöcker symmetrisch stark vorspringen und zwischen sich in der Mitte eine ausgeprägte längs verlaufende Furche zeigen. Es handelt sich dabei um symmetrische osteophytäre Auflagerungen, welche von Rachitis unabhängig sein können. Sie sind zurückzuführen auf eine Knochenmarkshyperplasie in den platten Schädelknochen zur kompensatorischen Verstärkung der Erythropoese.

Mit der ferripriven Natur der Kuhmilchanämie steht auch die Tatsache in gutem Einklang, daß Frühgeburten, Zwillinge und sonst untergewichtige Kinder

eine besondere Neigung zu Kuhmilchanämie zeigen. Hier sind eben die Eisendepots, die hauptsächlich erst in den zwei letzten Schwangerschaftsmonaten
angelegt werden, ungenügend gewesen und werden vorzeitig aufgebraucht, um
so schneller, je stärker das Wachstum und der Fettansatz bei diesen Kindern
sind. Bekanntlich zeigen die gleichen Kinder wegen ungenügender Kalkdepots
in den Knochen und beschleunigten Wachstums eine verstärkte Neigung zu
Rachitis.

　　Behandlung. a) Diät. Es ist notwendig die Milch stark zu beschränken,
etwa auf 100 cm³ je Tag nach dem Vorschlag von Kleinschmidt, denn es muß

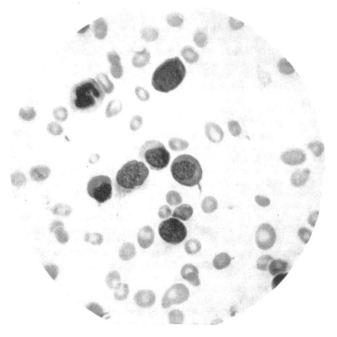

Abb. 5. Jaksch-Hayemsche Anämie bei Kuhmilchernährung. (Berner Univ.-Kinderklinik.)

Raum geschaffen werden für die anderen wertvolleren Nahrungsstoffe. Milch-
reich ernährte Kinder verlieren den Appetit auf die Beikost. Wir können einem
anämischen Säugling in den späteren Monaten des ersten Lebensjahres folgende
Diät vorschreiben: Morgens: 100 cm³ Milch mit einem Teelöffel Orangensaft
+ 100 cm³ 5%ige Mehlabkochung + 5% Nährzucker. Beim älteren Kind statt
dessen 100 cm³ Malzkaffee + Zucker, dazu eingeweichter Zwieback oder Brot-
brocken. Mittags: Kalbsknochenbrühe mit 10% Grieß oder Reis, Kartoffelbrei,
püriertes Gemüse, Spinat, Blumenkohl, Karotten, etwa 200 g. Dazu 1—2 Eßlöffel gehacktes Fleisch vom Kalb, Rind, von Taube oder Huhn, Kalbsmilken
in Püreeform, Kalbs- oder Geflügelleber roh durch die Fleischmaschine passiert
und der Brühsuppe beigesetzt (20—50—100 g). Statt Fleisch ab und zu 1 Eigelb, am besten roh mit etwas Orangensaft versetzt. Nachmittags: Rohes Obst,
Banane, geschabte Äpfel oder Birnen, Aprikosen, Pfirsiche, Heidelbeeren, dazu
aufgeweichten Zwieback, Keks oder Löffelbisquits. Abends: Grießbrei mit
Fleischbrühe oder Gemüsebrühe oder Linsenmus (eisenreich), ferner Frucht-
kompotte oder auch Gemüse wie mittags.

　　Nützlich namentlich zur Hebung der gesunkenen Resistenz ist erhöhte
Vitaminzufuhr in Form von Gemüsesäften, ausgepreßtem Tomaten- oder

Mohrrübensaft, von rohen Fruchtsäften wie Orangen- oder Citronensaft, je nach dem Alter 30—50 cm³. An ihrer Stelle können auch Vitamin-C-Präparate wie Redoxon, Cebion, Cantan 1—2 Tabletten täglich verwendet werden. Kommt es auf rasche Wirkung an, so machen wir Injektionen von Redoxon forte als Vitamin-C-Stoß.

An Stelle von Rohleber, welche wir bevorzugen, können wir auch Leberpräparate verwenden wie Heparglandol (Roche) 1—2mal täglich $^1/_2$ Würfel in Suppe oder Brei, Hepatopson, Hepatrat, Leberpulver usw. Campolondepots intramuskulär 5—10 cm³ in der Woche in schweren Fällen.

b) Medikamentöse Behandlung. Das wirksamste Mittel ist das *Eisen.* Dabei ist zu beachten, daß nur das zweiwertige oder Ferroeisen wirksam ist. Viel verwendet wird das Ferrum reductum 0,05—0,1, Sacch. albi 0,3 2—3mal täglich ein Pulver. Es ist auch der wirksame Bestandteil der Feometten. Besonders bewährt haben sich die stabilisierten Ferropräparate wie das Ferrostabil (2- bis 3mal $^1/_2$—1 Dragée) und in neuester Zeit das ascorbinsaure Eisen (Ferro 66, Promonta), 1 Tropfen enthält 2,5 mg Eisen. Auch nach unseren Erfahrungen sind 2—3mal 5 Tropfen Ferro 66 imstande, bei guter Verträglichkeit selbst die hartnäckigsten Kuhmilchanämien bei Säuglingen in 3—4 Wochen zu heilen (ROMINGER). Es gibt jedoch Fälle, bei denen Ferro 66 versagt. Hier haben wir nach dem Rezept von STARKENSTEIN Erfolge erreichen können: Das Ferrochlorid wird durch Verwendung von Zucker in Verbindung mit Citronensäure gegen Oxydation geschützt. Ferri chlorati: ($FeCl_2 + 4 H_2O$) 2,5, Acidi citrici 0,1, Saccharose 60,0, Aquae dest. ad 100,0. MDS. 2mal täglich 1 Kaffeelöffel in reichlich Wasser.

2. Die Ziegenmilchanämie. *Klinisches Bild:* Im Vordergrund steht eine deutliche Dystrophie, welche auch ohne wesentliche Anämie bleiben kann. Die Säuglinge sind stark untergewichtig, mager, der Turgor ist herabgesetzt. Die Ziegenmilchanämie wird im allgemeinen bei jüngeren Kindern beobachtet als die Kuhmilchanämie, also bereits im Alter von 5—9 Monaten. Leichtere und vorübergehende gastrointestinale Störungen, Erbrechen, Durchfall, Verstopfung sind nicht selten. Nach monatelanger Ziegenmilchernährung stellen sich schwere Appetitlosigkeit und deutlicher Widerwille gegen Ziegenmilch ein. Die Gesichtsfarbe ist sehr blaß mit einem Stich ins Gelbliche. Nicht selten sind Hautblutungen und polsterartige Ödeme an Händen und Füßen. Konjunktiven und Mundschleimhaut sind auffallend blaß. Es kann zu hochroten Zungenentzündungen und oberflächlichen Geschwürsbildungen kommen, die an die HUNTERsche Glossitis bei der perniziösen Anämie erinnern. Rachitis kann fehlen oder nur leicht angedeutet sein. Hochgradige Empfindlichkeit der Knochen an den Beinen, wohl bedingt durch kleine subperiostale Blutungen, kann an Skorbut denken lassen. Am Herzen finden sich häufig anämische Geräusche. Die Leber überragt meist den Rippenbogen um 1—2 Querfinger. gewöhnlich besteht ein mäßiger, eben tastbarer Milztumor, der aber auch bei schwerster Ziegenmilchanämie fehlen kann. Der Urin enthält gelegentlich vermehrt Urobilinogen und Urobilin, der Stuhl meist reichlich Urobilin.

Blutbild. Charakteristisch ist der hyperchrome Typ des roten Blutbildes. Hypochrome Formen sind zwar auch bei der Ziegenmilchanämie bekannt, aber weit seltener als bei der Kuhmilchanämie. Die Hyperchromie kommt dadurch zustande, daß die roten Blutkörperchen bei der Ziegenmilchanämie verhältnismäßig viel stärker abnehmen als der Hämoglobingehalt. Der Färbeindex ist gleich 1 oder meist über 1. Die Ziegenmilchanämie ist in der Regel bedeutend schwerer als die üblichen Formen der Kuhmilchanämie. Die Hämoglobinwerte bewegen sich meist um 30% Sahli herum, können sich aber auch bis 20—10% in selteneren Fällen vermindern. Die Roten zeigen Zahlen von drei bis zu einer Million und terminal sogar darunter.

Die Ziegenmilchanämie zeigt sich besonders gern in der JAKSCH-HAYEMschen *Form*. Diese ist charakterisiert durch Hepatosplenomegalie und ein besonderes Blutbild, das auf den ersten Blick an eine Leukämie erinnern könnte (Anaemia pseudoleucaemica infantum). Es besteht nämlich: *1.* eine *sehr starke Erythroblastose* mit sicheren Megaloblasten, Makroblasten, Normoblasten und zahlreichen oft rosettenförmigen Kernzertrümmerungsfiguren. Im roten Blutbild herrschen große hämoglobinreiche, oft polychromatische Megalocyten (Ovalocyten) vor. Nicht selten basophile Punktierung, oder rote Tüpfelung, gelegentlich sog. CABOT-SCHLEIPsche rote Ringe, mitunter auch in Achterform. *2. Ausgesprochene Leukocytose*, 20000—30000 und darüber, wenn keine Infekte bestehen vorwiegend Lymphocyten. Die Segmentkerne zeigen oft eine Rechtsverschiebung, d. h. eine Vermehrung der Kernsegmente. Die Zahl der großen Mononucleären sinkt häufig auf 1—2%. Beide Erscheinungen erinnern an ein ähnliches Verhalten des weißen Blutbildes bei der echten perniziösen Anämie. Die Blutplättchen sind manchmal vermindert bis unter 50000. Bei besonders schweren Formen von Ziegenmilchanämie kommt ein fast vollkommen aplastisches Blutbild vor, wobei Erythroblastose und Leukocytose fehlen und nur etwa 2—3⁰/₀₀ Retikulocyten nachzuweisen sind (wie bei der Perniciosa).

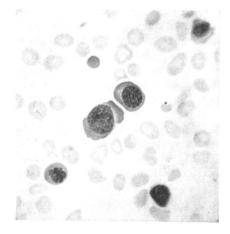

Abb. 6. JAKSCH-HAYEMsche Anämie bei Ziegenmilchernährung. (Berner Univ.-Kinderklinik.)

Verlauf und Prognose. Dystrophie und Anämie können so schwer werden, daß sie zum Tode führen. Meist kommt es zu terminalen Pneumonien.

Knochenmarkspunktion und Autopsiebefunde. WILLI fand auch im Knochenmarkspunktat bei Ziegenmilchanämie massenhaft Megaloblasten, wie bei der Perniciosa. Meist eintöniges Bild daneben mit Myeloblasten mit blasigen hellen Kernen. Gelegentlich auffällige Vermehrung eosinophiler Myelocyten. Extramedulläre Blutbildungsherde in der Milz und in der Leber. Manchmal zentrale Nekrosen und fettiger Zerfall der Leberläppchen. Verfettung des Myokards (Tigerung).

Pathogenese. Sie ist trotz vieler Arbeit immer noch nicht vollkommen aufgeklärt. Interessant ist, daß ROMINGER und BOMSKOV bei jungen Ratten nur dann durch Ziegenmilchfütterung eine schwere Anämie experimentell auslösen konnten, wenn es zu sprueartigen Fettdiarrhoen und entsprechenden Resorptionsstörungen kam. Es ist ganz klar, daß bei der Ziegenmilchanämie der Eisenmangel nicht dieselbe Rolle spielt wie bei der ferripriven Kuhmilchanämie. Es ist deshalb unmöglich, die Ziegenmilchanämie nur als eine schwerere Form eines sonst gleichartigen Krankheitsprozesses der alimentären Anämie zu betrachten. Die Ziegenmilchanämie reagiert in der Regel nicht auf Eisen, dagegen wirken Leber und Leberpräparate, Hefe (GYÖRGY) in ähnlich spezifischer Weise wie bei der perniziösen Anämie. Die Retikulocytenkrise ist nach unseren Beobachtungen sogar noch ausgesprochener (HEUBERGER), und nach WILLI ändert sich auch im Knochenmark schlagartig das Bild der Reifungsstörung und der Sperre. Die Proerythroblasten und Megaloblasten schwinden rasch und machen Normoblasten und Retikulocyten Platz. Die skorbutähnlichen Erscheinungen weisen auf einen Vitamin-C-Mangel hin. Ein Mangel an Lactoflavin konnte in der Ziegenmilch nicht nachgewiesen werden (SOTHMANN). Wahrscheinlich fehlt es an dem sog. extrinsic factor (CASTLE), Hämogen REIMANN aus dem Vitamin-B₂-Komplex, welcher notwendig ist zur Synthese des Antiperniciosaprinzips.

Nachdem WOLF und TSCHESCHE bereits 1937 gefunden hatten, daß die gelben Farbstoffe der Schmetterlingsflügel, die Pterine (Xantopterin, Uropterin usw.) imstande waren, bei der experimentellen Ziegenmilchanämie junger Ratten eine Retikulocytenkrise hervorzurufen und die Ziegenmilchanämie zu heilen, wurde in neuester Zeit ein Vitamin aus dem B₂-Komplex entdeckt, die Folic-acid (Folsäure = Blattsäure, weil sie in grünen Spinatblättern vorkommt), welche als wirksame Gruppe ein 6 Oxy-2-Aminopteridin, durch para-Aminobenzoesäure an Glutaminsäure gebunden, enthält. Diese Folsäure heilt makrocytäre, alimentär-infektiöse Anämien der Kinder prompt unter einer Retikulocytenkrise (ZUELZER) und so auch die Ziegenmilchanämie, selbst bei fortgesetzter Ziegenmilchernährung (FREUDENBERG). GLANZMANN konnte experimentell bei Ratten durch Milch Strongyliden-kranker Ziegen einen Markschaden (Panmyelopathie) erzeugen und durch Folsäure heilen.

Behandlung. Ersatz der Ziegenmilch durch Kuhmilch im Rahmen einer gemischten Kost. Tägliche Zulage von Püree aus roher Leber, 25—50—100 g oder Leberpräparate wie Heparglandol ¹/₂—1 Würfel in Suppe, Hepatopson oder Hepatrat liquid. teelöffelweise. Wöchentlich Campolondepots 5—10 cm³ intramuskulär. Hat die ursprünglich hyperchrome Anämie durch rasche Zunahme der Roten hypochromen Charakter angenommen, erst dann erweist sich die Zugabe von Eisenpräparaten, besonders Ferro 66 nützlich (GYÖRGY). Frische Fruchtsäfte, Orangen, Citronen-Tomatensaft unterstützen die Heilung und heben die Resistenz. GYÖRGY sah gute Erfolge von Hefe (Vitamin-B-Komplex). Heute wird man Folsäure (Folvite Lederle New York) 1 Ampulle zu 15 mg oder 3—4mal 1 Tablette zu 5 mg mit Erfolg verwenden.

γ) Anämie bei Mehlnährschaden (KLEINSCHMIDT).

Neben Eisenmangel hindert das Fehlen wichtiger Hauptnährstoffe (Eiweiß, Fett) und Ergänzungsstoffe (Vitamine der B-Gruppe, Vitamin C und Vitamin A) die Erythropoese (s. auch ROMINGER, Ernährungsstörungen des Säuglings).

δ) Anämie bei Avitaminosen.

Bei Vitamin-A-Mangel kommt es zu Anämie und Thrombopenie. Auch beim Vitamin-B-Komplex, besonders Vitamin B₂ bestehen Beziehungen zu Mangelanämien, z. B. bei Ziegenmilchernährung, Zöliakie usw. Vitamin-C-Mangel kann nicht nur Skorbut verschulden, sondern auch bei Kindern hypochrome Anämien erzeugen, die in spezifischer Weise durch Vitamin-C-Zufuhr zur Heilung zu bringen sind (ROMINGER). SEYDERHELM und GREBE sahen nach Vitamin-C-Injektionen eindeutige Steigerungen der Retikulocytenzahlen. Anämie bei Rachitis dagegen wird nicht beeinflußt, auch wenn Vitamin D die Rachitis heilt.

Eine *Polyavitaminose* durch schwere Resorptionsstörungen besteht bei der Zöliakie, der infantilen Sprue. Aber auch die Resorption der Mineralstoffe und damit auch des Eisens leidet. Fast regelmäßig kommt es daher zu hypochromen Anämien. Aber auch perniziös-anämische Blutbilder wurden beschrieben, auch Umschlag des chloranämischen Blutbildes in das perniziöse und umgekehrt. Eosinophilie kommt auch unabhängig von der Lebertherapie vor. Ein deutlich tastbarer Milztumor findet sich nicht selten. Die Anämie bei Zöliakie kann auffallend rasch heilen bei kombinierter Behandlung mit Leber (per os) und gleichzeitiger Zufuhr von Ferro 66, das selbst von diesen Fällen noch auffallend gut resorbiert wird (s. auch ROMINGER, Avitaminosen).

c) Parainfektiöse und postinfektiöse Anämien.

Pathogenese. Es besteht ein Circulus vitiosus. Alimentäre Anämien, z. B. infolge Eisenmangels setzen die Widerstandskraft gegenüber Infektionen deutlich herab. Es kommt leicht zu pyogenen Infektionen, z. B. Otitis media purulenta, zu Abscessen, Phlegmonen, Osteomyelitiden, zu wiederholten grippalen Infekten mit langwierigem, komplikationsreichen Verlauf. Bronchopneumonien, nicht selten kompliziert mit Lungenabsceß und Empyem bilden die häufigste Todesursache bei alimentärer Anämie. Die Neigung zu septischen Prozessen bei anämischen Säuglingen ist groß.

Solche pyogenen Infekte wirken ihrerseits wiederum anämisierend, teils durch direkte Blutschädigung, durch Toxine, Hämolysine usw., teils durch Beeinträchtigung der Ernährung, Anorexie, Herabsetzung der Salzsäuresekretion im Magen, verminderte Eisenresorption. Ferner wissen wir neuerdings von dem tiefgreifenden Einfluß der Infekte auf den Eisenstoffwechsel. Das Eisen wird von seiner Bestimmung der Hämoglobinbildung im Knochenmark abgelenkt und für andere Zwecke, z. B. Entgiftung von Toxinen zum Teil im retikulo-endothelialen System verwendet. Es erklärt dies zwei merkwürdige Tatsachen: 1. Sowohl ferriprive Ernährung wie Infekte können zum klinisch gleichen Bild der Eisenmangelanämie führen. 2. Die Eisentherapie selbst in großen Dosen bleibt meist nutzlos, solange der fieberhafte Infektionszustand besteht.

Man spricht wegen der eigentümlichen Verkettung von Anämie und Infekt mit Recht auch von *alimentär-infektiösen Anämien*. Die verhältnismäßig leichten alimentären Anämien werden durch die gehäuften Infekte klinisch immer schwerer, und es kann sich schließlich auf diesem Boden das Syndrom von JAKSCH-HAYEM mit Leber- und Milztumor und dem bekannten pseudoleukämischen Blutbild entwickeln.

Klinisches Bild. Es fällt die fahle Blässe mit einem deutlichen Stich ins gelbliche oder grünliche auf, als Folge hämolytischer Vorgänge, mit Erhöhung des Bilirubinspiegels im Blute, Leberschwellung und Milztumor in verschiedenem Maße gesellen sich hinzu. Im Urin häufig Urobilinogen vermehrt und Urobilin.

Blutbild. Meist einfache hypochrome Anämie von 50—40—30—20% Hämoglobin und Roten-Zahlen bis 3—2—1 Million, selten tiefer. Namentlich bei Säuglingen Anisocytose, Poikilocytose, Polychromasie, einige Normoblasten. Retikulocyten verhältnismäßig spärlich infolge toxischer Knochenmarkssperre. Im weißen Blutbild polynucleäre Leukocytose mit Linksverschiebung, nicht selten frühzeitig Jugendformen, Myelocyten und selbst vereinzelte Myeloblasten.

Ätiologie. Bei jeder auffallenden Anämie mit fahlgelber Blässe und unklarer fieberhafter Erkrankung soll man besonders bei Säuglingen an eine ursächliche Pyurie denken. Von spezifischen Infektionskrankheiten führen der Typhus abdominalis, die Diphtherie, nach eigenen Beobachtungen auch der Keuchhusten nicht selten zu mehr oder weniger schweren Anämien. Dies gilt auch von der WEILschen Krankheit. Streptokokken-, Staphylokokkensepsis usw. gehen oft mit schwerer Anämie mit kernhaltigen Roten einher.

Wir haben auf die Mitwirkung hämolytischer Vorgänge bei der Entstehung der infektiösen Anämien bereits hingewiesen. Solche treten besonders stark hervor bei der folgenden Form:

Akute hämolytische Anämie. Typ LEDERER-BRILL. Ziemlich akuter Beginn mit Fieber, dann hämolytischer Ikterus, Milz- und Leberschwellung, Leibschmerzen, Erbrechen, Durchfälle. Im Urin Bilirubin, Urobilin oder Blutfarbstoff. Blutbild: Schwere hyperchrome Anämie mit guter Markregeneration, Leukocytose und Erythroblasten im peripheren Blut. Ätiologisch unbekannter Infekt, eventuell mit allergischer Komponente (BRENNER). Gegen eine Krise bei familiärer hämolytischer Anämie spricht differentialdiagnostisch der nicht familiäre Charakter, das Fehlen der Kugelzellen und der Resistenzverminderung. Prognose gut. In leichten Fällen Spontanheilung. Bei schweren Formen Bluttransfusion und Lebertherapie.

Chronische Infektionen. Die rheumatische Infektion geht nicht nur mit auffallender Blässe, besonders bei Endokarditis einher, sondern auch mit leichteren, seltener schweren Anämien. Nach eigener Beobachtung kann die im Kindesalter seltene *Endocarditis lenta* in einer anämischen Form verlaufen, meist progressiv schwere Grade erreichen, mit einer Leukocytose von 20000—40000, gelegentlich auch aplastisch mit Leukopenie.

Tuberkulose. Leichte chloranämische Formen bei beginnenden Fällen sind häufig. Selten sind schwere Anämien mit Erythroblastose und sehr großem Milztumor bei supramiliarer Säuglingstuberkulose (eigene Beobachtung).

Syphilis. Die kongenitale Lues kann beim Säugling schwere Anämie mit leicht ikterischer Verfärbung der Haut, Hepato- und Splenomegalie erzeugen. Es finden sich alle Übergänge von einfacher Anämie bis zur JAKSCH-HAYEMschen Form mit reicher Erythroblastose und Leukocytose.

Protozoenkrankheiten des Blutes und der hämatopoetischen Organe. Malaria. Konstante Anämie verschlimmert sich zur Zeit der periodischen Fieberanfälle. Malariaplasmodien in den Roten; Erythrocyten werden deformiert, erbleichen, zeigen rote SCHÜFFNER-Tüpfelung, basophile Punktierung, Retikulocyten und Erythroblasten, Splenomegalie, rasche Erholung nach den Anfällen, definitiv nur unter dem Einfluß des Chinins. Bei chronischer Malaria Daueranämie.

Leishmaniose (Kala-Azar) in Mittelmeerländern. Starke progressive Splenomegalie. Parasiten lassen sich durch Milz- und Knochenmarkspunktion nachweisen. Hypochrome, meist mäßige Anämie von aregeneratorischem Charakter mit Leukopenie und Thrombopenie. Vorzugsweise erkranken Kinder im Alter von 6 Monaten bis zu 3 Jahren. Die früher unbedingt ernste Prognose mit geringer Reparationstendenz und hoher Letalität hat sich durch Behandlung mit Tartarus stibiatus wesentlich gebessert.

Anämien durch Darmparasiten: Wurmanämien.

Pathogenese. Teils chronischer Blutentzug durch blutsaugende Parasiten, blutige Durchfälle, teils toxische Einwirkung auf das Blut und die Hämatopoese. Diagnostisch wichtig Eosinophilie (4—15%, selten hohe Werte 58—80%). In schweren Fällen, z. B. von Ascaridenintoxikation, kann jedoch die Eosinophilie fehlen.

Ascariden, Oxyuren, Tänien führen inkonstant und fast immer nur zu leichten hypochromen Anämien. Bothriocephalus latus bei Bewohnern der Meeresküsten erzeugt inkonstant nur bei konstitutionell disponierten sehr schwere hyperchrome Anämien vom Charakter der Perniciosa mit Eosinophilie von 5—10%. Die Anämie heilt gewöhnlich nach Entfernung des Darmparasiten.

Trichocephalus dispar bewirkt eher durch Blutsaugen und hämorrhagische Durchfälle, gelegentlich auch nach eigenen Beobachtungen schwerere, selbst tödlich verlaufende progressive Anämien.

Behandlung der alimentär-infektiösen Anämien durch Bluttransfusion. Man verwendet die indirekte Methode mit Citratblut (10 cm³ 3,8% Natr. citric.-Lösung auf 90 cm³ Blut intravenös in irgendeine zugängliche Vene). 15—20 cm³ Citratblut je Kilogramm Körpergewicht genügen, um die Empfängererythrocyten um eine Million je Kubikmillimeter zu steigern (OPITZ). Blutgruppenbestimmung notwendig. Kontraindikationen: Kreislaufschwäche bei Infekten, hohes Fieber usw. Die großen Transfusionen müssen, wenn nötig, nach 2—3 Tagen wiederholt werden. Der Blutstatus bessert sich schlagartig, die Resistenz gegen die Infektion wird gesteigert, das Knochenmark wird stimuliert. Bei der sog. Immunotransfusion wird der Spender vorher mit Vaccineinjektionen vorbereitet. Zum Ersatz der großen Transfusionen dienen kleine intramuskuläre Blutinjektionen von 5—10—20 cm³. 1—2mal in der Woche.

d) Anämien infolge Umweltschäden.

Stuben- bzw. Proletarieranämie. Sie kann vier Ursachen haben: 1. Quantitativ und vor allem qualitativ unzureichende Nahrung, wobei wieder Eisenmangel von größter Bedeutung ist. 2. Häufung von Infekten infolge des dichten Zusammenlebens der gesamten Familie. 3. Mangel an aktinischen Reizen durch das Wohnen in ungenügend belichteten Räumen (Keller, Höfe usw.). 4. Mangel an frischer und bewegter Luft durch zu lange dauernden Stuben- und Schulzimmeraufenthalt.

Manchmal besteht mehr eine vasomotorische Blässe als eine eigentliche Anämie. Aber Kinder, die in einer solchen Umwelt leben, haben nur in der Hälfte der Fälle einen völlig normalen Blutstatus. Die andere Hälfte zeigt Hämoglobinwerte von bloß 60—70%, und Erythrocytenzahlen von 4—3,5 Millionen und darunter.

Die große soziale Bedeutung des unternormalen Blutstatus liegt in der erniedrigten Resistenz gegen Infekte. Solche Kinder erkranken doppelt so häufig an Infekten, wie Kinder mit normalem Blutstatus.

Therapie. Bessere Ernährung, Gemüse, Obst, Fleisch. Sonnige Wohnungen, viel Aufenthalt an der Sonne und in der freien Luft, Ferien im Gebirge oder an der See.

Chlorose. Die Tatsache, daß die Chlorose der jungen Mädchen heute kaum mehr angetroffen wird, spricht gegen die frühere Auffassung, sie sei konstitutionell und endokrin bedingt und für die Anschauung, daß sie im wesentlichen durch Umweltschäden ausgelöst war, wie klösterliche und sitzende Lebensart, einengende Kleidung, Korsett der jungen Mädchen usw. Änderungen der Lebensweise, bessere Ernährung (Gemüse und Früchte), mehr Aufenthalt in der freien Luft und an der Sonne, Sport im Sommer und Winter haben das Leiden zum Verschwinden gebracht.

Allgemeinsymptome sind: Alabasterweiße Hautfarbe, Müdigkeit, Kopfschmerzen, Appetitlosigkeit, Obstipation, Dysmenorrhoe.

Das Blutbild ist charakterisiert durch mäßige Hämoglobinabnahme bei unveränderter Erythrocytenzahl (hypochrome Anämie bei erniedrigtem Färbeindex). Prompte Heilung auf große Eisengaben.

2. Polycythämie.

Die abnorme Vermehrung der Zahl der Roten, die Polycythämie bzw. Polyglobulie ist sehr viel seltener als ihre Verminderung. Wir sprechen von Polyglobulie, wenn die Zahl der Roten 5,5 Millionen im Kubikmillimeter übersteigt.

Scheinbare Polyglobulien kommen zustande durch Bluteindickung bei Wasserverlusten, durch Brechdurchfälle beim Säugling, abundante Schweiße bei FEERscher Krankheit usw.

Vorübergehende Polyglobulie sehen wir beim Aufstieg in große Höhen (6—7—8 Millionen Rote) infolge Sauerstoffmangels.

Dauernde Polyglobulie bei kongenitalen Herzfehlern, besonders Pulmonalstenose mit hochgradiger Cyanose (Morbus coeruleus) 6—8—10 Millionen Rote oft verbunden mit Hyperglobulie (Zunahme des Durchmessers von 7—9 μ).

Idiopathische Polycythaemia vera.

VAQUEZ-*Form* mit Cyanose und Milztumor.

GAISBÖCK-*Form* mit Hypertonie ohne Milztumor.

Beide Formen kommen ganz überwiegend bei Erwachsenen vor. Bei Kindern haben WIELAND und HOTTINGER eine hereditär-familiäre Form bei 5 von 8 Kindern einer selbst polycythämischen Mutter beschrieben. Hochrotes cyanotisches Aussehen der Haut, in einigen Fällen fehlend, Milztumor im Gegensatz zu VAQUEZ nicht nachweisbar. Blutdruck im Unterschied zu GAISBÖCK normal, subjektive Beschwerden, Kopfschmerzen, Schwindelanfälle, leichte Ermüdbarkeit und Kurzatmigkeit. Hämoglobin 100—150%. Rote 8 bis 12 Millionen. Therapie: Röntgenbestrahlung der langen Röhrenknochen, rein symptomatisch Aderlaß.

VII. Erkrankungen des weißen Systems.

Physiologisches Verhalten des weißen Blutbildes im Verlauf der kindlichen Entwicklung. Das Neugeborene hat nach OPITZ mit Leukocytenzahlen von 12000—20000 und 60—70% neutrophilen Leukocyten 20—30% Lymphocyten, ein weißes Blutbild, das dem der Mutter entspricht. Bald aber stellt sich das weiße Blutbild des Säuglings ein mit 8—12000 Leukocyten, 15—40% Neutrophilen und einer vorherrschenden Lymphocytose von 54—75%. Diese Lymphocytose nimmt allmählich ab. Im 5. Lebensjahr halten sich Neutrophile und Lymphocyten bei Leukocytenzahlen von 6000—10000 das Gleichgewicht. Von da fangen allmählich an die neutrophilen Leukocyten (Polynucleäre, Granulocyten) zu überwiegen, bis das Blutbild des Erwachsenen erreicht wird mit 6—8000 Leukocyten, 51—67% Neutrophilen, 21—35% Lymphocyten (s. S. 320).

Der Einfluß endokriner Drüsen auf das weiße Blutbild. Das Vorherrschen der Lymphocyten im Säuglings- und frühen Kindesalter steht vermutlich unter dem Einfluß der Prävalenz des Thymus. Hyperthyreose macht Lymphocytose, vielleicht durch Überaktivierung des Thymus. Entwicklungshemmungen bei Erkrankungen der endokrinen Drüsen wie A- und Hypothyreose, Insuffizienz der Hypophyse (Dystrophia adiposo-genitalis) führen häufig zu einer Persistenz der Lymphocytose auch beim älteren Kind. Dagegen kann bei frühzeitiger Vergreisung (Geroderma) vorzeitig das Blutbild des Erwachsenen auftreten, z. B. gelegentlich auch bei Athyreose.

Physiologisches Verhalten des weißen Blutbildes bei Kindern auf Reize. Bei Kindern pflegt das weiße Blutbild auch auf physiologische vegetative Reize heftiger zu reagieren als beim Erwachsenen, z. B. in bezug auf die Verdauungsleukocytose, Schreilymphocytose bei Säuglingen, Lymphocytose im Hungerzustand, Leukocytose bei banalen Infekten usw. Zu den Konstitutionsanomalien zählt die familiäre Eosinophilie und die PELGERsche Kernanomalie (familiäres Überwiegen der neutrophilen und eosinophilen Stabkernigen über die Segmentkernigen).

Das weiße Blutbild bei Infektionskrankheiten. Wichtig ist die genauere morphologische Analyse der Neutrophilen, vor allem ihre Differenzierung in Stabkernige (degenerative und regenerative) und Segmentkernige. Vermehrung der Stabkernigen auf Kosten der Segmentkernigen bezeichnet man als Linksverschiebung, starke Kernsegmentierung (Kerne mit mehr als 3 Segmenten) unter Abnahme der Stabkernigen als Rechtsverschiebung. Bei der Linksverschiebung bei Infektionen beobachtet man im Plasma häufig basophile Schlieren und gröbere sog. toxische Granula.

Die Abwehrreaktionen gegen Infekte im weißen Blutbild verlaufen meist nach folgenden drei Phasen:

1. Neutrophile Kampfphase mit neutrophiler Leukocytose und Linksverschiebung, Aneosinophilie.

2. Monocytäre Abwehr- oder Überwindungsphase mit Vermehrung der Monocyten, sie zeigt an, daß Aufräumungsarbeiten an den Kampfstätten eingeleitet werden.

3. Lymphocytär-eosinophile Heilphase, d. h. Lymphocytose und Eosinophilie in der Rekonvaleszenz.

Die meisten, vor allem Kokkeninfekte verlaufen nach diesem Schema: Akute Eiterung und akute Sepsis, Appendicitis acuta, Angina, Scharlach (Ausbleiben der Aneosinophilie, vom 2.—3. Exanthemtag an zunehmende Eosinophilie, Döhlekörperchen in den Neutrophilen), Diphtherie, Pneumonia crouposa und Bronchopneumonie, Empyem, Peritonitis, Meningitis epidemica und andere eitrige Meningiten, Polyarthritis acuta rheumatica, später gelegentlich mit Eosinophilie.

Differentialdiagnostisch wichtig ist das Vorkommen von Infektionen mit relativer und absoluter Lymphocytose wie Pertussis (schon im Frühstadium), lymphämoides Drüsenfieber (sog. buntes Blutbild).

Infektionen mit Leukopenie und relativer Lymphocytose sind Typhus, Paratyphus, der Morbus Bang, Morbilli, Rubeolen, Parotitis epidemica, Grippe und besonders hochgradig beim Dreitagefieberexanthem (Neutropenie fast bis zur Agranulocytose, 80 bis über 90% Lymphocyten).

Von diesen gewöhnlich mit Leukopenie verlaufenden Infekten zu unterscheiden ist die Leukopenie infolge frühzeitiger Erschöpfung der Abwehr bei malignem Verlauf normalerweise auf absoluter Leukocytose einhergehender Krankheit, z. B. Appendicitis perforativa, Peritonitis usw.

Auffallend wenig Veränderungen an den Neutrophilen, geringe Linksverschiebung zeigen Encephalitis und Poliomyelitis.

Agranulocytosesyndrome bei Kindern (Aleukia haemorrhagica, Panmyelophthise). Während die an Agranulocytose grenzenden Befunde beim Dreitagefieberexanthem gutartig sind, ist dagegen die eigentliche Agranulocytose prognostisch infaust. Die von SCHULTZ zuerst bei Frauen im Alter von 30—50 Jahren beschriebene Agranulocytose mit Fieber, nekrotischer diphtheroider Angina, Schleimhautulcerationen, leichtem Ikterus unter progressiver Leukopenie mit Agranulocytose bis 5—0%, bei unverändertem roten und Plättchenblutbild, somit ohne hämorrhagische Diathese meist rasch zum Tode führende Affektion habe ich selbst in 2 Fällen in reiner Form bei 2—3jährigen Kindern beobachtet. Häufiger sehen wir dagegen bei Kindern sog. Agranulocytosesyndrome, indem die Knochenmarksinsuffizienz nicht nur das weiße System betrifft, sondern auch auf die Erythropoese übergreift und zu progressiver aplastischer Anämie führt, oder es wird der Plättchenapparat mitergriffen, und es kommt zu Thrombopenie und hämorrhagischer Diathese. Das vollständige Agranulocytosesyndrom umfaßt Agranulocytose, Thrombopenie und progressive aplastische Anämie. Die Kinder können nekrotische Angina oder einen nicht näher zu präzisierenden, septischen Infektionszustand mit kleineren und größeren Ulcerationen der Mundschleimhaut, am weichen Gaumen, an den Lippen usw. zeigen. Die erste, ja die zweite Attacke können mit Hilfe von Bluttransfusionen, Pentosenucleotidinjektionen usw. (täglich 2—10 cm³ je nach Alter) überwunden werden, und schließlich erliegt das Kind doch einer weiteren Attacke. Das Knochenmark zeigt Schwund der Granulocyten, Megakaryocyten, Erythroblasten und besteht fast nur noch aus Myeloblasten. Übergangsfälle zur akuten Myeloblastenleukämie auch im peripheren Blut kommen anscheinend vor. In einer eigenen Beobachtung war das Knochenmark äußerst zellarm.

Ätiologisch kommen für die Panmyelopathien bzw. Panhämocytophthisen folgende Momente in Betracht: Exogene chemisch-toxische Schädigungen, allergisch-idiosynkrasische Giftwirkungen durch Arzneimittel (besonders Sulfonamide), Strahlenwirkungen (Röntgen, Radium usw.), infektiös-toxische Schädigungen, auch mit allergischer Komponente, z. B. bei rheumatischer Infektion, Begleitpanhämocytophthisen bei Leukämien, markverdrängende Prozesse (Metastasen maligner Tumoren), Panmyelopathie als Mangelkrankheit, z. B. bei Ziegenmilchanämie (Folsäuremangel = Vitamin-M-Mangel, GLANZMANN). Auch hereditär-konstitutionelle Faktoren können eine Rolle spielen. Es gibt auch kryptogenetische Formen, deren Ursache vollkommen dunkel ist.

Leukämoide Reaktionen. Besonders im frühen Kindesalter kommt es im Anschluß an Infekte zu Blutbildern, die an Leukämie erinnern können, wobei es sich aber nicht um echte Leukämie mit ihrer stets infausten Prognose, sondern nur um vorübergehende sog. leukämoide Reaktionen handelt. Man unterscheidet:

1. Myeloische Reaktionen mit hoher Leukocytose, mit Myelocyten, ja sogar Myeloblasten neben mehr oder weniger schwerer Anämie bei septischen Prozessen verschiedenster Art, bei Pneumonie, bei Lues congenita, hämolytischem Ikterus, bei der Anaemia pseudoleucaemica infantum (JAKSCH-HAYEM). Die Leukocytose kann Werte von 30000—50000, ja gelegentlich sogar über 100000 Zellen erreichen. Es finden sich alle Übergangsformen von Myeloblasten, Myelocyten zu Jugendformen, Stabkernigen bis zu den reifen Segmentkernigen. Ein sog. Hiatus leucaemicus fehlt im Gegensatz zur echten Leukämie.

2. Lymphatische Reaktionen. Besonders beim Säugling erlahmt die neutrophile Kampfphase oft sehr rasch und macht einer mehr lymphatischen Reaktion Platz, und zwar auch bei Infektionen, die beim älteren Kind mit länger dauernder neutrophiler Leukocytose einhergehen. Die lymphatische Reaktion kann einerseits einer mehr konstitutionellen Eigentümlichkeit entsprechen, die sich bei verschiedensten Infekten in ähnlicher Weise zeigt, oder sie kann Ausdruck einer besonderen Infektion sein wie Pertussis, Drüsenfieber, Rubeolen, Exanthema subitum. Charakteristisch für Rubeolen und noch mehr für das lymphämoide Drüsenfieber ist das sog. bunte Blutbild mit Lymphoblasten, plasmazelligen Lymphocyten (sog. Drüsenfieberzellen) mit allen Übergängen zu vollentwickelten Plasmazellen, zahlreiche Monocytoide. Die stärkere Alteration des lymphocytären Blutbildes ist hier die prognostisch gutartige.

1. Die akute Leukämie.

Die meisten leukämischen Erkrankungen nehmen im Kindesalter einen akuten bis subakuten Verlauf von wenigen Tagen bis Wochen oder Monaten.

Bei manchen auffallend rasch zum Exitus führenden, anscheinend banalen Infekten wie Angina, Bronchopneumonie usw. kann nur die exakte hämatologische Untersuchung den wahren Charakter einer dem unheilvollen Geschehen zugrunde liegenden, leukämischen Affektion aufdecken.

Der Beginn der akuten Leukämie erfolgt nur in seltenen Fällen stürmisch und ist selbst dann meist nur das Zeichen einer akuten Verschlimmerung eines unbemerkt gebliebenen Vorzustandes. In den meisten Fällen ergibt die Anamnese, daß bereits seit einigen Wochen zunehmende Blässe,

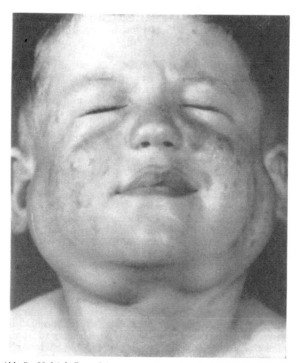

Müdigkeit, Appetitlosigkeit, Abmagerung, Asthenie, wiederholtes, schwer stillbares Nasenbluten, kleinere und größere Blutflekken auf der Haut, anscheinend rheumatische Knochen- und Gelenkschmerzen, zeitweise verbunden mit Fieberregungen vorausgegangen sind. Oft tritt in diesem Stadium eine ulcero-nekrotische Angina auf, die leicht mit Diphtherie verwechselt wird. Im Anschluß daran schwellen die Halsdrüsen kaum merklich etwas an. Meist macht sich auch eine leichte Schwellung der Leber und Milz geltend.

Je nach den führenden Symptomen können wir verschiedene klinische Formen unterscheiden:

Abb. 7. Multiple Lymphdrüsenschwellung bei akuter lymphatischer Leukämie. (Kieler Univ.-Kinderklinik.) (K)

a) Anämische Form. Die Anämie, anscheinend zunächst banaler Natur steht im Vordergrund, sie trotzt jedoch jeder Behandlung und wird deutlich progredient.

b) Hämorrhagische Diathese ist das führende Symptom. Sie verläuft unter dem Bilde eines Morbus Werlhof mit wiederholtem, schwer stillbaren Nasenbluten, das rasch zu bedrohlicher Anämie führt, Blutungen am Zahnfleisch und sonst in der Mundschleimhaut, Petechien und großen durch Traumen ausgelösten Ekchymosen. Akuten Verblutungstod haben wir beobachtet. Es kann auch zu Retina- und selbst Hirnblutungen mit Konvulsionen und Hemiplegien kommen.

c) Hepato-lienale Form. Der Bauch nimmt auffällig an Umfang zu, bedingt durch Leber- und Milztumoren, die in diesen Fällen bis ins Becken herunterreichen können.

d) Mediastinaltumor steht im Vordergrund mit stridoröser Atmung, Reizhusten, Venenstauung am Thorax und röntgenologisch nachweisbaren Lymphdrüsenschwellungen im Hilusgebiet. Nicht selten meist hämorrhagische Ergüsse in den Pleurahöhlen.

e) Anginöse und bucco-pharyngeale Form. Der Befund erinnert an eine Diphtherie oder PLAUT-VINCENTsche Angina, die Stomatitis mit den Blutungen und Ulcerationen und fuliginösen Belägen an Skorbut.

f) MIKULICZsches Syndrom. Leukämische Infiltration der Tränen- und Speicheldrüsen, oft verbunden mit einer leichten Dunsung des ganzen Gesichtes.

g) Chlorom. Multiple meist parostale Wucherungen am Schädel und an der Orbita (Protrusio bulbi) von grünlicher Farbe. Es gibt aber auch ein farbloses, sog. Leukochlorom.

Alle diese verschiedenen klinischen Formen der akuten Leukämie können sowohl bei Myelosen wie bei Lymphadenosen vorkommen.

Das rote Blutbild zeigt eine progressive, meist hyperchrome Anämie (Färbeindex über 1) mit vereinzelten Normoblasten. Die Roten sinken schließlich unter eine Million.

Für das Kindesalter ist charakteristisch, daß die akute Leukämie sogar mit Leukopenie verlaufen kann. Man spricht dann von Aleukämie. Bei akuten Schüben kommt es zu mäßigen Leukocytosen 20000—30000 (Subleukämie), gelegentlich zu Leukocytenzahlen über 100000—500000 bis zu 1 Million.

Für die Diagnose ist das qualitative Blutbild besonders bei A- und Subleukämie von größter Bedeutung. Nach unseren Erfahrungen bin ich zur Überzeugung gekommen, daß auch im Kindesalter ähnlich wie bei den Erwachsenen die meisten akuten Leukämien zu den Myelosen gehören. Es herrschen im Blutbild die Myeloblasten vor mit feinfädiger Chromatinstruktur, häufig in Form der sog. Paramyeloblasten mit abnormen Kernlappungen, seltenen oder fehlenden Nucleolen. Man kann diese letzteren unmöglich als Stammzellen bezeichnen; denn sie sind ausgesprochen pathologische Elemente, die sich nicht mehr weiter zu Myelocyten, Jugendformen, Stab- und Segmentkernigen entwickeln. Deshalb fallen diese Zwischenstufen aus, und es stehen die pathologischen Myeloblasten unvermittelt ne-

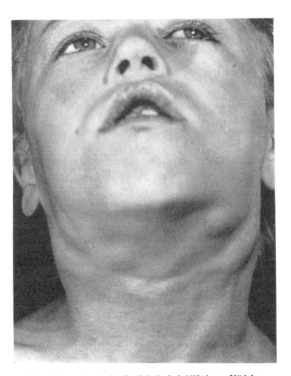

Abb. 8. Lymphatische Leukämie bei 8jährigem Mädchen. (Kieler Univ.-Kinderklinik.) (K)

ben reifen Leukocyten (Hiatus leucaemicus nach NAEGELI). Dieser fehlt bei den gutartigen leukämoiden Reaktionen. Die Paramyeloblasten geben häufig auch keine Oxydasereaktion mehr, welche sonst für myeloische Elemente charakteristisch ist. Die Mikromyeloblasten sehen zum Verwechseln lymphocytenähnlich aus, daher wohl die Angabe des Überwiegens der lymphatischen Natur der akuten Leukämie im Kindesalter. Aber der Protoplasmasaum ist bei den Mikromyeloblasten äußerst gering oder fehlt ganz. Es soll jedoch nicht bestritten werden, daß es bei Kindern seltenere akute Lymphadenosen gibt mit weit überwiegenden typischen kleinen Lymphocyten (über 90%) mit ganz monotonem Blutbild.

Die Blutplättchen sinken oft schon frühzeitig unter 30000. Ein strikter Parallelismus zwischen Plättchenzahl und Grad der hämorrhagischen Diathese besteht offenbar nicht. Die Blutungszeit ist verlängert, die Gerinnungszeit bleibt normal, die Retraktilität fehlt, die Senkungsgeschwindigkeit ist erhöht.

Sämtliche Formen der akuten Leukämie führen nach kürzerer oder monatelanger Dauer, nur gelegentlich durch Remissionen unterbrochen, unaufhaltsam

zum Tode. Die Therapie ist machtlos. Neben Arsen können höchstens Bluttransfusionen meist rasch wieder vorübergehende Remissionen erzwingen.

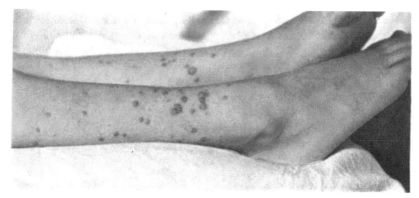

Abb. 9. Purpura Majocchi bei Panhämocytophthise infolge Leukämie. (Berner Univ.-Kinderklinik.)

Röntgenbestrahlungen, sogar bloße Röntgenaufnahmen können besonders bei
aleukämischen Fällen zu tödlichen Verschlimmerungen führen.

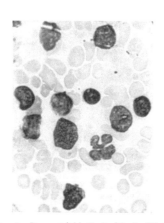 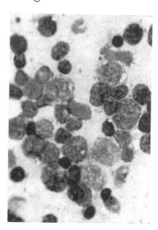

Abb. 10. Paramyeloblastenleukämie (Blut).   Abb. 11. Paramyeloblastenleukämie (Knochenmark).
(Berner Univ.-Kinderklinik.)   (Berner Univ.-Kinderklinik.)

2. Die chronische Leukämie.

Myelosen herrschen auch hier durchaus vor und entwickeln sich schleichend, meist bei
älteren Kindern in der Präpubertät oder Pubertätszeit. Beherrscht wird das klinische Bild
von dem enormen, harten Milztumor, der bis ins Becken und in die rechte Bauchseite
herunterreichen kann und jederzeit an den deutlich abtastbaren Einkerbungen am medialen
Rand zu erkennen ist. Lymphknoten fehlen, können aber besonders bei malignen Fällen
mit ausgedehnter myeloischer Metaplasie auch in generalisierter Form auftreten, so daß
eine lymphatische Systemerkrankung vorgetäuscht werden kann. Das Sternum und andere
Knochen sind häufig druckempfindlich.

Das Blutbild zeigt mäßige bis hochgradige Anämie mit vereinzelt kernhaltigen Roten.
Die Leukocytenzahlen sind bis zur Weißblütigkeit gesteigert, mehrere Hunderttausend
bis zu einer Million. Myeloblasten sind spärlich, abgesehen von akuten Schüben, es herrschen
jugendliche, neutrophile, eosinophile und basophile Myelocyten vor mit allen Übergängen
zu Jugendformen, Stab- und Segmentkernigen, während die reifen Lymphocyten auf wenige
Prozente reduziert sind. Die Plättchen sind meist normal oder sogar vermehrt, nur terminal
vermindert.

Die Weißblütigkeit war in einem selbst beobachteten Fall, bei einem 12jährigen Mädchen, so stark, daß im anatomischen Präparat multiple Infarkte in der Milz und in der Lunge nicht wie gewöhnlich rot, sondern weiß aussahen.

Die Prognose ist bei langsam etwa 2—5 Jahre dauerndem Verlauf schließlich ebenso infaust, wie bei den akuten Formen.

Therapeutisch erweist sich Arsen nützlich. Ferner sind zu empfehlen vorsichtig geleitete, felderweise Milzbestrahlungen in langen Intervallen unter dauernder Kontrolle des Blutbildes. Thorium X in Form von Doramad 20—100—300 elektrostatische Einheiten, etwa 3 Injektionen in Abständen von einer Woche.

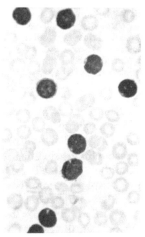

Die Therapie der Leukämien und verwandten Zustände hat eine Bereicherung erfahren durch folgende Mittel, welche die Mitosen hemmen:

1. Urethan. Wir konnten mit 1 g Urethan je Tag (Rp. Urethani 5,0 Aquae dest. 80,0, Sirup. Rubi Idaei 4mal 5 cm³) wochen- und monatelang verabreicht schöne Remissionen von manchmal erstaunlich langer Dauer erzielen.

2. Stickstoff-Lost (Stickstoffsenfgas, Dichlordiäthylmethylamin) kann nach GOODMAN u. a. in Dosen von 0,1 mg je Kilogramm Körpergewicht intravenös jeden 2.—3. Tag namentlich bei chronischen strahlenrefraktären Myelosen und Lymphadenosen und besonders beim Lymphogranulom versucht werden.

Chronische Lymphadenosen. Im Kindesalter sind nur ganz wenige Fälle bekannt geworden. Sie charakterisieren sich wie beim Erwachsenen durch generalisierte Lymphdrüsenschwellungen mit mäßigem Milztumor und durch ein sehr monotones Blutbild mit 90% und darüber meist reifen Lymphocyten.

Abb. 12. Mikromyeloblastenleukämie. (Berner Univ.-Kinderklinik.)

Das Wesen der leukämischen Erkrankungen ist immer noch in tiefes Dunkel gehüllt. Diese Theorien schwanken zwischen der Infektions- und Tumorätiologie (Krebs der blutbereitenden Organe). Für letztere Auffassung spricht das gelegentliche Vorkommen von echten Tumoren bei Leukämien, der vollkommen atypische Charakter z. B. der Paramyeloblasten.

3. Besondere Erkrankungen des lymphatischen Apparates.

Entsprechend der im Kindesalter vorhandenen Neigung zur Hyperplasie der lymphatischen Organe treffen wir Drüsenschwellungen im Kindesalter ungemein häufig an. Bekannt ist die Mikropolyadenie bei dystrophischen und atrophischen Säuglingen, bekannt die Drüsenketten am hinteren Rande des Sternocleidomastoideus bei exsudativen Kindern als Ausdruck rezidivierender Katarrhe des Nasen-Rachenraums oder ekzematöser Reizung in der Kopfhaut. Weiche Kieferwinkeldrüsen mit periadenitischem Ödem sind charakteristisch für Diphtherie, große und harte Kieferwinkeldrüsenschwellungen treffen wir bei der Scharlachangina. Banale Lymphadenitiden sind bei Säuglingen nicht selten nach unscheinbarer Pharyngitis oder Stomatitis mit großer Neigung zu eitriger Einschmelzung. Diese kann gefördert werden durch Antiphlogistine, Kataplasmen, Rotlicht- oder Röntgenbestrahlungen oder intramuskuläre Injektionen von Yatren-Casein forte, 1—2 cm³. Akute Lymphadeniten gehen oft auch nach Prontosil per os 1—3mal täglich ¹/₂—1 Tablette rasch zurück.

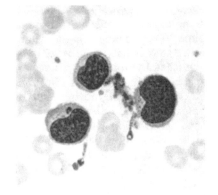

Abb. 13. Drüsenfieberzellen. (Berner Univ.-Kinderklinik.)

Tuberkulöse Drüsen sind charakterisiert durch Kugelform und Härte (Verkäsung), Neigung zu Verbackung mit der Haut, Einschmelzung und Fistelbildung. Tuberkulinreaktionen in der Regel stark positiv.

Luische Lymphome sind derb, unempfindlich, verwachsen und erweichen nicht. Es finden sich die HUTCHINSONsche Trias, Rhagaden, eventuell Narben, Knochen- und Gelenkveränderungen, Wassermann positiv, die Drüsen enthalten Spirochäten.

PFEIFFERSches Drüsenfieber, lymphämoides Drüsenfieber (GLANZMANN), infektiöse Mononucleose. Im Rahmen einer generalisierten Erkrankung des lymphatischen Systems mit Leberschwellung und Milztumor, mit Neigung zu diphtheroiden Anginen und zu Rezidiven zeigt sich ein sog. buntes, weißes Blutbild mit Leukocytose, seltener Leukopenie im Beginn und hochgradiger Lymphomonocytose bis 60—90% und darüber. Die Lymphocyten sind meist größer als normal, mit oft eingebuchteten Kernen und basophiler bläulicher Verfärbung der Plasmaränder. Diese plasmazelligen Veränderungen herrschen vor, eigentliche Plasmazellen sind spärlicher als bei Rubeolen. Lymphoblasten mit hellen Kernen, ferner monocytoide Monoblasten ohne feine Azurgranulation können zeitweise vorherrschen. Doch kann das monocytoide Blutbild jederzeit in das lymphoidzellige übergehen. Trotz des leukämieähnlichen Bildes gutes Allgemeinbefinden. Rotes Blutbild und Plättchenapparat intakt, Prognose nach oft wochenlangem Verlauf immer gut. Das Blutserum agglutiniert oft Hammelerythrocyten (Reaktion von HANGANATZIU-DEICHER) (s. DEGKWITZ, Infektionskrankheiten).

Akute infektiöse Lymphocytose (SMITH).

Die akute infektiöse Lymphocytose (SMITH) ist ein spezifisches Krankheitsbild unbekannter Ätiologie, welches von der infektiösen Mononucleose, akuter und chronischer lymphatischer Leukämie und verschiedenen mit Lymphocytose einhergehenden Infektionskrankheiten abgetrennt werden kann. Die Krankheit kommt bei Kindern in der ersten Lebensdekade vor. Sie ist infektiös und kontagiös, mit einer Inkubationsperiode von 12—21 Tagen. Im Gegensatz zum Drüsenfieber fehlen Drüsenschwellungen und Milztumor. Charakteristisch ist eine Hyperleukocytose von 40—50000, ja sogar bis über 100000 und 60 bis 80%, selten über 90% Lymphocyten. Die Lymphocyten sind kleine bis mittelgroße normale Formen. Die klinischen Symptome können sehr milde sein. Meist steht eine leichte Infektion der oberen Luftwege im Vordergrund mit subfebrilen Temperaturen, urticariellen Exanthemen und relativ oft schmerzhaften Kolitiden. Erscheinungen von seiten des Nervensystems können eine Meningitis, Encephalitis oder eine abortive Poliomyelitis vortäuschen. Die Prognose ist absolut günstig. Man denkt an eine Virusinfektion. Die Dauer der Lymphocytose beträgt ungefähr 1—4 Wochen.

Lymphogranulomatose, malignes Granulom oder HODGKINsche Krankheit. Es sind schon Fälle im Säuglingsalter beschrieben; meist sieht man aber das Lymphogranulom im Schulalter und bei Jugendlichen. Der Beginn ist schleichend mit Schwellung einer Lymphdrüsengruppe am Halse. Die einzelnen Lymphknoten verbacken miteinander zu einem stark vorspringenden Paket ohne Verwachsung mit der Haut, indem sie sich wie Nüsse in einem Sack als nicht sehr derbe, rundliche, ovale Gebilde tasten lassen. Bald zeigt sich ein ähnliches Lymphknotenpaket in einer oder beiden Axillen oder in den Leistengegenden. In der Haut über den Drüsen kommt es leicht zu Lymphstauung. MIKULICZsches Syndrom mit symmetrischer Schwellung der Tränen- und Speicheldrüsen habe ich auch beim Kind im Rahmen einer generalisierten Lymphogranulomatose gesehen. Die Lymphknoten vereitern in der Regel nicht, doch habe ich einmal Vereiterung der Axillardrüsen nach Röntgenbestrahlung beobachtet. Statt in den peripheren Drüsen kann die erste Lokalisation auch in den thorakalen (Mediastinaltumor) oder in den abdominalen Knoten sitzen. Fast immer findet man einen tastbaren, harten Milztumor, anatomisch charakterisiert durch Einlagerung grauweißer Flecken und Knoten, deshalb erinnernd an Bauernwurst oder Porphyr (Porphyrmilz). Auch stärkere metastatische Lokalisation im Knochenmark kommt vor. Mit fortschreitender Generalisierung stellt sich allgemeine Lymphdrüsenschwellung ein, ferner intermittierendes Fieber, wobei etwa 10tägige Fieberperioden mit ebenso langen, freien Intervallen abwechseln (PEL-EPSTEINscher Typus) und progrediente, mehr oder weniger schwere Anämie. Hämorrhagische Diathese ist sehr selten im Gegensatz zur Leukämie, zu welcher Diagnose der klinische Befund verführen könnte.

Das weiße Blutbild zeigt keinerlei leukämische Züge, gelegentlich hohe neutrophile Leukocytose. In anderen Fällen normale Leukocytenzahlen oder sogar Leukopenie, besonders nach Strahlentherapie. Charakteristisch ist die progressive Lymphopenie in vorgeschrittenen Fällen. In etwa einem Viertel der Fälle deutliche Eosinophilie (bis 33% und darüber). Die Thrombocyten sind nicht selten vermehrt.

Juckende Dermatosen (Prurigo, Erythrodermien) habe ich auch bei Kindern mit Lymphogranulomatose beobachtet. Im Urin oft vermehrtes Urobilinogen und in den Fieberperioden positive Diazoreaktion.

Die Diagnose kann gesichert werden durch histologische Untersuchung exstirpierter Drüsen oder durch bloße Drüsenpunktion, besonders durch den Nachweis der sog. STERNBERGschen Riesenzellen mit ihren abenteuerlichen Kernformen in dem aus Fibroblasten, Epitheloid- und Plasmazellen und oft sehr zahlreichen eosinophilen Zellen bestehenden Granulationsgewebe.

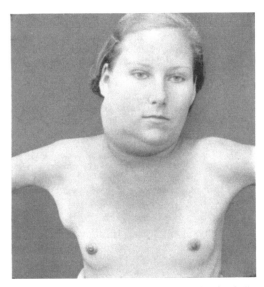

Abb. 14. Lymphogranulom. (Berner Univ.-Kinderklinik.)

Es handelt sich ätiologisch wohl um eine eigentümliche Infektionskrankheit mit noch völlig unbekanntem Erreger. Gegen Tuberkulose sprechen die bei Lymphogranulom meist völlig negativen Tuberkulinreaktionen. Doch kommen Kombinationen mit Tuberkulose vor.

Der Verlauf kann ziemlich akut sein und in wenigen Monaten zum Exitus führen. Andere Fälle ziehen sich 2—3 Jahre hin. Terminal kommt es zu Anämie und Kachexie.

Behandlung. Die Drüsenschwellungen bei Lymphogranulom sind ein zuerst dankbares Objekt der Röntgenbehandlung. Sie schmelzen wie Schnee an der Sonne dahin. Das Leben kann dadurch deutlich verlängert werden. Ob endgültige Heilungen vorkommen, ist noch ungewiß. Im Intervall zwischen den Bestrahlungsserien soll Arsen gegeben werden.

Lymphosarkomatose (KUNDRAT). Wie beim Lymphogranulom lokaler Beginn einer infiltrativen, malignen Wucherung in einer Lymphdrüsengruppe, vorwiegend intrathorakal oder abdominal. Etappenweise Metastasierung in anderen Lymphknoten! Milz und Leber bleiben unbeteiligt; die Drüsenpakete sind groß, hart, unempfindlich und können je nach ihrer Lokalisation zu besonderen Verdrängungs- und Kompressionserscheinungen führen. Das Blutbild zeigt außer mitunter extremer Lymphopenie keinen charakteristischen pathologischen Befund. Doch sind Übergänge in echte Leukämie besonders terminal gesehen worden. Der Verlauf ist auch ohnedies in 1—2 Jahren unter zunehmender Kachexie stets letal. Therapie: Röntgenbestrahlung zeitigt oft vorübergehend auffallend rasche Rückbildung der Lymphknoten. Unterstützt wird die Behandlung durch Arsen, FOWLERsche Lösung je nach dem Alter 3mal 1—3—9 Tropfen, Arsenfortonal 2—3mal $^1/_2$—1 Tablette. Leider ist ein Dauererfolg nicht zu erreichen. Stickstoff-Lost (LOMMEL-STEINKOPF), Nitrogen-Mustard. Siehe S. 597.

4. Blutungskrankheiten.

Mechanismus der Blutstillung und Blutungsbereitschaften bei seiner Störung. Zum Zustandekommen einer Blutung gehört eine Gefäßverletzung. Das Trauma braucht um so geringer zu sein, je mehr die Gefäßresistenz herabgesetzt ist. In der Gefäßwunde kommt es normalerweise zuerst zu einer Plättchenagglutination und einem Plättchenthrombus. Rote und weiße Blutkörperchen bilden weiteres Verstärkungsmaterial zum Aufbau des Abwehrdammes. Nun setzt die Blutgerinnung ein und nach derselben sorgt die Retraktilität der Plättchen gewissermaßen für die Wundnaht. Es spielen somit eine Rolle:

a) Gefäßresistenz. Sie ist meßbar durch den Staubindenversuch nach RUMPEL-LEEDE, durch die Saugglockenmethode, durch das Kneifphänomen in der Infraclaviculargrube

(Jürgens). Abnorm leichter Blutaustritt auf Mikrotraumen findet sich bei der hämorrhagischen Diathese der Neugeborenen, bei Thrombopenie, Hämophilie, Thrombasthenie usw.

b) Plättchenmangel-Thrombopenie. Ausfallserscheinungen infolge des Fehlens des Plättchenthrombus sind verlängerte Blutungszeit, Ausbleiben der Retraktilität, Neigung zu Nachblutungen trotz normaler Gerinnung.

c) Funktionsstörungen der Plättchen bei normaler Zahl. α) *Fehlende Agglutinationsfähigkeit* bei morphologisch normalen Plättchen und normaler Retraktilität. Verlängerte Blutungszeit, schwere hämophilieähnliche hämorrhagische Diathese; *Thrombopathie-Typus von* v. Willebrand-Jürgens.

β) Normale Agglutination, normale Blutungszeit, *morphologisch stark veränderte Plättchen* (Innenkörper, nur vereinzelt stehende oder fehlende Granula, Mikroplättchen, Riesenplättchen usw.). *Fehlende oder stark verlangsamte Retraktilität (Thrombasthenie Glanzmann,* erste Entdeckung der erblichen Thrombopathien).

γ) *Verminderte Agglutination, verlängerte Blutungszeit, morphologisch stark alterierte Plättchen, fehlende oder verlangsamte Retraktilität (Typus Glanzmann-Naegeli).*

d) Störungen des Blutgerinnungsmechanismus. Der Mechanismus der Blutgerinnung verläuft nach folgenden zwei Phasen:

I. Thrombinbildung aus: Prothrombin + Thrombokinase + Calciumionen = Thrombin.
II. Thrombin + Fibrinogen = Fibrin. Die Störungen des Gerinnungsmechanismus können beruhen auf:

α) *Prothrombinmangel.* Gibt man einem Plasma Thrombokinase und Calciumsalze in genügender Menge bei, so kann eine dann noch bestehende Gerinnungsverzögerung nur auf Prothrombinmangel beruhen. Hyoprothrombinämie findet sich beim *Morbus haemorrhagicus neonatorum,* Zöliakie im Zusammenhang mit Vitamin-K-Mangel (s. S. 607 und Rominger, Die Avitaminosen).

β) *Thrombokinasemangel bzw. schwer aktivierbarer Plasmafaktor* (Plasmakinin, Lenggenhager). Infolge Störung der Abgabe thromboplastischer Substanzen bei abnorm resistenten Blutplättchen, bzw. schwer aktivierbarem Plasmakinin. Echte Hämophilie.

γ) *Fibrinogenmangel. Afibrinogenämie, kongenitale und erworbene Fibrinopenie* (Rabe und Salomon, Opitz und Frey, Glanzmann u. a.).

5. Blutungskrankheiten infolge ausschließlicher oder vorwiegender Herabsetzung der Gefäßresistenz.

a) Avitaminosen.

Beziehungen der Vitamine zur Capillarresistenz, zu den Blutplättchen und zur Blutgerinnung. Am wichtigsten ist der Vitamin-C-Mangel. Er erzeugt die bekannte Angiodystrophie bei der Möller-Barlowschen Krankheit der Säuglinge und dem Skorbut der kleinen Kinder, mit Lockerung der Kittsubstanzen. Die Folgen sind die Blutungen in Haut, Unterhautzellgewebe, Muskulatur, unter das Periost, ins Zahnfleisch, Hämaturie usw. Diese Blutungen stehen und heilen spezifisch auf die Zufuhr von Vitamin C in frischen Fruchtsäften oder auf Ascorbinsäure. Darüber hinaus hat man offenbar mehr medikamentöse Heilwirkungen des Vitamins C bei verschiedenen Blutungsübeln klinisch feststellen können, z. B. auf die Purpura Schönlein-Henoch bei gleichzeitiger C-Hypovitaminose, wie sie auch bei rheumatischer Infektion häufig angetroffen wird. Ferner wurde bei Thrombopenien Vermehrung der Blutplättchen nach Zufuhr von Ascorbinsäure beschrieben. Bei Hämophilie günstige Wirkung auf die Blutkoagulation durch Aktivierung des Thrombins. Doch sind leider, z. B. bei Thrombopenie und Hämophilie, die Resultate noch wenig verläßlich und sehr ungleichmäßig. Am wichtigsten scheint die Hebung der Capillarresistenz bei verschiedenen Blutungskrankheiten zu sein.

Vitamin P (Citrin, Permeabilitätsvitamin, Szent-György) ein Flavon, verschieden von Ascorbinsäure, isoliert aus Citronen und Paprika, hat eine erhöhende Wirkung auf die Capillarresistenz und setzt die Permeabilität herab. Citrin wirkt günstig bei verschiedenen Fällen von Purpura, auch bei Thrombopenie, bei hämorrhagischen Diathesen bei Infektionskrankheiten, nach unserer Erfahrung auch bei chronischer hämorrhagischer Nephritis und Pachymeningosis haemorrhagica (Catel).

Vitamin-A-Mangel führt experimentell und klinisch zu Thrombopenie mit und ohne hämorrhagischer Diathese. Vitamin-A-Verabreichung, z. B. Vogan, Provitamin Carotin steigern die Thrombocytenzahl.

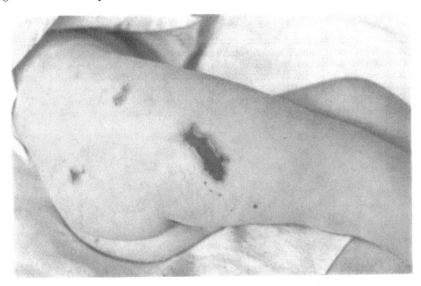

Abb. 15. Septisch embolische Purpura bei Genickstarre. (Berner Univ.-Kinderklinik.)

Vitamin-K-Mangel führt bei Hühnchen nach Dam zu hämorrhagischer Diathese, welche auf Vitamin-K-Zufuhr heilt. Vitamin K ist ein fettlösliches Naphthochinonderivat. Vitamin-K-Mangel bewirkt Hypoprothrombinämie. Diese wird durch K-Zufuhr prompt behoben.

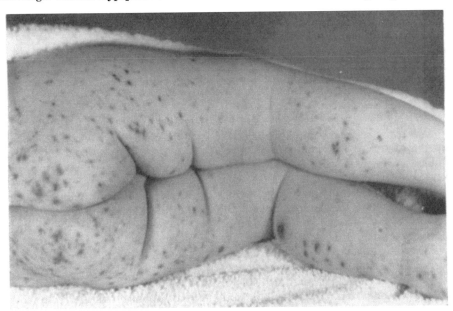

Abb. 16. 8 Monate alter Säugling. Blutungsübel bei Infekt. (Kieler Univ.-Kinderklinik.) (K)

Vitamin K bedarf zur Resorption der Galle. Ikterus bei angeborenem Verschluß der Gallenwege führt zu hämorrhagischer Diathese durch Vitamin-K-Mangel. Der Morbus haemorrhagicus neonatorum wird neuerdings mit einer K-Avitaminose in Zusammenhang gebracht. Fäulnisvorgänge im Dickdarm, die beim Neugeborenen noch fehlen, gestatten erst die Synthese von Vitamin K durch Darmbakterien. Bestehen Gärungsdurchfälle, wie z. B. bei Zöliakie, so kann es zu Hypoprothrombinämie mit Purpura fulminans kommen infolge Vitamin-K-Mangels.

b) Blutungsübel bei Infektionen.

Infekte verschiedenster Art können auf verschiedenen Wegen zu Blutungsübeln führen, am häufigsten wohl durch infektiös-toxisch-mechanische Gefäßschädigungen, z. B. Blutungen beim Keuchhusten im Gebiet der oberen Hohlvene, Blutungen infolge Embolien und Thrombosen, z. B. bei Meningokokkensepsis, bei subakuter Endokarditis usw. (plurifokale Blutungsübel nach Pfaundler). Tödliche septische Blutungen habe ich beobachtet aus Empyemhöhlen. Der Infekt kann aber auch das Knochenmark und das Blut direkt schädigen und zu schwerer thrombopenischer Purpura führen, z. B. Typhus, toxische

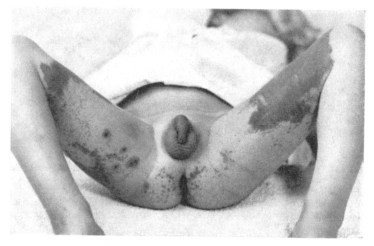

Abb. 17. Purpura Schönlein-Henoch. (Kieler Univ.-Kinderklinik.) (K)

Diphtherie. Endlich gibt es para- und besonders postinfektiöse Blutungsübel, bei welchen allergische Reaktionen die Hauptrolle spielen, z. B. hämorrhagische Form akuter Exantheme, postinfektiöse Kokardenpurpura (Seidlmayer), eigentümliche Fälle von Purpura fulminans nach Bronchopneumonie (Glanzmann), nach Varicellen (Knauer usw.).

c) Die anaphylaktoide Purpura, Purpura Schönlein-Henoch.

Die drei Kardinalsymptome sind: 1. Hautblutungen, 2. Gelenkerscheinungen (Purpura rheumatica Schönlein), 3. abdominale Koliken mit Blutstühlen (Purpura abdominalis Henoch) und (fakultativ) hämorrhagische Nephritis.

Der Krankheitszustand entwickelt sich meist schleichend mit mäßigem Fieber und Allgemeinerscheinungen. Die Purpuraflecken treten schubweise in Gestalt von stecknadelkopf- bis erbsengroßen, meist symmetrisch angeordneten Petechien auf. Die Lieblingslokalisationen sind: Die Umgebung der Fußgelenke, Fußrücken, Unterschenkel, Umgebung der Kniegelenke, Gesäßgegend, Streckseite der Oberarme und Vorderarme mit Bevorzugung der Ellenbogengelenke. Selten finden sich Blutpunkte auf der Mundschleimhaut, ab und zu Nasenbluten. Nicht selten treten die Blutpunkte im Zentrum einer mehr-weniger urticariellen Papel auf (Purpura urticans). Oder es finden sich multiforme Erytheme; flüchtige Ödeme wurden besonders auf der Stirn beobachtet, ferner an Hand- und Fußrücken, am Scrotum. Nach dem ersten Aufstehen schießen die Petechien gern als sog. orthostatische Purpura an den Beinen wieder auf.

Leichte Gelenkschmerzen und Schwellungen mit einem geringen Ödem der Gelenkkapsel in den Ellenbogen-, Hand-, Knie- und Fußgelenken erinnern

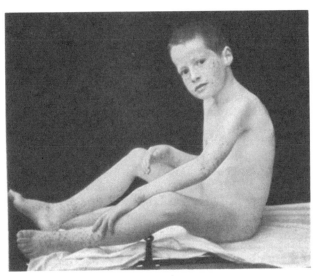

Abb. 18. Anaphylaktoide Purpura. (Berner Univ.-Kinderklinik.) (K)

an Gelenkrheumatismus, sind jedoch weniger heftig und flüchtiger, und es kommt nie zu Endokarditis.

Zu diesem klinischen Bild gesellen sich in einzelnen Fällen heftige abdominale Koliken, wobei das Abdomen weich, das Colon häufig druckempfindlich

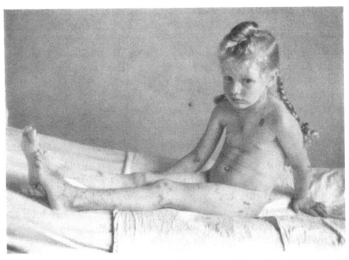

Abb. 19. Morbus Werlhof: thrombopenische Purpura. (Berner Univ.-Kinderklinik.)

ist. Dabei werden mehr oder weniger zahlreiche Stühle entleert, die meist bräunlich gefärbten Kot, daneben aber noch reichlich Schleim- und Blutflatschen enthalten. In anderen Fällen kommt es zu teerfarbenen oder rein blutigen Stühlen. Auch Hämaturie als Zeichen einer echten hämorrhagischen Nephritis mit meist langwierigem Verlauf kommt vor.

Blutbefund. Blutungszeit normal, Gerinnungszeit und Retraktilität normal, Blutplättchen selten und nur rasch vorübergehend vermindert, meist normal oder vermehrt.
Leichte Leukocytose, ab und zu Eosinophilie. Rumpel-Leede meist negativ.

Pathogenese. Das Krankheitsbild erinnert an die Serumkrankheit, daher der
Name anaphylaktoide Purpura. Es handelt sich wohl um eine besonders heftige
allergische Antigen-Antikörperreaktion an den Endothelien der Capillaren. Die
Familienanamnesen nach Seidlmayer haben Anhaltspunkte für eine allergische
Diathese ergeben. Auslösende Faktoren können sein: 1. Alimentäre Allergie,
infolge Überempfindlichkeit gegen Milch, Eier, Kartoffeln, Weizenmehl, rote
Pflaumen, Schweinefleisch, Wurst, Zwiebeln, Himbeeren, Schokolade. 2. Leichte
Infekte, Pharyngitiden, Anginen, Stomatitiden, Otitiden usw., ähnlich wie
bei Gelenkrheumatismus.

Therapie. Gegen die rheumatoiden Schmerzen Pyramidon, Novatophan,
Melubrin. Pyramidon und Melubrin dichten und festigen zudem noch die Gefäßwand (Pyramidon in großen Dosen z. B. 3—4mal 0,3). Zur Herabsetzung
der erhöhten Permeabilität verwende ich Injektionen von Calciumgluconat
intramuskulär 2—5 cm³ der 10%igen Lösung, kombiniert mit Redoxon (Ascorbinsäure) oder Citrininjektionen. Zur Desensibilisierung intramuskuläre Injektionen von 2—4 cm³ Diphtherie- oder Normalpferdeserum. Bei der abdominalen Form Weglassen des eventuell bekannten Nahrungsallergens, blande
flüssig-breiige Diät ohne Milch und feucht warme Umschläge auf den Leib;
gegen die Koliken Spasmo-Cibalginsuppositorien ($^1/_2$) oder Bellafolin 1:2000
3mal 5—10 Tropfen.

Die Prognose der Schönlein-Henochschen Form ist meist gut, die wiederholten Schübe können sich oft allerdings wochen- und monatelang hinziehen.
Ungünstig war die Prognose bis jetzt meist bei der sog. *Purpura fulminans*
(Henoch). Erstaunlich rasch treten flächenhafte Ekchymosen auf, welche
ganze Extremitäten und selbst das Gesicht mit einem Male bläulich-schwarzrot
verfärben. Nicht selten wird die Haut blasig abgehoben. Schleimhautblutungen
fehlen, ebenso Thrombopenie. Ich habe die Purpura fulminans stets als die
Gipfelform innerhalb der allergischen Purpuragruppe betrachtet. Dafür spricht
auch das nicht seltene Auftreten postinfektiös z. B. bei Scharlach in der dritten
Woche, nach Varicellen, nach langwieriger Grippe, nach Pneumonie usw.
Der Organismus hat im Verlauf der vorangehenden Infektion einen höchsten
Grad von Überempfindlichkeit erreicht. Verlauf meist stürmisch, tödlich, in
neuester Zeit wurden aber auch Heilungen beobachtet.

6. Blutungskrankheiten auch mit Veränderungen in der Blutzusammensetzung.

a) Der Morbus maculosus Werlhofii oder die essentielle Thrombopenie.

Meist ohne Fieber und bei gutem Allgemeinbefinden zeigen sich zuerst
Petechien, besonders an den Beinen. Daneben findet man jedoch stets da und
dort größere Flecken und ausgedehnte Ekchymosen regellos über den Körper
verteilt und meist von zufälligen traumatischen Einwirkungen, wie z. B. Druck
der Strumpfbänder, Druck der Bettschüssel usw. abhängig. Durch Kneifen
lassen sich mit Leichtigkeit Ekchymosen erzeugen. An Stellen von subcutaner
Injektion entstehen regelmäßig blaue Verfärbungen. Die blauen bis schwärz-
lichen Ekchymosen nehmen durch Umwandlung des Blutfarbstoffes allmählich
grünliche und schließlich bräunlich-gelbliche Färbung an (Leopardenfell He-
nochs). In der Regel fehlen andere Hauterscheinungen wie Urticaria, flüchtige
Ödeme, Gelenkerscheinungen, abdominale Koliken usw.

Dagegen bestehen meist Schleimhautblutungen, Nasenbluten, Blutungen aus den Mundwinkeln, Lippenrhagaden, aus dem Zahnfleisch, am weichen Gaumen, Blutbrechen und Teerstühle, Hämaturie. Diese wiederholten Blutverluste nach außen führen ziemlich rasch zu mehr oder weniger schweren anämischen Zuständen.

Blutbefund. Es besteht eine hochgradige Thrombopenie (Plättchen meist unter 30 000). Im übrigen ist das Blutbild kaum verändert. Die Blutungszeit ist verlängert (weit über

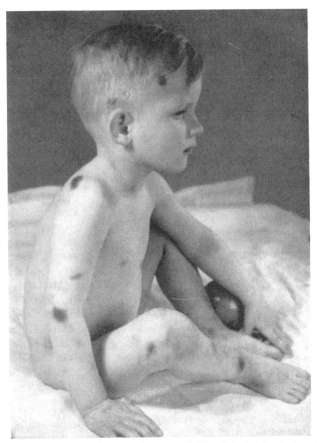

Abb. 20. Werlhof (essentielle Thrombopenie). (Kieler Univ.-Kinderklinik.) (K)

3 Min.) bei meist normaler Gerinnungszeit. Recht charakteristisch ist das Fehlen der Retraktilität des Gerinnsels. Es wird kein Tropfen Serum ausgepreßt. Stauungsversuch am Oberarm nach RUMPEL-LEEDE ergibt das Aufschießen zahlreicher Petechien in der Ellenbeuge.

Ätiologie. Sie ist beim echten Werlhof noch unbekannt und wahrscheinlich in der Konstitution verankert. Angeborene Thrombopenie beim Neugeborenen werlhofkranker Mütter wurde wiederholt beobachtet. Die Megakaryocyten im Knochenmark, die Stammzellen der Blutplättchen verhalten sich verschieden, in den einen Fällen sind sie stark vermehrt, zeigen aber Reifungsstörungen und sind nicht imstande normale Blutplättchen abzuschnüren. In diesen Fällen spielt vielleicht eine splenopathische Markhemmung eine wichtige Rolle. In anderen Fällen sind die Megakaryocyten auffällig vermindert.

Verlauf. Bei der akuten Form führen die Blutungen in die Haut und besonders aus den Schleimhäuten zu einer erheblichen Anämie, diese wirkt als Reiz auf das Knochenmark, führt eine Plättchenkrise herbei, welche das hämorrhagische Syndrom zu raschem Abklingen bringt. Es kann bei einer einmaligen Attacke bleiben, aber nach Monaten oder Jahren kann sich eine gleiche Blutungsattacke wiederholen. Bei den chronischen Formen dauert der Plättchenmangel an, und die Patienten leiden an einer chronischen, nur zeitweilig besonders stark exacerbierenden Neigung zu Blutungen.

Therapie. In schweren Fällen Bluttransfusionen. Besonders zuverlässig wirken einmalige intravenöse Injektionen 10—20 cm³ einer 1%igen sterilen. wäßrigen Kongorot-(GRÜBLER-)Lösung. Zu versuchen sind ferner intramuskuläre Injektionen von Koagulen, Sangostop, Manetol usw. Stryphnon 0,12 bis 0,2 mg je Kilogramm Körpergewicht. Bei Blutungen in der Nase Tamponade mit Stryphnongaze oder Koagulengaze, bei Blutungen in der Mundhöhle Aufstreuen von Stryphnonpulver. Zur Auslösung der Plättchenkrise intramuskuläre Injektionen von 10 bis 20 cm³ frischem Blut, Milchinjektionen 1—5 cm³, subcutan Redoxon, Cantan, Cebion, doch ist die Wirkung unsicher. Ähnliches gilt vom Vogan und Carotin 2mal 5 Tropfen, ebenso vom Citrin. Darreichung von Leber und Leberextrakten (Hepatrat, Hepatopson) scheint die Ausbildung der Plättchen zu fördern. Arsenkuren im Intervall erweisen sich nützlich. Auf die Milzexstirpation kann im Kindesalter meist verzichtet werden.

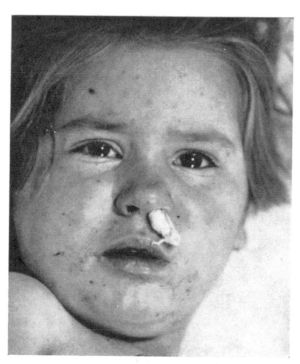

Abb. 21. 3³/₄ Jahre altes Mädchen. Symptomatischer Werlhof usw. (Kieler Univ.-Kinderklinik.) (K)

b) WERLHOF-Syndrome.

Von der essentiellen Thrombopenie sind abzutrennen symptomatisch gleiche Erkrankungen mit nachweisbarer Ätiologie.

In erster Linie kommen hier in Betracht leukämische Erkrankungen, wobei die leukämischen Wucherungen die Knochenmarksriesenzellen erdrücken und zu schwerer Thrombopenie führen. Das Agranulocytosesyndrom geht bei Kindern sehr häufig mit Thrombopenie und hämorrhagischer Diathese einher. Leichtere symptomatische Thrombopenien treffen wir bei schweren Anämien mit perniciosaähnlichem Blutbild, z. B. Ziegenmilchanämie.

Schwere infektiös-toxische Schädigungen des Knochenmarks, z. B. bei Typhus, Diphtherie, Sepsis können zu Thrombopenie und WERLHOF-Syndrom führen.

Gewisse Vergiftungen von Benzol, Benzin und Arsenverbindungen können Thrombopenie und Werlhof auslösen. Eine gewisse Überempfindlichkeit gegen Medikamente, besonders Sedormid spielt eine wichtige Rolle.

c) Heredo-familiäre hämorrhagische Diathesen infolge Funktionsstörungen der Plättchen bei meist normaler Zahl.

Schon bei der essentiellen Thrombopenie und den WERLHOF-Syndromen hat sich gezeigt, daß ein strikter Parallelismus zwischen dem Grade der Thrombopenie und der Schwere der hämorrhagischen Diathese nicht besteht. Es müssen deshalb neben Gefäßveränderungen auch die funktionellen Fähigkeiten der Blutplättchen in Betracht gezogen werden. Hämorrhagische Diathesen infolge Funktionsstörungen der Plättchen bei normaler Zahl sind, wie oben erwähnt, die Thrombasthenie *Glanzmann*, die Thrombopathien vom Typus *v. Willebrand-Jürgens.*

7. Hämorrhagische Diathesen infolge Störungen der Blutgerinnung.

Die wichtigsten sind:

a) Morbus haemorrhagicus neonatorum (Hypoprothrombinämie) (Leif-Salomonsen).

Bei gewissen Neugeborenen, häufiger nach erster und schwerer Geburt treten meist am 2.—3. Lebenstag Blutungen infolge einer eigenartigen, nach der ersten Lebenswoche wieder verschwindenden hämorrhagischen Diathese auf. Die Blutungen werden durch Traumen ausgelöst. Sie lokalisieren sich in der Haut, im Nabel, in den Schleimhäuten der Nase und des Mundes, in der Magendarmschleimhaut (Melaena), seltener sind Blutungen im Gehirn, in den Nebennieren und transitorische Hämaturien. Die Blutung führt zu sekundärer Anämie und verhältnismäßig häufig zum Verblutungstod. Das weiße Blutbild ist im Gegensatz zur Sepsis nicht verändert. Die Thrombocytenzahl entspricht der Norm bei Neugeborenen (100000 gelten noch normal). Die Blutungszeit ist normal, dagegen ist die Gerinnungszeit noch mehr verlängert als schon bei normalen Neugeborenen infolge Prothrombinmangels. Retraktilität und Fibrinogengehalt sind normal. Vitamin-K-Mangel führt zu Hypoprothrombinämie. Zufuhr von Vitamin K verkürzt in diesen Fällen die Gerinnungszeit. Wahrscheinlich kann Vitamin K in dem zunächst sterilen Magendarmkanal des Neugeborenen nicht synthetisiert oder noch nicht genügend resorbiert werden.

Die echte *Melaena neonatorum* mit Blutbrechen oder teerfarbigen Stühlen bis zur Entleerung flüssigen Blutes nimmt eine gewisse Sonderstellung ein. Zeitlich entspricht ihr Auftreten dem Morbus haemorrhagicus neonatorum, aber die hämorrhagische Diathese ist nicht allgemein (Blutungen nur im Magen-Darmkanal ohne oder mit Erosionen oder Ulcerationen), und die Verzögerung der Gerinnungszeit kann häufig fehlen.

Therapie. Bluttransfusion (20 cm³ Mutterblut) in den Sinus longitudinalis führt das fehlende Prothrombin zu und bringt die Blutungen sofort zum Stehen. Intramuskuläre Blutinjektionen wirken unsicherer, genügen aber oft bei reiner Melaena neonatorum. Vitamin-K-Zufuhr per os oder intramuskulär (Synkavit Roche 10 mg).

b) Die echte Hämophilie.

Die echte Hämophilie ist eine familiäre, stets recessiv geschlechtsgebunden, vererbte Blutungsbereitschaft. Das hämophile Gen ist mit dem männlichen Geschlechtschromosom gekoppelt und wird beim weiblichen Geschlecht durch das gesunde weibliche Geschlechtschromosom verdeckt und an der Manifestation verhindert. Der hämophile Großvater vererbt die Anlage auf seine Töchter, welche als Konduktoren gelten. Diese Töchter übertragen mit dem belasteten Geschlechtschromosom die Anlagen auf die Enkel des Großvaters nach dem Mendelschen Vererbungsgesetz. Die überaus seltenen sporadischen Fälle von Hämophilie beruhen vermutlich auf einer entsprechenden Mutation des Keimplasmas.

Klinisches Bild. Blutungen auf hämophiler Grundlage können schon bei oder kurz nach der Geburt in Erscheinung treten. Häufiger begegnet man ihnen aber oft sogar nach einer symptomfreien Säuglingsperiode im Kleinkindesalter, weiterhin in zunehmendem Maße bis nach der Pubertät, meist anläßlich leichter Schleimhautwunden, z. B. Zungenbiß, Zahnextraktion, Excoriationen in der Nasenschleimhaut, oder nach sehr leichten Traumen in Form von Hautblutungen oder größeren intramuskulären Hämatomen. Auch Hautwunden zeigen schwer stillbare, ja tödliche Blutungen. Die Blutungsneigung zeigt allerdings deutliche Schwankungen, indem blutungsreiche und blutungsfreie Perioden oft miteinander abwechseln. Bei großer Blutungsneigung treten auch Spontanblutungen auf. Von besonderer pathognomonischer Bedeutung sind die Gelenkblutungen (Hämarthros). Solche treten gewöhnlich in den Ellenbogen- und Kniegelenken auf und führen oft rezidivierend nicht selten zu destruktiven, an Arthritis deformans erinnernden Gelenkveränderungen meist mit starker Motilitätsbeschränkung. Die hämophilen Blutungen in der Haut äußern sich in flächenhaften Sugillationen (nie Petechien!), oft findet sich ein blutungsfreies Zentrum mit tastbarem Fibrin mit mehr oder weniger ringförmigen Sugillationen in der Umgebung. Es kann ferner kommen zu Magendarmblutungen, zu sehr heftiger Hämaturie, zu subduralen Hämatomen am Schädel mit nervösen Druck- und

Ausfallserscheinungen, Blutungen in der Umgebung des Rückenmarkes mit Paraplegie usw. Erhebliche Blutverluste nach außen führen rasch zu schwerer Anämie.

Blutveränderungen. Die Blutungszeit (bestimmt in der üblichen Weise nach Stich in die Fingerbeere oder ins Ohrläppchen) ist normal. Offenbar erfolgt die Plättchenagglutination in normaler Weise und deshalb dürfen auch Venenpunktionen gefahrlos ausgeführt werden. Gestört ist der Gerinnungsvorgang, und zwar dadurch, daß die Blutplättchen abnorm resistent sind und nicht in nützlicher Zeit die zur Aktivierung des Prothrombins erforderliche Thrombokinasemenge liefern können. Infolge dieses Verhaltens kann das Hämophilieblut in vitro stundenlang flüssig bleiben. Kommt es dann schließlich doch zum Plättchenzerfall, so wird Thrombin gebildet, und es kommt nachträglich zur Gerinnung. Der hämophile Blutkuchen läßt einen oberen weißen von einem unteren roten Teil unterscheiden, weil die roten Blutkörperchen Zeit hatten, zu sedimentieren. Die Retraktilität ist normal. Das hämophile Plasma läßt sich durch Zusatz von Thrombokinase, besonders gut durch Schilddrüsenpreßsaft, rasch zur Gerinnung bringen, ebenso durch Zusatz von normalen Blutplättchen. Hämophile Blutplättchen bewirken dagegen bei plättchenfreiem Normalplasma viel langsamer eine Gerinnung (Fonio). Die morphologisch normalen Blutplättchen sind oft sogar in erhöhter Zahl vorhanden. In neuerer Zeit wird dem abnormen Verhalten eines im Plasma vorhandenen Gerinnungsfaktors die größte Bedeutung zugeschrieben. Das Plasmakinin kann nach Lenggenhager bei der Hämophilie nicht in nützlicher Frist aktiviert werden und durch Autokatalyse die Thrombinbildung so beschleunigen wie bei der normalen Gerinnung. Zusatz von 1% normalem Plasma kann die Gerinnung des hämophilen Plasma normalisieren.

Behandlung. Die wichtigste Maßnahme ist die Vorbeugung der Blutungen durch gute Überwachung der Kinder. Bei der lokalen Behandlung der bestehenden Blutung hat sich die örtliche Anwendung von ganz frischem Serum, frischem Muskel oder Schilddrüsenpreßsaft wegen seines Thrombokinasegehaltes bewährt. Eigenartig ist die blutstillende Wirkung frischer Frauenmilch bei der Hämophilie. Die blutende Stelle wird mit Kompression, Tamponade, Kauterisation, Umstechen, Unterbindung und Auflegen der obengenannten gerinnungsfördernden Mittel behandelt. Außerdem kommen noch in Frage Koagulen, Clauden, Adrenalin, Stryphnon. Fernblutstillung: Die Bluttransfusion spielt die erste Rolle, besonders nach starken Blutverlusten. Nützlich haben sich uns auch intravenöse Injektionen von Vitamin C (Ascorbinsäure) in Form von Redoxon erwiesen. Außerdem können auch Injektionen von 10%iger Kochsalzlösung intravenös 5 cm³ oder intramuskuläre Injektionen 5—10 cm³ der 10%igen Calciumgluconatlösung Sandoz versucht werden. Das vitaminhaltige Geheimmittel Nateina hat sich uns nicht bewährt, auch die auf falschen theoretischen Vorstellungen aufgebaute Therapie und Prophylaxe mit Ovarialpräparaten ist heute fast allgemein verlassen.

8. Anhang: Hepato-lienale Erkrankungen.

Ihr hervorstechendes klinisches Merkmal ist die monosymptomatische Spleno- oder die kombinierte Splenohepatomegalie. Hepatolienale Krankheitsbilder kommen vor bei akuten Infektionen, z. B. Typhus, Bang, Drüsenfieber usw. Ferner bei chronischen Infekten wie Lues und Tuberkulose. Sehr große Milztumoren bei Malaria und Kala-Azar. Hepatolienale Syndrome treffen wir außerdem bei Blutkrankheiten, z. B. Jaksch-Hayem, bei hämolytischer Anämie, bei Leukämie, Lymphogranulomatose usw., ferner bei Kreislaufstörungen, z. B. bei kardiotuberkulöser Cirrhose (Zuckergußleber und Milztumor). Bei der sog. Bantischen Krankheit finden wir zunächst Splenomegalie mit Anämie, schleichend entwickelt sich eine Lebercirrhose mit Ascites. Interessante hepatolienale Krankheitsbilder stehen oft bei Stoffwechselkrankheiten im Vordergrund, besonders bei den sog. Speicherungskrankheiten (s. auch Stoffwechselkrankheiten des älteren Kindes).

a) Blutbefunde bei Speicherungskrankheiten (Thesaurismosen).

α) **Gauchersche Krankheit.** Der Blutbefund ist trotz des enormen bis ins Becken reichenden Milztumors, der an eine lienale Leukämie erinnert, uncharakteristisch: Leichte bis mittelschwere Anämie, Leukopenie mit relativer Lymphocytose, manchmal Thrombopenie mit leichter hämorrhagischer Diathese. Nachweis der Gaucher-Zellen im strömenden Blut nur sehr selten möglich, dagegen im Knochenmarks- und Milzpunktat. Es zeigen sich sog. Schaumzellen, wobei das Protoplasma mit seinen eigenartigen Fibrillen an zerknittertes Seidenpapier erinnert. Zwischen den Fibrillen ist oder war Kerasin, ein Cerebrosid, gespeichert.

β) NIEMANN-PICKsche Krankheit. Im Blute finden sich gewöhnlich nur eine gewisse Anämie und Leukopenie. Im Gegensatz zum Morbus Gaucher lassen sich vacuolig degenerierte, maulbeerförmige Retikulumzellen mit Phosphatid- (Sphingomyelin-) Speicherung im strömenden Blut nicht so selten nachweisen, ebenso durch Milz- und Knochenmarkspunktion.

γ) HAND-SCHÜLLER-CHRISTIANsche Krankheit. In den meisten Fällen sind Leber und Milz, wenn überhaupt, nur unbedeutend beteiligt. Das Blutbild ist vielfach kaum verändert.

δ) Infektiöse Retikuloendotheliose, ABT-LETTERER-SIWEsche Krankheit. Es handelt sich nach meiner Auffassung nicht um eine neue Krankheitseinheit, sondern um ein Syndrom mit fieberhaftem Infektionszustand, Schüben von Purpura, sicht- und fühlbaren Schwellungen am Schädel mit Aufhellungsherden (Landkartenschädel) wie bei SCHÜLLER-CHRISTIAN, aber auch in anderen Knochen, Hepatosplenomegalie, progressive hypochrome Anämie und schließlich nach Thrombocytose vielfach Thrombopenie ohne charakteristisches weißes Blutbild. Bisher sind nur wenige Fälle bekannt. Verlauf nach einigen Wochen, seltener Monaten und Jahren bis jetzt in allen Fällen tödlich. Es liegt wohl eine besonders schwere septische Verlaufsform der HAND-SCHÜLLER-CHRISTIANschen Krankheit im Säuglings- und frühen Kindesalter vor. Eine eigene Beobachtung zeigte histologisch alle Übergänge von der reinen Retikuloendotheliose (ohne Lipoid-Cholesterinspeicherung) bis zur voll entwickelten Lipoidgranulomatose mit Xanthombildung in den ältesten Krankheitsherden.

ε) Die Glykogenspeicherkrankheit mit Leberschwellung ohne Milztumor geht manchmal mit mäßig schweren hypochromen und hyperchromen Anämien, relativer und absoluter Lymphocytose und leichter Blutungsbereitschaft einher.

b) Thrombophlebitische Splenomegalie. (Milzvenenstenose.)

Die drei Kardinalsymptome sind:

α) Profuse Blutungen aus dem Magen-Darmkanal. Plötzlich aus bestem Wohlbefinden auftretendes, heftiges Blutbrechen oder blutige Stühle. Diese Massenblutungen aus dem Magen-Darmkanal rezidivieren von Zeit zu Zeit in kürzeren oder oft auch jahrelangen Intervallen. Akuten Verblutungstod im Rezidiv habe ich beobachtet.

β) Posthämorrhagische Anämie mit Leukopenie und Thrombopenie infolge splenopathischer Markhemmung.

γ) Splenomegalie. Die Milz überragt den Rippenbogen um 2—4 Querfinger, kann gelegentlich aber auch bis zum Becken reichen. Charakteristisch ist, daß der Milztumor sich vor der Blutungsattacke vergrößert und vermehrte Spannung zeigt. Kommt es zu profusen Blutungen aus den varicösen Erweiterungen des mit den Venen des Ösophagus und des Magens gebildeten Kollateralkreislaufes, so erhält das in der Milz gestaute Blut plötzlich Abfluß und der Milztumor verkleinert sich zusehends. Nach Sistieren der Blutung nimmt der Milztumor allmählich wieder an Größe zu.

Der thrombophlebitische Prozeß kann schließlich auch auf andere Äste oder auf den Stamm der Pfortader übergreifen. Es kommt dann zu Ascites und nicht selten zu Durchfällen, zu starken Erweiterungen der Venen der Bauchdecken.

Die Ätiologie ist unklar. Nabeleiterung oder Furunkulose soll schon in der ersten Lebenszeit zu Pylephlebitis geführt haben. In zwei eigenen Beobachtungen entwickelte sich das Leiden nach Diphtherie und anscheinend nach einer Hernienoperation. Es ist auch an eine übermäßig große Flutkammerbildung in der Milz zu denken, so daß es zu einem Mißverhältnis zwischen dem Milzblut und den Abflußmöglichkeiten kommt.

Therapie. Im akuten Anfall Bekämpfung der Hämatemesis mit Eisblase, Nahrungskarenz, Nährklysmen und Hämostypticis (Koagulen per os 5,0 auf 200 teelöffelweise, oder intramuskulär, Sangostop, Manetol usw.) Milzexstirpation selten im Notfall bei der akuten Attacke, meist im Intervall. Der Erfolg hängt davon ab, ob es sich um eine isolierte Milzvenenstenose handelt oder ob auch die anderen Pfortaderäste bzw. der Stamm mitergriffen sind.

Schrifttum.

BAAR-STRANSKY: Die klinische Hämatologie des Kindesalters. Leipzig-Wien 1928.

CATEL, W.: Blutungsübel im Kindesalter. Fol. haemat. (Lpz.) 63, 328—353 (1940).

FONIO: Haemophilie. Erg. inn. Med. 51, 443—530 (1936).

GYÖRGY, P.: Dieses Lehrbuch, 1. Aufl. 1933.

HEILMEYER: Erkennung und Behandlung der Anämien. Erg. inn. Med. 55, 320—437 (1938).

JÜRGENS: Die erblichen Thrombopathien. Erg. inn. Med. 53, 795—826 (1937).

KUGELMASS, J. N.: Blood disorders in Children, Oxford Univ. Press. 1941.

MACKAY, M.: Nutritional anaemia in infancy. London 1931.

OPITZ, H.: Handbuch der Kinderheilkunde, 4. Aufl., Bd. 1, herausgeg. von M. v. PFAUNDLER und A. SCHLOSSMANN. Berlin: F. C. W. Vogel 1931. — Die Anämien des Kindesalters. Klin. Fortbild. 6, H. 4, 595 (1939).

Krankheiten von Mund, Hals-Nasen-Rachenraum und Ohren.

Von

J. Jochims.

Mit 1 Abbildung.

Gegen die Besichtigung des Mundes und Rachenraumes sträuben sich die jungen Kinder meistens. Deshalb nimmt man sie erst zum Schluß der ärztlichen Untersuchung vor, und dabei ist sie doch in den allermeisten Fällen entscheidend für die Diagnose; denn in dieser Körperregion, zu der das Mittelohr wegen seiner engen räumlichen Beziehungen hinzugehört, spielt sich ein auffallend großer Teil der Krankheiten des Kindesalters ab. Hier ist die Eintrittspforte für eine große Anzahl von Infektionskrankheiten (Meningitis epidemica, Masern, Scharlach, Poliomyelitis, Diphtherie). Den Pharynx mit seinen Anhangsgebilden kann man geradezu als den „Wetterwinkel" für die „Erkältungskrankheiten" des Säuglings- und Kleinkindesalters bezeichnen.

Kranke mit solchen „grippalen Infekten" sind es ganz überwiegend, die den Kinderarzt in der Sprechstunde beschäftigen. Dabei sind diese Krankheiten in den ersten Lebensjahren oft recht bedenklich, teils weil die örtlichen Veränderungen Atmung und Nahrungsaufnahme stören, vor allem aber, weil Fieber und Beeinträchtigung des Gesamtzustandes auch bei geringfügigen Lokalsymptomen gewöhnlich auffallend schwer sind. Gefürchtet ist als Folge die Erkrankung benachbarter Organe durch direktes Weiterwandern des Infektes sowie die allgemeine Resistenzverminderung. Bei jüngeren, künstlich genährten Säuglingen führen diese sog. „banalen" Infekte fast regelmäßig zu parenteralen Ernährungsstörungen, die besonders verheerend wirken, weil sie die Widerstandskraft des kleinen Kranken bedenklich schwächen und so zu einem Circulus vitiosus führen, der oft nur mit größter Mühe behoben werden kann (s. auch S. 407). Die ganze schicksalhafte Bedeutung dieser Infekte wird am schärfsten durch die Tatsache beleuchtet, daß der Winter- oder richtiger Frühjahrsgipfel der Säuglingssterblichkeit letzten Endes auf sie zurückzuführen ist.

Ätiologie. Der Bezeichnung „Erkältungsinfekte" haftet auch heute noch etwas Problematisches an. Sie ist zuweilen allzu umfassend auf jegliche Infektion der oberen Atemwege angewandt worden. Wir benutzen sie hier in dem heute üblicheren etwas engeren Sinne und meinen eine spezifische Infektion der Nase und ihrer Nebenhöhlen in Verbindung mit einigen konstitutionellen Symptomen. Es ist wohl die häufigste ansteckende Krankheit der Kinder. Zum mindesten ein großer Teil dieser Krankheitsfälle wird durch eine Gruppe filtrierbarer Virusarten hervorgerufen, die sich aber von denen der echten Grippe sicher abgrenzen lassen. Das Virus verursacht den anfänglichen Schleimhautkatarrh und bewirkt auch die Übertragung von Mensch zu Mensch. Die eigentliche infektiöse Periode ist anscheinend begrenzt, beginnt wenige Stunden vor dem Erscheinen der ersten Krankheitszeichen und 1—2 Tage danach endend; während dieser Frist sind *frischerkältete Personen äußerst ansteckend und müssen streng von jungen Kindern,* besonders von den anfälligen Säuglingen *ferngehalten werden!* Das charakteristische sekundäre, eitrige Stadium entsteht dann durch die Wirkung einwandernder Bakterien. Diese sind auch hauptsächlich verantwortlich für die Komplikationen in den Nebenhöhlen, den Ohren, Lymphknoten und Lungen. Meist sind es Pneumokokken, Streptokokken, Influenzabacillen oder Staphylokokken; letztere besonders beim Säugling. Die Pneumokokken haben eine besondere Vorliebe, das Mittelohr zu befallen, die Streptokokken bevorzugen den Rachen und die Lymphknoten, während die Influenzabacillen die Meningen und die Bronchien angreifen. Die Empfänglichkeit hängt von persönlichen, teils von erblichen Neigungen, ferner vom Alter ab. Der Säuglingsorganismus ist gegen das Eindringen der Viren offensichtlich besonders hilflos, so daß es gewöhnlich zu einer mehr oder minder raschen Generalisierung des Katarrhs auf den gesamten Schleimhäuten kommt. Überdies scheint der Säugling ein mangelhaftes Immunisierungsvermögen gegen diese Virusarten zu haben; in besonders verderblichem Maß finden wir diese Eigenschaften bei exsudativer Diathese. Ferner scheint die ruß-, rauch- und staubhaltige Luft in den Großstädten die Anfälligkeit der Schleimhaut gegen Keime aller Art zu steigern. Ungünstig ist auch übermäßige Trockenheit der Luft, wie sie bei der heute üblichen unhygienischen Zentralheizungstechnik die Regel ist. Schließlich wirken auch kosmische Vorgänge mit, was durch die Häufung dieser Erkrankungen in den kalten Jahreszeiten seinen sinnfälligsten Ausdruck findet und im Volksmund zu der zusammenfassenden Bezeichnung „Erkältungskrankheiten" geführt hat. Örtliche und allgemeine Abkühlung können dem Entstehen dieser Entzündungen sicher Vorschub leisten, ebenso wie man durch vernünftige Abhärtung, d. h. Gewöhnung an Wechsel der Außentemperatur, eine vorhandene Anfälligkeit erstaunlich gut beseitigen kann. Andererseits wissen wir, daß selbst starke und anhaltende Abkühlung nicht unbedingt zu einer Angina u. dgl. führen muß. Man darf also den Einfluß der „Erkältung" nicht allzu hoch einschätzen; richtiger spricht man von einer mangelhaften Funktion der Wärme- und Kälteanpassung. Als einen wichtigen Faktor hat man den Durchgang von Wetterfronten durch das geographische Gebiet bezeichnet, wobei allerdings noch unklar ist, in welcher Weise dieses Ereignis auf den Körper einwirkt.

Veränderungen an Mund, Hals und Nase geben vielerlei *diagnostische Hinweise auf Allgemeinkrankheiten;* so z. B. *dicke Lippen* bei Oberlippen- oder Nasenfurunkeln, Skrofulose, Masern. *Offener Mund* jenseits des 2. Lebensjahres: adenoide Wucherungen; Verdacht auf Debilität, besonders wenn sehr lange Speichelfluß besteht. *Verschiedenartiger Geruch aus dem Mund* läßt auf Bronchiektasen, Lungenabsceß, Typhus, Scharlach, Diphtherie, Diabetes, Acetonämie, Urämie schließen. *Rissige, trockene Lippen* können auf Fieber hinweisen, *trockene Mundschleimhaut* auf akute Exsikkation verschiedenen Ursprungs. *Besonders rote Lippen* findet man bei Atrophie und Thyreotoxikose, Cystitis. Veränderungen der bleibenden *oberen Schneidezähne:* siehe Lues. Verspäteter Durchbruch der Milchzähne: bei Rachitis, Mongolismus, Lues, Myxödem, Idiotie, chronischer Ernährungsstörung. *Enantheme* der Mund- und Gaumenschleimhaut: Masern, Scharlach, Grippe, Fleckfieber. *Gelbfärbung* des harten Gaumens bei Ikterus, *Blässe* bei Anämie. *Zungenbändchengeschwüre* bei Keuchhusten. *Blasse Lippen* bei Anämie, Septumdefekt. *Cyanose* bei Pneumonie, Pulmonalstenose. *Schnupfen* bei *Säuglingen:* Verdacht auf Lues, Diphtherie. *Präinspiratorische Erweiterung der Nasenflügel* ein sicheres Zeichen von Dyspnoe. *Nasenbluten:* bei Leukämie, Sepsis, schwerer Anämie, Skorbut, Hämophilie,

Pertussis, Nephritis. *Schwellung der Parotis* (zugleich mit Schwellung der Tränendrüsen) bei Leukämie.

Aus alledem wird klar, daß das *Unterlassen der Rachenbesichtigung* bei der Untersuchung kranker Kinder einen *schweren Fehler* bedeutet.

I. Krankheiten des Mundes.

1. Mißbildungen.

Wenn die Vereinigung der embryonalen Gesichtsfortsätze nicht in normaler Weise erfolgt, so bleiben Spalten zurück. In fast $1/3$ aller Fälle sind diese Mißbildungen familiär und dann wahrscheinlich polymer recessiv erblich.

a) Seitliche Lippenspalte („Hasenscharte") entsteht dadurch, daß das vom Stirnfortsatz gebildete Philtrum nicht mit dem vom Oberkieferfortsatz entstandenen Teile der Oberlippe verschmilzt. Sie kann einseitig oder doppelseitig sein. Nach dem Umfang unterscheidet man: 1. teilweise Spaltung der Oberlippe, 2. völlige Spaltung bis in das Nasenloch, 3. zusätzliche Spaltung des Alveolarfortsatzes. Die beiden letzten Grade bedingen auch eine Formänderung der Nase, so daß das Septum nach der gesunden Seite abweicht und die Nase auf der kranken verbreitert wird. Bei einem dritten Grade drängt gewöhnlich der Alveolarfortsatz und der Zwischenkiefer mehr oder minder stark nach außen.

Die Bedeutung der Mißbildungen liegt — abgesehen von dem kosmetischen Schaden — bei den stärkeren Graden in der Erschwerung der Nahrungsaufnahme und der Neigung zu Krankheiten der Atmungsorgane. Therapie: In den ersten Lebenswochen sorgfältigste Ernährung, am besten mit abgepumpter Muttermilch. Die Fütterung gelingt oft nur mit einem Löffel. Schutz vor katarrhalischen Infekten. Wenn die Kinder einigermaßen gediehen sind, Operation, die bei den beiden leichteren Graden im 3.—5. Monat, bei dem schwersten Grade lieber noch früher geschehen soll.

b) Bei der Gaumenspalte (Wolfsrachen) unterscheiden wir zwei Grade. 1. Die nicht durchgehende, die den weichen oder den harten Gaumen oder beide betrifft. 2. Die durchgehende, bei der auch die Lippen und der Alveolarfortsatz gespalten sind; letztere sind meist erblich, während erstere sich gar nicht selten als nicht erblich erweisen. Beide Formen können einseitig oder doppelseitig sein. Die beiden durch die Spalte getrennten Gaumenhälften sind normal groß und stehen steiler als beim Gesunden. Die Hauptsorge gilt zunächst, wie bei der Hasenscharte, der Ernährung und der Infektverhütung. Manchmal genügt es, durch einen großen Sauger mit ziemlich weitem Loch zu füttern, gelegentlich muß man die Nahrung eintropfen. Die Kinder neigen zu Otitis und leiden später an Sprachstörungen. Die erste Operation sieht man für ungefähr den 18. Lebensmonat vor, am besten zur warmen Jahreszeit.

2. Krankheiten der Lippen.

Cheilitis. Trockenheit der Lippen mit nachfolgendem Abschilfern und brennenden Schmerzempfindungen kommt bei Kindern oft vor. Meistens liegt eine Kontaktempfindlichkeit gegen Nahrungsmittel oder Spielzeug bei gleichzeitiger Sonnenlichtempfindlichkeit vor, oder es handelt sich um fiebernde Kinder. Wenn die Zunge immer wieder über die Lippen fährt, entstehen Krusten oder Einrisse der Schleimhaut (nicht verwechseln mit den bis in die äußere Haut reichenden luischen Rhagaden! s. S. 302). Auch eine Diphtherie der Lippen kommt vor. — Behandlung: Bestreichen mit Natr. biborac. 2,0, Glycerin ad 10,0.

Faulecken. Schmerzlos und ohne regionäre Drüsenschwellung entstehen an einem oder an beiden Mundwinkeln braunrote Geschwüre, die manchmal eitrig oder blutig-borkig belegt sind; durch fortwährendes Belecken und Kratzen bleiben sie oft lange bestehen. Sie sind übertragbar. Teils findet man darin den Soorpilz. Behandlung mit Arg. nitr. 0,1, Bals. Peruv. 1,0, Vasel. alb., Pasta Zinci āā ad 10,0, mehrmals täglich bestreichen.

Herpes simplex (H. labialis) besteht aus mehreren beieinander stehenden kleinen durchscheinenden Bläschen auf entzündlicher Grundlage, die jucken und brennen. Sie entstehen gewöhnlich an der Grenze zwischen der äußeren Haut und Schleimhaut und werden durch ein Virus hervorgerufen. Vorkommen besonders auch bei Pneumonie und Meningitis epidemica. Verschwindet von selbst in 1—2 Wochen.

3. Zahndurchbruch und Zahnkrankheiten.

a) Zahndurchbruch. Physiologie der Zahnentwicklung, sowie Zeitpunkt und Reihenfolge des Zahndurchbruchs siehe S. 13. Gelegentlich hat ein Kind schon bei der Geburt 1 oder 2 Schneidezähne; dies können normale oder überzählige Zähne sein; letztere sind lose und lassen sich, wenn sie beim Trinken stören, leicht entfernen. Bei *abnorm früher Zahnung* (in den ersten 4 Lebensmonaten) haben die Zähne nur schwache Wurzeln und fallen frühzeitig aus. *Verspäteter Zahndurchbruch* als Symptom von Allgemeinerkrankungen siehe S. 611. Häufig liegt aber auch eine (familiäre) Besonderheit vor, indem die Zähne gruppenweise durchbrechen, so daß etwa bis zum 12. Monat noch kein Zahn vorhanden ist und dann 6—8 auf einmal kommen.

Der *Durchbruch der Milchzähne* ist ein physiologischer Vorgang, der höchstens für einige Tage eine leichte Reizung der Gingiva mit verstärktem Speichelfluß hervorruft, mit Unruhe, etwas schlechten Stühlen, vermindertem Appetit und subfebrilen Temperaturen. Vorhandene Krankheiten können verschlimmert und latente Diathesen manifest werden. Selten setzt sich bei Schleimhautverletzungen an der Durchtrittsstelle eine örtliche Infektion fest und breitet sich im Zahnsäckchen aus. Sie ist an Gingivitis oder leichter paradentaler Eiterung erkennbar und kann kurzdauernde Verschlechterung des Allgemeinbefindens und geringfügige Temperaturen bedingen, führt aber nur äußerst selten zu sequestrierender Zahnkeimentzündung. Alle *anderen Erscheinungen* (Fieber, Durchfälle, Krämpfe u. dgl.) *rühren nicht von den Zähnen her, sind vielmehr als ausgesprochene Krankheitssymptome anzusehen* und müssen auf ihre Ursache hin untersucht werden.

Die Häufung von Krankheiten während des Zahnens hat folgende Gründe: In diesem Alter schwinden die von der Mutter mitgegebenen Vitamin- und Immunkörperdepots. Ferner ist während des Zahndurchbruchs die Anfälligkeit etwas erhöht. Andererseits haben fieberhafte Krankheiten nicht selten wegen der während des Fiebers vermehrten Umbauprozesse ein rascheres Wachsen der Zähne zur Folge. Dieses alles wird vom Laien oft mißdeutet, indem er alle möglichen, und selbst die schwersten im Zahnungsalter auftretenden Krankheitserscheinungen, als Folgen der Zahnung und somit als harmlos ansieht, so daß manches ernstlich kranke Kind zu spät in ärztliche Behandlung gebracht wird.

b) Mund- und Zahnpflege, Krankheiten und Anomalien der Zähne. Eine besondere Mundpflege des gesunden Kindes (Auswischen u. dgl.) während des ersten Lebensjahres ist nicht nur überflüssig, sondern schädlich, weil sie zu Verletzungen der zarten Schleimhaut und sekundärer Entzündung führt

(Stomatitis, Soor, Bednarsche Aphthen). Sobald das Milchgebiß annähernd vollständig ist, beginnt die Mundpflege, die bei gesunden Kindern mit der Zahnpflege identisch ist. *Bei kranken*, vor allem bei fiebernden Kindern *ist der Mundpflege besondere Aufmerksamkeit zu widmen*. Ausgetrocknete Mundschleimhaut oder borkige Beläge auf Zunge und Gaumen bedeuten einen schweren Pflegefehler! Sie werden vorsichtig mit einem Mulltupfer und 1%igem Wasserstoffsuperoxyd abgelöst, danach wird die Mundschleimhaut mehrmals täglich mittels eines weichen Haarpinsels mit Natr. biborac. 2,0, Glycerin ad 10,0 befeuchtet. Prophylaxe: Häufiges Mundspülen mit Kamille unter Zusatz von Glycerin und, wenn nötig ein wenig Wasserstoffsuperoxyd, bei Säuglingen und Kleinkindern Aussprayen oder Bepinseln mit Glycerin und Chamomillysat 2:1, oder Kamillogen, ferner sorgfältige und behutsame Reinigung der Zähne.

Welche Bedeutung der *Zahnpflege* zukommt, zeigt sich daran, daß 90% aller Menschen an Caries und 40—50% an anderen Zahnkrankheiten (Paradentose oder Anomalien) leiden, und zwar ist die Caries um so häufiger, je mehr sich der Lebensstandard dem der zivilisierten Länder nähert. Unter den deutschen Schulkindern hat sich die Caries in den Notjahren erfreulich vermindert; man erklärt das hauptsächlich aus der Vereinfachung der Lebensweise, vor allem dem Verschwinden des Weizen-Zucker-Gebäcks. Die Prophylaxe muß bereits beim Säugling einsetzen. Vernachlässigung des Milchgebisses rächt sich auch an den bleibenden Zähnen. Oft wird der Arzt die Anregung geben müssen und zwar in folgender Richtung:

Regelung der Ernährung, deren Einfluß auf Zahn- und Kieferbildung ein doppelter ist: a) Der Aufbau und die Mineralisation des Zahnes ist abhängig von der Zusammensetzung der Nahrung, vor allem von dem Angebot an Vitaminen (s. S. 505). Die Vitaminprophylaxe soll schon in den ersten Lebensmonaten einsetzen. Der Wert zusätzlicher Kalkgaben ist zweifelhaft. b) Die mechanische Leistung beim Kauen bildet einen wichtigen Reiz für die Entwicklung und Bildung des Kiefers. Grobe Speisen, insbesondere grobes Brot, auch rohe Äpfel, rohe Möhren, scheuern außerdem alle Zahnflächen gründlich ab, so daß sich Speisereste und Zahnstein nicht festsetzen. Kekse dagegen bleiben zwischen den Zähnen haften, zersetzen sich dort und führen zur Caries; so ähnlich schädigen auch die Süßigkeiten.

Auf eine *künstliche Reinigung des Gebisses* können wir nicht verzichten. Sie wird nach dem Durchbruch der ersten Milchmolaren begonnen und soll nach der Mahlzeit und vor der Nachtruhe geschehen, weil die Mundreinigung untertags durch Speichelfluß, Sprechen u. dgl. bis zu einem gewissen Grad von selbst erfolgt. Die Zahnbürste soll weich und nicht zu groß sein, als Zusatz genügt gewöhnliche Schlämmkreide. Man achte darauf, daß nicht nur die buccalen und die Kauflächen, sondern auch die lingualen Flächen gereinigt werden. Die Bewegungsrichtung ist die der Spalten zwischen den Zähnen, also nach oben und unten und an den Kauflächen radiär.

Cariesbehandlung. Vom 3. Lebensjahr an soll eine regelmäßige Zahnkontrolle erfolgen. Auch kleine Defekte müssen gefüllt werden, um den Zahn möglichst lange funktionstüchtig zu erhalten. Bei Erkrankung der Markhöhle ist eine Wurzelbehandlung nötig, Wurzelspitzenentzündungen können gelegentlich auch beim Milchgebiß Ausgangspunkt von Sepsis und toxischen Prozessen werden; außerdem könnte die Schmelzbildung des bleibenden Zahnes gestört werden.

Prophylaxe der Bißanomalien. Die meisten Stellungsanomalien sind wahrscheinlich konstitutionell bedingt, jedoch wirken Umwelteinflüsse entscheidend mit. Starke Hyperplasie der Rachentonsillen führt durch Erhöhung des Gaumengewölbes und seitliche Kompression des Oberkiefers zu Bißfehlern, die nach Entfernen der Wucherungen zurückgehen. Übermäßiges Lutschen schadet ebenfalls und muß dem Kinde durch Erziehung rechtzeitig abgewöhnt werden. Bei sehr nervösen „Nachtlutschern" gibt man für die erste Zeit ein mildes Einschlafmittel. Bei kleinen Kindern kann eine Armmanschette oder das Festbinden der Hände nützen, während das Bestreichen des Lutschfingers mit Chinin oder Fel tauri wenig Erfolg verspricht, ebenso das Bewickeln mit Leukoplast oder Überziehen eines Fingerlings. Alle stärkeren Anomalien (Retrognathie, Prognathie, Überbiß, offener Biß usw.) erfordern frühzeitige Behandlung, teils schon beim Milchgebiß, weil die Durchführung dann leichter ist und der Durchbruch der bleibenden Zähne korrigiert wird. Nach der Pubertät ist der Erfolg überhaupt nicht mehr garantiert. Die modernen orthodontischen Methoden sind schmerzlos und gefährden die Zähne nicht. Oft kann mit abnehmbaren Apparaten behandelt werden, die das Kind selber einsetzt, so daß es sie z. B. nur während der Nacht zu tragen braucht.

c) **Gingivitis** ist bei sonst gesunden Kindern selten, weist im übrigen auf eine allgemeine Krankheit mit verminderter Widerstandskraft hin, z. B. Mangel an Vitamin C oder B, Leukämie. Man denke ferner an Schwermetallvergiftungen. Das Zahnfleisch ist geschwollen und gerötet, blutet leicht, ist zuweilen von einem zusammenhängenden silbergrauen Belag überzogen, der fest haftet. Die letztere Form kommt besonders bei infektionskranken Kindern vor. Örtlich begrenzte Gingivitis sieht man beim Zahndurchbruch, ferner bei schlechter Zahnpflege unter Speiseresten.

4. Krankheiten der Mundschleimhaut.

a) **Primäre herpetische Stomatitis.** Diese früher als *Stomatitis aphthosa* bezeichnete Krankheit ist hochinfektiös und im Kindesalter sehr häufig. Sie bevorzugt die ersten Lebensjahre vom Zahndurchbruch an. Symptome: Beginn mit oft unklarem Fieber und beträchtlicher Störung des Befindens, zunächst gar ohne örtliche Erscheinungen. Das Kind ist schlechter Laune und mag nicht essen. Bald bilden sich auf der leicht blutenden, hochroten und geschwollenen Schleimhaut des Zahnfleisches, der Wange, der Zunge, der Lippen, seltener des Gaumens rundliche oder elliptische, gelblichweiße, flache, fibrinbedeckte Geschwürchen mit kleinem, dunkelroten Saum. Sie machen starke Schmerzen (Nahrungsverweigerung), nicht selten auch schmerzhafte Schwellung der Submental- und Kieferwinkeldrüsen, deutlichen Foetor ex ore, blutigborkige Lippen und Speichelfluß. Das Fieber dauert etwa 2—3 Tage. Infolge Ablehnung jeglicher Nahrung kann es beim Säugling sekundär zu einer Exsiccose und Acidose kommen. Oft entstehen auch, begünstigt durch das Speicheln, auf der äußeren Haut in der Umgebung des Mundes oder der Nägel impetigoähnliche, bläschenartige oder schmierig-eitrige Geschwüre. Im Verlauf von 4—6 Tagen gehen die Entzündungen wieder zurück. Ein Zusammenhang mit Maul- und Klauenseuche besteht nicht. *Differentialdiagnose:* Bei größeren Geschwüren Diphtherie, Lues, Leukämie, bei kleineren Varicellen.

Ätiologie. Erreger ist das Virus des Herpes simplex. Man kann das Virus während des akuten Stadiums in einem hohen Prozentsatz aller Fälle nachweisen, auch hat man während der Genesung spezifische Antikörper gegen das Virus im Blut gefunden. *Therapie:* Wegen der Empfindlichkeit der Schleimhäute läßt man vor der Mahlzeit, soweit nötig, etwas Anästhesin (vermischt mit 2 Teilen Milchzucker) einstäuben oder Anästhesinbonbon lutschen und gibt nur gekühlte, flüssige oder breiige Kost (Milch, Breie, Puddings mit reichlich Zucker und Eigelb; Limonaden sind wegen ihres Gehaltes an Fruchtsäuren oft schmerzhaft, also mit Auswahl zu verwenden). Im übrigen kann man auf jede eingreifende Behandlung verzichten, weil die Krankheit von selbst abheilt. Man kann den Mund mit etwas Kamillentee spülen (bei den Kleinsten mit der Spritze), bei Säuglingen kann es in den ersten Tagen nötig werden, parenteral Flüssigkeit zuzuführen. *Prophylaxe:* Wegen der großen Übertragbarkeit der Krankheit muß das Kind von anderen Kindern streng abgesondert werden. Schmierinfektion! Es muß sein eigenes Hand- und Mundtuch haben; sein Eßgeschirr muß mit heißem Sodawasser sorgfältig gereinigt werden.

b) Rezidivierende herpetische Stomatitis. Diese vesico-ulcerative Stomatitis kommt bei älteren Kindern und Erwachsenen vor. Die allgemeine Reaktion und die Beteiligung der Lymphknoten bleibt gering, die Ausdehnung der Schleimhautveränderungen wechselt zwischen einzelnen Ulcera und einer diffusen Stomatitis. Die Kranken haben beträchtliche örtliche Schmerzen. Die Häufigkeit des Wiederkehrens ist ungewiß und unbeeinflußbar. Als Erreger nimmt man ebenfalls das Herpesvirus an und vermutet, daß es nach der primären Infektion ruhend im Körper des Kranken verbleibt. Beim Rückfall ist das Virus im Speichel nachweisbar und der spezifische Antikörperspiegel im Blut erhöht. Eine erfolgreiche Behandlung ist nicht möglich. Sind nur wenige Ulcera vorhanden, so kann man sie mit 1% Argentum nitricum-Lösung betupfen, um die Schmerzen zu lindern.

c) Sonstige Aphthen. *Traumatische Aphthen* entstehen beim Biß auf die Schleimhaut, durch Verletzung mit Spielzeug u. dgl. Bednarsche *Aphthen* sind kleine weißliche Epitheldefekte am hinteren Teil des harten Gaumens, die bei jungen Säuglingen durch das deshalb verpönte Mundauswischen entstehen und nach Absetzen dieses Traumas verschwinden. In der Raphe des Gaumens kommen stecknadelkopfgroße *Epithelperlen* vor; diese gelblichweißen Erhabenheiten haben sich beim fetalen Schluß der Gaumenspalte abgeschnürt und sind nicht krankhaft.

d) Stomatitis ulcerosa (Plaut-Vincent) oder Mundfäule. Unter plötzlichem hohen Fieber und Störung des Befindens entwickeln sich an den verschiedensten Teilen der Mund- oder Rachenschleimhaut kleinere und größere Geschwüre, die mit einer grauen nekrotischen Membran bedeckt sind. Auch das Zahnfleisch ist schmerzhaft blaurot geschwollen und blutet leicht. Als Ausgangspunkt findet sich meist ein kariöser Zahn, der locker wird und ausfallen kann. Übler, fauliger Mundgeruch. Die Symptome sind ähnlich der St. herpetica, aber entsprechend dem stärkeren Ausprägungsgrad der Entzündung viel schwerer. Die Krankheit befällt meist abwehrschwache Kinder nach ernsten Infektionskrankheiten oder bei Fehlernährung (Vitamin-C-Mangel?). Im Ausstrich fusiforme Bacillen und Spirillen, die sonst Saprophyten sind, aber bei Schwäche der Gewebsabwehr pathogen werden. *Therapie:* Hebung des Allgemeinzustandes, Ernährung (s. unter a), reichliche Vitamin-C-Gaben (gegebenenfalls auch Vitamin-B-Komplex). Örtlich: Entfernen nekrotischer Massen, mehrmals täglich Spülen mit Wasserstoffsuperoxyd (3%) oder 1% wäßriger Gentianaviolettlösung oder Pinseln mit 10% Salvarsanglycerin.

e) Die schwerste toxische Form der St. ulcerosa ist die **St. gangraenosa** (Noma, Wangenbrand). Dem Alter nach werden besonders Kleinkinder befallen. Aus einem mißfarbenen Infiltrat mit mächtigem Ödem entsteht durch Einwirkung der Plaut-Vincent-Erreger und hämolytischen Streptokokken rasch ein Geschwür, das in wenigen Tagen die ganze Wange zerstört. Es tritt nur bei völligem Darniederliegen aller Abwehrkräfte (z. B. nach Masern, Typhus, Malaria) auf und ist dank der heute üblichen Pflege und Ernährung infektionskranker Kinder sehr selten geworden. *Therapie:* Penicillin, Sulfonamide, Bluttransfusionen, Jodoformpuder, Salvarsanglycerin.

f) St. catarrhalis kommt als Begleitsymptom anderer Krankheiten besonders bei Säuglingen vor und verschwindet mit deren Heilung. Die Schleimhaut ist dunkelrot und geschwollen, leicht verletzlich; dabei besteht mäßiges Fieber, Speichelfluß und Appetitlosigkeit. *Differentialdiagnose:* beginnende Masern, Fleckfieber.

g) Soor entsteht durch Wuchern des Soorpilzes (Monilia albicans) auf der Mundschleimhaut. Die Entwicklungsbedingungen für ihn sind auf der gesunden Schleimhaut ungünstig, deshalb findet man die Krankheit fast nur bei irgendwie geschädigten jungen Säuglingen und infolge örtlicher oder allgemeiner Resistenzverminderung, z. B. bei Infekten, Magen-Darmkatarrhen und falsch verstandener Mundpflege (Auswischen). Bei älteren Säuglingen und Kleinkindern ist das Haften des Soors immer ein Zeichen schwerer Allgemeinerkrankungen. Auf der geröteten Schleimhaut sind spritzerartige weiße Auflagerungen zu finden, die in schwereren Fällen einen dichten Rasen bilden; dieser kann in den Ösophagus und bis in den Magen reichen. Milchreste, mit denen der Soor verwechselt werden könnte, sind abwischbar. Bei geringem Ausprägungsgrad ist Verwechslung mit KOPLIKschen Flecken möglich. Hier kann die mikroskopische Untersuchung und die Berücksichtigung des Alters vor Fehldiagnose schützen. Abgesehen von den seltenen Fällen, in denen der Soor durch Hinabsteigen zu Laryngitis und Erstickungsgefahr führt, ist die Ansiedlung des Pilzes auf der Schleimhaut harmlos; sie macht auch keine Schmerzen. Der mit dem Stuhl ausgeschiedene Soorpilz kann in der Umgebung des Afters zu kleinen Geschwüren führen. *Therapie:* Vor allem Heben des Allgemeinzustandes durch Behandlung der Ernährungsstörung oder des Infektes. *Örtlich:* Betupfen mit Natr. biborac. 2,0, Glycerin ad 10,0 (6—8mal am Tage) oder Gentianaviolett in wäßriger Lösung (1%ig) oder Einstäuben von Saccharin 0,02, Acid boric. pulv. subt. ad 10,0.

5. Veränderungen der Zunge, des Mundbodens und der Speicheldrüsen.

a) Eine belegte Zunge haben Kinder häufig. Sie deutet in erster Linie auf Katarrhe des Nasen-Rachenraums hin, ferner auf Krankheiten des Magendarmkanals. Diagnostisch wichtig sind die Zungenveränderungen bei Typhus und Scharlach. Bei der *Lingua geographica* schießen auf der Zunge kleine, grauweiße erhabene Herde von gewuchertem Epithel auf, die sich peripher ausbreiten und in der Mitte abstoßen. So bilden sich girlandenartige Formen, die sich rasch ändern können. Ein harmloses aber lang dauerndes Leiden besonders des Kleinkindesalters. Ob ein Zusammenhang mit der exsudativen Diathese besteht, ist fraglich. Eine *dicke* oder *zu große Zunge* läßt an Mongolismus oder Hypothyreose denken.

b) Beim angewachsenen Zungenbändchen (Ankyloglosson) reicht das Frenulum bis zur Zungenspitze, die eingekerbt erscheint. Operative Durchtrennung[1] ist im allgemeinen überflüssig, kann aber nötig werden: a) bei mangelndem Faßvermögen des Säuglings an einer wohlausgebildeten mütterlichen Brustwarze; b) bei nachweisbarer, durch allzu starke Befestigung verursachter Hypo- oder Dysplasie der Zunge; c) selten bei Lautformungsstörungen, soweit diese einwandfrei auf die Bewegungsbeschränkung der Zunge zurückführbar sind. Solche Sprachstörungen haben aber fast ausschließlich andere Ursachen, meist eine fehlerhafte Sprechmotorik, die man im 5. Lebensjahr durch Übungsbehandlung gut beseitigen kann; d) bei seltenen Schluck- und Kaustörungen

---

[1] Die Zunge wird mit dem eingekerbten unteren Ende eines Metallspatels oder mit einer Myrtenblattsonde so zurückgehalten, daß das Frenulum in der Kerbe liegt; es wird dann vorsichtig mit einem kleinen Scherenschnitt durchtrennt.

der Kleinkinder nach Ausschaltung aller sonstigen organischen und funktionalen Störungen.

c) **Mundbodenphlegmone.** Äußerst schmerzhafte entzündliche Infiltrierung zwischen Unterkiefer und Zungenbein mit hohem Fieber, starker Beeinträchtigung des Allgemeinbefindens, Kieferklemme, Speichelfluß und erschwerter Nahrungsaufnahme. Behandlung: Penicillin; Falls die Eiterung sich nicht abgrenzt und nach außen durchbricht, kommt es zu allgemeiner Sepsis. Daher frühzeitige Spaltung!

d) Die eitrige **Speicheldrüsenentzündung, Sialadenitis** (gewöhnlich der Parotis oder Submaxillaris) befällt meist widerstandslose junge Kinder und macht Fieber sowie schmerzhafte Rötung und Schwellung. Differentialdiagnose gegenüber Lymphadenitis: Bei Druck auf die Drüse erscheint aus der oft geröteten Mündung des Ausführungsganges Eiter. Sie entsteht durch Stomatitis, Verlegung des Ausführungsganges oder auf dem Boden einer Allgemeininfektion. Ihre Prognose ist abhängig vom Gesamtzustand des Patienten. *Therapie:* Sulfonamide, Penicillin, Röntgenbestrahlung, im übrigen chirurgisch.

e) **Hämangiome** und **Lymphangiome** der Lippen, Wangen und des Mundbodens sind oft sehr ausgedehnt und zeigen rasches Wachstum, daher frühzeitiges Entfernen, am besten durch Radiumbestrahlung.

II. Krankheiten der Nase und des Rachens.

1. Die akute Rhinopharyngitis.

Für den jungen Säugling und gar das Frühgeborene bedeutet der *Schnupfen* eine ernste Krankheit. Das erklärt sich teils mechanisch, weil die Nasengänge sehr eng sind und deshalb leicht verlegt werden; die Behinderung der Nasenatmung erschwert dann die Nahrungsaufnahme, besonders das anstrengende Saugen an der Brust und beschwört damit die Gefahr des Rückgangs der Muttermilch und der Inanition herauf. Noch bedenklicher ist, daß der Schnupfen nicht isoliert bleibt, sondern fast stets auf den benachbarten Pharynx übergreift und damit zum Schrittmacher der Otitis und Bronchopneumonie wird (s. auch S. 610 und „Grippe" S. 217). In den leichteren Fällen sind die *Symptome:* Temperaturerhöhung, Schniefen, Niesen, wäßrige, später schleimigeitrige Sekretion mit Borken am Naseneingang. Die Schleimhaut ist gerötet und geschwollen. Laune und Appetit sind stark herabgesetzt, die Stuhlqualität verschlechtert. Hinter dem Sternocleido und auf dem Mastoid sind die regionären Drüsen als weiche, wenig schmerzhafte, bis bohnengroße Schwellungen zu tasten. *Differentialdiagnostisch* kommt in den ersten Lebensmonaten Lues in Betracht, an die man vor allem bei jedem von Geburt an bestehenden Schnupfen denken muß, und bei Blutbeimengungen Nasendiphtherie. Manchmal ist beim Säugling nur der rückwärtige Teil der Nase befallen: ohne sichtbares Sekret am Naseneingang wird das Kind dadurch zur Mundatmung gezwungen, oft mit stark zurückgebeugtem Kopf (Rhinitis postica). Jenseits der ersten Lebensjahre verläuft der isolierte Schnupfen wie beim Erwachsenen.

Die *Pharyngitis* (Angina retronasalis) ist im Kleinkindesalter besonders häufig und macht stärkere Allgemeinbeschwerden als beim Erwachsenen. Der Beginn ist plötzlich. Anfangs stellt man nur hohes Fieber fest mit unklaren Beschwerden, während örtliche Zeichen in den ersten 12—24 Stunden oft fehlen. Gelegentlich erbrechen die Kinder. Ob Absonderungen aus der Nase erfolgen, hängt davon ab, wieweit deren vorderer Abschnitt befallen ist. Manche Kinder klagen bald über einen trockenen Hals, andere über Bauchschmerzen, während

Halsschmerzen beim Schlucken und Sprechen gewöhnlich erst kurz vor dem Schulalter sicher angegeben werden. In den ersten Tagen ist der eigentliche Krankheitsprozeß noch vom Gaumensegel verdeckt. Später treten auf der hinteren Rachenwand die Lymphgewebe als kleine hochrote Knötchen hervor, schließlich greift die Entzündung auf die ganze Schleimhaut, vor allem auf die sog. Seitenstränge vor dem Musc. levator über. Glasiger, später gelblichgrüner eitriger Schleim tritt beim Würgen von oben herunter oder überzieht die Schleimhaut in weiter Ausdehnung und wirkt als Brech- und Hustenreiz. Die Zunge ist belegt. Diagnostisch wichtig ist die Schwellung der Nackendrüsen, die zusammen mit den geschwollenen Retropharyngealdrüsen gelegentlich ein starkes Rückwärtsbeugen des Kopfes veranlassen, so daß man auf den ersten Blick an eine meningitische Nackenstarre denken kann. Bei Schulkindern findet man die Pharyngitis auch im Zusammenhang mit Amygdalitis; das Fieber kann bedeutend sein, aber die Allgemeinbeschwerden sind in diesem Alter viel geringer. Im Vordergrund stehen die kloßige Sprache, die Schluckbeschwerden und die Schwierigkeit, den Schleim durch Ausschnauben nach vorn zu befördern. Foetor, Zungenbelag und die Nackendrüsen weisen auf die Diagnose hin. *Differentialdiagnostisch* kommt bei eitriger Pharyngitis die Diphtherie, bei der katarrhalischen Form das Prodromalstadium der Poliomyelitis in Frage. Die Schwellung der Nackendrüsen läßt auch an Rubeolae denken.

Verlauf. Das Fieber hält meist 1, manchmal 2 Wochen an. Im übrigen heilt die Krankheit in 4—10 Tagen ab; sie kann jedoch bei abwehrgeschwächten und ernährungsgestörten Säuglingen wegen der Wirkung auf den Allgemeinzustand, der Auslösung parenteraler Dyspepsien und schwerer Komplikationen Lebensgefahr bringen. In den anderen Fällen setzt die Krankheit von vornherein weniger stürmisch ein und bleibt dann nicht selten zunächst unerkannt.

Therapie. Bettruhe. Ausreichende Flüssigkeitszufuhr, flüssig-breiige Kost. Bei allen akuten *Entzündungen des Nasopharynx wird trockene Luft unangenehm empfunden*; daher ist auch die kalte trockene Winterluft, die bei Pneumonien so gute Dienste leistet, nicht zu empfehlen; auch Wind wirkt ungünstig. Die Zimmerluft soll etwas feucht sein. Man läßt Oleum Eucalypti oder Ol. Terebinthinae einatmen (bei Säuglingen 20—30 Tropfen auf Flanellappen, der auf der Hemdbrust befestigt ist); besser noch läßt man diese Mittel als heiße Dämpfe inhalieren (s. S. 894). Bei Pharyngitis und geschwollenen Halsdrüsen feuchte Halswickel, stubenwarm oder auch heiß, je nachdem was dem Kinde angenehmer ist. Die Nase wird beim Säugling mehrmals täglich mit gedrehter Watte gereinigt; dann kann man eine milde halbflüssige Salbe[1] mit einem Löffelstiel oder Glasstäbchen in die Nasenlöcher dick einstreichen. Ist sie verstopft, so schwellt man die Schleimhaut 10 Min. vor dem Trinken mit Sol. Suprarenin (1:1000) 2,5, Anaesthesini 1,0, Adeps Lanae 4,0, Paraff. liquid. ad 10,0 oder mit Adrianol oder Privin ab. Bei älteren Kindern sorge man, um einer Otitis vorzubeugen, dafür, daß das Ausschneuzen stets nur einseitig unter Zuhalten des anderen Nasenloches geschieht. Höheres Fieber kann man mit Wadenwickeln oder abkühlenden Bädern dämpfen. Jenseits des Säuglingsalters leistet zu Anfang eine Schwitzpackung Gutes. Man unterstützt sie durch ein vorausgehendes heißes Bad, durch heißen Tee, Aspirin (0,25—0,5) oder Pyramidon (0,05—0,3), letzteres ist auch als Ditonalkinderzäpfchen beliebt. Gegen Hustenreiz Codein. Sulfonamide kommen nur bei Komplikationen in Betracht. Das Aufstehen geschieht 1—2 Tage nach dem Entfiebern, das Ausgehen je nach der Witterung 1—3 Tage später.

---

[1] Rp. Liq. Alumin. acetici 2,0, Adip. lanae 10,0, Paraff. liquid ad 20,0.

Da alle therapeutischen Maßnahmen wenig befriedigen, richten wir unser Augenmerk vor allem auf die *Prophylaxe*. Von Säuglingen sollen deshalb fremde Personen möglichst fernbleiben. Ist die Pflegende selbst erkrankt, so sollte sie, um Übertragungen zu verhüten, während der Pflege ein mehrfach zusammengelegtes Tuch vor Mund und Nase binden und sich nach Benutzen des Taschentuches jedesmal die Hände waschen. Wichtig sind ferner Abhärtungsmaßnahmen, über die auf S. 27 berichtet wird.

2. Chronische Rhinitis und Pharyngitis.

Eine lang dauernde Rhinitis ist nur als Symptom zu werten, das verschiedene Ursachen haben kann, z. B. Adenoiditis, Nasenpolypen, chronische Sinusitis, Fremdkörper, Allergie, auch Nasendiphtherie. Bei der Skrofulose hat sie eine exsudative Diathese als Grundlage. Die Behandlung richtet sich vor allem gegen die Grundkrankheit. Außerdem versucht man, Reinfektionen zu Hause und in der Schule zu verhüten. Das Verschicken in ein warmes, trockenes Klima kann nützen. Die Behandlung der seltenen *Rhinitis atrophicans* (borkig belegte, abnorm trockene dünne Schleimhäute) überläßt man dem Nasenfacharzt. Die *chronisch-rezidivierende Pharyngitis* ist ebenfalls meist sekundär als Folge einer chronischen Infektion adenoider Vegetationen, der Sinus oder Tonsillen, oft im Zusammenhang mit exsudativer Diathese oder Lymphatismus. Häufig erscheint die Rachenwand wegen Hypertrophie der Lymphgewebe körnig *(Ph. granulosa)*. Sie ist geschwollen, ihre Blutgefäße treten hervor, schleimig-eitrige Absonderungen legen sich darüber. Lang dauernder, trockener Reizhusten stört das Kind besonders nachts und morgens. Die Behandlung berücksichtigt die Grundkrankheit. Gelegentlich kann Pinseln mit Kali jodat. 2,0, Jodi puri 0,2, Glycerin ad 100,0 nützen. Nächtlicher Reizhusten macht Codeinbehandlung nötig. Bei Rückfällen empfiehlt sich eine klimatische Kur im Mittelgebirge (auch im Winter) oder über Sommer an der See.

3. Sinusitis.

Die Kieferhöhlen und die vorderen und hinteren Ethmoidalzellen sind schon bei der Geburt vorhanden. Die Stirnhöhlen haben sich im allgemeinen erst zwischen dem 6. und 10. Lebensjahr so weit pneumatisiert, daß sie als Krankheitssitz in Frage kommen. Der Sinus sphenoidalis ist zwar schon bei der Geburt angelegt, aber sehr verschieden groß und spielt klinisch vor dem 5.—8. Lebensjahr wohl keine Rolle. Wahrscheinlich sind die Nebenhöhlen an jedem Schnupfen mitbeteiligt, heilen aber meist mit diesem wieder ab. Geschieht das nicht, so kommt es zu einer meist eitrigen akuten oder chronischen Sinusitis, deren Symptome je nach Sitz verschieden sind. *Ethmoiditis.* Symptome: Hohes Fieber, eitriger Schnupfen, Eiter im mittleren Nasengang, nichthämorrhagische Schwellung des gleichseitigen Oberlids ohne Conjunctivitis, manchmal Protrusio bulbi. Kann zu Panophthalmie, Thrombophlebitis, Meningitis, Hirnabsceß führen. Vorkommen z. B. bei Scharlach, aber auch schon im Säuglingsalter (wegen unklarer Symptome meist erst bei der Sektion festgestellt). Man überweist dem Otiater. Bei der Entzündung der Kieferhöhlen oder Stirnhöhlen sind die Krankheitszeichen entsprechend, verbunden oft mit Ödem oder Druckschmerz über dem erkrankten Sinus. Ferner Sinuskopfschmerzen, die die Ortsbestimmung erleichtern können. Bei der *Sphenoiditis* kann der Kopfschmerz in der Occipitalgegend sitzen. Zur Sicherung der Diagnose trägt die Röntgenaufnahme wesentlich bei. Behandlung mit Kopflichtbädern, Schwitzpackungen, Kurzwellen und örtlich von der Nase her. In schweren Fällen Sulfonamide oder Penicillin. Rechtzeitig an den Facharzt überweisen:

4. Nasenbluten, Fremdkörper, Atresie des Tränennasenganges.

a) **Nasenbluten** ist beim Kinde sehr häufig und rührt fast immer von der gleichen Stelle her, dem am Septum nahe dem Naseneingang gelegenen, tele-angiektatisch, entzündlich oder geschwürig veränderten Locus Kieselbach, der durch Kratzen, z. B. mit dem Fingernagel, immer wieder von neuem verletzt wird. Solche Blutungen kommen auch bei der Schleimhauthyperämie einer akuten Nasopharyngitis und Angina und bei verschiedenen Allgemeinerkrankungen (s. S. 611) vor. (Als Seltenheit sei die OSLERsche hereditäre Teleangiektasie genannt.) Während des Schlafens wird das Blut oft verschluckt und später erbrochen. Die dunkle Farbe des mit viel Magensaft vermischten Blutes und die Blutgerinnsel auf der hinteren Rachenwand klären die Harmlosigkeit der Situation auf. Die Stillung gelingt durch Bettruhe mit Hochlagerung des Kopfes, Kompression der blutenden Stelle von außen, indem man den Nasenflügel 10 Min. lang gegen das Septum drückt, notfalls Tamponade mit Clauden, Stypticin, frischer Muttermilch, Adrenalinwatte (BELOCQUEsche Tamponade ist überflüssig). Nachher Behandlung der blutenden Stellen mit Liq. Alum. acetici 2,0, Adip. lanae 10,0, Paraff. liquid. ad 20,0. Bei Neigung zu Rezidiven ätzt man nach Anästhesie mit 2%iger Novocainlösung die Stelle (am Septum 1 cm vom Naseneingang nach innen) mit verflüssigter Trichloressigsäure, Chromsäure oder 10%iger Höllensteinlösung. Während der nächsten Tage Kontrolle (cave Verklebungen!) und sorgfältige Salbenbehandlung.

b) **Fremdkörper** in der Nase werden durch Ausschnaubenlassen (das andere Nasenloch zuhalten), mit einer Pinzette oder bei schwer zu fassenden Gegenständen mit einem gebogenen Häkchen entfernt; kommt man in die Gefahr, den Gegenstand nach hinten zu schieben, schickt man zum Organspezialisten.

c) **Angeborene Atresie des Tränennasengangs** (durchaus nicht ganz selten) macht eine chronische und unbeeinflußbare *einseitige* Conjunctivitis. Die Behebung des Zustandes ist bei rechtzeitiger Behandlung einfach, in verschleppten Fällen nur durch Plastik möglich. Daher bei Verdacht frühzeitige Überweisung an den Augenarzt.

5. Angina (Amygdalitis, Tonsillitis)

ist eine akute Entzündung des lymphatischen Rachenringes, vor allem der Gaumenmandeln. Sie ist eine der häufigsten Krankheiten im Kindesalter, wird aber oft verkannt, weil die Kinder keine Halsschmerzen angeben oder sie falsch (bis zum 3. und 4. Lebensjahr als „Bauchweh") lokalisieren. Die Krankheit tritt im Schulalter gewöhnlich isoliert auf, im Kleinkindesalter dagegen meist im Zusammenhang mit Pharyngitis und Schnupfen. Viele Kinder zeigen eine ausgesprochene Disposition dazu und werden dann jahrelang von häufigen und schweren Anginen heimgesucht. Nicht selten entwickelt sich dabei eine sekundäre Tonsillenhypertrophie (s. dort). Gegen Ende der Kindheit nimmt diese Anfälligkeit der Rachenorgane regelmäßig von selbst ab. Über den Einfluß von Abkühlung, Virusinfektion und Wetter s. S. 610.

Diagnose. Hinweisend sind häufig der Mundgeruch und die Schwellung der Kieferwinkeldrüsen. Beim Besichtigen des Mundes trachte man, die ganze Vorderseite der Tonsillen und durch Hervorrufen des Würgreizes auch die mediale und Rückseite zu Gesicht zu bekommen. Die Tonsillen sind mehr oder weniger geschwollen und gerötet (Ang. catarrhalis) und haben meist mehrere gelbe Stippchen von Stecknadelkopf- bis zu Linsengröße (Ang. follicularis und lacunaris). Im Abstrich findet man Strepto- und Pneumokokken, Micrococcus catarrhalis, Influenzabacillen u. dgl. Die verantwortungsvollste

Differentialdiagnose bei jeder Angina ist die Unterscheidung von der Diphtherie (Geruch, Farbe, Festhaften der Beläge, Abstrich; dabei gilt die Regel: bei jedem Diphtherieverdacht frühzeitig Serum spritzen, ohne das bakteriologische Ergebnis abzuwarten!). Ferner kommen in Betracht Scarlatina (flammende Rötung, Enanthem, Exanthem), Masern, Leukämie, Angina Plaut-Vincenti, Pfeiffersches Drüsenfieber.

Die Krankheit verläuft in vielen Fällen mit hohen, mehrere Tage anhaltenden Temperaturen bis zu 40° und mit Schluckbeschwerden, die zu Nahrungsverweigerung führen können. Dazu kloßige Sprache und Foetor. Das Allgemeinbefinden ist verschieden stark gestört, besonders Kleinkinder findet man nicht selten trotz hohen Fiebers und schwerer Mandelveränderung lebhaft spielend außer Bett. In wenigen Tagen schwellen regelmäßig die regionären Lymphdrüsen im Kieferwinkel weich an und werden druckempfindlich; jedoch hüte man sich davor, alte derbe Drüsen auf die vorliegende Krankheit zu beziehen. *Therapie:* Bettruhe, Isolieren. Bei hohem Fieber kühle Packungen. 2—4mal täglich Halsumschläge, stubenwarm oder heiß, nachts nur ein trockener Wickel oder Ölwickel. Gelegentlich ist das Gurgeln bei größeren Kindern von Nutzen, wenn die Technik richtig ist: Kopf weit zurück, Mund weit aufmachen, Zunge herausstrecken. Das Gurgelmittel soll mild sein, um die Schleimhäute nicht zu schädigen: Kamillozon (1 Tablette auf 1 Glas heißen Wassers), Alumen ($^1/_2$ Teelöffel auf 1 Weinglas Wasser), 0,9% Kochsalzlösung oder Tee von Flores Chamomillae (Aufguß 10:200). Möglichst stündlich gurgeln. Bei kleineren Kindern unterläßt man derartiges; gelegentlich mag Einstäuben von Puderzucker oder Lutschenlassen von Silargetten, Panflavin u. dgl. helfen. Man muß sich aber darüber klar sein, daß die örtlichen Maßnahmen allein nicht viel leisten, weil eine Allgemeinkrankheit vorliegt. Daher sind auch im Anfang Schwitzpackungen zweckmäßig. Sulfonamide oder Penicillin nur bei schweren Formen und dann ganz zu Anfang, im übrigen nur bei entsprechenden Komplikationen. Das erste Aufstehen wird 1—2 Tage nach Entfieberung erlaubt. Während der nächsten 2—3 Wochen Urinkontrolle wegen Nephritisgefahr! Über rezidivierende Anginen siehe S. 625. Beim Säugling sind die Tonsillen noch wenig entwickelt. Er erkrankt daher selten an Angina, gelegentlich einmal an einer *Angina punctata,* bei der auf der blassen, kaum vergrößerten Tonsille ganz kleine weiße Stippchen zu sehen sind; außer geringen Temperatursteigerungen bestehen kaum Störungen des Befindens, nach einigen Wochen verschwindet der Befund von selbst.

Für die *Angina ulcero-membranosa Plaut-Vincenti ist charakteristisch,* daß der schwere, meist einseitige örtliche Befund zu den geringfügigen Allgemeinerscheinungen in starkem Mißverhältnis steht. Auf der Mandel sieht man anfangs einen schmierigen grauweißen Belag, der dann zu einer Nekrose der Schleimhaut und zu einem scharfrandigen, schmierig belegten Geschwür führt. Der starke Foetor, der dem der Stomatitis ulcerosa entspricht, fällt auf. Die Diagnose wird durch den Abstrich gesichert, in dem Spirillen und fusiforme Stäbchen zu sehen sind. Ob sie als Erreger bezeichnet werden dürfen, ist noch nicht sicher. *Differentialdiagnose:* Akute Leukämie, Diphtherie, gelegentlich auch Lues. *Behandlung:* Mehrmals täglich Pinseln mit 5%iger Pyoktanninlösung oder mit 10%igem Salvarsanglycerin. Unter Umständen 1—2 Injektionen von Neo- oder Myosalvarsan. Die sehr seltene *Agranulocytenangina* verläuft mit hohem Fieber und schwersten Allgemeinerscheinungen. Das weiße Blutbild zeigt einen Abfall der Leukocyten bis auf wenige Hundert im Kubikmillimeter und Verschwinden der Neutrophilen und Eosinophilen. Prognose infaust. Man versucht Bluttransfusionen, tägliche Injektionen von Nucleotrat und Röntgenreizbestrahlung der Röhrenknochen (5% der HED).

Ein *Paratonsillarabsceß* kann z. B. während oder bald nach einer Angina entstehen. Unter septischen Temperaturen bildet sich eine meist einseitige hochgradige und sehr schmerzhafte Schwellung der Tonsillen und des paratonsillären Gewebes aus. Es kommt zu Speichelfluß, Kieferklemme, starken Schluckbeschwerden und kloßiger Sprache. Wegen des glasigen Ödems von Gaumen und Uvula wird die Krankheit nicht selten mit maligner Diphtherie verwechselt. Aber im Gegensatz dazu sind die Lymphdrüsen zwar vergrößert und schmerzhaft, jedoch nie ödematös, der Mundgeruch ist anginös, nicht süßlich, die typischen Beläge fehlen. *Behandlung:* In den ersten 2—3 Tagen Eiskravatte, später Antiphlogistine. Mundspülen mit Kamille unter Zusatz von etwas H_2O_2. Die Erfolge der Sulfonamidbehandlung sind fraglich. Gegen die Schmerzen Veramon oder Optalidon. Bei schwerem Ödem täglich Calcium intravenös. Sobald Fluktuation eingetreten ist (nach 2—4 Tagen), Incision: Oberkörper aufgerichtet, Kopf gut fixiert, Mundsperrer. Man macht oberhalb und etwas medial von der Tonsille mit einem Skalpell, das $^1/_2$ cm von der Spitze mit Leukoplast umwickelt ist, einen $^1/_2$—1 cm langen Schnitt; danach Kopf stark nach vorne beugen lassen. Dann wird die Wunde noch einmal mit der Kornzange leicht gespreizt. Nachbehandlung: Mundspülen, am 2. Tag, wenn nötig, die Wundränder noch einmal spreizen. Ernährung mit flüssiger, gekühlter Kost. 3—4 Wochen nach der Heilung wird Tonsillektomie empfohlen.

Der *Retropharyngealabsceß* geht meist von einer Vereiterung der retropharyngealen Lymphknoten aus, die auf das paravertebrale Bindegewebe übergeht. Er kommt fast ausschließlich in den ersten beiden Lebensjahren vor. Die starke Schwellung der hinteren Rachenwand führt zu rückwärts gebeugtem Kopf, pharyngealem Stridor (Atemnot mit grobem Rasseln und Schnarchen ohne Heiserkeit oder Husten), gaumigem Weinen und Nahrungsverweigerung nach wenigen hastigen Zügen. Es kann zu richtigen Erstickungsanfällen kommen. Die starke Verschleimung des Pharynx und die hochgewürgte Nahrung verdecken den eigentlichen Prozeß, so daß die Krankheit oft nicht erkannt wird. Bei tiefem Sitz des Abscesses ist die Diagnose durch Inspektion allein häufig überhaupt nicht möglich. Bei Palpation fühlt man an der hinteren Rachenwand eine mehr oder weniger fluktuierende Vorwölbung. Differentialdiagnose gegenüber Rhinitis postica, Pharyngitis, Croup und Senkungsabsceß. *Behandlung:* Umschläge mit Antiphlogisticum, Enelbin und dgl. Bei Fluktuation möglichst bald incidieren: Unter Leitung des linken Zeigefingers geht man mit dem geschützten Skalpell ein; Technik u. Nachbehandlung siehe Paratonsillarabsceß.

6. Chronische Entzündung und Hypertrophie des Waldeyerschen Rachenrings.

Rachen- und Gaumentonsillen sind 2 Teile einer funktionalen Einheit, des WALDEYERschen Rings, dessen Bedeutung noch unklar ist. Die Rachenmandel ist schon im Säuglingsalter recht deutlich ausgebildet, hat den Höhepunkt ihrer Entwicklung im 5.—6. Jahr und bildet sich gegen das 10.—12. Jahr zurück; die Gaumenmandeln kommen erst gegen Ende der Säuglingszeit zum Vorschein und machen den gleichen Entwicklungsablauf etwas später durch. Entsprechend ihrer Lage und ihrem anatomischen Aufbau sind die beiden Mandelgruppen auch in ihrem pathologischen Verhalten unterschiedlich.

a) Adenoide Vegetationen. Die Rachentonsille kann bereits in den ersten Lebensjahren hypertrophieren, manchmal ohne erkennbaren Grund, meist sind aber gehäufte Nasopharyngitiden dafür verantwortlich. Als weiche Massen ragen diese Wucherungen in den Epipharynx hinein. Die Folge ist Verlegung der Choanen mit Behinderung der Nasenatmung und Sekretstauung; das begünstigt neue Rhinopharyngitiden, die wieder zu einer Vergrößerung der Tonsillen führen, so daß ein Circulus vitiosus entsteht. Mit der Zeit stellen sich falsche Kieferbildung, fehlerhafte Entwicklung des Gaumens und der Nasenscheidewand sowie kloßige Sprache ein. Weiter kommt es oft zu einer Verlegung der Tube, dadurch zu Hörstörungen (eingezogenes Trommelfell!) und Sekretstauung im Mittelohr, bei Pharyngitis zu Tubenkatarrh und schließlich zu Otitis. Die Kinder haben einen charakteristischen Gesichtsausdruck mit vorstehendem, schmalen Oberkiefer, etwas vorquellenden Augen und ständig offenem Mund (s. Abb. 1); sie sprechen mit einem eigenartig gestopften Mundton[1]. Sie leiden unter Appetitlosigkeit, Durst, trockenem Rachen und unruhigem Schlaf mit Schnarchen. Die Cervicaldrüsen schwellen an, und nicht selten stellt sich auch ein quälender Reizhusten (besonders morgens und abends) ein. Am Brustkorb können Einziehungen und Verbiegungen entstehen. Infolge der Schwerhörigkeit und einer noch nicht geklärten mangelhaften Aufmerksamkeit erscheinen die Patienten geistig nicht vollwertig, was durch den Gesichtsausdruck unterstrichen wird. Die Therapie beweist aber, daß die geistigen Fähigkeiten unbeeinflußt sind.

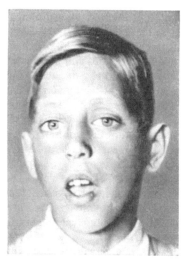

Abb. 1. Gesichtsausdruck bei Adenoiden. (Königsberger Univ.-Kinderklinik.)

Die klinischen Erscheinungen und der Habitus lassen die *Diagnose* leicht stellen. Sie wird durch die Rhinoskopia posterior oder anterior gesichert, die aber beide im Kindesalter schwierig sind und besser vom Facharzt ausgeführt werden. Zur Palpation steht man hinter dem Patienten, hält den Mund durch einen seitlich zwischen die Zähne eingeführten Knebel offen und führt den gekrümmten Zeigefinger hinter dem Gaumensegel nach oben. Da die Methode recht gewaltsam ist, soll sie bei sensiblen Kindern nicht angewendet werden. *Therapie:* Diätbehandlung der häufig vorhandenen lymphatischen oder exsudativen Diathese (knappe, milchfreie Obst- und Gemüsekost) kann allmähliche Rückbildung des Organs bewirken. Ferner regelmäßig über Monate Einträufeln von 3%igem Targesin in jedes Nasenloch oder Einträufeln von 3mal täglich 1 Tropfen 5%iger Targesinlösung in jedes Auge (das Mittel gelangt durch den Tränennasenkanal zum Dach des unteren Nasengangs). Auch Inhalationen mit ätherischen Ölen sind zu empfehlen. Bei Reizhusten Codeinpräparate. Die Neigung zu Entzündungen wird oft durch Klimawechsel gut beeinflußt, als Ersatz kann man zu Hause Solbäder und eine Trinkkur mit Weilbacher Schwefelquelle versuchen. Die Indikation zur Operation ist gegeben, wenn die Nasenatmung stark behindert und der Schlaf beeinträchtigt ist, wenn sich Hörstörungen und Schwierigkeiten in der Schule einstellen und wenn die Adenoide durch häufige Entzündungen zu Pharyngitiden, Schnupfen, Bronchitiden, Otitiden usw. führen. Die Entfernung der Adenoiden hat gründlich zu geschehen. Sie soll möglichst nicht vor dem 4.—5. Lebensjahr ausgeführt werden, weil sonst die kompensatorische Wucherung der zurückgebliebenen Teile (besonders in der Rosenmüllerschen Grube, die kaum völlig ausgeräumt werden kann) den Erfolg vereitelt. Auch wird man nicht gerade in der Genesung

---

[1] Zur Diagnose läßt man z. B. sprechen ,,ich bin nicht bange".

nach einer Otitis u. dgl. oder während einer Scharlach-, Grippe- oder Diphtherieepidemie operieren lassen. Der Eingriff selbst ist harmlos und nach wenigen Tagen völlig überstanden. Während dieser Zeit gekühlte, flüssige oder breiige Nahrung. Der Erfolg ist meistens rasch und gut, stellt sich manchmal erst allmählich ein. Wenn das Abgewöhnen der Mundatmung Schwierigkeiten macht, läßt man für einige Wochen Atemübungen machen oder Kaugummi lutschen.

b) Chronische Amygdalitis (-Tonsillitis) und **Tonsillenhypertrophie.** Die Beurteilung und Behandlung chronischer Tonsillenveränderungen hat in den letzten Jahrzehnten Wandlungen erfahren, die noch nicht abgeschlossen sind. Das gilt namentlich von der Tonsillektomie, zu der man sich jetzt wieder kritischer und konservativer verhält. Es ist nicht genügend bekannt, daß die Tonsillen während der Kindheit verhältnismäßig groß sind. Eine Tonsillenhypertrophie soll man nur annehmen, wenn die Mandeln um mehr als das physiologische Maß (3—8 mm) in den Pharynx hineinreichen. Meist ist sie die Folge von akuten oder chronischen Infektionen. Auch Tuberkulose der Tonsillen kommt zu etwa 5% in Frage. Nicht immer bewirkt eine Infektion eine Hypertrophie; chronisch infizierte Tonsillen sehen gelegentlich klein und unscheinbar aus. Schließlich gibt es auch *nichtentzündliche hyperplastische Gaumenmandeln.* Sie sind blaßrot und wenig zerklüftet; wegen der Beweglichkeit des Pharynx stellen sie nur bei übermäßiger Vergrößerung ein Hindernis fürs Schlucken und Atmen dar. Auch sind sekundäre Entzündungen nicht so häufig wie bei den Adenoiden, weil die Sekretstauung fehlt. Die Hyperplasie scheint weder das Haften eines unspezifischen Tonsilleninfektes noch das Entstehen von Scharlach und Diphtherie zu begünstigen, bei letzterer kann höchstens der Verlauf durch die Verengerung des Rachens beeinflußt werden. Aus diesen Gründen ist eine Operation bei der nichtentzündlichen Tonsillenhypertrophie (hier genügt die Kappung) nur dann vertretbar, wenn wirklich das Schlucken und Sprechen behindert wird. Auch bedenke man, daß durch das Entfernen der Tonsillen die Neigung zur Hyperplasie nicht geändert wird, so daß — besonders bei Kleinkindern — nicht selten die übriggebliebenen Teile des Rachenrings hypertrophieren. Geringe Grade der Hyperplasie sprechen auf die unter a) genannte konservative Behandlung recht gut an; im Laufe der Jahre schwindet dieses Konstitutionszeichen auch von selbst.

Bei *sekundärer, entzündlicher Hypertrophie* sind die Gaumenmandeln vergrößert, mehr oder minder stark gerötet, injiziert und zerklüftet. Die Entzündung sitzt in den Krypten, die bis auf den Grund reichen, aber meist nur eine kleine Oberflächenöffnung haben. Manchmal quellen beim Würgen die Eiterpfröpfe hervor. Immer wieder aufflackernde Anginen führen zu Störungen des Gesamtzustandes. Behandlung: Wenn die natürliche Involution bald zu erwarten ist, mag man sich zunächst konservativ verhalten. Diät (s. unter a), 2mal wöchentlich Absaugen der Krypten, örtlich Silberpräparate (Targesin, Kollargol). Der Erfolg hängt davon ab, ob es gelingt, die Entzündungen in der Tiefe zu beseitigen. Röntgenbestrahlungen nützen nur gelegentlich.

Indikationen zur Tonsillektomie. a) Örtliche, die Tonsillen selbst betreffende Faktoren: das sind chronische Infektionen und erhebliche Hypertrophie. Zur Beurteilung der chronischen Infektion ist die Vorgeschichte (häufige oder dauernde Halsentzündungen) am wichtigsten. Man bedenke aber, daß Kinder überhaupt öfter an Anginen erkranken als Erwachsene und daß die Erscheinungen meist auch heftiger sind als bei diesen; 3—4 Anginen jährlich sind fürs Kind noch nichts Besonderes. Der augenblickliche Befund hat weniger Bedeutung, denn man kann durch direkte Beobachtung nicht sicher nachweisen, ob

die Tonsillen chronisch infiziert sind oder nicht. Konsistenz, Größe der Tonsillen oder Pfröpfe in den Krypten bilden keinen sicheren Anhalt. Dauernde
Hyperämie des vorderen Gaumenbogens ist, wenn vorhanden, schon bedeutsamer, ebenso derbe Vergrößerung der Lymphknoten, besonders vor dem
Kieferwinkel. Man überzeuge sich aber, daß die Hypertrophie wirklich chronisch ist und nicht etwa nur die Folge einer kurz zurückliegenden Infektion;
denn es ist manchmal erstaunlich, um wieviel die Tonsillen im akuten Infekt
an- und dann bald wieder abschwellen können. b) *Krankheiten* in der Nachbarschaft der *Tonsillen:* Berechtigt ist die Tonsillektomie bei Peri- und Retro-
tonsillarabsceß. Bei Sinusitis kommt sie nur in Betracht, wenn ein unmittelbarer Zusammenhang mit den Tonsillen offenbar ist; meist bringt die Adenotomie hierbei und ebenso bei Otitis besseren Nutzen. Eitrige Lymphadenitis
colli, die von den Tonsillen aus unterhalten wird, kann gelegentlich auch als
Indikation zur Tonsillektomie gelten. c) An Krankheiten anderer Organe sind
mit einiger Berechtigung die Polyarthritis und die diffuse Nephritis zu nennen.
Auch hierbei sollte aber der Entschluß zur Operation immer abhängen von dem
örtlichen Befund, d. h. der daraus abgeleiteten Indikation. Das gilt auch für
sonstige Krankheiten, in deren Verlauf man blind nach einem Fokus sucht;
vorher müssen dann Befunde an Zähnen, Nebenhöhlen, Ohren, Bronchien,
Lungen, Blase ausgeschlossen worden sein, auch andere Krankheiten, die subfebrile Temperaturen machen (Tuberkulose).

Die *Ausführung* der Tonsillektomie, die stets vollständig sein muß, soll
man, wenn irgend möglich, nicht vor dem 4. oder 5. Lebensjahr vornehmen.
Durch dieses Hinausschieben des Zeitpunktes entfällt mancher Eingriff dann
überhaupt. Um den sekundären Gefahren durch Katarrhe der Atemwege zu
entgehen, wählt man die warme Jahreszeit (in Poliomyelitisgegenden aber
nicht die Monate, in denen diese Krankheit herrscht). Während eines akuten
Infektes wird nicht operiert, man wartet nach dem Abklingen möglichst noch
2—3 Wochen ab. Wird das Kind gar nicht infektfrei, so ist eine Operation
unter dem Schutz eines Sulfonamidstoßes berechtigt (24 Stunden vorher mit
der üblichen Dosis beginnen). Bei Polyarthritis und Nephritis wartet man
ebenfalls das Abklingen des akuten Stadiums ab. Nach dem Eingriff, der vom
Facharzt ausgeführt wird, soll das Kind 10 Tage lang vor grippalen Infekten
geschützt werden. Anfangs gibt man flüssig-breiige Kost. Die Wundfläche ist
mehrere Tage lang mit einem schmierig-weißlichen Belag bedeckt, der mit
Diphtherie nichts zu tun hat. Komplikationen: Nachblutungen, Wundscharlach und (selten) Diphtherie.

III. Krankheiten des Gehörorgans.

Das *Trommelfell des Säuglings* ist relativ groß und auch in gesunden Tagen
ein wenig matt und dunkelgrau. Da es stärker gegen die Achse des Gehör-
ganges geneigt ist als später und da der äußere Gehörgang spaltförmig, sowie enger
und stärker gekrümmt ist, macht die Otoskopie meist Schwierigkeiten. In den
ersten Lebensmonaten ist es unter Umständen überhaupt nicht möglich, das
Trommelfell ganz zu übersehen. Da andererseits die Otitis gerade im Säuglingsalter eine sehr häufige Krankheit ist und gar nicht selten Ernährungsstörungen
und unspezifische Entzündungen an anderen Organen kompliziert, *ist die
Beherrschung der Otoskopie für jeden pädiatrisch tätigen Arzt eine notwendige
Forderung.* Seit Einführung des elektrischen Otoskops ist die Technik so
erleichtert, daß sie heute in relativ kurzer Zeit erlernt werden kann. *Cerumen*
wird schonsam mit einem stumpfen Häkchen oder, wenn das schmerzt —

nötigenfalls nach Aufweichen mit Öl oder mit Natr. carb., Natr. bicarb. āā 0,8, Glyc., Aq. dest. āā 5,0 — durch Ausspülen mit warmem Wasser entfernt, unter Umständen in mehreren Sitzungen. Bei jungen Säuglingen ist das Cerumen oft weißlich-schmierig und kann zu Verwechslung mit Eiter aus der Paukenhöhle Anlaß geben. Im allgemeinen kann man die Frage durch den Geruch entscheiden, der bei ganz frischer Eiterung eigenartig süßlich, später stinkend ist. Oder man gibt einen Tropfen H_2O_2 in den Gehörgang, das mit Eiter aufschäumt.

Die *Tube* ist beim Säugling kurz und weit, so daß infektiöses Material durch Hustenstöße, Niesen u. dgl. leicht aus dem Nasopharynx in das Mittelohr gelangen kann. Die Schleimhaut des Mittelohrs ist locker und kann auch bei geringer Entzündung mächtig anschwellen und das Trommelfell vorwölben. Wie die meisten Nebenhöhlen ist die Warzenhöhle bis zum 4. Jahr noch kaum ausgebildet, das Antrum ist eine etwa erbsengroße halbkugelige Ausbuchtung der Paukenhöhle mit dünner knöcherner Außenwand. Aus diesem Grund und wegen der leichteren Abflußmöglichkeit durch die Tube sind Eiteransammlungen in diesem Teil des Mittelohrs seltener und von geringem Umfang. Die knöchernen Teile des Os temporale sind dünnwandig, die Nähte noch nicht geschlossen, daher kann der Eiter bei Otitis media in ihnen weiterkriechen und leichter nach außen, aber natürlich auch zu den Meningen und zum Sinus gelangen.

1. Krankheiten des Außenohrs.

a) Mißbildungen des Außenohrs sind nicht selten Begleitsymptome allgemeiner Körperfehler. Stärkere Grade, insbesondere Gehörgangsatresie sowie Kiemengangscysten in der Nähe des Ohrs werden dem Otiater zugeführt.

b) Ohrekzeme sind entweder die Folge von unsorgfältig behandelter Otitis purulenta (s. dort) oder — vor allem hinter dem Ohr — der Ausdruck einer besonderen Konstitution.

c) Bei der gewöhnlichen **Otitis externa** (schmerzhafte Schwellung und Rötung des Gehörgangs) streicht man Liq. Alumin. acetici 2,0, Paraffin. liq., Lanolin āā ad 20,0; Borsalbe oder Antipiolsalbe ein und verordnet Wärme und Antineuralgica. Heilt sie nicht, denke man auch an eine Mykosis.

d) Furunkel im membranösen Teil des Gehörgangs, die immer sehr schmerzhaft sind und in den ersten Lebensjahren zuweilen hohe Temperaturen machen, werden zunächst ebenso behandelt und incidiert (Kurznarkose!), sobald sich die Eiterung abgegrenzt hat. Man vergesse nicht, daß bei älteren Kindern auch Zahnwurzelentzündungen „Ohrenschmerzen" machen können.

e) Bei **Trommelfellverletzungen** verschließt man den Gehörgang mit steriler Gaze.

f) Fremdkörper im Gehörgang werden nicht instrumentell, sondern durch Ausspritzen mit warmem Wasser entfernt; hernach kontrolliere man das Trommelfell. Gelingt das Entfernen nicht, überweist man an den Ohrenarzt.

2. Die Otitis media und ihre Komplikationen.

Die akute Otitis media entsteht im allgemeinen sekundär meist im Zuge eines Erkältungsinfektes (s. S. 610). Als Erreger finden sich gewöhnlich Pneumo-, Staphylo-, Streptokokken oder Influenzabacillen. Ihre Häufigkeit und Schwere schwankt jahreszeitlich wie die üblichen Erkältungskrankheiten. Oft ist sie aber auch eine Komplikation von Masern oder Scharlach.

a) Säuglingsotitis. *Ursache.* a) Durch Weiterwandern pharyngealer Infekte; b) als Komplikation zu Erkrankungen, die weiter ab liegen (Cystitis, Dyspepsien, Pneumonie). Ein Teil der letzteren Fälle ist auf Metastasen zurückzuführen, bei den anderen hat vermutlich die Schleimhaut durch Darniederliegen der allgemeinen Abwehrkräfte die Fähigkeit verloren, an sich wenig virulente und in geringen Mengen durch die Tube eingedrungene Keime unschädlich zu machen. *Symptome:* Meistens rasche, hohe Temperatursteigerungen, die nicht selten intermittierenden Charakter haben, ferner Appetitlosigkeit, Erbrechen und Krämpfe als übliche Begleiterscheinungen des Fiebers. Dabei nicht zu beeinflussendes Weinen und gellendes Aufschreien des Kindes, das beim Liegen die kranke Seite bevorzugt. Gar nicht selten wirft sich das Kind hin und her, greift an den Kopf oder zupft an den Haaren. Ein leichter Druck auf den Tragus[1] oder die morgendliche Ohrreinigung führt oft zu starker Schmerzreaktion. Schwellung der regionären Drüsen und meningeale Reizerscheinungen können zu Nackensteifigkeit führen und unter Umständen eine Meningitis vortäuschen. Wenn die auslösende Nasopharyngitis sehr starke Allgemeinerscheinungen macht, werden die Zeichen der Otitis manchmal überdeckt. Bei schwereren Ernährungsstörungen ist die Mittelohrentzündung nicht selten recht symptomarm und verursacht nur geringfügige Temperaturen (latente Otitis). In beiden Fällen wird man dann oft durch Ohrlaufen überrascht, wenn man sich nicht zur Regel macht, bei jeder länger dauernden Krankheit im Säuglingsalter immer wieder die Ohren zu spiegeln. Das ist um so notwendiger, weil die Otitis media gar nicht selten im Sinne der fokalen Infektion zur Ursache einer akuten Ernährungsstörung wird (s. auch okkulte Mastoiditis).

Der *Trommelfellbefund* ist bei der Säuglingsotitis nicht wesentlich anders als in späteren Jahren. Wir unterscheiden folgende Stadien: 1. katarrhalische Otitis: Rötung und Verdickung des Trommelfells (manchmal nur im oberen Teil), matte aufgelockerte oder gekörnte Oberfläche, Hervortreten der Blutgefäße, manchmal Ekchymosen. Infolge starker Schwellung der Schleimhäute beobachtet man auch ohne Exsudat oft mächtige Vorwölbung des Trommelfells, gelegentlich Blasenbildung. 2. Eitrige Otitis media: Vorwölbung des Trommelfells, gelegentlich blasig. In späteren Stadien und bei stärkerer Eiterung schimmert der Eiter manchmal mit deutlicher oberer Grenze gelb durch das Trommelfell hindurch. 3. Die perforierte Otitis. Die Öffnung liegt bei Spontandurchbruch meist in den unteren Quadranten. *Behandlung:* Bettruhe, Schutz der Ohren vor Kälte. Innerlich Sulfonamidstoß oder Penicillin intramuskulär. Setzt die Chemotherapie vor dem 3.—4. Krankheitstage ein, kann sie die Krankheitsdauer verkürzen und die Gefahr der Mastoiditis herabsetzen. Örtlich: trockene Wärme, 3—4mal täglich (Sollux) oder warme Breiumschläge, die aber zuweilen die Haut macerieren. Das Einträufeln von Carbolglycerin (5%) hat den Nachteil, daß es das Trommelfell weißlich matt verändert und damit die Befundkontrolle erschwert; weniger störend wirken Otalgan oder Olivenöl. Alle solche Flüssigkeiten müssen vor dem Einträufeln in das Ohr leicht erwärmt werden. Anschließend etwas Watte in den Eingang des äußeren Ohres. Ferner sorge man für freie Nasenatmung, nötigenfalls mit abschwellenden Mitteln. Bei Schmerzen spare man nicht mit Beruhigungsmitteln. Sind die Schmerzen besonders heftig und weder durch Wärme noch durch übliche Dosen von Schmerzmitteln zu beseitigen, so ist meistens ein ziemlich starker Druck

---

[1] Der Nachweis eines Tragusdruckschmerzes soll immer zum Ohrenspiegeln veranlassen; er deutet beim Säugling nicht nur, wie beim Erwachsenen, auf eine Krankheit des äußeren Ohres, sondern — wohl infolge der engeren räumlichen Verhältnisse — besonders auf eine Mittelohrentzündung hin.

im Mittelohr vorhanden; dann schafft die spontane Perforation oder besser noch die Paracentese rasche Erleichterung. In diesen Fällen wird gelegentlich auch ein Eisbeutel angenehmer empfunden als Wärme.

Die *Indikation zur Paracentese* liegt beim Kinderarzt, denn es ist nicht nur der Ohrbefund (vorgewölbtes Trommelfell, Mastoidbeteiligung), sondern auch der Allgemeinzustand maßgebend. Unbedingt nötig ist sie bei anhaltendem Fieber, das auf die Ohren zu beziehen ist, bei cerebralen Erscheinungen (Meningismus, Krämpfen) und bei Mastoiditis. Bei heftigen Schmerzen und Unruhe oder, wenn sich zur Otitis eine Dyspepsie gesellt, für die keine andere Ursache aufgedeckt werden kann, wird man sich ebenfalls leichter zur Paracentese entschließen. Das gilt auch für schlecht heilende rückfällig werdende Ernährungsstörungen; dabei entsteht oft eine sekundäre oder terminale Otitis media, die aber im Circulus vitiosus wieder den Allgemeinzustand schädigen kann. Im übrigen tritt im Säuglingsalter auch spontan eine Perforation besonders rasch und sehr leicht ein. Es ist möglich, daß die Säuglingsotitis die Pneumatisation des Mastoids erschwert; ob man diese Folge durch eine frühzeitige Paracentese verhüten kann, ist fraglich.

Technik der Paracentese. Trommelfellbild gut sichtbar machen, wofür oft erst Cerumen entfernt werden muß. Anästhesie ist beim Säugling nicht nötig, wichtig ist aber, ihm Kopf, Arme und Beine sicher festzuhalten. Incision mit scharfer, schmaler, steriler Paracentesenadel an der Stelle der stärksten Vorwölbung, das ist gewöhnlich der hintere untere Quadrant. Der 2—3 mm lange Schnitt wird parallel zum hinteren Rand geführt. Danach lockeres Einlegen eines Watteflöckchens. Wird der Eingriff richtig ausgeführt, ist er fast gefahrlos; sollte einmal eine Blutung (infolge abnormen Verlaufs des Bulbus venae jugularis) eintreten, genügt Tamponade.

Nachbehandlung. Bei Ohrlaufen wird die vorgelegte Watte täglich mehrmals gewechselt, der Gehörgang einmal täglich sauber ausgetupft oder mit einigen Tropfen 3%iger H_2O_2-Lösung ausgeschäumt und trockengetupft. Danach wird folgende Salbe mit einem Watteträger oder Glasstäbchen an die Gehörgangswand unter Freilassen des Lumens eingestrichen: Liqu. Alumin. aceticı 2,0, Paraffin. liqu., Lanolin āā ad 20,0 und ein Wattebausch lose eingeführt. Die Ohrmuschel wird mit Zinkpaste abgedeckt.

Dauer. Oft schwinden die Symptome ohne Durchbruch in wenigen Tagen, in anderen Fällen hält die Entzündung wochenlang an. Die Temperaturen sind dann meist nicht mehr sehr hoch, die Beschwerden gering. Auch das Ohrlaufen, gleichgültig ob es spontan oder nach Paracentese erfolgt ist, kann verschieden lange bestehen. Bei längerer Dauer läßt es sich manchmal durch Puderbehandlung (Marfanil oder Acid. boric. pulv. subt.) noch beheben. Bei jeder länger anhaltenden Otitis sorge man für Kräftigung des Allgemeinzustandes durch sorgfältige Ernährung, Höhensonne oder Bluttransfusionen. Hält das Ohrlaufen länger als 6—8 Wochen an, so wird man auch ohne ausdrückliche Zeichen von seiten der Meningen oder des Mastoids die Aufmeißelung kaum vermeiden können, die bei der geringfügigen Verknöcherung im Säuglingsalter einfach ist.

b) Jenseits des Säuglingsalters tritt die Otitis viel häufiger selbständig auf (s. auch Masern und Scharlach S. 197). Die Temperaturen sind meist weniger hoch, die Allgemeinerscheinungen geringer; die subjektiven Symptome werden um so sicherer angegeben, je älter das Kind ist. Bei stärkerer Vorwölbung ist fast stets Eiter in der Paukenhöhle anzunehmen, der zur Paracentese auffordert. In den ersten Tagen empfiehlt sich eine Schwitzpackung mit Aspirin. Übrige Therapie siehe oben. Nach 3—4 Wochen ist eine unkomplizierte Otitis media im allgemeinen abgeheilt. Die nachher oft beobachtete Schwerhörigkeit ist eine Folge der Verdickung der Tubenschleimhaut (eingezogenes Trommelfell!) und verschwindet nach wenigen Wochen, was man durch Lufteinblasung nach POLITZER wohl beschleunigen kann.

Bei *chronischer eitriger Otitis* stäubt man täglich Acid. boric. pulv. subt. ein und läßt während des Ausgehens eine Ohrenklappe tragen. Schwimmen, vor allem Tauchen, wird untersagt[1]. Bei älteren Kindern wird die Otitis oft durch Adenoiditis unterhalten und verschwindet dann nach Adenotomie. Man denke auch an Diphtherie und Tuberkulose (Facialisparese). Um ein Cholesteatom zu verhüten, muß rechtzeitig radikaloperiert werden. Ist Verschickung nötig, bevorzugt man das Mittelgebirge gegenüber der See.

c) Mastoiditis. Wenn trotz ausreichenden Eiterabflusses aus dem Gehörgang Fieber bestehen bleibt und sich Druckschmerz oder Rötung über dem Mastoid (besonders über der Spitze des Warzenfortsatzes) feststellen läßt, muß man an eine *Mastoiditis* denken. In den meisten Fällen bildet sich bald eine Weichteilschwellung über dem Mastoid aus, wobei es nach anfänglicher Auflockerung und Schwellung des Periosts zu einer Infiltration der Haut kommt, oft schon von weitem kenntlich an dem Abstehen der Ohrmuschel. Beim Säugling entwickelt sich gern ein subperiostaler Absceß, der nicht von einem Durchbruch durch den Knochen herrührt, sondern einfach von einem Eiteraustritt durch die offene Sutura squamopetrosa. Da aber die Eiterung auch entlang der Spalten nach innen wandern und zu Meningitis oder septischen Metastasen führen kann, muß im Laufe von 2—3 Tagen operiert werden. Röntgenaufnahmen (Verschattung, Auflösung der Konturen der Hohlräume) haben zur Frühdiagnose keinen Wert; sie lassen den Prozeß erst erkennen, wenn er mindestens mehrere Tage aktiv ist. Den Zeitpunkt der Aufmeißelung bestimmt der Ohrenarzt. Geht die Eiterung auf die Pars petrosa über, so kann sich ein tiefer Orbital- oder Tempoparietalschmerz mit Lähmung des N. abducens einstellen. Sonstige Gefahren: Sinusthrombose, Meningitis, Hirnabsceß. Solche Gefahren sind seit Einführung der Sulfonamidbehandlung seltener geworden, andererseits kann durch Sulfonamide gelegentlich eine sich entwickelnde Mastoiditis maskiert werden. Aber auch ohne solche Mittel kann sich beim Säugling eine *okkulte Mastoiditis* entwickeln, die diagnostisch große Schwierigkeiten machen, aber therapeutisch ausschlaggebende Erfolge bringen kann: Dem Alter nach hat man eine Häufung zwischen dem 3. und 5. Lebensmonat gesehen. Fast immer läßt sich ein Zusammenhang mit grippalen Infekten nachweisen. Die örtlichen Erscheinungen sind dürftig oder werden ganz vermißt; Druckschmerz oder Schwellung am Warzenfortsatz fehlen, der Spiegelbefund ist so gering, daß er nicht an den ausgedehnten Knochenprozeß denken läßt. Findet man eine Gefäßinjektion oder gar eine Rötung des Trommelfells, so ist das schon ein wichtiger diagnostischer Anhalt. Noch wertvoller für die Diagnose kann eine kaum wahrnehmbare Senkung der hinteren oberen Gehörgangswand sein. Diese fast oder völlig „okkulten" örtlichen Befunde können nun mit sehr schweren Allgemeinerscheinungen einhergehen: parenterale Toxikose mit Erbrechen, Dyspepsie und Gewichtssturz, wobei die einzelnen Symptome in verschiedenem Grade ausgeprägt sind. Leukocytose ist nicht immer vorhanden. Diagnose und Indikation zur Antrotomie, die stets doppelseitig gemacht wird, soll vom Kinderarzt gestellt werden. Wir entschließen uns zur Operation nur, wenn Penicillinbehandlung versagt hat, und zwar wenn bei schweren parenteralen Ernährungsstörungen nach Ausschluß aller sonstigen Entzündungsherde wenigstens geringe örtliche

---

[1] Beim Eindringen von kaltem Wasser in das Mittelohr kann es infolge labyrinthärer Reizung zu tödlichen Badeunfällen kommen!

Ohrsymptome vorhanden sind; z. B. geringes Ohrlaufen nach einer unter Umständen mehrfach ausgeführten Paracentese, namentlich aber die anamnestische Angabe, daß durch einen bereits einige Zeit zurückliegenden Ohrprozeß eine deutliche Abhängigkeit der Ernährungsstörung von diesem Herd damals beobachtet worden war.

3. Schwerhörigkeit, Taubstummheit.

Angeborene Taubheit. Mangelhafte Sprachentwicklung ist das sicherste Zeichen für Hörstörungen, denn Sprechen und Hören müssen Hand in Hand gehen. Daran muß man schon beim Kinde von gut $1^1/_2$ Jahren denken, wenn es mit dem Sprechen nicht recht vorankommt, ebenso dann, wenn im Alter von 3—4 Jahren die Entwicklung von Wortkombinationen noch fehlt. Manches Kind wird eigensinnig und ungezogen, weil es nicht artikuliert sprechen kann. Dieses sind charakteristische Verhaltensweisen des schwerhörigen oder tauben Kleinkindes. Seine Lautgebung besteht aus einzelnen Tönen oder Schreien, die es in einem fort wiederholt. Im Gegensatz zur mangelnden Hörfähigkeit kann die sonstige Intelligenz solcher Kinder gut sein. Sie lernen auch, sich auf andere Weise zu verständigen und lesen den Angehörigen die Sprache von den Lippen ab; manchmal sind diese dann sogar überzeugt, ihr Kind könne hören. Leider wird dann oft erst im Schulalter die ganze Tragweite des Leidens offenbar, so daß die für Sprachübungen wichtigen Kleinkinderjahre verpaßt sind. Deshalb möglichst frühzeitige Überweisung an den Ohrenarzt, damit dieser verbliebene Hörreste bestimmen und besondere Sprachlehrmethoden anwenden kann. Dies ist die einzige Behandlung. Das Leiden pflegt nicht fortzuschreiten.

Erworbene Taubheit. Eine ganz andere Sachlage ergibt sich, wenn das Kind seine Sprache schon entwickelt hat und später sein Gehör mehr oder weniger verliert. Dann besitzt es schon corticale Worterinnerungsbilder, die günstigenfalls erhalten bleiben können. Außerdem ist die Hörstörung je nach Sitz und Ursache oft einer Behandlung zugängig (Facharzt!).

Ausreichende *Hörprüfungen* kann man schon mit 3—5jährigen Kindern durchführen. Eine erste Feststellung, ob das Kind überhaupt hört, kann schon beim Säugling geschehen. Ein hörendes Kind wird auf Töne oder Geräusche, die hinter ihm in verschiedener Lautstärke und Tonhöhe erzeugt werden, mit Änderung des Gesichtsausdruckes oder Bewegungen reagieren; es wendet die Augen oder den ganzen Kopf zur Schallrichtung hin; nach sehr kräftigen Schalleindrücken fährt es zusammen. Bei dieser Probe darf auch der durch das Lärminstrument verursachte Luftstrom nicht auf den Körper des Kindes treffen. Genauere Prüfung überläßt man dem Ohrenarzt.

IV. Die Lymphadenitis colli.

Ein reger Lymphabfluß zeichnet das Gebiet des Mund- und Rachenraums und in geringem Umfang auch das der Nase aus; eine Eigenschaft, die z. B. bei der Rachendiphtherie gegenüber der Kehlkopfdiphtherie die gefürchtete Toxineinschwemmung in den Organismus erleichtert. Daher schwellen auch bei banalen Infekten dieses Gebietes die regionären Lymphknoten meist sehr früh und stark an. Das hat andererseits den Vorteil, daß man aus dem Zustand der letzteren auf frische oder chronische, auch rezidivierende Entzündungen des Abflußgebietes schließen kann. Im einzelnen gelten folgende Regeln der Lokalisation: Bei Erkrankung des Mundes schwellen die Submental- und die oberflächlichen Kieferwinkeldrüsen an, bei Entzündungen des Nasopharynx, der Tube und des Mittelohrs vorwiegend die retropharyngealen und die unter und hinter dem Sternokleido gelegenen tiefen Cervicaldrüsen, bei Anginen die vorderen Cervicaldrüsen (vor dem Kopfnicker). Die Abflußgebiete des Außenohrs sind die Drüsen dicht vor, hinter und zum Teil auch unterhalb der Ohrmuschel. — Schon nach wenigen Tagen fühlt man die regionären Drüsen als weiche, oft schmerzhafte bis bohnengroße Gebilde. Nach Abheilen des Ursprungsherdes kann die Lymphadenitis als selbständige Krankheit fortdauern. Einschmelzung ist selten, am häufigsten noch bei den Kieferwinkeldrüsen, und kündigt sich meist sehr frühzeitig durch besonders große Schwellung (bis Taubeneigröße und mehr), Rötung der Haut und starke Schmerzhaftigkeit an. Auch bei harmlosen Infekten sind die Drüsen oft noch nach vielen Wochen als deutliche, leicht verschiebliche Knoten zu fühlen, die sich allmählich verhärten und verkleinern. Sie sind in großer Zahl vorhanden, wenn die Kinder zu rezidivierenden Entzündungen neigen, und dieses Bild gibt dann fälschlich zu der gedankenlosen Feststellung einer „Skrofulose" Anlaß.

Differentialdiagnose bei akuten Lymphdrüsenschwellungen: Scarlatina, besonders dessen zweites Kranksein; Diphtherie (mit starkem Ödem), Rubeolen. Pfeiffersches Drüsenfieber; bei chronischen: Status lymphaticus, Tuberkulose und Skrofulose, Leukämie, Hodgkin, Lymphosarkomatose.

Behandlung. Je nach Erreger spricht die akute Lymphadenitis auf frühzeitige Sulfonamid- oder Penicillinbehandlung oft gut an; Krankheitsdauer und Neigung zu Vereiterung sind dank dieser Mittel merklich zurückgegangen. Örtlich: im akuten Stadium feuchtwarme Umschläge; bei hohem Fieber, starken Schmerzen und Einschmelzungsgefahr wirkt manchmal eine Eiskrawatte angenehmer. Wenn die Temperatur niedriger wird und die Entzündung im Ursprungsgebiet abklingt, sind oft Solluxbestrahlungen, Kurzwellen, warme Ölwickel oder Umschläge mit Antiphlogisticum u. dgl. vorteilhaft. Die endgültige Rückbildung kann man durch Ichthyolpräparate (Leukichthol, Karwendol usw.) 10—20% oder durch Jodex, Jodvasogen u. dgl. fördern. Wenn die Drüse abszediert, incidiert man (im Rausch oder unter Narkophin) und tamponiert 3—4 Tage lang. Bei chronischen Schwellungen ebenfalls Ichthyol- oder Jodsalben und Verschicken ins Gebirge oder an die See für wenigstens 3 Monate.

Schrifttum.

Alexander: Ohrenkrankheiten im Kindesalter, 2. Aufl. Leipzig 1927.

Drachter-Gossmann: Chirurgie des Kindesalters. Leipzig 1930.

Fischl-Lust: In Pfaundler-Schlossmanns Handbuch der Kinderheilkunde, 4. Aufl., Bd. 3. 1931.

Mitchell-Nelson: Textbook of Paediatrics 4. Aufl. Philadelphia u. London: W. B. Saunders Company.

Stucke, K.: Ärztl. Wschr. **1947**, 259.

Erkrankungen der Luftwege.

Von

K. Klinke.

Mit 15 Abbildungen.

Erkrankungen der Luftwege sind im Säuglings- und Kleinkindesalter wohl die häufigsten Krankheiten und durchschnittlich häufiger als beim Erwachsenen. Dabei spielen immunbiologische Gegebenheiten eine ebenso bedeutsame Rolle wie die besonderen anatomischen Verhältnisse in diesem Alter.

I. Anatomische und physiologische Vorbemerkungen.

Die Erkrankungen der Luftwege sind zumeist durch ubiquitäre Erreger hervorgerufen. Es ist anzunehmen, daß das Kind durch das Überstehen vieler sog. Erkältungskrankheiten für sein späteres Alter eine Immunität gegen solche Krankheiten gewinnt. Die Frage nach der Bedeutung der Kälteschädigung ist dahin zu beantworten, daß infolge lokaler Abkühlung und dadurch bedingter Kolloidveränderungen die Vorbedingung für das Haftenbleiben von Erregern gegeben ist. Bedeutungsvoller erscheint die Austrocknung der Schleimhaut, wie z. B. das Auftreten von Affektionen der Luftwege beim Übergang von überhitzten, feuchtigkeitsarmen Räumen in kältere Luft erweist. Bestimmend ist dabei der allgemein höhere Wassergehalt der kindlichen Gewebe; besonders anfällig sind infolgedessen Kinder mit der sog. exsudativen Diathese, bei denen die Durchtränkung der Gewebe die Ausmaße einer Abartung angenommen hat. Die Zartheit des Organismus allein erklärt die Anfälligkeit nicht; sie mag gegenüber grobchemischen Reizen bestehen, kaum gegen Bacillen.

Als Erreger bei infektiösen Erkrankungen der Luftwege kommen alle im Nasen- und Mundraum vorhandenen Keime zur Wirkung. Es sind das in der Hauptsache Staphylokokken oder Streptokokken und Pneumokokken. Im Verlaufe des Wachstums bildet sich die Abwehr erst langsam aus (wie vor allem bei den Lungenentzündungen festzustellen ist), so daß im frühen Säuglingsalter besondere Formen entstehen, die dann als echte Kinderkrankheiten aufzufassen sind. Eine weitere Erklärung für die Häufigkeit und die eigentümlichen Verlaufsformen geben die anatomischen Bedingtheiten im Säuglingsalter. Die Luftwege sind kurz und begünstigen dadurch ein rasches Tiefersteigen einer Infektion, die sich beim Erwachsenen nur etwa in einem Schnupfen und einer Pharyngitis äußern würde. Die Enge der Luftwege vermag ferner die häufigen Verlegungen der Bronchien durch Schwellung der Schleimhaut oder reichliches Sekret und die nachfolgende Blähung oder Atelektasenbildung zu erklären. Die liegende Körperhaltung des jungen Säuglings ist der Grund, daß viele Erkrankungen der Atmungsorgane sich in den lagebedingt schlechter durchlüfteten, neben der Wirbelsäule gelegenen Partien abspielen, wie etwa die paravertebrale Pneumonie ernährungsgestörter Säuglinge. Andererseits stellt das Wachstumsbestreben des Organismus auch günstige Heilverhältnisse

her. In diesem Alter können zusammengesackte atelektatische Bezirke durch
das Wachstum der Lunge, das mit einer Alveolenvermehrung einhergeht,
röntgenoskopisch völlig verschwinden. Von Bedeutung ist dies auch bei Pleuritiden, die meist ohne bleibende Schwartenbildung ausheilen. Pathologisch-
anatomisch wird man selbstverständlich dünne Pleurastränge oder ein zugrunde
gegangenes Lungengewebe nachweisen können.

Der kindliche Thorax verändert während des Wachstums seine Form
wesentlich. Beim Neugeborenen ist der Querschnitt fast kreisförmig; das
zunehmende Wachstum führt vornehmlich zu einer Verbreiterung. Die Lunge
füllt den Thoraxraum zunächst prall aus. Bis Ende des 2. Lebensjahres verliert sich dieser Zustand. Durch Anhebung der Rippen ergibt sich die erhebliche Tiefe des Neugeborenenthorax; die Rippen stehen fast horizontal und
bilden eine weite Thoraxapertur. Dieses Verhalten entspricht einer mittleren
Inspirationsstellung, so daß die Atmung des Säuglings nicht besonders tief,
dafür aber recht frequent und vorzugsweise abdominell sein muß (,,Physio-
logische Atemnot des Säuglings"). Mit großen Schwankungen pendelt sie um
ein Mittel von etwa 50 Atemzügen in der Minute; die Ruhefrequenz geht bis
zum 5. Lebensjahr auf etwa 25—30, bis zur Pubertät auf 20 in der Minute
zurück. Gleichlaufend mit dem hohen calorischen Bedarf ist die relative Atem-
größe beim Säugling gegenüber dem Erwachsenen erheblich, auf das 3—4fache
erhöht. Auch das Röhrensystem der Luftwege erfährt durch das Wachstum
bedeutsame Veränderungen. Das Kaliber der Trachea verdoppelt sich bis
Ende des Spielalters, das der Bronchien bis Ende des 2. Jahres.

II. Allgemeine Semiotik und Untersuchungstechnik.

Die krankhaften Erscheinungen am Atmungsapparat führen im Kindesalter vielfach zu im Vordergrund stehenden Störungen des Allgemeinbefindens.
Besprochen seien zunächst die unmittelbaren Krankheitsäußerungen. Atmungsstörungen, können sich kundtun durch Änderungen der Frequenz, durch Behinderung der Atmung infolge Stenose der Luftwege und durch Verkleinerung
der respirierenden Fläche. Als vornehmstes Symptom eines Reizzustandes in
der ,,Aerosyrinx", wie man den gesamten luftführenden Apparat bezeichnet
hat, tritt Husten auf. Die Frequenz ändert sich sowohl bei Verkleinerung der
respirierenden Fläche als auch bei jeder Behinderung der Luftpassage. Stenosen
der Luftwege an den verschiedensten Stellen erzeugen häufig eine hörbare,
erschwerte Atmung. Die Atmungshilfsmuskulatur wird dabei in mehr oder
minder großem Ausmaße beansprucht; am frühesten geschieht dies bei den
Nasenflügeln, die sich bei jeder Behinderung der Atmung präinspiratorisch
erweitern (Nasenflügelatmen). Je nach dem Sitz der Verengerung ergibt sich
eine inspiratorische Form der Dyspnoe (bei Sitz des Hindernisses oberhalb der
Bifurkation) oder eine exspiratorische (bei Sitz unterhalb). Eine Behinderung
der Brustkorbatmung wird durch Schmerz in der Pleura oder durch Ergüsse im
Pleuraraum erzeugt. Häufig tritt dann eine sog. Seufzeratmung ein, bei der
jeder Atemzug von einem stöhnenden Exspirium begleitet wird. Schon im
Schlafzustand zeigen junge Säuglinge ohne krankhaften Befund manchmal
eine periodische Atmung (Cheyne-Stokes). Auch Lähmungen der Atmungsmuskulatur müssen zu einer Behinderung der Atmung führen. Nicht selten
sind ferner zentraltoxische Störungen des Atemrhythmus bei Säuglingen.

Der Husten, der der Herausförderung von Fremdkörpern aus den Luftwegen dient, ist seinem Klange nach von differentialdiagnostischer Bedeutung.
Ihn wortmäßig zu beschreiben, ist leider nicht möglich; die bildhaften

Bezeichnungen bleiben häufig farblos. Nach dem Feuchtigkeitsgehalt in den Luftwegen kann man einen trockenen und einen feuchten Husten unterscheiden. Der trockene Husten in reinster Form erklingt beim Grippereizhusten. Der Sitz des Reizzustandes kann manchmal aus der Klangfülle erschlossen werden. Bei hochsitzendem Entzündungsvorgang schwingt der Brustkorb nicht mit, *(pharyngealer Husten, Anstoßen)*, während bei tiefer in der Trachea liegendem Prozeß ein sonorer Husten, „Brüllhusten", ertönt. Deutlich zu unterscheiden ist hiervon der ebenfalls trockene Pleurahusten, bei dem die Atembewegungen infolge der Schmerzhaftigkeit nicht sehr ausgiebig sind *(coupierter Husten)*. Recht eindrucksvoll ist auch der *bitonale*, nach seinem Klang als metallisch bezeichnete *Husten*, dadurch bedingt, daß neben den Stimmbändern eine verengte Stelle der Trachea mitschwingt. Der heisere *Crouphusten* ist gleichfalls unverkennbar. Bei Keuchhusten tritt eine ununterbrochene Hustenfolge mit nur vereinzelt zwischengestreuten Erholungspausen auf *(Stakkatohusten)*. Ein ganz ähnlicher Husten bei Grippe wird als *Krampfhusten* bezeichnet. Sputum bekommt man bei Säuglingen und Kleinkindern kaum zu Gesicht, da es stets verschluckt wird. Bei älteren Kindern kann es kennzeichnende Eigenschaften aufweisen.

Die eigentliche Untersuchung der Atmungsorgane ergibt bereits beim gesunden Kinde deutliche Abweichungen von den beim Erwachsenen gewohnten Verhältnissen. Bei Säuglingen kann man mit starrem Höhrrohr kaum etwas Sicheres auskultieren; man ist auf das Schlauchstethoskop bzw. das Abhorchen mit angelegtem Ohr angewiesen. Das Atemgeräusch ist rauher als beim Erwachsenen. Es wird als *pueriles Atmen* bezeichnet. In der Gegend des rechten Hilus kann es fast wie ein verschärftes Atemgeräusch klingen, auch vorn oben lassen sich zwischen rechts und links Unterschiede feststellen. Nur die Erfahrung kann hier Lehrmeisterin sein. Noch schwerer sind die Verhältnisse bei pathologischen Zuständen zu deuten. Hier beginnen die Schwierigkeiten bereits bei der Perkussion. Die Kleinheit der räumlichen Verhältnisse erfordert ein leises Perkutieren, da sonst geringe Schallverkürzungen weggedröhnt werden können, bzw. der Schall eines dünnen Luftmantels (wie rechts unten über der Leber) nicht in Erscheinung tritt. An sich schon ist das Perkussionsergebnis wegen der starken Wölbungen seitenmäßig schwer vergleichbar. Häufig gibt eine Ein-Hand-Beklopfung, die das Resistenzgefühl besser vermittelt als die Finger-Fingerperkussion deutlichere Resultate. Mit zunehmendem Wachstum verliert die Aufgabe ihre Schwierigkeiten. Die pathologischen auskultatorischen Phänomene entsprechen im Säuglingsalter ebenfalls nicht den gewohnten Vorstellungen. Reines Bronchialatmen (als Fortleitung des Passagegeräusches in den Bronchien durch eine Infiltration) ist je kleiner die infiltrierten Bezirke, um so weniger sicher nachzuweisen. Dafür ist bei schreienden Kindern das Phänomen der *Bronchophonie* (d. h. der verstärkten Schalleitung des Schreiens) von großer Bedeutsamkeit. In der Lunge entstehende Geräusche klingen aus demselben Grunde außerordentlich ohrnahe. Zur Entscheidung, ob einer Dämpfung ein Erguß oder eine Infiltration zugrunde liegt, ist die Prüfung des Stimmfremitus, auch schon bei Säuglingen, ausschlaggebend. Rasselgeräusche sind entsprechend den engen Verhältnissen bedeutend kleinblasiger, so daß nur ein ungefährer Rückschluß auf den Entstehungsort möglich ist. Knistergeräusche, die nur im Beginn der Untersuchung zu hören sind, rühren meist von der Entfaltung atelektatischer Bezirke her, die im Säuglingsalter nicht selten sind. Der wiederholt beschriebene Befund, daß auch bei einem nicht zu umfangreichen Pleuraerguß das Atemgeräusch verschärft sein kann, ist außerordentlich selten. Es verliert seine Bedeutsamkeit, wenn der Stimmfremitus zum Vergleich herangezogen wird. Hingewiesen sei auf eine genaue Inspektion des Thorax. Hier gibt das Nachschleppen einer Seite, die coupierte Atmung, die mangelnde oder vermehrte Vorwölbung der Zwischenrippenräume häufig einen deutlichen Hinweis.

Unentbehrlich ist die Röntgenuntersuchung geworden. Dabei ist daran zu erinnern, daß diese Untersuchung nur einen Teil der Gesamtuntersuchung darstellt und nur als solcher verwendet werden darf. Feindiagnosen erfordern große Übung; denn auch hier bestehen Unterschiede gegenüber dem Erwachsenen. Immerhin ist ein großer Teil der Befunde, wie in den eingestreuten Röntgenbildern gezeigt wird, so deutlich, daß verläßliche Diagnosen gestellt werden können.

III. Erkrankungen des Kehlkopfes.

Schwere Erkrankungen des Kehlkopfes sind beim Kinde nicht sehr häufig. Der Kehlkopf selbst ist, insbesondere beim jüngeren Kinde, nur unter äußerst schwierigen technischen Bedingungen sichtbar zu machen. Wirklichen Einblick gestattet meist allein die Autoskopie, die aber erst bei dringlicher Indikation ausgeführt werden sollte.

a) Stridor nicht entzündlicher Natur.

Von seltenen angeborenen Mißbildungen seien das *Diaphragma laryngis* und die *Laryngocele ventricularis* erwähnt. Das Diaphragma stellt sich als eine Art Schwimmhaut zwischen den Stimmbändern dar und führt je nach Ausdehnung zu mehr oder minder schweren Graden von Atemnot und Heiserkeit. Abtragung der Membran ist möglich, schützt aber nicht vor Rezidiven. Die Laryngocele ist eine zumeist doppelseitig auftretende Erweiterung des MORGAGNISchen Ventrikels (Luftcyste). Sie führt infolge eines ventilartigen Verschlusses zur Bildung eines Luftsackes. Dieser kann innerhalb des Kehlkopfes bleiben, aber auch in das umgebende Gewebe hineinwachsen und ergibt dann einen bereits äußerlich feststellbaren Blähhals. Mäßige Atemnot, Heiserkeit, Schluckstörungen sind weitere Erscheinungen. Nur bei Druck auf große Gefäße wird die Operation notwendig sein. Cysten der Kehlkopfwand oder der Epiglottis (aus Resten des Ductus thyreoglossus herstammend) können gleichfalls den Luftzustrom erschweren.

Etwas häufigere Vorkommnisse sind Mißbildungen der Epiglottis, die ebenfalls Atemhindernisse abzugeben vermögen. Auf diese Weise entsteht der *Stridor congenitus*, der meist ohne gröbere Störungen des Allgemeinbefindens verläuft. Seine Ursache ist, daß die Epiglottis nicht wie in der Norm durch das Knorpelgerüst steifgehalten wird, sondern sich rillenförmig einrollt. Dadurch wird die Inspiration erschwert, und es treten laute quiekende Geräusche auf. Durch Zurückhängen des Kopfes läßt sich manchmal ein vorübergehendes Aufhören des Geräusches erzielen. Solange nicht Erschwerungen der Nahrungsaufnahme auftreten, ist die Störung zumeist unbeachtlich; allerdings ist bei Infektionen der oberen Luftwege manchmal das Auftreten von Erstickungsanfällen zu beobachten. Strecken des Kehlkopfes durch Hervorziehen der Zunge kann dann von Vorteil sein. Gewöhnlich verschwindet der Stridor innerhalb des ersten Jahres. Längeres Bestehenbleiben fordert Klärung, ob nicht eine der bereits genannten Anomalien vorliegt. Durch Zusammendrücken des weichen Kehlkopfes, Zurückdrängen des Zungengrundes können Mikrognathie, die Makroglossie bei angeborenem Myxödem, die angeborene Struma und die Thymushyperplasie ähnliche stridoröse Zustände schaffen. Behandlung der Grundkrankheit ist die gegebene Therapie.

b) Geschwulstbildungen im Kehlkopf. Fremdkörper.

Als sog. „Kinderknötchen" bei durch Schreien überanstrengten Stimmbändern sind *Fibrome* nicht selten. Ihr Hauptsymptom besteht in zunehmender Heiserkeit. Operative Entfernung ist nur erforderlich, falls sie polypös entarten. Sonst genügt Schonung der Stimmbänder, die allerdings bei lebhaften Kindern nicht zu erreichen ist. Nächst den Kinderknötchen sind *Papillome* im Klein- und Schulkindesalter die häufigsten Geschwülste des Kehlkopfes. Ihre Symptome äußern sich in Heiserkeit bis zu völliger Aphonie und allmählich zunehmender Atemnot, die zuweilen eine Tracheotomie erfordern. Durch endolaryngealen Eingriff sind die Papillome zu entfernen, wobei aber mit einer häufigen Rezidivneigung zu rechnen ist; sie verliert sich gewöhnlich in der Pubertät.

Gelegentlich gelangen auch *Fremdkörper* in den Kehlkopf und verursachen dort Reizungen, Schmerzen und Verschlüsse. (Allerdings gleiten sie meist, da es sich um kleinere Objekte handelt, in die tieferen Luftwege.) Da Kinder die Angewohnheit haben, alle möglichen Dinge in den Mund zu nehmen, kann ein solcher Fremdkörper bei einer tiefen Inspiration infolge Schrecks, Lachens oder Schluchzens besonders leicht aspiriert werden. Alle erdenklichen Dinge werden aspiriert: Erbsen, Bohnen, Perlen, Nägel, Spielzeugteile. Was im Kehlkopf stecken bleibt, muß größeren Umfang besitzen. Die Symptome sind eindeutig: plötzliche Erstickungsanfälle, Hustenanfälle, Atemnot und Cyanose. Manchmal gelingt es dadurch, daß man das Kind schnell auf den Kopf stellt, den Fremdkörper herauszubefördern, falls er sich nicht festgeklemmt hat; im anderen Falle ist operative Entfernung erforderlich. Auch das Vorübergehen der stürmischen Erscheinungen entbindet bei der dann scheinbar eingetretenen Ruhe nicht von der eingehenden Klärung. Das Röntgenbild gibt nur bei metallischen Körpern einen Schatten.

c) Laryngitis und Pseudocroup.

Der Kehlkopf ist bei jeder Affektion der Luftwege mitbefallen, jedoch sind die Ausmaße dieser Beteiligung gewöhnlich nicht sehr erheblich. Seltener sind isolierte Laryngitiden. Die Symptome bestehen in Heiserkeit und lautem bellenden Husten; die vorliegende Grundkrankheit bestimmt das Auftreten von Fieber. *Chronische* entzündliche *Laryngitiden* sind im Kindesalter nicht häufig; bei lange bestehender Heiserkeit handelt es sich meist um Kinderknötchen oder Papillome, bzw. auch um die seltene Kehlkopftuberkulose. Bei jeder Heiserkeit ist an Diphtherie zu denken, die auch primär im Kehlkopf beginnen kann. Auch die Grippe und Pneumokokkenerkrankungen können zu Laryngitiden mit Pseudomembranbildung führen. In Epidemiezeiten werden manchmal bei Grippe Abscesse und Nekrosen im Kehlkopf gesehen.

Fast ausschließlich im Kleinkindesalter und frühem Schulalter wird der *Pseudocroup* beobachtet. Bevorzugt sind Kinder von exsudativem Typ. Der Verlauf ist folgender: In der Nacht erwachen die Kinder mit bellendem, harten Husten, werden dyspnoisch und cyanotisch. Die Dyspnoe ist inspiratorisch. Durch das Erstickungsgefühl geraten die Kinder in einen Angstzustand, der die Symptome noch weiter verstärkt. Gewöhnlich besteht mäßiges Fieber. Es handelt sich dabei um eine *Laryngitis subglottica*. Die Stimme ist infolgedessen nicht oder nicht völlig aphonisch. Bei der Laryngoskopie sieht man die unteren Flächen der Stimmbänder geschwollen; sie treten als rötlicher Wulst unter der Stimmritze hervor. Der Anfall kann gegen Morgen, häufig nach Schweißausbruch, zurückgehen; er kann aber auch, unter leichter Besserung während des Tages, längere Zeit bestehen bleiben. Eine allergische exsudative Diathese und die Enge des Kehlkopfes schaffen die Voraussetzungen für diese Erkrankung. Wiederholungen des Anfalles bei dem gleichen Kinde sind nicht selten. Manchmal gibt es Kombinationen mit echtem Asthma. Nach den Landstrichen wechselt die Häufigkeit des Krankheitsbildes.

Die Differentialdiagnose des Pseudocroups gegenüber dem echten Croup ist meist nicht schwierig. Diphtherische Stenoseerscheinungen nehmen langsam an Intensität zu, während der Pseudocroup überfallsartig beginnt. Verwertbar ist auch das Verhalten der Stimme, bei diphtherischem Croup stets heiser und tonlos, bei Pseudokrupp nicht. Gründliche Inspektion des Rachens ist in jedem Falle erforderlich. Beläge auf den Tonsillen bei Croupsymptomen machen immer eine antidiphtherische Behandlung notwendig, insbesondere beim Masern-croup.

Die Behandlung der Laryngitis besteht in der Zufuhr von Wärme und in der Schaffung einer feuchtigkeitsgeschwängerten Atemluft (Dampfbett!). Warme Getränke, heiße Umschläge werden mit Vorteil angewandt. Inhalation von Wasserdampf, entweder behelfsmäßig oder vermittels des Bronchitiskessels, schaffen vielfach Erleichterung. Der Zusatz von Ol. Pini Pumilionis kann nützlich sein. Beim Pseudocroup läßt man die gleichen Prinzipien walten. Manchmal wird allerdings eine Eiskravatte als wohltuender empfunden. Durch Beruhigung der Kinder soll der Angstzustand beseitigt und damit eine tiefere Atmung erzielt werden. Man verwendet raschwirkende Schlafmittel, insbesondere Luminalnatrium, 20%ige Lösung, 0,2—0,5 cm³ je nach Alter subcutan. Zur Abschwellung der Schleimhaut wird von Calciuminjektionen Gebrauch gemacht. 5—10 cm³ 10%ige Calciumgluconatlösung intravenös oder intramuskulär. Auch das Ephetonin, Adrenalin oder Aludrin per os bzw. als Spray erweisen sich nützlich.

IV. Entzündliche Erkrankungen der Luftwege.

a) Tracheitis und Bronchitis.

Bei jungen exsudativen Säuglingen hört man gelegentlich ein dauerndes leises Röcheln bei der Atmung. Es wird als „Stertor" bezeichnet und ist bei dem Fehlen sämtlicher entzündlicher Erscheinungen durch die übermäßige Sekretion hinreichend erklärt.

Die entzündlichen Erkrankungen der oberen Luftwege im Kindesalter sind gewöhnlich durch banale Erreger verursacht und verlaufen in der Regel harmlos. Nur die echten Virusgrippen, bei denen allerdings die Tracheobronchitis nur ein kleiner Ausschnitt der gesamten Giftwirkungen ist, haben tödliche Folgen gezeigt. Im Verlauf der absteigenden Infekte des Nasen-Rachenraumes kommt es bei Kindern immer wieder zu solchen Erkrankungen. Sie können sich insbesondere bei Kindern mit exsudativer Diathese so häufen, daß während der ganzen Schlechtwetterzeit Husten besteht. Es ist dabei aber kaum angängig von einer chronischen Bronchitis im gleichen Sinne wie bei Erwachsenen zu sprechen, sondern es handelt sich um rezidivierende Tracheobronchitiden, die allerdings dann oft zu dem gesondert zu betrachtenden Bild der Bronchiektasienbildung führen können. Die Symptome der banalen Tracheobronchitis beim Kleinkinde und Schulkinde sind eindeutig. Im wesentlichen besteht ein Husten, der als Reizhusten oder Krampfhusten in Erscheinung tritt. Fieber kann dabei vorhanden sein, sein Verlauf richtet sich nach dem zugrunde liegenden Infekt. Gewöhnlich sind alle Abschnitte der oberen Luftwege beteiligt, Nase, Pharynx, Larynx und Trachea. Selten werden die mittleren Bronchien ergriffen.

Durch das beim Hinlegen aus den oberen Partien des Rachens abfließende, reizende Sekret kommt der beim Zubettgehen stärker werdende Husten zustande. Der Husten ist locker; das Allgemeinbefinden ist außer in der Zeit eines Fieberanstieges wenig gestört.

Bei der Untersuchung hört man über den Lungen grobe Rasselgeräusche, die ohne weiteres ihre Herkunft aus Trachea und großen Bronchien erkennen lassen. Schon wenn man das Ohr dem offenen Munde des Kindes nähert, hört

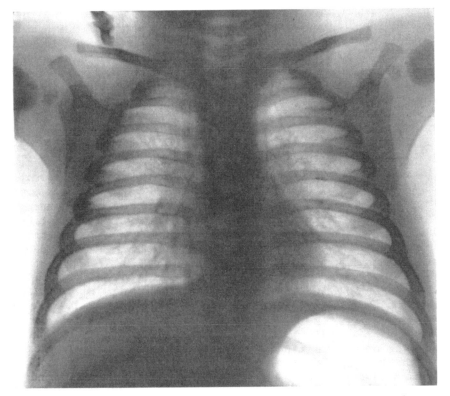

Abb. 1. A. A. 2 Monate. Blähungsbronchitis. Die Lungenfelder sind klar, das Zwerchfell tiefstehend, in beiden Hili vermehrte Zeichnung.

man ein lautes Brodeln. Beim Befühlen des Brustkorbes kann man ein Schwirren wahrnehmen. Seltener ist eine echte, schleimig eitrige Bronchitis im Kindesalter. Hierbei entwickelt sich ein viel schwereres Krankheitsbild; es wird meist bei durch eine Infektionskrankheit geschwächten Kindern beobachtet. Dann kann man auskultatorisch alle Arten von Rasseln, feuchte und giemende Geräusche hören. Länger dauerndes Fieber begleitet diese Erscheinungsform. Röntgenoskopisch ist in beiden Fällen nur eine zarte faserige Zeichnung der Lungenfelder, begleitet von mehr oder weniger ausgesprochenen Hilusverschattungen festzustellen.

b) Blähungsbronchitis.

Bei Kindern in den ersten beiden Lebensjahren tritt die Bronchitis der kleineren Bronchien in einer ganz besonderen Form auf, die durch die anatomischen Besonderheiten dieses Alters bedingt ist. Das Krankheitsbild, das als spastische oder Blähungsbronchitis bezeichnet wird, ist klinisch durch eine exzessive Blähung der Lunge, wie bei Asthma eindeutig charakterisiert. Im wesentlichen sind die mittleren Äste der Bronchien befallen, die in diesem Alter höchstens das Kaliber der feinen Bronchien beim Erwachsenen haben. Dem entspricht der klinische Befund. Die Säuglinge erkranken plötzlich mit quälendem Husten und einer exspiratorischen Dyspnoe, zumeist mit Fieber. Die Farbe der Kinder ist dabei gewöhnlich gut. Die Untersuchung ergibt einen geblähten Thorax; Dämpfungen sind nirgends nachzuweisen; die Herzfigur kann durch Überlagerung verkleinert sein. Bei der Auskultation hört man das Atemgeräusch abgeschwächt, das Exspirium verlängert und oft zahlreiche giemende, feine Rasselgeräusche. Röntgenoskopisch zeigen sich überhelle, klare Lungenfelder mit Zwerchfelltiefstand. Das Krankheitsbild kann sehr schwer sein; bei Vorliegen heftiger Infekte werden Todesfälle beschrieben. Regelmäßige Zusammenhänge mit echtem Asthma bronchiale sind in der Mehrzahl der Fälle nicht nachzuweisen. Ein später bestehen bleibendes Asthma wird selbstverständlich in gleicher Weise beginnen. Die gewöhnliche Blähungsbronchitis ist bedingt durch die mechanische Enge der Luftwege, wie aus der Tatsache ersichtlich ist, daß die Mehrzahl der Erkrankten nach dem 2. Lebensjahr keine asthmaartigen Erscheinungen mehr aufweist; ein früh entstandenes Bronchialasthma bleibt dagegen bestehen.

Bei der Behandlung der Tracheitis und Tracheobronchitis steht die Hydrotherapie im Vordergrund. Säuglinge erhalten im Anschluß an das tägliche heiße Bad Abgüsse mit stubenwarmem Wasser, um die Durchblutung zu fördern. Sowohl bei älteren Kindern als auch bei Säuglingen können Schwitzprozeduren vorgenommen werden. Brustwickel mit lauwarmem Wasser sollen nur bei älteren Kindern zur Verwendung gelangen. Den störenden Reizhusten kann man vorsichtig mit Codein oder Paracodin bekämpfen. An schleimlösenden Medikamenten werden Infus. Ipecacuanhae, Liquor Ammonii anisat., zu verordnen sein, gegebenenfalls in Kombination mit Codein, Paracodin oder auch Ephetonin. Dazu stellt die pharmazeutische Industrie eine Unzahl von Fertigpräparaten für diese häufigsten aller Krankheiten zur Verfügung. Bei der Behandlung der Blähungsbronchitis ist eine Ephetonin-, Aludrin- bzw. Atropinverabreichung von Nutzen. Auch Calciumgaben wie beim Pseudocroup können angewandt werden. Nicht zu entbehren sind oft Kreislaufmittel (Cardiazol oder Sympatol). Ebenso fördernd für den Kreislauf ist auch ein Senfwickel. Besonderer Wert, insbesondere bei der Blähungsbronchitis, ist auf die Frischluftbehandlung zu legen.

c) Bronchitis capillaris.

Mit dem Krankheitsbild der spastischen Bronchitis wird häufig eine außerordentlich seltene schwere Erkrankung recht junger Kinder verwechselt, die capilläre Bronchitis. Sie hat in den letzten Jahrzehnten an Häufigkeit wesentlich abgenommen. Pathologisch-anatomisch ist die Krankheit gekennzeichnet durch eine echte eitrige Entzündung der Bronchiolen. Solches Bild ist aber nur dann festzustellen, wenn die Erkrankung in wenigen Tagen zum Exitus führt (auch plötzlicher Tod!). Bei längerem Bestehenbleiben finden sich bei der Autopsie multiple miliare Pneumonien. Klinisch beginnt die Krankheit plötzlich mit hohem Fieber, sofort einsetzender stärkster exspiratorischer Atemnot, Nasenflügelatmen, inspiratorischen Einziehungen, extremer Blässe und Unruhe — also dem typischen Bilde einer Lobulärpneumonie. Manchmal ist dem Zustand eine grippöse Infektion vorausgegangen. Das schwere Krankheitsbild ist durch den anatomischen Zustand der Bronchiolen hinreichend erklärt; aus der Einheit Bronchiole-Alveole ist ein Luftaustausch kaum mehr möglich.

Die Untersuchung ergibt keinerlei Dämpfung über den Lungen, sondern alle Zeichen einer Blähung. Auskultatorisch finden sich außer einer Abschwächung des Atemgeräusches nicht ganz regelmäßig feinste Rasselgeräusche, aber kein Bronchialatmen, keine Bronchophonie. Mischformen mit lobulärpneumonischen Herden wie bei frühkindlichen Masern und Keuchhusten kommen mit entsprechendem Befunde vor. Die Herztöne sind leise, der Puls klein, die Leber ist bereits zu Beginn der Erkrankung geschwollen. Röntgenoskopisch ist in reinen Fällen eine Blähung der Lungen ohne jede Verdichtung zu sehen.

Die Prognose ist stets außerordentlich ernst. Als das wirksamste Therapeuticum ist von HEUBNER der Senfwickel empfohlen worden, der auch heute noch die beste Behandlung darstellt. Daneben wird man, wie bei der spastischen Bronchitis Ephetonin, gegebenenfalls Kreislauf- und Herzmittel verwenden. Freiluftbehandlung, Herumtragen, wie später bei der Pneumonie beschrieben, vervollständigen die therapeutischen Maßnahmen. Wegen der immer bestehenden Rachitis, die an dem Krankheitsgeschehen wohl ursächlich beteiligt ist, ist ein Vigantolstoß notwendig. Verabfolgung von Sulfonamiden kann versucht werden.

d) Bronchiektasien.

Wenn auch eine echte chronische Bronchitis, die gewissermaßen eine Degeneration der Bronchialschleimhaut im Kindesalter voraussetzte, nur selten vorkommt, so werden doch Erkrankungen der Bronchialwand mit chronischem Husten beobachtet, die Bronchiektasien. Sie sind eine nicht allzu häufige Affektion. Ihre Entstehungsweise ist insofern noch umstritten, als man die Mehrzahl der Bronchiektasien als angeboren, zu mindestens als angeborene Gewebsschwäche deutet. Unter dem Einfluß von rezidivierenden Infekten (Pertussis!), Peribronchitiden, Lobulärpneumonien wird dann die bestehende Minderwertigkeit zu manifester Schädigung. Als hauptsächliche, auslösende Erkrankungen sind Masern, Keuchhusten und Grippe zu nennen. Pathologischanatomisch bilden sich fingerförmige oder zylindrische Erweiterungen der Alveolen, bedingt durch eine Erschlaffung oder Dehnung der Bronchialwand. Ihre Entstehung mag zum Teil durch den Wachstumsvorgang begünstigt werden, da gegebenenfalls kleine adhärierende Stränge mechanisch zur Erweiterung führen müssen. Befallen ist in der Regel am stärksten das Schulalter, jedoch sind auch bei Autopsien von Säuglingen, im Gefolge von abszedierenden Pneumonien und von Pleuritiden bereits Bronchialerweiterungen zu finden. Je nach Ausdehnung des Prozesses erreicht das Krankheitsbild die verschiedensten Grade. Bei beginnendem Leiden ist der Allgemeinzustand zunächst gut; als verdächtiges Symptom ist der dauernde, in wechselndem Ausmaße bestehende Husten anzusehen. Später wird das Gedeihen durch die rezidivierenden Infektionen erheblich beeinflußt. Die Kinder werden wegen ihres elenden blassen Aussehens, wegen ihrer Unterentwicklung und wegen ihres periodischen lockeren Hustens, der insbesondere in den Morgenstunden exacerbiert und dann geradezu zu Würganfällen führt, zum Arzt gebracht. Fieber entsteht bei überlagernden Infekten; sonst ist die Temperaturkurve zwar unruhig, aber nicht wesentlich erhöht. Das „maulvolle" Sputum der Erwachsenen ist aus den bekannten Gründen nur bei älteren Kindern vorhanden und gibt dann im Spitzglas die Dreischichtensonderung. Selten einmal wird eine Hämoptoe beobachtet. Bei ausgedehnten Bronchiektasien leidet der Allgemeinzustand sehr erheblich. Immer wieder aufflammende Infekte (pneumonische Infiltrationen, eitrige Bronchitiden), die sich in den stagnierenden Bronchiektasien entwickeln, verschlechtern den Zustand. Schließlich entstehen kachektische Zustände *(pulmonaler Infantilismus)* mit recht typischen Thoraxveränderungen, Dyspnoe, Cyanose, Anämie, Trommelschlegelfingern, gedunsenem Aussehen des Gesichtes mit Gefäßerweiterungen. Die Untersuchung kann einen vielgestaltigen und sehr unsteten Befund ergeben. Bedingt durch die wechselnde Füllung der erweiterten Bronchialsäcke sind stellenweise Dämpfungen festzustellen, die dann wieder verschwunden sind. Treten atelektatische, infiltrative Prozesse oder Schwarten in den Vordergrund,

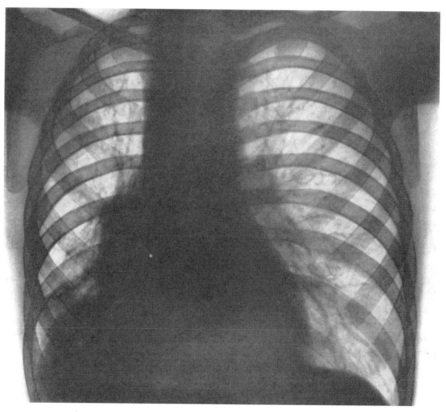

Abb. 2. Ko. L. 11 Jahre. Bronchiektasien im rechten Unterlappen.

so sind die Dämpfungen ständig nachzuweisen. Auch die Auskultation zeitigt je nach dem Füllungszustand der erweiterten Lumina solch wechselnde Befunde. Recht kennzeichnend ist das ,,*Maschinengewehrknattern*", dem Ohr naheklingende, scharfe Geräusche, die ein typisches Verhalten zeigen, indem sie erst in der Mitte des Inspiriums beginnen und bis in das Exspirium hinüberdauern. Zumeist kann man am offenen Munde feinstes Rasseln hören, auch wenn über den Lungen kein Befund zu erheben ist. Bei großen Erweiterungen ist, falls sie sekretleer sind, auch der Befund einer Kaverne zu erheben.

Zur Diagnose der Bronchiektasien ist die Röntgenuntersuchung unerläßlich. Bei der gewöhnlichen Durchleuchtung oder Lungenaufnahme sind in leichten Fällen mittlere Verstärkungen der Bronchialzeichnung vorhanden. Sobald die Prozesse ausgesprochener werden, sieht man wabige oder handschuhfingerförmige Verschattungen mit hellen Linien, häufig dreiecksförmig im Unterfeld angeordnet. Auch eine diffuse Fleckelung wird gefunden, wenn die Bronchiektasien sehr zahlreich und klein sind. Große Erweiterungen können kavernenartige Bilder ergeben. Bevorzugt ist der linke Unterlappen. Nur in der Hälfte aller Fälle jedoch erhält man eindeutige Röntgenbefunde. Durch die Einführung der Jodipin-Instillation, die allerdings eine besondere, nur im Krankenhaus anzuwendende Technik voraussetzt, ist der Bronchialbaum in sehr eindrucksvollen

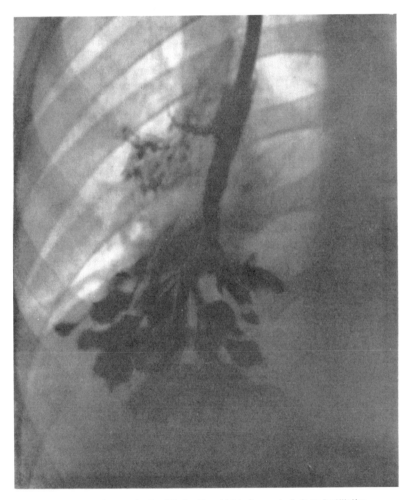

Abb. 3. Dasselbe Kind wie Abb. 2. Bronchiektasien nach Jodipin-Instillation.

Bildern zur Darstellung zu bringen. Dieses jodhaltige, röntgenschattengebende Öl wird unter Lokalanästhesie in die Trachea eingebracht und durch entsprechende Lagerung verteilt. In geübter Hand ist die Methode als ungefährlich zu bezeichnen. Immerhin wird eine strenge Indikation sie auf diejenigen Fälle beschränken, bei denen die Diagnose in anderer Weise nicht gestellt werden kann, oder die Notwendigkeit operativen Vorgehens zu entscheiden ist. Tomographische Röntgenaufnahmen der verdächtigen Stellen vermögen nicht immer gleich klare Bilder zu vermitteln.

Die Diagnose ist häufig nicht leicht zu stellen. Besonders macht die Differentialdiagnose gegen Lungentuberkulose bei elenden Kindern Schwierigkeiten.

Eine exakte Tuberkulindiagnostik wird in einem Teil der Fälle die tuberkulöse Genese ausschließen lassen. Ist aber die Tuberkulinreaktion positiv, so kann es sich trotzdem um Bronchiektasien bei einem mit Tuberkulose infizierten Kind handeln. Die oft vertretene Meinung, daß bei Bronchiektasien der Röntgenbefund gering, der Auskultationsbefund erheblich sei, was sich bei Lungentuberkulose umgekehrt verhalte, ist nicht immer zutreffend. Nur häufige Sputumuntersuchungen vermögen eine Klärung zu bringen. Gegen Lungengangrän wird sich das Fehlen elastischer Fasern im Sputum verwerten lassen, die bei Bronchiektasien nie vorkommen. Die connatale Lues kann manchmal ebenfalls Bronchiektasien hervorrufen.

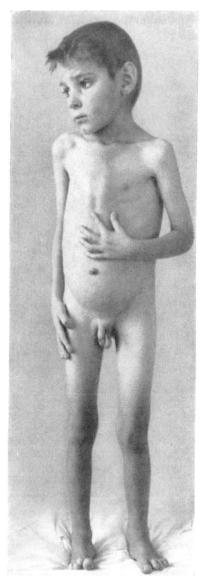

Abb. 4. A. W., 6 Jahre. Kachexie mit Trommelschlegelfinger und -zehenbildung bei schwerer Bronchiektasie des rechten Unter- und Mittellappens nach Pleuropneumonie infolge Fremdkörperaspiration im 1. Lebensjahr. (Münchener Univ.-Kinderklinik.)

Die Prognose der Erkrankung ist nicht gut. Es gibt insbesondere im Anschluß an Masern, Keuchhusten, Grippe eine akute diffuse Bronchiektasienbildung, die unter Bildung miliarer Abscesse unaufhaltsam innerhalb von Wochen zum Exitus führt. Aber auch alle anderen größeren Bronchialerweiterungen können durch Hinzutreten gangränöser Prozesse, durch das allgemeine Siechtum tödlich enden. Diese schlechte Prognose hat zur Anwendung chirurgischer Maßnahmen geführt. Bei umschriebenen, einseitigen Erweiterungen sind Phrenicusexhairesen, sogar Lobektomien und Thorakoplastiken durchgeführt worden. Die gleichfalls vorgeschlagene Pneumothorax- oder Oleothoraxbehandlung hat keine guten Resultate aufzuweisen.

Solches Vorgehen bleibt aber nur schweren Fällen vorbehalten. Auch mit den konservativen therapeutischen Maßnahmen können bei mittlerer Ausdehnung der Bronchiektasien Dauererfolge erzielt werden. Das Ziel ist eine möglichst rasche Entleerung des stagnierenden Sekretes und eine Reinigung der Bronchien. Das Aushusten in Hängelage nach QUINCKE, die an Dauer langsam ausgedehnt, mehrmals am Tage eingenommen wird, fördert häufig gewaltige Mengen von Sputum zutage und verhindert die Zersetzung des Inhaltes. Gleichzeitige Freiluftbehandlung trägt zur Verhütung der das Krankheitsbild verschlechternden Katarrhe bei. Medikamentös wird für eine Verflüssigung des Sekretes und damit leichterer Aushustbarkeit durch mittlere Gaben von Jodkali gesorgt. Als Desinfizientien gelangen Terpentinölinhalationen zur Anwendung. Es können auch Terpentin-, Guajacol- und Kreosotpräparate per os oder parenteral verwendet werden (etwa Kresival, Beatin o. ä. 3mal $^1/_2$- bis 3mal 1 Teelöffel; Anastil, Olobintin, Transpulmin 0,5—1 cm³ jeden 2.—3. Tag). Eine Verminderung der Sekretion läßt sich auch durch (bei Kindern außerordentlich unbeliebte) Flüssigkeitsbeschränkung herbeiführen; in jedem Falle sollte man jeden 3.—4. Tag freies Trinken gestatten. Recht Gutes sieht man auch von einer Diathermiebehandlung der erkrankten Bezirke.

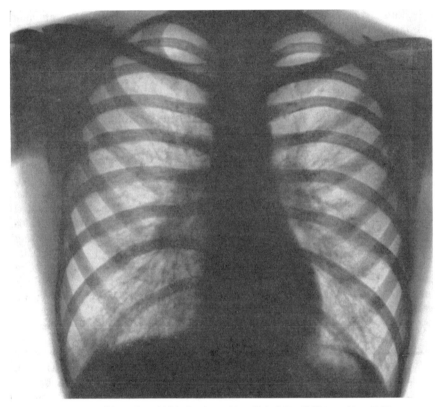

Abb. 5. S. I., 14 Jahre. Bronchiektasien im rechten Unterfeld mit kleinen Absceßbildungen.

Unter diesen Maßnahmen gelingt es nach längerer Behandlungszeit bei Kindern die Bronchiektasien häufig zum Verschwinden zu bringen, wobei das Wachstum der Lunge in diesem Alter vermutlich eine ausschlaggebende Rolle spielt. Kurort- oder Sanatoriumbehandlung wird wegen der damit verbundenen Klimareize und der langen Dauer der Behandlung stets von Vorteil sein.

V. Allergische Erkrankungen der Atmungsorgane.

a) Asthma bronchiale.

Allergische Reaktionen sind auch im Kindesalter keine seltenen Erscheinungen; kindliches Asthma ist aber nicht sehr häufig. Zum Zustandekommen solcher Erkrankungen bedarf es zweier Vorbedingungen: Einer besonderen, oder vielleicht nur übersteigerten Reaktion des befallenen Organismus und zweitens eines auslösenden Stoffes, des Allergens. Das Allergen wirkt sich in

einer Antigen-Antikörperreaktion aus; d. h. ein sensibilisierender Stoff bewirkt
bei nochmaliger Zufuhr das Auftreten einer allergischen Reaktion, die im Krampf
der Muskulatur von kleinsten Gefäßen (und Bronchiolen), einer Veränderung
der Gefäß- und auch Zellgrenzdurchlässigkeit besteht *(Allergische Entzündung)*.
Die chemischen Vorgänge sind dabei im einzelnen noch nicht bekannt; eine
Beteiligung von Histamin *(„Histaminentfesselung")* ist sicher nachgewiesen.
Als Allergene kommen die verschiedenartigsten Stoffe in Betracht, die als
aerogene, nutrigene oder dermatogene Reize wirken. Sie können tierischer
oder pflanzlicher Herkunft, zum Teil auch Substanzen bekannter chemischer
Zusammensetzung sein, die nicht Proteide sind. Eine kleine Auswahl sei genannt: Fleisch, insbesondere Kaltblüterfleisch (Krebse, Fische), Eiklar, Tier-
federn und -schuppen, Organeiweiß von Eingeweidewürmern, Bakterieneiweiß;
Pflanzenpollen, Schimmelpilze, Primelarten, Erdbeeren, Tomaten, sog. Haus-
staub; Seifen, Parfums, Jodsalze, Bromsalze, Chinin, Sulfonamide. Durch
die Einwirkung dieser Stoffe allein ist aber das Auftreten eines Asthma nicht
zu erklären. Denn der größte Teil der Menschen erkrankt, denselben Schädlichkeiten ausgesetzt, nicht. Die andere Voraussetzung ist die Überempfindlichkeit, die konstitutionell, erbmäßig bedingt sich als exsudative Quellungs-
bereitschaft und neuropathische Konstitution äußert. Über das eigentliche
Geschehen, bei dem nach den neuesten Forschungen nervale Vorgänge im
Vordergrund stehen, wissen wir nichts. Es ist bisher unmöglich festzustellen,
warum das gleiche Allergen einmal eine Urticaria, einmal ein Asthma, dann
wieder einen Heuschnupfen auslöst. Im Kindesalter ist eine deutliche Ablösung
der ergriffenen Organe parallel mit dem Alter zu verzeichnen. Der Säugling
reagiert mit der Haut, mit Ekzemen und Urticaria, sehr selten mit asthmatischen Erscheinungen; das Kleinkind, noch mehr das Schulkind in höherem
Maße mit Bronchialerkrankungen; erst das Kind in der Pubertät mit Heuschnupfen. In Einzelfällen kann man bei demselben Kinde einen unmittelbaren Wechsel zwischen Erscheinungen der Haut und der Schleimhäute auftreten sehen, manchmal auch ein gemeinsames, anfallsweises Befallenwerden.
In der Anamnese der Familie, als der größeren biologischen Einheit, gibt es
ebenfalls solche Wechselbeziehungen. Da sind die Eltern an Asthma erkrankt
gewesen, die Kinder leiden unter Urticaria und umgekehrt. Das Asthma kann
entweder anfallsartig oder nicht anfallsartig auftreten; im zweiten Falle wird
es als Asthmabronchitis bezeichnet. Beim akuten Asthmaanfall beginnt das
Krankheitsbild urplötzlich, gewöhnlich in der Nacht, mit starker exspiratorischer Atemnot. Vorausgegangen ist häufig ein geringes Hüsteln. Zuweilen
tritt die psychische Komponente stark hervor, wie aus dem Auftreten nach
Aufregungen und der Unterdrückbarkeit der Anfälle durch Milieuwechsel
(Klinikaufnahme) hervorgeht. Die Kinder ringen nach Luft, müssen im Bett
aufsitzen, werden leicht cyanotisch und lassen ein weithin hörbares Rasseln
bei der Atmung vernehmen. Fieber besteht gewöhnlich nicht, es kann bei
bakteriell-allergischer Entstehung selbstverständlich auftreten. Die Untersuchung ergibt perkussorisch die Zeichen einer Lungenblähung und neben ab-
geschwächtem Atemgeräusch Giemen, Brummen und Schnurren. Das Sputum,
falls es erhältlich ist, weist eosinophile Zellen, CHARCOT-LEYDENsche Krystalle
und CURSCHMANNsche Spiralen auf. Der Anfall kann mehrere Stunden, ja Tage
dauern; er klingt dann über ein Stadium reichlicher Sputumsekretion langsam ab.
Für eine gewisse, verschieden lang bemessene Zeit, besteht jetzt Anfallsfreiheit,
auch wenn das Allergen weiter wirksam ist. Daneben tritt beim Kinde auch
die nichtanfallsartige Form des Asthma auf, bei der verbunden mit erheblich
geringerer Atemnot der Lungenbefund im wesentlichen der gleiche wie bei

der Asthmabronchitis des Erwachsenen ist. Diese stellt gewissermaßen eine „Lenta"form dar; die Beeinträchtigung des Allgemeinbefindens ist aber gewöhnlich ebenso groß wie bei paroxysmalen Anfällen. Im Anschluß an gehäufte Anfälle oder die chronische Asthmabronchitis entwickelt sich zunehmend das Bild der inspiratorischen Thoraxstarre, wobei manchmal die oberen Partien allein erweitert werden *(Thorax piriformis)*; auch faßförmige Erweiterungen wie beim Erwachsenen werden beobachtet. Im Blutbild findet sich sehr häufig eine Eosinophilie als Ausdruck der allergischen Reaktion; während der Anfälle fehlt sie allerdings meist.

Differentialdiagnostisch kann bei jungen Kindern die Diagnose *spastische Bronchitis* oder *Bronchotetanie* zur Wahl stehen. Untersuchung der elektrischen Erregbarkeit wird im zweiten Falle zur Klärung führen. Abgrenzung gegen die spastische Bronchitis läßt sich in den ersten 2 Jahren nur nach statistischen Überlegungen ermöglichen; echtes Asthma ist in diesem Alter selten. *Tiefsitzende Bronchialdrüsenvergrößerungen* mögen in vereinzelten Fällen ähnliche Erscheinungen hervorrufen. Das langsame Zunehmen der Beschwerden gestattet auch ohne Zuhilfenahme des entscheidenden Röntgenbildes die Diagnose. Das *Asthma cardiale* stellt im Kindesalter eine ausgesprochene Seltenheit dar.

Über die Prognose des Asthma ist im Einzelfalle schwer ein sicheres Urteil abzugeben. Nicht ganz selten verschwinden die Anfälle mit der Pubertät völlig; allerdings sieht man dann die Allergiebereitschaft sich in anderer Form, wie z. B. Ekzemen, äußern. Die anfallsartige Form ist dabei als etwas günstiger einzuschätzen. Für die spätere Lebenszeit bedeutet das Asthma in jedem Falle eine schwere körperliche Benachteiligung. Durch ausgiebige Behandlung im Kindesalter scheint die Prognose verbessert zu werden.

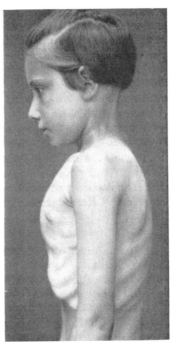

Abb. 6. Asthmathorax. L., 9 Jahre.
(Gießener Univ.-Kinderklinik.)

Die Therapie hat an mehreren Punkten anzugreifen:

1. Behandlung der Erscheinungen des akuten Anfalls bzw. der Asthmabronchitis. Hier ist die Domäne der sekretionsbeschränkenden krampflösenden Mittel wie Atropin + Adrenalin als Injektion, Ephetonintabletten, Aludrintabletten, Calciuminjektionen, Inhalationen von Adrenalin, Ephetonin, Aludrin. Dabei wird man der Tablettenform als Dauerdarreichung bei der asthmatischen Bronchitis den Vorzug geben. Die erwähnte Milieuänderung ist manchmal bereits allein wirksam. Freiluftbehandlung lindert die Atemnot und schränkt den Hustenreiz ein. Ein Versuch mit den modernen Antihistaminmitteln (Antistin, Benadryl, Bridal) kann unternommen werden, vielleicht auch die langsame intravenöse Injektion von 5—10 cm³ $^1/_2$—1 %iger Novocainlösung.

2. Zur Bekämpfung der auslösenden Ursachen sind mehrere Wege zu begehen: Einmal Vermeidung der auslösenden Allergene soweit dies möglich ist. Das ist manchmal nach Feststellung durch Testung mit den handelsmäßig vertriebenen Testproben verhältnismäßig leicht durchführbar. Überführung in ein allergenarmes Klima — über 1200 m — ist ebenfalls wirksam. Mit solcher

Schonbehandlung lassen sich nicht selten Dauererfolge erzielen: Der Körper
verliert seine nicht immer wieder durch Allergenschübe angestoßene Reaktionsbereitschaft. Dazu ist aber eine Ausdehnung des Kuraufenthaltes über mindestens 1 Jahr erforderlich. Auch durch antiallergisierende Maßnahmen sind
manchmal gute Erfolge erzielt worden (Absättigung der Reagine durch langsam
gesteigerte Injektion von zunächst unwirksamen Verdünnungen der Allergene).
Bei der Häufigkeit von Bacillenantigenen ist auch ein Schutz vor absteigenden
Infektionen durch Sanierung des WALDEYERschen Rachenringes, der Zähne,
anzustreben. Erfolge sind ferner erzielt worden, durch Verabreichung von
Darmadstringentien (Eldoformtabletten, abgekochtem Rotwein). Ihre Wirkung
wird als Verlangsamung der Resorption aus dem Darm und damit verbundene
vermehrte Aufsplitterung des Nahrungsgefüges bis zu nicht mehr allergenen
Bestandteilen gedeutet.

Echte Heilungen sind nur von einer Änderung der Reaktion des Organismus
zu erhoffen (gerade bei dem Versuch der Ausschaltung von Allergenen hat sich
häufig gezeigt, daß es wohl gelingt, durch Antiallergisierung eine bestimmte
Überempfindlichkeit zu unterdrücken, daß der Organismus aber danach gegen
ein anderes Allergen überempfindlich wird). Leider ist die Wirksamkeit der
angewandten Methoden unsicher und unklar. Behandlung mit kleinen Dosen
Jod, Chinin wird empfohlen. In letzter Zeit wird von guten Erfolgen mit
Fieberkuren, Pyrifer, Insulinschock u. ä. berichtet. Umstellung der Ernährung,
lang fortgesetzte reichliche Calciumgaben werden mit der gleichen Absicht
verordnet. Heranzuziehen sind auch die Atemgymnastik und die Psycho-
therapie.

b) Bronchitis fibrinosa.

Durch Innervationsstörungen der sekretorischen Nerven des Bronchialbaumes kann es zu einer chronischen Bronchitis kommen, bei der fibrinöse
mucinhaltige Ausgüsse der Bronchien ausgehustet werden. Klinisch besteht
das Bild einer schweren, leicht erklärbaren Dyspnoe mit bronchitischen Symptomen. Verständliche Atelektasen komplizieren das Bild. Im Sputum werden
Sedimentbefunde wie beim Asthma erhoben. Beziehungen zu dieser Erkrankung liegen auf der Hand, sind aber bei der extremen Seltenheit der Bronchitis
fibrinosa nicht sicher nachgewiesen.

VI. Atelektatische Prozesse.

Atelektatische Vorgänge an den Lungen sind in der Mehrzahl der Fälle auf
krankhafte Erscheinungen in und an den Bronchien zurückzuführen, die den
Luftdurchtritt verhindern. Entsprechend der Enge der kindlichen Luftwege,
der Weichheit ihrer Wandungen wird man Formen treffen, die beim Erwachsenen nicht zu beobachten sind. Atelektasen, zum Teil in großer Ausdehnung,
treten schon bei der Geburt auf, indem aus verschiedenartigen Gründen sich
die Alveolen nicht oder nur unzureichend erweitern. Dieser Zustand, der sich
bei der Lungenuntersuchung von Neugeborenen als Entfaltungsknistern kund
tut, bildet sich gewöhnlich schnell zurück. Eine andere Form tritt bei dem
weichen Thorax der Rachitiker als Dystelektase auf und begünstigt die Entstehung von Pneumonien. Aber auch bei vielen Bronchopneumonien sind
sie stellenweise vorhanden.

Grundsätzlich handelt es sich bei den Atelektasen immer um eine der drei
Möglichkeiten: 1. Verlegung des Bronchiallumens durch ein Hindernis von
außen *(Kompressionsatelektase)*; 2. Verlegung durch ein Hindernis im Lumen
(Obturationsatelektase); 3. Verlegung infolge Krampfes der Bronchialmuskulatur

(Kontraktionsatelektase). Die typische Kompressionsatelektase ist bei Verlegung des Lumens durch Drüsenschwellungen tuberkulöser oder unspezifischer Herkunft gegeben; auch andere Tumoren können solche Atelektasen bedingen. Die Obturationsatelektase findet ihr bestes Beispiel in dem Vorgang der Fremdkörperaspirationen. Bei beiden Formen sind gewöhnlich größere Bezirke aus der Atmung ausgeschaltet; diese werden luftleer, stauen sich mit Sekret an und geben dann den Befund einer Schallverkürzung mit Aufhebung des Atemgeräusches. Kompensatorisch tritt eine zumeist nur röntgenoskopisch feststellbare Blähung benachbarter Lungenpartien ein. Röntgenologisch sieht man eine geradlinig begrenzte Verschattung und zum Unterschied

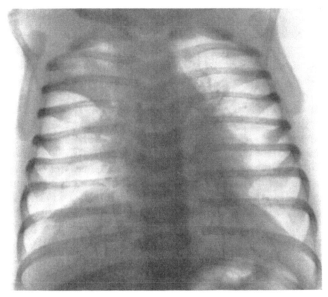

Abb. 7. J. W., 14 Tage. Rechtsseitige Bronchopneumonie der Hilusgegend. Geradlinig begrenzte Atelektase im rechten Oberlappen. Nach wenigen Tagen plötzliche Lösung der Atelektase.

von einem Erguß Verziehungen des Mediastinums nach der kranken Seite. Diese Atelektasen werden beim Kinde, auch wenn sie längere Zeit bestehen bleiben, durch das rasche Lungenwachstum zum Verschwinden gebracht. Das Freiwerden der Wege — besonders schön nach Fremdkörperentfernung zu beobachten — führt, falls nicht eine irreversible Karnifikation eingetreten ist. ebenfalls zum Verschwinden des Befundes. Die Kontraktionsatelektase ist in reiner Form bei der *Bronchotetanie* gegeben. Durch Krampf der Bronchialmuskulatur treten diffuse kleinfeldrige Atelektasen auf, die eine schwere Dyspnoe erzeugen. Klinisch besteht der Eindruck einer capillären Bronchitis. Das Röntgenbild ergibt eine kleinfleckige Verschattung, die im Zusammenhang mit den sonstigen Erscheinungen der Spasmophilie die Diagnose erhärtet. Die Spasmen können genau so schnell verschwinden, wie sie aufgetreten sind. Bei der Autopsie findet man an den Lungen keinerlei Veränderungen. Ob auch allergisch bedingte Spasmen der Bronchialmuskulatur vorkommen, ist nicht sicher zu entscheiden. Das *flüchtige, eosinophile Infiltrat* könnte als etwas derartiges gedeutet werden. Bei Kindern, die zumeist an einer Ascaridiasis leiden, tritt plötzlich, unter mäßigem Fieberanstieg, unter Husten und leichter Dyspnoe ein Befund auf, der sich bei der Untersuchung höchstens als geringe Dämpfung mit bronchitischen Geräuschen darstellt. Die Durchleuchtung ergibt eine strichweise begrenzte, mehr oder weniger ausgedehnte Verschattung. Nach wenigen Tagen oder auch Wochen ist der Zustand mit oder ohne Behandlung geschwunden. Das Auftreten einer zeitweiligen streifig-fleckigen Verschattung im Röntgenbild bei Asthma mag ebenfalls in diesem Sinne zu deuten sein.

VII. Erkrankungen der Lunge.

Die geringe Abwehrleistung des Organismus im Säuglingsalter bedingt bei Erkrankungen des Lungengewebes selbst eigenartige Krankheitsbilder, die beim Erwachsenen nur in geringer Zahl und nur bei resistenzgeschwächten Individuen beobachtet werden. Die typische infiltrative Entzündung der Lungen, die croupöse Pneumonie, ist beim Säugling innerhalb der ersten Monate so gut wie unbekannt. Erst vom Ende des 1. Lebensjahres an treten zunehmend lobäre Pneumonien in Erscheinung. Beim Säugling werden nur disseminiert angeordnete Entzündungsherde beobachtet, die danach als *lobuläre* oder *Bronchopneumonie* benannt sind. Dieser Unterschied ist aus den mehrfachen Bedingungen, die zum Zustandekommen von Lungeninfiltrationen führen, zu erklären. Einmal stellt die lobäre Pneumonie eine wahrscheinlich allergische Reaktion des Lungengewebes auf die häufigen Pneumokokkeninvasionen und die damit verbundene Sensibilisierung dar. Solche Sensibilisierung kann erst bei einem gewissen Reifezustand der betreffenden Gewebe und erst nach einer gewissen Anlaufzeit eintreten. Es sei daran erinnert, daß manche allergische Reaktionen, wie die Polyarthritis rheumatica und die ihr verwandten Krankheiten vor dem 4. Lebensjahr überhaupt nicht beobachtet werden. Zum anderen mag erwähnt werden, daß die auffällige, lappenbegrenzte Reaktion der croupösen Pneumonie nach den neuesten Anschauungen wohl segmental und damit nerval bedingt ist. Im Säuglingsalter findet aber erst eine zunehmende Reifung der Nervenbahnen statt, deren Abschluß gerade zu dem Zeitpunkt anzunehmen ist, an dem lobäre Infiltrierungen häufiger werden. So wird man in einer bestimmten Reifestufe ein Nebeneinander von Bronchopneumonien, Lobärpneumonien und solchen Formen finden, für die Wiskott den Namen Übergangsformen geprägt hat. Die Häufigkeit der Pneumonien im Säuglingsalter an sich ist wohl durch die künstliche Ernährung bedingt; mit Kuhmilch ernährte Säuglinge erkranken sehr viel öfter als Brustkinder. Die verschiedenen Formen der Pneumonie sind nicht auf unterschiedliche Erreger zurückzuführen. Grundsätzlich kann jeder der bisher aufgefundenen 32 Pneumokokkenstämme, auch der Pneumobacillus u. a. als Erreger für eine solche entzündliche Infiltration nachgewiesen werden. Die größere oder geringere Häufigkeit mag allein eine Folge ihrer unterschiedlichen Verbreitung sein. Noch vor wenigen Jahren bestand für die Typendifferenzierung der Pneumokokken großes Interesse, da man typenspezifische Heilsera mit gutem Erfolg wirken sah. Seit Einführung der Sulfonamidbehandlung, die auf alle Stämme mit größter Gleichförmigkeit einwirkt, ist die Forschung in dieser Richtung weniger betrieben worden. Erwähnt sei, daß die als I bezeichneten Stämme bei der Lobärpneumonie häufiger anzutreffen sind als bei der Bronchopneumonie, bei der die Gruppe VI und ihre Nachbargruppen im Vordergrund stehen.

a) Bronchopneumonie.

Die pathologische Anatomie des Vorganges bei der lobulären Pneumonie zeigt im Lungenparenchym verstreute kleine Entzündungsherde. Die Entzündung geht von der Alveole aus und weist einen Zustrom von kleinen Zellen eine ödematöse Durchtränkung des Gewebes und die Ausscheidung einer (zum Teil fibrinhaltigen) Flüssigkeit in das Alveolarlumen auf.

Die Verteilung der kleinen lobulären Herde folgt den physikalischen Gegebenheiten und den Abwehrbedingungen. Gewöhnlich tritt in der Hilusgegend eine Anhäufung auf; bei Rachitikern mit ihrer schlechten Durchlüftung der Lunge findet sich eine paravertebrale Ballung. Bei schlechter Abwehrlage kommt es zu miliaren Pneumonien, die häufig große Neigung zum Abszedieren aufweisen, insbesondere wenn Streptokokken die auslösende Ursache sind. Die lobulären Herde stammen gewöhnlich nicht aus einer Infektion, die vom

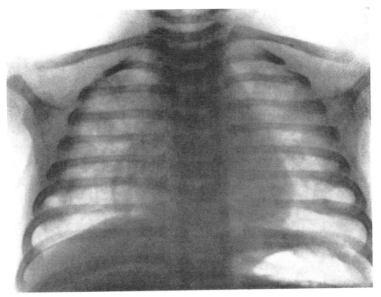

Abb. 8. J. B., 3¹/₂ Monate. Bronchopneumonie in beiden Oberfeldern fleckweise zerstreut. Zu beachten die rachitischen Epiphysenverdickungen der Rippen.

Bronchiolus auf die Alveole fortschreitet. Zumeist sind sie vielmehr entstanden durch direkte bronchogene Infektion der Alveole, wobei aus unbekannten Gründen ein Versagen der lokalen Abwehr gegen die auch in gesunden Lungen anzutreffenden Bacillen eintritt.

Klinisch beginnt die Bronchopneumonie bei Säuglingen im 1. Lebensjahr mit einem schnell schwerer werdenden Krankheitsbild, das zunächst in Husten und erhöhten Temperaturen besteht. Ob es sich dabei um das Fortschreiten einer vorangehenden Bronchitis oder um das Nacheinander aufschießender lobulärer Herde handelt, ist klinisch und autoptisch nicht zu entscheiden. Bei vollausgebildetem Krankheitsbild steht im Vordergrund das *Fieber*, eine *exspiratorische Dyspnoe mit Nasenflügelatmen* und *starker Atmungsbeschleunigung* sowie eine *Cyanose* oder *Blässe*. Daneben sind mannigfache extrapulmonale Erscheinungen zu beobachten: Durchfälle, Erbrechen, zentrale Reizerscheinungen u. a. m. Die Kinder können dabei leicht somnolent oder auch erregt werden; bei unruhigen Kindern scheint die Prognose schlechter. Zum größten Teil sind wohl die extrapulmonalen Erscheinungen durch toxische Wirkung er Bakterien, weniger durch die Anoxie bedingt. Die Untersuchung kann bei verstreut ausgebreiteten Herden perkussorisch aus den bereits erwähnten Gründen häufig nichts Sicheres ergeben. Bei stärkerer Zusammenballung

treten leichte Schallverkürzungen auf. Auskultatorisch zeigen eine Bronchophonie sowie feine Rasselgeräusche bei leicht verschärftem Atemgeräusch den
Sitz der Affektion. Die Herztöne sind leise, der Puls ist stark beschleunigt;
im Zusammenhang damit findet man einen aufgetriebenen Bauch, in dem die
Leber vergrößert zu tasten ist. Nicht selten begleiten Krämpfe die Erkrankung.
Bei der Lumbalpunktion sind nur die Zeichen einer Meningitis serosa nachzuweisen, die toxisch bedingt ist. In seltenen Fällen kommt es zu einer Bacilleninvasion in die Meningen und damit zu der auch heute noch ernsten Pneumokokkenmeningitis.

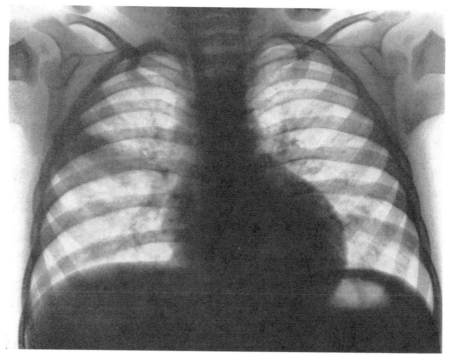

Abb. 9. Z. B., 1¹/₂ Jahre. Übergangsform der Pneumonie im rechten Mittelfeld.

Die Röntgenuntersuchung ergibt im Gegensatz zur croupösen Pneumonie
keine kompakten Schatten, sondern eine weiche Fleckelung, die den infiltrierten Lobulis entspricht, sowie eine Strangzeichnung. Der häufigste Sitz
der Veränderungen liegt in der Umgebung der Hili oder paravertebral und
strahlt von dort aus in die Peripherie; miliare Aussaat ist meist das Zeichen
einer metastatischen Entstehung.

Der Verlauf der Bronchopneumonien hängt in der Hauptsache von dem
Allgemeinzustand der Kinder ab (Masern-Pneumonie, Keuchhusten-Pneumonie,
s. Infektionskrankheiten). Der Prozeß kann wochenlang bestehen bleiben,
aber auch schon nach wenigen Tagen mit lytischer Entfieberung abheilen. Das
Fieber ist gewöhnlich unregelmäßig. Je jünger das Kind, um so schlechter
ist die Prognose. Eine sehr ungünstige Komplikation stellt der Übergang
in echte abszedierende Formen dar; auch das Auftreten von septisch-metastatischen Perikarditiden, Mediastinitiden und Pleuritiden verschlechtert die
Prognose.

b) Übergangsformen.

Mit Beginn des 2. Lebensjahres kommen eigenartige Formen der Pneumonie zur Beobachtung, die als Übergang zur Lappenpneumonie angesehen werden und sich aus der allmählichen Reifung der Abwehrreaktionen erklären lassen. Bei diesen Formen nimmt die Konfluxion der Herde größere Ausmaße an, jedoch ergibt die Röntgenuntersuchung nicht die deutliche Lappenbegrenzung wie bei den lobären Formen. Der in einzelnen Fällen erhobene pathologisch-anatomische Befund spricht von einer konfluierenden Bronchopneumonie mit reichlicher Fibrinexsudation — mikroskopisch ist kaum mehr ein Unterschied gegenüber der Lobärpneumonie festzustellen. Die Klinik dieser Krankheit ähnelt ebenfalls weitgehend der croupösen Pneumonie. Im Unterschied zu ihr wird aber häufig ein remittierendes oder intermittierendes Fieber gefunden, das sich über Wochen erstrecken kann. Nach dem Bild der Temperaturkurve hat man diese Verlaufsart als ,,*Sägefieberpneumonie*" bezeichnet. Im wesentlichen sind es mehr das Alter des Kindes (vor allem ist das 2. Lebensjahr befallen) und der untypische Temperaturverlauf, die klinisch eine besondere Übergangsform und nicht eine Lobärpneumonie diagnostizieren lassen. Während der fieberfreien Intervalle zeigen die Kinder häufig völliges Wohlbefinden. In den meisten Fällen erfolgt Heilung. Schwierig ist manchmal die Unterscheidung gegenüber umschriebenen Pleuritiden.

c) Lobäre (croupöse) Pneumonie.

Unterschiedlich vom Erwachsenen wird der rechte Oberlappen und der linke Unterlappen bei jungen Kindern überwiegend befallen, bei älteren Kindern ist es ebenso häufig der rechte Unterlappen. Im klinischen Bild zeigen sich ebenfalls gewisse Besonderheiten. Der einleitende Schüttelfrost fehlt gewöhnlich, ebenso kommt das rostbraune Sputum selten zur Beobachtung. Das sonstige Symptomenbild mit *Herpes labialis, exspiratorischer Dyspnoe, Nasenflügelatmen, kurzem Husten, kontinuierlichem Fieber, Schmerzen in der befallenen Seite, leichtem Subikterus*, ist jedoch ganz ähnlich. Die Symptome über den Lungen sind häufig, zumal im Beginn, nicht eindeutig. Manchmal kann man nur *Knisterrasseln in der rechten Axilla*, wo immer danach gefahndet werden sollte, zu Gehör bekommen. Allmählich bildet sich dann der kennzeichnende Befund mit Schallverkürzung, Bronchialatmen oder Bronchophonie sowie Crepitatio indux heraus. Die Beteiligung des Kreislaufes ist bei Kindern wenig ausgesprochen; der Puls erscheint ausreichend gefüllt. Das Gesicht ist livid gerötet, manchmal nur einseitig, der befallenen Seite entsprechend. Die Schmerzen werden bei rechtsseitigen Pneumonien nicht selten in die Appendixgegend lokalisiert und ergeben dann differentialdiagnostische Schwierigkeiten. Nicht leicht ist manchmal auch die Abgrenzung gegen Typhus abdominalis, die sich aber durch den Röntgenbefund und die bei Pneumonie stets vorhandene Leukocytose stets ermöglichen läßt. Der Verlauf ist der typische; auch bei fehlender Behandlung tritt nach 7—11 Tagen unter krisenhaftem Abfall der Temperatur und gleichzeitigem Zurückgehen der Pulszahlen die Heilung ein. Die Prognose der lobären Form der Pneumonie im Kindesalter ist ausgesprochen gut; sie wird noch verbessert durch die Sulfonamidbehandlung. Diese hat den Erfolg, daß die Temperatur innerhalb von 24 Stunden zur Norm sinkt und die Kinder aufleben. Die Infiltration besteht aber noch einige Zeit weiter; Crepitatio redux ist gewöhnlich sehr bald festzustellen.

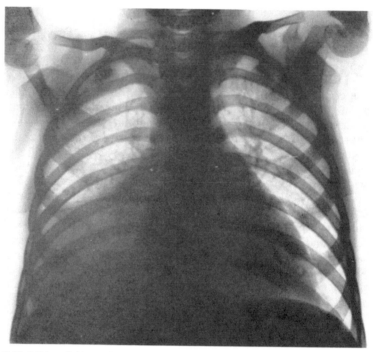

Abb. 10. B. H., 3 Jahre. Lobäre rechtsseitige Unterlappenpneumonie mit ausgesprochener Lappenbegrenzung.

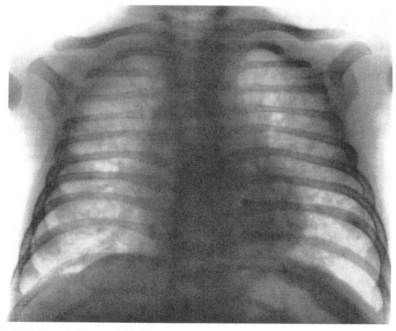

Abb. 11. W. H., 2 Monate. Plasmacelluläre Pneumonie mit der kennzeichnenden gleichmäßigen „Milchglastrübung" beider Oberfelder.

d) Interstitielle, plasmacelluläre Pneumonie (Ödempneumonie).

Erst in den letzten Jahren ist bei schwächlichen Frühgeburten eine bisher nicht bekannte Pneumonieform beobachtet worden. Die *Ödempneumonie* besteht pathologisch-anatomisch in einer ödematösen Durchtränkung der interstitiellen Gewebe mit Einlagerung von Plasmazellen. Die Alveolen sind nicht entzündlich verändert; die Atmungsbehinderung ist durch die Kompression zu erklären. Prognostisch ist die Krankheit außerordentlich ernst zu bewerten; die Mehrzahl der Kinder kommt ad exitum. Befallen werden fast nur Frühgeburten oder auch in der Entwicklung zurückgebliebene Kinder, die in Krankenanstalten untergebracht sind. In der Hauspraxis ist bisher diese Erkrankung unbekannt. Es handelt sich wohl um einen Anstaltsschaden (Hospitalismus), der sich bei den wenig abwehrbereiten Kindern aus einer Schwächung der Resistenz durch häufige Wiederholung der im Krankenhaus unvermeidlichen Infekte herleitet. Klinisch ist das Bild durch das Fehlen aller örtlichen Symptome einer Pneumonie ausgezeichnet. Nur eine *außerordentliche Frequenzsteigerung der Atmung* (bis 140 in der Minute), eine *blasse Cyanose* und zuweilen ein *Husten* deuten auf das Befallensein der Lungen hin. Manchmal ist vorübergehend über den Lungen ein feines Knisterrasseln zu hören. Das Röntgenbild zeigt eine sehr gleichmäßige, *als milchglasähnlich bezeichnete Trübung* der befallenen Lungenpartien. Der röntgenoskopische Befund kann vor dem Auftreten klinischer Erscheinungen erhoben werden. Ebenso zeigt das Blutbild dies schon vorher an (man findet eine Linksverschiebung bei inkonstanter neutrophiler Leukocytose, keine Vermehrung der Plasmazellen). Fieber kann gänzlich fehlen. Unter Hinzutreten enteraler Störungen erlischt das Leben der Kinder in den meisten Fällen.

Anatomisch ganz ähnliche Bilder ergeben sich bei der *Pneumonia alba luica*, die sich im klinischen Verlauf entsprechend äußert.

e) Therapie der Pneumonie.

Die Sulfonamidtherapie hat alle bisherigen Behandlungsmethoden in den Hintergrund gedrängt. Selbst das Penicillin leistet nichts Besseres. Man gibt den Kindern 3—7 Tage lang 0,2—0,15 g je Kilogramm von einem der bekannten Mittel, verteilt auf 4stündliche Darreichungen, um den Blutspiegel gleichmäßig zu halten. Es empfiehlt sich die ersten Dosen doppelt so hoch zu wählen. Am verträglichsten erweisen sich bei Kindern die Sulfothiazole (Eleudron, Cibazol, Globucid o. ä.); auch die anderen Verbindungen sind aber wirksam. Der Erfolg bei der lobären Pneumonie ist schlagartig, etwas weniger gleichmäßig bei den lobulären und Übergangsformen. Auch bei der interstitiellen Pneumonie kann diese Medikation versucht werden, hier aber mit geringen Erfolgsaussichten. Pleurakomplikationen werden nicht mit Sicherheit verhütet. Außerdem wird man von der bewährten Freilufttherapie Gebrauch machen, die eine wesentliche Beruhigung des Hustenreizes und eine deutliche Besserung der Dyspnoe (bei bestehen bleibender Frequenzsteigerung der Atmung) bewirkt. Bei der Ödempneumonie ist man zu Sauerstoffgaben gezwungen. Kreislaufmittel sind bei der croupösen Form entbehrlich, bei den Bronchopneumonien sowie Ödempneumonien mit ihrem stärker septischen Krankheitsbild angezeigt (Cardiazol, Sympatol o. ä.). Bei den beiden letzten Formen sind ferner Senfwickel zur Förderung der Durchblutung und als Aderlaß in die Haut angezeigt. Hierbei ist auch das Herumtragen der Kinder in sitzender Haltung von Vorteil. Behandlung der ursächlich beteiligten Rachitis mit einem Vigantolstoß ist in jedem Falle notwendig. Lobäre Pneumonien sollen ruhig im Bett liegen. Bei bestehenden stärkeren Brustschmerzen sieht man von lauwarmen Brustwickeln Erleichterung. Zur Linderung des Hustenreizes kann ein hustendämpfendes Mittel verabreicht werden. Bei jungen Säuglingen ist ferner optimale Ernährung, entweder Sauermilchmischungen oder noch besser Frauenmilch anzustreben. Zugabe von Vitamin C ist zur Hebung der Abwehrkräfte empfehlenswert. Als Mittel zur unspezifischen Resistenzsteigerung sind auch kleine Bluttransfusionen von Vorteil. Recht gute Erfolge gibt bei der Ödempneumonie die tägliche bis 20 Min. ausgedehnte Diathermie der Lungen. Antipyretische Mittel sollten nur bei sehr unruhigen und unter dem Fieber leidenden Kindern verwendet werden.

f) Lungenödem.

Im Gefolge von Lungenerkrankungen und nach übermäßigem Ablassen eines Pleuraexsudates kann es auch bei Kindern zuweilen zum Auftreten von Lungenödemen kommen. Ebenso wird dies bei Nephritis und bei anaphylaktischen Reaktionen (wie der Serumkrankheit) beobachtet. Ganz selten und erst bei älteren Kindern tritt es im Gefolge von Kreislaufstörungen (Mitralstenose) plötzlich auf. Die klinischen Symptome sind eine Dämpfung oder auch Tympanie über den hinteren, unteren Partien und sehr reichliche feuchte Rasselgeräusche; das typische schaumige Sputum wird selten beobachtet. Die Differentialdiagnose gegenüber Pneumonien ist recht schwierig. Die Behandlung besteht im wesentlichen in der Behandlung des Grundleidens und Aderlässen von 50—100—200 cm³ je nach dem Alter.

g) Lungenabscesse und Lungengangrän.

Der Lungenabsceß stellt eine mit Eiter gefüllte allseitig abgeschlossene Zerfallshöhle im Lungengewebe dar. Die Definition der Gangrän unterscheidet sich nicht wesentlich hiervon; auch hierbei zerfällt Lungengewebe, allerdings in putrider Weise, mit dem klinischen Merkmal des aashaften Gestankes aus dem Munde. Die Trennung in zwei Begriffe ist also mehr der unterschiedlichen Prognose wegen notwendig, da auch die Entstehungsursachen die gleichen sind. Lungenabscesse sind im Kindesalter nicht so selten wie gewöhnlich angenommen; sie werden nur zu wenig diagnostiziert. Gangränöse Prozesse gelangen nur im späteren Kindesalter zur Beobachtung. Beide entstehen durch metastatisch embolische Prozesse nach den verschiedensten Krankheiten, durch Aspiration von Fremdkörpern oder eitrigem Material (wie nach Operationen in den oberen Luftwegen), durch primär abszedierende Bronchopneumonien. Letztere zeigen gewöhnlich keine ausgebildeten Absceßmembranen. Eine klinische Diagnose ist nicht leicht zu stellen, da es eigentlich kaum eindeutige Symptome gibt. In Einzelfällen mögen Kavernensymptome bei negativer Tuberkulinreaktion vorhanden sein. Auch bei der Röntgendarstellung kann zumeist nur dann eine exakte Diagnose gestellt werden, wenn eine Höhle nachweisbar wird. Eine große Anzahl von Lungenabscessen bleibt auch bei Zuhilfenahme aller diagnostischen Mittel im Leben undiagnostizierbar. Nur die lange Dauer eines Lungenprozesses, der mit einer deutlichen Verschattung im Röntgenbild einhergeht, kann den Verdacht erwecken. Das Blutbild ergibt die Zeichen eines eitrigen Vorganges. Die Prognose ist bei nicht foudroyant an der Sepsis zum Exitus kommenden Kindern (wie bei abszedierender Pneumonie) relativ günstig. Nach 2 oder 3 Monaten bricht gewöhnlich die Absceßhöhle in einen Bronchus durch, und der Inhalt wird ausgehustet. Danach

mag die Behandlung zumeist rein konservativ sein. Ein Versuch mit Sulfonamiden oder Penicillin ist angebracht. Gute Erfolge werden auch von der
Diathermie gesehen. Fernhalten von Infektionen und beste pflegliche Behandlung ist Voraussetzung des Erfolges. Demgegenüber ist die Prognose der Lungengangrän bedeutend schlechter; von dem putrid zerfallenen Gewebe gehen
reichlich Bakterien und Giftstoffe in den Kreislauf über und verursachen ein
septisches Krankheitsbild. Dabei tritt reichlich eitriges, stinkendes Sputum
auf. Differentialdiagnostisch ist der Nachweis von Gewebsfetzen im Auswurf
entscheidend. Auch hier sind Versuche mit Penicillin, Sulfonamiden, sowie mit
Salvarsaninjektionen angezeigt.

VIII. Erkrankungen der Pleura.

Erkrankungen des Rippenfelles sind seltener als die der Lunge selbst;
zumeist stellen sie eine Begleiterscheinung oder einen Folgezustand von
Erkrankungen der Lunge, insbesondere der Pneumonie dar. Bezieht man
allerdings jede geringste Beteiligung der Pleura ein, dann verläuft fast jede
pneumonische Erkrankung unter Beteiligung des raumnahen Rippenfelles.
Grundsätzlich kann eine trockene oder eine feuchte Form der Entzündung
unterschieden werden.

a) Pleuritis sicca.

Die leichtesten Formen, die wohl jede Pneumonie begleiten, bieten klinisch
so wenig Symptome, daß diese in den massiveren Erscheinungen der Pneumonie untergehen. Der Entzündungsvorgang, der sich in der Pleura abspielt,
ist dabei nicht als septisch zu deuten, sondern als ein Reizzustand, der zur
Ausschwitzung von gerinnender Gewebsflüssigkeit führt. Klinisch äußert sich
das Befallensein der Pleura in *Schmerzen bei der Atmung, Nachschleppen der
befallenen Seite* und *coupiertem Husten.* Die Kinder bevorzugen das Liegen auf
der erkrankten Seite. Perkussorisch kann gewöhnlich kein Befund erhoben
werden. Auskultatorisch hört man vorübergehend das Neulederknarren in
beiden Atmungsphasen, das durch das Aneinanderreiben der beiden rauh-
gewordenen Pleurablätter bedingt ist. Als Folgezustände treten Verklebungen
auf, die sich meist nur röntgenoskopisch nachweisen lassen. Der Belag auf
den Pleuren stellt sich in solchen Fällen als ein hauchartiger Schleier dar.
Schwerere Grade einer trockenen Pleuritis sind im Kindesalter fast ausnahmslos
tuberkulöser Genese, selten einmal rheumatisch bedingt. Dabei können die
fibrinösen Auflagerungen recht dicht werden; gewöhnlich kommt es zu Verklebungen zwischen den Pleurablättern. Klinisch ist dann aus der starken
Schallverkürzung eine Differentialdiagnose gegenüber einem Erguß häufig
unmöglich, zumal die knarrenden Geräusche nicht mehr zu hören sind. Rasselgeräusche, die bei solchem Befunde auftreten, sind gewöhnlich auf atelektatische
oder bronchiektatische Prozesse zu beziehen. Die Untersuchung des Stimmfremitus vermag manchmal eine Entscheidung zu bringen; oft kann nur die
Punktion den gewünschten Aufschluß geben.

Große Schwierigkeiten bereitet die Diagnose einer isolierten *Pleuritis diaphragmatica.* Geräusche sind am Ort der Erkrankung meist nicht nachzuweisen.
Die Allgemeinsymptome sind mehrdeutig und lassen an eine Abdominalerkran-
kung denken. Häufig gestattet das Auftreten von Schmerzen beim Schluck-
vorgang und ein röntgenoskopisch nachweisbarer Hochstand der befallenen
Zwerchfellseite eine Entscheidung.

b) Exsudative Pleuritis.

Die mit Erguß verlaufenden Formen der Pleuritis können entweder mit einer anfänglich trockenen oder mit einer von vornherein feuchten Pleuritis beginnen. Der Erguß kann rein serös, serofibrinös (selten hämorrhagisch) oder eitrig sein. Die erste Form ist fast ausschließlich der Tuberkulose zugeordnet; ihre Entstehung ist durch eine parallergische Reaktion der Pleura erklärt; zwar findet man in $^2/_3$ der Fälle mittels des Tierversuches im Exsudat Tuberkelbacillen, jedoch stellt diese Form des Ergusses, die im Ausstrich wenig Zellen

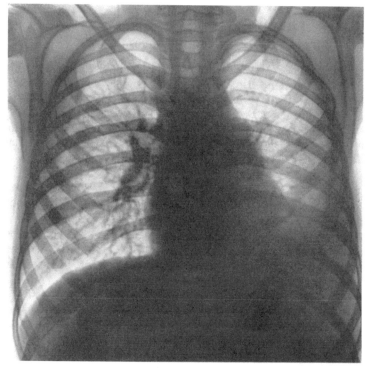

Abb. 12. K. G., 12 Jahre 8 Monate. Pleuritis exsudativa (tuberculosa) mit typischem seitlichen Ansteigen der Verschattung.

(hauptsächlich Lymphocyten), ganz selten Erreger nachweisen läßt, eine besondere Reaktion dar. Denn es gibt auch echte eitrige, tuberkulöse Pleuritiden, die durch die Bacillen hervorgerufen sind; sie bieten dann die gleichen Bilder wie die sonstigen eitrigen Pleuritiden; bei ihnen sind im Punktat reichlich Bacillen und Eiterkörperchen nachzuweisen. Ein reines Transsudat im Gefolge von Herz- oder Nierenerkrankungen läßt sich durch den hier negativen Ausfall der Rivalta-Probe, den niedrigen Eiweißgehalt und das niedrige spezifische Gewicht (<1015) ausschließen.

Durch die örtliche Untersuchung ist eine Abgrenzung der verschiedenen Formen nicht zu erzielen. In jedem Falle tritt bei einem Erguß eine Dämpfung auf, die sich in der bekannten Ellis-Damoiseauschen Figur anordnet. Selbstverständlich entspricht diese nicht der Ausbreitung der Flüssigkeit, sondern nur deren Dichte. Der gesamte Pleuraraum ist von Flüssigkeit bespült. Sehr deutlich ist gerade bei Kindern das Rauchfusssche *Dreieck*, eine kleine Dämpfung auf der gesunden Seite hinten unten direkt neben der Wirbelsäule, die

bei Pneumonie nie vorkommt. Über der Dämpfung, die bei der Einhand-
perkussion ein starkes Resistenzgefühl vermittelt, besteht abgeschwächtes
Atmen. Oberhalb der Grenzen der starken Schallabschwächung vermag man
häufig durch den dort dünnen Exsudatmantel *Kompressionsatmen* zu hören.
Bei größeren Ergüssen treten Verdrängungserscheinungen am Herzen auf.
Die Röntgenuntersuchung ergibt eine Verschattung auf der befallenen Seite,
die sich bei kleinen Ergüssen auf den Sinus beschränkt, bei stärkeren typisch
lateral aufsteigt. Das Herz wird nach der gesunden Seite verdrängt.

Die *exsudative (tuberkulöse) Pleuritis* setzt gewöhnlich aus Wohlbefinden
heraus mit Schüttelfrost und Fieber ein. Die Kinder sehen blaß aus. Coupierter
Husten und Schmerz in der befallenen Seite zeigen den Sitz der Erkrankungen
an. Größere Ergüsse machen dyspnoische Beschwerden. Nach wochenlangem
wechselnden Fieber beginnt eine lytische Entfieberung; das Exsudat verschwindet langsam und kann häufig nach Monaten nicht einmal mehr röntgenoskopisch nachweisbar sein. Ein tuberkulöser Herd in der Lunge ist oft erst
dann, aber nicht immer nachzuweisen.

Die Behandlung ist symptomatisch. Punktionen sollen nur zu diagnostischen Zwecken oder als Entlastungspunktionen bei mechanischer Atembehinderung vorgenommen werden. Gewöhnlich erfolgt durch die Punktion eine
Anregung der Resorption. Außerdem kann man durch Brustwickel mit stubenwarmem Wasser, mit Antiphlogistine, Jodanstrichen, vermittels Solluxbestrah-
lung u. ä. die Aufsaugung anregen. Zur Bekämpfung des Fiebers sind kleine
Pyramidongaben nützlich. Bettruhe ist selbstverständlich innezuhalten. Die
Prognose der Pleuritis exsudativa ist sowohl für die Erkrankung selbst wie für
den zugrunde liegenden Lungenprozeß durchschnittlich gut; eine Behandlung
der Grundkrankheit ist in jedem Falle notwendig. Nicht tuberkulöse seröse
Ergüsse in die Pleura sind im Kindesalter so selten, daß man eher ein Versagen
der Tuberkulindiagnostik oder eine Änderung der Allergielage annehmen sollte.
Häufig kombiniert sich der Beginn einer Pleuritis exsudativa mit anderen par-
allergischen Erscheinungen der Tuberkulose, wie etwa dem Erythema nodosum.

c) Pleuritis purulenta.

Die klinischen Symptome der Pleuritis purulenta sind die gleichen wie bei
der eben beschriebenen Erkrankung. Nach der zeitlichen Beziehung zur Grundkrankheit Pneumonie teilt man sie in *parapneumonische* und *metapneumonische
Pleuritiden* ein, wobei die parapneumonischen Formen bei der Bronchopneumonie häufiger sind. Der Erguß kann alle Ausmaße annehmen. Geringe Be-
gleitexsudate der Pneumonie, die trübserös bis eitrig sind, und sich auch ohne
Behandlung resorbieren bis zu massiven Ergüssen, die als *Empyem der Pleura*
bezeichnet werden, gelangen zur Beobachtung.

Das klinische Bild der parapneumonischen Pleuritis purulenta zeichnet
sich durch das Auftreten *septischer Temperaturen* aus. Als auffälliges Symptom
tritt ein *exspiratorisches Stöhnen* auf, und im Gegensatz zur Pneumonie wird
die *Farbe des Gesichtes blaß*. Neben dem Lungenbefund vermag auch das
Blutbild Aufschluß zu geben, in dem eine starke Leukocytose mit Polynucleose
auftritt. Die metapneumonische Form, die am häufigsten von Unterlappen-
pneumonien ausgeht, ist in ihrem Beginn daran zu erkennen, daß die gewohnte
kritische Entfieberung ausbleibt oder erneut Fieber auftritt. Auch hier vermag
neben dem klinischen Befund das Blutbild Aufschluß zu erteilen. Das Röntgenbild ist bei der Feststellung des Ergusses eine wertvolle Hilfe. Große Ergüsse
wirken nicht bloß durch die toxischen Stoffe schädigend auf den Organismus;
durch mechanische Beengung können sie das Mediastinum verdrängen und

ungünstige Arbeitsverhältnisse für das Herz herbeiführen. Die häufig auftretende Leberschwellung mag zum Teil hierdurch bedingt sein. Sichergestellt
wird die Diagnose durch die Punktion. Sie soll an der Stelle der stärksten
Dämpfung vorgenommen werden. In dem Punktat können dann die Erreger
gewöhnlich schon im Nativpräparat diagnostiziert werden. Neben den den
ganzen Thoraxraum einnehmenden Ergüssen kommen auch abgekammerte
Teilexsudate vor, die als *interlobäre Pleuritiden* eine klinische Bedeutung haben.
Sie werden, insbesondere zwischen rechtem Mittellappen und Unterlappen
beobachtet und geben außer den Allgemeinsymptomen und dem für eitrigen
Prozeß sprechenden Blutbild nur geringe nachweisbare Erscheinungen. Meist
bringt allein das Röntgenverfahren die Klärung, insbesondere die Durchleuchtung, bei der man durch Drehung die nach unten glatt begrenzte, nach
oben leicht verschwimmende Verschattung deutlich feststellen kann. Eindrucksvolle Bilder erhält man auch bei Kreuzhohlstellung wie in der Abbildung. Ergüsse
zwischen Ober- und Mittel- bzw. Unterlappen werden seltener beobachtet.

Auch an dem äußeren Blatt des Mediastinums spielen sich manchmal Entzündungsvorgänge ab, sowohl bei einer allgemeinen Pleuritis, als auch als
isolierte Teilpleuritiden. Im 2. Fall sitzen sie häufig an den Umschlagfalten
der Pleura, bezeichnet als *Pleuritis mediastinalis* anterior superior oder inferior.
Klinisch ist wie bei der Interlobärpleuritis kaum ein Lokalbefund zu erheben.
Röntgenoskopisch werden kleine dreieckförmige Zipfel rechts oberhalb des
Herzens bzw. beiderseits über dem Zwerchfell gefunden. Der Ablauf entspricht
der Pleuritis interlobaris.

Die Prognose der eitrigen Pleuritis wird bestimmt von dem Alter des Kindes,
der Ausbreitung des Prozesses und der Art der Erreger. Je jünger die Kinder
sind, um so häufiger erliegen sie dem septischen Prozeß; nach dem 2. Lebensjahr sind die Aussichten durchschnittlich besser. Kleine, insbesondere abgesackte Empyeme heilen häufig auch ohne Behandlung aus. Sie werden wie
z. B. die interlobären Prozesse nach längerem Bestehen ausgehustet oder über
ein Schwartenstadium resorbiert. Größere Ergüsse heilen spontan niemals,
es sei denn, sie brechen als das berüchtigte *Empyema necessitatis* spontan durch
die Brustwand. Die Erreger spielen eine Rolle, indem Staphylokokken und
Streptokokken schlechtere Heilungsaussichten geben als Pneumokokken.

Die Behandlung bei großen Empyemen besteht in der Entfernung des Eiters.
Sie kann auf verschiedene Weise vorgenommen werden, einmal durch operative
Eröffnung des Thoraxraumes, oder durch wiederholte Punktionen verbunden
mit Instillation bakterienbekämpfender Mittel. Die typische Operation ist die
Thorakotomie, entweder durch *Rippenresektion* oder *Thorakocentese mittels des*
Drachterschen *Stachels*, einer metallenen Röhre, die in den Zwischenrippenraum eingestochen wird. Daran schließt sich eine Drainage an. Der Zeitpunkt
für solche Operation ist nicht zu früh zu wählen. Erst wenn durch den Entzündungsprozeß selbst eine gewisse Verfestigung des Mediastinums eingetreten ist, und das gefährliche Mediastinalflattern nicht zu befürchten ist,
darf operiert werden. Dieser Zeitpunkt ist im allgemeinen gegeben, wenn
der Eiter dickflüssig-rahmig wird. Der auch bei subtiler Technik stets eintretende Pneumothorax kann dann keine schädlichen Folgen mehr haben.
An den Troikart bzw. das Drainrohr wird gewöhnlich ein Hebersystem nach
Bühlau angeschlossen, das unter mäßigem Druck den Eiter langsam ab-
saugt. Die Saugkraft wird den Bedürfnissen entsprechend geregelt. Für
größere Empyeme rechnet man mit einer Behandlungsdauer von 3—4 Wochen.
Bei älteren Kindern ist diese Methode gut brauchbar; Säuglinge reagieren
dagegen auf die offene Behandlung des Empyems zumeist schlecht. Das liegt

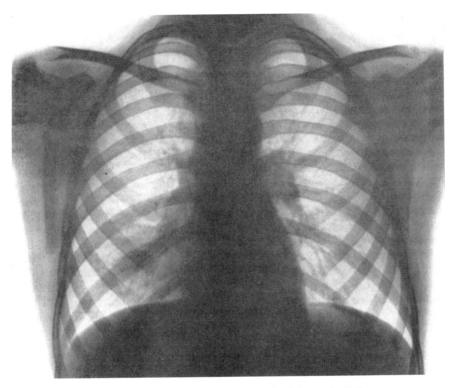

Abb. 13. Sch. G., 6 Jahre. Interlobärpleuritis rechts bei normaler Haltung.

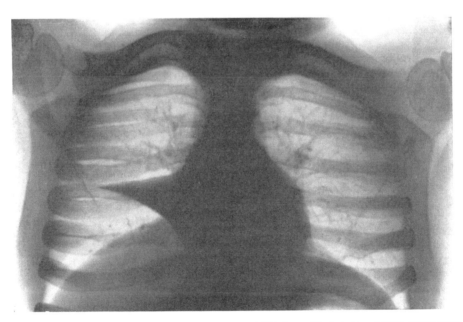

Abb. 14. Dasselbe Kind wie Abb. 13. Aufnahme bei Kreuzhohlstellung. Die dreieckige zipfelige Schattenfigur vermittelt eine deutliche Vorstellung der anatomischen Verhältnisse.

daran, daß die Produktion von Exsudat gewöhnlich sehr reichlich ist, und die Gefahr der Sepsis ständig droht, so daß man nicht bis zur „Reifung" des Eiters warten kann. Bessere Resultate ergibt dann eine *Punktions- und Spül-behandlung.* Die Punktionsnadel wird am besten mit einem Dreiwegehahn armiert, so daß nach dem Absaugen die Spritze ohne Luftzutritt zur Pleura entleert werden kann. (Bei späteren Punktionen, wenn das Mediastinum verfestigt ist, erübrigt sich diese Vorsicht.) Nach ausgiebiger Entleerung (etwa 60—100—150 cm³ je nach dem Alter des Säuglings) wird eine Spüllösung mit der Spritze in die Pleura eingeführt und erneut abgesaugt. Man setzt dieses Vorgehen fort, bis die Spülflüssigkeit einigermaßen klar abfließt und beläßt zum Abschluß eine konzentriertere Lösung in den Pleuraraum. Als Spül-flüssigkeit hat sich in den letzten Jahren die ¹/₂%ige Eleudron- oder Cibazol-lösung bewährt, die in 2%iger Konzentration als Instillationsflüssigkeit verwandt wird. Sehr günstige Erfolge werden neuerdings mit Penicillin erreicht; dann werden ohne Spülung nach Ablassen des Exsudates etwa 8—10000 Einheiten je Kilogramm Körpergewicht eingespritzt, außerdem täglich insgesamt etwa 240000 Einheiten intramuskulär injiziert, verteilt auf mehrere Einzeldosen. Meist ist durch 4—5 solcher jeden 2.—3. Tag wiederholten Spülungen oder durch eine 1—2tägige Penicillingabe die Heilung zu erreichen. In anderen Fällen bleibt dieser prompte Erfolg aus, insbesondere dann, wenn sich abgesackte Rest-höhlen ausbilden; manchmal dickt sich das Exsudat so stark ein, daß es auch durch die weitesten Kanülen nicht mehr abzusaugen ist. Dann kann man auch bei Säuglingen, da die unmittelbaren Gefahren der Mediastinalschädigung vorüber sind, die Drainage nach Drachter vornehmen. Bei älteren Kindern ist die Spülbehandlung ebenfalls mit gutem Erfolg verwandt worden. Über die gleichzeitig notwendige Behandlung der Pneumonie und die Stützung des Kreislaufes ist bereits oben gesprochen. Häufig sieht man von Bluttransfusionen entscheidende Besserungen.

d) Chylothorax.

Der äußerst seltene Befund eines milchigen Exsudates im Pleuraraum wird hervorgerufen durch einen großen Einriß der Lymphbahnen des Thorax, ins-besondere des Ductus thoracicus. Als Ursache für solche Arrosionen kommen Tuberkulose, maligne Neubildungen und auch mechanische Schädigungen (Geburtstrauma) in Betracht. Die Grundkrankheit bestimmt die Prognose. Entlastungspunktionen werden manchmal erforderlich.

e) Pneumothorax. Interstitielles Emphysem. Luftcysten.

Im Anschluß an Eiterungsprozesse in randnahen Gebieten der Lunge kann es zur Ausbildung eines Pneumothorax kommen. Ebenso tritt auch durch einfache Zerreißungen der Alveolar- und Pleurawand infolge mechanischer Überdehnungen bei Krampfhusten Luft in das Interstitium aus. Solche Vorgänge werden bei Kindern viel häufiger als beim Erwachsenen beobachtet. Eine große Seltenheit sind angeborene multiple Cysten (Wabenlunge). Die kleinen interstitiellen Emphyseme und Luftcysten im Lungengewebe selbst machen gewöhnlich keinerlei klinische Symptome. Sie sind röntgenoskopisch nachzuweisen und geben gelegentlich differentialdiagnostische Schwierigkeiten gegenüber Kavernen, da sie häufig einen kleinen Flüssigkeitsspiegel aufweisen. Entscheidend ist bei Kavernen die Randverdichtung durch den Entzündungs-vorgang. Bei Rissen, die eine Kommunikation mit dem Pleuraraum eröffnen, kommt es zum ausgedehnten Pneumothorax. Gelangen dabei aus infiziertem Gewebe Eitererreger in den Pleuraraum, so resultiert ein Pyopneumothorax, selbstverständlich auch dann, wenn bei einem Empyem die Lungenwand

einreißt. Im Röntgenbild erscheint dann das eindrucksvolle Bild der Spiegelbildung. Auch bei sterilem Pneumothorax ist häufig ein Reizexsudat nachzuweisen. Nicht ganz selten ist auch das Auftreten von Pneumothorax im Anschluß an Operationen in der Halsgegend. Das Auftreten eines solchen Spontanpneumothorax ist mit typischen Erscheinungen verknüpft. Die Kinder werden
plötzlich hochgradig kurzatmig und husten coupiert. Klinisch ergibt sich über
der befallenen Seite Schachtelton mit Aufhebung des Atemgeräusches. Ein

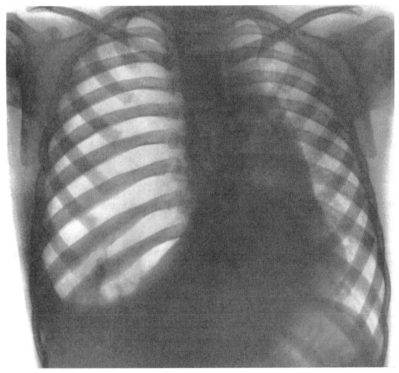

Abb. 15. Schs. G., 6 Jahre. Spontan-Ventil-Pneumothorax rechts. Von der rechten Lunge ist nur der kollabierte
rechte Unterlappen sichtbar; das Mediastinum ist weit nach links verdrängt.

solcher Pneumothorax pflegt sich gewöhnlich innerhalb weniger Tage zu resorbieren. Bedrohlich ist der Zustand, wenn sich durch einen Ventilmechanismus
im Riß ein Überdruck- oder Spannungspneumothorax ausbildet. Dann bewirkt
die Verdrängung des Mediastinalrohres eine Schädigung der Herzfunktion. In
solchen Fällen muß durch eine den Verhältnissen angepaßte BÜHLAU-*Methode*
der Überdruck dauernd abgesaugt werden. Nach einiger Zeit schließt sich der
Riß und damit sind die Verhältnisse wie beim gleichgespannten Pneumothorax
hergestellt.

Auch ein *Emphysem des Mediastinums* kann auftreten. Dies entsteht aus
den gleichen Ursachen, die bereits genannt sind. Der Zustand geht gewöhnlich
mit einem charakteristischen Hautemphysem einher, das sich in der Gegend
der Schlüsselbeine und des Halses ausbreitet. Meist ist das Mediastinalemphysem
infiziert; die Prognose ist damit außerordentlich schlecht. Eine erfolgreiche
Behandlung ist kaum möglich. Ein Versuch mit Penicillin oder Sulfonamiden
ist stets angezeigt.

f) Neubildungen im Brustkorbraum.

Primäre maligne Neubildungen in der Lunge und den zugehörigen Organen sind im Kindesalter außerordentlich selten. Die Sarkome der Lunge machen sich im klinischen Bild und röntgenoskopisch unter den Erscheinungen einer gewöhnlich fieberfreien Infiltration bemerkbar. Dabei können Kompressionsatelektasen auftreten. Auch von dem Mediastinum oder den Lymphdrüsen können einmal Sarkome ausgehen, die dann differentialdiagnostische Schwierigkeiten gegenüber benignen Drüsenschwellungen machen. Primäre Pleurasarkome sowie auch andere Tumoren, die den Pleuraraum erreichen, führen häufig zu einer hämorrhagischen Pleuritis. Der Nachweis von Tumorpartikeln im Punktat gestattet im Zusammenhang mit dem klinischen Bilde die Diagnose. Therapeutisch ist eine Röntgenbestrahlung zu versuchen.

Schrifttum.

DUKEN: Die Pneumonie des Kindes. Z. Kinderhk. **61**, 397 (1940).
ENGEL: Erkrankungen des Respirationsapparates in Handbuch der Kinderheilkunde, Bd. 3, herausgeg. von M. v. PFAUNDLER u. A. SCHLOSSMANN. Berlin: F. C. W. Vogel 1931.
GUNDEL u. KELLER: Zur Pathogenese der Pneumonien. Klin. Wschr. **1933** II, 1208. — Handbuch der Anatomie des Kindes, herausgeg. von K. PETERS, G. WETZEL u. E. HEIDE-RICH. München: J. F. Bergmann 1938. — Handbuch der Röntgendiagnostik und -therapie im Kindesalter, herausgeg. von ST. ENGEL u. L. SCHALL. Leipzig: Georg Thieme 1933.
HUG: Das klinische Bild der interstiellen plasmacellulären Pneumonie des Säuglings. Inaug.-Diss. Basel 1942.
JOPPICH: Die croupöse Pneumonie des Kindes. Jb. Kinderhk. **149**, 1 (1937).
KARTAGENER: Das Problem der Kongenitalität und Heredität der Bronchiektasien. Erg. inn. Med. **49**, 378 (1935).
NITSCHKE: Interstitielle Pneumonie. Z. Kinderhk. **62**, 200 (1940).
WISKOTT: Zur Pathogenese, Klinik und Systematik der frühkindlichen Lungenentzündungen. Abh. Kinderhk. **1932**, H. 32. — WISKOTT, A.: Die Respirationserkrankungen. Handbuch der Kinderheilkunde, Erg.-Werk Bd. I. Berlin: Springer 1940.

Erkrankungen der Verdauungsorgane.

Von

F. Goebel.

Mit 12 Abbildungen.

I. Krankheiten des Verdauungskanals[1].

1. Die Anorexie (Appetitlosigkeit, Nahrungsverweigerung) des Kindes.

Es gibt kaum einen häufigeren Anlaß, ein Kind in die Sprechstunde des Arztes zu bringen, als eine wirkliche oder vermeintliche Appetitlosigkeit, vermeintlich deswegen, weil in vielen Fällen der Ernährungszustand die ausreichende Nahrungszufuhr beweist und die Eltern mithin eine falsche Vorstellung von dem Nahrungsbedürfnis ihres Kindes haben. Wenn die Appetitlosigkeit nicht die Begleiterscheinung einer organischen, zumeist fieberhaften Erkrankung ist, dann handelt es sich mit verschwindenden Ausnahmen um eine festgelaufene falsche Gewohnheit, entstanden durch unzweckmäßige Nahrungsmittel, durch zu häufige Mahlzeiten oder, und das ist die Regel, durch einen Zwang zum Essen, der dem Kinde die Nahrungsaufnahme zu einer Belästigung und Quälerei statt zu einer Freude über die Stillung seines natürlichen Hungergefühles gemacht hat. Bei organisch gesunden Kindern also erübrigt es sich, von seltenen durch alle zweckmäßigen Maßnahmen unbeeinflußbaren Fällen abgesehen, eine Untersuchung der Magensekretion vorzunehmen (die genau so wie beim Erwachsenen durchzuführen wäre). Auch Motilitätsstörungen des Magens und Darmes sind dabei so selten, daß auf eine Röntgenuntersuchung zumeist verzichtet werden kann. Die Anorexie des organisch gesunden Kindes ist psychisch bedingt; sie ist eine Neurose der zu psychischen Abwegigkeiten konstitutionell disponierten Kinder, die also von ebenso gearteten Elternteilen abstammen und in dem daraus sich formenden Milieu aufwachsen. Darum stellen die einzigen Kinder ein besonders großes Kontingent der schlechten Esser, und darum hat man in der Privatpraxis mit diesen Störungen besonders oft zu tun; in den wohlhabenden Bevölkerungsschichten finden sich verhältnismäßig mehr seelisch überdifferenzierte Persönlichkeiten als unter den mit der Hand arbeitenden.

Schon der *Säugling* kann Schwierigkeiten durch Nahrungsverweigerung machen, auch ohne daß Infekte jeder Art, besonders solche mit Beteiligung der Nase und Erschwerung der Nasenatmung, mitspielen. Daß schwache Frühgeburten, hirngeschädigte Kinder oder solche mit Gaumenspalten der Fütterung Schwierigkeiten bereiten können, bedarf kaum der Erwähnung. Andere Ursachen der Appetitlosigkeit beim Säugling sind alle Avitaminosen, ferner Ziegenmilchernährung und selbstverständlich Überfütterung. Der häufigste Grund aber der Appetitlosigkeit ist schon beim Säugling psychischer Art. Die Kinder sind abgelenkt, interessieren sich mehr für die Vorgänge in ihrer Umgebung

---

[1] Funktionelle Störungen siehe auch Abschnitt DEGKWITZ über die „Erziehung und Behandlung neuropathischer und psychopathischer Kinder", S. 854.

als für die Brust, die Flasche oder den Löffel, oder es mag ein schnell vorübergehender Schmerz beim Trinken durch Verbrennungen, Ulcera der Mundschleimhaut, eine Pharyngitis u. dgl. zunächst eine Scheu vor der Nahrungsaufnahme und dann eine falsche Gewohnheit ausgelöst haben.

Die Behandlung des appetitlosen Säuglings ergibt sich aus dem Gesagten von selbst: bei Schnupfen (s. dort) ist die Nase durchgängig zu machen, Avitaminosen sind zu heilen, eine Überfütterung ist abzustellen, gegebenenfalls Ziegenmilch abzusetzen. Die rein aus Neuropathie appetitlosen Säuglinge gehören in eine ruhige Umgebung und ins Freie, bei den Mahlzeiten dürfen sie durch nichts abgelenkt werden. Bei sehr unruhigen Kindern können Sedativa wie Adalin, Bromural oder Luminaletten vorübergehend angezeigt sein. In besonders hartnäckigen Fällen ist schon in diesem frühen Alter die Entfernung von der Mutter und aus dem häuslichen Milieu anzuordnen durch Aufnahme in eine Säuglingsstation. Das Wichtigste ist aber: das Kind muß wieder lernen, was Hunger ist. Es wäre also verfehlt, zur Sondenernährung zu greifen, sondern im Gegenteil, man gibt 24 Stunden lang nur gesüßtes Wasser und danach zunächst nicht zu große Mahlzeiten und nicht konzentrierte Nahrungsgemische.

Sehr viel häufiger als beim Säugling ist die *Appetitlosigkeit beim Kleinkind*, und sie kann sich, wenn nicht rechtzeitig und gründlich durchgegriffen wird, bis in das Schulalter hinziehen. Auch hier kann eine Verlegung der Nasenatmung ursächlich in Betracht kommen, weniger durch einen akuten Schnupfen als durch die chronische Vergrößerung der Rachenmandel — adenoide Vegetationen (s. dort); die dadurch bedingte belegte Zunge und der üble Mundgeruch werden von den Eltern gern auf eine Magenstörung bezogen. Weitere exogene Ursachen können sein eine zu reichliche „kräftige‟ Ernährung mit viel Milch, die vielleicht zum Durststillen und sogar zu den Hauptmahlzeiten getrunken wird, viel Butter, Eier ohne genügenden Anteil von schlackenbildender pflanzlicher Gemüse-, Salat- und Obstnahrung. Oft werden statt der richtigen 3 Mahlzeiten deren 5 gegeben oder Süßigkeiten, Schokolade und Kuchen regellos dazwischen genascht. Bei sensiblen Kindern kann die geistige Anstrengung der Schule den Hunger zum Mittagessen verderben; solche Kinder läßt man nützlicherweise $1/4$ Stunde vor Tisch sich ruhig hinlegen. Die häufigste Ursache ist aber auch hier die *falsche Gewohnheit zum Nichtessen*, die Neurose, erzeugt durch falsche Maßnahmen der Eltern neuropathischer Kinder mit vasomotorischer Blässe, halonierten Augen, Dermographismus, positivem Facialisphänomen, lebhaften Sehnenreflexen und anderen zugehörigen Kennzeichen. Das Kind mag zuerst appetitlos geworden sein durch eine fieberhafte Erkrankung, und dabei haben die Eltern aus Angst vor einer Abnahme und Entkräftung es zum Essen genötigt. So ist dem Kinde die Mahlzeit statt einer Freude alsbald ein Anlaß des Mißvergnügens geworden; das Zureden zum Essen verstärkt sich zum Zwange, vielleicht sogar mit Bestrafungen, oder das unlustige Kind wird in einem Alter, in dem es längst schon selbständig den Löffel und die Gabel handhaben sollte, gefüttert, es werden ihm Geschichten und Märchen erzählt, kurzum, die Mahlzeit wird zum großen Ereignis, das die ganze Familie in Aufregung versetzt. Jüngere Geschwister sehen den nicht essenden älteren diese Untugend ab; kleinere Kinder behalten die Bissen stundenlang in den Backentaschen, statt sie hinunterzuschlucken, und schließlich wird aus dem angezwungenen Widerwillen ein Ekel und ein Trotz und was glücklich mit langer Mühsal vom wassergeheizten Teller hineingequält worden ist, wird zum Entsetzen der Eltern und zur Zufriedenheit des Kindes wieder ausgebrochen. Derartige Zustände, die das Familienleben ernsthaft überschatten können, dürfen überhaupt nicht aufkommen: von Anfang an soll ein Kind nur so viel essen, wie es sein Hungergefühl ihm vorschreibt, auch bei fieberhaften Krankheiten, wenn sie sich nicht wochenlang hinziehen. Selbstverständlich darf dieser Grundsatz nicht dazu führen, daß geschmacksempfindliche Kinder alltägliche, notwendige und zu dem üblichen Mittagstische gehörige, ihrem Alter angemessene Speisen auf die Dauer ablehnen und ihr Leben lang Essensnörgler bleiben. Aber es genügt, daß sie, wenn sie hungrig sind, von solchen Gerichten etwas — nicht viel — zu sich nehmen, um sich an die Regel zu gewöhnen.

Behandlung der Appetitlosigkeit des größeren Kindes. Ist, wie so oft, der Mißstand des Nichtessenwollens einmal eingerissen, dann hilft nur eines: das Kind muß das vergessene Hungergefühl wieder kennenlernen, es muß jeder Eßzwang aufhören, und die Mahlzeit muß dem Kinde als etwas gänzlich Uninteressantes erscheinen, um das es keine Aufregungen und sonstiges „Theater" gibt. Also: 24—48 Stunden lang gibt es nur Säfte ohne viel Zucker oder dünnen Malzkaffee mit höchstens der Hälfte Milch. Die Mahlzeiten werden auf 3 am Tage beschränkt, die Portionen werden bewußt klein gehalten, die Erwachsenen wenden dem essenden Kinde keine Aufmerksamkeit zu, und man nimmt ihm, wenn die anderen fertig sind, stillschweigend den Teller weg, auch wenn er nicht leer gegessen ist und verweigert in diesem Falle den Nachtisch der anderen, denn „du hast ja keinen Hunger mehr". Süßigkeiten und sonstige Liebhabereien gibt es höchstens, wenn der Teller flott leer gegessen ist, die Gesamttagesmilchmenge wird auf rund $^1/_4$ Liter eingeschränkt. Der Suggestion halber kann man Pepsinsalzsäure oder ähnliches verordnen. Oft genug scheitern diese Anordnungen im häuslichen Milieu; dann muß das Kind in andere Umgebung, ohne Mutter und gewohnte Pflegerin und unter andere gut essende Kinder, also in ein gut geführtes Kinderheim oder auch in die Klinik, wo das erstrebte Ziel alsbald erreicht wird. Die Mutter darf längere Zeit überhaupt nicht zu Besuch kommen und vor allem, bis der Erfolg gefestigt ist, nicht zu den Mahlzeiten. Vor der Entlassung müssen alle Hausgenossen belehrt werden, daß sie in Zukunft nicht wieder in die früheren Fehler verfallen. Wenn eine hartnäckige Anorexie dieser Behandlung trotzt, zumal bei in ihrer körperlichen Entwicklung zurückgebliebenen, blassen, muskelschlaffen Kindern, muß man an *Motilitätsstörungen des Magens* denken, auf die unter den Verdauungsstörungen eingegangen wird.

2. Bauchschmerzen im Kindesalter.

Kinder klagen sehr viel häufiger über Leibschmerzen als Erwachsene und, da die Ursache das eine Mal mit dem Bauche überhaupt nichts zu tun hat und das andere Mal in lebensbedrohenden Veränderungen besteht, die sofortiges Eingreifen erfordern, ist die Differentialdiagnose immer verantwortungsschwer und oft nicht leicht. Beim Kinde als einem mehr vegetativen als cerebralen Wesen kann der Bauchschmerz das sein, was für den Erwachsenen der Kopfschmerz ist, die Substantiierung von Unlustgefühlen. Ehe wir aber, wenn sie auch weit häufiger ist, uns für die extraabdominelle oder rein funktionelle Natur von Bauchschmerzen entscheiden, müssen wir mit aller Sicherheit alle intraabdominellen organischen Möglichkeiten gewissenhaft ausgeschlossen haben. Wir müssen uns immer auseinandersetzen mit folgenden Zuständen, deren Diagnose in den betreffenden Kapiteln besprochen werden wird: Appendicitis, Perforationsperitonitis und primäre Pneumo- und Streptokokkenperitonitis, Invagination, eingeklemmte Hernien, Hernia epigastrica und Nabelhernien, Coloninterposition, Volvulus, die Komplikationen eines MECKELschen Divertikels, Stieldrehung einer Mesenterial- oder Ovarialcyste, Ulcusschmerzen, Nieren- und Gallensteinkoliken,

Hepatopathien, paranephritischer Absceß, Pyurie, Enterocolitis, Pankreatitis, Purpura abdominalis, Mesenterialdrüsentuberkulose, Leibschmerzen im diabetischen Koma, bei acetonämischem Erbrechen.

In den Bauch werden vom Kinde mit Vorliebe Schmerzen lokalisiert, die von akuten Entzündungen an anderer Stelle ausgehen, besonders von den oberen Atmungs- und Verdauungswegen. Da die Schmerzen die rechte untere Bauchgegend zu bevorzugen scheinen, ist für sie der nicht ganz glückliche Ausdruck „Begleitappendicitis" in Gebrauch, für die man besser „Pseudoappendicitis" sagen würde. Die Untersuchung aber läßt schon durch die Palpation die Appendicitis zumeist ausschließen; zwar kann eine Muskelspannung bestehen, aber kaum eine Verminderung der Bauchatmung, und oberflächliche Betastung ist schmerzhafter als der Druck in die Tiefe. Pseudoappendicitische Schmerzen werden vielfach bei grippalen Infekten vorgefunden, bei Angina palatina und retronasalis, bei Rhinopharyngitis und bei Otitis media; es ist möglich, daß hierbei in der Tat auch eine Entzündung des lymphatischen Gewebes des Wurmfortsatzes sich an der des Rachenringes beteiligt. Eine Besichtigung des Rachens darf also bei Appendicitisverdacht nicht versäumt werden. Aus ähnlichen Gründen hört man Klagen über Leibschmerzen während der Masernprodrome: die sog. Dickdarmtonsille nimmt an der Entzündung der lymphatischen Gebilde des Rachens, ebenso wie die Schleimhaut des Darmes an der der oberen Luftwege teil. Sehr häufig sind pseudoappendicitische Zustände bei Pneumonien, nicht nur der Unterlappen, und besonders bei Mitbeteiligung der Pleura, wohl durch einen viscero-sensorischen Reflex. Ausstrahlende Schmerzen durch Perikarditis, Spondylitis, Coxitis treten nicht so plötzlich auf wie bei akuter Appendicitis; dagegen hat uns eine stürmische Osteomyelitis der Darmbeinschaufel oder eine Entzündung der tiefen ileacalen Lymphknoten schon irregeführt.

Häufiger als alle diese intra- oder extraabdominal organisch bedingten Bauchschmerzen sind solche rein funktioneller Natur, die, weil sie sich oft wiederholen und vorwiegend um den Nabel herum angegeben werden, als rezidivierende Nabelkoliken bezeichnet werden. Sie betreffen immer mehr oder weniger „vegetativ stigmatisierte" Kinder mit anderen „nervösen" Beschwerden wie Kopfschmerzen, Schmerzen in anderen Körperregionen, starke respiratorische Arrhythmie, Aschner-Reflex, Ohnmachten, Muskelschlaffheit u. dgl., die von neuropathischen Eltern abstammen und in dem entsprechenden Milieu leben. In manchen Fällen von Nabelkoliken spielt die seelische Situation eine ausschlaggebende Rolle: bei unlustvoller Erwartung, wie morgens vor der Schule, tritt der Schmerzanfall auf, während die Ferien beschwerdefrei ablaufen. Wenn derart bei älteren Kindern die Nabelkoliken als pathologische Reaktion mehr mit dem seelischen Oberbau verbunden sind, entspringen sie bei kleineren Kindern als Ausdruck einer vegetativ abnormen Konstitution mehr aus dem Unterbewußten. So oft Bauchschmerzen beim Kinde also rein funktioneller Natur sind, müssen wir uns in jedem Einzelfalle bewußt sein, daß alle oben aufgezählten organischen Ursachen mit absoluter Sicherheit ausgeschlossen sein müssen, ehe wir die Diagnose Nabelkolik stellen, und Milieu, Anamnese und Untersuchungsbefund müssen mit der funktionellen Natur der Leibschmerzen in Einklang stehen. Wir werden mit wachsender Erkenntnis und Erfahrung mit den Nabelkoliken immer zurückhaltender werden, ohne dabei in das entgegengesetzte Extrem verfallen zu dürfen. Eine typische Nabelkolik tritt plötzlich auf, morgens vor der Schule, im Spiele, auf dem Spaziergange und auch im Schlafe. Die Kinder werden blaß, die Extremitäten kühl, auf der Stirne tritt Schweiß aus, und die Schmerzen sind offenkundig heftig, aber — keinerlei objektiver Befund ist zu erheben. Nach verhältnismäßig kurzer Zeit, einigen

Minuten bis zu $^1/_2$ Stunde, hört der Anfall auf. Die eigentliche Ursache der Koliken dürften Spasmen des Dickdarms sein durch einen übererregbaren N. vagus; vorübergehende kleine Invaginationen und ischämische Zustände der Darmwand mögen dazutreten. Manche dieser Kinder zeigen röntgenologisch im schmerzfreien Intervall Motilitätsstörungen des Magens und Dünndarmes und funktionelle Anomalien der Füllung, Form und Bewegung des Dickdarms. Die *Therapie* der Nabelkoliken besteht in der Verordnung von Belladonnapräparaten, Eumydrin, Papavydrin, Eupacozäpfchen durch einige Zeit, verbunden mit einer kurzen und überzeugenden Verbalsuggestion. In der Kolik selbst wirken (am besten feuchte) Aufschläge auf den Bauch wohltuend. Dem Kinde und vor allem auch den Eltern gegenüber dürfen die Schmerzattacken, wenn man sich seiner Diagnose sicher ist, nicht überbewertet, sondern eher bagatellisiert werden.

3. Nervöses Erbrechen und Rumination.

a) Nervöses Erbrechen beim Säugling.

Schon physiologischerweise erbrechen Säuglinge und Kleinkinder leichter, müheloser als Erwachsene, ohne Nausea und sonstige unangenehme Empfindungen. Völlig harmlos und mehr oder weniger oft bei jedem Säugling anzutreffen ist das *Speien oder Spucken,* das Herausbringen kleiner Nahrungsmengen unmittelbar nach dem Trinken zusammen mit der verschluckten Luft nach dem Aufrichten des Oberkörpers. Stärkeres Erbrechen, längere Zeit nach der Mahlzeit aber ist, wenn es sich häuft, nicht gleichgültig, sondern verhindert durch den Hunger das Gedeihen und kann sogar in schweren Fällen zu äußerster Atrophie und Lebensbedrohung führen.

Das Ausfließenlassen kleiner Milchmengen (1—2 Kaffeelöffel) ohne sichtbare Würgbewegungen wird als „*atonisches Erbrechen*" dem unter Druck im Strahl erfolgenden „*spastischen Erbrechen*" gegenübergestellt. Bei Brustkindern kann das Erbrechen sehr verschiedene Bedeutung haben. Oft ist es eine Folge fehlerhafter Fütterungstechnik, in dem das Aufstoßenlassen nach dem Trinken versäumt wird. Jedes Kind schluckt beim Trinken an der Brust oder der Flasche Luft mit. Wird aber der Magen durch reichliche Mengen verschluckter Luft aufgebläht, so verstärkt diese, wenn man die Kinder liegen läßt, sehr das Speien, während das Aufrichten den Kindern die Möglichkeit gibt, daß die Luftblase in die Kardiagegend als die höchste Stelle des Magenraumes gelangt und entweicht, ohne flüssigen Mageninhalt mitzureißen.

Manchmal ist das Erbrechen ein Weg, um ein Übermaß von getrunkener Nahrung zu entfernen, also eine Selbsthilfe, die man allerdings besser durch Beschränkung der Trinkmengen auf das richtige Maß ersetzt.

Wenn ein Säugling bei richtiger Fütterungstechnik gewohnheitsmäßig erbricht, so spricht man von „*habituellem Erbrechen*". Es beruht oft auf Neuropathie; man sucht also nach Zeichen ungewöhnlicher Erregtheit, ob das Kind schreckhaft ist oder ohne Grund viel schreit. Der bei solchen Kindern gesteigerte Trieb zum Saugen an den Fingern führt dazu, daß die Hände ständig in der Mundhöhle herumwühlen, wobei die Würg- und Brechreflexe ausgelöst werden. Aber auch ohne diese Angewohnheiten kann die Neuropathie zu vermehrtem Erbrechen führen. Die allgemeine Steigerung der Erregbarkeit bezieht das Brechzentrum mit ein. Man erkennt solche Kinder an dem Stirnrunzeln, dem bösen Gesichte, manchmal haben sie auch Glotzaugen, also genau dieselben Symptome, die man auch bei der spastischen hypertrophischen Pylorusstenose findet, mit der das habituelle Erbrechen nichts zu tun hat. Röntgenologisch findet man bisweilen einen hypertonischen, häufiger aber einen hypotonischen dilatierten Magen.

Die *Behandlung* hat zunächst für die Beruhigung der übererregten Kinder zu sorgen durch ausgiebigen Aufenthalt im Freien, durch Ruhe im Zimmer und durch die Verabreichung von Schlafmitteln, wie Adalin, Bromural oder Luminaletten in einer Dosis, die die Kinder ruhig, aber nicht übertrieben schläfrig macht. Das Saugen an den Fingern wird durch Armmanschetten aus Celluloid oder durch Anbinden der Arme verhindert. Da sich um einen flüssigen Inhalt die Magenwand durch die Kontraktion ihrer Muskulatur nicht anlegen kann, gibt man, um diese persistolische Funktion des Magens zu ermöglichen, vor der flüssigen Nahrung einige Löffel dicken Breies oder ersetzt sogar, wenn auch das nicht genügt, bei Flaschenkindern schon in einem Alter, wo es sonst nicht üblich ist, die flüssige Nahrung ganz durch Breie. Notfalls wird, um die Größe der Einzelmahlzeiten herabzusetzen, vorübergehend die Zahl der Mahlzeiten auf mehr als 5 vermehrt. Bei röntgenologisch als atonisch erwiesenen Mägen hat sich uns Strychnin, bei hypertonischen Eumydrin bewährt, bei atonischen, so paradox es erscheint, auch die gleichzeitige Gabe von Strychnin und Eumydrin. Zumeist kommt man mit diesen Methoden schnell, manchmal sofort zum Ziele, oft lediglich durch Ausschaltung von Fehlern der Fütterungstechnik; andere Kinder machen große Schwierigkeiten und erfordern viel Zeit, Sorgfalt und Geduld, bis sie nach Beseitigung des habituellen Erbrechens zum gleichmäßigen Gedeihen kommen. Wieder andere, und das sind ausnahmslos schwere Neuropathen, werden zu Ruminanten.

Unter *Rumination = Wiederkäuen* (das auch bei idiotischen größeren Kindern und schwachsinnigen oder geisteskranken Erwachsenen vorkommt) versteht man die Angewohnheit, daß der Mageninhalt während oder nach der Mahlzeit in den Mund gepumpt, hin- und hergespült und wieder verschluckt wird, unentwegt auf und ab, außer im Schlafe. Säuglinge — sie brauchen keineswegs Idioten zu sein — lassen dabei erhebliche Mengen ihrer Nahrung aus dem Munde herausfließen, so daß sie allmählich in eine schwere Abmagerung, in eine hochgradige Atrophie verfallen, die das Leben gefährdet. Das Ruminieren ist den Kindern ein sichtliches Vergnügen und ein Genuß; sie erzeugen es oft absichtlich dadurch, daß sie mit den in den Mund gesteckten Fingern den Würg- und Brechreflex auslösen. Die *Behandlung* der glücklicherweise recht seltenen Rumination ist mühselig, und es können Monate vergehen, bis man diese üble Angewohnheit überwunden hat. Die Fütterungsmethoden sind dieselben wie beim habituellen Erbrechen, also vor allem Breinahrung. Dazu müssen die Kinder fortwährend beschäftigt und abgelenkt werden durch Herumtragen oder Schaukeln in der Wiege. Manche unterlassen das Ruminieren bei Bauchlage. Sehr zu empfehlen ist ein Versuch mit der Ballonsonde: an die Spitze eines Magenschlauches wird ein Gummifingerling fest angebunden und sofort nach der Mahlzeit möglichst schnell in den Magen eingeführt, aufgeblasen, etwas an dem Magenschlauch gezogen, so daß die Kardia von innen tamponiert wird, und das offene Ende des Schlauches wird über eine der Wange anliegenden Pappscheibe, durch deren Durchbohrung der Schlauch durchgesteckt ist, abgeklemmt. Leider haben wir des öfteren gesehen, daß die Methode versagte, weil die Kinder die wenigen Sekunden, die zwischen dem Beginn der Einführung und der wirksamen Tamponade liegen, zu einem ausgiebigen Erbrechen zu benutzen verstanden. Als Medikament werden bittere Arzneien, z. B. Chinin in kleinsten Dosen, empfohlen.

Bisweilen verbergen sich hinter habituellem Erbrechen *Hirntumoren*, deren Erkennung beim Säugling recht schwierig sein kann.

b) Das nervöse Erbrechen der größeren Kinder

pflegt aus einem Milieu herzurühren, das zu neurotischen Reaktionen Anlaß bietet. Meist stellt es eine Widerstands- und Protestreaktion dar gegen die aus übermäßiger Besorgnis und Überschätzung des kindlichen Nahrungsbedarfes entspringende ständige Nötigung zur Nahrungsaufnahme, die schließlich den Naturtrieb der Eßlust unterdrückt. Die Protesthaltung ist meist an ganz bestimmte Personen, besonders an die Mutter, geknüpft und kommt bei Kindern vor, die Anlaß zu einer besonderen seelischen Bindung geben, wie einzige Kinder, jüngste Kinder, überlebende Kinder nach Todesfällen von Geschwistern, Nachkömmlingen usw. Das Erbrechen ist mithin nichts als eine dramatisch gesteigerte Eßunlust. Alles was über die Appetitlosigkeit im vorletzten Abschnitt „Anorexie" gesagt worden ist, gehört hierher.

In anderen Fällen steht eine besondere Empfindlichkeit und Reizbarkeit beim nervösen Erbrechen im Vordergrunde. Unter der Wirkung seelischer Spannung oder Erregung, die in anderer Weise vielleicht gar nicht zum Ausdruck kommt, erbrechen diese Kinder, also z. B. vor oder auf dem morgendlichen Schulgang *(Vomitus matutinus)*, sogar aus leerem Magen. Diese Form des nervösen Erbrechens kann heftigere Grade annehmen als die unmittelbar aus dem seelischen Oberbau sich ableitende erstgenannte Form, weil sie tiefer in der Konstitution haftet und weniger durch das Milieu ausgelöst ist. Während die erste Form keine Beziehung zum Acetonerbrechen hat, liegt eine solche beim zweiten Typus durchaus vor.

Bisweilen hört man auch von *Erbrechen nachts aus dem Schlafe*, regelmäßig um dieselbe Stunde. Auch hier handelt es sich, wenn alles Organische, insbesondere ein cerebrales Erbrechen, ausgeschlossen werden kann, um einen neurotischen Vorgang, den man durch abendliches Fasten, ein mildes Schlafmittel und Verbalsuggestion schnell beseitigen kann.

Endlich gibt es Erbrechen auf Grundlage des Widerwillens und Abscheus gegen bestimmte Speisen. Keineswegs ist dabei der Geschmack allein ausschlaggebend, oft wirken irgendwelche zu Komplexen ausgewachsene Vorstellungen mit, die oft recht sonderbar anmuten, wenn es gelingt, sie durch Befragen zu ermitteln. In diesem Sinne gibt es eine Scheu vor bestimmten Gemüsen, Fleischarten oder Fleisch überhaupt, vor Butter, Milch usw. Bei den Kindern sind es meist Vorstellungen über irgendwelche Beeinträchtigung, Schädigung oder Beschmutzung, die sich auf Grund irgendwelcher zufälliger Verknüpfungen ausgebildet haben. Erwähnt sei, daß Kinder auch durch freudige Erlebnisse erbrechen können.

Über das gleichfalls funktionelle periodische Erbrechen, das *acetonämische Erbrechen*, siehe dort. Ebenso über das *Erbrechen bei fieberhaften Krankheiten*, wie *Scharlach*, bei *Hirntumoren*, bei *Meningitis*, bei *Urämie*, beim *Coma diabeticum*. Das Erbrechen bei *Verdauungs- und Ernährungsstörungen* ist dort abgehandelt, ebenso wie das Erbrechen *bei angeborenen Verschlüssen des Verdauungskanals*, bei *Ileus, Appendicitis, Peritonitis*.

Eine Sonderstellung unter den Ursachen des Erbrechens nehmen Spasmen des Ösophagus, der Kardia und des Pylorus ein.

4. Ösophagospasmus und Kardiospasmus

kommen schon im Säuglingsalter vor und finden sich im Kleinkindesalter besonders häufig, während sie im Schulalter seltener werden. Sie beruhen auf verschiedener Grundlage, die Folgen für die Ernährung sind verschieden stark, und demgemäß ist auch die Prognose einmal besser, das andere Mal ungünstiger.

Im Säuglingsalter kommen Ösophagusspasmen vor, wenn die Kinder zum ersten Male widerspenstig eine ihnen ungewohnte neue Nahrung, etwa Gemüse, nehmen sollen. Das Kind schreit, es scheint zu schlucken, aber das Verschluckte quillt zurück, ohne Magensalzsäure zu enthalten. Der Affekt entlädt sich in einem Ösophaguskrampfe, und darum hat man in Analogie zu der Bezeichnung „respiratorische Affektkrämpfe" den Ausdruck „ösophageale Affektkrämpfe" vorgeschlagen. Man soll also den Säugling nicht gewaltsam an ihm neue Nahrungen gewöhnen.

Steht in diesem Falle der äußere Anlaß, der Einbruch der Affektstrahlung in die Reflexbahn, im Vordergrunde, so werden andere Fälle von Ösophago- und Kardiospasmus durch eine pathologische Erleichterung der sensomotorischen Reaktion gekennzeichnet, die eine Entstehung von Spasmen auf normale oder fast normale Reize hin ermöglicht. Die Symptome sind Dysphagie, Hervorwürgen des scheinbar Verschluckten unter spastischem Reizhusten, Schmerzgefühle und Speichelfluß. Röntgenologisch sieht man meist eine im unteren Abschnitt fadenförmig zusammengezogene und darüber bauchig erweiterte Speiseröhre. Auch die Tetanie kann Spasmen des Ösophagus, ebenso wie des Darmes und der Urethra bewirken.

Eine weitere Gruppe von Spasmen der Speiseröhre entwickelt sich durch Traumen, besonders durch Verätzungen. Die schweren Stenoserscheinungen nach Verätzungen sind also nicht allein auf Narben zu beziehen, sondern Spasmen sind mit im Spiele. Röntgenologisch sind solche spastischen Verengerungen bald sichtbar, bald verschwinden sie wieder, und die Sonde kann einmal glatt passieren, das andere Mal auf ein unüberwindliches Hindernis stoßen. Daher hat die Bougierung von Ösophagusstenosen, da sie Spasmen erzeugt, manchmal Mißerfolge, die überwunden werden, wenn man eine Zeitlang durch eine Magenfistel füttert und die reflektorische Übererregbarkeit abklingen läßt. Durch geschickte psychotherapeutische Beeinflussung kann man so manche Stenose ganz ohne Bougie und Operation beseitigen. Medikamentös wird man Spasmolytica geben und, im Falle einer Tetanie, Kalk und Vitamin D.

5. Verätzungen der Speiseröhre.

Anhangsweise sollen an dieser Stelle die immer noch vorkommenden Verätzungen besprochen werden, die durch das Trinken von Laugen oder Säuren entstehen, wenn Kinder an die nicht sorgsam verwahrten Flaschen geraten, teils aus Neugierde oder Naschsucht, teils, bei älteren Kindern, aus neuropathischen Beweggründen. Man findet die Lippen und die Mundschleimhaut angeätzt, verschwollen und gedunsen; die Kinder klagen über heftige Schmerzen unter dem Brustbein, haben schwere Schluckbeschwerden und erbrechen blutigschleimige Massen und nekrotische Gewebsfetzen. Durch Glottisödem kann es zu Erstickungserscheinungen kommen, häufig sieht man eine ausgesprochene Schockwirkung. Durch Resorption können Erscheinungen seitens des Zentralnervensystems auftreten, Krämpfe, Pupillenerweiterung, und die Kinder können alsbald durch den Schock oder im Koma zugrunde gehen. Schlecht, aber durch Tage sich hinziehend, ist der Ausgang, wenn durch Perforation der Speiseröhre eine Mediastinitis und ein periösophagealer Abszeß entstanden ist oder durch Perforation des Magens eine Peritonitis. Bei weniger schweren Verätzungen bilden sich ebenso wie auf der sichtbaren Schleimhaut, so auch im Ösophagus und im Magen auf den Geschwüren fibrinöse Beläge aus, die sich nach einigen Tagen abgrenzen, abstoßen und epithelialisieren. Nach einem beschwerdefreien Intervall von 3—4 Wochen tritt der obenerwähnte läsionsbedingte Ösophagospasmus in Erscheinung oder, wenn die Verätzung bis in die tiefen Schichten eingedrungen ist, eine Narbenstriktur des Ösophagus, der Kardia oder manchmal des Pyloruskanals. Die Bougiebehandlung soll man, wie oben ausgeführt wurde, vorsichtig handhaben. Ein Narbenverschluß des Magenausgangs zwingt zur Gastroenterostomie. Im frischen Zustand sind Magenspülungen und Brechmittel wegen der Gefahr der Perforation verboten, und man gibt statt dessen die passenden Neutralisationsmittel, also bei Verätzung durch Säure Milch und Magnesia usta, bei Laugenverätzung verdünnten Essig oder Citronensaft zu trinken. Die starken Schmerzen werden durch 10%iges Anästhesinöl gelindert, bei Unmöglichkeit zu schlucken muß gelegentlich in den ersten Tagen vorsichtig die Nasensonde gegeben werden, oder man begnügt sich mit rectaler Ernährung. Zur Verhütung der Narbenstrikturen führen manche nach Rückgang der ersten Anfangsbeschwerden zuerst täglich, dann jeden 2. Tag durch 1—4 Wochen ein mit Schrotkörnern gefülltes Kautschukbougie ein, das bis zu $\frac{1}{2}$ Stunde liegenbleibt.

Die *angeborene Ösophagusatresie* ist bei den Mißbildungen des Neugeborenen besprochen worden. *Ösophagusdivertikel* spielen im Kindesalter kaum eine Rolle; ihre Klinik ist dieselbe wie beim Erwachsenen.

Erwähnt sei, daß in seltenen Fällen bei sehr heruntergekommenen Kindern, nicht nur Säuglingen, ein starker *Soor des Mundes sich auf den Ösophagus fortsetzen* und Geschwürsbildungen und Blutungen erzeugen kann. Das Krankheitsbild kann bedrohlich sein durch Nahrungsverweigerung, Erbrechen während oder kurz nach der Mahlzeit und Kreislaufschwäche. Zur Behandlung eignet sich das Schluckenlassen von 1%iger Gentianaviolettlösung.

6. Verschluckte Fremdkörper

bleiben nur selten an den physiologischen Engen des Ösophagus stecken und machen dann Schluckbeschwerden oder durch Druck auf die Trachea Atmungsbeschwerden. Geben sie einen Schatten, sind sie röntgenologisch, sonst durch die Ösophaguskopie aufzufinden. Fremdkörper, die in den Magen gelangt sind, pflegen auf natürlichem Wege abzugehen, unterstützt durch eine geeignete Diät, wie den altbewährten Kartoffelbrei. Handelt es sich um Nadeln oder spitze Nägel, geht man auch konservativ vor, hält die Kinder aber in klinischer Beobachtung, um bei den leisesten peritonitischen Symptomen unverzüglich chirurgisch einzugreifen. So verhängnisvoll also die Aspiration von Fremdkörpern, so harmlos ist in der Regel das Verschlucken.

7. Die spastische hypertrophische Pylorusstenose des Säuglings.

Über das sog. „habituelle Erbrechen" des Säuglings haben wir oben gesprochen. Wenn ein Kind in den ersten Lebenswochen, meist in der 2. und 3., selten in der 1. und kaum nach der 6. anfängt spastisch zu erbrechen, d. h. schußweise, im Strahl, explosiv, so daß der Mageninhalt weit weg bis zu 1 m gespritzt wird, dann handelt es sich mit wenigen Ausnahmen, etwa durch eine Abschnürung des obersten Duodenum durch einen arteriomesenterialen Strang, um eine spastische hypertrophische Pylorusstenose. Das Erbrechen tritt noch während der Mahlzeit, unmittelbar nach ihr oder erst längere Zeit später auf; offenkundig haben die Kinder vor dem Erbrechen Unbehagen oder Schmerzen, die mit Ausleerung des Magens nachlassen. Das Erbrechen erfolgt mehrmals bis vielmals am Tage, das Erbrochene ist, wenn es nicht bei oder unmittelbar nach der Mahlzeit entleert wird, sauer und gelabt, und seine Menge kann größer sein als die der letzten Nahrungsaufnahme, durch Stauung des Mageninhaltes von früheren Mahlzeiten her und durch den Zufluß des Magensaftes.

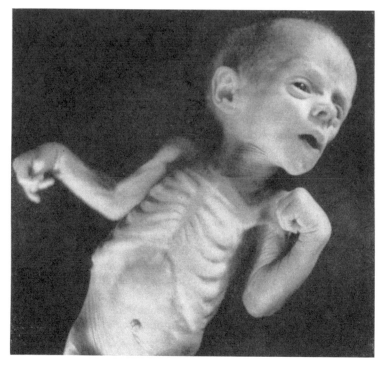

Abb. 1. Auf der Höhe der Krankheit, Wellen. (Kieler Univ.-Kinderklinik.) (P)

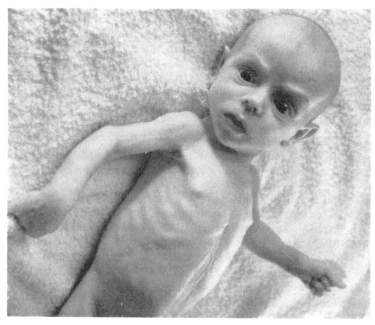

Abb. 2. In der Rekonvaleszenz. (Kieler Univ.-Kinderklinik.) (K)

Abb. 1 u. 2. Pylorusstenose.

Meist sind Brustkinder befallen, weil in den ersten Lebenswochen die meisten Säuglinge gestillt werden; der Anteil der Knaben überwiegt weitaus den der Mädchen, 80:20. Vielleicht ist die nordische Rasse zu der Erkrankung besonders disponiert. Die Kinder stammen größtenteils von neuropathischen Elternteilen ab und erweisen sich im späteren Leben als nervös übererregbar; familiäres Auftreten ist keine große Seltenheit. Von eineiigen Zwillingen ist bisher nur einmal der eine verschont geblieben, während sich zweieiige diskordant verhalten können.

Pathologisch-anatomisch erweist sich die Muskelmasse des Pylorus als verdickt, statt normalerweise 0,3 cm bis zu 0,7 cm. Die einzelnen Muskelzellen haben einen vergrößerten Querschnitt, ihr Kern ist verlängert. Die durch die Muskelhypertrophie erzeugte Enge des Kanallumens wird verstärkt durch eine ausgeprägte Längsfaltenbildung der Schleimhaut. Die Muskelhypertrophie kann auf das Antrum und noch weiter magenwärts sich ausdehnen; der Magen im ganzen ist oft dilatiert. Diese *Muskelhypertrophie ist primär*, schon vor der Geburt vorhanden und überdauert um viele Monate die klinische Heilung. Sie allein erklärt also nicht das Passagehindernis — es gibt Kinder mit einem Pylorustumor, die niemals erbrechen —, sondern es muß etwas Zweites dazukommen, und das ist ein *Spasmus* dieser hypertrophischen Muskulatur, ausgelöst durch unerkennbare Reize auf vegetativ übererregbare Kinder. Die frühere Vorstellung, daß der Spasmus das erste sei und die Muskelhypertrophie das zweite im Sinne einer Arbeitshypertrophie, ist nicht haltbar. Die Ursachen für die Entstehung der Hypertrophie liegen im Dunkeln und eine befriedigende Erklärung gibt es bis heute nicht trotz vieler Theorien.

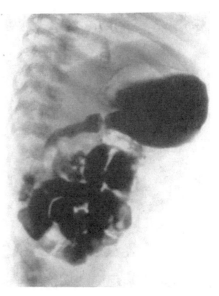

Abb. 3. Normaler Magenausgang 15 Min. p. c.
(Kieler Univ.-Kinderklinik.) (K)

Das Erbrechen führt zum Gewichtsverlust bis zur schlimmsten Atrophie und selbstverständlich auch zur Austrocknung, zur Exsikkose. Der Hungerzustand macht eine Scheinverstopfung mit seltenen dunkelgrünbraunen substanzarmen Stühlen. Die Harnmengen sind klein, die Entleerungen selten. Wie bei anderen Zuständen heftigen Erbrechens findet man in vielen Fällen Hämatinbeimengungen im Mageninhalt. Durch das Erbrechen erleiden die Kinder starke Chlor- und Säureverluste, gesteigert durch die bisweilen deutliche Hypersekretion von Magensaft. Obwohl also das Reservealkali im Serum beträchtlich erhöht ist, kommt es nicht zu einer Tetanie, dagegen in schweren Fällen bisweilen zu einem hypochlorämischen komatösen Zustand.

Der dilatierte Magen ist nach rechts ausgedehnt und die große Kurvatur kann bis unter Nabelhöhe herabreichen; der Magen liegt sackförmig quer im Oberbauch. Der Unterbauch ist leer und sogar eingesunken, der mittlere Oberbauch dagegen vorgewölbt und man bemerkt als diagnostisch wichtigstes Zeichen durch die Bauchdecken hindurch *eine verstärkte peristaltische Tätigkeit des Magens*, desto deutlicher, je magerer das Kind ist. Im linken Epigastrium sieht man eine halbkugelige Vorwölbung entstehen, die langsam zurückgeht, während rechts unterhalb von ihr eine neue solche Vorwölbung sich ausbildet und nach deren Rückgang eine dritte, die schon über der Antrumgegend liegt. Man hat den Anblick dieser Magenperistaltik treffend geschildert: es sei, wie wenn ein Ball von links oben im Epigastrium nach rechts unten immer von neuem unter den Bauchdecken durchgeschoben werde. Zur Beobachtung der Magenperistaltik muß das Kind ruhig sein und darf nicht schreien. Am besten erreicht man diese Ruhe, wenn man das Kind aus der Flasche trinken läßt, zumal offenbar der Saugakt die Peristaltik anregt.

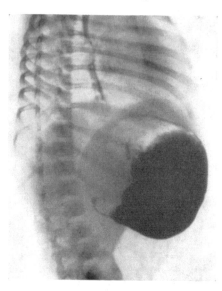

Abb. 4. Pyloruskanal. Pylorusstenose. Pyloruskanal verlängert. 15 Min. p. c. ist noch kein Kontrastbrei ins Duodenum gelangt. (Kieler Univ.-Kinderklinik.) (K)

Wenn man will, kann man, ohne daß es zur Diagnosenstellung notwendig wäre, einen Bariumbrei verfüttern und die Magenform und -bewegung *röntgenologisch* verfolgen: man sieht lebhafte peristaltische Wellen von großer Amplitude, der Magen erscheint oft in mehrere Abschnitte geteilt, dann folgen wieder Ruhepausen. Der präpylorische Abschnitt ist erweitert und bildet eine Art von Becken. Der Pyloruskanal ist verlängert und stark verschmälert, faden- und gelegentlich wellenförmig, wie es die beigegebene Frontalaufnahme veranschaulicht; die Magenentleerung ist so verzögert, daß nach 4 Stunden noch erhebliche Mengen den Pylorus nicht passiert haben.

Bei abgemagerten Kindern kann man als weiteres diagnostisches Hilfsmittel bisweilen den *Pylorustumor* als olivengroße Geschwulst dicht unter dem Leberrande oder tiefer unten *fühlen*, einmal hart und deutlich, das andere Mal weicher und undeutlich. Aber niemals darf man die Diagnose von dem positiven Palpationsbefund abhängig machen! Wohlbekannt ist der verdrießliche Gesichtsausdruck, besonders das Stirnrunzeln des Pylorospastikers; weniger beachtet ist das periodenhafte Auftreten einer leichten Protrusio der Augen, ein glotzender, starrer Blick. Die Atmung zeigt Abwegigkeiten in Gestalt von Gruppenbildung der Atemzüge und von gelegentlichem Seufzen. Die Exsiccose kann kurz dauernde Fieberzacken hervorrufen, namentlich bei eiweißreicher Nahrung. Übersteigerungen des Erbrechens bis zu fortwährendem Würgen sind cerebrale Exsiccosefolgen, die nach parenteraler Flüssigkeitszufuhr aufhören.

Die *Behandlung* der spastischen hypertrophischen Pylorusstenose geht klare, sichere Wege. Man versucht zuerst immer, konservativ zum Ziele zu kommen: das Kind wird nicht mehr angelegt, sondern erhält seine Muttermilch abgezogen in vermehrten kleinen Mahlzeiten, aber nicht mehr als 7—8 je Tag und nicht über 150 cm³ je Kilogramm und Tag. Steht Muttermilch nicht oder in ungenügender Menge zur Verfügung, sind konzentrierte Nahrungen, wie Säurevollmilch oder Buttermilcheinbrenne geeignet. Zur Beseitigung der Exsiccose gibt man 5% Traubenzuckerlösung, zu gleichen Teilen mit Ringerlösung, um die Chlorverluste auszugleichen, am besten als rectalen Tropfeinlauf je nach Bedarf 100—200 cm³. Sobald durch Dickdarmreizung, die beim Tropfeinlauf weniger leicht eintritt als bei größeren einzelnen Verweilklysmen, die Flüssigkeit nicht mehr gehalten wird, deckt man den Wasserbedarf durch Infusionen. Von zweifelhaftem Nutzen ist die Vorfütterung von aus Frauenmilch gekochtem Brei oder die ausschließliche Breifütterung.

Der Pylorospastiker braucht Ruhe; er gehört in ein stilles Zimmer, möglichst in ein Einzelzimmer. Zur Lösung des Spasmus gibt man besser als Atropin, das in der notwendigen Do-sis das Durstfieber begünstigt und steigert und unerwünschte Intoxikationserscheinungen machen kann, das ungiftige Eumydrin, 0,02 zu 10,0 Spirit. dilut., bis zu 6 Tropfen 5mal täglich $^1/_2$ Stunde vor der Mahlzeit. Auch das Belladenal, eine Kombination von Belladonna und Luminal bzw. Luminal als Zugabe zu Eumydrin oder Atropin hat sich uns gut bewährt, weil die Alkaloidgabe wegen des Zusatzes des Schlafmittels niedriger gehalten werden kann, 1—1$^1/_2$ Tabletten auf 5 Gaben über den Tag verteilt, jeweils $^1/_2$ Stunde vor der Mahlzeit.

Aber mit der konservativen Behandlung darf keine kostbare Zeit verloren werden und das Kind darf dabei nicht weiter herunterkommen! Wenn sie nicht innerhalb von 5 Tagen zu einer beginnenden Gewichtszunahme führt, ist die Operation nach WEBER-RAMSTEDT absolut indiziert.

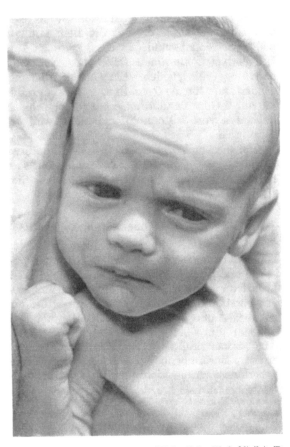

Abb. 5. Facies bei Pylorusstenose. (Kieler Univ.-Kinderklinik.) (P)

Eine Narkose kann sich erübrigen durch vorherige Gabe von 0,08 g Luminal intramuskulär, die den Eingriff in Lokalanästhesie ermöglicht.

Aus einem Längsschnitt oberhalb des Nabels wird der Pylorus vorsichtig hervorgezogen, die Serosa scharf, die Muscularis stumpf durchtrennt bis auf die Submucosa. Jede Muskelfaser muß bis auf den kleinsten Rest vollständig durchtrennt sein, sonst bleibt der Erfolg aus. Die Submucosa muß in den klaffenden Wundspalt in seiner ganzen Länge prolabieren. Dann wird ohne Naht der visceralen Serosa die Wunde geschlossen. Die Gefahren der nur 10—15 Min. dauernden Operation sind leicht zu vermeiden: Anschneiden eines größeren Gefäßes und Eröffnung des Kanal- oder Duodenumlumens. Vor dem Eingriff müssen der Magen gespült und eine Infusion gemacht werden.

Notfalls schon 2, im allgemeinen 4 Stunden nach der Operation kann man wieder Frauenmilch geben, zuerst 10 cm³, dann von Mahlzeit zu Mahlzeit mehr, so daß 300 cm³ in 24 Stunden erreicht werden. Am nächsten Tage geht man auf 400 cm³, am übernächsten auf die Sollmenge von $^1/_5$ Körpergewicht und steigert nach dem Bedarf weiter. Bei künstlicher Ernährung muß mit Vorsicht gesteigert werden, da durch den vorausgegangenen Hungerzustand die Toleranz herabgesetzt ist. Der Flüssigkeitsbedarf wird in den ersten Tagen durch rectalen Tropfeinlauf oder durch Infusionen ergänzt. Das Erbrechen hört entweder endgültig mit der Operation auf oder es mag in geringerem Grade noch einige Tage fortbestehen, bis es ganz verschwindet. Die Pylorusfunktion der so Operierten ist im späteren Leben durchaus normal.

Die Operation hat vor der zu lange fortgesetzten konservativen Behandlung zwei unschätzbare Vorteile: die Behandlungsdauer beträgt so viele Wochen wie sonst Monate und das Kind ist nach kürzester Zeit über die gefährliche Hungerdystrophie hinaus. Die ganze mühselige Pflege der konservativen Behandlung erübrigt sich. Ein elender Allgemeinzustand ist kein Grund gegen, sondern nur für die Operation, sogar eine Indikation zum sofortigen Eingreifen, die nur 2 Gegenindikationen hat: einen schlechten Chirurgen und ein Alter der Patienten von 3 Monaten und mehr, weil dann die Spontanheilung vor der Türe steht.

Bei diesem Vorgehen bleiben der konservativen Behandlung rund $^1/_3$, der chirurgischen $^2/_3$ der Fälle; Todesfälle sind so selten, daß man den Eltern eine zuversichtliche gute Prognose stellen kann; die Sterblichkeit beträgt im Durchschnitt 7%, an vielen Kliniken weniger.

8. Verdauungsstörungen jenseits des Säuglingsalters.

Daß eine *Überfüllung des Magens* an Festtagen mit fetten Speisen im Familienkreise oder bei Geburtstagsfeiern mit großen Mengen von Kuchen, Schlagsahne und Süßigkeiten zu Beschwerden, Übelkeit und Erbrechen führen kann, bedarf um so weniger einer eingehenden Erwähnung, als die Behandlung von der verständigen Mutter schon von selbst auf die richtige Bahn geleitet zu zu werden pflegt: sie läßt das Kind einen Tag lang fasten, indem sie ihm nur Schleim gibt, bis mit dem Wohlbefinden die gesunde Eßlust wiederkehrt. Aber immer muß der Arzt, wenn er in solchen Fällen zu Rate gezogen wird, ernstere Zusammenhänge wie cerebrales Erbrechen, Meningitis, besonders die tuberkulöse, Appendicitis und alle die anderen Möglichkeiten ausschließen.

Alljährlich liest man im Sommer, wenn das Obst heranreift, in den Zeitungen von schweren Erkrankungen und sogar von Todesfällen nach reichlichem Genuß z. B. von Kirschen, wenn bald danach viel Wasser getrunken worden ist. Sicher ist zumeist das im Übermaß genossene Obst, zumal wenn es unreif oder angefault war, für sich allein an den Folgen schuld. Es steht aber außer Zweifel, daß durch reichliches Wassertrinken das den Magen und oberen Darm füllende Obst aufquellen und dadurch schwere Krankheitserscheinungen machen kann. Die alte Volksregel „nach Kirschen soll man kein Wasser trinken" hat also einen richtigen Kern.

9. Motorische Störungen am Magen.

Bei der Besprechung der Appetitlosigkeit des Kindes haben wir darauf hingewiesen, daß in besonders hartnäckigen Fällen eine Motilitätsstörung des Magens bestehen kann, am häufigsten eine *Hypo- oder Atonie*. Auf dem Röntgenbilde nach Kontrastfüllung ist der Magen im unteren Teile schlaff erweitert und daher im ganzen birnenförmig, die Entleerung ist verlangsamt. Manchmal findet sich eine Gastroptose mit Senkung der großen Kurvatur bis in das kleine Becken. Die Kinder sind appetitlos, in ihrer körperlichen Entwicklung zurück, leiden an Aufstoßen, Flatulenz, sind blaß und muskelschlaff, können einen erniedrigten Blutdruck aufweisen, und bei der Untersuchung findet man Plätschergeräusche in der aufgetriebenen Magengegend. Die Behandlung besteht in der Darreichung von täglich 3, höchstens 4 gehaltvollen nicht voluminösen Mahlzeiten in Breiform, gelegentlichen Magenspülungen mit Karlsbader Mühlbrunnen und zur allgemeinen Kräftigung leichte Gymnastik und Höhensonne. Medikamentös lohnt sich ebenso wie bei der Magenatonie des Säuglings mit habituellem Erbrechen ein Versuch mit Strychnin oder Prostigmin. Solche

Magenatonien schließen sich nicht selten für eine kurze Dauer an fieberhafte Erkrankungen an.

Seltener als die Hypotonie ist die *Hypertonie* des Magens. Die klinischen Beschwerden und Erscheinungen sind ähnlich, nur treten Leibschmerzen dazu, aber röntgenologisch stellt man eine übermäßige Peristaltik fest, so daß der Magen schon nach $2—2^{1}/_{2}$ Stunden entleert ist und entsprechend kann die Dünndarmpassage beschleunigt sein. Wie zu der Magenatonie die Hypoacidität gehört, so zu der Hypertonie die Hyperacidität. Auch Colica mucosa und Rectumprolaps können mit der Hypertonie vergesellschaftet sein. Die Behandlung besteht in der Verabreichung von Eumydrin, Eupacozäpfchen oder Belladenal, unterstützt durch strenge Regelmäßigkeit der Mahlzeiten und körperliche Übungen.

10. Sekretionsstörungen des Magens

haben im Kindesalter eine geringe Bedeutung. Will man z. B. bei hartnäckiger Appetitlosigkeit mit und ohne Magenatonie bzw. -hypertonie oder bei Cöliakie nach ihnen fahnden, bedient man sich derselben Methoden wie beim Erwachsenen, also der üblichen Titration nach EWALDschem Probefrühstück oder besser nach Coffeintrunk mit Zusatz von Methylenblau bei liegender Sonde mit fraktionierter Aushebung. Wichtig ist zu wissen, daß die Werte für freie und gebundene Salzsäure im Kindesalter um rund ein Drittel tiefer liegen als beim Erwachsenen.

11. Dyspepsie jenseits des Säuglingsalters.

Durchfälle bei Klein- und Schulkindern sind ein alltägliches Ereignis, sie sind aber im Gegensatz zur Dyspepsie des Säuglings bei richtiger Behandlung harmlos und schnell zu beheben; Exsikkationszustände freilich kommen im Spielalter noch vor und dürfen nicht vernachlässigt werden, weil die Durstempfindlichkeit in dieser Lebensstufe noch viel größer ist als später, aber auch sie sind leicht zu überwinden. Intoxikationszustände gibt es gelegentlich noch im 2. Lebensjahre, dann verschwinden sie.

Die *Ursachen der Dyspepsie* sind in und nach dem Säuglingsalter grundsätzlich dieselben, also alimentär durch Überfütterung, besonders mit zuviel Fett oder Obst, zumal von unreifem, und durch Infekte, unter denen die Grippe an erster Stelle steht, so daß man geradezu von Darmgrippe gesprochen hat. Die enteralen Infektionen, also Typhus, Paratyphus und Ruhr werden in dem Abschnitt über Infektionskrankheiten abgehandelt.

Die *Therapie* ist ebenso einfach wie dankbar; die frühere Behandlung mit Schleimen und Kohlenhydraten ist veraltet und durch bessere neue Methoden ersetzt worden. Die ältere von ihnen besteht darin, daß man nach $^{1}/_{2}—1$ Tee- oder Haferschleimtag Wasserkakao, am besten Eichelkakao, mit 2% Plasmon oder Larosan (Caseinpräparate) und 5% Nähr- oder Traubenzucker gibt und schon an diesem oder am nächsten Tage die Kost ergänzt durch Röstbrot mit Quark und alsbald mageres püriertes Fleisch, geschabten Schinken oder gekochten Fisch und Kartoffelbrei oder Wasserreis hinzufügt. Schon nach wenigen Tagen erlaubt man einen Nachtisch in Gestalt eines Mondaminpuddings aus Buttermilch mit Heidelbeersaft. Sobald sich die Stühle gebessert haben, fügt man dem Kakao zur Hälfte Milch bei, fängt dann mit durchpassiertem Gemüse an und alsbald auch mit Bananen oder rohen Äpfeln in Breiform und geht so schrittweise auf die Normalkost über.

Noch einfacher und schneller zum Ziele führend ist die Apfeldiät. Man gibt sogleich oder vorsichtiger nach $^{1}/_{2}—1$ Teetag als einzige Nahrung 2 Tage lang täglich je nach Eßlust $^{1}/_{2}—1^{1}/_{2}$ kg reife, rohe, mit der Schale auf einer Glasreibe geriebene Äpfel (Wirtschaftsäpfel sind geeigneter als Tafelobst) und geht nach einigen Tagen einer milch- und gemüsefreien Übergangskost aus Röstbrot, Quark, der sich gut mit Apfel vermengen läßt, magerem püriertem Fleisch,

am besten Leber, geschabtem Schinken, Kartoffelbrei oder Wasserreis auf die
Normalkost über. Zu Mangelzeiten kann man sich auch mit pürierten gekochten
Karotten und mit einem Brei zu gleichen Teilen aus rohen geriebenen und gekochten Kartoffeln behelfen. Praktischer als der frische Rohapfel ist, weil es
in immer gleicher Qualität zu jeder Jahreszeit zu haben ist, das Apfeltrocken-
pulver Aplona bzw. Malostip oder ähnliches in 4—8%iger Aufschwemmung
in Wasser oder Schleim oder auch das in gleicher Weise zu verwendende Santuron (Turon-Gesellschaft Frankfurt a. M.), und noch geeigneter als der Apfel
sehen manche wegen ihres größeren Calorien- und höheren Mineralgehaltes die
Banane an: nach 6—12stündiger Teepause erhalten die Kinder in 5 Mahlzeiten
je nach Alter und Eßlust 3—4 Tage lang täglich 5—8 Bananen und mehr und
gegen den Durst Tee, dann 2—3 Tage lang Bananen zu gleichen Gewichts-
teilen mit citronensaurer Vollmilch geschlagen und danach sofort wieder Normalkost.

Die Wirkung des Rohapfels, des Aplonapulvers und der Banane beruht in
der kolloiddispersen Beschaffenheit des Nahrungsmittels selbst, in ihrem Gehalt
an Fruchtsäuren, Gerbstoffen und Pektin in Verbindung mit den Zellfasern
(reines Pektin hat nicht die gute Heilwirkung), in der großen Adsorptionsfähig-
keit und in der Quellbarkeit durch den vermehrten Saftfluß aus der Darmwand.

Medikamente erübrigen sich zumeist, auch ein Abführmittel zu Anfang ist
überflüssig; man kann sich der Tierkohle oder Tanninpräparate bedienen, vom
Opium ist abzusehen.

Etwas schwieriger gelagert sind

12. die chronisch rezidivierenden Durchfälle des Kleinkindes,

bei denen Perioden von Durchfällen und Verstopfung einander ablösen können.
Sie entstehen durch eine unzweckmäßige Heildiät oder durch zu schnellen
Übergang auf Normalkost. Die Therapie ist grundsätzlich dieselbe wie die
der akuten Dyspepsie, nur muß man längere Zeit bei der eiweißreichen milch-
armen Schonkost bleiben. Ein Unterangebot von Eiweiß und Vitaminen ist
unbedingt zu vermeiden.

Schließlich sind zu erwähnen die *rezidivierenden Durchfälle neuropathischer
Kinder*, bedingt durch eine konstitutionelle Übererregbarkeit des Darmnerven-
systems. Zur Heilung dieser Fälle bleibt man nach der Schondiät auf einer
leichten schlackenarmen Kost und vermeidet lange Zeit hindurch solche Speisen,
die sich als individuell durchfallerzeugend aus der Erfahrung erwiesen haben.
Wie bei anderen neurotisch bedingten Zuständen ist auch hier ein Milieuwechsel
in Betracht zu ziehen oder wenigstens sollen dem Kinde gegenüber die Mahlzeiten nicht besonders beachtet und es darf nicht über seine Entleerungen
gesprochen werden. Sehr zu empfehlen als mildes Opiat ist das Paracodin
1—2mal täglich 0,01.

13. Die Cöliakie (Herter-Heubnersche Krankheit, intestinaler Infantilismus).

Die Besprechung der rezidivierenden Durchfälle leitet über zu einem Krankheitsbilde, das, obwohl der endemischen Sprue wesensverwandt, doch eine Besonderheit des Kindesalters darstellt, weil es sich aus den chronischen oder
häufig rückfälligen Durchfallsstörungen des späteren Säuglingsalters im 2. Lebensjahr entwickelt und während des ganzen Kleinkindesalters beobachtet
wird. Im Schulalter ist es, abgesehen von ganz seltenen Ausnahmen, nicht mehr
anzutreffen und die Fortdauer in das Alter der Jugendlichen ist eine außerordentliche Seltenheit.

Die Kranken mit Cöliakie bieten einen charakteristischen Anblick: besonders im Stehen imponiert der große aufgetriebene Bauch, zu dem die mageren Gliedmaßen in einem sonderbaren Kontraste stehen; der Gesichtsausdruck ist nie entspannt und kindlich heiter aufgeschlossen, sondern merkwürdig altklug, gereizt oder mißlaunig. Funktionell ist das beherrschende Symptom eine Labilität der Verdauungsleistungen, die krisenartig zu Durchfallsperioden führt, auf die vorübergehende Zeiten mit normalen Entleerungen, sogar mit Verstopfung folgen, bis ohne ersichtliche Ursache eine neue Krise hereinbricht. Die durchfälligen Stühle haben ein eigentümliches Gepräge: sie sind nicht spritzend wäßrig, sondern bestehen aus grauen oder lehmfarbenen, oft weißlich glänzenden, zerfahrenen oder locker gebundenen, an aufgehenden Teig erinnernden, sehr voluminösen, entweder faulig oder stechend nach Fettsäuren riechenden Massen. Die Mengen des Kotes übertreffen auch in guten Zeiten weitaus die in der betreffenden Altersstufe gewohnten. In Durchfallsperioden sieht man Einzelentleerungen von mehreren 100 bis zu 1000 g! Diese Stuhlmassen, die die aufgenommenen Nahrungsmengen überwiegen, bedingen rapide Gewichtsstürze, vermehrt durch den Verlust von locker gebundenem Gewebswasser. Das große Volumen der Stühle beruht auf ihrem hohen Wassergehalte, auf einer schlechten Ausnutzung des Nahrungsfettes, einem hohen Gehalte an nicht resorbierten Stickstoffsubstanzen, Kohlenhydraten und Mineralien. In der Regel ist die Fettspaltung nicht gestört, zu Zeiten aber deutlich herabgesetzt. Die Perkussion des großen Bauches in Rückenlage ergibt eine Tympanie der vorderen und oberen Teile und eine

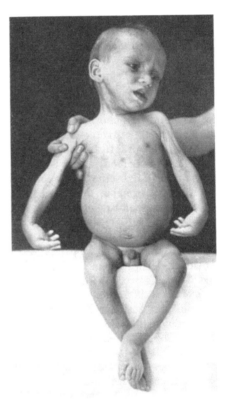

Abb. 6. Cöliakie (Gesichtsausdruck, Abmagerung, meteoristischer Bauch, manifeste Tetanie). (Univ.-Kinderklinik Gießen.)

Dämpfung der seitlichen und unteren Partien, mit Abhängigkeit der Dämpfungsfigur von der Körperlage. Dieser Befund läßt zusammen mit einer scheinbaren Fluktuation an Ascites denken; es besteht keine Flüssigkeitsansammlung in der freien Bauchhöhle, sondern die Darmschlingen sind durch ein Übermaß von flüssigem Inhalte und von Gas erweitert und erzeugen zusammen mit der Schlaffheit der Bauchdecken das Bild eines Pseudoascites.

Die Prüfung der Einzelfunktionen des Verdauungsapparates ergibt im Magen eine verminderte Salzsäurebildung und Achylie. Die Duodenalfermente verhalten sich in guten Zeiten normal. Die Passage durch Magen, Dünndarm und oberen Dickdarm ist in manchen Fällen beschleunigt, in anderen sieht man zwar eine beschleunigte, aber unvollständige und zum Teil erfolglose Peristaltik, so daß man das Kontrastmittel gleichzeitig in Magen und Dickdarm vorfinden kann.

Den rapiden Gewichtsstürzen können „unmotivierte" Gewichtsanstiege folgen, die der Kundige nicht als „soliden Ansatz", sondern als bloße Wasserspeicherung zu deuten weiß. So wird die Gewichtskurve in einem Maße unruhig und schwankend, wie es sonst kaum vorkommt; es besteht ein hoher Grad von „Hydrolabilität".

Die Kinder sind ausnahmslos in ihrem seelischen Verhalten abnorm. Ihre Empfindlichkeit, Reizbarkeit, Launenhaftigkeit oder ihr Eigensinn machen es schwer, sie zufriedenzustellen. Besonders in den Durchfallsperioden sind sie apathisch, matt und verdrießlich. Bald sind sie heißhungrig, bald hartnäckig appetitlos; manchmal zeigen sie eine Eßlust für ungenießbare Dinge, wie Mörtel, Sand, Kohle u. dgl.

Mit der Dauer dieser langwierigen Erkrankung leidet der Gesamtzustand mehr und mehr; es entwickelt sich eine Dystrophie, auch das Längenwachstum bleibt zurück, so daß die Kinder viel kleiner sind als ihre Altersgenossen, daher die Bezeichnung „intestinaler Infantilismus". Mit der Dystrophie verstärkt sich die Neigung zu abnormer Wassereinlagerung bis zur Bildung von Ödemen wie bei andersartigen Hungerzuständen. Die Cöliakiekranken haben eine mehr oder weniger ausgeprägte hypochrome Anämie. Die Zahl der Blutkörperchen kann vermehrt erscheinen, wenn Gewichtsstürze zur Bluteindickung geführt haben. Das Skelet zeigt eine Osteoporose bis zu Spontanfrakturen oder rachitische Veränderungen neben den Zeichen einer Verzögerung des Wachstums in Gestalt eines verspäteten Erscheinens der Handwurzelkerne. Die Muskulatur ist dürftig und schlaff.

Bei Cöliakie kann eine latente und eine manifeste Tetanie auftreten; die Krämpfe äußern sich in persistierenden Karpopedalspasmen, niemals in Konvulsionen. Die Spasmen entwickeln sich in den Perioden des Gewichtsanstieges und der Wasserretention, nicht in denen der Gewichtsstürze.

Die Cöliakiekranken sind ziemlich resistenzlos gegen bakterielle Angriffe, so daß die unmittelbare Todesursache eine Infektion, meist eine Pneumonie ist.

Ätiologisch kommt endogenen Faktoren die größte Bedeutung zu; die konstitutionelle Disposition ist durch familiäres Auftreten erwiesen. Dazu treten exogene Momente, wie falsche oder ungenügende Behandlung akuter Dyspepsien, besonders mit einseitiger Mehldiät. Pathogenetisch stehen Störungen der Darmresorption und -sekretion im Sinne einer vermehrten Absonderung von Darmsaft im Vordergrunde. Die Resorptionsstörung macht sekundär eine Polyavitaminose und einen Hungerzustand ebenso wie eine hypochrome Anämie. (s. auch das Kapitel „Avitaminosen" S. 508 und 527 und das Kapitel „Blutkrankheiten" S. 589). Die Motilitätsstörung des Darmes führt zur Stauung des Chymus im Dünndarm, die durch Änderung der Kost nicht mehr zu beheben ist und zur Invasion des Dünndarmes mit Colibacillen. Die der Cöliakie eigentümliche Acidose entsteht durch Säuren, die sich im Darm durch die bakterielle Zersetzung besonders der Kohlenhydrate bilden, weiter durch intermediäre Oxydationen und schließlich durch mit der Nahrung zugeführte Säuren. Die Acidose bewirkt durch Demineralisation eine Hypophosphatämie und dadurch die Osteoporose und die Störung des Längenwachstums. Die Muskelhypotonie ist die Folge einer mangelnden Lactacidogenbildung.

Weitere zum Teil aus diesen Vorstellungen erklärbare Symptome der Cöliakie sind gelegentlich beobachtete Hautpigmentierungen, eine flache und niedrige Blutzuckerkurve nach Glucosebelastung, eine Hypocalcämie und eine Hypocholesterinämie.

Die *Prognose* der schweren Fälle von Cöliakie ist unsicher; die Hauptgefahr liegt in der Resistenzlosigkeit gegen Infekte. Die intellektuelle Entwicklung ist nicht gefährdet, wohl aber hinterläßt die abwegige psychische Verfassung des öfteren Folgen dergestalt, daß die Kinder altkluge Neuropathen bleiben, die auch im späteren Leben um Nahrungsaufnahme und Stuhlentleerung übermäßig besorgt sind bzw. wirklich gegen gewisse Speisen besonders empfindlich bleiben. Der Rückstand des Längenwachstums gleicht sich nicht immer aus und wahrscheinlich neigen diese Menschen in hohem Grade zu Zahncaries.

Das Ziel der *Therapie* ist zunächst die Bekämpfung der bakteriellen Dünndarmbesiedlung durch eine Diät aus Sauermilch, Obst, Gemüse, Eiweiß und notfalls auch Frauenmilch, im Anfang entfettete. In schweren Fällen macht man zunächst Bluttransfusionen und beginnt mit einigen Bananen- bzw. Apfeltagen. Nach ein paar Tagen wird Sauermilch, am besten als Buttermilch in vorsichtigen Mengen zugelegt und allmählich Fett als Eiweißmilch oder citronensaure Vollmilch. Als erstes Fleisch verabreicht man pürierte Kalbsleber und dann, alles zuerst in kleinen Mengen, Kartoffelbrei, Tomatenpüree und Fruchtsäfte. Das Hungergefühl wird durch Bananen bzw. Äpfel gestillt, die nach Belieben genossen werden dürfen. Bananen sind Äpfeln unstreitig überlegen[1]. Der Übergang zu gemischter Normalkost hat sehr sorgsam zu geschehen, nachdem die Stühle durch längere Zeit normal und der Gewichtsansatz regelmäßig und nicht mehr schwankend gewesen sind.

Bei Fällen, die dieser Behandlung trotzen, auch wenn statt Buttermilch Frauenmilch gegeben wird, ist ein Versuch mit Nebennierenrindenhormon, Vitamin C und auch Campolon anzuraten, ausgehend von der Theorie, daß die eigentliche Ursache der Cöliakie eine Unterfunktion der Nebennierenrinde sei mit einem Fehlen der Phosphorylierungsvorgänge in den Darmepithelien. Auf ähnlichen Voraussetzungen fußend hat man auch das Vitamin B_2 (Lactoflavin) versucht und das gegen die Pellagra (s. dort) bewährte Vitamin P.-P in Form des Nicotinsäureamids; die Anwendung ist experimentell begründet. Auch eine 4—5tägige Behandlung mit Globucid ist empfohlen worden.

Die *Differentialdiagnose* der Cöliakie hat sich besonders mit der *Abdominaltuberkulose* (s. dort) auseinanderzusetzen; den ersten Hinweis gibt die Tuberkulinreaktion. Gegen Verwechslungen mit *Pankreasinsuffizienz* (s. dort) schützt die Bestimmung der Duodenalfermente.

14. Chronische Stuhlverstopfung.

Über die echte oder scheinbare Obstipation des Säuglings bzw. bei Unterernährung an der Brust oder bei Milchnährschaden ist in den betreffenden Abschnitten gesprochen worden. Die Stuhlverhaltung jenseits des Säuglingsalters muß in jedem Falle zunächst auf organische Ursachen durch äußere Betrachtung und rectale Palpation untersucht werden. In Betracht kommen schmerzhafte Rhagaden des Anus, die auch nach ihrer Heilung in Erinnerung an die früheren Schmerzen zu Stuhlverhaltung und dadurch zu schmerzhafter Defäkation führen können, spastische oder narbige Stenosen des Afters, Fremdkörper im Mastdarm oder Strang- bzw. Narbeneinschnürungen des Darmes, z. B. nach Peritonitis, Appendektomie oder bei Abdominaltuberkulose, auf die eine verstärkte sichtbare Peristaltik hinweisen würde. Tumoren des Bauches können den Darm verlagern und komprimieren, und man darf nicht vergessen, daß zu den uncharakteristischen Anfangssymptomen der tuberkulösen Meningitis neben dem cerebralen Erbrechen auch die Verstopfung gehört. In den meisten Fällen liegt allerdings die Ursache in einer fehlerhaften Ernährung

---

[1] Frischen Bananen gleichwertig sind getrocknete, z.B. Kanana Banana Flakes (Kannengießer & Co., New York).

mit zuviel Milch, Butter, Eiern, Käse, Weißbrot und einem Mangel an schlacken-
bildenden Nahrungsmitteln. Hier ist die Diät zu regulieren: höchstens $1/4$ Liter
Milch, wenig Fleisch, Ei und Käse, dafür viel Obst und Gemüse, derbes Schwarzbrot mit wenig Butter und dafür reichlich Honig oder Marmelade. Nützlich
ist es oft, morgens nüchtern einen Teller voll getrockneter Pflaumen und Feigen
roh und kalt essen zu lassen, die über Nacht in Wasser eingeweicht worden
sind. Vorzügliche diätetische Abführmittel sind Milchzucker und Malzextrakt
in genügend großen Gaben von mehreren Eßlöffeln täglich, je nach dem Alter
des Kindes.

Recht häufig aber ist die Obstipation psychisch bedingt; man begegnet ihr
mit Vorliebe in dem ängstlich übersorgten Milieu der Einzelkinder, Nachkömm-
linge und verzärtelten Sorgenkinder, wo sie nicht selten der nervösen Appetitlosigkeit entspringt, die durch ungenügende Darmfüllung und Sekretions-
anregung eine sog. ,,Leerlaufobstipation'' hat entstehen lassen. Eine übermäßige Besorgtheit der Eltern um den regelmäßigen Stuhlgang des Kindes hat
bisweilen zu einem ständigen unnötigen Gebrauch von Abführmitteln und,
noch schlimmer, von Klistieren und Zäpfchen geführt. Dann sind die Defä-
kationsreflexe so zerstört, daß sie durch geeignete Maßnahmen neu gebildet
werden müssen. Dazu dient neben der beschriebenen Diät die Gewöhnung an
eine feste Stunde der Stuhlentleerung, am besten nach der Hauptmahlzeit
oder auch morgens nach dem Aufstehen. Zunächst wird man einige Male zu
dieser Zeit einen kleinen Einlauf geben, um ihn dann für ein paar Tage durch
Kakaobutterzäpfchen zu ersetzen, bis der Reflex und die Gewohnheit sich
wieder eingespielt haben. Nützlich sind neben der Diät zu vorübergehendem
Gebrauch Gleitmittel, wie reines Paraffin liquid., oder die wohlschmeckenden
Zubereitungen (Mitilax, Cristilax, Nujol, Parafluid) und agarhaltige Präparate,
wie Normacolspezial oder Agarol in einer auszuprobierenden Dosierung von
einem bis mehreren Kaffeelöffeln. Ebenso wie bei der nervösen Anorexie macht
auch die nervöse habituelle Obstipation in manchen Fällen einen Milieuwechsel
in die Klinik oder ein gut geleitetes Kinderheim für mehrere Wochen notwendig.

Eine *spastische Obstipation*, an den schafkotartigen oder bleistiftförmigen
Entleerungen leicht erkennbar und oft mit spastischen Schmerzen verbunden.
erfordert die Anwendung von Eumydrin, Eupacozäpfchen oder Belladonnapräparaten. Schließlich kann die Beseitigung der nervösen Obstipation ebenso
wie die der nervösen Anorexie eine mehr pädagogische als rein ärztliche Aufgabe
sein in Fällen, wo die Verstopfung der Ausdruck einer Widerstandshaltung des
Kindes gegen die Erzieher geworden ist in Situationen, in denen ein Überangebot an Besorgtheit und Liebe einem Minimum an Festigkeit und Sicherheit
entspricht. Es liegt in solchen Fällen auf der Hand, daß ein längerer Milieuwechsel die Aufgabe des Arztes am leichtesten löst.

Über die Obstipation bei *Megacolon congenitum* = Hirschsprungsche
Krankheit wird dort gesprochen werden.

15. Incontinentia alvi.

In diesem Zusammenhang soll kurz auf die seltene Incontinentia alvi eingegangen werden, deren psychogene Natur überall da klar liegt, wo keine organischen Innervationsstörungen festzustellen sind. Sie ist wesensverwandt und
daher oft verbunden mit Enuresis und ebenso wie diese zu erklären und zu
beeinflussen. Die Heilung gelingt immer durch Gewöhnung an regelmäßigen
Stuhlgang und einfache suggestive Maßnahmen (am leichtesten mit Milieuwechsel), wenn die Kinder nicht schwachsinnig oder schwer psychopathisch sind.

Bisweilen verbirgt sich hinter einer scheinbaren Incontinentia alvi eine sog. paradoxe Obstipation: die Ampulle ist dauernd strotzend mit Kot gefüllt, den das Kind aus neurotischen Gründen nicht entleert, so daß fortwährend infolge des ständigen Stuhldranges kleine Mengen abgehen. Wenn man durch einen Einlauf den Darm gründlich entleert hat und dann die Obstipation auf die beschriebene Art und Weise beseitigt, verschwindet die Incontinentia alvi von selbst.

Entzündliche Erkrankungen des Darmkanals.

Die Gruppe Typhus, Paratyphus und Ruhr wird in dem Abschnitt „Infektionskrankheiten" abgehandelt.

16. Colitis ulcerosa.

Die *Colitis ulcerosa* ist im Kindesalter eine seltene Erkrankung, die sich stets aus einer akuten Colitis entwickelt. Die Wand des Dickdarmes ist entzündlich infiltriert, verdickt und starr, die Palpation ist schmerzhaft. Die Stühle ähneln den Ruhrstühlen von leichteren Fällen, Kolikanfälle und Tenesmen spielen eine geringere Rolle als bei der akuten Colitis. Es besteht eine ausgesprochene Labilität der Verdauung mit Neigung zu Durchfällen. Anämie, mehr oder minder ausgeprägte Dystrophie, trockene Haut und psychisches Verhalten erzeugen ein Bild, das in mancher Beziehung an Cöliakie erinnert. Im Laufe immer wiederkehrender Rückfälle können mit Gelenkschwellungen, geschwürigen Prozessen an der Haut und Mundschleim, Hautblutungen und Ödemen tödliche Ausgänge vorkommen. Bakteriologisch findet man keine Ruhrbacillen, sondern Enterokokken in großen Mengen, rektoskopisch kann man die Geschwüre sehen, und röntgenologisch fallen die Wandverdickung und das Fehlen von Haustrien auf. Die *Behandlung* besteht in einigen Apfel- oder Bananentagen, an die eine schlackenarme eiweißreiche Kost mit Buttermilch, Quark und hachiertem Fleisch angeschlossen wird. C-Vitamin ist reichlich zu geben, Bluttransfusionen werden empfohlen, Darmspülungen mit Schleim sind nützlich, und als äußerste Maßnahme hat man zur Entlastung des kranken Colons eine Ileostomie vorgenommen. Vorher muß eine Sulfonamidbehandlung mit Eubasin oder Resulfon versucht worden sein.

17. Unter Chronischer hämorrhagischer Proktitis

versteht man einen zwar schwer beeinflußbaren, aber gutartigeren Prozeß als die Colitis ulcerosa, gekennzeichnet durch den Abgang einiger Tropfen frischen Blutes bei oder nach der Stuhlentleerung, wie bei Rhagaden am After, Hämorrhoiden oder Dickdarmpolypen. Rektoskopisch erkennt man Ulcerationen der Mastdarmschleimhaut. Therapeutisch werden Spülungen oder Verweilklistiere mit 5%iger Targesinlösung empfohlen.

18. Die Periproktitis

ist eine Entzündung des lockeren Bindegewebes der Fossa ischiorectalis mit großer Neigung zu Abszeßbildung. Der stinkende Eiter enthält Colibacillen, manchmal auch Bac. faecalis alkaligenes, pyocyaneus, auch Streptokokken oder Paratyphuserreger, die vom Mastdarm aus eingewandert sind. Die Heilungsaussichten sind nach der Eröffnung des Abscesses gut, obwohl meist Kinder in geschwächtem Allgemeinzustande betroffen sind. Tuberkulöse Abscesse in der Umgebung des Anus kommen bei Kindern kaum vor.

19. Rhagaden oder Fissuren des Anus

sind recht häufig. Sie entstehen durch ungeschickte Säuberung des Afters, durch unvorsichtiges Hantieren mit dem Fieberthermometer, durch verhärtete große Kotballen und schließlich durch Kratzen bei Oxyuriasis und machen heftige Schmerzen bei der Stuhlentleerung, so daß die Kinder sich vor ihr fürchten und sekundär obstipiert werden. Dem Kote sind Tropfen oder Streifen frischen Blutes beigemengt. Durch Öl- oder Wassereinläufe wird der Mastdarminhalt erweicht und durch entsprechende Diät, auch durch milde Abführmittel oder orale Paraffingaben wird verhindert, daß eine neue Obstipation entsteht. Eine Viertelstunde vor dem Stuhlgange bestreicht man den Afterriß mit einer 10%igen Anästhesinsalbe, reinigt nach ihm den After schonend mit feuchter Watte und streicht eine Dermatolzinkpaste auf.

Obwohl sie nicht zu den Entzündungen gehören, seien an dieser Stelle, weil sie gleichfalls zum Abgang von frischem Blut führen, die Polyposis des Dickdarmes und die Hämorrhoiden besprochen.

20. Polypen des Dickdarmes

werden erkannt an dem Abgang von frischem hellroten Blut mit dem Stuhl. Bisweilen prolabiert ein Polyp durch das Pressen mit dem Stuhlgang und wird als rötliche Geschwulst sichtbar, die wieder zurücktritt oder zurückgeschoben werden kann. *Solitäre Polypen* sind harmlos und werden in Narkose abgetragen. Eine schwere Krankheit ist dagegen die eigentliche

21. Polyposis des Dickdarmes mit zahlreichen Neubildungen,

die so hoch hinaufreichen, daß sie dem Rektoskop und der chirurgischen Behandlung unzugänglich sind. Das Krankheitsbild ist durch Blutungen, zunehmende Anämie, Neigung zu Durchfällen und Schleimabgängen, Tenesmen und Koliken und die Entwicklung einer Dystrophie gekennzeichnet. Es ähnelt also sehr dem der Colitis ulcerosa, das Röntgenbild aber erlaubt die Unterscheidung dadurch, daß der Kontrastschatten eigentümliche fleckige Aussparungen erkennen läßt, die ein marmorartiges Bild erzeugen. Selbstverständlich kann, wenn die Polypen weit genug nach unten sitzen, schon die Rektoskopie die Lage klären. Eine wirksame Behandlung dieses üblen Zustandes gibt es nicht.

22. Hämorrhoiden

kommen als Varicen und Hämangiome schon im Kleinkindesalter vor. Immer muß daher der After besichtigt werden, wenn Angaben über Blutabgänge mit und ohne Stuhl gemacht werden. Hämorrhoiden imponieren als eine oder mehrere bläuliche Vorwölbungen von verschiedener Größe, über denen das Gewebe leichte Entzündungserscheinungen zeigen kann. Sie verursachen des öfteren erheblichen Juckreiz, der durch Kratzen die Veranlassung zu Rhagaden abgeben kann.

Die *Behandlung* hat eine etwaige Obstipation zu beheben und für eine sorgfältige Säuberung, am besten eine Waschung, nach der Defäkation zu sorgen; dann wird unter leichter Massage etwas Borvaseline aufgestrichen. Auch Anusolzäpfchen sind geeignet. Wenn sich die Hämorrhoiden bei diesem Vorgehen nicht zurückbilden, ist zu operieren.

Über den *Mastdarmprolaps* siehe den Abschnitt „Lageveränderungen".

Obwohl sie gleichfalls nicht entzündlicher Natur ist, sei kurz auf eine Dickdarmaffektion eingegangen, die

23. Colica mucosa oder Colitis membranacea.

Sie ist eine durch Nahrungsreize entstehende Sekretionsneurose des Darmkanals von akuter oder mehr chronischer Art. Es gehen Schleimmassen oder fibrinös-schleimige Fetzen und Membranen, manchmal röhrenförmige Ausgüsse des Darmrohres für sich allein oder mit dem Stuhl unter heftigen Leibschmerzen ab bei normaler Stuhlbeschaffenheit, Verstopfung oder selten durchfälligen Entleerungen. Betroffen sind sensible neuropathische und auch exsudative Kinder. Da in chronischen Fällen eine Eiweißallergie eine Rolle spielen dürfte, verordnet man eine mehr vegetabile Kost, in akuten Fällen auch eine Rohobstdiät. Gegen die durch Darmspasmen bedingten Schmerzen bewähren sich warme Umschläge, Eumydrin, Eupakozäpfchen oder Belladenal.

24. Appendicitis.

Über die Pathogenese und pathologische Anatomie der Appendicitis ist in den Lehrbüchern der pathologischen Anatomie und der Chirurgie nachzulesen. Aufgabe eines Lehrbuches der Kinderheilkunde ist vornehmlich die Schilderung der Diagnosenstellung, weil auf der einen Seite die Möglichkeit der Fehldiagnosen viel größer ist als beim Erwachsenen und andererseits die Gefahr der Verkennung einer Appendicitis desto größer ist, je jünger der Kranke ist: die Letalität ist beim Kinde um ein Vielfaches höher als später und ganz besonders hoch in den ersten 3 Lebensjahren wegen der Neigung zur Perforation, weil der Körper erst mit den Jahren die Fähigkeit der Gewebsreaktion zur schützenden Wallbildung sich erwirbt. Die Appendicitis ist eine *häufige* Kinderkrankheit; jeder 3. bis 4. Fall betrifft ein Kind. Sie kann als Seltenheit schon beim Säugling vorkommen und dann wird sie von Jahr zu Jahr häufiger, bis sie vom 5.—6. Lebensjahre an eine gleichbleibende Kurve erreicht. Das klinische Bild ist desto untypischer, je jünger das Kind ist.

Die klassischen Anfangssymptome sind ein *plötzlicher Beginn*, oft im Spiele oder auf dem Spaziergange mit *Leibschmerzen*, die keineswegs an der typischen Stelle des McBurneyschen Punktes empfunden zu werden brauchen, *Fieber*, selten höher als 39⁰ und, aber keineswegs ausnahmslos, *Übelkeit, Brechreiz oder Erbrechen*. Die Untersuchung beginnt mit der *Betrachtung* des Bauches, ob die rechte Seite sich an den Atembewegungen weniger beteiligt oder beim Schreien oder dem Sprechen des Wortes „Kitt" geschont wird, ob das rechte Bein in der Hüfte gebeugt gehalten wird, ob die Streckung schmerzhaft ist oder das Aufsetzen verweigert wird.

Die *Perkussion* kann eine Dämpfung im rechten Unterbauch ergeben: ist sie bei zarter Ausführung schmerzhaft, ist eine Appendicitis wahrscheinlich. Eine *Abschwächung der rechten Bauchdeckenreflexe* spricht in demselben Sinne. Bei der *Palpation* frage man das Kind nicht, ob es weh tut, sondern beobachte den Gesichtsausdruck und achte auf eine eventuelle Pupillenerweiterung durch den Schmerz. Die Palpation beginnt immer auf der linken Seite und geht behutsam auf die rechte über, um eine Muskelspannung in der verdächtigen Gegend festzustellen. Auch dieser Druckschmerz braucht nicht am McBurneyschen Punkte zu sitzen; die Appendix kann nach oben bis unter die Leber oder nach unten ins kleine Becken oder nach hinten gelagert sein, so daß die Druckempfindlichkeit rechts oben, tief rechts unten oder an der hinteren Bauchwand gefunden wird. Immer wird vergleichend rechts und links palpiert, ein Nachlaßschmerz ist von Bedeutung, sein Fehlen besagt nichts. An die Palpation des Bauches schließt sich die *rectale Untersuchung* an; sie ergibt einen einseitigen peritonealen Zugschmerz, einen Druckschmerz der entzündeten Appendix, oder sie läßt Exsudat erkennen.

Wenn die Unruhe oder der Widerstand des Kindes eine zuverlässige Untersuchung trotz aller Ablenkungsversuche unmöglich machen, versucht man die Palpation von hinten bei dem auf dem Schoße sitzenden Patienten oder man nimmt die Untersuchung im Schlafe vor, im Spontanschlafe, oder dem durch ein Zäpfchen mit 0,2—0,4 g Veronal erzeugten: Wenn das Kind bei der Tiefenpalpation nicht erwacht, hat es keine Appendicitis. Das Aufwachen ist aber nur dann diagnostisch zu verwerten, wenn das Kind vor Schmerz zusammenzuckt oder auffährt.

Schließlich gehört zur Diagnose der Appendicitis das *Blutbild*; es findet sich eine mäßige Leukocytose von 10000—15000 mit einer Linksverschiebung. Die Pulsbeschaffenheit entspricht dem Fieber. Die *Stühle* sind bei einer beginnenden Appendicitis bald normal, bald durchfällig; eine Obstipation ist keineswegs die Regel. Besonders wenn der Wurmfortsatz im kleinen Becken liegt, kann zunächst der Eindruck einer infektiösen Colitis (Ruhr) bestehen. In diesen Fällen können Beschwerden bei der Urinentleerung vorkommen bzw. längere Harnverhaltungen.

Eine *Perforation* kann unauffällig eintreten und ehe sichere Symptome der Appendicitis deutlich geworden sind; in anderen Fällen wird sie wahrscheinlich durch plötzliche kolikartige Schmerzen und Aufschreien. Die Perforations-peritonitis bietet das bekannte Bild mit der diffusen Druckempfindlichkeit des sich alsbald auftreibenden Bauches, dem kleinen weichen schnellen Pulse, dem verfallenen Aussehen mit der Facies abdominalis. Nicht selten entwickelt sich nicht eine diffuse, sondern eine circumscripte Peritonitis mit einem abgekapselten Absceß, der durch die Dämpfung, den Tastbefund und die rectale Untersuchung mit der Vorwölbung im Douglasschen Raum leicht zu erkennen ist.

Die *Differentialdiagnose* ist schon in dem Abschnitte über die ,,Bauch-schmerzen im Kindesalter" gestreift worden. Anlaß zu Fehldeutungen geben Leibschmerzen bei Pneumonie, auf die schon das fieberhaft rote Gesicht im Gegensatz zu der geringen Rötung oder sogar der Blässe bei Appendicitis, das hohe Fieber, die starke Leukocytose, die beschleunigte Atmung hinweisen. wenn die Perkussion und Auskultation noch nichts ergeben. In jedem Zweifels-fall sollte ein Kind vor einer Appendektomie vor den Röntgenschirm gestellt werden. Ferner sei erinnert an die Leibschmerzen bei Angina palatina und retronasalis, bei Otitis media, bei grippalen Infekten, Masern, Erkrankungen der Harn- und Gallenwege, acetonämischem Erbrechen, mechanischem Ileus. Komplikationen durch ein Meckelsches Divertikel, Darmspasmen und ,,Nabel-koliken", durch Spasmen und Dyskinesen im Wurmfortsatz selbst, bei der Oxyurenbesiedlung der Appendix, der Appendicopathia oxyurica, bei prä-menstruellen Vorgängen in den Ovarien während und schon vor der Pubertäts-zeit, bei Pelveoperitonitis gonorrhoica, bei Stieldrehungen rechtsseitiger Ovarial-cysten. Ferner kommen als Ursachen von appendicitisverdächtigen Schmerzen in Betracht allergische Reaktionen der Darmschleimhaut, Colica mucosa seu Colitis membranacea, abdominale Erscheinungen bei akuten Rheumaschüben und gelegentlich das Prodromalstadium der Poliomyelitis. Schwierig kann die Unterscheidung von der Tuberkulose der mesenterialen Lymphknoten der Ileocöcalgegend sein. Bei käsigem Zerfall und Perforation in die Bauchhöhle kann das Bild einer Periappendicitis entstehen. Frisch erkrankte und geschwol-lene Lymphknoten erzeugen häufiger Bauchschmerzen als verkalkende oder verkalkte. Besonders verantwortungsvoll ist die Differentialdiagnose gegen die Pneumokokken- bzw. primäre Streptokokkenperitonitis (s. dort). Das höhere Fieber, die Durchfälle, der von Anfang an diffuse Druckschmerz, die stärkere Leukocytose und der Gesichtsausdruck leiten auf die richtige Fährte, wenn nicht schon eine Perforation geschehen ist.

Die *chronisch rezidivierende Appendicitis* entwickelt sich in 20—40% der Fälle aus der nichtoperierten akuten. Nach monate- und jahrelangen Inter-vallen wiederholt sich in meist abgeschwächter Form das Bild der akuten Ent-zündung. Manchmal läßt sich der Wurmfortsatz als verdickter Strang durch-tasten. Unterscheidungen gegen eine Ileocöcaltuberkulose können schwierig sein. Röntgenologisch spricht für die chronisch-rezidivierende Appendicitis, wenn nach Vorbereitung mit Diät und Abführen bei dreimaliger Verabreichung des Kontrastmittels die Appendix nicht dargestellt wird. Langes Verweilen im Wurmfortsatze hat keine diagnostische Bedeutung.

Therapie der Appendicitis. Jeder Appendicitisverdacht gehört in klinische Beobachtung. Sobald er begründet ist, selbst wenn ein oder das andere Symptom fehlt, muß unter allen Umständen frühzeitig operiert werden, auf die bei Kun-digen geringe Gefahr hin, daß hie und da eine gesunde Appendix entfernt wird. Sollte eine kurze Beobachtung erwünscht erscheinen, darf außer etwas Tee keine Nahrung gegeben werden. Abführmittel und Opiate sind streng verboten.

Kommt das Kind erst nach mehr als 48 Stunden zur Behandlung, wird man, bei Zustimmung des Chirurgen, durch strengste Bettruhe und Hungern die Rückbildung der Entzündung oder die Bildung eines abgekapselten Exsudates abwarten und dann, also nach 3—4 Tagen, erst wieder mit vorsichtiger Ernährung beginnen. Kleine Abscesse können unter örtlicher Wärme sich resorbieren, größere in die Scheide oder den Darm durchbrechen. Darauf wird man aber nicht warten, sondern den Absceß eröffnen und drainieren; der Wurmfortsatz wird, wenn er nicht sofort zutage liegt, nicht gesucht, sondern erst in einer zweiten Sitzung nach Abheilung des Abscesses entfernt. Klingt die erste Appendicitis ohne Absceßbildung ab, so wird man, um die fast unausbleibenden Rezidive zu verhüten, nach mindestens 6 Wochen im Intervall operieren.

25. Der Darmbrand (akute, hämorrhagische Dünndarmnekrose, Jejunitis necroticans).

Diese Krankheit ist, nachdem Einzelfälle schon früher beschrieben worden waren, 1946 in Lübeck bei Erwachsenen und Kindern gehäuft aufgetreten und gelegentlich auch in Einzelfällen im übrigen Deutschland bekannt geworden. Sie tritt als Saisonkrankheit hauptsächlich in den Monaten Juni bis Oktober in Erscheinung und befällt im Kindesalter besonders die jüngeren Jahrgänge.

Das *klinische Bild* ist recht charakteristisch: Plötzlicher Beginn mit einer akuten Dyspepsie und heftigen, anfallsweisen Koliken, die bei jungen Kindern auch fehlen können. Auffallend sind eine eigentümliche Mattigkeit und eine Apathie bei meist klarem Bewußtsein, aber sehr schlechter Stimmungslage. Die nicht besonders häufigen, dünnen Stühle werden bald blutig-wäßrig oder rein blutig. Der Leib ist druckempfindlich, aber weich, die Zunge trocken. Sehr rasch entwickelt sich eine schwere Kreislaufstörung, die Kinder verfallen zusehends, die Haut ist blaß und cyanotisch, zeigt oft das Bild der Cutis marmorata, oder es tritt gelegentlich ein grobfleckiges, bläuliches Exanthem auf im Sinne einer Capillartoxikose. Es bestehen Fieber und eine Leukocytose mit Linksverschiebung und starken toxischen Veränderungen an Kern und Plasma, die Blutsenkungsgeschwindigkeit ist erhöht. — Im *Röntgenbild* häufig starke Blähung des oberen Dünndarmes mit und ohne Spiegelbildung; bei Breipassage sind einzelne Darmschlingen starrwandig erweitert und zeigen breite, unregelmäßige Ringfaltenbildungen.

Als *Komplikation* kann es gelegentlich zu Darmperforationen mit nachfolgender Peritonitis kommen. In schweren, foudroyant verlaufenden Fällen tritt der Tod im Kollaps oft schon nach Stunden, jedenfalls innerhalb weniger Tage ein; bei Kindern unter 3 Jahren bisher meist letaler Ausgang.

Differentialdiagnostisch muß an *Invagination* (hier weniger toxische Allgemein- und Kreislaufstörungen), an *toxische Ruhr* (mehr schleimhaltige Stühle), an *alimentäre Intoxikation* (kein Blut im Stuhl, stärkere Exsikkation) u. a. gedacht werden.

Pathologisch-anatomisch finden sich Schleimhautnekrosen mit Neigung zum Tieferdringen in Submucosa und Muscularis sowie nachfolgend meist ein hämorrhagisches Darmwandödem; die Arterien in den befallenen Bezirken sind thrombosiert. Offenbar verursachen primäre Kreislaufstörungen diese Gewebsschädigung; es ist noch zu klären, ob die Noxe die Darmwand direkt über das Darmlumen oder über den Gefäßweg erreicht. Beim Kinde sind die pathologisch-anatomischen Veränderungen am Dünndarm mehr diffus, häufig sind auch die PEYERschen Plaques im Ileum befallen.

Wie die *Pathogenese* dieser Krankheit so bietet auch die *Ätiologie* noch viele Unklarheiten. Vielfach wird neben allergischer und neurovasculärer neuerdings auch eine infektiöse Ursache angenommen. So wurde beim Darmbrand eine starke Keimbesiedlung des oberen Dünndarms gefunden; vorherrschend ist nach Schütz (1947) hier ein anaerob wachsender Keim, der dem Fränkelschen Gasbrandbacillus verwandt, wenn nicht mit ihm identisch ist und mit welchem beim Meerschweinchen ein dem Darmbrand analoges Krankheitsbild erzeugt werden konnte. Das speziell gegen Anaerobier wirksame *Marbadal* hemmt diesen Erreger noch in hoher Verdünnung, und die *therapeutische Anwendung* dieses Präparates in hohen Dosen zeigte auch oft einen günstigen Einfluß. Wegen der schweren toxischen Kollapszustände ist zusätzliche Behandlung mit Bluttransfusionen oder Infusionen von Plasma, Periston oder Salzlösungen neben entsprechender Herz-Kreislauftherapie erforderlich. Bei älteren Kindern käme im äußersten Falle auch die beim Erwachsenen schon mehrfach mit Erfolg angewandte operative Behandlung durch Anlegen einer Dünndarmfistel mit ständiger Ableitung des Darminhaltes und Spülungen mit Kochsalzlösung in Frage.

26. Ulcus ventriculi et duodeni.

Geschwürsbildung im Magen, häufiger im Duodenum, kommt schon im Säuglingsalter vor. Die Melaena neonatorum ist im Kapitel „Krankheiten des Neugeborenen" besprochen. Das Erbrechen von Blut bzw. Hämatin darf keineswegs als Beweis für ein rundes Magengeschwür angesehen werden, denn es wird bei heftigem Erbrechen der verschiedensten Art wie beim toxischen Brechdurchfall, bei der spastischen hypertrophischen Pylorusstenose und als ominöses Symptom bei Infektionskrankheiten des frühen Kindesalters beobachtet. Anatomisch finden sich die „hämorrhagischen Erosionen" oder „Stigmata ventriculi", kleine Blutfleckchen in der Magenschleimhaut mit oberflächlicher Desquamation, aber ohne tiefgreifenden Substanzverlust. Nur vereinzelt hat man bei Säuglingen echte Ulcera duodeni beschrieben bei schwerer Atrophie, Erythrodermia desquamativa Leiner, verschiedenen Infektionskrankheiten und Tetanie.

Im späteren Kindesalter gibt es wohl häufiger als man bisher glaubte, echte chronische Ulcera des Magens und des Duodenum, die oft stumm verlaufen, manchmal mit unklaren Symptomen und ebenso wie beim Erwachsenen mit Übelkeit, Erbrechen, Schmerzen im Epigastrium mit und ohne Zusammenhang mit der Nahrungsaufnahme. Die Neigung zu Blutungen und Perforationen ist größer als beim Erwachsenen, so daß die Indikation zur baldigen Operation berechtigt ist. Die Diagnose wird genau so wie im späteren Alter durch den Nachweis manifester oder okkulter Blutungen, die Titration des Magen- und Duodenalsaftes und vor allem röntgenologisch gestellt. Die konservative Behandlung geschieht nach den Regeln der inneren Medizin.

Meckelsche *Divertikel* oder die noch selteneren andersartigen Divertikel des Dünndarmes können von Geschwüren im Grunde oder am Übergang in das Darmlumen mit Blutungen und den anderen Symptomen begleitet sein. Die Röntgenuntersuchung klärt solche Fälle auf.

Bei der Erklärung einer Hämatomesis im Kindesalter darf neben dem Ulcus der Gedanke an eine hämorrhagische Diathese, an Blutbrechen bei Milzvenen — (Pfortader) Stenose und Lebercirrhose nicht zurückgestellt werden, und es muß nachgesehen werden, ob das erbrochene Blut nicht aus der Nase oder der Mundhöhle verschluckt worden war.

27. Geschwülste des Darmkanals.

Die Polypen der Dickdarmschleimhaut wurden oben besprochen. Bösartige Tumoren, Carcinome des Magens und Darmes kommen im Kindesalter zwar vor, sind aber so selten, daß sie als Substrat des Schlagwortes „*Tumor in abdomine*" kaum in Betracht kommen. Kleinere Tumoren im Bauch können durch harte Kotstücke vorgetäuscht und mit tuberkulösen mesenterialen Lymphknoten verwechselt werden, wenn man sich nicht durch einen hohen Einlauf von ihrer Konstanz überzeugt hat. Große Tumoren beziehen sich auf die Leber oder Milz oder gehen von den Nieren oder Nebennieren aus. Hydronephrosen können für Tumoren gehalten werden. Weiterhin können als Tumor imponieren tuberkulöse Mesenterialdrüsen zusammen mit durch eine tuberkulöse Peritonitis verklebten Darmschlingen und eingeschlossenen Exsudatmengen. Das Nähere ist bei den betreffenden Organen bzw. bei der Abdominaltuberkulose ausgeführt.

28. Lageveränderungen des Darmes.

a) Die Invagination.

Die häufigste Ursache des mechanischen Ileus beim Säugling und Kleinkind ist die Invagination. Etwa 70% dieser Fälle fallen in das erste Lebensjahr, 17% in das zweite und nur 13% in das spätere Kindesalter.

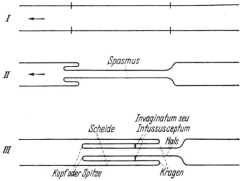

Abb. 7. Invaginationsschema nach SERNAU.

Mit den so bedeutsamen aus voller Gesundheit plötzlich auftretenden Invaginationen haben die zufällig oftmals bei Säuglingssektionen gefundenen *agonalen Invaginationen* nur mechanisch-ätiologisch eine Gemeinschaft; im Leben machen sie keine Erscheinungen. Sie sind meist klein, oft multipel und betreffen fast ausschließlich nur den Dünndarm; sie entstehen durch unregelmäßige Darmbewegungen in der Agone.

Über das Wesen der aus voller Gesundheit entstehenden Invagination gibt die folgende Skizze (nach SERNAU) eine klare Vorstellung (s. Abb. 7 auf S. 691). Je nach Sitz und Ausdehnung unterscheidet man die nur das Ileum betreffende Invag. ileacalis, die nur das Colon betreffende Invag. colica und die mit 80% häufigste Invag. ileocolica, bei der das Ileum in das Colon invaginiert ist. Die Pathogenese ist die, daß bei den physiologischerweise vagotonischen Säuglingen und jungen Kleinkindern zuerst ein akuter streckenförmiger Spasmus eines Darmabschnittes auftritt mit einem aboral plötzlichen und oral mehr allmählichen Übergang in den nicht kontrahierten Darmteil. Das spastische Darmstück ist in die Länge gezogen und schiebt sich aboral etwas in das nicht spastische hinein, so daß aboral zunächst eine schirmförmige Überdachung entsteht. In der Folge kommt es bei jeder peristaltischen Kontraktion zu einer immer zunehmenden Überstülpung des spastischen Darmstückes vom aboralen Ende her durch den anschließenden nicht spastischen Darmteil. Es handelt sich also nicht eigentlich um eine Einstülpung, sondern um eine Überstülpung. Bei der gewöhnlichen Invaginatio ileocolica und bei der colica kann die Spitze des Invaginates unter Mitnahme des Coecums weit in den Dickdarm hinein vorgeschoben sein und in manchen Fällen, die zur Verwechslung mit einem Mastdarmvorfalle veranlassen, sogar aus dem Anus hervortreten. Den Anlaß zu dem primären Darmspasmus bildet manchmal ein sensorisch-mechanischer Reiz durch den Zug eines MECKELschen Divertikels, durch große mesenteriale

Lymphknoten, ein Colon mobile, Fremdkörper, z. B. Ascariden, adenomatöse Polypen oder Lipome des Dünndarmes und wohl auch Traumen. Auch eine Purpura abdominalis — über deren Differentialdiagnose gegen die Invagination noch gesprochen werden wird — kann durch die Blutungen in die Darmwand für die Reizbildung in Frage kommen. In seltenen Fällen stülpt sich ein MECKELsches Divertikel selbst in den Dünndarm ein und zieht weitere Darmteile nach sich.

Die mesenterialen Gefäße des Invaginates werden komprimiert. Sind es nur die Venen, so folgt daraus eine Stase mit anschließender Transsudation und Anschwellung der Darmwand, besonders an der Spitze des Invaginates. Werden auch die Mesenterialarterien zugedrückt, dann entwickelt sich eine hämorrhagische Infarzierung mit Blutaustritt in das Darmlumen und alsbald eine Nekrose mit einer tödlichen Durchwanderungsperitonitis. Invaginationen lösen sich nicht allzu selten spontan und können dann rezidivieren; sonderbarerweise sind Rezidive nach operativer Lösung große Ausnahmen. Oder es kommt vereinzelt, besonders bei chronischer Invagination, zur Selbstheilung dadurch, daß nach einer Verklebung der Darmserosa das nekrotische Stück abgestoßen und auf natürlichem Wege ausgeschieden wird.

Das *klinische Bild der Invagination* ist ungemein charakteristisch: *plötzlich*, von einem Augenblicke zum anderen, wird das bis dahin kerngesunde Kind blaß, sein Gesichtsausdruck verändert sich, es schreit auf oder wimmert vor *Schmerzen*. Schmerzanfälle, Stöhnen und Schreien wiederholen sich in Intervallen. Mitunter scheint es dem Kinde nach der ersten Attacke wieder besser zu gehen, aber meist bleibt es von Anfang an matt und sichtlich krank. Schläft es ein, dann wird es durch neue Koliken erweckt. Zunächst nimmt es noch Nahrung zu sich, aber alsbald fängt es an zu erbrechen, nicht selten gallig. Kot wird nicht mehr ausgeschieden, aber oft, meist nach 2, aber auch nach 8, ja 24 und 48 Stunden sieht man *blutig-schleimige Entleerungen* aus dem After, manchmal wie bei einer Ruhr. Der Bauch ist zunächst, besonders in den schmerzfreien Intervallen, nicht verändert, weich und nicht aufgetrieben, zusehends werden Darmsteifungen deutlich, und es entwickelt sich ein Meteorismus. Der Gesichtsausdruck wird ängstlich und gespannt, die Augen liegen tief, sind umschattet und weit geöffnet, die Nase wird spitz, kurzum es bildet sich die ominöse Facies abdominalis aus mit allen Zeichen der diffusen Peritonitis. Innerhalb weniger, spätestens nach 24 Stunden ist in der Mehrzahl der Fälle durch die noch weichen Bauchdecken ein in seiner Konsistenz wechselnder länglicher, wurstförmiger, etwas druckempfindlicher *Tumor* zu palpieren, gewöhnlich rechts vom Nabel, aber auch links und oberhalb von ihm.

Die *Diagnose* der Invagination ist also, wenn man sich das Krankheitsbild einmal eingeprägt hat, fast immer leicht und kaum zu verfehlen. Die *Kardinalsymptome des alarmierenden plötzlichen Beginnes aus heiterem Himmel, der Leibschmerzen, des Erbrechens, der blutig-schleimigen Entleerungen und des Tumors* sind nicht zu übersehen. Man muß aber wissen, daß einzelne Symptome fehlen können; ausnahmslos sind die Bauchschmerzen vorhanden, erbrochen wird nur in etwa 78% der Fälle, und ebenso häufig sind die blutigen Entleerungen. Der Arzt hat die heilige Pflicht, bei jedem Invaginationsverdacht auch rectal zu untersuchen; nur ganz ausnahmsweise fließt nicht hinter dem zurückgezogenen Finger frischeres oder mehr dunkles faulig riechendes Blut aus dem After oder ist mindestens der Finger blutig beschmiert, und manchmal ist die Spitze des Invaginates zu fühlen oder tritt aus dem After heraus. Macht die Palpation wegen des Widerstandes des Kindes Schwierigkeiten, auch bei der Untersuchung von hinten des auf dem Schoße des Arztes sitzenden Kindes, darf keinesfalls die

Untersuchung in Narkose versäumt werden. Nur in einem knappen Viertel aller Fälle wird man auch den Tumor vermissen.

In neuester Zeit ist auch eine *Röntgendiagnostik* der Invagination ausgearbeitet worden, die man freilich nur selten notwendig hat, in Zweifelsfällen aber nicht vergessen, jedoch nur in den ersten 16 Stunden, abgesehen von chronischer Invagination, anwenden sollte: ein Kontrasteinlauf vor dem Röntgenschirm und mit Aufnahmen ergibt entweder einen plötzlichen Kontraststop in voller Breite des Dickdarmes, der Spitze des Invaginates entsprechend oder eine Halbmond- oder Schalenbildung, wenn Teile des Einlaufes zwischen die Scheide des Intussusceptums und das Invaginat gelangt sind, oder Salatkopf- bzw. Kokardenform in fließenden Übergängen. Selbstverständlich sind reine ileacale Invaginationen auf diese Art nicht zu erfassen. Auf das Auftreten von Flüssigkeitsspiegeln in den geblähten Darmschlingen auf dem Röntgenbild darf man niemals warten; bis sie erscheinen, ist es für die Rettung des Lebens zu spät.

Immer wieder hört man von verhängnisvollen Fehldiagnosen von in der Kinderchirurgie oder in der Untersuchung von Kindern wenig erfahrenen Operateuren, wenn der Invaginationstumor verschwunden ist (er kann

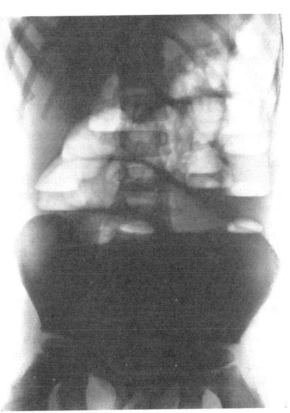

Abb. 8. Ileus. Kloiberspiegel, Bauch leer, stehend. Mehrere typische Spiegelbildungen, die bis ins kleine Becken reichen. (Kieler Univ.-Kinderklinik.) (K)

sich hinter der Leber versteckt haben) oder die blutigen Entleerungen vermißt werden oder aufgehört haben. Ehe man an die Spontanlösung einer Invagination glauben darf, müssen *alle* Symptome verschwunden sein, und das Kind muß durch mehrere Stunden einen ganz gesunden Eindruck machen. Hier vermag die Röntgenuntersuchung durch einen *erfahrenen* Fachmann sicher manches Unheil zu verhüten.

Schwieriger ist die Diagnose der seltenen *chronischen Invagination*. Bei ihr ist zwar der Beginn charakteristisch gewesen, es ist aber das Darmlumen durchgängig geblieben, der Blutabgang kann fehlen und, wegen der geringen Schwellung der betroffenen Darmteile, auch der Tumor. Das Kind kann tage- und wochenlang sich verhältnismäßig wohl fühlen und Appetit und regelmäßigen Stuhlgang haben. Nie aber fehlen die rezidivierenden Koliken, die dann das einzige Symptom bleiben, bis schließlich, wenn es zu spät ist, Ileus oder gar

Peritonitis deutlich werden. Man mache es sich also zum Gesetz, bei ungeklärten häufig wiederkehrenden Koliken nach einem der akuten Invagination
verdächtigen Beginne die Röntgenuntersuchung vorzunehmen, die dann an
einer Stelle ein sehr verengtes Darmlumen und vielleicht den einen oder anderen
beschriebenen Befund ergeben wird. Oder man geht den sichersten Weg der
Probelaparotomie.

Die *Differentialdiagnose der Invagination* macht nur selten Schwierigkeiten.
Zu denken ist an Ruhr, an Blutungen durch Dickdarmpolypen und Hämorrhoiden. Bei Purpura abdominalis, die, wie gesagt, gelegentlich eine Invagination verursachen kann, findet man außer der Darmblutung Haut- und
Schleimhautblutungen, erythrocytenhaltigen Urin und vielleicht auch Gelenkschwellungen. Ein Mastdarmprolaps stört nicht das Allgemeinbefinden und
erzeugt weder Koliken noch Erbrechen, und die Rectaluntersuchung läßt die
Umschlagfalte am Halse des Invaginates vermissen. Appendicitis macht Fieber
und Leukocytose, hat keine Blutstühle und keinen Invaginationstumor. Eingeklemmte äußere Hernien sind sicht- und tastbar, innere haben keine Blutstühle und keinen Tumor, und dasselbe gilt für den Volvulus.

Für die *Therapie der Invagination* gilt dasselbe Gesetz wie für die Appendicitis: sobald, auch wenn das eine oder andere Symptom fehlt, ein begründeter
Verdacht besteht, ist sofort zu laparotomieren. Die Frühoperation innerhalb
der ersten 20 Stunden hat vorzügliche Aussichten. Jede Stunde des Wartens
vergrößert die Gefahr; die Operation nach den ersten 20 Stunden hat eine
Letalität von 90%. Kinder, bei denen wegen einer Nekrose des Invaginates
ein Darmstück reseziert werden muß, sind Todeskandidaten. Durch die zur
Diagnose besprochenen Kontrasteinläufe kann bisweilen in den ersten 12 Stunden eine Invagination gelöst werden, aber nur eine ileocolica und colica. Das
Coecum muß sich vollständig füllen, und das Kind muß in wenigen Stunden
alle klinischen Symptome verloren und sich ganz und gar erholt haben. Wenn
noch der geringste Zweifel an der restlosen Lösung besteht, muß unverzüglich
operiert werden.

Die *Therapie der chronischen Invagination* kann nur operativ sein; es sind
immer Serosaverklebungen vorhanden, die eine Lösung durch den Kontrasteinlauf verhindern, und auf die Spontanausstoßung des nekrotischen Invaginates
darf man niemals rechnen.

b) Der Volvulus.

Unter Volvulus versteht man eine Stieldrehung von Darmschlingen oder des
Magens um die Mesenterialachse, die schon bei Neugeborenen als angeborene
Anomalie zum tödlichen Ileus führen kann. Voraussetzung für das Entstehen
eines Volvulus sind abnorme anatomische Verhältnisse wie Mesenterium commune, Coecum mobile oder Meckelsches Divertikel. Der akute Volvulus bietet
das Bild des mechanischen Ileus mit plötzlichem Beginn, heftigem Erbrechen
und Schmerzen. Die Untersuchung des Bauches ist völlig ergebnislos, bis Darmsteifungen und Meteorismus deutlich werden. Dann zeigt das Röntgenbild
Flüssigkeitsspiegel in den geblähten Dünndarmschlingen. Ein Kontrasteinlauf
kann nur Ergebnisse bei einem Volvulus haben, der den Dickdarm beteiligt;
eine Kontrastmahlzeit ist kontraindiziert. Die Differentialdiagnose gegen innere
Hernie kann erst die Laparotomie stellen, ebenso wie oftmals die eines Ileus
durch Meckelsches Divertikel oder durch peritoneale oder arteriomesenteriale
Stränge. Auch die Abtrennung gegen acetonämisches Erbrechen ist, da auch
der Volvulus periodisch auftreten kann, manchmal schwierig, zumal starke
(Hunger)acetonbildung bestehen kann. Anfangs fehlendes Aceton spricht für

Ileus, und die quantitative Indicanbestimmung ergibt bei Volvulus hohe Werte, beim Acetonerbrechen niedrige. Die Unterscheidung von der Invagination macht kaum Schwierigkeiten.

Die *Therapie* ist die Laparotomie; in Zweifelsfällen scheue man vor ihr nicht zurück und warte nicht zu lange. Schon die frühzeitige Operation hat eine schlechte Prognose, weil sie die Eventration der Eingeweide erfordert mit langwierigen Manipulationen am Peritoneum, gegen die Kinder sehr empfindlich sind. Das Zurückbringen der geblähten Darmschlingen in die Bauchhöhle bereitet oft die größten Schwierigkeiten. Wenn man nicht die Grundursache beseitigen kann, besteht im Gegensatz zur Invagination auch beim operativ reponierten Volvulus nach wie vor die Gefahr der Rezidive.

Über andere Ileusformen siehe die folgenden Kapitel über Hernien und Darmparasiten.

29. Hernien.

Zwei Arten von Hernien sind von besonderer Bedeutung für den Säugling, die Nabel- und die Leistenbrüche. Der *Nabelbruch* ist im Kapitel Krankheiten des Neugeborenen, Störungen der Nabelheilung, besprochen.

Die seltenen medianen *epigastrischen Hernien* wurden in dem Kapitel „Bauchschmerzen" erwähnt; sie treten erst jenseits des 1. Lebensjahres in Erscheinung und müssen, wenn sie starke Beschwerden machen, operiert werden.

Auch die häufigen *Leistenbrüche* sind, bis das Kind sauber ist, möglichst konservativ und frühzeitig zu behandeln. Die käuflichen Gummibruchbänder eignen sich für den Säugling nicht; man bandagiert mit weicher weißer Docht- oder Baumwolle derart, daß man den geschlossenen Wollbund gürtelförmig so um die Hüften legt, daß das längere Ende auf dem reponierten Bruch durch die Wollschlinge durchgezogen und fest angelegt wird. Dann zieht man es unter dem Schenkel nach hinten durch und macht es auf dem Rücken an der Gürteltour fest. Auf diese Art heilen zahlreiche Leistenbrüche. Immer kann es freilich zur *Incarceration* kommen; sie wird bemerkt durch die Unruhe des Kindes infolge der Schmerzen und den Meteorismus; Erbrechen und Stuhlverhaltung treten hinzu. Verwechslungen mit Hydrocele des Samenstranges unterlaufen leicht, wenn diese plötzlich auftritt oder anläßlich von abdominalen Erscheinungen zufällig entdeckt wird. Die Unterscheidung vom eingeklemmten Bruch ist einfach dadurch zu treffen, daß die Geschwulst sich nicht unter das Leistenband fortsetzt, sondern nach beiden Enden sich zuspitzend deutlich abgrenzbar ist, daß sie prall elastisch und bei der Durchleuchtung mit der Taschenlampe ebenso transparent ist, wie die gewöhnliche Hydrocele im Scrotum. Wenn ein Verdacht auf Incarceration nicht durch Feststellung einer Hydrocele des Samenstranges und durch das schnelle Gelingen eines geschickten und vorsichtigen Repositionsversuches widerlegt wird, muß unverzüglich operiert werden.

Innere Hernien, wie die TREITZsche retroperitoneale duodenojejunale, die des Sigmoides oder die durch das Foramen Winslowii machen nur Erscheinungen, wenn sie zur Stenose oder zum Ileus führen und sind erst in Tabula feststellbar.

Die *Hernia diaphragmatica* kann schon im frühen Säuglingsalter unter Dyspnoe, Cyanose und den Symptomen der Dextrokardie zum Tode führen. Beim älteren Kinde werden Erscheinungen festgestellt, die ein linksseitiges Pleuraexsudat oder einen Seropneumothorax vortäuschen. Manchmal wird die Zwerchfellhernie zufällig entdeckt, manchmal macht sie Beschwerden in Gestalt von Völlegefühl, Kurzatmigkeit, Unfähigkeit nach den Mahlzeiten aufzustoßen oder erzeugt in der linken Brusthälfte nach dem Genuß warmer oder kalter Speisen das Gefühl von Wärme oder Kälte. Die Röntgenuntersuchung, besonders nach Einführung einer Magensonde und von Kontrastbrei mit Lagewechsel, läßt die Verdrängung des Herzens nach rechts erkennen und macht die in die Brusthöhle verlagerten Eingeweide sichtbar.

Die Zwerchfellhernie entsteht dadurch, daß die normalerweise engen Spalten zwischen der Pars sternalis, costalis und costolumbalis des Zwerchfelles oder die Lücken an der Durchtrittsstelle von Aorta, Vena cava oder Ösophagus abnorm

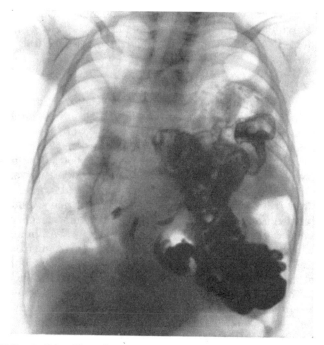

Abb. 9. Zwerchfellhernie links. Magen-Darmfüllung. Die ganze linke Thoraxhälfte ist durch Luft und Brei gefülltes Colon eingenommen. (Kieler Univ.-Kinderklinik.) (K)

weit sind. Andere Mißbildungen sind nicht selten gleichzeitig vorhanden. Je nachdem, ob sich das Peritoneum mit durch die Zwerchfellücke vorwölbt und einen Bruchsack bildet oder nicht, unterscheidet man, ohne daß dem klinische Bedeutung zukommt, *echte und falsche Zwerchfellhernien*. Über kurz oder lang ist in jedem Falle mit Strangulation und Ileus zu rechnen. Die Entscheidung zur Operation ist schwerwiegend, weil der große Eingriff im 1. Lebensjahre eine Sterblichkeit von 80% und später immer noch von 55% hat.

Unter der seltenen *Relaxatio diaphragmatica* versteht man einen Zustand der Erschlaffung, der muskulären Degeneration oder der geburtstraumatischen Lähmung des Zwerchfells, bei dem die Baucheingeweide unter dem in seiner Kontinuität intakten Zwerchfell in die Brusthöhle steigen, gleichfalls besonders im Liegen oder bei hochgelagertem Becken. Auch sie tritt zumeist linksseitig auf.

Anhangsweise sei an dieser Stelle besprochen die

Coloninterposition.

Ein zu langes oder mit einem zu langen Mesocolon versehenes Colon transversum verlagert sich anfallsweise am häufigsten zwischen Leber und Zwerchfell, seltener zwischen Magen oder Milz und Zwerchfell. Klinisch treten Attacken von Erbrechen mit kolikartigen Schmerzen zumeist im rechten Oberbauch auf von $^1/_2$—1stündiger Dauer. Bei der Untersuchung fehlt ventral die massive Leberdämpfung, während sie dorsal vorhanden ist, und das Röntgenbild ergibt den analogen Befund. Die Ergebnisse der Perkussion und Durchleuchtung pflegen von Tag zu Tag zu wechseln. Ein operatives Angehen wird man nur bei häufigen und schweren Schmerzanfällen in Erwägung ziehen.

30. Mastdarmvorfall (Prolapsus ani oder recti).

Prolapsus ani ist der Vorfall des Analringes, *Prolapsus ani et recti* der tieferer anusnaher oder höherer Rectumteile nebst Analring. Im ersten Falle ragt nur eine kleine zapfenförmige Partie ringartig über das Hautniveau, im anderen Falle liegen größere bis 12 cm lange Gebilde zutage mit der auf der Höhe der Geschwulst als Schlitz erkennbaren Darmöffnung. Ein einfacher Analprolaps kann durch heftiges Herauspressen verhärteter Kotballen zustande kommen und ist als gelegentliches Ereignis ohne Bedeutung.

Der *Prolapsus recti*, die häufigste dieser Formen im Kindesalter, ist der Vorfall der Rectalschleimhaut, ohne daß der Anus seine Lage ändert. Nur in diesem Falle dringt der Finger zwischen Haut und Vorfall bis zu einer Umschlagsfalte in die Tiefe. Der vorgefallene Darmteil erleidet, wenn er nicht alsbald reponiert wird oder wenn das Ereignis sich oft, vielleicht bei jeder Stuhlentleerung wiederholt, Veränderungen durch Stauung, Blutung, Erosion und Ulceration, und es droht sogar die Gangrän.

Der Mastdarmvorfall ist am häufigsten zwischen dem 2. und 5. Lebensjahre und wird dann immer seltener. Für seine Entstehung sind in erster Linie Innervationsstörungen verantwortlich; der Prolapsus recti ist das Analogon der Invagination bzw. Intussusception der höher gelegenen Darmabschnitte. Begünstigt wird er durch elenden Allgemeinzustand, Muskelschwäche und Fettpolsterschwund des Beckenbodens, chronische Verstopfung, Durchfall mit Tenesmen, starken Preßhusten wie bei Keuchhusten, Behinderung der Harnentleerung durch einen Blasenstein und manchmal auch durch einen Mastdarmpolypen. Schädlich wirkt des weiteren die Unsitte, Kleinkinder, um sie an Reinlichkeit zu gewöhnen, lange Zeit mit hochgestellten Knien am Fußboden auf dem Topfe sitzen zu lassen.

Die *Therapie* hat zuerst den Vorfall unter tunlichster Schonung der Schleimhaut mittels ölgetränkter Wattebäusche, nötigenfalls in Narkose, zu reponieren. Bisweilen ist es nützlich, die Reposition entlang dem in das Lumen des prolabierten Mastdarmes eingeführten Fingers zu leiten. Nach gelungener Reposition legt man einen Verband aus dachziegelförmig sich überdeckenden, bis zur Linie der Spinae iliac. ant. sup. reichenden und in der Höhe des oberen Endes der Analfurche beginnenden 2—3 cm breiten Heftpflasterstreifen an, der nach unten auf der Afteröffnung endet. Dieser Verband bleibt, um das Pressen beim Stuhlgang auszuschalten, etwa eine Woche lang liegen bzw. er wird solange nach Bedarf immer wieder erneuert. Der Stuhl wird durch Paraffinpräparate weich gehalten und darf in der ersten Zeit nur in Rückenlage entleert werden. Später setzt man das Kind zur Defäkation auf ein hohes Stühlchen oder auf einen Topf, der am Rande eines Tisches steht, damit die Beine frei herunterhängen können. Bei solchem Vorgehen wird eine Operation allermeist entbehrlich.

Von dem MECKELschen *Divertikel*, dem persistierenden Ductus omphalomesentericus vom Darm zur Dotterblase, der gegen Ende des 2. Fetalmonats obliteriert sein sollte, war schon mehrfach die Rede. Die offene Kommunikation zwischen Ileum und Nabel, das nach außen offene Divertikel, kann in der Neugeborenenperiode die Heilung der Nabelwunde verhindern und zu verhängnisschweren Verwechslungen mit einem Nabelgranulom den Anlaß geben. Das nach außen geschlossene, nach dem Ileum zu offene Divertikel kann Geschwürsbildungen im Grunde oder am Übergang in das Darmlumen mit Symptomen eines Darmulcus aufweisen, es kann eine Invagination oder einen Vol-

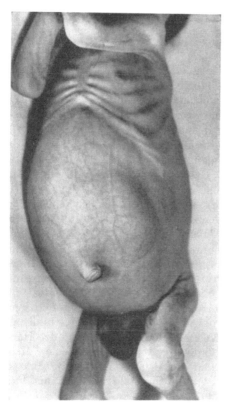

Abb. 10. Hirschsprungsche Krankheit. ¹/₄ Jahr alt. Von Geburt an stark aufgetriebener Leib, nie spontan Stuhl. Schwerste Atrophie. Exitus nach 33 Tagen. (Kieler Univ.-Kinderklinik.) (K)

vulus auslösen und schließlich eine Strangulation des Darmes veranlassen. Alle diese Vorgänge sind, ebenso wie das Divertikel selbst, recht selten; die Diagnose des am Nabel offenen Divertikels ist leicht, die des zu Ulcussymptomen führenden kann röntgenologisch gestellt werden, während ein Ileus der einen oder anderen Art sich erst bei der Laparotomie als durch ein Meckelsches Divertikel verursacht erweist.

31. Angeborene Anomalien des Darmes.

Die kongenitalen Stenosen und Atresien der Speiseröhre, des Dünndarmes, des Rectums und des Anus wurden bei den Krankheiten des Neugeborenen besprochen.

Erst im Laufe des 1. Lebensjahres, manchmal noch später, und gelegentlich gar erst im Erwachsenenalter wird offenbar das

Megacolon congenitum,
die Hirschsprung*sche Krankheit.*

Anatomisch definiert wird diese nicht allzu seltene Anomalie als eine schwere Obstipation mit einem im ganzen oder in einzelnen Teilen stark erweiterten und muskelhypertrophischen Dickdarm, ohne daß an dem aufgeschnittenen Darm eine anatomische Verengerung oder sonst ein Passagehindernis aufzufinden ist. Die Dilatation und Muskelhypertrophie betreffen mit Vorliebe das Sigmoideum, das dann stets noch länger und noch freier beweglich ist als normalerweise beim kleinen Kind. In anderen Fällen findet sich ein abnorm langes Mesocolon des betroffenen Dickdarmabschnittes oder auch ein Mesenterium commune, das Abknickungen besonders an den Stellen ermöglicht, wo der abnorm bewegliche Colonteil in einen fixierten übergeht, z. B. an der Grenze zwischen Sigmoid und Rectum. Derartige Abknickungen, in anderen Fällen Spasmen, besonders des Sphincter ani oder abnorme Schleimhautfalten erzeugen eine Stenose, und die Dilatation und Muskelhypertrophie sind die sekundären Folgen. Da es aber sichere angeborene Fälle von Hirschsprungscher Krankheit gibt, bei denen eine Meconiumstauung unmöglich für die Erweiterung des Darmes verantwortlich gemacht werden kann, hat man zwischen angeborenem primären Megacolon im Sinne einer Mißbildung und aus den besagten Mechanismen sekundär entstandenem unterschieden. Neuere Tierexperimente aber und vor allem operative Erfolge von Eingriffen an dem autonomen Nervensystem des Darmes bei HIRSCHSPRUNGscher Krankheit, machten mehr und mehr primäre Anomalien der sacral-autonomen Nervenbahnen als Ursache wahrscheinlich. Wenn an zwei hintereinanderliegenden Abschnitten des Dickdarmes einmal der Tonus des sympathischen und das andere Mal der des parasympathischen Nervensystems überwiegt, dann kommt es zu Spasmen und zur Dilatation und Muskelhypertrophie der oralen Darmabschnitte. Mesenterialanomalien, Abknickungen u. dgl. spielen nur eine Rolle als auslösende Ursachen der Innervationsstörung. Eine Unterscheidung zwischen primärem und sekundärem Megacolon ist danach nicht mehr am Platze.

Das beherrschende Symptom ist eine hartnäckige Verstopfung mit Stuhlverhaltung manchmal durch Wochen hindurch. Es können aber auch täglich gewisse Kotmengen entleert werden, die Hauptmasse des Darminhaltes bleibt aber in den erweiterten Stellen liegen und bildet tastbare steinharte Tumoren. Der Bauch wird groß,

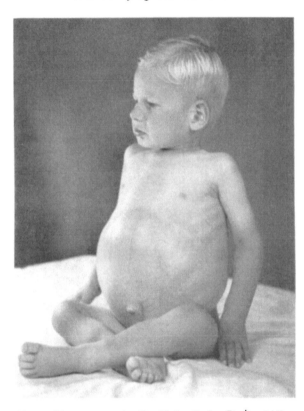

Abb. 11. HIRSCHSPRUNGsche Krankheit. Großer Bauch, sichtbare Peristaltik, Muskelhypotonie. (Kieler Univ.-Kinderklinik.) (K)

durch eine hinzutretende Gasverhaltung oft geradezu unförmig. Man sieht durch die Bauchdecken Darmsteifungen und verstärkte peristaltische Bewegungen. Die Kinder magern ab und werden anämisch. Ein eingeführtes Darmrohr stößt in vielen Fällen in einiger Entfernung vom Anus auf Widerstand, nach dessen Überwindung stinkende Gas- und Kotmassen abgehen, so daß der Bauch zusammensinkt und weich wird. Die rectale Untersuchung findet harte Kotmassen oder läßt einen Sphincterspasmus erkennen. Die Röntgenuntersuchung zeigt bisweilen in den gewaltig aufgeblähten Dickdarmschlingen Flüssigkeitsspiegel, der Kontrasteinlauf stellt die Colonerweiterung in oft unglaublichem Ausmaße fest. Wird nicht rechtzeitig für Kotentleerung gesorgt, dann bilden sich unter zunehmender Bauchdeckenspannung mit Leibschmerzen, Übelkeit und Erbrechen ileusartige Zustände aus, die Kinder werden somnolent, eine geschwürige Colitis erzeugt Durchfälle oder gar Peritonitis, bis der Tod die gequälten Kranken erlöst.

Die *Therapie* muß zuerst durch Öl- oder große hohe Wassereinläufe die verhärteten Kot- und die gestauten Gasmassen entleeren, die Spülungen müssen regelmäßig fortgesetzt werden, wenn es nicht gelingt, durch tägliche Istizingaben, Paraffinpräparate, Malzextrakt und eine schlackenarme Kost einen ausreichenden Stuhlgang zu bewirken. Immer wieder muß man sich überzeugen, daß nicht trotz der Stuhlabgänge Kot zurückbleibt und sich verhärtet.

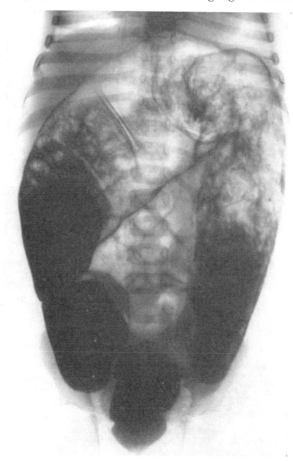

Wenn ein Spasmus des Sphincter ani nachweisbar ist oder ein spastischer Zustand im Colon wahrscheinlich ist, muß Eumydrin oder ein anderes Spasmolyticum gegeben werden.

Zu einer Operation entschließe man sich erst. wenn auch eine 2—3malige klinische Behandlung keinen erträglichen Zustand geschaffen hat und nie vor dem 2. Lebensjahre. Die Resektion der erweiterten Dickdarmteile ist ein sehr schwerer Eingriff mit hoher Sterblichkeit, der nicht vor dem 10. Lebensjahre gewagt werden darf. Von den Operationen am autonomen Nervensystem haben wir ermutigende Eindrücke.

32. Darmparasiten.

Der **Oxyuris vermicularis, Spring- oder Madenwurm** lebt als 20—40 mm langes weißes Würmchen im unteren Dünn- und obersten Dickdarm und kann als Appendicopathia

Abb. 12. Hirschsprungsche Krankheit. Darmeinlauf. Sämtliche Dickdarmteile sind hochgradig erweitert, der Brei ist bis zum Coecum gelangt. (Kieler Univ.-Kinderklinik.) (K)

oxyurica gewisse Reizerscheinungen in der Appendix, aber keine echte Appendicitis, erzeugen. Die Verbreitung des Parasiten hat gegen Ende des 2. Weltkrieges und danach so zugenommen, daß kaum ein Kind von ihm frei sein dürfte. Die Infektion erfolgt durch das Verschlucken von Eiern, die sich im Darm zu geschlechtsreifen Männchen und Weibchen entwickeln und befruchten. Die Weibchen wandern mit einem von Eiern strotzend gefüllten Eihalter einzeln oder alle 6—7 Wochen in Schwärmen nach dem After, treten dort aus, besonders gern abends nach dem Beginn der Bettruhe, legen einen Teil der Eier am Anus ab und erzeugen besonders bei sensiblen Kindern einen quälenden Juckreiz, der den Schlaf stört und zum Kratzen veranlaßt. Um den Anus können entstehen Kratzwunden, Fissuren, periproktitische

Abscesse und aus der Vulva ein Fluor. Manche Mädchen mit Oxyuren in der Scheide werden zu Masturbantinnen. Durch das Kratzen werden die Weibchen zerquetscht, die Finger besonders unter dem Nagelsaume mit Eiern beladen, die dann wieder durch Lutschen und mit angefaßten Speisen in den Magen gelangen und einen neuen Zyklus der Entwicklung einleiten. Selbstverständlich können dabei auch andere Personen infiziert werden, oder die Eier gelangen mit den Faeces im Dünger an Salatpflanzen, Erdbeeren u. dgl. und stecken auf diesem Wege andere Menschen an. Sonstige Beschwerden, außer dem Juckreiz, und hie und da Schmerzen in der Appendixgegend, machen die Oxyuren nicht; sie sind keine Ursachen für Nasenjucken, halonierte Augen, vasomotorische Blässe oder Appetitlosigkeit, wie die Mütter so oft glauben.

Für die *Diagnose* eignet sich die Untersuchung des Stuhles auf Eier nicht; die Würmer selbst sieht man auf dem Kote, da sie schnell in das Innere eindringen, nur unmittelbar nach der Entleerung. Am einfachsten entdeckt man sie, wenn man etwa $1/_2$ Stunde, nachdem das Kind zu Bett gegangen ist, die Analgegend besichtigt. Oder man macht in den Zeiten, in denen über Afterjucken geklagt wird, einen großen warmen Einlauf, den man in ein Glasgefäß ausgießt. Dann sieht man die Würmchen in der Flüssigkeit schwimmen, bis sie auf den Boden gesunken sind, wo sie bei der Betrachtung von unten bemerkt werden. Die Eier sieht man, indem man den Analschleim mit einem flachen beinernen Ohrlöffelchen abschabt und mit einem Tropfen Wasser verrührt und unter dem Deckglase bei schwacher und mittlerer Größe mikroskopiert. Sie sind mit Ausnahme des einen Poles doppelt konturiert, längs oval, asymmetrisch, die eine Seite ist länger und stärker gewölbt als die andere. Je nach dem Entwicklungszustande ist das Innere grobschollig gekörnt, oder es enthält einen in der Wärme sich bewegenden Embryo im sog. Kaulquappenstadium. Eine Eosinophilie braucht nicht zu bestehen.

Die *Behandlung* — eine der häufigsten Aufgaben des Kinder- und Hausarztes, da so gut wie jedes Kind einmal im Leben Oxyurenträger ist — verfügt noch nicht über so zuverlässige Medikamente wie gegen andere Eingeweidewürmer. Da im Darm abgelegte Eier aller Wahrscheinlichkeit nach sich nicht an Ort und Stelle zu geschlechtsreifen Tieren entwickeln können, sondern dem Sauerstoff der Luft ausgesetzt gewesen sein müssen, ist die erste Hauptsache die Verhütung der Reinfektion durch neu verschluckte Eier. Nach jedem Stuhlgang wird die Aftergegend sorgfältig mit Essigwasser abgewaschen. Nachts tragen die Kinder, damit sie die Finger nicht mit Eiern beladen können, eine Badehose aus dichtem Gewebe, die täglich ausgekocht wird. Die Nägel müssen ganz kurz gehalten, die Hände nach jedem Stuhlgang und auch sonst mehrmals am Tage gründlich mit Seife und Bürste gereinigt werden. Um den Juckreiz zu lindern, auskriechende Weibchen aufzufangen und die abgelegten Eier zu fixieren und abzutöten, wird abends reichlich Unguent. hydrarg. ciner., 5%ige weiße Präcipitatsalbe oder Vermiculinsalbe auf die Analgegend aufgetragen. Die der Dickdarmwand fest ansitzenden und im Lumen sich aufhaltenden Würmer werden ausgespült durch eine Woche hindurch täglich vorzunehmende große kalte Einläufe mit 2 Eßlöffel Essig oder 2 Kaffeelöffel essigsaurer Tonerde auf $1/_2$ Liter Wasser; der Einlauf soll womöglich 10 Min. lang gehalten werden. So wird das Jucken für längere Zeit beseitigt. Die beliebten umständlicheren Knoblauchklistiere geben kaum einen besseren Erfolg. Wegen ihrer Giftigkeit soll man bei diesen harmlosen Darmparasiten Santonin und Ol. chenopod. anthelm. lieber vermeiden. Die Zahl der angepriesenen Oxyurenmittel ist Legion; ich nenne nur die Gelonida aluminii subacetici, die kupferhaltigen Cupronattabletten und Antivermolkügelchen. Das Lubisan (Bayer), ein Resorcin-monobutyläther = diäthylcarbamat, hat eine gute Wirkung, aber keinen vollkommenen Erfolg. Allen diesen Präparaten ist die genaue Gebrauchsanweisung mit der Dosierung beigegeben. Das Oxylax, ein Yalape-Phenolphthaleinpräparat in Schokoladetablettenform, soll etwa 3 Wochen täglich wenigstens 1—2 ganz dünne Stühle erzeugen, um den jungen Oxyurenlarven das Haften im Darm unmöglich zu machen. Vielversprechend scheint Gentianaviolett zu sein, das als „Badil" *(Bayer)* im Handel ist. Eine eiweiß- und fettreiche sehr kohlenhydratarme Diät ohne Brot durch 8 Tage oder eine 4- bis 5tägige reine Milchdiät unterstützen zweifellos jede medikamentöse Behandlung. Rohe Zwiebeln und Karotten sind erprobte alte Volksmittel gegen Madenwürmer.

Die therapeutische Beeinflußbarkeit der Oxyuriasis ist von Kind zu Kind verschieden; das eine scheint überhaupt immun zu sein, das andere spricht gut auf die gewählte Behandlung an, und bei dem dritten sind die Parasiten trotz aller Bemühungen nicht zu vertreiben, bis sie schließlich von selbst verschwinden. Zuletzt sei darauf hingewiesen, daß die Kur bei allen Oxyurenträgern eines Haushaltes zugleich gemacht werden muß, damit nicht Neuinfektionen den Erfolg vereiteln.

Trichocephalus dispar mit seinen citronenförmigen dunkelgelbbraunen Eiern mit spitzen Polen, die unter der doppelt konturierten glatten Schale eine durch einen helleren Pfropf verschlossene Lücke erkennen lassen, wird zumeist zufällig entdeckt als harmloser Parasit. Er kann aber auch eine schwere, sogar tödliche Anämie mit perniziös-anämischem Blutbilde erzeugen oder chronische cöliakieähnliche Durchfälle. Eine wirksame Therapie gibt es nicht. Ein anderer für das Kindesalter bedeutsamer Darmparasit, der gleichfalls in den letzten Jahren eine ungeheure Verbreitung gefunden hat, ist der

Ascaris lumbricoides oder Spulwurm, ein gelbrosafarbener regenwurmähnlicher Rundwurm. Die Männchen sind 10—20 cm, die Weibchen 20—40 cm lang und 5—6 mm dick. Die Eier sind braun, rundlich, dreifach konturiert und im Innern gekörnt. Die Infektion geschieht durch Salat, Erdbeeren u. dgl., die bei der Düngung mit eierhaltigen menschlichen Fäkalien infiziert wurden oder beim Spielen auf eierhaltigem Boden. Im Dünndarm des Menschen entwickeln sich die Eier zu Larven, die die Darmwand durchdringen und auf dem Venenwege in das rechte Herz und in die Lungen geraten. Nach der Durchwanderung der Lungencapillaren kommen sie durch die Luftwege in den Pharynx, werden hinuntergeschluckt und wachsen im Dünndarme zu geschlechtsreifen Tieren heran, befruchten sich, und die Weibchen legen ihre Eier ab, die mit dem Kote entleert werden. Bei sehr massiven (experimentellen Selbst-) Infektionen entstehen bei der Durchwanderung der Lungen pneumonische Symptome. Der reife Wurm kann vielleicht gewisse nervöse Erscheinungen, wie Mattigkeit und Blässe verursachen. Urticaria, Asthma, Eosinophilie und seröse Meningitis mit Krämpfen bei Ascaridenträgern sind toxischer oder allergischer Natur. Da ein Mensch Hunderte von Ascariden beherbergen kann, sind Leibschmerzen, Erbrechen und Meteorismus bis zum Obturationsileus wohl verständlich und zur Zeit nicht selten. Eindringen in die Gallengänge kann mechanischen Ikterus und Leberabscesse zur Folge haben, Peritonitis nach Durchbohren der Darmwand ist beobachtet worden. Nicht selten werden Ascariden erbrochen, bisweilen aus dem Larynx ausgehustet oder kriechen aus der Nase heraus.

Die *Diagnose* ergibt sich aus dem Spontanabgang von Würmern, oder sie wird durch den Nachweis der Eier im Kote gestellt, indem ein Kotstückchen zwischen Deckglas und Objektträger zerdrückt wird oder zuverlässiger durch Anreicherungsverfahren, die in den Lehrbüchern über chemisch-mikroskopische Diagnostik nachzulesen sind.

Die *Therapie* besteht in der Verabreichung von Santonin oder Ol. chenopodii anthelmintici. Da beide Medikamente auch bei schulgerechter Dosierung Vergiftungserscheinungen machen können, gilt die Grundregel, daß eine Ascaridenkur nur gemacht werden darf, wenn der Parasit unzweifelhaft nachgewiesen ist. Vom Santonin gibt man, nachdem am Vorabend ein kleines leichtverdauliches Abendessen gegeben war, beim Säugling 0,0025—0,005 g, beim Kleinkind 0,01—0,025 g, beim Schulkind 0,025—0,05 g nach der Mahlzeit, morgens und abends, mit einem Laxans, 3 Tage hintereinander, nach folgendem Rezeptbeispiel: Santonin 0,01—0,025, besser nicht Calomel, Sacch. lactis 0,3. Santonin färbt den Harn dunkelrot, bei Zusatz von Alkalien purpurrot. Intoxikationserscheinungen sind Erbrechen, Blässe, Gelbsehen, Flimmern vor den Augen, Mydriasis, zuweilen Amaurose, Kopfschmerzen, Benommenheit, Krämpfe, Kollaps. Bei Santoninvergiftung gibt man Abführmittel und alkalische Wässer, bei Krämpfen dazu Luminal subcutan, bei Kollaps Exzitantien. Vom Ol. chenopodii werden, nachdem am Vorabend abgeführt und nur eine kleine Mahlzeit eingenommen worden war, morgens nüchtern um 8 Uhr und um 9 Uhr so viele Tropfen gegeben, wie das Kind Jahre zählt, aber nicht mehr als 12, auf einem Stück Zucker oder nach folgendem Rezeptbeispiel: Ol. chenopod. anthelm. gtt. II bzw. III usw., Ol. olivar. 2,0. Nach 2 Stunden 1 Eßlöffel Karlsbader Salz, bei ausbleibender Abführwirkung nach $1^{1}/_{2}$ Stunden nochmals. Die Intoxikationserscheinungen sind Somnolenz, klonische Krämpfe, Facialisparese, Nystagmus, Atemlähmung. Da die Chenopodiumvergiftung überdies eine Darmlähmung bewirkt, versagen bei ihrer Behandlung Abführmittel und Einläufe. Man greift zu intravenöser Injektion von Hypophysin in reichlicher physiologischer Kochsalzlösung oder zu Prostigmin subcutan. Eine Kur mit Ol. chenopod. anthelm. darf frühestens nach 3—4 Wochen wiederholt werden. Dann gibt man, wenn bei der ersten Kur keine Intoxikationserscheinungen aufgetreten sind, die gleiche Dosis ein zweites Mal, 1—2 Stunden nach der ersten. Ein ungefährliches, aber auch weniger wirksames Ascaridenmittel ist das Helminal (Merck) aus Bestandteilen der Meeresalge, Gattung Digenea. Gebrauchsanweisung und Dosierung sind der Originalpackung beigefügt.

Wenn nur ein männlicher oder weiblicher Spulwurm spontan abgegangen ist und wiederholte Stuhluntersuchungen keine Eier haben finden lassen, darf man darauf rechnen, daß nur dieser eine Wurm vorhanden war. In solchen nicht ganz seltenen Fällen darf man sich von dieser Sachlage durch den Mißerfolg einer Helminalkur überzeugen, soll aber auf Santonin oder Chenopodiumöl verzichten. Entpuppt sich bei der Laparotomie ein Ileus als Ascaridenileus, dann ist der Wurmknäuel im uneröffneten Darm zu verteilen und zu verschieben, und die Würmer werden durch eine sofort anschließende interne Kur abgetrieben.

Von Bandwürmern kommt fast ausschließlich, aber schon bei Kindern recht häufig, zur Beobachtung die **Taenia saginata**, die am Kopfe 4 Saugnäpfe ohne Hakenkranz und in den Proglottiden einen Uterus mit 25—30 Seitenästen trägt. Sie wird erworben durch den Genuß von rohem oder ungenügend durchbratenem Rindfleisch. Die *Taenia solium* des Schweines, kenntlich an 2 Hakenkränzen und 4 Saugnäpfen und mit nur 6—10 Seitenästen am Uterus in den Proglottiden, wird durch die bei jedem Tiere vor der Freigabe zum Verkauf vorgeschriebenen Trichinenschau mit erfaßt, so daß sie beim Menschen in Ländern, in denen dieses Gesetz eingeführt ist, gar keine Rolle mehr spielt.

Zumeist werden die Träger einer Taenia saginata nur durch den Abgang von Proglottiden auf ihren Schmarotzer aufmerksam, gelegentlich hört man Klagen über Druck und Völlegefühl im Bauche, Brechneigung, Appetitmangel und

Abmagerung. Der Bandwurm wächst schnell, innerhalb von 70 Tagen, zu einer
Länge bis zu 6 m.

Die *Diagnose* Taenia saginata ergibt sich aus dem Abgang von Proglottiden
und dem Nachweis der runden gelbbraunen Eier mit radiär gestreifter Schale
im einfachen Stuhlpräparat oder nach Anreicherung (s. Lehrbücher der che-
misch-mikroskopischen Diagnostik).

Der Bandwurm wird abgetrieben durch Extractum filicis maris; da auch
dieses Wurmmittel giftig ist, darf es nur verordnet werden, nachdem sich der
behandelnde Arzt vom Vorhandensein einer Taenia durch eigene Anschauung
überzeugt hat. Bei geschwächten Kindern unterlasse man eine Farnwurzelkur.
Das Medikament wird von Kindern, die keine Kapseln schlucken, wegen seines
widerlichen Geschmacks allermeist erbrochen. Darum sollte jede Bandwurmkur
in der Klinik durchgeführt werden. Am Vorabend gibt man ein Abführmittel
und nur einen Teller Schleimsuppe oder den traditionellen Heringssalat. Am
anderen Morgen führt man dem nüchternen Kinde eine Duodenalsonde in den
Magen ein, um das Ausbrechen des Mittels unmöglich zu machen. Das Kind,
das durch ein rectales Sedativum schläfrig gemacht ist, bleibt in rechter Seitenlage, bis aus der Sonde gelber alkalischer Duodenalsaft abläuft; in Zweifelsfällen kontrolliere man die richtige Lage der Sonde vor dem Röntgenschirm.
Dann wird das angewärmte Präparat, am besten das mit zur abführenden
Wirkung ausreichenden Mengen Ricinusöl versetzte Filmaronöl (Böhringer)
oder Tritol (Helfenberg) mit einer Spritze langsam durch die Sonde eingespritzt.
Nach einer Viertelstunde wird der Schlauch langsam und vorsichtig herausgezogen. Erscheint nach etwa 2 Stunden mit einem durchfälligen Stuhle der
Wurm, dann wird das Kind auf ein mit warmem Wasser halb gefülltes Becken
gelegt. Niemals darf man an dem Wurm ziehen! Das entleerte Material wird
sorgsam durch Mulltücher oder besser durch ein Haarsieb geseiht und mit der
Lupe der Kopf der Taenia gesucht. Nur wenn er gefunden ist, hat die Kur
Erfolg gehabt. Falls 2 Stunden nach der Gabe des Farnwurzelextraktes noch
keine Stuhlentleerung erfolgt, müssen 15—20 g angewärmtes Ricinusöl nachgegeben werden. Die Dosis des Extract. filicis maris beträgt 0,5 g je Lebensjahr, höchstens 5 g bei Kindern. Vergiftungserscheinungen sind unter anderem
Kopfschmerzen, Schwindel, Cyanose, Amaurose, Krämpfe, Kollaps. Die Gegen-
mittel sind Abführmittel. Wenn der Kopf der Taenia nicht gefunden wurde,
gibt man am nächsten, und wenn das Kind nicht zu sehr mitgenommen ist,
auch am übernächsten Tage das aus Kürbiskernen hergestellte Kukumarin
(Jungklausen, Hamburg), einen eingedickten Extrakt von fleischsaftähnlichem
angenehmen Geschmack, Kindern bis zu 7 Jahren eine halbe Originalflasche
à 40 g, älteren eine ganze, in Suppe, Kakao oder Milch, nach 2 Stunden ein
Abführmittel, etwas später einen Einlauf. Danach soll das Kind, damit es
nicht zu sehr von Kräften kommt, eine calorienreiche, leicht verdauliche Kost
erhalten.

Farnwurzelextrakt darf, selbst wenn ein Teil von ihm ausgebrochen sein
sollte, erst nach 8 Wochen wieder gegeben werden!

II. Krankheiten der Leber und Gallenwege.

Ikterus ist ein Symptom für eine Vielzahl von Erkrankungen der Leber;
er kann auch auf abnormem Blutzerfall beruhen.

Im Kapitel über das Neugeborene sind besprochen worden der Icterus neonatorum, der Ikterus bei Sepsis und bei Atresie der Gallenwege, der Ikterus
bei Leberlues im Kapitel über die Syphilis. Der Icterus gravis des Neugeborenen

und die hämolytische Anämie (hämolytischer Ikterus, Kugelzellenanämie) im Kapitel über die Krankheiten des Blutes abgehandelt. Der Ikterus bei Pneumonie und Scharlach ist dort erwähnt.

Cholepathien, Erkrankungen der Gallenwege, kommen schon vom Säuglingsalter an vor als Entzündungen der Gallengänge und -blase mit und ohne Gallensteine. Im ganzen sind diese Zustände bei Kindern selten, werden aber durch genaue Diagnostik doch häufiger gefunden, als man früher glaubte, besonders gegen das Pubertätsalter hin. Hinweisende Symptome sind Schmerzen im rechten Oberbauch, dumpf oder, besonders bei Steinen, kolikartig, gewöhnlich ohne Beziehung zur Nahrungsaufnahme, oft mit Bauchdeckenspannung. Dazu treten Übelkeit bis zum Erbrechen, belegte Zunge, Verstopfung, Kopfschmerzen, Fieber und Schwindelgefühl. Die Leber kann vergrößert, die Gallenblase als tumorartige Resistenz fühlbar sein. Ikterus fehlt bei der Cholangitis und Cholecystitis in der Regel, wenn nicht dabei ein Stein in den Ductus hepaticus oder choledochus eingeklemmt ist. Die *Ursache* einer Cholepathie kann außer in den besagten Dyskinesen und Konkrementen auch in einer Infektion mit Typhus- oder Paratyphusbacillen liegen. Die *Diagnose der Cholepathien* wird gestellt durch die *Duodenalsondierung,* die einen Darmsaft zutage fördert mit flockigen Trübungen, mikroskopisch aus reichlichen Gallensalzen, Leukocyten und Epithelien bestehend. Über die verfeinerte Diagnostik mit fraktionierter Duodenalsondierung ist in den Lehrbüchern der Inneren Medizin nachzulesen. Gute Dienste, nicht nur zur Erkennung von Gallensteinen, sondern überhaupt von Cholepathien, leistet die *Röntgenuntersuchung* mit Jodtetragnost nach folgender Methode, die sich auch uns bewährt hat: 1,5—2 g Jodtetragnost in 20—30 cm³ sterilem Wasser intravenös. 1. Röntgenaufnahme nach 14 Stunden, die normale Gallenblase stellt sich deutlich dar. Unmittelbar nach dieser Aufnahme gibt man 1—2 Eidotter und wiederholt die Aufnahmen nach 30, 60, 90 und 120 Min. Normalerweise soll die Gallenblase 1—2 Stunden nach dieser Reizmahlzeit leer sein. Steine ergeben Aussparungen, Gallenstauungen Erweiterungen und Formveränderungen des Blasenschattens; auch anatomische Anomalien wie Gallenblasendivertikel kommen zur Darstellung.

Die *Prognose* der Cholepathien ist, abgesehen davon, daß sie spätere Steinbildungen einleiten können, mit Ausnahme der eitrigen oder gar gangränösen Cholecystitis, gut.

Zur *Therapie* genügen auch bei Steinen ohne Verschlußikterus Wärme, Abführmittel, Antispasmodica. Bei dem Verdachte einer eitrigen oder gangränösen Cholecystitis, die ein schweres akutes Krankheitsbild macht, muß sofort operiert werden.

Ein *mechanischer Stauungsikterus* durch einen Stein, einen Ascaris oder durch Druck auf den Ductus choledochus von außen (Tumoren, Lymphknoten) macht die bekannten Symptome: der Stuhl ist durch das Fehlen von Gallenfarbstoff hell, weißlich, kittartig, fetthaltig, manchmal durchfällig. Im bierbraunen Urin fehlen Urobilinogen und Urobilin, die Bilirubinproben sind stark positiv. Das Serumbilirubin ist vermehrt und gibt die direkte prompte Diazoreaktion. Das Cholesterin im Blute ist stark vermehrt. Die Hautfarbe geht allmählich in grünliche Töne über. Auf die Dauer führt eine völlige Gallenstauung zu Dystrophie, zu biliärer Cirrhose und Leberinsuffizienz, die das tödliche Coma hepaticum mit Benommenheit, Blutungen und Krämpfen zur Folge hat.

Die schwere Leberschädigung durch mechanischen Ikterus ist durch die intracutane Injektion von 1% Ferricyankaliumlösung zu erkennen. In den ersten Wochen ergibt sie keine Farbreaktion, später aber eine deutliche Blaufärbung.

Über die sog. *hepatische Rachitis* siehe bei Rachitis; über sog. *hepatischen Zwergwuchs* bei der Pathologie des Wachstums und der Entwicklung.

Parenchymatöse Erkrankungen der Leber.

α) **Hepatitis infectiosa (epidemica).** Der früher sog. *Icterus catarrhalis* wird von fast allen Autoren mit der Hepatitis infectiosa identifiziert. Ihr Charakter als Infektionskrankheit ist durch epidemieartiges Auftreten in den Heeren der am 2. Weltkriege beteiligten Staaten und durch gesicherte Infektionsversuche am Menschen erneut erwiesen, während ein empfängliches Tier nicht bekannt ist.

Die *experimentellen Infektionen* gelingen im Frühstadium der Krankheit mit peroral verabreichtem Duodenalsaft, Stuhl- und Urinmaterial, mit Nasen-Rachenspülflüssigkeit und auch durch parenterale Injektion von Blut bzw. Serum oder Plasma. Die *Inkubationszeit* dieser experimentellen Hepatitis ist mit 20—31 (40) Tagen ziemlich fest umrissen. Der Erreger passiert bakteriendichte Filter und muß ein Virus sein, das $^{1}/_{2}$stündige Erhitzung auf 56° aushält. Eine aller Kritik standhaltende Züchtung auch auf der Chorio-Allentois des Hühnereies scheint noch nicht gelungen zu sein. Das Wesen der anatomischen Veränderungen besteht in einer Schädigung des Leberparenchyms in verschiedenem Ausmaße. Dabei kommt es zu einer Hemmung des Gallenstromes in den Gallencapillaren und zum Übertritt von Galle in die Lymph- und Blutbahn.

Eine besondere Empfänglichkeit für den Virus der Hepatitis infectiosa ist dem *Kindesalter* auch unter normalen Lebensbedingungen eigentümlich, besonders der Altersstufe zwischen dem 5. und 10. Lebensjahre. Aber auch mit 2 Jahren ist die Krankheit nicht außergewöhnlich, und ausnahmsweise kommt sie schon bei Säuglingen, wohl sogar schon in den ersten Lebenswochen vor. Häufungen bis zu kleinen Epidemien sind schon lange auch bei Kindern bekannt, besonders in den Herbstmonaten. Spitalinfektionen, auch wenn keine Isolierungs- und Desinfektionsmaßnahmen getroffen waren, habe ich nie erlebt.

Das *klinische Bild* läßt in der Mehrzahl der Fälle ein präikterisches Vorstadium und die Periode des eigentlichen Ikterus unterscheiden; manchmal setzt die Krankheit sofort mit dem voll ausgeprägten Bilde des Ikterus ein. Das Prodromalstadium mit einer starken Linksverschiebung im weißen Blutbilde und einer Leuko-(Lympho)penie und Plasmazellen, später einer Lymphocytose und einer starken Senkungsbeschleunigung ist entweder uncharakteristisch mit Appetitlosigkeit und Mattigkeit, manchmal mit Somnolenz und schweren cerebralen Erscheinungen, die an Meningitis oder Typhus denken lassen, oder es zeigen sich Magen-Darmstörungen mit initialem Fieber bei 38,5 und 39°, starkes Erbrechen, Verstopfung oder schaumige Durchfälle mit verdächtigen Schmerzen im Epigastrium, vor allem in der Lebergegend. Nach etwa 5—8 Tagen klärt sich die Lage durch die ikterische Färbung der Skleren und der Körperhaut. Mit dem Abfall des Fiebers und dem Rückgang der Beschwerden leitet sich die zweite Krankheitsphase ein. Der Urin wird durch Ausscheidung des im Serum erhöhten Bilirubins dunkel, Urobilinogen ist häufig vermehrt, besonders in den Fällen mit schmerzhafter Leberschwellung. Die Leber reicht 1—4 Querfinger unter den Rippenbogen; ihre Konsistenz und Größe wechseln bei demselben Patienten. Die Stühle können, wie gesagt, acholisch sein; meist aber ist die Gallensekretion nicht erheblich gestört, und die helle Stuhlfarbe rührt von dem hohen Fettgehalt her. Eine Milzschwellung kann nachweisbar sein oder fehlen; über Hautjucken klagen Kinder selten. Eine Pulsverlangsamung auf 60—70, manchmal sogar auf 40 Schläge je Minute ist häufig.

Der Ikterus dauert verschieden lange an, 2, allenfalls 3—4 Wochen, nachdem die Harnfarbe wieder normal geworden ist. Am längsten kann gelegentlich eine Leberschwellung nachweisbar bleiben. Bisweilen kommt es zu Rezidiven des Ikterus. Andere seltene Fälle von hepatocellulärem Ikterus bieten durch Monate hin das volle Krankheitsbild.

Die *Differentialdiagnose* hat sich im Prodromalstadium mit Typhus, Meningitis oder acetonämischem Erbrechen auseinanderzusetzen, nach Erscheinen des Ikterus mit einem Ikterus „simplex" bei Pneumonie, Scharlach und anderen Infektionskrankheiten und vor allem mit mechanischem Obturationsikterus. Für diesen sprechen wiederholte Ikterusschübe — die Hepatitis infectiosa infantum hinterläßt eine dauernde Immunität —, der Nachweis von direktem Serumbilirubin, die konstante Bilirubinurie (bei Hepatitis kann sie wechseln), die starke Hypercholesterinämie, die acholischen Stühle.

Die *Prognose* ist im allgemeinen gut; nur nach sehr langer Dauer und bei Rezidivieren des Ikterus muß die Entwicklung einer Lebercirrhose befürchtet werden. Die schwerste Form der akuten Hepatopathie, die sog. *akute und subakute gelbe Leberatrophie*, ist beim Kinde selten; Näheres ist in den Lehrbüchern der inneren Medizin nachzulesen.

Die *Therapie* der Hepatitis acuta hat die Aufgabe, die Leber zu schonen. Die Kost soll aber nicht eiweißarm oder -frei sein, Fett ist in kleinen Mengen erlaubt, da der Gallenabfluß in den Darm gewöhnlich nicht erheblich gestört ist. Die Calorien werden zur Hauptsache in Kohlenhydraten zugeführt. Zuerst, in der appetitlosen Zeit, ernährt man mit gezuckerten (Dextropur) Säften, mit Zwiebäcken und Röstbrot. Bei wachsender Eßlust werden Kartoffel-, Grieß- und Mondaminbreie mit wenig Milch gegeben, Obst und zarte Gemüse. In den Fällen mit starkem Erbrechen im Initialstadium geht man vor wie bei acetonämischem Erbrechen (s. dort). Alt beliebt ist das Karlsbader Salz, täglich 1 Teelöffel auf 1 Glas warmes Wasser nüchtern, aber angezeigt nur bei Obstipation. Bei Leberschmerzen werden feuchtwarme Umschläge angenehm empfunden, für schwere Formen werden intramuskulär oder intravenös Injektionen von Decholin, Methionin und Nebennierenrindenpräparaten empfohlen, und in scheinbar verzweifelten Lagen ist von operativer Drainage der Gallenwege Gutes berichtet worden. Bettruhe lassen wir bis zur Normalisierung der Senkungsgeschwindigkeit einhalten.

β) **Latent ikterische bzw. anikterische diffuse Hepatopathien,** die oben gestreift wurden, sind dem akuten hepatocellulären Ikterus wesensverwandt. Man denke an solche Zustände bei unklaren Leibschmerzen, Appetitlosigkeit und Erbrechen dann, wenn das Urobilinogen im Urin vermehrt ist. Die Prognose ist gut, die Therapie die eben besprochene.

γ) **Icterus infectiosus** WEIL gibt es auch bei Kindern und verläuft bei ihnen leichter als beim Erwachsenen. Der Erreger ist die Spirochaeta icterogenes, die von Ratten mit dem Urin ausgeschieden wird. Daher erfolgen Erkrankungen des Menschen durch Baden in Gewässern, an denen sich Ratten aufhalten und durch Trinken von solchem Wasser. Die Krankheit beginnt plötzlich mit Fieber, Kopf-, Rücken- und Wadenschmerzen, dann folgen Ikterus und Leberschwellung, Urobilinogenvermehrung, nephritische Befunde und hämorrhagische Diathese. Die Diagnose wird gestellt durch den Nachweis der Spirochäten in der Leber von Meerschweinchen, denen 3—5 cm³ Patientenblut intraperitoneal injiziert wurde. Therapeutisch gibt man Rekonvaleszentenserum und Traubenzucker wie beim Icterus epidemicus infantum. Näheres in den Lehrbüchern der Inneren Medizin.

δ) **Homologer Serumikterus oder Serumhepatitis.** Die häufige Anwendung von Blut- und Plasmaübertragungen, Rekonvaleszentenserum, Placentarblutderivaten in der Kinderheilkunde rechtfertigt die Erwähnung dieses in neuester Zeit eingehend bearbeiteten Krankheitsbildes auch in einem Lehrbuch der Kinderheilkunde. Nach parenteraler Injektion von menschlichem Blut, Serum, Plasma usw. auch von Spendern, die nie einen Ikterus gehabt haben, kann es

auch bei kleinsten Mengen nach einer Inkubationszeit von 70—140 und noch
mehr Tagen, gelegentlich mit leichten hepatitischen Symptomen während der
Inkubationszeit, zu einem Krankheitsbilde kommen, das in seinem Verlauf und
in seiner Prognose — Todesfälle kommen vor — ganz der Hepatitis infectiosa
gleicht. Auch hier handelt es sich um eine Viruskrankheit, die durch parenterale
Blutinjektion im Anfangsstadium, nicht peroral, experimentell übertragen
werden kann. Eine Züchtung des ziemlich resistenten Virus ist noch nicht
gelungen, auch nicht die Infektion von Versuchstieren. Analoges ist ebenfalls
bei Pferden beobachtet worden. Da natürliche Kontaktinfektionen nicht vorkommen, wegen der viel längeren Inkubationszeit, des Ausbleibens einer gekreuzten Immunität zwischen Hepatitis infectiosa und homologem Serumikterus und wegen gelegentlich gesehener Haut- und Gelenkerscheinungen
bei Serumikterus dürften die Erreger der beiden Krankheiten nicht identisch sein.

Auch der sog. *Salvarsanikterus* dürfte als eine Infektion durch einen ganz
außerordentlich resistenten Virus geklärt sein.

ε) **Fettleber und Amyloidleber** sind anatomische Befunde, die bei den betreffenden Krankheiten, die dazu führen, erwähnt sind.

ζ) Die **Glykogenspeicherkrankheit,** deren auffälligstes Symptom ein großer
Lebertumor ist, findet sich bei den Stoffwechselkrankheiten des älteren Kindes
dargestellt.

η) **Leberabscesse** haben beim Kinde dieselbe Genese und dasselbe Bild wie
beim Erwachsenen.

ϑ) **Die Lebercirrhose** ist beim Kinde selten, kommt aber schon vom 1. Lebensjahre an vor. Meist handelt es sich um eine Form, die der gewöhnlichen
hämatogenen diffusen Lebercirrhose des Erwachsenen entspricht, während die
biliären Cirrhosen, mit und ohne Verschluß der Gallenwege, in der Minderzahl
stehen, abgesehen von einer gewissen Häufung bei Kindern in Indien. Die
Leberveränderungen bei chronischer Herzinsuffizienz, die sog. kardialen Cirrhosen, sind Pseudocirrhosen, die zu den Kreislaufstörungen gehören. Die alte
Einteilung in hypertrophische und atrophische Cirrhosen läßt sich besonders
im Kindesalter nicht aufrecht erhalten; die Cirrhose beginnt entweder hypertrophisch und wird atrophisch oder umgekehrt und am häufigsten sind Mischformen. Das vollentwickelte Krankheitsbild wird beherrscht von der Pfortader-
stauung; der Bauch ist zuerst meteoristisch aufgetrieben, dann entwickelt sich
der Ascites, es bilden sich die venösen Kollateralbahnen aus, Verbindungen
zwischen der Pfortader und der Vena cava inferior, über die Venae haemor-
rhoidales und oesophageae (Hämorrhoiden und Ösophagusvaricen, die platzen
und zu Mastdarmblutungen bzw. Blutbrechen führen können). Typisch ist das
Caput medusae, eine Stauung der epigastrischen Venen, häufiger longitudinal als
radiär um den Nabel. Der Körper magert ab. Eine Milzschwellung ist sekundär,
wenn sie auch als präcirrhotischer Milztumor früher als die Erkrankung der
Leber erkennbar sein kann. Der Grad der Lebervergrößerung ist sehr verschieden, eine granulierte Oberfläche ist nicht immer durchzutasten. In Zweifelsfällen empfiehlt sich eine Probelaparotomie. Die Entwicklung ist schleichend,
die Kinder gedeihen schlecht, bleiben in ihrer Entwicklung zurück (hepatischer
Infantilismus), sind verdrießlich und appetitlos, bis der Ascites, Ödeme der
unteren Körperhälfte oder kolikartige Schmerzanfälle stärkere Beschwerden
verursachen. Die Hautfarbe ist durch die nie fehlende Anämie fahl, manchmal
bräunlich oder graugelb. Ein Ikterus kommt erst allmählich, wird aber nie
vermißt; seine Intensität wechselt. Die Leukocyten sind ausnahmsweise

vermindert, meist, manchmal sogar erheblich, vermehrt. Manche Fälle von Lebercirrhose verlaufen fieberhaft. Die Stühle haben anfangs eine normale, später
bisweilen eine hellere Farbe. Gallenfarbstoff findet sich nur manchmal in
späteren Stadien im Urin, Urobilinogen und Urobilin sind immer vermehrt. Die
Takata-Ara-Reaktion ist in der Regel positiv, Leberfunktionsprüfungen mit
Zuckerbelastungen versagen vielfach. Der Tod tritt ein im Coma hepaticum
(s. beim mechanischen Ikterus), durch schweres Blutbrechen oder unter Zunahme des Ikterus und der Kachexie mit Durchfällen, gallig-blutigem Erbrechen und Gewichtsstürzen, wenn nicht schon früher eine interkurrente
Pneumonie das Leben beendet hat.

Die *Ätiologie* ist nicht einheitlich. Familiäre Fälle weisen besonders bei
biliärer Cirrhose auf Erbfaktoren hin, Häufungen in bestimmten Gegenden auf
unbekannte lebende, vielleicht virusartige Erreger. Auch bei Kindern spielt
der Alkoholismus eine Rolle, manche Cirrhosen entwickeln sich wenigstens
scheinbar nach akuter Hepatitis. Auch Gastritiden und infektiöse Enteritiden
wie bacilläre Ruhr mögen gelegentlich in Betracht kommen.

Differentialdiagnostisch ist in erster Linie die *Lues der Leber* auszuschließen,
beim Säugling und Kleinkind in ihrer diffus kleinzellig infiltrativen, beim
älteren Kinde in ihrer gummösen Form, weiterhin die Glykogenspeicherkrankheit und Lebertumoren und schließlich die hepatolentikuläre Degeneration =
Wilsonsche Krankheit.

Die *Prognose* ist bei echter Lebercirrhose nicht mehr ganz so trüb und die
Therapie nicht mehr ganz so machtlos wie früher (s. Lehrbuch der Inneren
Medizin).

ι) Lebertumoren gibt es in seltenen Fällen schon im Kindesalter als primäre
Sarkome und Carcinome. Die Leber ist groß, hart und buckelig, Milzschwellungen und Ikterus fehlen. Hautmetastasen können die Diagnose erleichtern,
in Zweifelsfällen mache man eine Probelaparotomie.

ϰ) Echinokokkencysten sind so selten geworden, daß auf die Lehrbücher
der Inneren Medizin verwiesen werden darf. Die sehr seltene *Wanderleber* kann
wegen ihres verschiedenen Verhaltens bei Änderung der Körperlage kaum mit
einem Tumor verwechselt werden.

III. Krankheiten der Bauchspeicheldrüse.

α) Die akute **Pankreatitis** durch Mumps ist dort erwähnt.

β) Die akute **Pankreasnekrose** ist im Kindesalter nur ganz selten beschrieben
worden; ihre klinische Diagnose ist kaum möglich, so daß sie erst auf dem
Operationstisch erkannt wird, wenn wegen eines akuten stürmischen abdominalen Krankheitsbildes laparotomiert worden ist. Das Nähere ist in den Lehrbüchern der inneren Medizin und Chirurgie einzusehen.

γ) Die für das frühe Kindesalter bedeutungsvollste Erkrankung des Pankreas
ist die **familiäre kongenitale cystische Pankreasfibrose mit Bronchiektasien** bzw.
anderen eitrigen Erkrankungen der Lunge. Unter 1095 Sektionen von Kindern
bis zu 2 Jahren ergab sich an der Kinderklinik in Michigan (USA.) in 2,4%
dieser Befund. Das *klinische Bild* ist je nach dem Alter verschieden. Beim
Neugeborenen (s. dort) erscheint es als *Meconiumileus* bzw. Meconiumperi-
tonitis, in den ersten Lebensmonaten als schwere, zu Rezidiven neigende Pneumonie oder als Dystrophie, beim älteren Säugling bestehen nebeneinander eine
chronische Erkrankung der Lunge und Verdauungsstörungen, oft mit charakteristisch stinkendenden Fettstühlen. Beim Kleinkinde bietet sich das Bild der
Cöliakie mit Bronchiektasen oder Pneumonie. Die meisten Kranken sterben

als Säuglinge, der Rest im Kleinkindesalter, und nur einzelne erreichen das
Schul- oder gar Erwachsenenalter. Nicht selten sind Geschwister befallen.
Pathologisch-anatomisch erkennt schon das bloße Auge eitrige Lungenverände-
rungen, die sich zumeist histologisch als infizierte Bronchiektasen bzw. als
ihre Vorstufen erweisen. Im Pankreas sieht man makroskopisch, oft aber nur
mikroskopisch, in großer Zahl Cysten, entstanden durch Ausweitungen der
Acini, die wohl auf Abschnürung der Endgänge durch reichliche interstitielle
Bindegewebsentwicklung beruhen. Gangverschlüsse scheinen nicht vorzukommen, entzündliche Infiltrate finden sich auch im Parenchym. Auch in den
anderen Drüsen des Verdauungstraktes hat man Veränderungen gefunden; in
vielen Fällen lassen sich Entzündungsvorgänge in den Gallenwegen und der
Leber nachweisen. Die cystische Mißbildung des Pankreas, die mit Cysten-
bildungen in anderen Organen vergesellschaftet sein kann, ist von dem beschriebenen Zustande wesensverschieden. *Pathogenetisch* scheinen also die entzündlichen Veränderungen im Pankreas, den Gallenwegen und den Bronchial-
wänden einander gleich geordnet zu sein; die Geschwistererkrankungen legen
den Gedanken an eine von der Mutter ausgehende intrauterine Schädigung
nahe. Über hereditäre Belastung in der Aszendenz ist nichts bekannt; dafür
ist vielleicht die Kenntnis des Krankheitsbildes noch zu jung.

Die *Diagnose* ergibt sich aus dem Vorstehenden; stinkende Fettstühle sind
immer verdächtig, besonders beim Säugling. Die *Differentialdiagnose* gegenüber
der Cöliakie ist durch Fermentbestimmungen im Duodenalsaft zu stellen, das
größte Gewicht kommt dem Fehlen bzw. der starken Verminderung des Trypsins
zu, und selbstverständlich sind auch die Diastase- und Lipasewerte erniedrigt.
Der untere Grenzwert (Dreyfus) für Diastase (nach dem 1. Lebensjahr, nach
Wohlgemuth) und für Trypsin nach Fuld-Gross liegen bei 512, für Lipase
(Freudenberg) bei 4—4,9 cm³ n/10 NaOH.

Die *Prognose* ist schlecht, wenn auch das Pankreastrypsin in gewissen
Grenzen durch Kathepsin ersetzt werden kann. Die *Therapie*, auch mit Pan-
kreaspräparaten, leistet nicht viel. Die Diätbehandlung ist ähnlich wie bei
Cöliakie.

δ) **Vorübergehende Fermentschwäche** findet sich bei Säuglingen mit schweren
Ernährungsstörungen und bei größeren Kindern unter der Einwirkung von
Infektionen und seelischen Depressionen.

IV. Die Erkrankungen des Bauchfelles.

α) Eine ganz besondere Bedeutung hat im Kindesalter nach dem ersten
Lebensjahr die **Pneumokokkenperitonitis**. Aus didaktischen Gründen unterscheiden wir eine akute primäre und eine sekundäre, mehr subakute Form.

Die *primäre Pneumokokkenperitonitis* entsteht entweder hämatogen aus einem
Infekte der oberen Luftwege in der Regel isoliert, selten zusammen mit anderen
Pneumokokkenansiedlungen; oder es kann, da allermeist Mädchen und nur
ausnahmsweise Knaben betroffen sind, die Möglichkeit einer ascendierenden Infektion aus den Genitalien um so weniger von der Hand gewiesen werden, als
nicht selten dabei Pneumokokken im Vaginalabstrich zu finden sind. Die
Krankheit beginnt stürmisch aus voller Gesundheit mit hohem Fieber, starker
Leukocytose mit Linksverschiebung, heftigen Leibschmerzen, Erbrechen und
Durchfällen. Der Bauch ist leicht aufgetrieben, die Bauchdecken sind diffus
druckempfindlich und gespannt, aber nicht so hart wie bei Perforationsperitonitis. Oft weist ein Herpes labialis auf die Pneumokokkenerkrankung hin.

Das Gesicht sieht aus wie bei einer anderen eitrigen Peritonitis (Facies hippocratica), kann aber auch ähnlich wie bei einer croupösen Pneumonie eine gewisse Fieberröte zeigen. In den schwersten Fällen sterben die Mädchen nach 24—48 Stunden, in anderen bessert sich nach einigen Tagen der Zustand, der Bauch wird weicher und weniger empfindlich, das Fieber geht zurück. Aber die Kinder genesen nicht vollständig, es können noch Durchfälle und Beschwerden beim Wasserlassen bestehen, bis nach einem *Zwischenstadium* ·von 1—2, längstens 4—6 Wochen, nachdem das Fieber wieder angestiegen ist, der Bauchumfang allmählich zugenommen hat und zwischen Nabel und Symphyse eine gut abgegrenzte kaum verschiebliche Geschwulst sich herausbildet, ein *abgesackter Absceß*, der spontan nach außen oder, wenn er sich mehr im kleinen Becken zusammengezogen hat, in die Vagina oder in den Darm durchbrechen und so ausheilen kann.

Die *sekundäre Pneumokokkenperitonitis* entsteht mehr schleichend im Verlaufe einer Pneumonie mit und ohne Empyem und mit und ohne anderen Pneumokokkenherden und führt gleichfalls zur Abkapselung eines Abscesses.

Zwischen diesen primären und sekundären Formen gibt es Übergänge, die nur hohes Fieber, Mattigkeit und Abgeschlagenheit erkennen lassen, aber doch durch Übelkeit, gelegentliches Erbrechen, uncharakteristische Bauchbeschwerden, abwechselnde Verstopfung und erbsensuppenähnliche Durchfälle, manchmal mit Tenesmen, die Aufmerksamkeit auf das Abdomen lenken. Bisweilen können ein getrübtes Sensorium und eine positive Diazoreaktion an Typhus denken lassen. Das Blutbild zeigt aber eine starke Leukocytose und nach entsprechender Zeit wird die Absceßbildung deutlich.

Nicht leicht und verantwortungsschwer, weil die Indikation zur Sofortoperation von ihr abhängt, ist die *Differentialdiagnose* der akuten primären Pneumokokkenperitonitis *gegen die Appendicitis* bzw. die *Perforationsperitonitis*. Für Pneumokokkenperitonitis sprechen — mit Vorsicht — die Durchfälle, ferner die diffuse, nicht lokalisierte Druckempfindlichkeit, die verhältnismäßig geringe diffuse Bauchdeckenspannung, der Herpes und die starke Leukocytose über 16 000. Wertvoll ist die *Bauchpunktion,* die man durch einen kleinen Hautschnitt mit dem Schnepper mit einer stumpf abgeschliffenen Kanüle mit drehenden Bohrbewegungen ohne Gefahr der Darmverletzung leicht ausführen kann. Der Nachweis von Pneumokokken im Punktat klärt die Lage.

Die *Therapie* soll, wenn die Diagnose sicher steht, konservativ sein. So hoch auch die Sterblichkeit der schweren akuten primären Fälle ist, durch eine Laparotomie werden die Aussichten nicht verbessert. Die Therapie besteht aus Penicillin, Sulfonamiden, typengleichem Pneumokokkenserum, und man wartet die Bildung des abgesackten Abscesses ab, der dann incidiert und drainiert wird.

β) Alles, was über die Pneumokokkenperitonitis gesagt wurde, gilt auch für die **primäre Streptokokkenperitonitis,** die vor allem bei Scharlach vorkommt. Klinisches Bild, Diagnose, Differentialdiagnose und Therapie sind dieselben, nur die Prognose ist schlechter.

γ) Ebenfalls konservativ wie die Pneumokokkenperitonitis wird behandelt die **gonorrhoische Peritonitis.** Aus einer Vulvovaginitis gonorrhoica entwickelt sich als seltenes Ereignis plötzlich eine allgemeine Peritonitis mit typischer Facies abdominalis und allen zugehörigen Erscheinungen. Nach einer gewissen Zeit mit hohem septischen Fieber, währenddessen der Scheidenausfluß zu verschwinden pflegt, mildert sich das Bild, die Temperaturen werden subfebril, und es werden tastbare harte Adnextumoren nachweisbar, die erst mit längerer Wärmebehandlung resorbiert werden. Die Prognose ist überwiegend gut, Todesfälle kommen unter Penicillin kaum vor.

δ) **Der subphrenische Absceß,** eine umschriebene eitrige Peritonitis, ist im Kindesalter eine große Seltenheit. Im Anschluß an eine eitrige Entzündung der Pleura, der Wirbelsäule oder der Beckenschaufel auch scheinbar selbständig entstehen Bauchdeckenspannung im rechten Hypochondrium, Schmerzen bei der Atmung, hochstehende Lungen-Lebergrenze bei abnorm tiefstehendem unteren Leberrande und, bisweilen ein kleines rechtsseitiges Pleuraexsudat. Gasbildung im Absceß verursacht eine tympanitische Perkussionszone zwischen dem heraufgehobenen Zwerchfell und der herabgedrängten Leber. Das Röntgenbild ist, auch ohne Gasbildung, charakteristisch. Die Behandlung gehört dem Chirurgen.

Schrifttum.

Birk: Erkrankungen des Bauchfells. Handbuch der Kinderheilkunde, 4. Aufl., Bd. 3. herausgeg. von M. v. Pfaundler und A. Schlossmann. Berlin: F. C. W. Vogel 1931.

Catel: Normale und pathologische Physiologie der Bewegungsvorgänge im gesamten Verdauungskanal. Leipzig: Georg Thieme 1937.

Dreyfus, A.: Über die Normalwerte der Pankreasfermente im Duodenalsaft. Ann. Paediatr. **164,** 337 (1945).

Freudenberg: Physiologie und Pathologie der Verdauung im Säuglingsalter. 1929.

Hansen, Jeckeln u. a.: Darmbrand (Enteritis necroticans). Leipzig: Georg Thieme, 1949.

Kleinschmidt: Magen- und Darmerkrankungen. Handbuch der Kinderheilkunde, 4. Aufl., Bd. 3, herausgeg. von M. v. Pfaundler und A. Schlossmann. Berlin: F. C. W. Vogel 1928.

Wissler, H. u. H. U. Zollinger: Die familiäre kongenitale cystische Pankreasfibrose mit Bronchiektasen (Pancreatitis chronica fibrosa cystica congenita). Basel: Benno Schwabe u. Co. 1945.

Erkrankungen der Kreislauforgane.

Von

K. Klinke.

Mit 16 Abbildungen.

I. Anatomische und physiologische Besonderheiten des Kindesalters.

Aus den besonderen Bedingungen des Kindesalters ist zu verstehen, daß gewisse Kreislauferkrankungen, die wie die Aufbrauchkrankheiten bei Erwachsenen eine große Rolle spielen, keine Bedeutung haben. Andererseits werden angeborene Mißbildungen für dieses Alters eine größere Wichtigkeit erlangen, weil die Lebensdauer der davon Betroffenen zumeist gering ist. Die erhebliche Leistungsfähigkeit des noch wenig beanspruchten jugendlichen Gefäßsystems wird ferner auch bei schweren mechanischen Schädigungen noch Ausgleiche schaffen können, wo dies beim Erwachsenen nicht möglich ist.

Das Herz und das gesamte Gefäßsystem bilden eine zusammengehörige Einheit. Gerade die wechselseitige Abhängigkeit ist im Kindesalter, insbesondere beim Säugling, von Bedeutung. Viele Störungen, die mit einem Versagen des Kreislaufes einhergehen, erweisen sich als primär toxische oder infektiöse Gefäßschäden, die erst sekundär den zentralen Motor in Mitleidenschaft ziehen. Die Betrachtung des gesamten Kreislaufes im Zusammenhang ist also im Kindesalter besonders wichtig.

Aufgabe des Kreislaufes ist die arbeits- und organgerechte Verteilung des Blutes und damit der Sauerstoffträger auf die einzelnen Körperteile. Der Kreislauf arbeitet dabei unter folgenden ökonomischen Gesichtspunkten, die einer komplizierten nervösen Steuerung unterliegen: *1. das Minutenvolumen wird möglichst klein gehalten, 2. jedes Organ erhält nur die dem jeweiligen Bedarf entsprechende Mindestblutmenge, 3. alle Regelungen vollziehen sich nach Möglichkeit ohne Erhöhung des Blutdrucks.* Capillaren, größere Gefäße und Herz sind gemeinsam an diesen Ausgleichsmechanismen beteiligt. Je elastischer und arbeitsfähiger die Gefäße sind, um so leichter werden Beanspruchungen ausgeglichen. Trotz eines gegenüber dem Erwachsenen deutlich erhöhten Energieumsatzes muß aus diesem Grunde der kindliche Kreislauf als außerordentlich leistungsfähig angesehen werden. Dennoch wird wegen der Labilität der Innervation jede toxische Schädigung an den Gefäßen, vor allem beim Säugling, sofort viel erheblichere Kreislaufstörungen hervorrufen, wie sie beim Erwachsenen nicht so ausgeprägt zu beobachten sind.

Das *Herzminutenvolumen* je Kilogramm Körpergewicht ist beim Säugling etwa doppelt so groß wie beim Erwachsenen, (130 gegenüber 70 cm³), die umzutreibende relative *Blutmenge* ist im Säuglingsalter etwa $1\frac{1}{2}$mal so groß, später nur wenig von der des Erwachsenen unterschieden und beträgt dann 7,7% des Körpergewichtes. Die *Frequenz des Herzschlages* ist beim Neugeborenen mit 130—140 je Minute etwa doppelt so hoch wie beim Erwachsenen mit 70 Min. Zwischen dem 4. und 5. Lebensjahr sinkt sie auf 100 Min., beträgt aber noch in der Pubertät über 80 Schläge in der Minute. Nach allgemeinen hydrodynamischen Gesetzmäßigkeiten müßte man erwarten, daß bei gesteigertem Druck und vermehrter Frequenz der *Blutdruck* ebenfalls erhöht sei. In Wirklichkeit ist er aber niedriger: In den ersten Lebenstagen beträgt der systolische Druck etwa 60 mm Quecksilber, steigt bis zum 3. Lebensmonat auf etwa 80, erreicht mit etwa 11 Jahren den 100-mm-Wert und gelangt mit der Pubertät auf 110 bis 115 mm Hg. Der (erst in diesem Alter sicher zu messende) diastolische Blutdruck liegt vom 6. Lebensjahre an um etwa 40% niedriger als der systolische, entspricht demnach prozentuell dem Verhalten beim Erwachsenen. Das Prinzip, die Herzleistung mit möglichst niedrigem Blutdruck zu bewältigen, wird also auch im Kindesalter durchgeführt. Erklärt ist dieser Befund einmal durch die Kürze der Strombahn, die bei etwa gleichem Verhältnis zwischen

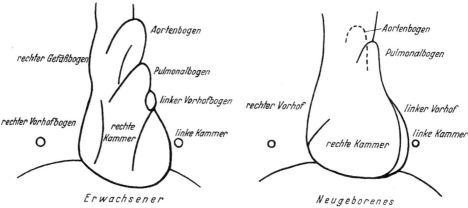

Abb. 1 u. 2. Anteil der verschiedenen Abschnitte des Herzens an der Randbildung beim Neugeborenen und Erwachsenen.

Gefäßlänge und Gefäßweite weniger Widerstand bietet als die des Erwachsenen; als zweites ist die bedeutend geringere Verzweigung der Gefäße zu nennen; als drittes die höhere Elastizität des Gefäßrohres im jugendlichen Organismus. Soweit die Herzgröße für die Leistung des Kreislaufes ein Maßstab sein kann, ist, bezogen auf das Körpergewicht des Säuglings, das Herz etwa 1¹/₂mal so schwer wie das des Erwachsenen. (Das entspricht ungefähr den Verhältnissen bei der Blutmengenverteilung.) Die Herzform des Säuglings ist der Kugel angenähert; das liegt an der auf S. 634 erwähnten Thoraxform und dem Hochstand des Zwerchfelles. In der späteren Kindheit nähert sie sich immer mehr der Erwachsenenform. Durch die dem Zwerchfell aufsitzende Lage des Herzens sind die Projektionen der einzelnen Herzabschnitte auf die Brustwand etwas andere als beim Erwachsenen, wie dies aus der Zeichnung ersichtlich wird. Aus ihr ersieht man ferner, daß beim Neugeborenen die Herzbögen nicht deutlich zu erkennen sind. In manchen Fällen bildet in der Säuglingszeit der rechte Ventrikel die Herzspitze, noch bis zum 2. Lebensjahr den unteren Teil des rechten Herzrandes (Abb. 1 und 2).

Die Anpassungsfähigkeit des Herzens an eine Belastung muß im Kindesalter als außerordentlich groß angesehen werden; bezogen auf die Muskelmasse des Körpers werden von einem Spielkind erstaunliche Leistungen vollbracht, sowohl als kurzdauernde wie als Dauerleistung. Erst mit zunehmendem Alter verliert sich der kindliche Bewegungsdrang, künstlich eingeschränkt durch die Erziehung und die einsetzende geistige Beschäftigung. Eine harmonische körperliche Entwicklung muß aber schon im Kindesalter durch regelmäßiges

Spielen oder Arbeit (Training) gefördert werden. Unter dem Einfluß der Belastung nimmt wie jeder arbeitende Muskel so auch das Herz beim Geübten an Masse zu. Durch die vermehrte Füllung kommt es zunächst zu einer tonogenen Dilatation, später zu einer echten Vermehrung der Muskelmasse. Der Beweis hierfür ist, daß beim trainierten Menschen bei einer Belastung die Füllung des Herzens erhöht wird, bei einem Untrainierten die Frequenz. Hierbei sind aber dem Herzen individuelle Grenzen gesetzt, die insbesondere im Kindesalter bald erreicht werden. Daher sind in diesem Alter Dauerhöchstleistungen im Sport nicht zu erstreben. Auf der anderen Seite ist es aber verfehlt, ein sonst gesundes Kind, das leistungsschwächer als seine Altersgenossen ist, als herzschwach von sportlicher Betätigung zurückhalten zu wollen. Allein die Übung, niemals eine Schonung kann eine Verbesserung der Leistung erzielen.

II. Semiotik und Untersuchung der Kreislauforgane.

Die Feststellung der guten oder schlechten Funktion des Kreislaufes ist bereits aus dem allgemeinen Verhalten der Kinder zu treffen. Normale Kinder haben einen großen Betätigungs- und Spieldrang. Der Kreislaufkranke vermeidet jede anstrengende Beschäftigung, weil er dabei kurzatmig wird. Bei schwereren Ausmaßen der Schädigung können die Kinder nur noch liegen; aber auch das Liegen bedeutet für sie häufig keine Erleichterung. Meist sind die Kinder mit erhöhtem Oberkörper in halbsitzender Stellung im Bett zu finden. Schlafen sie ein, so bewirkt die dann eintretende Veränderung der Lage eine verstärkte Kurzatmigkeit, so daß die Kinder erwachen und sich wieder in halbsitzende Stellung aufrichten. Im schlimmsten Ausmaße ist dieser Zustand bei den sog. *Jaktationen der Herzkranken* zu beobachten, bei denen dieses Aufschrecken sich in kürzesten Abständen wiederholt. Die Farbe des Herzkranken ist fahl und blaugrau, auch dann, wenn keine septische Grundkrankheit vorliegt. Die kennzeichnende Cyanose ist am ersten gewöhnlich an den Lippen, an den Fingern und an den Zehen festzustellen; später wird die Blaufärbung im Gesicht deutlich. Jedoch ist differentialdiagnostisch zu überlegen, ob solche Anoxämie nicht durch stenotische Erscheinungen in den Luftwegen bzw. Verminderung der Atemfläche bedingt sein kann (Lungenödem, Capillarbronchitis, Miliartuberkulose).

Bei der Inspektion des Thorax nimmt man beim herzgesunden Säugling den Spitzenstoß nicht wahr. Erst bei größeren, insbesondere mageren Kindern wird er als geringe, umschriebene Erschütterung erkennbar. Bei Aufregungen kann er etwas deutlicher werden. Ist eine Erregung auszuschließen, so weist ein sichtbarer, vor allem ein hebender Spitzenstoß auf eine angeborene oder erworbene Herzkrankheit hin. Erschütterungen des gesamten Brustkorbes oder gar eine einseitige Vorwölbung über dem Herzen (*Voussure*) sind ein sicherer Beweis dafür. Am besten kann der Spitzenstoß durch Palpation festgestellt werden; er ist im Säuglingsalter physiologischerweise etwas außerhalb der Mamillarlinie zu fühlen. Die *Perkussion* gibt bei Kindern klare Resultate. Sie setzt ein hinreichend leises Perkutieren, insbesondere bei Bestimmung des linken Herzrandes voraus, vermittelt aber dann ein recht getreues Bild des Herzens. Das liegt daran, daß die Plessimeterwirkung der großen starren Rippen wie beim Erwachsenen fortfällt. Eine sichere Unterscheidung von absoluter und relativer Herzdämpfung ist bei Säuglingen noch nicht möglich; bei älteren Kindern erhält man die gewohnten Perkussionsergebnisse. Die Grenze der Herzdämpfung liegt beim Säugling rechts meist $^1/_2$—1 cm vom rechten Sternalrand; sie steigt senkrecht nach oben. Links findet man sie beim

Säugling und noch beim Kleinkind etwas außerhalb der Mamillarlinie; oben ist die dritte Rippe, beim älteren Kinde auch der dritte Intercostalraum die normale Dämpfungsgrenze. Verbreiterungen nach oben kommen vielfach als frühes Symptom einer Herzdilatation vor und sind daher diagnostisch wichtig; sie zeigen eine Stauung im linken Vorhof an. Eine Abgrenzung gegen Tumoren außerhalb des Herzens (Thymus, Drüsen), durch alleinige Perkussion ist allerdings kaum möglich. Das *Röntgenverfahren* bringt dann oft die Klärung. Die einfache Durchleuchtung kann bei einiger Übung bereits wertvolle und größtenteils ausreichende Ergebnisse vermitteln. Sie gibt einen allerdings leicht verprojizierten Eindruck von der wahren Herzgröße, von der Herzsilhouette und vom Gefäßband. Dabei kann dieses beim Schreien eine sehr erhebliche, bis zum doppelten betragende Verbreiterung erfahren. Bei hochgradigem Zwerchfellhochstand sieht man Herzfiguren wie beim Aortenherz des Erwachsenen. Schreien führt andererseits bei jungen Kindern nicht selten zu einer Mitralkonfiguration. Die Beobachtung während der Aktion und die Möglichkeit auch hinter das Herz zu sehen, sind weitere Vorteile der Durchleuchtung. Ebenso kann man dabei die Verschieblichkeit des Herzens kontrollieren und sich über die Bewegungen der einzelnen Abschnitte orientieren.

Die *Orthodiagraphie,* d. h. die Abtastung der Herzsilhouette mit dem Zentralstrahl und das Markieren der Grenzen auf dem Schirm, ist bei Kindern nicht im Gebrauch, da sie die hierzu nötige Ruhe nicht aufbringen. Fernaufnahmen mit etwa 1,60—2 m Röhrenabstand schalten den Projektionsfehler aus, der sich bei Nahaufnahmen störend bemerkbar macht. Die Aufnahmen können im Sitzen oder Stehen gemacht werden. Sie sollen in mittlerer Inspirationsstellung vorgenommen werden, eine Forderung, die die Verwertung solcher Bilder für Herzgrößenbestimmungen bei Säuglingen und Kleinkindern größtenteils illusorisch macht. Die Auswertung der Herzgrößenbestimmung hat deshalb in der Kinderheilkunde wenig Bedeutung erlangt, zumal die individuelle Entwicklung mit dem Alter recht unterschiedlich verläuft. Dazu sind die Vergleiche eines zweidimensionalen Wertes mit dem Körpergewicht nicht ohne mathematische Bedenken. An älteren Kindern gewonnene Zahlen haben ähnliche Werte wie beim Erwachsenen ergeben; der Transversaldurchmesser in Beziehung zum transversalen Thoraxdurchmesser ist ziemlich altersunabhängig (Grödel*scher Corpus*). Die planimetrische Ausmessung des Herzschattens nach v. Bernuth oder Hecht, ins Verhältnis gesetzt zu dem Produkt aus Körperlänge und Lungendurchmesser bzw. Körpergewicht, ergibt eine geringe, mit dem Alter fortschreitende Abnahme des Quotienten.

Bei der *Auskultation* des normalen Herzens im Kindesalter sind einige Besonderheiten zu beachten. Die Aktion ist doppelt so rasch wie bei Erwachsenen. Beim Säugling sind häufig die beiden Töne sowohl an der Spitze wie an der Basis gleich laut und ohne rhythmische Differenzierung, so daß sich ein Geräusch wie beim Ticken einer Uhr ergibt *(Embryokardie)*. In diesem Alter ist das Phänomen ohne krankhafte Bedeutung, später ein Zeichen von Herzschwäche. Nach der Neugeborenenzeit stellt sich die normale Schlagdifferenzierung ein. An der Spitze ist der erste Ton lauter, an der Basis der zweite. Pulmonal- und Aortenton unterscheiden sich an Stärke kaum voneinander; bei Kindern bis zu 5 Jahren kann auch einmal der zweite Pulmonalton lauter als der zweite Aortenton klingen. Das Leiserwerden der ersten Töne an der Spitze zeigt ein Leerpumpen des Herzens oder eine Schädigung des Muskels an, wie sie bei Myokarditiden und Perikarditiden, nach großen Wasserverlusten, bei alimentärer Intoxikation und nach Unterernährung eintritt. Durch Spaltung des zweiten Tones kann ein Galopprhythmus entstehen, so z. B. bei Erlahmen des Herzens im Gefolge einer Dilatation des linken Ventrikels.

Die Geräuschdifferenzierung beim kindlichen Herzen bietet einige Schwierigkeiten. Grundsätzlich entstehen pathologische Geräusche in gleicher Weise wie beim Erwachsenen und weisen auf dieselben Veränderungen hin. Jedoch ist wegen der engen räumlichen Beziehungen die Zuordnung eines Geräusches an der Herzbasis nicht immer ganz leicht. Es darf daher gerade im Kindesalter niemals aus dem Befunde eines Geräusches allein eine bestimmte Klappenerkrankung diagnostiziert werden, sondern erst aus der Betrachtung aller vorhandenen Symptome. Zum anderen treten aber im Kindesalter außer den organischen Geräuschen sehr häufig auch *funktionelle (akzidentelle) Geräusche* auf, die einer anatomischen Ursache entbehren. Sie werden gedeutet als durch Veränderungen des Blutes bedingt (Fieber, anämische Geräusche), durch Verziehungen des Herzens, durch Erschlaffung des Herzmuskels, durch akzidentelle Sehnenfäden. Zum Teil sind sie auch vorgetäuscht durch außerhalb des Herzens entstehende, sog. kardiopulmonale Geräusche. Die Unterscheidung der akzidentellen Geräusche von den organischen ist von großer Wichtigkeit, da die falsche Diagnose Herzkrankheit ein gesundes Kind von Spiel und Sport zurückhält und es seelisch erheblich belastet. (Es ist schon hier wichtig zu betonen, daß ein Geräusch am Herzen zunächst überhaupt keine Anzeige zu einer Schonung abzugeben braucht. Stationäre Herzklappenfehler, bei denen die Rezidivgefahr beseitigt ist, zeigen häufig ein systolisches Geräusch bei völlig oder fast völlig normaler Leistungsbreite. Jede übertriebene Schonung wäre hier fehl am Platze.)

Akzidentelle Geräusche sind fast immer systolisch, und sie treten fast nur bei muskelschwachen asthenischen Kindern auf. Sie sind in den ersten 3 Jahren ausgesprochen selten, am häufigsten zwischen dem 4. und 12. Lebensjahre (Herzgeräusche vor dem 3. Lebensjahr sind fast immer Zeichen einer angeborenen Erkrankung). Meist sind diese Geräusche über der Basis am lautesten zu hören. Häufig wird durch Lagewechsel (Liegen, Stehen, Sitzen) das Geräusch an Stärke oder Charakter verändert; auch nach Anstrengungen und forcierter Atmung verschwindet ein akzidentelles Geräusch zuweilen, während organische Geräusche lauter werden. Eine Entscheidung kann nur durch die Feststellung erzielt werden, ob der Kreislauf vollwertig arbeitet. Leider besitzen wir keine Methode, die mittels einfach zu erhebender Meßwerte etwas Sicheres darüber auszusagen vermag. Die einfache Funktionsprüfung der ärztlichen Praxis, daß man nach dosierter körperlicher Anstrengung (10 Kniebeugen) die Zeit bis zum Wiedernormalwerden der Frequenz und des Blutdrucks mißt (in der Norm 1 Min.) gibt nur sehr grobe Resultate. Die Messung der Vitalkapazität vermittelt im Kindesalter keine verwertbaren Daten, ebenso nicht die Wasserbelastung bei verschiedener Haltung (KAUFMANNscher *Diureseversuch*). Ob die technisch nicht einfachen Verfahren des Belastungselektrokardiogramms oder der Grundumsatzbestimmung nach körperlicher Anstrengung eine Rolle für die Funktionsprüfung des Herzens im Kindesalter spielen können, erscheint recht fraglich. Jedoch ist bei genauer Untersuchung und bei Beurteilung des Verhaltens des Kindes nach der Anamnese doch ein recht brauchbares klinisches Urteil zu gewinnen, das für den erfahrenen Arzt vermutlich zuverlässiger ist als alle bisherigen Funktionsprüfungen. Klinische Bedeutung kann der HÖGLERsche Trinkversuch gewinnen, der auf der auch sonst geläufigen Tatsache beruht, daß schon bei leichter Kreislaufinsuffizienz eine Nykturie (vermehrtes nächtliches Wasserlassen) auftritt.

Die *Pulspalpation* ist beim jungen Säugling nicht von der Wichtigkeit wie im späteren Alter, in dem man alle von der Erwachsenenpathologie bekannten

Qualitäten unterscheiden kann. Der *Blutdruck* wird auch beim Kind in der üblichen Weise auskultatorisch gemessen. Dabei ist die Ängstlichkeit der Kinder zu berücksichtigen und die Messung mehrmals vorzunehmen. Die bei Säuglingen erforderliche schmale Manschette gibt nicht völlig regelrechte Werte. Der diastolische Druck ist bis etwa zum 6. Lebensjahr nicht mit Sicherheit feststellbar.

III. Frequenz- und Rhythmusstörungen.

Gröbere Störungen der Frequenz und des Rhythmus lassen sich schon vermittels der Auskultation feststellen. Die alleinige Beurteilung nach dem Pulsbefund ist unzureichend, da manche Pulswelle die Peripherie nicht erreicht. An krankhaften Veränderungen der Schlagfolge können auftreten:

1. Störungen der Frequenz bei normalem Rhythmus; 2. Pulsverlangsamung; 3. Störungen des Rhythmus, bedingt durch Reizbildungs- oder Reizleitungsanomalien.

1. Erhöhung der Frequenz tritt unter jeder Arbeitsleistung des Herzens auf; sie ist beim untrainierten Kinde größer als beim körperlich geübten. Die Regelung der autonomen Herzfunktionen durch Vagus und Sympathicus ist im Kindesalter sehr labil. Infolgedessen treten Pulsbeschleunigungen oder Verlangsamungen häufiger und in stärkerem Ausmaße ein. Die sog. *respiratorische Arrhythmie* kann daher geradezu als Kennzeichen des kindlichen Alters gelten. Sie besteht darin, daß schon bei normaler Atmung während der Inspiration der Puls frequenter, bei der Exspiration langsamer wird. In geringem Grade ist dies bei fast jedem Kinde bis zum 10. Lebensjahr nachzuweisen. *Tachykardien* entstehen durch Erregung des Sympathicus bei Fieber häufig. Auch die Vaguslähmung, wie etwa im Endstadium der Meningitis tuberculosa oder im Gefolge anderer basilärer Hirnprozesse ruft manchmal Frequenzsteigerungen hervor. (Bei neuropathischen Kindern kann auch ohne körperliche Ursache die Pulszahl infolge eines Affektes erheblich steigen.) Wie bei der Besprechung des Ekgs ersichtlich wird, handelt es sich fast ausschließlich um Sinustachykardien.

Anders steht es mit der *paroxysmalen Tachykardie.* Dabei entstehen die Aktionsreize in einem hochfrequenten Reizzentrum der Vorhöfe oder der Kammer. Sie werden durch eine Schädigung des Myokards ausgelöst (wie nach Diphtherie), treten aber auch bei normalen Herzen auf, dann vermutlich als Zeichen einer neuropathischen Konstitution. Das klinische Bild ist das gleiche wie beim Erwachsenen: Anfallsweise auftretende Tachykardien. Stärkere Herzsensationen fehlen meist. Die Prognose ist nur bei Myokardschäden nach einer Diphtherie nicht gut. Therapeutisch kann man versuchen durch Vagusreizung (Bulbusdruck, Carotisdruck) den Anfall zu coupieren. Vitamin B$_1$. Zucker intravenös und Chinidin werden therapeutisch empfohlen.

Die *absolute Arrhythmie (Vorhofflattern oder -flimmern)* ist im Kindesalter selten. Man sieht sie am ehesten bei schweren diphtherischen Schädigungen des Myokards, die zu Reizleitungs- und Reizbildungsstörungen geführt haben. Auch bei Mitralstenose wird die absolute Arrhythmie beobachtet. Der Zustand führt zu einer unzureichenden Sauerstoffversorgung des Kreislaufes, da eine regelrechte Austreibung des Blutes nicht mehr möglich ist.

2. Pulsverlangsamungen können einfache Folge von Sinusbradykardien sein. Der Erregungszustand des Vagus ist dabei von entscheidender Bedeutung. Schon im Schlaf tritt ein erhöhter Vagustonus ein und damit eine Verlangsamung der Frequenz, die als physiologisch zu werten ist. Durch Vagusreizung ist ferner die Bradykardie bei Hirndruckerhöhung jeglicher Herkunft bedingt. Eine Reihe von Stoffwechselerkrankungen bewirken ebenfalls eine Bradykardie;

als Beispiele seien genannt die bekannte Pulsverlangsamung im Coma diabeticum, bei Ikterus; häufig ist auch eine Pulverlangsamung in der Rekonvaleszenz
von Infektionskrankheiten festzustellen. Außerdem können Bradykardien
durch Störungen im Reizleitungssystem entstehen.

3. Störungen der Reizbildung und Reizleitung. Schon bei Neugeborenen
können angeborene *fehlortige Reizbildungen* an jeder Stelle der Herzmuskulatur
auftreten. Die gleichen Erscheinungen sind auch bei geschädigtem Myokard
zu erwarten, also bei dekompensierten Vitien, nach Myokarditiden oder nach
Digitalisüberdosierung. Ihre genaue Analyse ist nur mit Hilfe des Ekgs möglich. Gelegentlich sieht man auch ohne jeden nachweisbaren pathologischen
Herzbefund bei Kindern Extrasystolen auftreten, häufig in der Rekonvaleszenz
von Infektionskrankheiten. Klinische Erscheinungen brauchen dabei nicht zu
bestehen; nur selten klagen die Kinder über Stiche im Herzen oder das Gefühl
des Herzstolperns. *Reizleitungsstörungen* an den verschiedensten Stellen des
nervösen Apparates des Herzens sind als angeborene Leiden oder als Folge
myokarditischer Veränderungen, nach rheumatischen und diphtherischen Erkrankungen, nach Digitalisüberdosierung bekannt. Als ihre Folge kann es zu
einem periodischen Ausfall der Ventrikelsystole kommen (WENKEBACHsche
Perioden). Ist die Leitung völlig unterbrochen *(totaler Herzblock),* so tritt,
da die Kammerautomatie mit der Schlagfolge von etwa 30 Schlägen in der
Minute erst allmählich einsetzt, bei längerer präautomatischer Pause manchmal
ein sog. ADAMS-STOKESscher *Anfall* auf. Er besteht anfänglich in einer Ohnmacht, bei längerem Ausfall der Kammertätigkeit in epileptoiden Krämpfen
und führt vielfach zum Tod. Auch ein Block der Schenkel bzw. ein Verzwei-
gungsblock wird im Kindesalter beobachtet. Die genaue Analyse solcher Störungen gestattet nur das Ekg.

IV. Das Ekg im Kindesalter.

Die Einrichtung der Apparatur und die Gewinnung des Ekgs aus den drei
Ableitungen sind in den speziellen Lehrbüchern nachzulesen. Hier kann nur
insofern darauf eingegangen
werden, als Unterschiede zum
Erwachsenen vorliegen. Zur
Beurteilung des Ekgs ist daran festzuhalten, daß dieses
ausschließlich einen Aufschluß
über die Potentialverände-
rungen der Muskulatur bei
der Herzaktion vermittelt.
Über die Kraft des Herzens
vermag es nichts auszusagen,
über Störungen bei Klappen-
schäden nur sekundär insofern etwas, als durch die
Dilatation auch das Reizlei-

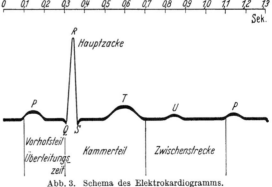

Abb. 3. Schema des Elektrokardiogramms.

tungssystem betroffen ist. Der Ablauf des Ekgs im Kindesalter ist prinzipiell
der gleiche wie beim Erwachsenen. Technisch ist seine Gewinnung nur bei
Säuglingen schwierig; sie müssen mit Schlafmittel beruhigt werden; bei
ihnen werden auch am besten zangenförmige Elektroden verwandt. In Abb. 3
ist die Form und Bezeichnung des normalen Ekgs wiedergegeben. Zur
Beurteilung sind die zeitlichen Verhältnisse und Veränderungen der Zackenform

und Zackenrichtung heranzuziehen. Während der ganzen Kindheit sind parallel mit der höheren Frequenz die Überleitungszeit und die Anfangsgruppenzeit kürzer als im späteren Alter. Die QT-Zeit ist in erster Linie eine Funktion der Frequenz, ihr Wert speziellen Tabellen zu entnehmen. Für P—Q und QRS ergibt sich folgender Gang mit dem Alter (s. Tabelle 1).

Tabelle 1. *Obere Grenzwerte der Zeiten des Ekgs in Sekunden.*

	Überleitungszeit (P—Q)	Hauptzacke (QRS)
Neugeborenes . . .	0,11	0,06
Säugling	0,14	0,06
Kleinkind	0,15	0,08
Schulkind	0,18	0,09
Erwachsener . . .	0,20	0,10

Sehr häufig findet man in der Neugeborenenzeit, besonders auch bei Frühgeburten, auffällig niedrige Zacken *(Niederspannungs-Ekg)*. Das Vorkommen der an sich inkonstanten U-Zacke ist im Säuglingsalter eine große

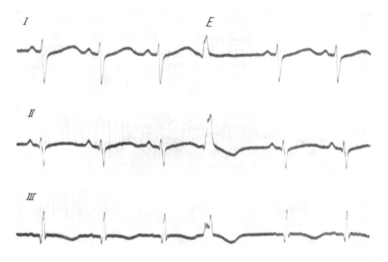

Abb. 4. Ekg eines Neugeborenen, das deutlichen Rechtstyp aufweist. (S-Zacke in Abteilung I und II negativ, in III am größten.) Eine Extrasystole.

Seltenheit. Entsprechend der anders angeordneten Lage des Säuglingsherzens weist das Ekg meist einen Rechtstyp auf. Im folgenden sind typische Ekg von einigen dem Säuglingsalter eigentümlichen Krankheiten wiedergegeben. In Abb. 4 ist das Ekg eines 3 Tage alten Neugeborenen dargestellt. Man sieht außer den niedrigen Zacken vereinzelte Extrasystolen, die, wie schon oben erwähnt, angeboren vorkommen können. Abb. 5 gibt das Ekg eines Pylorospasmus mit Atrophie und starkem Wasserverlust wieder; die Erhebung der T-Zacke fehlt fast völlig, die QT-Zeit ist verlängert.

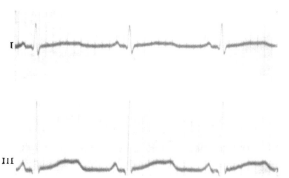

Abb. 5. Ekg bei einem Pylorospasmus (Ableitung I und III). In Ableitung I sehr niedriges T, die QT-Zeit ist verlängert. In Ableitung III S-Zacke gemäß dem Rechtstyp am größten.

Abb. 6 führt den Befund einer Spasmophilie vor Augen; das pathognomonische spitze T ist sehr deutlich. In Abb. 7 ist das Ekg einer Atrophie dargestellt, bei der ähnliche Erscheinungen wie beim wasserverarmten Pylorospasmus zu verzeichnen sind. In der folgenden Abbildung ein typisches Bild von einer

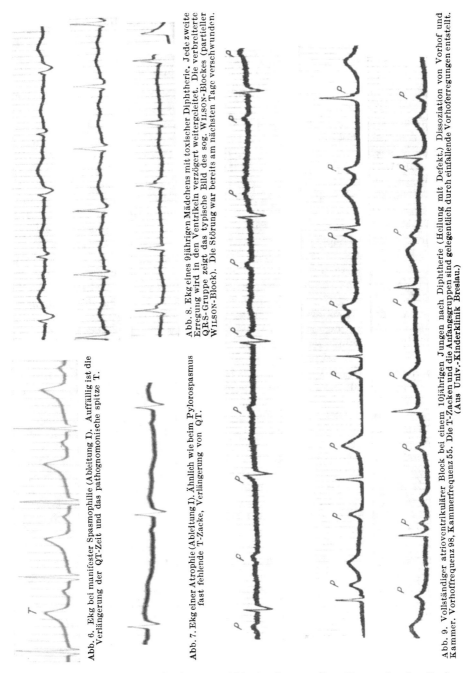

Abb. 6. Ekg bei manifester Spasmophilie (Ableitung I). Auffällig ist die Verlängerung der QT-Zeit und das pathognomonische spitze T.

Abb. 7. Ekg einer Atrophie (Ableitung I). Ähnlich wie beim Pylorospasmus fast fehlende T-Zacke, Verlängerung von QT.

Abb. 8. Ekg eines 9jährigen Mädchens mit toxischer Diphtherie. Jede zweite Erregung wird in den Ventrikeln verzögert weitergeleitet. Die verbreiterte QRS-Gruppe zeigt das typische Bild des sog. WILSON-Blockes (partieller WILSON-Block). Die Störung war bereits am nächsten Tage verschwunden.

Abb. 9. Vollständiger atrioventrikulärer Block bei einem 10jährigen Jungen nach Diphtherie (Heilung mit Defekt.) Dissoziation von Vorhof und Kammer. Vorhoffrequenz 98, Kammerfrequenz 55. Die T-Zacken und die Anfangsgruppen sind gelegentlich durch einfallende Vorhoferregungen entstellt. (Aus Univ.-Kinderklinik Breslau.)

diphtherischen Myokardschädigung (Abb. 8) dargestellt; die stark abgeflachte T-Zacke in Ableitung II verrät die Schädigung der Kammerfunktion. Abb. 9 vermittelt ein eindrucksvolles Bild eines atrioventrikulären Blocks.

Das Ekg gestattet stets nur eine Verfeinerung der Diagnose und ist nur im Gesamtbilde des klinischen Befundes zu werten. Allerdings ist es zur genauen Analyse von Rhythmusstörungen wohl unbedingt notwendig. Die Schädigungen des Muskels, wie etwa bei diphtherischen Myokarditiden sind mit dieser Methode häufig festzustellen, bevor sie gröbere Symptome liefern. Für die Klinik ist dies von unschätzbarem Wert. In der Praxis wird man nur selten und nur bei gehöriger Übung davon Gebrauch machen.

V. Mißbildungen des Herzens.

Im Kindesalter spielen die angeborenen Herzfehler eine bedeutsamere Rolle als später. Das liegt einerseits daran, daß ein Teil der Träger solcher Mißbildungen nur eine recht begrenzte Lebensdauer hat. Auf der anderen Seite machen die Erkrankungen gemäß ihrer vorgeburtlichen Entstehung schon so frühzeitig krankhafte Erscheinungen, daß eine Diagnosestellung bereits sehr früh erforderlich wird. Die Abweichungen von der Norm können alle Grade annehmen, von der bedeutungslosen Anomalie bis zur Lebensunfähigkeit. Sie können durch Vergesellschaftung mit anderen Mißbildungen zum Teil ausgeglichen werden (wie z. B. bei der echten Transposition der großen Gefäße das Vorhandensein einer Kommunikation zwischen kleinem und großem Kreislauf in Form eines Septumdefektes oder offengebliebenen Ductus Botalli überhaupt erst das Leben ermöglicht). Die Mißbildungen stellen sich einerseits dar als die Ergebnisse des Bestehenbleibens fetaler Verbindungen zwischen den beiden Herzhälften: Offenes Foramen ovale oder Ventrikelseptumdefekt. Sie können sich andererseits herleiten aus einer Hemmung oder dem gänzlichen Ausbleiben der normalerweise während des fetalen Wachstums eintretenden spiraligen Drehung des Herzschlauches und einer dadurch eintretenden Verschiebung im räumlichen Verhältnis zum Truncus arteriosus *(Detorsion)*. Dadurch, daß die Scheidenmembran fehlerhaft einwächst, kommt es zu einer völligen Transposition der großen Gefäße oder dem Reiten der Aorta auf beiden Ventrikeln und allen denkbaren Übergangsformen. Auch die Stenosen der beiden aus dem Truncus arteriosus communis stammenden Gefäße, Aorta und Pulmonalis, stellen sich wohl als Folge solcher Mißbildungen dar. Als Kompensationsmaßnahme bleibt gewöhnlich der Ductus Botalli offen, durch den in der Fetalzeit das Blut aus dem rechten Ventrikel zum größten Teil in den großen Kreislauf weiterströmt. (Die Lungen liegen im Nebenschluß.) Stenosen als Folge fetaler Entzündungen sind sehr selten. Häufig kombinieren sich als Zeichen allgemeiner Entwicklungsstörung mehrere Herzfehler; auch andere Mißbildungen sind nicht selten damit vergesellschaftet. Auffällig ist, daß etwa doppelt soviel Knaben wie Mädchen von solchen Herzmißbildungen betroffen werden.

Je nach der Fähigkeit des Herzens den Kreislauf ausreichend zu versorgen, bleiben solche Kinder mit angeborenen Herzmißbildungen kürzere oder längere Zeit am Leben. Ein Teil stirbt kurz nach der Geburt, ein anderer im zweiten Halbjahr an der dann eintretenden erhöhten Belastung infolge des stärkeren Bewegungsdranges. Auch die Pubertät stellt eine vermehrte Inanspruchnahme des Herzens dar, der noch viele Kinder mit angeborenem Herzfehler zum Opfer fallen. Ist überhaupt keine Kompensation vorhanden, so verdämmern die Kinder die wenigen Stunden nach der Geburt bis zum Tode unter den Erscheinungen zunehmender Asphyxie. Dabei kann das vergrößerte Herz lokale Verdrängungserscheinungen bedingen, die manchmal klinisch im Vordergrund stehen. Lebensfähig sind nur solche Kinder, bei denen der Kreislauf zum mindesten in der Ruhe die Sauerstoffversorgung des Körpers sicherstellt. Aus diesem Grunde darf man bei den überlebenden Kindern mit angeborenem

Herzfehler Stauungserscheinungen, wie Ödeme, Milz- und Leberschwellung, nicht erwarten. Jede Dekompensation führt unweigerlich zum Exitus. Der Ausgleich der mangelhaften Sauerstoffversorgung wird häufig auf eine die angeborenen Herzfehler kennzeichnende Art erreicht, nämlich durch eine Polyglobulie; sie führt ihrerseits zusammen mit einer Stase in den Acren zur Ausbildung von Trommelschlegelfingern (Abb. 10 und 11). Wegen der häufig bestehenden Unmöglichkeit die Art der Mißbildung im Einzelfalle exakt zu differenzieren, spricht man vielfach generell von einem *Morbus coeruleus.* Am Herzen selbst findet man gewöhnlich eine Vergrößerung, bei der manchmal eine typische Form die Diagnose gestattet. Geräusche am Herzen können auch bei schwersten Mißbildungen, bzw. gerade bei diesen, wie z. B. bei großen Septumdefekten fehlen. Meist gibt aber das Ergebnis der Auskultation einen Hinweis auf die Art der Störung. Bei längerem Bestehen eines schweren

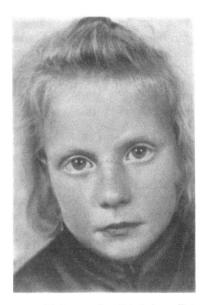

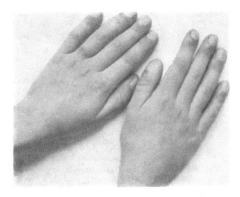

Abb. 10. Morbus coeruleus-Tetralogie von FAL- LOT. Cyanose der Lippen und der Wangenhaut. (Kieler Univ.-Kinderklinik.) (K)

Abb. 11. Dasselbe Kind zeigt Trommelschlegelfinger (Akrocyanose). (Kieler Univ.-Kinderklinik.) (K)

Herzfehlers macht sich eine erhebliche Beeinflussung des Wachstums bemerkbar, die sich im Zurückbleiben der statischen, geistigen und sexuellen Entwicklung äußert. Die Abgrenzung einer kongenitalen Erkrankung gegenüber einem erworbenen Vitium kann sich hauptsächlich auf folgende Momente stützen: Fehlen von Stauungserscheinungen, Cyanose (Polyglobulie), Trommelschlegelfinger, Wachstumsstörungen.

Wegen der unterschiedlichen Lebensaussichten ist trotz großer Schwierigkeiten stets eine exakte Diagnose anzustreben. Es ist zuzugeben, daß sie häufig unmöglich sein wird und daß sie vor allem therapeutisch bedeutungslos ist. Belanglos ist die ein Kuriosum darstellende, häufig unerkannte *Dextrokardie.*

Klinische Bilder der wichtigsten angeborenen Störungen.

Das *Offenbleiben des Foramen ovale* ist als Einzelerscheinung, wenn die Verbindung der beiden Vorhöfe nicht riesige Ausmaße annimmt, ohne Belang. Bei Autopsien wird recht häufig festgestellt, daß der normalerweise mit etwa 3 Monaten erfolgende Verschluß des Foramens ausgeblieben ist. Klinische Erscheinungen sind nicht zu erwarten. Möglicherweise findet manche (harmlose) höhergradige Schreicyanose der Neugeborenenzeit hierdurch ihre Erklärung.

Der Ventrikelseptumdefekt. Die Symptome wechseln nach Größe und Sitz des Defektes. Der isolierte Defekt wird als ROGERsche *Krankheit* bezeichnet. Subjektive Erscheinungen werden nicht selten völlig vermißt. Die Krankheit kann mit guter Leistung des Herzens einhergehen. Ein typisches Röntgenbild oder Perkussionsergebnis ist am Herzen nicht zu erwarten. Je nach den Strömungsverhältnissen tritt als dann eindeutiges Symptom ein sehr lautes zischendes systolisches Geräusch bei Kontraktion des Herzens auf, das als „*Preßstrahlgeräusch*" beschrieben wird. Es ist über dem ganzen Herzen, auch vom Rücken her, deutlich vernehmbar. Seine Ausbildung ist an das Vorhandensein einer gewissen Enge der Kommunikation gebunden und wird daher bei weiten Defekten häufig fehlen. Auch sonst braucht es nicht in Erscheinung zu treten,

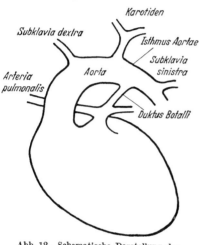

Abb. 12. Schematische Darstellung der Strombahnen des Herzens.

wenn der Druck in der rechten und linken Kammer gleich ist, weil dann die Strömungen der beiden Herzhälften aneinander vorbeigleiten und kein Überströmen erfolgt. Normalerweise wird aber der linke muskelstärkere Ventrikel Blut in den rechten Ventrikel hinüberdrücken. Zu dem beschriebenen Geräusch tritt dann noch eine Betonung des zweiten Pulmonaltones. Eine Mischungscyanose kann entsprechend den Strömungsverhältnissen beobachtet werden. Als reiner Septumdefekt ist die Krankheit selten. Vielfach besteht eine Kombination von Verlagerungen der Aorta und Pulmonalis und Pulmonalstenose (FALLOTsche *Trilogie bzw. Tetralogie*). Das Ekg kann infolge Unterbrechung des Leitungssystems im Septum manchmal einen Schenkelblock nachweisen.

Stenosen der Aorta. An den Klappen der Aorta kommen angeborene Veränderungen vor, die dann das gleiche Bild wie die erworbene Klappenerkrankung geben: sausendes systolisches Geräusch an der Basis, Verbreiterung des Herzens nach links, Herzschwirren und kleinen verlangsamten Puls. Häufiger sitzt die Stenose am Isthmus aortae, d. h. oberhalb der Einmündungsstelle des Ductus Botalli, der aus hämodynamischen Gründen offen bleibt (s. schematische Abb. 12). Durch diese Stenose werden recht auffällige klinische Erscheinungen hervorgerufen. Da die beiden vor der Verengung abzweigenden Carotiden normal mit Blut versorgt werden, ist die obere Körperhälfte gut durchblutet, während die untere Körperhälfte einen kleinen verspäteten Puls aufweist. Dementsprechend ist die Hautfarbe der unteren Körperhälfte entschieden blasser als die der oberen. Die Hypertrophie des linken Ventrikels macht sich perkussorisch und auskultatorisch deutlich bemerkbar; der Spitzenstoß ist bei dem gegen einen Widerstand arbeitenden linken und daher hypertrophierten Ventrikel nach links verlagert und weit außerhalb der Mamillarlinie fühlbar. Das Röntgenbild zeigt ausgesprochene Aortenkonfiguration der Herzsilhouette, gewöhnlich verknüpft mit einer sichtbaren Verbreiterung des Ductus Botalli. Auskultatorisch ist ein systolisches Geräusch über der Aorta und über dem Manubrium sterni festzustellen. Eine Cyanose oder Polyglobulie wird selten beobachtet. Der Grad der Stenose bestimmt die Leistungsfähigkeit solcher Patienten. Bei starken Verengerungen erfolgt die Versorgung der Gefäßgebiete unterhalb der Stenose durch die dann erheblich erweiterten Mammariae internae,

Epigastricae inferiores und superiores sowie die Intercostalarterien. Diese können oft als schwirrende Stränge zu fühlen sein. Infolge der verminderten Speisung ist der Blutdruck in den Arterien unterhalb der Stenose herabgesetzt; der Puls wird klein und träge. Vielfach wird das Leiden subjektiv nicht empfunden. Bei höhergradigen Stenosen ist das Entscheidende die Reservekraft des linken Ventrikels; versagt er, so kommt es schnell zum Zusammenbruch.

Pulmonalstenose. Die Pulmonalstenose ist der wichtigste angeborene Herzfehler; sie macht von allen jenseits des 2. Lebensjahres beobachteten Herzmißbildungen über die Hälfte aus. Auch sie ist selten in reiner Form vorhanden. Meist liegen Kombinationen mit Septumdefekt, Transposition der großen Gefäße, oder Persistieren des Ductus Botalli vor. Die Verengerung kann sowohl das Gefäß wie die Klappe selbst betreffen; die klinischen Erscheinungen sind in beiden Fällen die gleichen. Als mechanische Folge der notwendigerweise einsetzenden Hypertrophie des rechten Ventrikels tritt recht häufig ein Herzbuckel auf. Die Erscheinungen der Pulmonalstenose sind im ganzen so eindeutig, daß diese Mißbildung wohl am leichtesten zu diagnostizieren ist. Das Herz ist nach rechts mäßig verbreitert. Über dem zweiten bis dritten linken Intercostalraum hört man ein lautes systolisches Geräusch, das häufig von einem Schwirren über dem Herzen begleitet ist (herrührend von Erschütterungen der Brustwand durch die anliegende rechte Kammer). Der zweite Pulmonalton ist zumeist leise; das hängt jedoch sehr von dem Grade der Hypertrophie ab. Als auffälligstes Symptom ist bei der Pulmonalstenose eine erhebliche Cyanose festzustellen, die bis zu einem Dunkelblauwerden der Lippen führen kann. Zum Teil mag sie durch begleitende Mißbildungen (Septumdefekt) mischungsbedingt sein. Zum größeren Teil ist sie durch die gerade bei dieser Krankheit im Vordergrund stehende Polyglobulie hervorgerufen (Werte bis zu 9 Millionen Erythrocyten/mm³ sind beobachtet). Die Vermehrung der roten Blutkörperchen ist wohl als Kompensationsmaßnahme gegen die mangelhafte Durchlüftung des Blutes in der Lunge anzusehen. Im Gefolge dieser Cyanose kommen dann sehr regelmäßig Trommelschlegelfinger zur Beobachtung, die sonst nur noch bei Bronchiektasien festgestellt werden (s. Abb. 11). Die Trias: *Polyglobulie mit Cyanose, Trommelschlegelfinger, systolisches Geräusch über der Pulmonalis,* gestattet unschwer eine Diagnose. Selbstverständlich bestimmt auch hier der Grad der Verengung das Ausmaß der Erscheinungen und die Leistungsfähigkeit des Herzens. Man sieht alle Abstufungen: leichteste Störungen mit geringer Cyanose und nur wenig verminderter Arbeitsfähigkeit bis zu schwersten Graden, bei denen die Kinder sich nur ganz wenig bewegen dürfen, weil sie sonst sofort dyspnoisch werden. Die bei solchen schweren Graden beobachtete Neigung zu Ohnmachten und epileptoiden Anfällen führt man meist auf die mangelhafte Sauerstoffversorgung zurück. Sie kann aber auch als Reizleitungsstörung infolge eines begleitenden Ventrikelseptumdefektes gedeutet werden, wofür die nicht seltene Bradykardie spricht. Das Ekg gestattet in solchen Fällen eine Entscheidung. Im Röntgenbild findet man eine Verbreiterung des Herzschattens nach rechts; sehr charakteristisch sind die „leeren" Lungenfelder, da die Gefäßzeichnung des Hilus infolge der mangelhaften Füllung verschwindet.

Transposition der großen Gefäße. Eine völlige Verkehrung des Ursprunges der großen Gefäße als alleinige Mißbildung ist mit dem Leben nicht vereinbar. Nur wenn das venöse Blut durch einen Septumdefekt oder einen weit offenen Ductus Botalli zum Teil doch in die Lungen gelangt — ein offenes Foramen ovale allein genügt nicht — ist ein längeres Leben möglich. Doch stirbt der Großteil der mit dieser Störung behafteten Kinder bereits im 1. Lebensjahre. Das klinische Bild ist nicht sehr charakteristisch. Stärkste Cyanose mit

Polyglobulie, schwerste Dyspnoe und dauernde Schlafsucht sind die allgemeinen Zeichen. Am Herzen selbst braucht nicht viel festzustellen sein. Die Perkussion kann eine geringe Verbreiterung nach rechts ergeben; eventuell macht ein persistierender Ductus Botalli eine Verbreiterung nach links oben. Im Röntgenbild ist typisch das in Mittelstellung befindliche, kugelige Herz, wie es durch die Rechtshypertrophie erklärt ist; der Gefäßbogen fehlt links und ist dafür rechts sichtbar (s. Abb. 13). Das Gefäßband erscheint häufig schmal. Die beschriebenen Veränderungen sind aber nur bei ausgeprägten Graden der

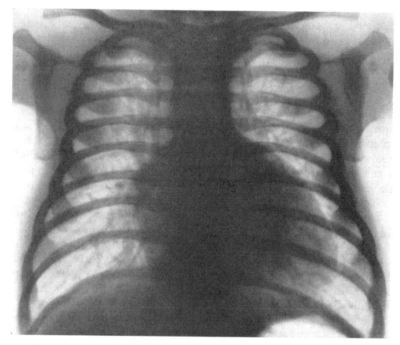

Abb. 13. Transposition der großen Gefäße bei 4 Wochen altem Säugling (autoptisch gesichert).

Erkrankung deutlich. Bei den weniger stark ausgebildeten Verlagerungen, wenn z. B. die Aorta nur zum Teil aus der rechten Kammer entspringt, ist eine exakte Diagnose während des Lebens nicht zu stellen.

Persistieren des Ductus Botalli. Normalerweise obliteriert der Ductus arteriosus Botalli innerhalb der ersten 6 Wochen des Lebens, weil er mit dem Einsetzen des Lungenkreislaufs aus der Strombahn ausgeschaltet ist. Das Persistieren ist in der großen Mehrzahl der Fälle hämodynamisch durch irgendwelche anderen Mißbildungen des Herzens bedingt, wie dies vorher bei den Stenosen von Aorta und Pulmonalis, bei der Transposition der großen Gefäße abgeleitet wurde. Auch ein isoliertes Offenbleiben kann vorkommen, es mag aber wohl stets durch unerkennbare Störungen hämodynamisch bewirkt sein. Klinisch ist das Krankheitsbild recht gut charakterisiert. Infolge der Mehrarbeit des rechten Ventrikels, der gegen den Rückstrom aus der Aorta zu arbeiten hat, kommt es zu einer Verbreiterung des Herzens nach rechts. Neben dem Sternum zieht sich eine schmale bandförmige Dämpfung links nach oben. Häufig stellt sich an dieser Stelle ein Herzbuckel ein. Im Röntgenbild entspricht die Dämpfung dem erweiterten Ductus Botalli, der gleichlaufend mit der Aorta pulsiert

(s. Abb. 14). Auskultatorisch ist ein lautes systolisches (selten auch diastolisches) Geräusch im zweiten linken Intercostalraum zu hören; an dieser Stelle wird häufig eine Pulsation, ja ein Schwirren fühlbar. Das Geräusch leitet sich in die Carotiden fort und ist auch vom Rücken her vernehmbar. Der zweite Pulmonalton ist stark akzentuiert. Differentialdiagnostisch ist wichtig, daß eine Cyanose fehlt. Die Prognose ist gut; allerdings verlangsamt sich die körperliche Entwicklung häufig.

Die *Prognose eines angeborenen Herzfehlers* im besonderen ist aus der Auswirkung des Leidens auf den Allgemeinzustand abzuleiten. Ist die Dyspnoe

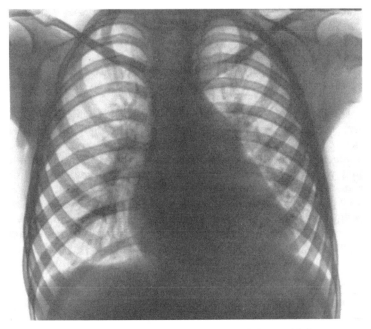

Abb. 14. Persistierender Ductus Botalli bei 2¹/₂jährigem Kind.

auch in der Ruhe erheblich, so gibt das schlechte Aussichten. Vielfach setzen Infektionen, die dann zu einer nicht mehr ausgleichbaren Belastung des Herzens führen, dem Leben solcher Kinder ein Ende. Es besteht außerdem eine auffällige Neigung solcher Kinder zu Erkrankungen des Herzens. Die Therapie kann allein in einer körperlichen Schonung bestehen, die das Leben der Kinder aller Freuden beraubt. In neuerer Zeit ist, nach eingehender Klärung durch Angiographie, Herzsondierung erfolgreich operativ vorgegangen worden.

Ein bisher wenig geklärtes Krankheitsbild ist die *angeborene Herzhypertrophie*. Klinisch und röntgenoskopisch besteht eine erhebliche Vergrößerung des Herzens, Cyanose, Blässe, Kurzatmigkeit mit Stauungsleber und -milz, dumpfe Herztöne, kurz das Bild einer angeborenen Herzmißbildung. Es handelt sich stets um dicke pastöse Kinder mit einer Hypertrophie des gesamten lymphatischen Apparates. Meist sterben die Kinder bis zum 3. Lebensjahr. Die Autopsie ergibt nur eine Hypertrophie der Herzmuskulatur. Beziehungen zu Speicherkrankheiten (Glykogenherz) können bestehen, sind aber nicht regelmäßig nachzuweisen.

VI. Erworbene Herzleiden.

1. Nicht entzündliche Erkrankungen.

Durch *Überanstrengung* können im Kindesalter erhebliche Schäden am Herzen
entstehen, insbesondere wenn sie auf ein arbeitsungewohntes Herz trifft. Es
sind sichere Fälle akuter, lange bestehenbleibender Herzdilatation etwa nach
forciertem Radfahren beobachtet worden. Eine echte, klinisch nicht feststellbare Arbeitshypertrophie des Herzens ist bei sportgewohnten Kindern
wie bei jedem verstärkt zur Arbeit herangezogenen Muskel verständlich und
erwünscht. Kurzdauernde Größenzunahmen nach einer körperlich anstrengenden Leistung können normalerweise vorkommen, wie man bei Röntgen-
kontrollen von Sportlern festgestellt hat. Nach längstens einer Stunde müssen
aber solche Vergrößerungen ausgeglichen sein. Immerhin wird der Arzt dafür
Sorge zu tragen haben, daß einem kindlichen Herzen in der Entwicklungszeit
keine Dauerhöchstleistungen zugemutet werden. Erst mit oder nach Ende
der Pubertät ist das Herz so weit entwickelt, daß es ohne Schaden Höchstleistungen ermöglichen kann.

Stoffwechselstörungen verschiedener Art haben ebenfalls schädliche Einwirkungen auf das Herz. Bei der manifesten Spasmophilie kann es im Anschluß an harmlose Eingriffe, wie Racheninspektionen zu plötzlichem Herzstillstand kommen. (Das oben abgebildete Ekg zeigt, daß wohl stets eine Herzschädigung vorliegt; ob sie allein durch den Calciummangel bedingt ist und
gewissermaßen einen Tetanus des Herzens darstellt, läßt sich nicht mit Sicherheit sagen.) Therapeutisch wichtig ist, daß solche Herzen durch fortgesetzte
Herzmassage auch nach Minuten wieder zum Schlagen und zur völligen Erholung gebracht werden können. Nieren-, Lebererkrankungen beeinträchtigen
sekundär ebenfalls die Herzfunktion. Bekannt sind hierbei stenokardische
Anfälle, die man wohl als toxische Myokardschädigung ansehen muß. Die
thyreotoxischen Schädigungen des Herzens kommen bei Kindern nur äußerst
selten zur Beobachtung. Ebenso selten sieht man in unseren Breitengraden
Herzmuskeldegenerationen, die durch einen Vitamin-B_1-Mangel bedingt sind.

2. Konstitutionelle Störungen.

Mitunter findet man bei Neugeborenen einen der oben beschriebenen idiopathischen Herzhypertrophie ähnlichen Zustand, bei dem aber im Gegensatz zu
dieser nach einigen Tagen eine Verkleinerung der Herzfigur eintritt. Der Zustand, der ätiologisch nicht geklärt ist, geht mit einer gewissen Dyspnoe und
Cyanose sowie gelegentlich mit kleinen petechialen Hautblutungen einher.
Geräusche am Herzen sind nicht feststellbar. Die Rückbildungsfähigkeit läßt
am ehesten daran denken, daß solch ein Herz unter dem Übergang in das extrauterine Leben vorübergehend insuffizient war.

Als Zeichen einer asthenischen Konstitution wird, insbesondere in der Zeit
um die Pubertät, manchmal eine besondere Schmalheit des Herzens gefunden,
die als *Tropfenherz* bezeichnet wird (Abb. 15). Wahrscheinlich ist diese Veränderung als Dysplasie aufzufassen. Die Kombination mit leichten Herzbeschwerden, wie Herzklopfen, Tachykardie, rasche Ermüdbarkeit, ergibt dann
häufig das Bild der sog. *Cardiopathia adolescentium.* Dieses Tropfenherz wird
meist bei hochgewachsenen Kindern beobachtet, die eine ausgesprochene krumm-
rückige Haltung aufweisen. Man hat den Eindruck, daß das Kind den Versuch
machte, den Aufhängeapparat des Herzens durch Annäherung von Jugulum und
Zwerchfell zu entlasten. Genau so wenig wie bei dem ebenfalls in der Pubertät

zu beobachtenden *schlaffen Herzen*, über dem man manchmal ein systolisches, akzidentelles Geräusch vernehmen kann, erfordert der Zustand eine medikamentöse oder Schonbehandlung. Die Therapie muß im Gegenteil bestrebt sein, die allgemeine Schlaffheit zu bekämpfen. Das gelingt nur durch Belastung mit körperlichen Übungen und damit verbundenem Herztraining. Nicht sehr häufig gelangen bei Kindern *nervöse Herzstörungen* zur Beobachtung,

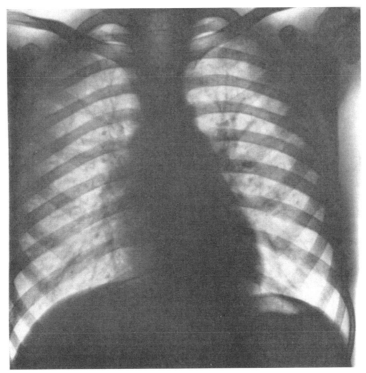

Abb. 15. Tropfenherz bei 12¹/₂jährigem Kind.

die nicht auf solchen Wachstumsstörungen beruhen. Sie erfordern in jedem Fall eingehende, auch psychologische Klärung und müssen gleichfalls mit Übungstherapie behandelt werden.

3. Die entzündlichen Herzerkrankungen.

Bei allen Erkrankungen des Herzens, seien sie nun infektiös, infektiöstoxisch oder infektiös-allergisch bedingt, ist gewöhnlich in wechselndem Ausmaße das ganze Herz betroffen. Nur steht, und zwar zugeordnet zu dem betreffenden Krankheitserreger, im Vordergrund einmal mehr die Beteiligung des Endokards (wie bei den schnell verlaufenden Sepsisfällen oder der rheumatischen Infektion), des Myokards (wie bei der Sepsis, der Grippe, Diphtherie und anderen Infektionskrankheiten) oder des Perikards (wie bei Sepsis, Tuberkulose, Rheumatismus). Klinisch lassen sich die drei Formen nicht immer völlig gegeneinander abgrenzen.

a) Septische Endokarditis.

Eine Entzündung des Endokards kann in jedem Lebensalter vorkommen. In den ersten 3 Lebensjahren gelangen nur septisch-metastatische Formen

zur Beobachtung. Auch im späteren Alter werden solche septischen Endokarditiden gefunden. Zumeist stellen sie ein Endstadium dar. Das Bild der
Krankheit ist anfänglich das einer allgemeinen Sepsis mit den typischen Temperaturen, zunehmendem Verfall, hämorrhagischer Nephritis und Leberschädigung. Allmählich tritt die Herzbeteiligung immer stärker in den Vordergrund.
Die septisch-ulcerösen Zerstörungen am Endokard, insbesondere den Klappen,
führen schließlich zu schweren Ventildefekten. Es bildet sich eine zunehmende
Dilatation aus; Reizleitungsstörungen, Stauungserscheinungen komplizieren
das Bild; systolische Geräusche treten auf. Diese werden entsprechend dem
zunehmenden Zerfall ständig lauter. Schließlich erliegt das Kind der Krankheit unter den Zeichen einer nicht mehr ausgleichbaren Herzinsuffizienz.

Im Grunde das gleiche septische Krankheitsbild spielt sich bei der *Endocarditis lenta* ab, nur hier protrahiert und wie bei jeder chronischen Erkrankung
kompliziert durch hyperergische Erscheinungen. Eindeutig ist die Diagnose
nur mittels des Nachweises des typischen Erregers, des Streptococcus haemolyticus viridans zu führen. Zu diesem Zwecke müssen Blutkulturen auf flüssigem Agar gegossen werden. Das klinische Bild ist bei Kindern häufig schwer
gegen eine gewöhnliche rheumatische Endokarditis abgrenzbar. Verdacht werden
stets erregen die wellenförmig verlaufende Fieberkurve, ein nachweisbarer
Milztumor, eine mäßige Hämaturie als Zeichen embolischer Nephritis und die
auffallende gelbgrüne Hautfarbe. Über dem Herzen selbst ist im Beginn der
Erkrankung nur ein leises Geräusch (auch bei Kindern häufig über der Aorta
und dann fast pathognomonisch) nachzuweisen. Exantheme, insbesondere
das recht kennzeichnende *Erythema annulare Leiner, Gelenkmetastasen* lenken
den Verdacht stärker auf die Viridanssepsis. Es gibt Remissionen, während
derer sich die Kinder relativ wohlfühlen; dann kommt ein erneuter Fieberschub,
bis schließlich die Kinder der Sepsis, meist unter Auftreten von Hirnembolien,
erliegen. Die Prognose war bisher absolut infaust. Mit den modernen chemo-
therapeutischen Mitteln scheinen Erfolge möglich.

b) Die abakterielle Endokarditis.

Bei vielen Infektionskrankheiten kommt es zu endokarditischen Reizungen
die abheilen, ohne daß ein Klappenfehler — das sicherste Zeichen einer überstandenen Endokarditis — entsteht. Klinisch brauchen überhaupt keine
Erscheinungen am Herzen nachzuweisen sein. Bei Autopsien findet man aber
am Endokard Veränderungen in ungefähr $^1/_3$ aller Sektionen, so daß daraus
die Häufigkeit von solchen unbemerkt verlaufenen Endokarditiden abzuleiten
ist. Anders verhält es sich mit der *rheumatischen Endokarditis*. Sie stellt die
überwiegende Zahl aller Endokarderkrankungen, die zu einem ausgesprochenen
Krankheitsbilde und schließlich einem bleibenden Klappenfehler führen. Ursächlich kommen sämtliche Formen der rheumatischen Infektion in Betracht,
so die *Polyarthritis*, die *Chorea minor*, der *Rheumatismus nodosus* und auch
scheinbar *blande Anginen*. Selten einmal mag auch die *Gonorrhoe* unter klinisch
gleichem Krankheitsgeschehen verlaufen. Pathologisch-anatomisch handelt es
sich um eine abakterielle Entzündung des Endokards, bei der die allergische
Reaktion Veränderungen am Endokard in Form der ASCHOFFschen *Knötchen*
setzt, die schließlich — in einem großen Teil der Fälle — zu bleibenden Klappen-
schäden führen. Im Beginn sind diese Endokarditiden häufig schwer zu
diagnostizieren. Fieber kann vorhanden sein, manchmal fehlt es völlig. Bedeutungsvoller sind die Symptome am Herzen selbst. Am auffälligsten ist eine
Beschleunigung und Unregelmäßigkeit der Herzaktion, die schon nach geringsten Anstrengungen, so z. B. einem Lagewechsel im Bett, auftritt. Subjektive

Beschwerden wie Herzklopfen, Herzschmerzen, leichte Dyspnoe, brauchen beim Kinde nicht in Erscheinung zu treten. Das stets vorhandene Leiserwerden der Herztöne ist nur bei laufender genauer Untersuchung festzustellen. Inkonstante Geräusche, meist systolisch und am deutlichsten in der Gegend der Mitralis, sind ein weiteres Symptom der Erkrankung. Jedoch ist die Abgrenzung gegen belanglose akzidentelle Geräusche und die bei der Myokarditis auftretenden Geräusche nicht immer ganz leicht. Perkussorisch ist anfänglich gewöhnlich kein Befund zu erheben. Wenn eine Verbreiterung der Herzdämpfung schon im Beginn beobachtet wird, so besteht zumeist eine Beteiligung des Myokards. Im Zusammenhang mit hyperergischen Vorgängen wird die Blutkörperchensenkung beschleunigt; das Blutbild ergibt die Merkmale der Grundkrankheit.

Der weitere Verlauf der Endokarditis wechselt. Handelt es sich nicht um eine rheumatische Infektion, sondern um eine infektiös-toxische, so verschwinden die Erscheinungen allmählich, und es kann eine völlige klinische Heilung eintreten. Dies ist auch bei den Endokarditiden rheumatischer Genese möglich. Meist sind aber hier die Veränderungen an den Klappen durch Schwielen und Narbenbildung so tiefgreifend, daß bleibende Störungen der Herzdynamik, die Klappenfehler, folgen. Außerdem neigt gerade die rheumatische Infektion zu häufigen Rezidiven. Alle Zeichen einer chronischen Sepsis mit remittierendem Fieber, sekundärer Anämie, Veränderungen des Blutbildes und beschleunigter Senkungsreaktion sind dann vorhanden. Da bei Rezidiven des Rheumatismus stets die gleichen Vorbedingungen für die Entstehung einer Herzbeteiligung gegeben sind, so kommt es zu erneuten endokarditischen Schüben, die den Klappenapparat immer weiter schädigen. Nicht selten sind dabei auch Myokard und Perikard beteiligt, so daß im Gefolge rheumatischer Infektionen schließlich eine *Pankarditis* in Erscheinung tritt.

Die Häufigkeit der Herzbeteiligung bei rheumatischen Erkrankungen ist erschreckend groß. In der Hälfte der Fälle tritt ein bleibender Klappenfehler auf. Vorübergehende Herzschädigungen wird man wohl bei jeder rheumatischen Affektion mit Recht annehmen dürfen.

c) Die Klappenfehler.

Durch die bei den rheumatischen Endokarditiden entstehenden Auflagerungen und Schwielenbildungen sowie durch Schrumpfungsvorgänge kommt es zu einer Schlußunfähigkeit bzw. Stenosierung der Ostien, in manchen Fällen zur Kombination beider Störungen. Die klinischen Erscheinungen sind im wesentlichen die gleichen wie bei den Erwachsenen, so daß hier nur eine kurze Erörterung am Platze ist. Über die wichtigsten Kennzeichen unterrichtet die Zusammenstellung (S. 732). Vor dem 4. Lebensjahre sind rheumatische Infektionen und damit Vitien selten. Am häufigsten wird die *Mitralis* befallen; zumeist tritt eine *Insuffizienz* dieser Klappe auf. Seltener sieht man *Mitralstenosen*, dann gewöhnlich in Kombination mit einer Insuffizienz der gleichen Klappe. Eine isolierte Mitralinsuffizienz kann beim Kinde mit sehr guter Kompensation klinisch ausheilen. Voraussetzung dafür ist, daß erneute rheumatische Schübe ausbleiben. Demgegenüber ist die Prognose einer Stenose der Mitralis viel schlechter. Die wenigen Fälle von Lungenödem im Kindesalter als Begleiterscheinung einer kardialen Insuffizienz sind ausschließlich nach dieser Klappenerkrankung beobachtet worden. Die *Aortenklappen* werden bei Kindern vor dem 10.—12. Jahre sehr selten befallen. Die *Insuffizienz* ist häufiger; sie ist nicht selten ein Zeichen der Endocarditis lenta. Ihre Prognose ist, wenn sie rein rheumatisch bedingt ist, ebenfalls nicht schlecht. Im wesentlichen sind

Tabelle 2. *Zusammenstellung der Herzbefunde bei den wichtigsten Herzklappenfehlern.*

	Hämodynamik	Perkussionsbefund	Auskultationsbefund	Puls
Mitralinsuffizienz	Rückstau in den linken Vorhof, der hypertrophiert und dilatiert. Vermehrte Füllung des linken Ventrikels durch die vergrößerte vom Vorhof angebotene Blutmenge. Rechter Ventrikel infolge des Rückstromes dilatiert und hypertrophiert.	Verbreiterung der Herzdämpfung nach links oben und seitwärts, später nach rechts. Spitzenstoß hebend. Röntgenoskopisch: Kugelherz.	Blasendes systolisches Geräusch an der Spitze, dort 2. Ton häufig undeutlich. 2. Pulmonalton verstärkt und akzentuiert.	regelmäßig, kräftig
Mitralstenose	Stauung vor der Mitralis, daher Dilatation des linken Vorhofs. Linker Ventrikel unternormal gefüllt. Rechter Ventrikel erweitert und hypertrophiert.	Verbreiterung des Herzens hauptsächlich nach rechts, durch Herzverlagerung auch nach links. Herzaktion sichtbar verbreitert. Röntgenoskopisch: Form des stehenden Eies.	Präsystolisches (diastolisches) Geräusch an der Spitze, nicht sehr laut; in halbrechter Seitenlage häufig deutlicher. 1. Ton an der Spitze laut. 2. Pulmonalton akzentuiert, 2. Töne an der Basis häufig gespalten.	Puls klein, oft Unregelmäßigkeiten.
Aorteninsuffizienz	Rückstau in den linken Ventrikel, der stärkstens hypertrophiert.	Verbreiterung der Herzdämpfung nach links. Spitzenstoß verbreitert, sehr verstärkt, nach unten und links vorgelagert. Röntgenoskopisch: Schuhform des Herzens.	Lautes diastolisches, langgezogenes Geräusch über dem Sternum in Höhe des 2. Intercostalraumes. 1. Ton an der Spitze undeutlich, Arterientöne beim Kinde selten.	Puls im späteren Kindesalter schnellend, auch Capillarpuls.
Aortenstenose	Stau vor den Semilunarklappen, Hypertrophie des linken Ventrikels. Später durch Rückstau auch Hypertrophie des rechten Ventrikels.	Verbreiterung der Herzdämpfung nach links. Spitzenstoß nicht erheblich verstärkt. Röntgenbild nicht typisch (Winkel zwischen Gefäßband und linkem Ventrikel spitzer als normal).	Langgezogenes systolisches Geräusch an der Basis rechts, setzt sich in die Carotiden fort. 2. Aortenton leise.	Puls klein.

die klinischen Erscheinungen die gleichen wie bei Erwachsenen. Das Auftreten eines Capillarpulses ist aber erst bei älteren Kindern zu beobachten, vermutlich weil bei jüngeren Kindern die relative Weite und die Elastizität der Gefäße den schnellenden Puls abfangen. Eine *Aortenstenose* als erworbenes Vitium wird fast nur in Kombination mit Insuffizienz der gleichen Klappe beobachtet. Zuweilen sieht man auch gleichzeitige Vitien an Mitralis und Aorta. Eine *Tricuspidalinsuffizienz* kommt fast nur als sekundäre, dilatationsbedingte Erscheinung vor.

Die Beeinträchtigung des Kreislaufes durch einen Klappenfehler hängt von der Behinderung der normalen Blutströmung, der Reservekraft des Herzens, dem Zustand des Endokards und der etwaigen Schädigung des Reizleitungssystems ab.

d) Myokarditis.

Im Gefolge bestimmter Erkrankungen, wie Grippe, Diphtherie, Typhus, Fleckfieber, Scharlach, selten einmal Tuberkulose und Lues, treten *toxische Schädigungen des Herzmuskels* auf. Auch Verbrennungen und rheumatische Erkrankungen vermögen eine solche Erkrankung auszulösen. Weiterhin kann selbstverständlich jede Sepsis, die zunächst das Endokard schädigte, auf das Myokard übergreifen und dort ebenfalls Eiterungen hervorrufen. Die toxische Form stellt sich als eine Gerinnungsnekrose der Muskelfasern dar oder als eine interstitielle Entzündung mit diffuser Infiltration des Bindegewebes; schließlich können auch spezifisch rheumatische Knötchen auftreten. Das Krankheitsbild der Myokarditis wird in jeder Altersstufe beobachtet. Vereinzelt entsteht es auch schon im fetalen Leben, wie Obduktionsbefunde zeigen. Bei Säuglingen sieht man prognostisch infauste Myokarditiden insbesondere nach schweren Grippeinfektionen. Andere Ursachen spielen demgegenüber in diesem Alter eine bescheidene Rolle. Im Kleinkindes- und Schulalter kommt vor allem die toxische Schädigung des Herzens durch die Diphtherie als Ursache einer Myokarditis in Betracht. Nach ihrer zeitlichen Beziehung zum Krankheitsbeginn unterscheidet man hierbei die Frühmyokardschädigung bei der malignen Diphtherie mit sehr schlechter Prognose von der Spätmyokarditis. Letztere setzt je nach Schwere der allgemeinen Toxinvergiftung in der Zeit vom 8. Krankheitstag bis zur 6. Woche, ja noch später ein und ist als Teilerscheinung der neuritischen Schädigung anzusehen. Ihre Heilungsaussichten sind im allgemeinen besser. Pathologisch-anatomisch sind im 2. Fall interstitielle Infiltrationen häufiger. Fast bei jeder Diphtherieerkrankung lassen sich mittels des Ekgs Schädigungen des Herzmuskels nachweisen, bevor oder ohne daß überhaupt klinische Erscheinungen auftreten.

Die Symptome der Myokardschädigung sind aus der Verschlechterung der Herzleistung abzuleiten. Fieber besteht nur, wenn es durch die auslösende Grundkrankheit bedingt ist. Bei jungen Kindern fällt die Mattigkeit und die Blässe verbunden mit wechselnder Cyanose auf; eine Dyspnoe ist fast immer zu beobachten. Ältere Kinder klagen außerdem über Herzklopfen und Druckgefühl sowie Übelkeit; Erbrechen besteht ziemlich regelmäßig. Am Herzen selbst ist eine erhebliche, insbesondere stark wechselnde Aktionsbeschleunigung und Irregularität auffällig. Die Töne sind leise, häufig unrein — manchmal tritt schon frühzeitig ein leises systolisches Geräusch auf. Der Puls ist klein und weich. Die Blutdruckmessung ergibt häufig tiefliegende Werte. Sehr schnell tritt eine Verbreiterung der Herzdämpfung auf; Stauungserscheinungen, wie Lebervergrößerung, Bronchitis, leichte Ödeme, weisen auf die unzureichende Herzkraft hin. Das Röntgenbild zeigt ein nach rechts und links dilatiertes

schlaffes Herz, das manchmal, insbesondere bei Säuglingen, zu differential-
diagnostischen Erwägungen gegenüber einer Perikarditis Anlaß gibt; als
Zeichen der Stauung im kleinen Kreislauf findet man eine Vermehrung der
Bronchialzeichnung. Im Ekg werden die verschiedenartigsten Störungen als
Ausdruck der Schädigung des nervösen Apparates gefunden: Senkung der
ST-Strecke, Reizbildungsstörungen mit Extrasystolen, Verbreiterung und
Aufsplitterung des Kammerkomplexes, Reizleitungsstörungen der verschie-
densten Art. Als prognostisch ungünstig gilt das Niederspannungs-Ekg mit
kleinen Zacken.

Die *Prognose* der Erkrankung ist, je jünger das Kind, um so schlechter.
Säuglinge gehen gewöhnlich rasch zugrunde, wobei die Autopsiebefunde erkennen lassen, daß das klinische Bild der Myokarditis nur ein Endstadium war.
Bei älteren Kindern ist die Prognose bei den gewöhnlichen Infekten als leidlich
anzusehen. Unsicher ist die Beurteilung bei der Diphtherie. Trotz Behandlung stirbt bei der Frühmyokarditis infolge maligner Diphtherie die Mehrzahl
der Kinder. Dilatation und Stauung nehmen dabei außerordentlich rasch zu.
Spätmyokarditiden haben bessere Aussichten. Aber auch hier kann es in der
Rekonvaleszenz, lange nach dem Ablauf der akuten diphtherischen Erscheinungen, zu einem plötzlichen Herztod kommen. Ursache dafür sind gewöhnlich Embolien, die auch sonst die Prognose der Myokarditis verschlechtern.
Als ausgesprochen ungünstig ist selbstverständlich eine septische Myokarditis
anzusehen, die wohl immer eine Pankarditis darstellt.

Eine echte *chronische Myokarditis* ist im Kindesalter selten. Zwar kommen
im Gefolge rheumatischer Erkrankungen Schwielenbildungen und Infarkte
auch im kindlichen Herzen vor, die eine dauernd schlechte Funktion des Myokards bedingen können. Andererseits ist selbstverständlich zu erwarten, daß
solche Leistungsverminderungen bei jeder Schädigung des Herzens eintreten
müssen. Auch das Ekg vermag dann keine Entscheidung zu fällen.

e) Perikarditis.

Die Entzündungen des Herzbeutels entstehen hauptsächlich sekundär;
sie kommen als metastatische Prozesse bei allgemeiner Sepsis jeglicher Herkunft vor oder als Entzündung per continuitatem, ausgehend vom Herzen
selbst, von Empyemen, Pleuropneumonien, Mediastinitiden. Als Stauungserscheinungen bei Nephritis und als Erscheinung eines allgemeinen Höhlen-
hydrops werden auch nicht infektiös bedingte Ergüsse beobachtet *(Hydro-
perikard)*. Die Perikarditis kann pathologisch-anatomisch als *fibrös*, als *exsu-
dativ* oder als *eitrig* erscheinen. Ursächlich kommt an erster Stelle der Rheumatismus in Betracht, der sowohl trockene als auch serofibrinöse Perikarditiden
hervorruft. An zweiter Stelle, mit dem gleichen Symptomenbild, steht die Tuberkulose, die auch einmal einen hämorrhagischen Erguß erzeugen kann. Bei
beiden Krankheiten ist manchmal die Exsudation nicht nur auf das Perikard
beschränkt, sondern greift auf Pleura, Peritoneum, Mediastinum über. Man
spricht dann von einer *Polyserositis rheumatica bzw. tuberculosa*. Sehr viel
seltener sind eitrige Entzündungen am Herzbeutel.

Das Krankheitsbild der Perikarditis wechselt nach den verschiedenen
Entstehungsursachen. Gewöhnlich ist wegen der vorliegenden Grundkrankheit Fieber vorhanden. Bei Säuglingen kann die Erkrankung im Beginn erst
durch wiederholte genaue Untersuchungen entdeckt werden. Größere Kinder
äußern ähnliche Beschwerden wie der Erwachsene, hauptsächlich Schmerzen
in der Herzgegend. Eine mäßige Dyspnoe, vermutlich durch Vagusreizung

bedingt, ist regelmäßig vorhanden, auch wenn nur ganz geringe Entzündungserscheinungen vorliegen. Dazu tritt eine leichte Cyanose. Bei zunehmendem
Erguß vermeiden die Kinder jede unnötige Bewegung. Die Untersuchung
des Herzens ergibt anfänglich außer dem normalen bzw. vorherigen Herzbefund
zunächst keine Veränderung der Herzdämpfung, jedoch ein leises Reibegeräusch.
Dies wird zunehmend rauher; es ist in zwei Absätzen zu hören und wird bei
Druck mit dem Stethoskop lauter. Pleuroperikardiale Geräusche, die damit
verwechselt werden können, sistieren gewöhnlich bei angehaltener Atmung
und sind dadurch unterscheidbar. Dieser Befund am Herzen braucht nicht

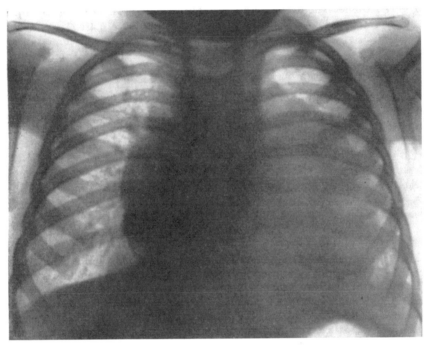

Abb. 16. Pericarditis exsudativa bei 1¹/₂jährigem Kind.

lange zu bestehen; er wird häufig schnell von einem exsudativen Stadium
abgelöst, bei dem die Perikardblätter nicht mehr aneinanderreiben. Nach
einiger Zeit bildet sich dieser Erguß allmählich zurück. Die Pericarditis sicca
kann aber auch bestehen bleiben und langsam ohne feststellbare Folgen in
Heilung übergehen. In beiden Fällen ist aber Narbenbildung und Verlötung
der beiden Perikardblätter möglich, so daß dann das Herz wie in einem
Handschuh arbeitet *(Pericarditis obliterans)*. Dabei kann die Funktion des
Herzens durchaus ausreichend sein. Schreitet allerdings der Prozeß über das
äußere Blatt des Herzbeutels fort, so entstehen Verklebungen mit der Pleura,
dem Mediastinum und der Brustwand. Die Prognose einer solchen *Concretio
pericardii* richtet sich nach der Nachgiebigkeit der Schwarten und Schwielen.
Über dieses Krankheitsbild wird besonders zu sprechen sein.

Bildet sich ein Erguß, so bestimmt dessen Ausmaß die klinischen Erscheinungen. Die Herzdämpfung wird nach beiden Seiten, insbesondere nach links
verbreitert; absolute und relative Herzdämpfung sind nicht mehr gegeneinander abzugrenzen. Der Herspitzenstoß ist nur noch schwach zu fühlen. Die
Herztöne erscheinen leise; manchmal werden sie beim Vorwärtsbeugen des

Oberkörpers lauter; auch Reibegeräusche können in dieser Lage noch hörbar werden. Die zunehmende Tamponade des Herzbeutels wird vom Herzen mit einer Zunahme der Schlagfolge beantwortet. Der Puls ist dabei meist noch gut gefüllt, im Gegensatz zur Myokarditis. Jedoch genügt die Versorgung des Kreislaufes sehr bald nicht mehr, und es kommt zu schwersten dyspnoischen Zuständen. Die Kinder können nur noch in sitzender Lage verharren; sie zeigen eine jagende Atmung, Ohnmachtszustände, Schwindelanfälle, Jaktationen und vermitteln das Bild eines schwergeschädigten Herzkranken.

Das Röntgenbild ergibt eine Herzsilhouette ohne sichtbare Pulsationen, von verstrichener Gliederung und bocksbeutelartiger Kontur (Abb. 16). Bei erheblichen Ergüssen und damit verbundenen schwersten Insuffizienzerscheinungen muß in jedem Falle punktiert werden, auch wenn keine Eiterung vorliegt. Zur Orientierung wird man stets das Blutbild heranziehen, das bei Eiterungen die gewohnte Leukocytose mit Kernverschiebung ergibt, bei rheumatischen Ergüssen nur eine mäßige Leukocytose. Die Prognose hängt von der ursächlichen Erkrankung und der Beteiligung des Endo- und Myokards ab. Rheumatische Ergüsse, auch beträchtlicher Größe, gehen häufig spontan, schneller unter Salicyltherapie, zurück. Die Tuberkulose macht lang dauernde Prozesse mit großer Neigung zur Verschwartung. Sehr ungünstig verläuft die eitrige Perikarditis. Ihr Schicksal ist letztlich dadurch bestimmt, ob die Sepsis mit Erfolg behandelt werden kann. In jedem Falle wird durch Punktion und Spülung dem Eiter Abfluß zu schaffen, gegebenenfalls Penicillin zu instillieren sein. Aber auch nach Heilung der Sepsis können die Verschwartungen des Perikards die Prognose erheblich trüben.

f) Folgezustände der Perikarditis.

Treten die geschilderten Verwachsungen in Form der Obliteratio pericardii oder der Verwachsung des Herzbeutels mit den Nachbarorganen ein, so ist der Zustand des Narbengewebes für die Funktionstüchtigkeit des Herzens maßgeblich. Bilden sich zwischen den beiden Herzblättern callöse Massen, gegebenenfalls mit Kalkeinlagerungen aus (Panzerherz), so wird das Herz, insbesondere seine Diastole, stärkstens behindert. Auch kleine strängige Verwachsungen in der Gegend der nachgiebigen Vorhöfe führen schon zu schweren Versorgungsstörungen (Einflußstauung). Die gleichen mechanischen Folgen haben Verwachsungen mit der Brustwand, bei denen das Herz die Masse des Brustkorbes mitbewegen muß. Solche Ausgänge sind auch bei Kindern keine Seltenheit; sie werden allerdings häufig nicht als Pericarditis adhaesiva diagnostiziert, sondern als eine andere Herzerkrankung angesprochen. Die allgemeinen Symptome sind die einer Herzleistungsverminderung: Cyanose, Dyspnoe, derbe Leberschwellung (Pseudolebercirrhose) und meist sehr beträchtliche Höhlenergüsse. Dazu kommen wechselnde Symptome am Herzen selbst, die durch die mannigfachen Arten der Verwachsung bestimmt sind. Bei reiner Verwachsung der beiden Blätter wird die Kleinheit des Herzens und das Mißverhältnis zu den Stauungserscheinungen darauf hinweisen. Verwachsungen mit der Herzwand erzeugen häufig systolische Mitbewegungen am Thorax, Einziehung an der Herzspitze und auch ein diastolisches Thoraxschleudern. Die mangelhaften Füllungsverhältnisse verursachen nicht selten ein inspiratorisches Anschwellen der Halsvenen, manchmal sogar einen doppelten Kollaps. Es wird auch ein inspiratorisches Kleinerwerden des Pulses beobachtet (Pulsus paradoxus), was aber bei Kindern nicht häufig ist. Die Herztöne können ganz rein sein. Geräusche treten bei bestehenden Vitien oder aber auch bei sekundären

Verziehungen auf. Im Röntgenbild sieht man häufig am Herzen nur geringe Bewegungen und findet das Herz bei Lageveränderungen fixiert. Manchmal mag sich der Verdacht auch daraus ergeben, daß eine sachgemäß verabfolgte Digitalistherapie nicht wirksam ist. Aus der Fülle von Symptomen sind im Einzelfalle nur einige nachzuweisen; die Stellung der Diagnose entscheidet aber über die Aussichten des Kindes. Die Prognose solcher Herzbeutelverwachsungen ist schlecht, so daß die mit erheblicher Mortalität belastete Kardiolyse nach BRAUER oder die Ausschälung des Herzens nach DELORME stets zu erwägen ist. Am schlechtesten sind die Resultate dieser Operationen bei tuberkulösen Verwachsungen; bessere Erfolgsaussichten bieten die anderen Formen. Nur bei Zusammentreffen glücklichster Umstände können solche Verwachsungen sich auch einmal spontan zurückbilden.

VII. Therapie der Herzkrankheiten.

Die Therapie der Herzleiden im Kindesalter hat zwei Aufgaben gerecht zu werden. Erstens muß versucht werden, die Grundkrankheit zu heilen, und zweitens ist die Unterstützung des Kreislaufes in all seinen Einzelfunktionen erforderlich.

1. Behandlung der Grundkrankheiten.

Die Therapie der septischen oder infektiösen Grundlage einer Herzerkrankung hat sich den Gegebenheiten anzupassen. Bei durch Streptokokken oder andere Eitererreger hervorgerufenen Erkrankungen wird man die *Sulfonamidpräparate* in der gewohnten Dosierung von 0,2—0,5 g je Körperkilogramm täglich anwenden. Daneben kommt das *Penicillin* in Betracht, falls die Erreger penicillinempfindlich sind; die Dosierung muß hoch sein, bis etwa 240000 Einheiten je Tag in mehrfachen kleinen intramuskulär verabreichten Teildosen, um dauernd einen hohen Penicillinspiegel zu erhalten. Auch bei der sonst kaum beeinflußbaren Endocarditis lenta ist hiermit manchmal ein Erfolg zu erzielen. (Luische Myokarderkrankungen erfordern eine entsprechende Behandlung.) Außerdem werden Bluttransfusionen zur Unterstützung der Abwehrkräfte *(Immunotransfusionen)* häufig von Nutzen sein. Die Herzschädigungen bei Diphtherie sind nur prophylaktisch durch entsprechend frühzeitige Anwendung des Diphtherieserums zu bekämpfen. Bei Scharlach und Ruhr kann von dem entsprechenden Serum Gebrauch gemacht werden. Die anderen genannten Grundkrankheiten, wie Typhus, Fleckfieber, Tuberkulose, sind einer ätiologischen Therapie bisher nicht zugänglich. Bei *rheumatischer Genese* der Herzschädigung ist eine Behandlung mit den fast spezifisch wirksamen Salicylaten oder mit Pyramidon erforderlich. Salicylpräparate sind hoch zu dosieren und massiert zu verabfolgen. Man verordnet jeweils je Tag $^1/_3$ g Salicylsäure je Lebensjahr und läßt diese Dosis innerhalb 3 Stunden mit viel Flüssigkeit einnehmen. Dies wiederholt man an 3—4 aufeinanderfolgenden Tagen; dann wird die Menge für eine Woche auf 3mal täglich $^1/_2$—1 g Salicylsäure reduziert. Meist genügt ein einmaliger Stoß. Es kann aber auch noch ein zweiter und dritter angeschlossen werden. Eine etwa auftretende Bradykardie und vertiefte Atmung zwingen zum Abbruch der Behandlung; die sich in diesen Symptomen abzeichnende, ungefährliche Säurevergiftung ist durch Natriumbicarbonatgaben rasch zu beheben. Weniger angreifend ist die Verabfolgung hoher Dosen von Pyramidon, von dem je nach dem Alter 5mal 0,2—0,3—0,4 g je Tag über 8 Tage und länger gegeben werden. Die theoretisch wohl begründete intravenöse Injektion in Form des Anoixols (23,1%ige Pyramidonlösung) ist auch bei vorsichtigster Injektion im

Kindesalter so häufig von Krämpfen gefolgt, daß sie nicht empfohlen werden kann. Die Gefahr der Agranulocytose durch Pyramidon ist bei Kindern gering; trotzdem sind laufende Blutkontrollen erforderlich. Von größter Wichtigkeit ist, wie bei allen rheumatischen Infektionen, das Aufsuchen und Entfernen fokaltoxischer Ursachen der Erkrankung. Ein erster, einmaliger rheumatischer Endokarditisschub wird sehr häufig vom Herzen ohne bleibende Schädigung überstanden. Jeder folgende Schub verschlechtert aber die Heilungsaussichten; eine Dekompensation entsteht in der Regel erst auf dem Boden solcher rezidivierender Endokarditiden. Meist wird bei Kindern der Fokus in den Tonsillen zu suchen sein. Die Tonsillektomie ist in jedem Falle von Endokarditis angezeigt, auch wenn die Tonsillen äußerlich nicht affiziert, ja nicht einmal besonders groß erscheinen. Demgegenüber tritt die Bedeutung einer von den Zähnen ausgehenden Fokalinfektion im Kindesalter zurück. Die Operation soll nach Möglichkeit in einem fieberfreien Intervall vorgenommen werden; immerhin ist ihre Dringlichkeit so groß, daß man bei lang dauernden Schüben, wie insbesondere bei der Endocarditis lenta, nicht abwarten darf. Zunächst auftretende Verschlechterungen sind vorauszusehen, bessern sich aber unter Salicylaten, Pyramidon häufig überraschend schnell. Leider ist der Erfolg der Operation nicht mit Sicherheit vorauszusagen, da trotzdem weitere Schübe eintreten können.

Selbstverständlich müssen alle Kinder mit Erkrankung des Herzens, aber auch mit solchen Krankheiten, bei denen dies zu erwarten ist, strenge Bettruhe einhalten. Diese wird nach Abklingen aller endokarditischen Erscheinungen, auch wenn sich kein Vitium eingestellt hat, mindestens $1/_4$ Jahr durchzuhalten sein. Während der akuten Erkrankung wird man häufig subjektive Erleichterung durch einen Eisbeutel auf das Herz verschaffen können. Bei größeren Beschwerden muß man mit schmerzlindernden Mitteln wie Luminal, Bromkali, sogar Morphium eingreifen.

2. Behandlung der Herzinsuffizienz.

Als Folgezustand der Schädigung des Herzens durch eine Endokarditis mit ihrer Ventilstörung, durch eine Myokarditis und Perikarditis tritt häufig eine vorübergehende oder dauernde *Insuffizienz* auf. Nicht jedes als organisch erkannte Geräusch bedarf einer Behandlung. Es gibt eine Reihe von Kindern, bei denen die Beeinträchtigung der Herzfunktion so gering ist, daß diese für fast alle Belastungen des täglichen Lebens ausreicht. Ja, es sind sogar sportliche Höchstleistungen bei Menschen mit sicher nachgewiesener Mitralinsuffizienz bekannt. Sobald aber die zum Ausgleich des Klappenfehlers beanspruchte Reservekraft nicht mehr ausreicht, muß es zu mehr oder minder starkem Versagen der Herzleistung kommen *(Dekompensation)*. Dann treten *Dilatationen des Herzens* auf, *Dyspnoe, Ödeme, Leberschwellung*. Selbstverständlich wird der gleiche Zustand auch bei primärer Schädigung des Muskels, wie bei der Myokarditis bzw. Tamponade des Herzens durch einen perikarditischen Erguß eintreten. Die *Therapie* solcher Erscheinungen besteht in einer Entlastung des Herzens. Jeder Herzkranke, soweit sich das nicht von selbst durch den vorliegenden entzündlichen Prozeß ergibt, braucht bei den geringsten Insuffizienzerscheinungen *Bettruhe*. Die *Diät* soll flüssigkeitsarm sein; sie darf nicht zu üppig sein, denn übermäßiger Fettansatz stellt eine zusätzliche Belastung für das Herz dar. Bei stärkeren Insuffizienzerscheinungen macht man gern von einer über 1—2—3 Tage durchgeführten Karellkur Gebrauch, die in alleiniger Darreichung von Milch besteht, und zwar 500 cm³ für 5—8jährige, 700 cm³ für 8—10jährige und 800 cm³ für 14jährige Kinder. Bereits unter diesen

Maßnahmen allein sieht man häufig deutliche Erholungen der Herzkraft. *Medikamentös* ist in der Digitalisdroge das Mittel in die Hand gegeben, um das Herz zu kräftigeren und vollständigeren Kontraktionen zu veranlassen. Notwendig ist ein möglichst rascher Wirkungseintritt; daher dosiert man anfänglich hoch und setzt nach Eintreten des Erfolges die Menge des Mittels herab. Verzettelte Dosen führen zu weiterer Schädigung des Herzens. Man beginnt die Behandlung bei kleineren Kindern mit 3mal täglich 0,075 g *Folia digitalis*, bei älteren Kindern 0,1—0,15 g. Um eine möglichst rasche Wirkung zu erzielen, können die ersten Gaben auch mit einem geeigneten Präparat intravenös zugeführt werden. Diese Dosis wird verabfolgt bis zum deutlichen Abfall der Pulsfrequenz, bis zum Einsetzen der Diurese und zur Ausschwemmung der Ödeme. Dann wird brüsk abgesetzt und auf nicht unmittelbar am Herzmuskel angreifende Stimulantien *(Campher, Sympatol, Cardiazol)* in der dem Alter entsprechenden Dosierung übergegangen. Bei diesem Vorgehen ist genaueste Kontrolle des Pulses und des Herzens erforderlich. Mit dem Erreichen des völligen Erfolges können bereits leichte Überdosierungserscheinungen verbunden sein *(Pulsus bigeminus, Irregularität)*, die aber bei rechtzeitigem Weglassen des Medikamentes schnell verschwinden. Auch wenn das Herz nicht in der erwarteten Weise ansprechen sollte, muß beim Auftreten dieser Erscheinungen die Digitalismedikation abgebrochen werden. An Stelle der Folia digitalis kann auch jedes der bekannten Fertigpräparate, die in ihrer Wirksamkeit entsprechend eingestellt sind, Verwendung finden *(Digalen, Pandigal, Digipurat, Digitalisdispert, Digifolin, Cedilanid u. a.)*. Bei schlechter Verträglichkeit der oralen Darreichung werden auch Digitalis enthaltende Zäpfchen anzuwenden sein, wie etwa Digitalisdispert, Digitalisexklud, Pandigal. Das oben Gesagte gilt selbstverständlich auch für diese Art der Darreichung.

Eine besonders rasche, aufpeitschende Wirkung auf das Herz wird durch *Strophanthusglykoside* erzielt, die noch dazu als Digitaloide den Vor- bzw. auch Nachteil einer geringeren Kumulation haben. Bei Kindern beginnt man mit $1/8$—$1/4$ mg täglich einmal, gelöst in 10—20 cm³ 10—20%iger Traubenzuckerlösung (Fertigpräparat *Strophanthose*) unter genauer Beobachtung des Herzens. Auch ein intramuskulär anwendbares Strophanthuspräparat, *Myokombin*, ist im Handel. Oral und rectal ist Strophanthin unwirksam. Wegen der Gefahr der Kumulierung mit Digitalis muß nach vorausgegangener Digitalismedikation 4—5 Tage mit der ersten Strophanthingabe gewartet werden. Dem Zucker allein kommt bei intravenöser Darreichung angeblich ebenfalls eine kräftigende, ernährende Wirkung auf das Herz zu. Die Wirkstoffe der Convallaria majalis *(Convallen)* und des Adonis vernalis *(Adovern)*, die weniger leicht zur Kumulation führen, eignen sich als Dauermedikation bei gerade an der Grenze der Dekompensation befindlichen Herzen. Ebenso wirkt auch das aus der Meerzwiebel hergestellte *Scillaren* oder *Scilloral*. Diese beiden haben sich insbesondere bei Behinderung der Diastole bewährt. Zur Unterstützung der Diurese sind häufig Purinderivate von Nutzen, wie *Coffein, Diuretin, Theophyllin* u. a. Auch von der diuretischen Wirkung der Quecksilberpräparate wie *Salyrgan, Novurit, Esedan*, kann man im Kindesalter Gebrauch machen und gibt dann 2—3mal wöchentlich 0,5—1 cm³.

Etwas abweichend vollzieht sich die Behandlung bei akuter Myokarditis. Digitalis darf hierbei, insbesondere bei diphtherischer Erkrankung, nur mit Vorsicht verwendet werden; denn sowohl Digitalis als auch Strophanthus wirken sehr leicht verschlechternd auf bestehende Reizleitungsstörungen. Man wird deshalb mit kleinen Dosen beginnen, von denen man sich manchmal auch eine

gewisse prophylaktische Wirkung versprechen kann. Gerade bei manchen
Myokardschäden steht aber die allgemeine Schädigung des gesamten Kreislaufes
und des Gewebeaustausches so im Vordergrund, daß man besser andere Mittel
wählt *(Campher, Coffein, Adrenalin)*. Bei den Reizbildungs- und Reizleitungsstörungen hat sich das *Chinidinum hydrochloricum oder basicum* bewährt, das
man in einer Dosis von 3mal 0,05—0,1 verwenden kann. Individuell kann
unter Beobachtung höher dosiert werden.

3. Die Gefäßinsuffizienzen und ihre Behandlung.

Das komplexe Gebiet der Gefäßinsuffizienzen ist wegen der mannigfachen
Störungen, die sich hier abspielen können (zentral, peripher, gewebsbedingt),
häufig schwer analysierbar. Es steht gerade bei Kindern vielfach im Vordergrund, weil bei diesen die Gefäßinnervation sehr viel labiler ist. Selbstverständlich müssen in jedem Falle Rückwirkungen auf den treibenden Motor, das
Herz, eintreten, so daß sich wohl eine gedankliche Trennung durchführen, in
den seltensten Fällen aber praktisch eine reine Gefäßstörung abgrenzen läßt.
Jede Infektionskrankheit, jede schwere Ernährungsstörung, vermag durch
Toxinschädigung der Gefäßmuskulatur oder der Innervation zu einer schnell
oder langsam eintretenden Gefäßinsuffizienz führen. Die Rückwirkungen auf
das Herz sind dabei erheblich. Es kann zu einem Versacken des gesamten Blutes
im Capillargebiet des Abdomens kommen. Die Folge davon ist ein Leerpumpen
des Herzens, das sich in leisen Tönen äußert; andererseits können auch bei
pulslosen Kindern paukende Herztöne festgestellt werden. Tritt ein solches
Gefäßversagen plötzlich ein, so wird es als *Schock* oder *Kollaps* bezeichnet.
Das klinische Bild der Gefäßinsuffizienz äußert sich in graublasser Verfärbung
der Kinder, in auffallender Hautkälte, in Auftreibung des Bauches mit Zwerchfellhochstand, Lebervergrößerung. Der Puls ist frequent, kaum fühlbar. Am
Herzen sind die schon erwähnten Befunde zu erheben. Therapeutisch ist bei
solchen Störungen in mehrfacher Weise einzugreifen, entweder durch Einwirkung
auf das Vasomotorenzentrum oder die Capillaren selbst. Auf die Zentren wirken
das *Coffein*, das *Strychnin*, der *Campher* und die ihnen verwandten Mittel
wie *Cardiazol, Coramin*; in der Hauptsache peripher greifen *Sympatol, Ephetonin, Veritol* und *Adrenalin* ein. Das letztgenannte ist das am stärksten, aber
nur kurzdauernd wirkende Mittel. Bei intrakardialer Anwendung kann es als
äußerste Maßnahme lebensrettenden Erfolg haben. Nützlich erweist sich eine
Kombination der verschieden angreifenden Mittel, wie überhaupt der Arzt
bei drohendem Kollaps alles anwenden sollte, was ihm zur Verfügung steht.
Nicht zu verabsäumen ist beim Schock die Anwendung von Wärme (heiße
Bäder, Lichtbügel).

4. Hyper- und Hypotensionen im Kindesalter.

Eine *Hypertension* kommt zwar im Kindesalter auf arteriosklerotischer
Grundlage nicht vor; Erhöhungen des Blutdruckes sind aber doch manchmal
zu beobachten. Bei sporttreibenden Kindern in der Präpubertät können Blut-
druckwerte von 150—180 mm Hg gefunden werden, die keine pathologische
Bedeutung besitzen. Das Vorkommen *echter essentieller Hypertonie* im Kindesalter muß als eine außerordentliche Seltenheit angesprochen werden. Gewöhnlich sind alle Blutdrucksteigerungen Folgezustände anderer Erkrankungen.
An erster Stelle steht die Glomerulonephritis; daneben ist an Hypophysen-
oder Nebennierenerkrankungen sowie an die ungeklärte FEERsche Neurose
zu denken.

Essentielle Hypotonien können bei vielen asthenischen Kindern ohne sonstigen krankhaften Befund festgestellt werden; sonst muß man bei chronischen Hypotonien an eine der folgenden Krankheiten denken: ADDISONsche Erkrankung, SIMMONDSsche hypophysäre Kachexie, Diabetes mellitus, Hypothyreoidismus.

Schrifttum.

BROCK, I.: Biologische Daten für den Kinderarzt, Bd. I. Berlin: Springer 1932.

DIETLEN, H. u. L. SCHALL: Röntgendiagnostik des kindlichen Herzens. Im Handbuch der Röntgendiagnostik und -therapie, herausgeg. von ST. ENGEL u. L. SCHALL. Leipzig: Georg Thieme 1933.

KISS, P. v.: Die entzündlichen Herzklappenerkrankungen und ihre Folgen im Kindesalter. Jb. Kinderhk. **146**, 77 (1936).

SECKEL, H.: Kreislaufsystem und zirkulierende Blutmenge bei kranken Kindern. Jb. Kinderhk. **136**, 220 (1932). — STOLTE, K.: Die Erkrankungen des Herzens der Blut- und Lymphgefäße. Im Handbuch der Kinderheilkunde, herausgeg. von M. v. PFAUNDLER u. A. SCHLOSSMANN, Bd. III. Berlin: F. C. W. Vogel. — Herzfunktionsprüfung im Kindesalter. Verh. dtsch. Ges. inn. Med. **1938**. — STOLTE, K. u. A. OHR: Die Elektrokardiographie in der Kinderheilkunde. In Handbuch der Kinderheilkunde, Erg.-Werk Bd. 1. Berlin: Springer 1940.

Krankheiten der Harn- und Geschlechtsorgane.

Von

J. Jochims.

Mit 5 Abbildungen.

A. Harnorgane.

Im Vergleich zum Erwachsenen bietet das Krankengut der Kinder, deren Harnorgane krank sind, mancherlei Besonderheiten. In den ersten Lebensjahren fällt z. B. die verhältnismäßige Häufigkeit von Erkrankungen der ableitenden Harnwege auf, während Nierenkrankheiten seltener sind. Letztere kommen aber auch schon bei Säuglingen vor. Grundsätzlich bieten die Nierenkrankheiten im Kindesalter dieselben Gefahren wie später, mit ungefähr der gleichen Letalität und einem immer noch zu hohen Anteil an Übergängen in chronische Leiden, deren tragisches Siechtum aber teils erst im Erwachsenenalter offenbar wird.

Beim Säugling ist die (anfangs noch gelappte) Niere, den hohen täglichen Anforderungen entsprechend, verhältnismäßig groß. Die dadurch bedingte leichte Tastbarkeit darf nicht zur Fehldiagnose „Nierenvergrößerung" verleiten. Zum Verständnis für den regeren Wasserwechsel sei erwähnt, daß beim Säugling täglich etwa die Hälfte des Bestandes an extracellulärer Flüssigkeit des Körpers zur Ausscheidung gebracht wird, während das beim Erwachsenen nur $1/7$ ist. Daher die größere Bereitschaft zu Ödemen, die ihrerseits die Nierendiagnostik erschwert. Die Harnausscheidung ist ebenfalls reichlich. Sie läßt sich wegen des hohen Wasserbedarfs der jungen Kinder nicht so stark einschränken wie beim Erwachsenen. Schon der Neugeborene besitzt eine gute Konzentrationsfähigkeit seiner Nieren; er scheidet bekanntlich infolge der geringen Flüssigkeitsaufnahme und der verhältnismäßig reichlichen Wasserabgabe spärlichen und konzentrierten Urin aus, der viel Harnsäure enthält. Der Säugling vermag seinen Urin bis zu einem spezifischen Gewicht von 1040 zu konzentrieren. Durchschnittlich aber ist das spezifische Gewicht des Harns beim jungen Kinde, vor allem auf Grund des hohen Wasserangebotes, ziemlich niedrig (1005—1010) und nähert sich erst jenseits des 10.—12. Lebensjahres den Durchschnittswerten des Erwachsenen. Beurteilt man die Leistungsfähigkeit der Nieren, Harnstoff auszuscheiden, nach der Blutreinigung, d. h. der Blutmenge in Kubikzentimetern, die in der Zeiteinheit vom Harnstoff völlig befreit werden, so findet man sie beim Neugeborenen erheblich und während des ganzen Säuglingsalters ebenfalls noch merklich geringer als beim Erwachsenen. Deshalb darf man die für den Erwachsenen ermittelten Normalwerte eines derartigen Blut-Harnindex nicht ohne weiteres für die klinische Beurteilung nierenkranker, junger Kinder benützen. Die Ausscheidung der sonstigen harnfähigen Blutbestandteile, z. B. der Chloride, ferner die von körperfremden Substanzen, z. B. Farbstoffen, Medikamenten usw., geschieht wie beim Erwachsenen. Die tägliche Harnmenge macht etwa 60—80% der aufgenommenen Flüssigkeit aus und hängt unter anderem von der Zahl und Dickflüssigkeit der Stühle, sowie von der Perspiratio insensibilis und damit von Körpertemperatur, Wärme und Feuchtigkeitsgehalt der Luft usw. ab. Die *Zahl der Harnentleerungen* — am ersten halben Lebenstag bleibt das Neugeborene trocken — beträgt im Säuglingsalter anfangs täglich 15—30, gegen Ende des 1. Lebensjahres 8—10, und zwar wird der Harn zunächst kurz vor, während, oder kurz nach der Zeit des Wachseins abgesetzt.

Die *Untersuchung des Urins* ist in jedem Krankheitsfalle auch bei Säuglingen wichtig. Die Gewinnung des Harns erfordert in diesem Alter besondere Vorkehrungen, die auf S. 113 geschildert werden. Ganz selten nur braucht man zu katheterisieren, was beim weiblichen Säugling immer gelingt, wenn man daran denkt, daß die Harnröhrenöffnung näher am Scheideneingang sitzt als in späteren Lebensjahren. Die chemische und mikroskopische Untersuchung des Urins ist die übliche. Bei der Auswertung ist zu bedenken, daß eine Hämaturie sehr geringen Grades bei anscheinend völlig gesunden Säuglingen vorkommen kann. Man muß sich stets bewußt sein, daß ein negativer Harnbefund eine Erkrankung der Harnorgane nicht mit Sicherheit ausschließt (s. auch S. 762 f.)

Die *Funktionsprüfungen* sollen bei der akuten Glomerulonephritis erst nach den Ödemausschwemmungen geschehen, im allgemeinen nicht vor der 4.—5. Krankheitswoche. Wegen der Schwierigkeiten, den Urin verlustlos zu erhalten, können sie meist erst jenseits des 4. Lebensjahres durchgeführt werden. 1. Verdünnungsversuch: Am Tage vorher normale Flüssigkeitsmenge, während des Versuchs Bettruhe, morgens Urinentleerung, dann innerhalb von 30 Min. für je 10 kg Körpergewicht 300 cm³ Tee oder Limonade. Nach 1, 2, 3, 4 Stunden läßt das Kind Urin, dessen Menge und spezifisches Gewicht bestimmt werden. Bei gutem Wasserausscheidungsvermögen wird die zugeführte Flüssigkeitsmenge innerhalb von 4 Stunden ausgeschieden, davon mehr als 50% schon innerhalb der ersten 2 Stunden. Das spezifische Gewicht soll stark absinken, in den ersten Harnportionen unter 1003. 2. Konzentrationsversuch: Er wird beim Kinde zweckmäßig nicht gleich an den Verdünnungsversuch angeschlossen. Das Kind erhält nach dem zweiten Frühstück nur Trockenkost, z. B. mittags und abends Brot, Gemüse, Fleisch, Kartoffeln, Ei, nachmittags einen Apfel und Brot. Das spezifische Gewicht wird im ersten Urin des nächsten Morgens bestimmt. Bei guter Konzentrationsfähigkeit finden wir beträchtliche Verminderung der Harnmenge und Ansteigen des spezifischen Gewichts auf 1025—1030 und mehr. 3. Wasserausscheidung: Man kontrolliert täglich das Körpergewicht und bestimmt die Tagesmenge der Flüssigkeitsein- und -ausfuhr. Letztere beträgt beim Gesunden rund $^3/_4$ der Einfuhr. Man erhält dadurch wichtige Hinweise auch auf Ödembewegungen. Gleichzeitige fortlaufende Bestimmungen des spezifischen Gewichtes ergänzen vorteilhaft unsere Einsicht in die Konzentrations- und Verdünnungsleistung. 4. Kochsalzbelastung (extrarenale Faktoren können dabei stören): 3 Tage Vorperiode mit konstanter, calorisch ausreichender, kochsalzarmer Grundkost. Am 4. Tage während der Morgenmahlzeit etwa $^1/_2$ soviel Gramm Kochsalz als das Kind Jahre zählt in einer Oblate. Die NaCl-Konzentration im Harn und im Serum soll 1% übersteigen. Die Gesamtausscheidung in 24 Stunden hat geringere Bedeutung, weil sie unvollständig ist, wenn der Körper in der Vorperiode an Kochsalz verarmt war. 5. Die N-Ausscheidung wird gewöhnlich durch die Rest-N- und Harnsäurebestimmung im Serum geprüft. *Röntgenuntersuchung* kommt besonders bei chronischer Pyurie, Harnsteinen, Mißbildungen in Frage. Vor jeder Verwendung von Kontrastmitteln wird grundsätzlich eine Bauchübersichtsaufnahme gemacht. Zur Urographie hat sich die intravenöse (ebenfalls

auch die intramuskuläre oder subcutane) Einspritzung (nur bei guter Nierenleistung) von Perabrodil oder von Uroselektan B bewährt (Näheres s. S. 113).
Normale Befunde: Schlanke, spitze Nierenkelche, Nierenbecken oft mehrästig,
beiderseits gleich groß, rechts etwa in Höhe des 2. und 3. Lendenwirbels, links
etwas höher. Der schlanke, leicht gebogene Harnleiter zeigt wegen der Peristaltik oft spindelförmige Auftreibung und dazwischen Unterbrechungen. Die
retrograde Füllung von Blase und Nierenbecken ist viel eingreifender. Die
Cystoskopie kann mit Spezialinstrumenten bei Mädchen schon im 1. Jahre,
bei Knaben im späteren Kleinkindesalter durchgeführt werden. Sie erfordert
Narkose. Für die Farbstoffprobe spritzt man 3 cm³ einer 0,2%igen Indigo-
carminlösung intravenös oder intramuskulär. Spätestens nach 10 Min. soll der
Farbstoff in der Blase erscheinen.

I. Die doppelseitigen hämatogenen Nierenkrankheiten der Kinder.

Zur *Symptomatologie* und *Pathogenese*. Bei den doppelseitigen hämatogenen Nierenkrankheiten spielt sich das Krankheitsgeschehen nicht isoliert
an den Nieren ab, sondern zieht in der Regel den ganzen Körper in Mitleidenschaft: Die *Störung der Nierendurchblutung* verursacht in spezifischer Weise
die Mehrzahl aller Fernwirkungen der hämatogenen Nierenkrankheiten. Es
ist eine funktionale Ischämie der Glomeruli, deren letzte Ursache wir noch
nicht kennen. Sie löst dann ihrerseits auf chemischem Wege[1] eine allgemeine
Gefäßkontraktion aus; als den Blutdruck steigernden Stoff sprechen wir heute
das Hypertensin an, das aus dem physiologischen Renin der Nierenrinde nach
Reaktion mit dem Hypertensinogen, einem Serumglobulin, entsteht. Dadurch
kommt eine Blutdruckerhöhung zustande, bei deren klinischer Feststellung
es vor allem auf die Erhöhung des diastolischen Wertes ankommt. Diese Blutdruckerhöhung können wir auch beim Kinde fast regelmäßig wenigstens zum
Krankheitsbeginn der Nephritis beobachten. Selbstverständlich muß man
dabei berücksichtigen, daß die Normalwerte im Kindesalter niedriger liegen
(s. S. 714). Auch die blasse Haut, die wir an vielen nierenkranken Kindern
beobachten, ist in erster Linie auf die allgemeine Ischämie (blasser Hochdruck)
zurückzuführen (bei der chronischen Nephritis aber auch auf eine Anämie!),
ebenso die verhältnismäßig seltene Retinitis angiospastica.

Andere Fernwirkungen beruhen auf der *Abnahme der sekretorischen Nierenleistung*, die sich bis zur Niereninsuffizienz steigern kann. Während die gesunden Nieren imstande sind, ihre Tätigkeit den jeweiligen Anforderungen
durch Änderung der Menge und Zusammensetzung des Harns anzupassen und
zu diesem Zwecke meist eine beträchtliche Zahl ihrer Glomeruli in Reserve
halten, kann es bei der akuten Nephritis infolge ungenügender Glomerulus-
durchblutung zu einer Ausscheidungsinsuffizienz mit mehr oder weniger schwerer
Beeinträchtigung der Wasser-, Chlorid-, Harnstoff- und Harnsäureabsonderung
kommen. Hierbei ist es die Oligurie, die es der Niere unmöglich macht, trotz
relativen Erhaltenbleibens ihres Konzentrationsvermögens quantitativ die
Stoffe auszuscheiden, die in großen Mengen angehäuft werden. Man kann als
einzig lebenswichtige Funktion der Nieren die Ausscheidung der Eiweißschlacken
bezeichnen und demgemäß den Grad der Niereninsuffizienz aus der Zurückhaltung des harnfähigen Stickstoffes im Blute beurteilen (Rest-N, Harnsäure.
Harnstoff). Besonders gefährlich wird es aber, wenn auch die aromatischen

---

[1] Diese chemische Erklärung macht es auch verständlich, daß gelegentlich einmal
auch eine nur einseitige Nierenkrankheit, z. B. Hydronephrose oder Cystenniere, Blutdruckerhöhung und Niereninsuffizienz bewirken kann.

Körper, die beim Zerfall des Eiweißmoleküls entstehen, im Blute sich anhäufen, vor allem die Produkte der Eiweißfäulnis im Darm (Indican- und Xanthoproteinreaktion im Blut). Das ist bei der chronischen Niereninsuffizienz der Fall. Sie beruht auf einer quantitativen Abnahme der Zahl der sekretorischen Einzelelemente. In dem gesunden Nierenrest wird infolge der erforderlichen übergroßen und pausenlosen Beanspruchung das Epithel der Tubuli abgeplattet. Dadurch kommt eine qualitative Änderung der sekretorischen Leistungen zustande. Diese beginnt mit Abnahme des Konzentrationsvermögens und kompensatorischer Zwangspolyurie. Es kommt dann zur Absonderung eines blutisotonischen Harns vom spezifischen Gewicht des enteiweißten Blutes um 1010 in einer Menge, die nicht ausreicht, die Schlacken auszuscheiden. Mit weiter fortschreitender Verminderung der Harnmenge wird dann die Niereninsuffizienz unvermeidbar.

Die echte oder stille (azotämische) *Urämie* ereignet sich beim Kinde nicht eben häufig, und zwar bei schwerer, namentlich chronischer Nephritis, bei den seltenen Schrumpfnieren, aber ebenfalls bei mehr oder weniger völliger Verlegung des Harnabflusses infolge von Tumoren oder Mißbildungen im Bereich der ableitenden Harnwege, dann also ohne pathologischen Urinbefund! Die äußeren Erscheinungen der echten Urämie sind wenig eindrucksvoll: Erbrechen (beim Säugling gelegentlich als einziges Symptom erscheinend, was dann zur Fehldiagnose „habituelles Erbrechen" verleiten kann!), Appetitlosigkeit bis zum Ekel besonders vor Fleischspeisen, Schlaflosigkeit, rastlose Unruhe; bald wird die Zunge trocken und braun belegt, der Mundgeruch urinös; gelegentlich kommt eine Stomatitis ulcerosa, eine Gastritis oder Enteritis hinzu. Die Kinder werden hinfällig, schließlich narkoseartig benommen, leiden an Hautjucken und haben eine große Atmung. Es ist das Bild einer Vergiftung, wie sie bei längerdauernder Anurie auftritt. Sie bewirkt: a) Eine Stoffwechselstörung: Verschiebung des Säurebasengleichgewichts nach der sauren Seite infolge einer Unfähigkeit der kranken Niere, Ammoniak zu bilden, und einer Verhaltung und Mehrbildung organischer Säuren. b) Entzündliche Veränderungen, besonders am Magen-Darmkanal, am Herzbeutel, auch an der Haut in Form masernartiger Entzündungen und kleiner Nekrosen. c) Nervale Reizungen wie Muskelzuckungen, gesteigerte Sehnenreflexe bis zum Klonus (Babinski negativ). d) Bei chronischer Niereninsuffizienz eine sekundäre Anämie.

Dagegen hat die sog. falsche, *eklamptische Urämie* grundsätzlich nichts mit Niereninsuffizienz zu tun, wenn auch Mischformen vorkommen. Im Kindesalter, dessen besondere Krampfneigung auch sonst bekannt ist, stellt sie ein verhältnismäßig häufiges, dramatisches Ereignis dar, das im Verlaufe einer akuten, gelegentlich aber auch einer chronischen Nephritis oder einer Harnsperre auftritt. Im Vordergrund stehen epileptiforme Krampfanfälle, die sich unter Umständen häufig wiederholen. Sie können, wenn nicht richtig behandelt, zum Tode führen. Im ganzen aber ist die Prognose wesentlich günstiger als die der echten Urämie. Den Anfällen voraus gehen häufig Kopfschmerzen, Erregungszustände, cerebrales Erbrechen, Pulsverlangsamung, Zunahme der Blutdruckerhöhung. Statt der Krämpfe kann als Äquivalent Blindheit mit oder ohne Stauungspapille auftreten, die sich meist, wenn auch nicht immer, zurückbildet; ferner motorische Unruhe oder Benommenheit bis zur Bewußtlosigkeit. Das Wesen der Erkrankung ist wahrscheinlich ein Salzstauungszustand (Hypersalämie) und eine wassersüchtige Anschwellung des Gehirns, die zu Hirndruckerscheinungen führt. Im einzelnen ist noch nicht entschieden, wieweit das Ansteigen des osmotischen Druckes der Körperflüssigkeiten oder ein Gefäßkrampf der Hirnrinde am Zustandekommen der Krämpfe beteiligt sind.

Umgekehrt kommen *hyposalämische* toxische Zustände im Verlauf einer chronischen, seltener einer akuten Nephritis, aber auch ohne jegliche Erkrankung der Harnorgane vor, z. B. wenn durch heftiges Erbrechen und Durchfall große Mengen von Chloriden zu Verlust gehen (Ernährungsstörungen der Säuglinge). Es kann zu schweren urämischen Zuständen kommen, die sich durch Salzzufuhr prompt beseitigen lassen.

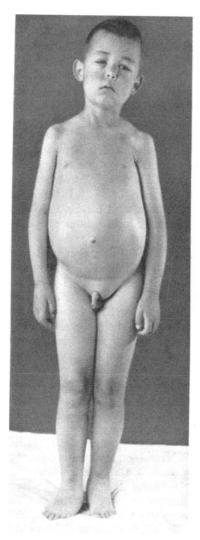

Für die Fernsymptome kommt auch die *Albuminurie* in Betracht, soweit sie so erheblich ist, daß der Eiweißverlust durch den Harn das Vermögen des Körpers zur Neubildung von Bluteiweiß übersteigt. Durch diese „große Albuminurie" kommt es zu einer Eiweißverarmung des Blutes und damit einer Störung der Gewebe, die große Bedeutung für das Entstehen der nephrotischen Ödeme hat; das Ödem der akuten Nephritis jedoch bildet sich ohne Eiweißverarmung. Bei den *Ödemen* der Nierenkranken haben wir es ganz allgemein nicht mit einem Unvermögen der erkrankten Nieren, das Wasser auszuscheiden, zu tun, sondern mit einem aus unterschiedlichen Ursachen entstehenden Unvermögen der Blut- und Lymphcapillaren, das ausgetretene Wasser wieder in das Blut zurück und vor die Schwelle der Nieren zu führen.

Zur *Einteilung* der hämatogenen Nierenkrankheiten gehen wir von der bemerkenswerten Tatsache aus, daß die Nieren — abgesehen vom Gehirn — das bluthungrigste Organ des Körpers sind. Dieser auffallende Blutbedarf kommt in der funktionellen Pathologie darin sehr deutlich zum Ausdruck, daß — mit seltenen Ausnahmen — nur diejenigen Nierenkrankheiten zur Niereninsuffizienz oder Schrumpfniere führen, die mit einer Störung der Nierendurchblutung einhergehen. Dieser Gesichtspunkt ist wichtig für das Verständnis der krankmachenden Vorgänge und der Prognose der Nierenkrankheiten. Wir unterscheiden demnach Nierenkrankheiten mit und solche ohne Störung der Nierendurchblutung, oder, was dasselbe ist, aber die Folgen der Nierendurchblutungsstörung mit einbeziehet, Nierenkrankheiten mit und solche ohne allgemeine Gefäßkontraktion.

Abb. 1. Gesichtsödem, Ödem der Beine, Erguß in Bauch und Bauchhöhle. (Kieler Univ.-Kinderklinik.) (K)

1. Nierenkrankheiten mit Störung der Nierendurchblutung.

a) Die akute, diffuse, postinfektiöse Nephritis. Aus einer zunächst rein funktionalen angiospastischen Durchblutungsstörung der Nierenarteriolen und -capillaren entwickelt sich die histologisch charakteristische Schädigung des Gefäßapparates aller oder fast aller Glomeruli (diffuse Glomerulonephritis), oft außerdem eine sekundäre Beteiligung des Tubulusepithels und des Interstitiums. Die *Ursache* ist fast regelmäßig eine Infektion, meistens eine

Streptokokkenerkrankung des Rachenringes und seiner Umgebung (Angina, Otitis, Sinusitis). Im Kindesalter ist es besonders häufig der Scharlach, wobei die Streptokokken ebenfalls eine Hauptrolle spielen. Auch Streptokokkeninfektionen der Haut können eine Nephritis auslösen („Impetigonephritis"). Vereinzelt wurde auch die Feldnephritis bei Kindern beobachtet. Pneumonien und Bronchitiden kommen sehr selten in Frage, ebenso der Icterus infectiosus (WEIL). Die charakteristische, ziemlich regelmäßig beobachtete Latenzzeit von 1—3 Wochen zwischen Infekt und Nephritis läßt vermuten, daß, im Gegensatz

zur intrainfektiösen Herdnephritis, besondere Mechanismen, vielleicht im Sinne einer vom Nervensystem beeinflußten Sensibilisierung vorliegen, die die funktionalen Nierengefäßkontraktionen herbeiführen. Erkältung und Durchnässung werden ab und zu als unmittelbar auslösendes Moment aufgedeckt. Das *klinische Bild* läßt sich aus der Ischämie der Glomeruli und ihren oben angedeuteten Folgen hinreichend verstehen. Es ist in der Vielseitigkeit der Symptome nicht wesentlich von dem des Erwachsenen verschieden. Der Beginn ist manchmal plötzlich, meist aber schleichend: Die ersten von den Eltern beobachteten Symptome sind gewöhnlich Blässe und Gedunsenheit, besonders des Gesichtes (Augenlider). Auch wenn die Ödeme nicht sehr eindrucksvoll sind, kann die Wasserretention recht beträchtlich sein, weil die

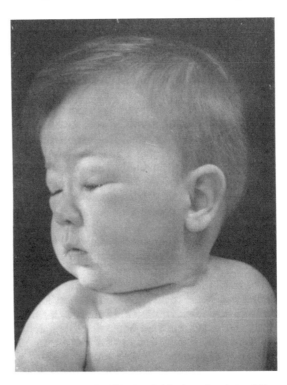

Abb. 2. Isoliertes Gesichtsödem bei beginnender akuter diffuser Glomerulonephritis, $1^{1}/_{4}$ Jahre altes Mädchen. (Kieler Univ.-Kinderklinik.) (K)

Flüssigkeit zum Unterschied von der Nephrose mehr intracellulär gespeichert wird. Zugleich oder wenig später werden Hämaturie und Oligurie bemerkt (200—400 cm³, Eiweißgehalt 2—5⁰/₀₀, spezifisches Gewicht etwa 1020). Die Blutkörperchensenkung ist beschleunigt. Fieber kann vorkommen. Nur selten geben die Kinder Schmerzen in der Nierengegend an; ab und zu besteht infolge des sauren Urins Harndrang. Die initiale Blutdrucksteigerung wird unter klinischer Beobachtung so gut wie nie vermißt und kann bei starker Ischämie der Glomeruli für Stunden das einzige Symptom sein. Der Puls ist zwar ganz zu Anfang oft beschleunigt, wird dann aber charakteristisch bradykardisch. In schwereren Fällen stellen sich Kopf- und Leibschmerzen, Erbrechen (Fehldiagnose „Appendicitis!") und gelegentlich Durchfälle ein. Die Menge des schwarzbraunen oder rein blutigen Urins, der 2—5—8⁰/₀₀ Eiweiß enthält, sinkt dabei nicht selten auf 50 cm³ und weniger in 24 Stunden. Proportional der Blutdrucksteigerung und der Ödembereitschaft droht die Eklampsie. Die Gefahr für den Patienten kann nicht so sehr an der Menge der pathologischen Harnbestandteile abgelesen werden, sondern wächst mit steigendem Versagen der Urinausscheidung. Die beim Erwachsenen als Folge der Blutdrucksteigerung so sehr gefürchtete Herzinsuffizienz tritt dank der außerordentlichen Kraft des nicht vorbelasteten kindlichen Herzens etwas zurück.

Verlauf und Prognose. Im Durchschnitt hat man im akuten Stadium rund 6% Todesfälle an eklamptischer oder seltener stiller Urämie oder am Versagen des Herzens zu beklagen, die großenteils vermeidbar wären. Bei sachgemäßer Behandlung heilt die diffuse Nephritis im allgemeinen im Laufe von einigen Wochen wieder aus. Selbst schwerste Fälle mit Anurie können in 3—4 Monaten völlig abklingen. Der Blutdruck geht meist bald zurück, aber im Harn können Formelemente und Eiweiß noch lange erhalten bleiben und aus Anlaß einer Angina oder dergleichen erneut stark zunehmen. Zur Beurteilung, ob die Nephritis geheilt ist, kommt es in erster Linie darauf an, daß der Blutdruck zur Norm abgesunken ist und der Konzentrations- und Verdünnungsversuch wieder normale Nierenleistungen anzeigt. Weniger ernst bewerten wir es, wenn im Harn noch Spuren von Eiweiß und einzelne Erythrocyten nachweisbar sind. Sie verschwinden gelegentlich erst Monate später.

Leider ist ein Übergang in chronische Formen nicht ganz selten, wenn er auch zuweilen erst nach Abschluß der Kindheit in Erscheinung tritt. Er würde sich großenteils vermeiden lassen, wenn die Diagnose rechtzeitig gestellt und damit die notwendige Behandlung eingeleitet würde. Setzt die Behandlung nicht innerhalb von 6 Wochen nach Beginn des Infektes oder innerhalb 4 Wochen nach dem Beginn der Nephritis ein, so ist eine restlose Heilung in Frage gestellt. Besonders leicht kann dieser Zeitpunkt in den schleichend beginnenden Fällen verpaßt werden. Darum kontrolliere man in der 2.—4. Woche des Scharlachs oder nach einer Angina den Harn 2mal wöchentlich, messe den Blutdruck und achte auf klinische Anzeichen (Müdigkeit, Kopfschmerzen, gedunsenes Gesicht, dicker werdende Beine!). Nicht selten kündigt sich die Nephritis durch Albuminurie und Schleimfäden (Zylindroide) an.

b) Chronische diffuse Nephritis. Die Ätiologie der chronischen Nephritiden ist im allgemeinen[1] identisch mit der der akuten. Nur ausnahmsweise ist die Schwere des ursprünglichen Infektes daran schuld, daß die Nephritis nicht ausheilt. Weitaus die größte Rolle spielt, wie schon erwähnt, der Umstand eines zu späten Behandlungsbeginns oder eines schleichenden und unbemerkten Anfangs der Nierenkrankheit. Die Nierenveränderungen sind nunmehr rückbildungsunfähig geworden. Damit ist das Schicksal der Kranken besiegelt. Im Ablauf unterscheiden wir zwei Stadien, ein Dauerstadium ohne Niereninsuffizienz und ein Endstadium mit Niereninsuffizienz, und wir unterscheiden nach dem Tempo, das zur Niereninsuffizienz führt, drei Verlaufsarten: eine stürmische oder subakute, eine langsame oder subchronische und eine sehr langsame oder chronische, d. h. Tod an Urämie nach Wochen oder Monaten oder nach Jahren bis zu Jahrzehnten. Eine längere Dauer ausreichenden Wohlbefindens kann vor allem dann erreicht werden, wenn eine zweckmäßig geleitete Behandlung den Kranken dazu erzieht, die Grenzen seiner eingeschränkten Leistungsfähigkeit nicht zu überschreiten.

Öfter kommt bei solchen subchronischen Nephritiden im Kindesalter eine stärkere Mitbeteiligung der tubulären Nierengewebe zustande im Sinne einer Nephritis mit nephrotischem Einschlag. Im Harn findet man dann über die Symptome der Glomerulonephritis hinaus große Mengen von Eiweiß und von

---

[1] Eine chronische Pyelonephritis kann gelegentlich sehr ähnliche Veränderungen machen.

Cylindern. Die durch den Eiweißverlust entstehenden Veränderungen des Blutes (Eiweißverarmung, Fett- und Lipoidanreicherung usw.) können ganz denen der echten Nephrose gleichen und bewirken eine große Neigung zu Ödemen. In Grenzfällen kann die Unterscheidung von einer Lipoidnephrose fast unmöglich werden und vielleicht nur durch die oft sehr bescheidene Blutdrucksteigerung gelingen.

Andererseits gibt es unter den chronischen Nephritiden auch einen vasculären Typ, bei dem die große Neigung zu Blutdrucksteigerung bei nur geringer Albuminurie und Wassersucht auffällt. Gelegentlich kann das Krankheitsbild dann einer malignen Nephroangiosklerose täuschend ähnlich sehen; letztere kommt im Kindesalter höchst selten vor.

c) **Die sekundäre Schrumpfniere** als Ausgang der chronischen diffusen Nephritis oder einer chronischen Pyelonephritis ist im Kindesalter sehr selten. Wie beim Erwachsenen zieht sich der Verlauf über Jahre hin. Die Kinder klagen in wechselndem Grade über Schlaffheit, magern ab, haben einen hohen Blutdruck und enden in der stillen Urämie.

Behandlung der Nephritis.

Allgemeine Grundsätze: 1. Strenge Bettruhe, bis die Nierenfunktionsprüfung normal ist. 2. Schonung der Nieren oder des Blutdruckes, d. h. Entzug von Flüssigkeit, Kochsalz und stickstoffhaltigen Nahrungsmitteln.

Im *akuten Stadium* der Nephritis gilt es, in den *ersten Tagen* vornehmlich, die Blutdrucksteigerung zu verringern, um die akute Gefahr für das Herz zu bannen. Hierzu dienen mehrtägige Hunger- und Durstkuren, die im allgemeinen auch von Kindern gut durchgehalten werden. Die für den wachsenden Organismus an sich unentbehrliche Flüssigkeit wird dabei aus den Ödemlagern bezogen. Vor und während dieser Fastenkur gründliche Darmentleerung durch Magnesium sulfuricum oder Ricinus. Im einzelnen richtet sich die Diät nach der Schwere der Krankheit. *In leichten Fällen:* 2—4 Tage lang täglich 150 bis 300 g Äpfel, Birnen, Apfelsinen, Trauben, Kirschen (besser roh als gekocht), vielleicht mit etwas Traubenzucker. Bei Säuglingen wird man ebenfalls die Flüssigkeitsmenge möglichst einschränken, auf wenige 100 g Tee mit 15% Nähr- oder Traubenzucker. *In schweren Fällen:* Aderlaß (1/150 bis 1/100 des Körpergewichts), der unter Umständen wiederholt wird, und 1 bis 2 Tage lang höchstens 100 g Tee mit Nährzucker, danach Obsttage wie oben. Die Ausschwemmung des Wassers kann durch Abführmittel verstärkt werden, falls der Organismus nicht von selbst auf die Abhilfe durch dünne Stühle verfällt. Schwitzprozeduren nur, wenn die Urinsekretion sehr gering ist; bei der nephritischen *Anurie* ist in den ersten 2 Tagen der Versuch erlaubt, durch Behandlung mit Kurzwelle, Diathermie oder örtliche Anwendung von feuchter Wärme oder Setzen von Blutegeln in die Nierengegend, die Diurese in Gang zu bringen. Auch Röntgenbestrahlung der Nierengegend kann nützen. Am 3. Tage kann gelegentlich eine paravertebrale Anästhesie (von Th_{11}—L_2) helfen, im Notfalle auch eine doppelseitige Dekapsulation.

In diesen ersten Tagen ist die sorgfältige Überwachung des Herzens besonders angezeigt; die Herzgefahr wird trotz Dyspnoe, Anschwellung der Halsvene und der Leber leicht übersehen, weil der Puls meist langsam ist; aber ein verlangsamter Puls gehört zum akuten Hochdruck! Man gebe also rechtzeitig Digitalis oder Strophanthin! (Ist die Herzinsuffizienz schon eingetreten, so kann das zu einem Absinken des Blutdrucks führen, was gelegentlich diagnostische Irrtümer veranlaßt.) Die *Eklampsiegefahr*, die auch im weiteren Verlauf noch droht, wird möglichst noch vor dem ersten Krampfanfall durch scharfe Beschränkung der Flüssigkeits-, Kochsalz- und Eiweißzufuhr, wie oben beschrieben. behandelt; ferner durch einen ausgiebigen Aderlaß und eine Lumbalpunktion (20—50 cm³, bis zum Nachlassen des Liquordruckes). Dazu bei Krämpfen Luminal oder Magnesium sulfuricum (20% intramuskulär). Bei der echten *stillen Urämie*, die im Falle einer Anurie schon frühzeitig zustande kommt, macht man einen Aderlaß und behandelt die Anurie wie oben beschrieben. Bei der chronischen Urämie soll die Kost zwar ebenfalls eiweiß- und kochsalzfrei sein. die Flüssigkeitszufuhr aber nicht beschränkt werden. Bei Unfähigkeit zum Trinken kommen sogar Darmeinläufe, subcutane und intravenöse Infusionen von Traubenzuckerlösung in Betracht, die zweckmäßig an den Aderlaß angeschlossen werden.

Ist es gelungen, die lebensbedrohenden Gefahren für Kreislauf und Herz zu beseitigen, so ist das nächste Ziel, die endgültige Senkung des Blutdruckes zu erzwingen und die Störung der Nierendurchblutung zu beseitigen. In vielen Fällen gelingt das schon durch weitere Diätbehandlung. In der Ernährung werden zunächst Kohlenhydrate zugelegt. Reis, Mondamin, Grieß, in Form von Pudding oder Grütze, ohne Milch mit viel Nähr- oder Traubenzucker gesüßt und mit säuerlichen Obstsäften (Citrone, Johannisbeer) schmackhaft gemacht. Nach 2—3 Tagen, wenn die Ödeme zurückgehen, der Blutdruck sinkt und die Ausscheidung von Wasser, Chlor und Stickstoff deutlich gebessert ist, wird die Nahrung durch Steigerung der Kohlenhydrate und Zugabe von Fett calorisch ausreichend gestaltet, indem man schrittweise auf die „strenge Nierendiät"[1] übergeht. Die Flüssigkeitszufuhr richtet sich nach der Ausscheidung: man gibt bis zur völligen Ödemausschemmung etwa ebensoviel zu trinken, wie das Kind am Tage vorher ausgeschieden hat, wobei Brei, Obst und Gemüse zu $^2/_3$ als Wasser gerechnet werden, der Wassergehalt der übrigen festen Nahrung außer acht bleiben kann. Bei Säuglingen kann man in schwereren Fällen noch einige Tage lang Tee mit 15% Nährzucker weitergeben. nun aber in etwas größerer Menge, und geht dann auf die salz- und eiweißarme Frauenmilch oder auf eine milcharme Czerny-Kleinschmidtsche Buttermehlnahrung über.

Kommen Diurese und Blutdrucksenkung nicht in Gang, so wendet man (etwa Ende der 1. oder Anfang der 2. Behandlungswoche) den Wasserstoß nach Volhard an (bei Eklampsiegefahr nicht ratsam!). In gleicher Weise und Dosierung, wie beim diagnostischen Wasserstoß, bekommt das Kind innerhalb $^1/_2$ Stunde dünnen Tee zu trinken, unter Umständen mit Zugabe von Euphyllin. Deriphyllin, Theocin. Am Abend zuvor hat man dem Kind zur Befriedigung des Wasserbedarfs der Gewebe nach Wunsch Getränke gegeben. Gelingt der Versuch beim ersten Mal nicht, so wird er — meist nach einem Tag Pause — so oft wiederholt, bis normale, den Anforderungen an den diagnostischen Wasserstoß entsprechende Harnportionen erreicht werden. Durch solche Wasserstöße

---

[1] Getränke: Fruchtsäfte, Kakao, Fencheltee, Pfefferminztee mit reichlich Traubenzucker. Suppen: Mehl-, Graupen-, Reis-, Nudel-, Grieß-, Sago-, Obst-, Tomatensuppen. Gemüse: Spargel, Blumenkohl, Schwarzwurzeln, Spinat, Möhren, Tomaten, Salat ohne Salz u. a. m. Gewürze: Citrone, Sellerie, Schnittlauch, Meerrettich, Tomaten, Petersilie, Dill. Beilage: Makkaroni, Kartoffeln, Nudeln, Reis. Brei und Puddings: aus Mondamin, Reis oder Grieß ohne Milch. Obst: alle Sorten, ausgenommen Bananen. Brot: jeder Art mit Ausnahme von Milchbrot, bei Ödemneigung zunächst ungesalzen. Auflage: Marmelade, Honig. Fette: ungesalzene Butter oder Margarine (aus beiden kann man, wenn sie gesalzen sind, den größten Teil des Salzes durch Auskneten in Wasser entfernen), Schweinefett, pflanzliche Öle, Sahne, außerdem täglich ein Eigelb. Verboten sind: Salz, auch Titrosalz, Senf, Eiweiß, Fleisch jeder Herkunft und in jeder Form; erlaubt sind: Titrosalz spezial, Hosal, Sinechlor u. ä. m.).

gelingt es oft, das Ziel der Behandlung, die Senkung des Blutdrucks zur Norm oder noch besser unter die Norm zu erreichen.

Eine Sulfonamidbehandlung der akuten Nephritis hat nur Sinn, wenn sie von einer Impetigo ausgeht.

Nach einigen Wochen kann man bei gutem Gedeihen, normalem Blutdruck und guter Ausscheidung, trotz geringen Sedimentbefundes auf einfache Nierendiät übergehen, die neben den genannten Bestandteilen Milch — am besten als Übergang salzfreie (Aletosal-) Milch —, salzfreien Quarkkäse, Kalbfleisch, Fisch, Erbsen, Bohnen und Linsen enthält. (Insgesamt täglich 1 g Eiweiß je Kilogramm Körpergewicht.) Der Übergang auf normale Kost und das — vorsichtig dosierte — Aufstehen geschieht nach 4—6—8 Wochen, jedoch nur nach normalem Ausfall der Funktionsprüfungen und unter ständiger Urinkontrolle. Die Beurteilung des therapeutischen Erfolges geschieht in erster Linie durch Kontrolle des Blutdruckes, der täglichen Harnmenge und des Körpergewichtes. Eine geringe Ausscheidung von Eiweiß und Formelementen kann noch viele Wochen lang dauern, ohne zunächst zu Sorgen Anlaß zu geben.

Nach jeder Art von Nierenentzündung wird das Kind für mehrere Monate vor Erkältungen gehütet und vom Turnen, Schwimmen und von größeren körperlichen Anstrengungen befreit.

Nach Ablauf der Nierenerkrankung bleibt noch die Frage der Herdsanierung zu entscheiden. Ist sie von einer Angina ausgegangen, so sollte man die Tonsillektomie erwägen, im übrigen die Zähne in Ordnung bringen, bei ungeklärter Ätiologie suche man eingehend nach einem Herde. Wichtig ist diese Herdsanierung besonders bei Neigung zu Rückfällen und dann, wenn nach Abklingen der diffusen Nephritis und der Blutdrucksteigerung noch eine Mikrohämaturie bestehen bleibt. Der Erfolg ist allerdings unsicher.

Ist die Nephritis in ein *chronisches Stadium* übergegangen, so ist strenge Bettruhe nur noch solange erforderlich, als noch die Hoffnung besteht, daß sie eine Besserung ermöglicht, oder sobald Rückfälle auftreten. Kommt trotz monatelanger Bettruhe keine merkliche Besserung zustande, so erlaubt man dem Kinde, schon aus seelischen Gründen, versuchsweise 1—2 Stunden aufzustehen, aber unter Kontrolle des Herzens, des Harns und des Blutdrucks. Tritt dabei keine Verschlechterung ein, so kann man vorsichtig länger aufstehen und nur nach dem Essen liegen lassen. Die Diät bleibt zwar eiweiß- und salzarm, ungefähr so wie während der Genesung der akuten Nephritis, soll aber nicht einseitig sein und je nach der Nierenleistung etwas erweitert werden. Sie bleibt vorwiegend vegetarisch mit Bevorzugung der Rohkost. Das Kind soll dabei keinen Durst leiden, aber auch nicht mehr trinken als nötig. Bei Ödemen führt man die Flüssigkeits- und Kochsalzbeschränkung genau so scharf durch wie im akuten Stadium. Stellen sich Zeichen von chronischer Niereninsuffizienz ein, so muß man zu eiweißfreier Kost zurückkehren. Besteht eine Anämie, so gibt man Eisen. Bei Schrumpfnieren kann man versuchen, durch strenge Nierenkost mit reichlicher Flüssigkeitszufuhr den tödlichen Ausgang an Urämie zu verzögern. Im übrigen siehe unter Urämiebehandlung.

2. Nierenkrankheiten ohne Störung der Nierendurchblutung.

a) Akute intrainfektiöse Herdnephritis. Zum Unterschied von der oben besprochenen, diffusen Nephritis tritt sie im allgemeinen nicht erst nach dem Infekt, sondern intrainfektiös auf, sie kommt zustande durch unmittelbare mykotische oder toxische Einwirkung eines infektiösen Erregers auf einzelne Glomeruli und bleibt ohne Fernwirkung auf den ganzen Körper. Sie macht also lediglich Harnsymptome (vor allem Hämaturie), aber keine Blutdrucksteigerung und keine Ödeme. Differentialdiagnostisch wird man dementsprechend die Abgrenzung von Tuberkulose, Tumoren, auch Pyelitis erwägen. Wir unterscheiden folgende Unterarten:

α) Die *intrainfektiöse herdförmige Glomerulitis*, die wir zwar mit Vorliebe im Genesungsstadium der diffusen Nephritis, aber auch ohne diese nicht selten bei allen möglichen Infekten, einer Angina, einer Grippe, im Blütestadium des Scharlachs, bei Appendicitis usw. beobachten. In ihrer mildesten Form, der Mikrohämaturie, ist sie eine alltägliche Erscheinung bei Infekten aller Art; sie kommt auch beim Säugling vor. Die Behandlung richtet sich gegen den Infekt. Wichtig ist die Diagnose, damit nicht eine akute oder chronische diffuse Nephritis übersehen wird. Hierbei ist die Kontrolle des Blutdrucks von ausschlaggebender Bedeutung.

β) Die sog. *„nicht eitrige embolische Herdnephritis"*. Sie ist fast an die infektiöse Endokarditis gebunden und hat eigentlich nur diagnostische Bedeutung. Im Krankheitsbild der Endokarditis lenta ist die Makro- und Mikrohämaturie ein wichtiges Zeichen. Ausnahmsweise kann hier die Schädigung der Glomerulicapillaren so ausgedehnt sein, daß — infolge Störung der Glomerulidurchblutung — Niereninsuffizienz eintritt.

γ) Die *akute septisch-interstitielle Herdnephritis* ist eine bakterielle Entzündung, die bei akuter Streptokokkensepsis vorkommt oder aufsteigend vom Nierenbecken aus entsteht. Je nach Häufigkeit, Größe und Lage des Entzündungsherdes wechselt der Urinbefund: Ist das Parenchym wenig geschädigt, dann ist er dürftig. Bei rindennahen Herden kann eine Mischform von glomerulärer und interstitieller Nephritis auftreten. Wenn Abscesse aufbrechen, trifft man neben Cylindern und Eiweiß auch Eiter an, gelegentlich auch Bakterien. Nierenschonkost ist angezeigt. Wenn eine Anurie oder Niereninsuffizienz entsteht, kann eine Dekapsulation die Diurese in Gang bringen. Die Prognose ist im übrigen abhängig von der des Grundleidens.

δ) Sehr selten ist die *diffuse akute (lymphocytäre)* interstitielle Nephritis, die bei Scharlach (als wahrscheinlich hyperergische Reaktion) vorkommt. Sie wird von den Pathologen als „Scharlachnephritis" bezeichnet (nicht zu verwechseln mit der bei Scharlach üblichen, diffusen Glomerulonephritis!). Sie tritt in der 2.—3. Scharlachwoche ganz plötzlich bei bis dahin anscheinend kaum kranken Kindern auf und führt unter Krämpfen und unerklärlicher Kreislaufschwäche rasch zum Tode. Der Urinbefund kann negativ sein. Im allgemeinen ist es nicht möglich, die Diagnose während des Lebens zu stellen.

b) Chronische Herdnephritis. Die oben beschriebene intrainfektiöse Herdnephritis kann gelegentlich zu Rückfällen führen und chronisch werden. Man hat früher diese Krankheitsfälle als „Pädonephritis" besonders hervorgehoben. Es ist fraglich, ob das heute noch berechtigt ist. Ein Teil davon gehört zweifellos zur orthotischen Albuminurie (s. unten), andere entpuppen sich nach Jahren, vielleicht erst jenseits der Kindheit, als chronische diffuse Nephritis. Vielleicht aber bleiben einzelne Krankheitsfälle übrig, die tatsächlich als chronische Herdnephritis gelten können und einen gutartigen Verlauf nehmen: Man findet sehr wechselnde Urinbefunde mit wenig Eiweiß, Cylindern und Erythrocyten. Manchmal stellt sich der Sedimentbefund erst nach einem Wasserstoß ein. Zur Differentialdiagnose kommt außer den beiden genannten Krankheiten auch noch die Nierentuberkulose in Betracht (Nachweis der Bacillen im Urin, andere tuberkulöse Organbefunde). Behandlung: Mäßige Einschränkung von Eiweiß und Kochsalz, im übrigen möglichst wenig eingreifend. Man suche das Gesundheitsgefühl zu stärken; das Kind soll ohne Verzärtelung warm gehalten werden, aber nicht kalt baden und keinen übermäßigen Sport treiben.

c) Nephrosen. Unter Nephrosen fassen wir mehrere klinische Krankheitsbilder zusammen, die durch primäre, degenerative Veränderungen des Nierenparenchyms zustande kommen. Histologisch stehen im Vordergrund Schädigungen der Tubuli, die meist toxisch bedingt sind, wobei die Gifte möglicherweise durch die Glomeruli ausgeschieden und durch die Tubuli rückresorbiert
werden. Klinisch ist allen gemeinsam eine Albuminurie und Cylindrurie wechselnden Grades, die ohne Blutdruckerhöhung bleiben. Wir unterscheiden
folgende, wahrscheinlich ätiologisch verschiedenen Formen:

α) *Akute Nephrosen.* Sie kommen bei verschiedenen akuten Infektionskrankheiten vor, wie Typhus, Ruhr, ferner bei der Lues congenita der Säuglinge,
und verschwinden mit deren
Ausheilen, können sich aber
auch zu Nekrosen steigern.
Auch die Nierenbefunde bei den
schweren akuten Ernährungsstörungen der Säuglinge gehören
großenteils hierher. Als Binde-
glied zwischen der akuten und
der chronischen Nephrose kann
man die *Diphtherie-Nephrose*
ansehen, die einen mehr subchronischen Verlauf nehmen
kann, aber wohl immer ausheilt. Klinisch findet man eine
Albuminurie mäßigen Grades
($^1/_2$—2$^0/_{00}$), hyaline und spärlich
granulierte Cylinder, nur geringe
Ödemneigung. Die Behandlung
ist die der Grundkrankheit.
Eine eigentliche Nierenbehand-
lung ist in der Regel nicht nötig.
Quecksilber-, Salicyl- und Teer-
nephrosen sind selten.

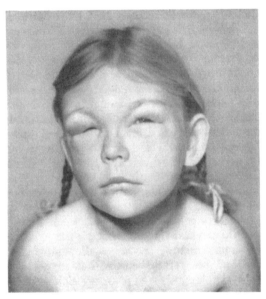

Abb. 3. Gesichtsödem bei genuiner Lipoidnephrose.
(Königsberger Univ.-Kinderklinik.)

β) *Chronische Nephrosen.* Das klinische Bild der chronischen Nephrose
kann auf verschiedene Weise zustande kommen. Manchmal ist es nur der Restzustand einer Nephritis mit nephrotischem Einschlag. In reinster Form aber
begegnet es uns bei der zwar seltenen, aber gerade im Kindesalter vorkommenden Lipoidnephrose. Es ist dann gekennzeichnet durch große Neigung zur
Wassersucht, verbunden mit großer Albuminurie, während Hämaturie und Blutdrucksteigerung fehlen. Es sind mächtige, oft rasch einsetzende, allgemeine,
intercelluläre Ödeme (s. Abb. 3), die meistens die Unterhautzellgewebe befallen
und sehr hartnäckig sind, aber auch ohne erkennbaren Grund verschwinden
können (Kollapsgefahr bei plötzlicher Ausscheidung!). Ergüsse in seröse Höhlen
werden seltener angetroffen. Die Ödemflüssigkeit ist eiweiß- und lipoidarm. Nach
Schwinden der Ödeme sind die Kranken auffallend mager. Der Urin ist spärlich
(300—500 cm³), hat ein spezifisches Gewicht von 1020—1030 und mehr und
enthält riesige, von Tag zu Tag schwankende Mengen von Eiweiß (bis zu
5—10%!). Im Mikroskop sind verfettete Epithelien und doppelbrechende
Cholesterinkrystalle zu finden, bei Zusammenhang mit Nephritis auch hyaline
und granulierte Cylinder sowie Erythrocyten. Die Funktionsprüfung ergibt
schlechte Wasser- und Kochsalzausfuhr und schlechte Verdünnungsfähigkeit.
Die große Albuminurie hat eine charakteristische Blutveränderung zur Folge,

eine starke Eiweißverminderung, die auf einer Abnahme des Albumins (bei Zunahme des Fibrinogens) beruht. Dies verrät sich schon an einer enormen Beschleunigung der Blutsenkung. Bei der Blutentnahme bemerkt man, daß das Plasma wie Sahne aussieht. Das kommt daher, daß darin das Fett und die Lipoide stark vermehrt sind. Vermutlich handelt es sich um eine Transportlipämie, d. h., daß Fett aus den Depots mobilisiert wird.

Für das histologische Bild ist charakteristisch die Füllung der degenerativ veränderten Tubuliepithelien mit Eiweißtropfen und den doppeltbrechenden Cholesterinestern. Die Frage, ob hierbei die Nieren primär erkrankt sind, oder ob es sich um eine allgemeine Stoffwechselstörung handelt (s. S. 498), kann noch nicht endgültig beantwortet werden. Gegen letztere Auffassung wird angeführt, daß das gleiche klinische Bild auch bei der nephrotischen Spielart der chronischen Nephritis auftreten kann; deshalb sprechen wir besser nicht von Nephrose, sondern vom nephrotischen Syndrom, das bei verschiedenen Nierenkrankheiten vorkommen kann. Gemeinsam ist die große Albuminurie und die daraus folgende Eiweißverarmung von Blut und Gewebe. Die *Pathogenese* des Syndroms, insbesondere der Ödemneigung, wird in erster Linie aus dieser Hypoproteinämie abgeleitet. Der Eiweißhunger bewirkt analog dem des Hungerödems eine starke Ödembereitschaft, bei der Wasser und Salz rascher und reichlicher als normalerweise die Blutbahn verlassen und langsamer und weniger durch die Lymphbahn resorbiert werden. Hinzu kommt ein Gewebsfaktor, der den Chloridstoffwechsel betrifft: Neben der an das Wasser gebundenen NaCl-Retention nehmen wir heute noch eine vom Wasser unabhängige Cl-Retention an, welche deswegen als „trockene Cl-Retention" bezeichnet wird; vermutlich ist sie die Folge einer Gewebsacidose, wobei das Chlorid vom kollagenen Bindegewebe festgehalten wird; erst wenn dieses mit Chlorid gesättigt ist, würden sich Ödeme bilden. Die *Ätiologie* der Erkrankung ist noch ungeklärt. Da hinzutretende Infekte, besonders Pneumokokkenerkrankungen und Erysipel den Zustand oft verschlechtern, hat man sie auch ursächlich für die Krankheit angeschuldigt, aber es ist nicht sicher, ob ihnen mehr als die Rolle eines auslösenden Moments zukommt.

Die *Behandlung* hat die Bekämpfung der Wassersucht, die Eiweißanreicherung des Blutes und die Minderung der Gewebsacidose zum Ziel. Flüssigkeitsarme und ganz salzfreie Kost (höchstens 2 g NaCl täglich) dient der ersten, Überernährung der zweiten, Gaben von Na-Bicarbonat der dritten Aufgabe. Zweckmäßig wird die Kost auch fett- und lipoidfrei gestaltet. Man verordnet also eine kochsalzfreie, äußerst fettarme, vorwiegend rohe Kost, angereichert mit tierischem Eiweiß (bei jungen Kindern mindestens 2,5 g Eiweiß je Kilogramm Körpersollgewicht täglich, in Form von Magerfleisch, Eiklar, Magerquark), entsalzte (Aletosal) und entfettete Milch (z. B. Guigoz). Zufuhr der fettlöslichen Vitamine als Reinpräparate oder als Kalbsleber und ein Eigelb mehrmals wöchentlich. Mehrmals monatlich Einschalten reiner Obsttage. Na-Bicarbonat in großen Dosen (bis 10 g und mehr täglich); bei Zunahme der Ödeme und Oligurie 1—3 Tage aussetzen; an diesen Tagen nur Obst verabreichen, dazu vielleicht einmal täglich Na-Jontophorese am Abdomen. Ausgiebige Blut- und Plasmatransfusionen. Versuch einer verlängerten Sulfonamidkur während mehrerer Wochen (0,1 g je Kilogramm Körpergewicht und Tag). Fiebertherapie (am wirksamsten wäre es, das Kind der Maserninfektion auszusetzen). In hartnäckigen Fällen Versuch einer Thyreoidinkur, langsam einschleichend, dann in großen Dosen bis zu 5—8 × 0,1 g. Als Diureticum bewährt sich bei normalem Rest-N Harnstoff in Gaben von täglich 20—30—40 g und mehr für längere Zeit, ferner Deriphyllin, Ituran, Diuretin usw. Die

Prognose des Leidens ist fraglich, Heilung ist aber durchaus möglich. Selten verläuft es hoch akut mit tödlichem Ende, gewöhnlich ziehen sich die Symptome jahrelang hin. Auf Zeiten wesentlicher Besserung folgen, oft aus Anlaß eines Infektes, aber auch ohne erkennbare Ursache, neue Schübe. Die sehr widerstandslosen Kranken werden durch hinzukommende Infekte (Pneumokokken-Peritonitis, Erysipel) sehr gefährdet. Eine Heilung darf man erst erhoffen, wenn die Ödeme 1—2 Jahre ausgeblieben sind.

3. Renaler Zwergwuchs (renale Rachitis).

Es sind Zwerge, die auf verschiedene Art chronisch nierenkrank sind. Man kann 2 Formen unterscheiden:

a) Die **hyperphosphatämische Form** entsteht durch eine chronische Niereninsuffizienz als Folge einer meist schleichend einsetzenden, chronischen interstitiellen Nephritis mit oder ohne Nierenmißbildungen oder einer chronischen Pyurie. Beginn selten vor dem 5. Lebensjahr. Der Harnbefund ist meist gering. Die wichtigste Ausscheidungsstörung betrifft die Phosphate, die nicht auf normale Weise durch die Niere als saure Natriumsalze ausgeschieden werden. Folgen: Anstieg der anorganischen Phosphate im Blut. Ein Teil verläßt den Körper durch den Darm als tertiäres Calciumphosphat. Dadurch Kalkverarmung des Körpers und Acidose, dann Wachstumsstörung. Die Behandlung ist ziemlich aussichtslos. Vitamin D und Ultraviolettlicht heilen nicht. Am meisten leistet noch alkalische, calciumreiche Kost.

b) Andersartig ist die seltene **hypophosphatämische** Form, die mit der **Cystinkrankheit** identisch ist, eine wahrscheinlich recessiv erbliche, endogene Störung des Stoffwechsels, die besonders den Cystinabbau betrifft und mit Zeichen der Schrumpfniere einhergeht (Blutdruckerhöhung erst terminal, keine Veränderungen des Augenhintergrundes). Die Entwicklungsstörung setzt schon einige Monate nach der Geburt ein. Hochgradiger Zwergwuchs, Anorexie, Obstipation, Polyurie, ständige Albuminurie, gelegentlich, besonders in den Anfangsstadien, leichte Glykosurie, Thermolabilität und Intoxikationsbereitschaft charakterisieren das Krankheitsbild. Im Urin Vermehrung der organischen Säuren, besonders des Cystins, und des Ammoniaks. Zur Diagnose dient der Nachweis der Cystinkrystalle im Knochenmarkspunktat. In beiden Krankheitsformen entwickeln sich Ossifikationsstörungen, die klinisch und röntgenologisch ähnliche Bilder wie die echte Rachitis machen („renale Rachitis"), aber histologisch von ihr abzugrenzen sind. Therapie: Im Anfangsstadium basenreiche, kochsalzarme Kost mit reichlich Natrium-bicarbonicum und B-Vitaminkomplex. Prognose schlecht.

II. Funktionale Albuminurien.

Gutartige Albuminurien kommen bei Kindern recht häufig vor, z. B. bei Fieber, Anämie, Leukämie, Ikterus, Ernährungsstörungen, bei Neugeborenen am 1. Lebenstage usw. Auch körperliche Anstrengung, kalte Bäder und dergleichen können bei sonst gesunden Kindern zu einer vorübergehenden Eiweißausscheidung führen; ferner Herzinsuffizienz (Stauungsnieren).

Wenn die Albuminurie bereits ohne Anstrengungen bei aufrechter Körperhaltung erfolgt, so spricht man von *orthotischer Albuminurie*. Sie tritt meist in der Zeit der 2. Streckung auf und macht keine unmittelbaren Beschwerden. Gewöhnlich wird der Arzt nicht wegen der Nierenstörung, sondern wegen allgemeiner Klagen über Müdigkeit, Schwäche, Nervosität, häufige Übelkeit,

Herzklopfen, Kopfschmerzen, Ohnmachtsanfälle und ähnliche nervöse Störungen aufgesucht. Das meiste Eiweiß findet sich in den Vormittagsstunden. sowie bei lordotischer Körperhaltung. Im Laufe des Tages geht die Eiweißausscheidung zurück und verschwindet bei horizontaler Lagerung völlig. Im Sediment sind nur ganz selten einzelne, leicht zerfallende, hyaline Cylinder und Erythrocyten vorhanden. Die Funktionsprüfungen der Nieren sind normal, ebenso der Blutdruck (bei Erhöhung mehrmals prüfen!). Im Körperbau fällt eine allgemeine Bindegewebsschwäche auf. Die meist deutlich ausgeprägte Lordose wird von einzelnen Autoren als Ursache der Ausscheidungsstörung angesehen (Erschwerung der Blutzirkulation der Niere bei aufrechter Haltung). Aber die Tatsache, daß wir die Störung fast nur bei nervösen und erregbaren Kindern finden und andererseits auch bei ausgeprägter Lordose häufig vermissen, deutet darauf hin, daß sie eine gewisse neurotisch-angiospastische Grundlage hat (nervöse Reizstörung auf dem Wege des lumbo-renalen Reflexbogens, wobei eine ausgleichende Spannung der Rumpfmuskulatur mitwirkt).

Das Vorgehen bei der *Diagnosestellung* ergibt sich ohne weiteres: Abends kurz vor dem Zubettgehen Blase entleeren. Der Morgenurin, sofort nach dem Aufstehen, ist eiweißfrei. Dann $1/_2$ Stunde stehen und gehen oder einige Zeit knien lassen. Dieser Urin ist eiweißhaltig. Das Eiweiß besteht nicht nur aus dem auf gewöhnliche Weise nachweisbaren Albumen, sondern gibt meist auch in der Kälte im 3—4fach verdünnten Urin mit einigen Tropfen 10%iger Essigsäure eine zögernd auftretende Fällung („Essigsäurekörper", der durch die frei werdende Chondroitinschwefelsäure ausgeflockt wird). Differentialdiagnose: Bei isolierter Eiweißausscheidung ist die Diagnose völlig eindeutig. Abgrenzung gegenüber chronischer Herdnephritis und abklingender diffuser Nephritis bei Anwesenheit von Formelementen: in diesen Fällen meist größere Mengen von Cylindern, besonders granulierten, Auftreten von Erythrocyten beim Wasserstoß, eiweißhaltiger Nachtharn. Gegenüber Nierentuberkulose siehe S. 277. Die Störung ist vollkommen harmlos und verschwindet meistens gegen Ende der Pubertät von selbst. Eine „Nieren"-Therapie ist nicht nur überflüssig. sondern würde bei den nervös-labilen Kindern geradezu Neurosen züchten. Man beruhigt die Eltern, sorgt für allgemeine Kräftigung und für ausgleichende Betätigung im Freien mit verständig bemessenem Sport und Turnen (z. B. Kriechübungen zur Kräftigung der Rumpfmuskeln).

III. Enuresis.

In der ersten Lebenszeit entleert sich die Blase reflektorisch, indem der Reiz der gedehnten Blasenwand über den Plexus hypogastricus nach dem oberen Lendenmark geleitet wird und über den Reflexbogen den motorischen Impuls auslöst, der durch den N. pelvicus die Erschlaffung des Sphincters und die Kontraktion des Detrusors bewirkt. Das Erlernen des willkürlichen Wasserlassens bedeutet die willentliche Beherrschung dieses Reflexvorganges. Die *Erziehung zur Reinlichkeit* geschieht zunächst, indem die Mutter die Zeit der üblichen Urinentleerungen abpaßt (meist kurz nach dem Aufwachen oder nach der Nahrungsaufnahme), so daß eine reflektorische Korrelation zwischen dem Topfsitzen und der Urinentleerung eintritt. Dieser „bedingte Reflex" drängt den ursprünglichen Entleerungsmechanismus zurück, bis mit dem Erwachen des Bewußtseins die Miktion rein willkürlich ausgeführt wird. Im allgemeinen werden die Kinder tagsüber mit 12—18 Monaten, nachts mit 20—28 Monaten trocken. Überschreitung dieser Höchstzahlen um mehr als 6 Monate gilt als krankhaft.

Ist die Regelung des Urinentleerens vorübergehend oder dauernd gestört, so prüft man zunächst, ob das durch organische Krankheiten, insbesondere solche der Harnorgane, verursacht ist. Die wichtigsten Ursachen einer solchen *symptomatischen Enuresis* sind: 1. Reizzustand der Blasenwand (durch die ständige Überfüllung der Blase) bei Nephrose, Diabetes insipidus und mellitus, ferner Reizung der Urethra bei Pyurie, Vulvovaginitis, Ekzem, Balanitis und — selten — Onanie. 2. Lähmungen bei Poliomyelitis, Myelocele und Myelitis. Spina bifida occulta ist als Ursache der Enuresis sicher weit überschätzt worden; sie kommt wohl nur in Frage, wenn schwere Grade mit Myelodysplasie vorliegen. 3. Fehlen der reflektorischen Hemmung bei organischen Erkrankungen des Zentralnervensystems: epileptische und andere Krämpfe[1], Bewußtlosigkeit und Benommenheit, z. B. bei Typhus, Pneumonie u. dgl. 4. Höhere Grade der Intelligenzstörung, Mongolismus, Hypothyreose.

Weitaus am häufigsten aber ist das Einnässen eine nervöse Störung ohne faßbare organische Grundlage: *Enuresis vera.* Als Ursache dieser „Blasenneurose" kann man eine Erhöhung der Erregbarkeit im sensorischen oder motorischen Ast des Reflexbogens annehmen, die die willkürliche Beherrschung des Reflexvorgangs erschwert. Die Krankheit ist recht häufig und in jeder sozialen Schicht anzutreffen. Nicht selten erfährt man, daß auch einer der Elternteile oder andere nahe Verwandte recht spät rein geworden sind. Man findet alle Stufen der Intensität von den sporadischen Fällen, die alle paar Monate einnässen bis zu verzweifelten Situationen, in denen das Unglück allnächtlich mehrmals geschieht. Auch der Zeitpunkt des Einnässens hat keine Regel, wenngleich es am häufigsten nachts (Enuresis nocturna), meist in den ersten Schlafstunden erfolgt. Manche Kinder nässen auch tags ein (Enuresis diurna), einzelne haben dabei auch eine Incontinentia alvi (s. S. 684). Die Kranken haben vielfach das Unterdrücken der unwillkürlichen Miktion überhaupt nicht gelernt, in anderen Fällen tritt das Leiden bei vorher reinlichen Kindern auf — entweder ohne ersichtlichen Grund oder im Anschluß an eine Pyurie oder an einen anderen Reizzustand der abführenden Harnwege, der z. B. schon durch den Aufenthalt in einem feuchtkalten Bett entstehen kann. Ab und zu findet man das Einnässen nur untertags, sei es, daß die Kinder im Eifer des Spielens den geeigneten Zeitpunkt verpassen (besonders Kleinkinder) oder daß der Harndrang sie bei einer Anstrengung, beim Lachen oder in der Angst überfällt.

Wir können zwei wesentliche *Ursachen* herausstellen: 1. Im Kind selbst gelegene. Einesteils sind es gleichgültige, dickfellige Kinder, die auch auf anderen Gebieten der Willenssphäre und der Reinlichkeit Mängel zeigen. Nicht selten sind sie, ohne ausgesprochen debil zu sein, in der geistigen Entwicklung zurück (spät sprechen gelernt, schlechte Schulleistungen und dgl.). Auf der anderen Seite sind es ausgesprochen sensible und neuropathische Kinder, die oft auch noch weitere Zeichen funktionaler Schwäche haben wie nervöse Unruhe, Pavor nocturnus, Stottern. Sie sind nicht selten recht begabt und ehrgeizig, und hier führt im Gegensatz zu der zuerst genannten Gruppe gerade die Angst und die Scham zur Aufregung und damit zur Verstärkung des Leidens. Wieder andere erweisen sich als schwere Psychopathen, bei denen als tiefere Ursache für das Einnässen Trotz und Auflehnung gegen die Eltern zutage kommt. 2. Das Verhalten der Umgebung: nicht selten ist, besonders in der Gruppe der Indolenten, die Erziehung zur Reinlichkeit mangelhaft, sei es, daß die Mutter

---

[1] Einnässen im Schlaf als einziges Symptom übersehener oder überhaupt nicht erkennbarer epileptischer Anfälle ist außerordentlich selten, höchstens noch bei größeren Kindern, die sehr selten einnässen, anzunehmen.

ungeschickt, gleichgültig oder von anderen Aufgaben in Anspruch genommen ist, oder daß die Familienverhältnisse überhaupt ungeordnet sind. Andererseits können übernervöse Eltern, die jeden Rückfall mit großer Erregung aufnehmen und hart bestrafen, neuropathische Kinder verängstigen und das Leiden verstärken.

Behandlung. Nachdem man die symptomatische Enuresis ausgeschlossen hat, die nach ihrem jeweiligen Grundleiden behandelt wird, macht man sich zunächst klar, zu welcher der erwähnten Gruppen von Bettnässern das Kind gehört, denn davon hängen Behandlungsplan und -erfolg ab. Im Vordergrund stehen Suggestion und Erziehung. Wenn die Kinder nachts einnässen, gibt man nachmittags und abends eine flüssigkeitsarme Kost. Der Erfolg solcher Flüssigkeitsbeschränkung erklärt sich nicht allein aus der geringeren Belastung der Blase, sondern dadurch, daß die Aufmerksamkeit des Kranken dauernd auf seine Aufgabe gelenkt wird. Man verstärkt daher ihre Wirkung, indem man je nach dem Charakter des Kranken den Durst als gute Hilfe für das zu erreichende Ziel oder als Strafe betont. Ferner macht man eine systematische Weckkur: Nachdem man ermittelt hat, um welche Stunde das 1. Einnässen erfolgt, wird der Kranke von der nächsten Nacht an eine Stunde vorher zur Blasenentleerung geweckt. Dabei kommt es darauf an, daß das Kind vollkommen wach wird und das Wasserlassen mit klarem Bewußtsein besorgt. Um Letzteres zu prüfen, kann man das Kind den Harnstrahl 1- oder 2mal unterbrechen lassen; oder man erzählt ihm irgend etwas und fragt es am nächsten Tage, ob es noch weiß, wovon die Rede war. Dagegen hat es keinen Zweck, das Kind im Halbschlaf abzuhalten, weil es dann nicht die eigene Willenskontrolle einschalten kann, auf die es gerade ankommt. Näßt das Kind in der gleichen Nacht noch einmal ein, so wird es entsprechend ein 2. oder gar ein 3. Mal geweckt. Sind die Kinder dabei eine Woche lang sauber geblieben, kann man die Zahl der Harnentleerungen versuchsweise um 1 vermindern und so fort, bis das Kind nur einmal oder gar nicht aufstehen muß. Es ist klar, daß diese Methode oft recht hohe Anforderungen an die Geschicklichkeit und Sorgfalt der Umgebung und an die Geduld aller Beteiligten stellt. Deshalb verspricht die Durchführung zu Hause nur in leichteren Fällen und bei wirklich geeigneten Eltern Erfolg. Meistens wird es zweckmäßig sein, die Kur in einem Krankenhaus oder Heim durchzuführen, wobei allein der Wechsel des Milieus schon einen großen Einfluß hat. Sehr wichtig ist es, gleichzeitig die beschriebenen Fehler in der Häuslichkeit zu beheben, sonst muß man befürchten, daß sich das Leiden nach Rückkehr in die alte Umgebung wieder einstellt. Bei ängstlichen, erregbaren und ehrgeizigen Patienten stärkt man das Selbstvertrauen und hilft durch tröstenden Zuspruch und Lob. Kleine Suggestivmaßnahmen, die jeder nach seiner Art wählen mag, wirken dabei günstig, z. B. Jodanstrich des Bauches in der Blasengegend (ja selbst die mit leichter Verbalsuggestion durchgeführten diagnostischen Tuberkulinproben) usw., dabei versichert man dem Kranken, daß er jetzt bestimmt nachts selbständig aufwachen werde. Auch von den angepriesenen Medikamenten (Atropin, Tinct. Rhois, Strychnin usw.) darf man fast immer nur eine suggestive Wirkung erwarten. Wichtig ist, daß alle solche Behandlungsmaßnahmen vom Arzt persönlich mit unaufdringlicher Bestimmtheit durchgeführt werden. Im gleichen Sinne läßt man die Kinder dem Arzt oder der Erziehungsperson morgens berichten, ob sie brav waren. Indolente, willensschwache und allgemein unsaubere Kinder, sowie trotzige Psychopathen muß man härter anfassen. Gelegentlich hilft es, daß man das Kind auf einem besonders harten Bett schlafen läßt. Unter Umständen soll man auch strafen, um den Heilungswillen zu heben. Auch hierbei soll der Arzt aber immer als

Helfer und nicht als Rächer erscheinen. Gegebenenfalls sind hier auch schmerzhafte Behandlungen, z. B. Faradisieren der Blasengegend, anwendbar. Bei Schwachsinnigen wird man auch mit solchen Mitteln kaum Erfolg haben.

In einem großen Teil der Fälle gelingt es, auf den angegebenen oder ähnlichen Wegen das Leiden zu heilen; aber bei dem Rest ist der Erfolg nur vorübergehend oder stellt sich trotz geduldig fortgesetzter Behandlung nicht ein. Glücklicherweise heilt das Leiden im Laufe der Kindheit fast stets aus, wenn auch gerade in der Pubertät ab und zu Rückfälle auftreten können.

IV. Krankheiten der ableitenden Harnwege.

1. Pyurie.

Unter Pyurie fassen wir in der Kinderheilkunde die mit Ausscheidung von Leukocyten einhergehenden, meist fieberhaften, entzündlichen Krankheiten aller Teilstücke der ableitenden Harnwege zusammen; dies hat sich für die akuten Formen als praktisch erwiesen, weil eine genaue Unterscheidung in Cystitis, Pyelitis, Pyelonephritis, die mit einfachen Hilfsmitteln nicht gelingt, für die Behandlung unnötig ist. Für die chronischen Formen allerdings sollte heute auch im Kindesalter eine genauere urologische Diagnose versucht werden. Im Säuglings- und Kleinkindesalter ist die Pyurie merkwürdig häufig ($^4/_5$ aller Fälle betreffen Kinder bis zu $1^1/_2$ Jahren), nach dem 9. Jahr ist sie selten. Im Gegensatz zu fast allen anderen Krankheiten werden vorwiegend Mädchen befallen (etwa $^3/_4$ der Fälle), bei denen auch die Prognose bezüglich der Ausheilung schlechter ist als bei Jungens.

Unter den Erregern spielen die Bakterien der Coligruppe die erste Rolle, daneben findet man Strepto-, Staphylo-, Pneumokokken, Proteus u. a. Die Art der Keime sowie die auffällige Alters- und Geschlechtsdisposition machen die Annahme wahrscheinlich, daß die Keime in den meisten Fällen aus den mit Stuhl und Urin beschmutzten Windeln oder durch Vermittlung des Badewassers an die äußere Urethralöffnung gelangen und, bei weiblichen Säuglingen durch die relative Kürze und Weite der Urethra begünstigt, die Blase besiedeln. Die anderen Fälle werden durch absteigende Infektion von der Niere aus erklärt, die ihrerseits wieder entweder metastatisch auf dem Blutweg oder durch die zwischen Darm und Niere gefundenen Lymphbahnen infiziert wird. Für das Erkranken spielt die Disposition eine wichtige Rolle. Insbesondere tritt die Säuglingspyurie meistens sekundär im Anschluß an andere Infekte oder an Ernährungsstörungen auf. Auch Pflegefehler, Abkühlung, Austrocknung, Fehlernährung und dergleichen können in diesem Sinne wirken. Besonderheiten der Disposition sind wohl auch dafür verantwortlich, daß zuweilen eine *Bakteriurie* ohne Pyurie vorkommt, nicht nur als Einleitung oder Abschluß einer Pyurie, sondern auch als eigene Krankheit, die monatelang bestehen kann. Es handelt sich meist um ältere Kinder, die sich matt fühlen, unklare Bauchbeschwerden, auch gelegentlich Harndrang und einen faden Harngeruch haben.

Symptome der akuten Pyurie. Nur selten wird die Aufmerksamkeit durch örtliche Beschwerden auf die Harnorgane gelenkt. Man findet zunächst nur unklare allgemeine Erscheinungen mit hohem, manchmal septisch anmutenden Fieber. *Ältere Kinder* geben allerdings, wie die Erwachsenen, Schmerzen in der Blasengegend und beim Wasserlassen und häufigen Harndrang an. Die gelassenen Harnmengen sind dabei auffallend klein. Bei *Kleinkindern* aber sind die Zeichen viel uncharakteristischer. Sie klagen manchmal über Leibschmerzen, was aber in diesem Alter diagnostisch bekanntlich kaum zu werten ist. Gelegentlich kann die Angabe der Mutter, daß das Kind plötzlich nicht mehr auf den Topf will, oder daß das vorher reinliche Kind wieder einnäßt, den entscheidenden Hinweis bilden. Beim *Säugling* fehlen örtliche Symptome fast ganz. Die Untersuchung kann eine Bauchdeckenspannung über der Symphyse aufdecken. Manchmal findet man die Mundschleimhaut auffallend rot. sowie durch das Fieber und die starke Appetitlosigkeit hervorgerufene, trockene Lippen. Das Gesicht hat oft einen schmerzhaften, abdominalen Ausdruck: eine wachsartige, leicht gelbliche Blässe, die anfänglich durch Subikterus und Gefäßspasmen hervorgerufen, bei längerer Dauer der Krankheit aber die Folge einer echten Anämie ist, kann den Erfahrenen auf die rechte Spur leiten. Wenn die Pyurie im Säuglingsalter zu einer bestehenden Krankheit (parenteralem oder enteralem Infekt) hinzutritt, ist der Beginn weniger stürmisch, und die Symptome können von denen der Grundkrankheit mehr oder weniger überdeckt werden („Begleitpyurie"). Afebriler und subfebriler Verlauf kommen bei heruntergekommenen Kindern und chronischen Fällen vor. Die Wirkung der akuten Pyurie auf den Allgemeinzustand ist, besonders in der ersten Lebenszeit, sehr beträchtlich. Die Kinder sind mißmutig, unruhig, verweigern trotz starken Durstes oft jede Nahrungsaufnahme, erbrechen häufig und kommen dadurch rasch von Kräften. Durchfälle können hinzutreten (Fehldiagnose: „Darmerkrankung"!). Der steile Fieberanstieg kann zu Krämpfen führen; nicht selten findet man meningeale Haltung, die bei einem Teil der Fälle durch eine echte meningitische Reizung hervorgerufen ist. In schwereren Fällen kann es auch zu toxischen und septischen Erscheinungen und sogar zu den Zeichen einer Harnvergiftung kommen.

Wegen des Mangels an klinischen Leitsymptomen ist es dringend erforderlich, *bei allen fieberhaften Prozessen ohne ausreichenden Organbefund den Urin zu untersuchen*, ebenso bei Verschlimmerung von Ernährungsstörungen und Infekten des Säuglingsalters. Der *Urin* riecht nicht selten ammoniakalisch, macht Flecken in die Wäsche, ist leicht opalisierend und zeigt nach einigem Stehen einen wolkigen Bodensatz. Die chemischen Eiweißproben lassen im Stich: Das Leukocyteneiweiß gibt kaum Fällungen, und andererseits ist ja eine Albuminurie bei Fieber jeder Genese möglich. Dagegen können folgende Proben wertvoll sein: 1. Auf Zusatz von etwas H_2O_2 entwickeln sich durch die Wirkung der Leukocytenkatalase Sauerstoffbläschen. 2. Auf Zusatz von 1—2 Tropfen offizineller Kalilauge zum frischen Urin bildet das Plasmaeiweiß eine Gallerte, und bei ruckartigem, kurzen Umschütteln bleiben die Luftbläschen in der Flüssigkeit stehen oder steigen nur langsam hoch. Genuines Eiweiß stört die Reaktion nicht. Die sichere Diagnose kann nur durch die Untersuchung des Sediments gestellt werden: mehr oder minder große Mengen von Leukocyten, meist zu Klümpchen zusammengeballt, daneben Bakterien. geschwänzte Epithelien, manchmal Erythrocyten und bei Mitbeteiligung der Nieren auch granulierte Cylinder[1]. Nicht selten kann sich der eiterhaltige Urin im Nierenbecken stauen, dann findet man bei einseitiger Erkrankung, gerade während stärkerer Fieberattacken, den Urin mehr oder weniger frei von Leukocyten. *Differentialdiagnostisch* ist Vulvitis auszuschließen, teils durch örtliche Besichtigung und durch Kamillenspülung der Vulva vor der Urinabnahme, teils durch die Tatsache, daß in diesem Falle die Leukocyten nicht kreisrund, sondern ausgefranst erscheinen. Im Zweifelsfalle wird man Katheterurin untersuchen.

---

[1] Störende Salze entfernt man am besten durch Zugabe von gut handwarmer physiologischer NaCl-Lösung zum Sediment, Umschütteln und nochmaliges, rasches Zentrifugieren. Zusatz von einigen Tropfen 3%iger Essigsäure zum Sediment ist weniger zu empfehlen, weil es das Erkennen von Erythrocyten erschwert.

In der **Behandlung** der akuten Pyurie stehen heute die Sulfonamide an erster Stelle; sie haben sich als sehr wirksam erwiesen, besonders wenn es sich um Bakterien der Coligruppe handelt, die ja bei weitem die häufigsten sind. Man gibt Badional, Albucid oder Eleudron (Cibazol) oder Supronal als Stoß 4—6 Tage lang. Dabei kann man sich in der Dosierung an der unteren Grenze der allgemeinen Dosierungsvorschrift halten. Im allgemeinen gibt man das Mittel per os, bei Erbrechen in erhöhter Dosis rectal oder in normaler Dosis intramuskulär. Zwischen den einzelnen Sulfonamiden kann man mit Hilfe der bakteriologischen Resistenzbestimmung wählen. Schon nach wenigen Tagen pflegen bei dieser Behandlung Fieber und Urinbefund zurückzugehen, unter wesentlicher Besserung des Befindens. Die Erreger verschwinden mitunter erst später aus dem Harn als die Leukocyten (ein Zeichen dafür, daß die Sulfonamide keine Harndesinfizientien sind, sondern auf die Entzündungserscheinungen einwirken). Kann das Kind keine Sulfonamide vertragen, oder waren diese erfolglos, gibt man Penicillin, gelegentlich Streptomycin, oder mandelsaure Salze, die sich besonders gegen Enterokokken bewährt haben, z. B. Mandelate (Asta)[1]. Oder man gibt die älteren Harndesinfizientien, z. B. Salol oder Hexamethylentetramin (Urotropin) und seine Derivate. Urotropin wirkt nur in saurem Harn, während die Wirkung des Salols durch Alkalisierung des Harns verstärkt wird. Dosierung 4—5mal täglich für Säuglinge 0,05—0,1, Kleinkindern je Dosis 0,2—0,3, Schulkindern 0,3—0,5.

Wenn diese Behandlungen nicht zum Ziele führen, macht man Blasenspülungen, 2mal wöchentlich etwa 2—3 Wochen lang. Sie wirken selbst dann gut, wenn die Blase nicht der Hauptsitz der Krankheit ist. Am einfachsten nimmt man Targesinlösung, Technik s. S. 892. Wenn die Kinder über stärkere Blasenbeschwerden klagen, gebe man Eupacozäpfchen oder Belladonna.

Besteht eine Bakteriurie ohne örtliche Entzündungserscheinungen, so ist von einer Sulfonamidbehandlung wenig Erfolg zu erwarten, in erster Linie kommt es dann auf eine Beseitigung der ursächlichen Infekte an.

Ernährung. Bei schwerer akuter Pyurie kann man zu Beginn 1—2 Zuckertage verordnen: Je Tag 1—$1^1/_2$ Liter Tee, dem je Kilogramm Körpergewicht bei Säuglingen 15—20 g, bei älteren Kindern 10—15 g Nährzucker und zur Geschmacksverbesserung Obstsäfte zugesetzt sind. Bei Erbrechen und starker Appetitlosigkeit sind Klysmen und Infusionen nötig. Danach allmählicher Übergang auf die Dauerernährung. Im übrigen ist zur Behandlung der Pyurie, besonders beim Säugling, eine optimale Ernährung wichtig. Brüske Nahrungsänderungen begünstigen Verdauungsstörungen. Schwere Appetitlosigkeit kann zum Verabreichen konzentrierter Nahrungsgemische zwingen; bei heruntergekommenen jungen Säuglingen ist Frauenmilch nötig. Als

---

[1] Für den Erfolg ist eine genügende Ansäuerung des Harns unerläßliche Voraussetzung, weil nur dann die bactericid wirkende Mandelsäure aus den verabreichten Salzen frei wird. Man beginnt damit schon 1—2 Tage vor der eigentlichen Kur: man gibt eine basenarme Kost, d. h. nur wenig Gemüse, Kartoffeln, Obst, Milch; statt dessen Reis, Haferflocken und alle Fette, auch Fleisch, Käse (Quark); bei jungen Kindern erreicht man die Harnsäuerung auch mit 2—4 g Ammoniumchlorid in 10%iger Lösung, später mit phosphorsaurer oder salzsaurer Limonade. Harn mit Indicatorpapier prüfen. Dann bei jungen Kindern Ammoniummandelat. Die Stammlösung ist hochkonzentriert und muß aus Geschmacksgründen entsprechend dem Verpackungsaufdruck zur Einnahme 5—10fach verdünnt werden (Zusatz von Schleim oder Himbeersaft empfohlen). Man verordnet in 5—6 Einzelgaben folgende Tagesdosen: 1 g Mandelat für je 100 cm³ möglichst konzentrierten Tagesharn oder für Säuglinge 2—3 Teelöffel des nach Vorschrift verdünnten Mandelats, für Klein- und Schulkinder 4—5 Teelöffel des nach Vorschrift verdünnten Mandelats. Bei Nierenfunktionsstörungen ist Vorsicht geboten! Für etwas größere Kinder eignet sich auch Magnesiummandelat, ein geschmackloses Granulat (3mal täglich $^1/_2$ Eßlöffel). — Behandlungsdauer 5—7 Tage. Nötigenfalls Wiederholung nach längeren Behandlungspausen.

ausgezeichnetes Mittel zur Hebung des Allgemeinzustandes bewähren sich
Bluttransfusionen in Abständen von 3—8 Tagen.

In der *Genesung* sind die Kinder noch lange durch wollene Leibwäsche, Verbot
des Badens usw. vor Erkältungen zu hüten. Nicht ins Seebad verschicken!
Die *Prognose* hängt vom Alter und vom Erreger (s. unten) ab: Beim Säugling ist die akute Pyurie zum Unterschied von der des älteren Kindes lebensbedrohlich, spricht aber auf rechtzeitige Behandlung gut an. Seit der Einführung der Sulfonamide sind die Erfolgsaussichten erheblich gestiegen. Im
allgemeinen heilt die Krankheit völlig aus, wenige Prozent der Fälle sterben
an Ernährungsstörung, hinzukommenden oder aktivierten Infekten anderer
Organe, an Urosepsis, Meningitis, selten an Nierenerkrankung. Die Dauer der
Krankheit ist sehr verschieden. Gewöhnlich ist die erste Fieberattacke in
1—2 Wochen vorüber, aber die Leukocyten können noch länger im Harn
vorhanden sein, und die Krankheit kann neu aufflackern.

Subakute und chronische Formen. Besonders hartnäckig sind Pyurien, die
durch Proteus oder Streptococcus alkaligenes hervorgerufen sind. Die anderen
Formen sollen bei geeigneter Behandlung in spätestens 8 Wochen ausheilen.
Gelingt das nicht, so ist die Krankheit als chronisch zu bezeichnen. Man muß
dann ebenso wie bei häufigen Rückfällen, die sich meist in den ersten 2 Jahren
nach der Ersterkrankung ereignen, an mechanische Hindernisse in den Harnwegen denken: Mißbildungen, Hydronephrosen, Knickungen der Ureteren
oder angeborene Veränderungen ihrer Weite, auch Einengungen durch ungewöhnlich verlaufende Gefäße, Abflußhindernisse im Bereich der Blase oder
Harnröhre (Phimose), Steine, Fremdkörper. Ähnlich wirken auch funktionale
Spasmen oder Atonien der Harnwege. All dies kann zu Harnstauungen führen,
die meist oberhalb von natürlichen Engen oder in Erweiterungen der Harnwege
entstehen. Zur Diagnose sind Röntgenuntersuchung und Cystoskopie heranzuziehen. Auch an eine Nierentuberkulose muß man denken (s. S. 277).

2. Harnsteine.

Ihre Häufigkeit ist nach Ländern verschieden, in Deutschland ist die Stein-
bildung vor der Pubertät seltener als beim Erwachsenen, kommt aber in jedem
Alter vor. Die Steine entstehen fast stets in der Niere, werden aber meist in der
Blase gefunden, weil Ureter und Nierenbecken relativ weit und dehnbar sind.
Zum Chemismus der Steinentstehung siehe S. 499.

Symptome. Anfallsweise Schmerzen, Erbrechen, Hämaturie, Dysurie. Da
die beiden letzten Zeichen beim Kind oft wenig ausgeprägt sind, wird die Krankheit nicht selten übersehen. (Daher bei allen unklaren Bauchbeschwerden
daran denken!). Sekundär kann sich eine hartnäckige Pyurie entwickeln. Die
Diagnose wird durch Röntgenuntersuchungen gesichert. Wenn der Stein nicht
spontan — etwa durch eine Trinkkur — abgeht, so muß operiert werden.

3. Einige Mißbildungen und Tumoren der Urogenitalorgane, Hydronephrose.

Mißbildungen in diesem Gebiet sind im Kindesalter nicht ganz selten. Sie
neigen zu maligner Entartung. Auch können sie zu plötzlichen Harnstauungen
führen, die kolikartige Schmerzen machen; da der Harnbefund negativ ist,
werden sie oft verkannt (cave Fehldiagnose ,,Nabelkolik", siehe S. 668). Oder
aber es kommt zu Infekten der ableitenden Harnwege, siehe chronische Pyurie.
*Bei allen unklaren Bauchbeschwerden denke man an Abnormitäten der Harn-
organe, insbesondere, wenn andere Mißbildungen vorhanden sind.*

a) Die wichtigsten Mißbildungen der Niere sind: 1. *Solitärniere.* Die Niere
ist einseitig angelegt und ausgebildet, die andere Seite ist völlig frei von

funktionierendem Nierengewebe; meist symptomlos. 2. *Verschmelzungsniere.* Beide Nierenkeime sind ganz oder teilweise miteinander vereinigt. a) Die *Hufeisenniere.* Dabei oft Bauchschmerzen bei gestreckter und rückwärts gebeugter Wirbelsäule. b) Einseitige Langniere und Kuchenniere. Sehr selten; die erstere macht kaum Symptome. 3. *Dystopien* einer oder beider Nieren, meistens Tieferlagerung („*Beckenniere*"); machen unter Umständen durch Raumbeengung Bauchschmerzen oder Stuhlbeschwerden. Durch Abflußbehinderung des anomal verlaufenden Ureters führen sie häufig zu Hydronephrose oder Steinbildung. Differentialdiagnose: Beckentumor, Nierentumor und dgl. 4. *Cystenniere.* Meist nur einige kleinere oder größere Cysten, sehr selten ist die Niere völlig cystisch degeneriert. Große Cysten (Tumor gelegentlich mit höckeriger Oberfläche) können die Funktionsfähigkeit der Niere beeinträchtigen. 5. *Hypoplasie* einer Niere, meist verbunden mit Hyperplasie der anderen.

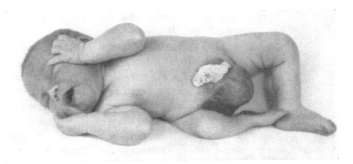

Abb. 4. Ektopie der Harnblase. (Kieler Univ.-Kinderklinik.) (K)

b) Mißbildungen des Ureters. Meist Verdoppelung durch Gabelung im oberen Teil, oder vollständige Verdoppelung, führen oft zu Abflußbehinderung und deren Folgen. Den Megalureter kann man öfter beim Betasten des Bauches oder vom Rectum aus fühlen.

c) Aseptische Hydronephrose (= Erweiterung des Nierenbeckens durch Abflußstauung). α) Intermittierende Hydronephrose, wenn das Hindernis nur zeitweise besteht. β) Offene Hydronephrose, wenn der Abfluß nur erschwert, γ) Geschlossene, wenn er völlig gesperrt ist. Ursache: Unwegsamkeit des Ureters durch Anomalien in seiner Insertion, Klappenbildungen, Strikturen, Abknickung durch Verlaufsanomalien der Blutgefäße, Nierendystopie, extrarenale Tumoren. Symptome: Verminderung des Appetits, Erbrechen, Störung der Stuhlentleerung, Durstgefühl, Tumor im Abdomen. Urin normal. Bei der intermittierenden Form Bauchschmerzen und periodenweise Harnflut. Ähnlich können sich funktionelle Spasmen der Harnwege auswirken: sie können an den Kelchen angreifen oder am Nierenbeckenschließmuskel und damit zum Krankheitsbild der „schmerzhaften kleinen Hydronephrose" führen. Differentialdiagnose: Rezidivierende Nabelkoliken, Tumor. Therapie: je nach Ursache, meist chirurgisch. Die Folgen der Hydronephrose sind Verödung des Nierenparenchyms mit Gefahr der echten Urämie, und häufiger sekundäre Infektionen des Nierenbeckens: *infizierte Hydronephrose* (Pyonephrose). Symptome: Bauchschmerzen, trüber Urin, häufiges Urinieren, starker Durst, Blässe, Druckschmerz im Nierenlager. Im Urin findet man Albumen, Leukocyten, oft Erythrocyten, Fieber ist manchmal nur vorhanden, wenn der Urin normal ist (Stauung).

d) Urachusfistel. Symptome: Nässender Nabel mit Schleimhautprolaps und entzündeter Umgebung. Differentialdiagnose gegenüber Ductus omphalomesentericus: bei Druck auf die Blase tritt mehr Flüssigkeit aus. Beweisend ist Ausscheidung blauer Flüssigkeit bei intramuskulärer Injektion von Indigocarmin.

e) Harnblasenspalte (Ectopia vesicae). Knapp handtellergroße, hochrote Schleimhautfläche dicht über der Symphyse, die bald nach der Geburt wie eine Geschwulst aussieht. Der Nabel fehlt meist, gewöhnlich sind auch noch andere Mißbildungen im Bereich der Urogenitalorgane vorhanden, so daß das Bild sehr unübersichtlich wird. $^9/_{10}$ der Patienten sterben vor Erreichen des 7. Lebensjahres. Die Blasenektopie prädisponiert zu maligner Entartung in späteren Jahren. Therapie: chirurgisch.

f) Hypospadie ist erblich. Harnröhrenmündung auf der Unterfläche des Penis, ist unter Umständen bis an das Scrotum hin verlegt. Der Penis ist klein, die

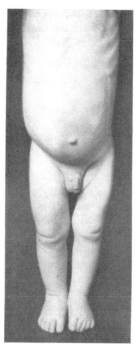

Eichel scrotalwärts abgeknickt, die Vorhaut verunstaltet. Folgen: Schwierigkeiten beim Wasserlassen, später mögliche Verminderung der Potentia coeundi et generandi, deshalb frühzeitige Operation.

g) Epispadie führt zu einer Rinne auf dem Dorsum penis, die häufig bis zur Wurzel reicht. Meist kombiniert mit Blasenektopie.

h) Tumoren der Niere sind meist epitheliale Mischgeschwülste, die zwar maligne sind, aber nicht infiltrierend, sondern außerhalb der Niere nur verdrängend wirken und relativ spät Symptome machen. Besonders häufig findet man sie in den ersten 5 Lebensjahren[1]. Manchmal besteht Hämaturie, gar nicht selten ist Fieber vorhanden (!). Differentialdiagnose: Mesenterialdrüsen, entzündliche Prozesse, andere Tumoren. Bei frühzeitiger Operation (man überzeuge sich von der Anwesenheit einer gut funktionierenden Niere auf der anderen Seite!) kann Heilung erreicht werden.

Abb. 5. Rechtsseitiger Nierentumor mit Stauung im Bein. (Königsberger Univ.-Kinderklinik.)

i) Blasentumoren sind sehr selten. Am häufigsten noch Hämangiome, die in Intervallen bis zu einigen Jahren zu schweren Blutungen führen. In der Zwischenzeit keine Beschwerden. Oft sind auch noch andere Hämangiome, besonders in der Umgebung der Genitalien, vorhanden. Ein Fibrom am Trigonum kann Harnstauung bewirken. Myxosarkom und Sarkom der Blase — außerordentlich selten — führen in ganz kurzer Zeit zum Tod.

k) Fremdkörper in der Blase, meist durch die Harnröhre eingedrungen (Onanie oder bei Enuresis als „Therapie"). Diagnose: bei länger dauernder, nicht ganz geklärter Cystitis daran denken! Röntgenaufnahme, Cystoskopie.

V. Entzündungen in der Umgebung der Niere.

Als *Perinephritis* oder *paranephritischen Absceß* fassen wir die eitrigen Entzündungen der Fettkapsel, der Capsula fibrosa und der pararenalen Fettmasse zusammen. Sie entstehen teils metastatisch, teils von entzündlichen Erkrankungen der Nachbarschaft her. Symptome: Fieber mit schweren Allgemeinerscheinungen, Druck- und Klopfempfindlichkeit der Nierengegend (bezeichnender Schmerz, wenn man den sitzenden Kranken mit dem Ulnarrand der Hand leicht gegen die Nierengegend schlägt). Spannung der Lendenmuskulatur, sehr oft Beugestellung des Oberschenkels durch Mitbeteiligung des Psoas (auf skoliotische Abwehrstellung achten!). Das Zwerchfell ist hochgedrängt,

---

[1] 20% aller Geschwülste im Kindesalter sind Nierentumoren.

flacher und weniger beweglich als sonst (Röntgendurchleuchtung!); im Pyelogramm findet sich eine Verschiebung des Kelchsystems und des Nierenbeckens nach vorne. Differentialdiagnostisch kommen andere Entzündungen im Bauch: Appendicitis, Cholecystitis, Spondylitis in Frage. Die Therapie ist chirurgisch.

B. Krankheiten der Geschlechtsorgane.

Dadurch, daß die Geschlechtsorgane der Kinder anatomisch unentwickelt und funktional noch im Ruhestand sind, erkranken sie in vieler Hinsicht seltener als die der Erwachsenen (z. B. kaum jemals Adnex- oder Prostataerkrankungen). In anderer Hinsicht aber ergeben sich daraus besondere Anfälligkeiten; namentlich gilt das für die äußeren Geschlechtsteile der kleinen Mädchen.

1. Vulvovaginitis, Gonorrhoe der Mädchen.

Schon mechanisch ist der Abschluß der weiblichen Geschlechtsteile im Kindesalter gegen das Einschleppen von Krankheitserregern unvollständiger, weil die Labien noch bis kurz vor der Pubertät geringer entwickelt sind. Auch sind die Geschlechtsorgane nur wenig durchblutet. Vor allem aber ist das Epithel der Vulva und Vagina infolge fehlender Follikelhormonwirkung unreif: es ist weich, unverhornt, dünnschichtig, und das Vaginalsekret besitzt noch nicht den sauren Charakter. Die späteren Schutzeinrichtungen gegen entzündliche Erkrankungen sind also noch nicht recht ausgebildet.

Nichtgonorrhoische Vulvitis. Wenn man bei einem Kinde eine entzündliche Rötung der Vulva beobachtet, die manchmal auch juckt oder schmerzt und häufig mit mehr oder weniger Ausfluß von weißlicher, grauer oder gelblicher Farbe verbunden ist, so denkt man unter hygienisch einwandfreien Verhältnissen zuerst an nichtgonorrhoische Ursachen. Physiologisch ist der Desquamativkatarrh der Neugeborenen und der Pubertätsfluor. Als Krankheitszeichen kommt eine solche Vulvitis vor: a) bei örtlichen Reizungen: Kratzen bei Ekzemen, Würmer, Trichomonas, Masturbation (Fremdkörper!), hochkonzentrierter Harn. b) Bei Exanthemen, die auf der Genitalschleimhaut erscheinen, z. B. Varicellenbläschen, Herpes, Vaccine, bei schweren Masern- und Scharlachfällen. c) Konstitutionell vor allem bei exsudativer Diathese. Behandlung: Örtlich möglichst reizlos (Sitzbäder oder Berieseln mit Kamillenabkochung, Eichenrinden- oder Kalipermanganatbäder, danach leichtes Einpudern). Im übrigen Bekämpfung der eigentlichen Ursache.

Die **Gonorrhoe** befällt fast nur Mädchen und bevorzugt Säuglinge und Kleinkinder. Ihre Häufigkeit wechselt entsprechend dem Stand der persönlichen Hygiene. Die Übertragung geschieht kaum jemals durch Geschlechtsverkehr, gewöhnlich durch Schmierinfektion von erkrankten Spielgenossen, von der Mutter oder Pflegeperson aus, durch Aufenthalt im gleichen Bett, durch gemeinsames Benutzen von Nachtgeschirr, Badesachen, Badewasser (an der feuchten Badewanne bleiben Gonokokken bei Zimmertemperatur über Stunden ansteckungsfähig!), seltener Abortinfektionen. Da die Krankheit wegen der ungenügenden natürlichen Schutzmöglichkeiten des kindlichen Organs besonders leicht übertragen wird, sind in Krippen und Kinderheimen sogar Massenerkrankungen vorgekommen. Symptome: Oft schleichender Beginn mit Harndrang, Schmerzen im Unterleib beim Wasserlassen, Wundsein der umgebenden Haut, meist rahmig-eitriger Ausfluß, gelbe Flecken in der Wäsche, Entzündung von Scheide und Vulva. Manche Kinder haben gar keine Beschwerden; der Ausfluß kann aber auch sehr gering sein, besonders wenn die Krankheit schon längere Zeit besteht. Solche Kinder bilden zuweilen eine

versteckte Infektionsquelle in Kindergemeinschaften! Die Urethra ist fast
stets, das Rectum häufig mit erkrankt. Zur *Diagnose* entnimmt man mit der
Platinöse etwas Sekret, und zwar aus der Vagina und der Urethra am besten
morgens vor der 1. Harnentleerung und ohne vorherige Reinigung des Genitale.
Man findet im lufttrockenen Ausstrich gramnegative, semmelförmige, zum Teil
intracelluläre Diplokokken; jedoch setzt die sichere Erkennung große Erfahrung voraus (Pseudogonokokken!). In frischen Fällen ist die Diagnose meist
rasch geklärt; besteht die Krankheit längere Zeit, so können sehr viele Begleit-
bakterien neben wenigen gramnegativen Kokken gefunden werden; dann muß
bei dem geringsten Verdacht mehrmals, unter Umständen nach Provokation
untersucht werden. Für die (sehr schwierige) Kultur wird das Sekret unmittelbar nach der Entnahme auf den vorgewärmten Nährboden übertragen. Selbstverständlich wird man in der Diagnosestellung wegen der sozialen und seelischen
Folgen für Eltern und Kind sehr zurückhaltend sein, bis eine sichere Klärung
erreicht ist. Bis dahin müssen aber schon alle Möglichkeiten der Weiterverbreitung unterbunden werden. Dann sind sofort die gesetzlich vorgeschriebenen
Nachforschungen nach der Ansteckungsquelle einzuleiten.

Die häufigsten *Komplikationen* sind mechanische Verschleppung der Keime
in die Blase (,,cystitischer" Befund), in den Mastdarm (Geschwüre, Entzündung),
auch in die Augen (s. Blennorrhoe, S.341), ferner metastatische Gelenkentzündungen; Gonokokkensepsis und -endokarditis kommen bei Kindern kaum
vor. Die Vestibulardrüsen und die Cervix sind häufig mit erkrankt, dagegen
findet man aufsteigende Gonorrhoe nur zur Zeit der Menarche.

Die **Therapie** kommt zwar mit den modernen Mitteln erheblich schneller
und sicherer zum Ziel, bleibt aber doch, wie aus anatomischen und physiologischen Besonderheiten verständlich ist, grundsätzlich schwieriger und länger
dauernd als beim Erwachsenen. Bettruhe, mindestens während der ersten 8
oder 16 usw. Behandlungstage, je nach Art der Kur. Verhütung des Weiter-
schleppens durch geschlossene Hose, Menstruationsbinden und sorgfältiges
Reinigen der Umgebung; Temperatur nicht rectal, sondern axillar messen.
Penicillinbehandlung allein genügt beim Kind nicht, den sichersten Erfolg
bringt eine Kombination von Penicillin- und Follikelhormonbehandlung. Bei
der Hormontherapie, die heute nur noch in Verbindung mit Penicillin oder
Sulfonamiden in Betracht kommt, können wir zwei Wirkungsmechanismen
unterscheiden: einen allmählich einsetzenden, dessen therapeutische Wirksamkeit auf einer vorübergehenden Reifung des Schleimhautepithels beruht (das
Vulva- und Scheidenepithel wird verdickt, verhornt und dadurch widerstands-
fähiger; die während der Hormonkur abgelösten Scheidenepithelien bewirken
durch Milchsäurebildung ein saures Scheidensekret, so daß sich die Lebensbedingungen für die Gonokokken verschlechtern). Hierauf bauen die früheren
Behandlungsverfahren auf. Neuerdings wissen wir, daß es außerdem eine sofort
einsetzende Follikelhormonwirkung gibt, nämlich die Auslösung einer mächtigen, örtlichen, fluxionären Hyperämie, die nach 18 Stunden noch nicht völlig
abgeklungen ist; diese nützen wir für die Penicillintherapie aus, um das Penicillin in erhöhter Menge an den Ort der Wirkung heranzubringen. Die kombinierte Penicillin-Follikelhormonbehandlung führen wir demnach heute in
folgender Weise durch: Ein bis höchstens drei Stunden vor Beginn der
Penicillinkur erhält das Kind eine einzige Spritze Cyren B oleosum (schwach),
und zwar 1 cm³ intramuskulär (= 0,5 mg), dann Penicillin; Dosierung bis
zu 6 Jahren insgesamt 100000 E, ab 6 Jahre 200000 E. Technik der Anwendung: das gewöhnlich benutzte Na-Salz des Penicillins muß unmittelbar
vor der Anwendung in Aqua bidest. gelöst werden (Löslichkeit mehr oder

weniger gut)[1]. Man löst die gesamte Penicillindosis in 10 cm³ Aqua bidest. auf und spritzt sie in 5 gleichen Portionen innerhalb von 15 Stunden, d.h. alle 3 Stunden intramuskulär. Zweckmäßig fängt man morgens um 8 Uhr an und gibt um 20 Uhr die letzte Spritze. Am Tage vor und während der Behandlung dem Kind flüssigkeitsarme Kost geben, weil die Ausscheidung des Penicill ns durch die Nieren sehr rasch vor sich geht. Eine aktive örtliche Behandlung findet also nicht statt. Der Fluor hört schon während der Penicillinkur schlagartig auf. Sollten die Abstriche positiv bleiben, so wird sofort eine nochmalige Penicillinbehandlung mit höheren Dosen gemacht (bis zu 6 Jahren 200000 E, über 6 Jahre 300000—500000 E); auch Kombination mit Sulfonamiden kann versucht werden. Bevor wir die geschilderte kurzfristige Hormonwirkung kannten, haben wir mit bestem Erfolg eine etwas länger dauernde benutzt: yren B (schwach) in dreitägigen Abständen 4mal 1 cm³ intramuskulär[2]; nach 3 Cyren B-Gaben Penicillinkur, also am 8. Tag der Behandlung. Übriges Vorgehen wie oben. Wichtig ist, sich nach jeder Behandlungskur genauestens zu versichern, ob endgültige Heilung erreicht worden ist.

Heilungsnachweis. 1. Sieben negative Abstriche an 7 nacheinanderfolgenden Tagen sofort nach der Penicillin- oder Sulfonamidanwendung. 2. Dann Provokation und anschließend 5 Tage lang Abstriche. Provokation: a) Allgemein mit Arthigon oder Gono-Yatren (0,3 cm³ intramuskulär). b) Örtlich mit einigen Kubikzentimetern (1:4) LUGOLscher Lösung oder 5 cm³ 10 vol.-%igem Wasserstoffsuperoxyd. c) Aufstehenlassen. Eine Woche nach der 1. erfolgt in gleicher Weise eine 2. Provokation, dann weitere Abstrichkontrollen bis zum 21. Tag nach der Penicillinanwendung.

Steht kein Penicillin zur Verfügung, wird man Sulfonamide anwenden: allerdings sind die Erfolgsaussichten wegen der vorwiegend sulfonamidresistenten Stämme in den letzten Jahren recht zurückgegangen. Wir gehen folgendermaßen vor: Sulfonamidstoß mit Eleudron, Supronal oder Albucid 4 Tage lang. Dosierung: Säuglinge 0,3—0,4 g je Kilogramm Körpergewicht; Kinder von 1 bis 2 Jahren 0,25—0,3 g je Kilogramm; Kinder von 3—6 Jahren 0,25 g je Kilogramm; ältere Kinder 0,18—0,2 g je Kilogramm. Am 3. und 4. Behandlungstag wird die tägliche Dosis um je 20—25% herabgesetzt. Gleichzeitig tägliches Sitzbad mit Kaliumpermanganat oder 1% Tannin. Finden sich im Abstrich danach noch Gonokokken, wird der Sulfonamidstoß nach 7tägiger Pause wiederholt; nach Möglichkeit Wechseln des Medikaments. Dazu Einträufeln einer ½%igen Protargol- oder Cholevallösung in die Urethra und einer 1—2%igen Lösung in die Vagina 2mal täglich. Bei Rectalgonorrhoe heiße Darmeingießung von Kaliumpermanganatlösung in das Rectum 2mal täglich oder 3—5% Protargolzäpfchen. Falls immer noch Gonokokken nachweisbar, nach einer Woche 3. Sulfonamidstoß. Dazu intramuskulär Arthigon, ansteigend von 0,5 bis

---

[1] Oft ist in der Penicillinflasche an der Oberfläche des Pulvers eine braune klebrige Masse vorhanden. Solange beim Auflösen eine klare Flüssigkeit entsteht, ist diese gebrauchsfähig. In der Wärme wird das Penicillin schnell zerstört, daher dauernde Aufbewahrung im Eisschrank; auch während des Behandlungstages in den Pausen zwischen den einzelnen Einspritzungen immer wieder in den Eisschrank stellen. Wegen der Empfindlichkeit gegen Wärme auch vollständige Abkühlung der Spritze nach der Sterilisation abwarten (Spritze und Kanüle nur trocken und bei Zimmertemperatur benutzen). Schwermetalle (auch Protargol usw.), Salze, Säuren, Alkohol, Kaliumpermanganat, Wasserstoffsuperoxyd sowie Formalin dürfen neben Penicillin nicht verwandt werden, da sie das Penicillin zerstören. Zur Hautdesinfektion daher keine Jodtinktur, sondern Trypaflavin 1:1000 oder Äther. Beim Einspritzen nur Glasspritzen gebrauchen, keine Rekordspritzen wegen der Metallteile. Das Sterilisieren der Spritzen darf nicht in Metallsterilisatoren erfolgen; das Aqua bidest. darf ebenfalls nicht in Metallgefäßen destilliert worden sein.

[2] Bei diesen verhältnismäßig niedrigen Hormongaben sind bedenkliche Nebenwirkungen, wie Brustdrüsenschwellungen, Vergrößerung der Labien, Genitalblutungen nicht zu befürchten.

0,75—1 cm³ oder Aolan morgens 0,3 cm³. Örtlich wie bisher. Bei weiterem Versagen Kombination von Hormon- und Sulfonamidkur: 4mal 1 cm³ Cyren B (schwach) intramuskulär in 3tägigen Abständen; am 5. Tag nach der ersten Cyrenspritze Sulfonamidstoß wie oben. Heilungsnachweis wie oben.

Prognose. Bei der Penicillin-Hormonbehandlung darf man in fast 100% vollständige Heilung im Verlauf von 3—4 Wochen erwarten, während alleinige Penicillinkur nur etwa 60%ige Heilung bringt. Die kombinierte Sulfonamid-Hormonkur kann ebenfalls Heilungserfolge bis zu 93% aufweisen, dauert aber einige Wochen länger. In den übrigbleibenden Fällen sieht man zwar ebenfalls einen weitgehenden Rückgang der äußeren Krankheitserscheinungen, aber die Heilung ist nur ungenügend, was sich in immer wieder positiv werdenden Abstrichen und in Rezidiven des Fluors äußert. Allerdings werden die beim Erwachsenen gefürchteten Spätschäden an den inneren Geschlechtsteilen mit ihren Folgen für die Konzeption nicht beobachtet, da ja die Adnexe nicht erkranken (Go. der Jungen siehe S. 769).

2. Krankheiten der Knaben.

a) Phimose. Das Präputium kann nicht ohne Gewalt hinter die Glans zurückgeschoben werden. In den ersten Lebensjahren ist das *physiologisch* wegen der Enge des Präputialringes und der epithelialen Verklebung zwischen Glans und Präputium. Hier wäre eine Therapie also sinnlos. Bleibt diese physiologische Phimose über diese Jahre hinaus bestehen, so wird ein Dehnungsversuch erst dann nötig, wenn Beschwerden, vor allem eine Neigung zu Balanoposthitis, auftreten. Unter gleichmäßigem Zurückziehen der Vorhaut schiebt man eine Sonde vorsichtig zwischen Glans und Vorhaut ein und löst damit die Verklebungen bis zum Sulcus coronarius, bringt dann flüssiges Paraffin ein und macht anschließend feuchte Umschläge. Nötigenfalls Wiederholung in 2—3 Tagen oder nochmals nach einer Woche.

Die *angeborene Enge* des Präputialringes führt zu Beschwerden beim Wasserlassen: Aufblähung des Präputialsackes, zu dünner Harnstrahl oder Fehlen eines richtigen Strahls, Schmerzen (man hüte sich, bei allen Miktionsbeschwerden kritiklos eine Phimose anzunehmen). Bei dem Versuch, das Präputium ohne Gewalt so weit wie möglich zurückzuschieben, kann man nicht wie beim physiologischen Zustand die ganze Urethralöffnung und die Spitze der Glans sehen. Zunächst versucht man die Dehnung, indem man — falls nötig in kurzem Ätherrausch — das Präputium möglichst weit zurückschiebt. (Unblutig! Jeder Einriß bedingt narbige Strikturen!) Ist die Dehnung in einer oder mehreren Sitzungen nicht möglich, wird operiert.

Entzündliche Verengerung. Meist durch Sekretstauung oder Ansiedlung von Keimen in den Taschen des Präputiums entstanden. Man denke aber auch an Scheuern der Wäsche, traumatische Abschnürung, Fremdkörper oder gonorrhoische Infektion! In unkomplizierten Fällen Umschläge mit Borwasser, essigsaurer Tonerde, Bleiwasser und dgl. Falls eine echte Enge des Präputialringes vorliegt, wird nach Abschwellung gemäß b) vorgegangen.

Narbige Enge ist die Folge von schweren Entzündungen, Traumen oder von unsachgemäßen Dehnungsversuchen. Die Behandlung ist chirurgisch.

b) Die Paraphimose ist ein Stauungsödem der Glans und eines Teils des Präputiums, wenn es hinter die Glans zurückgeschoben wird und wegen seiner Enge im Sulcus coronarius liegen bleibt. Man achte auf Abschnürung durch Bänder, Fäden, Haare und dgl.! Behandlung: Ätherrausch; der Arzt steht am Fußende, hält mit beiden Zeige- und Mittelfingern den Schaft des Penis und drückt mit beiden Daumen die Glans vorsichtig zurück. Man kontrolliere hernach durch leichtes Zurückschieben, ob der Präputialring wirklich vor der Glans liegt.

c) **Balanoposthitis** ist eine Entzündung des Präputialsackes, ausgehend von dem im Sulcus coronarius angesammelten und durch Bakterien verunreinigten Smegma. Symptome: Schwellung, Rötung und Ödem von Präputium und Glans (Therapie s. unter a).

Das *hypertrophische Präputium* (hat nichts mit Phimose zu tun!) ist abnorm lang und überragt rüsselförmig die Urethralöffnung um mehr als 3—5 mm. Es führt häufig zu Entzündungen, weil Urinreste in den Vorhautfalten zurückbleiben und die Ansiedlung von Bakterien begünstigen. In diesem Fall operative Verkürzung. Behandlung der Entzündung mit 5%iger essigsaurer Tonerdesalbe, Borsalbe, Desitinolan und dgl.

d) **Gonorrhoe** ist bei Knaben sehr selten; das Präputium verhindert das Eindringen der Erreger. Gelegentlich tritt sie unter dem Bilde einer Balanoposthitis auf.

e) **Kryptorchismus** (Retentio testis) ist ein unvollständiger Descensus[1] einer oder beider Hoden aus der Bauchhöhle in das Scrotum. Er kann *inguinal* sein, wenn der Hoden im Leistenkanal liegt, und *abdominal*, wenn er nicht bis zum inneren Leistenring gelangt ist. Man spricht erst dann von einer pathologischen Retention, wenn der Hoden dauernd im Leistenkanal ist und sich auch nicht herausstreichen läßt. *Vorübergehendes Hochsteigen in den Leistenkanal ist im Kindesalter nicht pathologisch!* Folgen für den verlagerten Testis: fibröse, fettige, selten maligne Entartung, Neigung zu Entzündungen und mangelhafter Schutz vor Trauma. Über das therapeutische Vorgehen herrscht noch keine Einigkeit. Die Operation scheint immer noch der sicherste Weg zu sein (zwischen dem 6. und 12. Jahre, meist kann man bis zum letzteren Termin warten, zumal noch ein spontaner Descensus möglich ist; bei Beschwerden oder Kombination mit Hernien dagegen operiert man früher). Vorher ist ein Versuch mit einem gonadotropen Hypophysenvorderlappenpräparat zu empfehlen, der natürlich bei abdominaler Retention nur Sinn hat, wenn der Leistenkanal noch durchgängig ist. Man spritzt mehrere Monate lang 2—3mal wöchentlich 1 Ampulle Präphyson, Pregnyl oder dgl. Erfolg unsicher.

f) **Hydrocele** (Flüssigkeitserguß zwischen dem parietalen und visceralen Blatt der Tunica vaginalis) entsteht spontan gleich oder mehrere Wochen nach der Geburt. Symptome: mehr oder minder prallelastische, glatte Geschwulst im Hoden (H. testis) oder in der Leiste (H. funiculi spermat.). Differentialdiagnose: Hernien (reponibel), Tumoren (höckrige Oberfläche, derbe Konsistenz). Die Hydrocele testis leuchtet beim Anhalten einer Taschenlampe auf. Fast stets schwindet die Hydrocele spontan im Laufe von einigen Monaten. Wenn der Erguß sehr stark ist (selten!) oder mehr als 1 Jahr besteht: Punktion am oberen Pol, die manchmal wiederholt werden muß.

Schrifttum.

Bastert-Meschede: Med. Klin. **42**, 423 (1947).

Domagk: Dtsch. med. Wschr. **1947**, 12. — Drachter-Gossmann: Chirurgie des Kindesalters. 1930.

Ellis: Child health and development, p. 4. London 1947.

Fanconi: Helvet. paed. Acta **1**, 183 (1946). — Schweiz. med. Wschr. **1946**, Nr 35/36.

Noeggerath: Allgemeine und besondere urologische Diagnostik beim Jungkind. 1939. — Noeggerath u. Nitschke: Urogenitalerkrankungen der Kinder. Handbuch der Kinderheilkunde, Bd. 4.

Roufogalis: Mschr. Kinderheilk. **80**, 174 (1939).

Volhard: Nierenerkrankungen. Handbuch der inneren Medizin, Bd. 6. — Nierenkrankheiten und Hochdruck. Leipzig 1942.

---

[1] Normalerweise ist er im 8. Fetalmonat beendet.

Pathologie des Wachstums und der Entwicklung.

Von

E. Glanzmann.

Mit 18 Abbildungen.

Zur Feststellung des Wachstums- und Entwicklungszustandes bedienen wir uns der Inspektion, mit Vorteil festgehalten durch die wissenschaftliche Photographie, zur Erfassung der äußeren Erscheinungsform oder des Habitus, der Waage zur Ermittlung des Körpergewichts und der Schubleere bzw. des Meßbandes oder Maßstabes zur Feststellung des Längenwachstums. Diese Maße vergleichen wir mit den aus einer großen Zahl von Messungen aufgestellten Durchschnittsmaßen. Doch müssen wir uns immer bewußt sein, daß die individuellen Variationen groß sind und nur erhebliche Abweichungen von den Durchschnittswerten etwas besagen. Wichtig ist der Vergleich der festgestellten Körperlänge mit dem zugehörigen Gewicht, dem sog. Sollgewicht. Untergewichtigkeit ist im Wachstumsalter eine recht häufige Erscheinung.

Von Interesse sind dann ferner Feststellung des Kopfumfanges, des Brust- und Bauchumfanges mit dem Bandmaß. Beim Säugling sollen Kopf- und Brustumfang nahezu gleich sein. Über den Entwicklungszustand gibt uns das Verhalten der großen Fontanelle Auskunft. Sie soll mit 15 Monaten geschlossen sein. Wichtig ist der Durchbruch der Zähne im 6.—9. Monat, das Vorhandensein von 8 Zähnen am Ende des ersten Lebensjahres usw. Auch die Verzögerung der zweiten Dentition ergibt Anhaltspunkte für die Bewertung des Entwicklungszustandes. Aufschlußreich ist das Röntgenverfahren zur Feststellung des Auftretens der Handwurzelknochen, die normalerweise in bestimmten Entwicklungsperioden erscheinen, des Verhaltens der Epiphysenkerne und der Epiphysen, des Auftretens von Querbändern in der Epiphysengegend, sog. Jahresringen usw. Es schließt sich an die Prüfung der Statik und Motorik, sowie der Intelligenz nach den besonders zu diesem Zweck aufgestellten Testverfahren. Im Pubertätsalter ist das Auftreten oder Fehlen sekundärer Geschlechtsmerkmale sehr wichtig (s. auch Kapitel JOCHIMS: Entwicklung des gesunden Kindes, S. 3).

I. Einfluß von Krankheiten auf das Wachstum und die Entwicklung.

Verschiedenste Krankheitszustände im Kindesalter sind imstande, Wachstum und Entwicklung zu hemmen. Dabei wird in erster Linie das Gewichtswachstum betroffen, während der Wachstumstrieb so stark ist, daß das Längenwachstum trotz des stehenbleibenden Gewichtes noch weiterschreiten kann, so daß es schon dadurch zu einer auffallenden Abmagerung kommen kann. Bei länger dauernden Störungen der Ernährung steht dann schließlich auch das Längenwachstum still. Die geläufigsten Beispiele für diese Beeinflussungen des Wachstums und der Entwicklung geben uns die Ernährungsstörungen der Säuglinge. Solche Kinder sehen infolge der Entwicklungshemmung kleiner und jünger aus, als sie in Wirklichkeit sind. Man spricht deshalb von einem sog. *Infantilismus.*

Dies wird besonders deutlich, wenn Kinder jenseits des Säuglingsalters noch von schweren chronischen Ernährungsstörungen heimgesucht werden. Diese Kinder bleiben so stark im Gewichts- und Längenwachstum zurück, daß man von einem *Infantilismus intestinalis* (HERTER) *(Zöliakie)* spricht. Diese Wachstumsstörung ist heute dank der Bananen-, Buttermilch-, Lebertherapie einer Heilung zugänglich (s. Verdauungskrankheiten von GOEBEL, S. 680 und Avitaminosen von ROMINGER, S. 508 und 527).

Viel ungünstiger ist die Prognose bei Infantilismen infolge Erkrankung lebenswichtiger Organe. Wir kennen einen *cerebralen Infantilismus* bei angeborenen oder erworbenen Schäden des Nervensystems, wie LITTLE, Porencephalie, Mikrocephalie, Hydrocephalie usw.

Schwere kongenitale Herzfehler, namentlich Pulmonalstenose, aber gelegentlich auch Maladie de Roger, wenn der Septumdefekt mit stärkerer Mischungscyanose einhergeht und die Sauerstoffversorgung des wachsenden Organismus beeinträchtigt wird, können zu *kardialem Infantilismus* führen. Sauerstoffmangel kann ähnlich wirken wie ungenügende Zufuhr von Wachstumsvitaminen und Längen- und Gewichtswachstum mehr oder weniger schwer hemmen. Ein kardialer Infantilismus bei erworbenen Herzfehlern ist besonders bei der Mitralstenose bekannt.

Hepatolienaler Infantilismus findet sich bei verschiedenen Formen von Lebercirrhose. Ferner bei der sog. Glykogenspeicherkrankheit, welche in seltenen Fällen das Bild einer Athyreose vortäuschen kann. Es ist dem Organismus nicht möglich, die für die Anfachung der Wachstumsprozesse notwendigen Zucker zu mobilisieren. Es kommt zu Hypoglykämie und Ketonurie (s. ROMINGER: Stoffwechselkrankheiten des älteren Kindes, S. 493).

Beim *pankreatogenen Infantilismus* besteht eine Störung der äußeren Sekretion des Pankreas, die zu mangelhafter Fettverdauung und Resorption führt. Es kommt zu massigen Butterstühlen, ähnlich wie bei Zöliakie. Die Prognose ist jedoch ungünstig. Bei der Autopsie hat man cystische Degenerationen des Pankreas gefunden (Dysporia-entero-broncho-pankreatica).

Beim *renalen Infantilismus* zeigt sich eine frühzeitig einsetzende Wachstumshemmung, die zu Zwergwuchs mit verschiedenen Formen der Spätrachitis, besonders X- und O-Beinen, führt. Es handelt sich um eine Schrumpfniere mit Polydipsie, Polyurie, Blutdrucksteigerung, Retinitis albuminurica und Reststickstofferhöhung. Die Pubertätsentwicklung tritt nicht ein. Zugrunde liegt eine Cystinspeicherkrankheit.

Es ist selbstverständlich, daß solche auf schweren Organschäden beruhenden Wachstumshemmungen des cerebralen, kardialen, hepatischen, pankreatogenen, renalen Infantilismus nur schwer oder überhaupt nicht beeinflußbar sind. Die Prognose dieser Leiden ist in der Regel auch infaust.

Von diesen Anomalien trennen wir die *endokrin bedingten Infantilismen* ab, wie z. B. den thyreogenen, den hypophysären Infantilismus usw. Hier können wir durch Verabreichung der entsprechenden Hormone in die Entwicklungsstörung eingreifen.

Chronische Infektionskrankheiten, wie ganz besonders die Tuberkulose und die Syphilis, können zu Verkümmerung des Wachstums zu einem *Infantilismus vom Typus* LORRAIN und damit auch zur Verzögerung der Pubertätsentwicklung führen. Die Tuberkulose kann an und für sich gutartig sein, sehr chronisch verlaufen, und doch ist ihr Einfluß auf den Infantilismus groß. Die betreffenden Adoleszenten zeigen einen kleinen Kopf, einen engen und platten Thorax, schwache und lange Glieder, feine Haut, feminine Züge. Die Pubertätsentwicklung bleibt mehr oder weniger aus.

In ähnlichem Sinne können ungünstige Umwelteinflüsse, Mangel an Luft und Licht, Intoxikationen in der verpesteten Luft der Städte, schädliche Wirkungen auf das Nervensystem, schwere Emotionen, Kummer, Erschöpfung usw. wirken.

Im Gegensatz dazu besteht kein Zweifel, daß günstigere Umweltsbedingungen eine Wachstums- und Entwicklungsbeschleunigung bewirken können. Die bedeutendere Körpergröße der Schüler höherer Schulen, die aus sozial günstigerem Milieu stammen gegenüber gleichaltrigeren Volksschülern, ist schon lange aufgefallen. Es handelt sich dabei allerdings wohl gelegentlich um unerwünschte Erscheinungen des kümmernden Hochwuchses, nicht selten mit mehr oder weniger ausgesprochenen Graden von Kyphoskoliose der oberen Brustwirbelsäule. Im großen ganzen haben wir aber heute nicht nur hochgewachsene, sondern auch gesunde und muskelkräftige Jugendliche, auf die wir stolz sein können. Dies würde dafür sprechen, daß früher durch mangelhafte Vitaminversorgung, ungesunde Wohnungsverhältnisse, ungenügende Besonnung und zu geringen Sport das optimale Wachstum gehemmt war. Heute sind die Ernährungsverhältnisse

besser, die Vitaminversorgung mit Lebertran, frischen Südfrüchten und Gemüsen während des ganzen Jahres ist eine weit stärkere, ja es wird gelegentlich
sogar die Vitaminüberschwemmung übertrieben. Die Besonnung ist intensiver,
die Kinder halten sich mehr in der frischen Luft und im Freien auf und treiben
Sport. Abgesehen von den Kriegsjahren wurde in den letzten Dezennien
Steigerung des Längenwachstums schon früh um 3—5, ja sogar bis 10 cm festgestellt, so daß die alten Tabellen für Größe und Gewicht der Kinder nicht
mehr für unsere heutige Jugend gelten können. Nicht selten kommt es zu
einer dauernden Zunahme der Körpergröße, so daß die erwachsenen Kinder
ihre Eltern oft ganz bedeutend überragen. Es ist nicht denkbar, daß die Erbmasse als solche sich innerhalb einer Bevölkerung in einem Menschenalter so
verändert, um eine solche Zunahme der Körperlänge zu bewirken. Es machen
sich hier viel mehr die oben erwähnten Umwelteinflüsse geltend. Wenn nach
Bennholdt-Thomsen diese Wachstumsbeschleunigung auf dem Lande nicht in
gleichem Maße zum Ausdruck kommt wie in den Städten, so kann das damit
zusammenhängen, daß auf dem Lande noch vielfach an den früheren ungenügenden Ernährungsmethoden, z. B. viel zu lange durchgeführter, einseitiger Milchernährung festgehalten wird. Bemerkenswert ist ferner der frühzeitigere Eintritt
der Menarche bei den jungen Mädchen, oft schon im 11.—12. Lebensjahr. Die
veränderten Lebensbedingungen haben auch interessanterweise das früher bei
den jungen Mädchen weit verbreitete Krankheitsbild der Chlorose nahezu ganz
zum Aussterben gebracht (s. Tabelle Kapitel Jochims).

II. Sog. Wachstums- und Entwicklungskrankheiten.

Der Volksglaube nimmt an, daß gewisse Wachstums- und Entwicklungserscheinungen
an und für sich zu krankhaften Störungen Anlaß geben können. Bekannt ist das Zahnfieber
kurz vor dem Durchbruch der Zähne; meist ist es jedoch so, daß beim Zahndurchbruch
sich auf dem Boden vasomotorischer Störungen eine Rhinopharyngitis einstellt, welche
das Fieber veranlaßt. Andererseits ist bekannt, daß fieberhafte Zustände verschiedensten
Ursprungs das Wachstum der Zähne und ihren Durchbruch fördern.

Die kritische ärztliche Betrachtung muß auch das Vorkommen von sog. Wachstums-
schmerzen ablehnen, meistens handelt es sich dabei um rheumatische Schmerzen; gelegentlich auch um Belastungsschmerzen, z. B. beim Plattfuß, die sich bis weit in die Oberschenkel
hinauf geltend machen können.

Dagegen besteht kein Zweifel, daß innige Beziehungen bestehen zwischen raschem Wachstum, sowohl im ersten bis zweiten Lebensjahr, als auch zur Zeit der Pubertät und der
Rachitis. Ohne Wachstum keine Rachitis. In den Entwicklungsjahren tritt die sog. Spätrachitis auf mit Skoliose, Kyphose oder Lordose der Wirbelsäule, Genu valgum, Plattfuß,
Coxa vara usw.

Das Längenwachstum eilt gewöhnlich der Breitenentwicklung voraus. Ist
es erheblich gesteigert, so daß das Mißverhältnis zwischen Längen- und Breitenentwicklung besonders ausgeprägt wird, so entstehen die bekannten hoch-
aufgeschossenen sog. Spargeltypen der Adoleszenten. In dem langen schmalen
Thorax findet sich auch ein schmales, in die Länge gezogenes sog. Tropfenherz.
Dieses Tropfenherz ist meist auch ein außerordentlich reizbares Herz. Schon
der Wechsel von der liegenden zur aufrechten Körperstellung, psychische Emotionen lösen heftiges Herzklopfen, Tachykardie, selten Extrasystolen, Angst-
gefühle und selbst präkordiale Schmerzen aus. Die ganze Herzgegend wird durch
die aufgeregte Herzaktion erschüttert. Nicht selten finden sich auch vasomotorische Störungen in Verbindung mit dem starken Pubertätswachstum,
es kommt zu Wachstumsblässe, gelegentlich mit abnormer Blutdrucksteigerung,
halonierten Augen, Akrocyanose mit Neigung zu Frostbeulen, Neigung zu
Ohnmachten mit Blutdrucksenkung. Die Herzaktion ist infolge des gesteigerten
Sympathicustonus oft so erregt, daß es zu funktionellen Herzgeräuschen kommen

kann. Nicht selten bestehen Müdigkeit, Unfähigkeit zu geistiger Konzentration, starker Schweißausbruch bei körperlichen Anstrengungen oder bei psychischer Emotion, Neigungen zu Ohnmachten namentlich bei länger dauernder aufrechter Körperhaltung. Bekannt sind auch die Kopfschmerzen der Adoleszenten. Sie treten besonders gegen die Mittagsstunden bei leerem Magen auf und sind oft in der Mitte der Stirn lokalisiert. Gelegentlich findet man eine vergrößerte Sella turcica; in anderen Fällen wieder nehmen diese Kopfschmerzen mehr migräneartigen Charakter an. Diese Störungen gleichen sich meist synchron mit dem Einsetzen der Breitenentwicklung aus und sind durch Maßnahmen, die diese befördern, zu beeinflussen, ganz besonders durch geeignete Gymnastik, welche die oberen Extremitäten bevorzugen muß, z. B. Rudern, Tennis usw.

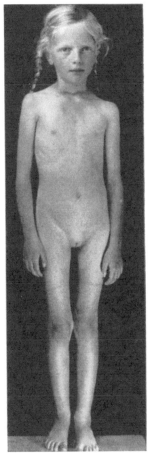

Abb. 1. Asthenie.
(Kieler Univ.-Kinderklinik.) (K)

1. Die wichtigsten Wachstumstypen im Kindesalter.

a) Normosomie.

Gewichts- und Längenwachstum entsprechen in harmonischer Weise den Mittelwerten der Norm.

b) Kleinwuchs.

Die Kinder bleiben im Längenwachstum zurück, aber das Gewicht entspricht der Körperlänge bzw. den Durchschnittswerten.

c) Hochwuchs.

Die Kinder sind über mittelgroß, das Gewicht entspricht genau der Körpergröße.

d) Eurysomie.

Breitenwuchs, pyknische Typen. Die Körpergröße ist untermittelgroß oder mittelgroß, das Gewicht übertrifft die Mittelwerte. Die Kinder zeigen einen gedrungenen Körperbau. Diese dicken Kinder haben nicht selten eine bestimmte vegetative Stigmatisierung im Sinne der Vagotonie, mit Neigung zu langsamem Puls, zu Asthma bronchiale, Dermographismus ruber et albus, zu Koliken im Magendarmkanal, Colica mucosa usw. Das Temperament ist eher phlegmatisch, indifferent, zähflüssig, oft zu Trotz neigend. Bei Infektionskrankheiten zeigen die dicken Kinder oft eine Neigung zu schwerem Verlauf mit hohem Fieber. Namentlich bei den sog. pastösen Typen kommt es zu rascher Einschmelzung des mehr oder weniger pathologischen Fettgewebes. Bei diesen pastösen Typen nehmen Infektionskrankheiten besonders häufig einen foudroyanten, letalen Verlauf.

e) Hyperplasie.

Sowohl das Längen- wie das Gewichtswachstum sind erheblich über die Mittelwerte gesteigert. Es handelt sich um athletische Typen mit grobem Knochenbau und Neigung zu schwereren perennierenden Formen von Rachitis. Auch das Temperament der Athleten ist oft zähflüssig und zu Trotz neigend.

f) Hypoplasie.

Längen- und Breitenentwicklung bleiben wie das Gewichtswachstum zurück (erheblich unter den Durchschnittswerten). Es handelt sich einfach um kleine Kinder mit grazilem Knochenbau, ohne daß man bestimmte endokrine Züge feststellen könnte. Bei diesen zu kleinen Kindern wird häufig der Fehler gemacht, daß man sie zu überfüttern sucht. Dadurch kann man aber keine Steigerung des Längen- und Gewichtswachstums erzielen. Die Gefahr dyspeptischer Störungen ist groß.

g) Schmalwuchs oder Leptosomie.

Es sind dünne, magere Kinder, die sich nicht mästen lassen, die immer schlank und grazil bleiben. Es besteht ein Mißverhältnis zwischen der oft gesteigerten Körperlänge und der ausgesprochenen Untergewichtigkeit. Diese Kinder haben einen langen, schlanken Thorax, ein entsprechend schmales, kleines Tropfenherz, sie neigen zu Herzklopfen, zu Pulsbeschleunigung, Schweißen usw., also zu Erscheinungen, die wie auch das nicht seltene Glanzauge an eine Hyperthyreose erinnern, vielleicht auch mit einer vermehrten Adrenalinausschüttung und erhöhtem Sympathicustonus einhergehen. Oft besteht eine Neigung zu Hyperthermie, also zu habituellen Steigerungen der Körpertemperatur bis über 38° bei normaler oder sogar verlangsamter Senkungsgeschwindigkeit. Es handelt sich sehr häufig um erregbare, nervöse Kinder mit Steigerung der Sehnenreflexe, Lidflattern beim Augenschluß,

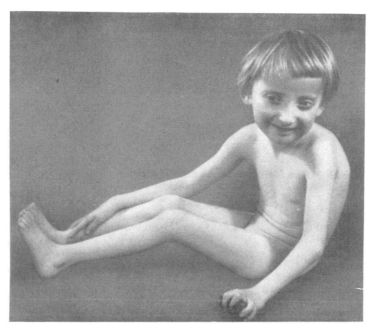

Abb. 2. Arachnodaktylie. (Kieler Univ.-Kinderklinik.) (K)

Zungenwogen beim Vorstrecken der Zunge, Facialisphänomen usw. Nicht nur das Fettpolster, sondern auch die Muskulatur ist dürftig und wenig leistungsfähig. Diese leptosomen, asthenischen Kinder zeigen entsprechend ihrer zarten Körperkonstitution häufig eine ängstliche Grundhaltung mit Unsicherheit, Schüchternheit, großer Sensibilität und Neurosebereitschaft nach der Richtung des schizoiden Formenkreises. Sie ziehen sich z. B. von den robusteren Altersgenossen zurück. Cerebrale Typen mit starker Entwicklung des Gehirns, hervorragender Intelligenz treffen wir am ehesten bei dem asthenischen Körperhabitus. Bei diesen leptosomen, asthenischen Kindern verlaufen nun die meisten Infektionskrankheiten auffallend mild, gewissermaßen auch asthenisch, mit geringem Fieber usw.

Die asthenische Konstitution erfordert oft psychische Ruhigstellung durch Milieuwechsel. Das Breitenwachstum kann durch entsprechende Gymnastik gefördert werden. Zur Hebung der Appetitlosigkeit und zur Steigerung des Breiten- und Gewichtswachstums sind Hefepräparate oft nützlich.

h) Dysplastische Typen.

α) **Arachnodactylie** oder **Dolicho-Stenomelie (Marfan).** Sie stellt eigentlich eine extreme Variante des leptosomen Formentyps dar. Das Längenwachstum ist meist gesteigert, und es besteht eine mehr oder weniger hochgradige Magerkeit. Das Gesicht hat oft einen altlichen Ausdruck, ist lang, mager und schmal. Das Gaumendach ist spitzbogig. Charakteristisch sind die präraphaelitischen Verlängerungen der Finger, die oft eigentümlich verbogen sind und deshalb an Spinnenfinger erinnern. Nicht selten findet sich eine Dupuytrensche Kontraktur, so daß besonders der Ring- und Kleinfinger nicht voll gestreckt werden können.

Häufig sind X-Beine, Knick- und Plattfüße. Der Calcaneus springt stark vor, es bestehen Hammerzehen und andere Stellungsanomalien der Zehen. An den Händen und Füßen sind die Weichteile über den dünnen Knochen stark reduziert, bläulich verfärbt, oft naß, kalt. Augenanomalien (Linsenluxation, Nystagmus, Myopie, Farbenblindheit), gelegentlich auch Ohrmuschelveränderungen und Gehörstörungen wurden beobachtet. Selten sind neurologische Zeichen, ähnlich einer FRIEDREICHschen Ataxie. Die Ätiologie ist unbekannt.

β) **Dystrophia adiposo-genitalis.** Im Kindesalter besonders häufig ist die Pseudoform mit Gigantismus, Adipositas und Genitalhypoplasie.

2. Die verschiedenen Formen von Minderwuchs und Zwergwuchs.

Wir können folgende Formen von Zwergwuchs unterscheiden:

a) Primordialer Zwergwuchs, Nannosomia vera.

Diese Zwergwuchsform ist häufig angeboren und vererbt. In den betreffenden Sippen kommen auch kleinwüchsige Individuen vor. Diese Kinder erreichen, auch wenn sie erwachsen sind, oft nicht mehr als Metergröße. Dabei sind die Körperproportionen normal. Die geschlechtliche Entwicklung vollzieht sich rechtzeitig. Solche Zwerge sind nicht selten sogar sehr intelligent. Sie entwickeln sich zu Miniaturen normaler Menschen und erinnern an die Zwergrassen oder Pygmäenvölker, wie sie in Zentralafrika vorkommen.

b) Zwergwuchsformen infolge endokriner Störungen.

α) **Thyreogener Zwergwuchs.** Häufiger Ausdruck der Wachstumshemmung bei sporadischem und endemischem Kretinismus mit Myxödem, Hemmung der psychischen, weniger der sexuellen Entwicklung. Gelegentlich kann der Zwergwuchs infolge Schilddrüsenmangels eine Wachstumseinbuße bis unter 1 m bedingen.

β) **Hypophysärer Zwergwuchs (Nannosomia-pituitaria).** Gute Körperproportionen von kindlichem Habitus mit wechselnd

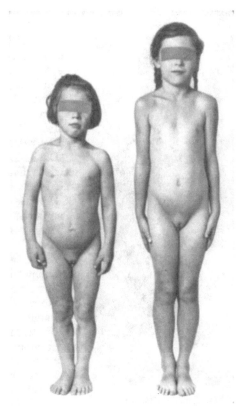

Abb. 3. Primordialer Zwergwuchs mit Alterskameradin. (Kieler Univ.-Kinderklinik.) (K)

starkem Zurückbleiben des Wachstums. Im Gegensatz zum thyreogenen Zwergwuchs ist die Intelligenz gut. Charakteristisch ist die mangelhafte Entwicklung der äußeren Genitalien (Penis, Kryptorchismus usw.). Dieser Hypogenitalismus ist jedoch nicht immer für die Diagnose des Zwergwuchses infolge Erkrankung der Prähypophyse zu verlangen.

γ) **Zwergwuchs mit vorzeitiger Senilität (Progeria).** Es zeigt sich eine starke Wachstumshemmung mit frühzeitig seniler Involution, Haarausfall, starker Abmagerung. Die Pubertätsentwicklung tritt nicht ein. Insuffizienz verschiedener endokriner Drüsen wie Thymus, Nebennieren, Hypophysenvorderlappen, Keimdrüsen wurde ätiologisch angeschuldigt.

δ) **Dyscerebraler Zwergwuchs.** Er findet sich z. B. bei Hydrocephalus, Mikrocephalie und kommt wahrscheinlich auch auf dem Wege über eine Schädigung des Hypophysenvorderlappens zustande. Demgemäß finden sich häufig auch Hypogenitalismus, gelegentlich auch dysthyreotische Erscheinungen infolge Ausfalls des thyreotropen Vorderlappenhormons.

c) Zwergwuchsformen infolge einer autonomen Knochenerkrankung.

α) **Die Chondrodystrophie.** Es handelt sich um einen angeborenen Zwergwuchs, der nicht selten familiär beobachtet wird. Die Kinder sind charakterisiert durch einen Zwergwuchs mit eigentümlichen Veränderungen der Körperproportionen.

Der Kopf ist groß, mit vorspringenden Stirn- und Scheitelhöckern. Die
Nase ist kurz und an der Wurzel eingezogen wegen frühzeitiger Synostose der
Schädelbasis (Makrocephalie). Die große Fontanelle schließt sich spät.

Der Rumpf ist normal lang und zeigt meist eine ziemlich starke Lordose.
Charakteristisch für die Chondrodystrophie ist die *Mikromelie*, d. h. die
Verkürzung der Extremitäten. Die Arme reichen höchstens bis zum Trochanter
herab. Der Ellenbogen kann häufig nur unvollständig gestreckt werden. Die

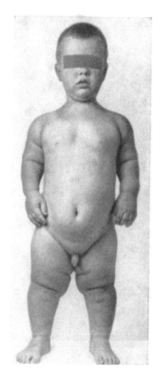

Abb. 4. 7 Jahre altes Kind von
104 cm Körperlänge bei einer Solllänge von etwa 122 cm! (Gewicht
26,7 kg, Sollgewicht 17,1 kg). Chondrodystrophie.
(Kieler Univ.-Kinderklinik.) (K)

Hände sind auffallend klein, fleischig, die Finger
sind ebenfalls verkürzt. Der 2. und 3. Finger sind
beinahe gleich lang, ebenso der 4. und 5. Finger.
Charakteristisch ist die Dreizackform der Finger.
Die mittleren 3 Finger divergieren in ausgestreckter
Haltung. Die Beine sind ebenfalls stark verkürzt.
Sie erreichen nur etwa die Hälfte der normalen
Länge. Die Mittelfußknochen sind ebenfalls kurz,
häufig besteht ein Genu varum.

Die Muskulatur erscheint sehr kräftig entwickelt,
so daß diese Zwerge wie Athleten aussehen. Sie
sind stark und geschickt.

Die Geschlechtsteile entwickeln sich normal,
ja nach der Pubertät soll sogar ein gewisser Hyper-
genitalismus somatisch und psychisch zum Vorschein
kommen.

Die Intelligenz ist meist recht gut. Das Temperament lebhaft, zu Witzen geneigt und euphorisch.
Im Mittelalter spielten Chondrodystrophiker Rollen
als Hofnarren.

Je nachdem, ob eine Einschränkung der Knorpel-
proliferation vorliegt oder eine Steigerung bei un-
geordnetem Ablauf, wurde versucht, eine häufigere
hypoplastische, von einer selteneren hyperplastischen
Form zu trennen. Die Röntgenuntersuchungen im
Kindesalter haben jedoch gezeigt, daß im gleichen
Skelet beide vereinigt vorkommen können. Im
Röntgenbild sieht man sehr plumpe, kurze Knochen.
Dies gilt vor allem auch von den langen Röhrenknochen, besonders Humerus und Femur. Die Corticalis überwiegt über die Spongiosa. Die physio-
logischen Knochenvorsprünge, die dem Ansatz von Muskeln dienen, treten
stark hervor. Oft findet man eine starke Verbreiterung der Metaphysen, die
dann pilzartig überhängen. Die Epiphysenlinien verlaufen etwas gewellt oder
zackig, oder unscharf. Die Metaphysen der Metakarpen sind meistens aufgetrieben und becherförmig ausgehöhlt. Die an der Knochenknorpelgrenze
der Rippen vorhandenen rosenkranzähnlichen Auftreibungen (besonders bei
der hyperplastischen Form) unterscheiden sich röntgenologisch durch die
scharfe Zeichnung der präparatorischen Verkalkungszone grundsätzlich von
denen der Rachitis. Dadurch, daß das Knorpelwachstum ungleichmäßig erfolgt, z. B. median, lateral aber nicht, können Verkrümmungen der Knochen
entstehen, die mit Rachitis verwechselt werden könnten. Es zeigen sich
aber niemals Zeichen einer gestörten Verkalkung. Durch das asymmetrische Wachstum in der Epiphysengegend bildet sich oft ein einseitiger, langer,
spitzer Sporn. Die seitliche Schädelaufnahme demonstriert eine Steilstellung und

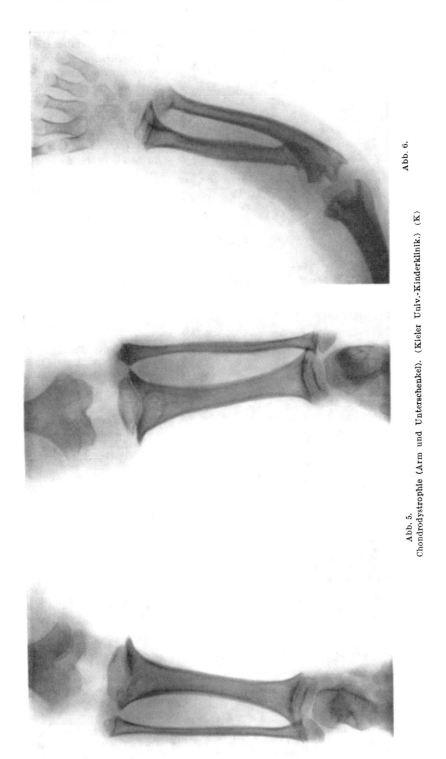

Abb. 6.

Abb. 5.
Chondrodystrophie (Arm und Unterschenkel). (Kieler Univ.-Kinderklinik.) (K)

Verkürzung der Schädelbasis infolge Wachstumshemmung in sagittaler Richtung. Dies führt zur Einziehung der Nasenwurzel und einer übertriebenen Wölbung des Stirnbeines. Auch die Hypophysenloge kann gelegentlich verkleinert erscheinen.

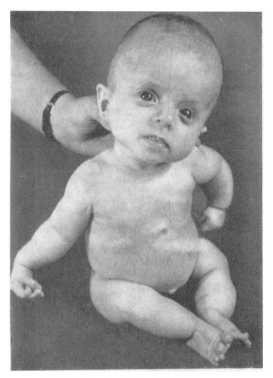

Es gibt auch abortive Formen der Chondrodystrophie, wo die Wachstumsstörung sich z. B. nur an den Humeri oder an den Femora nachweisen läßt. Auch halbseitige Chondrodystrophie kommt vor, schließlich Befallensein nur eines Knochens.

Histologisch findet man die Knorpelwucherungszone und namentlich den Säulenknorpel ganz ungenügend, ja stümperhaft ausgebildet. Die Knorpelneubildung scheint gelegentlich völlig zu ruhen. Doch ist diese Hemmung nicht überall in gleichem Maße wahrzunehmen, z. B. nicht an allen Skeletteilen, und auch in derselben Verknöcherungszone finden sich Unterschiede. Typisch ist insbesondere die Eindellung der mittleren Knorpelpartie durch den Diaphysenschaft. Die enchondrale Knochenbildung stockt namentlich in den zentralen Partien, während sie peripher wohl infolge günstigerer Ernährungsverhältnisse besser in Gang kommt. Die Knorpelzellen erscheinen auch morphologisch krank, sie sind stark blasig aufgetrieben.

Abb. 7. Osteogenesis imperfecta (Vrolik). (Kieler Univ.-Kinderklinik.) (K)

Typisch ist ferner ein quer oder schräg in die Verknöcherungszone eingelagertes, sehr gefäßreiches, fibröses Band, welches den ruhenden Epiphysenknorpel vom proliferierenden trennt. Ich fasse diese Erscheinung als ein Kompensationsbestreben des Organismus

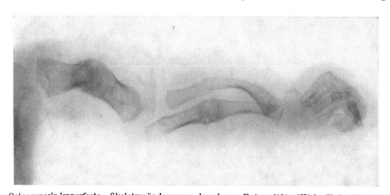

Abb. 8. Osteogenesis imperfecta. Skeletveränderungen der oberen Extremität. (Kieler Univ.-Kinderklinik. (K)

auf, um den kranken Knorpelzellen durch bessere Ernährung zu Hilfe zu kommen. In der Tat sieht man in dieser Zone meist etwas bessere Knorpelzellwucherung, sonst bleiben die Knorpelzellen oft ohne jede Ordnung zerstreut in einem fibrösen Knorpelgrundgewebe. Im Gegensatz zu dieser Störung der Knorpelwucherung vollzieht sich die periostale Ossifikation in normaler Weise.

Das Wesentliche bei der Chondrodystrophie ist eine wahrscheinlich durch Mutation der Knorpelzellen bedingte Wachstumsstörung. Endokrine Einflüsse spielen bei der Chondrodystrophie keine Rolle, deshalb ist auch die Behandlung mit Hormonen machtlos.

β) **Osteogenesis imperfecta (Typus Vrolik).** Ähnlich wie bei der Chondrodystrophie handelt es sich auch um eine fetale Erkrankung mit auffallender

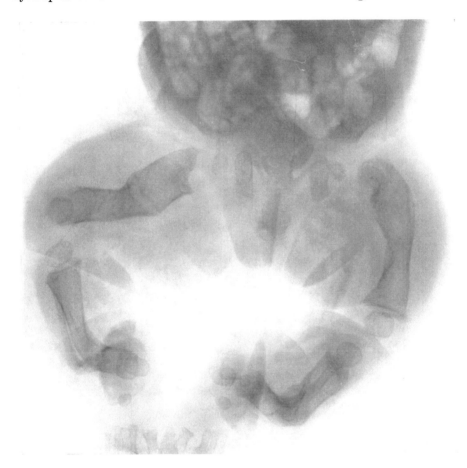

Abb. 9. Osteogenesis imperfecta. Skeletveränderungen der unteren Extremität. (Kieler Univ.-Kinderklinik.) (K)

Mikromelie mit sehr dicken, plumpen, biegsamen Röhrenknochen, mit multiplen Infraktionen, queren Schattenbändern, so daß die Knochen ein schachtelhalm-ähnliches Aussehen erhalten. Im Gegensatz zur Chondrodystrophie ist jedoch die Ossifikation infolge ganz ungenügender Leistung der Osteoblasten auf das schwerste gestört. Die Corticalis ist äußerst dünn, die Spongiosastruktur nicht wahrnehmbar. Die Rippen sind sehr plump, perlschnurförmig infolge zahlreicher Verbiegungen, Infraktionen und Aufhellungen. Das Schädeldach ist abnorm dünn, man hat das Gefühl als wenn der Schädel aus federnder Pappe oder aus Gummi bestände. Man findet nur einzelne kleine Inseln von hartem Knochengewebe in den weichen Gummiball eingelagert. Fontanellen und Nähte sind abnorm weit, die Skleren zeigen eine auffallend blaue Verfärbung, indem das schwarze Pigment der Retina durch die verdünnte fibröse Membran hindurchschimmert.

Histologisch sind die insuffizienten Osteoblasten außerordentlich zahlreich, liegen sehr dicht nebeneinander, können gelegentlich konfluieren oder sind nur durch abnorm schmale Spangen von Knochenbälkchen voneinander getrennt. Die Knochenbrüchigkeit ist auf die ganz mangelhafte Knochenbildung durch die minderwertigen Osteoblasten zurückzuführen. Bei der Chondrodystrophie sind die Knorpelzellen insuffizient, bei der Osteogenesis imperfecta die Osteoblasten.

Häufig werden die Feten mit Osteogenesis imperfecta tot geboren, oder sie leben nicht lange, die Prognose ist im großen ganzen schlecht, die Kinder sterben nach wenigen Tagen oder Monaten meist an Lungenentzündung. Selten erreichen sie ein Alter von 3—4 Jahren.

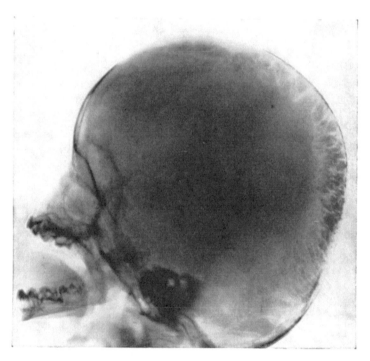

Abb. 10. Osteogenesis imperfecta. (Kieler Univ.-Kinderklinik.) (K)

Bei Osteogenesis imperfecta sah ich Kalkablagerung am Schädel und bessere Ossifikation der Extremitäten nach wiederholten Vitamin-D-Stößen (600000 E).

Nach meiner Ansicht ist die **idiopathische Osteopsathyrose vom Typus Lobstein** von der Osteogenesis imperfecta trotz der ähnlichen histologischen Befunde abzutrennen. Die langen Röhrenknochen zeigen keine Mikromelie, sondern normales Längenwachstum bei stark gehemmtem Dickenwachstum. Sie sind demnach außerordentlich grazil und sehr brüchig. Die Frakturen heilen oft mit starken Verbiegungen aus. Es können oft außerordentlich zahlreiche Frakturen (10, ja sogar 40—60) im Laufe der Jahre zur Beobachtung kommen. Die Osteopsathyrose ist oft verbunden mit blauen Skleren und Schwerhörigkeit. In den betreffenden Familien können auch diese letzteren Symptome isoliert, ohne Osteopsathyrose, vererbt werden. Übergangsfälle zwischen Osteogenesis imperfecta und Osteopsathyrose müßten zahlreicher sein, als dies tatsächlich der Fall ist, wenn die beiden Affektionen identisch wären. Die Prognose der Osteopsathyrose ist sehr viel besser, indem nach dem 20. Lebensjahr die Neigung zu Knochenbrüchen sehr viel seltener wird. Blutchemisch finden wir beim Typus Vrolik erhöhte Kalk- und Phosphatwerte im Serum, beim Typus Lobstein normale Kalkwerte, während der Phosphatspiegel zur Erniedrigung neigt, was aber noch umstritten ist (RUDOLPH). Die neuere Therapie, kombinierte Behandlung mit Vitamin C und besonders Vitamin D, ferner Strontium lacticum in Lebertran 6,0/100,0 3mal 1 Teelöffel hat sich uns manchmal erfolgreich erwiesen.

γ) **Osteosclerosis congenita, Marmorknochenkrankheit** (ALBERS-SCHÖN-BERG). Es ist eine äußerst seltene Skeletmißbildung, bei welcher die Knochen infolge eines besonders dichten Baues eine marmorartige, strukturlose Beschaffenheit gewinnen. Im Röntgenfilm erscheinen die Knochen kompakt weiß, die Knochen sind gleichwohl abnorm brüchig. Das ganze Skelet kann befallen sein, und infolge weitgehender Verödung der Markräume in den Knochen kommt es zu progressiver, letaler Anämie. In leichteren Fällen können auch fleckweise zerstreute, kleinere Verdichtungsherde im Knochen auftreten. Ich habe solche auch an der Schädelbasis beobachtet mit Opticusatrophie infolge Verengerung der Foramina optica. Die Marmorknochenkrankheit tritt ebenfalls hereditär und familiär auf, und sie kann auch schließlich zu Zwergwuchs führen. Bei Kindern wurde allerdings bis jetzt keine wesentliche Wachstumshemmung beschrieben. Therapeutisch kann als calciummobilisierendes Mittel das Nebenschilddrüsenhormon ver-

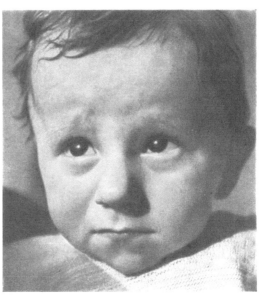

Abb. 11. Blaue Skleren bei Osteogenesis imperfecta. (Kieler Univ.-Kinderklinik.) (K)

sucht werden. Da die Calciummobilisierung in diesen Fällen sehr schwierig ist, sind hohe Dosen in Anwendung zu bringen.

δ) **Rachitischer Zwergwuchs.** Auch abgesehen von den Knochenverkrümmungen kann gelegentlich eine solche Wachstumshemmung beobachtet werden, daß ein Zwergwuchs resultiert. Doch habe ich in derartigen Fällen Veränderungen an der Hypophyse infolge des Druckes eines rachitischen Hydrocephalus beobachtet (s. ROMINGER: Avitaminosen, S. 515).

3. Die verschiedenen Formen von Hoch- und Riesenwuchs.

Viel seltener als zu Minderwuchs führen Wachstumsstörungen im Kindesalter zu einem gesteigerten Wachstum. Wir können folgende Formen unterscheiden:

a) Akromegalie,

beruhend auf eosinophilen Tumoren des Hypophysenvorderlappens findet sich im Kindesalter nur außerordentlich selten.

b) Gigantismus,

meist verbunden mit Adipositas vom Typus der Dystrophia adiposo-genitalis ist die häufigste Form des Hochwuchses im Kindesalter.

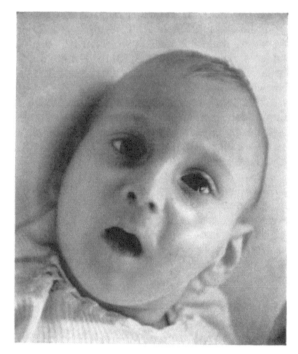

Abb. 12. Mikrocephalus. (Kieler Univ.-Kinderklinik.) (P)

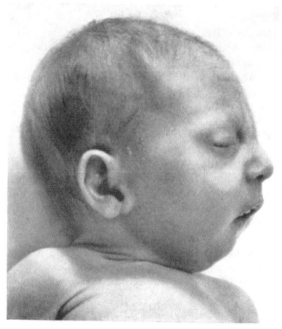

Abb. 13. Aztekengesicht. (Kieler Univ.-Kinderklinik.) (K)

c) Eunuchoider Hochwuchs

nach Kastration, nach Trauma oder nach infektiöser Zerstörung der Hoden, z. B. nach Mumps, Tuberkulose, Syphilis usw. Die normale Bremsung des Wachstums unter dem Einfluß der Sexualhormone zur Zeit der Pubertät fällt hier aus.

4. Lokale Wachstumsstörungen.

a) Am Schädel.

Das Wachstum des Schädels steht unter dem Einfluß des rasch wachsenden Gehirns. Frühgeburten zeigen deshalb einen charakteristischen *Megacephalus*, weil bei ihnen das Gehirn besonders rasch wächst. *Hydrocephalus* internus führt auch zu gesteigertem Schädelwachstum mit weit offener Fontanelle und klaffenden Nähten. Bei der *Mikrocephalie* ist primär das Gehirnwachstum gehemmt, und es kommt zu einem frühzeitigen Verschluß aller Schädelnähte. Charakteristisch ist das Azteken- oder Vogelgesicht.

Es können nun die einzelnen Schädelnähte eine ungleiche frühzeitige Verknöcherung zeigen, und diese wechselnden Verhältnisse führen dann auch zu verschiedenen Wachstumsstörungen und Bildungsanomalien des Schädels.

Beim *Hypertelorismus* besteht eine frühzeitige Synostose der Schädelnähte, so daß der Schädel sich nur an der Schädelbasis verbreitern kann. Es wird namentlich die Gegend der Nasenwurzel sehr stark verbreitert, so daß die Augen einen abnorm großen Abstand voneinander gewinnen. Kombination mit Debilität ist häufig.

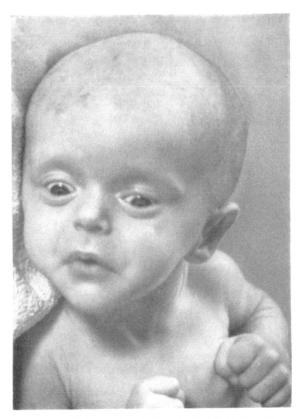

Abb. 14. Hydrocephalus. (Kieler Univ.-Kinderklinik.) (P)

Bei frühzeitigem Verschluß der Sagittalnaht kann sich der Schädel nicht in die Breite ausdehnen, sondern durch das vermehrte Wachstum in den Coronarnähten und der Lambdanaht nur in die Länge. Die frühzeitig geschlossene Sagittalnaht springt wie der Kiel eines umgekehrten Kahnes stark vor. Daher der Ausdruck *Skaphocephalus oder Kahnschädel.*

Bei Verschluß der Coronarnähte, wobei man die Synostosen als wallartige Verdickungen fühlen kann, kann sich der Schädel nicht in die Breite ausdehnen, sondern muß in die Höhe wachsen. Es entsteht so ein sog. *Turmschädel, Turricephalus oder Pyrgocephalus.* Es handelt sich um eine oft erbliche Mißbildung. Das Röntgenbild zeigt sehr stark ausgesprochene Impressiones digitatae und Vertiefung der mittleren Schädelgrube. Hypophysenstörungen können die Folge sein, welche in einem Fall eigener Beobachtung zu Zwergwuchs führten. Die Orbitae sind auffallend seicht, es kommt deshalb oft zu Exophthalmus, und allmählich entwickelt sich Neuritis optica

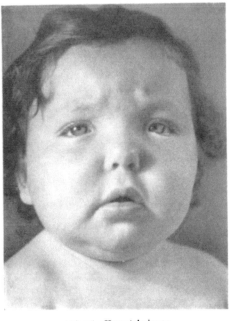

Abb. 15. Hypertelorismus. (Kieler Univ.-Kinderklinik.) (K

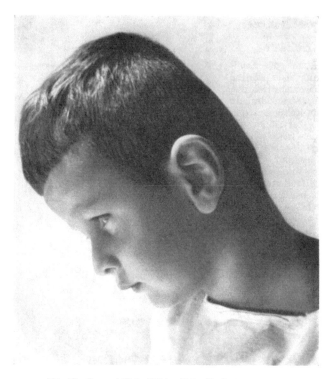

Abb. 16. Turmschädel. (Kieler Univ.-Kinderklinik.) (P)

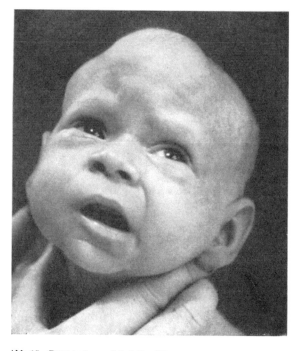

Abb. 17. Dysostosis craniofacialis. (Kieler Univ.-Kinderklinik.) (K)

mit Atrophie. Der beim hämolytischen Ikterus angetroffene Turmschädel hat wahrscheinlich eine andere Ätiologie. (Erweiterung der Markräume infolge hyperregenerativer Knochenmarksprozesse).

Bei der *Dysostosis craniofacialis* (CROUZON) finden wir ebenfalls prämature Synostosen der Schädelnähte, besonders Sagittalnaht mit einer beulenförmigen Vorwölbung der Stirngegend, Strabismus divergens, Exophthalmus, Adlernase, Prognathie des Unterkiefers, Neuritis optica mit Atrophie infolge Einklemmung des Opticus im Sehnervenkanal. Im Röntgenbild Wabenschädel mit Usurierung der Schädelkapsel in der Gegend der Gyri, während über den Sulci Leisten stehen bleiben.

b) Wirbelsäule, kongenitale Halswirbelsynostose (KLIPPEL-FEIL).

Verschmelzung des 2.—6. Halswirbels führt zu abnormer Kurzhalsigkeit mit behinderter Beweglichkeit zur Seite, meist verbunden mit Schulterblatthochstand.

5. Multiple Abartungen.

Dysostosis cleidocranialis (SCHEUTHAUER-P. MARIE). Störung in der Entwicklung der bindegewebig angelegten Knochen des Schädeldaches mit Offenbleiben von Fontanellen und Nähten am Hirnschädel und Verkürzung der Schädelbasis, hypoplastischem Gesichtsschädel mit Mikrodontie und gleichzeitig Defekte der bindegewebig angelegten Teile der Clavicula, ein- oder meistens beiderseits. Die Schultern lassen sich auf der Brust zusammenklappen. Kleinwuchs mit starker Lordose der Lendenwirbelsäule. Defekt der Schambeinfuge, gelegentlich Coxa vara, Rückstand in der Entwicklung der Knochenkerne, abnorme Ossifikationszentren usw.

Dysostosis multiplex (HURLER). (Gargoylismus: Chondroosteodystrophie, Hornhauttrübungen, Hepatosplenomegalie und geistige Schwäche.) Der Ausdruck Gargoylismus rührt von Gargouille her, d. h. den steinernen Traufröhren mit Fratzengesicht. Der große, plumpe, meist mißgestaltete Schädel, das breite grotesk wirkende Gesicht mit den stumpfen, fast menschenunähnlichen Zügen, der unförmige Körper mit den deformierten Gliedern erinnern an die fantastischen, oft monströsen Gestalten der Wasserspeier. Pathognomonisch sind schleierartige Hornhauttrübungen, großer Schädel mit erweiterter Sella, verdickte Gesichtshaut, dicke Lippen, Zwergwuchs, Trichter- oder Hühnerbrust, Kyphoskoliose mit Gibbus, Ankylose in den Schulter- und Ellenbogengelenken, Tatzenform der Hände mit Beugekontraktur der Endphalangen, Verbildungen des Humerus und Femurkopfes, Verdichtungen und Aufhellungen der Knochenstruktur und Sklerosierung der Epiphysenlinien. Hepatosplenomegalie und geistige Debilität. Es handelt sich um eine eigenartige Lipoidspeicherkrankheit.

MORQUIOsche *Krankheit*. Die Kinder werden normal geboren. Im Kleinkindesalter treten progressive deformierende Veränderungen am Skeletsystem auf. Schädel und Gesicht bleiben verschont, es kommt zu grotesker Verunstaltung des Brustkorbes, zu Verbiegung der Wirbelsäule und der Extremitäten. Zwergwuchs. Röntgenologisch finden sich starke Veränderungen der Wirbel (Platyspondylie) und der gelenknahen Knochenabschnitte mit Verdichtungen und Aufhellungsherden. Femur und Humeruskopf sind beiderseits stark deformiert und abgeplattet. Das Leiden tritt familiär auf und kann mehrere Kinder der gleichen Familie befallen. Übermäßige Schlaffheit der Hand- und der Ellenbogengelenke.

LAURENCE-MOON-BIEDL-BARDET-*Syndrom*. Vollmondgesicht, Fettsucht, Genitaldystrophie, Retinitis pigmentosa mit Hemeralopie, geistige Defekte, Polydaktylie, gelegentlich nach späterer Beobachtung PERTHES in den Hüftgelenken, Schwerhörigkeit. Es handelt sich wohl um eine eigenartige Koppelung verschiedener krankhafter Gene.

Akrocephalosyndaktylie (APERT). Trigonocephalie mit dem Hinterkopf als Basis und der stark vorspringenden Stirnmitte als Spitze infolge frühzeitiger Synostose der Frontalknochen. Spitzbogengaumen und Syndaktylie aller vier Extremitäten, gelegentlich auch Polydaktylie, selten Cutis marmorata teleangiektatica congenita.

Mongolismus, mongoloide Idiotie. Symptome: Charakteristisch ist und für den Kundigen leicht erkennbar die mongoloide Facies mit schrägstehenden Augen, einer sichelförmigen vertikalen Falte über dem tieferstehenden Innenwinkel der Augen (Epikanthus), mit kurzer plumper Nase, offenstehendem Mund mit oder ohne Makroglossie (häufig Scrotalzunge), clownartiger Wangenröte. Die Ohrmuscheln zeigen ein schlecht entwickeltes Relief, oft Spitzohr, oder angewachsene Ohrläppchen oder abstehendes oder sonst verkümmertes Ohr. Der Schädel ist ausgesprochen brachycephal mit steil abfallendem Hinterhaupt. Bauch oft aufgetrieben, Rectusdiastase, hartnäckige Obstipation. Muskulatur

ausgesprochen hypotonisch. Die Gelenke sind überbeweglich wegen Bänder-
und Muskelschlaffheit. Kürze und Einwärtskrümmung des Kleinfingers wegen
Verkrümmung oder fehlender Mittelphalange. Plumpheit aller Phalangen.

Es besteht eine besondere Häufung des Vorkommens von Mißbildungen
wechselnder Art bei diesen Kindern. Besonders häufig findet man angeborene
Herzfehler, Trichterbrust, Hasenscharte, unvollständige oder vollständige Poly-
daktylie (Doppeldaumen), Syndaktylie, urogenitale Mißbildungen, Klumpfüße.
Atavistische Bildungen sind die sog. Vierfinger- oder Affenfurche in den
Hohlhänden. An der Grenze von vorderem und mittlerem Drittel der Hohlhand findet sich eine durchgehende Fur- che. Ferner sog. Affenfüße mit ungewöhnlicher Distanz und Beweglichkeit der großen Zehe gegenüber den übrigen Zehen mit vertikal verlaufen- der Furche in der Fußsohle.

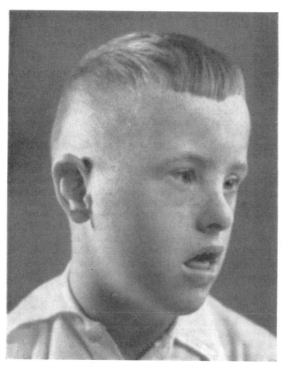

Abb. 18. Gesichtsausdruck bei mongoloider Idiotie.
(Kieler Univ.-Kinderklinik.) (K.)

Stets vorhanden sind meist sehr erhebliche geistige De- fekte. Im Säuglingsalter sind die Kinder stumpf, träge. Die statischen Funktionen werden spät erworben. Im Alter von etwa 2 Jahren zeigt sich ein Umschwung, die Kinder werden unruhig, leb- haft, unternehmend, aggre- siv, zeigen affenartige Ge- wohnheiten, Nachäffen, Ge- sichterschneiden, Tiks usw. Die Stimmung ist meist heiter, euphorisch, zum Spaß machen geneigt. Die Sprache ist gewöhnlich undeutlich; die Idiotie ist so schwer, daß Bildungsunfähigkeit besteht, andere können wenigstens die Hilfsschule in den unteren Klassen besuchen. Oft haben die Kinder eine primitive Freude an Musik.

Das Längenwachstum ist gewöhnlich verzögert, die Fontanelle schließt sich
spät. Es besteht Neigung zu Rachitis mit Hühnerbrust. Die Dentition erfolgt
auch langsam, gelegentlich mit Form- und Stellungsanomalien der Zähne. Auch
Hypogenitalismus kommt vor. Die Haut zeigt schlechte Durchblutung mit
Kühle, Marmorierung bis zur Cyanose der Extremitäten.

Der Mongolismus verbindet sich nicht ganz selten mit Hypothyreose. Die Haut
im Gesicht und am Leib sieht verquollen aus wie beim Myxödem. Die Makroglossie
ist stark ausgesprochen, der Leib dick, mit einer Nabelhernie verziert, das Haar
schütter, hochgradige Obstipation, Neigung zu Untertemperaturen und zu
Bradykardie. Infolge Verdickung der Schleimhäute ist gerade in diesen Fällen
die Atmung besonders schnarchend und grunzend, die Stimme oft heiser.

Pathologische Anatomie. Am wichtigsten sind die Befunde am Gehirn, an dem zahlreiche Abweichungen, Windungsatypien, Dürftigkeit der Tangential- und Assoziations-
fasern, Fetalismus der Gehirnrinde überhaupt, nachgewiesen wurden.

Therapie. Die Behandlung mit Hormonpräparaten hat nur dann einen beschränkten Erfolg, wenn eine Kombination mit Hypothyreose vorliegt. Das führende Symptom ist namentlich die hochgradige Obstipation, welche auf die Zufuhr von Schilddrüsenpräparaten gut anspricht. Die Zeichen des Myxödems gehen zurück, die stumpfen Säuglinge werden etwas lebhafter, aber die mongoloide Idiotie bleibt durch die Hormonpräparate unbeeinflußbar. Ebenso unzulänglich haben sich Röntgenbestrahlungen der Hirnbasis erwiesen.

Schrifttum.

ASCHNER u. ENGELMANN: Konstitutionspathologie in der Orthopädie. Berlin: Springer 1928.

BAUER, J.: Konstitutionelle Disposition zu inneren Krankheiten, 3. Aufl. Berlin: Springer 1924. — BENDA, C. E.: Mongolism and Cretinism. New York: Grune & Stratton 1946. — BROCK, J.: Biologische Daten für den Kinderarzt. Berlin: Springer 1932, 1934, 1939.

DOXIADES u. PORTIUS: Z. menschl. Vererb.- u. Konstit.lehre **21**, 384 (1937).

FREUDENBERG: Lehrbuch der Kinderheilkunde, herausgeg. von DEGKWITZ, ROMINGER u. a., 1. Aufl. Berlin: Springer 1933. — FRIEDENTHAL: Allgemeine und spezielle Physiologie des Menschenwachstums. Berlin: Springer 1914.

GEYER: Zur Ätiologie der mongoloiden Idiotie. Leipzig: Georg Thieme 1939. — GLANZMANN: Familiäre Osteogenesis imperfecta (Typus Vrolik) und ihre Behandlung mit Vitamin-D-Stoß. Bull. schweiz. Akad. Med. Wiss. 1, H. 3 (1945).

HUSLER: Multiple Abartungen. In Handbuch der Kinderheilkunde, herausgeg. von M. v. PFAUNDLER und A. SCHLOSSMANN, 4. Aufl., Bd. 1. Berlin: F. C. W. Vogel 1931.

NOBEL, KORNFELD u. WAGNER: Innere Sekretion und Konstitution im Kindesalter. Wien: Wilhelm Maudrig 1937.

v. PFAUNDLER, M.: Konstitution und Konstitutionsanomalien. In Handbuch der Kinderheilkunde, 4. Aufl., Bd. 1.

SIEGERT: Erg. inn. Med. 6 (1910). — STRATZ: Der Körper des Kindes, 9. Aufl. 1922.

Erkrankungen der Bewegungsorgane.

Von

R. Degkwitz.

Mit 2 Abbildungen.

I. Muskeln.

Die Dystrophia musculorum progressiva (ERB) wird auf S. 842 besprochen, die Myotonia congenita (THOMSEN) auf S. 845 und die Myatonia congenita (OPPENHEIM) auf S. 841 behandelt. Bezüglich Erbleiden s. S. 60.

Myositis fibrosa, Polymyositis und Dermatomyositis.

Mit diesen Namen werden subakut oder chronisch verlaufende, entzündliche Prozesse unbekannter Natur bezeichnet, die einzelne Muskeln oder fast die gesamte Muskulatur befallen, in manchen Fällen die Haut oder Schleimhäute in Mitleidenschaft ziehen, zu schmerzhaften Verdickungen und Funktionsstörungen der Muskulatur führen und als Folgen Schwielenbildung und Atrophie hinterlassen.

Die *Myositis fibrosa* befällt nur Einzelmuskeln oder zu einer Funktionseinheit zusammengeschlossene Muskelgruppen und verrät keinerlei Tendenz zur Ausbreitung. Nach anfänglichen leichten Temperaturerhöhungen und Schmerzempfindungen entwickeln sich Schwielen, die allmählich verhärten und die Beweglichkeit und Kraft der Muskeln beeinträchtigen.

Um ein sehr seltenes Krankheitsbild handelt es sich bei der *Polymyositis*, die einen ausgesprochen progredienten Charakter zeigt und tödlich verläuft, wenn sie die Zwerchfell- und die Atmungshilfsmuskulatur oder die am Schluckakt beteiligten Muskeln befällt. In etwa der Hälfte der Fälle kommt es nach längerer Zeit zu Spontanheilungen und zu ausgedehnten, auf bindegewebigen Muskelschrumpfungen beruhenden Funktionsstörungen. In manchen Fällen zieht der muskuläre Entzündungsprozeß die Haut in Mitleidenschaft, und es treten über den erkrankten Muskelpartien ödematöse Schwellungen der Haut, urticarielle Ausschläge und erysipelartige Rötungen auf *(Dermatomyositis)*. Seltener wird die Mundschleimhaut mit befallen und erscheint dann geschwollen und entzündlich gerötet *(Mucoso-Dermatomyositis)*. Die mit Blutungen in die erkrankte Muskulatur einhergehende, mit Fieber beginnende und sich sprungweise ausbreitende *Polymyositis haemorrhagica* ist in ihrem Verlauf gutartiger und heilt meist nach einigen Monaten mit Defekten (Muskelatrophien). Zur Behandlung kommt die Anwendung von Wärme und von schmerzstillenden Mitteln in Frage. Differentialdiagnostisch wäre bei der Polymyositis an eine akute Trichinosis zu denken, die aber in der Regel in Gruppen auftritt, während es sich hier um ausgesprochen seltene Erkrankungen handelt.

Unter *Myositis ossificans* wird eine chronisch und progressiv verlaufende Erkrankung unbekannter Natur verstanden, die mit Wucherungen des Bindegewebes der Muskeln, Fascien, Sehnen und Bänder beginnt und mit Kalkeinlagerungen in die Bindegwebswucherungen endet, durch die es sekundär zum Untergang der Muskelfasern und der elastischen Elemente der Sehnen und Bänder und zur Immobilisierung des Erkrankten kommt.

Die Erkrankung kann schon im Kleinkindesalter beginnen. Als erstes Zeichen treten derbe, im Verlauf der Zeit härter werdende Schwellungen der Muskulatur auf, die zu Funktionseinschränkungen führen und die Nacken- und

Schultermuskulatur bevorzugen. Wenn es auch lang dauernde spontane Still-
stände gibt, so verkalken doch auf die Dauer alle quergestreiften Muskeln
außer der Muskulatur des Darmes, des Zwerchfells, des Herzens, des Kehlkopfes, des Rachens, des Gesichtes, der äußeren Augen- und der Schließmuskeln
und einzelner Sehnen und Bänder, wenn der Patient nicht frühzeitig an einer
durch seine Unbeweglichkeit begünstigten Lungenentzündung stirbt. Die glatte
Muskulatur bleibt stets frei. Die Konzentration des Blutkalks und -phosphors
ist unverändert. An einem und demselben Patienten findet man gelegentlich
verkalkte Muskelpartien und solche, in denen der Krankheitsprozeß im Stadium
der Bindegewebswucherungen zum Stillstand gekommen ist und die Verkalkungen ausgeblieben sind. Ebenso gibt es Patienten mit chronischem progressiven Verlauf der Erkrankung und verbreiteter Schwielenbildung, aber
ohne jede Verkalkung (*Polymyositis fibrosa*). Dies läßt es als möglich erscheinen,
daß es sich um gleiche Erkrankungen mit verschieden schwerem Verlauf handelt.
Meist findet man in beiden Fällen Mißbildungen wie Synostosen, Mikrodak-
tylien an Zehen und Daumen, Mikrogenie usw., so daß der Gedanke an eine
endogene degenerative Natur des Leidens sehr nahe liegt. *Differentialdiagnostisch* kommt die *Calcinosis* der Haut und Unterhaut in Frage, bei der die Haut
rauh und mit derben, erbsengroßen Vorwölbungen bedeckt ist, aus denen sich
Kalkkörner abstoßen. Die *lokalisierte Myositis ossificans*, die in chronisch-
traumatisch gereizten Muskeln auftritt und zu lokal bleibenden Verknöche-
rungen führt (z. B. Reitknochen), ist ihrem Wesen nach von der Polymyositis
ossificans verschieden. *Zur Behandlung* kann eine monate- und jahrelange
Verabreichung von ketogener Kost (altersgemäße Calorienmenge aus Eiweiß:
Kohlenhydrate:Fett = 1:1:4) oder von Phosphor in Form von Phosphorsäure
versucht werden. Die Erfolgsaussichten sind gering.

II. Knochen.

1. Osteomyelitis.

Unter Osteomyelitis wird eine eitrige Entzündung des Knochenmarks verstanden, die fast nur am wachsenden kindlichen Knochen auftritt, von der
Metaphyse ihren Ausgang nimmt und vorwiegend durch Staphylokokken
hervorgerufen wird, die auf dem Blutwege ins Mark gelangt sind.

Außer Staphylokokken kommen gelegentlich Streptokokken, Typhus- und
Paratyphus- und Colibacillen als Eitererreger in Frage. Die Keime gelangen
von einem „Primärherd" aus, der in der Haut und Unterhaut, den Schleim-
häuten, den Lymphdrüsen oder in einer Körperhöhle gelegen sein kann, ins
Blut und werden in die Metaphyse verschleppt. Die *Lokaldisposition* für die
Ansiedlung der Keime an dieser Stelle soll *physiologischerweise* durch die starke
Durchblutung des Marks, zusammen mit dem besonderen Charakter seiner
Blutgefäße gegeben sein, der zu einer Blutstromverlangsamung führt, das *akzidentelle Moment* soll durch Traumen des Knochens gegeben sein. Der Femur
ist als Krankheitssitz bevorzugt. Die *Krankheit beginnt plötzlich mit Schmerzen*,
die sich schnell zur größten Heftigkeit steigern, den Patienten ins Bett zwingen
und in der befallenen Extremität lokalisiert werden. Kurze Zeit darauf treten
hohes Fieber, manchmal mit Schüttelfrost, und ein starkes subjektives Krankheitsgefühl auf. Im Blut besteht eine *Hyperleukocytose*; im Urin findet man
Zeichen einer Nierenreizung, und auf der Haut sind gelegentlich scarlatini-
oder morbilliforme, *flüchtige Exantheme* zu beobachten. Nach 2—3 Tagen tritt
eine *Schwellung* auf, über der die Haut nicht gerötet ist, und in der Tiefe ist
ein mit dem Knochen in Zusammenhang stehender Tumor tastbar. Ist eine

Extremität befallen, so wird das *Glied in Ruhelage* gestellt. Die *Schwellung* ist *am Knochenende in der Nähe des Gelenks am stärksten,* in dem Gelenk kann ein Erguß auftreten. In diesem Stadium ist die Osteomyelitis von einem tief-sitzenden Weichteilabsceß, einer Entzündung von Lymphdrüsen oder einem entzündlichen Gelenkerguß nicht mit Sicherheit zu unterscheiden. *Erst gegen Ende der zweiten Woche* ist ein für die Osteomyelitis spezifischer *Röntgenbefund* zu erheben. Kann schon bei dem eben geschilderten Beginn einer mittelschweren Osteomyelitis die Diagnose lange Zeit zweifelhaft sein, vor allem wenn es sich um junge Kinder mit unzuverlässigen Schmerzangaben oder um einen Krank-heitsort handelt, der dem tastenden Finger nicht leicht zugänglich ist (Osteo-myelitis des Beckens), so steigern sich die *diagnostischen Schwierigkeiten bei schweren, toxischen, zur Beeinträchtigung des Bewußtseins führenden Fällen* außerordentlich. Ist die Schwellung gering und liegt die Osteomyelitis an einer verborgenen Stelle, so wird lange Zeit an alles Mögliche außer an eine Osteo-myelitis gedacht. Aber nicht nur sehr schwere, sondern auch leichte, mit mäßigem Fieber und geringen Lokalerscheinungen verlaufende Krankheits-formen können diagnostische Schwierigkeiten machen und an Infektionen und subperiostale Brüche denken lassen. Die Eiterung des Marks führt im weiteren Verlauf der Erkrankung zum Zerfall der zelligen Elemente und der Tod der Knochenzellen zur Lebensunfähigkeit der Knochensubstanz. Der abgestorbene Knochen wird dann in der Folge vom lebendigen Gewebe abgegrenzt und als Sequester abgestoßen. Zu Beginn der Erkrankung kann eine kombinierte Penicillin-Sulfonamidtherapie versucht werden. Bei Sequesterbildung sind die Kinder dem Chirurgen zu überantworten.

2. Malacische Knochenprozesse.

Diese Erkrankungen beruhen auf lokalen degenerativen Veränderungen in Knochen und Knorpel, die bis zur Nekrose führen. Die wichtigste unter ihnen ist das Malum coxae juvenilis (Perthessche Krankheit), die häufig zu Verwechs-lungen mit der Coxitis tuberculosa führt.

Die Perthessche Erkrankung beginnt am häufigsten zwischen dem 5. und 10. Lebensjahr mit Hinken, das nicht durch Schmerz hervorgerufen wird und infolgedessen dem Erkrankten lange Zeit unbewußt bleibt. Im Laufe der Zeit treten *Inaktivitätsatrophien* der Glutaeal- und Oberschenkelmuskulatur auf. Die Störung besteht über Jahre und führt bei ihrer vollen Ausbildung zu folgen-den *Funktionsstörungen:* Stark gehemmte Abduktion, behinderte Rotation, beeinträchtigte Adduktion bei voll erhaltener Flexion und dem Fehlen reflek-torischer Muskelspannung. *Röntgenologisch* erscheint der Femurkopf auf der Höhe der Krankheit entrundet, seine Konturen unregelmäßig, die angrenzenden Knochenpartien wabig aufgehellt, der Schenkelhals verkürzt und verdickt. Die Pfanne zeigt keine starke Veränderung. Die *Erkrankung heilt spontan,* spätestens in der Pubertät. Die *Ursachen* sind unbekannt, Lues und Tuberkulose spielen sicher, Traumen wahrscheinlich keine Rolle. Die *Behandlung* besteht in Scho-nung. Die *Differentialdiagnose gegenüber der Coxitis tuberculosa* gründet auf dem Fehlen einer positiven Tuberkulinreaktion und der Verschiedenheit der Funktionsstörungen. Bei der tuberkulösen Coxitis ist vor allem die Flexion behindert, und es bestehen deutliche reflektorische Muskelspannungen.

Um Erkrankungen der gleichen Art handelt es sich bei der Schlatterschen Krank-heit (Malacie der Tibiaepiphyse), die bei 10—14jährigen meist einseitig auftritt, zu Geh-beschwerden führt und spontan heilt, und die Köhlersche Krankheit (Malacie des 2. Mittel-fußköpfchens), die bei Belastung Schmerzen und Gehbeschwerden verursacht und ebenfalls spontan in Heilung übergeht.

3. Cartilaginäre Exostosen und Enchondrome.

Es handelt sich um eine Erbanlage, die dominant mit beiden Manifestierungen oder mit einer vererbt wird. Exostosen finden sich am Rumpf- und Extremitätenskelet und den knorplig präformierten Schädelknochen. Enchondrome sind seltener und werden vorwiegend an Finger- und Zehen-, Mittelhand- und Fußknochen und gelegentlich an den Rippen beobachtet. Beide nehmen ihren Ausgang von den Wachstumszonen der Knochen, und zwar von ihrer diaphysären Seite; sie stören das Längen- und fördern das Dickenwachstum der Knochen und hören zu wachsen auf, wenn das allgemeine körperliche Wachstum vorüber ist. Die Exostosen sind, solange sie wachsen, mit einer Knorpelkappe überzogen, an deren Grenze gegenüber ihrem knöchernen Teil normale Wachstumsvorgänge auftreten. Die Exostosen haben also keinen blastomatösen Charakter, während bei den Zellen der Enchondrome eher Abweichungen in der Größe und Gestalt im Sinne eines tumorösen Wachstums auftreten. Manchmal hört ihr Wachstum mit der Beendigung des Körperwachstums nicht auf. Exostosen sind operativ zu entfernen, wenn sie mechanische Störungen machen oder auf Nerven oder Gefäße drücken. Die Enchondrome sind dagegen in jedem Falle möglichst frühzeitig zu excochleieren.

4. Osteodystrophia fibrosa.

Vorzugsweise im Humerus, in der Tibia und im Femur, aber auch in den platten Knochen, treten isolierte Knochencysten mit metaphysärem Sitz auf. Es handelt sich um einen umschriebenen Knochenabbau in einem durch eine fibröse Markumwandlung generell erkrankten Knochen. Die Knochencysten stellen Hohlräume dar, die von einer braunroten, durch dünne Lamellen gekammerten Flüssigkeit gefüllt sind, sie treiben die Metaphysen auf und geben zu Spontanfrakturen Anlaß. Die Entstehung der Cysten beansprucht längere Zeit und geht mit Schmerzen vor sich. Der Blutkalkspiegel ist stark erhöht, die Nebenschilddrüsen sind vergrößert, und ihre Hypertrophie wird als Ursache der Krankheit angesehen. Bei der lokalen und der verbreiteten Cystenbildung, von denen die letztere sehr selten bei Kindern beobachtet wird, handelt es sich um gleichartige Erkrankungen. Die *Behandlung* besteht in der Excochleierung der Cysten, wenn Spontanfrakturen drohen, und in einer Entfernung des Epithelkörperchentumors, zumal die Gefahr einer sarkomatösen Entartung des Cystengewebes besteht.

Knochensarkome sind mehrfach bei Kindern beobachtet worden. Das Wachstum des Tumors geht mit starken Schmerzen einher. Es entsteht eine Auftreibung des Knochens oder ein Tumor, der mit dem Knochen in Verbindung steht. Röntgenologisch ist eine Aufhellung des Knochengewebes nachzuweisen. Die Prognose ist trotz frühzeitiger Amputation ernst.

III. Gelenke.

1. Der Rheumatismus im Kindesalter.

Unter einer rheumatischen Erkrankung wird ein chronisches und in Schüben verlaufendes, das Mesenchym verschiedener Organe, vor allem des Herzens, der Synovia und des Hirnstammes befallendes und durch eine spezifische Gewebsreaktion (ASCHOFFsches Granulom) gekennzeichnetes Leiden unbekannter, wahrscheinlich infektiöser Natur verstanden, für dessen Verlauf im Kindesalter charakteristisch ist, daß die Gelenkerkrankung wenig heftig, Herzschädigungen dagegen wesentlich häufiger auftreten als bei Erwachsenen und daß der im Corpus

striatum lokalisierte, zum Syndrom der Chorea minor führende rheumatische
Prozeß fast ausschließlich bei Kindern beobachtet wird (s. S. 826). Die übliche
Bezeichnung der Krankheit als Polyarthritis acuta stellt zum mindesten für
das Kindesalter ein für die Natur und den Verlauf der Erkrankung ganz
unwesentliches Symptom in den Vordergrund.

Der Rheumatismus ist vorwiegend eine *Schulkindererkrankung*. Eine Ge-
schlechtsdisposition besteht nicht, ebensowenig eine soziale oder jahreszeitliche.
Häufig *geht* der Krankheit *eine* katarrhalische oder lacunäre *Angina* um einige
Tage *voraus*, und das Rheuma beginnt mit wechselnd hohem Fieber und Schmer-
zen, Rötung und Schwellungen in einem oder mehreren Gelenken. *Große
Gelenke* werden *mit Vorliebe* befallen. Charakteristisch ist das *Überspringen*

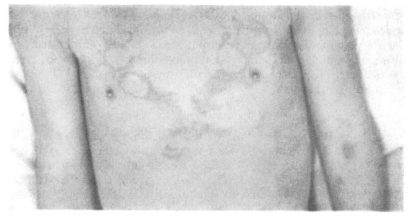

Abb. 1. Erythema annulare, bestehend aus Ringen blaßroter Farbe, zum Teil konfluierend, auf den Körperstamm
beschränkt. (Kieler Univ.-Kinderklinik.) (K)

von einem Gelenk auf das andere, während die Entzündung in den früher befallenen zurückgehen kann. Es besteht ausgesprochene Neigung zu *Schweißausbrüchen*. Ohne eine zweckmäßige Therapie kann das Fortschreiten der
Synovitis und das sie begleitende Fieber schubweise 2—3 Wochen und länger
anhalten. Die *Gelenkerscheinungen* sind *selten* so *stark* wie bei Erwachsenen,
bei jüngeren Kindern aber so gering, daß aus diesem Grunde *der erste Schub
der Erkrankung häufig übersehen* wird. Gegen Ende der ersten Woche treten bei
80—90% der Kinder leichte systolische Geräusche an der Herzspitze und ein
kleinerer und hochgestellter Puls auf und kündigen die Miterkrankung des
Herzens an. Es handelt sich *stets um eine Pankarditis*, bei der die Endokarditis
klinisch meist im Vordergrund steht. Von der Art, der Schwere und dem Verlauf der Herzerkrankung hängt das Schicksal der Kinder ab (über das Rheuma-
herz s. S. 729). Im Blutbild findet man zu Beginn der Erkrankung eine mittlere Leukocytose, in ihrem weiteren Verlauf häufig eine Eosinophilie. Ein *für
den Rheumatismus charakteristischer* und spezifischer *Befund* ist die *ungewöhnlich
beschleunigte Senkungsgeschwindigkeit* der *roten Blutkörperchen*. Im Urin findet
man Spuren von Eiweiß, einige Cylinder und Leukocyten als Zeichen einer
Nierenreizung.

Von dieser häufigsten Verlaufsform gibt es *Abweichungen* in dem Sinne, daß
die Erscheinungen von seiten der Gelenke völlig ausbleiben und die *Erkrankung*
mit oder ohne Fieber und sehr hoher Blutsenkungsgeschwindigkeit *als Pankarditis beginnt*. In selteneren Fällen kann auch als erstes Zeichen des Rheumatismus eine Chorea minor auftreten. Im Verlauf von schweren Fällen, manchmal

aber auch zu Beginn der Erkrankung, treten mit oder ohne Gelenkerscheinungen, zusammen mit der Pankarditis, derbe, *unter der Haut sitzende*, erbsengroße *Knoten* auf *(Rheumatismus nodosus)*, die histologisch dem ASCHOFFschen Granulom entsprechen und vorwiegend an den Dornfortsätzen der Wirbelsäule, in der Nähe der Fingergelenke, der Scapula, auf dem Fußrücken, am Hinterkopf und am Scheitelbein zu finden sind. Der *Nachweis* solcher *rheumatischer Knötchen* läßt die *Prognose* der Erkrankung als *ernst* erscheinen (s. Abb. 2). Das gleiche gilt für die Fälle, bei denen Hauterscheinungen auftreten. Charakteristisch ist das *Erythema annulare*, das sich aus blassen, zusammenfließenden, vorwiegend am Rumpf lokalisierten und ringförmige Figuren bildenden Efflorescenzen zusammensetzt (s. Abb. 1). Ähnliche Bedeutung hat auch das Auftreten des *Erythema exsudativum multiforme*, das am Handrücken und an den Streckseiten der Extremitäten und da am stärksten in ihren peripheren Teilen auftritt. Selten sind als Beginn oder im Verlauf der Erkrankung eine *Peritonitis*, weniger selten eine feuchte *Pleuritis* oder eine Pleuritis, Peritonitis und Perikarditis zusammen als *Polyserositis rheumatica* zu beobachten. Seltene Ereignisse sind rheumatische Pneumonien und Meningitiden. — Die Beschreibung der Chorea minor s. S. 826.

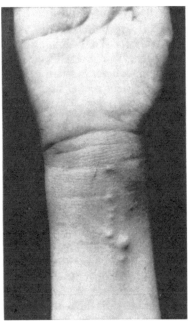

Abb. 2. Rheumatische Knötchen auf der Beugeseite des Handgelenkes. Rheumatismus nodosus. (Kieler Univ.-Kinderklinik.) (K)

Es besteht zweifelsohne eine *familiäre Disposition* für die rheumatische Erkrankung, daneben aber eine individuelle, die mit einer Hypertrophie der lymphatischen Organe, des Nasopharynx und der damit verbundenen *Neigung zu katarrhalischen Erkrankungen* der oberen Luftwege zusammenfällt.

Ursache und *Pathogenese* der rheumatischen Erkrankung sind unbekannt. Es stehen sich *zwei Meinungsgruppen* gegenüber: 1. daß es sich um eine durch einen *spezifischen Erreger* hervorgerufene Erkrankung, 2. daß es sich um *allergische Reaktionen spezifisch disponierter Menschen* bei wiederholten Infekten mit irgendeiner Bakterienart handelt. Im klinischen Bild des Rheumatismus ist für beide Anschauungen Platz. Bei bekannten chronischen Infektionskrankheiten wie der Lues und der Tuberkulose spielen sowohl spezifische Erreger als allergische Vorgänge und verschiedene Grade der Allergie für den Verlauf der Erkrankung eine große Rolle, und bei dem chronischen, schubweisen Verlauf des Rheumatismus ist durchaus an ähnliche Dinge zu denken. Der *Nachweis des spezifischen Erregers*, den die einen als ein Virus, andere als einen besonderen Streptococcus betrachten, ist noch *nicht geglückt*. Andererseits wird von den pathologischen Anatomen darauf hingewiesen, daß die bei Tieren durch wiederholte Injektionen mit belebten oder unbelebten Antigenen entstehenden Granulome, eines der Hauptargumente der „Allergiker", mit dem typischen ASCHOFFschen rheumatischen Granulom nichts zu tun haben. Die vor allem von angelsächsischer Seite vertretene Auffassung von der „*focal infection*", die These, daß im Körper verborgene Entzündungsherde (Zahngranulome, Nebenhöhleneiterungen, chronische Tonsillitiden und Adenoiditiden usw.) für die Erkrankung und den Verlauf verantwortlich gemacht werden müßten, wird beiden Auffassungen gerecht, weil von solchen Herden aus sowohl spezifische als unspezifische Erreger wiederholt in den Organismus einbrechen können.

Differentialdiagnostisch müssen bei der Beurteilung der Gelenkerscheinungen spezifische bakterielle Arthritiden, allergische und toxische (Scharlach!) Rheumatoide, die primär chronische, symmetrische Arthritis und die Stillsche Erkrankung ausgeschaltet werden, bei denen samt und sonders die zur echten rheumatischen Arthritis gehörende Pankarditis fehlt. In allen Fällen, besonders aber bei uncharakteristischen Gelenkbeschwerden junger Kinder empfiehlt es sich *differentialdiagnostisch von der spezifisch hohen Senkungsgeschwindigkeit* der Erythrocyten *Gebrauch zu machen.*

Bei Krankheitsbeginn ist die *Verabreichung von Natrium salicylicum* die *Methode der Wahl.* Kleine Kinder erhalten 2—3, Schulkinder 4—6—8 g täglich, auf den Tag verteilt. Acidosissymptome: vertiefte Atmung, Bradykardie, Benommenheit, werden rasch mit Natrium bicarbonicum beseitigt. In dem Maße, in dem Fieber und Gelenkerscheinungen zurückgehen, werden die Salicyldosen vermindert und auf Pyramidon übergegangen, das man dann am besten per Klysma in der Höhe von 1—2 g je Tag verabreicht. Fortlaufende Leukocytenkontrolle! Nach 2—3 Wochen wird die Senkungsgeschwindigkeit der roten Blutkörperchen geprüft, das Pyramidon abgesetzt, wenn die Senkung normal ist, und nach 8—10 Tagen eine zweite Senkung angestellt. Ist dann die Senkungsgeschwindigkeit wieder erhöht, so wird nochmals Pyramidon gegeben, bis die Norm endgültig erreicht ist. Dauert das zu lange oder bleibt das Fieber trotz der Antipyretica bestehen, so werden wöchentlich 1—2 größere Transfusionen vorgenommen und Versuche mit intravenösen Injektionen von Trypaflavin (10—20 cm³ einer viertel- bis halbpronzentigen Lösung), oder von Elektrokollargol intramuskulär in der üblichen Dosierung gemacht. Neuerdings bringt eine sehr langsam injizierte intravenöse Pyramidongabe (Aneuxol, Brufalgin) von 2mal täglich 2—4 cm³ eine oft schlagartige Besserung der Beschwerden. Daneben müssen *schlechte Zähne behandelt oder extrahiert* und bei großen und erkrankten Tonsillen und Adenoiden eine *Tonsillektomie* und *Adenotomie* vorgenommen werden. Das hat *zur Verhütung von weiteren Schüben* auch dann zu geschehen, wenn der erste sehr rasch abheilt. Ist das Auftreten einer Pankarditis nachzuweisen, so müssen die Kinder monatelang das Bett hüten und körperliche Bewegungen und Belastungen des Herzens ängstlich vermeiden. Die entzündeten Gelenke werden sorgfältig gelagert, in Watte gepackt und Wärme appliziert. Nach dem Abklingen des ersten Schubes müssen vorsichtige *Abhärtungsmaßnahmen* begonnen und in der näheren Zukunft *Unterkühlungen* und *Durchnässungen,* gegen die Rheumatiker besonders empfindlich sind, *vermieden* werden.

2. Primär chronische, symmetrische Arthritis.

Unter primär chronischer, symmetrischer Arthritis des Kindesalters wird eine meist schon im Säuglings- oder Kleinkindesalter beginnende, zuerst Finger- und Zehengelenke symmetrisch befallende und schleichend oder in Schüben zentralwärts fortschreitende Synovitis unbekannter Natur verstanden, die zu Kapselschrumpfungen, zur Atrophie der Muskulatur und der Knorpel und zu Synostosen führt.

Die Krankheit bevorzugt Mädchen. Der Erkrankungsgipfel liegt zwischen dem 2. und 6. Lebensjahr, während der kindliche Rheumatismus mit wenigen Ausnahmen erst im Schulalter zur Beobachtung kommt. Ohne spontanen

Schmerz und ohne deutliche Rötung und Hitze treten symmetrische Schwellungen an den kleinen Finger- oder Zehengelenken auf, die bei passiven Bewegungen schmerzhaft sind. Die Schwellungen bestehen längere Zeit und sind zu Beginn auf einen Erguß, in der Folge aber vorwiegend auf eine Verdickung der Kapsel und der Gewebe der Sehnenscheiden und Schleimbeutel zurückzuführen. Die chronische Arthritis führt zu charakteristischen Verunstaltungen der Finger, die spindel-, und der Hände, die wegen des Verschwindens aller Konturen zwischen Unterarm und Hand flossenförmig erscheinen. Häufig beobachtet man Pigmentierungen an den erkrankten Gelenken, meist besteht eine Neigung zu Schweißen. Im Gegensatz zum Rheumatismus ist die Blutsenkung nicht erhöht, es tritt keine Pankarditis auf, Chorea minor ist nicht beobachtet worden. In schweren Fällen schreitet die Erkrankung unaufhaltsam schleichend oder in Schüben symmetrisch fort, während an den früher erkrankten Gelenken Kapselschrumpfungen, Muskel- und Knorpelatrophien und Synostosen auftreten. Wenn die Patienten nicht interkurrent sterben, kann es zu einer völligen Immobilisierung kommen. In leichteren Fällen kann es mit der Erkrankung einiger Gelenke sein Bewenden haben und ein Spontanstillstand eintreten. *Differentialdiagnostisch* könnte man an die im Kindesalter sehr seltenen Formen des mit chronischen Veränderungen der Gelenke einhergehenden Rheumatismus denken, die aber deswegen ausscheiden, weil zu ihnen Erscheinungen von seiten des Endo-, Myo- oder Perikards gehören. Als einzige *Behandlungsmethode* kommt eine Mobilisierung der Gelenke in Frage, die anfänglich in Narkose durchgeführt wird, um fibröse Stränge sprengen und geschrumpfte Kapseln dehnen zu können. Später folgen passive Übungen und Massage ohne Narkose und schließlich aktive Übungen, die Anwendung von Hitze, Moor- und Sandbädern. *Die Heilungsaussichten* sind gute, wenn es noch nicht zu Synostosen gekommen ist. Die Behandlung muß im Krankenhaus oder in Spezialanstalten, notwendigerweise jahrelang, durchgeführt werden.

3. STILLsche Krankheit.

Unter der STILLschen Krankheit wird ein chronisch verlaufender Infekt mit dem Streptococcus viridans verstanden, der zu unregelmäßig auftretenden Fieberanfällen, zur Anämie und Leukopenie, zu Milzvergrößerung, zu chronischen Entzündungen der periartikulären Gewebe und zur Vergrößerung der Lymphdrüsen führt, in deren Quellgebiet diese Entzündungen stattfinden.

Die *Wirbelsäule* wird fast gesetzmäßig befallen. Bei einigen Patienten sind rheumatische Knötchen in der Unterhaut beobachtet worden. Der *Streptococcus viridans* wird während der Fieberanfälle, manchmal sogar in fieberfreien Intervallen *im Blut* gefunden. Herzklappenfehler bleiben aber aus, dagegen treten häufig Entzündungen des Perikards auf. Die entzündeten periartikulären Gewebe neigen nicht zur Vereiterung. Die Gelenke sind nicht spontan, aber bei Bewegungen schmerzhaft. Synovia und Knorpel sind ursprünglich an dem Krankheitsprozeß nicht beteiligt. Es kommt aber *durch die paraartikulären Bindegewebswucherungen zu Inaktivitätsatrophien* der Muskeln, Kapsel, Bänder und Knorpel, aber selten zu Synostosen. Die *Differentialdiagnose* hat sich mit der primär chronischen Arthritis und lange dauernden rheumatischen Erkrankungen auseinanderzusetzen. Die *Prognose* ist schlecht; die *Therapie* besteht in wiederholten Transfusionen, intravenösen Injektionen von Silberpräparaten „und in neuester Zeit in einem Versuch einer kombinierten Sulfonamid-Penicillinbehandlung". Lokal müssen die Gelenke mit Wärme, Massage und vorsichtigen Bewegungsübungen behandelt werden.

4. Metastatische Arthritiden bekannter Natur.

Diese Art Gelenkerkrankungen wird durch bekannte Krankheitserreger oder ihre Gifte hervorgerufen, die von anderen Krankheitsherden aus auf dem Blutwege in die Gelenke gelangen. Es können dadurch sowohl schwere Eiterungen in der Gelenkhöhle als zellarme, spontan sich zurückbildende Ergüsse auftreten. Im Gegensatz zum Rheumatismus beschränkt sich diese Art Gelenkerkrankungen nur auf wenige Gelenke.

Jeder entzündliche Prozeß im Organismus kann zu einer metastatischen Arthritis führen; die Wahrscheinlichkeit dazu ist um so größer, je jünger die erkrankten Kinder sind. Am bekanntesten sind *Streptokokkenarthritiden* nach grippalen Infekten oder Scharlach, *Pneumokokkeninfekte* der Gelenke nach katarrhalischen Erkrankungen der Luftwege, und die *Arthritis gonorrhoica* weiblicher Säuglinge und Kleinkinder.

Der Gelenkprozeß führt in jedem Fall zu einer entzündlichen Schwellung der die Gelenke umgebenden Weichteile, die zur Einschmelzung kommen können. Die *Behandlung* besteht zunächst in einer Ruhigstellung der Gelenke, einer enteralen oder parenteralen Verabreichung der gegen Streptokokken (Prontosilum album) oder gegen Pneumo- und Gonokokken (Albucid usw.) gerichteten Sulfanilamidabkömmlinge, kombiniert mit Penicillin, in Gelenkpunktionen und Spülungen der Gelenkhöhlen mit geeigneten Lösungen der genannten Medikamente, und bei ungenügendem Erfolg in einer chirurgischen Behandlung. Die *Prognose* hängt von der Gesamtsituation, d. h. von der Frage ab, ob es sich um einen massiven oder wiederholte Einbrüche von Keimen in die Blutbahn, um multiple Metastasierung und um eine Miterkrankung des Endokards, oder um einen einmaligen Einbruch geringer Keimmengen handelt.

Eine für die *Lues* pathognomonische Arthritis ist der beiderseitige *Hydrarthros genu* im Schulalter. *Bei Tuberkulösen* werden selten subakut verlaufende *seröse Arthritiden* beobachtet, die auf eine Reaktion der Synovia mit Tuberkelbacillengift zurückgeführt werden.

5. Statische Fehlformen und Fehlhaltungen.

Als Folge des Stadtlebens, unzweckmäßiger Fußbekleidung und unbiologischen Denkens sind Störungen in der Statik und Dynamik der unteren Gliedmaßen und der Wirbelsäule weit verbreitet. Schon in der Säuglingszeit werden von ehrgeizigen Müttern Fehler insofern begangen, als sie ihre Kinder zum Sitzen, Stehen und Laufen animieren, anstatt dem Kind das Tempo zu überlassen und abzuwarten, bis seine Fähigkeiten so weit ausgereift sind, daß es unter allen Umständen sitzen, stehen oder laufen will. Andere machen den Fehler, Kleinkinder auf lange Spaziergänge mitzunehmen und ihre unteren Extremitäten auf diese Weise einseitig zu belasten, und wieder andere stellen an Schulkinder, vor allem in der Vorpubertät und der Pubertät, viel zu hohe sportliche Anforderungen.

6. Platt- und Knickfüße.

Werden solche Pflegefehler verhütet, so *disponieren* immer noch *Anlage* und *Umwelt* zu Fehlbildungen. Anlagegemäß ist es die angeborene, meist familiäre *Bindegewebs- und Muskelschwäche*, die zu Platt- und Knickfüßen disponiert. Die gleiche Rolle spielen die *Rachitis*, dann Überfütterung, *Übergewicht und zu frühes Laufenlassen, zu enge Strümpfe*, die den Vorfuß zusammenpressen, *ungeeignetes Schuhzeug*, Stiefel mit festen Sohlen und versteiften Schäften und der *harte, ebene Untergrund*, die Asphaltstraßen, auf denen die Kinder umherlaufen.

Die ungeeignete Fußbekleidung läßt die Fußmuskulatur, vor allem die Zehenmuskeln, verkümmern, die besonders gut als Spanner des Fußgelenks wirken. Daneben führt der glatte Untergrund ebenfalls nicht zur Beanspruchung und

Übung des Fußmuskel- und -bandapparates, von dem allein die Fußwölbung gehalten wird. So kommt es schon bei kleinen Kindern zur Aufhebung des Fußlängsgewölbes und zur Abknickung des Fersenbeins in Knickstellung. Die „Plattfüße" der Säuglinge sind physiologisch; ihre äußere Form kommt nicht durch ein Abflachen des Fußgewölbes, sondern durch ein starkes Fettpolster zustande. Rachitische O-Beine drängen die Füße wegen der Fehlstellung der Fußgelenkachse besonders leicht in Plattfußstellung. Vom Kleinkindesalter ab sind daher *Platt- und Knickfußbildung,* abgesehen von einer ausreichenden Rachitisprophylaxe im Säuglingsalter, durch Barfußgehenlassen der Kinder, am besten auf unebenem, bewachsenen Boden und *durch die Verwendung geeigneter Fußbekleidung:* weiter Strümpfe, weiter Schuhe mit weichen Sohlen oder einem beweglichen Mittelgelenkstück, *zu verhüten.*

Wo Plattfußbildung zu befürchten ist, dürfen selbstverständlich keine Einlagen verwandt, sondern es muß versucht werden, durch Plattfußübungen: Gehen auf der Fußaußenkante, Zehengang, Gang mit eingezogenen Großzehen, Zehengang mit einwärts gedrehtem Vorfuß, Stehen auf Sprossen, Fußrollen nach innen bei übergeschlagenem Bein — den Band- und Muskelapparat des Fußes zu kräftigen. Daneben kann die SPITZYsche Übungseinlage zeitweise getragen werden.

Bei ausgebildeten Plattfüßen ist eine nach einem orthopädischen Gipsabguß angefertigte Einlage — unter gar keinen Umständen eine fertig gekaufte — notwendig. Daneben müssen vom Spezialarzt verordnete Übungen durchgeführt und ebenfalls spezialärztlich verordnete Schuhe getragen werden. Wenn eine Besserung ausbleibt, muß ein operativer Eingriff, am besten im Kleinkindesalter, vorgenommen werden.

7. O- und X-Beine.

Säuglinge werden natürlicherweise mit O-Beinen geboren, die sich im Verlauf des 2. Lebensjahres ausgleichen und im 3. in leichte X-Beine übergehen. Werden die Kinder während der Säuglingszeit vorzeitig zum Laufen gebracht oder bekommen sie eine Rachitis, so gleicht sich die O-Beinstellung nicht aus oder verschlechtert sich. Kinder mit O-Beinen zeigen einen wackelnden, ungeschickten Gang, sie laufen über den großen Zeh und bleiben oft im Längenwachstum zurück. Der Sitz der Verkrümmung ist ganz vorwiegend der Unterschenkel. Wird am Ende des 1. Lebensjahres festgestellt, daß die O-Beine schlimmer werden, so muß die *Behandlung* beginnen. Die Kinder müssen täglich *O-Beinübungen* mit Gurten vornehmen oder nachts in korrigierenden Hülsen liegen. Vor und während der Kur wird nicht antirachitisch behandelt, um die Weichheit des Skelets auszunützen. Tritt keine Besserung ein, so ist eine *unblutige Operation,* die Infraktion, anzuraten. Diese Operation muß dann nicht nur aus kosmetischen Gründen, sondern zur Verhütung späterer Schäden (Arthrosis deformans genu) vorgenommen werden.

Die *Entstehung von X-Beinen hängt mit der Knickfußstellung* des Fersenbeins *zusammen.* Der Unterschenkel gerät dadurch in eine falsche Stellung, der Bandapparat des Knies lockert sich an der Innen- und verkürzt sich an der Außenseite, und die Kniekondylen wachsen infolge der ungleichmäßigen Belastung ungleichmäßig. Die *Behandlung* besteht in Randeinlagen, von denen die Fehlstellung des Fußes korrigiert wird, und in X-Beinübungen (Benutzen von Schaukelpferd, Kniebeugen) und Nachtschienen. Bleibt der Erfolg aus, so muß zur Operation geschritten werden.

8. Fehlhaltungen und Fehlformen der Wirbelsäule.

Vom 3. Lebensjahr ab besteht die normale Haltung der Wirbelsäule in einer leichten Lordose der Hals- und Lenden- und in einer leichten Kyphose der Brustwirbelsäule. Davon abweichend gibt es prinzipiell *drei Typen der Fehlhaltung*, die in natura natürlich Mischformen zeigen: *der hohlrunde Rücken* infolge einer zu starken Lordose der Lendenwirbelsäule, der *Rundrücken* infolge überstarker Kyphose der Brust- und zu geringer Lordose der Halswirbelsäule, und der *flachrunde Rücken* infolge Ausbleibens der physiologischen Lordose der Lendenwirbelsäule.

Hat man sich *vergewissert, daß die Wirbelsäule überall frei beweglich ist* und *daß* es sich bei Haltungsanomalien nur um eine *Fehlhaltung* und *nicht* um eine *Fehlbildung* von Wirbelkörpern *handelt, die zu Fixierungen führt, so muß versucht werden, die Fehlhaltung,* die lediglich durch Muskel- und Bandschwäche der die Wirbelsäule haltenden Muskulatur hervorgerufen wird, *durch geeignete Übungen auszugleichen.* Da die Haltungsanomalie sekundär zu Dehnungen und Verkürzungen von anderen Muskeln führt, sind nur solche als geeignet zu betrachten, die neben der Kräftigung der Wirbelsäulenmuskulatur die sekundären Muskelfehler ausgleichen. Eine spezialärztliche Beratung ist dazu notwendig.

Bei *rachitischen Säuglingen tritt* im Sitzen *eine Kyphose* mit dem Scheitelpunkt *im unteren Teil der Brustwirbelsäule auf,* die eine Gefahr der Versteifung mit sich bringt. Die Rachitis muß behandelt, die Kinder müssen viel in Bauchlage gelegt und es muß regelmäßig mit ihnen geturnt werden. In und kurz nach der Pubertät kommt es zur sog. *Adoleszentenkyphose* mit dem Scheitelpunkt in der mittleren Brustwirbelsäule, die meist im 10. oder 11. Lebensjahr beginnt, zu Verunstaltungen der Wirbelkörper führt und auf *Verknöcherungsstörungen der Wirbelkörper beruht,* die innersekretorisch bedingt sein sollen. Liegekuren und spezialärztliche Behandlung sind dringend anzuraten.

Die *Rachitis spielt auch beim Entstehen von Skoliosen eine verhängnisvolle Rolle.* Jede Säuglings- und Kleinkinderskoliose muß sofort fachärztlichen Händen übergeben werden, weil ihre Folgen unabsehbar sind und *die einzige Behandlungszeit im Säuglings- und Kleinkindesalter* liegt, wo infolge des großen Wachstumstempos durch richtige Lagerung der wachstumshemmende Druck auf die Wirbel an der Innenseite der Verkürzung behoben und mit großer Aussicht auf Erfolg ein Ausgleich erzielt werden kann. Neben der rachitischen *Skoliose* gibt es *eine endogene, konstitutionelle,* deren Prognose ebenso ernst ist.

Die Krankheiten des Nervensystems*.

Von

F. Goebel.

Mit 12 Abbildungen.

Einführung.

Die Neurologie des Kindesalters ist nicht, wie etwa die Lehre vom Wachstum und der Ernährung, ein selbständiger Wissenszweig, sondern ein auf die Kindheit spezialisierter Teil der gesamten Neurologie. Die grundlegenden Kenntnisse auf diesem Fachgebiete müssen also vorausgesetzt werden. Die *Anamnese* muß mit besonderer Gründlichkeit anfangen mit der Unterrichtung über alle das Nervensystem auch nur am Rande berührenden Vorkommnisse in der Aszendenz und der gesamten Blutsverwandtschaft. Sie muß nach jeder Erkrankung der Mutter während der Gravidität (Paradigma: Rubeolen), nach den Vorgängen der Geburt und nach jeglicher vorausgegangenen Krankheit (Paradigma: Ikterus) fragen und auf das Eingehendste nach der Entwicklung des vorliegenden Krankheitsbildes von seinen unscheinbarsten Anfängen an. Wenn schon die Anamnese durch des Fehlen eigener Aussagen des Patienten erschwert wird, dann kompliziert sich die *neurologische Untersuchung*, deren Technik von der beim Erwachsenen sich nicht unterscheidet, durch die Unverständigkeit, Ängstlichkeit und Abwehr des Kindes und durch den Mangel subjektiver Angaben (Sensibilitätsstörungen!). Sie erfordert also unendliche Geduld. Und da mehr als beim Erwachsenen Ausfälle des Intellektes sich mit neurologischen Symptomen verbinden, da neurologische Symptome oft in engem Zusammenhang mit Befunden an anderen Organen stehen, darf die somatische und psychische Untersuchung auch des *jungen* Kindes nicht zu kurz kommen. Der Ophthalmologe ist ebenso unentbehrlich wie der Serologe, und die Kenntnis der normalen geistigen und statischen Entwicklung und des Reflexverhaltens der frühen Kindheit ist notwendig.

I. Erkrankungen der Hirn- und Rückenmarkshäute.
A. Die Erkrankungen der harten Hirnhaut.

a) Ein recht seltenes und darum praktisch nicht sehr bedenksames Ereignis ist die **Pachymeningitis externa = extraduraler Absceß**, zumeist bedingt durch langwierige, aber auch akute Eiterungen des Mittelohres mit Beteiligung des Warzenfortsatzes, wobei sich der Prozeß in der mittleren oder hinteren Schädelgrube abzuspielen pflegt. Verdachterweckend sind heftige lokalisierte Kopfschmerzen besonders bei Bewegungen des Kopfes; bei großen Abscessen zeigen sich Hirndruckerscheinungen. Auch eine Osteomyelitis der Schädelknochen, die z. B. bei Kopfschwartenphlegmonen des Säuglings nicht ungewöhnlich ist, kann eine extradurale Eiterung erzeugen. Liquorveränderungen gibt es bei extraduralem Absceß nur bei einer symptomatischen concomitierenden Reizung der Leptomeninx.

---

* Dieser Abschnitt bringt gegenüber der 3. Auflage dieses Lehrbuches Änderungen in der Disposition und im Text insoweit, wie neue Erkenntnisse und Erfahrungen es verlangen und wie der Neubearbeiter sie aus didaktischen Gründen für zweckmäßig erachtet.

b) Die **Thrombose des Sinus longitudinalis** (Sinus sagitt. sup.) ist ein gelegentlicher Sektionsbefund ohne klinische Symptome (außer vielleicht einem braunrötlichen Liquor) bei an Pneumonie verstorbenen Säuglingen. Im allgemeinen soll man ganz besonders bei schlechtem Kreislauf den Sinus nicht punktieren und nicht zu Injektionen benutzen.

Eine *Thrombophlebitis* mit ausgedehnten Thrombosierungen der Hirnblutleiter bis zur Vena jugularis kann als eine Komplikation *eitriger Mittelohr-* und Warzenfortsatzentzündungen auftreten, auch wenn die Otitis abzuklingen scheint. Septisches Fieber, meningitische Symptome, Schwellung der Orbitalgegend und Exophthalmus, Schwellung in der Umgebung des Ohres sind Anzeichen, die ein sofortiges Eingreifen des Otiaters erfordern.

c) **Pachymeningosis hydrohaemorrhagica interna** (im ausländischen Schrifttum noch subdurales Hämatom genannt). Der früher gebrauchte Name Pachymeningitis haemorrhagica ist unrichtig, da dem Zustand primäre, nicht entzündliche Blutungen unter der Dura zugrunde liegen. Die *Ursache* ist nicht einheitlich und nicht immer aufzuklären. Hämorrhagische Diathesen wie bei Skorbut und Purpura können gelegentlich in Betracht kommen, eine Hauptätiologie aber ist das *Trauma*, eine andere, früher als idiopathische Form bezeichnet, ist offenbar *toxischer* bzw. *avitaminotischer* Natur. Regionäre Einflüsse mögen eine Rolle spielen: Verfasser sieht die Krankheit so gut wie nie in dem großen neurologischen Krankengut der Düsseldorfer Kinderklinik, während sie in Mitteldeutschland nicht selten ist. Als *Trauma* kommt jede Art des Schädeltraumas in Betracht und wohl auch sehr starke Sonnenbestrahlung des Schädels. Traumatischhämatisch-vasculär bedingt sind die Fälle bei *Neugeborenen*, insbesondere bei Unreifen mit ihrer Unreife der Gefäßwände und dem physiologischen Mangel an K-Vitamin. Hier finden sich nach klinischen Symptomen eines intrakraniellen Geburtstraumas autoptisch subdurale Hämatome mit flüssigem Blut oder im Entstehen begriffenen Pseudomembranen und Fibringerinnseln vor allem in der hinteren Schädelgrube. Traumatisch entstandene Hämatome können sich unabhängig vom Lebensalter in der folgenden Weise umgestalten, wie sie von der Mitte des ersten Lebensjahres an als *toxisch-avitaminotisch* gedeutet werden und ein eigenartiges Krankheitsbild des frühen Kindesalters bilden: Man findet auf der Innenfläche der Dura zarte, in feine Lamellen geschichtete Auflagerungen aus sehr gefäßreichem Bindegewebe, die sich allmählich zu einer Dicke bis zu 1 cm verstärken und ein- oder mehrkammerige Hohlräume umschließen mit einem Inhalt aus dunklem Blut, manchmal mit Gallenfarbstoff und meist mit Fibrin dabei. In der Regel sind die Veränderungen symmetrisch und reichen auf den Hemisphären vom Frontal- bis zum Occipitalpol. Aus der subendothelialen Capillarschicht der Dura in diesen cystischen Räumen wachsen brüchige Gefäße, aus denen es zu Rhexis- und Diapedesisblutungen kommt, die teils resorbiert und organisiert werden, teils mit blutiger oder seröser Flüssigkeit und Fibrin gefüllte Hohlräume hinterlassen. Anfänglich kann ein seröser Erguß im Vordergrund stehen mit der Bildung eines Hydrocephalus externus und manchmal scheint es hierbei zu bleiben. Die als avitaminotisch bedingt angesehene Form betrifft vor allem das Verteilungsgebiet der beiden Art. meningeae medial. und betrifft mit Vorliebe Säuglinge des 2. Lebenshalbjahres, zum Teil solche in dystrophischem Zustand und in schlechten Pflegeverhältnissen. Der *Verlauf* ist entweder akut tödlich unter meningocerebralen Symptomen oder, viel häufiger, chronisch in Schüben. Die *Diagnose* ergibt sich aus 1. einer hydrocephalen Vergrößerung des Schädels mit starker Venenzeichnung, 2. Netzhautblutungen, manchmal einer Stauungspapille, 3. einem sterilen blutigen, xanthochromen oder hämolytischen Fontanellenpunktat, also mit oder ohne

Tabelle 1. *Differentialdiagnose zwischen Pachymeningosis und Leptomeningosis haemorrhagica interna.* (Nach CATEL.)

	Pachymeningosis		Leptomeningosis	
1. Ursache	a) traumatisch	b) toxisch-avitaminotisch	a) Gefäßmißbildungen (besonders Telangiektasien, Angioma racemosum art. oder venosum, Aneurysma arteriovenosum, STURGE-WEBERS Krankheit)	b) konstitutionelle Gefäßminderwertigkeit oder kleinere Aneurysmen (infolge von Mediallücken?)
2. Sitz der Blutung	An umschriebener Stelle im Cavum subdurale		diffuse Blutungen im Cavum subarachnoideale	
	an jeder Stelle der Dura	im Bereich der vorderen und mittleren Schädelgrube		
3. Wesen der Blutung	Rhexisblutung	Diapedesis- oder Rhexisblutung	Rhexisblutung	Diapedesis- oder Rhexisblutung
4. Gefäßbeteiligung	Quellgebiet: Arteria carotis externa		Quellgebiet: Arteria carotis interna	
	Art. meningea media und posterior	Art. meningea media		
5. Netzhautblutungen	ja, nicht gesetzmäßig		wahrscheinlich nein	ja, nicht gesetzmäßig
6. Systolisches Geräusch (über knöchernem Schädel)	nein		mitunter	nein
7. Beginn	symptomlos	langsam-schleichend oder plötzliche Gewichtsabnahme, Krämpfe, Vergrößerung des Schädels	epileptische Anfälle	apoplektiform
8. Verlauf	regressiv	progressiv	in Schüben	
9. Meningitische Symptome	gering oder fehlend		ausgesprochen	
10. Lumbalpunktat	kann gelegentlich blutig sein	meist wasserhell, ausnahmsweise blutig	stets blutiger, meist xanthochromer Liquor	
11. Fontanellenpunktat		sanguinolent xanthochrom		
12. Lebensalter	Neugeborene	hauptsächlich im 2. Lebenshalbjahr	im Kindesalter hauptsächlich in der Pubertät, nur ausnahmsweise schon im 3. Lebensjahr; später häufig im 3.—5. Lebensjahr	

Erythrocyten, mit hohem Eiweißgehalt ohne Vermehrung der Leukocyten und 4. aus einem klaren normalen Zisternen- oder Lumballiquor. Die Lumbalpunktion muß *vor* der doppelseitigen Fontanellenpunktion vorgenommen werden, da bei diesen leicht die Arachnoidea verletzt werden und Blut in den Liquor einfließen kann. *Der Verlauf der chronischen Formen* ist meist fieberfrei mit verschiedensten neurologischen Symptomen und manchmal Hirndruckerscheinungen. Intervalle mit vorübergehendem Rückgang der Symptome kommen vor. Die Prognose war bis vor kurzem trüb: etwa 50% starben an interkurrenten Infektionen, der Rest hatte zum großen Teil neurologische Ausfälle. Besser wird die Prognose durch die moderne *Therapie*. Unter der Voraussetzung eines relativen Mangels an dem sog. Permeabilitätsfaktor bei konstitutioneller Disposition wird Gutes berichtet von täglichen intravenösen Injektionen von 1—3 cm³ Citrin *(Bayer)* unterstützt durch häufige Fontanellenpunktionen und kleinere Bluttransfusionen. Gerechtfertigt durch die trübe Prognose sind *hirnchirurgische Eingriffe* nach amerikanischen Autoren, bei denen die gesamten Membranen ausgeräumt werden. Die Ergebnisse sollen deutlich besser sein als die der genannten Therapie, und Punktionen sollen nur in frischen Fällen zum Erfolg führen.

d) Eine echte **Pachymeningitis haemorrhagica interna** in Gestalt von primär entzündlich bedingten Durablutungen gibt es bei Lues, Sepsis, Pneumonie, Typhus, Masern, Scharlach, Diphtherie, Keuchhusten, Variola, vaccinaler Encephalomyelitis und bei eitrigen Prozessen nahe der Dura. Klinisch ist der Zustand kaum zu erkennen, und er wird nur anatomisch gefunden.

B. Die Erkrankungen der weichen Hirnhaut.

a) Leptomeningitis.

Zum Begriff und zu der Diagnose Meningitis gehört zweierlei: 1. ein typisches Krankheitsbild mit Nackensteifigkeit (Kernig u. a.), Hirndruckerscheinungen und 2. ein positiver Liquorbefund mit Erhöhung der Zellzahl und des Eiweißgehaltes oder mit Erhöhung nur der Zellzahl oder nur des Eiweißes (Zell-Eiweiß-Dissoziation). Ist der Liquor so zellreich, daß er schon makroskopisch stark getrübt ist, spricht man von eitriger Meningitis, *Meningitis purulenta*. Bestehen die mehr oder minder stark vermehrten Zellen, oft ohne stärkere Eiweißerhöhung, vornehmlich aus Lymphocyten, spricht man von *mononucleärer oder lymphocytärer Meningitis*. Meningitis serosa sollten nur solche Fälle genannt werden, die nur eine Vermehrung des Eiweißes, aber nicht nennenswert der Zellen aufweisen. Beruht dieser Befund nicht auf entzündlichen Vorgängen, ist die Bezeichnung *Meningosis* am Platze. Im Einzelfall kann die Entscheidung für oder gegen Entzündung schwierig sein.

Enthält der Liquor unter Ausschluß eines Anstechens des Plexus Blut ohne entzündliche Erscheinungen, sprechen wir von *Meningosis haemorrhagica*, der in seiner Form fast immer eine Anomalie der Hirngefäße zugrunde liegt. Enthält der Liquor Blut und entzündliche Bestandteile, was bei tuberkulöser und epidemischer Meningitis vorkommen kann, sprechen wir von *Meningitis haemorrhagica*. Eitrige Meningitiden haben fast immer bakterielle Erreger, die nichteitrigen sind teils auf Bakterien, teils auf Viren, teils auf nicht infektiöse Ursachen zurückzuführen.

Unter *Meningismus* verstehen wir Symptome einer Meningitis ohne Liquorbefund.

Da der Liquorbefund bei Meningitiden verschiedener Ursache einander gleichen kann, ist eine Einteilung der Meningitiden nach der Liquorbeschaffenheit nicht möglich. Danach könnte man nur von serösen, nichteitrigen und eitrigen und hämorrhagischen Formen sprechen. Nach ihrer *Ätiologie* lassen sich die Leptomeningitiden folgendermaßen einteilen:

α) Abakterielle Meningitis.

1. Physikalisch und mechanisch bedingte Meningitis.
2. Zwar im Prinzip bakteriell bedingte Meningitis, aber mit schwierigem oder nicht gelingendem Erregernachweis.
3. Toxisch und allergisch bedingte Meningitis
  a) durch nicht infektiöse Einflüsse,
  b) bei bakteriellen Noxen.
4. Virusmeningitis
  a) primäre,
  b) sekundäre.
5. Meningitis concomitans.

β) Die bakterielle Meningitis.

1. Meningitis tuberculosa.
2. Meningokokkenmeningitis.
3. Andere Arten der Meningitis purulenta.

Symptomatologie. Die Symptome der Leptomeningitis hängen von mancherlei Faktoren ab: vom Lebensalter (beim Säugling anders als beim älteren Kind), von Sitz und Ausdehnung der entzündlichen Veränderungen (Hirnbasis, Konvexität), von der Beteiligung des Gehirns, des Rückenmarkes und der Gehirnnerven an der Erkrankung und von dem durch die Liquorvermehrung gesteigerten Hirndruck. Auf die Ätiologie kann man weniger aus der Art der Symptome schließen als aus ihrer Schwere und aus dem Verlaufe. So verschieden auch das Krankheitsbild im einzelnen Fall sein kann, so ist es doch möglich und notwendig, alle Symptome zu kennen, nach ihnen zu suchen und sich durch das Fehlen dieses oder jenes als typisch geltenden Symptoms nicht beirren zu lassen.

Bei den meisten infektiösen Meningitiden, den bakteriell wie den virusbedingten, ist die Leptomeninx gar nicht der erste Ort der Auseinandersetzung zwischen Organismus und Erreger. Die Invasion mit den betreffenden Krankheitskeimen führt zunächst zu einer *Allgemeininfektion* mit dem entsprechenden schweren und noch nicht charakteristischen Krankheitsbild, wenn nicht etwa vorausgegangene oder gleichzeitige klare Zustände wie eine Pockenschutzimpfung oder ein Masern- oder Varicellenexanthem, ein Mumps od. dgl. die richtige Deutung nahelegen. Auch die Meningokokkenmeningitis ist zunächst eine Allgemeininfektion des Blutes, und sie kann beim WATERHOUSE-FRIDRICHSEN-Syndrom ohne erkennbare Reaktion der Leptomeninx bis zum Tode verlaufen. Ein erstes, wohl nie fehlendes und oft sehr eindrucksvolles Symptom sind heftige *Kopfschmerzen*, denen beim Kinde überhaupt eine viel größere Bedeutung zukommt als beim Erwachsenen. Sie sind wohl durch den steigenden Liquordruck bedingt und betreffen den ganzen Schädel. Eine weitere Folge des erhöhten intrakraniellen Druckes ist das *Erbrechen*, schwallartig, ohne Nausea, ohne Leibschmerzen und Durchfälle, im Gegenteil eher mit Obstipation. Dazu treten die *vasomotorische Übererregbarkeit* der Haut (roter Dermographismus und flüchtige Erytheme) und eine starke sensible Überempfindlichkeit der Haut, zusammen mit einer allgemeinen *Hyperästhesie* bei passiven Bewegungen, bei Klopfen und Drücken des Schädels und der Wirbelsäule besonders des Halses. Daran schließt sich an die muskuläre Versteifung der Wirbelsäule, der *Opisthotonus* mit schließlich nach hinten gebeugtem Kopf und einer extremen *Lordose* (Abb. 1). Die Schmerzhaftigkeit der Leptomeninx ist die Quelle der klassischen für die Diagnose so wichtigen meningitischen Symptome: Nackensteifigkeit, positives BRUDZINSKISches, PEIPERSches, KERNIGsches, BRAGARDsches und LASÈGUEsches Zeichen, das *Spine sign* (Spinalzeichen) und das *Amoss sign* (Dreifußzeichen).

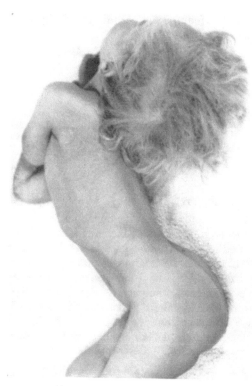

Abb. 1. Opisthotonus bei Meningitis.
(Kieler Univ.-Kinderklinik.) (K)

BRUDZINSKI: Schmerzäußerung und ruckartiges Beugen in Hüft- und Kniegelenk bei ruckartigem Vorbeugen des Kopfes.

PEIPER: dasselbe bei Druck auf den N. femoralis in der Leiste.

KERNIG: Beugung der Knie beim Aufsetzen und Sitzen nur mit gebeugten Knien.

BRAGARD: Schmerzen beim Strecken im Kniegelenk des in der Hüfte gebeugten Beines.

LASÈGUE: Schmerzen beim Erheben des im Knie gestreckten Beines.

Spine sign: Unmöglichkeit, selbst die leicht gebeugten Knie mit dem Kinn zu berühren oder gar zu küssen.

Amoss sign: Unmöglichkeit, mit verschränkten Armen im Bett zu sitzen. Die Arme werden hinter dem Gesäß auf das Bett abgestützt.

Ein für Meningitis selbstverständlich keineswegs charakteristisches, aber nicht seltenes Symptom ist starkes *Schwitzen.* Viel mehr pathognomonisch sind die *Veränderungen des Pulses:* zu Anfang ein Reizpuls mit gesteigerter, dann ein Druckpuls mit verlangsamter und z. B. bei tuberkulöser Meningitis, am Ende ein Vaguslähmungspuls mit höchster Frequenz. Neben den *sensiblen* sieht man *sensorische Reizerscheinungen* bis zu Wesensveränderungen, Aufregungszuständen und unmotiviertem schrillen Aufschreien. Eitrige Meningitiden, außer der durch Meningokokken, trüben fortschreitend das *Sensorium,* von den nichteitrigen nur die tuberkulöse. Beim *Säugling* können manche der vorhin mit den Autorennamen bezeichneten Symptome fehlen, dafür hat er ein untrügliches und unübersehbares Symptom schon im Anfang einer Meningitis: die *gespannte und vorgewölbte Fontanelle,* oft zu sehen, immer zu tasten. Die *Sehnenreflexe* verhalten sich nicht gleichmäßig, sie bleiben unverändert oder sind gesteigert oder abgeschwächt und erloschen. Manchmal sind sie seitenverschieden. Auch die Bauchdeckenreflexe können verschwinden.

Bei *Basalmeningitis* (tbc.) werden die Hirnnerven in Mitleidenschaft gezogen mit Augenmuskel- und Facialislähmungen, Pupillenstörungen, Reizerscheinungen im Trigeminusgebiet, Neuritis optica und mäßigen Stauungspapillen. In den Endstadien können der CHEYNE-STOKESsche oder der BIOTsche Atemtypus sich einstellen. Säuglinge und Kleinkinder sind allgemein krampfbereiter als ältere. So sind schwere *motorische Reizerscheinungen* häufig in Form lokalisierter Krampfzustände oder von allgemeinen epileptiformen Anfällen.

Gesichert und spezialisiert kann die Diagnose einer Leptomeningitis nur durch die *Liquor untersuchung* werden; am einfachsten ist die Lumbalpunktion, unschwierig sind die Suboccipitalpunktion und beim Säugling die Fontanellenpunktion der Seitenventrikel. Der Grad und die Anordnung eines Hydro(pyo)-cephalus internus und die Beschaffenheit der basalen Zisternen können erschlossen werden durch die Encephalographie, beim Säugling auch durch die Ventrikulographie. Unterschiede in der Beschaffenheit des Zisternen- und Lumballiquors zeigen meningeale Verklebungen an. Bei der sog. *Meningitis circumscripta* und *Arachnoiditis adhaesiva* können gleichzeitige Suboccipital- und Lumbalpunktionen hier eitrigen, dort klaren Liquor zutage fördern.

Die Liquorveränderungen sind auf Tabelle 2 übersichtlich zusammengestellt, wozu ergänzt werden muß, daß der Liquorbefund sich im Verlauf der einzelnen Krankheit verändert, vor allem selbstverständlich in der Genesung. Aber auch schon vorher kann z. B. eine anfängliche Leukocytose von einer Lymphocytose abgelöst werden, oder ein anfänglich normaler Liquorzucker kann sich erst im Verlauf erniedrigen, wie nicht so ganz selten bei der tuberkulösen Meningitis oder es kann sich eine „Dissociation cyto-albuminique" aus einer zunächst gleichmäßigen Eiweiß- und Zellvermehrung entwickeln. Die Tabelle zeichnet also nur ein das Charakteristische betonendes Liquorquerschnittsbild.

α) Die abakterielle Meningitis.

1. Durch physikalische oder mechanische oder chemische Einwirkungen hervorgerufene Meningitis (= serosa).

Liquorpleocytosen lymphatischen Charakters ohne Eiweißvermehrungen nach *Lumbalpunktionen* (einerlei ob blutig oder nicht) sind bei Säuglingen nichts ungewöhnliches. Die Zahl der Lymphocyten übersteigt zumeist nicht etwa 30/3, kann aber auch einige 100/3 betragen. In höherem Grade ist das gleiche, unabhängig vom Lebensalter, auch nach *Encephalographien* bekannt; die Technik des Eingriffes ist dabei nicht ohne Bedeutung. Stärkere Reaktionen sind immer verdächtig, daß sie durch das Grundleiden bedingt sind. Ähnliche Befunde gibt es auch nach *Schädeltraumen*, ohne daß dabei eine intrakranielle Blutung nachweisbar zu sein braucht. Die vermehrte Zellzahl im Liquor des *Neugeborenen* hat nichts mit einem Trauma zu tun; sie dürfte mit der noch erhöhten Durchlässigkeit seiner Gefäße zusammenhängen. Bekannt ist die Liquorzellvermehrung als Folge einer *Insolation* (intensive Sonnenbestrahlung), wo sie zu dem Zustand des „Sonnenstiches" beiträgt. Ob es sich dabei um eine echte Entzündung handelt oder um eine andersartige Meningopathie, ist umstritten. Schädelmißbildungen hydrocephaler wie mikrocephaler Art können eine besondere Bereitschaft zu meningitischen Reaktionen aufweisen, z. B. bei fieberhaften Infekten.

Vielleicht auf eine mechanische Ursache zurückzuführen — obwohl Entsprechendes auch bei ganz anders lokalisierten Prozessen wie der akuten Form der Säuglingspyurie vorkommt — ist der häufige Meningismus oder die Meningitis „transsudativa" bei *lobären Pneumonien* besonders des rechten Oberlappens. Die Stauung der Vena cava sup. oder der abführenden Lymphwege bewirkt eine Druckerhöhung des Liquors, analog dem QUECKENSTÄDTschen Phänomen, bei dem durch Kompression der Jugularvenen der Liquordruck ansteigt, wie auch bei jedem Husten eine Fontanellenspannung zu tasten ist, ein Vorgang, dem beim Keuchhusten eine besondere Bedeutung zukommt. Auf dem gleichen Mechanismus dürften meningitische Zeichen und Liquordrucksteigerung bei ausgedehnter *Lymphadenitis colli* beruhen, wobei freilich eine Nackensteife ebenso wie bei rheumatischer Beteiligung der Zwischenwirbelgelenke des Halses durch

Tabelle 2. *Liquorveränderungen bei verschiedene*

	Normaler Liquorbefund ab 6. Lebensmonat	Physikalische, toxische, begleitende Meningitis, meist sog. Meningitis serosa	Abakterielle infektiöse Meningitis	Poliomyelitis im Verlauf des präparalytischen Stadiums	Schweine-hüter-krankheit	Meningitis purulenta pseudoaseptica
Druck:	10—25 mm Hg= 136—350 H$_2$O Liquor „tropft"	erhöht bis sehr stark erhöht	erhöht bis gelegentlich stark erhöht	mäßig bis deutlich erhöht	erhöht	erhöht
Aussehen:	wasserklar, farblos	wasserklar farblos	meist klar, manchmal Sonnen-stäubchen oder leicht trüb	klar, seltener leicht trüb, farblos	Opalescenz	trüb bis eitrig
Veränderungen nach Stehen-lassen des Liquors:	keine	meist keine, gelegentlich ein feines Fibringerinnsel	keine oder Fibringerinnsel	manchmal Spinnweb-gerinnsel	—	eitriger Boden-satz + Ge-rinnsel
Zellen im Kubik-zentimeter:	0—8/3, meist Lymphocyten	nicht oder nur geringgradig vermehrt	vermehrt, einige 100/3, vorwiegend Lymphocyten	meist vermehrt, gelegentlich bis zu einigen 1000/3, an-anfangs poly-, dann mononucleäre Zellen	erhöht, meist mono-nucleär	fast nur polynucleär
Pandy:	negativ, manchmal Spur Opales-cenz	Opalescenz bis zur deutlichen Trübung	deutliche Trübung	meist Trübung bis starke Trübung, selten negativ	Trübung	starke Trübung
Nonne-Apelt Phase I:	gelegentlich leichte Opalescenz	wie normal	normal bis Trübung	normal bis selten Trübung	normal	Trübung oder Niederschlag
Gesamteiweiß:	+ 1,0(0,8—1,2)[1]	etwas vermehrt	vermehrt	leicht vermehrt	vermehrt	vermehrt
Globuline:	+ 0,2(0,1—0,3)	etwas vermehrt	vermehrt	relativ wenig vermehrt	etwas vermehrt	vermehrt
Eiweißquotient:	0,25(0,1—0,4)	normal oder etwas erhöht	erhöht bis etwa 0,4	etwas erhöht oder etwas er-niedrigt	normal bis etwas erhöht	mäßig erhöht
Goldsol-reaktion:	im Anfangsteil kleine Links-zacke	innerhalb normaler Grenzen	überwiegend Rechtszacke	leichte Mittel- oder Linkszacke, aber nicht regelmäßig	—	erst Mittel-zacke, dann Rechtszacke
Zucker:	45—75 mg-%	normal	normal, eher etwas erhöht	normal bis mäßig erhöht	normal	vermindert bis negativ
Chloride:	720—750 mg-%	normal	—	normal	—	vermindert
Tryptophan:	negativ	negativ	meist negativ, ge-legentlich positiv	negativ	—	negativ oder positiv

[1] Werte in Teilstrichen nach Kafka.

die örtliche Schmerzhaftigkeit entstehen kann. Selbstverständlich darf man, wo immer der Gedanke an eine Meningitis auftaucht, mit diagnostischen Lumbal-punktionen nicht zurückhaltend sein.

2. Zwar bakteriell bedingte Meningitis, aber mit schwierigem oder nicht gelingendem Erregernachweis.

Wenn bei *eitrigem Liquor* der Erregernachweis auch kulturell nicht gelingt, handelt es sich, wie die therapeutischen Erfolge mit Sulfonamiden dartun, wohl

Erkrankungen des Zentralnervensystems.

Meningitis epidemica	Meningitis purulenta	Meningitis tuberculosa	Meningitis syphilitica	Encephalomeningitis oder Myelomeningitis bzw. Encephalomyelitis mit meningealer Reaktion verschiedener Ätiologie	Encephalitis epidemica und sporadische Encephalitis	Radiculitis und GUILLAIN-BARRÈ-Syndrom	Hydrocephalie a) Hypersekretion b) hyporesorption und Verschluß
stark erhöht	stark erhöht	erhöht bis mittelstark erhöht	erhöht	schwach erhöht	oft erhöht	nicht erhöht	a) erhöht b) erniedrigt
trüb bis eitrig	eitrig	im Anfang klar mit „Sonnenstäubchen", später Trübung	wasserklar, gelegentlich Xanthochromie und trüb	wasserklar	wasserklar, selten xanthochrom	klar, häufig xanthochrom	wasserklar
Bodensatz und grobes Gerinnsel	gelbgrün, gelegentlich hämorrhagisch Bodensatz + Gerinnsel	spinnwebartiges Fibringerinnsel	nicht selten Fibringerinnsel	keine	keine	--	keine
vorwiegend polynucleär	fast nur polynucleär	stark vermehrt, anfangs polynucleär, erst später vorwiegend Lymphocyten	vermehrt bis stark vermehrt, überwiegend Lymphocyten	gering bis mäßig vermehrt	normal oder geringe Erhöhung, meist Lymphocyten	normal	a) verringert b) normal
starke Trübung	starke Trübung	Trübung bis starke Trübung	Trübung bis starke Trübung	Trübung	meist wie normal	Trübung bis starke Trübung	normal oder leichte Trübung
Trübung oder Niederschlag	Trübung oder Niederschlag	schwache Trübung	Trübung	wie normal	wie normal	Trübung bis Niederschlag	normal
stark vermehrt	sehr stark vermehrt	vermehrt bis stark vermehrt	stark vermehrt	vermehrt	normal oder gering vermehrt	vermehrt	normal oder etwas vermehrt
vermehrt	vermehrt	vermehrt	vermehrt	vermehrt	—	erhöht	normal
erhöht, aber selten über 1,0	meist nur mäßig erhöht	normal, erniedrigt oder mäßig erhöht	leicht erhöht oder erniedrigt	meist erhöht	—	erhöht	normal
in der Regel tiefe Rechtszacke	Rechtszacke	mäßige Mittel- oder Rechtszacke	Rechtszacke oder Linkszacke, sog. Paralysekurve Wa.R. +	normal oder weniger verändert	normal oder geringe Linkszacke	tiefe Linkszacke	normal
vermindert bis negativ	vermindert bis negativ	vermindert bis negativ	normal oder vermindert	normal oder erhöht	meist erhöht	normal oder leicht erhöht	normal oder etwas erhöht
vermindert	vermindert	meist erniedrigt	normal oder vermindert	—	—	—	normal
positiv	positiv	positiv	—	—	—	—	—

immer um *Meningokokkenmeningitiden* (Näheres s. dort). Auch bei BANGscher *Krankheit* sieht man manchmal als einzige Manifestation bisweilen lymphocytäre Meningitiden zu Anfang und auch in späteren Stadien. Daß *Restzustände einer bakteriellen Meningitis* als abakterielle Meningitis imponieren können, ist selbstverständlich, bedarf aber doch der Erwähnung, seitdem die weitverbreitete Anwendung von Sulfonamiden auch bei unklaren Fieberzuständen das Übersehen einer akuten und schnell heilenden Bakterienmeningitis, besonders wieder durch Meningokokken, in den Bereich des Möglichen gerückt hat.

Eine Reihe von *Spirochätenkrankheiten* macht Meningitiden, deren Erreger nicht zu finden ist. So vor allem die *Lues connata* etwa bei jedem zweiten luischen Säugling. Klinische Symptome außer einer Fontanellenspannung oder -vorwölbung fehlen. Der Liquor steht unter erhöhtem Druck, der Eiweißgehalt ist leicht erhöht, die Zellen sind Lymphocyten und der Zuckergehalt ist normal. Auch die *Schweinehüter*krankheit ist als durch Spirochäten erzeugt erwiesen (Leptospira grippotyphosa), auch bei ihr gibt es lymphocytäre Meningitiden im zweiten Fieberschub mit leichter Eiweißvermehrung mit und ohne Druckerhöhung. Das gleiche gilt für das ätiologisch nahe verwandte oder vielleicht identische *Feldfieber*, nur mit dem Unterschied, daß hier die Meningitis auch in der ersten Phase sich zeigen kann.

Die *Schweinehüterkrankheit*, maladie des jeunes porchers (Molkereigrippe), hat eine Inkubationszeit von 15—30 Tagen und gelegentliche Prodrome in Gestalt von Appetitlosigkeit, Kopfschmerzen, Müdigkeit. Die eigentliche Erkrankung beginnt plötzlich mit hohem Fieber, Kopfschmerzen, Conjunctivitis, Husten, Albuminurie und gelegentlich einem Exanthem. Zumal wenn ein Herpes auftritt, ist das Bild dem einer Lappenpneumonie sehr ähnlich. Das Fieber hält sich 3—5 Tage auf einer Continua, sinkt dann ab, und nach einer Latenzperiode von 1—2 Tagen beginnen die meningitischen Symptome, die wenige Stunden bis mehrere Tage andauern. Der Liquor zeigt eine lymphocytäre Pleocytose mit geringer oder fehlender Eiweißvermehrung. Bei atypischem Verlauf beginnt die Meningitis sofort; die erste Phase scheint also auszufallen, oder alle Erscheinungen bleiben geringfügig (abortiver Verlauf). Die Prognose ist gut. Die Krankheit findet sich meistens bei jungen Männern, die viel mit Schweinen zu tun haben. Ältere bleiben verschont, weil sie früher eine Abortivform durchgemacht haben. Die Übertragung erfolgt direkt durch Schweine oder durch einen Zwischenwirt (Ratten, Mäuse?).

Das *Feldfieber* hat mit Schweinen nichts zu tun; die Infektion erfolgt aus dem Erdboden, aus dem Wasser oder durch Feldmäuse. Besonders gefährdet sind barfüßige Kinder. Plötzlicher hochfieberhafter Beginn mit Meningismus, Krämpfen, Verwirrtheit, Erbrechen, Durchfall, Conjunctivitis, morbilliformem Exanthem, Hypotonie, oft Herpes. Verlauf biphasisch: Kontinua von 4—6 Tagen, 1—3 fieberfreie Tage, dann neuer Fieberanstieg. Serologische Diagnose aus Blut und Liquor mit Agglutination und Lysierung der Leptospiren vom 10. Tage an.

Schließlich sieht man bisweilen Meningitiden im Beginn der Weilschen *Krankheit* (Spirochaeta icterogenes); im Liquor überwiegen zuerst die Polynucleären, dann die Lymphocyten; das Eiweiß ist wenig vermehrt.

3. Toxisch und allergisch bedingte Meningitis.

a) Durch nichtinfektiöse Einflüsse. Hierher gehören meningitische Reaktionen auf die *intralumbale Injektion* von *Arzneimitteln* (Penicillin, Streptomycin u. a.), bei *Vergiftungen* z. B. Blei, Arsenverbindungen u. a., sehr selten bei *Autointoxikation* (Urämie, Coma diabeticum, bei Hirntumoren und Leukämie). Sicher *allergischer Natur* sind meningitische Befunde bei der *Serumkrankheit*, nach intralumbaler Injektion von artfremdem Serum und wahrscheinlich bei schwerer *Ascaridiasis*.

b) Durch infektiöse Noxen. Möglich ist das Vorkommen einer allergischen Meningitis im Frühstadium der Tuberkulose — *Meningitis tuberculo-allergica*, selbstverständlich mit gutartigem Verlauf, und sicher kann der *Rheumatismus verus* zu meningealen Reaktionen führen. Über Meningitis bei lobärer *Pneumonie*, die begreiflicherweise auch eine eitrige Pneumokokkenmeningitis sein kann, und bei *Pyurie* haben wir schon gesprochen. Analoges gibt es bei *Grippe*, bei *Keuchhusten* — zusammen mit Pertussisencephalose bzw. -encephalitis — bei *Typhus* und auch im Rahmen der neurologischen Komplikationen der *Ruhr*. Der sog. septische *Scharlach* kann zu eitriger Streptokokkenmeningitis führen, es gibt aber auch in der Periode des Rheumatoides lymphocytäre gutartige Meningitiden bei Scharlach.

4. Virusmeningitis.

a) Primäre = gutartige, mononucleäre oder lymphocytäre Meningitis — auch idiopathische, gutartige mononucleäre Meningitis, M. aseptica benigna, M. aseptica acuta genannt. Die Krankheit ist seit 1910 und besonders seit 1925 in der ganzen Welt bekannt und hat eine immer wachsende auch differentialdiagnostische (z. B. gegen Poliomyelitis, Meningitis-tbc.) Bedeutung. Sie tritt teils sporadisch, teils epidemisch auf, aber immer ist sie selbständig, d. h. ohne äußere Beziehung zu anderen meningitiserzeugenden infektiösen Erkrankungen. Trotz des einheitlichen und charakteristischen Bildes und Verlaufes handelt es sich sicher nicht um eine ätiologische Einheit. Eine Spezialform ist, vielleicht mit demselben Virus als Erreger, die aus USA. mitgeteilte für Mäuse pathogene Choriomeningitis lymphocytaria. Diskutiert wird die Möglichkeit der Identität mit manchen Encephalomyelitisviren, dergestalt, daß entweder diese gutartige lymphocytäre Meningitis die abortive Form solcher Encephalomyeliditen sei oder ihre Frühform, während die Spätformen als Folge einer eingetretenen Neuroallergie gegen das Virus zu deuten wären. Der *Beginn* ist akut mit deutlichen meningitischen Symptomen. Der Liquor ist steril, enthält einkernige, manchmal auch überwiegend polynucleäre Zellen in so wechselnder Zahl, daß er einmal ganz klar aussieht, das andere Mal deutlich getrübt ist. Spinnwebgerinnsel kommen vor, der Eiweißgehalt ist nur wenig erhöht, die Goldsolkurve ist mit einer mehr oder weniger deutlichen Rechtssenkung nicht wesentlich verändert, der Liquorzucker ist normal oder erhöht und höchstens ganz zu Beginn erniedrigt. Der Verlauf ist relativ kurz, gutartig und ohne Komplikationen und bleibende Restzustände.

Wenn dennoch im Rahmen ein und derselben kleinen Epidemie Encephalomyelomeningitiden oder Encephalomyelitiden auftreten, dann drängen sich die erwähnten Möglichkeiten der Erklärung auf. Jedenfalls kann die Diagnose einer gutartigen akuten lymphocytären Meningitis nur aufrechterhalten werden für die Fälle ohne jede Komplikation. Akute cerebrale Symptome ohne entzündliche Liquorveränderungen gehören nicht mehr unter diese Diagnose. Näheres siehe auch unter Encephalitis.

Im *Blutbild* finden sich mäßig bis stark erhöhte Leukocytenwerte mit Lymphopenie, nach der Entfieberung eine geringe Eosinophilie. Die Blutsenkung ist beschleunigt.

Differentialdiagnostisch kommen am häufigsten die Tbc.-Meningitis und die Poliomyelitis in Frage. Im Anfang kann die Abtrennung unmöglich sein; dann läßt sich die Tbc.-Meningitis abgrenzen eventuell durch die Tuberkulinreaktion, den Bacillenbefund, den Verlauf, den erniedrigten Blutzucker usw. Bei Streptomycinbehandlung von Fällen ohne Bacillenbefund kann die Unterscheidung recht schwierig sein, aber auch hier bringen die lange Dauer der Liquorveränderung und die Senkung des Blutzuckers weiter. Für Poliomyelitis in lähmungsfreien Fällen spricht der biphasische Verlauf, ebenso wie für Schweinehüterkrankheit und Feldfieber.

b) Sekundäre Virusmeningitis. Die primäre Virusmeningitis ist also eine Erkrankung, bei der die Meningitis obligat auftreten *muß.* Sekundär sind diejenigen, wo die Meningitis bei der betreffenden Viruskrankheit fakultativ auftreten *kann.* Bei der primären Meningitis ist das betreffende Virus die Ursache der gesamten Krankheitserscheinungen, bei der sekundären dagegen besteht die Wahrscheinlichkeit einer Neuroallergie eher als die Annahme, daß der Erreger der Grundkrankheit einem anderen Meningitisvirus den Weg bereitet hat (s. unter Virusencephalomyelitis). Daß es auch bei bakteriellen Krankheiten lymphocytäre meningitische Reaktionen gibt, haben wir oben gesehen. Die

große Mehrzahl aber der abakteriellen Meningitiden (wie auch der Encephalomyelitiden) entfällt auf die Viruskrankheiten.

Obligat gehört eine Meningitis zur Poliomyelitis, zur Schweinehüterkrankheit
und zum Feldfieber. Wenn das meningeale Stadium der *Poliomyelitis* isoliert,
d. h. ganz ohne Lähmungen auftritt, dann ist es klinisch von der infektiösen
abakteriellen Meningitis kaum zu unterscheiden. Ein zweiphasischer Verlauf
spricht für Poliomyelitis und in Poliomyelitisepidemien wird man (ob mit Recht?)
alle abakteriellen Meningitiden als Poliomyelitis betrachten. Am häufigsten von
allen Viruskrankheiten mit der Grundlokalisation außerhalb des Zentralnervensystems macht eine abakterielle Meningitis der *Mumps*, manchmal stürmisch
und dem Unkundigen bedrohlich erscheinend, öfter ohne klinische Hinweise
am Liquor zu erkennen. Ob diese Mumpsmeningitis als selbständig zu betrachten
ist oder ob sie ein Zubehör einer Encephalitis ist, steht zur Diskussion. Näheres
weiter unten und im Kapitel „Infektionskrankheiten". In diesem Zusammenhang (gelegentliches Vorkommen einer abakteriellen Meningitis) sind weiter
zu nennen das PFEIFFERsche *Drüsenfieber*, der *Herpes febrilis*, die *Hepatitis epidemica* und die *Myalgia acuta epidemica*.

Für diese, die vielleicht ein Protozoon zum Erreger hat, sind besonders disponiert Kinder
zwischen 5 und 15 Jahren; die Inkubationszeit scheint 2—4 Tage zu betragen. Bei leichtem
Fieber ohne Prodrome sind die Muskeln, vor allem die Brust und das Zwerchfell schmerzhaft; die Dauer beträgt nur wenige Tage. Im Blutbild mäßige Leukocytose und Eosinophilie; Rezidive und Zweiterkrankungen kommen vor. Als Komplikationen werden Pleuritis sicca, Pneumonie, Otitis media und Orchitis angegeben.

5. Meningitis concomitans.

Andere Namen sind M. sympathica, M. collateralis. Diese von der bakteriellen
Form nicht streng abgrenzbare Meningitis entsteht nicht durch Fernwirkung
sondern durch die unmittelbare Einwirkung eines den Meningen benachbarten
Krankheitsherdes oder durch direktes Übergreifen des Prozesses auf die Meningen
selbst. Der Herd kann extracerebral liegen wie z. B. bei allen Eiterungen in den
Schädelknochen- und -höhlen, also bei Otitis media und Mastoiditis und bei
Sinusitis und Osteomyelitis der Schädelknochen. Oder der Prozeß liegt intracerebral wie beim Hirnabsceß, Gumma, Solitärtuberkel oder Tuberkulolm. So
gibt es also neben der Meningitis tuberculo-allergica eine zweite nicht unmittelbar durch Generalisierung hämatogen entstandene Tuberkulosemeningitis, die
heilen kann trotz Nachweises von Tuberkelbacillen im Liquor. Freilich pflegt
meist eine echte tuberkulöse Meningitis nachzufolgen.

β) Die bakterielle Meningitis.

1. Meningitis tuberculosa siehe Kapitel „Tuberkulose".

2. Meningokokkenmeningitis, Meningitis epidemica siehe Kapitel „Infektionskrankheiten".

3. Andere Arten der Meningitis purulenta.

Außer durch Meningokokken werden, gleichfalls zumeist hämatogen, eitrige
Hirnhautentzündungen hervorgerufen durch die verschiedensten Eitererreger.
Am häufigsten ist, besonders im Säuglings- und Kleinkindesalter, die *Pneumokokkenmeningitis*. Andere Erreger einer eitrigen Meningitis sind *Influenzabacillen, Staphylo-, Strepto-, Enterokokken, Typhus-, Paratyphus-, Proteus-,
Colibacillen, Gonokokken, Pyocyaneus* u. a. m. Über Meningitis durch *Bacillus
Bang* siehe oben. Anders als bei der epidemischen und besonders bei der tuberkulösen Meningitis findet man mehr die Konvexität als die Basis mit einer dicken
eitrigen Masse überzogen. Das eitrige Exsudat zieht streifenförmig die pialen

Venen entlang und sammelt sich in den Zisternen an. Da regelmäßig die obersten Rindenpartien in den Prozeß einbezogen sind, beherrscht, mehr als bei der epidemischen Meningitis, eine schwere Benommenheit das Krankheitsbild. Während bis vor kurzem die *Prognose* dieser purulenten Meningitiden, besonders der durch Pneumo-, Staphylo-, Streptokokken und Influenzabacillen so gut wie infaust war, hat sie sich wesentlich gebessert durch die Einführung des Penicillins in die *Therapie.* Man gibt zusammen mit Sulfonamiden peroral oder parenteral, aber nie intralumbal, am besten Supronal, Penicillin intramuskulär und intralumbal (suboccipital). Intramuskulär 3stündlich je nach dem Lebensalter 8000—30000 OE, intra-

lumbal 1—3mal täglich 10000 OE, aber nie mehr als 20000 pro dosi, so lange, bis der Liquor fast klar geworden ist. Dann setzt man wegen der hohen Rezidivgefahr die intralumbale Applikation 1mal täglich noch etwa 8 Tage fort und gibt intramuskulär in der gleichen Weise weiter. Bei Rezidiven fängt das Schema von vorne an und kann durch die Liquorausblasung noch verbessert werden. Die *Influenzameningitis* reagiert wohl nur bei Typ *Pittman 6* auf Penicillin, die anderen Typen sprechen auf Streptomycin an. Bis zur Typenbestimmung also kombiniere man die Streptomycin- mit der Penicillinbehandlung.

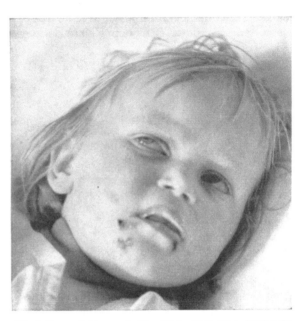

Abb. 2. Pneumokokkenmeningitis. (Kieler Univ.-Kinderklinik.) (P)

Wenn auch der Erfolg des Penicillins nicht lückenlos ist, hat es die Letalität der eitrigen Meningitiden auf eine bis vor kurzem unahnbare Tiefe gesenkt, und postmeningitische chronische Hydrocephalien sind Seltenheiten geworden.

Bei der *Leptomeningitis haemorrhagica interna* ist es im Verlauf einer primär nicht hämorrhagischen Leptomeningitis zu Blutungen in den Subarachnoidalräumen gekommen. Der Vorgang hat also keine selbständige Bedeutung, muß aber aus diagnostischen Gründen gegenüber nunmehr zu besprechenden subarachnoidalen Spontanblutungen oder sog. Meningealapoplexien erwähnt werden.

b) Leptomeningosis haemorrhagica interna.

Die in Parallele zur Pachymeningosis als *Leptomeningosis haemorrhagica interna* bezeichnete Erkrankung ist klinisch durch den blutigen, nach dem Zentrifugieren in der Regel mehr oder weniger xanthochromen Liquor mit normalem oder erhöhtem Eiweißgehalt charakterisiert. Die Grundlage dieser nichtentzündlichen leptomeningotischen Blutungen sind wohl meist Anomalien der Gehirngefäße, und zwar entweder im Sinne echter Gefäßmißbildungen oder konstitutioneller Gefäßminderwertigkeiten. Auch die im Gefolge von Pertussis beschriebenen Subarachnoidealblutungen haben solche konstitutionellen Voraussetzungen. Im ersteren Falle treten klinisch schon frühzeitig epileptische Anfälle

von Jackson-Typus auf, im zweiten Falle ist der apoplektiforme Krankheitsbeginn und das Auftreten von Netzhautblutungen bis zu einem gewissen Grade
charakteristisch. Genauere differentialdiagnostische Angaben siehe in Tabelle 1.
    Zu den Mißbildungen der Gehirngefäße, die hier in Frage kommen, gehören das:
    1. Angioma cavernosum.
    2. Angioma racemosum: a) Teleangiektasien, b) Angioma racemosum arteriale, c) An-
gioma racemosum venosum, d) Aneurysma arterio-venosum, e) Sturge-Webersche Krankheit.
    3. Angioblastom.
    4. Angiogliom.
    Die Sturge-Webersche Krankheit kann hereditär sein und ist durch die
Verkalkungen der kleinsten pialen Gefäße und der oberflächlichen Hirnschichten
charakterisiert, die als feine doppelkonturierte geschlängelte Schattenstreifen im

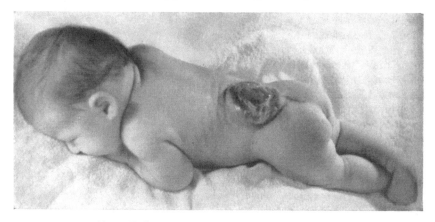

Abb. 3. Myelomeningocele. (Kieler Univ.-Kinderklinik.) (P)

Röntgenbild zu sehen sind. Daneben gehören Gesichtsnaevus oder Körper-
naevus, Glaukom, epileptische Anfälle, Paresen und Schwachsinn zu den Hauptsymptomen dieser nicht allzu seltenen Krankheit. Zur Leptomeningosis muß
es dabei nicht immer kommen. Zur Diagnose der meisten dieser Erkrankungen
ist die Ventriculo- und Arteriographie erforderlich.

c) Mißbildungen der Hirnhäute.

    Zu den häufigeren und sich schon bei der Geburt manifestierenden Miß-
bildungen gehören die in Kombination mit Spaltbildungen im Skeletsystem
auftretenden Ausstülpungen der Gehirn- und Rückenmarkshäute. Sie sind stets
als primäre Mißbildung des Zentralnervensystems aufzufassen: die Meningocelen,
die Meningomyelocelen, die Myelocelen und die Encephalocelen. Die Diagnose
ist im allgemeinen leicht aus dem typischen Sitz der Meningocele zu stellen.
Liegt eine Myelocele vor, dann finden sich fast regelmäßig auch ein Hydrocephalus
und in vielen Fällen Lähmungen der unteren Extremitäten, Sensibilitäts- und
trophische Störungen, Blasen-Mastdarmlähmungen, sowie Mißbildungen und
Fußdeformitäten (Abb. 3). Die analogen Mißbildungen am Schädel, *Encephalocelen*, mit Deformierungen der Schädelform, sind mit dem Leben nur für kurze
Dauer vereinbar. Myelocelen führen leicht zu Infektion und damit zur eitrigen
Meningitis, sie können aber auch epithelialisieren und zuheilen. Operativ sollte
man nur Meningocelen (die von normaler Haut überdeckt sind) angehen, denn
ebenso wie die spontane Überhäutung führt die Operation der schweren Fälle

zu einem unzubeeinflußbaren Hydrocephalus. Schwieriger und nur röntgenologisch zu sichern ist die *Spina bifida occulta;* gelegentlich bietet eine abnorme
Behaarung an der betreffenden Stelle einen Hinweis. Auch die occulte Spaltbildung kann mit Störungen der Blasenentleerung, Reizerscheinungen motorischer, sensibler und trophischer Natur, sowie Fußdeformitäten verbunden sein.
Hierbei ist häufiger durch eine operative Therapie Erfolg zu erwarten.

d) Geschwülste der Hirnhäute.

Geschwülste der Hirnhäute im Kindesalter sind sehr selten. Beobachtet wurden Psam-
mome, Sarkome, Carcinome und Plexustumoren, über die im Abschnitt Hydrocephalie
noch einiges gesagt wird. Gummen und Solitärtuberkel treten meist unter den Erscheinungen eines Gehirntumors auf und verraten die Mitbeteiligung der Hirnhäute erst durch
die concomitierende Meningitis. Mit Tumorenbildung verbunden ist auch die Cysticerken-
Meningitis, die sich durch eine Eosinophilie des Liquors auszeichnet. Die positive Komple-
mentbindungsreaktion des Blutes mit Hydatidenflüssigkeit (nach WEINBERG) sichert die
Diagnose. Der Verlauf ist chronisch, aber gutartig.

II. Die Hydrocephalie.
(Hydrocephalische Störungen und Hydrocephalus.)

Man unterscheidet an dem Krankheitsbild der Hydrocephalie, d. h. der
krankhaften Ansammlung von Hirnflüssigkeit im Schädelinnern, den Begriff
der *hydrocephalen Störung*, die das klinisch erkennbare des Krankheitsvorganges
umfaßt, und den *Hydrocephalus*, d. h. die zum Dauerzustand gewordene und
damit auch anatomisch faßbare Ventrikelerweiterung. Eine klinisch, röntgenologisch und operativ festgestellte Hydrocephalie kann sogar längere Zeit bestehen,
ohne zu einem dauernden Hydrocephalus zu führen; nach Beseitigung der Ursache bildet sich die Erweiterung der Ventrikel zurück. In einem Teil der Fälle
handelt es sich um einen angeborenen Zustand, in nicht wenigen aber um ein
erworbenes Leiden. Da man jedoch mit der Verwertung dieser Tatsache allein
klinisch und therapeutisch nicht weiterkommt, trennt man besser die Hydrocephalie nach pathogenetischen Gesichtspunkten in zwei Gruppen:

1. Die durch Liquorzirkulationsstörung hervorgerufene Hydrocephalie.
2. Die durch atrophisch-degenerative Prozesse im Gefolge von Gefäßerkran-
kungen (z. B. auch durch die Pachymeningosis haemorrhagica interna), Geburtstraumen und Blutungen usw. hervorgerufene, d. h. vornehmlich durch Gehirn-
schwund entstandene Hydrocephalie.

Der normale Liquorweg geht von den Plexus chorioidei der Seitenventrikel
als hauptsächlichster Produktionsstätte des Liquors durch die Foramina Monroi
über den 3. Ventrikel durch den Aquaeductus Sylvii zum 4. Ventrikel und von da
teils durch die Foramina Magendi in den Spinalkanal, teils über die basalen
Zisternen in die Subarachnoidealräume der Großhirnhemisphären, wo wenigstens
zum Teil die Resorptionsstätten zu suchen sind.

Von besonderem klinischen Interesse ist die erste Gruppe, da sie schon heute,
wenn auch noch nicht in größerem Umfange, gewisse Heilungsmöglichkeiten
bietet. Eine Liquorzirkulationsstörung mit „hydrocephalischer Störung" und
„Hydrocephalus" kann entstehen durch:

I. Anatomisch nachweisbare Verlegungen des Liquorweges (z. B. infolge von Tumoren.
Verwachsungen und Membranen).

II. Ventrikelverschlüsse (z. B. durch die Arachnoiditis der Cisterna magna oder kleinere
Tumoren).

III. Unzureichende Resorption des Liquors. 1. Bei Verlegung der Resorptionsstellen:
a) durch Blutungen (Trauma, Gefäßrupturen); b) durch Infektionen (Meningitis). 2. Bei

Überproduktion von Liquor. a) Mißbildungen, Hypertrophie und Tumoren des Plexus, Meningitis (Stauungen im Plexus durch Kompressionen der Vena magna Galeni bei raumbeengenden intrakranialen Prozessen).

In der Regel handelt es sich bei diesen Formen um einen sog. Hydrocephalus *internus*.

Bei der zweiten Gruppe dagegen liegt vielfach ausschließlich oder in Verbindung mit einem internen ein sog. Hydrocephalus *externus* vor. Er stellt sich, wie schon erwähnt, nach gröberen Substanzdefekten des Gehirns ein infolge Mißbildungen, Zerstörungsprozessen durch Blutungen, degenerativen Vorgängen, Porencephalien (sog. Meningitis e vacuo), Mikrocephalie.

Klinisch kann die Hydrocephalie *akut* oder *chronisch*, als ununterbrochener oder zeitweise unterbrochener Vorgang in Erscheinung treten, besonders dann, wenn die Liquorzirkulationsstörung nicht gleichmäßig weiterbesteht. Dies erklärt nicht nur manchen Wechsel im klinischen Bild der Hydrocephalie, sondern auch die Tatsache, daß nicht allzu selten ein klinisch scheinbar sicherer Hydrocephalus occlusus sich auf dem Sektionstisch als sog. Hydrocephalus communicans darstellt. Die rein anatomische Trennung von H. occlusus = Verschluß des Aquädukts oder der Foramina des 4. Ventrikels und communicans wird also der dynamischen Seite der Hydrocephalie nicht gerecht. Das *klinische Bild* ist in den ausgeprägten Fällen sehr charakteristisch, zumal beim Kind so gut wie nie die *Vergrößerung des knöchernen Schädels* und die *weit offene persistierende Fontanelle* fehlt. Selbst wenn die Nähte schon geschlossen waren, können sie platzen und deutlich klaffen. Den Druckgesetzen im geschlossenen Raum entsprechend nimmt der Gehirnschädel Kugelgestalt an und kontrastiert durch seine Größe auffallend gegenüber dem verhältnismäßig kleinen Gesichtsschädel. Man kann sich dieses Eindruckes sehr gut dadurch vergewissern, daß man beide Zeigefinger jeweils an beide Ohren des Kindes anlegt. Wölbt sich der Schädel über die anliegenden Finger, so handelt es sich sicher um einen Hydrocephalus und nicht etwa nur um ein Megacephalus. Der Kopfumfang übersteigt den Brustumfang. Die Gefäße treten besonders beim Schreien prall gefüllt, erweitert und bläulich gefärbt hervor; die Bulbi sind durch die Verschiebung von Kopf- und Gesichtsschädel, sowie durch die Verkleinerung der Orbitae nach abwärts gedrückt, so daß Iris und Pupillen von dem unteren Augenlid zum Teil verdeckt werden und darüber die weißen Skleren zutage treten. Sieht das Kind geradeaus, so erscheinen Pupille und Iris wie ein Halbkreis über dem Horizont des unteren Lides (sog. Phänomen der untergehenden Sonne). In einzelnen Fällen kann der Schädel so gewaltig vergrößert sein, daß der Ausdruck Ballonschädel durchaus gerechtfertigt ist, zumal die Wände pergamentartig dünn werden, so daß der Schädel das Gefühl einer schwappend gefüllten Blase gibt und bei guter Lichtquelle transparent erscheint. Das Kind ist dann trotz gut ausgebildeter Nacken- und Halsmuskulatur nicht mehr oder erst sehr verspätet in der Lage den Kopf allein zu halten. Die starke *Hirndrucksteigerung* ruft in der Folge eine Reihe von Erscheinungen hervor, die aber keineswegs immer in gleicher Ausprägung vorhanden sein müssen, sondern zum Teil zeitweise, ja anfallsweise auftreten können. Beherrscht wird dieses klinische Bild von Kopfschmerzen, Erbrechen, Nystagmus infolge Abducensparese, Sehstörungen durch Stauungspapille und Opticusatrophie, hypothalamischen Erscheinungen, Reflexsteigerung und Spasmen ähnlich dem Bild der spastischen Diplegie. Wenn auch die Intelligenz und das psychische Verhalten in einzelnen Fällen überraschend wenig, ja fast gar nicht gestört sind, stellen sich doch in anderen und besonders schweren Fällen schon frühzeitig *Schwierigkeiten* in der *körperlichen* und *geistigen Entwicklung* ein, die sehr unterschiedliche Grade von leichten psychischen Verstimmungen und einer gewissen Teilnahmslosigkeit und Stumpfheit bis zu schweren geistigen Defekten zeigen. Auch die statische Entwicklung kann gestört sein ebenso wie es auch gelegentlich zu schweren motorischen Reizerscheinungen wie *Krämpfen* usw. kommt. Der Grund für dieses Verhalten liegt darin, daß zunächst bei der Erweiterung der Hirnräume die Gehirnmasse, vor allem also die Rinde und die Faserbahnen im Mark nur gedehnt oder ausgewalzt werden, ehe es zu Einschmelzungen der Gehirnsubstanz kommt.

In nicht wenigen Fällen besonders bei jungen Säuglingen tritt die *Hydrocephalie klinisch* unter *dem Bild einer chronischen Ernährungsstörung* auf. Das Kind gedeiht nicht, hat Durchfall, macht bei jeder Therapie Schwierigkeiten, und erst die genauere Untersuchung deckt die eigentliche Ursache in Gestalt einer Hydrocephalie auf.

Der *Liquor* bleibt in seiner Zusammensetzung *unverändert*, wenn nicht eine entzündliche Ursache am Hydrocephalus beteiligt ist. Das *Röntgenbild* zeigt neben den klaffenden Schädelnähten stark ausgeprägte Impressionen, eine Abflachung der Schädelbasis mit in die Länge gezogener Sella turcica und beim Ballonschädel nur noch unregelmäßige Knocheninseln. Die ergänzende *Ventriculographie* und *Encephalographie* gestatten Form und Ausdehnung der Ventrikelerweiterung genauer festzulegen und unter Umständen Anhaltspunkte für das Zustandekommen einer Liquorzirkulationsstörung zu geben.

Die *Therapie* setzt in erster Linie voraus, daß man sich mit den üblichen Diagnosen wie Hydrocephalus occlusus und communicans, hypersecretorius und aresorptivus nicht begnügt, sondern die Ursache der Liquorzirkulationsstörung, falls es sich um eine solche handelt, zu ermitteln versucht. Das ist heute bei Anwendung aller diagnostischen Methoden in vielen Fällen möglich. Ist eine Ursache operativ zugänglich, so soll man danach trachten, sie zu beseitigen, wozu allerdings das Kind einem erfahrenen Neurochirurgen überwiesen werden muß. Dies gilt z. B. für die Kraniopharyngeome, die Gliome des Hypothalamus (beide prognostisch ungünstig) und für die Ependymome der Seitenventrikel und des 3. Ventrikels (prognostisch günstiger), die Verschlüsse im Bereich des Foramen Monroi und des vorderen Teiles des 3. Ventrikels bedingen. Weiterhin für die Geschwülste der Vierhügelgegend: Gliome, Pinealome und Teratome, die aber selten sind. Praktische Bedeutung haben neben den Hypophysengangscysten und Aquäductstenosen noch die Gliome des Kleinhirns: Die Astrocytome, die Medulloblastome des Wurmes und die vom Boden des 4. Ventrikels ausgehenden Ependymome. Hiervon sind die gutartigen Astrocytome prognostisch relativ günstig im Gegensatz zur infausten Prognose der Medulloblastome. Die Aquäduktstenosen werden wegen ihrer schlechten operativen Prognose besser dem Selbstheilungsbestreben des Organismus überlassen. Entweder bahnt der Liquor sich einen Weg oder es kommt wie bei jedem länger bestehenden Hydrocephalus zur Atrophie der Plexus chorioidei, die man durch Röntgenbestrahlung unterstützen kann. Diesen Weg wird man auch bei den nicht sicher lokalisierten Zirkulationsstörungen einschlagen, wobei die Resorption durch eine Schmierkur mit Ungt. cinereum auch bei nicht syphilitischer Genese gefördert werden kann. Der Erfolg von Diureticis und intravenösen Injektionen von hypertonischer Traubenzuckerlösung ist nur vorübergehend. Der Nutzen regelmäßig über längere Zeit wiederholter Lumbalpunktionen (eventuell kombiniert mit Pflasterringverband um den Schädel) ist unsicher. Die üblichen operativen Entlastungsverfahren, wie der am meisten geübte Balkenstich haben nicht befriedigt.

III. Erkrankungen des Gehirns und Rückenmarks der Wurzeln und Nerven und der Gefäße des Zentralnervensystems.

Seit der berühmten Veröffentlichung v. Economos aus dem Jahre 1917 und besonders dann in den letzten 25 Jahren fällt eine Zunahme der entzündlichen Erkrankungen des Nervensystems, besonders des zentralen auf, als deren Erreger Viren anzusehen sind. Von den abakteriellen Meningitiden haben wir schon gesprochen; sie stehen in einer engen und wie schon erwähnt wurde, oft schwer abzugrenzenden Verbindung mit Encephalitiden und Encephalomyelitiden, die man, zum Unterschied von den viel länger bekannten sog. „eitrigen Encephalitiden" als „nicht eitrige" zusammenfassen kann.

Ebenso wie bei den Meningitiden unterscheiden wir abakterielle und bakterielle Encephalitiden und Encephalomyelitiden, und die abakteriellen haben Viren als Erreger, die entweder unmittelbar oder über eine gegen sie entstandene Allergie-Neuroallergie — auf das Nervensystem einwirken. Diese Viren bezeichnet man als neurotrop, und es wird sich zeigen, daß nicht nur die von Anfang an die nervöse Substanz schädigenden Viren neurotrop sind, sondern daß eine solche Eigenschaft über eine Neuroallergie sich bei den verschiedensten Viruskrankheiten findet, die zunächst gar nichts mit dem Nervensystem zu tun haben.

A. Die infektiösen Erkrankungen des Gehirns und Rückenmarks.

a) Die abakteriellen virusbedingten infektiösen entzündlichen Erkrankungen.

1. Primär und selbständig durch direkte Einwirkung auftretend = *Virus-krankheiten im engeren Sinne*, auch *Frühformen* genannt: Epidemische Encephalitis lethargica und andere epidemische Encephalitiden, sporadische Encephalitis, bestimmte, besonders dem frühen Kindesalter eigentümliche Encephalomyelitis bzw. Encephalomyelitis disseminata, Poliomyelitis.

2. Nicht selbständig, als Neuroallergie auftretend, auch *Spätformen* genannt, d. h. *im Gefolge* bekannter Viruskrankheiten, mit dem Bilde einer Encephalomyelitis disseminata (Entmarkungsencephalitis): Die sog. Masern- und Röteln-encephalomyelitis, die sog. Varicellenencephalomyelitis, die sog. Postvaccinationsencephalomyelitis, die Grippe- und die Mumpsencephalomyelitis.

Diese neurotropen Viren sind sicher ätiologisch nicht einheitlich, und es kann derselbe Mensch nacheinander an verschiedenen solcher Encephalomyelitiden erkranken, da eine Immunität nur für das spezifische Virus der betreffenden Krankheit entsteht. Zweifellos spielen, wie es besonders bei der Poliomyelitis evident ist, konstitutionelle, dispositionelle und akzidentelle Momente und die Virulenz der Erreger eine wichtige Rolle. Wenn auch die Ätiologie für die Virusencephalitisfrühform, wie für die neuroallergische Encephalitisspätform als spezifisch gesichert ist, so sind für die Virusencephalitidenfrühformen die *anatomischen Befunde* keineswegs immer spezifisch, besonders bei der hierzu gehörigen Encephalitis disseminata. Andererseits hat die Poliomyelitis einen charakteristischen anatomischen Befund, und auch die verschiedenen Arten der epidemischen Encephalitis, die lethargica, die Japan-, die St. Louisencephalitis u. a. lassen sich voneinander anatomisch einigermaßen unterscheiden. Relativ einheitlich, in der Gestalt der Entmarkungsencephalitis, ist der anatomische Befund der neuroallergischen Formen. Anders steht es, im ganzen gesehen, mit den *Liquorbefunden* der verschiedenen Encephalomyelitisarten: Bei der Virusencephalitidenfrühform finden wir als Regel die Dissociation cyto-albuminique, d. h. die Zellen sind stärker vermehrt als das Eiweiß, und der Zucker ist normal. Bei der neuroallergischen Encephalomyelitisspätform dagegen sehen wir die Dissociation albumino-cytologique, das Eiweiß ist stärker vermehrt als die Zellen, und der Liquorzucker ist erhöht.

Wenn wir uns der Besprechung der abakteriellen virusbedingten Meningitiden erinnern, so wird es klar, wie schwierig im Einzelfall die Unterscheidung einer lymphocytären akuten Meningitis von einer Encephalomyelitis sein kann, bei der — z. B. Poliomyelitis — zentralnervöse Symptome ausbleiben. Beim Mumps haben wir schon angedeutet, daß die Anerkennung einer Mumpsmeningitis als etwas Selbständigem angefochten wird.

1) Virusencephalomyelitis — Frühform.

Encephalitis epidemica s. *lethargica* (ECONOMO): Das Virus der Encephalitis epidemica gehört zu den ausgesprochen neurotropen Viren wie das der Poliomyelitis, der Lyssa und der BORNAschen Krankheit der Tiere. Auch pathologisch-anatomisch zeigt diese Krankheit hinsichtlich der Prozeßstruktur wie der Prozeßausbreitung im Gehirn gewisse analoge Gesetzmäßigkeiten mit den drei genannten Krankheiten. Bei der Encephalitis epidemica handelt es sich im wesentlichen um eine fleckförmige Polioencephalitis mit Bevorzugung des Hirnstammes, deren anatomische Einzelheiten im Kindesalter sich nicht von denen der Erwachsenenencephalitis nennenswert unterscheiden. Auch hier bleibt die Marksubstanz im wesentlichen intakt. Die charakteristischen Veränderungen sind die perivasculären Infiltrate; tritt ein Gefäß aus der grauen in die weiße Substanz über, so setzt auch das wie eine Manschette das Gefäß umgebende Infiltrat oft unvermittelt ab. Das ganze Gehirn ist ödematös und hyperämisch, und auch in den Meningen findet man ziemlich regelmäßig Veränderungen leichten Grades. Der Sitz der hauptsächlichsten perivasculären Infiltrate ist die graue Substanz der Hirnrinde, die Stammganglien, das zentrale Höhlengrau um den Aquädukt mit den darunterliegenden Augenmuskelkernen, das Grau der Vierhügel, der Haube, der Substantia reticularis, der Brücke und der Oblongata.

Die *Symptomatologie* der Encephalitis lethargica im Kindesalter ist in ihren Grundzügen durchaus die gleiche wie die der Erwachsenen, wenn sie auch den einzelnen Entwicklungsstufen entsprechend eine Reihe wichtiger Besonderheiten und Abweichungen zeigt.

Man unterscheidet auch hier nach ihren Verlaufsformen: a) die hypersomnisch-ophthalmoplegische Form; b) die irritativ-hyperkinetische Form; c) die atypischen Formen.

Die Krankheit beginnt in der großen Mehrzahl mit uncharakteristischen, meist katarrhalischen Erscheinungen, was zwar klinisch häufig zu wenig beachtet wird, aber bei der hohen Empfänglichkeit der Schleimhäute für Virusinfektionen bemerkenswert ist. Diese Symptome setzen akut ein, begleitet von Kopfschmerzen, Abgeschlagenheit, Schmerzen in den Gliedern, Schwitzen, subfebrilen und manchmal sogar hyperpyretischen Temperaturen. Nur gelegentlich gesellen sich meningeale Symptome hinzu mit Ohrensausen, Schwindel, Erbrechen und Nackensteifigkeit. Motorische Reizerscheinungen treten bei der ersten Form zurück hinter das viel auffallendere Symptom der *Schlafsucht*, die auch ganz akut einsetzen kann. Der Zustand gleicht durchaus dem eines tiefen Schlafes, geht aber doch im Kindesalter häufig in schwere Bewußtseinsstörungen und Sopor über, der manchmal durch schrilles Aufschreien unterbrochen wird. Auch in den schlaffreien Intervallen zeigt sich eine ganz auffallende Müdigkeit; manchmal erwacht das Kind spontan, aber nur für kurze Zeit und meldet sich etwa zum Essen oder läßt sich auch erwecken, um dann aber sofort und ganz plötzlich wieder in tiefen Schlaf zu verfallen. In anderen

Fällen wechseln Perioden der Schläfrigkeit mit eigenartigen Aufregungszuständen ab. So wurden an manchen Orten gehäuft sehr merkwürdige Veränderungen des Schlafbedürfnisses beobachtet, die in einer Monate dauernden nächtlichen *Agrypnie* bestanden, die mit gewöhnlichen Schlafmitteln kaum zu bekämpfen war. Während tagsüber die Schläfrigkeit im Vordergrund stand, entwickelten die Kinder nachts eine geradezu geisterhafte Unruhe und einen sinnlosen Bewegungs- und Betätigungsdrang, ja manchmal sogar Zerstörungswut. Auch Angstzustände, Delirien, Depressionen und manische Erregungszustände werden beobachtet. Das Gesicht zeigt schon früh eine mangelhafte Mimik und Starre, wodurch es ein „maskenhaftes" Aussehen erhält (Abb. 4). *Augenmuskellähmungen* und besonders häufig ein- oder beidseitige Ptosis verstärken diesen Eindruck. Daneben finden sich auch Facialisparesen, starke Salivation oder Tränenfluß und Vestibularisstörungen mit Spontannystagmus. Vasomotorische Störungen, Schweißausbrüche, flammende Gesichtsröte und vermehrte Tätigkeit der Talgdrüsen (Salbengesicht!), Blutdruckerhöhungen, Pulsbeschleunigungen und Verlangsamungen sowie Glykosurie deuten auf eine irritative Beteiligung der vegetativen Zentren hin. Bei der Untersuchung im akuten Stadium findet man entweder aufgehobene bzw. abgeschwächte Patellar-, Achillessehnen- und Bauchdeckenreflexe oder lebhafte Steigerung der Reflexe bis zum Patellar- und Fußklonus, gelegentlich auch positives Babinskiphänomen. Mit der Starre

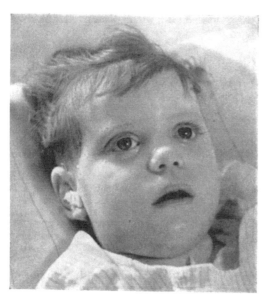

Abb. 4. „Maskengesicht" oder „Salbengesicht" bei Encephalitis. (Kieler Univ.-Kinderklinik.) (P)

im Gesicht paart sich eine Muskelrigidität am ganzen Körper, die so ausgeprägt sein kann, daß ein tetanisches Bild entsteht, besonders wenn gleichzeitig noch ein Trismus auftritt. Beim Gehen zeigt sich eine gewisse Ataxie oder eine hochgradige Adynamie, die bis zu Paresen gesteigert sein kann. Nicht selten findet sich schon in diesem Stadium ein grob- bis feinschlägiger Tremor. Alle diese Erscheinungen können sich im Verlaufe von Tagen oder Wochen wieder zurückbilden.

Bei der *irritativ-hyperkinetischen* Form treten die motorischen Erscheinungen in den Vordergrund: *klonische Krämpfe* der Extremitäten, Rumpf- und Gesichtsmuskulatur, myoklonische Zuckungen in einzelnen Muskelgebieten oder am ganzen Körper, arhythmisch oder periodisch, choreatische Bewegungen, die im Schlaf sistieren, Zwerchfellkrämpfe, die zum Singultus führen und schließlich auch schmerzhafte Spasmen des Darmes, die zur Appendicitisdiagnose verleiten. Gelegentlich können sich die ticartigen Bewegungen bei Säuglingen bis zu Salaamkrämpfen steigern. Trotz solcher Hyperkinesen kann das Maskengesicht bestehen bleiben, wie sich Erscheinungen der einen und der anderen Form nicht selten gleichzeitig finden. Die Trennung bedeutet nur, daß bestimmte Symptome das Bild beherrschen.

Nicht selten sollen Sensibilitätsstörungen und schmerzhafte Neuralgien unter Umständen mit peripheren Lähmungen einzelner Muskelgebiete sein, so daß von einer besonderen Form der neuritischen Encephalitis gesprochen wurde.

Hand in Hand mit den beschriebenen Symptomen treten gerade bei Kindern auch sehr eigenartige *Wesensveränderungen* auf, die mannigfacher Art sein können. Teils tragen sie einen manischen, tätig-motorischen Charakter, teils äußern sie sich in Enthemmungserscheinungen, Neigung zu bösartigen Streichen und schweren psychopathischen Störungen, Diebereien, Heimtücke, Boshaftigkeit, alles in dranghafter Wiederholung.

Die *atypischen* Formen zeigen zunächst einen ganz unverdächtigen und harmlosen Beginn, so daß sie ohne Kenntnis eines epidemischen Zusammenhanges oft als „leichte Grippe" angesehen werden, bis dann der Übergang in das chronische Stadium den Sachverhalt klarstellt. Bei Säuglingen ist die epidemische Encephalitis auch unter dem Bild der sog. „alimentären Intoxikation" beobachtet worden.

Zur Diagnose muß die Liquoruntersuchung herangezogen werden. Gewöhnlich entleert sich der Lumballiquor unter etwas erhöhtem Druck, ist aber vollkommen klar. Die Zellzahl ist normal oder nur wenig erhöht (meist Lymphocyten), die PANDYsche Reaktion ist gar nicht oder schwach positiv. Die Kolloidreaktionen sind nur geringgradig verändert; meist finden sich nur leichte Zacken im Anfangsteil der Kurve. Der *Liquorzucker* ist nie erniedrigt sondern normal oder erhöht. Sind Krämpfe vorhanden, so ist auch der Blutzucker erhöht, so daß dann der Quotient Blutzucker: Liquorzucker normal ist, während er ohne Krämpfe erniedrigt zu sein pflegt.

Zur Differentialdiagnose gegenüber Meningitis ist eine Alphanaphtholprobe angegeben[1], die zugleich über den Zucker- und Milchsäuregehalt des Liquors orientiert.

Die *Therapie* der akuten Encephalitis ist wenig befriedigend. Wenn möglich wird man Rekonvaleszentenserum, sonst eine Bluttransfusion mit Erwachsenenblut geben. Lumbalpunktionen haben häufig wenigstens einen vorübergehenden günstigen Einfluß, ebenso die intravenöse Injektion hypertonischer Traubenzuckerlösung (Entquellung durch die osmotische Wirkung und Adrenalinausschüttung infolge der hohen Glykosezufuhr) auf die durch das Gehirnödem hervorgerufenen Erscheinungen. Zweckmäßig wird man der Zuckerlösung Vitamin B_1 in Gestalt von Betabion oder Betaxin hinzufügen. Nach vorheriger Prüfung auf Jodempfindlichkeit gibt man gern große Joddosen: Sol. Kalii jodati 10% 5—10 cm³ täglich in ein- oder zweimaliger Dosis in Milch oder PREGLsche Lösung in Form des Septojod „Diwag" intravenös $1/_2$ — maximal 1 cm³ je Kilogramm Körpergewicht. Bei Hypermotilitätserscheinungen ist von kühlen Teil- oder Ganzpackungen reichlich Gebrauch zu machen. Empfohlen wird von mancher Seite Trypaflavin intravenös 5—10 cm³ der $1/_2$%igen Lösung oder Silberpräparate in Form von Argotropin oder Argochrom. Nach dem akuten Stadium soll ein Versuch mit künstlicher Fiebertherapie gemacht werden: Milchinjektionen, Pyrifer oder eines der neueren Fiebermittel. Bei Krämpfen oder sehr starker motorischer Unruhe sind Narkotica nicht zu entbehren: Luminal 0,05—0,2 intramuskulär, Chloralhydrat 0,5—1,0 g per Klysma, unter Umständen sogar Scopolamin in hohen Dosen 0,00025—0,0005.

Die chronische Encephalitis. Nur ein kleiner Teil der Erkrankungen an akuter Encephalitis heilt vollkommen aus, der größere Teil geht fließend oder nach einer Periode scheinbar völligen Wohlbefindens in das Stadium der chronischen Encephalitis und aus dieser wieder fließend in einen Endzustand über. Anatomisch findet man im chronischen Stadium selbst noch nach Jahren entzündliche Veränderungen, die auch noch im endgültigen Narbenstadium bestehen

---

[1] Klin. Wschr. **1938 II,** 1656.

können. Das klinische Bild der chronischen Encephalitis ist ebenfalls recht
bunt und zeigt neben vorwiegend akinetisch-hypertonischen Erscheinungen
spastisch athetotische und choreatische Symptome, also ganz vorwiegend
extrapyramidale Bewegungsstörungen verbunden mit leichten oder schweren
Intelligenzdefekten und mitunter tiefgreifenden Wesensveränderungen, die
gelegentlich auch ganz isoliert in Erscheinung treten können. Der „amyosta-
tische Symptomenkomplex" oder der Parkinsonismus ist im Kindesalter nicht

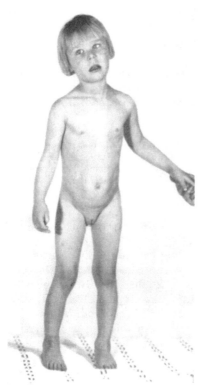

so häufig wie beim Erwachsenen, kommt
aber auch bei jungen Kindern, selbst bei
Säuglingen vor. Bei den betroffenen Patienten fällt neben einer allgemeinen Muskel-
steifigkeit eine eigenartige Starre des Gesichtes mit fehlender Mimik und gelegentlich
trismusartigem Verhalten um den Mund auf.
Eine Bewegungsarmut, die teilweise durch
die Rigidität, teilweise aber auch durch den
mangelnden Antrieb bedingt ist, verbunden
mit kataleptischen Erscheinungen, einer starr
vornübergebeugten Haltung und einem grob-
schlägigen Tremor verleiht den Patienten
ein marionettenhaftes Gebaren (Abb. 5).
Dazu treten Pro-, Retro- und Lateropulsion
sowie manchmal ein torkelnder und atak-
tischer Gang. Wie im akuten Stadium können Augenmuskel- und Facialislähmungen,
Speichelfluß und vermehrte Talgdrüsen-
sekretion hinzutreten. Bei manchen Kindern
entwickelt sich dabei noch eine cerebrale
Fettsucht verbunden mit Hypogenitalismus
oder gelegentlich Pubertas praecox. Eine
andere Gruppe von Patienten zeigt, wie
schon gesagt, vorwiegend athetotische und
choreatische Bewegungsstörungen. Während
nun bei einigen Kindern hinter dieser leblosen
parkinsonistischen Fassade die Intelligenz

Abb. 5. Postencephalitischer Zustand.
Salbengesicht, Schielstellung — Defektheilung.
(Kieler Univ.-Kinderklinik.) (K)

und auch die Psyche relativ wenig oder gar
nicht verändert ist, zeigt doch ein gewisser
Teil mehr oder minder schwere geistige
und psychische Störungen, die sich bis zu Psychopathien vom Charakter der
„moral insanity" entwickeln können. Die Kinder werden asozial, unterliegen
Zwangshandlungen wie Diebereien, sexuellen Verfehlungen mannigfacher Art,
Jähzornsdelikten, Heimtückereien u. ä. Fast immer hat dann die Intelligenz,
wenn auch in sehr verschiedenem Grade, gelitten. Weniger auffallend ist die Entwicklung hysterischer oder neurasthenischer Züge im Persönlichkeitsbild, deren
Deutung sich erst bei genauerer neurologischer Untersuchung und eingehender
sachkundiger Anamnese ermöglichen läßt. Der Liquorbefund bei der chronischen Encephalitis ist in der Regel völlig normal.

Therapeutisch sind beim Parkinsonismus neben der bereits erwähnten Fieberbehandlung mit Milchinjektionen oder 2—3mal wöchentlich Pyrifer die Kuren
mit den verschiedenen Belladonnawurzelpräparaten wie die Bulgarische Kur
oder die Behandlung mit Homburg 680 zu empfehlen oder eine kombinierte
Kur mit Atropin-Scopolamin etwa in Form der RÖMERschen Kur mit Parkinsan.

Gegebenenfalls kann man auch die Patienten in das „Sanatorium Römer in Hirsau" oder in die „Königin Helena-Klinik in Kassel" zur speziellen Behandlung überweisen. Liegen schwere psychopathische Erscheinungen vor, dann wird man heilpädagogische Erziehungsmaßnahmen und geschlossene Anstalten nicht umgehen können.

Seit den letzten epidemischen Häufungen der Encephalitis lethargica in den Jahren 1920—1924 in Deutschland treten in größeren Zeitabständen auch *sporadische Fälle* im Kindesalter auf, die sich klinisch von den epidemischen in keiner Weise unterscheiden. Die Encephalitis lethargica verhält sich also in dieser Hinsicht wie die Poliomyelitis. Es gilt im übrigen für diese Fälle, was bei der epidemischen Form der ECONOMOschen Encephalitis schon gesagt wurde.

Kurz erwähnt werden muß, daß in anderen Ländern mehrfach epidemische Encephalitiden beschrieben wurden, die ätiologisch sicher von der Encephalitis lethargica abzutrennen sind, deren Viren aber auch nicht näher bekannt sind. Genauer beschrieben ist aber die *Encephalitis japonica* (Typ A und B), von der besonders der Typus B von der lethargischen Encephalitis klinisch abzugrenzen ist. Desgleichen die sog. *St. Louis-Encephalitis*, die in größerem Umfange 1933 in St. Louis (Amerika) auftrat. Noch in vielen anderen Teilen der Welt sind in den letzten Jahren da und dort geschlossene Epidemiegruppen beobachtet worden, deren Symptomatologie sich teils mehr, teils weniger voneinander unterschied. Ätiologisch sind sie wohl nicht einheitlicher Natur. Bei einer japanischen Sommerencephalitis wurde ähnlich wie bei einzelnen Meningitiden in Amerika das Virus der Choriomeningitis der Maus gefunden.

Zu solchen in kleineren Epidemien aber auch scheinbar sporadisch auftretenden Erkrankungen, die nach allen bisherigen Kenntnissen von der Encephalitis lethargica und der Poliomyelitis bzw. Polioencephalitis abzutrennen sind, gehört die in europäischen Ländern und besonders in Deutschland meist als akute *Encephalomyelitis (disseminata)* bezeichnete Erkrankung, die das frühe Kindesalter bevorzugt. Die dafür verantwortlichen Viren zeigen neben ihren encephalotropen ebenso myelotrope und meningotrope Eigenschaften, so daß klinisch bald mehr eine Encephalitis, bald mehr eine Myelitis oder Meningitis bzw. Kombinationen aller dieser Erscheinungen im Vordergrund stehen. Ist das Rückenmark vorwiegend befallen, so kann natürlich klinisch das Bild einer scheinbar reinen Myelitis, einer Querschnitts- oder gar ascendierenden Myelitis (LANDRY-Form) entstehen. Sehr merkwürdig ist gerade im Kindesalter die Beobachtung, daß diese Myelitiden nach jahrelangem Intervall in der gleichen Form zum Teil mehrmals rezidivieren können. Die Beobachtungen der neueren Zeit haben gezeigt, daß die Krankheit zweifellos als abakterielle lymphocytäre Meningitis ablaufen kann. Innerhalb des gleichen Erkrankungsbezirkes finden sich neben der typischen abakteriellen lymphocytären Meningitis das Bild einer Encephalitis und vor allem Encephalomeningitiden. Da es sich bei diesen Erkrankungen nicht um so gesetzmäßige Bevorzugungen irgendwelcher Gebiete wie etwa bei der ECONOMOschen Encephalitis handelt, ist die Symptomatologie sehr verschieden und richtet sich im Einzelfall ganz nach den vorwiegend befallenen Regionen. Dementsprechend ist auch der Liquorbefund, der entweder dem einer lymphocytären Meningitis gleicht oder dem bei ausgesprochener Encephalitis, die bei sonst negativem Befund einen erhöhten Liquorzucker aufweist. Anatomisch handelt es sich hauptsächlich um herdförmige perivenös sitzende Infiltrate, die über das Markweiß zerstreut sind, aber gelegentlich auch auf die graue Substanz übergreifen können.

Die Erkrankungen treten immer akut, meist unter Vorangehen von Symptomen einer Allgemeininfektion, auf und sind prognostisch quoad vitam in der Mehrzahl, aber keineswegs in allen Fällen günstig. Resterscheinungen in Gestalt z. B. spastischer Paresen kommen vor, dagegen sind chronische Verlaufsformen wie bei der Encephalitis lethargica nicht bekannt.

Unter *Polioencephalitis* ist lediglich die sog. cerebrale Form der Poliomyelitis zu verstehen. Meist handelt es sich dabei um bulbär-pontine Erscheinungen, deren Zugehörigkeit zur Poliomyelitis sich in der Regel durch das Auftreten im Rahmen einer Epidemie erkennen läßt. Besonders das Auftreten von Hirnnervenlähmungen ist in letzter Zeit häufiger; auch Bewußtseinstrübungen bis zum Koma und gelegentlich, wenn auch sehr selten, Reflexsteigerungen sind als „cerebrale" Symptome der Poliomyelitis beobachtet. Näheres siehe bei Degkwitz.

2. Die neuroallergische Spätform-Encephalomyelitis disseminata (Entmarkungsencephalitis) im Gefolge bekannter Viruskrankheiten.

Anatomisch von der im vorangehenden besprochenen Encephalomyelitis disseminata nur wenig verschieden sind die Encephalomyelitiden, die durch eine gegen das Virus einer bekannten Infektion bzw. seine Zerfallsprodukte entstandene Neuroallergie zu erklären sind. Die Auffassung, daß die Grundkrankheit einem anderen Virus die Möglichkeit zur pathogenen Auswirkung gegeben habe, ist wenigstens im deutschsprachlichen Schrifttum in den letzten Jahren in den Hintergrund getreten. Allen diesen Encephalomyelitiden ist anatomisch gemeinsam eine diffuse flächenhafte Ausbreitung des Prozesses in der weißen Substanz, mit Untergang vornehmlich der Markscheiden — Entmarkungsencephalomyelitis — aber auch von Achsencylindern bei starker gliärer und geringer mesenchymaler Reaktion.

Diese Lokalisation des Prozesses in den Markscheiden unter Schonung des Nervenparenchyms erklärt die gute Rückbildungsfähigkeit im Gegensatz zu den Virusencephalomyelitiden mit ihren Zerstörungen in grauer Substanz, also der Encephalitis epidemica und der Poliomyelitis sowie der pathogenetisch zu ihnen gehörenden Encephalomyelitis disseminata. Da diese Neuroallergien sich bei den Viruskrankheiten entwickeln, die vorwiegend im Kindesalter spielen (z. B. Masern, Pockenimpfung, Mumps), beschäftigen sie besonders den Kinderarzt.

Die größte Bedeutung unter diesen neuroallergischen Erkrankungen haben unzweifelhaft die Erkrankungen des Zentralnervensystems im Anschluß an die Impfung gewonnen, die wir kurz als *Vaccinationsencephalomyelitis* bezeichnen. Der Prozeß beschränkt sich jedoch nicht auf das Gehirn und Rückenmark allein, sondern zieht auch die Meningen in Mitleidenschaft, so daß im Einzelfall meningeale, myelitische oder encephalitische Symptomenkomplexe je nach der vorwiegenden Ausbreitung und Lokalisation klinisch im Vordergrund stehen. Am häufigsten ist jedoch die Encephalitis. Charakteristisch ist der zeitliche Beginn, der mit großer Regelmäßigkeit auf eine Zeitspanne etwa zwischen dem 5. bis 14. Tage meist auf den 8., 9. oder 10. Tag nach der Schutzpockenimpfung fällt. Diese sog. „normierte Inkubationszeit", die sich zeitlich mit der Gipfelperiode der Allergieentwicklung deckt, ist charakteristisch und muß für die Diagnose gefordert werden. Bei Revaccination ist die „Inkubationszeit" entsprechend der beschleunigten Impfreaktion verkürzt. In allen sich zeitlich anders verhaltenden Fällen muß daran gedacht werden, daß eben auch rein zufällig Erkrankungen des Zentralnervensystems mit der Impfung zusammenfallen können. Es ist dies gar nicht so selten der Fall, z. B. bei der tuberkulösen Meningitis. (Zusammentreffen von Frühjahrsgipfel und Impftermin!), die differentialdiagnostisch besonders auszuschließen ist. Es kann also nicht jede Erkrankung des Zentralnervensystems um die Zeit der Impfung von vornherein und ohne genaue Prüfung als „vaccinal" angesehen werden.

Die Vaccinationsencephalomyelitis ist 3mal häufiger nach der Erstimpfung als nach der Zweitimpfung, tritt aber nach der Erstimpfung im ersten Lebensjahr weit seltener auf als nach Erstimpfung im zweiten oder in noch späteren

Lebensjahren. Eine gewisse familiäre Disposition ist anzunehmen. Die Erkrankung hängt in keiner Weise mit der Technik der Impfung, der Zahl der
Impfschnitte oder mit der Virulenz der Lymphe zusammen.

Die Erscheinungen setzen ganz akut, meist, aber nicht immer, mit hohen
Temperaturen und Krämpfen ein, so daß anfangs an Fieber- oder Initialkrämpfe
gedacht werden kann. In der Regel sind die Kinder benommen oder liegen im
schwersten soporösen Zustand, aus dem sich dann das vielgestaltige neurologische Bild je nach der Lokalisation des anatomischen Prozesses herausschält.
In vielen Fällen kommt es zu Lähmungen, spastischen Hemi-, Di- und Tetra-
plegien oder sehr viel seltener und dann nur angedeutet zu extrapyramidalen
Bewegungsstörungen. Der Liquorbefund ist negativ oder zeigt erhöhten Zuckergehalt oder eine geringe Pleocytose und erhöhte Eiweißwerte. Die Prognose ist

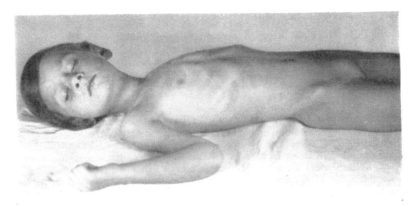

Abb. 6. Masernencephalitis. (Gießener Univ.-Kinderklinik.)

keineswegs günstig. Die Letalität beträgt etwa 30%; ein großer Teil heilt mit
Resterscheinungen leichterer oder schwererer Art wie Lähmungen, spastischen
Erscheinungen, extrapyramidalen Störungen, Krämpfen und mit Intelligenzdefekten zum Teil schwerer Art aus. Diese vaccinale Neuroallergie kann auch
die angedeuteten oder klassischen Symptome einer Polyradiculitis (s. dort) erzeugen.

Therapeutisch scheint das Rekonvaleszentenserum sehr günstig zu wirken,
so daß man immer versuchen soll, mindestens 10—20 cm³ am besten intravenös,
andernfalls intralumbal zu injizieren. Vielfach können Geschwister, die vor
kurzem geimpft sind, zur Serumgewinnung herangezogen werden. Die übrige
Therapie ist rein symptomatisch.

Eine klinisch und anatomisch sehr ähnliche Encephalomyelitis wird auch
nach Pocken beobachtet, allerdings seltener.

Die *Encephalomyelitis nach Varicellen* tritt 4—6—10 Tage nach der Haut-
eruption auf und ist gleichfalls selten, zeigt aber im wesentlichen die gleichen
vielgestaltigen klinischen Bilder wie die Vaccinationsencephalomyelitis, in etwa
25% mit cerebellaren Symptomen dabei. Auch anatomisch handelt es sich um
dieselben Vorgänge. Die Prognose ist etwas günstiger.

Häufiger trifft man auf die *Encephalomyelitis bei Masern*, die entweder 2 bis
6 Tage nach dem Exanthem oder kurz vor Ausbruch des Exanthems beginnt.
Die Prognose der Frühencephalitis soll dabei ungünstiger sein. Die Symptome
sind außerordentlich vielgestaltig. Besonders bemerkenswert ist dabei die Neuritis optica, die in bleibende Blindheit ausgehen kann und die relativ häufige
myelitische Beteiligung (Abb. 6). In über der Hälfte der Fälle kommt es zu

Resterscheinungen, wie spastischen Paresen, Hemiparesen, Aphasien, eleptiformen Anfällen, extrapyramidalen Symptomen u. a. Anatomisch gesehen kann sich die gleiche Encephalomyelitis auch nach *Röteln* entwickeln. Sie bevorzugt die Zeit nach dem Pubertätsalter und geht dann in der Regel im Gegensatz zur Masernencephalomyelitis in Tod oder in Heilung ohne Folgen aus. Über fetale Schädigungen durch mütterliche Rubeolen siehe unter „angeborenen Zuständen".

Ähnliche und sicherlich in vielen Fällen ganz leichte Formen von Encephalomyelitis vermag das Grippevirus (nicht der Influenzabacillus!) hervorzurufen. Wir sind nur außerhalb einer Pandemie nicht in der Lage, diese Fälle von den sporadischen Encephalitiden abtrennen zu können.

Die Stellung der nervösen Komplikationen bei der *Parotitis epidemica*, besonders zu den eben beschriebenen Encephalomyelitiden und Meningitiden ist noch umstritten. Sie können der eigentlichen Parotitis vorausgehen, gleichzeitig mit ihr auftreten oder ihr folgen. Besonders die initiale Meningitis ist häufig. Auch neuritische Syndrome, vor allem die Opticus- und Acusticusneuritis gehören zu den gefürchteten Komplikationen. Davon abgesehen ist die Prognose bezüglich Dauerschädigung günstig.

Zu den neuroallergischen Reaktionen gehören auch manche *Polyneuritiden* und *Polyradiculitiden*, z. B. die vaccinale: Die wichtigste hierher gehörige Form ist die *Polyneuritis bei Diphtherie*, die sich mit einer Polyradiculitis kombinieren kann. Näheres darüber im Abschnitt Infektionskrankheiten, Diphtherie. Infektiöse Polyneuritis, die unter dem Bilde der Landryschen Paralyse abläuft, gehört manchmal zur Diphtherie, manchmal zur Encephalomyelitis disseminata und allermeist zur Poliomyelitis. *Toxische Polyneuritis*, z. B. durch Arsen oder Blei, bietet für das Kindesalter keine Besonderheiten.

Der Übersichtlichkeit halber, obwohl sie nichts mit Infektionskrankheiten zu tun haben, soll an dieser Stelle auf *prä- und perinatal entstandene Hirnnervenlähmungen* kurz eingegangen werden. Auf erblicher Grundlage beruhen angeborene Hirnnervenlähmungen durch *Kerndefekt (Kernaplasie)*, die schon bei der Geburt deutlich sein oder erst später manifest werden können. Am häufigsten ist die dominant vererbliche ein- oder doppelseitige *Ptosis congenita* (N. facialis). Dabei kann die Tränenabsonderung fehlen. Andere Kernaplasien, die auch kombiniert vorkommen, betreffen den Hypoglossus oder Abducenz. Bei periodischen *Oculomotorius*lähmungen können die einzelnen Attacken durch migräneartigen Halbseitenkopfschmerz eingeleitet werden.

Für *Facialislähmungen* kommen außer der Kernaplasie folgende Ursachen in Betracht: Geburtstrauma, otogene Zustände und, woran besonders zu Epidemiezeiten zu denken ist, die Poliomyelitis mit dem Syndrom der mimischen Gesichtsmuskulaturlähmung und der Lähmung des Levator veli palatini ohne Beeinträchtigung des Geschmackssinnes. Selten gibt es refrigatorische, nie rheumatische Facialislähmungen, peripher, ohne Beteiligung des Levator veli palatini. Lähmungen des Facialis, des Levators und des Geschmackssinnes bei intakter Tränensekretion weisen auf Prozesse im Felsenbein (Tbc.) hin. An zentralen Facialislähmungen oberhalb des Kernes ist der Stirnast nicht beteiligt.

Angeborene Muskeldefekte können im Hirnnervenbereich mit Kernaplasien verbunden sein. An der Stamm- und Extremitätenmuskulatur fehlt am häufigsten der Ms.Pectoralis major; seltener der Deltoideus, Serratus, Quadriceps, Muskeldefekte können kombiniert vorkommen und mit anderen Mißbildungen verbunden sein.

Die *Polyradiculitis* = seröse neuroallergische Entzündung der Wurzeln des Rückenmarks ist seit 10 Jahren genauer bekannt. Vorauszugehen pflegt in ganz verschiedenem Intervall ein unspezifischer, meist grippeartiger Infekt; Zusammenhänge mit Diphtherie haben wir bereits erwähnt. Allergische Diathese scheint zu disponieren. Injektionen von artfremdem Serum sind als Ursache bekannt. Der Verlauf ist afebril, der Beginn der neurologischen Symptome ist schleichend, langsam zunehmend, manchmal sind Schübe zu beobachten. Meningitische Symptome sind bald sehr ausgeprägt, bald fehlen sie. Sehr charakteristisch sind Parästhesien, Hyper- und Hypästhesien. Zu vollständigen Lähmungen kommt es selten; die motorischen Störungen beruhen auf einer Adynamie von leichtesten bis zu schwersten Ausmaßen in symmetrischer Anordnung, zumeist ascendierend und distal stärker. Eine Areflexie kann bestehen und ist dann generalisiert. Aufschlußreich ist der Liquorbefund; starke Eiweiß- ohne Zellvermehrung, Dissociation albumino-cytologique. Es kann zum Bilde einer

LANDRYschen Paralyse kommen, auch mit tödlichem Ausgang, im allgemeinen aber ist die Prognose gut; es bleiben höchst selten Lähmungen zurück, am ehesten der kleinen Fingermuskeln. LANDRY-*Fälle*, die ganz oder fast ohne Reste ausheilen, müssen also immer an Polyradiculitis denken lassen. Das von GUILLAIN und BARRÉ zuerst beschriebene Syndrom ist heute als eine Polyradiculitis von mittlerer Schwere zu deuten. Von pathologisch anatomischen Befunden ist bei dem fast immer gutartigen Verlauf noch wenig bekannt: Manchmal ist gar nichts zu finden, manchmal eine Hyperämie der Nervenwurzeln und der Spinalganglien, manchmal fettige Degeneration, Demyelinisation, Gliawucherung und andere degenerative Veränderungen mit Rundzelleninfiltraten. Die Differentialdiagnose ist vor allem der Poliomyelitis gegenüberzustellen. Die Therapie ist symptomatisch.

Eine primäre Viruskrankheit der Spinalganglien und Rückenmarkswurzeln ist der *Herpes zoster*, der freilich in merkwürdiger Beziehung zu den Varicellen steht derart, daß von Zosterfällen eine Varicellenepidemie ausgehen kann und umgekehrt innerhalb einer Varicellenepidemie Zosterfälle vorkommen können. Daß auch eine gegenseitige Immunität entsteht, ist unwahrscheinlich; sicher gibt es keine solche, wenn der Zoster außerhalb einer Varicellenepidemie abgelaufen ist.

Der *Herpes zoster oticus* kann mit Facialislähmungen kombiniert sein. Der *Zoster ophthalmicus* kann dauernde Augenschäden hinterlassen. Neben dem HORNERschen Symptomenkomplex gibt es dabei gelegentlich eine Oculomotorius- oder Facialislähmung. Auch diese Herpesformen können ebenso wie der H. febrilis mit lymphocytären meningitischen Reaktionen verbunden sein.

b) Die bakteriellen purulenten Erkrankungen des Gehirns und Rückenmarks.

Eine *metastatische Herdencephalitis*, seltener eine *metastatische Myelitis*, kann im Verlauf zahlreicher bakterieller Allgemeininfektionen auftreten. Nicht selten sind auch meningitische Erscheinungen dabei, ja sie überlagern häufig die eigentliche cerebrale Erkrankung. In der überwiegenden Zahl der Fälle kommt die Infektion auf hämatogenem Wege zustande, nur vereinzelt über die Lymphbahnen der Nerven in den Subarachnoidalraum. Dementsprechend finden sich als Erreger Strepto- und Staphylokokken, Pneumokokken, Typhus- und Colibacillen; am häufigsten tritt eine derartige metastatische Herdencephalitis bei Endokarditis auf. Bei einzelnen oder nur wenigen Metastasen, bei denen es zur Eiterbildung kommt, spricht man von Encephalitis purulenta oder *Gehirnabsceß*. Er kann nach jeder Eiterung im Körper auftreten, besonders auch nach eitrigen Prozessen im Brustraum, also eitrigen Lungen- und Rippenfellerkrankungen, Bronchiektasen, Lungengangrän und Empyemen. Eine Sonderform ist der otitische Hirnabsceß, der sich einige Wochen, aber auch viele Monate, ja sogar Jahre nach der Otitis entwickeln kann, und zwar vorwiegend in der Schläfengegend und im Kleinhirn, seltener im Stirnhirn. Der linksseitige Schläfenabsceß ist besser zu erkennen, weil sich eine sensorische Aphasie einzustellen pflegt, während er rechts in einer stummen Region sitzt. Bei Kleinhirnabscessen in den Seitenteilen des Kleinhirns sind die Symptome nur gering, andernfalls treten Hinterhauptschmerzen, Nackensteifigkeit, Nystagmus, cerebrale Ataxie beim Stehen und Gehen, sowie im Nasenzeigeversuch auf, so daß die Differentialdiagnose gegenüber einer Labyrintheiterung sehr schwierig werden kann.

Bei der *Meningoencephalitis tuberculosa* kommt es neben den tuberkulösen Veränderungen an den Meningen zu infiltrativen Prozessen in der Gehirnsubstanz selbst, und zwar im perivasculären Lymphraum der arteriellen Gefäße der Großhirnrinde, aber auch des Marks und der Stammganglien. Außerdem finden sich an der Konvexität der Großhirnrinde Epitheloidzelltuberkel mit Riesenzellen und zentraler Verkäsung. Das klinische Bild ist dementsprechend bald mehr das einer tuberkulösen Meningitis, bald mehr das einer Encephalitis mit nachfolgender Meningitis.

Über die Syphilis des Gehirns und Rückenmarks siehe bei Goebel: Die Syphilis.

Anhang.
Chorea minor.

Die Chorea minor oder Chorea Sydenham ist eine neuroallergische Reaktion der rheumatischen Infektion, die zwar isoliert auftreten kann, größtenteils aber doch, wenn auch in verschieden großen zeitlichen Zwischenräumen, vor oder nach anderen rheumatischen Manifestationen zu erscheinen pflegt; ihrem Wesen nach kann sie als Encephalitis neuroallergica extrapyramidalis aufgefaßt werden.

Der Name Chorea minor wurde im Gegensatz zur Chorea major gewählt, worunter die im 14. und 15. Jahrhundert in Westdeutschland wütende Tanzplage oder der Tanz des hl. Veit verstanden wurde, eine geistige Epidemie verzückter Rasereien, die nach dem jetzigen Sprachgebrauch als *Imitationsneurose* großen Ausmaßes anzusehen ist. Eine gleichgeartete „*psychische Infektion*" kommt auch heute noch besonders in Schulklassen durch eine längere Zeit nicht erkannte echte Chorea zustande.

Zu Beginn der Erkrankung fallen die Kinder vielfach durch eine als schlechte Gewohnheit oder Unart aufgefaßte eigenartige Unruhe auf, so vor allem in der Schule oder beim Essen; sie grimassieren, machen auffallende unwillkürliche Bewegungen, die allmählich immer stärker werden können und so die normale Bewegungsfähigkeit weitgehend beeinträchtigen. Diese *hyperkinetischen Störungen* kommen vornehmlich durch das Einschieben sog. choreatischer „*Spontanzuckungen*" besonders auch in gewollte und beabsichtigte Bewegungen zustande. Da außerdem auch die Zusammenwirkung der zu jeder Zweckbewegung notwendigen Innervation von Agonist und Antagonist gestört ist, sog. choreatische „*Koordinationsstörung*", kann ein geordneter Bewegungsablauf kaum mehr stattfinden. Fordert man das Kind auf die Hand zu geben, so geschieht dies unter schlangenartigen Bewegungen und Verdrehungen des Armes, ohne damit den eigentlichen Zweck zu erreichen. Gleichzeitig treten auch ungewollte *Mitbewegungen* z. B. in den Beinen auf. Irgendwelche feineren Handlungen wie Zu- und Aufknöpfen der Kleider, Schreiben usw. sind nahezu unmöglich. Besonders an der Schrift läßt sich sehr frühzeitig die Chorea erkennen wie auch späterhin die Heilung kontrollieren. Schließlich bleibt die Bewegungsunruhe nicht auf die Extremitätenmuskulatur beschränkt, sondern greift vor allem auf die Gesichts- und Kaumuskulatur über. Es kommt zu schweren Störungen der Nahrungsaufnahme und des Sprechens, so daß ein eigenhändiges Essen nicht mehr möglich ist und das Kind stumm bleibt. Auch die automatischen Bewegungsabläufe wie die Atmung werden gestört, so daß z. B. bei der inspiratorischen Erweiterung des Thorax in Rückenlage das Epigastrium eingezogen wird, anstatt sich infolge der Zwerchfellaktion vorzuwölben (Czerny). Die gesamte Körpermuskulatur zeigt eine ausgesprochene Hypotonie, die allen Bewegungen auch einen schlenkernden und fahrigen Charakter verleiht und die Ausführung passiver Bewegungen bis zur grotesken Überstreckbarkeit gestattet. Die Reflexerregbarkeit ist insofern geändert, als beim Auslösen des Patellarsehnenreflexes eine tonische statt klonische Zuckung des Quadriceps zustande kommt, so daß der vorgeschnellte Unterschenkel nur langsam in seine Ausgangslage zurückkehrt bzw. kurze Zeit gestreckt bleibt (sog. Gordonscher Reflex). In seltenen Fällen kann sich der ganze Vorgang nur in einer Körperhälfte abspielen (sog. *Hemichorea*).

Näheres über die Stellung der Chorea innerhalb der rheumatischen Infektion findet sich bei DEGKWITZ: Die rheumatische Infektion. Die Tatsache dieser Beziehungen läßt es verständlich erscheinen, daß sehr häufig bei der Chorea Erscheinungen einer frischen oder schon abgelaufenen Endocarditis rheumatica gefunden werden.

Die Erkrankung bevorzugt das Schulalter von 7—13 Jahren, kommt aber auch in der zweiten Hälfte des Kleinkindesalters vor. Im allgemeinen werden Mädchen etwas häufiger als Knaben befallen. Die jahreszeitliche Verteilung ergibt eine unbedeutende Bevorzugung der Wintermonate. Die Dauer der Erkrankung schwankt sehr, kann sich aber auf viele Wochen und Monate erstrecken. Während ein Teil der Choreakranken nach ihrer ersten Erkrankung rezidivfrei bleibt, kommt es bei anderen in verschieden langem Abstand unter Umständen mehrmals zu Rezidiven, ja manchmal zum jahrelangen Bestehenbleiben feinerer choreatischer Bewegungsstörungen, an die sich das Kind und seine Umgebung so gewöhnt, daß sie kaum bemerkt werden.

Differentialdiagnostisch ist neben der schon erwähnten *imitatorischen Chorea* nur die *choreiforme Encephalitis* in Betracht zu ziehen. Hierbei treten die Erscheinungen auch während des Schlafes auf, was bei der Chorea minor nicht der Fall ist.

Der anatomische Sitz der Erkrankung ist hauptsächlich im Neostriatum (Nucleus caudatus und Putamen) anzunehmen, womit gewisse striäre Einflüsse auf das phylogenetisch ältere Paläostriatum (Globus pallidus) wegfallen. Allerdings ist damit die choreatische Bewegung noch nicht erschöpft erklärt.

An Behandlungsmethoden der Chorea mangelt es nicht, woraus hervorgeht, daß immer auch Versager beobachtet werden. Man teilt zu Therapiezwecken besser in schwere und leichtere Fälle.

Die *Behandlung schwerer Fälle* macht sich die Beobachtung des eindeutig kurativen Effektes fieberhafter, exanthematischer Erkrankungen auf die Chorea zunutze und strebt nach Erzeugung einer künstlichen exanthematischen Erkrankung. Dies gelingt heute mit großer Sicherheit durch zwei Mittel: das Nirvanol und das Gold in Gestalt von Aurodetoxin. Von der Anwendung des Nirvanols hat Verfasser grundsätzlich Abstand genommen, nachdem er einmal bei Beginn des Exanthems das Medikament abgesetzt und nach Verschwinden des Exanthems einen neuen Schub hatte auftreten sehen, der sich zu einer tödlichen Epidermiolysis entwickelte. Zudem sind Nirvanolaleukien bekannt geworden. Wer dennoch auf eigene Verantwortung Nirvanol anwenden will, gebe Tagesdosen von 0,15 g bis zu 0,3—0,45 g in schweren Fällen, bis nach etwa 14 Tagen ein morbilliformes Exanthem erscheint. Absinken der Leukocyten auf 4000 zwingt zu sofortigem Absetzen; bei latenten Infektionsherden und Leberkrankheiten ist Nirvanol kontraindiziert. Luminal in den üblichen Dosen, zumal wenn es ein Arzneiexanthem erzeugt, leistet ungefährlich Befriedigendes, wenn auch wesentlich langsamer. In der Regel hören die choreatischen Bewegungsstörungen kurz nach der Nirvanolkrankheit ganz oder fast ganz auf. Das gleiche ist nach der Goldkrankheit der Fall. Auch das Goldexanthem ist als allergische Krankheit aufzufassen und läßt sich durch Aurodetoxin ebenfalls nach der gleichen Inkubationszeit erzeugen. Man beginnt nach vorausgegangener Tuberkulinprüfung mit 0,1 Aurodetoxin intramuskulär und wiederholt in Abständen von 2—3 Tagen die Injektion, in dem man die Dosis auf 0,2—0,5 steigert bis zum Auftreten des masernähnlichen Ausschlages. Das Aurodetoxin scheint bei Ausschluß einer Tuberkuloseinfektion weniger gefährlich zu sein; die Erfolge sind mindestens ebensogut wie bei Nirvanol. Die Krankheit wird erheblich abgekürzt. Auch mit alleiniger Fieberbehandlung sind Erfolge zu erzielen, wobei es gleichgültig zu sein scheint, wie das Fieber erzeugt wird, ob auf chemischem oder physikalischem Wege. In den *leichteren Fällen* kommt es interessanterweise sehr viel schwerer zur Goldkrankheit und zum Exanthem, wodurch die Wirkung erheblich beeinträchtigt wird, wenn auch nicht ganz ausbleibt. Man wird deshalb in solchen Fällen eine weniger differente Behandlung einleiten, wozu sich das Luminal sehr gut eignet: 0,05 bis 0,1 1—2mal pro die, wobei es auch gelegentlich, aber leichter als sonst zu Exanthemen kommt. Von der althergebrachten Arsenbehandlung wie auch von Pyramidon haben wir nie Überzeugendes gesehen. Einen sehr günstigen Einfluß haben täglich wiederholte lauwarme Ganzpackungen (Dauer etwa 2 Std täglich); Isolierung der Patienten ist anzustreben. Die Pflege ist manchmal sehr schwierig, besonders die Nahrungsaufnahme, so daß gelegentlich zur Sondenernährung gegriffen werden muß. Bei sehr unruhigen Kindern müssen die Bettwände gepolstert werden.

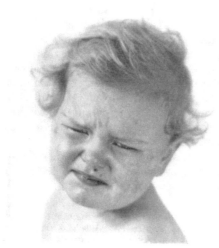

Abb. 7. Feersche Krankheit. Gesichtsausdruck. (Kieler Univ.-Kinderklinik.) (K)

Die Feersche Krankheit (Akrodynie). Im Jahre 1923 hat Feer über ein wohl charakterisiertes umschriebenes Krankheitsbild berichtet, das er seiner Benennung nach als Ausdruck einer Neurose des gesamten vegetativen Nervensystems beim Kleinkind ansah. Zweifellos hat Selter 1903 schon derartige Fälle gesehen und beschrieben, aber Feer gebührt das Verdienst, die führenden Symptome so richtig erkannt und beschrieben zu haben, daß wir das Symptomenbild jederzeit wiedererkennen können und mit Recht als Feersche Krankheit bezeichnen dürfen; man vermeidet aber besser die Bezeichnung Neurose, da es sich sicherlich nicht im üblichen Wortsinn um eine Neurose handelt.

Die Ätiologie des Leidens ist noch unbekannt; man denkt an infektiöse oder toxische Ursachen. Neuestens fand Fanconi in der Anamnese der Fälle der Züricher Kinderklinik regelmäßig Wurmkuren, bei denen Calomel gegeben worden war, und er denkt an die Möglichkeit einer Wirkung des Calomels. Die Annahme einer Avitaminose ist kaum haltbar ebenso die einer primären endokrinen Störung. Die Schwierigkeit der Forschung erhöht sich dadurch, daß zunächst auch kein eindeutiges anatomisches Substrat dieser merkwürdigen Erkrankung gefunden werden konnte. Zumeist verlegt man ihren primären Sitz in die übergeordneten vegetativen Zentren des Gehirns bzw. in den Hirnstamm, und dies ist auch der Grund, warum die Krankheit vorläufig im Anschluß an die Hirnkrankheiten besprochen wird. Vielfach sind sogar Beziehungen zur Poliomyelitis und zur Encephalitis angenommen worden.

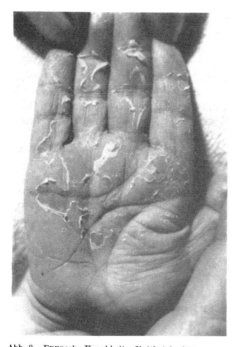

Abb. 8. Feersche Krankheit. Epithelabschilferung, Akrocyanose. (Kieler Univ.-Kinderklinik.) (K)

Es sind jedoch neben gewissen Veränderungen im Infundibulum, Tuber cinereum, Thalamus, Linsenkern und in der Oblongata noch so viele andere anatomische Befunde beschrieben worden, daß eine eindeutige Entscheidung über den spezifischen Charakter dieser Veränderungen nicht gefällt werden kann. Pathogenetisch ist jedenfalls sicher, daß sich fast alle Hauptsymptome der Erkrankung durch zum Teil hochgradige Störungen im vegetativen Nervensystem erklären lassen.

Das Leiden befällt nur Kleinkinder, meist im 2.—3. Lebensjahr, und zeigt insofern eine gewisse jahreszeitliche Gebundenheit, als die überwiegende Zahl der Fälle in der Periode Dezember bis Mai, vornehmlich in der Zeit des „biologischen Frühjahrs" auftritt. Die vier Kernsymptome sind: *Blutdrucksteigerung, Tachykardie, Hyperglykämie* und *Polyglobulie*, von denen die letzten beiden freilich in leichteren Fällen nicht selten vermißt werden. Hinzu tritt nun, je nach der Schwere der Erkrankung, eine bunte Fülle weiterer Erscheinungen. Von Beginn an bestehen und bleiben mit einigen Schwankungen lange Zeit

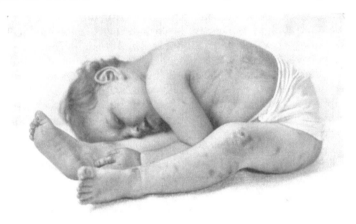

Abb. 9. FEERsche Krankheit. Muskelhypotonie. (Kieler Univ.-Kinderklinik.) (K)

deutlich psychische Veränderungen. Das Kind wird unlustig, leicht müde und weinerlich (Abb. 7). Der Stimmungsumschwung wird immer deutlicher und trägt einen ausgesprochen depressiven Charakter bis zur völligen Apathie, die nur durch parästhetische Sensationen, einen quälenden Juckreiz und kolikartige Leibschmerzen durchbrochen wird. Allmählich gesellen sich auch ausgesprochene vegetative Störungen hinzu: Schlaflosigkeit, enorme Schweiße, Salivation, frieselartige Exantheme und eine schmerzhafte Akrocyanose, die besonders im Ausland der Krankheit den Namen „Akrodynie" (ὀδύνη = Schmerz) eingetragen haben. Infolge der starken Schweiße kommt es zu Macerationen der Haut, die zusammen mit einer groblamellösen Schuppung den Händen und Füßen der Patienten ein charakteristisches Aussehen verleihen (Abb. 8). In der weiteren Folge treten umfangreiche trophische Störungen bis zur Gangrän und sogar Mutilationen ein. Besonders auffallend ist auch die hochgradige Hypotonie der gesamten Muskulatur, die schließlich zu Gehunfähigkeit und Erschwerung des Sitzens führt; die Kinder klappen zusammen wie ein Taschenmesser (Abb. 9). Die allgemeine und hochgradige Resistenzlosigkeit gegen Infektionen führt zu schweren eitrigen und geschwürigen Prozessen besonders in der Mundschleimhaut. Die hartnäckige Alveolarpyorrhoe bedingt den Verlust mitunter sämtlicher Zähne.

Trotz der Vielseitigkeit der Erscheinungen ist das Gesamtbild der Erkrankten so charakteristisch, daß es von demjenigen, der es einmal gesehen hat, sofort wiedererkannt wird.

Die Prognose des Leidens ist keineswegs günstig. Die Letalität beträgt etwa 25%. Die Dauer kann sich über viele Monate erstrecken, und schließlich drohen doch noch septische Prozesse und schwere Infektionen, besonders Pneumonien den Tod herbeizuführen. In den letzten Jahren sind seit genauerer Kenntnis der Krankheit auch leichtere Fälle und nur eben angedeutete Formen Feerscher Krankheit beobachtet worden.

Die Behandlung dieser Patienten ist außerordentlich schwierig und erfordert in den ernsteren Fällen sorgsamste und geduldigste Pflege. Am meisten empfohlen wird, ohne daß sie vor Enttäuschungen zu bewahren vermöchte, die Behandlung mit Bellargal: täglich 2—3 Tabletten und mit Acetylcholin in Form von intramuskulären Injektionen von 0,03 täglich, Suppositorien oder als Salbe direkt auf die Hände. Daneben können Nebennierenrindenpräparate (Pancortex, Iliren, Cortidyn) gegeben werden. Zur Unterstützung der symptomatischen Behandlung sind Kal. perm. oder Eichenrindebäder, auch Teilbäder, Höhensonnenbestrahlungen, Vitamin B$_1$ und Nicotinsäureamid (Betabion und Nicobion) und gegebenenfalls noch Hormone wie Präphyson und als Tonikum Photodyn, Phytin oder Aktivanad heranzuziehen. In hartnäckigen Fällen kann auch eine Fieberbehandlung (Pyrifer) versucht werden.

Der Erfolg der Behandlung hängt im Einzelfall neben der Sorgfalt in der Pflege sehr viel von der Geschicklichkeit und dem therapeutischen Fingerspitzengefühl des Arztes ab.

Ebenfalls auf Störungen im vegetativen Nervensystem wird das sog. Adiesch' Syndrom bezogen. Man versteht darunter die scheinbare Pupillenstarre oder Pupillotonie kombiniert mit Störungen oder Fehlen der Sehnenreflexe, wobei Anhaltspunkte für eine Lues nicht gefunden werden. Das Phänomen, das auch familiär auftreten kann, und auch bei Kindern beobachtet worden ist, hat trotz seiner Seltenheit eine differentialdiagnostische Bedeutung gegenüber der reflektorischen Pupillenstarre, z. B. bei einer Lues der Eltern.

Erwähnt sei auch das *Syndrom der Krokodilstränen* (of crocodiletears). Es findet sich entweder bilateral und ist dann kongenital oder unilateral als Folge einer Schädigung eines Nervus facialis oberhalb des Ganglion geniculatum. Sonstige neurologische Symptome pflegen auszubleiben. Sobald ein Bissen oder Schluck in den Mund gelangt, also die Salivation einsetzt, tränen die Augen bzw. eines von ihnen.

B. Die toxisch bedingten Schädigungen des Gehirns und Rückenmarks.

Nicht allen im Gefolge von kindlichen Infektionskrankheiten auftretenden zentral nervösen Störungen oder „encephalitischen" Syndromen liegt anatomisch gesehen eine Encephalitis zugrunde. In sehr vielen Fällen handelt es sich um rein degenerative Schädigungen des nervösen Parenchyms, unabhängig von Entzündungsvorgängen und von Beeinträchtigungen der Blutzufuhr, die wohl meist toxischen Ursprungs sein dürften. Gewisse Noxen haben dabei eine ausgesprochene Affinität zu bestimmten Systemen, wie z. B. das Diphtherietoxin zu den kleinen Striatumzellen. Besonders die bei *Scharlach* und *Diphtherie* auftretenden cerebralen Erscheinungen gehören in dieses Gebiet, zweifellos aber auch sehr viele andere, z. B. nach *Typhus, Ruhr* oder nach *Verbrennungen,* dann aber besonders bei *alimentärer Intoxikation, Acetonämie, Urämie, Hypoglykämie* und *schweren Pyurien.* Es handelt sich dabei um diffus ausgebreitete Vorgänge, die reversiblen oder irreversiblen Charakter tragen können. In ihrer leichtesten Form mögen sie wenigstens in einzelnen Fällen auch die Ursache der sog. Initial- oder Fieberkrämpfe sein, in schweren Formen tragen sie durchaus das klinische Gepräge einer „Encephalitis" oder „Encephalomyelitis", sind aber in Wahrheit streng davon zu trennen.

Eine der wichtigsten toxischen Schädigungen im Kindesalter stellt die *Keuchhusteneklampsie* dar, deren Grundlage wir, obwohl auch heute manche Autoren von einer Pertussisencephalitis sprechen, nicht in entzündlichen Prozessen oder Blutungen erblicken, sondern in irreversiblen nekrobiotischen Vorgängen in den Ganglienzellen vom Charakter der Homogenisierung.

Sie verteilen sich auf die Hirnrinde, das Ammonshorn, gewisse Teile der Stammganglien und das Kleinhirn, verraten aber in ihrer Lokalisation eine Abhängigkeit von der Blutversorgung: die schlechtversorgten, d. h. infolge ihrer anatomischen Lage sehr leicht von Zirkulationsstörungen betroffenen Gebiete sind am stärksten in Mitleidenschaft gezogen. Es kommt zu Angiospasmen, dadurch zu Zirkulationsstörungen und Ischämien und schließlich auch zu Nekrobiosen in den verschiedenen Versorgungsgebieten. Primär handelt es sich also bei der Keuchhusteneklampsie um Gefäßschädigungen und angiospastische Zustände im Gehirn, die durch das Endotoxin der Keuchhustenbacillen und nicht durch diese selbst hervorgerufen sind. Es gleicht infolgedessen das anatomische Bild auch hinsichtlich seiner Lokalisation den in ähnlicher Weise entstandenen Veränderungen bei der Schwangerschaftseklampsie und der Epilepsie.

Klinisch liegen die Verhältnisse beim Keuchhusten deshalb so schwierig, weil es eine ganze Fülle zentralnervöser Komplikationen beim Keuchhusten gibt (bei etwa 14% aller Keuchhustenfälle), und zwar besonders im Säuglingsalter und im 2. Lebensjahr. Bevorzugt sind die 2. und 3. Krankheitswoche, wobei die Krämpfe als das klinisch hervorstechendste Symptom die Hauptrolle spielen. Sie treten häufig schon vor dem Hustenstoß auf, auch im Schlaf, und beginnen meist im Facialisgebiet, um dann in allgemeine tonisch-klonische Zuckungen überzugehen. Die früher vielfach als Ursache der Krämpfe vermuteten Blutungen spielen dabei eine geringe Rolle. Sie sind zum größten Teil agonale Erscheinungen, zum kleineren kommen sie auch neben den nekrobiotischen Vorgängen als Folge der Angiospasmen in Form von Kugelblutungen vor. Nicht allen Krämpfen beim Keuchhusten entspricht aber eine Keuchhusteneklampsie. Zu den zahlreichen anderen nervösen Komplikationen des Keuchhustens gehören neben den toxischen Gefäßschädigungen und den Blutungen die Pachymeningosis haemorrhagica interna, Embolien und eine akute (toxische?) Hydrocephalie. Daneben treten aber auch entzündliche Veränderungen wie bakterielle und abakterielle Meningitiden, spasmophile Krämpfe und andere hinzu, die differentialdiagnostisch berücksichtigt werden müssen. Die echte Pertussiseklampsie hat eine sehr ungünstige Prognose und heilt infolge der Irreversibilität der Veränderungen nicht selten nur mit Defekten aus.

Die *multiple Sklerose* weist zweifellos anatomisch nahe Beziehungen zu der diffusen Hirnsklerose auf. Da ihre Ätiologie noch heute sehr umstritten ist, soll sie deshalb an dieser Stelle kurz erwähnt werden. Sie ist in ausgeprägter Form vornehmlich eine Krankheit der Erwachsenen, doch ist in vielen Fällen der Beginn der Erkrankung mindestens in die späteren Kinderjahre zurückzuverfolgen. Inwieweit manche Fälle der Encephalomyelitis disseminata, besonders bei rezidivierendem Auftreten, als Vorläufer oder Beginn einer multiplen Sklerose aufzufassen sind, ist ein umstrittenes Problem.

Der *akute cerebrale Tremor* ist aufzufassen entweder als eine Art monosymptomatischer Encephalitis oder wahrscheinlicher als eine infektiös-toxische Hirnschädigung. Der Zustand betrifft Kinder der ersten Lebensjahre im Gefolge verschiedenartiger fieberhafter Krankheiten und pflegt nach einigen Wochen restlos zu verschwinden. Je Sekunde ereignen sich etwa 5 rhythmische Zitterbewegungen, an Gesicht, Zunge, Kopf und Extremitäten, meist mit einer gewissen Rigidität der betreffenden Muskulatur. Der Tremor wird in Gang gebracht durch Bewegungen und kann im Schlafe fortdauern. Eine Ataxie kann deutlich sein. Der Prozeß dürfte in die cerebello-rubro-spinale Bahn zu lokalisieren sein.

Die *akute cerebellare Ataxie* kann als einzige Manifestation oder zusammen mit anderen Äußerungen einer Encephalomyelitis im Verlaufe von hochfieberhaften Krankheiten, besonders von exanthematischen Infektionskrankheiten und am häufigsten vielleicht nach Masern auftreten, manchmal aber auch ohne eine erkannte Vorkrankheit. Zusammenhänge mit der Encephalitis epidemica oder der Poliomyelitis sind wenig wahrscheinlich. Ebenso wie die wesensgleiche *akute cerebrale Ataxie Leyden Westphal* kann sie aus einem komatösen Zustand entstehen und ist an einem torkelnden Gang zu erkennen, während die cerebrale Form sich als eine allgemeine Ataxie äußert ohne und mit anderen cerebralen Symptomen, meist aber mit gesteigerten Eigen- und Fremdreflexen. Eine Heilung beider Krankheiten ist möglich, bildet aber nicht die Regel.

Die *toxische Encephalitis* nach Fleisch- und Wurstvergiftung tritt meist unter dem Bild einer Bulbärparalyse auf. Andere toxische Gehirnschädigungen, so nach Neosalvarsan, Spirocid, Blei (nach ausgiebiger Verwendung von Hebrasalbe), tragen einen sehr vielseitigen Charakter, auf den im einzelnen nicht eingegangen werden kann.

Mehr um eine toxische Reizung handelt es sich bei den *acetonämischen Krämpfen,* die scheinbar als selbständiges Krankheitsbild auftreten können. Meist gehen allerdings dyspeptische und gastritische Störungen, wenn auch leichterer Art, voraus. Im Klein- und Schulkindesalter treten nach einer Art „Aura" schwere tonisch-klonische Krämpfe bis zum Status epilepticus und tagelangem Sopor auf. Meist ist die Temperatur erhöht, mitunter bis 40⁰, im Urin finden sich große Mengen Aceton und Acetessigsäure ohne Zucker und Eiweiß. Auch im Liquor kann Aceton nachgewiesen werden. Im Blut findet sich während und nach dem Anfall eine Erniedrigung des Blutzuckerwertes und im Zuckerbelastungsversuch bleibt die alimentäre Hyperglykämie fast ganz aus. Es handelt sich um eine Störung der Regulationsmechanismen des Blutzuckers (Relativer Hyperinsulinismus ?). Das Krankheitsbild ist nicht allzu selten und in therapeutischer Hinsicht wichtig, da die Krämpfe durch sofortige Zuckerzufuhr per os (15% Nährzuckerlösung) oder intravenös (²/₃ 10% Dextroselösung + ¹/₃ physiologische Kochsalzlösung) und anschließend kohlenhydratreiche, fett- und eiweißarme Diät relativ leicht zu beseitigen sind. Die übrige Therapie siehe unter Kinderkrämpfe und „acetonämisches Erbrechen".

C. Die traumatischen Schädigungen des Gehirns und Rückenmarks.

Die traumatischen Schädigungen des Gehirns und Rückenmarks und ihrer Gefäße werden in erster Linie durch die verschiedenartigen Folgen des *Geburtstraumas* repräsentiert. Im Vordergrund stehen dabei Blutungen in die weichen Hirnhäute und in die Dura, in die Plexus chorioidei und in die Ventrikel, Blutungen infolge Tentoriumzerreißungen oder Rissen in der Falx cerebri sowie intracerebrale Blutungen. Vorwiegend handelt es sich bei den letzteren um venöse Blutungen, die durch die Druckdifferenz zwischen Uterusinhalt und Atmosphäre während der Austreibungsperiode zu erklären sind und die bei Normalgeborenen in gleicher Form und Häufigkeit wie bei Frühgeburten vorkommen können. Daneben sind allerdings auch noch Zerrungen, Quetschungen und Zusammenpressen des Schädels und seines Inhaltes von Bedeutung, sowie während der Geburt auftretende Gefäßspasmen, die unter Umständen ausgedehntere nekrobiotische und erweichende Prozesse in den entsprechenden Gefäßbezirken zur Folge haben können.

Dabei muß die Anamnese nicht immer Anhaltspunkte für eine schwere oder pathologische Geburt, auch nicht für eine Frühgeburt ergeben haben. Neben groben exogenen Einwirkungen, die bei jedem normalen Kinde schon zu Schädigungen führen müssen, sind es oft auch unmerkliche Ursachen, die bei einem dazu besonders disponierten Gehirn den gleichen Effekt erzielen. Es wirken sich also auch zum Teil konstitutionelle Momente und erbliche Anlagen aus. Welchen Umfang geburtstraumatische Schädigungen im Sinne der sub partu zustande gekommenen Gefäßspasmen, Ischämien und nachfolgenden Erweichungen haben, vermögen wir noch nicht zu ermessen.

Dieses Ursachengebiet kommt wohl für eine Reihe klinischer Bilder und Syndrome in Frage, die wir unter der Bezeichnung „*Angeborene cerebrale Kinderlähmung*" zusammenfassen sowie auch für die *symptomatische Epilepsie.* Allein die neueren Forschungen haben ergeben, daß die geburtstraumatischen Schädigungen lange nicht in dem Umfang für die Ätiologie in diesem Zusammenhang am meisten genannten „cerebralen Kinderlähmung" im besonderen auch der sog. Littleschen Krankheit in Anspruch genommen werden können, wie man dies früher glaubte. Es findet sich deshalb die eingehende Beschreibung der cerebralen Kinderlähmung in dem folgenden Abschnitt.

Das Vorliegen eines *Geburtstraumas* mit intrakraniellen Schädigungen ist diagnostisch sehr schwer und in vielen Fällen gar nicht zu entscheiden. Selbst ausgedehntere intrakranielle Schädigungen können symptomlos bleiben (etwa 12%). Treten aber Erscheinungen auf, so sind sie wohl verdächtig, aber nicht absolut beweisend, da sie z. B. auch auf andere Ursachen wie Mißbildungen, Herzfehler, Pneumonien, Sepsis hin beim Neugeborenen beobachtet werden können. Der Verdacht einer intrakraniellen geburtstraumatischen Schädigung liegt bei folgenden Symptomen nahe: Cyanose, Krämpfe, Bewegungsarmut, Ausbleiben des ersten Schreies, Ausbleiben des spontanen Trinkens oder Saugens, Bewußtlosigkeit, Opisthotonus, Apnoe, Hirnnervenlähmung, Nystagmus, Hydrocephalus. Dabei kann ein symptomenfreies Intervall von mehreren Tagen vom Auftreten des Geburtstraumas bis zum Erscheinen der ersten klinischen Symptome verstreichen. Im Lumballiquor ist die Xanthochromie nicht beweisend, da sie auch ohne intrakranielle Blutung auftritt. Die PANDYsche Reaktion ist meist positiv. Die Anwesenheit roter oder weißer Blutkörperchen beweist kein Geburtstrauma. Der Liquorzucker ist uncharakteristisch. Eine relativ sichere Methode zur Diagnose intrakranieller geburtstraumatischer Blutungen, die aber wegen ihrer Kompliziertheit der Klinik vorbehalten bleiben muß, ist die vergleichende Bilirubinbestimmung in Blut und Liquor. Die Bestimmung muß innerhalb der ersten 14—21 Tage ausgeführt werden und setzt natürlich eine Kommunikation der Blutungsstelle mit dem Ventrikelsystem und Subarachnoidalraum voraus. Blutungen ausschließlich in die Gehirnsubstanz sind damit nicht nachzuweisen.

Welche neurologische Bedeutung hat nun aber das vielumstrittene Geburtstrauma für die spätere Entwicklung des Kindes? Bei einem Teil der Kinder mit nachweislicher geburtstraumatischer Schädigung tritt das Krankheitsbild der cerebralen Kinderlähmung auch in seinen leichteren Formen in Erscheinung, aber nur bei einem Teil; meistens scheint es doch weitgehend unabhängig von intrakraniellen Blutungen zu sein.

Ein sicherer Beweis für einen Zusammenhang zwischen Geburtstrauma und angeborenem Schwachsinn besteht nicht.

Die sog. symptomatische Epilepsie kann wohl mit geburtstraumatischen Schädigungen zusammenhängen, doch ist dies besonders für die viele Jahre später auftretenden epileptiformen Krämpfe immer unwahrscheinlicher. Siehe auch unter Epilepsie.

Erwiesen ist ein Zusammenhang zwischen geburtstraumatischen Schädigungen und Hydrocephalus, weniger dagegen für die Mikrocephalie.

Manchmal können gewisse leichtere neurologische Störungen wie blitzartige Muskelzuckungen, Tonusanomalien u. ä. mit Hirnblutungen in Zusammenhang gebracht werden.

Blutungen bei älteren Kindern mit apoplektischen Ausfallserscheinungen kommen zwar vor, sind aber selten. Vielfach handelt es sich dabei auch um Embolien, z. B. bei Infektionen mit schweren Kreislaufstörungen. Auch bei Verkehrsunfällen kann es zu Blutungen kommen. Merkwürdigerweise sind sie bei Säuglingen, die vom Wickeltisch herunterfallen oder aus dem Wagen stürzen, selten, obzwar es öfter dabei zu Schädelbrüchen oder Fissuren kommt, was sich bei guter Röntgentechnik in vielen Fällen nachweisen läßt.

Auch bei Infektionskrankheiten, z. B. Pertussis oder bei Encephalitis kann es zu größeren Blutungen kommen, die, wenn es sich um Ventrikelblutungen handelt, unter den Erscheinungen eines Komas rasch zum Tode führen. Auch idiopathische Blutungen solcher Art, deren Ursache selbst post mortem nicht festzustellen war, wurden beobachtet.

Commotio (ebenso auch *contusio,* und *compressio* cerebri) kommen in gleicher Weise wie bei Erwachsenen zustande. Bewußtseinstrübung oder Bewußtlosigkeit können sehr flüchtig sein, treten aber im Gegensatz zu Kontusions- bzw. Kompressionserscheinungen durch Blutungen sofort ein. Erfolgt Erbrechen, so darf in der Regel auch angenommen werden, daß eine Bewußtseinstrübung vorausgegangen ist. Nach Abklingen dieses Zustandes sieht man nicht selten Verwirrungszustände, Halluzinationen und Delirien. Stauungspapille weist auf intrakranielle Drucksteigerung, Blutungen aus Ohr und Nase, Schwellungen in der Gegend des Augenlides, Ausfallserscheinungen von seiten der Hirnnerven sprechen für einen gleichzeitig bestehenden Schädelbruch. Bei Säuglingen kann es neben den schon genannten Fissuren auch noch zu Hämatomen und Impressionen des Schädeldaches kommen. Die Behandlung der Commotio cerebri besteht vor allem in strengster Bettruhe von mindestens 3wöchiger Dauer; Beruhigungsmittel wie Luminal sind bei kleineren Kindern notwendig, ebenso Antineuralgica (Novalgin oder Gelonida antineuralgica bzw. TREUPELsche Tabletten) gegen Kopfschmerzen. Der Kopf kann zwischen Sandsäcke gelegt werden. Flüssige Nahrung, eventuell leichte Abführmittel, damit Pressen beim Stuhl vermieden wird. Von mancher Seite werden auch hier intravenöse Injektionen hypertonischer Traubenzuckerlösung (20%)

empfohlen. Bei Blutungen eventuell Stryphnon und Sangostop. Unter Umständen ist Entlastungstrepanation notwendig. Pulskontrolle! Nach Abklingen der akuten Erscheinungen, ja manchmal noch nach Jahren können Spätschädigungen auftreten, die in ihrem Verlauf dem Bilde der chronischen Encephalitis entsprechen.

Rückenmarksblutungen (Hämatomyelie) als Geburtsschädigung und im Anschluß an Traumen, aber auch spontan bei Blutungsübeln entsprechen in ihren klinischen Erscheinungen dem Sitz und der Ausdehnung der Blutung. So finden wir neben anderen Ausfallserscheinungen auch das Bild der Querschnitts- und Halbseitenläsion. Dieselben Voraussetzungen gelten für die durch eine Fraktur oder Luxation der Wirbelsäule bzw. durch eine tuberkulöse Wirbelcaries bedingten Kompressionserscheinungen. Differentialdiagnostisch ist besonders die Myelitis abzugrenzen, die langsamer und weniger stürmisch, meist mit Fieber und stärkeren sensiblen Reizerscheinungen verläuft. Die Symptome bleiben nicht so lokalisiert, sondern breiten sich nach oben und unten aus, auch kommt es häufig zu Hirnnerven- und besonders Opticuserscheinungen.

D. Mißbildungen, Entwicklungshemmungen und angeborene Zustände verschiedener Ätiologie.

Die größeren Mißbildungen und Entwicklungshemmungen lassen sich häufig schon in den ersten Lebenstagen erkennen. Hierzu gehören namentlich die Cyclopie und Arhinencephalie, die Anencephalie und Hydrocephalie, ferner die Spalt- und Lückenbildungen im Bereich des Schädels und der Wirbelsäule, die mit einer Beteiligung des Zentralnervensystems einhergehen: die Cephalocele, die Myelocele, die Meningocele, sowie die Encephalo- und Myelomeningocelen.

Die praktisch wichtigste Mißbildung, die dem Kinderarzt relativ häufig begegnet, ist die Mikrocephalie, und zwar in diesem Zusammenhang die als Entwicklungshemmung aufzufassende *Mikrocephalia vera*. Sie tritt auch familiär auf und ist zum Teil erblich bedingt mit recessivem Erbgang. In einzelnen Fällen wird eine Keimschädigung durch Röntgenstrahlen vermutet. Anatomisch zeigen die Gehirne derartiger Kinder eine primitive Hirnentwicklung mit geringen Furchungen und Windungen. Im Gegensatz zum Hydrocephalus findet sich ein kleiner Gehirnschädel und ein relativ großer Gesichtsschädel. Meist erscheint das Hinterhaupt stark abgeflacht und der Schädel nach oben spitz auslaufend wie ein Turmschädel. Immer ist in diesen Fällen die geistige Entwicklung stark gestört. Die Anomalie ist bei einer großen Anzahl der Kinder bei der Geburt noch nicht erkennbar, sondern verrät sich erst im Laufe des ersten Lebensjahres meist durch den zu frühzeitigen Fontanellenschluß. Eine Heilung ist nicht möglich; die meisten Mikrocephalen werden einer Heil- und Pflegeanstalt überwiesen werden müssen.

Zu den partiellen Hirnmißbildungen zählen die Entwicklungshemmungen im Bereich der Großhirnrinde, wie die corticalen Aplasien und Dysplasien, die Aplasie und Hypoplasie des Kleinhirns und der auch als selbständiger Defekt vorkommende Balkenmangel. Besonders die letztere Hirnmißbildung ist heute einer encephalographischen Diagnose zugänglich.

Die genannten Mißbildungen dürfen genetisch wohl alle als vorwiegend erbbedingt aufgefaßt werden. Daran ändert die Möglichkeit nichts, daß im Einzelfalle auch einmal exogene Einflüsse daran beteiligt sein können. Geburtstraumatische Einwirkungen sind jedoch nicht so sehr als mitbeteiligte Ursache denn als Folge des primären Hirnschadens aufzufassen. Die Möglichkeit, daß Röntgenbestrahlungen der Frucht in den ersten Lebenswochen und -monaten zu derartigen Schädigungen des Zentralnervensystems führen können, ist nicht von der Hand zu weisen.

Die *Porencephalie* zeigt in der Regel das klinische Bild der cerebralen Kinderlähmung besonders mit Hypertonie und Rigidität oder allgemeine Störungen geistiger und körperlicher Funktionen mit oder ohne Krämpfe. Es handelt sich um größere Defekte der Hirnrinde, die zu trichterförmigen Einziehungen und sonstigen Verbildungen der Hirnwindungen führen. Sie ist stets mit Hydrocephalus verbunden und läßt sich zum Teil in vivo encephalographisch darstellen. Über ihre Entstehung herrscht noch keine Einigkeit. Sie kann zweifellos durch exogene Einflüsse zustande kommen, ist aber zu einem Teil wohl auch als genetisch unklare Mißbildung aufzufassen.

Die *tuberöse Sklerose* oder BOURNEVILLEsche *Krankheit* ist in Kombination mit Hauttumoren wie dem Adenoma sebaceum (PRINGLE) oder der Neurofibromatose sowie mit Hautfibromen und Hautnaevi beobachtet. In einzelnen Fällen fanden sich auch Rhabdomyome des Herzens, Hypernephrome und Mischgeschwülste der Nieren. Die Gehirnveränderungen sind gekennzeichnet durch tumorartige Erhebungen in einzelnen Windungen und den Seitenventrikeln, sowie durch Auftreten von Rindeninseln in der Markmasse (Heterotopie).

Das klinische Bild ist durch die beiden Kardinalsymptome Epilepsie und Idiotie ohne besondere Herderscheinungen gekennzeichnet. Di gnostisch ist das Vorhandensein von Hauttumoren richtunggebend. Die Mißbildung ist erblich. Näheres siehe unter Erbkrankheiten.

In engen Beziehungen zur tuberösen Sklerose (s. auch dort) steht die RECKLINGHAUSENsche Krankheit oder Neurofibromatose. Ihre Symptomatologie ist sehr vielgestaltig und setzt sich zusammen aus multiplen Hauttumoren, oft begleitet von Nerventumoren, multiplen Hautpigmentnaevi, psychischen Erscheinungen und geradezu einer Unzahl von Nebensymptomen teils endokriner Art, teils von Mißbildungen, Entwicklungshemmungen und Geschwulstbildungen. Der Ausgangspunkt soll eine Störung der spinalen Raphebildung sein. Einen breiten Raum nehmen auch Abortivformen ein. Bei den Nerventumoren handelt es sich nicht um Tumoren als Nervenfasergewebe, sondern auch um Fibrome des peri- und endoneuralen Bindegewebes. Über die Erblichkeit siehe unter Erbkrankheiten.

Gleichfalls eine Kombination von Entwicklungsstörung bzw. Mißbildung und Geschwulstbildung ist die *Syringomyelie*. Die Krankheit ist bei Kindern sehr selten, doch ist mit der Möglichkeit zu rechnen, daß das Hauptsymptom der dissoziierten Empfindungslähmung gerade bei Kindern relativ lange unbemerkt bleibt bzw. nicht so ausgeprägt ist. Die Symptomatologie ist im übrigen die gleiche wie beim Erwachsenen. Das Leiden kann familiär auftreten. Zweifellos spielt die Heredität auch eine Rolle. Kinder Syringomyeliekranker sind genau auf Mißbildungen und Spaltbildungen zu untersuchen.

Die weitaus größte Gruppe angeborener neurologischer Zustandsbilder verschiedener Ätiologie, die also klinisch keine Progredienz mehr zeigen, wird durch das Krankheitsbild der sog. „*cerebralen Kinderlähmung*" repräsentiert. Unter dieser Bezeichnung ist ein auch heute noch weder genetisch, noch anatomisch oder klinisch einheitlicher Krankheitsbegriff zu verstehen. Gewiß ist der frühei sehr umfangreiche Sammeltopf der cerebralen Kinderlähmung dadurch verkleinert worden, daß wir heute in der Lage sind, wenigstens eine Reihe anatomisch und klinisch leidlich gut charakterisierter Erbkrankheiten herauszunehmen, die als selbständige Erbleiden auch entsprechend zu bezeichnen sind. Trotzdem sind die verbleibenden „cerebralen Kinderlähmungen" genetisch noch nicht einheitlich. Umfangreiche erbbiologische Untersuchungen haben aber festgestellt, daß die ganz überwiegende Bedeutung doch auf exogene vor und während der Geburt einwirkende Schädigungen zurückzuführen ist und daß nur eine gewisse Restgruppe bleibt, die als erblich bedingt oder mitbedingt anzusehen ist. Diese Restgruppe ist klinisch als solche, wenn man vom gelegentlichen familiären Auftreten absieht, im großen Heer der cerebralen Kinderlähmung nicht zu erkennen.

Bevor man also eine erbbedingte oder vorwiegend erbbedingte Form der cerebralen Kinderlähmung diagnostiziert (meist handelt es sich dabei um Diplegien), muß eine entsprechende genetische Analyse sichergestellt haben, daß es sich nicht um eine vorgetäuschte Erblichkeit handelt. Das recessive, recessiv geschlechtsgebundene und manchmal dominante Vorkommen beweist, daß es sich in dieser kleinen Gruppe um keinen einheitlichen Typus handelt. Wie schon betont, beruht die erbliche Komponente zum Teil in einer besonderen Disposition, die eben auch geringfügige exogene Einwirkungen sich in dieser Weise auswirken läßt.

Als gemeinsames Merkmal aller angeborenen cerebralen Kinderlähmungen muß die Tatsache zugrunde gelegt werden, daß es sich dabei im wesentlichen um einen nach der Geburt abgeschlossenen, nicht mehr progredienten Prozeß handelt.

Die anatomischen Folgen früherworbener Hirnschädigungen zeigen sich in mannigfacher Form als Erweichungen, Umwandlungen von Hirnrinde und Mark in narbig-gliöses Gewebe (Sklerosierungen), Bildung narbiger Cysten und tiefgreifender porencephalischer Defekte, die auch die basalen Ganglien in Mitleidenschaft ziehen können. In besonderen Fällen beschränken sie sich sogar symmetrisch auf die Stammganglien in Form fleckförmiger unvollständiger Nekrosen und regenerativem Auswachsen von Markfasern in die Glianarbe (sog. Status marmoratus); sekundäre Wachstumshemmungen des Gehirns und Entwicklungsstörungen wie Mikrogyrie sind die weiteren Folgen, deren Charakter und Ausmaß vom Zeitpunkt der einsetzenden Schädigung abhängig ist. So wird z. B. die Porencephalie als der Endausgang von vor dem Abschluß der Markreifung sich abspielenden Zerstörungsprozessen angesehen.

Die Ursache aller dieser Schädigungen des Zentralnervensystems liegt nur zu einem Teil in den Vorgängen des Geburtsaktes, wobei den intrakraniellen Blutungen die größte Bedeutung zukommt. Der größere Teil dieser Cerebralschäden stammt aus der Fetalzeit; man hat mechanische und traumatische Einwirkungen angenommen, an toxische Schädigungen gedacht und intrauterin abgelaufene Entzündungen festgestellt. Die Kenntnis einer solchen Encephalomyelitis der letzten Fetalmonate verdanken wir Sabin, der 1942 die *Toxoplasmaencephalitis* (s. auch Kapitel Infektionskrankheiten) beschrieben hat, eine Entdeckung, die von Jahr zu Jahr häufiger bestätigt wird. Das Toxoplasma ist ein Protozoon von 6—7 zu 2—4 μ Länge, birnförmig oder oval mit einem zentralen Kern. Es lebt als Parasit in vielen Warmblütern, Nagern und Haustieren, wird auf eine noch unbekannte Weise auf den Menschen übertragen und kann ähnlich der Spirochaeta pallida im letzten Drittel der Fetalzeit diaplacentar auf das Kind übergehen. Dort macht es eine diffuse nekrotisierende Entzündung besonders in der Hirnrinde, den Basalganglien und dem Gewebe in der Umgebung der Ventrikel und eine höchst charakteristische Chorioretinitis, genauer eine nekrotisierende Retinopathie, der eine sekundäre Uveitis und eine Linsentrübung folgen können. Im Narbenstadium bietet sich dem Beschauer das Bild atrophischer und produktiver Veränderungen von Ader- und Netzhaut und manchmal sieht man schon makroskopisch eine diffuse adhäsive Iritis. Im Gehirn kann sich ein erheblicher Hydrocephalus entwickeln; in die nekrotisierten Gebiete, wo es zur Kavernenbildung kommen kann, lagert sich Kalk ein, der sich röntgenologisch darstellt. Wie bei der Lues unterscheidet man je nach dem Zeitpunkt der Infektion connatale, infantile und adulte Toxoplasmosen, diese wiederum weisen Formen auf, die encephalomyelitisch und chorioretinitisch stigmatisiert sind oder durch viscerale Veränderungen oder durch eine Generalisation ohne bestimmte Organveränderungen, manchmal mit einem Exanthem. Die connatale Form ist deutlich schon in den ersten Lebenstagen: Hydrocephalie, Krämpfe, Spasmen der Extremitäten, Chorioretinopathie. Der Augenhintergrund ist ungemein charakteristisch: große weiße Flecken der Retina umgeben von dunklen Pigmentablagerungen, lokalisiert an der Macula oder auch peripher. Alsbald folgen eine Atrophie des Bulbus und ein Mikrophthalmus. Die Kinder gehen nach einigen Wochen zugrunde oder verfallen in einen chronischen Zustand mit Hydrocephalus, spastischen Lähmungen und Idiotie. Manchmal besteht bei der connatalen Toxoplasmose des Neugeborenen ein Ikterus mit dem Blutbild der Erythroblastose. Die Toxoplasmoseencephalomyelitis der größeren Kinder verläuft fieberhaft mit Milz-Lymphknotenschwellung, Kopfschmerzen, Delirien, Krämpfen und Liquorpleolymphocytose. Ausgang oft letal im Koma nach Wochen. Die viscerale Toxoplasmose, eine hochfieberhafte Krankheit, ist gleichfalls nekrotisierend mit Herden im Myokard, in Rinde und Mark der Nieren, mit interstitieller Pneumonie und Bronchopneumonie. Ein Verlauf unter dem Bilde einer hämorrhagischen Enterocolitis ist beschrieben worden.

Die *Diagnose* der Toxoplasmose wird bei der connatalen Form gestellt aus dem Hydrocephalus, den cerebralen Symptomen und vor allem aus dem ophthalmologischen Befund, bei protrahiertem Verlaufe auch aus den Kalkherden im Schädelröntgenbilde. Die Diagnose der akuten Krankheitsbilder in der späteren Kindheit und beim Erwachsenen ergibt sich aus der Übertragung von Liquor auf die weiße Maus und, nach einigen Wochen und nach der Heilung — gutartige Verläufe sind häufig — aus dem Nachweis von Antikörpern derart, daß das Serum des Patienten in steigender Verdünnung mit toxoplasmahaltigem Material von Versuchstieren (Hirnbrei) vermischt wird und damit Hautreaktionen am Kaninchen angestellt werden; es zeigt sich, ob durch das Serum die Virulenz der Erreger abgeschwächt worden ist.

Zuerst seit 1939 in Australien, seitdem in den meisten anderen Kulturländern, wurde eine Reihe von *Mißbildungen auch des Gehirns* erkannt als verursacht *durch Rubeolen, Masern, Mumps und andere Viruskrankheiten der Mutter* in den ersten 2—3 Graviditätsmonaten. Das Virus durchwandert die unveränderte Placenta und bewirkt einen Abortus oder eine Embryopathie, die wegen des frühen Zeitpunktes der Schädigung zu Mißbildungen führt. Am genauesten bekannt ist bisher die *Rubeolenembryopathie* (s. auch Kapitel Infektionskrankheiten) mit den folgenden Restzuständen: Ein- oder doppelseitiger angeborener Star, Mikrophthalmie, angeborener Herzfehler ohne Cyanose, Taubstummheit durch ausgebliebene Differenzierung des Cortischen Organs, Mikrocephalie und Schwachsinn. In noch fraglichem Zusammenhange mit mütterlichen Rubeolen stehen andere Mißbildungen wie Hypospadie, Gallengangsatresie, Nierenmißbildungen und Einzelfälle von mongoloider Idiotie. Begründet ist die Annahme, daß Anomalien der Zähne wie Schmelzhypoplasie, Deformierungen der Schneidezähne, verspätetes Auftreten der Zähne und Caries auf die gleiche Ursache zu beziehen sind.

Wenn die Mutter nach dem 4. Schwangerschaftsmonat an Rubeolen oder dergleichen erkrankt, bleibt eine Keimschädigung aus. Dann können z. B. die Kinder mit typischen Rubeolen geboren werden.

Das klinische Bild der angeborenen cerebralen Kinderlähmung ist je nach dem Sitz und der Ausdehnung der Veränderungen auch wieder sehr vielseitig und weist neben den pyramidalen und extrapyramidalen motorischen Störungen Koordinations- und Tonusstörungen, Sprachstörungen, sensible und sensorische Störungen, trophische und Wachstumsstörungen, sowie infolge davon sekundäre Skeletveränderungen, epileptiforme und epileptische Anfälle, psychische und Intelligenzdefekte auf. Bei den motorischen Störungen stellen sich aber doch meist zwei ganz prägnante Bilder heraus, nämlich die halbseitige cerebrale Kinderlähmung oder *Hemiplegia spastica infantilis* und die beidseitige cerebrale Kinderlähmung oder *Diplegia spastica infantis*.

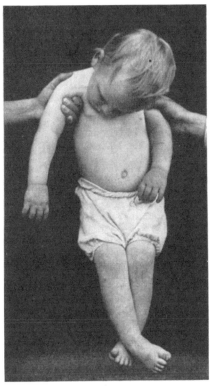

Die *Hemiplegia spastica infantilis* zeigt sich meist unmittelbar nach der Geburt, und zwar besteht anfangs immer eine schlaffe Lähmung ausgesprochener an Arm und Hand als am Bein, die aber bald darauf spastischen Charakter annimmt. Echte Kontrakturen sind bei der Hemiplegie im Bein seltener als im Arm, dagegen Tonuserhöhungen, die zu charakteristischen Haltungen der Gliedmaßen führen, die dann häufig auch im Wachstum zurückbleiben. Fehlen Blutungen im Bereich des Stirnhirns und der Hirnnervenkerne, so kann die Entwicklung der Intelligenz völlig normal sein, andernfalls stellen sich schwere Störungen, Facialislähmungen, Hypoglossus- und Augenmuskellähmungen ein. Entsprechend dem Charakter der Lähmungen sind Pyramidenzeichen vorhanden (Babinski, Oppenheim, Mendel, BECHTEREWscher Fußrückenreflex); manchmal sieht man ein Überspringen der Reflexerregbarkeit auf die andere Seite. Extrapyramidale Bewegungsstörungen athetotischer oder choreatischer Form, sowie Mitbewegungen der erkrankten Extremitäten bei Bewegungen der gesunden Seite, Intentionsspasmen, Ataxie und Intentionstremor sind bei der Hemiplegie häufig anzutreffen. Zweckmäßig rechnet man zu den hemiplegischen Formen auch die Monoplegien, wie z. B. die Monoplegia pedis oder die corticale Lähmung

Abb. 10. FOERSTERscher Typ der cerebralen Kinderlähmung. (Gießener Univ.-Kinderklinik.)

des Abductor pollicis brevis (FOERSTER). Epileptiforme Anfälle können bei dieser wie bei allen anderen Formen cerebraler Kinderlähmung vorkommen.

Die *Diplegia spastica infantilis* enthält das eigentliche LITTLEsche Krankheitsbild der cerebralen Diplegie. Sie tritt auf als beidseitige spastische Hemiplegie und als allgemeine Starre oder paraplegische Starre bzw. Lähmung der Beine. Hier spielen anamnestisch Asphyxie und Schwergeburt bei der allgemeinen Starre, Frühgeburt bei der paraplegischen Starre besonders häufig eine Rolle. Auch dabei können pseudobulbärparalytische Symptome (unter Umständen das Krankheitsbild des kongenitalen Stridors!), Facialislähmungen, Augenmuskellähmungen, Strabismus, Sprachstörungen usw. hinzutreten. Intelligenzdefekte sind fast die Regel. Nicht so häufig wie bei den Hemiplegien ist das Bild mit extrapyramidalen Störungen durchsetzt, so daß vielfach eine Trennung pyramidaler und extrapyramidaler Erscheinungen kaum durchzuführen ist. Rigidität der Muskulatur besonders im Gesicht bis zur ausdruckslosen Mimik, verbunden mit äußeren Schädelveränderungen, wie z. B. Mikrocephalie sind ein typisches Bild. In den meisten Fällen steht eine starke Muskelspannung der Beine, vor allem der Adductoren mit Überkreuzen der Beine im Vordergrund. Außerdem sind Koordinations- und Tonusstörungen — besonders als Ataxie in Erscheinung tretend — nicht selten, wobei Schädigungen des Kleinhirns eine Rolle spielen. Neigung zur Besserung ist manchmal unverkennbar.

Der *atonisch-astatische Typ* der *cerebralen Kinderlähmung* (Foerster) besonders in Gestalt leichter und besserungsfähiger Fälle ist nicht allzuselten. Es besteht bei hochgradiger Hypotonie der Muskulatur Unfähigkeit' zu sitzen, zu stehen und den Kopf zu halten, bei ausfahrenden, schleudernden Bewegungen. Keine Atrophie der Muskulatur und normale elektrische Erregbarkeit. Diese Form kann rein oder in Kombination mit allen anderen Symptomen der cerebralen Kinderlähmung auftreten (Abb. 10). Meist handelt es sich um debile Kinder.

Therapeutisch kommen im stationären Zustand Übungsbehandlung, Bekämpfung von Spasmen und Kontrakturen und orthopädisch-chirurgische Maßnahmen wie Tenotomie, Sehnen- und Muskelüberpflanzung, Durchschneidung peripherer Nerven oder hinterer Wurzeln in Frage. Die Aussichten sind bei den Hemiplegien besser als bei den diplegischen Formen. *Erfolge hängen weitgehend von der Mitarbeit des Patienten und damit von dem Grade der vorhandenen oder der noch erhaltenen Intelligenz ab.* Vielfach ist eine spontane Neigung zu klinisch nachweisbaren Besserungen nicht zu bestreiten.

Der *Status Bonnevie-Ullrich* ist ein bisher meines Wissens einige 20mal vom Fetus über den Säugling bis ins Erwachsenenalter beschriebener, wohl des öfteren noch verkannter Mißbildungskomplex bzw. eine multiple Abartung mit und ohne geistige Defekte von dem folgenden weitgehend konstanten Typus: angeborenes lymphangiektatisches Ödem von blauroter Verfärbung an Nacken, Händen und Füßen, Pterygium colli (das ebenso wie das Ödem allmählich zurückgehen kann), doppelseitige Ptosis congenita, einseitige Verwachsungen und Verkürzungen der Finger bis zur Symbrachydaktylie, Defekte der Augen-, Gesichts- und Skeletmuskulatur, Bewegungsstörungen im Bereich des 3., 6., 7., 12. Hirnnerven, ogivaler Gaumen, adhärente Ohrläppchen und Dysplasien der Ohrmuscheln, Hyperthelie, Hypo- und Aplasie der Mamillen mit noch mannigfachen mehr fakultativen Abweichungen wie Gesicht- und Gaumenspalten, breiter und tiefer Nasenwurzel, Trichterbrust, Fußdeformitäten, Hypospadie, Vitium cordis congenitum, Situs inversus und Überschneidungen mit dem Phänotypus des Mongolismus.

Pathogenese. Der Einfluß von Erbfaktoren ist noch ungewiß, dagegen ist eine entwicklungsmechanische Erklärung von Bonnevie an durch Röntgenbestrahlung erblich mutierten (Little-Bagg) Mäusen gefunden und von Ullrich als für den Menschen gültig erwiesen worden: es bleibt die ,,vordere Nackenlücke" im Dache des 4. Ventrikels über den 2. Fetalmonat offen, Liquor wird ausgepreßt, gelangt unter die Nackenhaut und wandert durch druckerhöhenden Zustrom von Gewebsflüssigkeit und eventuell Blut in Blasen weiter, die schließlich an mechanisch disponierten Stellen liegen bleiben und so zu Lähmungen und den besagten Deformierungen führen.

E. Die Geschwülste des Gehirns und Rückenmarks.

Hirntumoren im Kindesalter sind ein recht häufiges Vorkommnis, und die einleitenden Allgemeinsymptome verleiten leicht zu Fehldiagnosen wie Neuropathie, Migräne, Epilepsie usw. Im Rahmen dieses Lehrbuches kann nur auf einige Besonderheiten des Kindesalters und auf die häufigsten Tumorformen kurz hingewiesen werden.

Bei den Tumorkrankheiten des ersten Lebensjahrzehntes ist folgendes in Betracht zu ziehen: Die Vergrößerungsmöglichkeit des intrakraniellen Raumes durch Dehnung oder Sprengung der Schädelnähte, die hohe Elastizität und Kompressibilität der Gehirnmassen und Ventrikel, ohne Funktionsstörungen zu verursachen, die leichte Entstehung von Liquorzirkulationsstörungen und damit die Hydrocephalie, die hohe Irradiationstendenz und damit Neigung zu allgemeinen Krämpfen (der epileptiforme Anfall ist weit häufiger als der Jackson-Anfall) und die Besonderheiten des Entwicklungszustandes des Gehirns; außerdem die mangelhafte Verwertungsmöglichkeit der subjektiven Angaben und die erschwerte feinere neurologische Untersuchung des Kindes. Diagnostisch versagt die Schädelperkussion sowohl hinsichtlich der Klopfempfindlichkeit als auch hinsichtlich des ,,Schetterns" sehr häufig und ist bei offener Fontanelle und klaffenden Nähten nicht zu verwerten. An Hilfsmethoden der Diagnostik sind heranzuziehen: Die Röntgenaufnahmen in verschiedenen Ebenen, die Liquoruntersuchung (Ventrikel-Zisternen und -Lumballiquor), die Ventrikulographie durch Punktion beider Hinterhörner und die Encephalographie, die Arterio- bzw.

Phlebographie und eventuell die Herdpunktion. Die Angiographie ist in den ersten Lebensjahren kontraindiziert. Die Luftfüllungen dürfen nur vorgenommen werden, wenn sofortige Operationsmöglichkeit vorhanden ist; die Lumbalpunktion erfordert bei Stauungspapille größte Vorsicht und darf nur im Liegen, nicht in sitzender Stellung durchgeführt werden. Eventuell muß die abgeflossene Liquormenge durch physiologische Kochsalzlösung ersetzt werden. Die *Röntgenübersichtsaufnahme* zeigt vertiefte Impressiones digitatae, klaffende Schädelnähte, Knochenusuren, Verschmälerung der Schädelkapsel und Erweiterung der Venenkanäle; gegebenenfalls sind Verkalkungen, z. B. bei Gefäßmißbildungen, bei Tuberkulomen, in den suprasellären Hypophysengangstumoren oder in Oligodendrogliomen und Ependymomen zu sehen.

Die meisten Tumoren sind im Kindesalter Gliome, wobei unter diesem Sammelbegriff die bösartigen Medulloblastome und Glioblastome einerseits, die gutartigen Astrocytome andererseits sowie Mischformen zusammengefaßt werden (Astroblastome, Oligodendrogliome, Ependymome, Glioblastome, Spongioblastome). Die bösartigen neigen zu intratumorösen apoplektiformen Blutungen. Der typische Hypophysentumor im Kindesalter ist der auf angeborener Mißbildung beruhende und zu Verkalkungen neigende suprasellare Hypophysengangstumor. Die Geschwülste der Zirbeldrüse sind pineale Teratome oder spezifische Pinealome.

Die *symptomatologische Diagnostik* hat zu achten auf allgemeine psychische Früherscheinungen wie Unlust, Schreianfälle, Wesensveränderungen und psychische Anomalien, auf Trübungen des Sensoriums, auf Krämpfe epileptiformer Art oder vom Typus der JACKSON-Anfälle; die letzteren treten allerdings aus schon genannten Gründen kaum innerhalb der ersten 5 Lebensjahre auf. Die Anfälle gehen fast immer ohne Bewußtseinsverlust einher und tragen nicht selten auch einen hysteriformen Charakter. Wichtig ist ferner die Stauungspapille oder Neuritis optica, die allerdings auch in den ersten 10 Lebensjahren seltener ist als später. Mehrmalige und laufende Untersuchungen des Augenhintergrundes sind immer erforderlich. Bei vielen Tumorkranken im Kindesalter fällt schon äußerlich die Vergrößerung des Kopfes auf. Die topische Symptomatik hängt dann ganz von Sitz, Ausdehnung, Wachstumsform und -tempo der Geschwulst ab und muß im einzelnen in neurologischen Lehrbüchern nachgelesen werden. Am wichtigsten sind die Gehirnnervenstörungen und das Kleinhirnsyndrom. Das letztere zeigt im besonderen die cerebellare Ataxie, die vorwiegend die unteren Extremitäten betrifft und einen wankenden, taumelnden Gang zur Folge hat; die Richtung des Taumelns geht nach der gleichseitigen Kleinhirnhemisphäre. Weiterhin die cerebellare Asynergie, die sich darin äußert, daß einzelne Bewegungskomplexe, die zu einer geordneten Funktion gehören, einander vorauseilen oder nachhinken, z. B. der Oberkörper beim Gehen sich in einer anderen Gangphase befindet als die Beine, oder der Kopf beim Blickwechsel schon eingestellt ist, wenn die Augen erst folgen und die Bradyteleokinese, d. h. die vorzeitige Bewegungsbremsung z. B. beim Finger-Nasenversuch. Dazu tritt Fallen nach der erkrankten Seite beim ROMBERG-Prüfen, Hypotonie oder Hemihypotonie und Hemiataxie der erkrankten Seite, Unterschätzung von Gewichten, Adiadochokinese, Zwangshaltung des Kopfes und Halses, Schwindelerscheinungen, spontaner und calorischer Nystagmus.

Am häufigsten sind die *Geschwülste der hinteren Schädelgrube*, unter denen die therapeutisch wichtigsten die gutartigen vom Dach des 4. Ventrikels ausgehenden Gliome sind. Sie beginnen meist mit Kopfschmerzen, Erbrechen, Gangstörungen und Sehverschlechterung, doch gehört, wie schon betont, die Stauungspapille keineswegs zu den regelmäßigen Erscheinungen, besonders nicht im frühen Kindesalter. Tritt sie auf, dann ist sie allerdings frühzeitig zu beobachten. Die Kleinhirnsyndrome sind ebenfalls selten oder nur andeutungsweise vorhanden, dagegen häufig Nackensteifigkeit, die leicht zur Meningitisdiagnose verleiten kann. Große Vorsicht ist bei der Lumbalpunktion geboten, da die in das Foramen magnum eingepreßten Kleinhirntonsillen die Medulla komprimieren und Atemstörungen hervorrufen können. Fast immer liegt durch Absperrung des 4. Ventrikels und Blockierung der Foramen Magendii und der Foramina Luschkae eine Liquorzirkulationsstörung und eine Hydrocephalie vor. Bei allen Kleinhirntumoren besteht die Gefahr einer plötzlichen tödlichen Lähmung infolge psychischer Erregung, Pressen u. ä. Die einzige auch prophylaktisch für kurze Zeit wirksame Methode der Druckentlastung ist die intravenöse Injektion hypertonischer Traubenzuckerlösung mit Coramin eventuell 3mal am Tag, sowie die Sorge für leichten Stuhlgang.

Therapeutisch von etwa gleich großer Bedeutung, wenn auch zahlenmäßig im Kindesalter nicht so häufig, sind die gutartigen Geschwülste der Großhirnhemisphären. Hier treten besonders bei längerer Anamnese Epilepsie, bei kürzerer Anamnese (von einigen

Wochen) starke Hirndruckerscheinungen in den Vordergrund. Die letzteren in Verbindung mit Benommenheit bei fehlender Nackensteifigkeit lassen einen Tumor der hinteren Schädelgrube ausschließen; der Tumor muß dann supratentoriell liegen. Da die Geschwülste meist parietotemporal sitzen, findet man nicht selten als einziges Lokalzeichen eine gewisse Unsicherheit und gelegentlich auch Astereognose in der gekreuzten Hand. Bei Teleangiektasien und Naevi der Kopfhaut denke man an korrespondierende Gefäßgeschwülste im Schädelinnern (s. bei Leptomeningosis haemorrhagica!).

Ganz den Charakter von Geschwülsten tragen die *Hirntuberkulome* im Kindesalter, die nicht gerade selten, wenn auch keineswegs so häufig wie die Gliome sind. Etwa 50% aller Hirntuberkulome betreffen das erste Lebensjahrzehnt. Ein großer Teil verläuft klinisch latent und wird erst anläßlich der Röntgenaufnahme des Schädels oder einer späteren Meningitis oder auf dem Sektionstisch entdeckt. Die Lokalisation ist etwa gleichoft im Kleinhirn und Großhirn, doch manifestieren sich die Tuberkulome der hinteren Schädelgrube häufiger. Für die diagnostischen Erwägungen wichtig ist die Möglichkeit multipler Tuberkulome, besonders dann, wenn die neurologischen Symptome nur durch die Annahme getrennt liegender Hirnprozesse zu erklären sind. Sie entwickeln sich sehr häufig während der Frühstreuungen nach frischer Primärtuberkulose, so daß cerebrale Symptome um diese Zeit immer in dieser Hinsicht verdächtig erscheinen müssen. Voraussetzung zur Diagnose ist natürlich die positive Tuberkulinreaktion.

Die Prognose ist ungünstig, besonders auch bei operativem Angehen vor eingetretener Verkalkung. Zur Zeit der Tumormanifestation ist die Verkalkung in der Regel noch nicht nachzuweisen, höchstens als feiner Kalksaum um die Peripherie des Solitärtuberkels. Später bilden sich sehr dichte zackige, aber scharf begrenzte, im Innern getüpfelte oder gesprengte Kalkschatten, die dann in der Regel die nachträgliche Diagnose gestatten.

Die Behandlung ist konservativ. Der Wert der Röntgenbestrahlung ist noch nicht sicher. Angeblich soll sie aber nicht schaden. Entlastungsoperationen, wie der Balkenstich, können nicht nur notwendig, sondern für den konservativen Heilungsverlauf offenbar auch günstig sein.

Die Therapie der Hirntumoren im allgemeinen liegt, wenn nicht gute neurochirurgische Hilfe zur Verfügung steht, noch im argen. Voraussetzung ist eine einwandfreie topische Diagnostik, deren Hilfsmethoden aber zum Teil heute noch in die Hände der Fachchirurgen gelegt werden müssen, da nicht jede Klinik über die entsprechenden Mittel verfügt. Engste Zusammenarbeit zwischen Pädiater und Neurochirurgen ist zu erstreben, um das Los dieser Kranken zu bessern. Im allgemeinen kann gesagt werden, daß gutartige Tumoren der Operation, bösartige der Röntgenbestrahlung in vorsichtiger geteilter Dosis zuzuführen sind. Bleiben aus irgendwelchen äußeren Gründen beide Möglichkeiten versagt, so kann immer ein Versuch mit hohen Joddosen durchgeführt werden. Sol. kali. jodati 10,0/100,0 2mal 1 Teelöffel pro die in Milch (= 1 g Jodkali!). 10 Tage, dann 2—3 Tage Pause, dann wiederholen. Bei schweren Hirndruckerscheinungen sind Entlastungsoperationen, wie Balkenstich, Ventrikeldrainage usw., nicht zu umgehen. Vorübergehende Entlastung schafft die intravenöse Injektion von hochprozentiger (25%) Traubenzuckerlösung eventuell mehrmals am Tage besonders auch zur Operations- und Transfusionsvorbereitung.

Die *Rückenmarksgeschwülste* unterscheiden sich in ihrer neurologischen Symptomatik nicht von denen Erwachsener. Eine frühzeitige Diagnose muß angestrebt werden eventuell unter Zuhilfenahme der Jodipinfüllung zur genauen Lokalisation. Beobachtet wurden Astrocytome, Neurofibrome, Meningeome, Medullablastome, Neuroblastome, Rhabdomyome, Chondrosarkome, Cholesteatome und cystische Teratome.

IV. Die erblichen oder erblich mitbedingten und familiären Erkrankungen des Nervensystems.

Die *neurale Muskelatrophie* zeigt anatomisch eine Degeneration der Hinterstränge, Atrophie der Vorderhornzellen mit Gliose und entsprechender Atrophie der Vorderwurzeln, daneben Atrophie der Clarkschen Säulen, Hinterhornzellen und Spinalganglienzellen, Seitenstrang- und besonders Pyramidenbahnsklerose. Ferner finden sich degenerative Veränderungen in den peripheren Nerven mit Wucherungen des intraneuralen Bindegewebes und der Schwannschen Scheide. Die Überwertung dieses letzten Befundes hat seinerzeit zu der (heute als irreführend anzusehenden) Namengebung geführt.

Die Krankheit beginnt innerhalb der ersten beiden Lebensjahrzehnte, mitunter im Anschluß an eine Infektionskrankheit mit einer langsam sich entwickelnden symmetrischen Atrophie der Unterschenkelmuskeln besonders der Peronei unter relativem Verschonen der Wadenmuskeln (Storchenbeine). Meist kommt es zu sekundären Fußdeformitäten. Später gesellen sich noch Atrophien der Unterarme und kleinen Handmuskeln dazu, Fibrillieren,

Händezittern, Abschwächung oder Aufgehobensein der P.S.- und A.S.-Reflexe. Die Sensibilität ist in gröberer oder feinerer Weise gestört („Rarefizierung der Sinnespunkte"). Der Verlauf geht mit Stillständen, Remissionen und Exacerbationen über viele Jahre hin. Neben dieser als CHARCOT-MARIEscher Typ bezeichneten Grundform sind nicht weniger als 12 verschiedene Arten aufgestellt. Die wichtigste ist der DÉJÉRINE-SOTTAsche Typ, bei dem sich zu den Hauptsymptomen Ataxie, gröbere Sensibilitätsstörungen, ROMBERGsches Phänomen, Anisokorie und Störungen der Pupillenlichtreaktion, Nystagmus, Kyphoskoliose und eine Hypertrophie der peripheren Nervenstämme gesellen. Diese „hypertrophische Neuritis" kann auch für sich auftreten, kann aber familiär mit der CHARCOT-MARIEschen Form alternieren, so daß sie zur neuralen Muskelatrophie gerechnet werden muß.

Therapeutisch bleibt nur eine orthopädische Behandlung der Fußdeformitäten.

Die spinale progressive Muskelatrophie. Der Typ *Duchenne-Aran* kommt im Kindesalter nicht vor. Wahrscheinlich ist nur eine gewisse Anfälligkeit des gesamten corticomotorischen Apparates erblich, so daß immer auch noch exogene Schädigungen dazutreten müssen.

Der Typus *Werdnig-Hoffmann* oder die frühinfantile Form der spinalen progressiven Muskelatrophie beginnt schon im ersten Lebensjahr. Gewöhnlich setzt das Leiden mit einer Schwäche der Beine ein; es folgen dann Rücken-, Nacken- und Schultermuskeln, schließlich wie beim Typ Duchenne-Aran die Atrophie der Handmuskeln. Der Tod tritt innerhalb weniger Jahre, häufig unter dem Bild der progressiven Bulbärparalyse ein. Die ge-

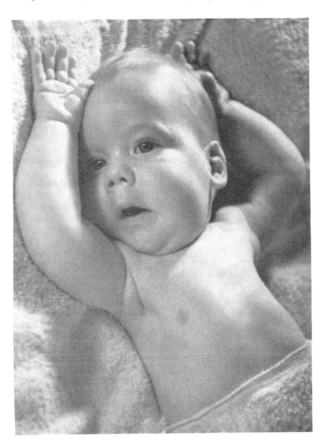

Abb. 11. Myatonia congenita. (Kieler Univ.-Kinderklinik.) (P)

lähmten Muskeln sind atrophisch, zeigen fibrilläre Zuckungen und partielle Entartungsreaktion. Die Eigenreflexe verschwinden. Anatomisch findet sich eine Atrophie der Vorderhornzellen und auch der Nervenfasern; die Krankheit ist ausgesprochen familiär.

Die *Myatonia congenita* Oppenheim ist klinisch gekennzeichnet durch eine angeborene oder in der ersten Lebenszeit zutage tretende Hypotonie oder Atonie fast der gesamten Muskulatur, am stärksten an den Beinen, am wenigsten an den Armen, im Gesicht und am Zwerchfell. Völlige Lähmungen sind relativ selten. Beim liegenden Kind fällt eine eigenartige symmetrische Armhaltung auf (Henkelarme) (Abb. 11). Die Eigenreflexe sind aufgehoben, die elektrische Erregbarkeit ist quantitativ verändert, jedoch meist nicht bis zur Entartungsreaktion. Nach Symptomen und Verlauf bestehen enge Beziehungen zur infantilen spinalen Muskelatrophie. Dementsprechend sind auch anatomisch in den meisten Fällen schwere atrophische Veränderungen in den Vorderhornganglienzellen gefunden worden, außerdem eine mangelnde Ausbreitung der in die Muskulatur einwachsenden Axone und eine ungenügende Ausreifung ihrer Endausbreitungen. Etwa 30% sterben im ersten Lebensjahr an interkurrenter Pneumonie. Ein Drittel zeigt mehr oder minder deutliche Besserungen, die durch Massage und Übungsbehandlungen unterstützt werden können. Das Leiden kommt öfter zur Beobachtung, Geschwisterfälle sind ebenfalls eine ganze Reihe beschrieben.

Nicht allzu selten sind die *Hirnnervenlähmungen*, die auf Kernaplasien und Dysplasie beruhen und die multipel sowie in Kombination mit Muskelaplasien auftreten können. (Moebiusscher Kernschwund und Heubners Kernaplasie.) Am häufigsten ist die *erbliche Ophthalmoplegia externa*, die *Ptosis congenita* und die erbliche, meist *angeborene Facialislähmung*. In der Regel zeigt sich ein dominanter Erbgang. (s. oben).

Die *hereditäre spastische Spinalparalyse* ist in ihrer reinen Form selten. Anatomisch liegt dann eine Degeneration der Pyramiden-Seitenstrangbahnen vor. Sie beginnt mit zunehmender Kraftlosigkeit und Versteifung beider Beine bis zum typischen spastischen Gang. Häufig sind neben den Pyramidensymptomen noch Nystagmus, Sehnervenatrophie, degenerative Muskelatrophien und Sensibilitätsstörungen vorhanden. Es bestehen also Übergangsformen zur Friedreichschen Ataxie und spinalen Muskelatrophie.

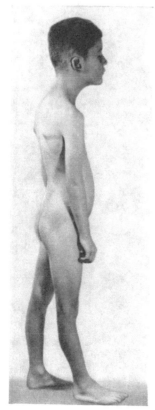

Abb. 12. Dystrophia musculorum. (Kieler Univ.-Kinderklinik.) (K)

Die *amyotrophische Lateralsklerose* ist im Kindesalter extrem selten. Klinisch wie anatomisch stellt sie eine Kombination der spastischen Spinalparalyse und der progressiven spinalen Muskelatrophie dar. Durch Atrophie der Hirnnervenkerne kann es auch zur Bulbärparalyse kommen, besonders bei den infantilen Fällen. Über Heredität siehe unter Erbkrankheiten.

Die *Dystrophia musculorum progressiva* (Erb) ist eine nicht allzu seltene Erkrankung. Der Krankheit liegt vornehmlich eine Entartung des Muskelgewebes zugrunde. Die einzelnen Fasern sind teils atrophisch, teils hypertrophisch, zeigen Vacuolen und Spaltbildung, Vermehrung der Muskelkerne und des interstitiellen Bindegewebes; in den pseudohypertrophischen Formen überwiegt fettige Entartung und Fettdurchwucherung. Die Ansicht, daß es sich um eine ausschließliche myopathische Erkrankung handle, muß aufgegeben werden, da mehrfach auch Veränderungen in den Vorderhornzellen des Rückenmarks gefunden wurden. Das *klinische Bild* zeigt schon in den frühesten Stadien einen *fortschreitenden Schwund gewisser Muskelgruppen:* der Becken- und Rumpfmuskulatur (Glutaei, Erector trunci), der Oberschenkelmuskeln (besonders Quadriceps), der Schultermuskeln (Trapezius, Pectoralis, Serratus anterior, Latissimus dorsi), Armmuskeln (Biceps, Triceps, Brachialis, Brachioradialis) sowie schließlich der Gesichtsmuskeln (Orbicularis oculi und oris). Relativ wenig befallen sind Vorderarm und Unterschenkel, Hand- und Fußmuskeln. Charakteristisch sind die Pseudohypertrophien besonders an den Waden (,,Gnomenwaden"). Die Folgen sind Erschwerung des Gehens und vor allem des Treppensteigens, die zuerst auffällt. Der Gang wird eigenartig watschelnd und schaukelnd infolge der mangelhaften Fixierung des Hüftkopfes im Gelenk. Gleichzeitig entwickelt sich eine extreme Lordose, so daß das Bild einer Hüftluxation vorgetäuscht werden kann. Diagnostisch wichtig ist der Umstand, daß die Kinder sich nur mit Schwierigkeiten aus der Rückenlage aufrichten können, wobei sie sich zunächst in Bauchlage umdrehen und dann in typischer Weise mit ihren Händen an ihren Oberschenkeln heraufklettern. Ein charakteristisches Phänomen sind ferner die ,,losen Schultern", das einesteils zum Abstehen der Schulterblätter führt (Scapulae alatae), anderteils zum Nachgeben der Schultern bis an die Ohren, wenn man das Kind unter den Achseln in die Höhe hält. Auch die Schwäche der Gesichtsmuskulatur führt zu eigenartiger mimischer Starre. Sensibilitätsstörungen fehlen. Die Eigenreflexe schwinden. Die elektrische Erregbarkeit ist quantitativ stark herabgesetzt, wobei aber E.A.R. und fibrilläre Zuckungen im allgemeinen fehlen. Nach der Lokalisation der befallenen Muskelgruppen pflegt man verschiedene Formen zu unterscheiden: am häufigsten ist die juvenile oder scapulo-humerale Form (Typus Erb). Sie beginnt erst nach der Pubertät zwischen 15.—30. Lebensjahr, betrifft hauptsächlich die Schulter- und Oberarmmuskeln und greift erst ganz allmählich auf Bein- und Beckenmuskulatur über.

Der *infantile-facio-scapulo-humerale Typ* (Landouzy-Déjérine-Form) ist selten und zeichnet sich dadurch aus, daß er zunächst im Gesicht beginnt, um sich dann erst auf den Schultergürtel auszubreiten.

Die *pseudohypertrophische Form* (DUCHENNE-GRIESINGER) ist wohl die häufigste und kann schon im Säuglingsalter beginnen. Rücken und Beckengürtel sind zuerst befallen, Schultergürtel und obere Extremitäten folgen allmählich nach, das Gesicht bleibt frei. Die Pseudohypertrophie der Waden ist besonders auffallend (Abb. 12).

Es existieren noch weitere Unterformen, die im einzelnen nicht genannt zu werden brauchen. Entgegen vereinzelter Ansichten darf an der Einheit der verschiedenen Myopathieformen festgehalten werden, wenn auch kein einheitlicher Erbgang sichergestellt ist. Ursache und Pathogenese der Krankheit können noch nicht als geklärt angesehen werden. Neben den muskulären wird ein neuraler (sympathischer und cerebrospinaler) und endokriner Faktor als maßgebend angenommen, letzterer wegen der gelegentlichen Kombination mit endokrinen Störungen wie der Dystrophia adiposo-genitalis. Nach neueren Untersuchungen italienischer Autoren liegt eine Störung des Myoglobinstoffwechsels vor, die sich, wenn auch in geringerem Grade bei den nicht manifest erkrankten Familienmitgliedern finden soll. Bei Einbeziehung der latenten Myopathien läge ein dominanter Erbgang vor. Das Hinzutreten einer Pankreasfunktionsstörung bewirke erst die Manifestation der Erkrankung.

Therapeutisch bringt bei dem außerordentlich chronischen Leiden die auf Grund chemisch-physiologischer Untersuchungen von THOMAS eingeführte langfristige Verabreichung von Glykokoll zweifellos Besserung. Eine Heilung ist jedoch nicht zu erzielen. Der Behandlung liegt die Beobachtung zugrunde, daß die Mehrzahl der Patienten mit Muskeldystrophie in besonderem Maße Kreatin ausscheiden. Gibt man längere Zeit Glykokoll (3mal 5 g täglich), dann sinkt die Kreatinurie, falls eine solche vorhanden war, zur Norm ab unter gleichzeitiger Besserung der Muskelfunktion. Die theoretischen Grundlagen sind aber sehr umstritten! Das gleiche gilt auch von der kombinierten Adrenalin-Pilocarpinkur, bei der täglich abwechselnd 0,1 Suprarenin (1:1000) und 0,1 Pilocarpin (0,5:100) verabreicht werden. Der Behandlung liegt die Theorie von KEN KURE einer Störung des sympathischen Systems zugrunde.

Auf Grund der neueren Theorie von MELDOLESI soll die Pankreasfunktionsstörung und Anomalie des Myoglobulinstoffwechsels durch Verabreichung eines wirksamen Pankreasextraktes (Pankreatin) in großen Dosen unter gleichzeitiger Insulinisierung (5—10 Einheiten) erfolgreich zu behandeln sein. Auch die Therapie mit hohen Vitamin-C-Dosen ist empfohlen.

Die *myotonische Dystrophie* beginnt zwischen dem 30.—40. Lebensjahr und setzt sich in ihrem Symptombild aus muskelatrophischen und myotonischen Erscheinungen zusammen. Dazu treten noch andere Symptome, so besonders eine spezielle Starform und Hodenatrophie. Trotz ihrer klinischen Beziehungen zur reinen THOMSENschen Krankheit scheint es sich um ein genotypisch selbständiges Leiden zu handeln.

Erkrankungen des spino-cerebellaren Systems. Die *erbliche Ataxie* (FRIEDREICHsche und NONNE-MARIEsche Krankheit) beginnt schon in der Kindheit und reicht mit ihren Anfängen bis in das 4. Lebensjahr zurück. Die Symptomatologie setzt sich entsprechend den zugrunde liegenden anatomischen, degenerativen Prozessen aus drei Syndromen zusammen: dem Kleinhirnsyndrom (lokomotorische Ataxie, Nystagmus, skandierende Sprache), dem Hinterstränge- und Hinterwurzelsyndrom (lokomotorische Ataxie, Sensibilitätsstörungen in Form des Funktionswandels, Verlust der Eigenreflexe) und dem rudimentären Pyramidensyndrom (BABINSKI). Daneben finden sich noch seltenere Symptome. Charakteristisch ist der Hohlfuß mit Überstreckung der Großzehe (FRIEDREICH-Fuß).

Eine besondere Variante ist die NONNE-MARIEsche Form, bei der Kleinhirnsymptome im Vordergrund stehen (Heredoataxie, Adiadochokinese, Erhaltensein der Eigenreflexe, Augenmuskel- und Pupillenstörungen). Das Leiden kann sich über mehrere Jahrzehnte erstrecken und betrifft Geschwister.

Erkrankungen des extrapyramidalen Systems. Die HUNTINGTONsche *Chorea* beginnt in der ganz überwiegenden Mehrzahl erst Ende der Kindheit, meist zwischen 30.—45. Lebensjahr, doch sind einzelne Fälle im frühen Kindesalter schon beschrieben. Eine gewisse Beachtung verdienen deshalb die Frühsymptome: Starrköpfigkeit, Reizbarkeit, Überempfindlichkeit, Bewegungsunruhe, Mattigkeit, undeutliches Sprechen, Unbeholfenheit bei der Arbeit, Zittern z. B. beim Nadeleinfädeln. Die Krankheit beginnt auch zuweilen nur mit extrapyramidalen Versteifungen ohne Hyperkinesen. Die Krankheit ist dominant erblich.

Unter der Bezeichnung *Hepatolentikuläre Degeneration* faßt man heute die WILSONsche und die WESTPHAL-STRÜMPELLsche Pseudosklerose als eine Einheit zusammen. Wenn auch die klinischen Bilder beider Erscheinungstypen voneinander abweichen, so muß doch auf Grund der pathologisch-anatomischen Untersuchungen und den ihnen gemeinsamen Leberstörungen angenommen werden, daß es sich bei beiden um den grundsätzlich gleichen Vorgang handelt.

Die WILSONsche *Krankheit* (progressive lentikuläre Degeneration) beginnt meist um die Pubertät, aber auch schon früher, zum Teil bereits im Kindesalter, und verläuft in einigen Jahren tödlich, doch sind auch sehr chronische Fälle bekannt. Das Leiden ist anatomisch durch eine degenerative Zerstörung des Linsenkerns, besonders des Putamens und durch das Auftreten eigenartiger gliöser Elemente gekennzeichnet, bei gleichzeitiger Lebercirrhose und eventueller Vergrößerung der Milz.

Die Lebervergrößerung muß nicht, kann aber klinisch vollkommen latent bleiben, so daß das Bild nur von den extrapyramidalen Symptomen beherrscht wird. Diese erinnern an den Parkinsonismus und bestehen in einer mimischen Starre und Hypertonie der Gesichtsmuskulatur, ferner in einer Hypertonie und Starre der Glieder bei starker Bewegungsarmut, grob- oder mittelschlägigem Tremor, Dysarthrie, Dysphagie, Zwangslachen und psychischen Veränderungen bis zur Demenz bei Fehlen von Pyramidenzeichen. Ebenso fehlen Augensymptome, Kleinhirnsymptome und sensible Störungen. Der FLEISCHERsche Hornhautring: grünlich-bräunliche Pigmenteinlagerung an der Cornea-Skleralgrenze, wird auch bei der WILSONschen Krankheit, häufiger allerdings bei der Pseudosklerose gefunden, für die er als charakteristisch gilt. Von dem typischen Bild gibt es Abweichungen in Form extrapyramidaler Hyperkinesen wie choreatischer, athetotischer oder torsionsdystonischer Bewegungsstörungen.

Die *Pseudosklerose* ähnelt klinisch weniger dem Parkinsonismus als der multiplen Sklerose (daher auch der Name). Zum Krankheitsbild gehören außerdem epileptiforme Anfälle, Delirien und Verblödung. Die Rigidität ist weniger ausgesprochen, die schwere Ataxie steht im Vordergrund. Dazu ein starker Nystagmus und eine verlangsamte skandierende Sprache. Im Gegensatz zur multiplen Sklerose fehlen aber Pyramidensymptome, und die Bauchdeckenreflexe sind vorhanden. Die Leberstörung ist der Pseudosklerose und der WILSONschen Form gemeinsam. Die Lokalisation der anatomischen Veränderungen ist etwas diffuser als bei der WILSONschen Form, wobei das Corpus striatum, die Sehhügel, die Regio subthalamica, die Brücke und der Nucleus dentatus des Kleinhirns am stärksten beteiligt sind.

Die Pathogenese beider Erkrankungsformen ist noch unklar, aber auch über die Symptomatologie herrscht alles andere als Einigkeit.

Beide Erkrankungsformen treten für sich familiär auf, beide aber auch in der gleichen Familie.

Bei der *Torsionsdystonie* (Torsionsspasmus oder Crampussyndrom) handelt es sich um eine extrapyramidale Hyperkinese, die sowohl symptomatisch z. B. nach Encephalitis oder auf neurotischer Grundlage, als auch als selbständiges Erbleiden vorkommen kann. Als letzteres befällt es vorzugsweise Ostjuden.

Das Syndrom besteht in eigentümlichen bizarren affektiert erscheinenden krankhaften Verdrehungen und Verbiegungen der Wirbelsäule und starker Lordose beim Gehen (,,Korkenzieherbewegungen"). Anatomisch finden sich hauptsächlich Striatumveränderungen.

Das *erbliche Zittern* beginnt um die Pubertät und betrifft in Gestalt eines feinschlägigen Zitterns gewöhnlich nur die Hände oder in Form des Nystagmus die Augen. Der Erbgang ist dominant. Die Krankheit ist selbständig und von der Paralysis agitans abzutrennen, die eine Alterserkrankung und nicht sicher erblich ist.

Die *doppelseitige Athetose* steht in naher Beziehung zur Torsionsdystonie. Die Symptomatologie geht aus der Bezeichnung hervor. Anatomisch wird in der Regel der sog. Status marmoratus von C. VOGT gefunden. Das Bild tritt nicht nur symptomatisch (s. unter cerebraler Kinderlähmung), sondern, wenn auch selten, als selbständiges Erbleiden familiär und mit offenbar kompliziert recessivem Erbgang auf.

Die sog. HALLERVORDEN-SPATZsche *Krankheit* ist sehr selten. Sie beginnt zwischen dem 5.—10. Lebensjahr mit einer fortschreitenden Starre, kombiniert mit athetotischen Bewegungen. Die Eigenreflexe sind gesteigert. Im weiteren Verlauf tritt Verblödung ein und nach 5—10 Jahren der Exitus. Anatomisch ist das ganze Zentralnervensystem unter Bevorzugung des Pallidums befallen (,,Status dysmyelinisatus"). Es sind isolierte und familiäre Fälle beobachtet.

Die *Myoklonus-Epilepsie* (LUNDBORG-UNVERRICHT) ist selten und äußert sich in epileptischen Anfällen in Verbindung mit kurzen blitzartigen myoklonischen Zuckungen einzelner Muskeln (nicht fibrillären oder fasciculären Zuckungen von Muskelfasern oder Fibrillen). Das Leiden ist ausgesprochen erblich mit einfach recessivem Erbgang.

Zumindest spielen erbliche Momente auch bei der ,,idiopathischen" Form der *Narkolepsie* eine Rolle, die mehrfach familiär beobachtet wurde. Man versteht darunter anfallsweise auftretende Schlafsucht mit ausgesprochenem Tonusverlust.

In die Reihe der familiären Erkrankungen des Nervensystem fügen wir ein, obwohl sie als exogen, entzündlich bedingt, angesehen wird, aus Gründen der systematischen Didaktik die SCHILDERsche *Krankheit = Encephalomyelitis periaxialis diffusa*, zumal familiäres Vorkommen auch hier und der histologische Befund mehr an den einer diffusen Sklerose (PELIZAEUS-MERZBACHER) erinnert als an einen infektiösen Prozeß. Anatomisch ist die Krankheit charakterisiert durch schwere Veränderungen der weißen Substanz der Subcortex einer oder beider Hemisphären in ihrer ganzen Länge in Gestalt einer Zerstörung der Markscheiden bis zur Erweichung und Entstehung von Hohlräumen. Auch die Achsencylinder können beschädigt sein. Der Nervus opticus ist an dem Vorgang oft beteiligt. Makroskopisch sieht das Gehirn geschwollen aus, und größere Kinder können über Hirndruckbeschwerden klagen. Das Leiden kann in jedem Lebensalter beginnen, in der Regel in der Kindheit, nicht selten mit Sehstörungen von einer homonymen ein-, dann doppelseitigen Hemianopsie bis zur corticalen Blindheit. Es entwickeln sich Paraplegien, Hemiplegien, Monoplegien und ein völliger Rigor. In späteren Stadien treten hinzu zentrale Taubheit, Aphasie und Apraxie, Ataxie und Rindenanästhesie. Konvulsionen sind nicht selten, und der Intellekt verfällt einer völligen Demenz. Neuritis optica und Papillenödem sind nicht selten. Der Verlauf ist meist subakut und führt zum Tode nach etwa 1—2 Jahren. Aber auch sehr viel längere und auf Wochen verkürzte Verläufe sind bekannt. Eine genaue Diagnose ist im Leben schwierig. Eine Therapie gibt es nicht.

Ausgesprochen heredofamiliär ist die *diffuse Hirnsklerose* PELIZAEUS-MERZBACHER mit ihrem chronischen Verlauf.

Anatomisch handelt es sich auch hier um eine ganz vorwiegende Zerstörung der Markscheiden. Diese symmetrische Entmarkung beider Hemisphären ist auch bei der diffusen Sklerose nicht immer kontinuierlich; bei der PELIZAEUS-MERZBACHERschen Krankheit ist sie nur besonders diskontinuierlich, so daß ein charakteristisch getigertes Aussehen entsteht. Auch scheint bei dieser Form die graue Substanz besonders im Rückenmark etwas mehr an der Entmarkung beteiligt zu sein, während bei den diffusen Sklerosen vorwiegend die weiße Substanz befallen ist, weshalb die Bezeichnung Leukodystrophia cerebri hereditaria progressiva vorgeschlagen wurde. Wie man sieht, trifft diese Bezeichnung aber ebensowenig generell zu, wie alle anderen vorgeschlagenen. Auch die Achsencylinder können, je intensiver und chronischer der Prozeß, desto mehr zugrunde gehen, und auch bei der P.M.-Form liegt nur ein „relatives" Verschontsein der Achsencylinder vor. Das eingeschmolzene Gewebe wird durch Gliawucherungen ersetzt. Zweifellos kommen diesen Vorgängen sehr nahe Beziehungen zur multiplen Sklerose zu, zumal es auch Mischfälle von diffuser und multipler Sklerose gibt. Sie tritt entweder sehr früh im Alter von 4—6 Monaten in Erscheinung (infantile Form, KRABBE) und führt relativ rasch zum Tode oder etwas später im Kindesalter (juvenile Form, SCHOLZ), wobei sich die Krankheitsdauer dann auf etwa 1—2 Jahre erstreckt. Der Beginn ist durch zunehmende Muskelrigidität, Spasmen, tonische Krämpfe, fortschreitende Verblödung, Nystagmus, Dysarthrie, Dysphagie, Opticusatrophie, endlich durch völlige Erblindung und Ertaubung gekennzeichnet. Tritt nicht vorher der Tod ein, so entwickelt sich das Bild totaler „Decerebration" mit spastischer Tetraplegie, pyramidalen und extrapyramidalen Erscheinungen und Verlust von Gesicht, Gehör, Geruch usw. mit totaler Verblödung. Die Großhirnrinde ist zwar erhalten, aber ausgeschaltet. Die PELIZAEUS-MERZBACHERsche Krankheit beginnt bereits in den ersten Lebensmonaten, verläuft aber sehr viel chronischer und in der Regel ohne Verkürzung der Lebensdauer. Dadurch treten einzelne Symptome mehr hervor, andere mehr zurück. Im wesentlichen handelt es sich um eine spastische Lähmung beider Beine, Ataxie der Arme, Nystagmus, Kopfwackeln, Bradylalie und Skandieren, temporale Abblassung der Papillen, dabei Steigerung der Eigenreflexe und Fehlen der Bauchdeckenreflexe. Meist treten extrapyramidale Erscheinungen hinzu. Mäßiger Schwachsinn.

Die Diagnose aller dieser diffusen Sklerosen hat also in erster Linie die cerebrale Kinderlähmung und die multiple Sklerose zu berücksichtigen.

Die genealogischen Untersuchungen zeigen bei allen Erkrankungen sehr vielseitige Wechselbeziehungen und Belastungen und lassen vermuten, daß es auch mannigfache hierhergehörige chronische leichtere Syndrome gibt.

Anhang.

Die *Myotonie* oder THOMSEN*sche Krankheit* beginnt in der frühen Kindheit und ist durch eine eigenartige Abweichung der Muskelkontraktion gekennzeichnet: im Augenblick der Innervation gerät der Muskel zunächst in einen tonischen Kontraktionszustand, der sich erst nach einigen Sekunden löst. Erst nach mehrmaligem Üben kommt eine normale Innervation und damit Bewegungsfähigkeit zustande. Die Muskeln hypertrophieren zwar, doch liegt ihre Leistung unter der Norm. Charakteristisch ist der Händedruck des Myotonikers. Als Frühsymptom im Säuglingsalter findet sich bei intensiver plötzlicher Innervation ein Krampfzustand des Musculus orbicularis oculi, der sehr auffallend ist. Bei mechanischer oder faradischer Reizung kommt es zu einer trägen tonischen Kontraktion mit Wulst- und Dellenbildung. Bei galvanischer Reizung läuft eine Kontraktionswelle von der Kathode zur Anode (sog. myotonische Reaktion). Die myotonischen Symptome treten besonders deutlich bei Kälte hervor (sog. Paramyotonia congenita-Eulenburg oder erbliche Kältelähmung-Lewandowsky). Es liegt kein Grund vor, diese Formen von der Myotonia-Thomsen abzutrennen. In neuerer Zeit wird die Behandlung mit großen Dosen Chinin empfohlen.

Die *Myasthenia gravis pseudoparalytica* ist auch im Kindes-, ja im Säuglingsalter schon beobachtet worden. Nach neueren Untersuchungen ist der anatomische Befund ein sehr vielseitiger. Hauptsächlich degenerative Veränderungen in der Muskulatur, am stärksten in den Augenmuskeln, aber auch Follikelnekrosen in der Milz und perivasculäre Infiltrate im Gehirn, endotheliale Gefäßproliferation und starke Gliareaktion. Dabei ist es fraglich, ob die cerebralen Veränderungen primärer oder sekundärer Natur sind.

Das Leiden äußert sich allgemein in Bulbärsymptomen wie Dysarthrie und Dysphagie, Schwäche und hochgradiger Ermüdbarkeit der Augen-, Rumpf- und Extremitätenmuskulatur bei Kindern in erster Linie in Ptosis, Lähmung der mimischen Muskulatur und Einschränkung der Augapfelbewegungen. Die myasthenische Reaktion: bei wiederholter faradischer Reizung werden die Kontraktio en immer geringer und bleiben schließlich ganz aus, ist keineswegs immer nachzuweisen. Die Kranken erliegen schließlich ihren Schluck- und Respirationsstörungen. Familiäres Auftreten ist beobachtet.

Therapeutisch wird neben Glykokoll eine Behandlung besonders mit Prostigmin in Verbindung mit Atropin oder Acetylcholin + Vitamin B_1 empfohlen; ermutigend sind Mitteilungen über Erfolge mit Tetraäthylpyrophosphat täglich 4—14 mg p. o.

Ein der Myotonie genotypisch nahestehendes Leiden ist die erbliche *paroxysmale periodische Lähmung*. Es ähnelt klinisch bis zu einem gewissen Grade der Narkolepsie, in der es anfallsweise zur Lähmung bestimmter Muskelgruppen mit Tonusverlust („Kadaverreaktion") ohne Bewußtseinsstörung oder Schlafsucht kommt. Der Zustand hält einige Stunden, seltener Tage an. Es handelt sich um eine seltene, ausgesprochen erbliche Krankheit mit meist unregelmäßig dominantem Erbgang.

Bei dem *erblichen Nystagmus* liegt in den wenigsten Fällen ein intrafamiliär konstantes Erbleiden vor, sondern meist eine Sekundärerscheinung bei einem erblichen Augenleiden oder die Rudimentärform einer erblichen oder erblich mitbedingten Nervensystemerkrankung. Das Leiden ist stationär.

Die *amaurotische Idiotie* ist neben den schon genannten Erbkrankheiten deshalb besonders erwähnenswert, weil ihr ein klar definierter anatomischer Prozeß und eine Lipoidstoffwechselstörung zugrunde liegt, die sich in ähnlicher Form auch bei der lipoidzelligen Splenohepatomegalie oder NIEMANN-PICKschen Krankheit findet. Die amaurotische Idiotie ist gewissermaßen „die nervöse Lokalisation des Niemann-Pick".

Man unterscheidet gewöhnlich zwei Formen, die aber nur als Varianten desselben Grundleidens aufzufassen sind. Die *infantile Form* (TAY-SACHS) beginnt bei vorher gesunden Kindern im 2. Lebensjahr mit fortschreitender Demenz und Abnahme des Sehvermögens. Der Augenhintergrund zeigt einen weißen Herd in der Macula mit zentralem kirschroten Fleck sowie Opticusatrophie. Die Krankheit betrifft fast nur Ostjuden. Die *juvenile Form* (VOGT-SPIELMEYER) kommt vorwiegend bei der nichtjüdischen Rasse vor, beginnt erst um die Zeit der 2. Zahnung und zeigt neben dem schon genannten Befund häufige epileptiforme Anfälle, extrapyramidale und vegetative Symptome. Wahrscheinlich bestehen auch Beziehungen zu den übrigen erblichen Degenerationen der Netzhaut.

V. Die genuine und symptomatische Epilepsie im Kindesalter.

Wir unterscheiden grundsätzlich die genuine Epilepsie, die ein Erbleiden ist, von der symptomatischen Epilepsie, die eine erworbene Krankheit ist. Von den Erhebungen bei Erwachsenen ausgehend liegt das zahlenmäßige Schwergewicht ganz auf der Seite der genuinen Epilepsie. Forschung und Erfahrung haben aber gezeigt, daß diese angenommenen Verhältnisse für das Kindesalter nicht zutreffend sind, daß nämlich die Gleichsetzung von genuiner Epilepsie = erblich und symptomatischer Epilepsie = nicht erblich, d. h. erworben, den tatsächlichen Verhältnissen nicht gerecht wird und daß die symptomatische Epilepsie zahlenmäßig im Kindesalter weit häufiger vertreten ist, als man dies auf Grund der Erhebungen nur bei Erwachsenen vermuten sollte. Es rührt dies daher, daß mit steigendem Alter die Anzeichen, die im Kindesalter noch die eindeutige Einreihung unter die organischen Hirnschädigungen mit epileptischen Anfällen ermöglichten, sich allmählich verlieren, der rein epileptische Charakter der Erkrankung mehr in den Vordergrund tritt und die Anamnese, die im Kindesalter noch sichere Anhaltspunkte hinsichtlich der organischen

Natur der Anfälle ergab, bei Erwachsenen in dieser Beziehung so gut wie immer versagt oder hinsichtlich ihrer Wahrhaftigkeit nur mit großer Vorsicht zu bewerten ist.

Um klare diagnostische Richtlinien im Kindesalter zu erhalten, muß deshalb getrennt werden in:

1. Reine genuine Epilepsie mit nachweisbarer erblicher Belastung.

2. Genuine Epilepsie ohne nachweisbare erbliche Belastung.

3. Reine symptomatische Epilepsie, offensichtlich nur durch organische Hirnschädigung erworben.

4. Symptomatische Epilepsie mit gleichzeitig nachweisbarer erblicher Belastung.

Zum Verständnis dieser 4-Teilung sind einige Ausführungen notwendig: Beiden Formen der Epilepsie, sowohl der genuinen als der symptomatischen, sind als hervorstechendstes Merkmal die sich wiederholenden Krampfanfälle bestimmter, meist tonisch-klonischer Art gemeinsam. Beide unterscheiden sich dadurch, daß im Falle der symptomatischen Epilepsie die Anfälle Ausdruck oder Begleiterscheinung einer organischen, anatomisch nachweisbaren Gehirnschädigung sind und demzufolge auch klinisch-neurologisch meist irgendwelche Herdzeichen erkennen lassen, während umgekehrt bis heute noch nicht für die genuine Epilepsie *primäre* anatomische Veränderungen gefunden werden konnten und deshalb auch entsprechende klinisch-neurologische Symptome fehlen. Der Begriff der erblichen Belastung ist weiter gefaßt. Neben der Epilepsie selbst sind insbesondere dabei Anfälle unklarer Art, Alkoholismus, Geisteskrankheiten, Schwachsinn, besondere Entartungszeichen, Mißbildungen, Psychopathien, auffallende Nervosität, Migräne, Blutsverwandtschaft, Linkshändigkeit usw. in Betracht zu ziehen. Wie aus den bisherigen Ausführungen hervorgeht, ist nur die symptomatische Epilepsie durch ein positives Merkmal klinisch gekennzeichnet, nämlich durch den gleichzeitigen Nachweis einer organischen Hirnschädigung; der genuinen Epilepsie fehlt ein derart eindeutiges klinisches Merkmal, so daß sich zu ihrer Diagnose im positiven Sinne nur der Nachweis erblicher Belastung verwerten läßt. Allein dieser Nachweis erblicher Belastung ist in Fällen genuiner Epilepsie, also bei Fehlen organischer Hirnschädigungen keineswegs immer zu erbringen, andererseits bei sicherer symptomatischer Epilepsie, also bei Vorhandensein eindeutiger Herderscheinungen, in einer nicht unbeträchtlichen Zahl ohne Schwierigkeit. Da diese letztere Feststellung aber mit großer Sicherheit zu treffen ist, so folgert daraus, daß die Wurzeln der symptomatischen Epilepsie im Kindesalter nicht — wie bisher vermutet — ausschließlich in einem erworbenen Leiden, also etwa dem Geburtstrauma zu suchen sind, sondern daß die organische Schädigung entweder selbst schon genotypischer Natur oder nur die Auslösungsursache für eine vorhandene erbliche Krampfanlage ist. Aus diesem Grunde muß die genannte Teilung vorgenommen werden. Diagnostisch ergibt sich daraus noch ein weiteres: daß nämlich nur die Diagnose „Symptomatische Epilepsie" „mit" oder „ohne" erbliche Belastung mit Sicherheit gestellt werden kann, daß aber die Diagnose „genuine Epilepsie" nur bei dem Nachweis erblicher Belastung gesichert ist; fehlt dieser Nachweis, dann kann niemals ausgeschlossen werden, ob es sich nicht doch um eine symptomatische Epilepsie ohne erbliche Belastung handelt.

Die Charakteristika des ausgeprägten epileptischen Anfalls selbst dürfen als bekannt vorausgesetzt werden: Aura, Krämpfe tonisch-klonischer Natur, Bewußtseinsverlust, Pupillenstarre, Babinski, Areflexie, Speichelfluß, Zungenbiß, Stuhl- und Urinabgang, nachfolgender Schlaf, Amnesie. Die Lumbalpunktion im Intervall, nicht unmittelbar nach einem Anfall, ergibt bei der genuinen

Epilepsie einen normalen Liquorbefund. Gerade das Kindesalter bietet aber sehr häufig Teilstücke dieses „großen" Anfalls, die sog. „kleinen Anfälle" oder petits maux, die oft nur in minimalen, kaum merklichen Zuckungen, in einem Ruck, in einem kurzen Stolpern oder Hinstürzen usw. bestehen, ja überhaupt zu keiner irgendwie gearteten motorischen Entladung führen, sondern sich nur in einer sekundenhaften Bewußtseinstrübung, einer seelischen Lücke zu erkennen geben, in denen die Kinder „abwesend" sind, kurz gesagt den Faden etwas verloren haben (sog. Absenzen).

Wie bei Erwachsenen stellen sich bei Kindern, wenn auch nicht so regelmäßig, die bekannten Charakterveränderungen und auch Intelligenzstörungen ein. Es äußert sich dies in allmählich sich entwickelnden Pedanterien, Launenhaftigkeit, Reizbarkeit bis zu Wutanfällen, Nachlassen in der Schule und in das Gebiet der Psychopathie gehörenden Reaktionen.

Abgesehen davon, daß sich Vorgeschichte, klinischer Befund und Verlauf bei *reiner* genuiner und bei *reiner* symptomatischer Epilepsie noch in mancher Hinsicht anders gestalten, sind die diagnostischen Schwierigkeiten in der kindlichen Epilepsiefrage damit noch nicht erschöpft. Sieht man von der großen Gruppe der Neugeborenenkrämpfe, der Manifestationen der Spasmophilie und der streng lokalisierten Rindenkrämpfe in Form der Jackson-Anfälle ab, da sie relativ leicht auszuschließen sind, so bleibt noch immer eine große und im Kindesalter sehr wichtige Gruppe, die im Rahmen einer fortlaufenden Betrachtung der zahlreichen Kinderkrämpfe mancherseits auch als *„intermediäre Krämpfe"* bezeichnet werden. Diese genetisch sehr verschiedenartigen Krämpfe können nur kurz angeführt werden. Es sind dies vor allem:

Respiratorische Affektkrämpfe sind eine Form der kindlichen Psychopathie, die schon Ende des 1., vor allem aber im 2.—3. und vielleicht noch im 4. Lebensjahr in Erscheinung treten können. Die Kinder halten, wenn sie weinen, den Atem an, werden blau und steif und verlieren auch vorübergehend das Bewußtsein; erst dann folgt, wenn auch nicht immer, ein epileptoider Krampfanfall. Die Ursache sind Eigensinn und Trotz bei psychopathischer Veranlagung; der affektive Charakter des Anfalls sichert die Diagnose. Die sog. *Wutkrämpfe* sind lediglich eine neurotisch bedingte motorische Jähzornsentladung, aber keine tonisch-klonischen Krämpfe.

Fieberkrämpfe kommen relativ häufig, aber in der Regel auch nur im Kleinkindesalter und Spielalter besonders im 3. und 4. Lebensjahr vor. Sie treten immer nur in oder sofort nach einem ersten Fieberanstieg auf (daher auch „Initialkrämpfe" genannt), zeigen durchaus epileptiformen Charakter und können dadurch, daß sie bei entsprechend veranlagten Kindern nahezu bei jedem fieberhaften Infekt sich einstellen, diagnostische Schwierigkeiten bereiten. Die Ursache sind wohl zumeist alkalotische oder infektiös-toxische Gehirnreizungen.

Angioleptische oder *orthostatisch-epileptoide* Anfälle können diagnostisch sehr große Schwierigkeiten bereiten. Wie der Name schon sagt, handelt es sich um epileptiforme Anfälle bei Vasoneurotikern, wobei unter die kindliche Vasoneurose auch die orthotische Albuminurie und die rezidivierenden Nabelkoliken Moros fallen. Fast immer handelt es sich um leptosome Typen. Dem Anfall voraus geht häufig eine Ohnmacht, die dann erst in Konvulsionen übergeht. Ausnlösed wirken langes Stehen auf einem Fleck, Knien mit beiden Knien, Geigenspielen im Stehen, Aufstehen in der Rekonvaleszenz, z. B. nach Scharlach und ähnliches. Die Diagnose gegenüber der genuinen Epilepsie bei vasoneurotischen Kindern kann nahezu unmöglich sein. Hier ist große Vorsicht am Platze.

Pyknolepsie sind gehäufte „kleine Anfälle" bei psychopathischen Kindern meist in der Form, daß der Kopf etwas zurückgeworfen und die Augen nach oben verdreht werden oder die Lider blinzeln. Diese Anfälle können 10, ja bis zu 100- und 200mal am Tage sich wiederholen und 2—3 Jahre bestehen bleiben. Sie lassen sich durch Brom und Luminal nicht, durch Comital vielleicht, beeinflussen. Ein Teil dieser Pyknolepsien heilt aus, ohne in Epilepsie überzugehen. Ein erheblicher Teil wird aber doch zu typischen Epileptikern.

Die *Gruß-* oder *Salaamkrämpfe* und die *Blitzkrämpfe* oder *Secousses* gehören in das Gebiet der symptomatischen Epilepsie, d. h. sie haben als Grundlage immer eine organische Hirnschädigung und sind von Schwachsinn bzw. Idiotie gefolgt. Während die Salaamkrämpfe aus Serien von 10—20 grußartigen Verbeugungen aus dem Sitzen heraus bestehen, sind die Blitzkrämpfe Einzelzuckungen bzw. Nickkrämpfe, die zwar nie in Serien, aber über den Tag verteilt 50—60mal auftreten können.

Acetonämische Krämpfe müssen durch entsprechende Urinuntersuchungen ausgeschlossen werden.

Bei dem sog. *Spasmus nutans* oder *rotatorius* handelt es sich nicht um eigentliche Krämpfe, sondern um eigenartige Dreh- und Wackelbewegungen des Kopfes besonders beim Fixieren eines Gegenstandes, die ab 2. Lebensvierteljahr bis Ende des 3. Lebensjahres zur Beobachtung kommen und meist mit Nystagmus verbunden sind. Der Spasmus nutans findet sich häufig bei Rachitikern und soll auf einer Übererregbarkeit des labyrinthären Systems beruhen. Unter *Jactatio* oder *Tritatio Capitis* versteht man lediglich das manchmal stundenlange Hin- und Herwetzen des Hinterhauptes, das ganz offensichtlich mit Lustgewinn verbunden und als primitive neurotische Erscheinung bei entsprechend veranlagten Kindern aufzufassen ist.

Die *Therapie* der symptomatischen Epilepsie ist wohl in den meisten Fällen aussichtslos, wenn nicht gerade der organische Prozeß etwa in Form eines Hirntumors oder ähnlichem einer operativen Behandlung zugänglich ist. Diese Tatsache ermöglicht ja zum Teil auch eine diagnostische Klärung ex juvantibus, da die genuine Epilepsie wenigstens auf eine symptomatische Behandlung auch im Kindesalter gut anzusprechen pflegt. An erster Stelle steht hier seit langem die Brom- und Luminaltherapie oder die Kombination beider Mittel. Brom wird am besten in Lösung: Kal. bromat., Natr. bromat. āā 10,0, aqu. dest. ad 100,0, mehrmals täglich 5—10 cm³ bei kochsalzfreier Kost gegeben. Da dann relativ rasch Bromretention eintritt, kann mit der Dosis bald zurückgegangen werden. Gut ist auch das Sedobrol je Tag 1—2 Würfel, besonders zur kombinierten Kur, oder Calcibromat als Brausetabletten. Luminal kommt am besten in Form der Luminaletten oder Prominaletten in Anwendung, da hierbei die Dosis für den einzelnen Fall ermittelt werden kann; erst dann wird man, wenn notwendig, zu Luminal- bzw. Prominaltabletten übergehen. Besteht bei den Eltern eine Antipathie gegen das Wort Brom, so kann man Episan (Berensdorf) verschreiben, das Brom und einige vegetabilische Substanzen oder Lubrokal, das Brom und Luminal enthält. Gute Erfahrungen haben wir auch mit Zentropil, 3mal täglich ½—1 Tablette und Lubrokal 2mal ½—1 Tablette. Von Prodantin und Proludantin = Comital bzw. Comital L (Bayer), bei dem wegen des Gehaltes an Diphenylhydantoin eine Nirvanolkrankheit (s. bei Chorea) nicht ausgeschlossen ist, haben wir gute Eindrücke, aber noch wenig Erfahrung. Wichtig ist eine vernünftige und den Eigentümlichkeiten der Krankheit und der Gefährdung durch die Anfälle angepaßte Lebensweise. Schon durch die Diätetik allein können mitunter gute Erfolge erzielt werden, so durch den Entzug des Kochsalzes oder die Durchführung einer Rohkostkur. In Amerika spielt besonders die ketogene Kostbehandlung der Epilepsie zur Säuerung und damit Entquellung des Gewebes eine große Rolle. Durch ihre Kohlenhydratarmut und ihren enormen Fettreichtum stößt bei uns eine solche Kost aber ziemlich rasch auf energische Ablehnung, so daß sie auch aus diesem Grunde gegenüber den anderen Methoden keinen wesentlichen Vorteil bietet.

Manchmal sieht man, und zwar bei der genuinen wie bei der symptomatischen Epilepsie, daß auf eine Luftfüllung bei der Encephalographie hin die Anfälle ¼—½ Jahr völlig sistieren, um dann allerdings wiederzukehren. Ein zweites Mal gelingt dies aber nicht immer.

Eine *symptomatische Behandlung* aller Krämpfe, besonders im ersten Augenblick, ist nicht zu umgehen, wenn auch möglichst eine Beseitigung der Ursache oder eines pathogenetisch wichtigen Faktors anzustreben ist. Es sollen kurz die verschiedenen Möglichkeiten rein symptomatischer Hilfe für die erste Zeit angegeben werden: am besten ist das Luminal 20%, davon 0,5—1,0 cm³ intramuskulär oder Chloralhydrat 2,0, Mucil. Salep. 10,0, Aqu. dest. ad 50,0 D.S.

Die Hälfte als Klysma zu geben. Bei infektiös-toxischen Prozessen wird das Chloralhydrat besser vermieden. Gut ist auch Magn. sulfur. 8,0, Aqu. dest. rec. parat ad 100,0 D.S. Steril zur intramuskulären Injektion. Man gibt 0,2 je Kilogramm Körpergewicht, auch in 20%iger Lösung; langsam tief intramuskulär und angewärmt injizieren! Bei Verdacht auf Tetanie, aber auch sonst zweckmäßig Calcium Sandoz intramuskulär, später per os Sol. Calc. chlorat. crystall. 15,0 : 125,0, Liq. Ammon. anisat. 1,0, Gummi arab. 1,5, Sir. simpl. ad 150,0 D.S. 4—6mal 10 cm³ in Milch. Bei schweren Krämpfen und Verdacht auf Gehirnödem *Lumbalpunktion* (Cave Tumor der hinteren Schädelgrube) und *intravenöse Injektion* von 25% *Traubenzuckerlösung*, die manchmal schlagartig wirkt. Abführen! Kühle Wadenwickel, kühle Ganzpackungen und gegebenenfalls Pyramidon.

VI. Der Schwachsinn im Kindesalter.

Unter *Schwachsinn (Oligophrenie)* versteht man alle Intelligenzstörungen von der leichten Geistesschwäche bis zur völligen Verblödung. Für die Praxis pflegt man gradmäßig einzuteilen in *Debilität* oder leichte Geistesschwäche, in *Imbezillität* oder Schwachsinn und in *Idiotie* oder Blödsinn. Im ersteren Falle ist eine gewisse Bildungsfähigkeit noch vorhanden, im zweiten Falle nur noch im allerbescheidensten Maße, während bei der Idiotie höchstens eine Dressur möglich ist. Auch empfiehlt es sich, dem psychischen Gebaren nach die große Gruppe der passiven, stumpfen, apathischen und torpiden Schwachsinnigen von der anderen Gruppe der aktiven, erregten, lebhaften und versatilen zu trennen, da dies praktisch gewisse Vorteile bietet. Am wichtigsten ist jedoch die Ermittlung der *Ursache des Schwachsinns*, die immer angestrebt werden muß.

Hinsichtlich der Ursache unterscheidet man zwischen *endogenem* und *exogenem Schwachsinn*, ohne Rücksicht auf die Tatsache, daß gelegentlich einmal auch beide Umstände an dem Endeffekt beteiligt sein können.

Der *endogene*, d. h. durch *Vererbung* bedingte Schwachsinn ist zahlenmäßig der ungleich häufigere, besonders bei den Imbezillen und Debilen, weniger bei den Vollidioten (etwa ⅔ aller Schwachsinnsfälle). Gerade aus dieser Tatsache erhellt seine ungeheure erbhygienische Bedeutung. Er ist auch für den ganz überwiegenden Teil des „angeborenen" Schwachsinns verantwortlich zu machen, so daß demgegenüber die vor oder besonders während der Geburt durch exogene Einflüsse entstandenen Schwachsinnsformen, deren Anteil sowieso nie genau zu ermitteln ist, ganz in den Hintergrund treten. Auch bei der Erbanlage des Schwachsinns handelt es sich vorwiegend teils um mono-, teils um dihybride recessive Vererbung, doch ist auch Dominanz beobachtet. Ein Teil der endogenen angeborenen Schwachsinnsfälle tritt in Kombination mit bekannten Erbkrankheiten, Mißbildungen und Entwicklungshemmungen auf, wobei zumeist die Mißbildung als solche erst für den Schwachsinn verantwortlich ist. Den größeren Teil stellen allerdings die unkomplizierten, d. h. ohne Begleitung äußerer Entartungsformen auftretenden Fälle dar, bei denen sich als Ursache also lediglich die Vererbung ermitteln läßt (Oligophrenie im engeren Sinne).

Die hauptsächlichsten erblichen mit Schwachsinn verbundenen Mißbildungen und Leiden sind: die Hirnmißbildungen, die Mikrocephalie und die Megalencephalie, der Hydrocephalus, die familiäre amaurotische Idiotie, verschiedene erbliche Nervenkrankheiten, wie sie bereits besprochen wurden, darunter auch der erbliche Teil der cerebralen Kinderlähmung, Schildersche Krankheit, die erblichen Epilepsien, die Chondrodystrophie, der Turmschädel und die psychischen Erbkrankheiten, wie die Frühschizophrenie, die Dementia infantilis sowie einzelne Psychopathien.

Unter die *angeborenen* Schwachsinnsformen, die *wahrscheinlich* als *exogen* entstanden aufzufassen sind, rechnen wir entsprechend unseren früheren Ausführungen den Mongolismus und die durch geburtstraumatische Einwirkung entstandenen Hirnschädigungen.

Inwieweit die geburtstraumatischen Schädigungen als Ursache für den „angeborenen" Schwachsinn herangezogen werden können, ist noch ebenso umstritten wie die gleiche Frage bei der Epilepsie und cerebralen Kinderlähmung. Ohne die Tatsache des Geburtstraumas als solchem und der vorliegenden anatomischen Befunde zu unterschätzen, darf aber doch ihre Bedeutung für die Entstehung des Schwachsinns nicht allzu hoch eingeschätzt werden. In einzelnen Fällen kann auch einmal eine intrauterine Infektion (Rubeolen, Toxoplasma), eine Vergiftung, ein Trauma oder eine Röntgen- bzw. Radiumbestrahlung als mögliche Ursache vermutet werden.

Der sicher *exogene* erst nach der Geburt entstandene Schwachsinn ist in allererster Linie auf überstandene Infektionskrankheiten des Nervensystems, besonders also Encephalitis und Meningitis zurückzuführen, dann auf Lues, endokrine Störungen, reine symptomatische Epilepsie, mechanische und physikalische Hirnschädigungen, Intoxikationen und schwere allgemeine und chronische Infektionen.

Mongolismus — mongoloide Idiotie.

Die folgende Darstellung, durch Einiges ergänzt, schließt sich an die Schilderung von GLANZMANN in der 3. Auflage dieses Lehrbuches an (s. auch GLANZMANN in dieser Auflage).

Auf etwa 7000—8000 Menschen in Berlin kommt 1 Mongoloider. Für den Erfahrenen ist als charakteristisch von der Geburt an erkennbar und bleibt so mit geringen Veränderungen in späteren Jahren die *mongoloide Facies:* nach temporal oben schrägstehende Augen (die einzige Ähnlichkeit mit der mongolischen Rasse, in der die mongoloiden Idioten ebenso bekannt sind wie in der weißen), eine sichelförmige vertikale Falte über dem Innenwinkel der Augen (Epikanthus), eine kurze plumpe Nase mit tiefem Rücken im oberen Teile, ein offenstehender Mund mit oder ohne Makroglossie und oft mit einer Scrotalzunge und eine besonders nach dem Säuglingsalter auffällige clownartige Rötung der rauhen Wangen mit einer Neigung zur Blepharitis. Das Relief der Ohrmuscheln ist, oft asymmetrisch, schlecht entwickelt, es fehlt an Knorpelsubstanz, Spitzohren sind häufig, die Ohrläppchen sind in auffälliger Weise angewachsen, die Ohren sind oft abstehend oder verkümmert. Der *Schädel* ist mit zunehmendem Alter immer ausgesprochener brachycephal mit steil ansteigendem Hinterhaupte. Die *Muskulatur* ist hypotonisch, der Bauch meist aufgetrieben mit Obstipation, Rectusdiastase und Nabelhernie, die Schultern sind lose, die Gelenke überbeweglich.

Die *Hände* haben plumpe Phalangen, der 5. Finger ist wegen Verkürzung der Mittelphalange kurz und einwärts verkrümmt (Kamptodaktylie). In der Handfläche sieht man in gut der Hälfte der Fälle die (atavistische) Vierfinger- oder Affenfurche, die etwa in der Grenze zwischen oberem und mittlerem Drittel der Vola manus über ihre ganze Breite verläuft, oft nur einseitig. Manchmal fehlen oder sind undeutlich die Beugefurchen des 5. Fingers, ein- oder doppelseitig. Recht regelmäßig kommt der *Affenfuß* vor: die 1. Zehe steht in weitem Abstande von der 2., ist sehr beweglich und der Großzehenballen ist lateral durch eine vertikale Furche abgegrenzt.

Häufig zeigen die Mongoloiden *Mißbildungen* der verschiedensten Art, z. B. angeborene Herzfehler (in etwa 20%), Trichterbrust, Lippen-, Kiefer- und

Gaumenspalten, gegabelte Rippen, unvollständige oder vollständige Poly-
und Syndaktylie, Klumpfüße, Anomalien der Harnwege, der Augen usw.
Niemals fehlen folgenschwere Defekte der geistigen Entwicklung. Als Säuglinge
sind die Mongoloiden stumpf und träge und lernen spät zu sitzen, stehen und
gehen. Im Alter von etwa 2 Jahren zeigt sich, von den Eltern mit bald ent-
täuschter Hoffnung begrüßt, ein Umschwung: die Kinder werden unruhig,
lebhaft, unternehmend, aggressiv, zeigen affenartige Gewohnheiten, Nachäffen, Gesichterschneiden, und ihre Stimmung ist unverwüstlich heiter, euphorisch und zum Spässemachen geneigt. Die Bildung eines festen Charakters
bleibt aus, wenn auch die einzelnen Mongoloiden einer gewissen Individualität
und Persönlichkeitsnote nicht entbehren. Aber was sie lernen, ist nur Dressur,
wirklich bildungsfähig sind sie nicht und kommen darum, wenn sie das überhaupt erreichen, nicht über die untersten Hilfsschulklassen hinaus. Berufsfähig, auch im einfachsten, werden sie nicht und glücklicherweise nie fort-
pflanzungsfähig. Immer wieder fällt eine gewisse Musikalität auf, noch mehr
als bei vielen Idioten anderer Art.

Die *Sprachentwicklung* ist schon wegen der Idiotie gehemmt; die Stimme
ist rauh und heiser, die Vokale klingen guttural, die ganze Sprache ist wortarm,
lange Zeit ohne Satzbildung, die Worte sind oft schwer verständlich, und das
Sprechen ist überdies durch affektive Hemmungen wie Stottern und Stammeln
erschwert.

Das *Längenwachstum* pflegt rückständig zu sein, die Fontanelle schließt
sich spät. Trotzdem besteht Rachitisdisposition. Auch die *Dentition* ist verspätet und unregelmäßig, Form- und Stellungsanomalien der Zähne sind nicht
selten, und vielfach fehlt die Anlage des Weisheitszahnes. Die *Haut* zeigt oft
Cyanose und Kühle der Gliedmaßen und fast immer ist sie marmoriert.

Pathologische Anatomie. Am wichtigsten, weil für das Schicksal entscheidend,
sind die Befunde am *Gehirn*, die in der großen Mehrzahl der Fälle zu erheben
sind. Sie sind mannigfacher Art, bestehen in Atypien der Gyri und Mikrogyrie,
mäßigem Hydrocephalus, Abweichungen des histologischen Aufbaues auch des
Rückenmarkes und wurden bisher als uneinheitlich angesehen, während jüng-
stens BENDA in Wrentham (Mass.) alles durch eine Anoxämie des Zentralnervensystems erklären könnte, ohne freilich deren Ursache aufzudecken.
Die *Drüsen* mit *innerer Sekretion* zeigen viel umstrittene Veränderungen.
BENDA in seinem großen Material findet regelmäßig typische Veränderungen
vor allem im Hypophysenvorderlappen, in der Schilddrüse und den Nebennieren mit der Wirkung einer Unterfunktion.

Daß auch klinische Zeichen der *Hypothyreose* immer wieder angegeben
werden — ich selbst sehe sie, vielleicht weil ich immer in kropffreien Landschaften tätig war, so gut wie nie —, kann demnach nicht verwundern, ebensowenig wie die Aufdeckung von hypophysären und adrenalen Abwegigkeiten.

Daß auch die *Encephalographie* eindrucksvolle Bilder geben kann, geht
aus dem über das Gehirn Angedeuteten hervor: mäßiger Hydrocephalus internus
und externus mit Anomalie der Schmetterlingsfigur, Vergröberung und mangelhafte Differenzierung des Oberflächenreliefs, Atrophie des Kleinhirns, Vergrößerung der basalen Zisternen. Bemerkenswerterweise gehen die anatomischen
wie encephalographischen Veränderungen, die bei der Geburt noch nicht den
Höhepunkt erreicht haben, in der späteren Zeit etwas zurück.

Über die *Ätiologie* läßt sich Befriedigendes noch immer nicht sagen. Wahrscheinlich sind die Veränderungen des Zentralnervensystems und der Inkretdrüsen gleich- und nicht nachgeordnet. Exogene Faktoren spielen keine Rolle,
auch Erblichkeit und familiäre Disposition in weitem Sinne sind nicht erwiesen.

Knaben sind etwas häufiger betroffen als Mädchen. Fest steht nur, daß die große Mehrzahl der Mongoloiden *von alten Müttern* stammt, Ende der dreißiger bis Anfang der vierziger Jahre, während das Alter des Vaters ohne Bedeutung ist. Diese Tatsache und die Beobachtung, daß hie und da auch sehr junge Mütter Mongoloide gebären und danach normale Kinder, machen die Vorstellung einer dysplasmatischen Eizelle plausibel.

Die *Prognose* für die geistige Entwicklung ist schlecht. Gottlob stirbt über die Hälfte der Mongoloiden in den ersten 6 Lebensjahren an Infekten, und kaum 10% erreichen das 3. Jahrzehnt.

Die *Therapie* hat höchstens Aussichten auf dem Gebiete der Hormone; ihre grundsätzliche Begrenztheit geht aus dem Gesagten hervor. Ob man bei hypothyreotischen Symptomen Schilddrüse geben soll, ist Geschmackssache. Am wesentlichen wird dadurch nichts geändert, und die Kinder werden nur lebhafter und sind noch schwieriger zu beaufsichtigen.

Eine *Prophylaxe* des Mongolismus ist insofern möglich, als Frauen von der 2. Hälfte des 4. Lebensjahrzehntes an, die einen Mongoloiden geboren haben, von weiteren Kindern absehen sollen und daß Kinderlose von diesem Lebensalter an die Empfängnis nicht mit allen gynäkologischen und hormonalen Mitteln forcieren sollen. Daß junge Mütter einen zweiten Mongoloiden gebären, ist dagegen eine so große Ausnahme, daß mit ihr nicht gerechnet zu werden braucht.

Schrifttum.

BIRK, W.: Kinderkrämpfe. Stuttgart: Ferdinand Enke 1938. — BÜHLER u. HETZER: Kleinkinderteste. Leipzig: Johann Ambrosius Barth 1932.

CATEL, W.: Pathogenese und Differentialdiagnose der Pachymeningosis und Leptomeningosis haemorrhagica interna. Mschr. Kinderhk. 80, H. 3/4. — CURTIUS, F.: Die Erbkrankheiten des Nervensystems. Stuttgart: Ferdinand Enke 1935.

ECKSTEIN, A.: Encephalitis im Kindesalter. Erg. inn. Med. 36 (1939).

FANCONI, ZELLWEGER u. BOTSZTEIN: Die Poliomyelitis und ihre Grenzgebiete. Basel: Benno Schwabe & Co. 1944. — FORD, FRANK R.: Diseases of the nervous System in Infancy, Childhood and Adolescence. 2. Aufl. Springfield, Illinois: Charles C. Thomas 1944.

IBRAHIM, J.: Organische Erkrankungen des Zentralnervensystems. Handbuch der Kinderheilkunde. 4. Aufl., Bd. 4. Berlin: F. C. W. Vogel 1931.

KELLER, W.: Die Krankheiten des Nervensystems. Lehrbuch der Kinderheilkunde, 3. Aufl. Berlin: Springer 1944.

LAUBENTHAL, F.: Leitfaden der Neurologie. Leipzig: Georg Thieme 1941. — LIEBE, S.: Zur Diagnose und Prognose geburtstraumatischer intrakranieller Blutungen. Mschr. Kinderhk. 83, H. 1/2.

PETTE, H.: Die akut entzündlichen Erkrankungen des Nervensystems. Leipzig: Georg Thieme 1942.

SCHRECK, E.: Die Epilepsie des Kindesalters. Stuttgart: Ferdinand Enke 1937.

WEYGANDT, W.: Der jugendliche Schwachsinn. Stuttgart: Ferdinand Enke 1936. — WORTHEMANN: Auswirkungen mütterlicher Infektionen auf die Frucht. Ann. pèdiatr. 171, 187 (1948).

Zum Status Bonnevie-Ullrich.

BONNEVIE: Erbarzt 7, 145 (1935).

ULLRICH: Handbuch der Neurologie und Psychiatrie, von BUMKE u. FOERSTER, Bd. 16, S. 139. 1936. — Mschr. Kinderheilk. 68, 94 (1937). — Klin. Wschr. 1938 I, 185. — Z. Kinderhk. 61, 130 (1940).

Zum Mongolismus.

BENDA, CLEMENS, F.: Mongolism and Cretinism: New York: Grune and Stratton 1946.

HUSLER, JOSEF: Mongolismus = Mongoloide Idiotie. Im Handbuch für Kinderheilkunde, herausgeg. von M. v. PFAUNDLER, Erg.-Werk, Bd. 1, S. 123. Berlin: Springer 1942.

Über die Erziehung und Behandlung neuropathischer und psychopathischer Kinder *.

Von

R. Degkwitz.

Mit 1 Abbildung.

Bei besonders veranlagten Kindern kommt es schon im Säuglingsalter zu Veränderungen in den Funktionen von Einzelorganen oder von Organverbänden, die zu einem Funktionsgebiet zusammengeschlossen sind, und im späteren Kindesalter neben Funktionsstörungen dieser Art zu Abweichungen in dem Verhalten der Gesamtpersönlichkeit, die als Neuropathie und Psychopathie bezeichnet werden, wenn sie die Anpassung an die Umwelt erschweren oder verhindern. Beide Konstitutionsanomalien haben engste Beziehungen zueinander und zu anderen Fehlanlagen, wie der exsudativen, der lymphatischen und der spastischen Diathese. Als Ursachen für die Funktionsstörungen werden im ersten Falle morphologisch nicht faßbare Veränderungen des peripheren, vor allem des vegetativen Nervensystems angesehen und im zweiten ähnliche Schäden in den die seelischen Funktionen tragenden Gebieten des Zentralnervensystems vermutet.

Unter *Neuropathie* wird eine Abartung der schon bei der Geburt fertig ausgebildeten, dem Willen nicht unterworfenen, den Ernährungsvorgang, den Blutkreislauf, die Atmung, die unwillkürlichen Muskelbewegungen usw. beherrschenden Reflexmechanismen im Sinne einer Reaktionsunsicherheit verstanden, insofern, als Reize, die der Normale unbeantwortet läßt, mit überstarken, häufig auf andere Reflexbahnen übergreifenden Reaktionen beantwortet werden, die sich zum Nachteil des Reagierenden auswirken und oft die Neigung verraten, nach Abklingen des ursprünglichen Reizes bestehen zu bleiben.

Als *Psychopathie* wird eine Disharmonie in der Stärke und im Umfang niedriger und höherer, phylogenetisch älterer und jüngerer seelischer Funktionen bezeichnet, die eine normale Abstimmung der aus den verschiedenen Persönlichkeitsschichten kommenden Impulse aufeinander verhindert und zu einem Verhalten der Gesamtpersönlichkeit führt, das ihre Anpassung an die Umwelt erschwert oder unmöglich macht. Psychopathische Persönlichkeiten besitzen also keine Sondereigenschaften, die Normalen fehlen, sondern lediglich eine andere Gleichgewichtslage zwischen ihren seelischen Funktionen. Als psychopathische Persönlichkeiten werden solche bezeichnet, deren Verhalten ausschlaggebend von Trieben und Affekten bestimmt wird, obwohl es altersgemäß von der höchsten Persönlichkeitsschicht beherrscht werden sollte, weil entweder ihre Triebe und Affekte über- oder der Intellekt, der bewußte Wille und die charakterlichen Funktionen unterentwickelt sind. Auch der umgekehrte Fall, ein abnorm schwaches Trieb- und Affektleben, führt zu einem abwegigen Verhalten, weil damit die Triebkräfte für die höheren seelischen Funktionen fehlen.

---

* Zum Verständnis dieses Abschnittes ist der Abschnitt über die Erziehung gesunder Kinder nachzulesen.

Die neuropathische sowohl wie die psychopathische Anlage kann dauernd oder für lange Zeit latent bleiben, sich nur bei Sondersituationen, aber auch unter alltäglichen Bedingungen manifestieren. Je schwerer die Abartung ist, um so häufiger und um so deutlicher tritt sie auch unter günstigen Umweltsbedingungen in Erscheinung. Äußere Anlässe, die neuropathische und psychopathische Reaktionen auslösen, sind Fehlerziehung, das Leben als Einzelkind, Krankheiten, Familienzerrüttung und neuropathische und psychopathische Vorbilder.

Es leuchtet ein, daß *im Säuglingsalter*, wenn die höheren seelischen Funktionsschichten noch nicht entwickelt sind, *neuropathische Störungen in ihrer reinsten Form* auftreten, während in späteren Jahren infolge der engen Beziehungen zwischen Neuropathie und Psychopathie Reaktionen zustande kommen, an denen beide Abartungen beteiligt sein können. Andererseits ist klar, daß Kinder, deren Persönlichkeit noch im Aufbau begriffen ist und deren Verhalten natürlicherweise vorwiegend von Trieben und Affekten und noch nicht von Einsicht und bewußt ausgerichtetem Willen bestimmt wird, Reaktionen und Verhaltungsweisen zeigen können, die, mit dem Maßstab für Erwachsene gemessen, als psychopathische bezeichnet werden müßten. Kinder können aber nur im Vergleich mit dem Verhalten normaler Altersgenossen und — infolge ihrer großen Beeinflußbarkeit durch ihre Umwelt — nur unter Berücksichtigung ihres erzieherischen Milieus als normal oder psychopathisch bezeichnet werden.

Zwischen echten neuropathischen und psychopathischen Reaktionen, unter denen der betreffende Mensch leidet, *und der Norm* gibt es *Zwischenformen*, die von größtem praktischen Interesse deswegen sind, weil man an ihnen solche Kinder erkennen und vorbeugend behandeln kann, die für echte, krankmachende Reaktionen prädestiniert sind. Zu neuropathischen Reaktionen prädestiniert sind sog. nervöse Kinder, die sich in ihrem gesamten Verhalten als sehr labil erweisen; zu psychopathischen Reaktionen sind besonders die „eigenartigen" Kinder veranlagt, die in ihrem Verhalten sowohl nach der positiven als nach der negativen Seite vom Normalen abweichen können.

„*Nervöse*" *Säuglinge* sind als solche schon in den ersten Lebenstagen zu erkennen. Charakteristisch ist ihre körperliche Unruhe, ihr Zittern, Zappeln und Wälzen, als deren Folge die Haare am Hinterkopf abgewetzt werden, ihr seichter Schlaf, aus dem sie schon leichte Geräusche erwecken, ihre Schreckhaftigkeit auf optische und akustische Reize, ihre häufigeren, aber dem Gesamtvolumen nach nicht vermehrten Stuhlentleerungen, ihre Neigung, nach der Mahlzeit Milch hochzuwürgen, ihr Benehmen an der Brust, auf die sie sich gierig stürzen, um bald mit ihren Anstrengungen nachzulassen, und die Heftigkeit, mit der sie ihren Unlustgefühlen Ausdruck geben und dabei ihren gesamten glatten und quergestreiften Muskelapparat in Bewegung setzen.

Werden bei solchen Kindern die *für die Pflege und Erziehung geltenden Regeln besonders gewissenhaft befolgt*, die Kinder während des ersten Lebensjahres am besten in einem besonders ruhigen Zimmer untergebracht, und im zweiten Lebenshalbjahr möglichst viel allein und sich selbst überlassen, viel weniger mit ihnen als mit ruhigeren Kindern gespielt, ihren besonders häufigen und heftigen Protestreaktionen gegenüber besonders gewissenhaft an dem Pflegeschema festgehalten, und beim Füttern — vor allem bei einem Nahrungswechsel — sowohl Geschick als Energie entfaltet, so lassen sich während des Säuglingsalters, und auf diesen Erfolg aufbauend auch für später, neuropathische Reaktionen verhüten.

Neuropathische Reaktionen treten *im Säuglingsalter hauptsächlich bei* den am *Ernährungsvorgang beteiligten Funktionen* auf. Am bekanntesten ist das neuropathische Erbrechen, das teils durch motorische und sekretorische Übererregbarkeit des gesamten Magen-Darmkanals, teils durch lokale Spasmen (Ösophagus, Kardia, Pylorus) hervorgerufen wird. Bei den selteneren *Ösophagus*- und *Kardiaspasmen*, die schon in den ersten Lebenstagen auftreten können, beobachtet man, daß dem Kind schon während des Trinkens ein Teil der Nahrung wieder hochkommt und daß die Spasmen von schmerzhaften Sensationen

begleitet sein müssen. Bei Nahrungswechsel, vor allem bei der ersten Gemüse-
fütterung, sind ähnliche Erscheinungen zu beobachten. Wahrscheinlich führt
der mechanische Reiz der Nahrung als solcher, oder aber eine Schreckreaktion
auf das Neue, Ungewohnte zu diesen Fehlreaktionen. Sie sind manchmal durch
einige Sondierungen, manchmal durch allmählichen Zusatz des Gemüses zur
Milch oder zur Bouillon zu verhüten.

(Siehe auch GOEBEL, „Erkrankungen der Verdauungsorgane" S. 665.)

An dem durch Hypertrophie der Pylorusmuskulatur, durch spastisches, explosionsartiges Erbrechen, Verstopfung und Abmagerung gekennzeichneten und „spastische Pylorusstenose" genannten Symptomenkomplex, der in der 2.—3. Lebenswoche auftritt und spontan
in der 13.—14. Lebenswoche verschwindet, ist der neuropathische Spasmus und nicht
die Muskelhypertrophie die Hauptursache, wie das Bestehen der muskulären Hypertrophie
vor und nach der Krankheit zeigt (s. S. 675).

Das durch eine allgemeine motorische und sekretorische Übererregbarkeit
hervorgerufene „habituelle Erbrechen" tritt manchmal mit spastischen, explosionsartigen, meist aber mit weniger heftigen Brechakten in Erscheinung, die
ohne Nausea, ohne Würgen und Rotwerden und offensichtlich ohne Unlustgefühle verlaufen und ohne die für die Pylorusstenose obligatorische Verstopfung
zur Körpergewichtsabnahme und zu schwerster Dystrophie führen und unter
Umständen tödlich enden können.

Je nach Schwere und Dauer werden die folgenden Maßnahmen angewandt:
Unterbringung in einem Bett mit Bettvorhängen und in einem besonders ruhigen
Zimmer, Verfütterung von eingedickter, breiiger Nahrung anstatt flüssiger,
Vermehrung der Mahlzeiten ohne Vermehrung des täglichen Nahrungsvolumens,
Verpflanzung in ein anderes erzieherisches Milieu, Versetzung in einen Halb-
dauerschlaf mit Somnifen, Ablenkung durch einen Schnuller. Überrumpelungs-
versuche durch Schreckreaktion (z. B. Nasenklammer) können gelegentlich
sofortige Heilung herbeiführen. Manchmal tritt zu dem habituellen Erbrechen
„Ruminieren" hinzu, eine lustbetonte Gewohnheit, die darin besteht, daß sich
die Kinder Mageninhalt in den Mund befördern, wiederkäuen, dabei meist
einen Teil der Speisen aus dem Mund laufen lassen und so ihren Hungerzustand
weiter verschlechtern. Die Behandlung besteht in Ablenkung nach der Mahlzeit, in schweren Fällen wird eine Bandage angelegt, die den Unterkiefer an
den Oberkiefer fixiert.

Um einen nicht minder ernsten Zustand handelt es sich bei der neuropathischen Appetitlosigkeit, die sich bis zur völligen Nahrungsverweigerung steigern
kann. Für diese Haltung kommen innere und äußere Ursachen in Frage.

Da der Säugling dazu neigt, bei seinem Widerstand zu beharren und ihn in seinem blinden
Drang nach Lustgewinn auch auf andere Gebiete auszudehnen, wenn es ihm in einer bestimmten Situation gelungen ist, durch Widerstand gegen seine Erzieher Unlustgefühle zu
vermeiden und Lust zu gewinnen, können normal Veranlagten, noch viel leichter aber
übererregbaren Neuropathen Appetitlosigkeit und Nahrungsverweigerung anerzogen werden.
Man hat z. B. versucht, zu plötzlich ein neues Nahrungsgemisch (Gemüse!) zu geben und hat
die durch alles Neue hervorgerufene Schreckreaktion nicht rasch genug überwunden. Man
hat zu viel gefüttert, und der Säugling fixiert nun seine an sich berechtigte Reaktion in einer
weit über das Ziel hinausschießenden Weise. Man hat ihm nachgegeben, wenn er seine
Ruhepausen nicht einhielt, und hat ihn aus dem Bett genommen, mit ihm gespielt, ihn
vielleicht zum Trost gefüttert und ihn so gelehrt, durch Temperamentsausbrüche Unlust
in Lust zu verwandeln. In seinem blinden Drang fixiert er jetzt in jeder irgendwie
unbehaglichen Situation Widerstand — unter anderem auch, wenn er seine richtigen Mahlzeiten bekommen soll — und fixiert ihn, sei es, daß er zwischen den Hauptmahlzeiten gefüttert wurde und der neuen Mahlzeit gleichgültig gegenübersteht, sei es, daß ihm an der
Nahrung irgendeine Kleinigkeit nicht behagt oder daß er gerade von einem Temperaments-
ausbruch erschöpft ist. Als innere Gründe kommen mit Schmerzgefühlen verbundene
Ösophagusspasmen in Frage. Ähnliche äußere Gründe führen neben der motorischen
Erregbarkeit des Verdauungstraktes zum habituellen Erbrechen.

Gelingt es nun nicht bald, durch eine strenge Einhaltung der Ruhezeiten, während der solche Säuglinge niemanden zu Gesicht bekommen dürfen — vielleicht nach einer 12—24stündigen Teepause — bei dem einzigen Kontakt, der zwischen Kind und Mutter zur Zeit der Fütterung stattfindet, mit Energie und ohne viele Worte dem Kinde ausreichende Nahrungsmengen beizubringen, so muß eine *Verpflanzung in eine Klinik oder ein Säuglingsheim* vorgenommen oder die bisherige Pflegerin ersetzt und das Kind der neuen *ausschließlich* und *ohne die Mitwirkung der Mutter* überlassen werden. Medikamente erweisen sich in der Regel als wirkungslos. Eine frühzeitige Erkennung zu solchen Reaktionen disponierte Säuglinge und eine rechtzeitige erzieherische Beratung der Mutter können solche Fehlreaktionen mit hoher Sicherheit verhüten.

Bevor die neuropathischen Reaktionen von Schul- und Kleinkindern beschrieben werden können, muß darauf hingewiesen werden, daß in diesem Alter schon die höchsten, phylogenetisch jüngsten geistigen Funktionen in Entwicklung begriffen sind und infolgedessen psychopathische Reaktionen und — bei den engen Beziehungen zwischen Neuropathie und Psychopathie — Mischreaktionen zwischen beiden Abartungen auftreten können. Das Kleinkind zeigt entsprechend seiner noch wenig differenzierten geistigen Struktur von der Vielzahl psychopathischer *Reaktionen* meist nur eine Art — die *neurotische, die* außerdem *von seinem altersgemäßen Verhalten nur quantitativ,* aber *nicht qualitativ* verschieden ist. Eine echte, vom Normalverhalten qualitativ verschiedene neurotische Haltung ist erst im Schulalter zu erwarten.

Unter einer neurotischen, sog. psychogenen Reaktion wird eine abnorme geistig-seelische Verarbeitung bestimmter Erlebnisse in dem Sinne verstanden, daß diese mit nervösen Funktionsveränderungen beantwortet werden, die zur Krankheit führen. *Objektiv* ist *bei* dieser „*Flucht in die Krankheit*" immer eine gewisse *primitive Zweckmäßigkeit zu erkennen,* ein Appell an das Mitleid und das Verständnis der anderen, wenn etwas erzwungen oder vermieden werden soll, das der Betreffende mit rationalen Mitteln nicht erreichen oder vermeiden kann oder nicht erreichen oder vermeiden zu können glaubt. *Subjektiv bringt* die *neurotische Reaktion ein Gefühl der Entspannung* von dem Druck der Außenwelt mit sich und *bewahrt* den Neurotiker *vor* den *Unlustgefühlen,* die an das Versagen oder die Angst, in bestimmten Situationen zu versagen, geknüpft sind.

Eine solche naive Flucht vor der Wirklichkeit und der dadurch erzielte Lustgewinn sind nur dann möglich, wenn das rationale Denken und das klare Bewußtsein von der Situation ausgeschaltet werden. Das ist auch der Fall und kommt sozusagen durch eine *Kurzschlußreaktion* zustande, indem die durch die Außensituation hervorgerufenen *Unlustgefühle nicht* in der altersgemäßen Weise *über das Denken und Wollen in das Bewußtsein* und von ihm vor das innere Forum der Persönlichkeit *gelangen, sondern* direkt *in die unteren Persönlichkeitsschichten durchschlagen,* den Trieb zur Selbsterhaltung und zum Lustgewinn wecken und die primitiven Reflexmechanismen beeinflussen, die bei den engen Beziehungen zwischen Neuropathie und Psychopathie meist abnorm leicht beeinflußbar sind. Da der Neurotiker seine Kurzschlußreaktion nicht nachträglich korrigiert, sondern starr an ihr festhält und seinem Bewußtsein jede Einsicht in ihre Ursachen verschließt, sind solche Reaktionen von der Individualpsychologie (FREUD, ADLER) als *Zweckhandlungen des Unbewußten* bezeichnet und ihnen Motive und Ziele zugesprochen worden, die hier nicht erörtert werden können.

Wie diese Dinge aber auch liegen mögen, *solche primitiven,* affektbetonten, irrationalen, subcorticalen, dem Lustgewinn und der Vermeidung von Unlustgefühlen dienenden *Triebhandlungen* können *nur bei solchen Menschen* als *psychopathisch* und *neurotisch* bezeichnet werden, deren Verhalten, wie das von Schulkindern, Jugendlichen und Erwachsenen, altersgemäß *von ihrer objektiven Einsicht* in die Wirklichkeit *bestimmt werden sollte. Wo aber altersgemäß,* wie beim Kleinkind, die höheren geistigen Schichten zwar in Entwicklung begriffen sind, *die Möglichkeit* zu *einer objektiven Erkennung der Wirklichkeit* aber infolge seiner rein affektiven, ego- und anthropomorphen Stellung zur Welt noch *fehlt,* sind *derartige Reaktionen* als *physiologisch* zu betrachten. Sie sind auch in der Tat der Typ der Erstreaktion von Kleinkindern gegenüber unbekannten, schwierigen und schreckhaften Situationen. In einem erzieherisch günstigen Milieu verschwinden solche Reaktionen allmählich. Erzieherisch falsch behandelt, machen aber völlig normal veranlagte Kleinkinder von der Flucht in die Krankheit, z. B. mit Keuchhustenanfällen, reichlich Gebrauch, wenn sie etwas erreichen oder vermeiden wollen. *Nur wenn Kleinkinder trotz richtiger Erziehungsmaßnahmen* bei dieser Art *Reaktionen verharren, kann an* eine *psychopathische Anlage gedacht* und echte psychopathische Reaktionen in späterem Alter befürchtet *werden.* Im Schulalter dagegen ist fast jede Flucht in die Krankheit und der

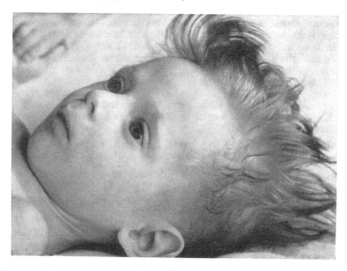

Abb. 1. Gesichtsausdruck eines neuropathischen Säuglings. Zu beachten auch der sog. FREUNDsche Haarschopf. Alter 9 Monate. (Kieler Univ.-Kinderklinik.) (K)

Gebrauch der Krankheit als Waffe gegenüber den Erziehern als psychopathisch zu betrachten.

Für „nervöse" *Klein- und Schulkinder*, die zu neuropathischen Reaktionen prädestiniert sind, ist ihre *motorische Unruhe*, die von Laien „Lebhaftigkeit" genannt wird, charakteristisch. Solche Kinder können nicht ruhig sitzen, kein Spiel zu Ende spielen und keiner Geschichte zuhören, ohne in dauernder Bewegung zu sein. Dem entsprechen ihre lebhaften Tiefenreflexe, starke Facialisphänomene und deutlicher Dermographismus. Nervöse sind aber meist auch „geistig lebhaft". Sie besitzen eine ungewöhnliche intellektuelle Neugier, eine dementsprechende Frühreife und verraten heftige Zu- und Abneigungen gegen Personen und Sachen. Charakteristisch sind weiterhin ihr *wechselndes Aussehen*, das sich innerhalb von 12 Stunden von „blühend" bis „ausgesprochen schlecht" ändern kann, und eine *auffallende Blässe*, die nicht durch eine Anämie, sondern durch Gefäßspasmen hervorgerufen wird. *Wechselnd* wie ihr Aussehen *ist ihr Appetit* und ihr *Schlaf*, der seichter und von kürzerer Dauer ist als bei Normalen, leichter spontan unterbrochen und oft durch ein stereotypes, stundenlanges Rollen des Kopfes eingeleitet wird. Daneben ist das Einschlafen erschwert und dadurch Anlaß zur Angewöhnung aller möglichen Untugenden, wie *Fingerlutschen, Nägelkauen, Nasebohren* gegeben, die während der Einschlafzeit als Zeitvertreib entdeckt und hinterher fixiert werden. Die *Thermolabilität* solcher Kinder, das Ansteigen der Körpertemperatur um einen

Zentigrad und mehr nach leichten Körperbewegungen, die allerdings bei 10 bis 20 Min. Ruhe zur Norm zurückgeht, und ihre generelle oder rectale *Hyperthermie* (Dauertemperaturen zwischen 37,4 und 37,8°) geben Anlaß zu diagnostischen Irrtümern. Im Schulalter läßt zwar die motorische Unruhe etwas nach, jedoch macht sich nun infolge der Labilität eine starke Ablenkbarkeit und geringes Konzentrationsvermögen bemerkbar, das zu Schulschwierigkeiten führt. Parallel läuft eine vasomotorische Labilität: feuchte Hände und Füße, orthostatische, auf Gefäßspasmen zurückzuführende Albuminurie, Darmspasmen mit und ohne Verstopfung sowie Stuhl- und Urindrang bei seelischen Erregungen sowohl angenehmer wie unangenehmer Art. Die schon beim Säugling beobachtete sensible und sensorische Überempfindlichkeit und Schreckhaftigkeit bleiben bestehen, die Kinder sind *ängstlicher als Durchschnittskinder* und *überempfindlich gegen jede Art von Schmerz* und infolge ihrer Überempfindlichkeit gegenüber freudigen und traurigen Anlässen in ihrer Stimmung von ,,*himmelhoch jauchzend — zum Tode betrübt*'' schwankend. Körperlich gehören nervöse Klein- und Schulkinder meist zu den mageren, asthenischen, weniger häufig zu den fetten, pastösen und am seltensten zu den muskulösen Typen. Oft ist ihnen eine starke Primärbehaarung (Neuropathenschopf) eigen (s. Abb. 1, S. 858).

Solche ,,nervösen'' Symptome lassen das Auftreten echter, krankmachender neuropathischer Reaktionen und die Gefahr ihrer Verwendung als ,,neurotische Werkzeuge'' befürchten. Dem kann *durch diätetische und erzieherische Maßnahmen vorgebeugt werden*. Nervöse Kinder müssen von vornherein möglichst *reizlos*, d. h. möglichst rein *vegetabil* und *kochsalzfrei* ernährt und ihre Übererregbarkeit durch die Auswahl *geeigneter Spiele und Spielkameraden* und Erziehungsmaßnahmen beeinflußt werden. Für solche Kinder sollen möglichst phlegmatische Spielgenossen ausgewählt werden, die kraft ihres verschiedenen Temperaments den Hang zum hemmungslosen motorischen Austoben bremsen und mit ihnen Spiele spielen, bei denen die Kinder an Ort und Stelle bleiben, etwas basteln und herstellen und sich konzentrieren müssen. Große Kindergesellschaften, Gelegenheiten, aufregende Dinge zu sehen oder zu hören, Geschichten erzählen oder Lektüre vorm Schlafengehen sind zu vermeiden und die Kinder, die in der Regel eine *überlebhafte Phantasie* haben, *geistig zu bremsen* und so lange als möglich auf einem *möglichst einfachen geistigen Niveau* zu halten. Da es den sensibel, sensorisch und motorisch übererregbaren, für Freude und Schmerz stärker empfindlichen Kindern *subjektiv viel schwerer wird als Normalen, sich zu beherrschen und zu gehorchen*, kann diese höhere Aufgabe nur durch eine höhere Beanspruchung und Kräftigung ihrer Fähigkeit zur Selbstbeherrschung und zum Gehorsam erreicht werden. *Zu* diesem *Ziel gelangt* man aber bei solchen Kindern *nicht* mit einem *starren autoritären Vorgehen* und *harten Strafen*, sondern durch *Zähigkeit* und *Beharrlichkeit*, mit der die Kinder immer wieder gemahnt und im Falle des Ungehorsams leidenschaftslos in geistige Quarantäne gebracht werden. Stammt die Nervosität der Kinder von ihrer nervösen Mutter, so muß diese als Erzieherin möglichst ausgeschaltet und je nach der Situation frühzeitig der Kindergarten oder ein Kindermädchen, und im Schulalter unter Umständen Internatserziehung, vor allem aber Sport und Spiel mit Gleichaltrigen, empfohlen werden.

Neuropathische Störungen in den *Ernährungs- und Verdauungsfunktionen* sind während des ganzen Klein- und Schulkindesalters zu beobachten. Gar nicht selten mißlingt während des ganzen Kleinkindesalters der Übergang von flüssiger und breiiger zu fester Nahrung. Brot-, Kartoffel- und Fleischstückchen werden *nicht gekaut* und *nicht verschluckt* und halbe Stunden lang im Mund behalten oder heimlich beiseite geschafft.

Meist handelt es sich dabei um die Folge von Erziehungsfehlern aus der Säuglingszeit, daß Schreckreaktionen gegen neue Nährgemische nicht rasch genug überwunden und infolgedessen fixiert wurden. Durch allmählichen Zusatz immer größerer fester Stücke zu flüssigen Speisen oder durch gemeinsame Mahlzeiten mit Kindern, die schon richtig kauen und schlucken und dafür entsprechend gelobt werden, ist diese Störung zu beheben.

Appetitlosigkeit, die zu Gewichtsstillstand oder -abnahme führt, kommt ebenfalls vom Ende der Säuglingszeit bis zum Ende des Schulalters vor. Dabei darf man sich von den häufigen Klagen nervöser Eltern nicht irreführen lassen, deren Kinder in den Zwischenzeiten zwischen den Mahlzeiten alle möglichen Leckereien zugesteckt erhalten und angeblich nicht genug essen. Weiter ist zu bedenken, daß Magerkeit konstitutionell bedingt sein kann und mit Unterernährung nicht im Zusammenhang zu stehen braucht. *Am häufigsten sind solche Appetitstörungen bei Einzelkindern.*

Sie können bei ihnen, aber auch in anderen Fällen, mit Sicherheit dadurch geheilt werden, daß *die Kinder eine Zeitlang zusammen mit anderen Kindern außerhalb ihres Elternhauses* und *in Abwesenheit ihrer bisherigen Erzieher essen,* die meist durch ungeschicktes Nötigen, Parlamentieren und allzuvieles Reden von dem schlechten Appetit einen solchen Negativismus hervorgerufen haben. Wenn das nicht möglich ist, können Roborantien (Arsen) verabreicht und am besten die Verabreichung so gestaltet werden, daß sie sowohl auf die Eltern als die Kinder suggestiv wirken.

Hier schon, aber noch deutlicher bei den im folgenden beschriebenen neuropathischen Reaktionen wird sichtbar, daß sie häufig als „*Mittel einer echt neurotischen Haltung*" verwandt werden. Vom Ende des Kleinkindesalters ab treten anfallsweise während des Essens, aber auch unabhängig von ihm, überaus heftige, kolikartige Schmerzen, sog. *Nabelkoliken,* auf, die in der Nabelgegend lokalisiert werden, mit schwerem subjektiven Krankheitsgefühl, ja mit Ohnmachtsanfällen einhergehen, aber objektiv gesehen ungefährlich sind und auf Darmspasmen zurückgeführt werden müssen. Solche Kinder bieten die üblichen Zeichen nervöser Übererregbarkeit und haben meist eine Diastase der M. recti abdominis. Die Verwechslung mit appendicitischen Schmerzen ist naheliegend, die Differentialdiagnose aber wegen des Fehlens von Fieber, Leukocytenvermehrung und einem umschriebenen Druckschmerz leicht. Die Spasmen brauchen nicht von Verstopfung begleitet zu sein. Häufig ist nun *zu beobachten, daß die Anfälle,* die zu Beginn häufig, aber ohne äußeren Anlaß auftreten, *sich mehr und mehr zur „richtigen Zeit" einstellen,* d. h. wenn die Kinder etwas erreichen oder vermeiden wollen. Das ist noch auffälliger bei dem *Erbrechen der Schulkinder,* das häufig bei Kindern auftritt, die bei freudigen Erwartungen sowohl als bei Befürchtungen Urin- und Stuhldrang und Brechneigung verspüren. Angst vor gewissen Lehrern oder Lehrgegenständen, vor einer Klassenarbeit oder der Bekanntgabe von Zensuren ruft dann Erbrechen hervor, das regelmäßig an solchen kritischen Tagen auftritt und ein Zuhausebleiben oder eine Entlassung aus dem Unterricht erzwingt, aber an guten Tagen und in den Ferien ausbleibt. *Wenn den Kindern nicht* baldmöglichst *klar wird, daß ihr Erbrechen* bei ihrer Umgebung keine Beachtung findet und *unter gar keinen Umständen Lust-, sondern nur weitere Unlustgefühle in der Form von Strafen, dem Entzug von Vergnügungen, Gesellschaften usw. zur Folge* hat, *fixieren sie die Störung* und geraten in Schulschwierigkeiten. Diese Erkenntnis — aber nicht eine rationale Aufklärung der Kinder über die Art ihres Leidens, ebensowenig Versprechungen oder Belohnungen — führt die neurotische Reaktion ad absurdum und löst sie.

In ähnlicher Weise wie die Nabelkoliken und das neuropathische Erbrechen wird gelegentlich *die Appetitlosigkeit* neuropathischer Kinder *als Waffe gegen ihre Erzieher* und *als Mittel, altersgemäßen Anforderungen zu entgehen, verwandt.* Ebenso wie man nun gegen die neuropathische Appetitlosigkeit appetitfördernde medikamentöse Mittel, am besten allerdings in möglichst suggestiver Weise, geben kann, können die Nabelkoliken mit

Antispasmoticis oder einem Heftpflasterverband auf den Nabel als Suggestiva behandelt und gegen den Brechreiz bei freudigen Erwartungen oder Befürchtungen allgemeine Beruhigungsmittel (Ca oder Br) gegeben werden. Eine Dauerwirkung kann dadurch hervorgerufen werden, daß den Kindern täglich versichert wird, wie nun diese Neigung für alle Zukunft verschwindet. *Sobald aber eine neurotische Verwendung dieser Symptome sichtbar wird, ist* ihre Beachtung und *ihre medikamentöse Behandlung prinzipiell falsch*, weil dies den neuropathischen Mechanismus dadurch unterstützen würde, daß sie den von dem Neurotiker als Hilfsmittel verwandten Symptomen eine objektive Bedeutung verl ·ihen.

Neuropathische Kinder *fixieren* häufig, wenn die Katarrhe schon vorbei sind, *Husten, Räuspern* oder *Schnüffeln* oder *Muskelbewegungen*, die ursprünglich irgendwelche bewußten Abwehrbewegungen darstellten (Tic). Ob es sich im Einzelfall um die schon im Säuglingsalter vorhandene Neigung zu Fixierungen oder um neurotische Reaktionen handelt, ist für die Behandlung wichtig, weil Störungen neurotischen Charakters am besten übersehen und die anderen suggestiv behandelt und alltäglich laut und einprägsam ihre Besserung festgestellt werden muß.

Über die Schlafschwierigkeiten der Nervösen hinausgehende schwerere Störungen treten vom Ende des Kleinkindesalters ab als *Pavor nocturnus* in Erscheinung. Die Kinder fahren mit allen Anzeichen der Angst aus dem Schlaf, schreien, reden wirr von schreckhaften Erscheinungen und sind schwer völlig zu erwecken und zu beruhigen. Bei allnächtlichem Auftreten ist an eine neurotische Haltung zu denken; meist handelt es sich darum, daß aufregende Tagesereignisse oder kurz vor dem Schlafengehen gelesene oder vorgelesene Geschichten die Übererregbaren bis in ihre Träume verfolgen. Eine genügend lange Pause zwischen Abendessen und Schlafengehen, das Verbot abendlicher Lektüre und das Ausreden immer wieder auftretender Angstvorstellungen beheben die Störung, von der *das Nachtwandeln* eine andere Modifikation darstellt, bei dem Kinder ohne Angst im Schlaf das Bett verlassen und sich im Zimmer zu schaffen machen, ohne sich später daran erinnern zu können. Über *Enuresis nocturna* siehe auch Nierenkrankheiten.

Angstvorstellungen sind bei einer anderen häufigen, *rein psychopathischen Störung beteiligt*, und zwar *beim Stottern*. Es handelt sich dabei um eine durch Erwartungsangst bedingte Hemmung und Koordinationsstörung, die alle am Sprechen beteiligten Muskeln betrifft, und die durch ein einmaliges schreckhaftes Ereignis oder durch unglückliche, angsterregende Verhältnisse in der Schule oder der Familie hervorgerufen werden kann.

Zu Beginn des Leidens muß das kindliche Selbstvertrauen durch geschicktes Lob, wie gut das Kind sprechen kann, durch Verhinderung des Hänselns durch Spielkameraden und durch Auswendiglernen und lautes Aufsagen von Gedichten, das in der Regel gelingt, gehoben werden; bei längerem Bestehen der Störung sind Milieuwechsel und spezialärztliche Behandlung notwendig.

Schwere Formen der Psychopathie können zu psychogenen Erkrankungen, sog. hysterischen Erscheinungen führen, die organischen Erkrankungen täuschend ähnlich sehen: *Lähmungen* und *Kontrakturen der Extremitäten*, die zu sekundären Atrophien führen, *Spasmen, Tremor, kataleptische Zustände, Lähmung des gesamten Sprechapparates* usw.

Vor diagnostischen Irrtümern schützen die Erkenntnis von dem äußeren Anlaß zur Erkrankung und der Nachweis, daß bei geschicktem Überrumpelungsversuch die Symptome zum mindesten für kurze Zeit verschwinden. Trennung vom bisherigen erzieherischen Milieu und psychotherapeutische Behandlung in einer geschlossenen Anstalt sind notwendig, wo den Kindern die Sinnlosigkeit ihrer Reaktionsweise und ihr Interesse an einem normalen Verhalten klargemacht werden muß.

Schließlich führt die neuropathische und psychopathische Anlage noch zu *Anfällen, die* zu *Trübungen des Bewußtseins* führen und *von motorischen Entladungen begleitet sein können.* Von der Mitte des Säuglingsalters ab, am häufigsten zwischen dem 2. und 4. Lebensjahr, kommt es bei Neuropathen zu Anfällen von Atemstillstand, Bewußtseinstrübung und Umsichschlagen, dem *„Wegbleiben" der Säuglinge und Kleinstkinder*, das durch äußere Anlässe bedingt ist, die zu Zorn- und Enttäuschungsreaktionen Anlaß geben.

Das durch eine versuchte Zwangsfütterung oder einen Klaps oder durch das Ausbleiben einer Erwartung hervorgerufene Unlustgefühl springt auf die muskuläre und vasomotorische Sphäre über und führt zu unwillkürlichen tonisch-klonischen Reaktionen der gesamten quergestreiften Muskulatur und zu Bewußtseinstrübungen, die rasch verschwinden und von hemmungslosem Schreien gefolgt sind. Sind solche Reaktionen erfolgreich, so benutzt sie das Kleinkind bei allen möglichen Situationen, ohne daß es sich um eine neurotische Reaktion zu handeln braucht. Das wäre nur der Fall, wenn solche Reaktionen trotz richtiger Erziehung während des ganzen Kleinkindesalters bestehen bleiben.

Vom 4. Lebensjahr ab treten *bei Neuropathen* gelegentlich gehäufte „Absenzen", kurze Bewußtseinstrübungen (bis zu 100 und mehr am Tag) auf, *die im Gegensatz zu den epileptischen Absenzen zu keiner Wesensveränderung führen*, ohne Spuren zu hinterlassen spontan verschwinden, und „*pyknoleptische Anfälle*" genannt werden. Die ungewöhnliche Häufigkeit solcher Absenzen bei fehlender epileptischer Belastung machen von vornherein ihren harmlosen Charakter wahrscheinlich. Sie sind brom- und luminalresistent. Außerdem *produzieren Neurotiker* in geeigneten Momenten *große Anfälle*, die den großen epileptischen Anfällen fast völlig gleichen, außer daß völlige Pupillenstarre, völliger Bewußtseinsverlust und Verletzungen beim Fall seltener sind als dort.

Im Schulalter werden, entsprechend der steigenden Differenzierung der geistigen Anlagen, über die auffallende „Eigenartigkeit" bestimmter Typen (laute Prahler, scheue Träumer und Grübler, Überängstliche, frühzeitig sexuell Interessierte) hinausgehende, *auf disharmonischen seelischen Anlagen beruhende Störungen im Verhalten beobachtet, die den Kindern selbst und ihrer Umgebung das Leben erschweren und sie in Konflikte* mit dem Elternhaus, der Schule und dem öffentlichen Gesetz *bringen*. Die Symptomenbilder sind noch nicht so bunt wie im Jugend- und Erwachsenenalter, aber *neben* den *expansiven*, durch überstarke Triebe und Affekte getriebenen, rücksichtslosen, *völlig asozialen Egoisten, Dieben, Sexualvergehern, Streunern, Feuerlegern, Lügnern* und *Schwindlern* und jedes moralischen Gefühls baren, mit der sog. „moral insanity" behafteten Typen sind auch *Trieb-* und *Affektschwache, Haltlose, Weltflüchtige, Unsaubere, Ängstliche* mit *Platzangst* und anderen *Zwangsvorstellungen* und *Kinder* mit *Dämmerzuständen* zu beobachten. Für leichtere Grade kommt Internats-, für schwerere Anstaltserziehung in Frage.

In der größten Mehrzahl ist die Psychopathie mit geistigen Ausfällen verbunden, so daß solche Menschen im ganzen für die Gemeinschaft eine Belastung sind. Demgegenüber stehen aber Persönlichkeiten, bei denen sich die Disharmonie der seelischen Anlagen mit hohen Geistesgaben paart und dadurch erst die Voraussetzung zu genialen Leistungen gegeben ist.

Krankheiten der Haut.

Von

F. Goebel.

Mit 15 Abbildungen.

Die Lehre von den Hautkrankheiten, die Dermatologie, ist ein eigenes Wissens- und Forschungsgebiet. Da sie sich immer mehr und mit immer wachsendem Erfolge von der reinen Beschreibung und anatomischen Untersuchung frei zu machen und den Beziehungen der Dermatosen zu den Vorgängen im Gesamtorganismus nachzuspüren sich bestrebt, ist es eine notwendige Folgerung, daß die Krankheiten, die durch die altersbedingten Besonderheiten der Kinderhaut ein eigenes Gepräge besitzen, in einem Lehrbuche der Kinderheilkunde abgehandelt werden. Überdies unterscheidet sich die Kinderheilkunde von allen anderen klinischen Disziplinen dadurch, daß sie sich nicht mit einzelnen Organen und Organsystemen beschäftigt, sondern mit der ganzen körperlichen und seelischen Persönlichkeit des Kindesalters. Darum muß der Arzt, der Kinder betreut, mit der gesamten Physiologie und Pathologie dieses Lebensalters vertraut sein und das Häufige und Alltägliche selbst erkennen und behandeln können.

Somit sondert sich der Stoff, der in diesem Kapitel behandelt wird, von selbst aus dem großen Gebiete der Dermatologie aus. Es wird hier nur von den Hautkrankheiten die Rede sein, die dem Kindesalter eigentümlich und mit dem Gesamtgeschehen im Organismus verflochten sind. Dazu treten die Dermatosen, die dem das Kind behandelnden Arzte tagtäglich vor Augen kommen, während in allem Übrigen auf die Lehrbücher der Dermatologie verwiesen werden muß. In vielen Fällen kann auch der erfahrene Kinderarzt die Mithilfe des Dermatologen nicht entbehren.

I. Hautkrankheiten mit vorwiegend exogener Ursache.

1. Die Intertrigo (Dermatitis intertriginosa, Wundsein).

Die Einreihung dieser Hautveränderungen in die durch vorwiegend exogene Ursachen erzeugten ist nur bedingt und mit Einschränkungen möglich. Unter genau den gleichen äußeren Einflüssen wird der eine Säugling wund und der andere nicht, je nach seiner Konstitution; daß aber unter bestimmten Verhältnissen, wie der Einwirkung durchfälliger Stühle, jeder Säugling, allerdings in ganz verschiedenem Grade, wund werden kann, zeigt das Zusammenwirken von Disposition und äußeren Faktoren. Auf die konstitutionelle Bereitschaft zur Intertrigo kommen wir später bei der Erythrodermia desquamativa und der Dermatitis seborrhoides noch zu sprechen.

Die *Intertrigo* in ihrer reinen Form, etwa bei einem Säuglinge im ersten Trimenon, beginnt mit einer entzündlichen Rötung bestimmter Hautstellen,

die entweder durch direktes gegenseitiges Berühren einer ständigen Reibung
ausgesetzt sind, oder die unter andauernder Einwirkung von saurem Stuhl,
Harn oder Erbrochenem stehen, oder an denen das von der Haut abgesonderte
Wasser nicht ungehindert verdunstet. Pflegeschäden sind also von erheblicher
Bedeutung. Demgemäß sind die besonders heimgesuchten Stellen die Gesäß-
gegend, die Analfurche, die Gesäßoberschenkelfalten, die Falten am Halse, die
Haut hinter den Ohrmuscheln und die Leistenbeugen, die Kniekehlen, auch die
Ellbeugen und Achselhöhlen. Die diffus geröteten, oft nässenden und leicht
infiltrierten Hautgebiete, deren Veränderung von kleinen Papeln und Bläschen
ihren Ausgang nimmt, die alsbald konfluieren und ihre Epidermisdecke verlieren, können allmählich oder manchmal rasch vorwärts schreiten und auf die
Nachbarschaft übergreifen, so daß größere entzündete, hochrote, nässende Hautflächen zu sehen sind. Besonders von der Analgegend nimmt eine solche Ausbreitung auf die Gesäßbacken *(Dermatitis glutaealis)*, die Innen- und Beuge-
seiten der Oberschenkel bis zu den Kniekehlen und sogar bis zu den Fußsohlen
(Verwechslung mit Lues connata) ihren Ausgang, und auch ein Übergreifen
auf die Unterbauch- und Rückenhaut ist möglich. Hier haben die Efflorescenzen
zunächst die Gestalt von teils mit der zusammenhängenden Dermatitisfläche
in Verbindung stehenden, teils isolierten pfennig- bis zweimarkstückgroßen, mit
kreisrunden, durch Konfluieren auch unregelmäßig begrenzten, roten, mit
silbrig glänzenden Schuppen bedeckten Scheiben. Wegen der klinischen und
histologischen Ähnlichkeit mit Psoriasis nennt man diese Manifestationen der
Dermatitis intertriginosa auch *Psoriasoid* oder *Dermatitis psoriasoides*; ihre
Wesensverschiedenheit von der Psoriasis ergibt sich schon aus dem Lebensalter
und der schnellen und endgültigen Heilbarkeit.

Die *Behandlung* der Intertrigo besteht in der Ausheilung eines etwa vorhandenen Durchfalls und in häufigem Trockenlegen mit reichlichem Einpudern.
Nässende Stellen werden einmal täglich mit 4% wäßriger Höllensteinlösung
bepinselt, sofort danach, um die Schwarzfärbung der Haut zu verhüten, trocken
getupft und gut eingepudert. Auch das Auftragen von Zinkpaste nach dem
Ätzen ist nützlich. Große nässende Flächen werden vorteilhaft mit Tanninbädern (20 g Acid. tannic. auf ein Säuglingsbad) behandelt. Abwaschen mit
Wasser ist zu vermeiden, die Reinigung vom Stuhl geschieht mit flüssigem
Paraffin. Das Wichtigste ist die *Prophylaxe:* häufiges Trockenlegen empfindlicher Kinder, sorgfältiges Einpudern an allen gefährdeten Stellen, Überfetten
mit Zinkpaste oder Penatencreme, Vermeiden von Gummihöschen und wasserdichten Umhüllungen.

Eine Sonderform der Dermatitis glutaealis ist die *Dermatitis papulo-vesi-
culosa.* Bei ihr tritt die Entzündung nicht flächenhaft auf, sondern in Form
von Bläschen und Knötchen in der Gesäß- und Genitalgegend. Oder die Knötchen werden zu Pusteln ganz von dem Aussehen der Vaccinepusteln = *Dermatitis vacciniformis.* Wenn diese Pusteln aufgescheuert oder zerkratzt werden,
können durch lange Zeit rundliche hellrote Exkoriationen sichtbar sein, die
schließlich narbenlos abheilen *(Dermatitis posterosiva).*

Ein der Dermatitis vacciniformis ähnliches Bild macht die sog. *Pustulosis vacciniformis
acuta.* Unter hohem Fieber entstehen mit Vorliebe im Gesicht, isoliert auch im Munde
und an anderen Hautstellen, vaccineähnliche Eiterpusteln mit einer zentralen Delle, die
konfluieren und eine teils gelbliche, teils hämorrhagische überkrustete Fläche darstellen
können. Im Ausstrich finden sich Staphylo-, seltener Streptokokken. Nach einer Frist
von bis zu 2 Wochen heilen die Pusteln ohne Narben ab.

Rein exogen bedingt sind die *parasitären Hauterkrankungen* durch Bakterien,
Pilze, Milben und Läuse.

2. Die Staphylokokkeninfektionen der Haut (Pyodermien).

Auf die Staphylokokkeninfektion reagiert die Haut des *Neugeborenen,* wie es in dem Kapitel über das Neugeborene dargestellt ist, in Gestalt des *Pemphigoids* oder seiner schwersten Form, der *Dermatitis exfoliativa Ritter.*

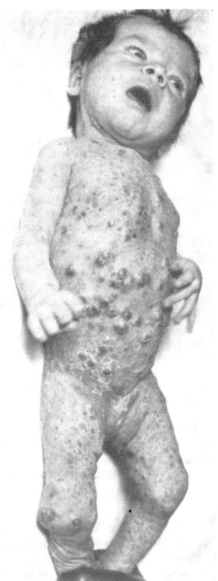

Morphologisch ähnlich, genetisch aber verschieden, da Staphylokokken keine Rolle spielen, ist die seltene *Epidermiolysis bullosa hereditaria,* bei der von Geburt an, im Laufe des ersten Lebensjahres oder später Blasen mit sterilem Inhalt besonders an den Hautstellen auftreten, die mechanischen Insulten durch Scheuern der Beine aneinander, Aufstemmen der Füße, Fingerlutschen u. dgl. ausgesetzt sind. Diese gewöhnliche und prognostisch günstige Form hat einen dominanten Erbgang, die maligne Abart, die unter dem Bild der Dermatitis exfoliativa abläuft, einen recessiven. Die *Epidermiolysis bullosa hereditaria dystrophica,* gekennzeichnet durch Hyperkeratosen an der Haut und den Nägeln, kann gleichfalls schon beim Säugling beobachtet werden.

Das Symptomenbild der Dermatitis exfoliativa kann auch bei *älteren Kindern* im Verlaufe einer *Streptokokkensepsis* sich entwickeln.

3. Multiple Hautabscesse der Säuglinge, Schweißdrüsenabscesse, Pseudofurunkel

sind die Reaktion der Haut des Säuglings auf die Staphylokokkeninfektion *nach der Neugeborenenperiode.* Echten Furunkeln, d. h. Staphylokokkeninfektionen der Haarfollikel und Talgdrüsen, begegnet man erst im späteren Kindesalter, weil in den ersten Lebensjahren die Talgdrüsen aus endokrinen Ursachen noch ohne Funktion und anatomisch unterentwickelt sind. Kleine Kinder haben höchstens eine oberflächliche Staphylodermia follicularis superficialis.

Die *multiplen Schweißdrüsenabscesse* des Säuglings treten stets mehrfach, oft in großer Zahl bis zu 100 und mehr auf; sie reichen zwar nicht so weit in die Tiefe wie die echten Furunkel, aber

Abb. 1. Multiple Schweißdrüsenabscesse. (Düsseldorfer Kinderklinik.)

sie können sich zu weitgreifenden Phlegmonen entwickeln. Gesunde Säuglinge erkranken nur gelegentlich an einzelnen Abscessen des Hinterkopfes; die multiplen Hautabscesse sind also fast immer der Ausdruck eines Darniederliegens der natürlichen Abwehrkräfte, zumeist infolge von Ernährungsstörungen. Sie beginnen als kleine bis erbsengroße Infiltrate, die sich dann zu hasel- und walnußgroßen, weichen, fluktuierenden

Abscessen entwickeln. Wenn sie sich spontan öffnen und der Eiter mit den Staphylokokken die Umgebung verschmiert, werden immer neue Schweiß-drüsen infiziert.

Man pflegt zwei klinische Formen der multiplen Hautabscesse zu unter-scheiden:

1. den Typus, bei dem sie sich auf den Hinterkopf, den Nacken und Rücken beschränken, wo die Haut durch die Rückenlage mechanisch belastet ist, stark schwitzt und die Erreger in die Schweißporen einmassiert werden;

2. den Typus, bei dem die Abscesse am ganzen Körper sitzen, also auch an Brust, Bauch und Gliedmaßen, oft in ungeheuerer Zahl. Betroffen sind nur schwer dystrophische Säuglinge.

Die *Therapie* ist ebenso langwierig und mühselig für den Arzt wie schmerz-haft für die Kinder, wenn man auch immer wieder mit Erstaunen sieht, wie wenig diese Säuglinge durch das Eröffnen oft vieler Abscesse in einer Sitzung ohne Narkose mitgenommen werden. Um die Neuinfektion der benachbarten Hautstellen zu verhüten, bedeckt man die Umgebung der zu eröffnenden Ab-scesse mit Vaseline und entfernt sofort sorgsam den austretenden Eiter mit in $1^0/_{00}$ Sublimat oder einem anderen Desinfizienz getränkten Tupfern. Die beste Methode, weil sie jeden Blutverlust verhütet, ist die Eröffnung mit dem Thermo-kauter. Hat man ihn nicht zur Verfügung, schneidet man die Abscesse im Sublimatbad ($1^0/_{000}$) auf; das sich an der Wunde bildende Quecksilberalbuminat stillt die Blutung, und das Sublimat hemmt die Entwicklung der die übrige Haut berührenden Staphylokokken. Große Phlegmonen müssen breit, am besten mit Gegenincisionen, eröffnet und mit einem Gaze- oder besser Gummistreifen leicht tamponiert werden. Nach dem Sublimatbade pudert man den ganzen Körper mit einem formalinhaltigen Puder (Fußpuder) ein oder bedeckt ihn mit 1% Rivanolschüttelmixtur. Bei schweren Fällen ist auch die Lagerung auf Kleie zu empfehlen. Durch Röntgenbestrahlungen kann man oft die Phlegmonen-bildung verhindern oder wenigstens begrenzen. Ebenso wichtig wie die örtliche ist die Allgemeinbehandlung; die Ernährungsstörung muß mit Frauenmilch beseitigt, eine eventuelle Rachitis geheilt werden. Oft kommt nicht nur die lokalisierte sondern auch die generalisierte Form in wenigen Tagen zur Ab-heilung durch Penicillin, intramuskulär dem Schema gemäß; Sulfonamide leisten nicht Gleichwertiges. Die Vaccinebehandlung auch mit Autovaccinen enttäuscht zumeist. Mit der Besserung des Allgemeinzustandes sieht man, wie mehr und mehr die Entzündung nicht über das Infiltrat hinaus sich ent-wickelt und die eitrige Einschmelzung ausbleibt.

4. Impetigo contagiosa.

Auf die gleiche Infektion reagiert die Haut des Neugeborenen mit dem Pemphigoid, die des älteren Säuglings und Kindes mit der Impetigo contagiosa. Die impetiginöse Grundefflorescenz ist ein Eiterbläschen mit einem schmalen Entzündungshofe. Die Blase platzt alsbald auf, und es entwickelt sich eine bern-stein- bis honiggelbe, durch Blutaustritt bräunlich oder schwärzlich verfärbte Borke, nach deren Entfernung eine gerötete glatte, nässende Fläche zum Vor-schein kommt, die, im Gegensatz zum Pemphigoid, sogleich wieder Serum absondert, das erneut zur Borke eintrocknet.

Der Hauptsitz der Impetigo ist das Gesicht. Die kleineren oder größeren unregelmäßig und nicht wie beim Pemphigoid kreisrund oder oval begrenzten Efflorescenzen stehen meist dicht benachbart, konfluieren oft miteinander und bedecken dann große Flächen, im Gesichte kranzförmig um Mund und Nase

herum. Am behaarten Kopfe bilden sie oft einen mit den Haaren fest ver-
backenen Krustenpanzer. Durch Aufkratzen der ersten Eruptionen können die
Eitererreger verschleppt werden und überall am Körper, wo die Hand hin-
gelangt, an Händen, Beinen und Rumpf neue Impetigo erzeugen. Einen besonders guten Nährboden bietet das Ekzem; über impetiginisierte Ekzeme siehe
unten. Die Abheilung erfolgt ohne Narbenbildung; nicht selten bleibt durch
längere Zeit, mehrere Monate lang, eine Pigmentierung zurück.

Die Impetigo contagiosa beschränkt sich im allgemeinen auf die Haut;
als beinahe einzige innere Komplikation ist die *hämorrhagische Nephritis* zu
erwähnen, die oft so schleichend
beginnt, daß sie erst durch eine
Urinuntersuchung entdeckt wird,
die bei und nach Impetigo nie
versäumt werden darf. In anderen Fällen verläuft sie stürmisch und beherrscht mit Ödemen sofort das ganze Krankheitsbild.

Während das Pemphigoid fast
gesetzmäßig durch Staphylokokken erzeugt wird, geht die
Impetigo in einem Teile der Fälle
auf eine Infektion mit Streptokokken zurück. Bei der Strepto-
kokkenimpetigo sind die Krusten
dick, gelbbraun, oft blutig gefärbt, bei der Staphylokokken-
impetigo dünner, firnisartig und
durchsichtig.

Die Impetigo contagiosa ist
äußerst ansteckend; sie verbreitet sich nicht nur von der
Primäreffflorescenz über den ganzen Körper, sondern sie tritt wie

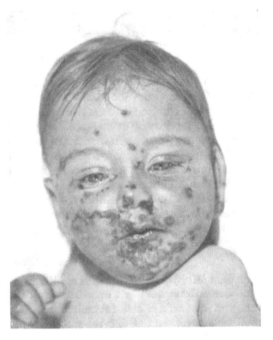

Abb. 2. Impetigo contagiosa. (Kieler Univ.-Kinderklinik.) (K)

eine Epidemie in der Familie, im Kindergarten und in der Schule auf.

Die *Behandlung* ist einfach und dankbar. Größere Krusten werden zuerst
mit 2% Salicylvaseline aufgeweicht und entfernt, die nässenden Stellen werden
dann mit 5—10% weißer Quecksilberpräzipitatsalbe oder mit 1% Rivanol-
zinkpaste oder 5% Sulfathiazol- (Eleudron, Cibazol) Salbe verbunden. Kleine
Einzelefflorescenzen kann man auch sofort mit Präcipitatsalbe, Rivanolzink-
paste, 1% Rivanolschüttelmixtur bzw. 5% Sulfathiazolschüttelmixtur verbinden oder mit Präcipitatpflaster überkleben. Der letzten Ausheilung dient
Zinkpaste. Auf diese Art ist die ausgedehnteste und schwerste Impetigo im
Laufe einer Woche zu heilen.

Eine seltene Sonderform der Impetigo contagiosa ist das *gemeine Ecthyma*
(Ecthyma gangraenosum), das tief in die Haut eindringt. Man findet es ausschließlich bei schwer ernährungsgestörten dystrophischen Säuglingen und
kachektischen größeren Kindern und nur ganz ausnahmsweise bei noch gutem
Allgemeinbefinden etwa bei zerkratzter Scabies.

Beim Ecthyma kommt es außer dem primären Bläschen zu einer Infiltration
der Cutis mit nachfolgender Nekrose oder zumindest Substanzverlust, der ziemlich oberflächlich bleiben kann und von einer schmalen geröteten Zone begrenzt

ist. Zuweilen sieht das meist etwa markstückgroße Geschwür wie mit dem Locheisen ausgestanzt aus. Sekundäre Lymphgefäß- und Lymphdrüsenschwellungen sind selten, häufiger werden begleitende regionäre indolente Lymphdrüsenschwellungen beobachtet.

Die *Behandlung* ist dieselbe wie die der Impetigo contagiosa; auf die Hebung des Allgemeinzustandes ist entscheidendes Gewicht zu legen. Das Ekthyma hinterläßt Narben.

5. Erysipel.

Das Erysipel des Kindes nach dem Säuglingsalter ist gutartig und verläuft wie beim Erwachsenen. Das Erysipel des Neugeborenen ist dort besprochen. Das Heilmittel der Wahl sind Sulfonamide, notfalls Penicillin.

6. Mykosen.

Die Fadenpilzerkrankungen treten meist in lokalisierten Herden auf und sind in der Regel auf die Hornschicht und ihre Anhangsgebilde (Haare, Nägel) beschränkt. Nur ausnahmsweise werden die Cutis oder durch Eindringen der Pilze oder ihrer Stoffwechselprodukte in die Blutbahn der Gesamtorganismus bzw. entfernt gelegene Hautbezirke in Mitleidenschaft gezogen.

Der *mikroskopische Nachweis* der Pilzelemente geschieht am leichtesten in Hautschuppen, Haaren und Nägeln in ungefärbten auf Objektträger aufgebrachten Zupfpräparaten, denen zur Aufhellung bzw. zur Auflösung der Hornhautsubstanz 10—20% Kalilauge zugesetzt wird. Nach Erwärmen über der Flamme bis zu leichter Dampfbildung erfolgt die mikroskopische Untersuchung mit starkem Trockensystem und enger Blende ohne Kondensator.

a) Die Mikrosporie

mit dem Mikrosporon Audouini als Erreger findet sich nur bei Kindern im Spiel- und Schulalter; mit der Pubertät verschwindet sie und kommt bei Erwachsenen nie vor. Sie äußert sich in kreisrunden oder ovalen, wechselnd großen, tonsurähnlichen Flecken auf der behaarten Kopfhaut. Die Haare sind kurz oberhalb der Follikelmündung abgebrochen und erscheinen als kurze, wie mit grauweißem Puder bestreute Stümpfe, die sich schmerzlos ausziehen lassen. Die Haut zwischen den einzelnen Haaren ist von feinen Schuppen bedeckt. Zeichen einer reaktiven Entzündung fehlen. Das Wesen der Erkrankung besteht in einer Pilzinfektion der Haare, die in ihrem Inneren von Mycel durchwuchert werden. Einzelne Fäden gelangen nach außen und bilden auf den Haaren reichliche Sporen. Überdies treten sie in einem dichten Maschenwerke mit den Nachbarmycelen in Verbindung. Bei der mikroskopischen Untersuchung der Haare, die durch den dicken Sporen- und Mycelbelag grauweiß aussehen, gewinnt man den Eindruck „eines mit einer klebenden Masse bestrichenen und in feinem Sande gerollten Glasstabes". Durch Eindringen der Pilze in tiefere Schichten können auch auf der unbehaarten Haut, am Nacken, Rücken oder an anderen Körperstellen, Tochterherde mit leicht erhabenen, rosaroten, girlandenartigen Figuren entstehen. Bei der Verschleppung auf dem Blutwege bildet sich in seltenen Fällen ein lichenoider Ausschlag besonders am Rumpfe aus.

Die Mikrosporie ist außerordentlich ansteckend und kann in Schulen, Kindergärten oder Heimen kleine Epidemien veranlassen. Daher müssen die Kranken bis zur völligen Ausheilung streng isoliert werden.

Die *Behandlung* ist Sache des Dermatologen. Durch Röntgenbestrahlung wird der ganze Kopf epiliert und pilztötende Mittel werden aufgetragen.

b) Die Trichophytie

wird durch Trichophytonpilze (mit zahlreichen Varietäten einer großen Gruppe) hervorgerufen; häufiger als die Mikrosporie befällt sie auch unbehaarte Körperstellen. Sie unterscheidet sich neben anderen klinischen Merkmalen von der Mikrosporie durch ihre Neigung zur Ausbreitung in die Tiefe, in die Cutis und Subcutis. Trichophytieinfektionen der Haut bewirken eine vorübergehende spezifische Umstimmung des Körpers, eine Allergie, ähnlich der bei der Tuberkelbacilleninfektion und können daher durch percutane oder intracutane Hautproben mit Pilzextrakten (Trichophytin) analog den Tuberkulinreaktionen nachgewiesen werden.

Man unterscheidet eine *oberflächliche* und eine *tiefe Form* der Trichophytie. Die oberflächliche epidermale Form ist charakterisiert durch unregelmäßig gestaltete, ziemlich scharf begrenzte Flecke, die mit weißlichen Schuppen bedeckt sind und reichlich Pilze enthalten. Auf der behaarten Kopfhaut treten die Herde als haarlose mit feinen Schuppen bedeckte runde oder ovale Scheiben auf, die meist kleiner sind als bei Mikrosporie und im Gegensatze zu ihr zwischen den Stümpfen erkrankter Haare auch völlig gesunde Haarbüschel aufweisen. Bei einer stärkeren Mitbeteiligung der Cutis heben sich

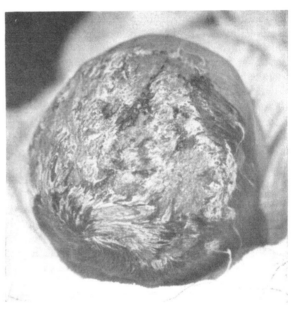

Abb. 3. Trichophytie der Kopfhaut. (Kieler Univ.-Kinderklinik.) (K)

die stärker geröteten Krankheitsherde deutlich aus der gesunden Umgebung hervor und zeigen an ihrem Rande einen Bläschensaum, während die Mitte zunächst noch einen feinen Schuppenbelag trägt. Im weiteren Verlaufe zeigt die Mitte Neigung zur Abheilung, während der girlandenförmige Rand sich weiter in die gesunde Umgebung vorschiebt. Wenn dann die Erkrankung in der bereits abgeheilten Mitte erneut rezidiviert, entstehen umeinander geschichtete, konzentrische, ringförmige Efflorescenzen. Diese Form der Trichophytie nennt man auf dem behaarten Kopfe *Herpes tonsurans*, auf der unbehaarten Haut *Herpes circinatus.*

Wenn die Pilze in das perifollikuläre Gewebe eindringen, dann erzeugen sie eine starke Reaktion mit Hyperämie, Ödem, reichlicher Eiterbildung und Granulationsbildung. Dieser schwerste Grad der lokalisierten *tiefen Trichophytie*, das sog. *Kerion Celsi* wird besonders auf dem behaarten Kopfe im Verlaufe eines Herpes tonsurans beobachtet: plateauartige, runde oder ovale, ziemlich scharf gegen die Umgebung abgesetzte, mit Borken bedeckte, gerötete Erhebungen mit zahlreichen den Follikelöffnungen entsprechenden Eiterpunkten, aus denen auf Druck reichlich Eiter hervorquillt. Keine regionären Drüsenschwellungen.

Bei der seltenen *Nageltrichophytie* ist die Nageloberfläche uneben, rissig, etwas verdickt und von weißlich grauer Farbe.

Wie bei der Mikrosporie (und bei der Tuberkulose — Lichen scrophulosorum) kommt es in seltenen Fällen auch bei der Trichophytie zu einem lichenartigen allgemeinen Ausschlage, dem *Lichen trichophyticus.*

Die *Behandlung* der Trichophytie besteht an dem behaarten Kopfe wie die der Mikrosporie in Röntgenepilierung und Jodpinselung, an haarlosen Stellen nur in Pinselung mit verdünnter Jodtinktur (Tinct. jod. 5,0, Spirit. ad 20,0, 3mal wöchentlich).

c) Bei dem Favus = Erbgrind

finden sich auf dem behaarten Kopfe teils einzelne, teils in zusammenhängenden Verbänden gelblich gefärbte Scheibchen (Skutula) an den Follikelmündungen um die Haare herum, bestehend aus stark gewucherten Pilzelementen (Achorion Schönleinii). Die gelbliche Farbe verliert sich allmählich, kann aber durch Betupfen mit Alkohol oder Chloroform leicht wieder hervorgerufen werden. Kennzeichnend ist der unangenehme „Mäusegeruch". Im weiteren Verlaufe kommt es zu einer völligen Verödung der Haarpapillen und der Follikelumgebung. Solche kranke, haarlose, eigentümlich glatte, weiße und glänzende Bezirke wechseln mit gesunden behaarten Stellen ab und verleihen der Kopfhaut ein eigentümliches Aussehen.

Die *Behandlung* ist dieselbe wie bei Mikrosporie.

7. Zoonosen.

Unter **Pediculosis** versteht man die Veränderungen der Haut durch die Kopflaus = Pediculus capitis. Sie entstehen durch den Biß der nahrungssuchenden Läuse und durch das Kratzen und haben einen impetiginösen und ekzemartigen Charakter. Man sieht blutige Erosionen, Excoriationen und mehr oder weniger ausgedehnte entzündete, oft impetiginöse, borkig belegte Flächen mit dem Lieblingssitze unten am Hinterkopfe. Oft setzt sich diese fälschlich Läuseekzem (auch Kratzekzem) genannte Dermatose in Form eines schmalen Streifens zwischen den Schulterblättern nach abwärts fort. Die Haare sind nicht selten büschelförmig aneinander und zum Teil auch mit den krustösen Hautauflagerungen verklebt (Weichselzopf). Bei der genauen Untersuchung sieht man die lebenden Läuse oder doch wenigstens die an den Haaren festhaftenden Nissen.

Behandlung. Wenn man nicht das Kopfhaar abscheren oder abrasieren kann, macht man nach einer gründlichen Waschung mit einem läusetötenden Mittel, am billigsten aber feuergefährlich Petroleum oder Brennspiritus, etwas wirksamer und teurer Kuprex, über Nacht eine dichtschließende Kopfhaube über das von dem Mittel nasse Haar. Um auch die Nissen zu töten und zu entfernen, wird danach an mehreren Tagen das Haar gut mit Essig, der das Chitin löst, gewaschen und mit dem Staubkamme durchgekämmt. Dabei werden gleichzeitig die aufgeweichten Borken beseitigt, und die wunde Haut heilt schnell unter Zinköl oder -paste. Als ebenso wirksam wie bequem zu handhaben hat sich in den letzten Jahren das DDT erwiesen, das gründlich in die Haare eingestäubt wird und unter einer Windelhaube in 24 Stunden Läuse und Nissen abtötet.

Die **Scabies (Krätze)** hat als Erreger eine Milbe, die Sarcoptes hominis = Acarus scabiei. Die Krätzemilbe bohrt horizontal zur Oberfläche dicht unter der Hornschicht Gänge, an deren Ende sie sich aufhält und ihre Eier ablegt. Die Übertragung geschieht durch enge körperliche Berührung, Zusammenliegen im Bette oder Gehen Hand in Hand, aber nur selten durch Bettzeug, Wäsche und

Kleider. So ist es verständlich, daß alle Glieder einer Familie befallen sein können und Kinder Erwachsene anstecken und umgekehrt. Die hervorstechendsten Symptome der Krätze sind starkes Jucken und Kratzeffekte, die mit blutigen Borken bedeckt und durch Eitererreger superinfiziert sein können. Meist gelingt es, wenn die befallenen Stellen nicht zu sehr durch Kratzeffekte und Pyodermien verändert sind, die pathognomonischen Milbengänge mit einem dunklen, der Milbe entsprechenden Pünktchen am Kopfende und einem Bläschen am Schwanzende aufzufinden und die Milbe herauszuholen, indem man den Gang mit einer Stecknadel der Länge nach aufschlitzt, so daß die Milbe an der Nadelspitze haftet. Ein Blick durch das Mikroskop bei schwacher Vergrößerung sichert die Diagnose. Am ehesten findet man bei Kindern die Milbengänge an den Händen und Füßen, und zwar auf der Innenfläche der Handwurzel, an den

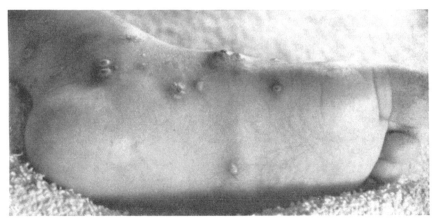

Abb. 4. Scabies. (Kieler Univ.-Kinderklinik.) (K)

Seitenflächen der Finger und am Fußrücken, nicht selten aber auch an anderen Körperstellen, gelegentlich sogar im Gesicht.

Die *Behandlung* geschieht mit sicherem Erfolge durch das die Wäsche wenig verschmutzende Schwefelpräparat Mitigal *(Bayer)*. Am 1. Tage wird nach einem gründlichen Reinigungsbade der *ganze* Körper, nicht nur an den sichtbar veränderten Hautstellen, besonders an Händen und Füßen, mit der Salbe sorgfältig eingeschmiert. Am 2. und 3. Tage wird ohne Bad die Einschmierung wiederholt, das Kind in die Wäsche des Vortages gekleidet, und am 4. Tage folgt auf ein Reinigungsbad die Einkleidung in frische Wäsche. Nicht ganz so angenehm und zuverlässig sind die Benzoesäure- und Benzylester, z. B. das Scabin. Als Schnellbehandlung, wenn die Haut nicht zerkratzt und dadurch schmerzempfindlich ist, hat sich in der Düsseldorfer Hautklinik und bei uns bewährt das Aufpinseln einer 60%igen Lösung von Natr. thiosulfuricum, gleich nach dem Abtrocknen an der Luft wird mit 6%iger Salzsäure nachgepinselt. Der Erfolg tritt schon nach einmaliger Prozedur auf, noch sicherer, wenn sie nach 24 Stunden wiederholt wird. Nach jeder Scabieskur muß das Bett neu überzogen und die alte Wäsche ausgekocht werden, und selbstverständlich sind alle irgend verdächtigen Glieder des Hausstandes gleichzeitig zu behandeln. Die Kratzeffekte und Pyodermien heilen nach der Abtötung der Milben und ihrer Eier unter Zinköl und -paste schnell ab.

Eine infektiöse Dermatose mit noch unbekanntem Erreger ist das

Molluscum contagiosum. Es ist hauptsächlich im Gesichte lokalisiert und besteht aus stecknadelkopf- bis hanfkorngroßen, weißlichen, wachsartig glänzenden, derben Knötchen mit leicht eingedellter Mitte. Drückt man stark an beiden Seiten der Knötchen, dann spritzt ein weißlicher Pfropf heraus, der aus den sog. Molluskumkörperchen besteht, die ein Reaktionsprodukt der Erreger sind. Die *Behandlung* besteht darin, daß man die so aufgedrückten Knötchen mit Jodtinktur überpinselt.

8. Tuberkulose der Haut.

Die klein- und großpapulösen Tuberkulide (Skrophuloderma), der Lichen scrophulosorum, der Lupus, das Erythema nodosum und die Veränderungen der Gesichtshaut bei Skrofulose sind im Abschnitt „Tuberkulose" besprochen.

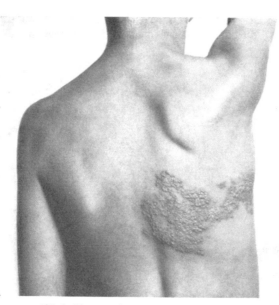

Abb. 5. Herpes zoster. (Düsseldorfer Kinderklinik.)

9. Herpes zoster

des Kindes unterscheidet sich nicht von dem des Erwachsenen. Über seine Beziehungen zu den Varicellen s. dort. Über den Herpes zoster sind also die Lehrbücher der Inneren Medizin einzusehen. Dasselbe gilt vom

10. Herpes febrilis,

der in diesem Buche z. B. bei der Pneumonie und der Meningitis epidemica erwähnt ist.

11. Perniones = Frostbeulen

sind rote oder blaurote Anschwellungen besonders an den Händen und Füßen im Gefolge von Kälteeinwirkungen und zumeist bei Kindern und Personen anzutreffen, die an Hand- und Fußschweißen leiden. Wesentlich ist also die persönliche Disposition; solche Individuen sind immer Vasomotoriker und sie können auch Gefäßspasmen aufweisen. (Die Raynaudsche Krankheit ist unten gestreift.) Frostbeulen sind durch ihr Jucken und Brennen lästig und quälend, und nicht allzu selten verschlimmern sie sich zu schwer heilenden, schmerzhaften Ulcerationen. Die *Behandlung* bessert die Blutzufuhr und erzeugt eine Hyperämie durch 2malige Hand- bzw. Fußbäder täglich von je 1—2 Stunden Dauer, denen ein Kaffeelöffel Alaun oder Acid. tannic. zugesetzt ist. Noch nützlicher sind in vielen Fällen Wechselbäder, 5—10 Min. in heißem und einige Sekunden in kaltem Wasser mit mehrmaliger Wiederholung dieses Turnus in einer Sitzung. Weitere Maßnahmen sind Bestrahlungen mit der Solluxlampe oder der Höhensonne, Einreibungen von Campherspiritus und Aufpinseln von Jodtinktur. Nachts mache man Verbände mit 20%iger Ichthyolsalbe, 10%iger Perubalsamoder der fertigen Pernioninsalbe. Ulcerationen werden mit 3—5%iger Höllensteinsalbe verbunden und von Zeit zu Zeit mit 5—10%iger Höllensteinlösung geätzt. Innerlich scheint manchmal Priscol, 3mal $^1/_2$—1 Tablette nützlich zu sein.

Über **Verbrennungen = Combustiones** sind die Lehrbücher der Chirurgie einzusehen, über das

Erythema solare = Sonnenbrand und sonstige Lichtschädigungen die der Hautkrankheiten oder, wenn sie die Augenbindehaut betreffen, die der Augenheilkunde.

II. Hautkrankheiten mit vorwiegend endogener Ursache.

Bis vor gut 16 Jahren hat man die konstitutionell bedingten Dermatosen des Säuglings als Äußerungen der exsudativen Diathese — s. das Kapitel „Vererbung und Konstitution" — allesamt unter den Begriff des Ekzems zusammengefaßt. Wir wissen jetzt, daß es sich um zwei wesensverschiedene Grundformen auf dem gemeinsamen Boden der exsudativen Diathese handelt, die allerdings ineinander übergehen und miteinander vermengt sein können, die *Dermatitis seborrhoides* und das *Säuglingsekzem*. Die folgende Übersicht, die nach WORRINGER dem Buche von GLANZMANN „Einführung in die Kinderheilkunde 1939" entnommen ist, zeigt in klarer Weise, daß eine Abtrennung möglich und notwendig ist:

	Ekzem	Dermatitis seborrhoides
Beginn	Nach 3. Monat, meist 5. bis 6. Monat	In den ersten 3 Monaten
Sitz der ersten Lokalisation	Wangengegend	Behaarter Kopf, Gneis, Gesäßgegend, Intertrigo
Charakteristische Morphe	Feine Bläschen, Nässen, Status punctosus	Fettige Krusten auf dem behaarten Kopfe, rundliche rötliche Herde mit trockener Schuppung am Rumpfe. Psoriasioid
Typische Lokalisation	Wangengegend, vorwiegend Kopfekzem	Behaarter Kopf, Augenbrauen, Körperfalten
Verteilung am Rumpfe und an den Gliedern	Außenseite der Arme und Hüften, Vorderfläche des Thorax, Handgelenke, Handrücken	Gesäß, Hinterseite der Hüften, Unterschenkel, Rücken, untere Partie des Bauches, alle Falten
Jucken	Sehr ausgesprochen	Gering
Dauer	Sehr lange, 1—2 Jahre	Einige Wochen
Spätmanifestationen	Infantiles Asthma, alimentäre Allergie, Neurodermitis in den Gelenkbeugen	Im allgemeinen vollständige und endgültige Heilung, selten Dermatitis seborrhoides im späteren Kindesalter
Trophallergie (Eiklarreaktion)	Positiv	In der Regel negativ
Eosinophilie im Blute	In der Regel vorhanden	Nur ausnahmsweise
Heredität	Sehr wichtig	Zweifelhaft

1. Dermatitis seborrhoides.

Die Dermatitis seborrhoides ist eine Hautkrankheit der ersten 3 Lebensmonate. Sie hat enge Beziehungen zu der Intertrigo; da aber nicht jede Intertrigo zu der Dermatitis seborrhoides gehört, sondern viele Fälle exogen durch saure Stühle und schlechte Pflege bedingt sind, wurde die Intertrigo für sich unter den Dermatosen mit vorwiegend exogener Ursache besprochen.

Die ersten Erscheinungen der Dermatitis seborrhoides zeigen sich zumeist auf dem behaarten Kopfe und an anderen behaarten Stellen, also den Augenbrauen und -wimpern. Es bilden sich fettige Krusten, nach deren Entfernung

eine gerötete und entzündete Kopfhaut freiliegt, also eine Dermatitis. Der alte
Ausdruck dafür ist der „*Gneis*". Weiter gehört zur Dermatitis seborrhoides
eine Intertrigo, nicht nur in der Gesäßgegend, sondern auch in allen Körper-
falten. Die Haut ist gerötet (Erythrodermie) und an manchen Stellen, wie hinter
den Ohren, kann sie zu Rhagaden einreißen. Am Rumpfe, besonders am unteren
Rücken und am Unterbauch, können rötliche Herde aufschießen mit einer
trockenen Schuppung, das sog. Psoriasioid, von dem auch schon im Abschnitte

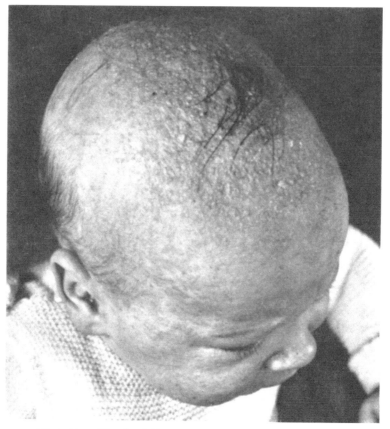

Abb. 6. Dermatitis seborrhoides capitis. (Kieler Univ.-Kinderklinik.) (P)

„Intertrigo" die Rede war. Außen an diesen Herden erkennt man die Elementarmorphe, eine trockene, leicht schuppende Papel.

Die Dermatitis seborrhoides macht kaum einen Juckreiz, man vermißt
also Kratzeffekte, und das Allgemeinbefinden der Säuglinge ist nicht durch
Unruhe und den Drang zum Kratzen und Scheuern gestört. Die Eiklarreaktion — s. unter Ekzem — fällt in $^4/_5$ der Fälle von Dermatitis seborrhoides
negativ aus.

Der Dermatitis seborrhoides kommt eine starke Neigung zur Anämie zu;
eine Bluteosinophilie besteht in den wenigsten Fällen; etwa die Hälfte dieser
Kinder hat hartnäckige Durchfälle.

Im allgemeinen heilt die Dermatitis seborrhoides vollständig und auch endgültig unter geeigneter Behandlung innerhalb einiger Wochen aus. Hartnäckigere
Formen, die nach einer Zeit der Latenz in die Dermatitis seborrhoides des

späteren Kindesalters überleiten, sind nicht häufig. Es kann sich im Verlaufe auf eine Dermatitis seborrhoides ein Ekzem aufpfropfen = *Dermatitis seborrhoides eczematisata*, aber auch in diesen Fällen kann man an den erythematös intertriginösen Herden in den Gelenkbeugen und Hautfalten, an den Rhagaden hinter den Ohren und an der Schuppenbildung an Augenbrauen und -lidern den Anteil der Dermatitis seborrhoides immer wieder erkennen. Eine solche Ekzematisierung betrifft, da das Ekzem erst nach dem 1. Trimenon beginnt, die hartnäckigen Formen der Dermatitis seborrhoides und bei ihnen sind Superinfektionen mit Eitererregern nicht selten, so daß die ursprünglich trocken schuppenden Herde nässend und mit einer borkigen Kruste überdeckt werden.

Wenn auch für die Entstehung einer Dermatitis seborrhoides, da unter genau denselben äußeren Bedingungen nur eine kleine Minderzahl von Kindern erkrankt, konstitutionelle Faktoren mit im Spiele sein müssen, besonders bei den hartnäckigen Formen, so sind dennoch bis heute hereditäre Einflüsse nicht sicher nachgewiesen worden.

Was die *Pathogenese* der Dermatitis seborrhoides angeht, so machen tierexperimentelle Forschungen einen Nährschaden der Haut wahrscheinlich. Eine infektiöse Ätiologie mit der experimentellen Übertragung auf Gesunde durch Windeln an Dermatitis seborrhoides erkrankter Säuglinge ist beschrieben aber meines Wissens nicht bestätigt worden. Eine auffällige Zunahme ist in der letzten Zeit in verschiedenen Ländern festgestellt worden.

Zur Behandlung empfiehlt sich (s. Abschnitt 2) eine Zwiemilch mit Buttermilch. Steht Frauenmilch nicht zur Verfügung, gibt man nur Buttermilch oder abgerahmte Säurevollmilch mit 2% Mondamin und 5—8% Zucker. Leberpräparate, der reichliche Genuß von Leber durch die stillende Mutter und Methionin scheinen zu nützen, die Behandlung mit Vitaminen (A, B_2, E, H, P) hat keine überzeugenden Erfolge. Die örtliche Behandlung hat die Schuppen und Krusten mit 2% Salicylvaseline oder mit einer 2%igen Schwefelsalbe mit Sulfur praecipitatum abzuweichen. Die Abheilung der entzündeten Haut gelingt schnell unter Zinköl (Zinc. oxyd., Ol. olivarum āā), Zinkpaste, Fissanpaste oder Lebertransalbe.

Die schwerste Form der Dermatitis seborrhoides ist die

2. Erythrodermia desquamativa (Leiner).

Das Krankheitsbild entwickelt sich entweder allmählich durch Konfluieren von partiellen Bezirken von Dermatitis seborrhoides oder schlagartig rasch, vom einen Tage zum anderen. Diesem explosiven Auftreten läuft neben einigen schon länger bestehenden intertriginösen und seborrhoiden Herden oft ein akutes follikuläres, lichenoides, an Schweißfrieseln erinnerndes Exanthem voraus, das alle bisher gesund gebliebenen Hautstellen befällt und dann schnell, manchmal schon nach einigen Stunden, in eine flächenhaft schuppende Rötung übergeht. Befallen sind nur und ausnahmslos Kinder der ersten drei Lebensmonate. Vorwiegend erkranken Brustkinder, und oft haben die Kinder Durchfälle; das Gedeihen hat schon vorher zu wünschen übrig gelassen.

Mit der Zeit, zumal wenn die Dyspepsie fortbesteht, entwickelt sich eine zunehmende Dystrophie. Die Erythrodermia desquamativa äußert sich in einer groß- oder kleinlamellösen trockenen Schuppung der sehr stark geröteten Haut. An dem Kopf, der Stirn, den Augenbrauen und den seitlichen Gesichtspartien pflegen die zusammenhängenden, nur stellenweise durch unregelmäßige Risse unterbrochenen Schuppen, falls sie nicht entfernt werden, die Gestalt einer dicken graugelben Haube anzunehmen. Anämie, Leukocytose mit Myelocyten und Myeloblasten, Ödem- und Blutungsbereitschaft, Neigung zu Kollaps, zu Gewichtsstürzen und toxischen Symptomen, sowie bei besonders schwerer Dystrophie auch Keratomalacie und eine auffallend starke Hypertonie können in Begleitung der Erythrodermie gleichsam als Zeichen einer ausgedehnten allgemeinen Stoffwechselstörung angetroffen werden. Je schwerer diese Allgemeinsymptome sind, desto schlechter ist die Prognose. Die Kinder sterben dann entweder an einer Kachexie durch die Ernährungsstörung oder an sekundären Eiterinfektionen der kranken Haut oder an Sepsis oder Pneumonie.

Die *Behandlung* ist die gleiche wie bei Dermatitis seborrhoides. Die Kinder dürfen nicht ganz an der Brust ernährt werden, sondern zu $^1/_3$ mit Buttermilch oder entrahmter saurer Vollmilch, C-Vitamin ist zuzufügen; Durchfälle werden nach den gültigen Regeln bekämpft. Die Krusten und Borken werden mit 2%iger Salicylvaseline aufgeweicht und entfernt, nässende entzündete Hautflächen durch Pinseln mit 4%iger Höllensteinlösung oder in Tanninbädern getrocknet, und die Abheilung erfolgt unter Zinköl oder ähnlichen Salben, wie sie bei der Dermatitis seborrhoides aufgezählt wurden. Bei Anämien sind Bluttransfusionen indiziert, bei eitrigen Komplikationen Penicillin intramuskulär.

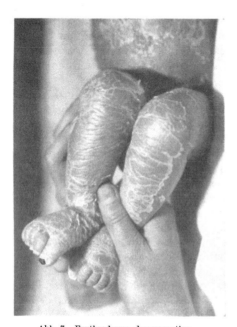

Abb. 7. Erythroderma desquamativa. (Gießener Univ.-Kinderklinik.)

3. Psoriasis (Schuppenflechte).

Viel deutlicher als bei der Psoriasis des Erwachsenen drängt sich bei der des Kindes die Ähnlichkeit mit den seborrhoid-desquamativen Erkrankungen auf. Die Differentialdiagnose ist oft nur aus dem Verlauf zu stellen und aus dem Lebensalter, denn die echte Psoriasis tritt kaum vor dem 6. Lebensjahre auf. Chronischer rezidivierender Verlauf, Unwirksamkeit der therapeutischen Maßnahmen und vielleicht auch der Nachweis eines familiären Vorkommens sprechen für die echte Psoriasis.

Alles Nähere ist den dermatologischen Lehrbüchern zu entnehmen.

III. Erkrankungen der Haut auf allergischer Grundlage.

1. Das Säuglingsekzem (Eczema infantum).

Die Bezeichnung mancher Dermatologen nach dem Vorschlag von ROST als *frühexsudatives Ekzematoid* ist, da verschiedene Eigenschaften, namentlich des Kohlenhydratstoffwechsels nicht mit dem echten Ekzem des späteren Alters übereinstimmen, wohl gerechtfertigt, hat sich aber in das kinderärztliche Schrifttum nicht eingebürgert. Über die Beziehungen zur exsudativen Diathese siehe das Kapitel „Krankheitsbereitschaft".

Das Ekzem ist eine kongestiv-exsudative Reaktion der Haut auf bestimmte äußere und innere Reize bei besonders disponierten Individuen. Die Elementarmorphe ist eine Aussaat von stecknadelkopfgroßen Papeln und kleinen Bläschen mit klarem, sterilem Inhalte auf einem entzündlich geröteten oder etwas infiltrierten Grunde = *Eczema papulosum bzw. vesiculosum.* Wenn die dünne Bläschendecke geplatzt ist, entstehen nässende rote Punkte = *Status punctosus* oder *punctiformis,* der durch Borken und Schuppen verdeckt sein kann, am Rande der befallenen Hautstellen aber meist erkennbar ist.

Das nach Platzen der Bläschen nässende Ekzem befindet sich im *Stadium madidans,* durch Gerinnen und Austrocknen des Sekrets entsteht das *Stadium crustosum,* durch Infektion mit Eitererregern das *Eczema impetiginosum,* durch Schuppenbildung bei abklingender Entzündung das *Stadium squamosum.*

Das Ekzem erzeugt einen *Juckreiz;* durch das Kratzen und Scheuern wird, abgesehen von der Verletzung der erkrankten Haut und ihrer eventuellen Infektion, die Haut *infiltriert, lichenisiert.*

Das Ekzem befällt vorzugsweise oder ausschließlich das Gesicht = *nässendes krustöses Gesichts- und Kopfekzem* oder ist am Rumpfe und besonders den der Reibung ausgesetzten äußeren Teilen der Gliedmaßen verbreitet = *disseminiertes trockenes Ekzem.*

Über die Histologie des Ekzems siehe die dermatologischen Lehrbücher.

Das *Gesichts- und Kopfekzem* beginnt am häufigsten auf den Wangen *(Milchschorf),* seltener an der Stirn, den Schläfen und

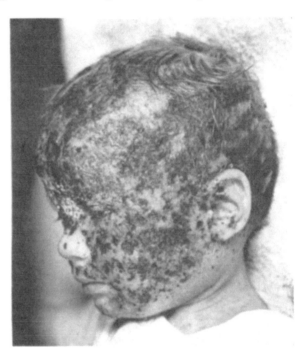

Abb. 8. Kopf- und Gesichtsekzem. (Kieler Univ.-Kinderklinik.) (K)

vor den Ohren, oder es fängt am Kinn an und steigt, die Stirne frei lassend, bis zu den Schläfen auf. Es kann auch das ganze Gesicht befallen sein, in typischen Fällen ausschließlich, so daß der übrige Körper frei ist.

Die Mehrzahl der Ekzemkinder ist blond, blauäugig und hellhäutig; Pigmentarmut und zarte lymphophile Haut scheinen besonders zu disponieren. Knaben sind häufiger betroffen als Mädchen, und bei den Knaben ist das Ekzem hartnäckiger.

Man sieht bei den Ekzemkindern zwei Typen ihres Habitus: die leptosomen, mageren, asthenischen und die pastösen, fetten, hydrolabilen; diese neigen besonders zu den nässenden Formen.

Die meisten Ekzemkinder haben, wenn das Gesicht nicht entzündlich gerötet ist, eine vasomotorische Blässe und manche von ihnen durch die spastische Kontraktion ihrer kleinen Gefäße einen erhöhten Blutdruck.

Ekzematöse Säuglinge sind besonders empfänglich für Infektionen der oberen Luftwege, ihre Schleimhäute sind überempfindlich. Viele Ekzemkinder werden nach Abheilen der Hautveränderungen Asthmatiker.

Zum Ekzem gehört, erklärbar durch diese Allergie, eine Bluteosinophilie, allerdings nicht ausnahmslos; der Ekzematiker hat eine Neigung zur Anämie.

Von der großen Empfänglichkeit der ekzematischen Haut zur Infektion mit Eitererregern, zur *Impetiginisierung,* haben wir schon gesprochen. Das besondere Bild der Kokkeninfektion, die *Pustulosis vacciniformis,* wurde oben beschrieben. Nicht selten sind Ekzemflächen mit dem *Bac. pyocyaneus* infiziert: sie haben dann den charakteristischen Pyocyaneusgeruch und sind mit blaugrünem schmierigen Sekret bedeckt. Recht häufig ist die Infektion des Ekzems mit *Diphtheriebacillen* ohne hinweisende fibrinöse Auflagerungen, die Folge davon können postdiphtherische Lähmungen oder sogar diphtherischer Herztod

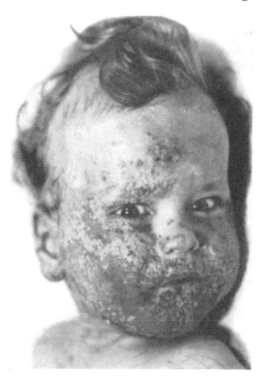

sein. Die Impetiginisierung des Ekzems führt zur Entzündung der regionären Lymphknoten, manchmal bis zur eitrigen Einschmelzung; diese Infektionen können der Ausgang einer *septisch-pyämischen Infektion* werden, mit dem entsprechenden Krankheitsbilde, fieberhaften toxischen Allgemeinerscheinungen, Durchfällen, Hautblutungen, Osteomyelitiden, Phlegmonen und hämorrhagischer Nephritis.

Das Ekzem beginnt erst nach dem ersten Trimenon und pflegt um die Mitte des 1. Lebensjahres seinen Höhepunkt zu erreichen.

Beim Säugling überwiegen wegen des Saftreichtums seiner Gewebe die nässenden Ekzeme; mit zunehmendem Alter nehmen die disseminierten trockenen Formen zu und unter ihnen die besonders stark juckende *Neurodermitis* mit ihren Prädilektionsstellen in den Kniekehlen und Ellbeugen, der Umgebung des Mundes, des Genitales und des

Abb. 9. Gesichtsekzem, sog. Milchschorf.
(Kieler Univ.-Kinderklinik.) (K)

Afters, der Finger, der Gegend vor den Ohren, dem Nacken und der Handwurzeln.

Das Ekzem hat die Neigung zu schubweisem Auftreten; in den Sommermonaten sieht man es seltener, öfter vom September an und am häufigsten zwischen Januar und April. Viele Ekzeme verschwinden im Hochgebirge oder am Meere. Es kann aber auch durch solche Klimareize, besonders des Hochgebirges, zu bösen Verschlimmerungen kommen.

Fieberhafte Krankheiten bessern oftmals die Ekzeme während ihrer Dauer, Masern sollen eine länger anhaltende günstige Wirkung haben.

Das *Impfen von Ekzemkindern* und von gesunden Kindern in der Umgebung ungeimpfter Ekzemkinder ist wegen der Gefahr des üblen Eczema vaccinatum *streng verboten* und ein Kunstfehler.

Ekzeme dauern lange, in Schüben 1—2 Jahre; die große Mehrzahl der Kinder bleibt danach das ganze Leben lang ekzemfrei. Über die Disposition zum Asthma wurde schon gesprochen.

Das Ekzem kann zum Tode führen durch plötzliche Kollapse, Krämpfe und Hyperthermie (Histaminvergiftung?). Chirurgische Eingriffe, auch leichter

Art, haben des öfteren solche Katastrophen herbeigeführt. Durch zu dichte Salbenverbände nässender Gesichtsekzeme kann es zu einer Wärmestauung und zur Resorption von toxischen Produkten aus dem aufgestauten Sekretausfluß kommen mit Todesfällen ähnlich denen im anaphylaktischen Schock. Andere Ekzemkinder sterben einen plötzlichen Herztod durch toxische Myokarditis. Die Sepsis durch impetiginisierte Ekzeme wurde schon erwähnt.

Ätiologie und Pathogenese. Die Grundlage des Säuglingsekzems, wie des Ekzems überhaupt, ist eine angeborene vererbte Anlage im Sinne einer exsudativen oder einer allergischen Diathese (s. das Kapitel „Krankheitsbereitschaft"). Das Säuglingsekzem ist also eine nutritive Allergie, Trophallergie, auf erblicher Grundlage. Durch Sensibilisierung eines derart konstitutionell disponierten Individuums gegen verschiedene tierische Proteine, wie Milch, Käse, Fleisch, Ei, Fisch, aber auch gegen Pflanzeneiweiße, wie die des Getreides, der Sojabohne und andere entstehen spezifische Reaktionskörper. Da auch Brustkinder an Ekzem erkranken können, müssen auch arteigene Proteine zu Allergenen werden können, weil nicht anzunehmen ist, daß in die Milch artfremde Proteine übergehen. Infolge einer Störung des Abbaues oder der Resorption der Eiweißkörper im Darme oder des intermediären Eiweißstoffwechsels dürften bestimmte Aminosäuren fehlen, die zu der normalen Verhornung der Epidermis unentbehrlich sind. Dann können Proteine vom Darme oder von der Körperoberfläche her als Allergene mit durch die Sensibilisierung entstandenen Stoffen in Reaktion treten und die Hautveränderungen des Ekzems auslösen. Vom Ekzem des Erwachsenen her, besonders von den Gewerbeekzemen, wissen wir, daß auch Nichtproteine eine allergische Reaktion veranlassen können. Bei Säuglingsekzem hat man aus der klinischen Erfahrung heraus erkannt, daß Fette, vor allem Nahrungsfette und sogar arteigene, die Ekzemreaktion zwar nicht auslösen aber doch verstärken, offenbar weil die gestörte Verhornung der Epidermis die richtige Verwertung des Fettes in der Haut verhindert, so daß das Fett eine Reizwirkung auf eine solche Haut ausübt. Ähnlich wie durch Fett kann auch durch Kochsalz die Entzündungsbereitschaft der Haut gesteigert werden.

Die Sensibilisierung der Haut eines Ekzemkranken kann man dadurch nachweisen, daß man die verschiedenen als Allergene anzunehmenden Stoffe auf ekzemfreie Hautstellen einwirken läßt durch Einreiben, durch Auflegen von Läppchen, die mit Lösungen der zu prüfenden Stoffe getränkt sind, durch Aufbringen auf die scarifizierte Haut oder durch intracutane Injektion. Dabei zeigen sich örtliche entzündliche oder reine quaddelförmige Reaktionen, bei intracutaner Einverleibung manchmal auch Allgemeinreaktionen mit Urticaria, akuten Ödemen, asthmatischen Anfällen, Kollapserscheinungen und äußerstenfalls ein anaphylaktischer Schock.

Viele Ekzematiker weisen eine Empfindlichkeit gegen verschiedene Allergene auf, sind also polyvalent überempfindlich; die Reaktionsfähigkeit gegen ein einzelnes Allergen aber beweist nicht, daß die klinischen Erscheinungen durch dieses betreffende Allergen ausgelöst sein müssen. Wenn also so gut wie alle ekzemkranken Säuglinge etwa vom 5. Lebensmonat an sich empfindlich gegen Eiklar erweisen, so ist damit nicht gesagt, daß Eiklar, das solche Kinder noch nie und in keiner Form aufgenommen haben, das Allergen für die ekzematische Reaktion ist. Die *Eiklarreaktion* legt man am einfachsten so an, daß man mit Ringerlösung zu gleichen Teilen vermischtes Hühnereiweiß in die Haut einreibt. Bei positivem Ausfall sieht man nach 10—20 Min. eine Rötung mit urticariellen Quaddeln.

Hautproben mit Milch und mit Mehlen fallen zumeist negativ aus.

Die positive Eiklarreaktion zeigt also, daß die Ekzemsäuglinge in ihrer Mehrzahl anders reagieren als gesunde, mithin allergisch sind. Weiterhin bestätigt die Prausnitz-Küstersche Reaktion die allergische Natur des Säuglingsekzems: überträgt man 0,1 cm³ Serum eines ekzemkranken Säuglings mit positiver Eiklarreaktion intracutan auf ein gesundes eiklarnegatives Kind und legt 24 Stunden später bei diesem an der Stelle der Injektion eine Eiklarreaktion an, dann fällt sie positiv aus. Eventuell erscheint auch durch Fernauslösung eine Reaktion an der Stelle der intracutanen Seruminjektion, wenn man entfernt von ihr Eiklar appliziert.

Die *Behandlung* des Säuglingsekzems hat ebenso wie die der Dermatitis seborrhoides *alimentär* und *lokal* einzusetzen. Eine ätiologische Therapie hätte durch Hautteste die Allergene aufzufinden, aus der Nahrung zu entfernen oder gegen sie zu desensibilisieren. Meines Wissens ist dieses Vorgehen eine noch nirgends erfüllte Idealhoffnung. Jedenfalls muß heute noch gesagt werden, daß es weder eine spezifische oder unspezifische Methode der Desensibilisierung noch eine zuverlässige und bei allen Kindern wirksame Methode der Ekzemernährung gibt. Es bewährt sich im allgemeinen eine Kontrasternährung derart, daß die fetten pastösen und überfütterten Säuglinge knapp und die mageren reichlich ernährt werden müssen, denn die erste Voraussetzung für die Heilung ist eine Eutrophie, d. h. ein quantitativ und qualitativ normaler Ernährungszustand. Eine Milchüberfütterung und eine einseitige Milchernährung müssen immer richtig gestellt werden, und die Dauernahrung soll verhältnismäßig milcharm sein, also nicht mehr als 400 cm³ Vollmilch je Tag alles in allem enthalten.

Auch auf eine vollkommene Entziehung der Kuhmilch sprechen viele Ekzeme gar nicht, nicht überzeugend oder nur vorübergehend an, milchfreie Ernährung ist möglich durch Gaben von Mandelmilch (z. B. das Präparat Nuxo) oder durch Sojabohnenaufschwemmungen, etwa mit dem Präparate Laktopriv. Wenn sich durch den Erfolg die völlige Absetzung von der Kuhmilch als wirksam erweist — wobei man nicht vergessen darf, daß eine gleichzeitige lokale Behandlung unentbehrlich ist und fast immer, wenigstens in der Klinik, einen prompten Anfangserfolg einträgt —, so bleibe man 4—6 Wochen bei einem solchen Regime und beginne dann, um mit dem Milchfett noch zurückzuhalten, mit gesäuerter Halbmilch oder mit Buttermilch, zuerst mit 50 cm³ täglich, um von Tag zu Tag um 50 cm³ auf insgesamt 400 cm³ anzusteigen. Dann ersetze man nach 2—3 Wochen die fettarme Butter- oder saure Halbmilch durch eine altersgemäße Zweidrittelmilch. Der Kostzettel für eine kuhmilchfreie Mandelmilchernährung würde etwa so aussehen:

1. Mandelmilch mit 2% Mondamin und 5—8% Zucker.
2. Mittags Gemüse, Wasserkartoffelbrei ohne Butter und Salz.
3. Mandelmilch.
4. Brühreis oder -grieß mit gekochtem oder rohem Apfelbrei oder gekochten oder rohen Tomaten, 1—2 Eßlöffel Leberbrei. Täglich 1 Eßlöffel Citronensaft oder 2 Eßlöffel Apfelsinen- oder Tomatensaft. Bananen sollen wegen ihres Kochsalzgehaltes sich zur Ekzemernährung nicht recht eignen[1].

Größere Ekzemkinder erhalten 2—3 Wochen lang Rohkost mit täglich 50 bis 100 g roher pürierter Kalbsleber. Später soll man, bis das Ekzem ohne neue Schübe geblieben ist, nicht mehr als 200 cm³ Milch je Tag verabfolgen. Die von dermatologischer Seite geübte Ernährung mit peptonisierter Milch bzw.

---

[1] Bei milchfreier Nahrung ist auf ausreichende Vitaminzufuhr, besonders A, D und C, sorgfältig zu achten.

mit Propeptanen hat sich bei den Kinderärzten, da die Erfolge nicht überzeugend sind, nicht eingeführt. Versuche mit lange gekochter Milch haben uns nicht befriedigt.

Wichtiger also als die diätetische ist leider noch immer die örtliche Behandlung: als erstes muß das Kratzen und Scheuern durch Celluloidarmmanschetten und geeignetes Festbinden verhindert werden; leichte Sedativa tragen zur Linderung des Juckreizes bei. Reines Wasser übt oft einen Reiz aus; darum empfehlen sich besonders bei den disseminierten Ekzemformen Kleie-, Tannin- oder Kamillenbäder und bei Gesichts- und Kopfekzem Abwaschen mit Öl.

Feuchte, nässende, ebenso auch sekundär eitrig infizierte Ekzemflächen behandelt man zunächst mit feuchten Umschlägen ohne wasserdichten Stoff (Borwasser, essigsaure Tonerde, die offizinelle 1:10 verdünnt, $^1/_2$%iges Resorcin) einen Tag oder länger bis zum Nachlassen der akuten Entzündung. Bei starkem Nässen Bepinseln mit 4%iger Höllensteinlösung. Bei squamösem und krustösem Ekzem wird man, wie bei der Dermatitis seborrhoides, die Krusten und Schuppen durch 2%ige Salicylsalbe entfernen unter einer nicht zu dichten Gesichts- und Kopfmaske. Die dann freiliegenden nässenden Ekzemflächen werden unter feuchten Umschlägen getrocknet und dann mit Zinkpaste und 5% Tumenol oder besser mit Naftalansalbe reizlos gemacht (Naftalan., Adip. lanae anhydr. āā 50,0, Acid. boric. 10,0, Zinc. oxyd. 20,0). Bei starkem Juckreiz gibt man 5,0 Tumenol dazu. Eine jucklindernde Salbe ist auch die 10%ige Calmitolsalbe. Sobald die Ekzemflächen trocken geworden und nicht mehr akut entzündet sind, sind wir sehr zufrieden mit einem Rezept der Düsseldorfer Hautklinik: Liq. carbon. deterg., Tumenol. ammon. āā 5,0, Acid. salicyl. 2,0, Adip. Lanae 30,0, Past. Zinci ad 100,0. Oder man nimmt eine Schüttelmixtur mit 5—10% Liq. carbon. deterg. und 5% Tumenol, oder man greift zu reinem Steinkohlenteer (Pix lithantracis), wobei der Teer dünn aufgetragen und dick mit Zinktalkpuder überstreut wird. Diese Maßnahmen können in den nächsten 3 bis 4 Tagen täglich wiederholt werden. Danach kommt unter der abblätternden Teerschicht die gesunde Haut hervor. Bei disseminiertem Ekzem, besonders bei Neurodermitis, ist der Steinkohlenteer gleichfalls das gegebene Mittel, das eigentlich nur bei nässendem und bei eitrig infiziertem Ekzem kontraindiziert ist. Zur letzten Epithelialisierung eignet sich auch 1%ige Pellidolsalbe. Unter den zahllosen handelsfertigen Ekzemsalben möchte ich für weniger gereizte Hautstellen und zur Daueranwendung die 10%ige Cadogelsalbe nennen. Röntgenbestrahlungen haben oft einen schnellen, aber keinen dauernden Erfolg; Grenzstrahlen können versucht werden; ihr Nutzen wird verschieden beurteilt.

Zum Schlusse sei vor zu dichten Verbänden und besonders vor zu dicken Gesichtsmasken gewarnt; unter solchen Verbänden können bei infizierten Ekzemen fieberhafte Kollapse und sogar Todesfälle vorkommen. Und schließlich sei zur Geduld gemahnt; Rezidive können immer wiederkehren, bis mit der Wende des 1. Lebensjahres oder im 2. Lebensjahr die meisten Ekzeme verschwinden oder doch milder werden. Die Neurodermitis allerdings hält sich hartnäckig noch durch eine Reihe von Jahren. *Medikamentös* von der wahrscheinlichen Rolle des Histamins in der Ekzemgenese ausgehend, führen vielleicht Histaminasen oder das Antistin Ciba (2-Phenylbenzylaminomethylimid azolin) auch im Hinblick auf den Ekzemtod uns weiter.

Es seien hier 5 Dermatosen angefügt, die gleichfalls allergischer Natur sind und bei denen gleichfalls Histaminasen bzw. Antistin einen Nutzen versprechen.

2. Urticaria.

Die gemeine Urticaria (Nesselausschlag) ist durch flüchtige, multiple, unscharf begrenzte, kleinere und größere, erhabene, rötliche oder mehr weißliche, stark juckende *Quaddeln* gekennzeichnet. Sie erscheinen meist unvermutet aus voller Gesundheit, treten in Schüben auf und verteilen sich auf alle Körperteile unter Bevorzugung des Rumpfes und des Gesichtes. Der einzelne Schub kann mehrere Tage andauern. Zuweilen bestehen Fieber, Störungen des Allgemeinbefindens und des Verdauungstraktes.

Auch auf der Schleimhaut des Rachens, des Kehlkopfes, der Bronchien und des Darmes können urticarielle Eruptionen entstehen und zu schweren Anfällen von Lufthunger (Kehlkopfstenose, Asthma) führen.

Die allergische Natur der Urticaria beweist die wesensgleiche *Serumkrankheit* (s. Kapitel Diphtherie); überdies hört man bei Kranken mit Urticaria häufig

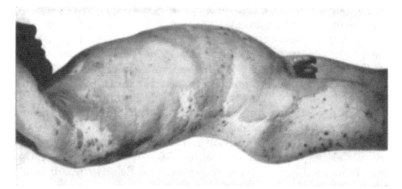

Abb. 10. Urticaria acuta (Nesselsucht); über den ganzen Stamm ausgebreitete Quaddeln.
(Kieler Univ.-Kinderklinik.) (K)

von Asthma, Heuschnupfen, Colica mucosa und von der Unverträglichkeit von Nahrungsmitteln wie Eiern, Fischen, Krebsen, Erdbeeren, Zwiebeln u. a. Auch Wurmgifte können urticarielle Ausschläge verursachen. Die *Behandlung* der akuten Urticaria besteht in intravenöser oder intramuskulärer Injektion von Kalk als Calcium Sandoz 10% (nicht Afenil!); freilich ist die Wirkung nicht von Dauer. Man verordnet sofort Ricinusöl und durch 2—3 Wochen eine vegetarische Rohkostdiät. Kalk wird innerlich eine Zeitlang gegeben, und selbstverständlich müssen die ursächlichen Nahrungsmittel verboten werden. Gegen den Juckreiz helfen äußerlich Calmitol flüssig, innerlich Treupelsche Tabletten.

3. Das akute umschriebene Hautödem (Quincke)

ist seinem Wesen nach eine Sonderform der gemeinen Urticaria, die allerdings oft selbständig auftritt. Es ist charakterisiert durch pralle, ödematöse, rasch vorübergehende Schwellungen mit dem Lieblingssitz im Gesicht, meist in unsymmetrischer Ausbreitung. Lippen- und Zungenödeme können das Schlucken, Pharynx- und Kehlkopfödeme die Atmung erschweren. Nur in diesen Fällen ist die intravenöse Injektion von 10%igem Calcium Sandoz angezeigt. Antistin kann sich als nützlich erweisen.

4. Strofulus (Lichen urticatus, Urticaria papulosa).

Die Eruption beginnt primär mit Quaddeln, in deren Mitte bald ein kugeliges hartes Knötchen, gleichsam ein aufgesetzter entzündlicher Conus, aufschießt. Nach 1—2 Tagen verschwinden die Rötung und die urticarielle Quaddel; die oft schon in diesem Stadium zerkratzten und mit kleinen Borken bedeckten Knötchen können längere Zeit bestehen bleiben. Zuweilen tragen sie auf ihrer Kuppe ein kleines Bläschen — *Strofulus vesiculosus* — manchmal mit einer zentralen Delle — *Strofulus varicellosus* —, das dann auch vereitern kann — *Strofulus impetiginosus*. Zum Unterschiede vom Varicellenausschlag kommt Strofulus nicht auf dem behaarten Kopf und auf der Mundschleimhaut vor; auch sind die Bläschen viel derber als die der Varicellen. Am meisten befallen sind der Rumpf, besonders in der Gürtelgegend, das Gesäß und die oberen

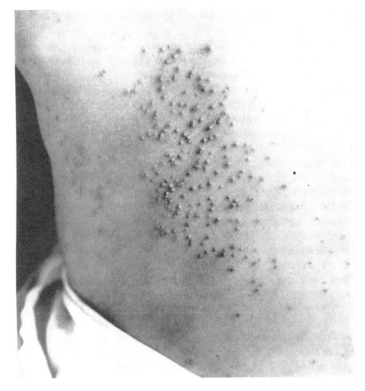

Abb. 11. Strofulus. (Düsseldorfer Kinderklinik.

Teile der Gliedmaßen. Die stark juckenden Einzelefflorescenzen stehen oft in Gruppen, manchmal sogar entsprechend dem Verlaufe der Nerven, so z. B. der Intercostalnerven, so daß Verwechslungen mit Herpes zoster möglich sind. Merkwürdigerweise haben die *Impfexantheme* (s. bei Pockenschutzimpfung, Vaccination) in den ersten Lebensjahren bisweilen die Gestalt eines Strofulus. Ebenso wie die gemeine Urticaria erscheint der Strofulus in Schüben, so daß neben zerkratzten Knötchen zumeist frische Quaddeln zu sehen sind: ein gegenüber der Prurigo differentialdiagnostisch oft entscheidender Befund. Die *Behandlung* des Strofulus ist die der gemeinen Urticaria.

5. Die Prurigo,

der vierte Vertreter der im Papillarkörper und Corium lokalisierten allergischen Hauterkrankungen, geht meist aus einem Strofulus hervor und tritt ebenso wie dieser im Spiel- und Schulalter auf. Die charakteristischen Grundefflorescenen sind kleine, stecknadelkopf- bis hanfkorngroße, sehr stark juckende

Erhebungen von blaßroter oder weißlicher Farbe, oft dem Auge kaum erkennbar und nur durch das Tastgefühl als in der Cutis sitzende derbe Knötchen wahrzunehmen (Prurigoknötchen). Im Gegensatz zu den Strofuluseruptionen, die nach dem ersten papulösen Stadium ebenfalls einen knötchenartigen Charakter zeigen, bedecken die Prurigoknötchen dicht gesät ganze Flächen, so die Streckseiten der oberen, seltener der unteren Gliedmaßen und manchmal auch das Gesicht.

Bisweilen beschränkt sich der Ausschlag auf die dem Lichte und der Sonnenstrahlen zugänglichen Hautpartien (Gesicht, Handrücken, Hals, obere Brusthaut, Knie usw.) und zeigt eine deutliche Verschlimmerung mit dem Beginn des Sommers. Dann spricht man von einer *Sommerprurigo,* die stets ohne Blasenbildung verläuft und schon aus diesem Grunde von der sehr seltenen mit Hämatoporphyrinurie einhergehenden *Hydroa vacciniformis (aestivalis)* leicht unterschieden werden kann.

Die Prurigo juckt entsetzlich, und die Kinder zerkratzen sich auf das Schlimmste; durch Infektion der Kratzstriemen können die regionären Lymphdrüsen besonders in der Leistenbeuge anschwellen, ohne Neigung zur eitrigen Einschmelzung (Prurigobubonen).

Im Kindesalter ist die Prurigo äußerer und innerer Behandlung meist gut zugänglich (Prurigo mitis). Selbst durch häufige Rezidive wird die Prognose nicht ungünstig. Es gibt aber eine andere außerordentlich schwere und praktisch fast unheilbare, überaus qualvolle Form der Prurigo, die *Prurigo ferox* (Hebra), die den Allgemeinzustand und die Entwicklung stark beeinträchtigt. Hier folgt Rezidiv auf Rezidiv, und allmählich wird außer den üblichen Prädilektionsstellen die gesamte Hautdecke von der Krankheit befallen. Im Kindesalter kommt diese schlimmste Form nur ganz ausnahmsweise vor, man begegnet ihr häufiger bei Jugendlichen und Erwachsenen.

Die *Behandlung* der Prurigo, die ja auch eine allergische Erkrankung ist, muß die auslösenden Ursachen ausschalten, also ebenso wie bei der Urticaria versuchen, ob und welche Nahrungsmittel als Allergene in Betracht kommen. Allerdings handelt es sich wohl weniger um Trophallergene, als um sog. Hautallergene, wie sie auch beim Asthma eine Rolle spielen (Schimmelpilze, Seegras, Kapok, Federn usw.), die man durch die Allergenteste zu ermitteln versucht und durch allmähliche Desensibilisieruug unwirksam machen kann, wenn sie sich nicht aus der Umgebung des Kranken ausschalten lassen. Die örtliche Behandlung ist darauf gerichtet, die indurierte Oberhaut zu macerieren und zu erweichen. Dazu dienen schweißtreibende Einpackungen mit 2%iger warmer Salicylsäurelösung. Die betroffenen Gliedmaßen werden in Tücher eingepackt, die in die Salicyllösung eingetaucht waren und darüber wird ein dickes Wolltuch gewickelt. Die Packungen bleiben mehrere Stunden liegen und werden 4 Tage nacheinander fortgeführt. In der Zwischenzeit wird die Haut eingefettet. Auch Unguentum Wilkinsoni bewährt sich manchmal. Gegen den Juckreiz helfen Treupelsche Tabletten, Antipyrin und Sedativa. Innerlich gibt man zur „Abdichtung der Gefäße" Kalkpräparate und versucht Antistin.

6. Toxische Dermatitis und Arzneiexantheme.

Gewisse Arzneimittel können ebenso wie Pflanzen, kosmetische Mittel und Kleidungsstücke und wie manche Bakteriengifte und Stoffwechselprodukte *primär toxische* — nicht allergische — polymorphe meist erythematöse Hautausschläge erzeugen. Im Einzelfalle freilich ist es oft schwierig zu entscheiden, ob nicht doch vorher eine Sensibilisierung eingetreten ist. Die meisten Arzneiexantheme haben aber einen anderen Charakter als das Ekzem und die

Urticaria, sie sind vorwiegend entzündlicher Natur. Die Exantheme sind scharlach-oder masernähnlich oder sie bilden flüchtige oder länger dauernde, münzen- bis plattenartig gestaltete, erythematöse Infiltrate, gelegentlich mit Blasen, Excoriationen oder Schuppen. Durch flächenhaftes Konfluieren der Einzelherde können schließlich auch erythrodermieähnliche Bilder entstehen, im Kindesalter allerdings seltener als beim Erwachsenen.

Arzneiexantheme treten besonders auf durch Luminal, Nirvanol, Antipyrin, Pyramidon, Salvarsan, Quecksilberpräparate, Sulfanilamide u. a. Über die Einzelheiten sind dermatologische oder pharmakologische Lehrbücher einzusehen. Die Differentialdiagnose gegen infektiöse Exantheme kann dadurch erschwert sein, daß Arznei-exantheme fieberhaft verlaufen können. Die Behandlung besteht im Absetzen der betreffenden Medikamente.

Zu der großen Gruppe der toxischen Dermatitis gehört als eine besondere klinische Morphe das

7. Erythema exsudativum multiforme,

das in vielen Fällen eine besondere Manifestation des *Rheumatismus* ist, aber nicht so eindeutig wie das Erythema annulare. Denn das Erythema exsudativum multiforme kann auch wie eine selbständige Infektionskrankheit gehäuft im *Anschluß an eine Angina*, besonders im Frühjahr und Herbst, auftreten, und die Mehrzahl der *vaccinalen Exantheme* (s. bei Kuhpockenimpfung) hat diesen Charakter. Ohne besondere Störungen des Allgemeinbefindens treten, bei der rheumatischen Form oft zusammen mit Gelenk- und Muskelschmerzen, unter

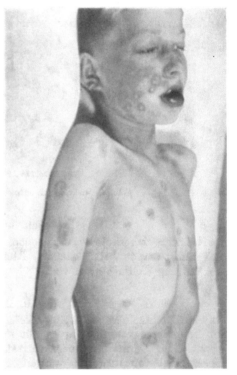

Abb. 12. Erythema exsudativum multiforme. Scharf begrenzte, teils bläschenförmige Efflorescenzen mit wallartiger Umrandung (Kokarden). Blutunterlaufene Schwellung der Lippen. (Kieler Univ.-Kinderklinik.) (K)

leichtem Fieberanstieg zuerst an Hand- und Fußrücken, dann an Unterarmen und Unterschenkeln linsen- bis pfenniggroße erhabene, zuerst meist zinnoberrot gefärbte Flecke auf, die allmählich größer werden. Nach dem ersten Schube zeigen sich bisweilen auch an anderen Körperstellen, besonders im Gesicht, an und in dem Mund und bis in den Kehlkopf hinein, nahe der Vulva und dem After und selten am Rumpfe Efflorescenzen, an allen diesen Stellen aber nicht so regelmäßig und so dicht wie an den Streckseiten der Unterarme und Unterschenkel und an den Hand- und Fußrücken.

Im Verlaufe von 24—36 Stunden verfärbt sich die Mitte der kreisrunden, konzentrisch wachsenden Flecken ins bläuliche und sinkt etwas ein, während die Peripherie wie eine Kokarde wallartig erhaben und hellrot ist. In diesem Stadium kann es auch zur Blasenbildung kommen, und hämorrhagische Efflorescenzen werden beobachtet. Der Verlauf ist gutartig; nach einigen Tagen blassen die Eruptionen ab und verschwinden spurlos. Nachschübe und Rezidive sind häufig.

Die *Behandlung* hat das meist recht lästige Jucken und Brennen zu lindern auf die bei der Urticaria, dem Strofulus und der Prurigo besprochene Weise. Unerläßlich ist die Klärung, ob ein Rheumatismus besteht.

8. Das Erythema annulare

ist spezifisch rheumatisch und ein fast untrüglicher Hinweis auf eine Beteiligung des Herzens. Es besteht aus zarten, blaßroten, ringförmigen, manchmal konfluierenden Efflorescenzen vorzugsweise am Stamme von kaum über Pfenniggröße mit manchmal flüchtigem, manchmal längerem Verlaufe.

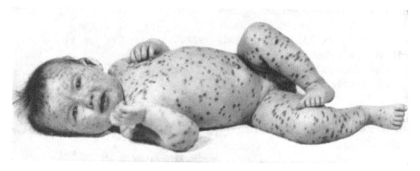

Abb. 13. Urticaria pigmentosa. (Kieler Univ.-Kinderklinik.) (K)

9. Das Erythema nodosum (contusiforme)

ist bei der Tuberkulose beschrieben. Es kommt als parallergische Reaktion gelegentlich auch bei Scharlach, Rheuma, Pneumonien und bei Sulfonamidbehandlung (Sulfathiazol) vor.

10. Die Acne

ist eine hartnäckige Staphylokokkeninfektion der Haarbälge und -follikel, die ihr besonderes Gepräge durch mit der Pubertät auftretende Sexualhormone erhält. Als Dermatose des Pubertäts- und Jugendlichenalters kann sie an dieser Stelle nur erwähnt werden; im übrigen sei auf die Lehrbücher der Dermatologie verwiesen.

11. Die Urticaria pigmentosa

wurde absichtlich nicht bei der gemeinen Urticaria besprochen, weil sie mit ihr nichts wie den Namen gemeinsam hat. Sie kann schon bald nach der Geburt auftreten und besteht aus rundlichen, bräunlich gefärbten, makulopapulösen Flecken von Linsengröße und darüber und ist therapeutisch kaum zu beeinflussen. Beschwerden macht sie nicht. Näheres in den Lehrbüchern der Dermatologie.

Auffällige symmetrische Erytheme der Hände und Füße müssen an die *vegetative Neurose des Kleinkindes*, Feersche *Krankheit* (s. dort) denken lassen.

12. Raynaudsche Krankheit,

lokale symmetrische Blässe der Finger und Zehen mit drohender Gangrän durch Störungen der Gefäßinnervation, gibt es schon bei Säuglingen. Auf *Lues connata* sollen die Formen mit Beteiligung der Ohrmuscheln und mit Hämaturie beruhen (?). Näheres in den Lehrbüchern der Inneren Medizin.

13. Verrucae = Warzen

sind nach Ansicht mancher Autoren vielleicht auch infektiöser Natur. Es sind gutartige circumscripte Dermatosen von zweierlei Form:

α) **Verrucae vulgares** sind flache oder mehr erhabene, dicke, harte, einzeln oder multipel stehende Erhebungen auf der Haut mit glatter, oft auch mit zerklüfteter oder rauher Oberfläche. *Behandlung:* Ätzen mit Trichloressigsäure —

ein Krystall mit Holzstäbchen auf die Warze bringen und zerfließen lassen — oder Betupfen mit rauchender Salpetersäure, nachdem man die Umgebung mit Vaseline überdeckt hat, oder Auftragen von 10 % igem Sublimatkollodium, Stichelung mit Thermokauter. Neuerdings werden auch gute Erfolge mit Suggestivmaßnahmen erreicht wie Betupfen mit Methylenblau oder dem eigenen Speichel mit Verbalsuggestion, vielleicht mit Galvanisieren.

β) **Verrucae planae juveniles** sind stecknadelkopf- bis linsengroße, rundliche oder vieleckige, stets flache, gelbliche bis bräunliche, leicht abkratzbare Erhebungen, meist in dichter Anordnung, oft zu Hunderten, vorzugsweise im Gesicht und an den Händen. *Behandlung:* Pillen von Hydrarg. jodat. flav. (Protojoduret) 0,03—0,05 g oder von Arsen als FOWLERsche Lösung.

Unter den

14. Dermatodysplasien

haben im Kindesalter nur die *Naevi = Hautmäler, Muttermäler,* die nicht immer schon bei der

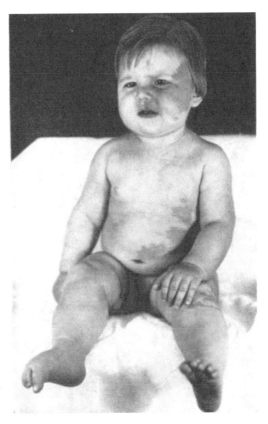

Abb. 14. Halbseitiger Naevus vasculosus, auch des Kopfes, mit Krämpfen nach dem JACKSON-Typus. STURGE-WEBERsche Krankheit. (Univ.-Kinderklinik Gießen.)

Geburt vorhanden sein müssen, sondern mitunter erst im Laufe des Lebens entstehen, und die *capillären Ektasien* und die *kavernösen Hämangiome* eine Bedeutung. Die vorübergehenden sog. *blassen Feuermale = Naevi flammei* sind im Neugeborenenkapitel besprochen. Die Pigmentnaevi müssen, wenn sie kosmetisch stören, herausgeschnitten werden, weil jede Reizung zur Entstehung eines äußerst malignen Melanosarkoms den Anstoß geben kann. Capilläre Ektasien werden, wenn sie an störender Stelle sitzen oder anfangen zu wachsen, mit Kohlensäureschnee vereist (12 Sekunden mit leichtem Aufdrücken, etwas in die gesunde Umgebung hinein, danach indifferenter Salbenverband) oder bei größerer Ausdehnung excidiert oder mit Radium bestrahlt, oder sie werden mit einer besonderen Apparatur (SCHREUS) abgeschliffen. Viele verschwinden auch spontan. Die kavernösen Hämangiome kann man, solange sie noch klein sind, ebenfalls mit CO_2-Schnee behandeln, wenn sie nicht in der

Subcutis eine größere Ausdehnung haben. In diesen Fällen und bei größerer Aus·
dehnung ist die Ausschneidung oder die Radiumbestrahlung die Methode der
Wahl, die man nicht zu lange hinauszögern soll. Große Teleangiektasien am
Schädel, besonders einseitige an den hinteren Partien, können sich in das Innere
der Schädelkapsel fortsetzen und cerebrale Symptome erzeugen (Sturge-
Webersche *Krankheit*). Unter der Lindauschen *Krankheit* versteht man Klein-
hirncysten, die von Hämangiomen ausgehen. Näheres in den neurologischen

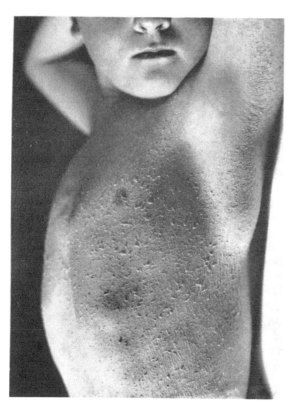

Lehrbüchern. Eine weitere
Sonderform der Hämangi-
ome ist die *Teleangiectasia
hereditaria haemorrhagica* =
Oslersche *Krankheit* mit
einer Neigung zu Blutungen.
Näheres in den dermatolo-
gischen Lehrbüchern. Die
seltenen manchmal großen
kavernösen Lymphangiome
können gleichfalls mit Bestrahlungen oder operativ
angegangen werden. Spon-
tanes Verschwinden even-
tuell nach Jahren ist möglich. Über die *behaarten
Pigmentnaevi*, die manchmal
gewaltige Ausdehnung an-
nehmen, siehe die Lehrbücher
der Hautkrankheiten, ebenso über eine seltene Form
der Teleangiektasien, die *Cutis marmorata teleangiectatica
congenita*.

Abb. 15. Ichthyosis. (Kieler Univ.-Kinderklinik.) (K)

15. Die Ichthyosis,

eine erbbedingte Dermatose,
ist im Kindesalter oft schon
zur vollen Stärke entwickelt,
sie kann schon beim Neugeborenen vorhanden sein und sogar ein Absterben
in utero verursacht haben (Ichthyosis congenita). Über die einzelnen Formen
und alles Nähere siehe die Lehrbücher der Hautkrankheiten.

Schrifttum.

Moro: Eczema infantum und Dermatitis seborrhoides. Berlin: Springer 1932.
Pfaundler-Schlossmann, v.: Handbuch der Kinderheilkunde: Die Hautkrankheiten
des Kindesalters, Bd. 10, 4. Aufl. 1935.
Rost: Hautkrankheiten. Berlin: Springer 1926.
Urbach: Hautkrankheiten und Ernährung. Wien: Wilhelm Maudrich 1932.

Allgemeine Therapie.

Von

E. Rominger.

Die Behandlung des kranken Kindes unterscheidet sich in mannigfacher Hinsicht von der des erwachsenen Kranken. Der junge wachsende Organismus zeigt schon in gesunden Tagen eine viel größere Abhängigkeit von der ihm zuteil werdenden Körperpflege, der Ernährung, dem Genuß von Licht, Luft und freier Bewegung als der Erwachsene und ist in allen Entwicklungsstufen als unvernünftiges oder doch noch unselbständiges Wesen erziehungsbedürftig. Beim kranken Kind tritt diese Abhängigkeit besonders hervor. Neben besonderen symptomatischen therapeutischen Maßnahmen kommt es darauf an, mit den allgemeinen hygienischen, pflegerischen und pädagogischen Hilfsmitteln das Gedeihen des Kindes in jeder Weise zu fördern, um so die Überwindung der Krankheit zu erreichen. Jede Heilbehandlung beginnt deshalb beim Kind mit einer bis ins einzelne gehenden Prüfung und Sicherstellung der bestmöglichen hygienischen Versorgung, Wartung, Pflege und Ernährung. Zur Anwendung symptomatischer therapeutischer Maßnahmen sind Kenntnisse besonderer Techniken notwendig, die sich der Arzt, die Kinderkrankenpflegerin und schließlich, soweit es sich um einfache Handhabungen handelt, die Mutter erwerben müssen.

Den physikalischen Heilmethoden (s. folgenden Abschnitt: Therapeutische Technik) wurde von jeher in der Kinderheilkunde wegen ihrer ausgezeichneten Wirksamkeit eine besondere Bedeutung zugebilligt. Erst in zweiter Linie kommt die Anwendung von Arzneimitteln (s. folgenden Abschnitt: Arzneimitteltherapie) in Betracht, deren besondere Wirkungs- und Dosierungsweise im frühen Kindesalter sorgfältige Beachtung verlangt.

Therapeutische Technik.

1. Hydrotherapie.

Bäder. Die täglichen Reinigungsbäder der Säuglinge sollen nicht über 5 Min. Dauer ausgedehnt werden. Die Temperatur soll 35—37° C betragen. Heiße Bäder zur Einleitung von Schwitzprozeduren beginnt man mit 37° C und erhöht die Temperatur durch Zufließenlassen von heißem Wasser allmählich auf 40—41° C. Dasselbe gilt für Bäder mit kalter Übergießung. Abkühlende Bäder zur Herabsetzung der erhöhten Körpertemperatur oder zur Beruhigung erregter fieberkranker Kinder beginnt man mit einer Temperatur, die 1° C unter der Körpertemperatur liegt und läßt durch langsames Zufließen von kaltem Wasser unter fortgesetzter leichter Frottierung der Haut das Bad bis auf etwa 35—32, ja 28° C abkühlen. Solbäder werden stets mit niedrigerer Temperatur, nämlich 32—35° C verabreicht. Von großer Bedeutung ist bei den Reinigungsbädern die Beschaffenheit der verwandten Seife. Diese soll stark überfettet und niemals scharf alkalisch sein. Abzulehnen sind bei jungen Kindern die gewöhnlichen Haushaltseifen. Nach allen Badeprozeduren ist beim Kind auf peinlichstes Austrocknen aller Hautfalten zu achten, da diese sonst den Ausgangspunkt für Wundsein bilden können. Das Abtrocknen des kranken Kindes nach dem Bad muß auch im warmen Zimmer rasch erfolgen, damit eine zu starke Abkühlung vermieden wird. Noch vielfach in Gebrauch sind sog. Bürstenbäder und Wechselbäder. Sie dienen dazu, die bessere Durchblutung der Haut zu erreichen. Bei den Bürstenbädern werden die Kinder, die aus dem Bad herausgehoben werden, mit einer weichen Bürste kurz abgebürstet und wieder in das Wasser zurückgebracht. Natürlich müssen dabei alle empfindlicheren Teile ausgelassen werden. Wechselbäder führt man so aus, daß man die Glieder des Kindes in stetem Wechsel $^1/_2$ Min. einmal in warmes und einmal in kaltes Wasser eintaucht. Man benötigt dazu 2 Eimer oder Schüsseln, von denen die eine Wasser von Stubenwärme, also etwa 20^0 C und die andere solches von 40^0 C enthält.

Arzneiheilbäder läßt man, je nach der beabsichtigten Wirkung, länger durchführen, durchschnittlich 10—15 Min. Bei allen länger als 10 Min. dauernden Bädern muß man die Temperatur des Bades durch Nachfüllen von warmem Wasser möglichst konstant halten. Zu ihrer Herrichtung muß man wissen, daß ein Säuglingsbad etwa 16—20 Liter faßt, ein Bad für ältere Kinder 50—80 Liter. Die wichtigsten Arzneibäder sind das Sublimatbad (2 bis 3 Sublimatpastillen zu 1 g auf 30 Liter), das Tanninbad (2 gehäufte Eßlöffel Tannin auf ein Säuglingsbad), das Kaliumpermanganatbad von einer konzentrierten wäßrigen Lösung von Kalium permanganicum (soviel Zusatz, bis weinrote Farbe entsteht), das Schwefelbad (15 cm³ Solutio Vlemingkx auf je 30 Liter oder 60—80 g Schwefelleber), das Teerbad (dazu als Teerpräparat das Balnacid, von dem 10 g auf 20 Liter Wasser genommen werden) und das Salzbad. Die Solbäder verabreicht man auch im Hause in steigenden Konzentrationen von 1—2 kg Badesalz (= Salzgehalt 1—2%) auf das Bad. An Stelle des verhältnismäßig kostspieligen Tanninbades kann man auch Eichenrindebäder verordnen. Für ein Säuglingsbad nimmt man 2 Hände voll Eichenrinde, läßt sie in 1 Liter Wasser kalt 6 Stunden ziehen, kocht sie noch gründlich aus und setzt den durchseihten Extrakt einem Säuglingsbad zu.

Um einen Blutentzug in die Haut zu erzielen, z. B. bei Bronchitis und beginnender Bronchopneumonie, kann man auch Terpentinbäder anwenden. Dazu nimmt man für ein Säuglingsbad anfänglich 2 Eßlöffel, bei den folgenden Bädern, um eine immer stärkere Hautrötung hervorzurufen, auch die doppelte Menge ungereinigten Terpentinöls je Vollbad. Da das Terpentinöl nur in sehr heißem Wasser eine Emulsion bildet, muß bei der Herrichtung anfänglich Wasser von etwa 80^0 C genommen werden, in dem man das Terpentinöl durch kräftiges Umrühren emulgiert. Man läßt dann das Wasser durch Zulaufen von kaltem Wasser auf die übliche Badetemperatur abkühlen. Am Ende des Bades müssen die Hautfalten des Kindes, die zuvor mit Vaseline eingefettet wurden, sorgfältig abgerieben werden, und die Haut des Kindes muß im ganzen mit Puder behandelt werden. Der mit solchen Bädern erzielte Hautreiz ist beträchtlich. Vorsicht ist geboten! Bei etwa auftretendem Kollaps ist das Kind natürlich sofort aus dem Bad zu nehmen.

Kohlensäurebäder als kräftiges Hautreizmittel werden aus natürlichen Mineralquellen bereitet oder aus Säure durch Neutralisation mittels eines Carbonats, am einfachsten unter Verwendung von roher Salzsäure mit Sodazusatz. Am zweckmäßigsten ist es, die handelsfertigen Packungen zu verwenden.

Moorbäder als schwächere Hautreizbäder zugleich mit noch unklarer, die Resorption von Exsudaten fördernder Wirkung können ebenfalls aus käuflichem Moorextrakt oder Moorsalz im Hause verabreicht werden. Die Temperatur wird von 32 bis auf 42^0 C und mehr heraufgesetzt und die Dauer des Bades bis über $^1/_2$ Stunde ausgedehnt.

Wickel und Packungen. Feuchte warme Wickel werden in Form der Rumpfwickel angewandt. Man braucht dazu ein dickes Flanelltuch, das $1^1/_2$mal um die Brust und von der Achselhöhle bis zur halben Schenkelhöhe reicht. Darauf legt man ein gut ausgewundenes feuchtes Handtuch oder Laken, das zuvor in Wasser zu 40—45^0 C getaucht wurde. Die beiden Wickeltücher werden am zweckmäßigsten im Bett vorher ausgebreitet und das entkleidete Kind auf das feuchte Laken gelegt. Dieses wird dann rasch um den Rumpf geschlagen und das Flanelltuch so übereinandergelegt und befestigt, daß das feuchte Tuch nirgends über den trockenen Flanell herausragt. Zur Herabsetzung der Körpertemperatur verwendet man statt des warmen Wassers nur solches von Zimmertemperatur (24^0 C) oder bei älteren Kindern sogar von 16—20^0 C. Die erwärmenden Wickel bleiben 1—2 Stunden liegen, die abkühlenden werden zweckmäßig schon nach $^1/_2$ Stunde erneuert. Bei jungen Kindern empfiehlt es sich, vor der Anlegung der Wickel die Haut etwas einzufetten. Bei der Abnahme des Wickels muß die Haut gut abfrottiert werden.

Zum *Brustwickel* verwendet man am besten zwei nach Art von Hosenträgern zugeschnittene Wickeltücher, sog. Kreuzwickel, die den Vorteil haben, daß sie nicht nach dem Bauch zu abrutschen.

Besonders starke Wirkung erreicht man mit den sog. feuchten *Ganzpackungen.* Hier wird ein so großes Wolltuch und ein so großes feuchtes Laken verwandt, daß das Kind mit an den Körper angelegten Armen vom Hals bis zu den Füßen völlig eingeschlagen werden kann. Diese Ganzpackung wird mit Vorteil zur Abkühlung namentlich hoch fiebernder Kleinkinder und älterer Kinder verwandt unter Anwendung von lauwarmem (24—27^0 C) oder kaltem (16—20^0 C) Wasser (s. auch Wadenwickel, diese Seiten unten).

Bei der Schwitzpackung wird, wie bei der eben beschriebenen Ganzpackung, das Kind in ein feuchtes, aber heißes Laken eingepackt und außerdem noch mit Bettdecken, Kissen und unter Umständen Wärmeflaschen an beiden Seiten immer mehr erwärmt. Zweckmäßigerweise schickt man dieser Schwitzpackung ein heißes Bad, das man von 37^0 bis auf 40 und 41° C erhöht, voraus. Man legt dann das Kind, ohne es zuvor abzutrocknen, in die Schwitzpackung. Die Schwitzpackung selbst bleibt dann $^1/_2$—$^3/_4$ Stunden liegen. Nach Ausbruch des Schweißes läßt man das Kind einige Minuten kräftig schwitzen, packt es rasch aus und kühlt es langsam und vorsichtig im warmen Bade wieder ab. Die starke Erwärmung ist bei schwächlichen und auch bei nervösen Kindern nicht ohne Kollapsgefahr und muß vorsichtig dosiert und überwacht werden. Bei eintretender Blässe oder zu rascher Erhitzung (blaurotes Gesicht!) muß die Prozedur sofort unterbrochen werden. Vor und während der Schwitzpackung gibt man den Kindern reichlich heißen Tee oder Limonade zu trinken, um das Ingangkommen des Schweißausbruchs zu fördern. Von der bei Erwachsenen beliebten Verabreichung von schweißtreibenden Medikamenten, z. B. Aspirin, nimmt man wegen der möglichen Kollapsgefahr besser Abstand.

Zur Erzielung länger dauernder Durchwärmungen, namentlich bei Halsentzündungen, wird bei Kindern häufig der PRIESSNITZsche Umschlag angewandt. Bei ihm wird zwischen ein nasses warmes und ein trockenes Flanell- oder wollenes Tuch eine Lage von undurchlässigem Stoff (Billroth-, Mosetigbatist oder Guttapercha), der überall das nasse Tuch überragt, eingelegt. Ein solcher Umschlag bleibt 2—3 Stunden liegen.

Als einfaches Mittel, die Körpertemperatur von Kindern, z. B. im Beginn von Infektionskrankheiten, herabzusetzen, bewähren sich in allen Altersstufen des Kindes die Wadenwickel. Sie werden nach Art eines PRIESSNITZschen Umschlags, allerdings ohne Billrothbatist, mit stubenwarmem Wasser angelegt und alle 20 Min. erneuert. Man soll nach dreimaligem Anlegen von Wadenwickeln die Körpertemperatur wieder messen.

Bei der *Senfpackung* breitet man auf einem Wickeltuch, das auf einer Flanellunterlage liegt, einen dünnen Bolus alba-Teig aus, dem als starkes Rubefacienz Senföl zugesetzt ist. Man benötigt für ein größeres Kind etwa 400 g Bolus alba und ebensoviel heißes Wasser, für einen kleineren Säugling nur 200 g Bolus alba und die gleiche Menge Wasser. Auf je 100 g Bolus alba werden 3 bis höchstens 4 Tropfen Senföl zugesetzt und zu einem gut durchmischten dünnen Teig angerührt. Das Kind wird nach Abdeckung der Genitalien und aller besonders empfindlichen Hautstellen trocken in die Senföl-Bolus alba-Mischung so hineingelegt, daß nicht nur der Brustkorb, sondern Schultern und der ganze übrige Rumpf mit Senfteig bedeckt ist. Der linke Arm wird zur Kontrolle des Pulses aus dem Wickel heraus gelassen. Dann wird das Flanelltuch überall gut umgeschlagen, und das Kind wird auf dem Arm der Pflegerin herumgetragen oder ins Bettchen gelegt. Am Hals wird dem Kind ein Tuch umgeschlungen, damit es die reizenden Senföldämpfe nicht einzuatmen braucht. Nach 3—5 Min. (längstens 10 Min.) ist die Haut am ganzen Körper des Kindes krebsrot geworden (das Blaßbleiben ist ein Zeichen mangelnder Reaktion), und das Kind wird rasch aus der Senfpackung herausgenommen und im schon hergerichteten warmen Bad von den Resten des Senfölteiges befreit. Bei sehr kräftigen Kindern kann man nach der ursprünglichen Vorschrift von HEUBNER einen gewöhnlichen feuchten Brustwickel, den man 2 bis 3 Stunden liegen läßt, anschließen. Unter keinen Umständen angewandt werden darf die Senfpackung bei Kindern mit Spasmophilie, Ekzemen oder bei schwächlichen, zum Kollaps neigenden Säuglingen.

Der *Terpentinwickel* stellt als schwächer hautreizend wirkende Packung in manchen Fällen, namentlich bei Bronchopneumonie, einen zweckmäßigen Ersatz der Senfpackung dar. Bei ihm verwendet man statt der Senföl-Bolusmischung einfach eine wäßrige Verdünnung von Terpentin. Das ungereinigte Terpentinöl wird zunächst in heißem Wasser von etwa 80° C eingerührt und kräftig umgerührt, um es zu emulgieren. Die Terpentinemulsion wird dann auf etwa 40—50° durch Zufüllen von kaltem Wasser abgekühlt. Das Wickeltuch wird in einer Schüssel, in die man diese wäßrige Terpentinemulsion geschüttet hat und die etwa 40—50° C warm ist, eingeweicht. Man nimmt auf $^1/_2$ Liter Wasser etwa 1 Eßlöffel Terpentinöl. Das Wickeltuch wird noch heiß ausgewrungen und nun als feuchter Wickel umgeschlagen. Ein solcher Terpentinwickel bleibt etwa 10—20 Min. liegen. Auch hier ist wegen der drohenden Kollapsgefahr Vorsicht am Platze. Bei etwa eintretender Blässe oder lividem Aussehen ist der Wickel sofort abzunehmen. Während des Terpentinwickels ist Pulskontrolle notwendig.

Feuchte Überschläge auf verschiedenen Stellen des Körpers, namentlich bei Entzündung werden im Gegensatz zu den Packungen nur wenige Minuten liegen gelassen und immer wieder erneuert. Es empfiehlt sich, wegen der macerierenden Wirkung von solchen Überschlägen die Haut der Kinder vorher einzufetten.

Zur Erzielung starker und lang dauernder feuchter Hitzewirkung verwendet man *Breiumschläge* oder *Kataplasmen*. Entsprechend der Körperstelle hergerichtete Leinensäckchen werden mit zu Brei gekochter Hafergrütze oder Leinsamenmehl gefüllt und auf die vorher eingefettete Haut aufgelegt. Die breigefüllten Säckchen werden im Wasserbad immer wieder heiß gemacht und etwa alle 2 Stunden ausgewechselt. Zur Verhütung von Hautverbrennung ist die sorgfältige Prüfung der Hitze an der Innenfläche des eigenen Unterarms geboten. Praktisch bewährt hat sich das in Büchsen erhältliche Enelbin.

Etwas umständlicher ist die Anwendung des Naturpräparates *Turbatherm* (billig!). 200 g Turbatherm werden mit 4 Liter 55° warmem Wasser übergossen, heftig umgerührt und gut zugedeckt, 12 Stunden in die Nähe eines warmen Ofens gestellt. Man benutzt dazu ein Holzgefäß in Höhe von 60—80 cm, in das man das Turbatherm in eine Schütthöhe von 40 cm bringt.

Abreibungen. An Stelle von Wickeln und Bädern bewähren sich bei schwächlichen Kindern auch, je nach der Lage des Falles, abkühlende oder erwärmende Abreibungen. Diese werden je nachdem mit einem in kaltes oder heißes Wasser eingetauchten und ausgewundenen Frottiertuch alle Viertelstunde vorgenommen.

Als Ersatz für Solbäder werden in dieser Form auch sog. *Solabreibungen* angewandt mit 5—10%iger Sole.

Spülungen und Auswaschungen. *Magenspülung.* Beim Säugling verwendet man hierzu einen Nélaton-Katheter von 6—8 mm Stärke (Nr. 18—20), beim älteren Kind eine halbweiche Gummisonde von 8—10 mm Stärke. Nach Einführung der Sonde wird diese durch ein kurzes Glaszwischenstück mit einem Gummischlauch von $^1/_2$—$^3/_4$ m Länge verbunden, der auf einen größeren Glastrichter von ungefähr 100—300 cm³ Inhalt aufgesetzt ist. Als Spülflüssigkeit verwendet man Tee, physiologische Kochsalzlösung oder einen Mineralbrunnen in körperwarmer Temperatur. Zur Einführung der Sonde wird das Kind am besten in Seitenlage gebracht. Die Sonde wird angefeuchtet und dann schreibfederartig mit der rechten Hand erfaßt, über die Zunge in den Schlund geführt und unter Benutzung der ausgelösten Schluckbewegung meist mühelos in die Speiseröhre herunter und in den Magen eingeschoben. Der Abstand vom Kiefer bis zum Magen beträgt bei jungen Säuglingen 17—20 cm, im 2. Lebensjahr ungefähr 25, im 4. ungefähr 30 cm. Nachdem es gelungen ist, die Sonde mühelos in der entsprechenden Länge durch den Schlund vorzuschieben, überzeugt man sich, daß die Atmung völlig frei bleibt, um sie dann mit dem Trichter zu verbinden. Man läßt etwas Spülflüssigkeit in den Magen einlaufen und senkt dann rasch den Trichter so tief, daß der Mageninhalt angehebert wird. Wenn nichts mehr aus dem Magen ausfließt, füllt man den Trichter, der tief gehalten wird, mit der Spülflüssigkeit neu an und hebt ihn jetzt so hoch, als es der Schlauch erlaubt. Durch solches Heben und Senken des Trichters gelingt es, den Magen rein zu spülen und gegebenenfalls zum Schluß noch 150—200 cm³ Flüssigkeit in den Magen zu füllen. Erbricht das Kind während der Magenspülung, dann wendet man den Kopf scharf zur Seite und kann die Spülung fortsetzen, wenn der Schlauch nicht dabei aus seiner Lage gebracht wird oder Zeichen von Atembehinderung auftreten. Nach Beendigung der Spülung klemmt man die Sonde mit zwei Fingern zu und zieht sie ziemlich rasch heraus.

Darmspülung. Ein Ösophagusschlauch, wie er für den Erwachsenen gebraucht wird, von 8—10 mm Stärke, wird, gut eingefettet, bei dem auf der linken Seite oder auf dem Rücken mit angezogenen Beinen liegenden Kind mit langsam stopfender Bewegung etwa 20—30 cm tief eingeführt und dann mit einem Glastrichter oder einem Irrigator mittels Glaszwischenstück und einem etwa 1 m langen Gummischlauch verbunden. Als Spülflüssigkeit hält man 3—4 Liter Tee, Kochsalzlösung oder andere medikamentöse Zusätze bereit, die auf 35° C, also unter Körpertemperatur, erwärmt werden. Durch langsames Vorschieben und leichtes Vorziehen des Gummirohres hält man die Spülung in Fluß und kann gewöhnlich $^1/_2$—1 Liter Flüssigkeit in den Darm einlaufen lassen. Allerdings preßt das Kind meist neben der Sonde, namentlich im Beginn, einen beträchtlichen Teil der Spülflüssigkeit wieder aus, mit der auch schon Stuhl entleert wird. Aus diesem Grunde muß die ganze Prozedur auf einem Gummituch vorgenommen werden, das man über die Wickelkommode oder das Bett herunter in einen Eimer hineinhängen läßt. Durch Senken des Trichters kann man bei zu starker Aufblähung des Bauches vorübergehend den Einlaufdruck vermindern. Nachdem es gelungen ist, eine entsprechende Menge Spülflüssigkeit einzufüllen, zieht man den Schlauch rasch heraus und preßt den After mit dem Daumen in der Richtung nach der Symphyse zu einige Minuten nach vorn, um das sofortige Herausstoßen der Flüssigkeit aus dem Dickdarm zu verhindern. Alle Anwendung von Gewalt ist bei der Darmspülung zu vermeiden.

Blasenspülung. Ein mit einem kurzen Gummistück versehener Spezialkatheter aus Glas und Metall, der sorgfältig sterilisiert wurde, wird nach vorherigem Betupfen der Harnröhrenmündung und deren Umgebung mit einer Desinfektionsflüssigkeit (Sublimat- oder Oxycyanatlösung) in der auch für den Erwachsenen typischen Weise eingeführt. Daraufhin wird das auf den Katheter aufgeschobene dünne Gummischlauchende mittels Glaszwischenstück und einem weiteren Gummischlauch mit einem graduierten Glaszylinder, der 200—250 cm³ Flüssigkeit hält, verbunden. Als Spülflüssigkeit dienen Borwasser, physiologische Kochsalzlösung, Argolaval oder andere medikamentöse Lösungen, die zuvor auf Körpertemperatur gebracht wurden. Nachdem man aus dem Katheter ausfließenden Harn zur Untersuchung in einem sterilen Reagensglas aufgefangen hat, stellt man die Verbindung mit dem aufgefüllten Spültrichter her und läßt die Spülflüssigkeit langsam unter

Hochheben des Trichters einfließen. Ältere Kinder geben den Zeitpunkt der Blasenfüllung durch Äußerung starken Druckgefühls deutlich an, während man bei Säuglingen den Augenblick der erreichten Blasenfüllung nur abschätzen kann. Besondere Vorsicht, Übung und Geschicklichkeit erfordert die Einführung des Katheters bei männlichen Säuglingen oder Kleinkindern. Auch hier gilt, wie beim Erwachsenen, die Regel, den eben möglichen dicksten Katheter zu wählen, um falsche Wege zu vermeiden.

2. Anwendung trockener Wärme.

Die einfachste, in jedem Hausstand leicht zu beschaffende Wärmeeinrichtung stellen die alten Wärmkruken dar, die mit 60° C warmem Wasser gefüllt und in ein Flanelltuch sorgfältig eingeschlagen werden. Mit besonderer Vorsicht ist der Verschluß dieser Wärmflaschen zu prüfen, damit sie nicht unbemerkt auslaufen und das Kind verbrühen. Wärmewannen werden in Kinderkrankenhäusern bei der Pflege Frühgeborener oder schwerkranker Säuglinge häufig verwandt. Sie bestehen aus doppelwandigen, wassergefüllten Wannen, deren Temperatur durch eine in das Wasser eintauchende Heizspirale mittels eines elektrischen Reglers auf konstanter Temperatur gehalten wird. Nicht nur die Temperatur des Wassers der Wärmewanne, sondern auch die unterhalb der Bettdecke und die des Kindes selbst muß dabei sorgfältig kontrolliert werden.

Elektrische Heizkissen, Thermophore, die an jede Lichtleitung angeschlossen werden können, finden neuerdings auch in der Kinderheilkunde mehr und mehr Verwendung. Diese Heizkissen müssen so gelagert und eingeschlagen werden, daß sie nicht unbemerkt naß werden können (Urin!), weil sonst unter Umständen Schädigungen durch den elektrischen Strom (Kurzschluß!) eintreten können. Manche Kinderärzte verwenden in der Kinderpflege elektrische Heizkissen dieser Gefahr wegen überhaupt nicht! In keinem Fall darf jedenfalls ein Heizkissen ohne ständige Aufsicht, z. B. durch die Nachtpflegerin, über Nacht bei einem Kind eingeschaltet bleiben!

Heißluftapparate in den verschiedensten Formen werden auch beim Kind wie beim Erwachsenen neuerdings hauptsächlich in Form von *Schwitzkästen*, die mit elektrischen Glühbirnen beheizt werden, angewandt. Älteren Kindern kann man auch Glühlichtbäder des ganzen Körpers verabreichen wie beim Erwachsenen. Bei allen diesen Wärmeanwendungen muß auch beim älteren Kind ein Erwachsener die Wärmeapplikation dauernd überwachen.

3. Anwendung trockener Kälte.

Eine *Eisblase*, nämlich ein Gummibeutel, der mit Eisstückchen gefüllt wird, dient bei verschiedenen Entzündungszuständen dazu, den übermäßigen Blutzufluß in die über dem Entzündungsherd liegende Haut und das Unterhautzellgewebe zu hemmen. Die Eisblase wird besonders bei herzkranken Kindern, wo sie meist einen beruhigenden Einfluß ausübt, angewandt. Unter Umständen muß der Eisbeutel über dem Bett aufgehängt werden, um unangenehme Druckwirkung zu vermeiden, und zwischen Eisblase und den erkrankten Körperteil muß stets ein Tuch aufgelegt werden.

Die Eiskrawatte, ein länglicher Gummibeutel für den Hals, muß ebenfalls stets mit einem zwischen Haut und Eisblase liegenden Tuch umgelegt werden. Die kleinen Eisstückchen müssen, wenn sie geschmolzen sind, erneuert und Luft und Wasser dabei regelmäßig entfernt werden. In keinem Fall darf die Eiskrawatte unangenehmen Druck erzeugen oder gar die Atmung behindern.

4. Inunktionskuren.

Krätzekur. Man verwendet gewöhnlich eine 15—30%ige Schwefelsalbe (billig)! oder eines der neueren Krätzemittel (Catamin, Mitigal, Antiscabin, Jacutin u. a.) zur Inunktionskur. Nach sorgfältigem Reinigungsbad wird die Salbe bei Säuglingen einmal täglich, bei älteren Kindern morgens und abends 2—3 Tage lang hintereinander sehr sorgfältig in die Haut des ganzen Körpers eingerieben. Die Einreibung soll etwa 20 Min. dauern! (Vorsicht vor den Augenbindehäuten). Außer dem üblichen Windelwechsel wird die Bettwäsche nicht erneuert, und das Kind wird während dieser 3 Tage nicht gebadet. Am 3. Tag verabreicht man ein Schwefelbad in der üblichen Weise mit Nachdünsten. Darauf Wechsel der Bettwäsche und reine Leibwäsche und Nachbehandlung mit einer milden indifferenten Salbe.

Läusekur. Zur Läusebehandlung eignet sich der Sabadilessig oder das Aulin, das Cuprex (Merck) oder das billige Petroleum mit Sesam- oder Olivenöl vermischt. Eine dieser Lösungen wird in die Kopfhaut fest eingerieben, und die Haare werden damit kräftig durchtränkt. Die Sabadilessig- oder Petrolölpackung läßt man zweckmäßigerweise über Nacht liegen. Aulin und Cuprex sollen nur etwa 6 Stunden einwirken. Das mit den Läusemitteln getränkte Tuch wird unmittelbar auf die Kopfhaut aufgelegt, während ein trockenes Tuch darüber mit einer Binde befestigt wird. Zwischen beide Tücher, dem feuchten und dem trockenen Tuch, legt man undurchlässigen Stoff (Billroth-Batist, Mosetig od. dgl.). Am Ende der Einwirkung des Läusemittels, also z. B. am folgenden Morgen, werden Haar und Kopf mit gewöhnlicher Seife kräftig durchgewaschen. Die noch vorhandenen Nissen werden durch kräftiges Bürsten und Kämmen der Haare entfernt nach vorherigem Durchfeuchten der Haare mit warmem, verdünnten Essig. Bei Anwendung von Petroleum in Verdünnung mit Olivenöl ist Vorsicht bei offenem Licht geboten! Bei stark ausgesprochenem Läuseekzem wird vor der Anwendung des eigentlichen Läusemittels zuerst eine Ölkappe mit 2%igem Salicylöl angelegt. Zur Nachbehandlung des Ekzems dient eine der üblichen milden Salben, z. B. 2—5%ige weiße Präcipitatsalbe.

Quecksilberschmierkur. Sie wird mit der bekannten grauen Salbe bei Säuglingen im allgemeinen mit etwa 1 g, bei älteren Kindern mit $1\frac{1}{2}$—2 g und mehr je Tag durchgeführt. Die Einreibung erfolgt am besten gegen Abend und dauert mindestens 10 Min. lang. Während dieser Zeit wird die angegebene Menge Salbe entweder unter Benutzung eines mit Billrothbatist überzogenen Wattebausches oder eines undurchlässigen Handschuhs sorgfältig mit sanften Streichungen in die Haut des Kindes eingerieben. Jeden Tag wird ein anderer Körperteil zur Behandlung herangezogen, etwa 1. Brust und Bauch, 2. Rücken, 3. rechter Arm, 4. linker Arm, 5. rechtes Bein, 6. linkes Bein. Während der Einreibungstage wird das Kind nicht gebadet. Am 7. Tag erfolgt ein Reinigungsbad. Bei älteren Kindern ist während der Schmierkur auf sorgfältigste Mundpflege Wert zu legen und der Stuhlgang und Harn zu überprüfen.

5. Inhalation.

Feuchte Dämpfe finden von jeher bei den verschiedenen Erkrankungen des Kehlkopfes und der Lunge bei Kindern Anwendung. Am einfachsten ist es, hierzu einen elektrischen Kocher oder Teekessel zu verwenden, der mit Wasser und einigen Tropfen Eucalyptusöl oder Salzzusätzen gefüllt ist. Den sich entwickelnden Dampf leitet man in geeigneter Weise in das Bett des Kindes, das mit einem Laken zeltartig überbaut wird. Praktischer und zuverlässiger sind die elektrisch heizbaren *Bronchitiskessel.* Bei Anwendung solcher Dämpfe ist dafür Sorge zu tragen, daß das Kind nicht mit ausspritzendem heißen Wasser verbrüht werden kann und daß es sich nicht durch Anfassen des Kochers oder der Leitung direkt oder durch das ausfließende kochende Wasser verbrennt.

Zur besonderen *Inhalation* verwendet man die üblichen Inhalationsapparate, die mit Spiritus oder dem elektrischen Strom beheizt sind und bei deren Verwendung ständig ein Erwachsener Aufsicht üben muß.

6. Künstliche Atmung — Atmungserleichterung.

Schon *beim Säugling* übt man mit den beim liegenden Kind seitlich an den Brustkorb flach angelegten Händen einen kräftigen Druck als künstliche Exspirationsphase aus, um dann bei Nachlassen des Druckes eine Inspiration durch das Zurückfedern des Brustkorbes zu erzielen. Diese Bewegung wechselt man ab mit dem typischen SILVESTERschen Verfahren. Emporziehen der Arme über den Kopf, darauf Abwärtsführen derselben und festes Anpressen an den Thorax. Dabei liegt das Kind auf dem Rücken, die Schultern etwas höher gelagert. Die Zunge muß gegebenenfalls nach vorn gezogen werden, um der Luft freien Eintritt zu ermöglichen. *Bei Neugeborenen* werden vielfach noch die SCHULTZEschen Schwingungen angewandt (s. die Lehrbücher der Geburtshilfe).

Statt dieser Verfahren kann man beim Säugling, den man mit der rechten Hand unter dem Hinterkopf und mit der linken unter den gebeugten Knien hält, durch übertriebenes Ausstrecken und Kopfsenken des Kindes eine Inspiration und durch Zusammenpressen des Körpers, so daß der gebeugte Kopf den gebeugten Knien zugewandt wird, eine Exspiration künstlich herbeiführen. Man legt die Kinder hierzu am besten quer über einen Tisch. Zur Durchführung lange dauernder künstlicher Atmung (z. B. bei Atemlähmung infolge von Kinderlähmung oder von Diphtherie) bedient man sich elektrisch betriebener Atmungsapparate, z. B. des Biomotors (nach Fa. Eisenmenger, Hersteller F. u. M. Lautenschläger, München).

Sauerstoffinhalationen erfolgen entweder mit reinem Sauerstoff aus Sauerstoffbomben oder aus kombinierten Sauerstoff-Kohlensäureinhalationsapparaten (ROTH-DRÄGER-Apparatur). Die Inhalation von reinem Sauerstoff darf nur immer wenige Minuten lang durchgeführt werden, weil eine länger dauernde Sauerstoffinhalation die Schleimhäute stark reizt. Bei Erstickungsgefahr wird gelegentlich auch Sauerstoff in den Magen eingeführt, auf Grund der Feststellung, daß die Magenschleimhaut Sauerstoff aufzunehmen imstande ist. Neuerdings hat sich als zuverlässigeres und wirksameres Verfahren die *Inhalation von Kohlensäuregasgemischen* in der Kinderheilkunde eingeführt. Die Inhalation dieser

Gemische muß unbedingt aus einem gut regulierbaren Gerät (z. B. Roth-Dräger-Apparatur nach FISCHER-WASELS) erfolgen. Eine deutliche Vertiefung der Atmung wird bei Kohlensäurezusätzen von 2—4—6% erreicht. Bei höherprozentigen Gemischen (Vorsicht!) bis zu 10% wird auch eine erhebliche Zunahme der Zahl der Atemzüge erzielt. Wir verwenden z. B. bei Pneumonien junger Kinder oder bei Frühgeburten das Sauerstoffzelt der Firma Fricar-Zürich nach genauer Anwendungsvorschrift mit bestem Erfolg.

Die Intubation nach O'DWYER dient zur Beseitigung einer hochgradigen diphtherischen oder grippalen Larynxstenose. Sie stellt ein unblutiges Verfahren dar, eine bedrohliche Erstickungsgefahr durch Einführung einer Metalltube in den zuschwellenden Larynx rasch zu beseitigen. Zur Vornahme der Intubation wird das Kind in ein Laken fest eingerollt und von der Pflegerin, die dem Arzt gegenübersitzt, auf dem Schoß aufrecht sitzend festgehalten. Der Arzt tastet nach Einführung einer Mundsperre mit dem linken Zeigefinger den Kehlkopfeingang ab, geht damit hinter die Epiglottis und drückt diese nach vorn gegen den Zungenrand. Mit der rechten Hand führt er den auf den Introduktor aufgesetzten Tubus bis zum Kehlkopfeingang, hebt dann den Introduktor hoch, damit der Tubus nicht in die Speiseröhre abgleitet und schiebt hierauf mit dem linken Zeigefinger den Tubus von dem Einführungsinstrument ab und drückt ihn sacht in den Larynx hinein. Der Tubus wird an dem an ihm vor der Einführung befestigten doppelten Seidenfaden, der nun aus dem Munde heraushängt, an der Wange mit Heftpflaster fixiert, damit er bei plötzlicher Verlegung oder nach Abschwellung der Schleimhaut daran herausgezogen werden kann. Durch Anlegen von Armmanschetten wird das Kind daran gehindert, den Faden abzureißen.

Die Extubation erfolgt normalerweise dann, wenn der bedrohliche Zustand beseitigt ist und man Gewähr dafür hat, daß die Schleimhaut abzuschwellen begonnen hat (nach etwa 3—4 Tagen). Man kann zunächst versuchen, an dem heraushängenden Seidenfaden mit leichtem Zug die Tube einfach herauszuziehen oder sie mit dem Extubator, der wie der Introduktor in den Tubenkopf eingeführt wird, zu entfernen. Manchmal gelingt es leicht, in Bauchlage des Kindes durch Druck mit der rechten Hand auf das untere Ende der Tube am Kehlkopfrand und rasches Beugen des Kopfes nach vorn den Tubus in den Larynx herauf zu befördern und von dort mit der Hand zu entfernen. Intubierte Kinder bedürfen einer besonders sorgfältigen und mit allen möglichen Gefahren vertrauten Pflege. Es kann jeden Augenblick die Entfernung der Tube und danach die Wiedereinführung durch den Arzt notwendig werden oder auch die Tracheotomie, zu der schon alles bereit liegen muß. Die meisten Kinder können flüssige und halbfeste Nahrung gut zu sich nehmen, ohne sich zu verschlucken. In den ersten 12—24 Stunden muß man die Kinder meist durch ein Sedativum ruhig stellen. Das Verfahren hat den Nachteil, daß es fast in jedem Fall zu flachen Decubitalgeschwüren im Kehlkopf kommt, die meist glatt ausheilen, weiterhin aber auch den, daß es nur da angewandt werden kann, wo die Stenose nicht zu tief sitzt. In allen Fällen, in denen die richtig ausgeführte Intubation nicht eine offensichtliche Besserung der Atmung herbeiführt, ist unverzüglich die Tracheotomie anzuschließen.

Die Tracheotomie. Man unterscheidet die oberhalb des Isthmus der Schilddrüse angelegte Tracheotomia superior, die in jedem Fall auch bei Schilddrüsenvergrößerung anwendbar ist und die Tracheotomia inferior, die bei Kehlkopfdiphtherie oft vorzuziehen ist, weil die Wunde entfernt von dem Krankheitsherde liegt und weil die Kanüle besser sitzt. Der Kehlkopfschnitt muß in bedrohlichen Fällen von jedem Arzt zur Not ausgeführt werden können. Als Richtpunkt dient an dem stark hinten übergebeugten Kopf zunächst der Ringknorpel, der meist gut zu palpieren ist. Fingerbreit über ihm beginnt man den Einschnitt und hält sich genau in der Mittellinie des Halses. Die bei der Stenose prall gefüllten subcutanen Venen werden umstochen und durchschnitten, das streng in der vertikalen Linie gehaltene Messer dringt schichtweise vor. Wichtig ist die Erkennung der Linea alba zwischen den vorderen Muskeln, weil man, wenn man durch diese vordringt, viel weniger blutig auf die den Kehlkopf deckende Fascie gelangt. Man sieht dann im unteren Wundwinkel die dem Drüsenisthmus aufliegenden Schilddrüsenvenen, die man samt den manchmal ziemlich weit hervortretenden Schilddrüsenausläufern stumpf nach unten schiebt. Der Ringknorpel wird mit einem scharfen Wundhaken angehakt und die Trachea durch ein zweites Häkchen fixiert. Man sticht dann mit dem Messer oberhalb des breiten Hakens, der die Schilddrüse nach unten zurückdrängt, ein und schneidet mit kurzen sägenden Zügen nach oben gewöhnlich 3—4 Trachealringe durch. Die Trachealwunde wird mittels der beiden spitzen Haken auseinandergehalten, bis Blut, Schleim und Membranfetzen ausgehustet werden und die Atmung frei geworden ist. Dann wird die bereit gehaltene Trachealkanüle eingeführt und sofort durch ein Band um den Hals befestigt. In höchster Gefahr geht man unmittelbar auf das leicht zu findende Ligamentum conicum ein und schafft durch sofortigen Einschnitt desselben oder sogar des Ringknorpels dem Kinde Luft.

7. Injektionen und Punktionen.

Die gewöhnlichen *subcutanen Injektionen* werden an der Außenseite des Oberschenkels oder am Rücken zwischen den Schulterblättern vorgenommen. Das Kind ist vorher auf den Stich kurz vorzubereiten, da sonst die Gefahr einer Schrecklähmung besteht. *Intramuskuläre Injektionen* werden am besten im äußeren oberen Quadranten der Glutaealmuskulatur vorgenommen. Man sticht die Nadel mit einem kurzen Ruck etwa $1^1/_2$ cm tief in die Muskulatur ein, nimmt für einen Augenblick die Spritze ab oder saugt an, um sich zu überzeugen, daß man sich nicht in einem Gefäß befindet und legt dann durch langsames Einspritzen das Arzneimitteldepot an. Das schnelle Einspritzen ist außerordentlich schmerzhaft! In zweiter Linie kommt für die intramuskuläre Injektion auch der Rectus femoris in Betracht. *Intravenöse Injektionen* sind beim Säugling, besonders aber beim Kleinkind oft schwierig, ja undurchführbar. Beim Säugling eignen sich die gestauten Temporalvenen am Schädel oder die zutage tretenden gestauten Venen in der Knöchelgegend oder auch des Handrückens zur intravenösen Injektion. Am hängenden Kopf in die Vena jugularis externa Medikamente zu injizieren, ist wegen der Herznähe und der Gefahr einer Luftembolie nicht unbedenklich. In den Sinus longitudinalis superior sollten Medikamente nicht eingespritzt werden. Bei älteren Kindern verwendet man, wie beim Erwachsenen zur intravenösen Injektion die Cubitalvene der Ellbeuge.

Punktionen der Körperhöhle unterscheiden sich im allgemeinen nicht von denen des Erwachsenen. Besonderheiten bietet nur die *Punktion* des Sinus longitudinalis superior (s. Untersuchung des kranken Kindes, S. 114). Die Ausführung der *Lumbalpunktion* und der Zisternenpunktion ist auf S. 110 beschrieben.

Zu therapeutischen Zwecken kommen im Kindesalter noch 2 Punktionsverfahren in Betracht, nämlich die Punktion der Bauchhöhle zur Vornahme einer intraperitonealen Infusion bzw. einer intraperitonealen Blutübertragung (s. S. 899) und die Punktion des Herzens.

In Fällen plötzlichen Versagens des Herzens bei sonst vermutlich noch leistungsfähiger Herzmuskulatur kann eine *intrakardiale Injektion* von Herzanregungsmitteln lebensrettend wirken. Als Einstichstelle wählt man den dritten Zwischenrippenraum links, und zwar einen Punkt, der unmittelbar am Brustbeinrand liegt. Die erforderliche Rekordnadel muß mindestens 8 cm lang sein und soll nur mittlere Stärke besitzen. Die zu verwendende Injektionslösung, am häufigsten Adrenalin, manchmal auch Coffein oder Strophanthin, muß unter sorgfältigster Vermeidung von Luftbeimengungen sowohl in der zu verwendenden 1-cm^3-Rekordspritze als in der aufgesetzten Nadel sorgfältig aufgezogen werden. Man sticht nun an der angegebenen Stelle senkrecht in den rechten Ventrikel des Herzens ein. Solange sich die Spitze der Nadel noch nicht in der Ventrikelhöhle befindet, hat man das Gefühl eines prall elastischen Widerstandes. Bei langsamem Vorschieben der Kanüle tritt in dem Augenblick, in dem man die Herzhöhle erreicht hat, selbsttätig Blut in die Spritze ein. Man weiß nun, daß man sich im Ventrikel befindet und kann die Injektion vornehmen.

8. Aderlaß und Arteriotomie.

Der *Aderlaß* wird beim älteren Kind wie beim Erwachsenen an der Cubitalvene in der Weise vorgenommen, daß eine dicke Kanüle in die gestaute Vene eingestoßen wird. Eine schnelle und ausgiebigere Wirkung erreicht man durch einen Schnitt der freigelegten Vene bei jüngeren Kindern, und auch im Kollapszustand ist statt einer Venaesectio eine *Arteriotomie* angezeigt. Man wählt zu diesem Zweck am besten die radiale Arterie, die in der bekannten typischen Weise freigelegt und mit einem kurzen spitzen Skalpell eingeschnitten wird. An Stelle der Radialis eine der temporalen Arterien zu nehmen, wie vorgeschlagen wurde, empfiehlt sich nicht, weil diese Gefäße einen viel zu kleinen Querschnitt besitzen, um eine rasche ausgiebige Blutung zu ermöglichen. Zweckmäßigerweise verabreicht man vor der Arteriotomie ein Herz- bzw. Gefäßmittel (z. B. intramuskulär Hexeton). Zum Anhaltspunkt der Blutmenge, die man bei einem Aderlaß einem Kinde entnehmen kann, dient das Körpergewicht. Man kann unbedenklich 1/130 des Körpergewichts an Blut entnehmen. Das sind bei Säuglingen zwischen 30—60 cm^3, bei älteren Kindern 100—200 cm^3.

9. Massage und Gymnastik.

Mit *Gymnastik* schon im frühen Kindesalter versucht man einerseits eine möglichst harmonische Körperentwicklung durch den Kräften des Kindes angepaßte Körperbewegungen zu erzielen (sog. Gesundheitsturnen). Die Gymnastik übt aber nicht nur die Muskeln, wie man früher annahm, sondern wirkt auch auf die Tätigkeit der Atmungs- und Kreislauforgane und schließlich auf den Gesamtstoffwechsel. Infolgedessen hat auf der anderen Seite *Gymnastik und Massage* auch in weit höherem Maße als früher eine Bedeutung als Behandlungsverfahren bei verschiedenen Krankheiten des Kindes erlangt. Das wichtigste

Anwendungsgebiet stellt die Kinderlähmung in allen ihren Formen dar. Nach Abklingen des akuten Stadiums kann man erst mit Massage, später mit Gymnastik die paretischen Muskeln zur Arbeit anregen und bis zu einem gewissen Grade eine kompensatorische Hypertrophie erzielen. Erst in zweiter Linie wendet man wie beim Erwachsenen die Massage und Gymnastik bei allen möglichen neuromuskulären Bewegungsstörungen an.

Ein besonderes Anwendungsgebiet stellt die Rachitis dar. Durch *Säuglingsgymnastik* und vorsichtige Massage gelingt es, sehr gute Erfolge bei rachitischen Kindern zu erzielen. Man verhilft ihnen zu eigenen Bewegungsimpulsen und behebt die durch die rachitische Allgemeinerkrankung oft schon hochgradig entwickelte Atrophie der Muskeln.

Gymnastik und Massage spielen auch eine Rolle bei der Nachbehandlung der häufigen pleuritischen Exsudate im Kindesalter. Man verwendet in diesen Fällen besonders Brustkorbmassage und *Atemgymnastik*, um einen Reiz auf die Respirationsmuskeln auszuüben, die Atmung zu verbessern, die Schwartenbildung zu verhindern oder schon ausgebildete Schwarten zu lösen. Durch systematische derartige Bewegungsübungen gelingt es meist, einer Skoliose entgegenzuarbeiten.

Auch bei herzkranken Kindern haben sich Massage und Gymnastik in der Kinderheilkunde sehr bewährt. Zur Durchführung systematischer Massage und Gymnastik ist eine besondere Ausbildung nicht nur in allgemeiner, sondern in Kindergymnastik notwendig. Allgemein geschwächte oder nervöse Kinder werden am besten zuerst einzeln von der Gymnastin behandelt, die Übungen werden allmählich schwieriger gestaltet, und schließlich wird das Kind, wenn es eine gewisse Fertigkeit erlangt hat, in einem Gymnastikkurs mit anderen Kindern zusammen geübt. Erfahrungsgemäß macht das den Kindern viel mehr Freude, und der Erfolg der Gymnastik ist dann ein besserer. Sämtliche Übungen müssen dem geistigkörperlichen Entwicklungszustand der Kinder sorgfältig abwägend angepaßt werden (Bewegungsspiele im Freien u. a. m.).

Die *Unterwassermassage* hat sich, namentlich bei der Behandlung der Poliomyelitis und zur Einleitung und Angewöhnung einer ausgiebigen Körpermassage auch in der Kinderheilkunde bestens eingeführt. Schon kurz nach der Entfieberung kann bei der Poliomyelitis mit der Unterwassermassage vorsichtig begonnen werden. Sie verursacht weniger Schmerzen, als die trockene Massage und kann besser dosiert werden. Sie hat gleichzeitig den Vorteil, daß die Kinder im Bad schon frühzeitig zu eigenen Bewegungen der gelähmten Glieder angeregt werden können. Eine Spezialeinrichtung ist erforderlich und naturgemäß auch eine Masseuse, die das Verfahren gelernt hat.

Von großer praktischer Bedeutung ist in der Kinderheilkunde die frühzeitige Fußgymnastik. Sie ist besonders wichtig bei der häufigen Knickplattfußanlage der Kinder. Man soll sich heute bei solchen Anlagefehlern des Fußgerüstes nicht mehr mit der Verordnung von Einlagen begnügen, sondern passive und aktive Bewegungsübungen durch eine orthopädisch geschulte Gymnastin ausführen lassen. Der Erfolg solcher Übungen und Fußmassage ist überraschend groß.

10. Elektrotherapie.

Beide Stromarten, sowohl die galvanische wie die faradische, können im Kindesalter nur in schwächster Intensität angewandt werden.

Die *Galvanisation* erfolgt namentlich zur Nachbehandlung von schlaffen Lähmungen, um Muskelkontraktionen damit auszulösen.

Die *Faradisierung* wird neben der Behandlung von Lähmungen auch zu Suggestivtherapie bei „nervösen" Schmerzen und bei Bettnässern angewandt. Für die Kinderpraxis ausgezeichnet bewährt haben sich die automatisch an- und abschwellenden Ströme in den sog. Schwellstromapparaten (Gymnostat von Siemens u. a.).

Die *Kurzwellenbehandlung* hat sich ebenfalls in der Kinderpraxis gut eingeführt. Bei schmerzhaften Gelenkentzündungen, pleuritischen Schwarten, Blasen- und Nierenentzündungen und bei Furunkeln und Schweißdrüsenabscessen ist die Kurzwellentherapie empfehlenswert.

11. Strahlenbehandlung.

Sonnenbäder werden in der modernen Kinderheilkunde besonders in den Kinderheilstätten des Gebirges und der See in ausgiebigem Maße angewandt. Auch in der Ebene kann zur Sommerszeit in geeigneten Liegehallen, Veranden u. dgl. von der natürlichen Besonnung zu Heilzwecken Gebrauch gemacht werden. Man beginnt mit einer Bestrahlung von 10 Min. und steigert täglich um 5 Min. bis auf 1 Stunde und mehr. Die Kinder müssen während der Sonnenbäder durch einen Stoff- oder Strohhut geschützt werden und bei stärkerer Insolationswirkung auch Sonnenbrillen tragen. Besonders vorsichtig muß man die Sonnenbäder beim Säugling beginnen. Zweckmäßigerweise verwendet man in Anstalten ultraviolettdurchlässiges Fensterglas, hinter dem man die Säuglinge der Sonne aussetzt, bis sie sich unter Bildung eines leichten Sonnenerythems an stärkere Besonnung gewöhnt haben. Nach dem Sonnenbad sollen die Kinder mit einem feuchten Frottiertuch abgerieben und abgekühlt werden.

Als Ersatz der natürlichen Sonne hat die *Quarzlampe* Eingang und vielfältige Verwendung in der Kinderheilkunde gefunden. Bei ihrer sachgemäßen Anwendung ist es notwendig, die Strahlenquelle genau zu kennen und zu überwachen. Dies geschieht zur Zeit am besten durch Ausmessen der Stärke des Quarzbrenners mit dem Kellerschen Dosimeter nach Höhensonneneinheiten. Praktisch, einfach und bedeutend billiger ist der Ultraviolett-Schnellmesser, Original Hanau. Es handelt sich um eine Messung mit Celluloidin-Tageslicht-papier. Die Messung muß bei neuen Brennern häufiger, später in Abständen von etwa 6 Wochen nachkontrolliert werden. Einer Einheit entspricht auf diese Weise die Bestrahlungszeit, die nach 6 Stunden auf der Haut eine leichte Rötung (Erythema solare) hervorruft. Man beginnt bei der Allgemeinbestrahlung mit einer Höhensonneneinheit und steigert jedes weitere Mal um eine Einheit bis zu einer Bestrahlungszeit von 15—20 Min. auf jeder Körperseite. Die Bestrahlungen werden, um die Erythemwirkung abklingen zu lassen, am besten nur jeden 2. Tag ausgeführt. Bei der Rachitistherapie bleibt man eben unter der Erythemdosis, bestrahlt nur etwa 2mal wöchentlich, und zwar während 6—8 Wochen. Soll eine Verstärkung der Strahlendosis, nachdem die Höchstzeit von einer halben Stunde Bestrahlung erreicht ist, erzielt werden, dann ist es zweckmäßig, den Abstand des Quarzbrenners vom Körper um so viel Zentimeter zu verringern, als Minuten zu einer Einheit gehören. In jedem Fall muß bei Allgemeinbestrahlung ein Abstand von 75 cm gewahrt bleiben. Dabei wird zwar die Erythemdosis überschritten, weil die Intensität der Strahlung stärker zunimmt, als der Verringerung des Abstandes entsprechen würde. Das schadet aber da nichts, wo, wie gewöhnlich, durch die vorhergehenden Bestrahlungen ein beträchtlicher Pigmentschutz entstanden ist. Schwach Pigmentierte soll man nicht intensiv bestrahlen! Eine künstliche Höhensonnenkur besteht aus mindestens 10, durchschnittlich 20 solcher Allgemeinbestrahlungen. Bei Säuglingen muß neben der künstlichen Höhensonne eine Wärmequelle (Wärmestrahler, Solluxlampe) verwendet werden, damit keine unerwünschte Abkühlung der jungen Kinder eintritt. Auch ältere Kinder können sich bei der Höhensonnenbestrahlung dann erkälten, wenn sie etwa aus dem Bestrahlungsraum, ohne sich langsam abgekühlt zu haben, in Kälte, Wind und Wetter geschickt werden. Die Bestrahlung mehrerer Kinder zugleich ist ein zwar ökonomisches und daher viel geübtes Verfahren, führt aber meist zur Übertragung von ansteckenden Krankheiten, namentlich von Grippe, Masern, Windpocken u. dgl.

Die *Wärmestrahlen* spielen in der Therapie der Kinderkrankheiten, seitdem die Technik zuverlässige Wärmestrahler verschiedenster Größe und Bauart in den Handel gebracht hat, keine geringe Rolle. Die Hauptwirkung der strahlenden Wärme ist die Hyperämie und die Schmerzlinderung. Lokale Wärmestrahlungen sind angezeigt bei verschiedenen Hautaffektionen und lokalisierten Schmerzen (z. B. Ohrstrahler). Allgemeine Bestrahlungen dienen zur Unterstützung der künstlichen Höhensonnenwirkung und zur Anregung von Resorption von Ergüssen u. a. m. (s. auch Anwendung trockener Wärme).

Die Anwendung von *Röntgenstrahlen* in der Therapie der Kinderheilkunde hat gegenüber früher an Bedeutung gewonnen. Das Hauptanwendungsgebiet bieten die tuberkulösen Lymphome, die Peritonitis tbc., dann die Hyperplasie der lymphatischen Organe, namentlich des Thymus und schließlich der Inkretdrüsen anderer Art. Hautentzündungen, Phlegmonen und gewisse Ekzemformen reagieren oft günstig auf kleine und allerkleinste Röntgendosen (s. auch Grenzstrahlen). Weiterhin werden auch das Bronchialasthma und von manchen Autoren die mongoloide Idiotie und andere Schwachsinnszustände angeblich mit Erfolg mit Röntgenstrahlen behandelt.

Die *Grenzstrahlen* haben als Ersatz der unerwünscht tiefdringenden Röntgenstrahlen bei vielen Affektionen der Haut in der Kinderheilkunde immer mehr Anwendung gefunden. Bei Ekzem und Pernionen wirken sie nicht nur heilend als mildes Stimulans, sondern auch „umstimmend" und lindernd oft noch vor der eigentlichen Heilung — durch Beseitigung des Juckreizes. Die übliche Bestrahlungsdosis sollte im allgemeinen etwa 500 Grenzstrahleinheiten, gemessen mit der Grenzstrahlkammer des Küstnerschen Eichstandsgeräts, nicht überschreiten, um auch leichte Verbrennungen der Haut mit Sicherheit zu vermeiden. Diese Dosis kann nach ungefähr 3 Wochen wiederholt werden. Wesentlich höhere Dosen sind z. B. zur Beseitigung von Hämangiomen erforderlich; dabei ist eine sorgfältige Abdeckung der Haut der gesunden Umgebung, am einfachsten durch mehrere Millimeter dicken Zinkpastenaufstrich, unbedingt notwendig. Größere Hämangiome müssen durch Kohlensäureschnee, Radiumbestrahlung oder auch operativ entfernt werden.

12. Freiluftbehandlung.

In weit größerem Umfang als beim Erwachsenen wird schon im frühen Kindesalter die Freiluftbehandlung bei den verschiedensten Krankheiten angewandt. Während man früher nur nicht fiebernde und nicht mehr bettlägerige, chronisch kranke Kinder durch Luftbäder zu kräftigen suchte (Tuberkulöse!), werden heute auch akut kranke, fiebernde Kinder im Bettchen ins Freie gebracht. Diese Freiluftbehandlung spielt namentlich eine Rolle bei den verschiedenen Erkrankungen des Respirationstraktes. Methodische Luftbäder bei Klein- kindern und Schulkindern beginnt man mit einem kurzen Aufenthalt von 10—15 Min. bei dem nur mit einem Badehöschen bekleideten Kind an milden, warmen Tagen. Es muß dafür gesorgt werden, daß sich die Kinder während des Luftbades bewegen und daß sie, wenn sie stärker abgekühlt wurden, durch Frottieren nach dem Aufenthalt in der frischen Luft gut erwärmt werden. Allmählich werden die Kinder an einen mehrstündigen Auf- enthalt im Freien gewöhnt, wodurch eine deutliche Belebung des Stoffwechsels, Förderung des Appetits, ein verbessertes Aussehen und Wegfall verschiedener nervöser Zeichen er- reicht wird. Die Abhärtung durch Luftbäder wird heute fast allgemein derjenigen durch Wasserprozeduren vorgezogen. Bei der Freiluftbehandlung der an Bronchopneumonie leidenden Kinder ist dafür zu sorgen, daß die Kinder warm eingepackt und so versorgt sind, daß sie sich nicht frei strampeln können. Selbstverständlich müssen die Kinder im warmen Zimmer gewickelt und gewaschen werden; draußen sind sie vor Zugwind und Nässe sorgfältig zu schützen. Wir verwenden zu diesem Zweck sog. Freiluftsäcke, wie sie in Heil- stätten üblich sind. In unserem Klima (Schleswig-Holstein) führen wir Freiluftbehandlung nur bei Temperaturen, die höher als Minimum 5^0 C liegen, durch. In trockenen Klimaten werden die Kuren auch bei noch bedeutend niedrigeren Kältegraden offenbar mit Erfolg durchgeführt.

13. Künstliche Fütterung und Infusionen.

Zur Vornahme der *Sondenernährung* verfährt man in derselben Weise, wie bei der Magensondenuntersuchung angegeben ist. Bei Säuglingen kann man die Sondenfütterung auch durch die Nase vornehmen. Die Duodenalsondierung kommt zur Durchführung der künstlichen Ernährung zur Anwendung (Pylorospasmus) oder aber zur Einführung von Medikamenten, die leicht erbrochen werden (Bandwurmkur). Eine 30—40 cm lange Duo- denalspezialsonde, wie sie auch für den Erwachsenen gebräuchlich ist, wird in derselben Weise wie bei der Sondierung des Magens in diesen eingeführt. Nachdem die Sonde sicher in den Magen gelangt ist, überläßt man es der Magenbewegung, sie bis in den Pylorus vorzutreiben, wobei sie schon nach kurzer Zeit ($^1/_2$—1 Stunde) gewöhnlich von dem Pylorus selbst angesaugt wird und schließlich in das Duodenum eindringt. Durch Aspiration von Magen- bzw. Darmsaft mit einer 10-cm³-Rekordspritze überzeugt man sich, ob das Duo- denum erreicht wurde; außerdem kann man vor dem Röntgenschirm die Lage der Sonde kontrollieren.

Infusionen werden beim Kind subcutan, intramuskulär, intravenös, intraperitoneal oder rectal als Dauerinstallationen vorgenommen. Die Infusionsflüssigkeit, die übliche 0,9%ige physiologische Kochsalzlösung oder Ringerlösung (Natr. chlorat. 8,0, Kal. chlorat. 0,4, Calc. chlorat. 0,5, Aquae dest. steril ad 1000) oder Normosallösung, wird auf Körperwärme vor- gewärmt und in einen graduierten Glastrichter, der mit einem $1^1/_2$ m langen Gummischlauch verbunden ist, eingefüllt. Die Infusionsnadel besteht aus einer mehrere Zentimeter langen Hohlnadel, die einige seitliche Öffnungen besitzt. Zur *subcutanen Infusion* wählt man am besten die Außenseiten der Oberschenkel und kann, um das Verfahren zu beschleunigen, gleichzeitig mit zwei Nadeln an beiden Oberschenkeln ein Flüssigkeitsdepot anlegen. Es ist bei Kindern auch möglich, eine subcutane Dauertropfinfusion durchzuführen.

Eine *intravenöse Dauertropfinfusion* wird nach Art der Blutübertragung, namentlich bei der Dehydration toxischer Säuglinge, nach großen Blutverlusten und nach Vergiftungen mit entsprechenden Infusionsflüssigkeiten angewandt. Zur Durchführung solcher Infu- sionen muß die Vene in der Ellenbeuge freigelegt werden und, wie bei der rectalen Dauer- instillation (s. unten diese Seite) ein Tropfeinlauf-Apparat mit Tropfenzähler verwandt werden, um die Tropfenfolge regulieren zu können. Man läßt je Minute 40—60 Tropfen einfließen. Der Arm des Kindes muß, um eine störungsfreie Infusion zu gewährleisten, auf einer Schiene mit Binden fixiert werden.

Bei der *intraperitonealen Infusion* sticht man eine 6—8 cm lange, kurz abgeschliffene Nadel etwa von der Stärke einer Lumbalpunktionsnadel in der Mitte der RICHTER-MONROE- schen Linie, die bekanntlich den Nabel mit dem vorderen Darmbeinstachel verbindet, vorsichtig in Richtung auf die Mitte des Unterbauches langsam ein. Eine Darmverletzung ist bei sorgsamem Vorgehen unwahrscheinlich, und es gelingt, ziemlich große Mengen von Blut oder von einer anderen Infusionsflüssigkeit, nämlich bis zu 400 cm³, in die Bauchhöhle ein- fließen zu lassen, ohne daß erhebliche Beschwerden auftreten. In jedem Fall entsteht, wie man durch Tierversuche feststellen konnte, eine Reizperitonitis! Deshalb ist unter allen Umständen streng steriles Vorgehen angezeigt. Von dem im Bauch angelegten Blutdepot erfolgt nachgewiesenermaßen eine gute Resorption sowohl von den löslichen Blutbestand- teilen als auch von Blutkörperchen (Nachweis durch Zählung der Erythrocyten im strömenden Blut). Defibriniertes Blut hat eine geringere Reizwirkung als Citratblut, ist also bei einer beabsichtigten intraperitonealen Blutübertragung vorzuziehen. Das Defibrinieren des Blutes muß naturgemäß streng steril in einem mit Glasperlen beschickten Glaskolben vorgenommen werden, worauf das Blut durch 8fache Lagen steriler Gaze filtriert wird. Vor der intraperitonealen Injektion wird das Blut dann auf Körpertemperatur erwärmt.

Die intraperitoneale Injektion von größeren Flüssigkeitsmengen bei Exsikkose, großem Flüssigkeitsverlust usw. ist in derselben Weise mit größter Vorsicht vorzunehmen. Es eignen sich dazu außer defibriniertem Blut am besten physiologische Kochsalz- oder Ringerlösung mit 5% Traubenzuckerzusatz. Eine Wiederholung einer solchen intraperitonealen Infusion soll frühestens nach 2 × 24 Stunden und besser nie mehr als 2—3mal erfolgen. Wegen der bei dieser Infusion auftretenden starken Auftreibung des Leibes und wegen der Gefahr des Eintretens einer Kreislaufstörung ist die intraperitoneale Infusion bei Atmungsstörungen (Pneumonie!) und Herzaffektionen (Endokarditis, Myokarditis) kontraindiziert.

Zur *rectalen Dauerinstillation* verwendet man einen 5—8 mm dicken Nélaton-Katheter, den man gut eingefettet mindestens 15—20 cm hoch in den Darm einführt und mit einem Heftpflasterstreifen am After befestigt. Erst wenn das Kind nicht mehr stark preßt, verbindet man diesen Nélaton-Katheter mit dem beschriebenen Infusionsgerät (graduierter Trichter und Gummischlauch), in das noch ein Tropfzähler eingeschaltet wird. Durch Zuklemmen des Gummischlauchs oberhalb des Tropfzählers stellt man die Zahl der in der Minute sichtbar im Tropfenzähler herunterfallenden Tropfen auf 40—60 ein und bringt den Infusionstrichter in eine Höhe von etwa 70—80 cm über dem Bettchen des Kindes. Da bei der langen Dauer der Instillation die Infusionsflüssigkeit abkühlt, muß durch eine geeignete Vorrichtung (elektrische Heizspirale, Heizplatte) dafür gesorgt werden, daß die Temperatur konstant bleibt. Praktisch bewährt hat sich auch die Verwendung einer Thermosflasche. Vor der Anlegung der rectalen Dauerinstillation muß zweckmäßigerweise der Darm durch ein Reinigungsklysma entleert werden.

Zum *Nährklistier* eignen sich in erster Linie Dextrin- und Dextroselösungen mit einem geringen Kochsalzgehalt und Schleimzusatz, z. B. 50 g Dextrin, 1 g Kochsalz auf 150 cm³ Wasser oder 5 g Traubenzucker, 10 g Dextrin in 100 cm³ Wasser mit einer Prise Kochsalz. Zum Nährklistier mit Eiweißzusatz nimmt man 10—30 g eines gut wasserlöslichen Albumosepräparates oder auch Witte-Pepton, die man mit 1 g Kochsalz zusammen in 150 g Wasser auflöst. Nach Verabreichung eines solchen Nährklistiers muß der After mit einem Wattetupfer in der Richtung nach der Symphyse mehrere Minuten lang zugepreßt werden, da sonst das Kind das Klistier sofort wieder ausstößt. Man verbraucht diese Lösung entweder als Dauerinstillation oder in einzelnen Klistieren, die mit einer größeren Spritze langsam körperwarm eingespritzt werden. Man kann bei Säuglingen jedesmal nicht mehr als 50 g, bei größeren Kindern 100—150 g einlaufen lassen; in 24 Stunden höchstens 4—5mal. Der Darm muß dann täglich durch ein Reinigungsklistier entleert werden.

14. Vorbereitung zu Operationen.

Auch bei den kleinsten Eingriffen wie Injektionen, Punktionen usw. müssen nicht nur sämtliche Instrumente und Verbandstoffe aufs sorgfältigste nach den üblichen Regeln sterilisiert werden, sondern auch der Arzt oder die Pflegerin müssen eine genaue Hautdesinfektion beim Kind und eine solche ihrer eigenen Hände vornehmen! Zur Hautdesinfektion eignen sich Alkohol und Äther bzw. Benzin besser als Jodtinktur, die bei jungen Kindern manchmal zu leichten Hautschädigungen führt. Da bei kleinen Eingriffen, wenn sie in geschickter Weise rasch ausgeführt werden, auf eine Narkose verzichtet werden kann, ist auf eine bis ins einzelne gehende Vorbereitung des Instrumentariums Bedacht zu nehmen und für genügende Assistenz zu sorgen. Zweckmäßigerweise wird man die Instrumente mit einem sterilen Tuch bis zum Beginn des Eingriffes zudecken, damit das Kind nicht unnötig vorher in Aufregung und Schrecken versetzt wird.

15. Blutstillung.

Die Blutstillung ist bei den zahlreichen Blutungsübeln im Kindesalter von größerer Bedeutung als beim Erwachsenen, weil plötzlich auftretende Blutungen in kurzer Zeit bedenklichere Folgen haben als beim Erwachsenen. Die sämtlichen Blutstillungsmethoden muß der Kinderarzt beherrschen und die nötigen Hilfsmittel dauernd bereit haben (Koagulen, Clauden, Stryphnon, Kongorot, Vitamin K u. a. m.). Besonders bedrohlich sind die parenchymatösen Blutungen aus dem Hals-Rachen und der Nase, sowie die Darmblutungen. Zur Tamponade der Nasenhöhle verwendet man an Stelle des Bellocschen Röhrchens das viel einfachere Seiffertsche Instrument. Es besteht aus einem kleinen, dem unteren Nasenmuschelverlauf angepaßten Röhrchen mit Hahn, an welchem ein Gummifingerling befestigt wird. Durch das Röhrchen, das in die blutende Nasenhöhle eingeführt wird, bläst man den übergespannten Fingerling langsam auf und schließt den Hahn. Wenn durch diese schonende, aber feste Tamponade die Blutung zum Stehen gebracht ist, kann man leicht jederzeit durch Öffnen des Hahnes die Tamponade unterbrechen und das Röhrchen herausziehen. Naturgemäß spielt bei der Blutstillung des Kindes die mehrfach angewandte Blutübertragung eine wichtige Rolle (s. 16. Bluttransfusion).

16. Bluttransfusion.

Neben den üblichen Injektionen blutstillender Mittel hat sich bei bedrohlichen Blutungen besonders die Bluttransfusion in der Kinderheilkunde durchgesetzt. Sie wird auch bei verschiedenen Anämien und Infektionen der Kinder mit bestem Erfolg angewandt. Nach Feststellung der Blutgruppe bei Spender und Empfänger mit der Agglutinationsprobe entnimmt man dem Spender aus der Cubitalvene eine genügend große Menge Blut (150—300 cm³), das schon während der Entnahme durch Zusatz von Natr. citr.-Lösung (7,5 cm³ einer 5%igen Natr. citr.-Lösung auf 100 cm³ Blut) an der Gerinnung verhindert wird. Das gut mit der Citratlösung geschüttelte Blut kommt auf mehrere Stunden in den Eisschrank. Selbstverständlich müssen bei jedem Blutspender nach den eingehenden gesetzlichen Bestimmungen alle vorgeschriebenen Untersuchungen, so z. B. auf negative Wa.R., Geschlechtskrankheiten (Lues!), Tuberkulose usw., der Blutentnahme vorausgeschickt werden. Neuerdings wird man auch wegen der bei uns jetzt häufiger vorkommenden Malariaübertragung auf Plasmodien achten. Die Wa.R. muß vor jeder Spende, mindestens im Abstand von 1 Monat, auch bei bekannten Spendern und Familienangehörigen wiederholt werden. Die Gruppenverträglichkeit des Spenderblutes muß sorgfältig festgestellt werden und nach der Blutentnahme die Menge und Verwendungsart des Blutes und des Empfängers in ein Blutspenderbuch bzw. in den Blutspenderausweis eingetragen werden. Es sei besonders darauf hingewiesen, daß jeder Arzt, der Blut von einem nicht durch die Blutspenderorganisation erfaßten oder als „nicht geeignet" bezeichneten Spender verwendet, sich strafbar macht. Um der großen Verantwortung, die die Blutspenderauswahl mit sich bringt, zu entgehen, kann man „Blutkonserven", wie sie sich im Kriege im In- und Ausland bestens bewährt haben, verwenden. Das Citratblut muß mit 10- oder 20-cm³-Rekordspritzen, die man immer wieder neu füllt, langsam intravenös eingespritzt werden, eine Art „Behelfsmethode". Einfach zu bewerkstelligen und viel zweckmäßiger und bezüglich der Sterilität zuverlässiger ist die folgende Methode: Das Citratblut wird in einen mit Gummischlauch armierten graduierten Infusionstrichter eingefüllt und sorgfältig jede Luftblase aus dem Infusionsgerät durch Heben und Senken entfernt. Als Punktionsnadel verwendet man eine kurz abgeschliffene, 4—5 cm lange Hohlnadel, die auf eine mit Natr. citrat-Lösung etwas gefüllte Rekordspritze aufgesetzt wird. Man punktiert nunmehr eine geeignete Vene an, also entweder eine Schädelvene, die Cubitalvene oder eine Vene am Knöchel oder auf dem Handrücken und verbindet, nachdem man sich durch langsames Aufsaugen des Blutes in die Spritze von der richtigen Lage der Nadel im Gefäß überzeugt hat, die Infusionsnadel mit dem Infusionsgerät. Man läßt daraufhin da, wo aus Dringlichkeit eine richtige biologische Vorprobe nicht durchgeführt werden konnte, einige Zentimeter des Citratblutes einlaufen und unterbricht dann die Transfusion auf mehrere Minuten, um festzustellen, ob irgendwelche „Transfusionserscheinungen" sich wider Erwarten bemerkbar machen. Ist das nicht der Fall, dann führt man unter Erheben des Transfusionstrichters bis etwa auf 1 m über den Tisch, auf dem das Kind liegt, langsam das Spenderblut in das Gefäß ein unter dauernder Überwachung des Kindes. Ist beim Säugling ein geeignetes Gefäß zur Transfusion nicht aufzufinden, dann ist es auch möglich, den Sinus longitudinalis zur Bluttransfusion zu verwenden (s. Sinuspunktion). Im allgemeinen ist von der Transfusion in den Sinus abzusehen, da bei unbeabsichtigtem Durchstechen der Sinuswand ein Übertritt des Blutes in den Subarachnoidealraum erfolgt, der gegebenenfalls nicht unbedenklich ist. Die Vena jugularis ist wegen der Gefahr einer Überdehnung des rechten Vorhofes oder im Unglücksfall wegen des Zustandekommens einer Luftembolie zu widerraten.

Gelingt eine intravasale Transfusion nicht, dann empfiehlt es sich, das Blut intraperitoneal oder intratibial zu injizieren. Die Resorption aus einem solchen Blutdepot ist nicht schlecht, die Wirkung reicht aber natürlich nicht an die der intravenösen heran.

17. Impfung.

Die typische Stelle zur Vornahme der Kuhpockenschutzimpfung ist die Außenseite des Oberarms im oberen Drittel. Um die am Oberarm oft häßlich wirkenden Narben zu vermeiden, kann man auch an der Außenseite des Oberschenkels impfen. Man reibt die Haut mit Alkohol, Äther oder Benzin mehrmals kräftig ab und läßt sie völlig trocken werden.

Die 2 üblichen Impfschnitte werden in einem Abstand von mindestens 2 cm voneinander in Länge von 3—5 mm mit einer spitzen Impflanzette, die in den Impfstoff eingetaucht wurde, vorgenommen. Dabei wird die Haut nur geritzt, nicht eingeschnitten. Wir bevorzugen die Bohrung mit dem Pirquetschen Impfbohrer, mit dem es gelingt, schöne gleichmäßige Pusteln und spätere Narben zu erzielen. Man läßt die aufgetragene Lymphe in die gesetzte oberflächliche Schnittwunde eintrocknen und legt jüngeren Kindern, am besten unter Zuhilfenahme von Mastisol oder einem anderen Klebemittel einen Mullschutzverband an. Bei jeder Impfung ist der Mutter oder Pflegerin des Kindes peinlichste Reinhaltung des Impflings und seine Fernhaltung von allen kranken Hausbewohnern, namentlich von allen, die an Eiterungen, Hautausschlägen u. dgl. leiden, dringend ans Herz zu legen. Alle sog. Milchschorfkinder, also Ekzemkinder, sind, solange sie an nässendem oder eitrig infiziertem Ekzem leiden, von der Impfung auszuschließen. Der Impfling muß zwischen dem 8. und 11. Tag nachuntersucht werden. Die Impfung ist als erfolgreich zu betrachten, wenn mindestens eine Impfpustel angegangen ist.

Die intracutane Impfung mit 100fach oder sogar 200fach verdünnter Lymphe läßt ein kleines Infiltrat entstehen, das oft mehrere Wochen zu seiner Rückbildung braucht. Diese Art der Impfreaktion ist unübersichtlich, und der durch sie erzielte Impfschutz ist unsicher.

Von weiteren Schutzimpfungen spielt heute die Diphtherieprophylaxe mit einem der bekannten Diphtherieimpfstoffe, z. B. Al. F. T. (an Aluminiumhydroxyd adsorbiertes Formoltoxoid der Behringwerke-Marburg) oder mit Diphtherietoxid Asid (an Alaun adsorbiertes Toxoid der Asidwerke-Hamburg, Itzehoe), eine wichtige Rolle. Dosierung: Kinder bis zu 6 Jahren erhalten 2mal 0,5 cm³, Schulkinder bis zu 12 Jahren 2mal 0,3 cm³ subcutan injiziert, und zwar am besten am Ansatz des M. deltoideus oder 2 Querfinger unterhalb des Schulterblattes. Abstand zwischen den beiden Schutzimpfungen 4 bis 6 Wochen. Ampullen zu 0,5 cm³ und 1 cm³ im Handel.

Außer der Diphtherieschutzimpfung wird im Ausland (z. B. in Amerika) prophylaktisch auch eine 3malige Schutzimpfung mit Keuchhusten- und neuerdings mit Grippevaccine durchgeführt.

18. Betäubung.

Man unterscheidet Inhalations- und Rectal- wie Injektionsnarkosen. Für kurze Eingriffe genügt beim Kind die sog. *Rauschnarkose* mit Chloräthyl oder Äther. Der Ätherrausch wird nur noch selten zur Kurznarkose angewandt. Am längsten hat sich der Chloräthylrausch auch zur Einleitung einer Äthernarkose erhalten. Er ist aber keineswegs ungefährlich. Man geht dabei folgendermaßen vor: Das Kind wird in jedem Fall völlig ausgekleidet, damit die Atmung gut überwacht und bei etwaigen Zwischenfällen rasch eingegriffen werden kann. Über die Augen legt man eine mehrfache Mullschicht, um sie vor dem Eindringen des Chloräthyls zu schützen. Auf eine mit mehrfachen Mullagen bezogene Narkosemaske träufelt man langsam 15—30 Tropfen Chloräthyl auf, indem man das Kind auffordert, ruhig und tief zu atmen. Empfindlichen, narkosescheuen Kindern gibt man erst einige Tropfen Kölnisches Wasser auf die Maske. Die Narkose dauert kurz und darf nicht zu tief werden! Eine völlige Entspannung tritt nicht immer ein; sämtliche Reflexe bleiben erhalten. Bei geschicktem Vorgehen vermeidet man jegliches Excitationsstadium und erzielt lediglich einen kurzen Rausch mit Schmerzamnesie. Die Kinder sollen zu vollem Wohlbefinden fast sofort erwachen und sollen bei nüchternem Magen nicht würgen und erbrechen. Das an Stelle des Chloräthyls empfohlene, weniger gefährliche Vinethen hat sich wegen seiner schlechten Haltbarkeit nicht einführen können. Für längere Inhalationsnarkosen wird auch heute noch bei Kindern vorwiegend die Äthernarkose unter Verwendung des Roth-Dräger-Königschen Apparates angewandt.

Zur Rectalnarkose kommen in Betracht: Avertin, Pernocton und Rectidon, zur Injektionsnarkose Evipannatrium, Eunarcon und Scopolamin-Eukodal-Ephetoninmischung Merck. Die Dosierung für das am meisten rectal angewandte Avertin beträgt 0,08—0,12 g/kg, für die intravenöse Evipannatrium-Kurz- bzw. Basisnarkose 0,1—0,12 cm³ der 10%igen Lösung je Kilogramm. Bei beiden Narkoseverfahren muß die Dosis des Narkotikums genau auf das Körpergewicht berechnet und die Mittel müssen in einem Fall rectal, im anderen intravenös langsam injiziert werden unter ständiger Kontrolle von Atmung und Puls vom ersten Augenblick der Injektion bis zum Wiedererwachen!

Diese Narkosen sind infolge der schweren Steuerbarkeit immer gewagt. Zur Bekämpfung eingetretener Atemlähmung müssen je nach Schwere des Zustandes Lobelin, Hexeton, Cardiazol oder Coramin angewandt werden.

Die heute empfehlenswerte Narkose für Kinder stellt die Lachgasnarkose, kombiniert mit Sauerstoff, dar. Allen bisher genannten Narkoseverfahren mit Äther und Chloräthyl hat sich, namentlich nach den Erfahrungen in Amerika und England, die Lachgasnarkose als überlegen erwiesen. Wir verwenden die von der Firma Dräger konstruierte Apparatur, die es gestattet, ein Lachgassauerstoffgemisch herzustellen, das eine möglichst ungestörte Atemtätigkeit gewährleistet. Der Apparat erlaubt es auch, Äther beizumischen, wodurch jede gewünschte Vertiefung der Narkose erreicht werden kann. Mit demselben Apparat läßt sich schließlich auch eine reine Sauerstoff-Äther-Narkose durchführen, wie sie sich bei gewissen chirurgischen Eingriffen als notwendig erweisen kann.

Für eine kurze Betäubung zu Eingriffen, wie z. B. Lumbalpunktionen, Encephalographien usw., genügt es, die Narkose mit dem Lachgassauerstoffgemisch nur so weit zu treiben, daß eine gute Toleranz und eine Schmerzamnesie erreicht wird bei nur leichter Bewußtseinstrübung. Zu länger dauernden Eingriffen muß natürlich die Narkose vertieft werden, bis völlige Entspannung und völliger Bewußtseinsverlust eingetreten ist. Bei geschicktem Vorgehen vermeidet man jegliches Excitationsstadium. Erregte Kinder kann man, wie es auch bei den übrigen Narkosen zweckmäßig ist, mit einer kleinen Luminaldosis vorbereiten.

Man beginnt die Kurznarkose mit einem Gemisch von Lachgas mit etwa 10—20% Sauerstoff, bis die gewünschte Toleranz erreicht ist. Es gelingt jederzeit, durch Zumischen von Sauerstoff die Narkose abzuflachen bzw. ganz zu unterbrechen. Im Falle eintretender leichter Cyanose oder Verschlechterung der Atmung kann man für wenige Atemzüge die Atmung auf Sauerstoff umschalten, ohne daß die Narkose dabei unterbrochen werden muß. Irgendwelche ernsteren Zwischenfälle sind bei dieser Lachgas-Sauerstoffmischnarkose nicht zu befürchten. Um die Lachgasnarkose am Ende des Eingriffs zu unterbrechen, genügt es, die Maske abzunehmen und das Kind normal atmen zu lassen, wobei es schon meist innerhalb einer Minute völlig aufwacht. Die Lachgasnarkose stellt also die harmloseste und technisch am einfachsten durchzuführende Narkose bei Kindern dar.

Arzneimitteltherapie im Kindesalter.

Von

E. Rominger.

In der Kinderheilkunde herrscht von jeher das Bestreben, mit wenigen Arzneimitteln auszukommen, einmal, weil es oft nicht leicht ist, dem Kind Medikamente beizubringen, dann aber auch, weil die Dosierung schwieriger und verantwortungsvoller ist als beim Erwachsenen. Es gibt keine besonderen Maximaldosen für das Kindesalter und kann sie auch gar nicht geben, da die Dosengröße sich von einer Altersstufe zur anderen ändert. Die Dosis ist nun nicht einfach abhängig von Alter und Gewicht, sondern vielmehr von dem Entwicklungsgrad und der persönlichen Empfindlichkeit, und zum Unterschied vom Erwachsenen ist über die Wirkung eines Arzneimittels irgendeine Angabe vom jungen Kind gar nicht zu erhalten, und wir sind auf die eigenen ärztlichen Beobachtungen oder die der Umgebung, also meist der Mutter oder Pflegerin, angewiesen. Hinzu kommt nun noch die Schwierigkeit, daß das Kind im Gegensatz zum Erwachsenen manchen Arzneimitteln gegenüber außerordentlich empfindlich ist, während es andere in verhältnismäßig großen, ja geradezu Erwachsenendosen verträgt und sie sogar braucht, um wirksam behandelt zu werden. Einige Beispiele mögen das erläutern. Hochempfindlich sind vor allem junge Kinder gegenüber Opium (Morphin!) und Cocain (Narkose! Atemlähmung!), gegenüber Fiebermitteln, z. B. Pyramidon, Aspirin (Kollaps!), gegenüber Anregungsmitteln, z. B. Campher, Coffein (Übererregbarkeit, Krämpfe!), gegenüber Alkohol (Leberschädigung!), gegenüber Phenol (Nierenschädigung!). Auffallend hoch ist die Toleranz für Atropin, Quecksilber, z. B. auch Calomel, für Arsen und Arsenderivate, für Chinin, für Barbitursäurepräparate, für Ipecacuanha, für Nitroglycerin, für Ricinusöl und für die Sulfonamide. Die Prävalenz der vegetativen Zentren gegenüber den Impulsen von der Großhirnrinde, der lebhafte Stoffwechsel, namentlich die rasche Wasserdurchflutung, die Sukkulenz der resorbierenden Schleimhäute und viele andere Besonderheiten des jungen wachsenden Organismus haben zur Folge, daß ein und dasselbe Mittel beim jungen Kind andere Wirkungen entfaltet als beim Erwachsenen. Infolge dieser Besonderheiten sind auch die bei ausgewachsenen gesunden Tieren mit bestimmten Giften gewonnenen experimentellen Erfahrungen nicht ohne weiteres auf den noch wachsenden kindlichen Organismus zu übertragen. Unter diesen Umständen kann der praktische Arzt nicht hoffen, daß er mit den von ihm in der Erwachsenentherapie als wirksam befundenen Medikamenten, wenn er sie nur refracta dosi verwendet, auch beim Kind ohne weiteres Erfolge erzielt und Mißerfolge vermeidet. Dies um so weniger, als einige wenige Mittel überhaupt nur in der Kinderheilkunde praktische Bedeutung besitzen, wie z. B. das Spirocid oder das Nirvanol oder das Vigantol. Eine richtige Arzneiverordnung beim Kind ist also eine Kunst für sich, und diese ist von namhaften Kinderärzten auf eine hohe Stufe gebracht worden. Beispiele dafür bieten etwa die moderne Lues-, Rachitis- oder Bronchopneumoniebehandlung.

Hinzu kommt nun noch für den Unerfahrenen die Schwierigkeit, einem Kind, das sich aus Unvernunft oder Eigensinn wehrt, ein etwa gar noch schlecht schmeckendes Arzneimittel zuverlässig beizubringen. Die erste Frage, die der Arzt sich dabei vorlegen muß, ist die, ob die Medikation überhaupt notwendig ist und ob die zu erwartende Arzneiwirkung es lohnt, eine bei der Verabfolgung des Medikaments auftretende Aufregung und Beunruhigung des kranken Kindes (Klistier! Injektion usw.!) in Kauf zu nehmen. Man soll sich darüber klar sein, daß die Eltern Zwangsmaßnahmen bei ihrem kranken Kind verurteilen, die nicht von sichtlichem Erfolg begleitet sind oder von deren Nutzen der Arzt sie nicht in bestimmter Form überzeugt hat. Ist es unerläßlich, ein Arzneimittel dem Kind beizubringen, dann ist es oft besser, ein widersetzliches Kind durch eine Hilfe festhalten zu lassen und rasch das Medikament einzugießen oder einzuspritzen, als seine Aufregung durch lange Verhandlungen nur in die Länge zu ziehen. Selbstverständlich muß der Arzt selbst dann in der Lage sein, dem Kind das Arzneimittel beizubringen. Das Kind wird dabei am besten von einer Hilfe so festgehalten, wie es bei der Rachenbesichtigung üblich ist; Kleinkinder werden so in eine Decke oder ein Laken eingeschlagen, daß sie die Arme und Hände nicht frei bewegen können. Man hält mit den Fingern der linken Hand dem Kind einen Augenblick die Nasenlöcher zu, worauf es den Mund öffnet; dann führt man den Löffel bis auf den Zungengrund, kippt ihn aus und läßt die Nasenatmung frei, wobei man langsam den Löffel herauszieht, um den Schluckakt zu ermöglichen. Es ist empfehlenswert, nicht zu große Mengen auf einmal so einzugeben und einen nicht zu kleinen Löffel zu nehmen, weil das Kind dann weniger leicht ausbricht. Bei schwerkranken oder leicht benommenen Kindern nimmt man eine Tropfpipette und träufelt aus ihr beim liegenden Kranken die Medizin immer nur in einigen Tropfen ein.

Schlecht schmeckende Pulver löst man auf und fügt reichlich Korrigentien hinzu oder reicht sie in süßem Obstmus, Honig u. dgl.; Pillen und Kapseln vermögen die Kinder meist nicht hinunter zu schlucken, so daß die Darreichung in Lösung oder Pulverform vorzuziehen ist. Tabletten müssen aufgelöst oder zu Pulver zerstoßen werden. Viele Medikamente werden mit ebenso gutem Erfolg in entsprechend höherer Dosierung gegen einen weit geringeren Widerstand rectal, als parenteral beigebracht (zuvor Reinigungsklysma!).

Bei länger dauernder Arzneibehandlung kommt man durch individuelles Eingehen auf die kindliche Vorstellungswelt mit suggestivem Zuspruch und kleinen Belohnungen auch da meist zum Ziel, wo man dem Kind unangenehme Eingaben, Einreibungen und Einspritzungen zumuten muß.

Bei der Dosierung bietet die Ermittelung der auf Alter und Körpergewicht des Kindes reduzierten Erwachsenenangabe, wie aus dem bisher Ausgeführten hervorgeht, nur einen groben, allgemeinen Anhaltspunkt. Man muß dabei stets berücksichtigen, ob der Entwicklungszustand dem Altersdurchschnitt entspricht. Nach Youngs Regel beträgt die durchschnittliche Arzneimitteldosis für Kinder:

$$\text{Kinderdosis} = \frac{\text{Alter in Jahren} \times \text{Erwachsenendosis}}{\text{Alter in Jahren} + 12},$$

d. h. übersichtlich geordnet:

ein Säugling	von	6	Monaten	erhält	$1/20$	der	Erwachsenendosis
,,	,,	9	,,	,,	$1/15$	,,	,,
,,	,,	1	Jahr	,,	$1/10$	,,	,,
,, Kleinkind	,,	2	Jahren	,,	$1/7$	,,	,,
,,	,,	3	,,	,,	$1/5$	,,	,,
,,	,,	4	,,	,,	$1/4$	,,	,,
,, Schulkind	,,	6	,,	,,	$1/3$	,,	,,
,,	,,	8—10	,,	,,	$2/5$	,,	,,
,,	,,	12	,,	,,	$1/2$	,,	,,

Für junge Säuglinge sind besonders vorsichtige Arzneigaben zu wählen. Ein Säugling im ersten Trimenon, also bis zum Ende des dritten Lebensmonats, soll nur $^1/_{30}$ der Erwachsenendosis oder $^1/_3$ der Dosis für Kinder von einem Jahr verschrieben bekommen.

In der folgenden Tabelle wird nach Fühlungnahme mit den Herstellerfirmen die Dosierung der wichtigsten, heute gebräuchlichen Arzneimittel für das Kindesalter angegeben. Es handelt sich dabei um Medikamente, die, wenn sie auch noch nicht wieder alle in den deutschen Apotheken erhältlich sind, doch nach Angabe der Herstellerfirmen in den Produktionsplan aufgenommen sind. Der Vollständigkeit wegen sind auch einige wenige Arzneimittel des Auslandes, die sich für die Arzneitherapie des Kindes als wichtig erwiesen haben, wie z. B. die Antibiotica Penicillin und Streptomycin, mit ihrer Dosierung aufgenommen worden. Einzelheiten müssen der Knappheit des hier zur Verfügung stehenden Druckraumes wegen in den Arzneiverordnungsbüchern (so z. B. bei W. HEUBNER, H. OETTEL, W. ZINN ,,Arzneiverordnungen") und was die Auswahl der Mittel angeht, in den einzelnen Abschnitten dieses Lehrbuchs nachgeschlagen werden. Um die hier gemachten Angaben verantwortlich vertreten zu können, habe ich ihnen die eigenen Erfahrungen an der Kieler Universitäts-Kinderklinik zugrunde gelegt.

Alle ,,genaueren" Dosenberechnungen erweisen sich als überflüssig. Besondere Vorsicht ist bei allen stark wirkenden Heilmitteln, z. B. den giftigen Wurmmitteln (Ol. Chenopodii), geboten. Die Eltern sind schließlich in jedem Fall, in dem differente Substanzen verordnet werden müssen, nachdrücklich auf die Gefahr hinzuweisen, die eine fahrlässige Aufbewahrung aller auch für die Erwachsenen bestimmten Pharmaca überall, wo Kinder sind (Neugierde! Naschsucht!), in sich birgt.

Tabelle der wichtigsten Arzneimittel für das Kindesalter in Einzeldosen[1].

	Säuglinge von 4 Monaten bis 1 Jahr	Kleinkinder von 3—4 Jahren	Schulkinder von 8—10 Jahren	Bemerkungen
Abasin	$^1/_2$ Tabl.	$^1/_2$—1 Tabl.	1—2 Tabl.	= Acetylbromdiäthylacetylcarbamid. Harmloses Sedativum. Tabl. zu 0,25. *Bayer.*
Abrodil s. Perabrodil				
Acedicon	Nicht anwenden!	0,0005 bis 0,001	0,002 bis 0,003	Stärkstes Hustenmittel. Vorsicht! Übliche E.D. 0,0025—0,005 g. Unterliegt der Btm. V.V. In Tabl. zu 0,005 im Handel. Man läßt 1 Tabl. in 10 Teel. Zuckerwasser auflösen, davon 1—2 (!) Teel. vor der Nacht geben. *Boehringer*-Ingelheim.
Acetylcholin . .	—	$^1/_2$ Amp. tägl.	$^1/_2$ Amp. tägl.	= Synthetisches Parasympathicusreizmittel. *Hoffmann-La Roche.*

[1] Sämtliche hier angegebenen Einzelgaben sind als Minimaldosis zu verstehen, d. h. sie stellen die geringste, noch eben wirksame Einzeldosis dar, die in den meisten Fällen unbedenklich erhöht, vielfach verdoppelt werden muß. Bei den stark wirksamen Medikamenten ist, um Überdosierungen zu verhüten, die Erwachsenen-Höchst-Dosis (EHD) angeführt.

	Säuglinge von 4 Monaten bis 1 Jahr	Kleinkinder von 3—4 Jahren	Schulkinder von 8—10 Jahren	Bemerkungen
Acidol	$^1/_2$ Pastille	$^1/_2$—1 Pastille	1—2 Pastillen	= Betainchlorhydrat. 1 Pastille = 8 Tr. verdünnte HCl. Schmeckt besser als die sonst üblichen Salzsäurezubereitungen. *Bayer.*
Acidol-Pepsin. .	$^1/_2$ Pastille	$^1/_2$—1 Pastille	1—2 Pastillen	0,4 Acidol + 0,1 Pepsin je Pastille. Bei Achylie. *Bayer.*
Acidum acetylosalicylicum (Aspirin) . . .	0,05—0,1	0,1—0,15	0,2—0,25	Schwer löslich, sauer. Nur kleine Einzelgaben anfänglich; nicht vor der physiologischen Nachtsenkung (Kollapsgefahr!).
Acidum arsenicosum	0,0001	0,0005	0,001	EHD. 0,005! Siehe Liquor Kalii arsenicosi.
Acidum diaethylbarbituricum (Veronal). . .	0,025—0,05	0,1—0,2	0,3	Nur in heißem Wasser gut löslich. Vorsicht! Vor Kindern sicher aufbewahren! EHD 0,75! Gut wasserlöslich ist das Natriumsalz (Medinal) in gleicher Dosierung. Auch subcutan oder intramuskulär anwendbar!
Acidum lacticum	Zur Herstellung von Säuremilchen!			10%ige Lösung verschreiben; davon auf 100 cm³ Milchmischung tropfenweise 5 cm³ in der Kälte zusetzen oder 0,8 cm³ einer 75%igen Lösung (Ätzgefahr!).
Acidum phenylaethylbarbituricum s. Luminal				
Adalin	0,15—0,25	0,25—0,5	0,5	= Bromdiäthylacetyl-Carbamid. Als Sedativum. In Tabl. zu 0,5. *Bayer.*
Adrenalin s. Suprarenin				
Äthylmorphin s. Dionin				
Äthylurethan . .	—	1,0—2,0	3,0	= Äthylester der Carbaminsäure. Leukocytenvermindernd bei Leukämie. Vorsicht! *Bayer.*

	Säuglinge von 4 Monaten bis 1 Jahr	Kleinkinder von 3—4 Jahren	Schulkinder von 8—10 Jahren	Bemerkungen
Albucid	0,2—0,3 g/kg Körpergewicht als Tagesdosis, allmählich reduzieren			= p‑Aminobenzolsulfon‑acetamid. Tabl. zu 0,5g; Amp. zu je 10 cm³ einer 30%igen Lösung von Albucid als Natriumsalz. Gut verträgl. Sulfonamid bei Pyurie, eitriger Meningitis (hierbei Dosen bis zu 0,6 g/kg), Vulvovaginitis infantum und bei Darminfektionen. *Schering.*
Albucid‑Augentropfen	—	—	—	Gonoblennorrhoe, Conjunctivitis, eitrige Augenkatarrhe. O.P.‑Flasche mit 10 cm³ einer 20%igen Lösung von Albucid als Natriumsalz. *Schering.*
Allional	0,08 = ¹/₂ Tabl. (¹/₄ Zäpfchen)	¹/₂—1 Tabl. (¹/₄—¹/₂ Zäpfchen)	1—1¹/₂ Tabl. (¹/₂—1 Zäpfchen)	= Barbitursäureverbindung mit Pyramidon. Schwer löslich; bitter. Auch als Zäpfchen; 1 Zäpfchen = 2 Tabl. *Hoffmann-La Roche.*
Aludrin	—	0,01, bei Besserung 0,005 usw., Inhalation der vernebelten Lösung	0,02, bei Besserung 0,01, Inhalation der vernebelten Lösung	Tabl. zu 0,02 g zur perlingualen Anwendung; Tabl. langsam lutschen lassen. Lösung 1%ig zum Vernebeln; Taschenvernebler „Ingelheim". Aludrin wird von Kindern besonders gut vertragen. *Boehringer-Ingelheim.*
Aminotrat . . .	5,0	5,0	5,0	= Aminosäurenkomplex. Als 15%ige Lösung in Ampullen zu 100 cm³ (nach Zusatz von 5%iger Traubenzuckerlösung) zur intravenösen Dauertropfinfusion; als Pulver für Säuglinge und Kleinkinder; als Körner für größere Kinder. *Nordmark.*
Ammonium bromatum . .	0,1—0,25	0,3—0,5	0,5—1,0	Salzig; als Bromsalz leicht löslich.
Ammonium chloratum (Salmiak)	In 1—5%iger Lösung mit 2% Succ. Liquirit. als Mixt. solvens, 2stündlich 5—10 cm³			Bei Spasmophilie 0,6 g je Kilogramm pro die. In 10%iger Lösung mit reichlich Saccharin verschrieben und in Milch geben oder als Kompretten in folgender Zusammensetzung: Ammon. chlorat. 0,18, Acid. benzoic. 0,008, Succ. Liquirit. 0,12, Camphora 0,004.

	Säuglinge von 4 Monaten bis 1 Jahr	Kleinkinder von 3—4 Jahren	Schulkinder von 8—10 Jahren	Bemerkungen
Amylium nitrosum	1—3 Tr.	1—3 Tr.	1—4 Tr.	Auf Fließpapier tropfen; inhalieren. EHD. 0,2! Meist gut vertragen, trotzdem anfänglich Vorsicht! Auch in Amp. im Handel.
Anastil	¹/₂ cm³	¹/₂—1 cm³	¹/₂—1 cm³	= Guajacolpräparat. Intramuskulär 2—3mal wöchentlich einzuspritzen. Amp. zu 1 cm³ = 0,05 g Guajacol. *Vial-Uhlmann.*
Anertan s. Testoviron				
Aneuxol	—	—	2—5 cm³ i.v.	= Antirheumaticum = 20%-ige Pyramidonlösung zur intravenösen Anwendung. 2 bis 5 cm³ sehr langsam intravenös injizieren, eventuell 2mal tägl. während 3—5 Tagen (Vorsicht! Oft schlechte Verträglichkeit!). *Brunnengräber.*
Anteron	—	2—3mal wöchentlich 25 oder 50 R.E.		= Gonadotropes Hypophysenvorderlappenhormon aus Serum. Kryptorchismus. *Schering.*
Antistin	¹/₄—¹/₂ Tabl. oder ¹/₂ bis 1 cm³	¹/₂—1 Tabl. oder 1 cm³	1—2 Tabl. oder 1—2 cm³	= Antiallergicum. Antihistaminkörper zur Behandlung allergischer Erkrankungen und anaphylaktischer Reaktionen. *Ciba.*
Apomorphinum hydrochl. . . .	Nicht anwenden	0,0025	0,004	EHD. 0,02! Als zentral wirkendes Brechmittel (reflektorisch vom Magen wirkt Kupfersulfat!).
Arsen s. Acid. arsenic. und Liquor Kalii arsenic.				
Arsen-Feometten	—	1 Tabl.	2 Tabl.	1 Tabl. enthält 0,1 Ferrum reductum, 0,0002 Cuprum glycerinophosphoricum, 0,0002 Calcium arsenic. *Promonta.*
Ascorbinsäure . .	0,05	0,05	0,05—0,15	= Vitamin C. Als Schutzdosis 0,025 je Tag; Tabl. zu 0,05 als Cantan, Cebion, Redoxon; zur intramuskulären und intravenösen Anwendung auch in Amp. zu 0,1 und 0,5. Neuerdings: Cebion forte Merck, Tabl. zu 0,2 g.

	Säuglinge von 4 Monaten bis 1 Jahr	Kleinkinder von 3—4 Jahren	Schulkinder von 8—10 Jahren	Bemerkungen
Aspirin s. acidum acetylosalicylicum				
Asthmolysin s. auch Suprarenin	—	$^1/_2$—$^3/_4$ cm³	$^1/_2$—1 cm³	enthält Nebennieren- und Hypophysenextrakt. Bei Asthmaanfällen subcutan. *Kade.*
A.T. 10	—	6 Tr.	10 Tr.	= Hydriertes Tachysterin. Bei Unterfunktion der Nebenschilddrüse Anwendung unter Kontrolle des Blutkalkspiegels. *Merck.*
Atropinum sulfuricum . .	0,0001 bis 0,0002	0,0002 bis 0,0003	0,0003 bis 0,0005 und höhere Dosen!	Im allgemeinen von Kindern gut vertragen. EHD. 0,001. In Lösung am besten dosierbar. Da wäßrige Lösung nicht unbegrenzt haltbar. besser in alkoholischer Lösung verwenden; Lösungen vor dem Verdunsten schützen! Auch als Kompretten zu 0,0005 (MBK).
A-Vitamin s. auch Vogan.	5—10 Tr.	—	—	Tagesbedarf: Vitamin A = 0,1 bis 0,3 mg, Carotin = 2 bis 5 mg (Vorstufe A).
Atebrin	Dosierung nach ECKSTEIN Säuglinge 0,05 tägl. — 1—4 Jahre 0,1 tägl. — 4—8 Jahre 0,2 tägl. — 8—14 Jahre 0,3 tägl. stets nach dem Essen mit viel Flüssigkeit zu nehmen. Kurdauer 5—7 Tage			synthetisches Malariamittel. Tabl. zu 0,1 g. *Bayer.*
Atebrin-Musonat pro injectione	Dosierung wie peroral			zur i.m. Injektion Amp. zu 0,1 g in 2,0 cm³ Aqua dest. aufzulösen oder 0,3 g in 5 cm³ Aqua dest. *Bayer.*
Attritin	—	tägl. $^1/_2$—1 Amp. i. v.	1 Amp. i.v.	= Natriumsalicylat mit Coffein. Bei Polyarthritis zur intravenösen Salicyltherapie. Amp. zu 4 cm³ mit 0,7 g. *Silbe.*
Badional . . .	0,2—0,3 g/kg als Tagesdosis		0,2—0,15 g/kg	= p-Aminobenzolsulfothiocarbamid. Tabl. zu 0,5 g; für Kinder gut verträgliches Sulfonamid. *Bayer.*
Balnacid	50 g je 100 Liter Wasser			= Buchenholzteerpräparat. Zur Anwendung als saure Teerbäder bei Ekzem. *Nördlinger.*

	Säuglinge von 4 Monaten bis 1 Jahr	Kleinkinder von 3—4 Jahren	Schulkinder von 8—10 Jahren	Bemerkungen
Beatin	—	1 Teel.	1 Teel.	Relativ gut schmeckendes Kreosotpräparat mit und ohne Codein. O. P. 250 g. *Heinen.*
Belladenal . . .	$^1/_4$ Tabl.	$^1/_4$—$^1/_2$ Tabl.	$^1/_2$—1 Tabl.	Antispasmodicum und Sedativum bei Erregungszuständen und Krämpfen (Pylorospasmus; Chorea minor). 1 Tabl. = 0,00025 Bellafolin + 0,05 Luminal. *Sandoz.*
Belladonnae Extractum . .	0,002	0,003—0,005	0,01	EHD. 0,05!
Bellafolin . . .	3 Tr. oder $^1/_4$ Tabl.	5—10 Tr. oder $^1/_2$ Tabl.	10—15 Tr. oder 1 Tabl.	Lösung 1:2000. Tabl. zu 0,00025 = $^1/_4$ mg Atropin. Teuer! *Sandoz.*
Bellergal	$^1/_2$ Drag.	$^1/_2$—1 Drag.	1—2 Drag.	Bei FEERscher Krankheit empfohlen. 1 Drag. = 0,0001 Bellafolin + 0,0003 Gynergen + 0,02 Luminal. *Sandoz.*
B_1-Vitamine Benerva . . . . Betabion Betaxin	$^1/_2$ Tabl.	1 Tabl.	1—2 Tabl.	Auch in Amp. zu 5 und 25 mg. Standardisiertes Vitamin-B_1-Präparat. 1 mg synthetisch-krystallisiertes Vitamin B_1 = 333 internationale Einheiten. Betabion forte, Tabl. zu 0,05g. *Merck.*
Be-vitrat . . . „ liquid.	1 cm³ i.m. 1 Teel.	1 cm³ i.m. 1 Teel.	1 cm³ i.m. 1 Teel.	Vitamin-B-Komplex-Konzentrat. 1 Amp. = 500 I.E. *Nordmark.*
Bismogenol . . .	0,5 cm³	0,5—1,0 cm³ 2mal wöchentlich i.m.	1,0—1,5 cm³	= Als Antilueticum in 5%iger öliger Suspension. *Tosse.*
Bismutum subnitricum und subsalycilicum . .	0,1—0,15	0,15—0,2	0,3—0,4	Schwer löslich.
Bromoformium .	3mal tägl. a + 2 (bis 4) Tr.; a = Lebensjahr			Bei Keuchhusten. Schwer löslich in Wasser! Vorsicht auch bei Aufbewahrung! (Lichtempfindlich, dunkles Glas!). Höchstens 30 Tr. pro die. EHD. 0,5!
Bromural . . .	$^1/_2$ Tabl.	1 Tabl.	1—2 Tabl.	= Bromisovalerianylharnstoff. Schwer löslich; Tabl. zu 0,3 g. *Knoll.*
Brufalgin . . .	—	—	2—5 cm³ i.v.	Antirheumaticum = 10%ige Pyramidonlösung mit Calc. und Acid. salicyl. kombiniert; 2—5 cm³ sehr langsam intravenös injizieren, eventuell 2mal tägl. während 3 bis 5 Tagen (Vorsicht! Oft schlechte Verträglichkeit!). *Brunnengräber.*

	Säuglinge von 4 Monaten bis 1 Jahr	Kleinkinder von 3—4 Jahren	Schulkinder von 8—10 Jahren	Bemerkungen
Calcibronat . . .	—	$^1/_2$ Tabl.	1 Tabl.	= Calcium-Bromid-Lactobionat. Brausetabl. zu 0,23 g Ca und 0,45 g Br. *Sandoz.*
Calcipot Tabletten . .	$^1/_2$ Tabl.	1 Tabl.	1—2 Tabl.	Enthält 28% Calcium citricum
Pulver . . .	1 Teel.	1—2 Teel.	2—3 Teel.	und 2% Calcium glycerinophosphoric. *Tropon.*
Calcium bromatum	0,3	0,5—1,0	1,0—1,5	Bitter.
Calcium chloratum crystallisatum	0,5—1,0	1,0—2,0	1,0—2,0	Bitter! Der schlechte Geschmack von $CaCl_2$ wird am besten durch Succus liquirit. verdeckt. Bei Spasmophilie in 10%iger Lösung verschreiben, davon 20—30 cm³ tägl. und mehr!
Calcium gluconicum	Pulv. 3,0 10% Lösung 5 cm³	3,0—5,0 5—10 cm³ i.m.	5,0—10,0 5—15 cm³	Leicht wasserlösliches Pulver. Auch in 10- und 20%iger Lösung im Handel. Amp. zu 5 und 10 cm³, bei älteren Kindern auch intravenös.
Calcium lacticum	0,5—1,0	1,0—2,0	1,0—2,0	Bei Spasmophilie werden 6 bis 8 g tägl. und mehr empfohlen. Kompretten 0,5 g.
Calomel s. Kalomel				
Camphora als Ol. camphoratum forte (20%ig)	$^1/_2$—1 cm³	1—2 cm³ i.m.	2—3 cm³	Auch in Amp. Für das junge Kind sind zur Vermeidung von Abscessen die campherähnlichen Präparate empfehlenswerter (s. Cardiazol, Hexeton).
Campolon . . .	1 cm³	1—2 cm³ i.m.	1—2 cm³	Injizierbarer Leberextrakt; Amp. zu 2 cm³. *Bayer.*
Capysal s. Brufalgin				
Cardiazol liquid. 10% . .	10 Tr. oder	15 Tr. oder	20 Tr. oder	Allgemeines Analepticum und Stimulans, insbesondere für Kreislauf und Atmung; statt
Tabl. 0,1 g . .	$^1/_4$—$^1/_2$ Tabl. oder	$^1/_2$ Tabl. oder	1 Tabl. oder	Campheröl; auch als Cardiazol-Traubenzucker-Infusionslösung im Handel. Gebräuchlich sind auch folgende Kombinationspräparate: Cardiazol-Chinin und Cardiazol-Dicodid. *Knoll.*
Amp. zu 1 cm³	$^1/_4$—$^1/_2$ Amp.	$^1/_2$ Amp.	$^1/_2$—1 Amp.	

	Säuglinge von 4 Monaten bis 1 Jahr	Kleinkinder von 3—4 Jahren	Schulkinder von 8—10 Jahren	Bemerkungen
Chenopodii anthelminthici Oleum	So viele Tropfen als das Kind Jahre zählt			Höchstens 2 Dosen im Abstand von 1 Stunde und an einem einzigen Tag! 1 Stunde später eine volle Dosis Ricinusöl. Vorsicht! Vor 14 Tagen nicht wiederholen.
Chininum hydrochloric. .	0,03—0,1	0,15—0,3	0,3	Höchstens 1 g pro die; am besten intramuskulär. Rectal doppelte Dosis. Zu 3% in Wasser löslich.
Chininum tannicum . . .	0,2	0,4	0,6	Enthält nur 30% Chinin.
Chloral. hydrat. . .	0,2—0,3	0,5—1,0	1,0—2,0	Am besten in 20—30 cm³ Schleim gelöst, körperwarm per Klysma. Vorsicht! (Atemlähmungsgefahr bei jungen Kindern). EHD, 3,0!
Cibazol	Dosierung wie Eleudron			= Sulfathiazol. *Ciba.*
Codeinum phosphoricum . . .	0,001—0,003	0,003—0,01	0,01—0,015	Wasserlöslich. EHD. 0,1!
Codyl-Sirup . .	—	1/3 Teel.	1/2 Teel.	Morphinfrei. Unterliegt nicht der Btm. V.V. 1 Teel. enthält 0,004 g Codein. *Boehringer*-Ingelheim.
Coffeinum Natrium benzoic. od. salicylic. .	0,03	0,1	0,15	Kinder sind coffeinempfindlich. Subcutan schmerzhaft. 1/2 Tasse Bohnenkaffee enthält etwa 0,05 Coffein.
Comital	—	1/2—1 Tabl.	1—2 Tabl.	Neues Antiepilepticum. Diphenylhydantoin 0,05, N-Methyl-äthylphenylbarbitursäure 0,1.
Comital „L" . .	—	1/2—1 Tabl.	1—2 Tabl.	Diphenylhydantoin 0,05, N-Methyl-äthylphenylbarbitursäure 0,05, Phenyläthylbarbitursäure 0,05, Tabl. zu 0,15 g. *Bayer.*
Conteben (TB I/698).	—	—	—	Thiosemicarbazonderivat. Aus der Sulfonamidreihe entwikkeltes Tuberculostaticum zur Chemotherapie tuberkulöser Erkrankungen (namentlich Lupus vulgaris, Darm-, Kehlkopf-, Nieren- und Knochentuberkulose, bei Lungentuberkulose umstritten, bei Meningitis tuberkulosa anscheinend unwirksam). Bei Kindern nur unter klinischer Beobachtung anwendbar. Dosis etwa 2 mg/kg/Tag. Vorsicht! Toxische Nebenwirkungen (Leberschädigungen) bei Kindern beobachtet! *Bayer.*

	Säuglinge von 4 Monaten bis 1 Jahr	Kleinkinder von 3—4 Jahren	Schulkinder von 8—10 Jahren	Bemerkungen
Coramin	0,2 cm³ i.m.	0,5 cm³ i.m.	1 cm³ i.m.	= Pyridin-Carbonsäurediäthylamid in 25%iger Lösung. Bei schweren narkotischen Zuständen mit Lebensgefahr ein Mehrfaches der angegebenen Dosis bis zum erwünschten Erfolg langsam intravenös. Erwachsenenhöchstdosis wird mit 1—3 Amp. zu 5 cm³ intravenös angegeben. *Ciba.*
Cortidyn	—	1—2 cm³ i.m.	1—2 cm³ i.m.	= Standardisierter Nebennierenrindenextrakt. *Promonta*
Cortin . . . . . Cortiron s. auch Percorten	—	1—2 cm³ i.m.	5—10 cm³ i.m.	Nebennierenrindenextrakt. *Degewop.*
C-Vitamin als Cantan, Cebion Redoxon . . .	0,05	0,05	0,05—0,15	= Siehe Ascorbinsäure.
Cyren B Amp. .	—	0,1—0,5 mg	0,1—0,5 mg	= Diäthyldioxystilben. 0,5 mg = 10000 IBE. *Bayer.*
DDT	—	—	—	= Dichloridphenyltrichlormethylmethan. Stark insekticid wirkende Verbindung. Ähnliche Präparate: Gesarol, Duolit, Multocid. Als Pulver, Emulsionen usw. zur Bekämpfung von Läusen, Wanzen und anderen Schädlingen.
„D" 680 Homburg	1—2 Tr.	2—3 Tr.	3—5 Tr.	= Stab. Perkolat aus Belladonnawurzel. 3 Tr. entsprechen ¼ mg Atropin. Zur Behandlung von postencephalitischem Parkinsonismus. *Homburg.*
Dicodid	—	¼ Tabl.	½—1 Tabl.	= Dihydrocodeinon bitartaricum. Tabl. zu 0,005. Überempfindlichkeit besteht bei Säuglingen! Unterliegt der Btm. V.V. Cardiazol-Dicodid enthält in 20 gtt: 0,1 g Cardiazol und 0,005 Dicodid. *Knoll.*
Digalen	3—4 Tr.	5—8 Tr.	8—15 Tr.	1 cm³ = 40 Tr. = 2 Tabl. = 1 Suppos., entspricht etwa 0,1 Folia Digital. titr. Teuer! *Hoffmann-La Roche.*

	Säuglinge von 4 Monaten bis 1 Jahr	Kleinkinder von 3—4 Jahren	Schulkinder von 8—10 Jahren	Bemerkungen
Digipuratum ..	3—5 Tr. oder $^1/_4$ Tabl. oder 0,2—0,3 cm³	5—10 Tr. oder $^1/_2$ Tabl. oder 0,5—1 cm³	10—15 Tr. oder $^1/_2$—1 Tabl. oder 0,5—1 cm³	D. liquid. 30 gtt = 0,1 fol. digitalis. Tabl. zu 0,1 = 0,1 fol. digit. Amp. zu 1 cm³ = 0,1 fol. digit. *Knoll.*
Digitalis folia titr.	0,01—0,02	0,03—0,05	0,05—0,1	Die übrigen eingestellten Handelspräparate entsprechend.
Digitalispräparate				Digitalispräparate derselben Wirksamkeit und ähnlicher Dosierung: Cedilanid, Digilanid, Pandigal, Lanata-Dispert, Lanatysat.
Dimethylaminophenyldimethylpyrazolon (Pyramidon) .	0,05—0,1	0,1—0,15	0,15—0,3	Dasselbe wie Aminophenazon oder Amidopyrin. Bei akutem Rheuma erhalten ältere Kinder bis zu 7mal tägl. 0,3 g. Vorsicht! Kinder sind manchmal überempfindlich!
Dionin	0,001—0,002	0,003—0,005	0,008—0,009	= Äthylmorphin. hydrochloric. Tabl. 0,03 *Merck.*
Diplosal		Wie Natr. salicyl.		= Salicylosalicylsäure. Von Kindern gut vertragenes Salicylsäurepräparat. *Boehringer.*
Ditonal	$^1/_2$ Zäpfchen p. infant.	1 Zäpfchen p. infant.	1 Zäpfchen p. infant.	= Trichlorbutylsalicylsäureester und Pyramidon. Ditonal-Suppos. pro infantibus! *Athenstaedt* u. *Redecker.*
Diuretin	0,05—0,1	0,2—0,3	0,3—0,5	= Theobrominum-Natrium salicylicum. Tabl. zu 0,5 g. *Knoll.*
D-Vitamin s. Vigantol und Lebertran . . .	—	—	—	
Eatan	—	$^1/_2$—1 Teel.	$^1/_2$—1 Teel.	Hydrolysat von tierischem Eiweiß. *Eatinon*-München.
Egressin	—	3mal tägl. 1 Tabl.	3mal tägl. 1 Tabl.	Isoamylcarbaminsäure-isopropyl-m-kresylester Ungiftiges Chemotherapeuticum zur spezifischen Behandlung der Oxyuriasis. Packung zu 6 Tabl. zu 0,9 g für Kinder bis zu 12 Jahren, Packung zu 12 Tabl. zu 0,9 g für ältere Kinder. *Merck.*
Elarson	—	$^1/_2$—1 Tabl.	1—2 Tabl.	1 Tabl. = 1 gtt Liquor Kalii arsen. = 0,5 mg As. *Bayer.*
Eldoform . . .	$^1/_2$ Tabl.	$^1/_2$—1 Tabl.	1—2 Tabl.	= Gerbsäurehefepräparat. Tabl. zu 0,5. *Bayer.*

58*

	Säuglinge von 4 Monaten bis 1 Jahr	Kleinkinder von 3—4 Jahren	Schulkinder von 8—10 Jahren	Bemerkungen
Eleudron	0,2—0,3 g/kg	0,15 g/kg als Tagesdosis	0,15 g/kg	= Sulfathiazol. Tabl. zu 0,5 g Stoßbehandlung (1—3 Tage lang im Laufe von 24 Stunden in 4—8 Einzeldosen): Kinder bis 13 kg 0,3 g/kg; Kinder von 20 kg 0,2 g/kg; Kinder von 25 kg 0,16 g/kg; Kinder von 30 kg 0,14 g/kg. Höchstdosis 4—6 g pro die. Auf 2 Tabl. E. gibt man 1 g Natriumbicarbonat. Bei Gonorrhoe: 5 Tage lang tägl. 5 g (morgens 4, mittags 3, abends 3 Tabl.) oder 1. Tag 6 g, 2. Tag 6 g, 3. Tag 5 g, 4. Tag 4 g, 5. Tag 3 g = 24 g. Einleitung mit Cyren-B-Injektionen. Siehe Cyren. Dieselbe Dosierung für Cibazol. *Bayer.*
Enzynorm . . .	—	½—1 B. oder 1 Kinderlöffel	1—2 B. oder 1—2 Kinderlöffel	Biologisches Säure-Enzym-Präparat. Bei Achylia gastrica und Appetitlosigkeit. Als Enzynorm liquid. und als Bohnen. *Nordmark.*
Ephetonin . . .	¼ Tabl.	½ Tabl.	½—1 Tabl.	Tabl. zu 0,05. In der Kinderpraxis Perlen zu 0,01. *Merck.*
Ephetonin liquid. compos. . . .	3—5 Tr.	5—7 Tr.	7—10 Tr.	In 15 Tr. = 0,02 Ephetonin.
Eumydrin . . .	0,0002 bis 0,0004	0,0004 bis 0,0006	0,0006 bis 0,001	= Atropinmethylnitrat. Von Kindern gut vertragen; wirkt schwächer als Atropin und ohne zentrale Erregung. *Bayer.*
Eupaco	½ Zäpfchen p. infant.	1 Zäpfchen p. infant.	1 Zäpfchen p. infant.	= Spasmolyticum mit Eupaverin und Luminal in Suppositorien pro infantibus! *Merck.*
Evipan	—	½—1 Tabl.	1 Tabl.	Schwer wasserlöslich, in Tabl. zu 0,25 g. *Bayer.*
Evipan-Natrium.	Zur intravenösen Kurznarkose			10%ige, frisch hergestellte Lösung! Vorsicht! Sorgfältige Dosierung bei langsamer Injektion! *Bayer.*
Ferrumpräparate ohne Leber Ceferro . . .	—	2—3 Pillen	2—3 Pillen	1 Pille = 22 mg Fe. Auch als Körner erhältlich. Eisengehalt 3%. *Nordmark.*
Ceferrosaft . .	½ Teel.	1 Teel.	1 Teel.	5 cm³ = 22 mg Fe. *Nordmark.*

	Säuglinge von 4 Monaten bis 1 Jahr	Kleinkinder von 3—4 Jahren	Schulkinder von 8—10 Jahren	Bemerkungen
Feometten . .	$^1/_2$—1 Tabl.	1—2 Tabl.	1—2 Tabl.	Enthält 0,1 g Ferr. hydrogen. reduct u. Cu. *Promonta.*
Ferri jodati Sirup . . .	10 Tr.	15—20 Tr.	30—40 Tr.	Enthält 5% Jodeisen.
Ferro 66 . .	5 Tr.	10 Tr.	15 Tr.	*Promonta.*
Ferrostabil . .	—	—	1—2 Drag.	1 Drag. 0,05 g Ferrochlorid (= 0,022 g Fe). *Schering.*
Ferrum reductum. .	0,05—0,1	0,1—0,2	0,3—0,5	
mit Leber Aktivanad .	—	1 Teel.	1 Teel.	„Für Kinder" ohne Colaextrakt. *Nordmark.*
Campoferron .	$^1/_2$ Teel.	$^1/_2$—1 Teel.	1—2 Teel.	*Bayer.*
Ferhepan Pulv. . . .	$^1/_2$ Teel.	1 Teel.	1 Teel.	Enthält 2,6% Eisen und 0,05% Cu. *Tropon.*
Tabl. . . .	$^1/_2$—1 Tabl.	1—2 Tabl.	1—2 Tabl.	
Ferrohepatrat	1 Teel.	1—2 Teel.	1—2 Teel.	Für Kinder Marke „süß" verschreiben. *Nordmark.*
Ferronovin . .	$^1/_2$ Teel.	$^1/_2$—1 Teel.	1 Teel.	*Promonta.*
Filicis maris Extractum . .	—	Etwa 0,5 je Lebensjahr, nicht mehr als 5,0 2,5 4,0		Eine einzige Gabe. Vorsicht! Wegen des schlechten Geschmacks am besten per Duodenalsonde; Sonde mit Sennesblätterteenachspülen. Vor 6—8 Wochen nicht wiederholen.
Filmaronöl . . .	—	2,0—4,0	5,0—8,0	Verabreichung wie oben (s. Bandwurmkur). *Boehringer*-Waldhof.
Gardan	0,05	0,1—0,2	0,5	= Novalgin-Pyramidonpräparat. Entzündungswidriges Antipyreticum und Antirheumaticum. Auch bei Kindern gut verträglich. Tabl. zu 0,5 g. *Hoechst.*
Gentianaviolett .	—	je Tag so viel mal 10 mg, als das Kind Jahre zählt (eventuell in 3 Teildosen). Dauer der Kur 8—10 Tage		= Oxyurenmittel.
Gentioletten . . .				Drag. mit 0,02 Gentianaviolett. Dosierung siehe daselbst. *Helvepharm*-Basel.
Germanin (Bayer 205) .	0,15—0,2	0,3—0,5	0,5—0,75	10%ige Lösung, Amp. zu 0,5 und 1,0 g.
	intravenös an 2—3 aufeinanderfolgenden Tagen			

	Säuglinge von 4 Monaten bis 1 Jahr	Kleinkinder von 3—4 Jahren	Schulkinder von 8—10 Jahren	Bemerkungen
Globucid	0,3—0,4 g/kg	0,25 g/kg als Tagesdosis	0,15 g/kg	= p-Aminobenzolsulfonamido-äthyl-thiodiazol. Die angegebenen Tagesdosen sind am 3. Tag um 20%, am 4. Tag um weitere 20% zu senken. Handelspackung: 20 Tabl. zu 0,5 g; 5 Amp. zu je 10 cm³ einer 20%igen Lösung. *Schering.*
Glykokoll	—	5,0	5,0—10,0	= Aminoessigsäure als Muskelaufbaustoff (bei Dystroph. musc. progr.).
Guajacolpräparate s. Anastil, Sirolin, Thiocol (Kalium sulfoguajacolic.)				
Guajacolum carbonicum . . .	0,1	0,3	0,5	Beliebtes Mittel bei Tuberkulose und putrider Bronchitis. In Pulvern, Pillen und Mixturen.
Gynergen	1 Tabl. oder 15 gtt. tägl.	2 Tabl. oder 30 gtt. tägl.	2—3 Tabl. oder 30—45 gtt. tägl.	= Ergotamintartrat (krystallisiertes Mutterkornhauptalkaloid). Sympathicusdämpfend. Bei HIRSCHSPRUNGscher Krankheit und verwandten Innervationsstörungen im Verdauungstractus, Migräne, Morbus Basedow, Tachykardie, Prurigo u. a. m. Tabl. zu 1 mg; 0,1% Tropflösung; Amp. zu ¹/₂ und 1 cm³ (1 cm³ = 0,5 mg Ergot. tartr.). *Sandoz.*
Hemodal	1—2 Tabl. 8 Tage lang; oder 1—2 Amp. eventuell 3mal tägl.	2 Tabl. 3mal tägl. oder 1 Amp. 3mal tägl.	2 Tabl. 3mal tägl. oder 1 Amp. 3mal tägl.	= K-Vitamin, antihämorrhagisches Vitamin. Bei Hypoprothrombinämie des Neugeborenen (intrakranielle Blutungen, Nabelblutungen, Melaena) und verzögerter Blutgerinnung, besonders bei Ikterus und Darmverschluß. Hemodal ist wasserlöslich; oral und parenteral wirksam. Tabl. mit 10 mg; Amp. zu 10 mg. *Hoechst.*
Heparin	—	—	—	Als gerinnungshemmendes Mittel (z. B. Liquemin-Roche) auf 100 cm³ Spenderblut 0,1 cm³ in 5 cm³ physiologischer NaCl. Ähnlich Vetren-Promonta. 2 cm³ oder 4 mg auf 150 cm³ Blut.

	Säuglinge von 4 Monaten bis 1 Jahr	Kleinkinder von 3—4 Jahren	Schulkinder von 8—10 Jahren	Bemerkungen
Hepatotal . . .	—	1—2 Teel.	1—2 Teel.	10 g Hepatotal entspricht etwa 200—300 g Frischleber; enthält Wirkstoffe der Leber und des Magens mit Zusatz von sekretionsfördernden ätherischen Ölen. *Labopharma.* Andere Leberpräparate sind: Aktivanad für Kinder, Campolon, Hepamult, Pernaemyl.
Hepatrat	1 cm³ i.m.	1—2 cm³ i.m.	1—2 cm³ i.m.	Heute: Neo-Hepatrat forte = Leberextrakt. Amp. zu 1—3 cm³ (tief intraglutaeal). *Nordmark.*
Hepracton B . .	1 cm³ i.m.	2 cm³ i.m.	2—5 cm³ i.m.	Leberextrakt *Merck* mit 0,1% Aneurin und 0,2% Nicotinsäureamid und Lactoflavin. *Merck.*
Hexamethylentetramin s. Urotropin . . .				
Hexeton	0,2—0,4 cm³	0,4—0,6 cm³	0,75—1,0 cm³	= 10%ige Lösung. Wasserlösliches, campherähnliches Präparat; intramuskulär. *Bayer.*
Hirudin	—	—	—	Der die Blutgerinnung hemmende Stoff des Blutegels. 20 mg auf 150 cm³ Blut. *Hollborn.*
Homatropinum hydrobromicum	—	—	—	Verbindung von Mandelsäure und Tropin. Als Mydriaticum in 1%iger Lösung.
Homburg 680 s. „D" 680 Homburg				
Hydrargyrum chloratum s. Kalomel				
Hypophysin . .	0,2—0,4 cm³	0,4—0,6 cm³	0,7 cm³	= Wirksame Substanzen des Hypophysenhinterlappens. Tonicum der Gefäße und glatten Muskulatur. Bei Schock, Asthma, Darmatonie und anderen Zuständen. In Amp. zu 1 cm³. *Hoechst.*
Icoral	0,1—0,5 cm³	1,0 cm³ i.m.	1,0—1,5 cm³	= 5%ige Lösung. *Bayer.*

	Säuglinge von 4 Monaten bis 1 Jahr	Kleinkinder von 3—4 Jahren	Schulkinder von 8—10 Jahren	Bemerkungen
Ingelan-Salbe . .				= enthält 0,2% Aludrin. Juckreiz lindernde Salbe ohne lokalanästhetische Eigenschaften. Keine Antihistaminwirkung. Bei Allergosen (Strofulus!), Pruritus, Ekzem der Kinder. *Boehringer-Ingelheim.*
Inkretan	—	1—2 Tabl.	1—3 Tabl.	= Schilddrüsen-Hypophysenpräparat zu Entfettungskuren. 1 Tabl. entspricht 0,1 **Thyreoidea**. Nach genauer Dosierungsvorschrift bei entsprechender Diät. *Promonta.*
Insulin . . . . Depot-Insulin „Hoechst" Nativ-Insulin „Hoechst" Protamin-Zink-Insulin				= Inkret der Langerhansschen Inseln der Bauchspeicheldrüse, eingestellt auf internationale Einheiten 1 cm³ zu 20 und 40 E.
Ipecopan . . .		1 Tropfen je Lebensjahr der 5%igen Lösung		enthält gereinigtes Epecacuanha-Alkaloid. Teuer! *Sandoz.*
Isophen s. auch Pervitin . . .	—	¹/₄—¹/₂ Tabl.	¹/₄—¹/₂ Tabl.	= Kreislaufstimulans und Weckmittel. 1 Tabl. zu 3 mg Isophen hydrochl. Bei Hypotonie, Narkolepsie und bei Enuresis. Unterliegt der Btm.V.V. Vorsicht! *Knoll.*
Istizin	—	1—2 Tabl.	2 Tabl.	Tabl. = 0,15; der Harn wird rot gefärbt! *Bayer.*
Ituran „Asta" .		3—6 Tabl. tägl. = 15 bis 30 g Harnstoff		= Harnstoffpräparat. Brause-Tabl. zu 5 g Harnstoff zur Steigerung der Diurese (nicht bei Nephritis!). Nach 5 Tagen Pause!
Jacutin-Emulsion				Ungiftiges Mittel gegen parasitäre Hautkrankheiten. *Merck.*
Jodkalium s. Kal. jodat.				
Kalium bromatum	0,1—0,25	0,3—0,5	1,0	Wasserlöslich.
Kalium jodatum	0,03—0,05	0,15	0,25	Wasserlöslich.

	Säuglinge von 4 Monaten bis 1 Jahr	Kleinkinder von 3—4 Jahren	Schulkinder von 8—10 Jahren	Bemerkungen
Kalium sulfoguajacolicum (Thiocol) . .	0,05	0,1—0,2	0,3—0,5	Wasserlöslich; ähnliche Wirkung haben Kresival und Sirolin.
Kalomel	0,02	0,05	0,15	Hydrarg. chlorat.
Kamillosan . . .				= Kamillen-Extrakt-Präparat, enthält das entzündungswidrige blaue, ätherische Öl Chamazulen, Glykoside, Bitterstoff und Gerbstoffe. In der Kinderpraxis bewährt in Form des Kamillosan-liquidum, als Puder und Salbe. *Homburg.*
Kampfer s. Camphora, Hexeton, Cardiazol, Coramin				
Karanum s. auch Hemodal . . .	1 Amp. (prophyl.) 2 Amp. therap.	1—2 Amp. oder 3mal tägl. 2 Tabl.	1—2 Amp. oder 3mal tägl. 2 Tabl.	= Vitamin K = Methylnaphthohydrochinon-dibutyrat. Wird im Gegensatz zum natürlich vorkommenden Vitamin K vom Darm aus auch bei Abwesenheit von Galle resorbiert. Tabl. zu 15 mg; Amp. zu 1 cm³ = 7,5 mg. *Merck.*
Kombetin s. auch Strophanthin u. Strophosid .	0,0001	0,0001	0,000125 bis 0,00025	= Amorphes Glykosid aus Strophanthus Kombé. Nur intravenös. Vorsicht! Einmal in 24 Stunden; mit kleinsten Dosen beginnen und nur, wenn 2 Tage zuvor kein Digitalispräparat gegeben wurde. *Boehringer*-Waldhof.
Kongorot (Haemostaticum Nordmark) . .				= Isotonische sterile 1,5%ige Kongorotlösung zur Blutstillung. Amp. zu 5 cm³. Intravenös langsam injizieren! *Nordmark.*
Krätzemittel „Schering“ . .				= Kolloidales Schwefelpräparat.
L 30 . . . . . (jetzt Aristamid)	0,2 g/kg	0,15 g/kg als Tagesdosis	0,15 g/kg	Dimethyl—Sulfapyrimidin, gut wasserlöslich und verträgl. Sulfonamid. Tabl. zu 0,5 g. *Nordmark.*

	Säuglinge von 4 Monaten bis 1 Jahr	Kleinkinder von 3—4 Jahren	Schulkinder von 8—10 Jahren	Bemerkungen
Lactoflavin (Vitamin B₂) .				= Dimethylisoalloxazin. Lebenswichtiges Dehydrierungsferment. Tagesbedarf 1—3 mg. Amp. zu 2 cm³ mit 1 und 5 mg. Tabl. zu 3 mg. *Bayer; Merck; Hoffmann-La Roche.*
Lactophenin . .	0,05—0,1	0,15—0,3	0,3	Schwer löslich. *Bayer, Boehringer.*
Liantral				= Steinkohlenteerextrakt zur Ekzembehandlung. Unverdünnt auftragen. *Beiersdorf.*
Lipatren	—	1—2 Tabl. jeden 2. Tag	2—4 Tabl. jeden 2. Tag	Enthält tierische Lipoide und Yatren. Zur Behandlung von Entwicklungsstörungen und Schwachsinnsformen. In 3 Stärken als Drag., Amp. zu 1 cm³. Vorsicht in Kropfgegenden. Temperaturbeobachtung notwendig. *Bayer.*
Liq. Kalii arsenicosi (Fowlersche Lösung) .	1—2 Tr.	2—3 Tr.	2—5 Tr.	Vorsichtiger mit Aqu. Menth. pip. āā verschreiben. EHD. 0,5!
Lobelin	0,003	0,005—0,01	0,01	Subcutan oder intramuskulär. Wiederholung der Dosis schon nach 10—15 Min., wenn nötig. Amp. zu 0,003 und 0,01. EHD. 0,02! *Boehringer*-Ingelheim.
Lobelin-Sympatol (Lobesym) . .	0,3—0,4 cm³	0,5—1 cm³	1 cm³	= In 1 Amp. zu 1 cm³ sind enthalten: 0,0175 Lobelin. phosph. rac. und 0,0815 Sympatol sulfuric. Besonders zur Bekämpfung der sog. weißen Asphyxie des Neugeborenen. Subcutan oder intramuskulär. *Boehringer*-Ingelheim.
Lubisan				= Resorcin-monobutyläther-diaethylcarbamat. Spezifisches, nahezu ungiftiges, bewährtes Oxyurenmittel. Nach genauer Gebrauchsanweisung. Packungen mit 20 Perlen zu 0,15 g für ältere Kinder, 40 g Granulat für jüngere Kinder. *Bayer.*

	Säuglinge von 4 Monaten bis 1 Jahr	Kleinkinder von 3—4 Jahren	Schulkinder von 8—10 Jahren	Bemerkungen
Lubrokal (und Neolubrokal) .	$^1/_4$—$^1/_2$ Tabl.	$^1/_2$—1 Tabl.	$^1/_2$—1 Tabl.	= Brom-Barbitursäurepräparat. 1 Tabl. zu 1,0 = 0,6 Brom und 0,04 Barbitursäure. Bitter. In Zuckerwasser! *Albert.*
Luminal . . .	0,02—0,05	0,05—0,1	0,1—0,2	Schwer löslich, besser Luminal-Natrium. Tabl. zu 0,1 und 0,3; als refrakt. Dosis für Kinder auch als Luminaletten zu 0,015 im Handel. Zur Injektionsbehandlung 20%-ige Lösung in Amp. zu 1 cm³. *Bayer-Merck.*
Magnesium sulfuricum . .	—	1 Teel.	1 Kinderl.	= Bittersalz.
Magnes. sulf. als krampflösendes Mittel . .	0,2 je kg	—	—	In 25%iger Lösung tief subcutan, gegebenenfalls bei größeren Kindern intravenös.
Mandelate "Asta"	2—3 Teel.	4—5 Teel.	4—5 Teel.	Besonders Magnesium- und Ammonium-Mandelat empfohlen bei sulfonamidresistenter Pyurie. Dabei saure Kost! Nicht länger als 10 Tage, dann alkalotische Kost geben. *Nicht* anwenden bei Niereninsuffizienz!
		des nach Vorschrift verdünnten Präparates		
Marbadal . . .	—	5,0—10,0 in physiologischer Kochsalzlösung		= Aminobenzolsulfothiocarbamid. Zur intraperitonealen Anwendung bei der Perforationsperitonitis. *Bayer.*
Marfanil . . .				= Salzsaures Salz des Aminomethylbenzolsulfonamids. Als Wundpuder, namentlich bei Wunddiphtherie in der Kinderpraxis. *Bayer.*
Medinal	—	1—3 cm³	3—5 cm³	In 10%iger steriler Lösung mit Zusatz von 0,16% Novocain, auch intramuskulär und subcutan anzuwenden. Schlaf tritt bei dieser Anwendung rascher ein als nach Veronal. Anwendbar für kleine Eingriffe im Kindesalter. *Schering.*

	Säuglinge von 4 Monaten bis 1 Jahr	Kleinkinder von 3—4 Jahren	Schulkinder von 8—10 Jahren	Bemerkungen
Melubrin	—	0,25—0,3	0,5—1,0	= Antipyrinderivat. Bei Kindern besser verträglich als Pyramidon. Subcutan und intravenös in 50%iger Lösung, davon Amp. zu 2 cm³ im Handel. *Hoechst*
Mercurochrom.	—	—	—	Als Sol. Mercurochrom. 2%ig, bei Verbrennungen nach Abtragung der Epidermis aufpinseln, nach Antrocknen 10%ige Tanninlösung und anschließend 10%ige Arg.-nitr.-Lösung auftragen. Borken bis zum Abfallen unberührt lassen. *Krewel.*
Methyl-thiouracil	—	—	0,025 pro die	= Thioharnstoffderivat zur Hemmung der Thyroxinsynthese (Thyreostase). Höchstdosis 0,3 pro die. Agranulocytosegefahr. Wöchentlich Leukocytenkontrolle und Grundumsatzermittelung erforderlich. Bei Morbus Basedow und Thyreotoxikosen. Vorsicht! Tabl. zu 0,025 g. *Bayer.*
Methicil	Anwendung und Dosierung siehe Methylthiouracil			Perlen zu 0,025 g 4-Methyl-2-thiouracil. *Merck.*
Mitigal	—	etwa 10,0—30,0	etwa 30,0—50,0	= Dimethyldiphenylendisulfid, fast geruchloses Öl mit etwa 25% Schwefel, als Antiscabiosum. Mit gleichen Teilen Zinkpaste als Ekzemsalbe. *Bayer.*
		gut einreiben		
Morphin. hydrochl. . . .	—	0,001—0,003	0,004—0,008	Vorsicht bei jungen Kindern! Opiumderivate sind zu bevorzugen. Unterliegt der Btm. V.V. EHD. 0,03!
Myosalvarsan .	0,01—0,03 je kg	0,01—0,02 je kg	—	= Salvarsanpräparat zur intramuskulären Injektion. Amp. zu 0,01; 0,02; 0,05; 0,075; 0,15; 0,3 u. mehr. *Hoechst.*
	im allgemeinen 2mal wöchentlich			
Narcophin . . .	3%ige Lösung: so viele Tropfen als das Kind Jahre zählt, per os. 1%ige Lösung: so viele Teilstriche als das Kind Jahre zählt, s. c.			30% Morphin. Vorsicht! Unterliegt der Btm. V.V. *Boehringer*-Mannheim.
Natrium bicarbonicum	0,5—1,0	1,0—1,5	2,0—2,5	=Doppeltkohlensaures Natron. Zu 8% in Wasser löslich. Bei Hyperacidität. Bei Acidosis gegebenenfalls auch intravenös in 1,5%iger steriler Lösung. Niemals Natr. carbonicum!!

	Säuglinge von 4 Monaten bis 1 Jahr	Kleinkinder von 3—4 Jahren	Schulkinder von 8—10 Jahren	Bemerkungen
Natrium broma-tum	0,1—0,25	0,3—0,5	1,0	Wasserlöslich; teurere, aber besser einzunehmende Präparate sind Brosedan, Sedobrol und die kombinierten Präparate Bromural, Lubrokal.
Natrium citricum	0,5—1,0	1,0—1,5	2,0—2,5	Zur Alkalisierung pyelitischen Harns. Zur Verhinderung der Blutgerinnung in vitro in 3,8%igen Lösungen zu $^1/_{10}$ Volumen frischem Blut zusetzen = Citrat-Blut zur Bluttransfusion.
Natrium diaethyl-barbituricum s. Acid. diaethyl-barb. und Medinal				
Natrium jodatum	0,025—0,05	0,1—0,2	0,2—0,3	Wasserlöslich, im allgemeinen als 2%-Lösung verordnet.
Natrium salicyli-cum	0,05—0,1	0,2—0,4	0,5—0,75	Als Antipyreticum in wäßriger Lösung 3mal tägl. per os oder rectal. Als Antirheumaticum in hoher Dosis! Als Anhaltspunkt der Dosierung: je Tag $^1/_3$ in Gramm der Zahl der Lebensjahre, auf 4—5 Dosen verteilt. Kindern wegen des schlechten Geschmacks schwer peroral beizubringen! Rectale Anwendung in Schleim vorzuziehen.
Natrium sulfuri-cum	—	1 Teel.	1 Kinderl.	= Glaubersalz.
Neosalvarsan . .	0,015—0,03	0,05—0,15	0,2—0,3	Einmal innerhalb 3 Tagen intravenös. Zur intramuskulären Verabfolgung Myosalvarsan. *Hoechst.*
Nicotinsäureamid	1 Amp. oder 1 Tabl.	1—2 Amp. oder 1—2 Tabl.	1—2 Amp. oder 1—2 Tabl.	= Pyridincarbonsäureamid = Wirkstoff aus der Vitamin-B$_2$-Gruppe. Pellagraschutzstoff. Ungiftig. Tabl. zu 0,2 g. Amp. mit 0,1 g. *Bayer.*
Nirvanol	—	—	0,3 g	= Phenyläthylhydantoin. Als Anti-Choreaticum durch Erzielung der Nirvanolkrankheit (Fieber, Exanthem, Eosinophilie und Leukopenie) innerhalb 5—10 Tagen. Blutkontrolle! Krankenhausbehandlung. Tabl. zu 0,3 g. *Heyden.*

	Säuglinge von 4 Monaten bis 1 Jahr	Kleinkinder von 3—4 Jahren	Schulkinder von 8—10 Jahren	Bemerkungen
Noctal	¹/₂ Tabl.	¹/₂—1 Tabl.	1 Tabl.	= Barbitursäurepräparat. Tabl. zu 0,15. *Riedel-de Haën.*
Novalgin	—	1—1¹/₂ Tabl.	1—1¹/₂ Tabl.	Tabl. zu 0,5 oder als Lösung peroral, subcutan oder gegebenenfalls intravenös. Amp. mit 50%iger Lösung. *Hoechst.*
Novocain	0,003—0,005	0,005	0,005	Innerlich. Zur Lokalanästhesie bei Kindern 0,5—1%ige Lösung. Als Novocain-Suprarenin-Tabl. („Bayer"), sog. „A"-Tabl. mit 0,125 g Novocain im Handel; davon bei Kleinkindern etwa 2 cm³, bei Schulkindern bis zu 5 cm³ einspritzen. *Hoechst.*
Olobintin	—	0,5 cm³ i.m. nur jeden 2.	0,5—1,0 cm³ i.m. oder 3. Tag	= Gereinigtes, säurefreies Terpentinöl zur parenteralen Reiztherapie. Intramuskulär als 10%iges Öl anwenden. 40%iges Präparat bei Kindern nicht empfehlenswert! Amp. zu 1 cm³; Fl. zu 10 cm³. *Riedel-de Haën.*
Omnadin	0,5 cm³	1,0 cm³	1—2,0 cm³	= Gemisch von Gallenlipoiden und Proteinen verschiedener apathogener Spaltpilze. Zur unspezifischen Reiztherapie. *Behring.*
Opii Tinct. benzoica . . .	4 Tr.	15 Tr.	20—30 Tr.	Nur 0,05% Morphin! Unterliegt der Btm. V.V.
Opii Tinct. simplex u. crocata	—	1—3 Tr.	2—6 Tr.	1% Morphin! 20 Tr. = 0,005. Unterliegt der Btm. V.V. EHD. 1,5.
Opii extractum .	—	0,002—0,006	0,015	20% Morphin! EHD. 0,25! Unterliegt der Btm. V.V.
Pantopon . . .	peroral: so viele Tr. der 2%igen Lösung als das Kind Jahre zählt. Subcutan: so viele Teilstriche der 2%igen Lösung als das Kind Jahre zählt			Halb so stark wirksam wie Morphin. Trotzdem anfänglich Vorsicht! Unterliegt der Btm. V.V. *Hoffmann-La Roche.*
Pantoponsirup .	—	1 Teel.	1—2 Teel.	0,05%ig. In einem Teel. etwa 0,003 Pantopon. *Hoffmann-La Roche.*
Papaverin . . .	0,01—0,02	0,02—0,03	0,04	Tabl. zu 0,04. Amp. ebenfalls mit 0,04.

	Säuglinge von 4 Monaten bis 1 Jahr	Kleinkinder von 3—4 Jahren	Schulkinder von 8—10 Jahren	Bemerkungen
Paracodin . . .	$^1/_4$—$^1/_2$ Tabl.	$^1/_2$ Tabl.	$^1/_2$—1 Tabl.	Tabl. zu 0,01. *Knoll.*
Paracodin-Sirup	—	$^1/_2$ Teel.	1 Teel.	0,2%ig; 1 Teel. etwa 0,01. *Knoll.*
Paratotal. . . .	unter Kontrolle des Ca-Spiegels!			= Stand. Epithelkörperchenhormon. 1 Drag. = 20 Collip-Einheiten. 1 Amp. = 60 Collip-Einheiten. *Labopharma.*
Parpanit . . .		steigern tägl. von 3mal 0,00625 bis 3mal 0,025 am 14. Tag	steigern tägl. von 3mal 0,01 bis 3mal 0,04 am 14. Tag	Zur Behandlung extrapyramidaler Bewegungsstörungen, z. B. postencephalitischem Parkinsonismus. Tabl. zu 0,00625 g, Parpanit „forte" 0,05 g, bei Nebenwirkungen nicht weiter steigern! *Geigy.*
		individuell dosieren		
PAS (p-Aminosalicylsäure)	—	—	—	Tuberkulostatisch wirkendes Salicylsäurederivat. Wird bei verschiedenen Formen der Tbc. auch in Kombination mit Streptomycin angewandt. Dosierung bei Kindern noch nicht feststehend, etwa 0,2 g/kg peroral, gegebenenfalls auch als Klysma. Schrifttum siehe: BÉGUIN: Ann. Paediatrici Suppl. **49** (1949).
Paspat . . .	0,1 cm³	0,1 cm³	0,1—0,2 cm³	= Vaccine zur unspezifischen Desensibilisierung bei Asthma bronchiale. Nur in Form von Scarifikation anwendbar. Bei positiver Tuberkulinreaktion erst jenseits des 8. Lebensjahres empfehlenswert. *Luitpold-Werk.*
Penicillin . . .	im allgemeinen mindestens 8000 OE je Kilogramm in 24 Stunden auf 8 Einzeldosen verteilt			= Antibioticum. Wirksam bei Streptokokken-, Staphylokokken-, Pneumokokken-, Gonokokken- und Diphtheriebacilleninfektionen und Lues. 8—50000 Oxford-Einheiten 3stündlich intramuskulär, auch zur intravenösen Dauertropfinfusion. Gegebenenfalls bei Kindern bis z. 5. Monat peroral.

	Säuglinge von 4 Monaten bis 1 Jahr	Kleinkinder von 3—4 Jahren	Schulkinder von 8—10 Jahren	Bemerkungen
Per-Abrodil . . .	2—3 cm³ i.v.	8 cm³ i.v.	10 cm³ i.v.	= Röntgenkontrastmittel. Zur Darstellung der abführenden Harnwege und der Radiographie von Gelenken und Fisteln (2—3 cm³). Per-Abrodil „forte" in der Kinderpraxis entbehrlich. 35%-ige Lösung von Per-Abrodil in Amp. zu 3 cm³ und 20 cm³. Zur retrograden Pyelographie 20%ige Lösung in Amp. zu 10 cm³. *Bayer.*
Percorten . . .				= Synthetisches Nebennierenrindenhormon (Desoxy-Corticosteronacetat) in öliger Lösung zur intramuskulären Injektion, Amp. zu 5 und 10 mg. Bei Morbus Addison, Hypadrenie u. ä. Ähnliche Präparate: Cortiron, Cortenil. *Ciba.*
Percorten wasserlöslich .				Amp. zu 50 mg zur intravenösen Injektion bei akutem Rindenversagen. *Ciba.*
Periston	15—20 cm³ je kg	12—20 cm³ je kg	10—20 cm³ je kg	= kolloidale Blutersatzflüssigkeit. Nur intravenös. O.P. für Kinder Spezialampullen mit 10 cm³. Wirkung hält etwa 2 Tage an. Langsam intravenös in 10—15 Min. einspritzen; auch als Tropfinfusion anwendbar. Gegenindikation: Stauung im kleinen Kreislauf. *Bayer.*
Pervitin	—	¹/₄—¹/₂ Tabl.	¹/₄—¹/₂ Tabl.	= Benzedrinabkömmling, Vertreter der Weckamine. Als Kreislaufstimulans und bei psychischen Störungen. Ähnlich wirkt Elastonon-Nordmark. Tabl. zu 0,003, Ampullen zu 0,015. Vorsicht, erzeugt Suchterscheinungen! Unterliegt der Btm.V.V. *Temmler.*
Petein	für alle Altersstufen: ¹/₄—¹/₂ cm³ am 1. Tag; ¹/₂—³/₄ cm³ am 3. Tag; ³/₄ bis 1 cm³ am 6. Tag			= Keuchhustenvaccine. Flasche zu 2,5 cm³, enthaltend 50 Milliarden Keime. Andere bewährte Vaccinen sind Phytossan, Tussitropin, Tussivaccin. *Schering.*

	Säuglinge von 4 Monaten bis 1 Jahr	Kleinkinder von 3—4 Jahren	Schulkinder von 8—10 Jahren	Bemerkungen
Phenacetin . . .	—	0,1—0,2	0,3	Schwerlöslich in Wasser. EHD. 1,0!
Pituglandol, Pituitrin s. Hypophysin				
Plasmochin . .	Dosierung nach ECKSTEIN! Säuglinge: 0,005—0,01 tägl. 1—5 Jahre: 2—4mal tägl. 0,005 g 6—15 Jahre: 3—5mal tägl. 0,01 g			= Synthetisches Malariamittel. Meist in Kombination mit Atebrin, nach ECKSTEIN nur erforderlich bei M. tropica. Tabl. zu 0,01 g und 0,02 g. Amp. zu 1 und 3 cm³ der 1%igen Lösung. *Bayer.*
Praephyson . .		2—3mal tägl. 1 Tabl. 1—2mal tägl. 1 cm³ i.m.		= Hypophysenvorderlappenpräparat aus Drüsensubstanz Tabl. u. Amp. zu 1 cm³ enthalten je 0,3 frische Organsubstanz. Ähnliche Präparate sind Preloban, Pregnyl. *Promonta.*
Priovit		2mal tägl. 1 Drag.	2mal tägl. 1 Drag.	= Kombiniertes Vitaminpräparat, enthält Vitamin B_1, B_2 und C. *Bayer.*
Privin	—	1mal tägl. 1 Tr.	1—2mal tägl. 1 Tr. je Nasenloch	Emulsion von 1⁰/₀₀ Naphthyl-Methylimidazolin. nitr. und 5% Sulfanilamidothiazol. Zur Kontraktion der Schwellkörper der Nase mit gleichzeitiger bakteriostatischer Wirkung. *Ciba.*
Progynon	—	1000—3000 I.E.	1000—3000 I.E.	= Follikelhormon. Bei Vulvovaginitis gonorrhoica innerhalb 6 Tagen 3 Injektionen von Progynon (B. oleos.) zu 10000 I.E., anschließend 500000 E. Penicillin innerhalb 2 Tagen u. 0,3 g/kg tägl. eines Sulfonamids. *Schering.*
Prolan				= Übergeordnetes Sexualhormon aus Schwangerenharn. Eingestellt nach internationalen Einheiten. In Trockenampullen zu 100, 500, 2000 I.E., intramuskulär. *Bayer.*
Prominal	¹/₄—¹/₂ Tabl.	¹/₂—1 Tabl.	¹/₂—1 Tabl.	Tabl. zu 0,2, ähnliche Wirkung wie Luminal, vorwiegend bei der Epilepsie. *Bayer.*
Prominaletten . .	1 Tabl.	2 Tabl.	2 Tabl.	Tabl. zu 0,03. *Bayer.*

	Säuglinge von 4 Monaten bis 1 Jahr	Kleinkinder von 3—4 Jahren	Schulkinder von 8—10 Jahren	Bemerkungen
Prontosil . . .	0,075—0,1 g/kg	0,05—0,075 g/kg	0,05 g/kg	= Sulfonamidderivat. Etwa 1 Woche 3mal tägl. $^1/_4$ bis 1 Tabl.; Tabl. zu 0,5. Bei Infektion der Harnwege im allgemeinen nur oral behandeln. Bei Erysipel und Sepsis zusätzlich rectal oder intramuskulär die 5%igen Lösungen anwenden! Das farblose Präparat (weniger wirksam) heißt Prontalbin. *Bayer.*
Prostigmin . . .	0,3 cm³	0,3—1,0 cm³ oder 3mal $^1/_4$ Tabl.	0,3—1,0 cm³ oder 3mal $^1/_4$—$^1/_2$ Tabl.	= Oxyphenyltrimethylammoniummethylsulfat. Bei Darmatonie als Reizmittel des Parasympathicus, Myasthenia gravis u. Lähmungen. Amp. zu 1 cm³ der 0,05%igen Lösung. Tabl. zu 15 mg. *Hoffmann-La Roche.*
Pulv. Liquirit. comp.	1 Messerspitze	$^1/_2$ Teel.	1 Teel.	Sog. beruhigendes Kinderpulver.
Pulv. Magnesiae c. Rheo . .	1 Messerspitze	$^1/_2$ Teel.	1 Teel.	In Wasser angerührt.
Pyramidon s. Dimethylaminophenyldimethylpyrazolon				
Pyrifer				= Gemisch aus Proteinen apathogener Bakterien. Zur Fiebererzeugung. Bei Kindern in steigenden Dosen und im Abstand von mehreren Tagen 25—500 Einheiten intravenös. *Asta.*
Pyrimal	0,3 g/kg in 4 Teilgaben			= Sulfonamidderivat. Vorwiegend bei Gastroenteritis. Schon am 2. Tag auf 0,1 g/kg zurückgehend. *Schering.*
Rectidon	$^1/_2$ Zäpfchen oder 1—1,5 cm³ zur Basisnarkose rectal	$^1/_2$—1 Zäpfchen oder 2—3 cm³	1 Zäpfchen oder 3—5 cm³	= Barbitursäurepräparat. 1 Zäpfchen mit 0,4 Rectidon = 4 cm³ der 10%igen Lösung in etwa 20 cm³ Schleim körperwa m, rectal. *Riedel-de Haën.*
Resulfon	0,3 g/kg auf 5 Dosen verteilt; vom 2. Tag ab 0,2, 3. Tag 0,1 g/kg	0,25 g/kg	0,1—0,2 g/kg	= Sulfaguanidin. Sulfonamidpräparat, das aus dem Magendarmkanal nur wenig resorbiert wird: Blutspiegel infolgedessen niedrig, Darmspiegel hoch. Empfehlenswert bei infektiösen Darmkatarrhen und Ruhr. *Nordmark*, ähnlich: Ruocid-Homburg.

	Säuglinge von 4 Monaten bis 1 Jahr	Kleinkinder von 3—4 Jahren	Schulkinder von 8—10 Jahren	Bemerkungen
Ricini Oleum . .	5,0—10,0	15,0	15,0—20,0	Von Kindern gut vertragen. In warme Milch einbringen und diese kräftig schlagen.
Rivanol				= Tiefen- und Flächenantisepticum, vorwiegend gegen eitererregende Kokken. Reizlos. Lösungen 1:2000 bis 1:500. Zur Blasenspülnng 1:5000. Als Desinfiziens: 1:1000. Zum Rachenpnseln 1%ig. Als Pulver, Streupulver u. Tabl. *Hoechst.*
Salipyrin . . .	0,02—0,05	0,1	0,2	Wenig löslich. EHD. 2,0! *Riedel-de Haën.*
Salol	0,05—0,1	0,2—0,3	0,4	= Phenylum salicylicum. Wasserunlöslich; wird erst im Dünndarm aufgespalten. Grünliche Färbung des Harns. *Bayer.*
Salyrgan . . .	—	0,25—0,5 cm³	0,5—1,0 cm³	= Hg-Salicylsäureverbindung. Vorsicht! Eine intramuskuläre Dosis nur alle 2—3 Tage! *Hoechst.*
Sangostop . . .	1 Amp.	2—3 Amp.	3—4 Amp.	= Pektinpräparat. Oral, parenteral und lokal zur Blutstillung verwendbar. Fl. zu 50 cm³. Amp. zu 10 cm³. *Turon.*
Sanostol	1—2 Teel.	2—3 Teel.	3 Teel.	= Wohlschmeckendes Leberölkonzentrat. 1 cm³ enthält 550 I.E. Vitamin A und 80 I.E. Vitamin D. Zur Rachitisprophylaxe *Promon a*
Santonin . . .	0,003—0,005	0,01—0,02	0,03— 0,05	= Anthelminticum. Wasserunlöslich. EHD. 0,1! Nicht ohne Abführmittel. Aussetzen bei Gelbsehen oder Erregungszuständen.
Schilddrüsenpräparate Thyroxin, Thyreoidin, Thyreototal, Elityran, s. Thyreoidea sicca.				
Scillaren	5 gtt oder ¼ Tabl.	10 gtt oder ½ Tabl. oder 1 Supp.	10—20 gtt oder ½—1 Tabl. oder 1 Supp.	= Meerzwiebelglykosidpräparat. Weniger kumulierend als die Digitalis. Tabl. zu 0,8 mg oder als Lösung (20 Tr. = 0,8 mg). Amp. zu 1 cm³ = 0,5 mg, Suppos. zu 1 mg. *Sandoz.*

	Säuglinge von 4 Monaten bis 1 Jahr	Kleinkinder von 3—4 Jahren	Schulkinder von 8—10 Jahren	Bemerkungen
Scopolaminum hydrobromicum	Nicht anwenden		0,0001 bis 0,00025	Subcutan. EHD. 0,0005! Bei Chorea sind manchmal Erwachsenendosen nötig.
Sedatif-Nordmark	—	$^1/_2$ Teel.	$^1/_2$—1 Teel.	= Brom-Baldrianpräparat. Bei nervöser Unruhe. O.-Fl. *Nordmark.*
Sedobrol	$^1/_2$ Würfel	$^1/_2$—1 Würfel	1 Würfel	= Brompräparat. Als Suppenwürfel mit 1 g Br. O.P. mit 10 und 20 Stück zu Bromkuren (Epilepsie u. a.). *Hoffman-La Roche.*
Sirolin	—	1 Teel.	1—2 Teel.	= Sirupus Kalii sulfoguajacolicum 10%ig. *Hoffmann-La Roche.*
Solarson	—	$^1/_2$ Amp. jeden 3. Tag bis zu 10 Injektionen	$^1/_2$—1 Amp.	= Arsenpräparat zur exakten parenteralen Anwendung von As. 1 cm³ enthält 3 mg As. Amp. zu 1 cm³. *Bayer.*
Solvochin . . .	0,15—0,2 cm³	0,5 cm³ intraglutaeal	1,0 cm³	= 25%ige reizlos injizierbare Chininlösung. Amp. zu 1,0 und 2,0 cm³. *Homburg.*
Solvochin-Calcium . . .	0,35—0,5 cm³	0,5—1,3 cm³ intraglutaeal	2,0—2,5 cm³	Zur Chinin-Calciumbehandlung der Bronchopneumonie. Amp. zu 2,5 und 5 cm³. *Homburg.*
Soluga	—	$^1/_2$—3 Teel.	$^1/_2$—3 Teel.	= Nährpräparat aus Proteinen, Calcium und Phosphorsäure. Bei Hungerzuständen. *Nordmark.*
Spirobismol . . .	0,1 cm³ bis 0,3 cm³	0,3 cm³ bis 0,5 cm³	1—2 cm³	= Wismut-Ölsuspension als Antilueticum (1 cm³ enthält 0,03 Bi). Intraglutaeal injizieren, nur langsam mit den Dosen ansteigen. Sorgsame Mundpflege! Harnkontrolle! *Homburg.*
Spirocid	0,02—0,25 allmählich ansteigend	0,25	0,25—0,5 g	= Organisches Arsenpräparat. Zur oralen Luestherapie. Nur im Säuglingsalter wirksam! Tabl. zu 0,01 und 0,25. *Hoechst.*
Staphar	0,1—0,2 cm³	0,2—1,0 cm³	0,2—1,0 cm³	= Staphylokokkenvaccine. Intramuskulär. Dosis allmählich alle 2—3 Tage etwa verdoppeln. Andere bewährte Vaccinen: Opsonogen, Staphylsosan, Polystaphylin. *Behringwerke.*

	Säuglinge von 4 Monaten bis 1 Jahr	Kleinkinder von 3—4 Jahren	Schulkinder von 8—10 Jahren	Bemerkungen
Streptomycin . .	Dosierung nach FANCONI: intramuskulär: 30—40 mg je Kilogramm Körpergewicht je Tag, verteilt auf 4—6 Injektionen. Intrathekal: 1—3 mg je Kilogramm Körpergewicht in 10 cm³ physiologischer NaCl-Lösung, anfangs tägl., später 3—2mal wöchentlich.			= Antibioticum aus Streptomyces griseus. Wirksam gegen Infekte mit gramnegativen Bacillen der Coligruppe, des Influenzabacillus, Brucella, Proteus und B. tularensis; wahrscheinlich auch wirksam bei B. Friedländer-Pneumonie und Tuberkulose (Tbc.-Meningitis). — Überempfindlichkeit scheint nicht selten. Vorsicht!
Strophanthin s. auch Kombetin	0,0001	0,0001 bis 0,00025	0,000125 bis 0,C0025	Nur intravenös. Vorsicht! Einmal in 24 Stunden. Mit kleinsten Dosen beginnen und nur, wenn 2 Tage zuvor kein Digitalispräparat gegeben wurde.
Strophosid . . .	—	0,0001 bis 0,00025 1mal tägl.	0,00025 1mal tägl.	= Krystall-genuines Glykosid aus Strophanthus. Amp. zu 1 cm³ = 0,25 mg. *Sandoz.*
Strychninum nitricum . . .	0,0002 bis 0,0003	0,0005 bis 0,001	0,001 bis 0,002	Wasserunlöslich. EHD. 0,005!
Strychni Tinctura	1—3 Tr.	4—6 Tr.	6—10 Tr.	Bitter! EHD. 1,0!
Stryphnon . . .	—	0,05 mg subcutan je Kilogramm Körpergewicht		= Adrenalinderivat. Zur Blutstillung bei Darmblutungen, namentlich Blutungen bei thrombopenischer Purpura, etwa 3 Injektionen subcutan oder intramuskulär in 24 Stunden. 0,5%ige Lösung. Auch lokal, peroral und rectal. Intravenös 10fach kleinere Dosis! Vorsicht! *Chemosan.*
Suprarenin . .	0.2—0,3 cm³	0,3—0,5 cm³	0,5—0,75 cm³	= Gefäßverengernder Bestandteil des Nebennierenmarks. Bei Herz- und Gefäßkollaps (im Notfall auch intrakardial 1 cm³ der Lösung 1:1000 = 1 mg!); bei anaphylaktischem Schock, Asthma, Hämoptoe. Lösung 1:1000. Max. D. = 0,001! *Hoechst.*

	Säuglinge von 4 Monaten bis 1 Jahr	Kleinkinder von 3—4 Jahren	Schulkinder von 8—10 Jahren	Bemerkungen
Supronal (De-Ma) . . .	0,3—0,35 g/kg Tagesdosis	0,25 g/kg Tagesdosis	0,2 g/kg Tagesdosis	= Kombination von Debenal und Marbadal. Wirksam gegen aerobe und anaerobe Keime. Über 8 g Tagesdosis bei Kindern nicht hinausgehen. Tabl. zu 0,5 g. Amp. zu 5 cm³ der 40%igen Lösung. *Bayer.*
Symbion	—	1—3 Täfelchen pro die	1—3 Täfelchen pro die	= Kombiniertes Vitaminpräparat, zur peroralen Anwendung. Vitamin B + C, Traubenzucker-Phosphorverbindung. *Promonta.*
Sympatol . . .	5—8 gtt oder 0,2 cm³	10—15 gtt oder 0,3—0,5 cm³	15—20 gtt oder 0,5—1,0 cm³	= Adrenalinähnliches Präparat. Bei Kreislaufkollaps, Hypotonie, Asthma. Peroral, subcutan oder intramuskulär. S. liquid. = Fl. zu 10,0 und 25,0 cm³ (10%ig). Amp. zu 1 cm³ = 0,06 S. *Boehringer*-Ingelheim.
Synkavit	1 Tabl. oder 1 Amp.	1 Tabl. oder 1 Amp.	1 Tabl. oder 1 Amp.	= Antihämorrhagisches Vitamin K. Bei Hypoprothrombinämie; peroral und intramuskulär. Tabl. zu 0,01 g. Amp. zu 0,01 g. *Hoffmann-La Roche.*
Tannalbin . . .	0,25—0,5 g	0,5—1,0 g	0,5—1,0 g	= Gerbstoff-Milcheiweißpräparat mit 50% Tannin. Darmadstringens bei Durchfallserkrankungen. Tabl. zu 0,5. *Knoll*
	gegebenenfalls mehrmals täglich			
Tannalbin D . .				= Präparat aus rein deutschen Rohstoffen mit gleicher Wirksamkeit. *Knoll.*
Tannismut . . .	0,1—0,25 g	0,3—0,5 g	0,5—1,0 g	= Bismut. bitannicum. Tabl. zu 0,5. *Heyden.*
Targesin				kolloid.-komplexe Diacetyltannin-Silbereiweißverbindung mit 6% Ag. Zur Behandlung von Schleimhauterkrankungen in Lösungen 0,2—5%ig. *Goedecke.*
Tb I/698 s. Conteben				

	Säuglinge von 4 Monaten bis 1 Jahr	Kleinkinder von 3—4 Jahren	Schulkinder von 8—10 Jahren	Bemerkungen
Tecesal	—	¹/₂—1 Amp. pro die i.v.	¹/₂—1 Amp. pro die i.v.	= Calciumthiosulfat in 10%-iger Lösung. Bei allergischen Erkrankungen. 1 Amp. zu 10 cm³. *Schering.*
Teneron	2—3mal tägl. 1 Teel. und mehr			= Eiweiß- u. Fermentpräparat. Bei Hungerkrankheit. *Promonta.*
Testoviron . . .	—	1—2 Amp. i.m. je Woche, ein Vierteljahr oder länger		= Testosteronpropionat in öliger Lösung. Zur Behandlung des Kryptorchismus. Amp. zu 5, 10 und 25 mg. *Schering.*
Tetrophan . . .	—	¹/₂ Tabl.	1 Tabl.	= Naphthacridinverbindung. Zur Steigerung der motorischen Erregbarkeit. Tabl. zu 0,1 g. *Riedel.*
Theobrominum-Natrium-salicylicum (s. Diuretin)				
Theocin-Natrium-aceticum . .	—	¹/₂ Tabl.	1 Tabl.	= Enthält 60% Theocin. Diureticum. Tabl. zu 0,1 g. *Bayer.*
Theophyllino-Natrium-aceticum . . .	0,02	0,05	0,1	Starkes Diureticum. Tabl. zu 0,15, besser rectal. EHD 0,5 g! *Boehringer*-Mannheim.
Thymipin . . .	1—3 gtt	3—5 gtt 2mal tägl.	3—5 gtt	= Herba Thymi und Drosera rotundifolia-Dialysat. Bei Bronchitis, Reizhusten und Keuchhusten. Auch als Thymipin forte mit Ephedrinzusatz. *Blaes.*
Thyraden . . .	—	1—2 Bohnen	1—2 Bohnen	= Schilddrüsenvollextrakt. Bei Myxödem, Kretinismus, Kropf, Hypothyreoidismus infantilis. *Knoll.*
Thyreoidin sicc. Merck	0,05	0,1	0,1—0,15	Als Pulver oder in Tabl. zu 0,1. *Merck.*
Tonephin . . .	0,2 cm³	0,3—0,4 cm³	0,5 cm³	Enthält Diurese hemmende und peristaltikanregende Hormone des Hypophysenhinterlappens. Amp. zu 1 cm³ = 5 Einheiten Tonephinpulver 1 g = 25 Einheiten als Schnupfpulver. *Hoechst.*

	Säuglinge von 4 Monaten bis 1 Jahr	Kleinkinder von 3—4 Jahren	Schulkinder von 8—10 Jahren	Bemerkungen
Transpulmin . .	$^1/_2$ cm^3 i. m.	$^1/_2$—1 cm^3 i.m.	1,0—1,5 cm^3 i.m.	= ölige Lösung von basischem Chinin, Campher und ätherischen Ölen. Bei Pneumonie, Bronchitis, Bronchiolitis, Lungenabsceß u. a. m. Amp. zu 1,0 cm^3 und 2,0 cm^3. Intramuskulär! Im Muskel bleiben, sonst Nekrosen! Vorsicht! *Homburg.*
Treupel-Tabl. . *Treupel-Suppositorien* . . .	$^1/_2$ Tabl. oder $^1/_2$ Supp.	1 Tabl. oder 1 Supp. 1—2mal tägl.	1—2 Tabl. oder 1—2 Supp.	= Enthält Narcotin. hydrochl., Acid. acetylosalicyl. und Phenacetin. Als Schmerz- und Fiebermittel in der Kinderpraxis beliebt. Tabl. zu 0,5 g. Kinder-Suppos. enthält 0,015 g Narcotin. hydrochlor. (früher Codein). *Homburg.*
Trypaflavin . .	i.v.: 2,5—3 cm^3	i. v.: 4,0—10,0cm^3	i.v.: 10,0 bis 20,0 cm^3	= Acridininfarbstoff. $^1/_2$%ige Lösung intravenös. Mit vorsichtigen Dosen beginnen. Gelbfärbung der Haut.
	äußerlich: in 1%iger Lösung aufpinseln (Pyodermie!), zu Überschlägen Lösung 1:4000!			
Tuberkulin				Extraktivpräparate aus Tuberkelbacillenkulturen. TOA = Tuberkulin Original Alt AF = Kochs albumosefreies Tuberkulin BE = Kochs Tuberkelbacillenemulsion = Neutuberkulin PPD = Purified Protein Derivative (in Deutschland Tuberkulin — GT — Hoechst) 1 TU = Tuberkulin-Einheit = $^1/_{100}$ mg inte.nat. stand. Alttuberkulin Diagnostisches Tuberkulin Moro (Typus humanus und bovinus zur percutanen Salbenreaktion) Zur Diagnose und Therapie der Tuberkulose.
Urea	—	bis 15,0	bis 30,0	= Harnstoff. Siehe auch Ituran.
Urethan	0,5—1,0	1,0—2,0	2,0—3,0	Wasserlöslich. Peroral, rectal und parenteral. Zur parenteralen Urethantherapie *Urethan-Nordmark* in 20%-iger Lösung.

	Säuglinge von 4 Monaten bis 1 Jahr	Kleinkinder von 3—4 Jahren	Schulkinder von 8—10 Jahren	Bemerkungen
Uroselectan B				= Enthält 51,5% organisch gebundenes Jod. Kontrastmittel zur intravenösen und retrograden Uroröntgenographie. Intravenös: $^1/_2$—1 Amp. zu 20 cm² auf Körpertemperatur erwärmt langsam einspritzen; Röntgenaufnahme 10—30 Min. nach der Injektion. *Schering.*
Urotropin . . .	$^1/_2$ Tabl. oder 0,2—0,4 cm³	$^1/_2$—1 Tabl. oder 0,4—0,6 cm³	$^1/_2$—1 Tabl. oder 0,75—1,0 cm³	= Hexamethylentetramin. Wasserlöslich; nur bei saurem Harn wirksam. Tabl. zu 0,5 g. Amp. mit der 40%igen Lösung zu 5 cm³. *Schering.*
Valeriana als Tinktur . . .	5 Tr.	10 Tr.	15—20 Tr.	Auch als Tee. Andere in der Kinderpraxis eingeführte Valerianapräparate sind z. B. Baldrian-Dispert, Recvalysatum, Validol.
Vasano				= Camphersaure Salze von Scopolamin und Hyoscyamin. Mittel gegen Luft-, See-, Eisenbahnkrankheit. Empfohlen bei Pylorospasmus der Säuglinge. Tabl. zu 0,5 mg Alkaloid; Suppos. zu 1 mg Alkaloid. Bei Pylorospasmus Beginn mit einmal $^1/_4$ Zäpfchen, vorsichtig allmählich steigend bis zu 5mal $^1/_3$ Zäpfchen. Vorsicht! *Schering.*
Veramon	$^1/_4$ Tabl.	$^1/_2$ Tabl.	1 Tabl.	= Veronal-Pyramidonpräparat. Analgeticum. Tabl. zu 0,4. *Schering.*
Veriazol	oral 3—5 gtt oder $^1/_4$ Amp.	5—10 gtt oder $^1/_4$—$^1/_2$ Amp.	10 gtt oder $^1/_2$—1 Amp.	Kreislaufstimulans und Analepticum. Oral, subcutan und intramuskulär. Veriazol liquid O.Fl. mit 10 und 20 g, Amp. zu 1,1 cm³. *Knoll.*
Veritol	3—4 gtt	5—10 gtt	10 gtt oder $^1/_4$—$^1/_2$ Amp. i.m.	Peripher angr. Kollapsmittel während und nach Operation und bei Infektionskrankheiten. Amp. zu 1,1 cm³. Veritoltropfen 1%ig zur Dauerbehandlung hypotoner Zustände. O.Fl. mit 10 und 20 g. *Knoll.*

	Säuglinge von 4 Monaten bis 1 Jahr	Kleinkinder von 3—4 Jahren	Schulkinder von 8—10 Jahren	Bemerkungen
Veronal s. Acid. diaethylbarbituricum				
Vigantol	Prophyl.: 2mal tägl. 5 Tr. Behandlung: mindestens 3mal tägl. 5 Tr.			= Vitamin-D_2-Präparat in Sesamöl. 1 cm³ = 30 gtt = 0,5 mg Vitamin D_2 kryst. 1 mg = 40000 I.E.
Vigantol forte . .	zur Stoßprophylaxe: Vigantol-forte 1 cm³ (= 10 mg D_2) zur Stoßbehandlung: Vigantol-forte 1,5 cm³ (= 15 mg D_2)			Im allgemeinen 2—3mal im Winter 1 Stoß, den 1. mit 6 Wochen, bei Frühgeburten mit 3 Wochen. *Merck* und *Bayer.*
Vogan	5 gtt	10 gtt	10 gtt	= Standard-A-Vitaminpräparat in Sesamöl. Enthält 100mal soviel Vitamin A als gewöhnlicher Lebertran. O.P. mit 5 cm³ und Dragées. *Merck* und *Bayer.*
Yatren	peroral: 0,05	peroral: 0,1—0,2	peroral: 0,3—0,5	Antisepticum lokal bei Schleimhautentzündung. In Pillen zu 0,25; auch in 1%-iger Lösung zur rectalen Verabreichung. *Bayer.*
Yatren-Casein				Amp. zur parenteralen Reiztherapie. Bei Kindern nur Stärke II (schwach) anwenden. *Bayer.*
Zentropil	—	¹/₂ Tabl.	¹/₂—1 Tabl.	Enthält Diphenylhydantoin. Zur Dauerbehandlung der genuinen und sekundären Epilepsieformen; bei neuropathischer Übererregbarkeit. Tabl. zu 0,1. *Nordmark.*

Sachverzeichnis.

Lues congenita im Schulalter
307.
— — und Sinnesorgane 306.
— — des Skelets 305.
— — und Stillen 373.
— —, Therapie 312.
— — und Zentralnerven-
system 306.
—, erworbene 310.
— tarda 307.
Luftbad 27.
Luftcysten-Pneumatocelen 662.
Lumbalpunktion 110.
— bei eklamptischer Urämie
750.
— bei Geburtstrauma 334.
— bei Krämpfen 850.
Lunge, Erkrankungen der 650.
Lungenabsceß 656.
— bei Pocken 148.
— bei Scharlach 196.
Lungenatelektase 648.
— des Neugeborenen 335.
— bei Tuberkulose 260, 271.
Lungenblähung bei Keuchhusten 163.
—, toxische bei intestinaler
Toxikose 432.
Lungenentzündung 650.
Lungeninfiltrate siehe Infiltrate.
Lungentuberkulose siehe Tuberkulose.
Lungenuntersuchungstechnik
111.
Lupus vulgaris 277.
Lustsches Phänomen 529.
Luteinisierungshormon 561.
Lutschen 615.
Lymphadenitis colli 631.
Lymphadenosen, chronische
597.
Lymphatismus 56.
Lymphdrüsenerkrankungen
597.
Lymphdrüsenschwellung 631.
— bei Diphtherie 174.
— bei Leukämie 594.
— bei Lues 304, 597.
— bei Pfeifferschem Drüsen-
fieber 230, 598.
—, retropharyngeale 623.
— bei Röteln 139.
— bei Scharlach 198.
— bei Skrofulose 282.
— bei Tuberkulose 273, 597.
Lymphe 153.
Lymphogranulomatose 598.
Lymphosarkom 664.
Lymphosarkomatose 599.

MacBurneyscher Druck-
schmerz 687.
Madenwürmer 700.

Magen, Hypotonie 678.
—, motorische Störungen 678.
—, Peristaltik bei Pylorusste-
nose 674.
—, Überfüllung des 678.
—, Verdauung beim Säugling
364.
Magenatonie 678.
Magenblutungen 690.
Magendarmerkrankungen 665 ff.
Magengeschwür 690.
Magensaft, normaler des Säug-
lings 364.
—, —, Untersuchung des 679.
Magensekretionsstörungen 679.
Magensondierung 112.
Magenspülung 434, 892.
Magersucht 474.
—, adrenale hypergenitelle 477.
—, Hormontherapie 478.
—, hypophysäre 476, 563.
—, neurale 477.
—, thyreogene 476.
Mahlzeiten, Dauer der Brust-
mahlzeiten 376.
— des Säuglings 24, 376.
—, Zahl der — bei Frühge-
burten 347.
—, — bei Ernährungsstörun-
gen 435.
—, — beim gesunden Kind 24,
376, 388.
—, — bei Pylorospasmus 676.
Maismehl 384.
Maizena 384.
Makroglossie bei Mongolismus
785, 851.
Malacische Knochenprozesse
790.
Malaria 231.
—, Blutbild 233.
—, Diagnose 234.
—, Epidemiologie 232.
—, Erreger 231.
—, Inkubation 233.
—, Prophylaxe 235.
— beim Säugling 233.
—, Schwarzwasserfieber 234.
—, Therapie 234.
Malum coxae juvenilis 790.
Malz 450.
Malzextrakt bei Hirsch-
sprungscher Krankheit
700.
— und Obstipation 684.
Malzsuppe, Kellersche 450.
Mandelmilch bei Ekzem 880.
Mangelkrankheiten 509 ff.
Mantoux-Tuberkulinprobe
250.
Marfansche Krankheit 309.
— Wachstumstyp 774.
Mariesche Kleinhirnataxie 843.
Markenmilch 391.
Marktmilch 391.

Marmorkrankheit 781.
—, Anämie bei 583.
Masern 121 ff.
— nach aktiver Immunisie-
rung, Impfmasern 138.
—, Croup 129.
— und Diphtherie 129.
—, Enanthem 124.
—, Encephalomyelitis 823.
—, Exanthem 125.
—, hämorrhagische 125.
—, Immunität 127.
—, Inkubation 122.
—, —, Verlängerung der 132.
—, katarrhalisches Stadium
123, 126.
—, konfluierende 125.
—, Kopliksche Flecken 123.
—, Leukopenie 126.
—, Mortalität 134.
—, Otitis 129.
—, Pneumonie 129.
—, Prophylaxe 134, 136.
—, Rachitis 130.
—, Rekonvaleszentenserum
136.
— beim Säugling 126.
—, Tod 129.
—, toxische 127.
— und Tuberkulose 130, 246,
284.
—, Vorexanthem 124.
—, Vulvitis 765.
Maskengesicht bei Encephalitis
818.
Massage 896.
Mastdarmpolyposis 686.
Mastdarmvorfall 697.
Mastdiät 478.
Mastfettsucht 479.
Mastitis neonatorum 324.
— als Stillhindernis 372.
Mastoiditis 630.
—, okkulte 630.
Masturbation 44, 701.
Meckelsches Divertikel 330,
690, 697.
— — und Invagination 691.
Meconium 327.
— peritonitis 709.
Meconiumstauung 709.
Mediastinaltumor 664.
— bei Leukämie 594.
Mediastinitis 660.
Mediastinum, Erkrankungen
des 660, 664.
Megacephalus 346, 783.
Megacolon congenitum 698.
Megaloblasten 588.
Mehl 358.
— in der Säuglingsernährung
384.
Mehlnährschäden 447.
—, Anämie bei 589.
—, atrophische Form 448.

Printed in the United States
By Bookmasters